阳谷县卫生志

阳谷县卫生志编纂委员会　编

方志出版社
Publishing House of Local Records

图书在版编目(CIP)数据

阳谷县卫生志 / 阳谷县卫生志编纂委员会编. —北京:方志出版社,2017.10

ISBN 978-7-5144-2605-2

Ⅰ. ①阳… Ⅱ. ①阳… Ⅲ. ①卫生志-阳谷县 Ⅳ. ①R199.2

中国版本图书馆 CIP 数据核字(20017)第 259975 号

阳谷县卫生志

编　　者:阳谷县卫生志编纂委员会
责任编辑:陈菁

出 版 人:冀祥德
出 版 者:方志出版社
地　　址:北京市朝阳区潘家园东里 9 号(国家方志馆 4 层)
邮　　编:100021
网　　址:http://www.fzph.org
发　　行:方志出版社图书经销中心
电　　话:(010)67110500
经　　销:各地新华书店
印　　刷:阳谷县毕升印务有限公司

开　　本:889×1194　　1/16
印　　张:53
字　　数:1384 千字
版　　次:2017 年 10 月第 1 版　2017 年 10 月第 1 次印刷
印　　数:0001~2050 册

ISBN　978-7-5144-2605-2　　定　价:469.00 元

《阳谷县卫生志》编纂委员会

名誉主任：杨廷军　李庆峨
顾　　问：刘兰富　魏翊德　祝登銮　王兆珍　万开义
主　　任：王庆森
副 主 任：苑广谦　刘广平　魏永敏　祝月山
委　　员：

董桂平　张宪怀　党安森　万吉善　陈广臣　李贵民　王生辉　朱　莉
杨桂芳　栾保忠　杜晓蕾　乔　静　林丽芳　杜金红　宋爱玲　孙士豹
王华秀　魏　帅　郝洪涛　张鲁峰　王玉栋　王文婷　王晓丽　杨景随
李文刚　刘凤坤　魏相道　陈仁洪　王保华　王学利　朱贵来　张小勇
符鲁昌　张洪文　贾广瑞　张宪达　邢传军　郑　斌　景忠才　孟继武
刘长平　田孝国　王玉飞　孙　彩　姬长英　丁兆泗　胡　博

《阳谷县卫生志》编纂办公室

主　任：魏永敏
副主任：王生辉
成　员：郝洪涛　张乐光　董典帅　赵萌萌　魏登华　魏　帅

《阳谷县卫生志》编纂人员

主　编： 王庆森
副主编： 魏永敏
编　辑： 闫明元　布占武　王岱芝
编　务： 赵萌萌

采编供稿人员

王生辉	陈仁冠	朱　莉	高希凯	王文婷	栾保忠	刘金胜	杜金红
郝洪涛	刘　珍	杜晓蕾	张乐光	杨桂芳	李贵民	郑　新	林丽芳
王晓丽	陈广臣	郭志坚	魏　帅	张鲁峰	苑学明	李景国	薛兆银
范月友	吕绪斌	李海波	司幼红	杜　燕	王　飞	王　兵	李亮锋
谭福奎	王之元	刘　路	杜清瑞	张秀艳	刘平印	王保民	宋东玲
雷　武	郑继平	赵庆华	郝洪福	袁亚伟	刘庆利	苏　云	高　阳
闫兆芹	刘　慧	潘　璐	宋士朋	赵　倩	张爱梅	董佰江	张和新
王　艳	姜　创	王纪国	张　鹤	亓立强			

序 一

白衣昭日月，青史鉴古今。欣闻《阳谷县卫生志》即将付梓出版，这不仅是阳谷县卫生工作重要成果的集中展现，也是阳谷卫生文化建设的一件大事，甚为我县卫生事业发展壮大而欢欣鼓舞。

阳谷县地处鲁西平原，历史悠久、文化灿烂，有“东夷之都、千年古城、武松故乡”之称。近年来，阳谷县围绕“两城一带一区六园”建设，积极转方式、调结构，经济社会保持了良好发展态势。在经济社会发展的同时，阳谷的卫生事业博采众长、不断创新，在各个领域以其绚丽多彩的成就，赢得社会各界和人民群众的认可和肯定，改革开放以来更是获得空前发展。这些成绩的取得，得益于民族文化历史的悠久和改革开放基本国策的实施，有赖于阳谷一代又一代有志于卫生事业的人士勤奋努力，编撰《阳谷县卫生志》对这段历史追本溯源，寻找其兴衰起伏的轨迹，对于推动阳谷县医学和卫生事业的发展将有十分重要的意义。

这部《阳谷县卫生志》全面而系统的记述了新中国成立以来，全县卫生系统逐步建立起覆盖全县的三级防治机构，培养造就了一支由专业技术人员组成、中西医相结合、具有一定素质的医疗卫生队伍，全面开展了疾病预防、公共卫生、妇幼保健、医疗急救以及行政管理、卫生监督等各项工作。本志书结构合理，内容丰富，资料翔实，文字流畅，是一部具有鲜明时代特征、专业特点、地方特色的好志书。既可供关心和从事医疗卫生的人员借鉴，也可供从事卫生管理的同志参考，起到“资治、教化、存史”的作用，以服务当代，有益后世，承上启下，继往开来。

光阴荏苒，沧桑流变。我们回首昨日的辉煌，直面明天的挑战，任重而道远。我相信，《阳谷县卫生志》的出版，一定会在阳谷卫生事业发展中发挥预期的作用，阳谷卫生事业也定会在新的历史起点上，续写更新更灿烂的篇章。

中共阳谷县委书记、县人大常委会主任： 周中海

2016年11月

序　二

古人云："治天下者以史为鉴，治郡国者以志为鉴。"故编史修志，乃千秋大业，垂青之作。今逢盛世，续继前人，编纂志书，旨在"资政、教育、存史。"

新中国成立以来，在党委、政府的正确领导下，阳谷卫生人前赴后继、砥砺奋进，卫生事业取得了辉煌成就。农村基层卫生院建设长足发展，三级卫生服务网络日益健全，多层次办医格局逐步形成。新型合作医疗全面覆盖，人民群众看病难、看病贵的问题有效缓解，医患关系明显改善。医疗预防体系日趋完善，公共卫生保健成效显著。卫生监督不断强化，医疗秩序更加规范，服务质量显著提升，全民卫生事业发展迈上了新的台阶。

《阳谷县卫生志》凝聚着卫生人的辛劳与汗水，是集体智慧的结晶。特别是参与编纂的同志们，广泛查阅档案资料，走访卫生系统老领导、老同志，多次召开座谈会，广泛收集资料，使编纂工作始终建立在科学、客观的基础之上。该书以邓小平理论、"三个代表"重要思想和科学发展观为指导，以习近平总书记系列重要讲话为引领，坚持尊重事实、详近明远的原则，以述、传、图、表诸形式，广征博采，取精用宏。既有宏观鸟瞰，寓褒贬于记事之中；又有微观透明，明规律于兴替之内。条分缕析，尽力彰显地方特色；探本溯源，突出时代新风。力求观点与史实相统一，思想性与科学性相统一。

鉴古知今，继往开来。修志之意，旨在铭记历史，激励后代，启迪后世。我相信，《阳谷县卫生志》的出版，将会激励卫生系统广大干部职工，承先辈壮志，尚拼搏精神，同心协力续写阳谷卫生事业新篇章。

是以为序。

中共阳谷县委副书记、县长：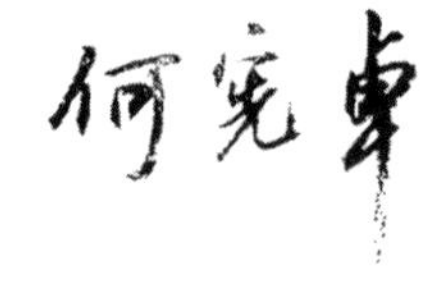

2016年11月

序　三

刚来阳谷县就职，欣闻《阳谷县卫生志》即将定稿付梓，这是我县卫生界可喜可贺的一件大事，既实现了阳谷卫生人的夙愿，也是阳谷卫生人以此认识自我，总结经验的本源。

多年来，在历届县委、县政府的领导和支持下，阳谷县全体卫生工作者本着“以农村为重点，预防为主，中西医并重，依靠科技和教育，动员全社会参与，为人民健康服务，为社会主义现代化建设服务”的卫生工作方针，认真贯彻落实上级关于卫生工作的一系列决策部署，使我县卫生事业发生了巨大的变化，取得重大成就。深化医药卫生体制改革全面展开，覆盖城乡的医药卫生服务体系逐步完善，疾病防治能力迅速提高，基本医疗保障制度稳固发展，人民群众健康水平明显改善；医护工作者们牢记“医者仁心”“悬壶济世”的古训，发扬人道主义精神，成为阳谷百姓生命健康的“守护神”。今天，我们把他们的业绩载入史册，是为了告慰先人，鞭策同辈，激励启迪后辈。

编写志书，并不是件简单易行的事，它需要广征博彩，搜集巨量素材。在各级领导和相关部门以及热心人士的支持配合下，编写人员怀着强烈的责任心和紧迫感，不辞严寒酷暑，不顾舟车劳顿，深入基层调查研究，挖掘资料，坚持实事求是的精神，尊重史实，慎重筛选，秉笔直书，历时近三年，四易其稿，使这部志书充分反映了新中国成立以来阳谷县卫生事业面貌，并起到前有所稽，后有所鉴的作用。

“以铜为镜，可以正衣冠；以史为镜，可以知兴替；以人为镜，可以明得失”。愿《阳谷县卫生志》对于指导和推动阳谷卫生事业深入发展，发挥应有作用。并借其一角，与大家额手同庆！

中共阳谷县委副书记、县长：毕黎明

2017年5月

序　四

卫生事业作为一项关乎国计民生的公益事业，为构建和谐社会、促进经济社会发展、保障人民群众身体健康保驾护航。《阳谷县卫生志》作为阳谷县历史上全面记述中华人民共和国成立以来全县卫生事业发展成就之史册，历经两年艰辛努力编纂完成。在此，向为《阳谷县卫生志》编纂工作作出贡献的所有人员表示诚挚的谢意。

2014年8月正式启动志书编纂工作，2016年10月完成征求意见稿，历时两年多时间，其间得到各级卫生行政部门和医疗卫生单位的大力支持。全书编写范围上至1949年，下限至2013年，个别内容适当上溯和下延，机构沿革延至卫生和计划生育局成立。内容包括卫生行政、卫生监督、医疗服务、疾病预防控制、妇幼保健、医学教育、爱国卫生等编章，图文并茂，资料翔实，内容丰富。对于了解阳谷县卫生事业的发展提供了宝贵资料借鉴，是一部重要的卫生史料性文献。对服务阳谷县当今和以后经济社会的发展，具有十分重要的意义。

盛世修志，承前启后，继往开来。修志是一项工程浩大、时间漫长、十分辛苦的工作。阳谷县卫生局党组以及合并后的卫生和计划生育局党组对《阳谷县卫生志》的编纂工作高度重视，多次召开专题会议研究部署，成立专门领导小组，设立编纂办公室，配备专业人员，最大限度的保障编纂工作的进行，形成了全局合力、众志成城的良好局面。全体编修人员特别是县委组织部原常务副部长闫明元，县卫生局退休干部布占武、王岱芝等老同志以求真务实的工作态度，积极饱满的工作热情，默默无闻，无私奉献，始终不渝，反复求证，以其较高的质量完成了志书的编写任务。

观今宜鉴古，无古不成今。在新的历史征程中，全县卫生战线广大干部职工，要以马列主义、毛泽东思想、邓小平理论、“三个代表”重要思想、科学发展观为指导，贯彻落实习近平总书记系列重要讲话精神，继承和发扬优良传统，紧密团结在以习近平同志为核心的党中央周围，在县委、县政府的坚强领导和上级业务部门的指导下，与时俱进，开拓创新，再创佳绩，续写辉煌！

阳谷县卫生和计划生育局党组书记、局长：王庆森

2017年10月

阳谷县卫生局

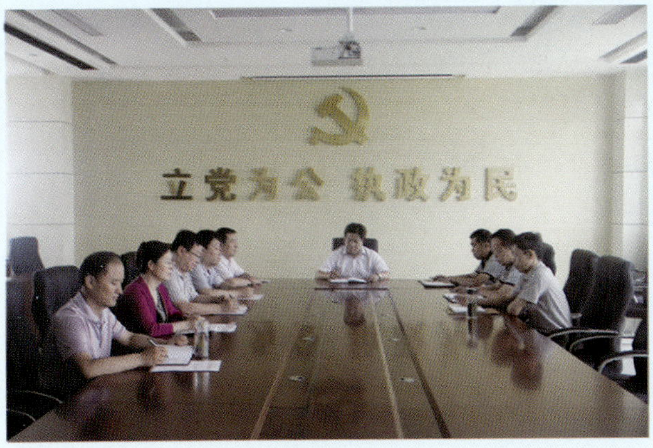

团结奋进的领导班子

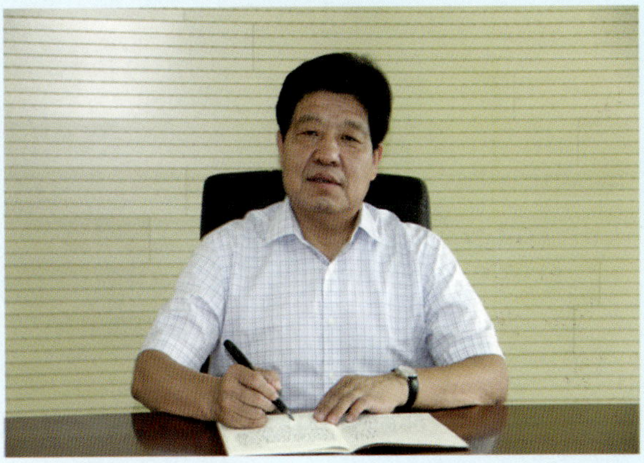

党组书记、局长 王庆森

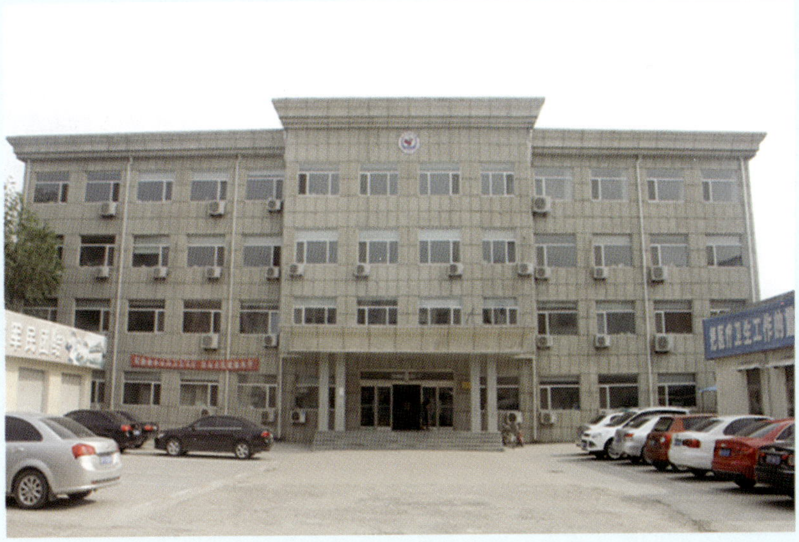

办公楼外景

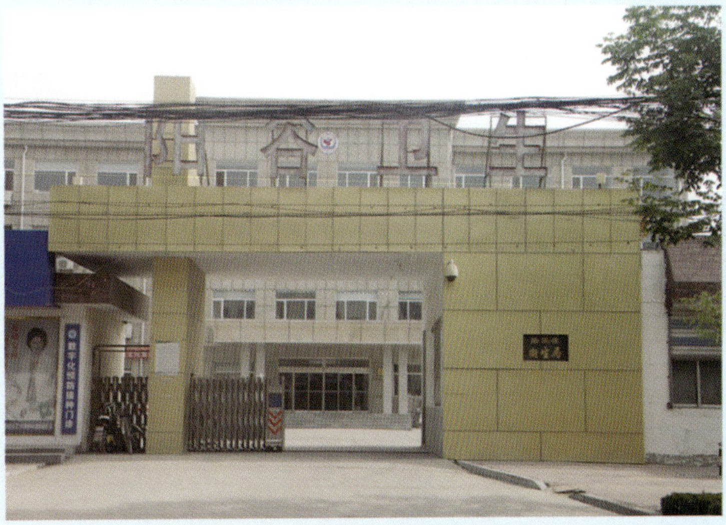

大门外景

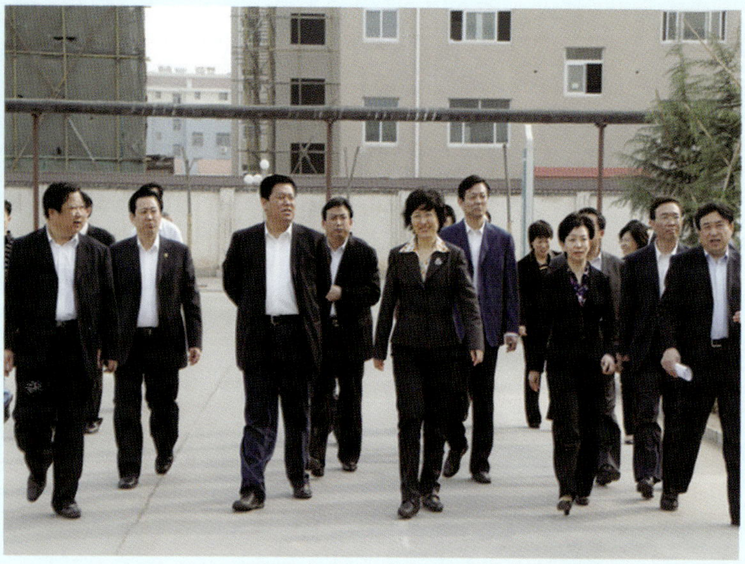

2009年4月13日，副省长王随莲（左五）到阳谷检查手足口病防控工作，聊城市市长林峰海（左三）、副市长刘冠凤（右三）、市卫生局局长赵宪奇（右一）、县委书记关华（右二）等陪同活动

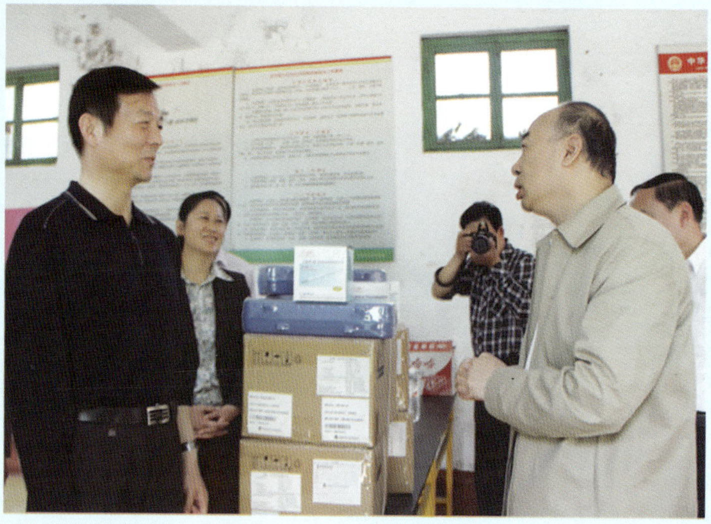

2012年5月1日，省卫生厅党组书记、厅长刘奇到阳谷调研驻村帮扶工作，聊城市副市长马丽红（左二）、县委书记田中俊（左一）等陪同活动

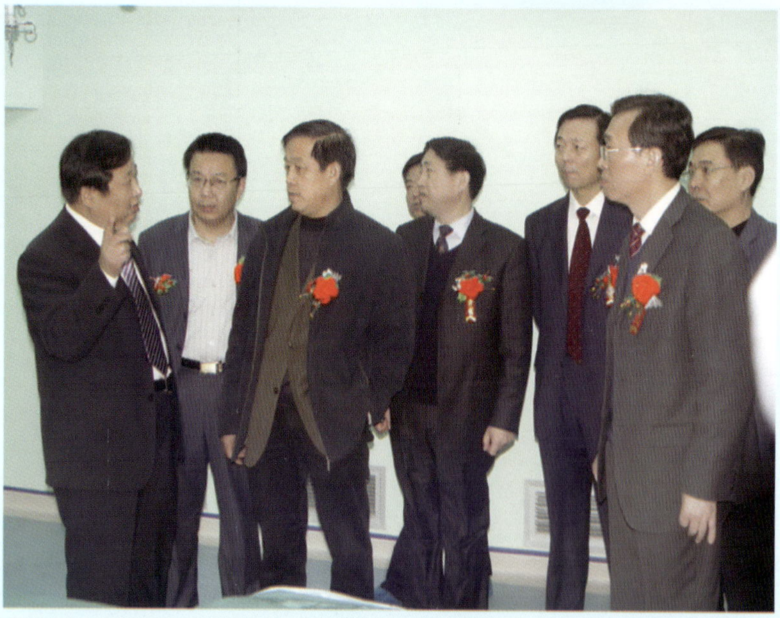

2008年11月29日，省卫生厅副厅长王天胜（左三）到阳谷县医院新址参加开业庆典

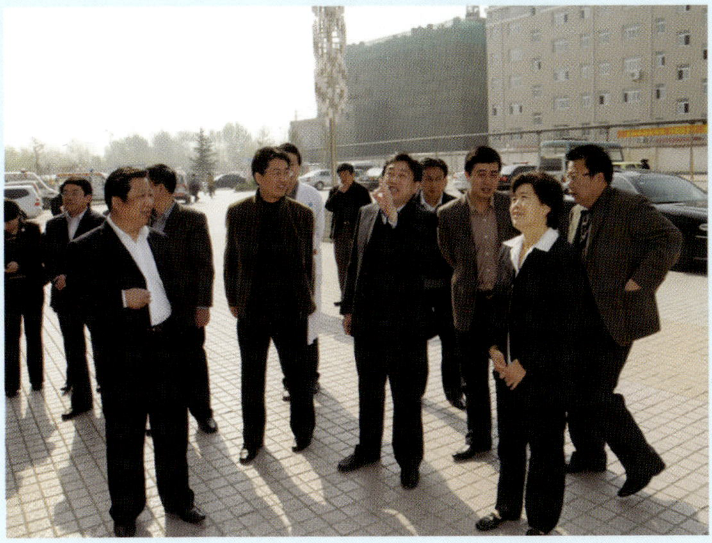

2009年4月8日，省卫生厅副厅长刘玉芹(右二)到阳谷指导检查手足口病防控工作

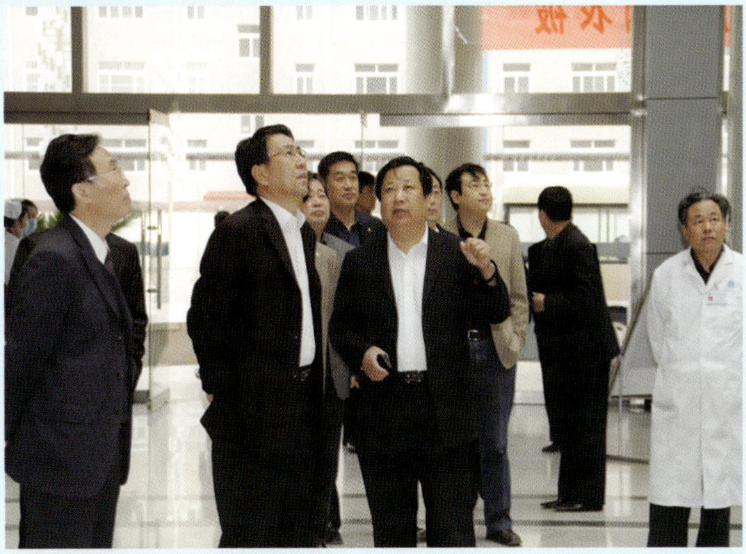

2009年4月15日，聊城市委常委、秘书长万志博(左二)到阳谷视察卫生工作,县委书记关华(左一)等陪同活动

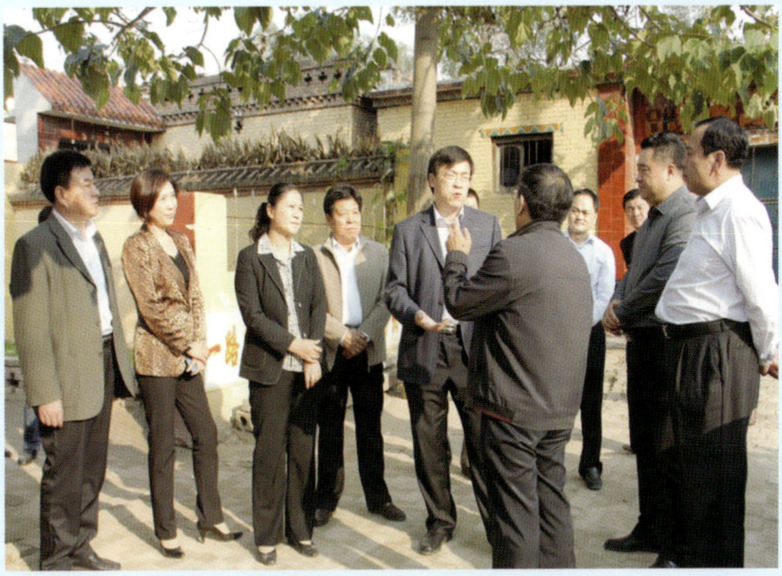

2012年10月18日，省卫生厅副厅长左毅(左五)在聊城市副市长马丽红(左三)、市卫生局局长刘德勇(左一)、副县长杨廷军(右一)、县卫生局局长王庆森(左四)等陪同下调研阳谷公共卫生工作

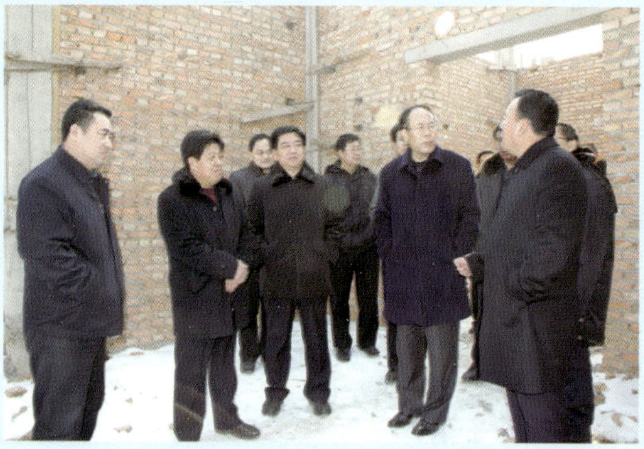

2013年1月5日，省卫生厅副厅长李仲军(右二)到阳谷调研规范化卫生室建设工作，市卫生局局长刘德勇(左三)、县卫生局局长王庆森(左二)陪同活动

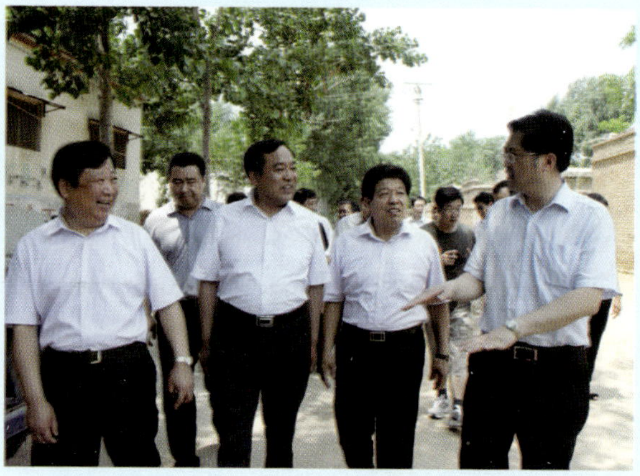

2013年5月16日，省立医院院长秦成勇(右一)到阳谷县李台镇帮扶村查看村卫生室建设情况

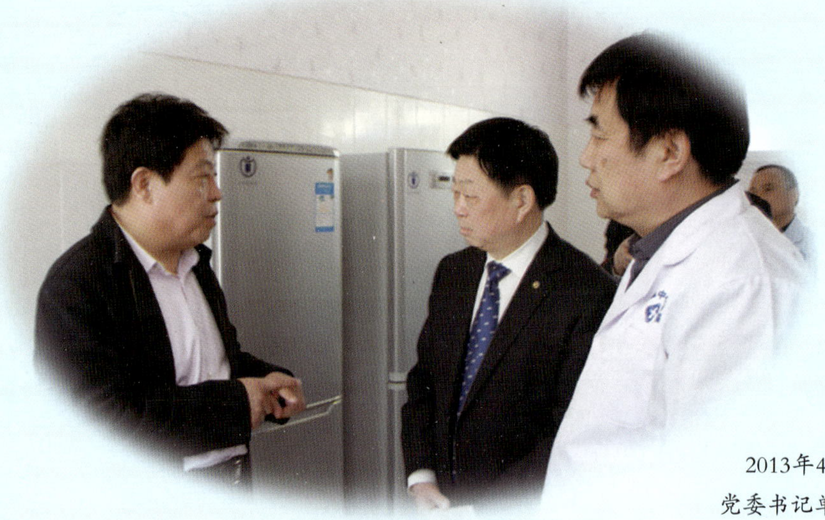

2013年4月25日，省疾控中心党委书记单宝德(中)考察阳谷星级预防接种门诊建设情况

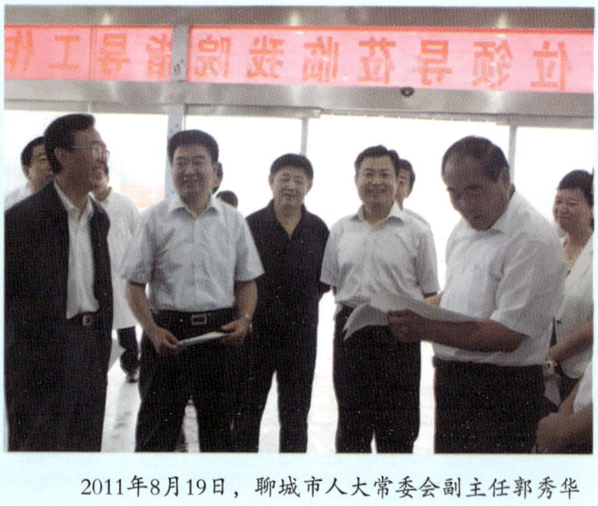

2011年8月19日，聊城市人大常委会副主任郭秀华(右二)到阳谷视察医药卫生改革工作，县委书记关华(左一)等陪同活动

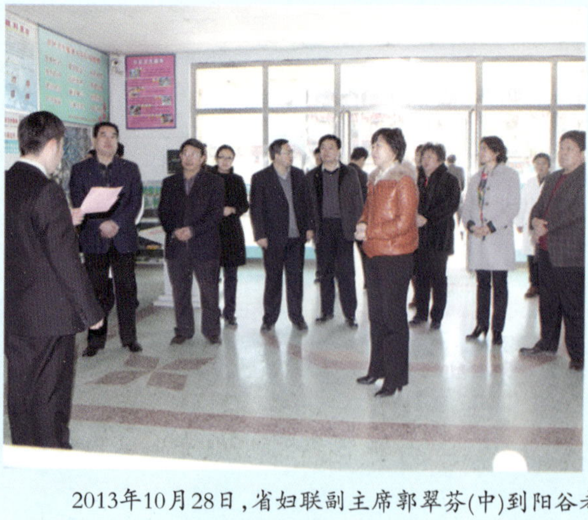

2013年10月28日，省妇联副主席郭翠芬(中)到阳谷考察妇幼保健工作，市妇联主席刘素芹(右二)、县委副书记崔新乐(左五)、县卫生局局长王庆森(右一)陪同活动

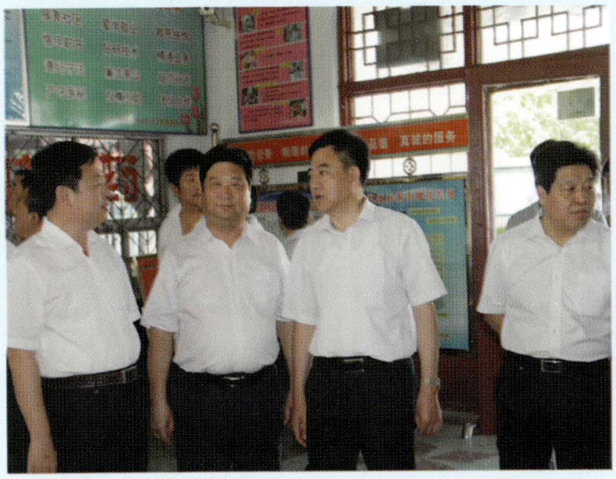

2012年5月17日，聊城市卫生局局长刘德勇(右二)携领导班子观摩指导阳谷卫生工作，副县长王守良(左二)、县卫生局局长王庆森(右一)等陪同活动

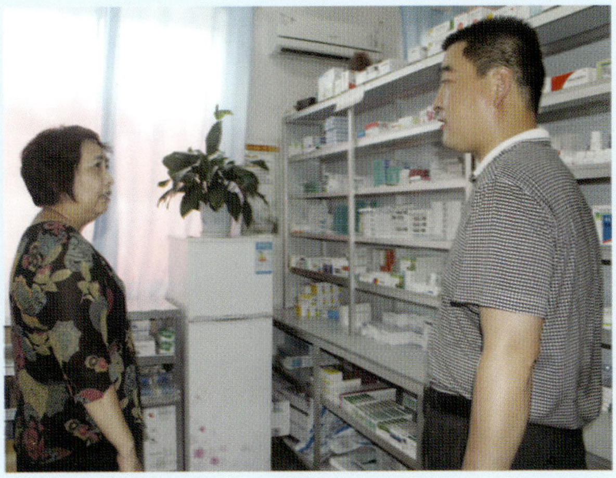

2013年8月17日，省考核组专家赵玲(左一)考核验收阳谷“星级社区卫生服务机构”

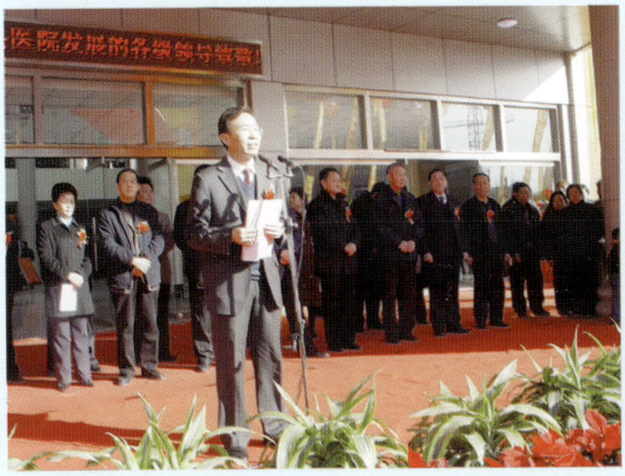

2008年11月29日，县委书记关华在县医院新址落成庆典上讲话

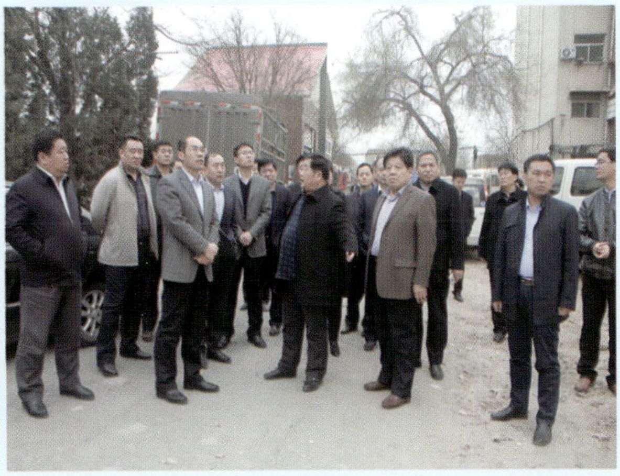

2017年4月17日，县委副书记、县长毕黎明(左三)指导卫生县城创建工作

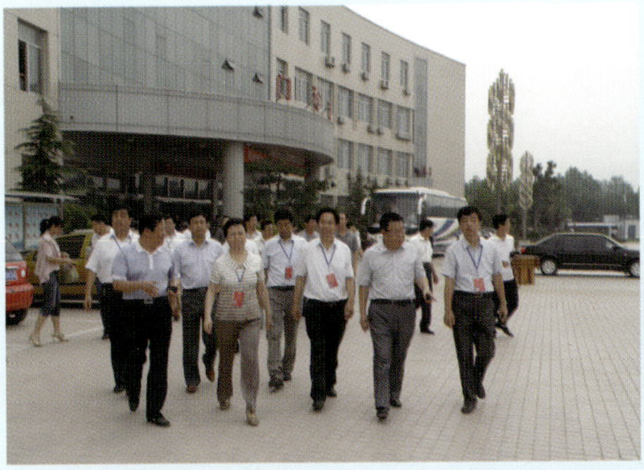

2011年7月12日，县人大常委会第一副主任周素霞(前排左二)携部分人大代表视察卫生工作

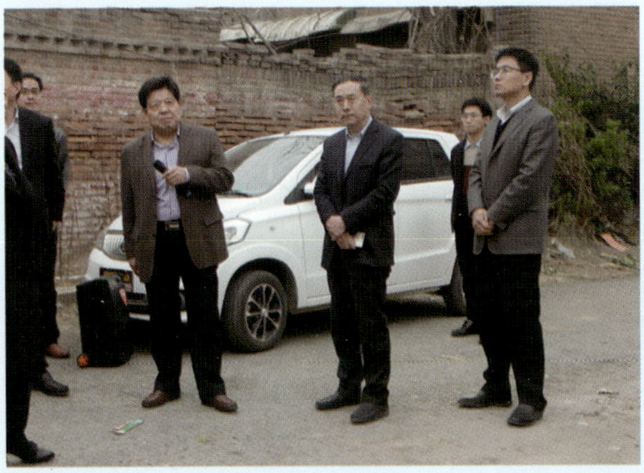

2017年4月26日，县政府党组成员、祥光生态工业园发展服务中心党委书记、主任李庆峨(右三)调研卫生县城创建工作

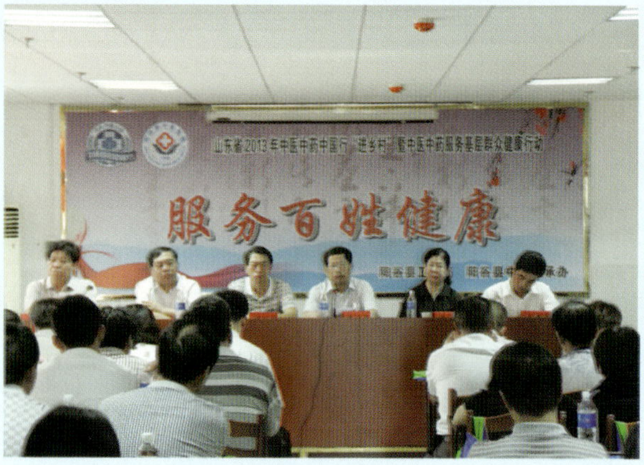

2013年9月3日，在阳谷举办山东省中医中药中国行“进乡村”启动仪式

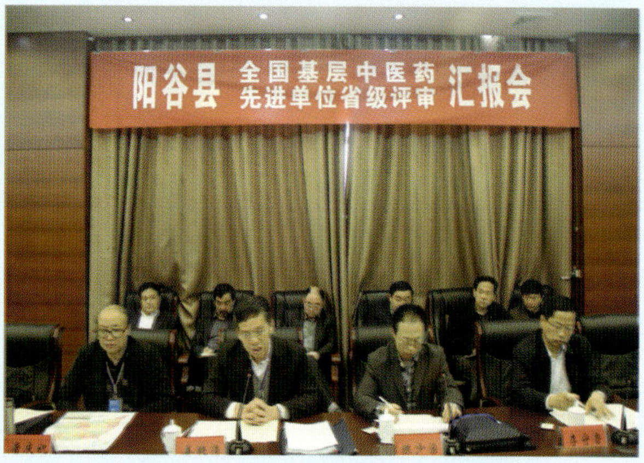

全国基层中医中药先进单位省级评审团汇报会

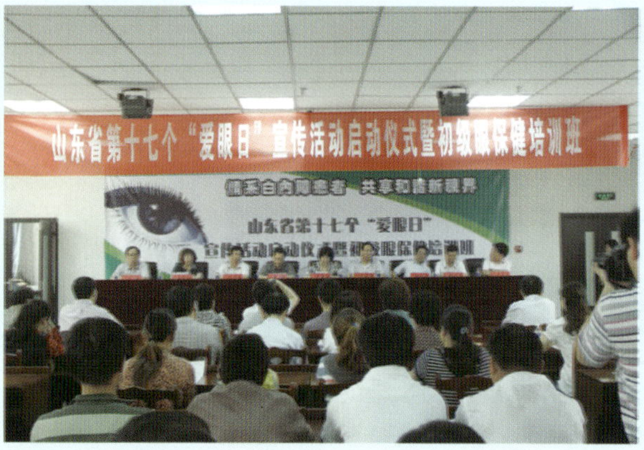

2012 年6月6日，在阳谷县举办山东省第17个“爱眼日”宣传活动启动仪式

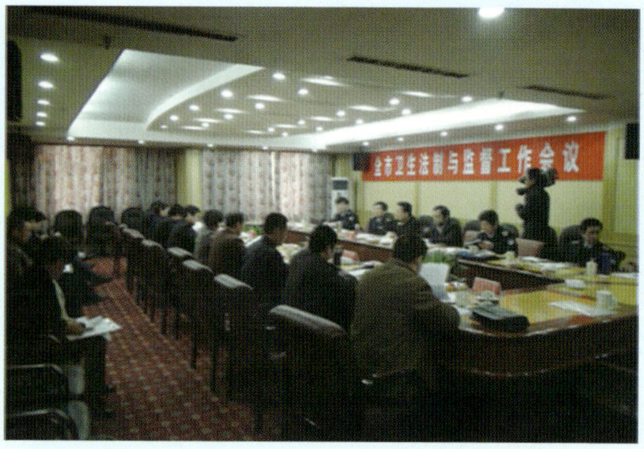

2012年3月23日，全市卫生法制与监督工作会议在阳谷召开

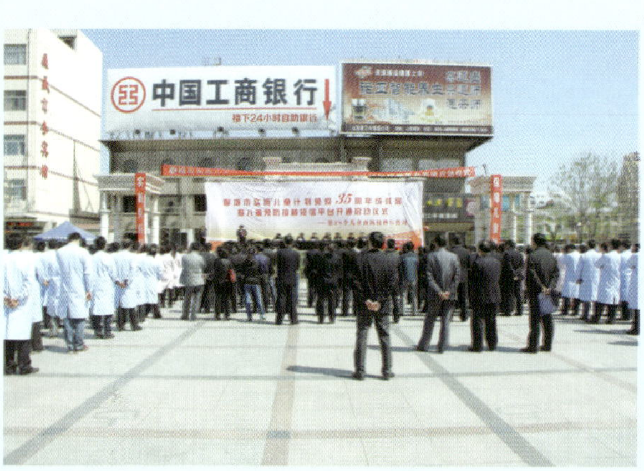

2013年4月25日，聊城市实施儿童计划免疫35周年成就展在阳谷文化广场举办

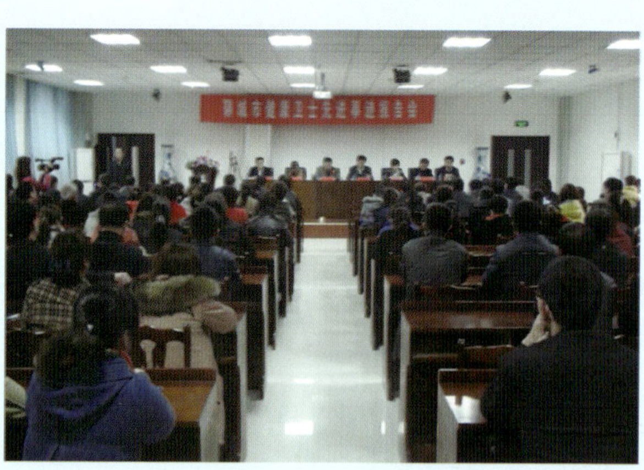

2011年11月17日，聊城市“健康卫士”先进事迹报告会在阳谷举行

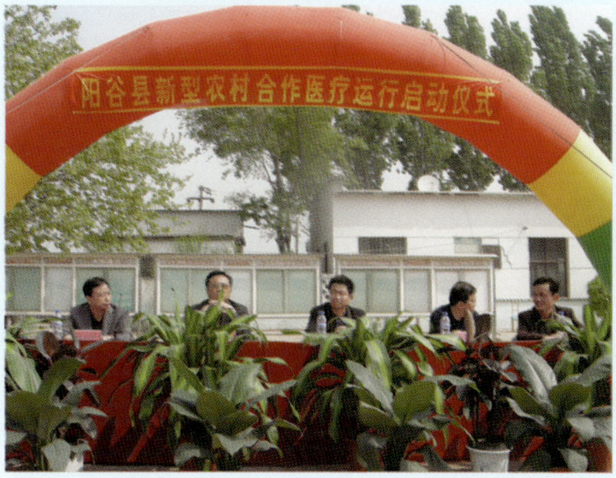

2007年5月，阳谷县新农合运行启动仪式

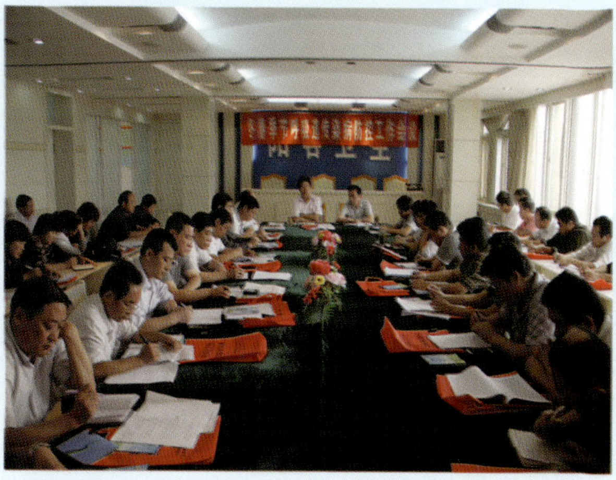

2012年9月25日，全县呼吸道传染病防控工作会议现场

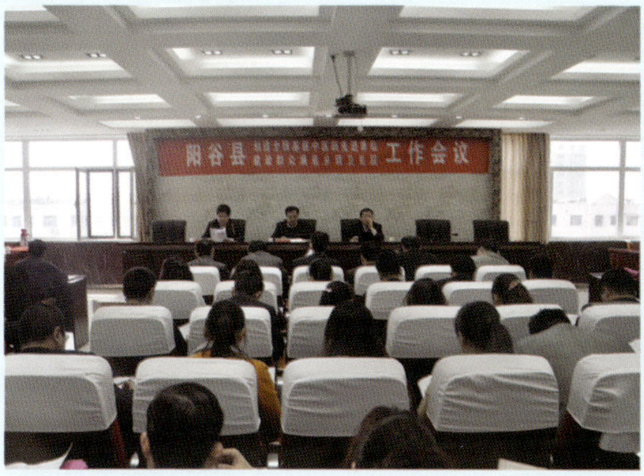

阳谷县创建全国基层中医、中药先进单位工作会议

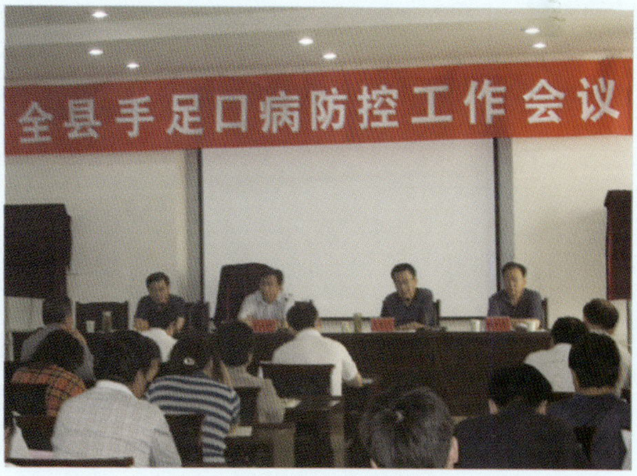

2010年4月21日，全县手足口病防控工作会议

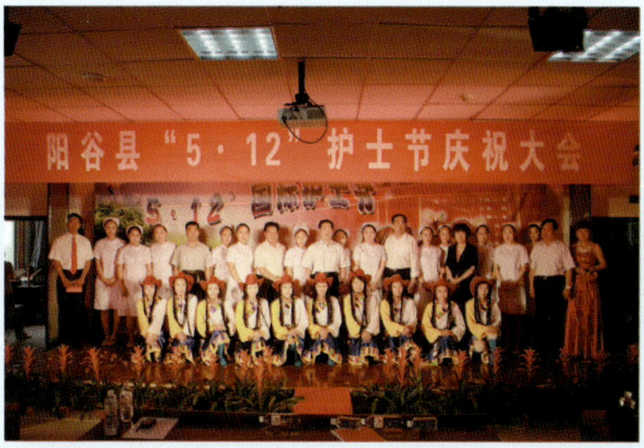

5·12 护士节庆祝大会文艺演出

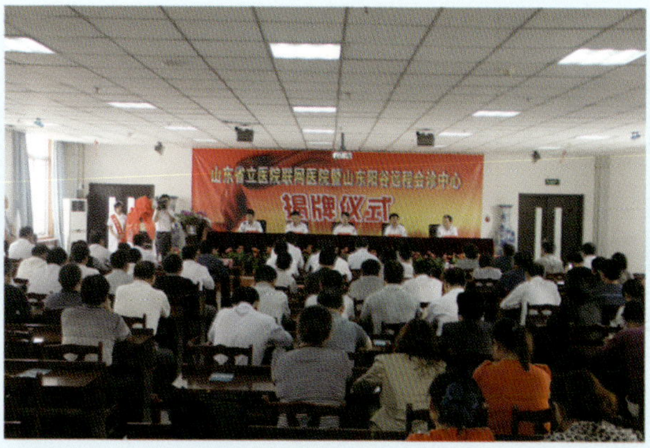

阳谷远程会诊中心揭牌仪式

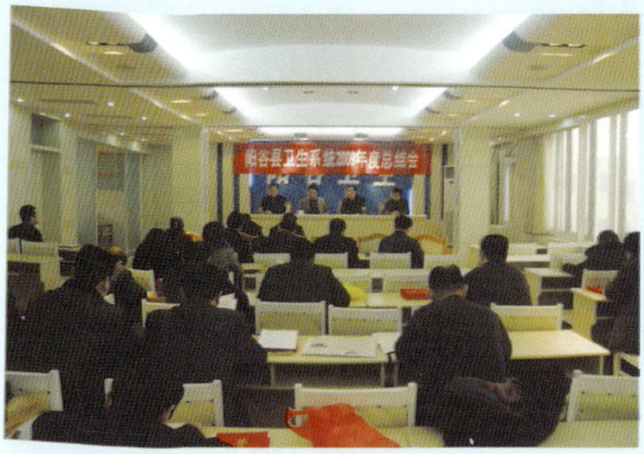

全县卫生系统总结表彰会议

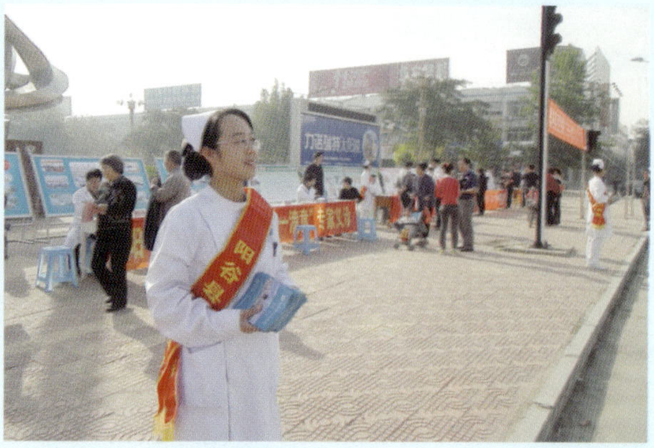

专家义诊活动

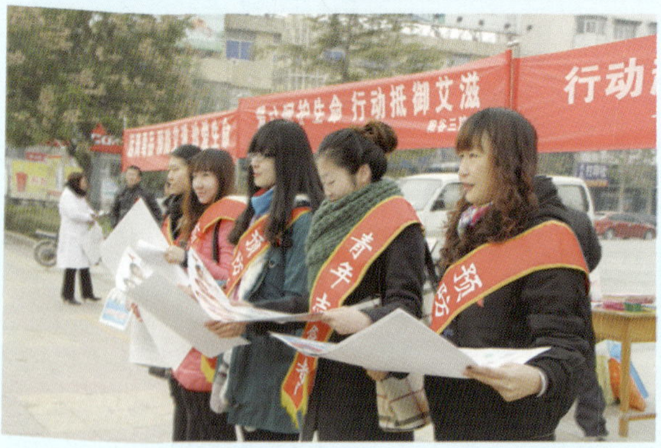

艾滋病防控宣传

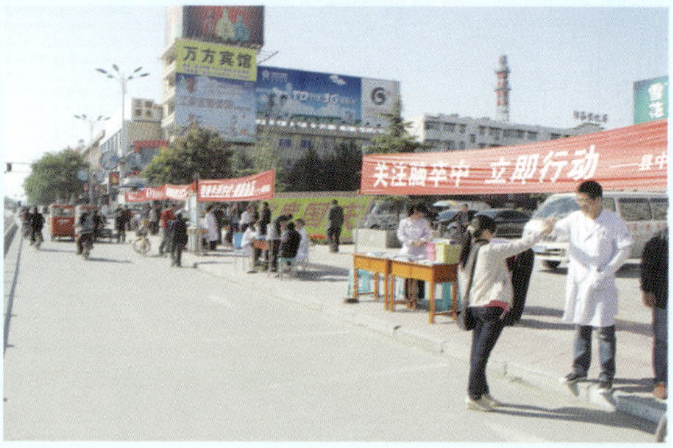

健康知识宣传活动

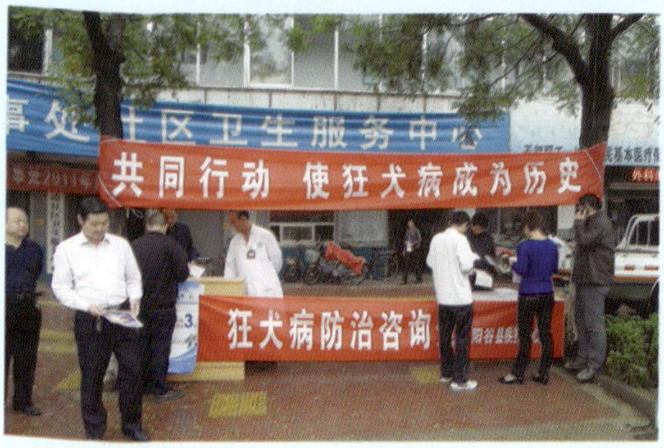

狂犬病防治咨询

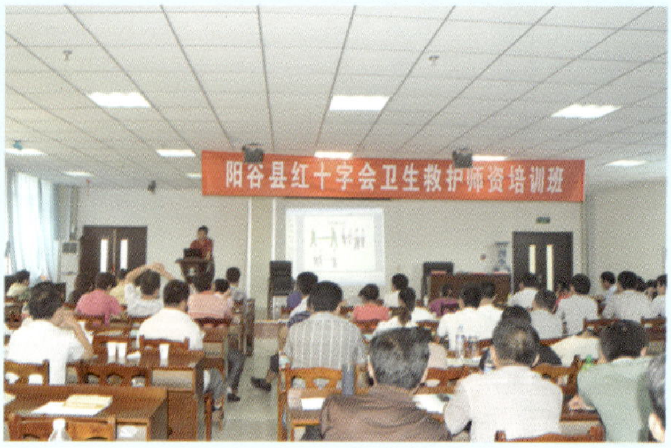

红十字会卫生救护师资培训

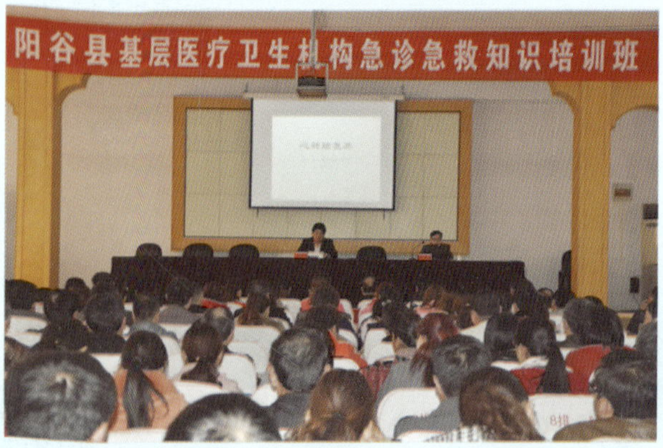

全县基层急诊急救知识培训

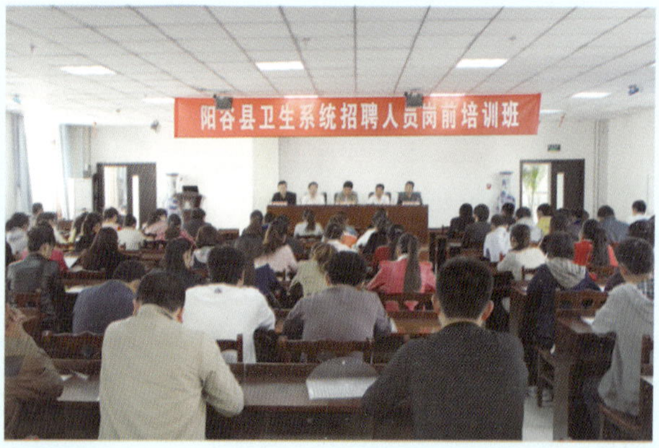

新招聘人员岗前培训

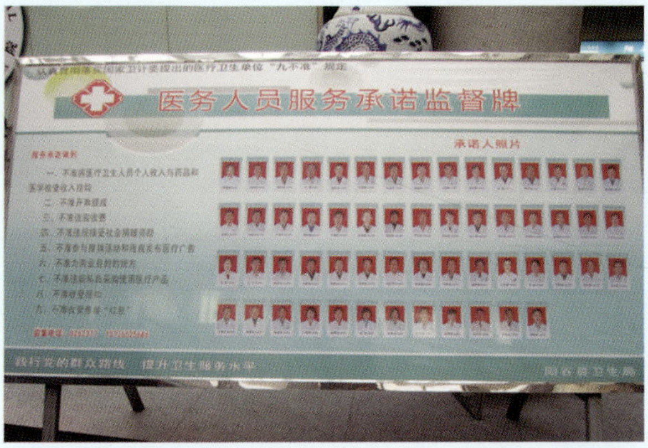

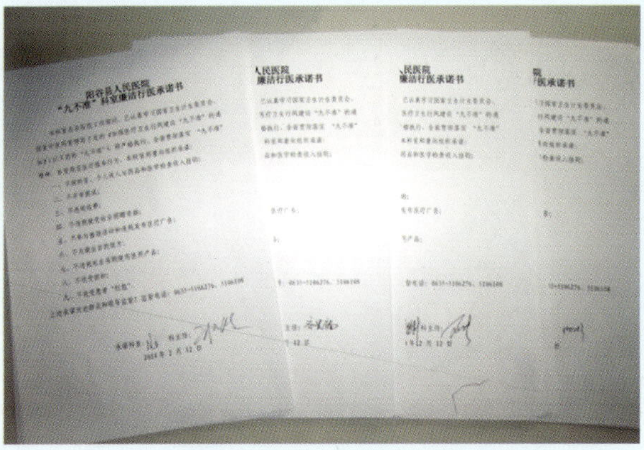

服务承诺监督牌及医务人员签订的承诺书

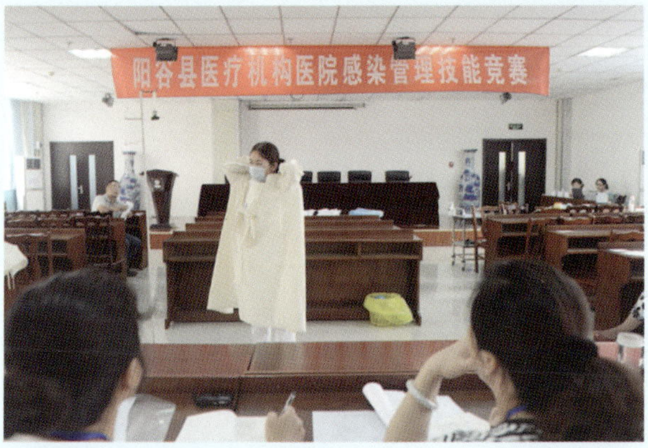

医院感染管理技能竞赛

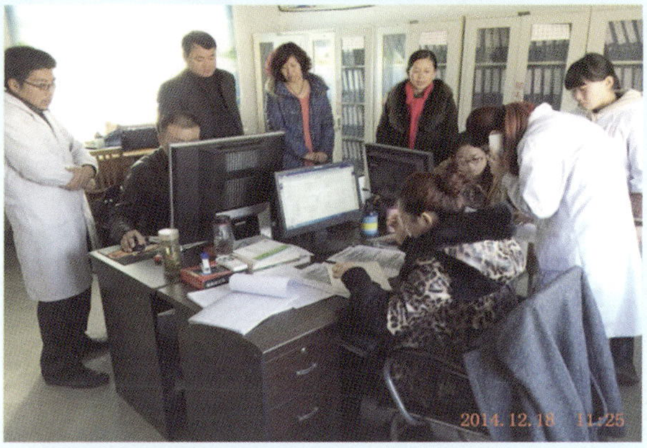

基本公共卫生服务绩效考核现场

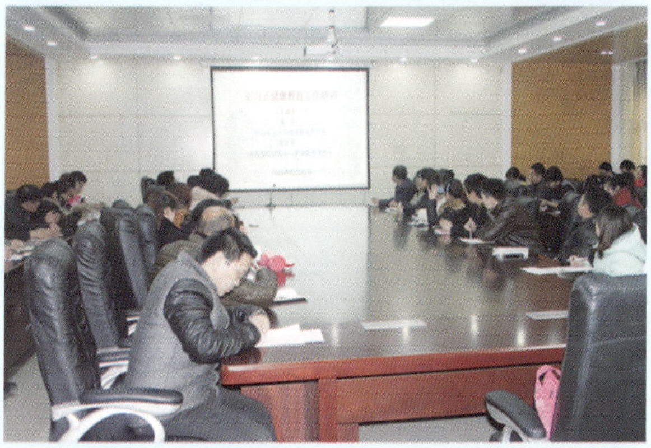

健康教育技能培训

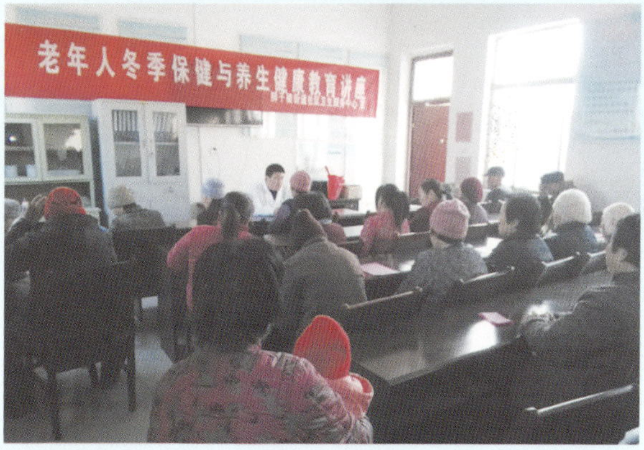

健康教育讲座

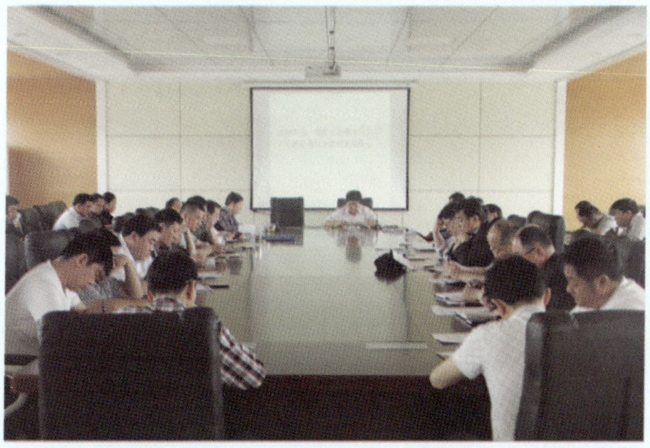

基本公共卫生服务项目考核情况通报会

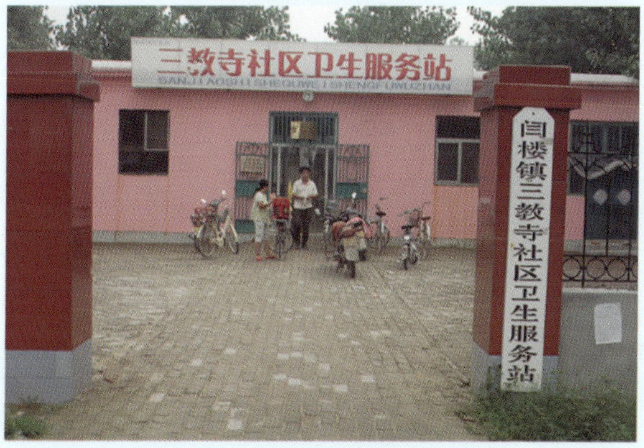

闫楼镇三教寺社区卫生服务站

阳谷县人民医院

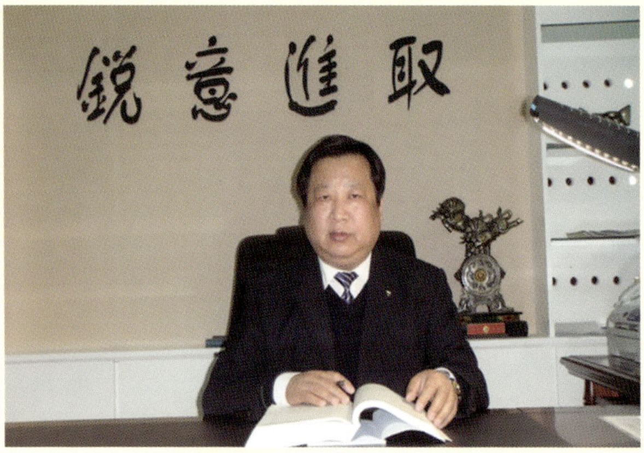

党总支书记、院长 杨景随

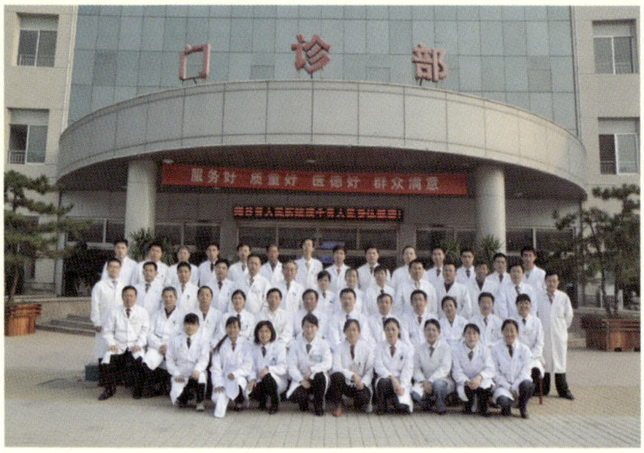

医院中层以上人员合影

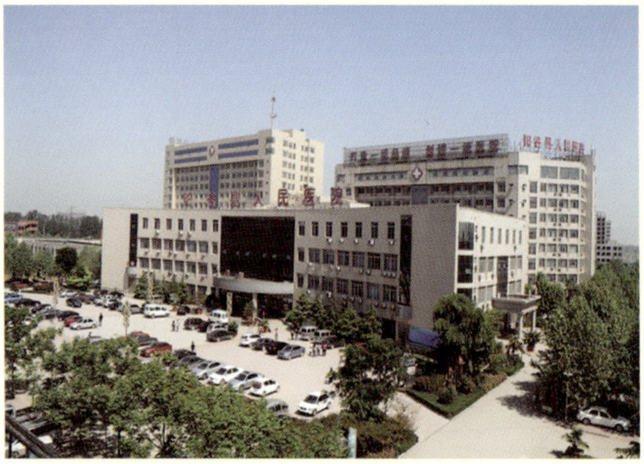

医 院 全 景

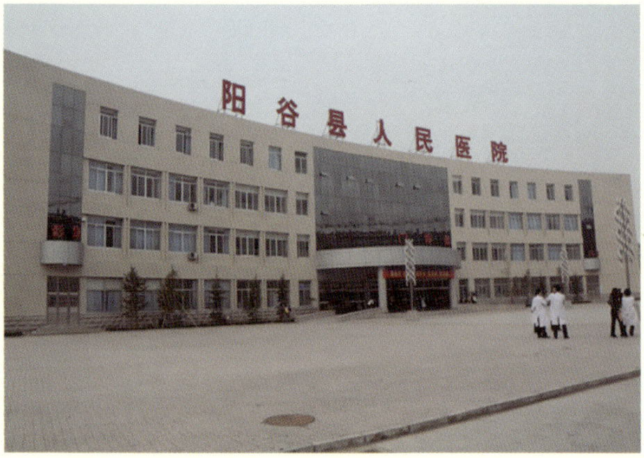

门诊楼外景

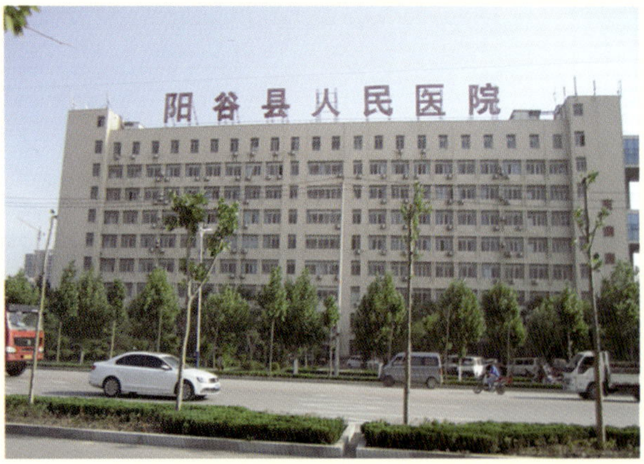

东病房区

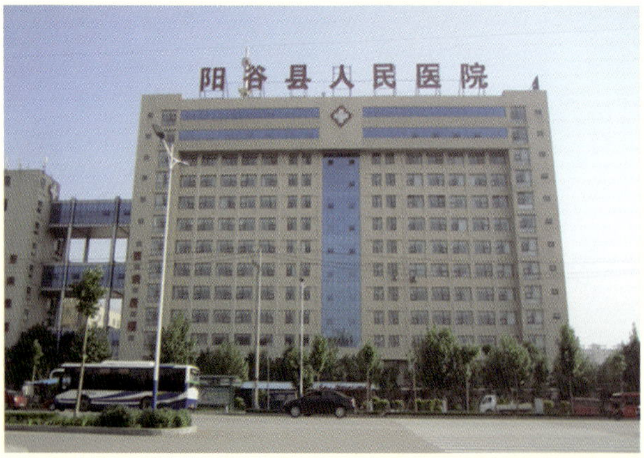

西病房区

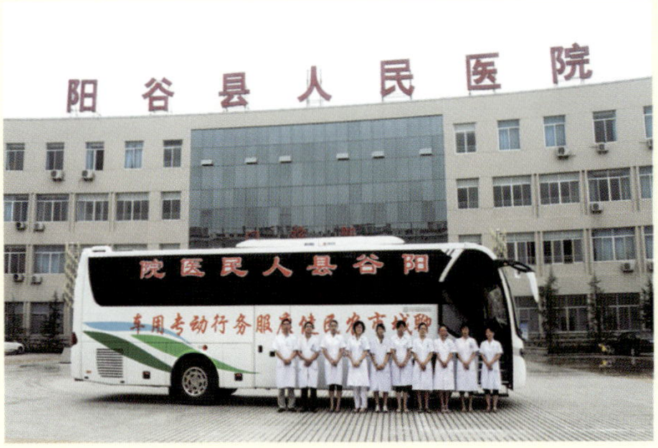

农民健康服务专用车

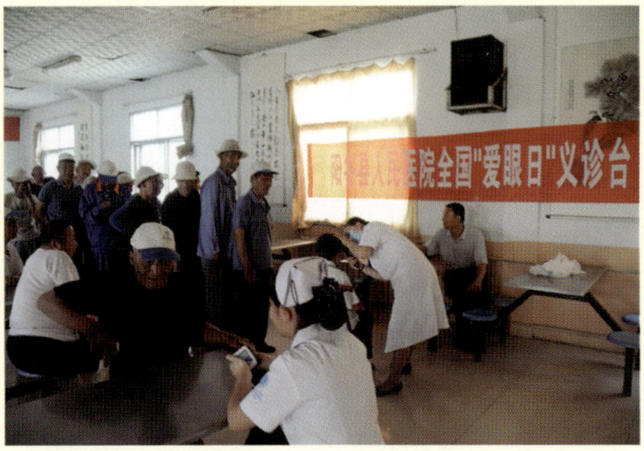

“爱眼日”敬老院义诊活动

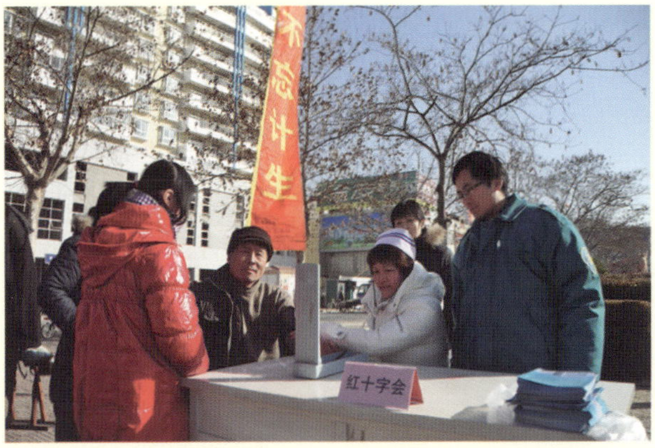

“世界红十字日”宣教活动

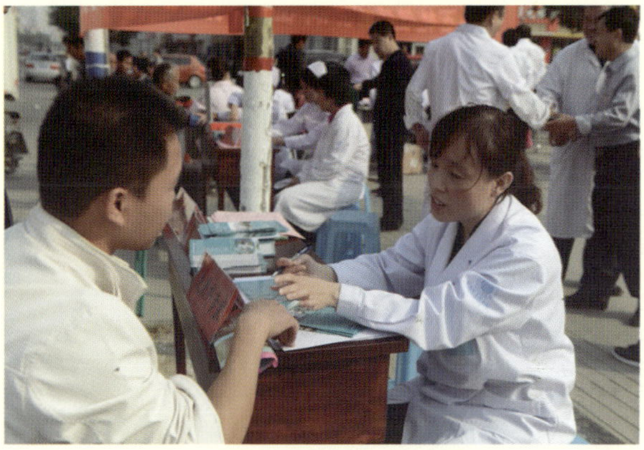

“服务百姓健康行”义诊活动

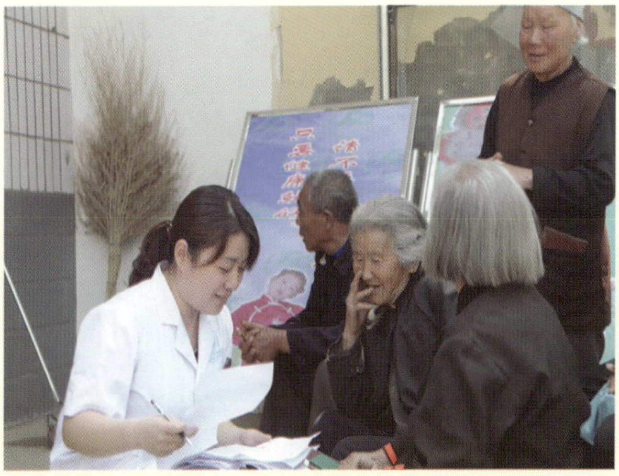

下乡免费查体

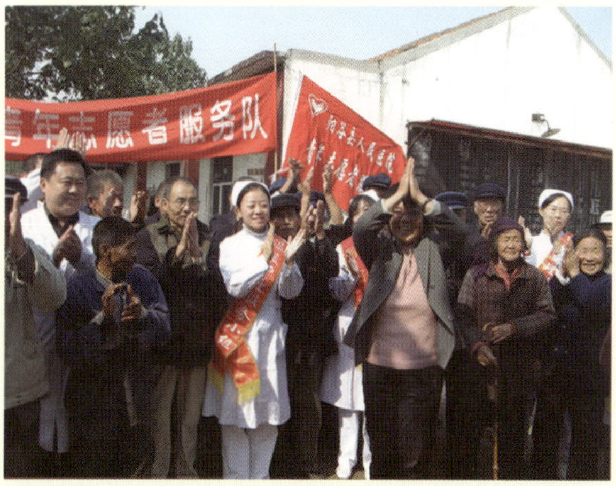

青年志愿者义诊服务

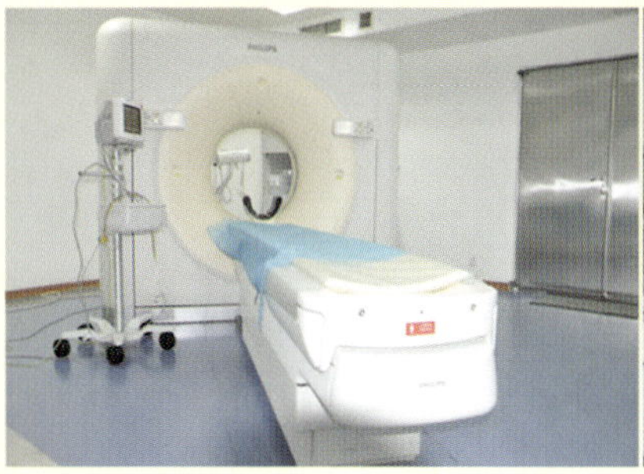

64排纳米CT

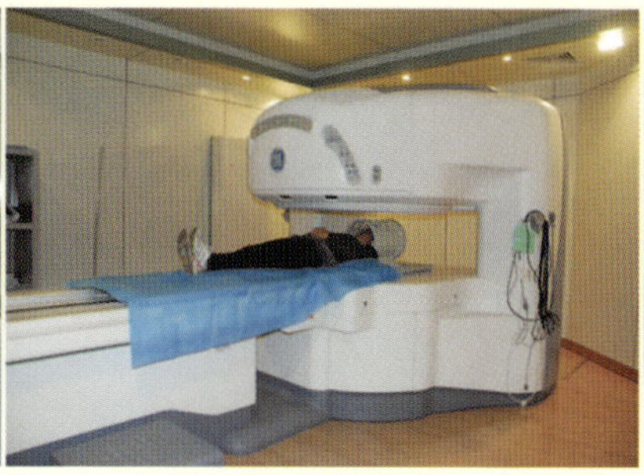

磁共振扫描仪MR

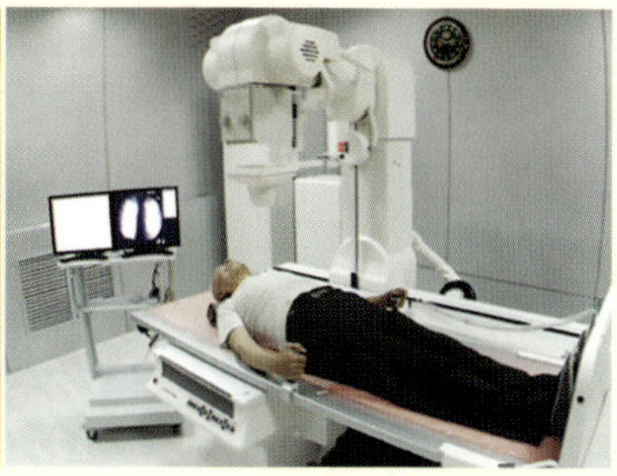

高频数字胃肠机

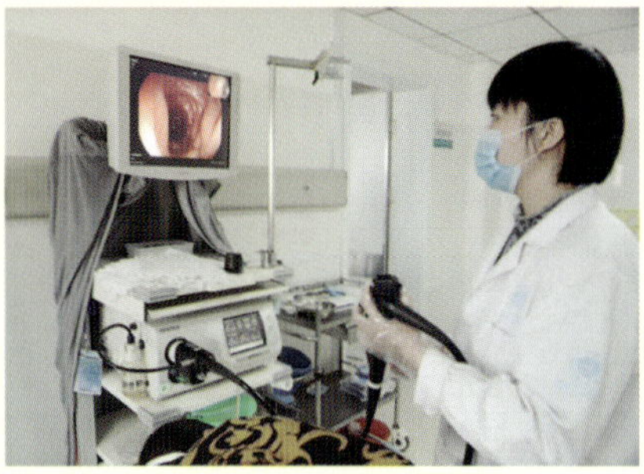

高频电子内窥镜

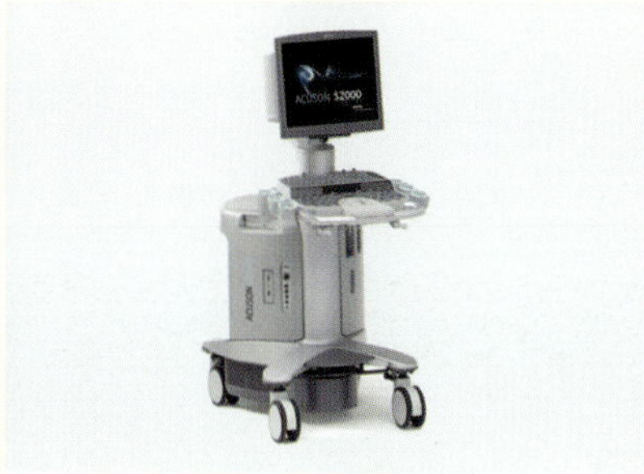

四维彩色超声机

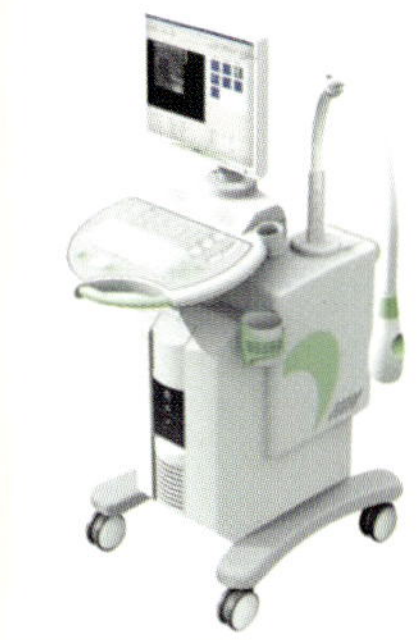

超声光散射乳腺诊疗仪

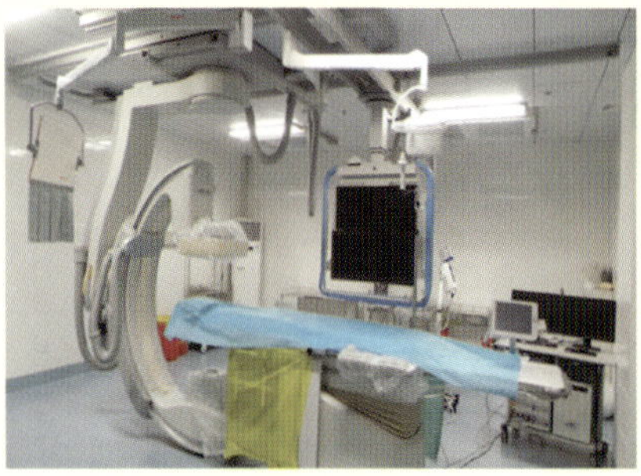

血管造影机DSA

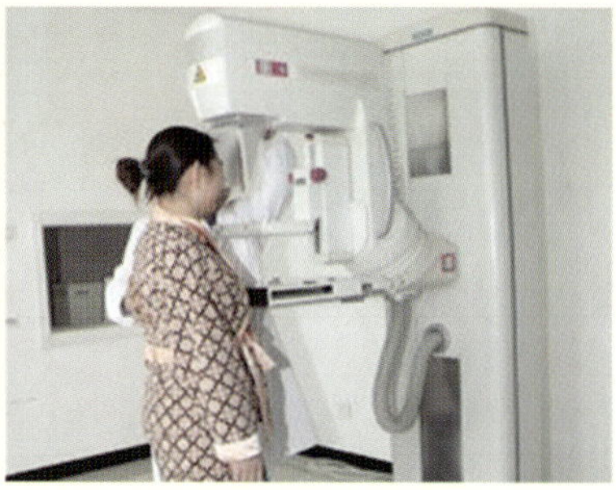

乳腺钼靶X光机

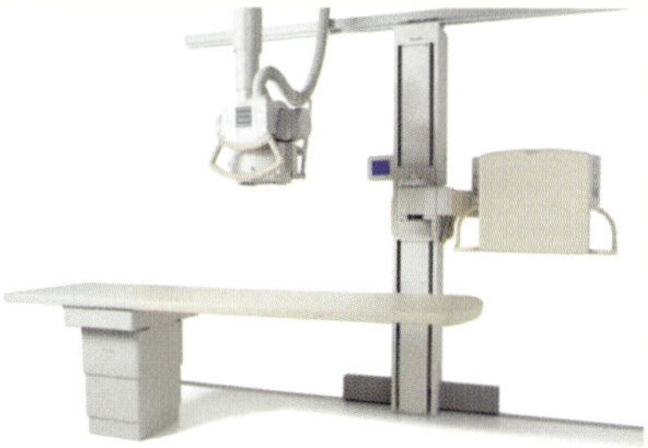

双板DR数字拍片机

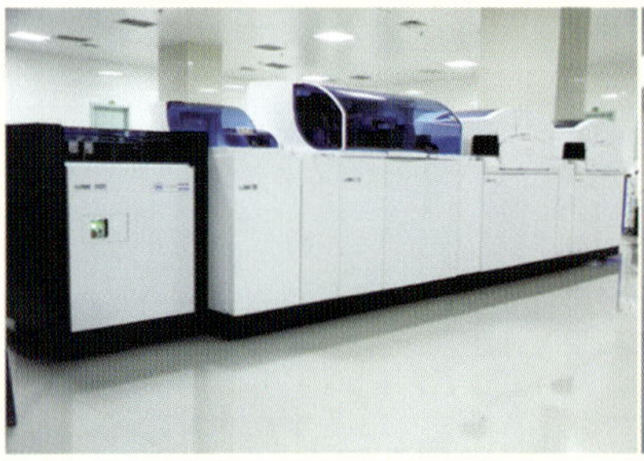

红蓝光治疗仪

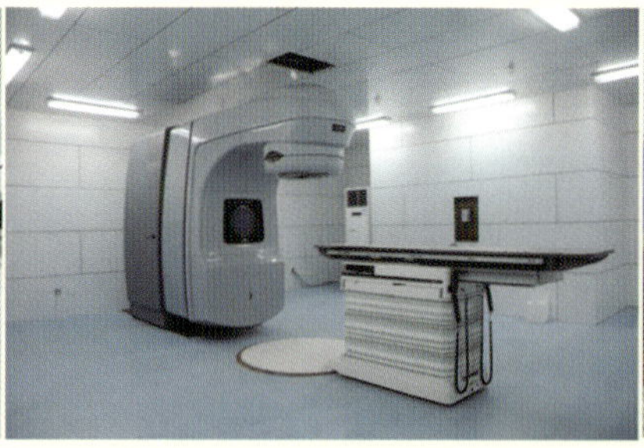

红蓝光治疗

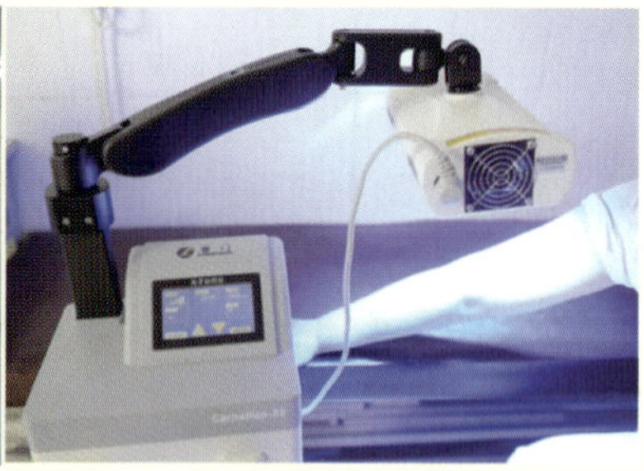

仪红蓝光治疗仪

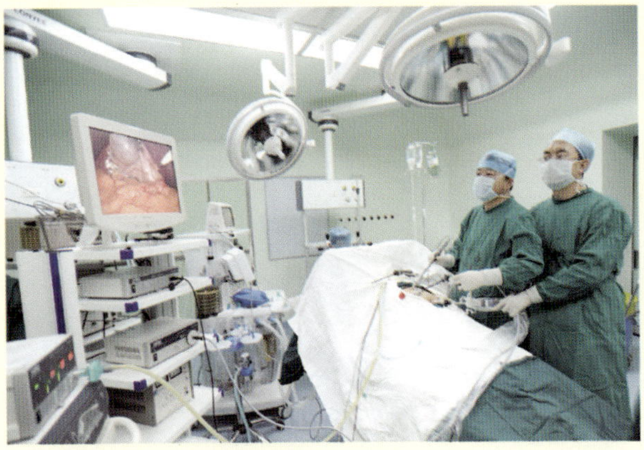

微创腹腔镜手术

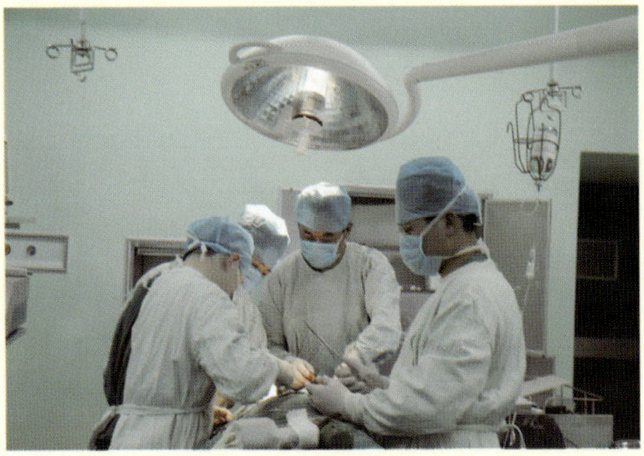

外科手术

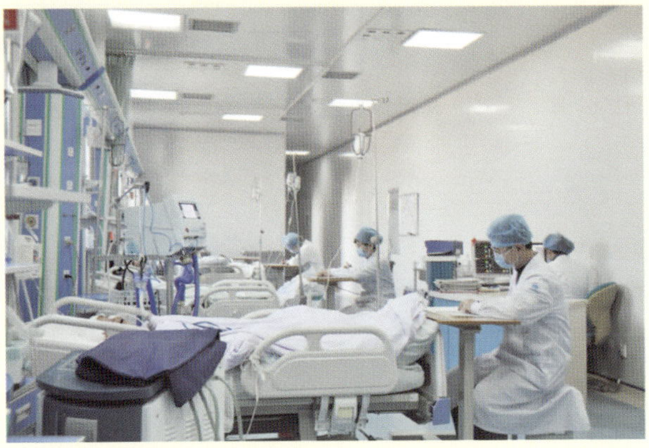

重症监护室

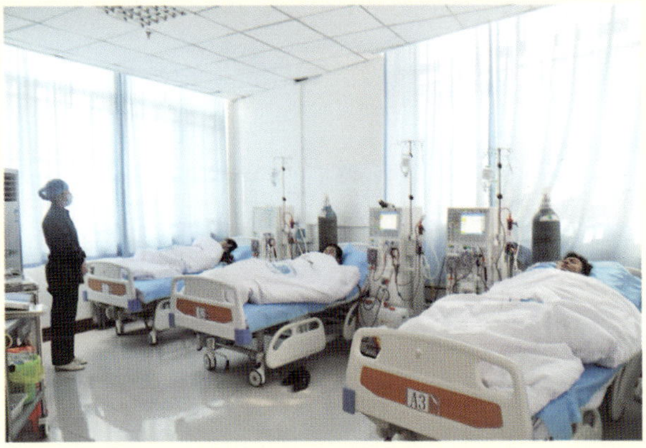

血液透析室

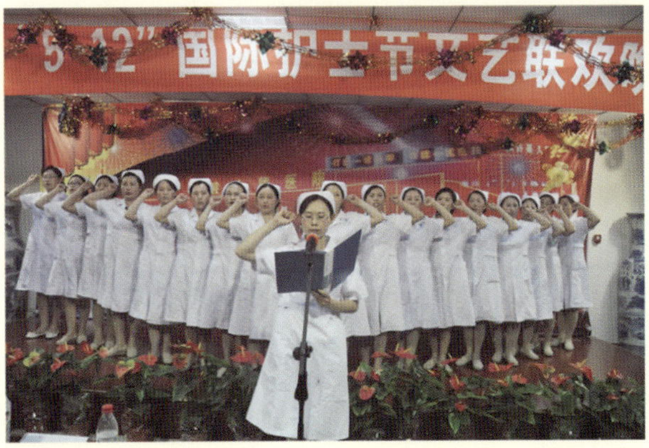

“5·12”全院护士长护理工作宣誓

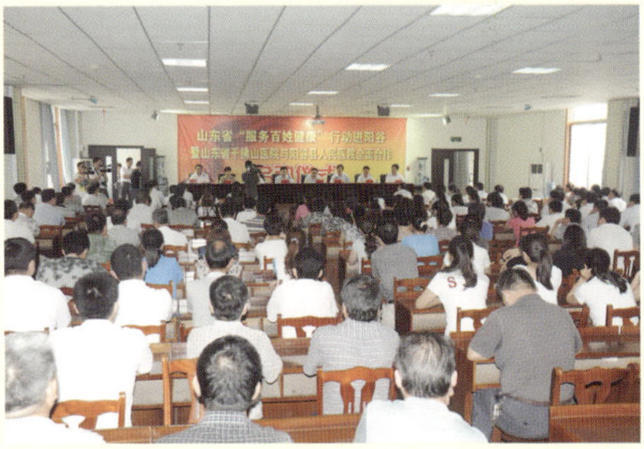

2013年8月5日，省千佛山医院与县医院全面合作启动仪式

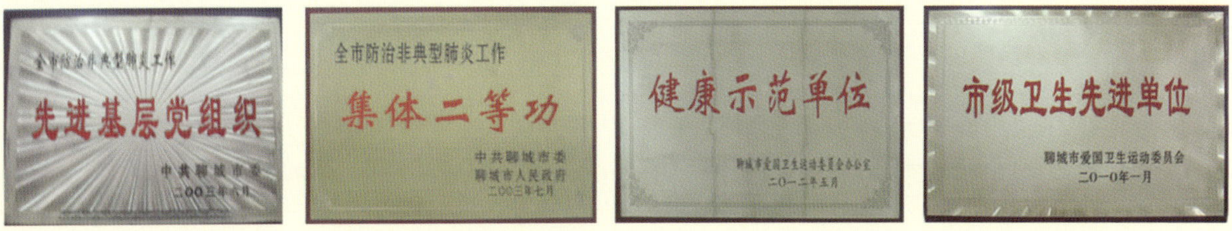

奖牌

阳谷县疾病预防控制中心

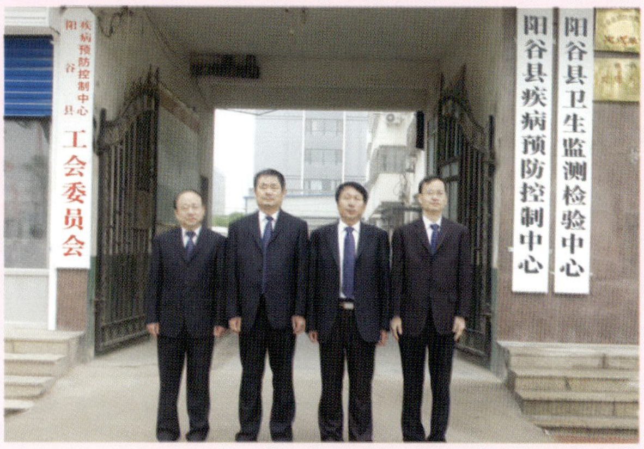

领导班子

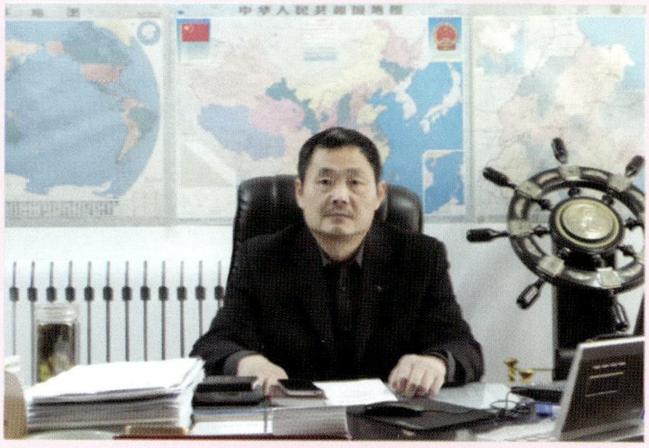

党支部书记、主任 陈仁洪

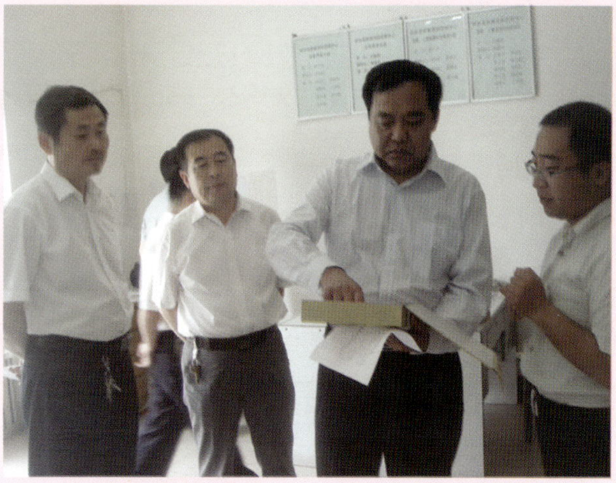

2012年5月7日，副县长杨廷军(右二)检查指导疾控工作

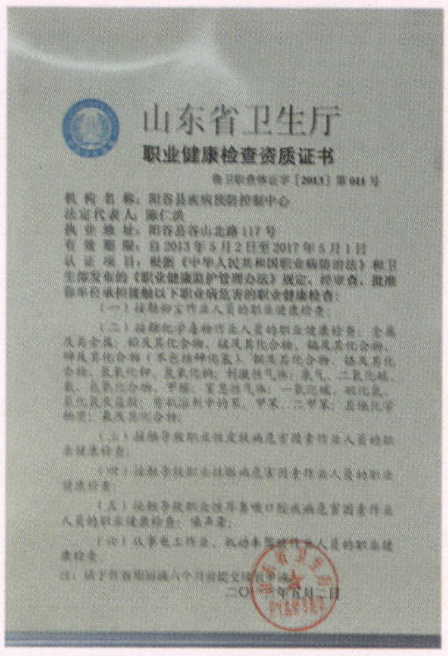
山东省卫生厅
职业健康检查资质证书
机构名称：阳谷县疾病预防控制中心
法定代表人：陈仁洪
执业地址：阳谷县谷山北路117号
有效期限：自2013年5月2日至2017年5月1日
认证项目：根据《中华人民共和国职业病防治法》和卫生部发布的《职业健康监护管理办法》规定，经审查，批准你单位承担接触以下职业病危害的职业健康检查：

职业健康检查资质证书

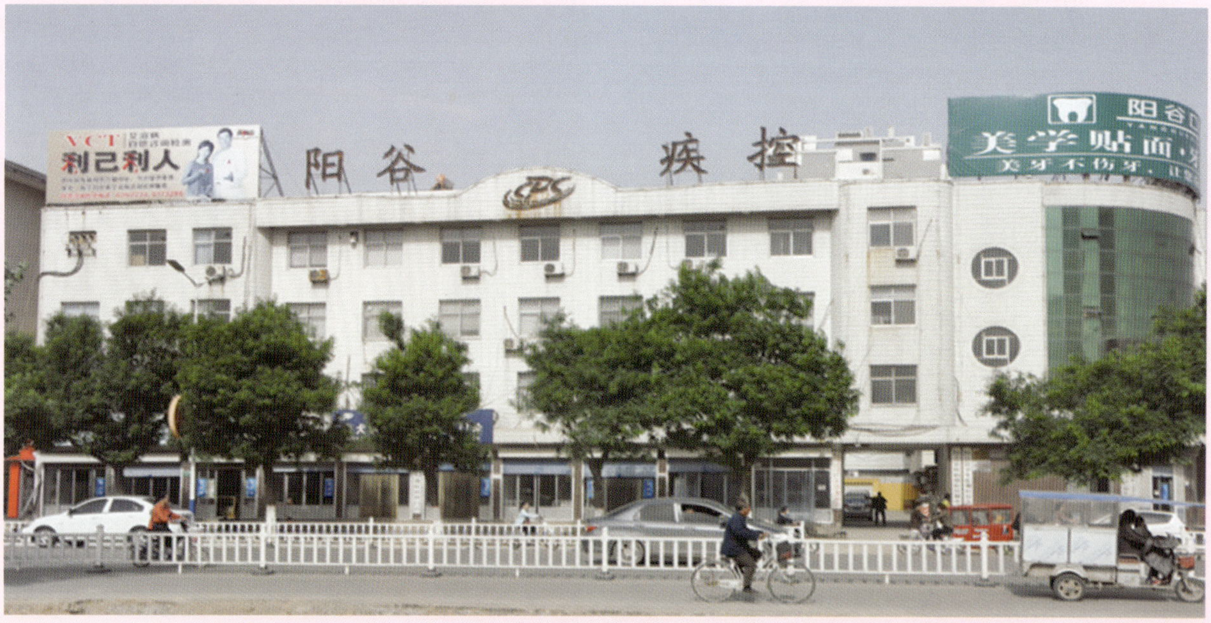

综合楼外景

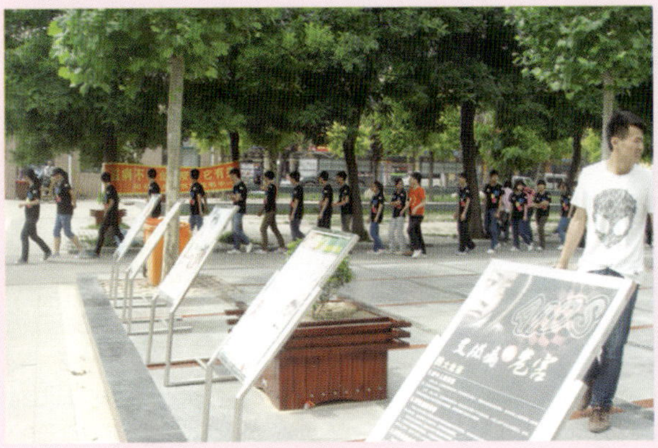

艾滋病防控入校园

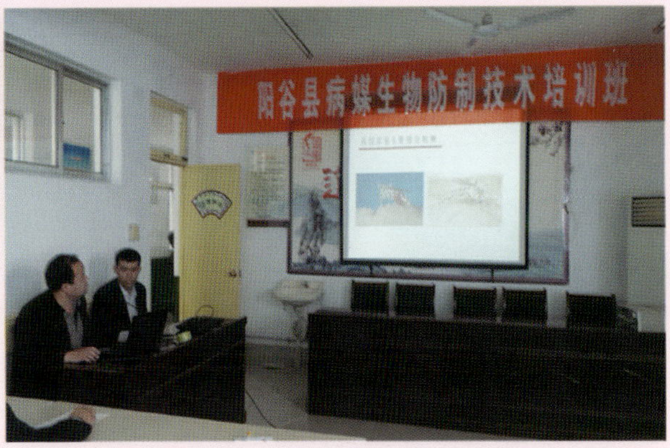

病媒生物防治技术培训

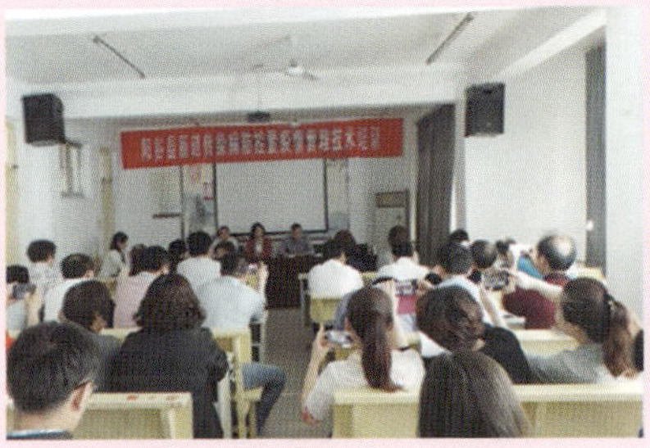

肠道传染病管理、防控技术培训

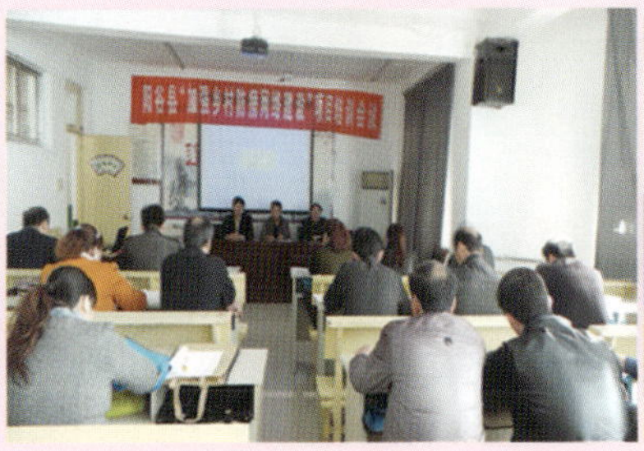

结核病防控网络建设培训

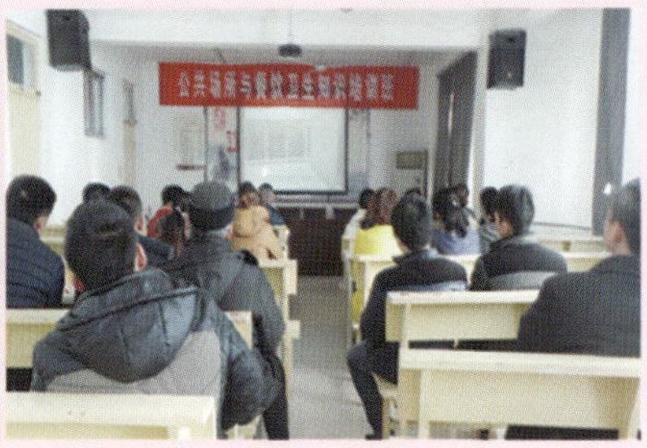

公共场所与餐饮卫生知识培训

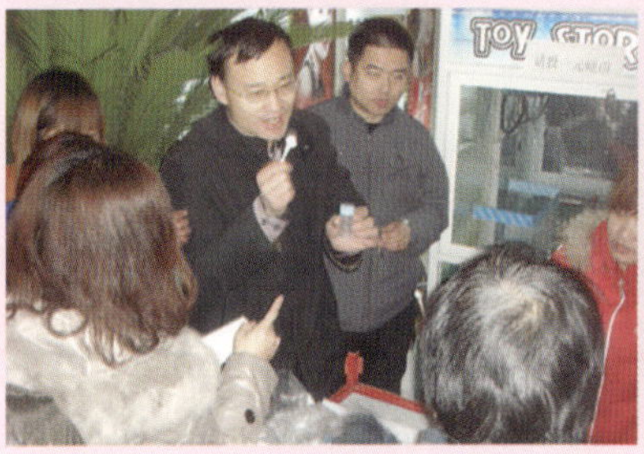

减盐防控高血压宣传现场

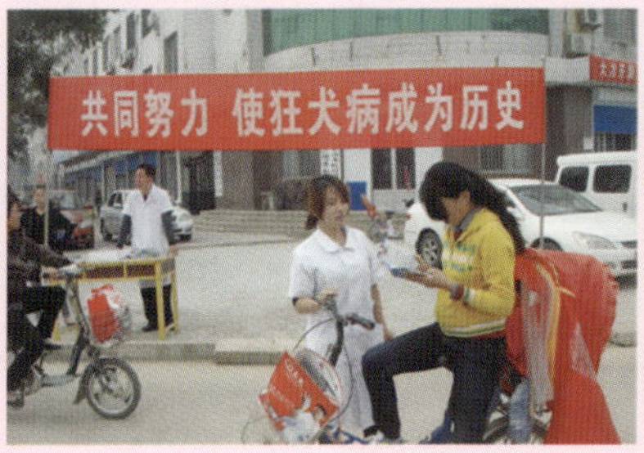

防控狂犬病宣传现场

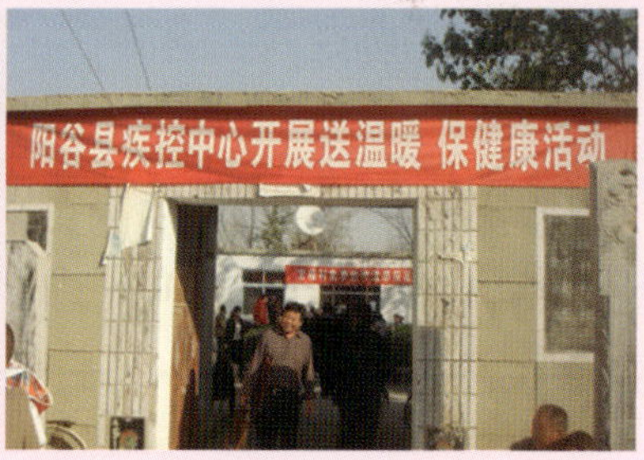

免费接种流感疾苗送温暖活动

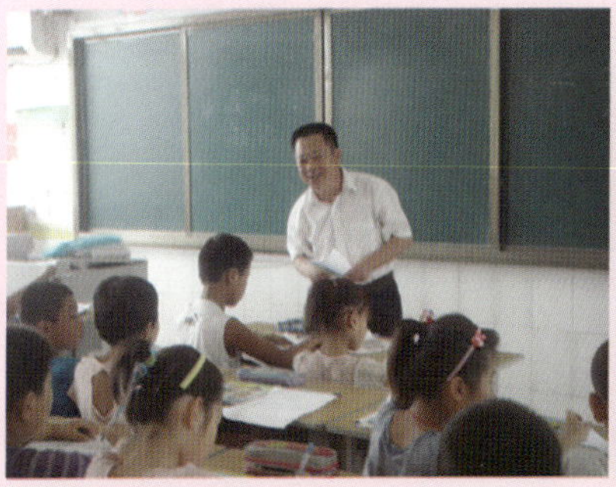

疟疾课堂

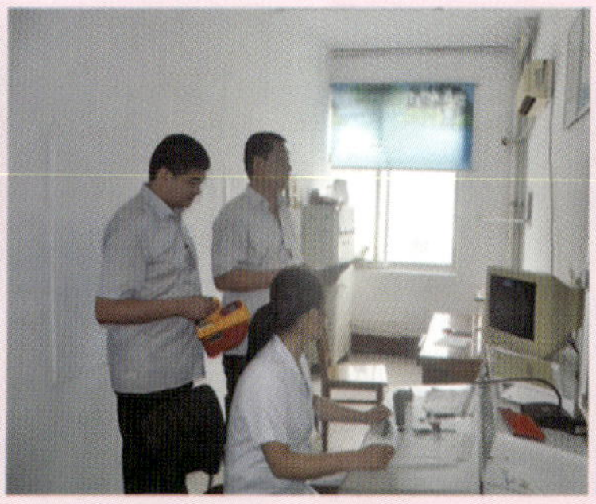

现场监测

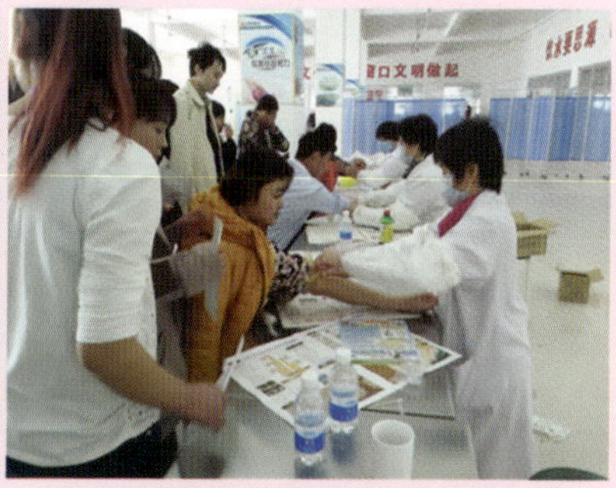

职业卫生健康体检

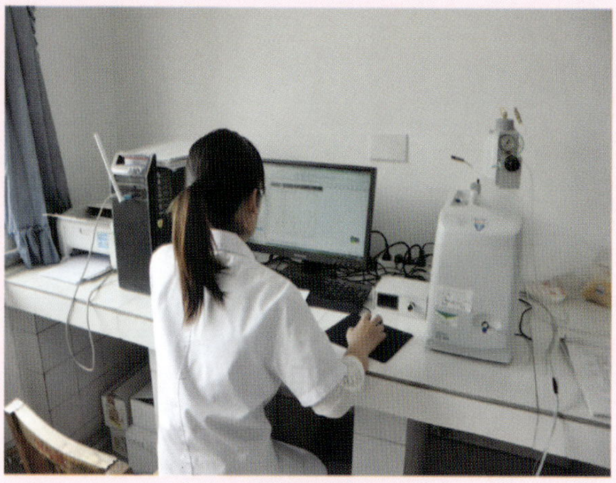

离子色普仪

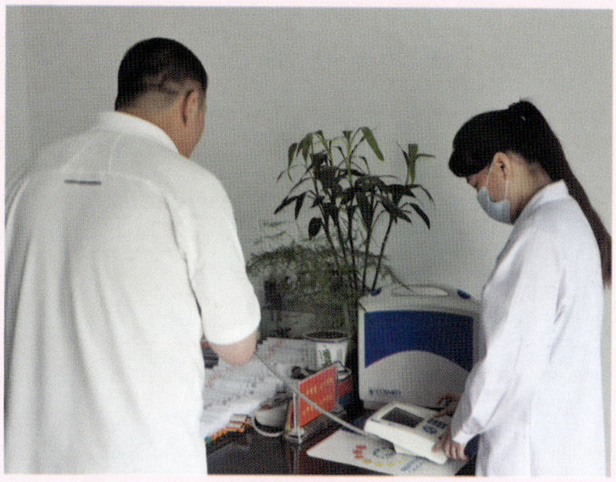

肺功能测试

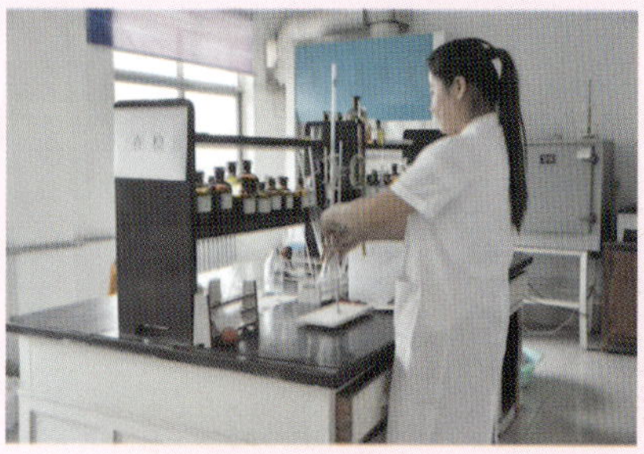

滴定分析

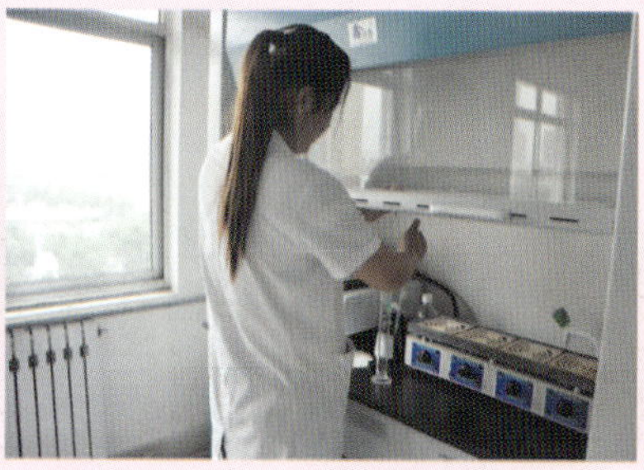

定容试验

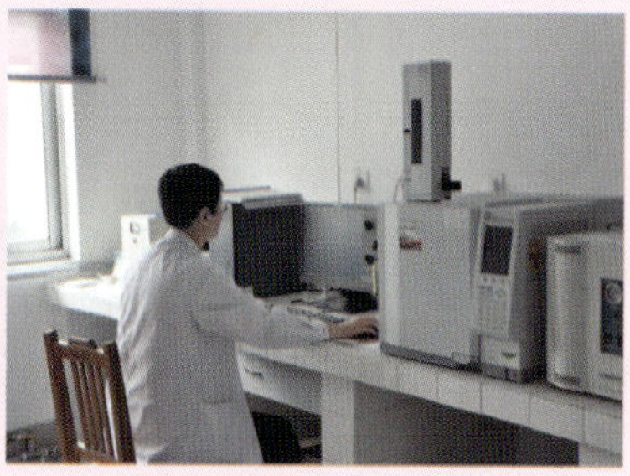

气相色谱仪

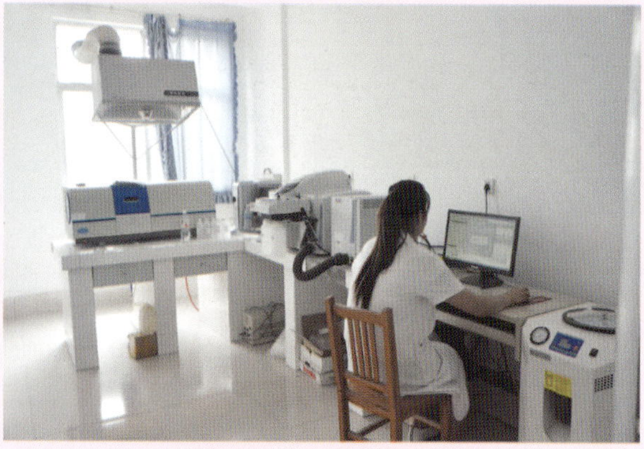

石墨炉原子吸收分光光度计

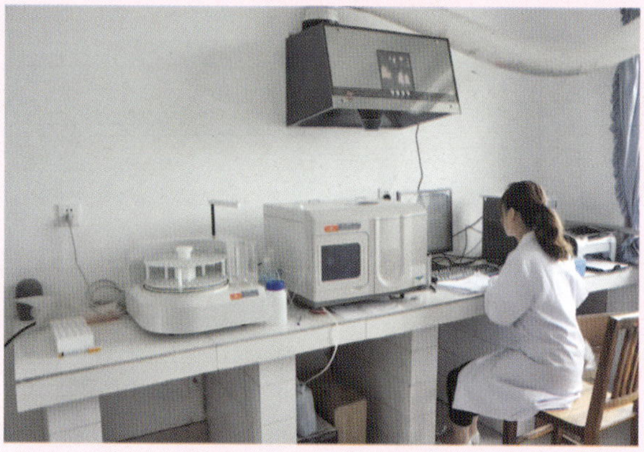

原子荧光光度计

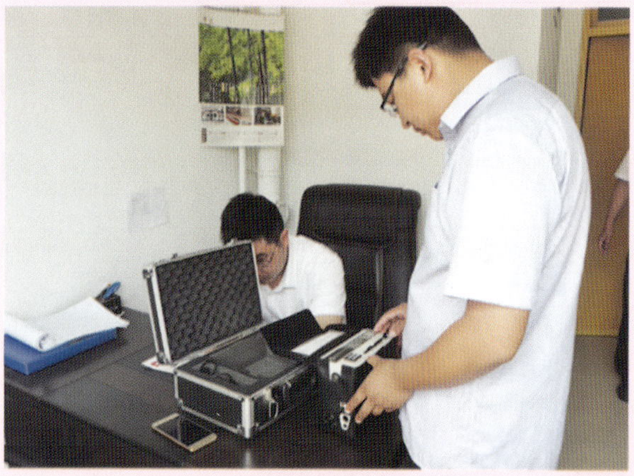

甲醛监测

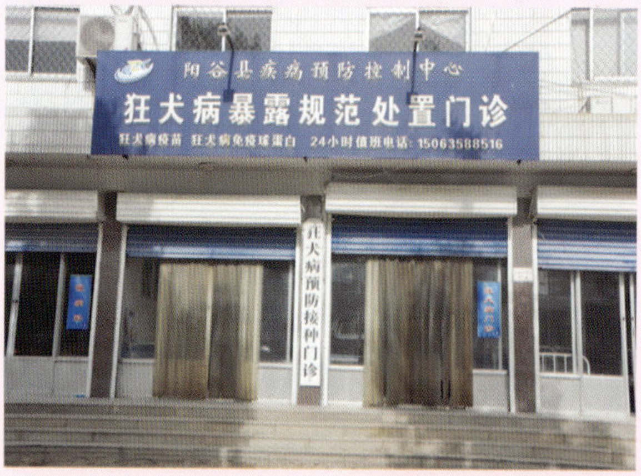

狂犬病暴露处置门诊

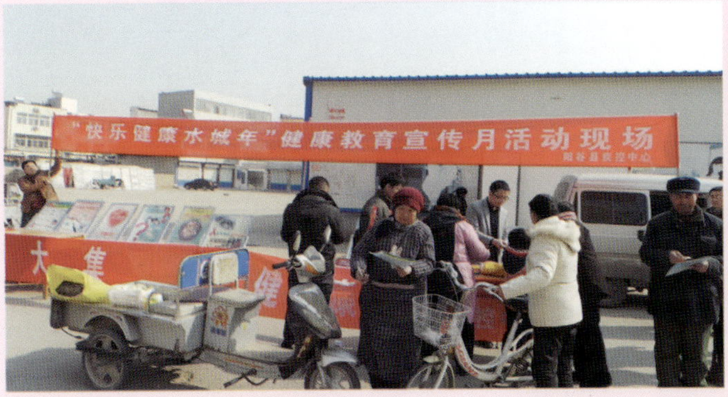

赶大集送健康活动

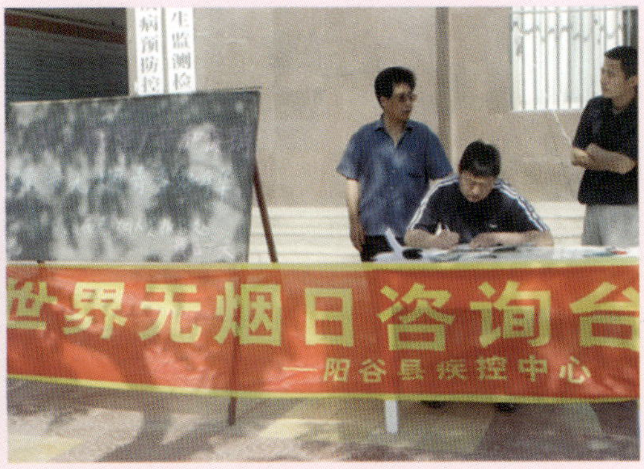

首届戒烟大赛报名现场

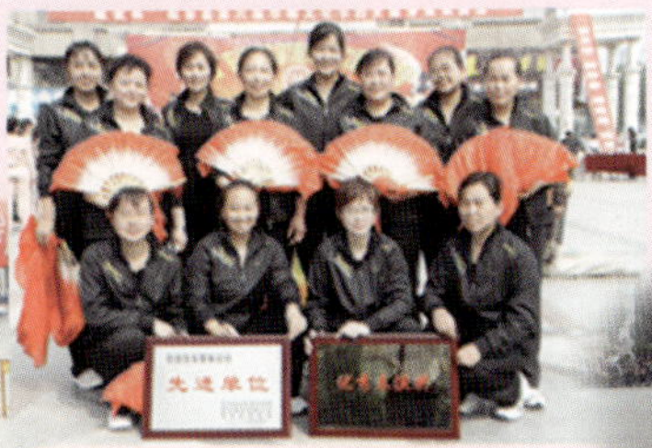

巾帼文化节参赛人员

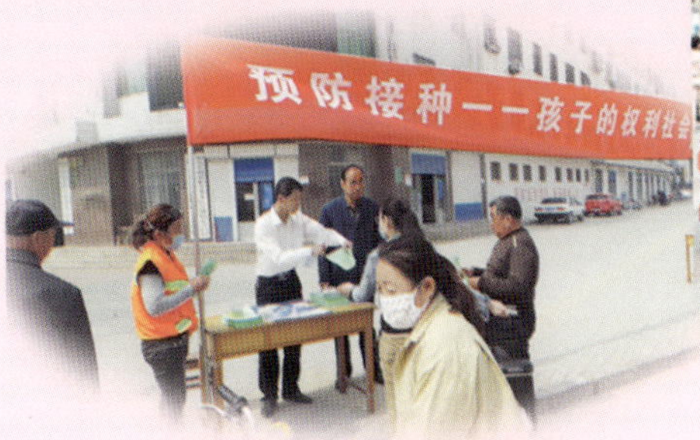

预防接种宣传

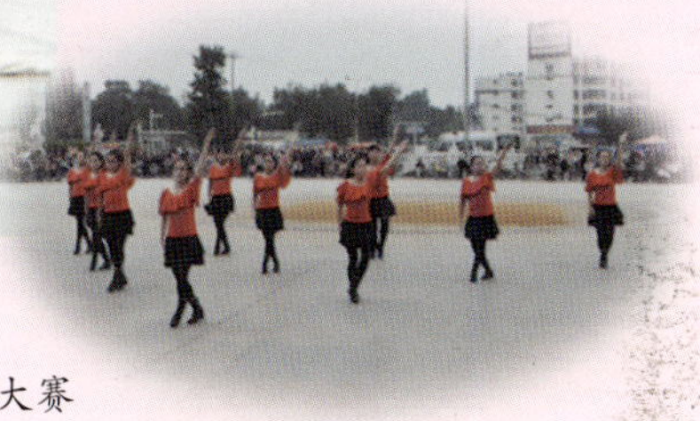
职工排舞大赛

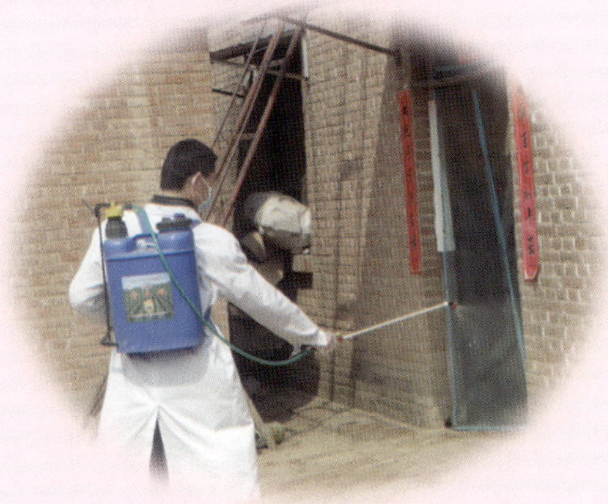
入户开展消杀工作

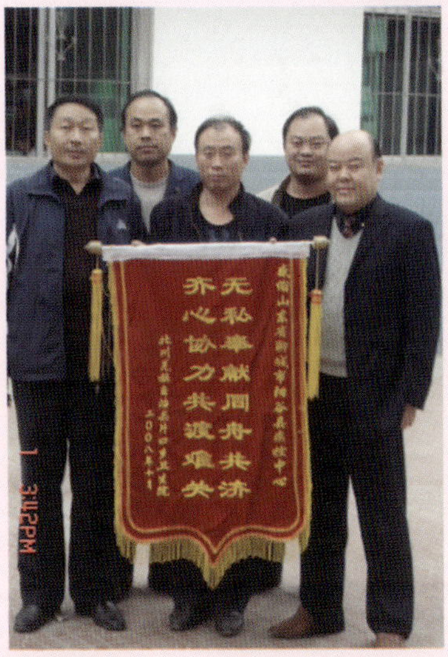

北川片口乡卫生院向阳谷县援川防疫人员赠送锦旗

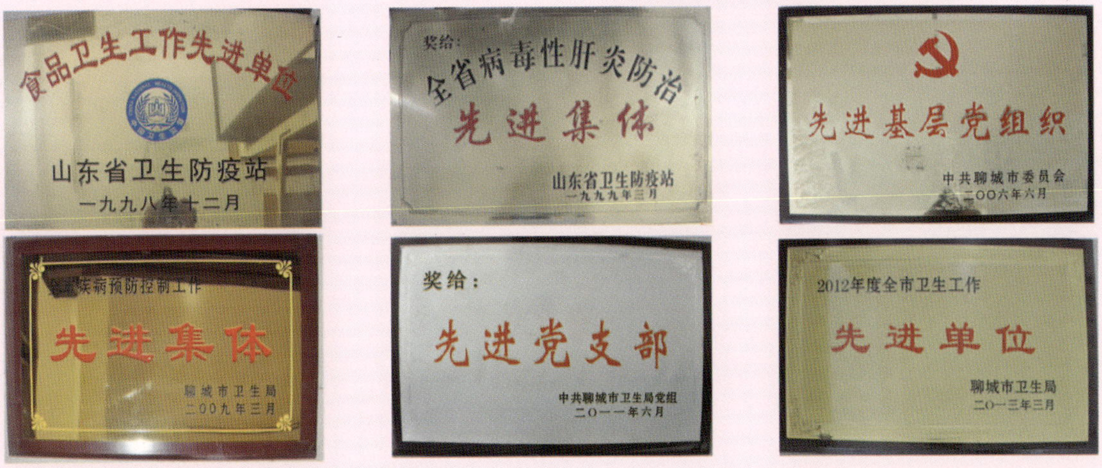

奖牌

阳谷县中医医院

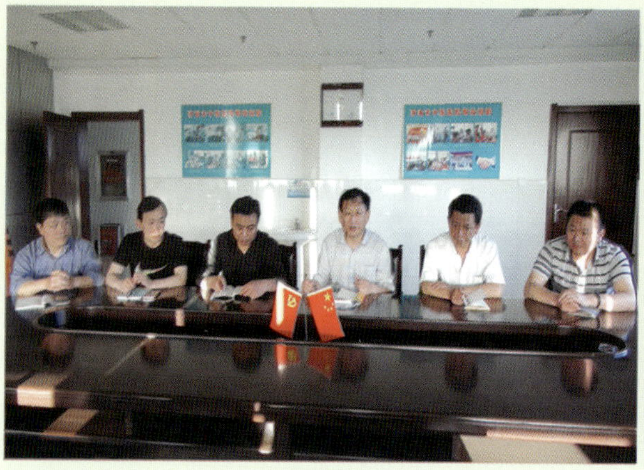

领导班子

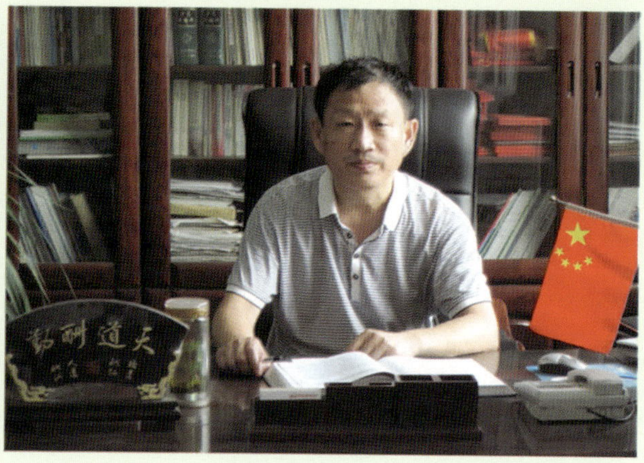

党支部书记、院长 李文刚

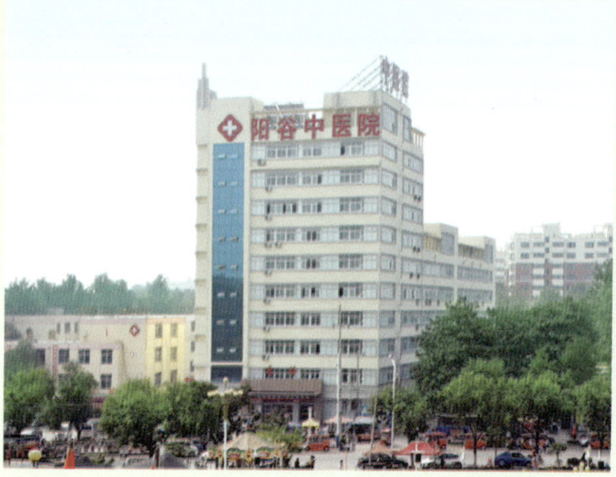

综合楼外景

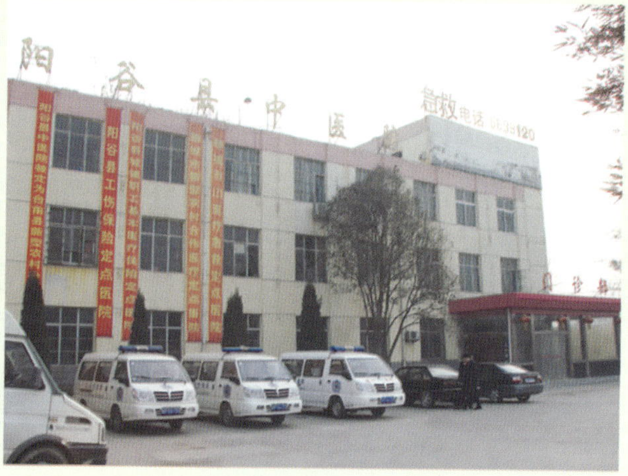

门诊楼外景

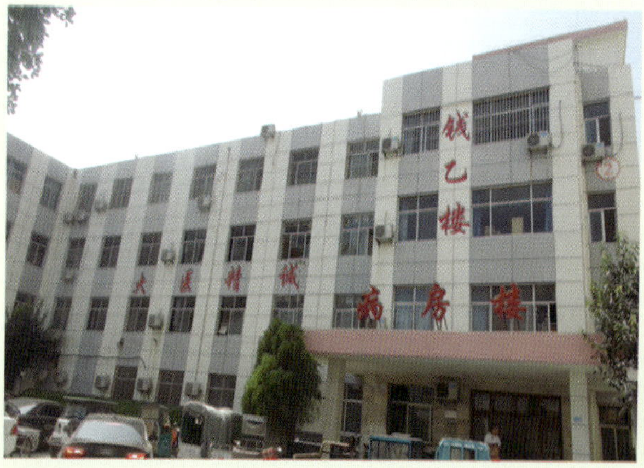

儿科病房楼外景

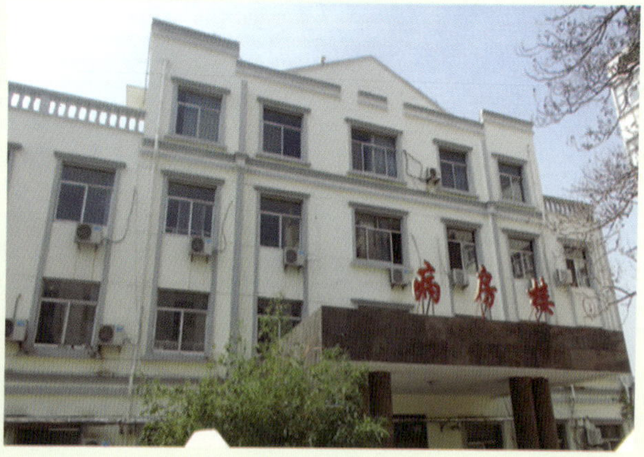

内科病房楼外景

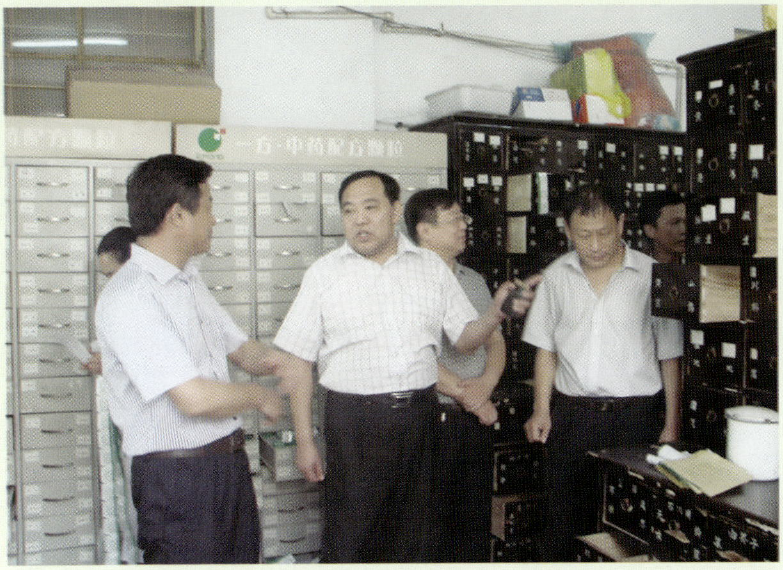

2013年8月20日，副县长杨廷军(左二)调研中药房建设情况

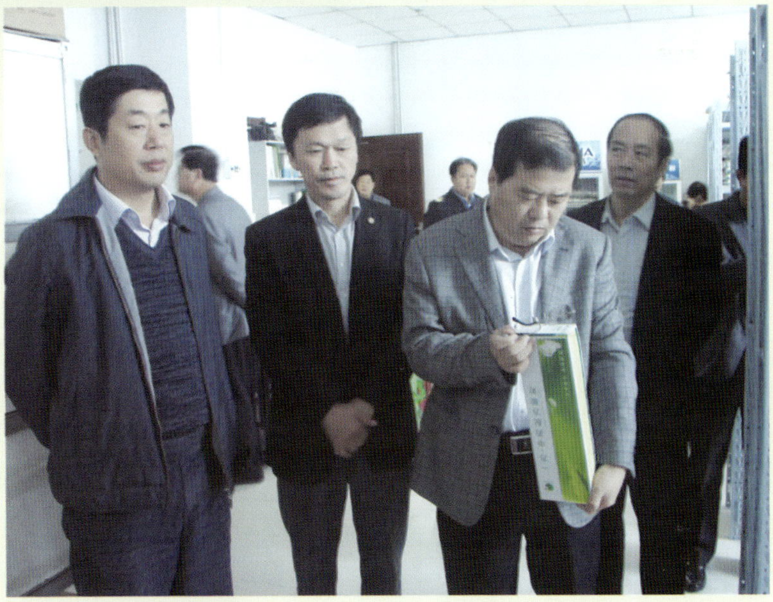

2013年10月16日，县人大常委会副主任程仁国(左一)、县政协副主席潘景会(左三)等到院考查中药质量

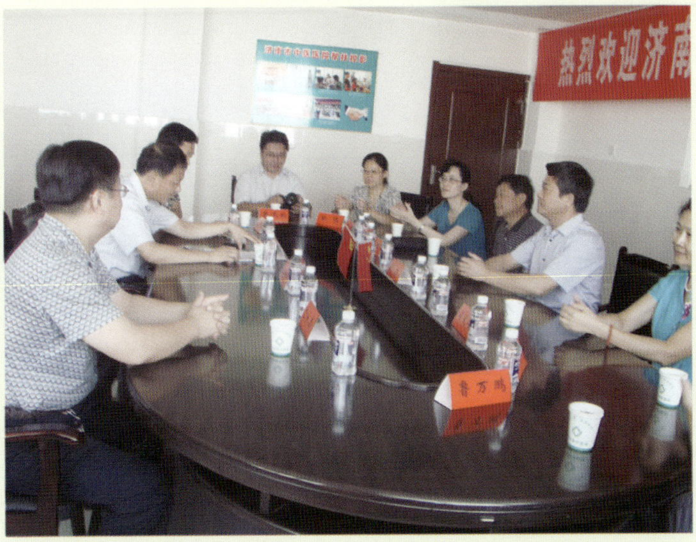

2013年8月，济南市中医院院长耿杰(右二)率团到县中医医院对口帮扶

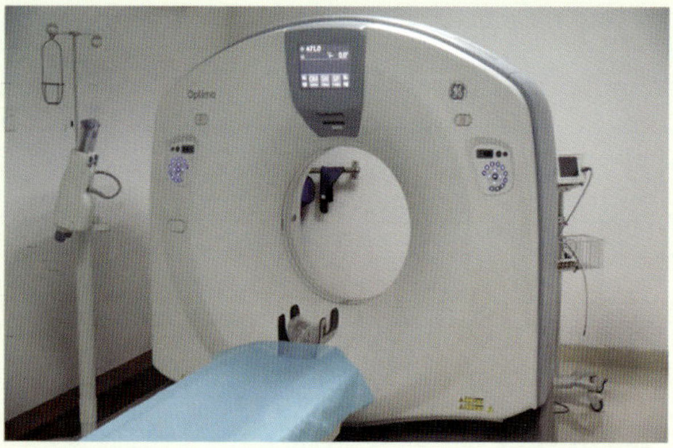

64排螺旋CT

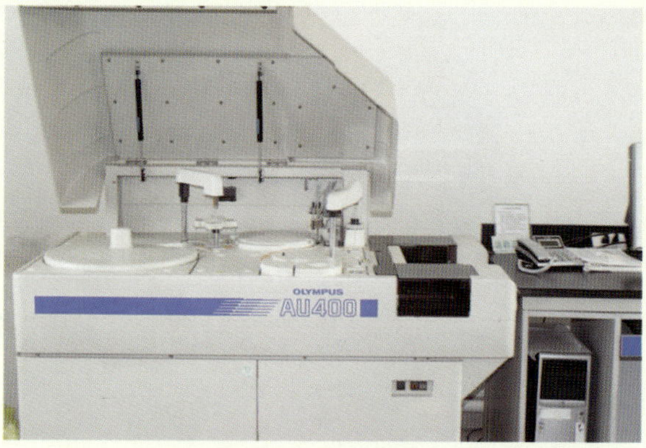

全自动生化分析仪

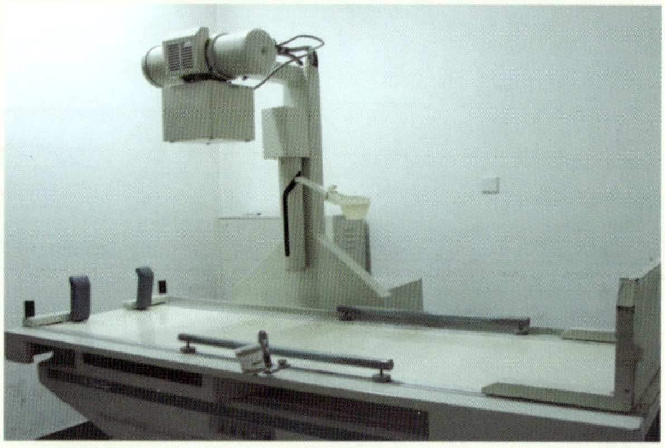

DR

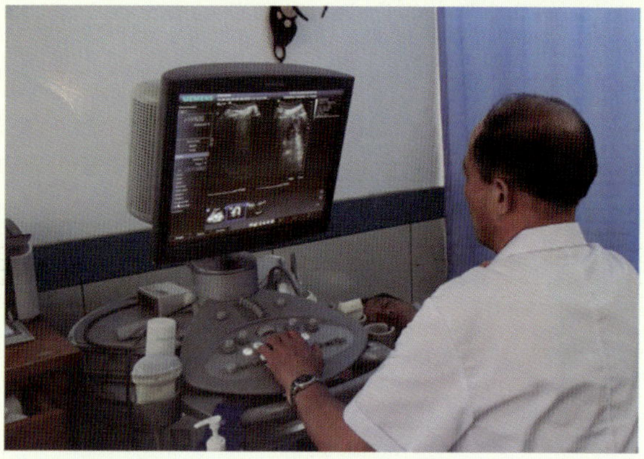

四维彩超

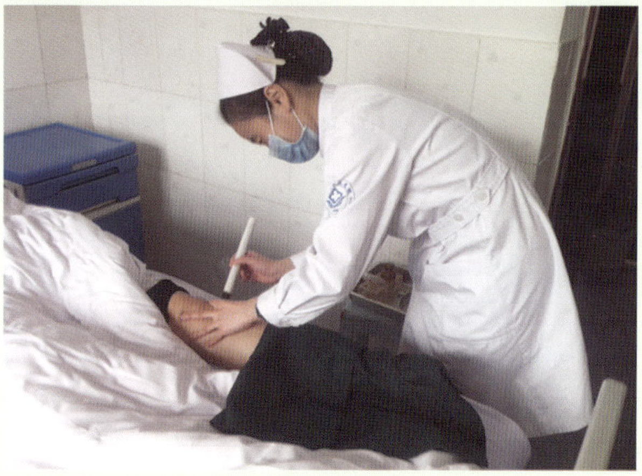

中医艾灸

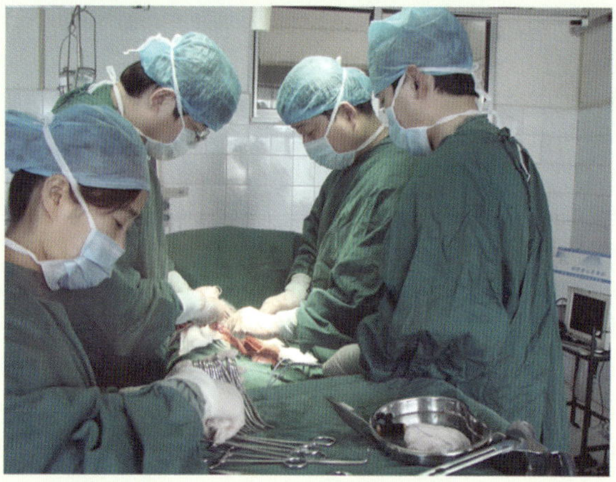

肺癌根治手术

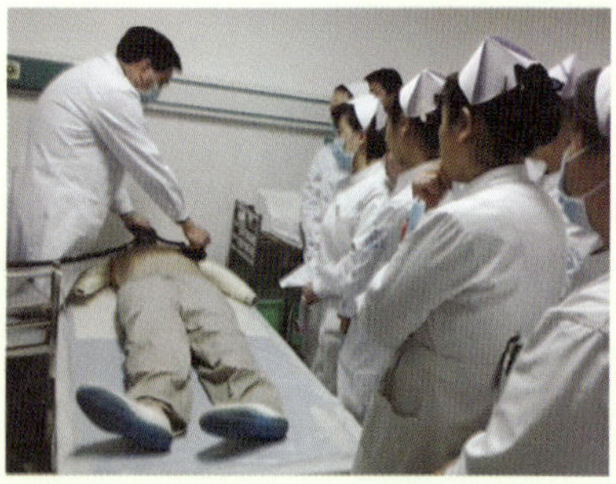

心肺复苏演练

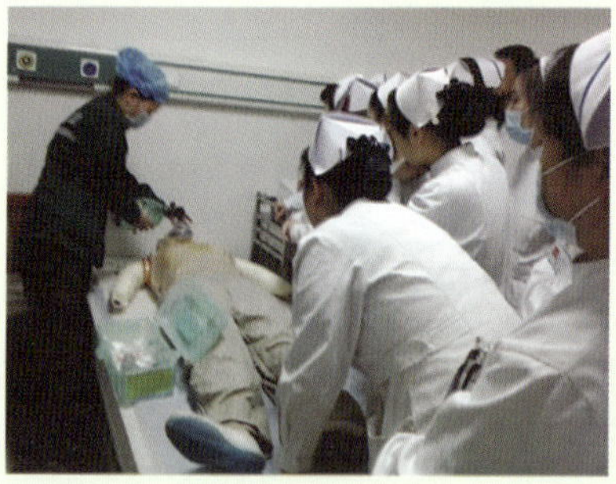

技术练兵

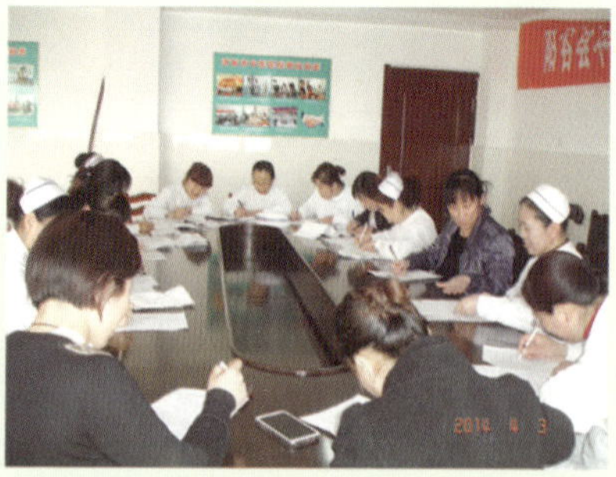

专业技术考试

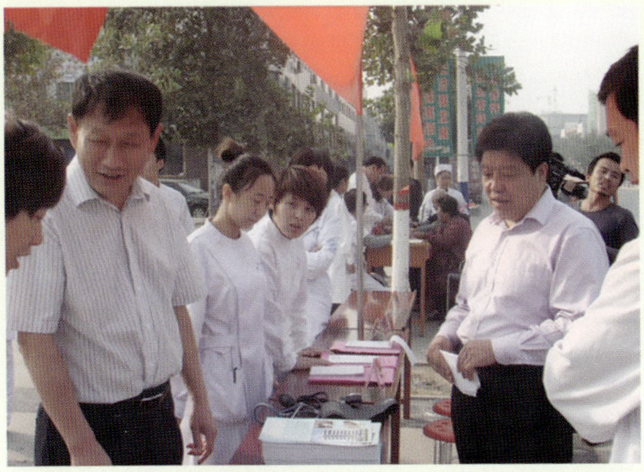

服务百姓健康义诊活动

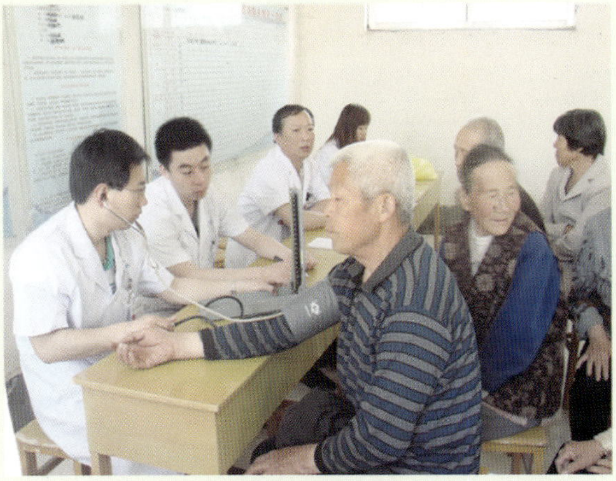

为帮扶村群众免费查体

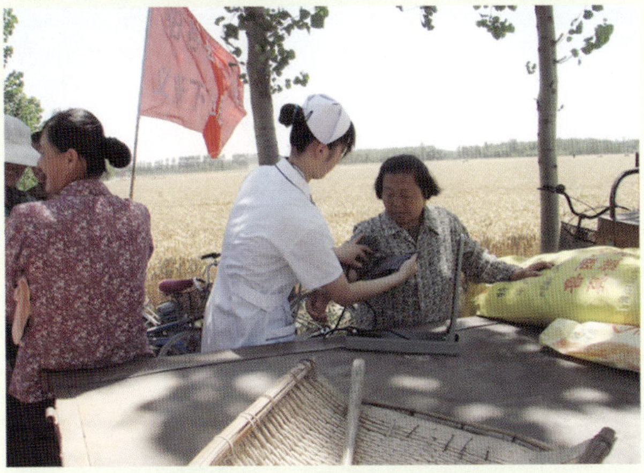

志愿者义诊队到田间地头义诊

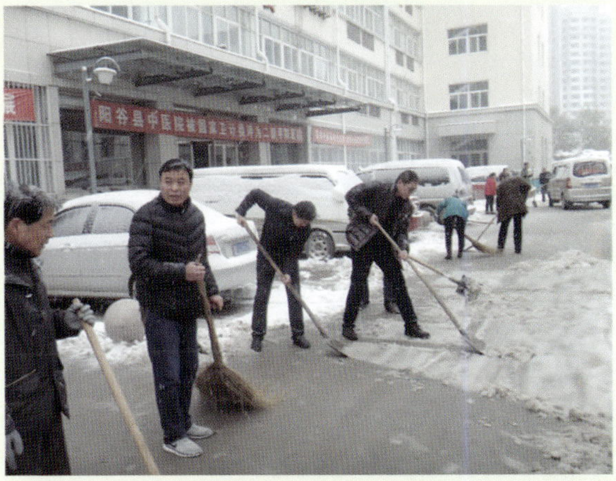

踊跃参加义务劳动

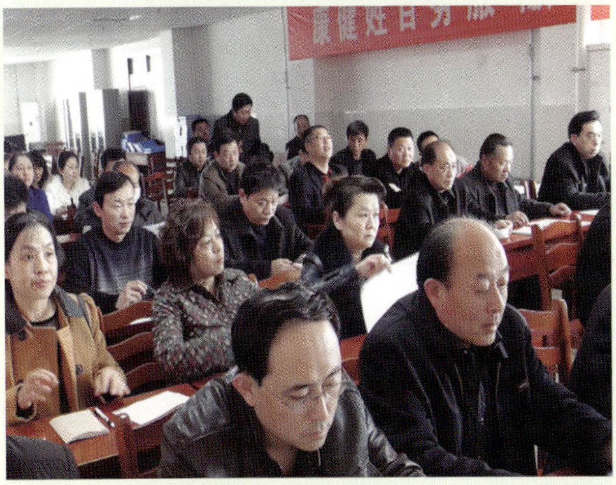

定期组织集体学习

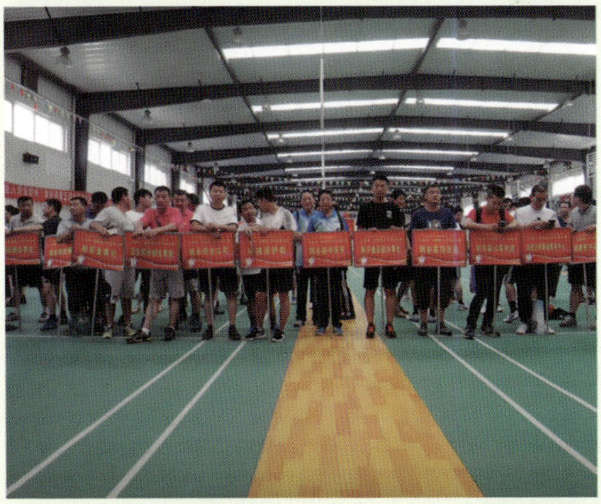

参加全县乒乓球比赛

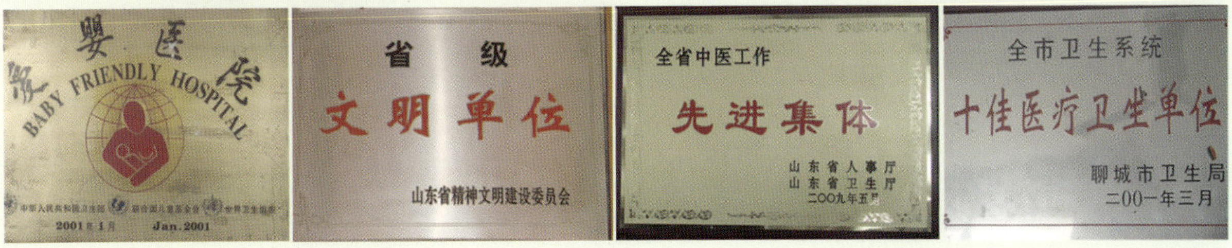

奖牌

阳谷县第二人民医院

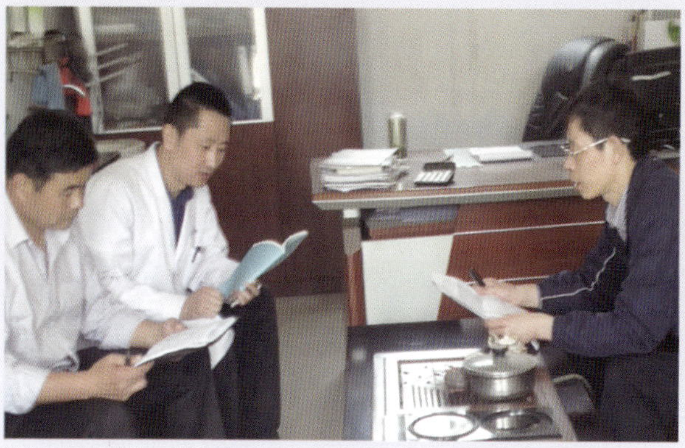

领导班子

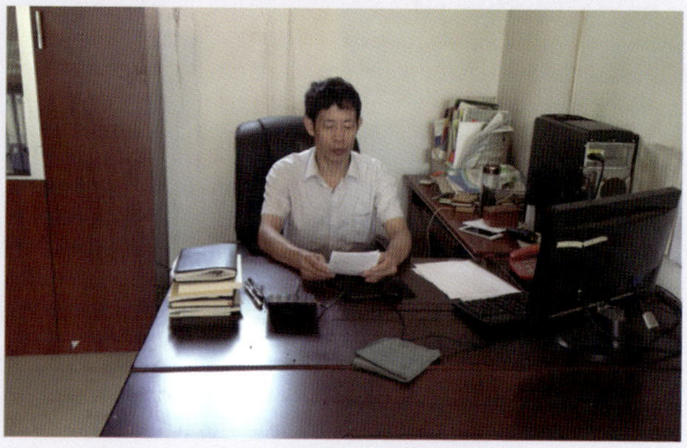

党支部书记　刘凤坤

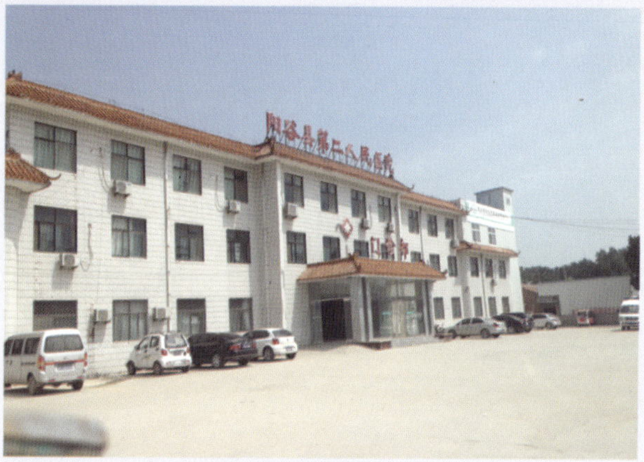

门诊楼外景

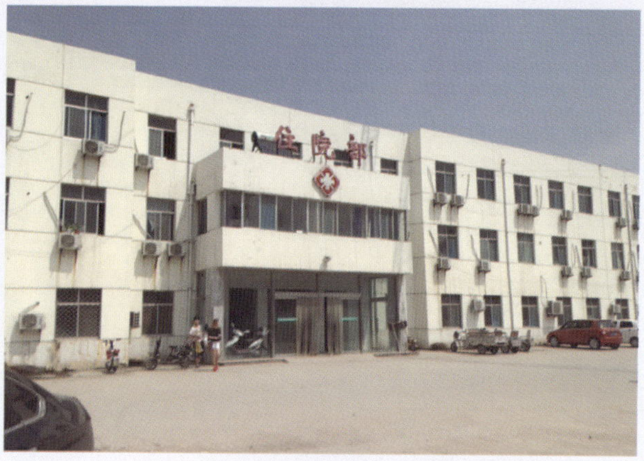

病房楼外景

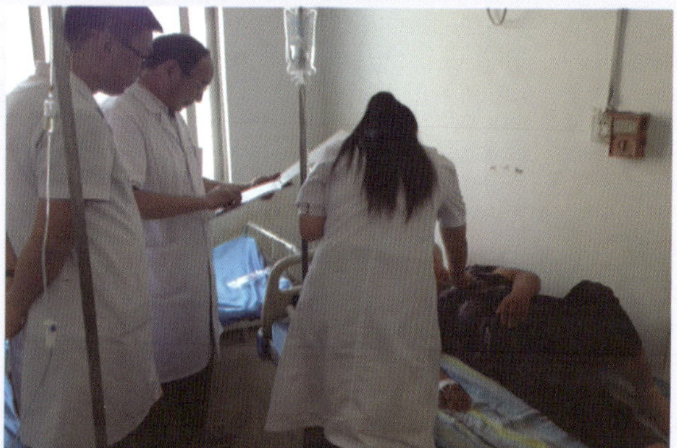

例行查房

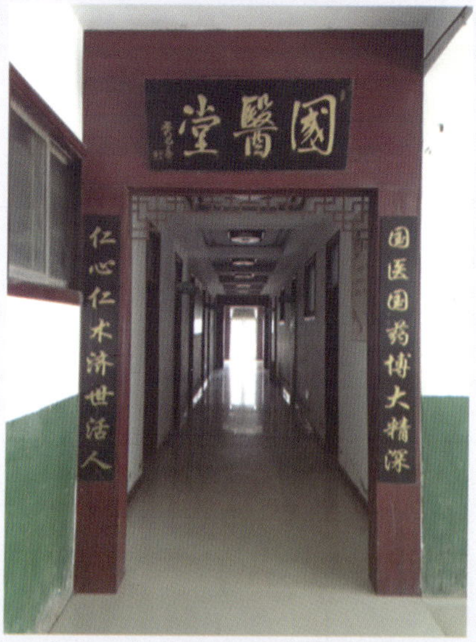

国医堂

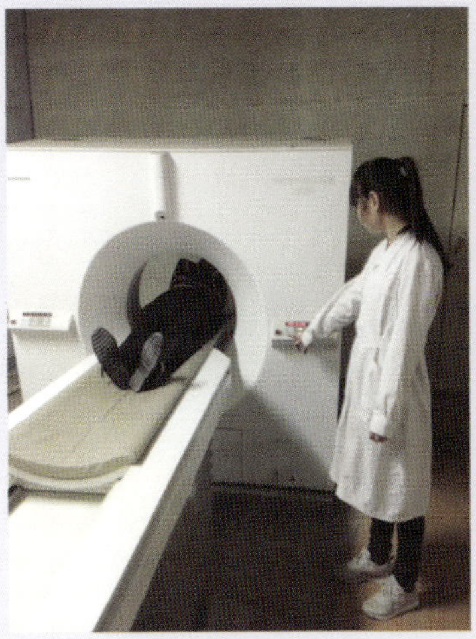
CT检查

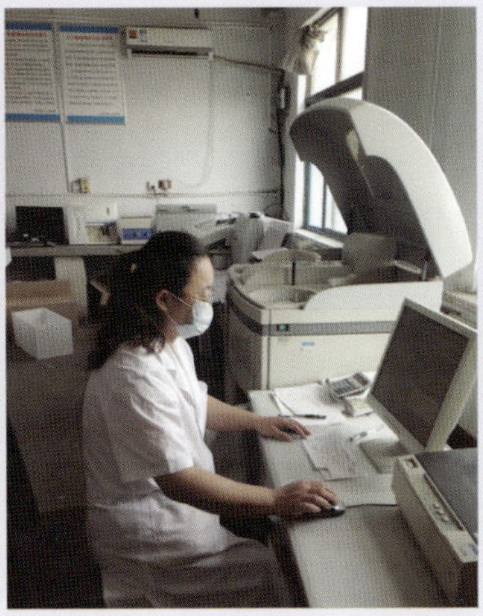
全自动生化分析仪

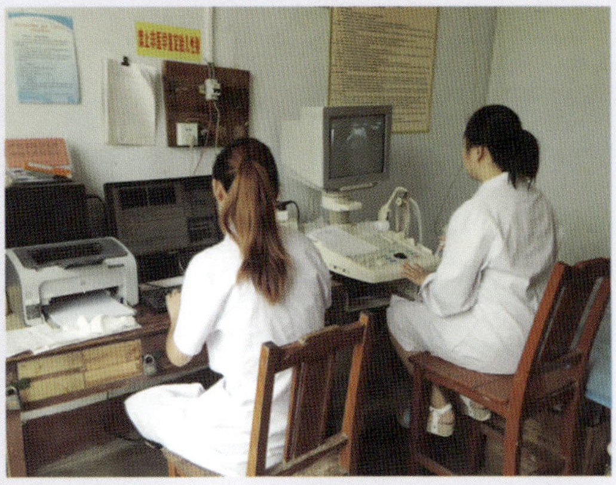
B超检查

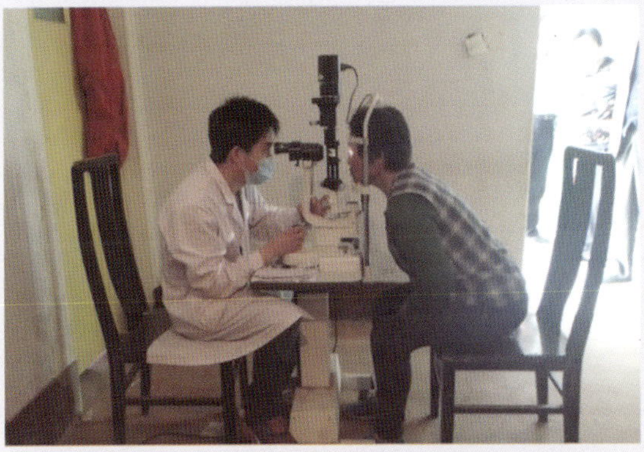
五官检查

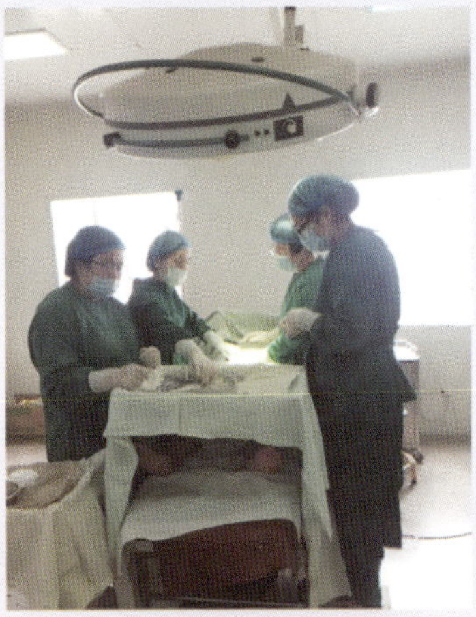
外科手术

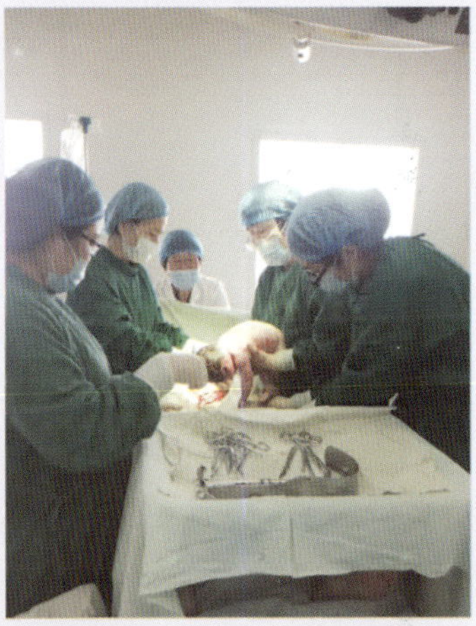
剖腹产手术

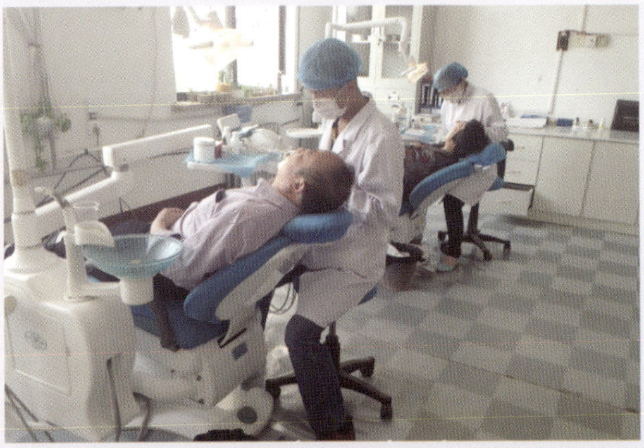
口腔病治疗

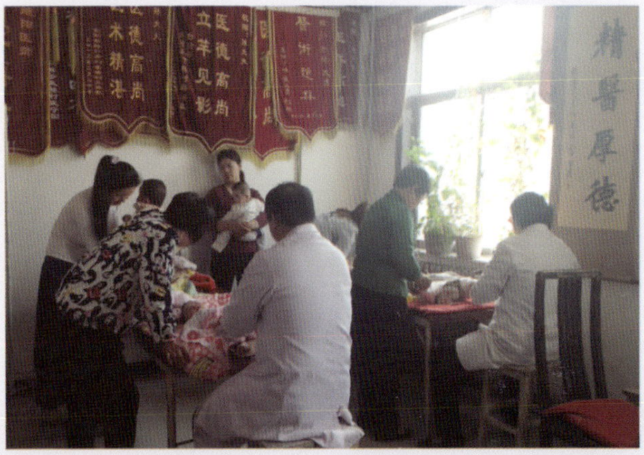
骨伤整复

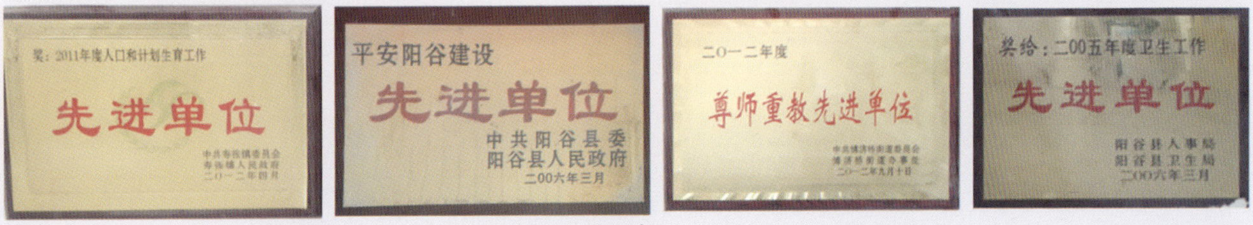

奖　牌

阳谷县卫校医院

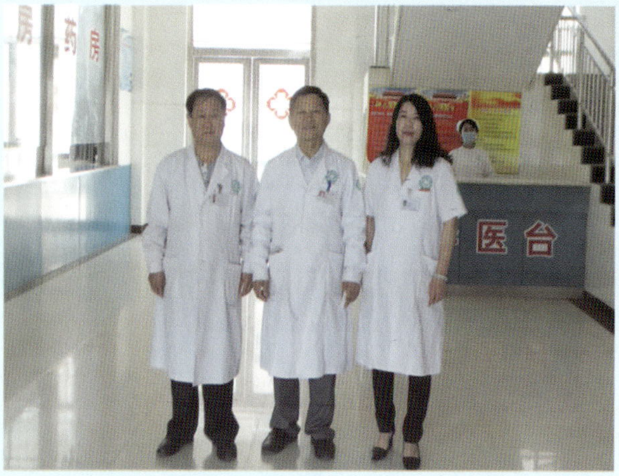

领导班子

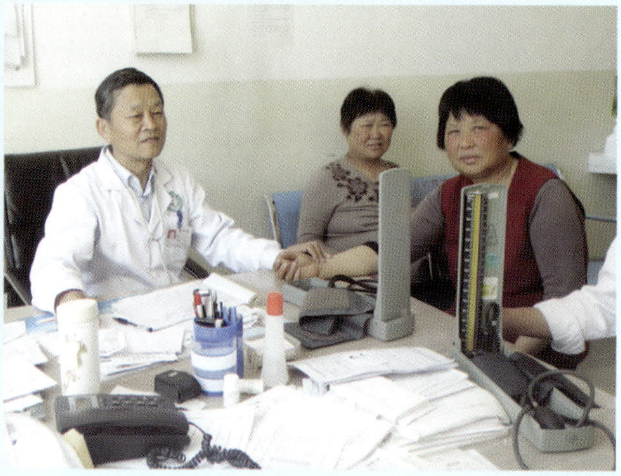

党支部书记、院长 魏相道(左一)

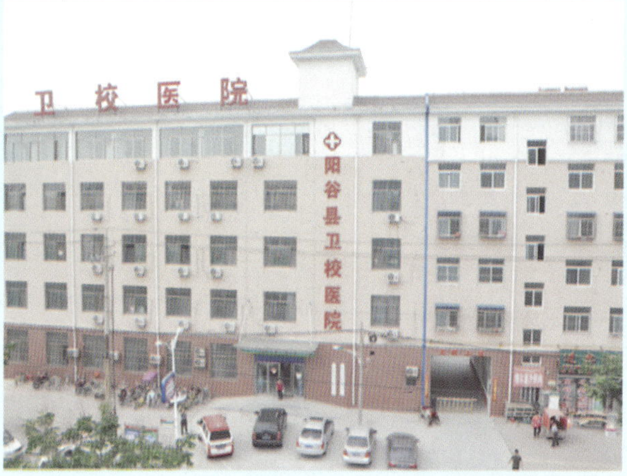

综合楼外景

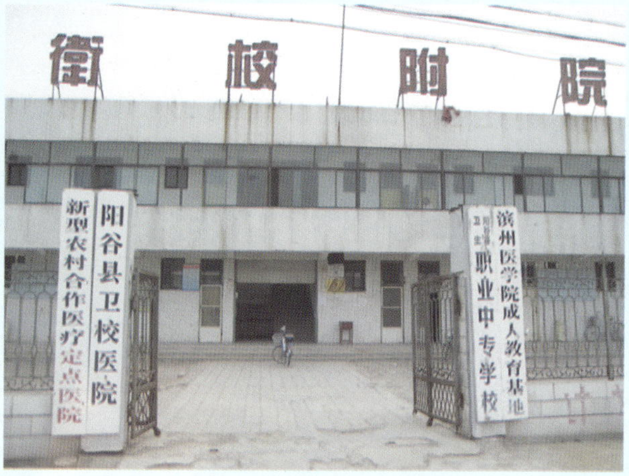

改造前的卫校医院

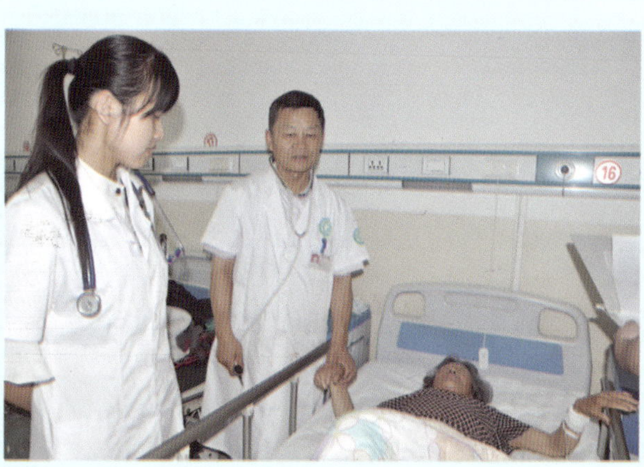

例行查房

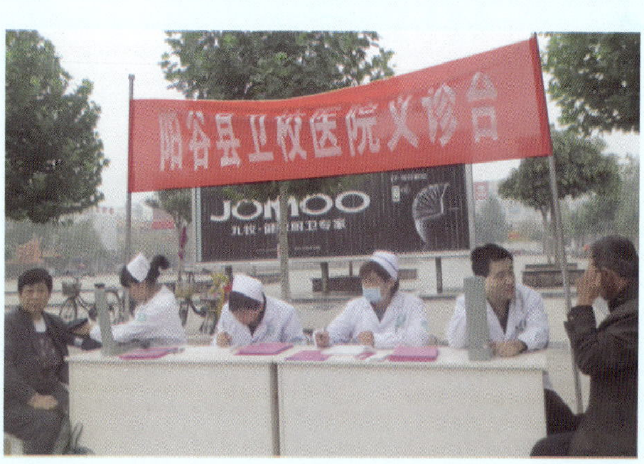

开展义诊活动

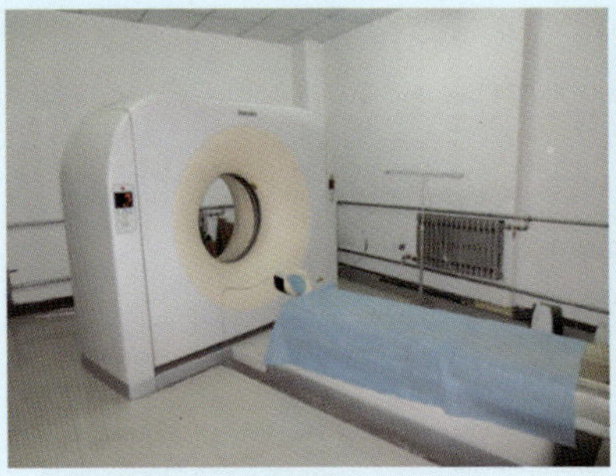

飞利浦MX-4000型螺旋CT

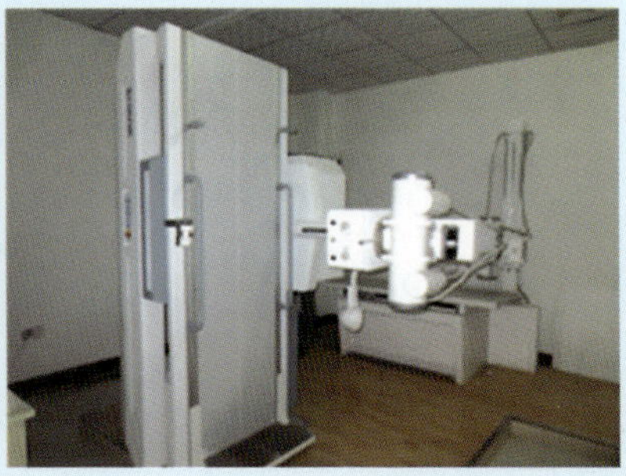

500MA X光机

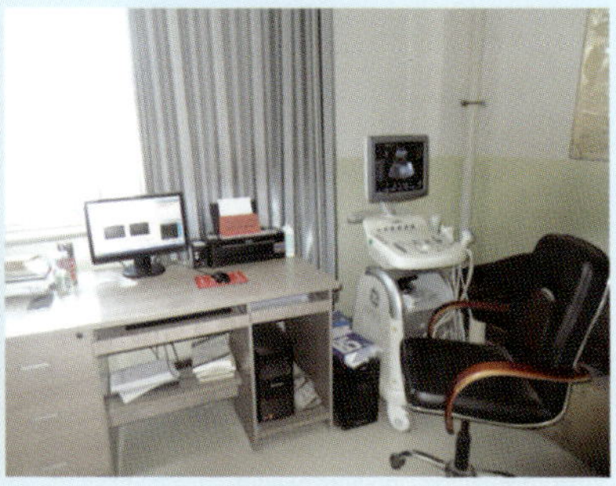

美国GE B超

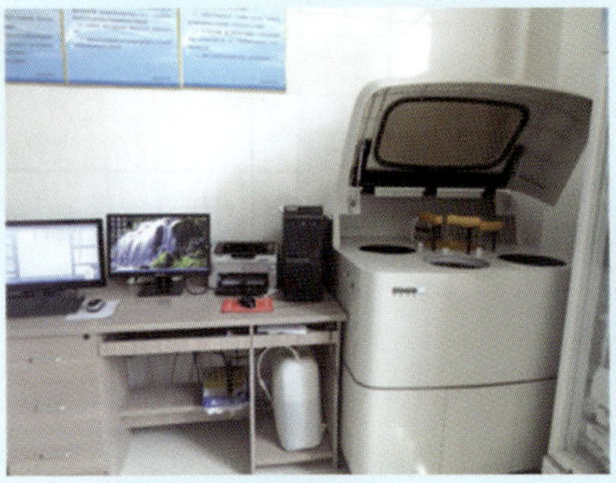

全自动生化分析仪

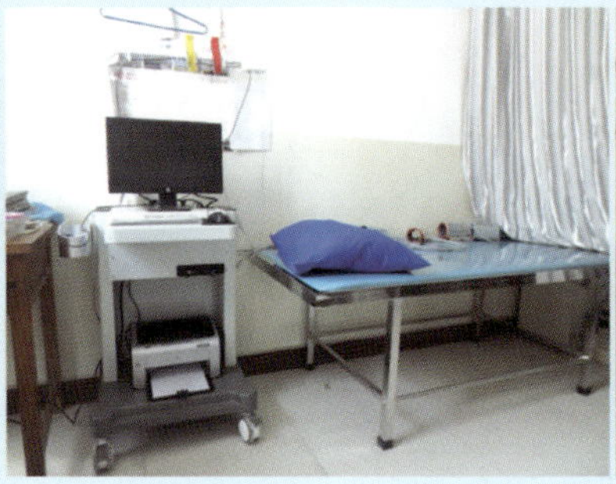

动脉硬化检测仪

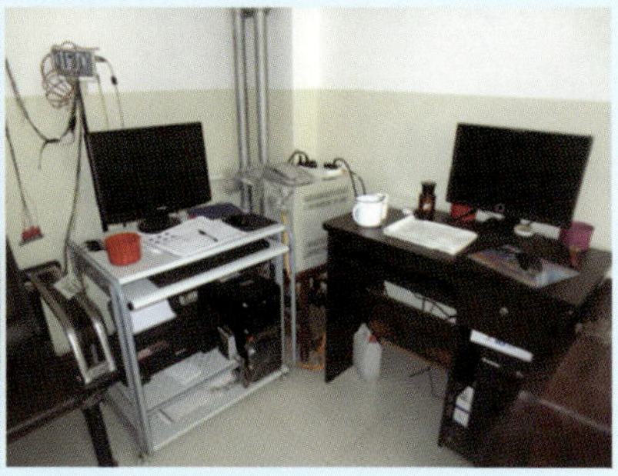

脑电分析仪

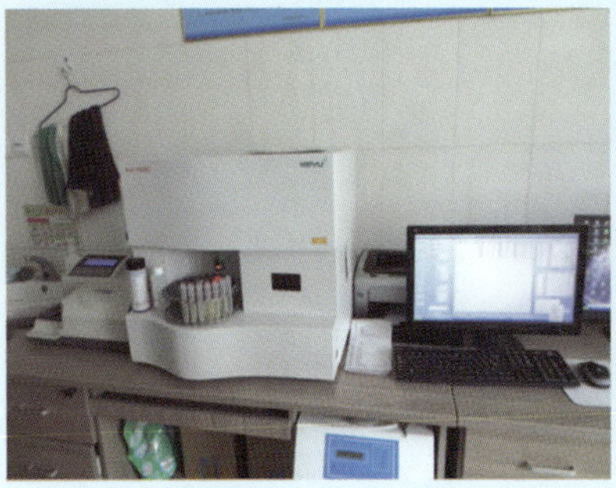

尿沉渣分析仪

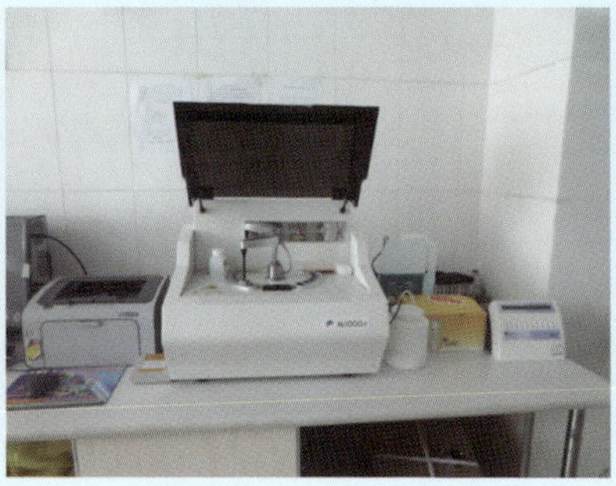

凝血四项分析仪

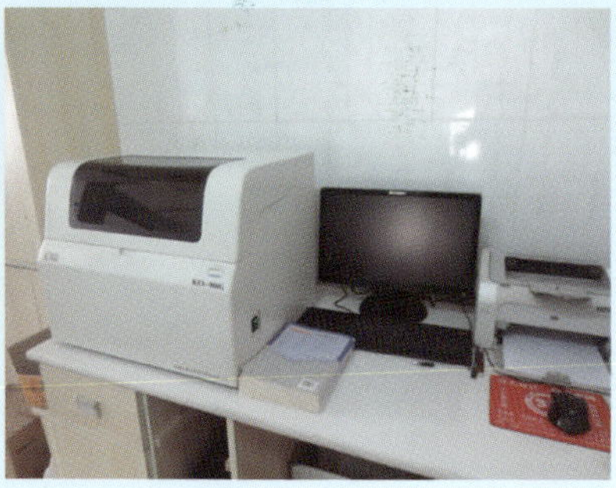

血流变仪

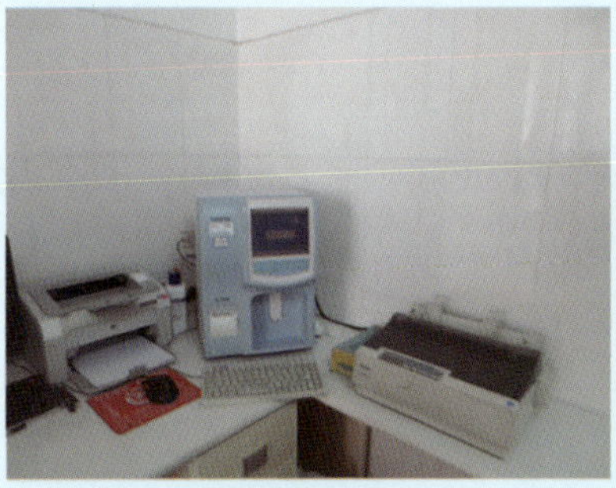

血液分析仪

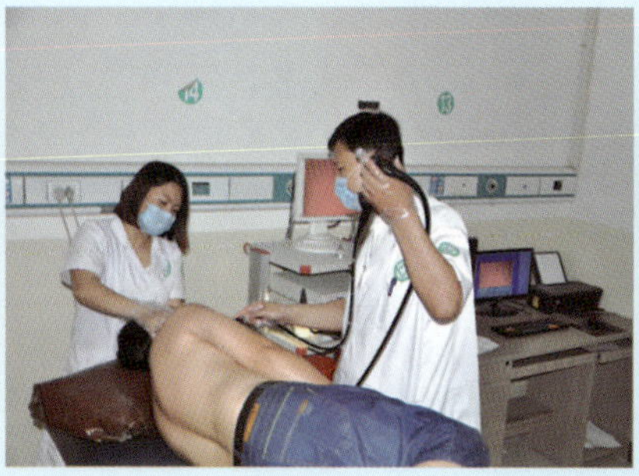

胃镜检查

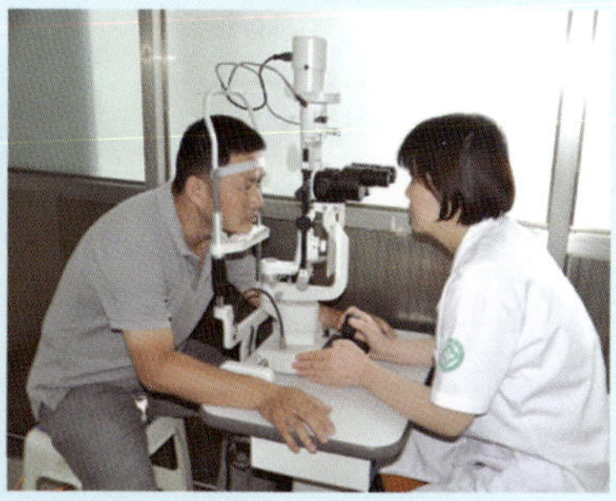

眼科检查

阳谷县妇幼保健院

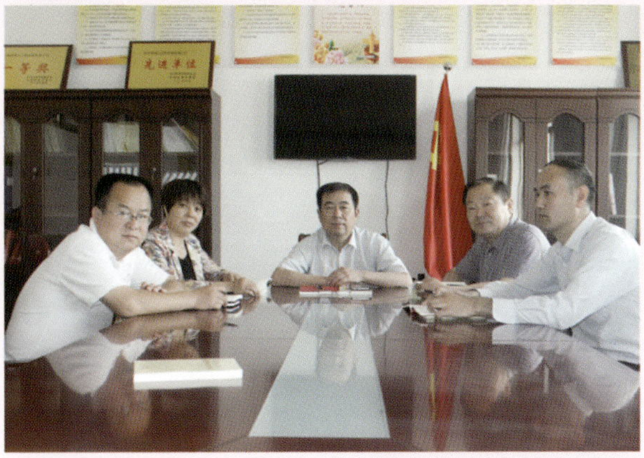

领导班子

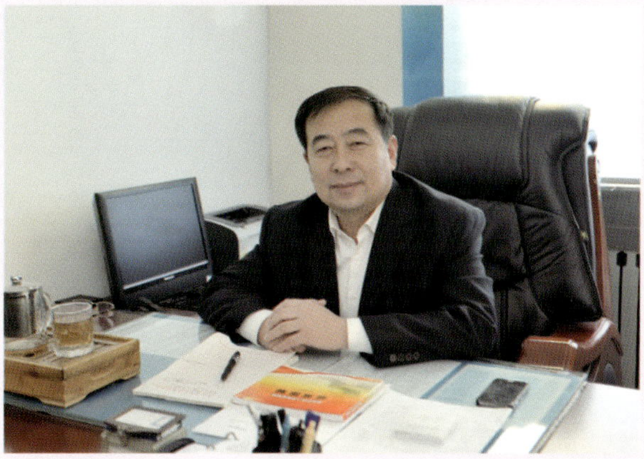

院长　刘广平

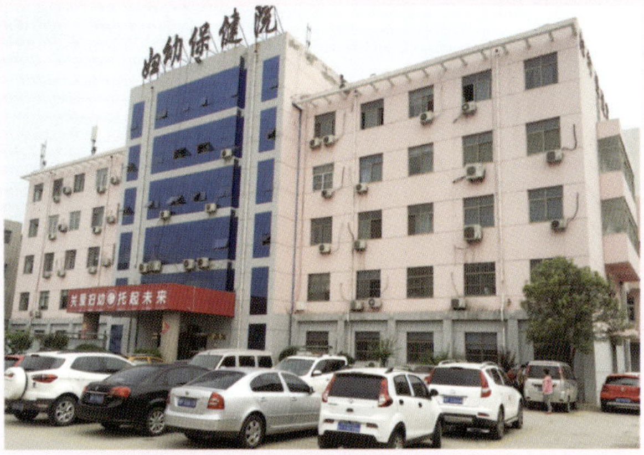

门诊楼外景

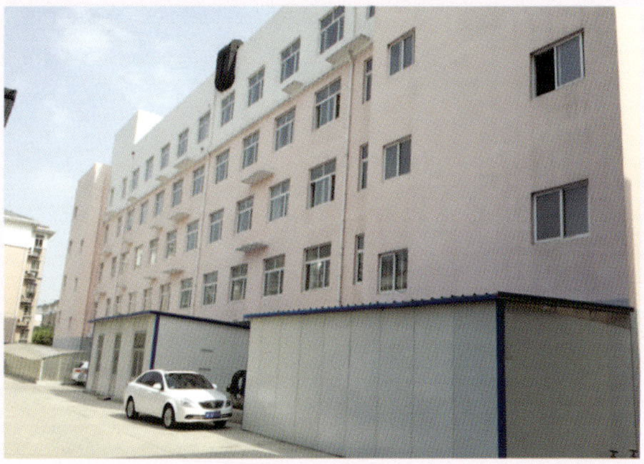

病房楼外景

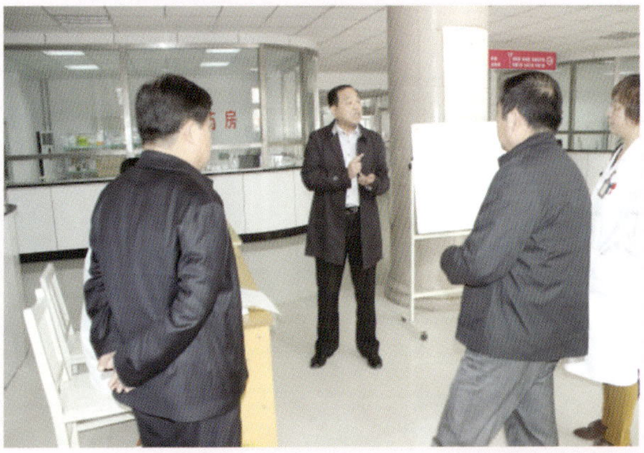

副县长杨廷军（左二）到县妇女幼保健院指导妇女“两癌”防治工作

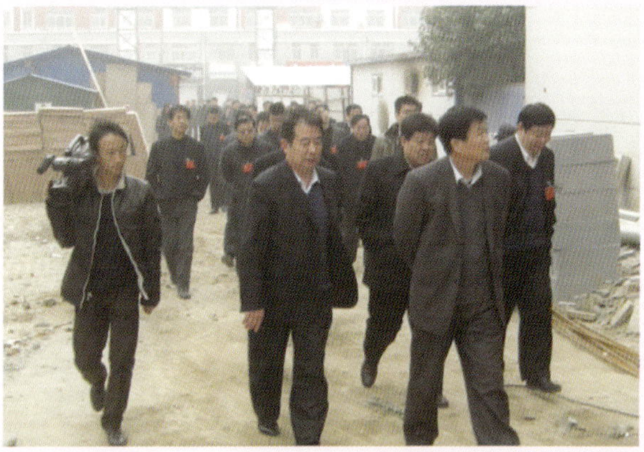

2013年11月4日，县政协主席朱炳立(右二)一行到县妇幼保健院视察病房综合楼建设情况

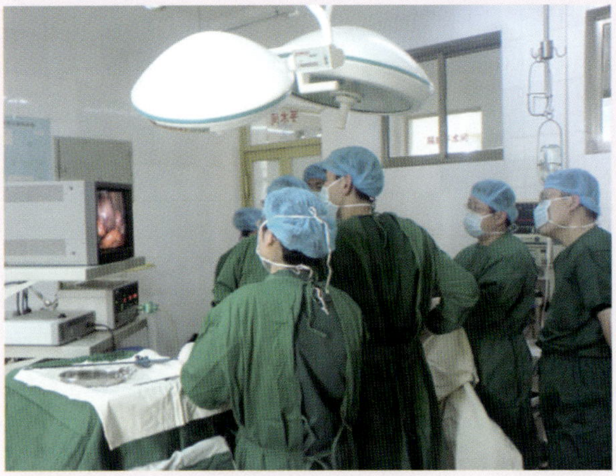
胆结石腹腔镜微创手术

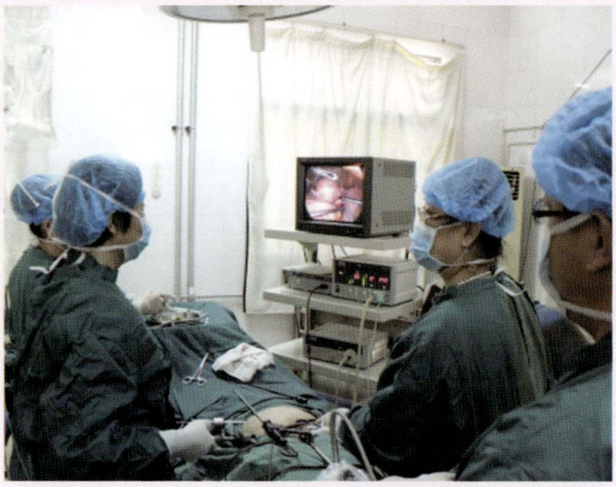
腹腔镜下子宫肌瘤切除术

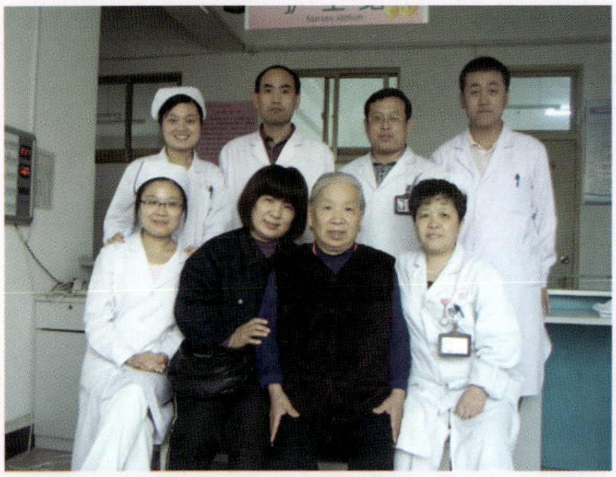
八旬老人实施胆结石手术并康复出院

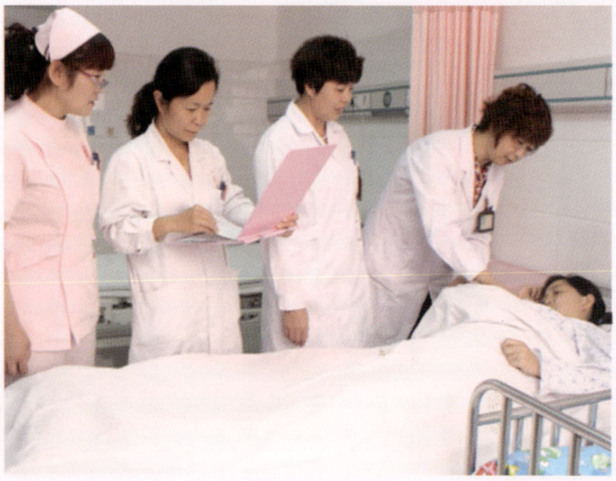
例行查房

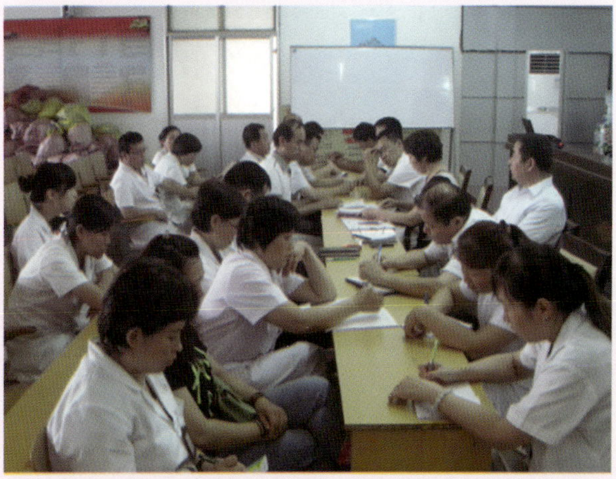
医师座谈会

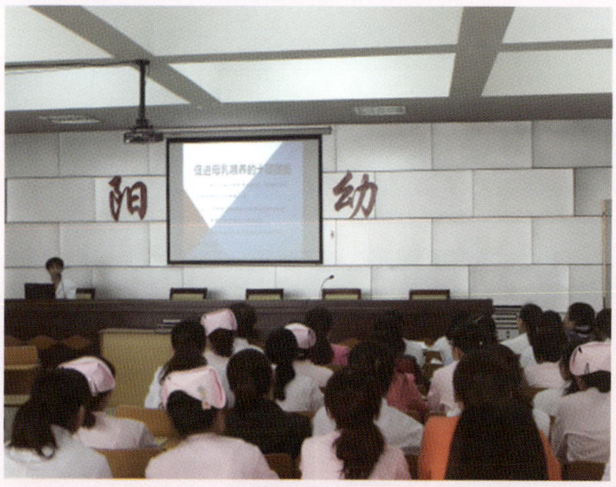

“爱婴医院”培训现场

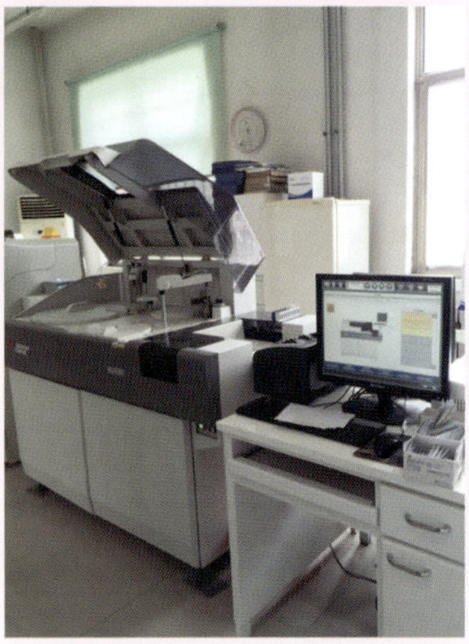
奥林巴斯全自动生化分析仪

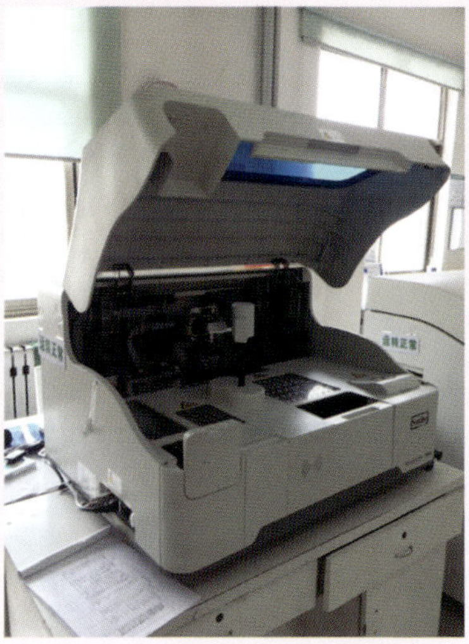
全自动化学发光测定仪

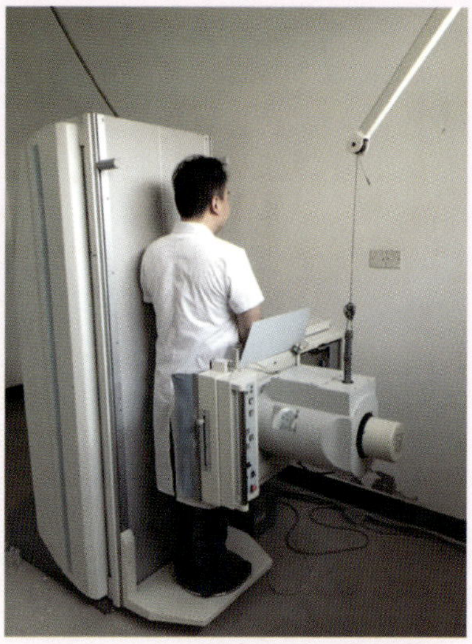
全自动化学发光测定仪

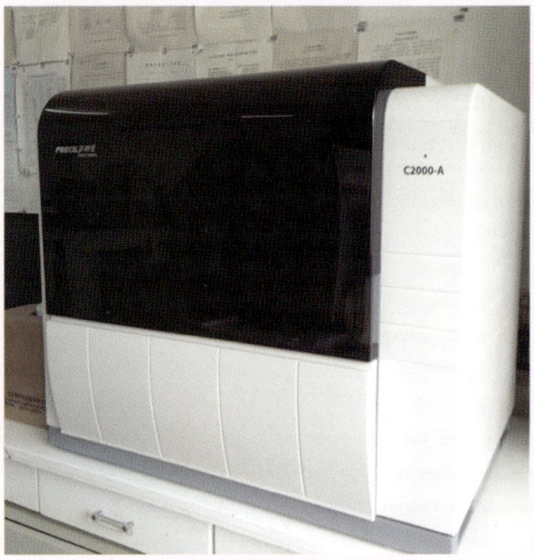

全自动血凝分析仪

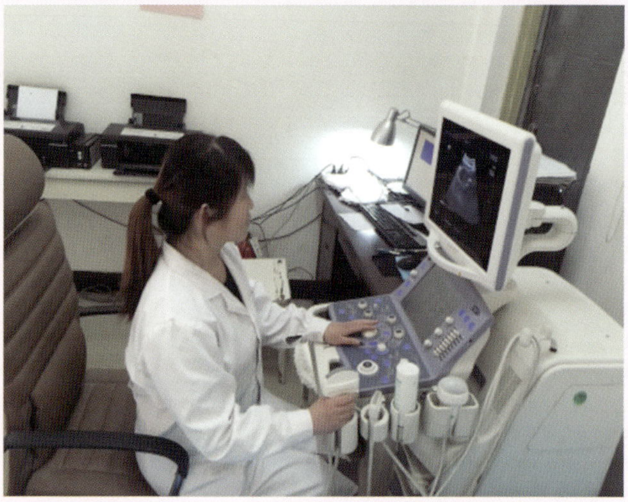
日立阿洛卡四维彩超

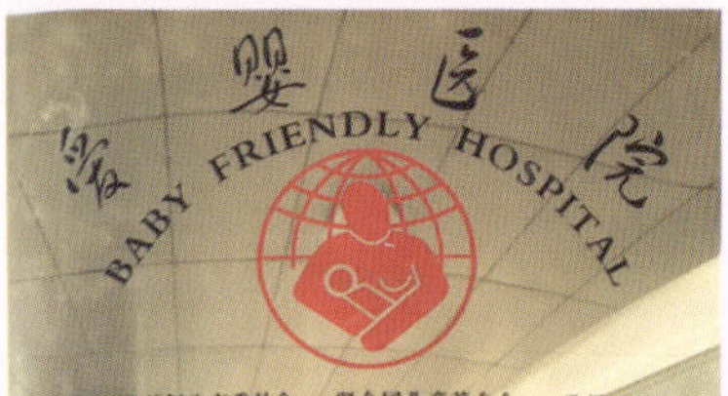

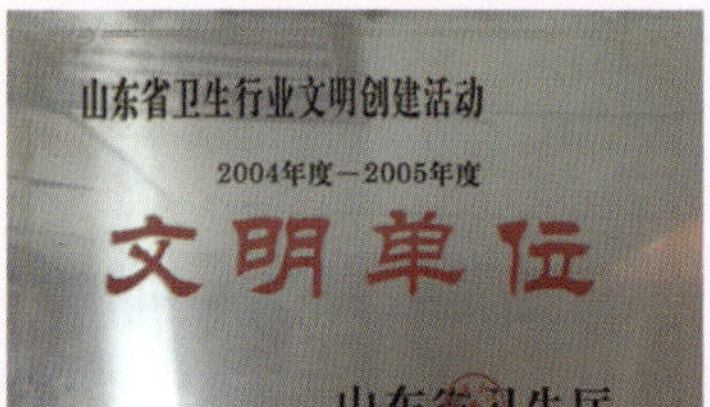

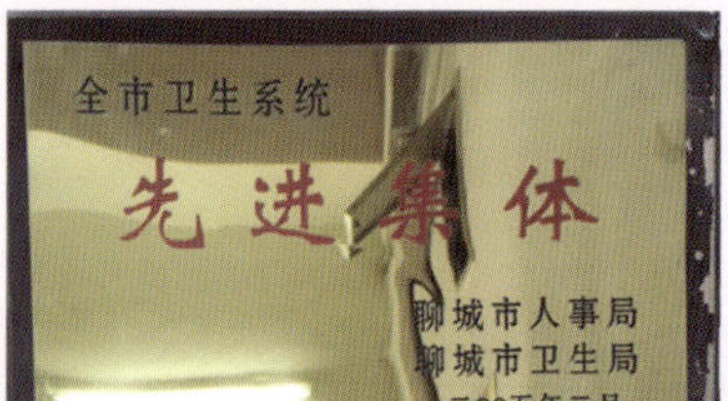

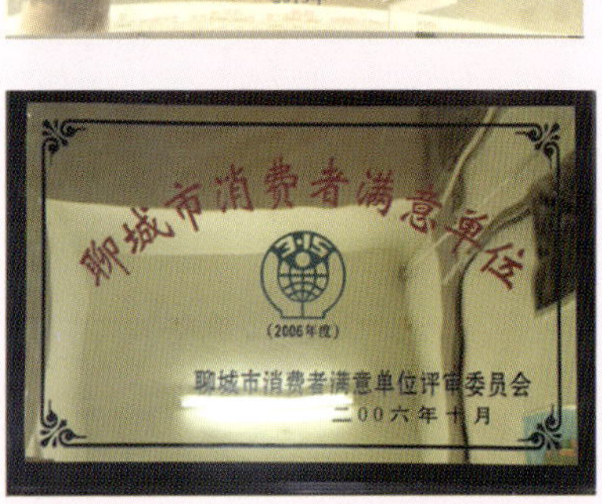

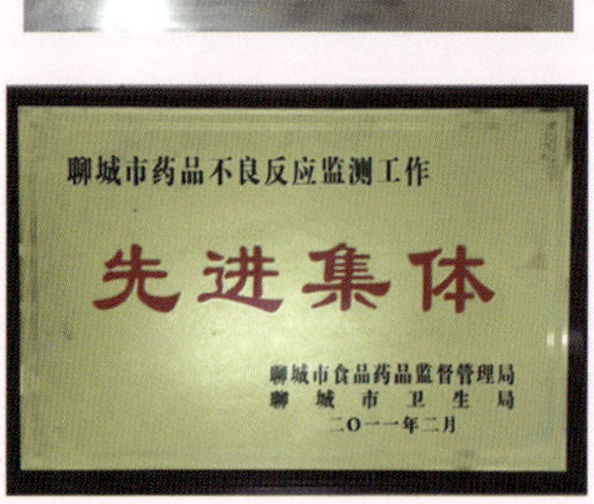

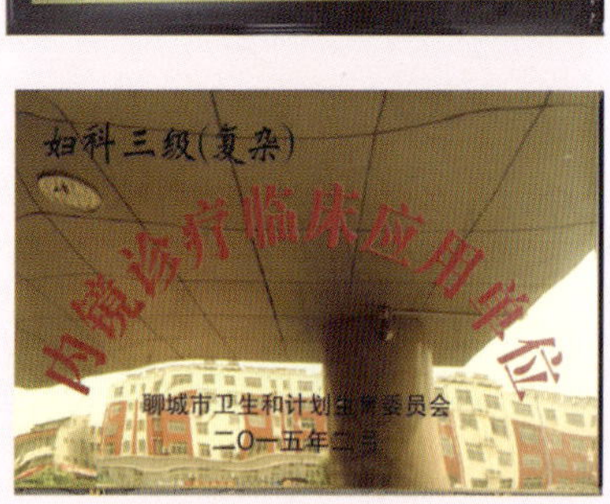

奖 牌

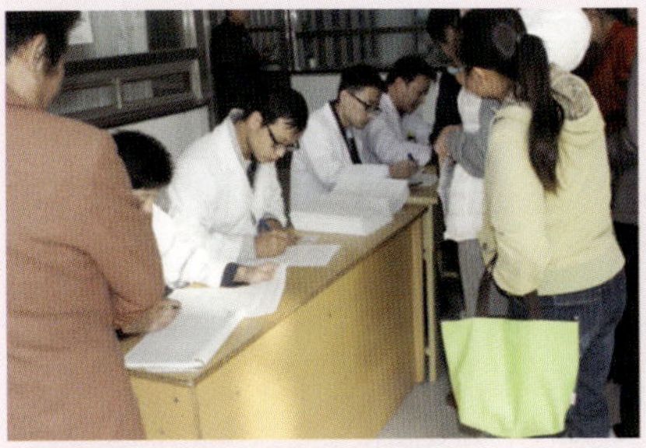
农村适龄妇女“两癌筛查”

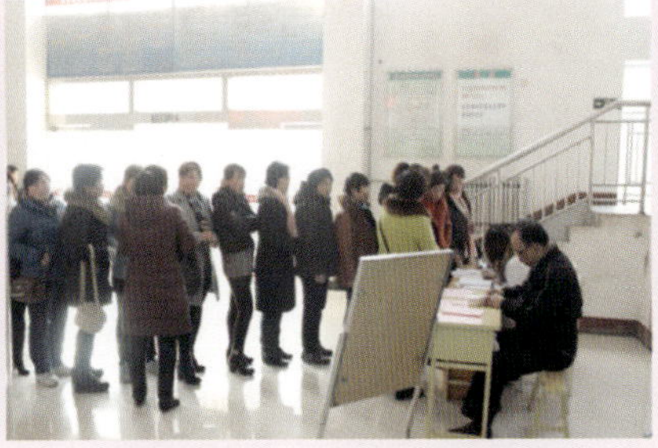
全县农村妇女主任查体现场

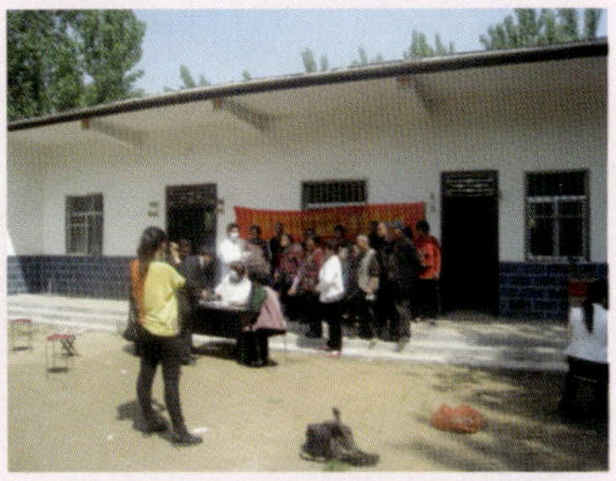
下乡村开展免费查体活动

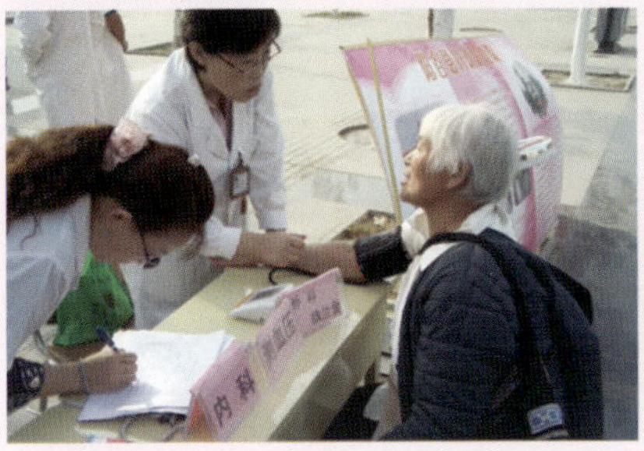
在县中心广场开展专家义诊活动

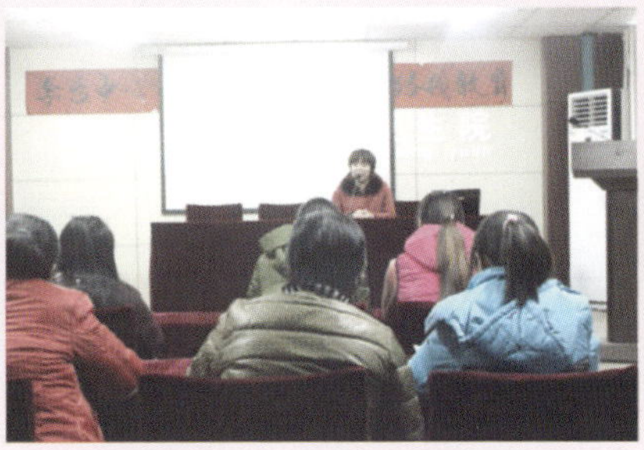
巡回开展孕前期知识讲座

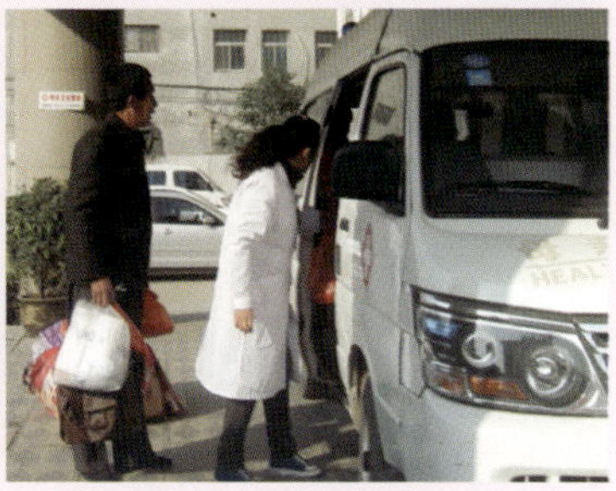
母婴健康快车接送产妇

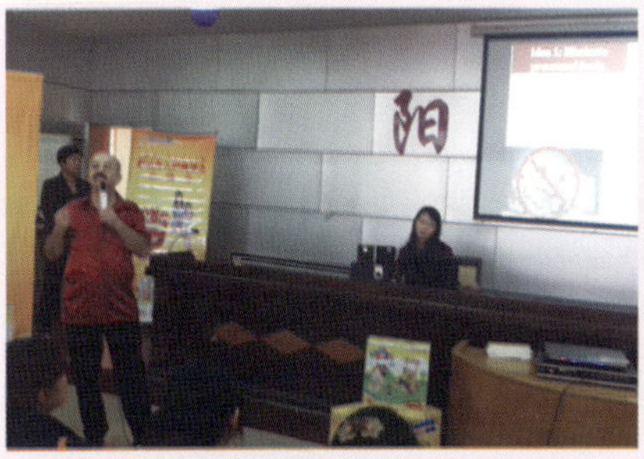
孕妈妈课堂邀请澳大利亚育儿专家路易授课

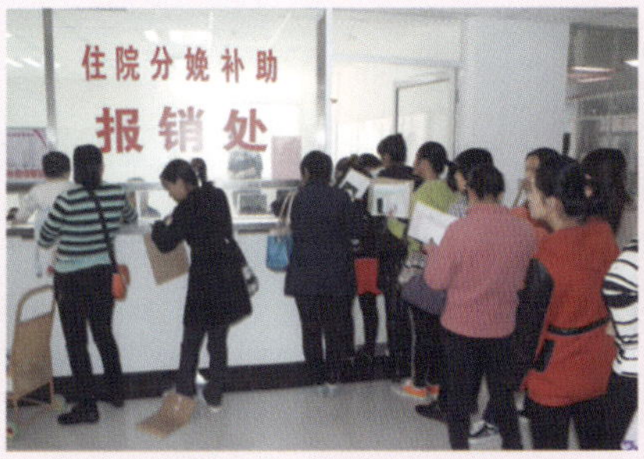

农村妇女住院分娩补助费领取发放处

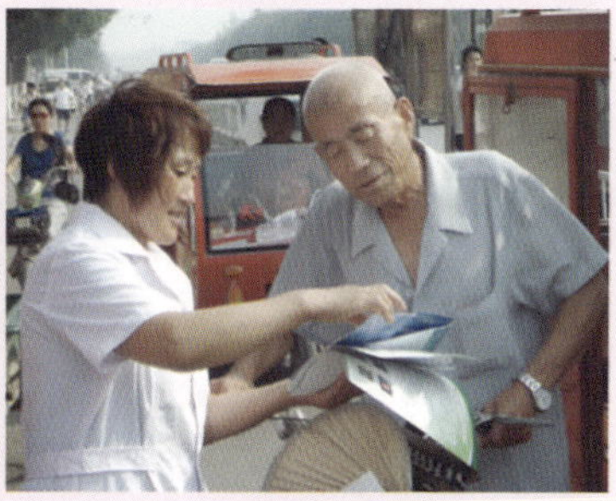
世界肝炎防治宣传日宣传

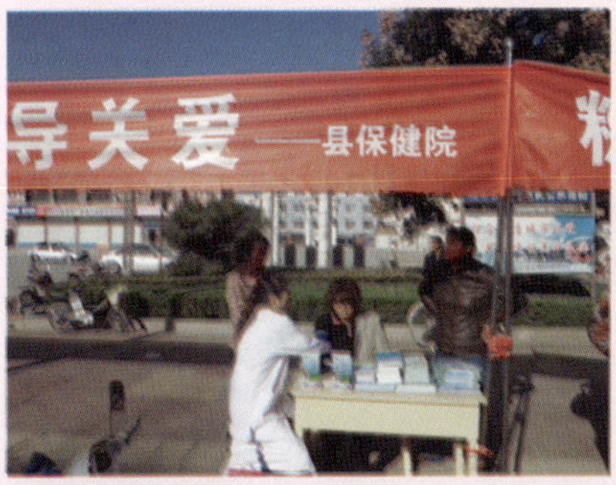

防控高血压、精神病、脑卒中宣传日宣传

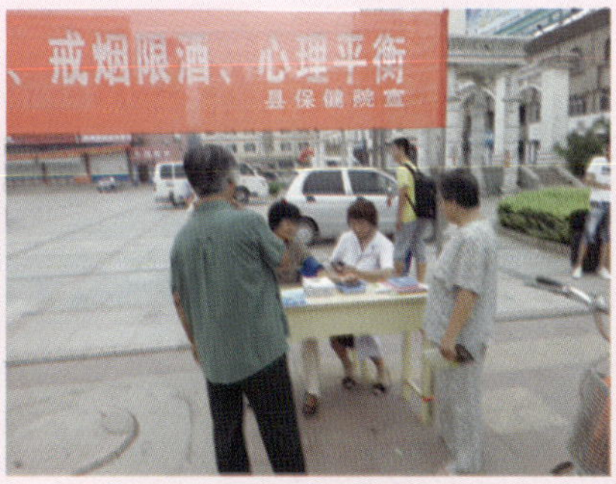

全民健康生活方式日宣传

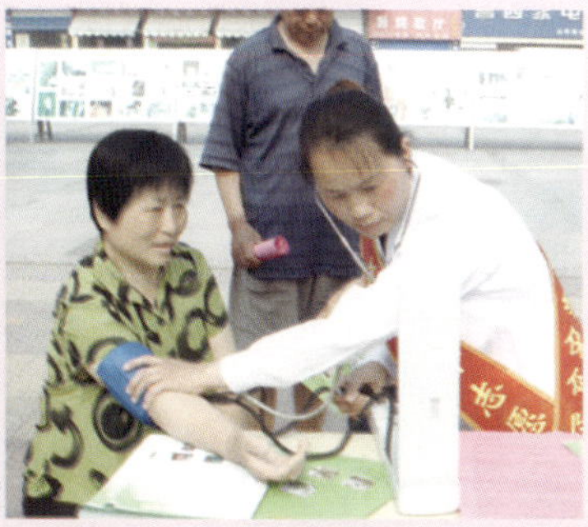
红十字会宣传日宣传、查体

阳谷县寿张镇卫生院

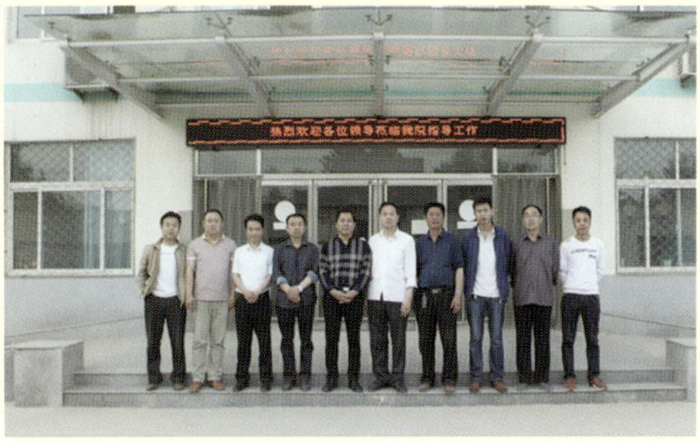
领导班子

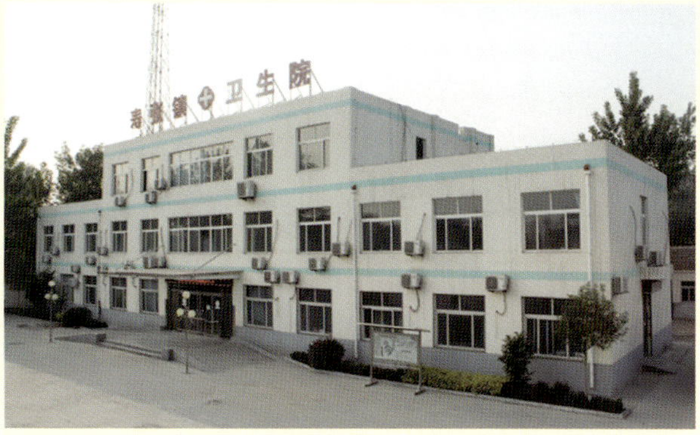
综合楼

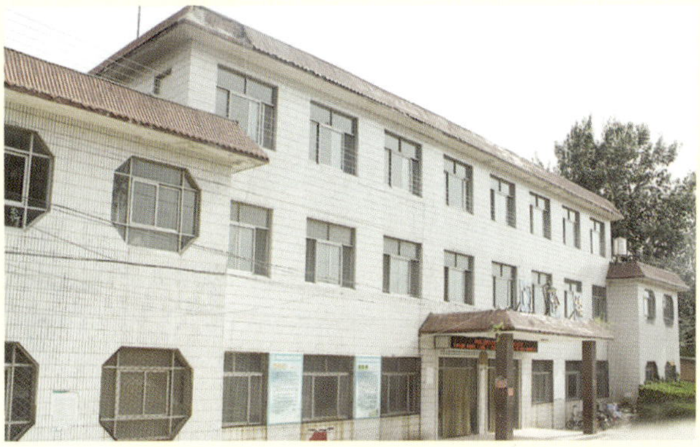
门诊楼

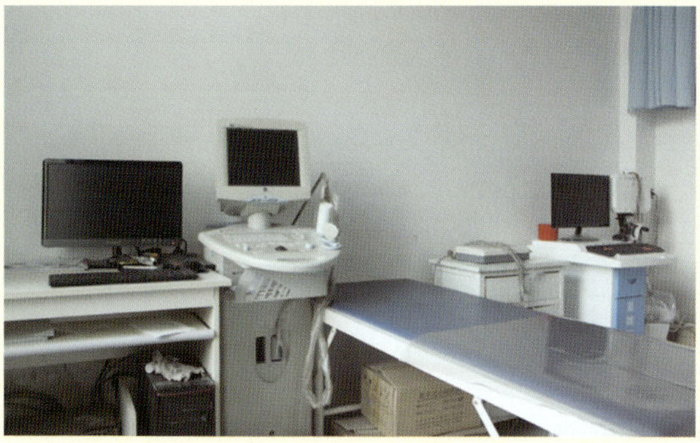
彩超室

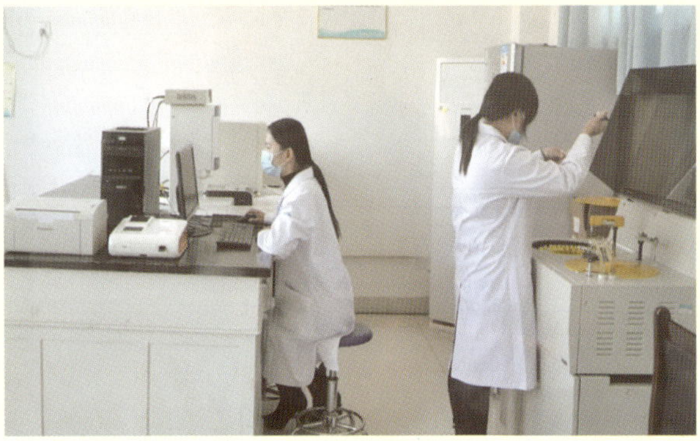
化验室

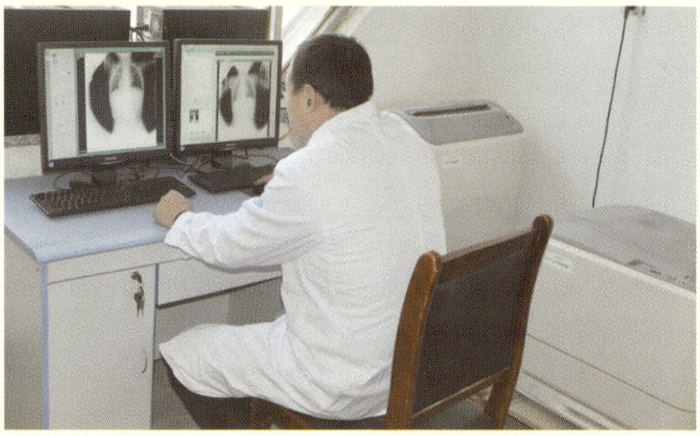
CR数字成像系统

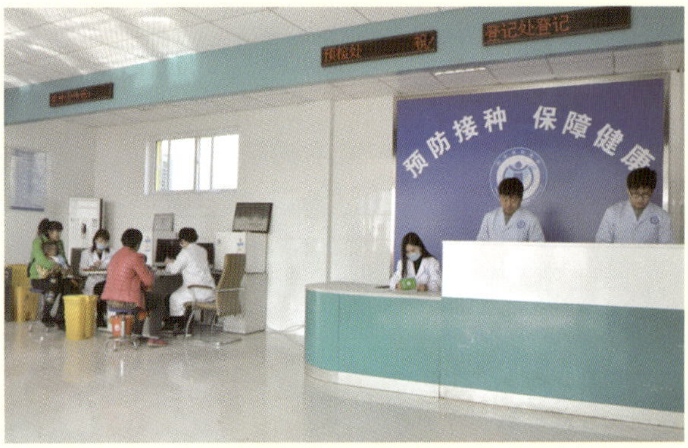

预防接种门诊

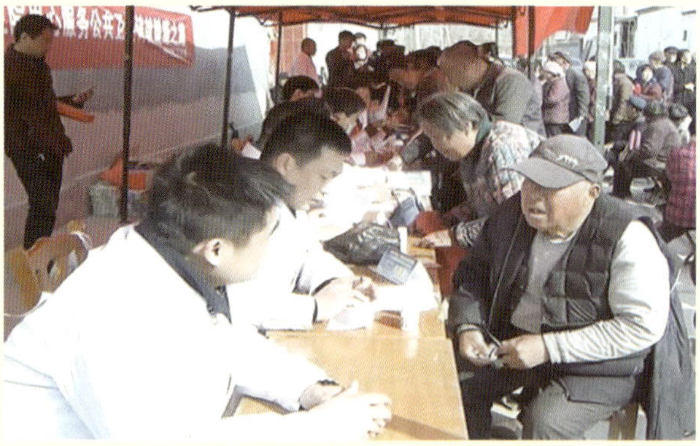
公共卫生服务走向乡村

阳谷县张秋镇卫生院

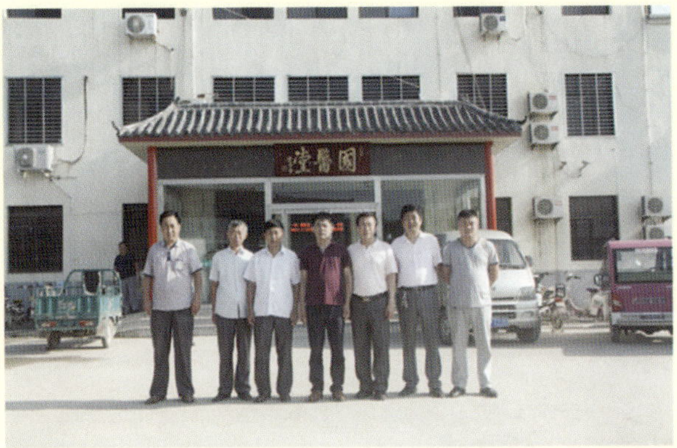

领导班子

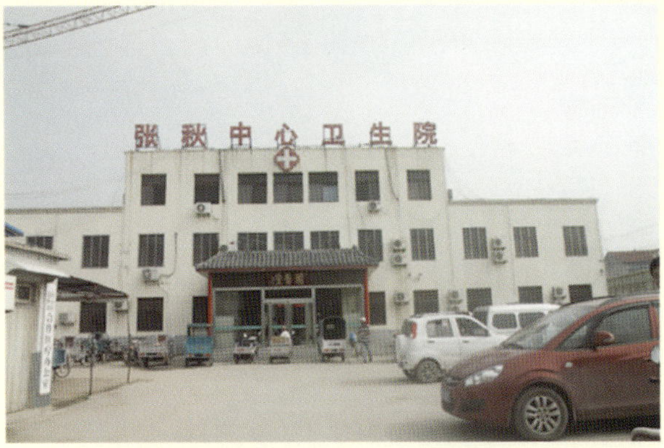

门诊楼外景

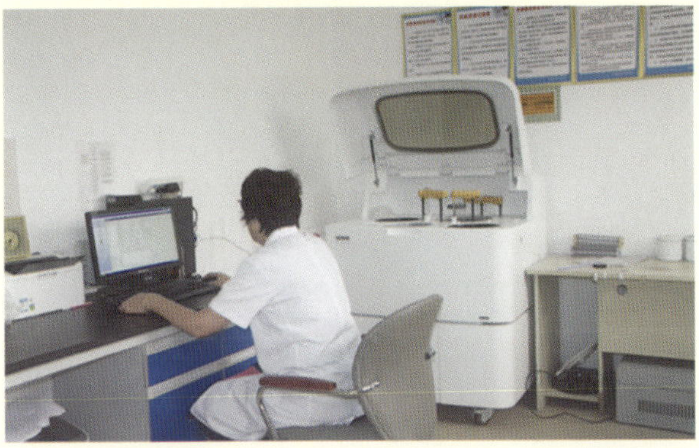

全自动生化分析仪

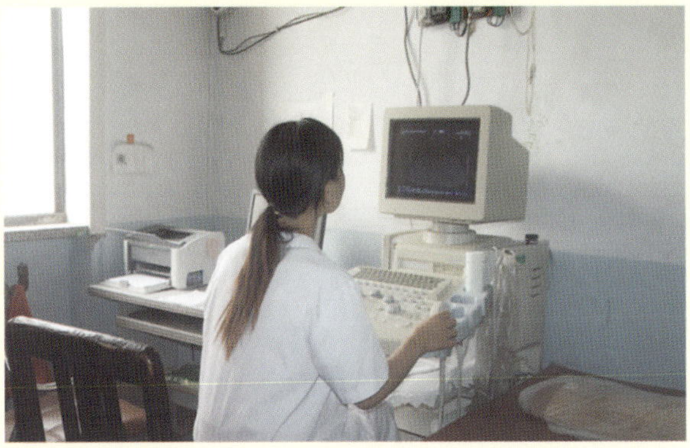

日立心腹两用彩超

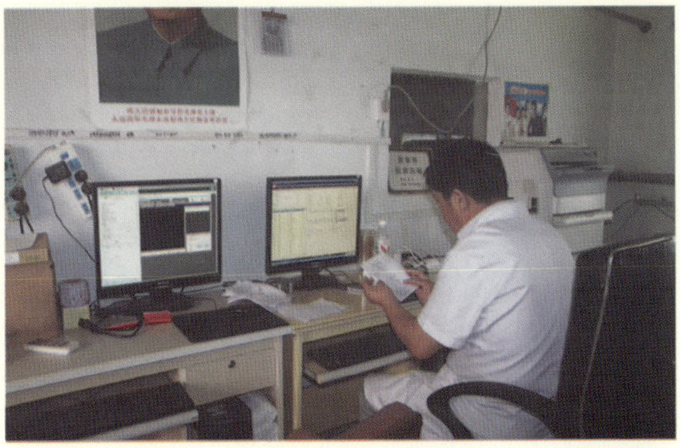

放射科CR系统

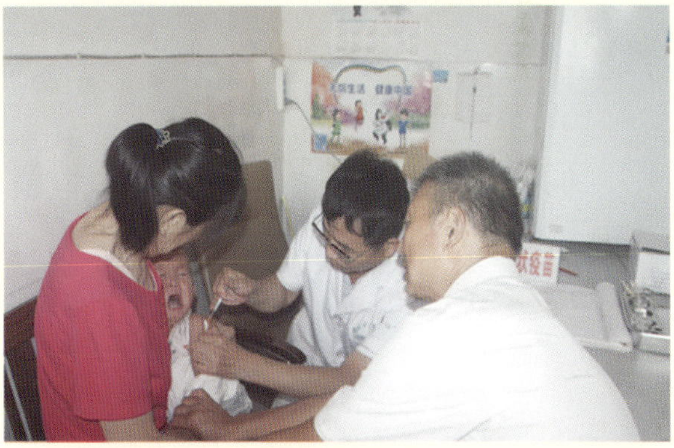

预防接种

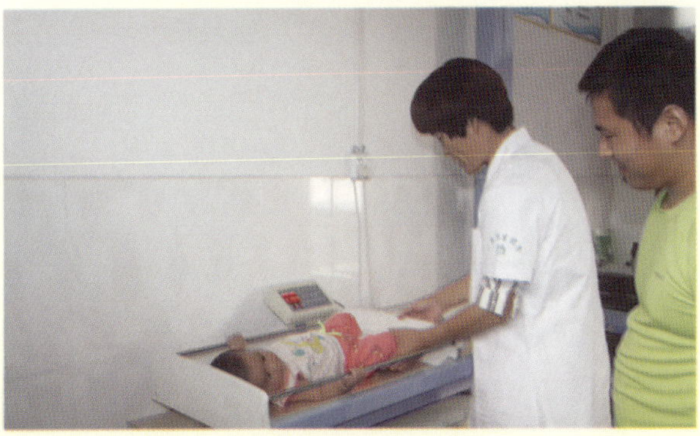

儿童体检

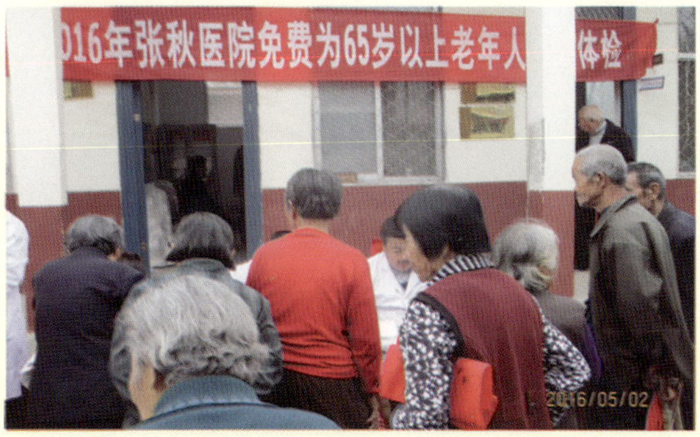

为65岁以上老年人免费查体

阳谷县阿城镇卫生院

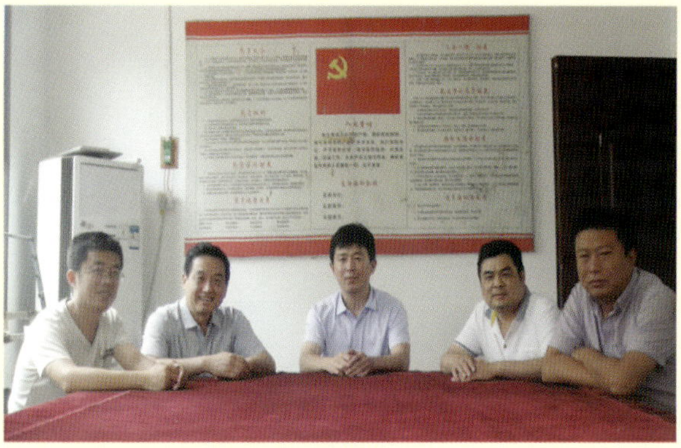
领导班子

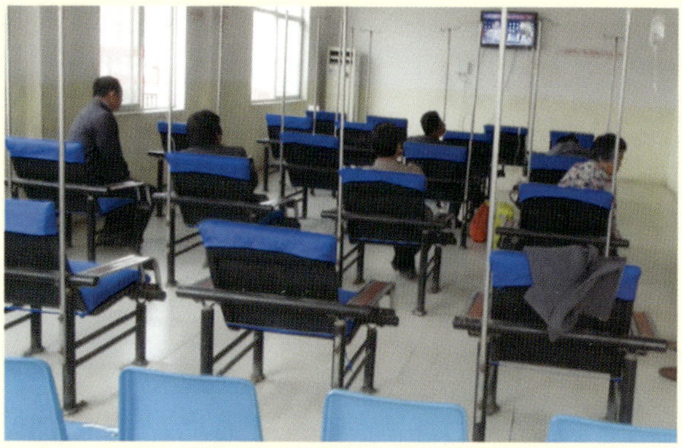
输液大厅

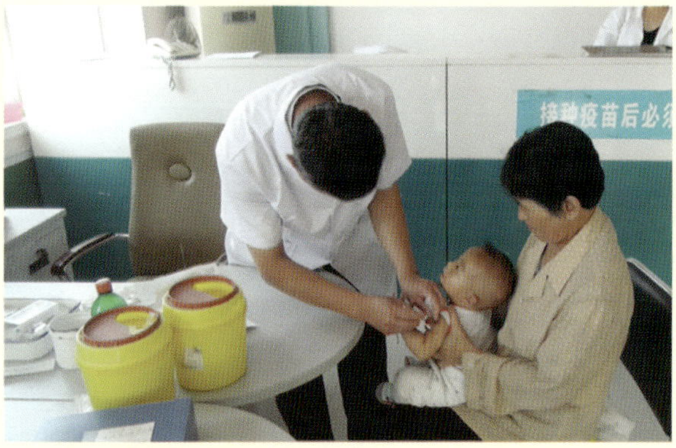
预防接种

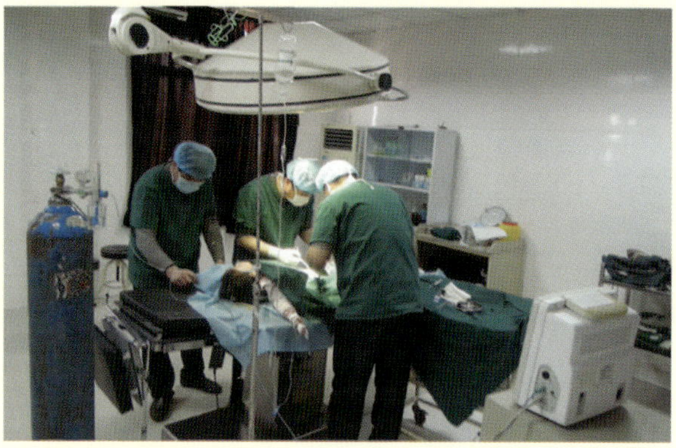
手术中

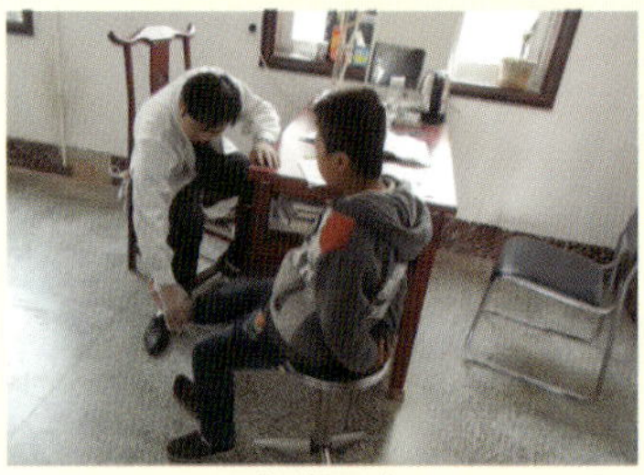
骨科门诊

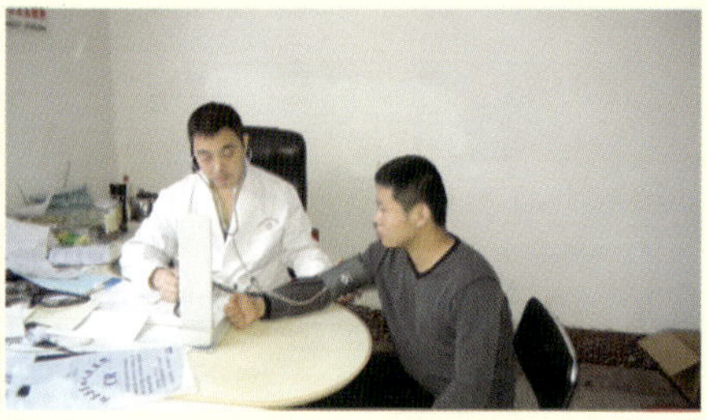
内科门诊

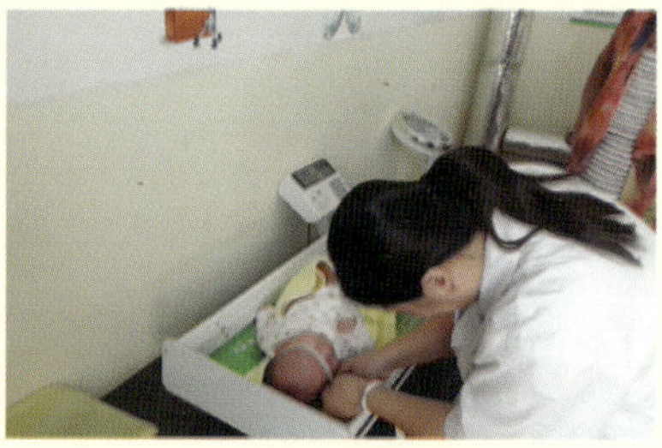
儿童健康查体

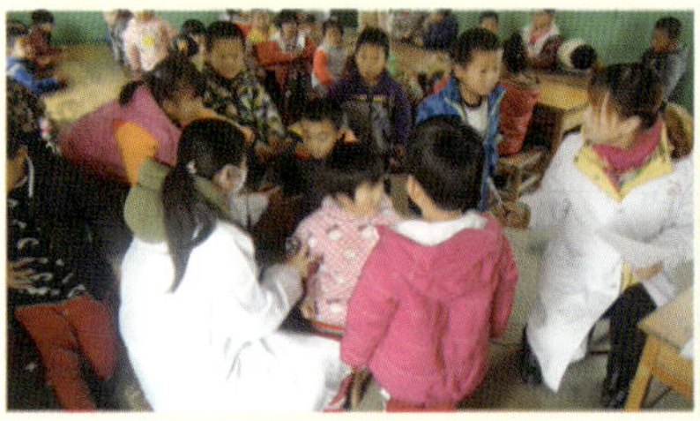
幼儿园查体

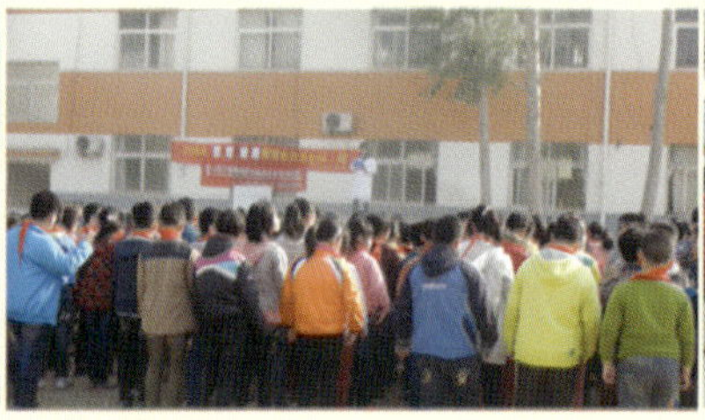
在学校开展健康知识讲座

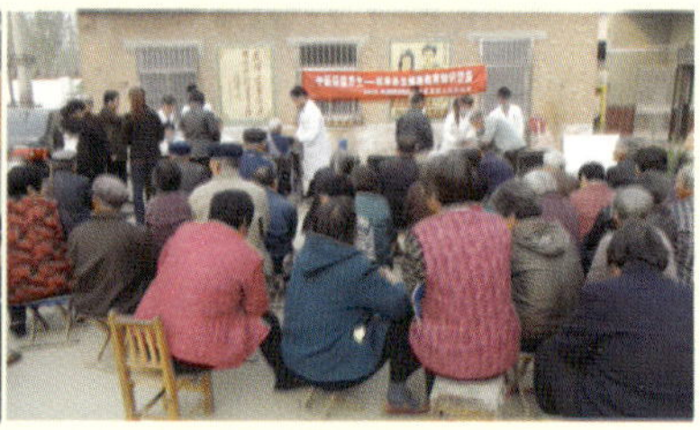
老年人免费查体

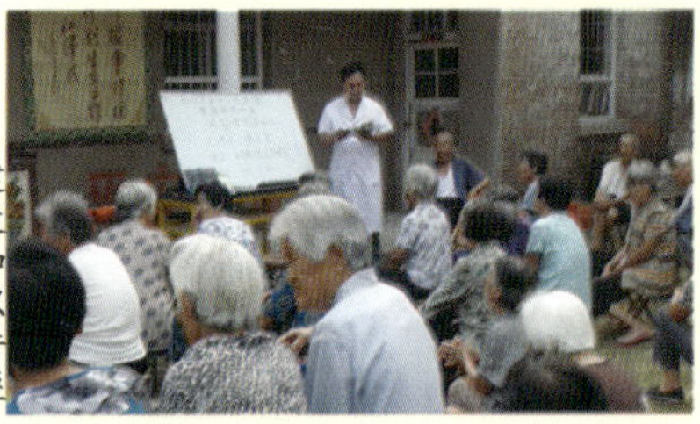
健康知识讲座

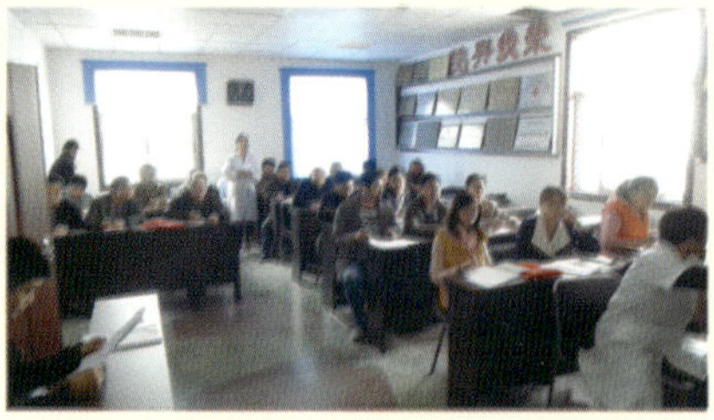
乡村医生培训

阳谷县阿城镇范海卫生院

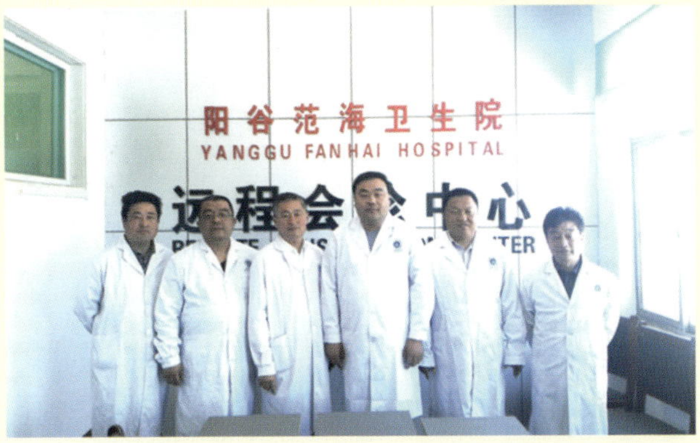

领导班子

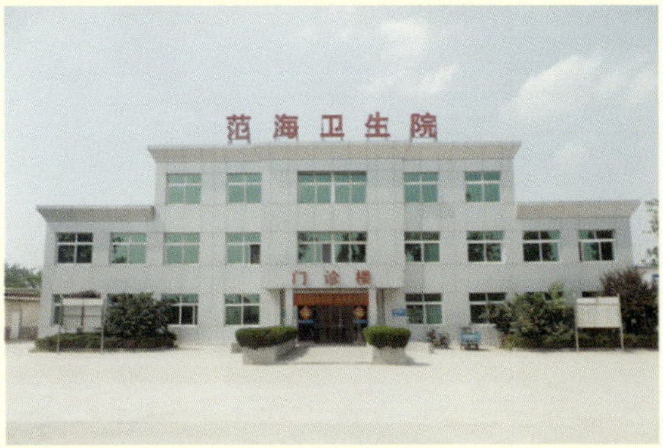

门诊楼外景

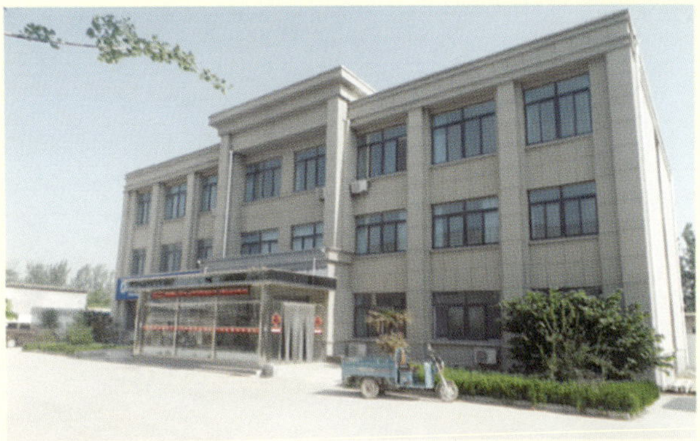
病房楼外景

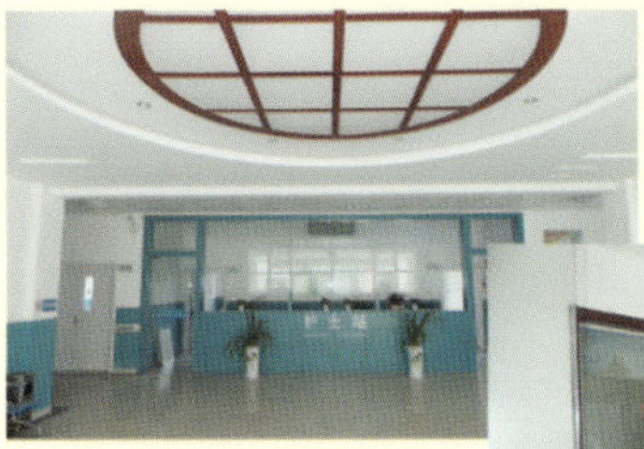
门诊楼大厅

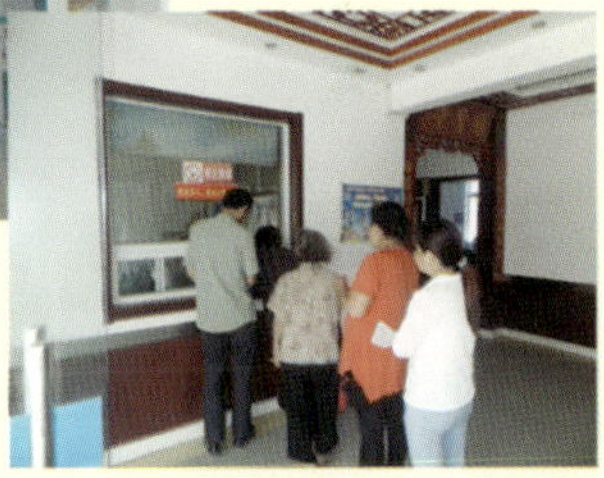
病房楼大厅

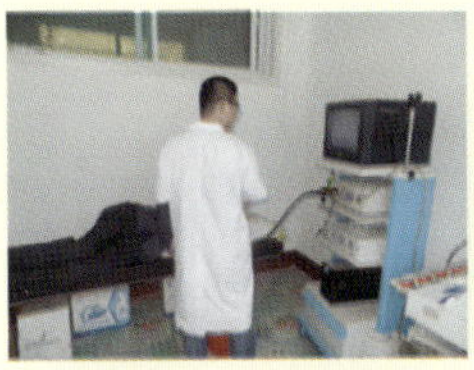
电子胃镜检查

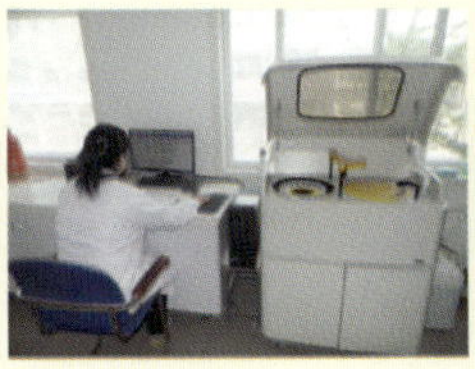
全自动生化分析仪

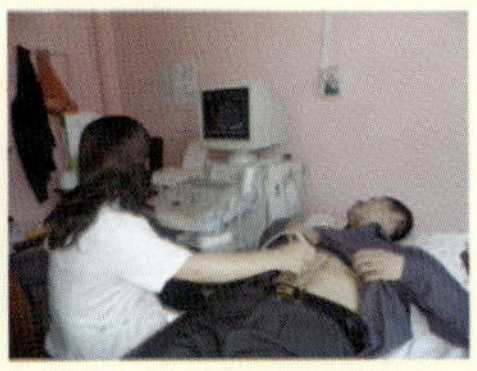
日本日立彩色多普勒超声

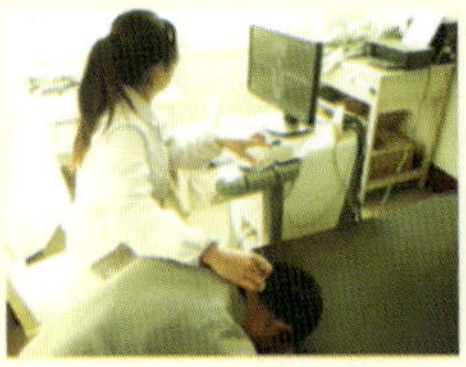
多普勒检查

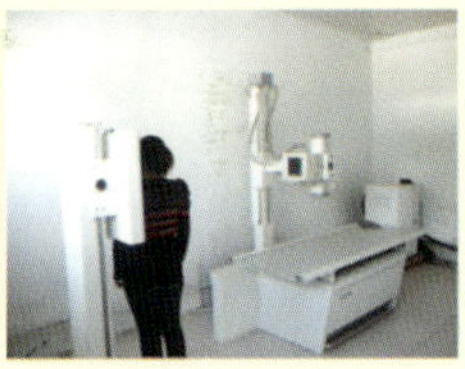
X线拍片检查

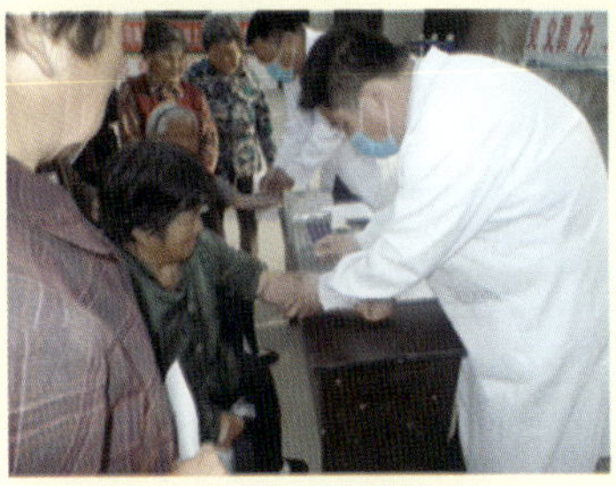
65岁以上老年人免费体检

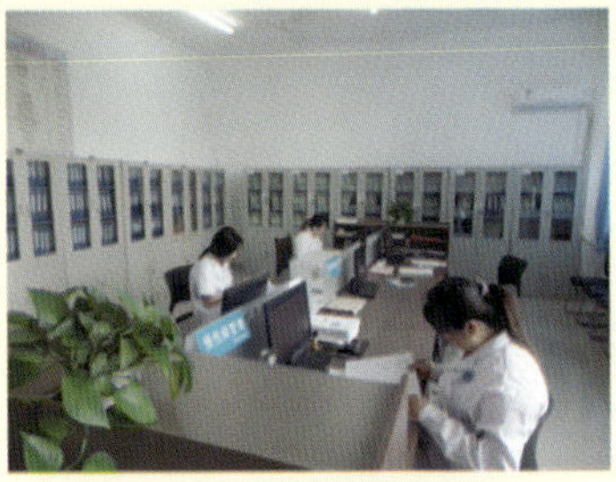
公共卫生档案室

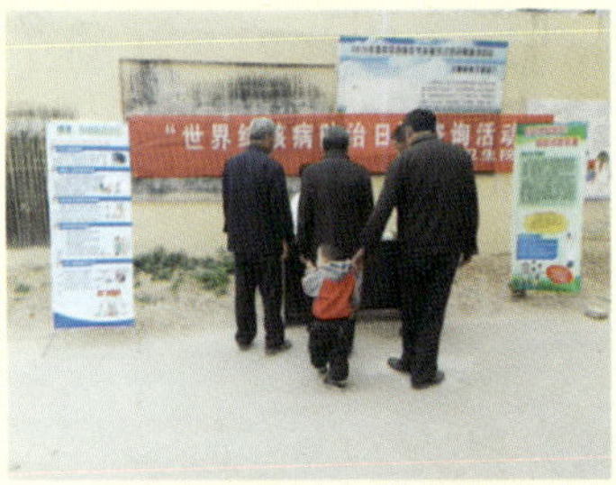
结核病防治日宣传现场

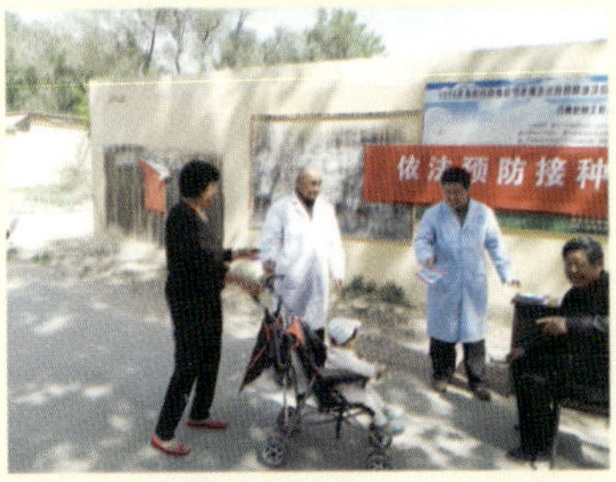

预防接种咨询

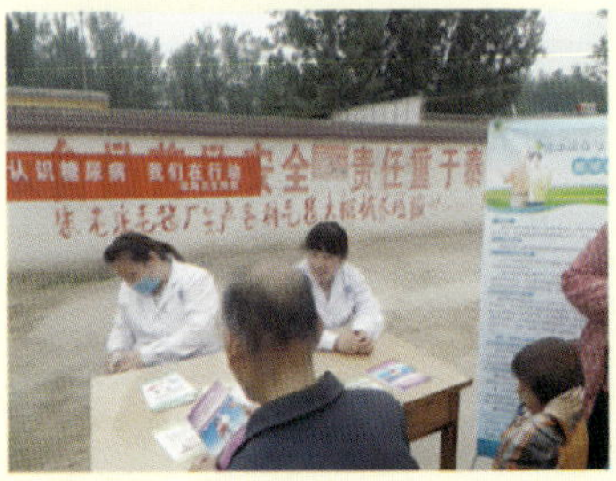

糖尿病防治宣传现场

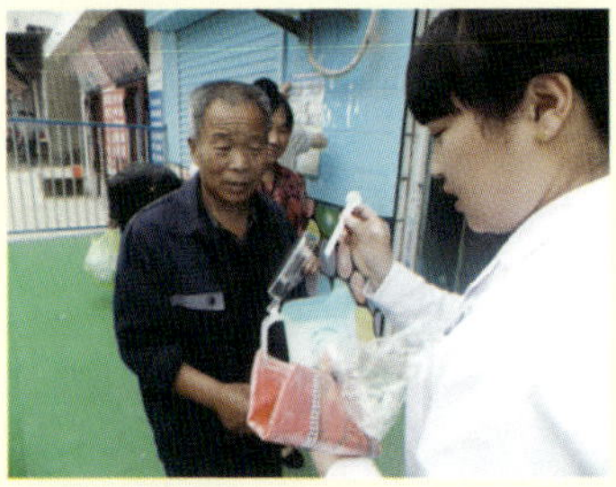
下乡进行低盐膳食指导

阳谷县安乐镇卫生院

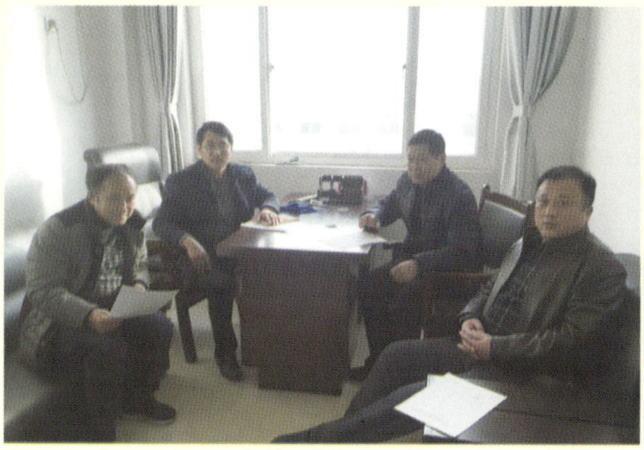
领导班子

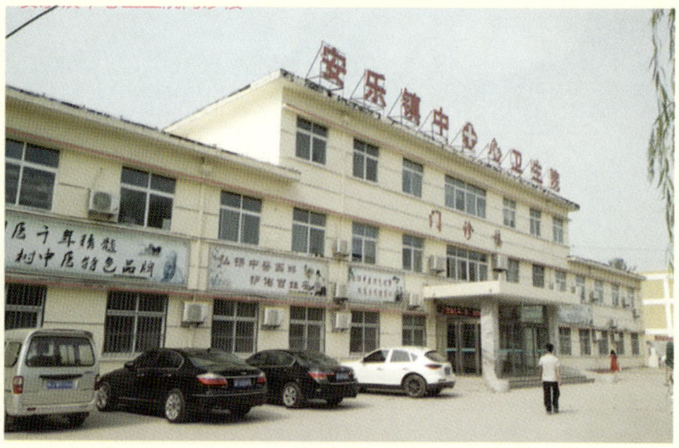

门诊楼外景

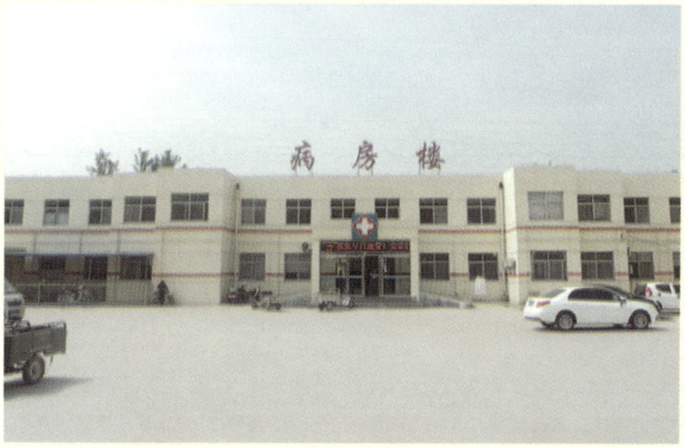

病房楼外景

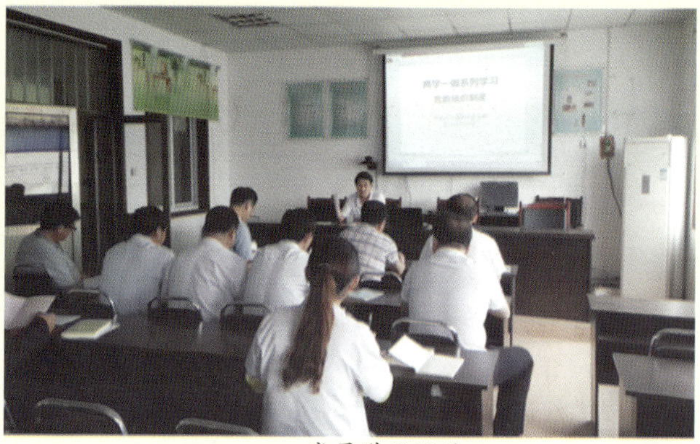
党员学习活动

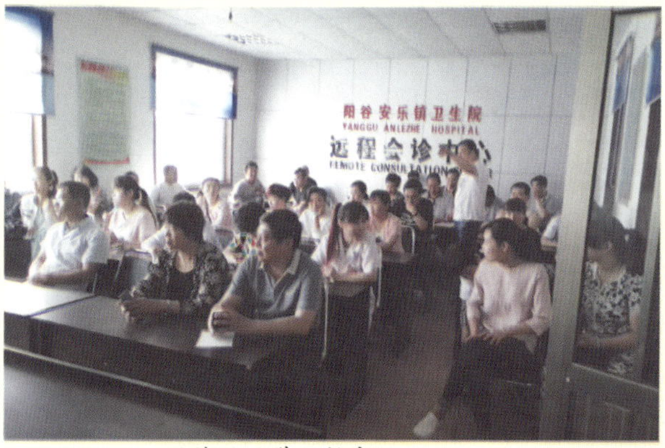

医德医风学习教育

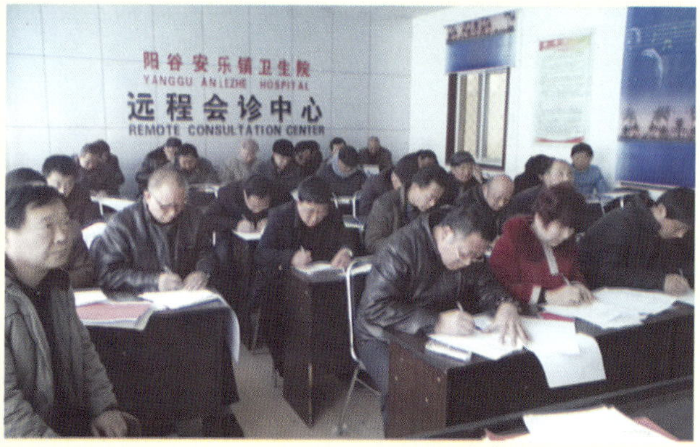

乡医培训呼吸道传染病防控知识

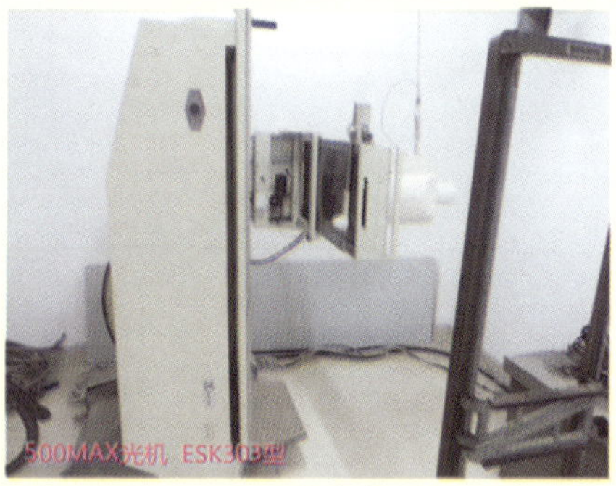
500MAX光机

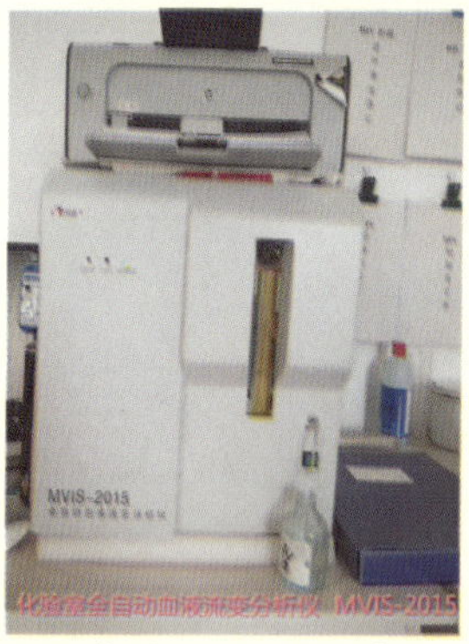

全自动血液流变分析仪

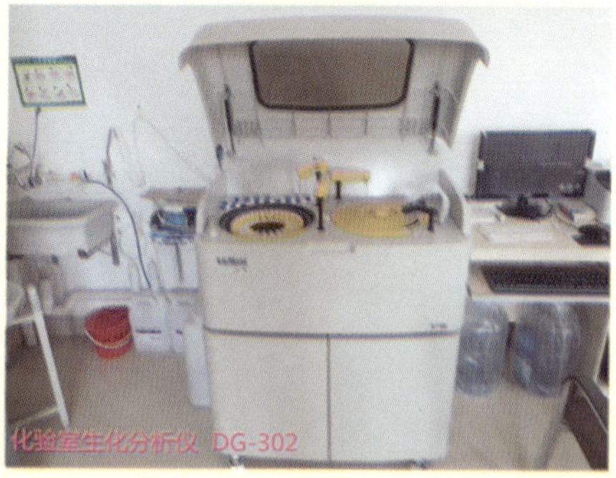

全自动生化分析仪

阳谷县大布乡卫生院

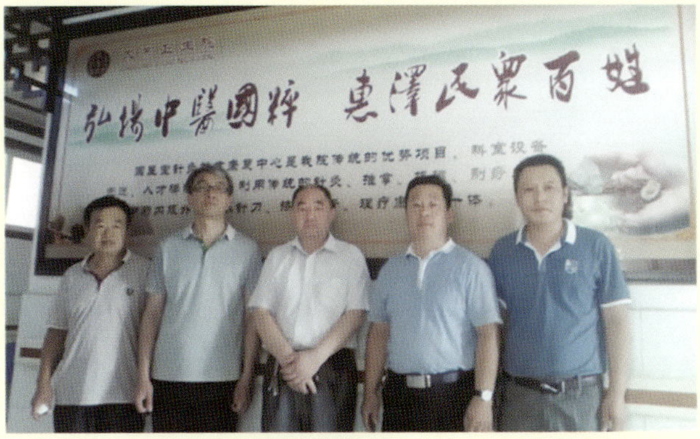

领导班子

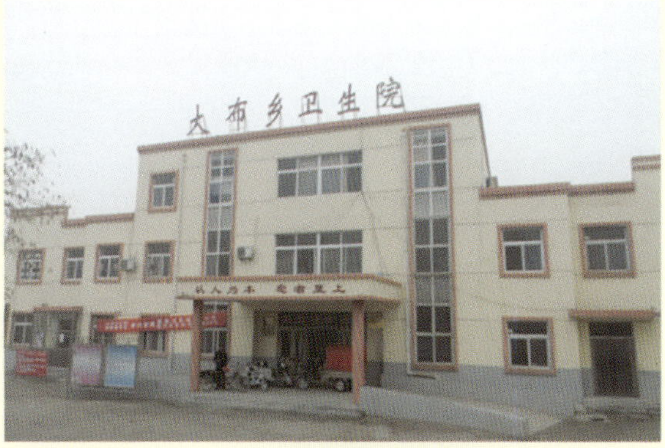

综合楼外景

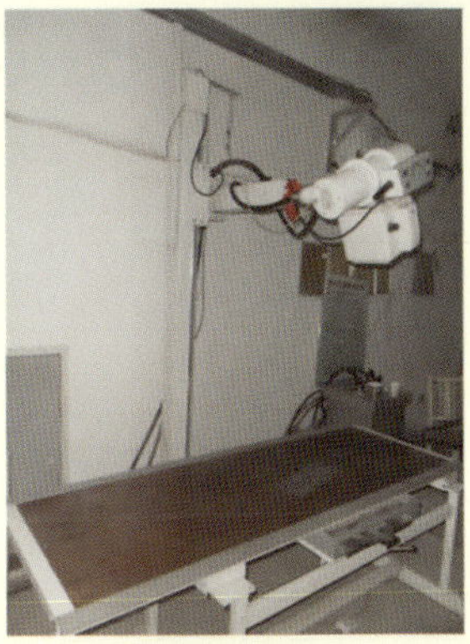

400MAX光机

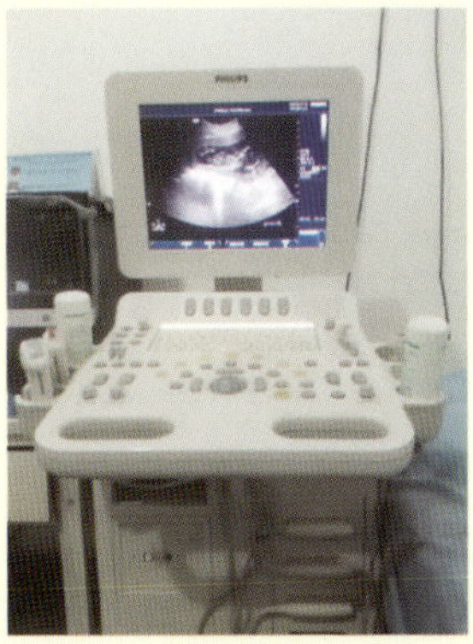

彩超机

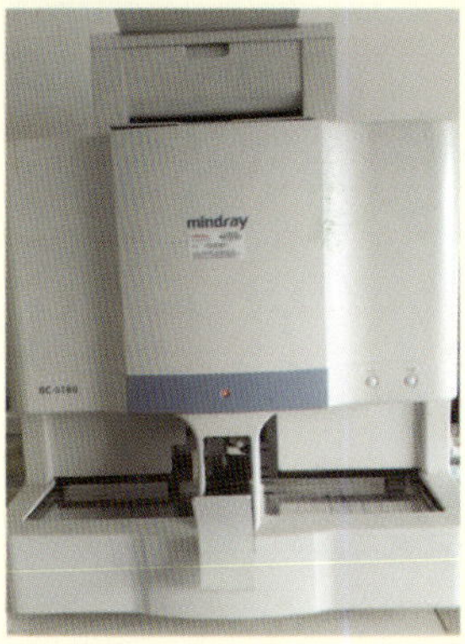

五分类血液细胞分析仪

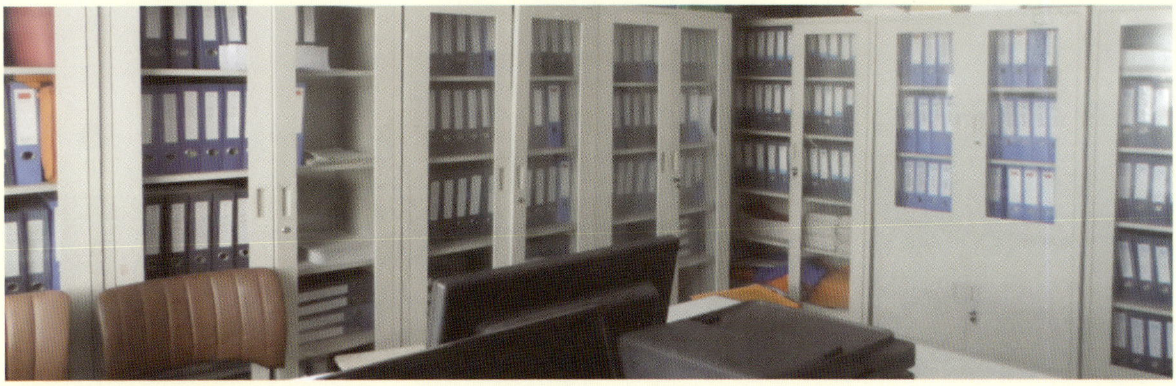

公共卫生档案室

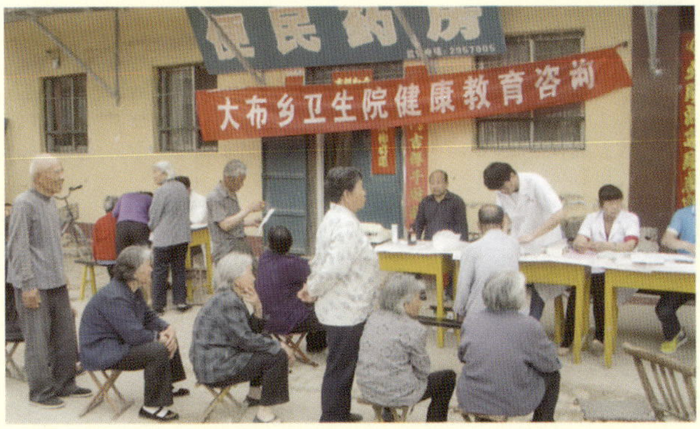

老年人免费健康查体

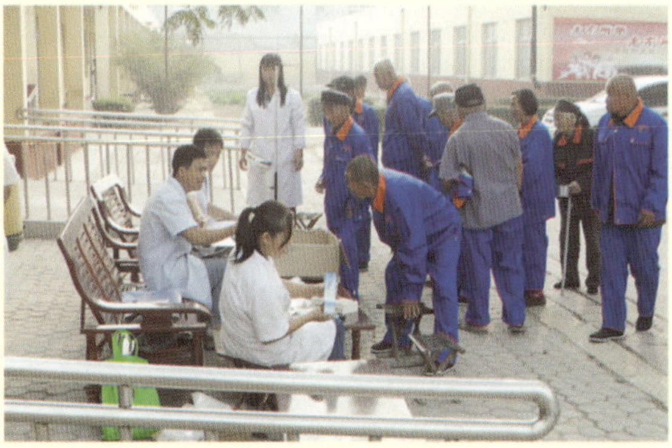

敬老院义诊

阳谷县定水镇卫生院

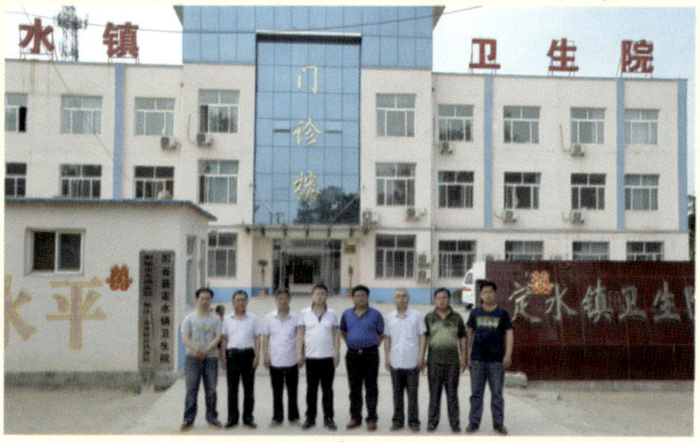

领导班子

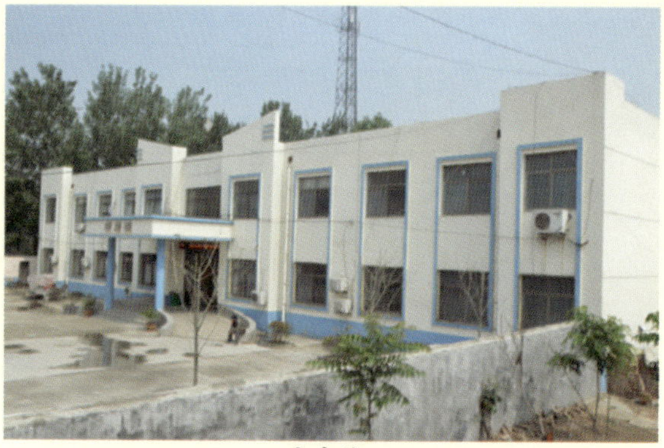
病房楼

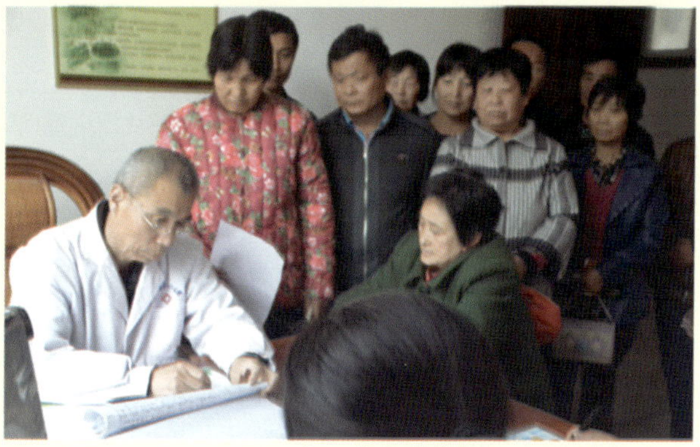
中医专家坐诊

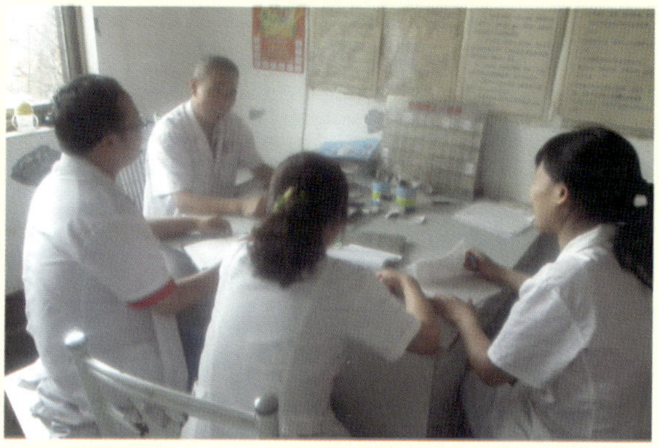
例行会诊

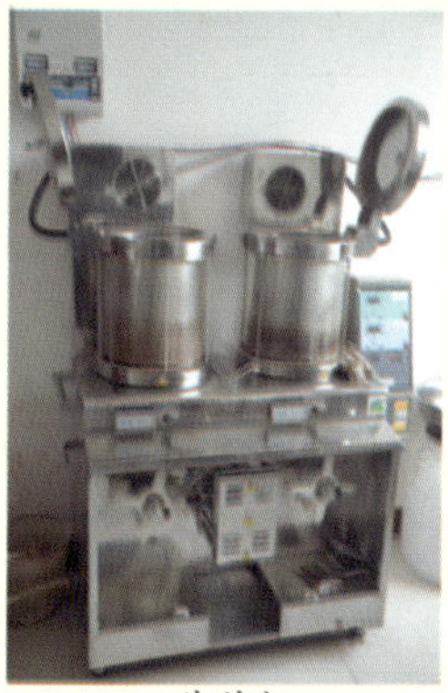
煎药机

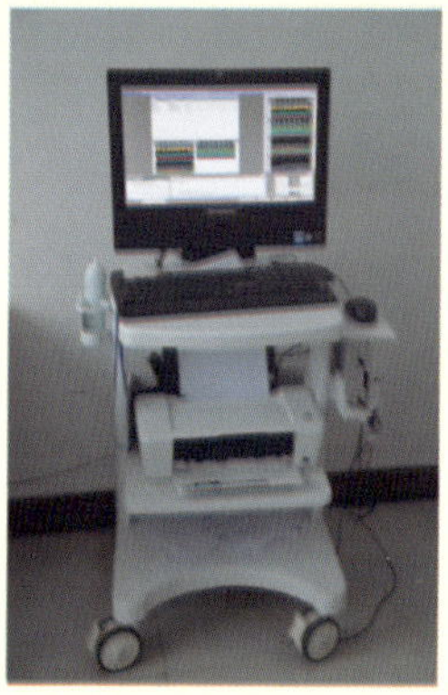
经颅多普勒

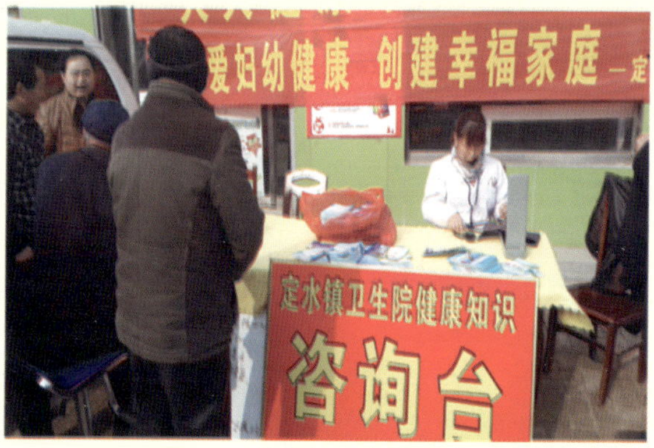

健康知识咨询活动

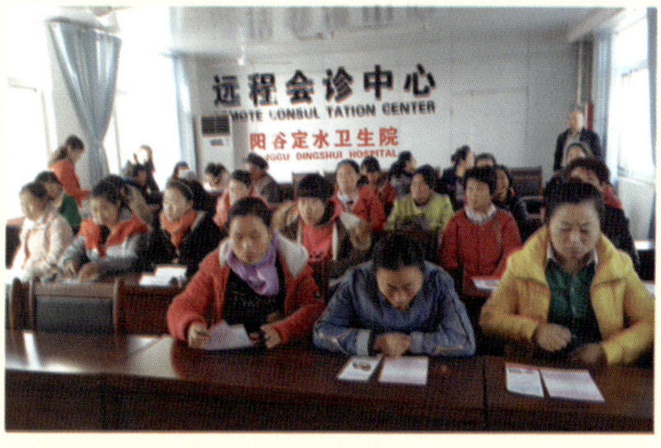

孕妇中医保健讲座

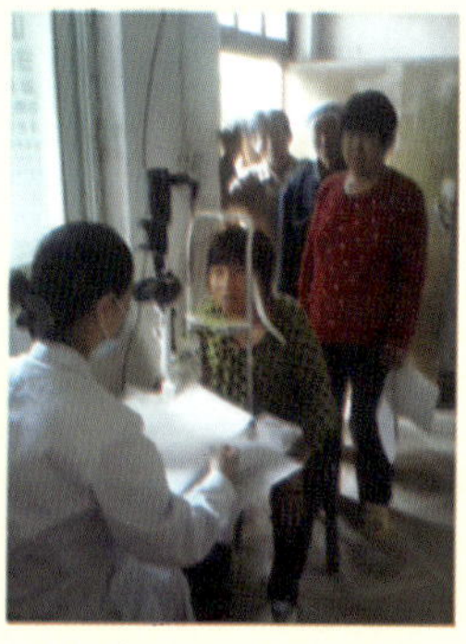
“爱眼日”义诊活动

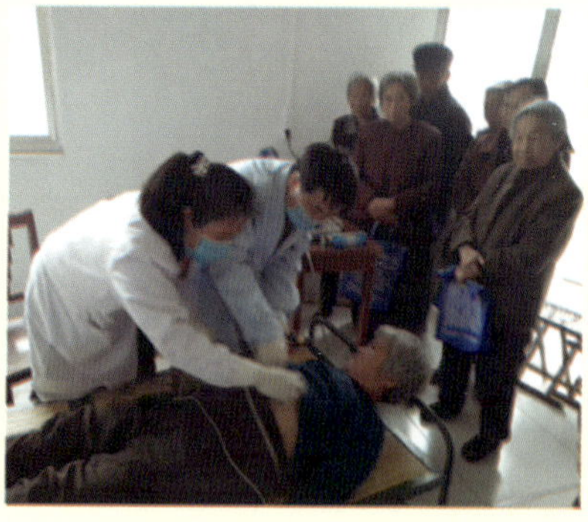
为老年人健康查体

阳谷县金斗营乡卫生院

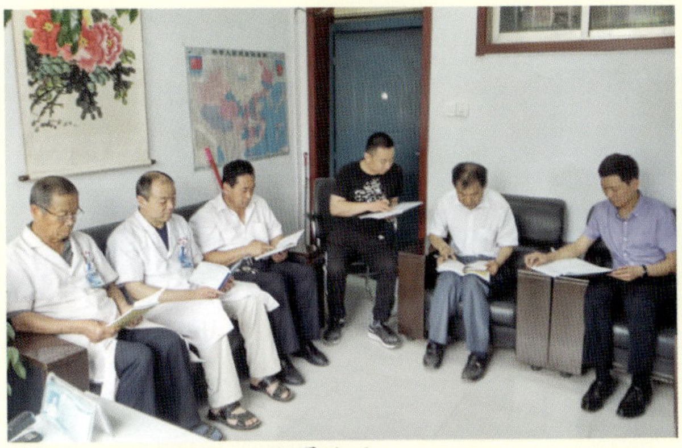

领导班子

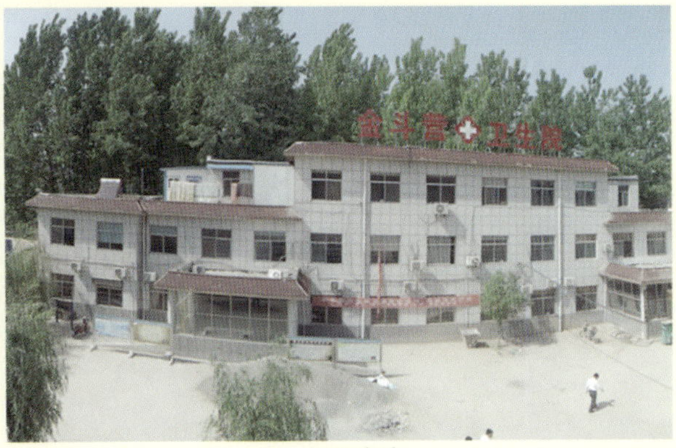

综合楼外景

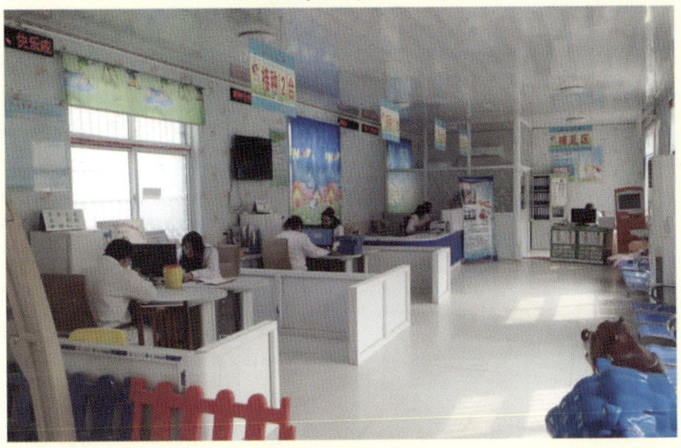

预防接种大厅

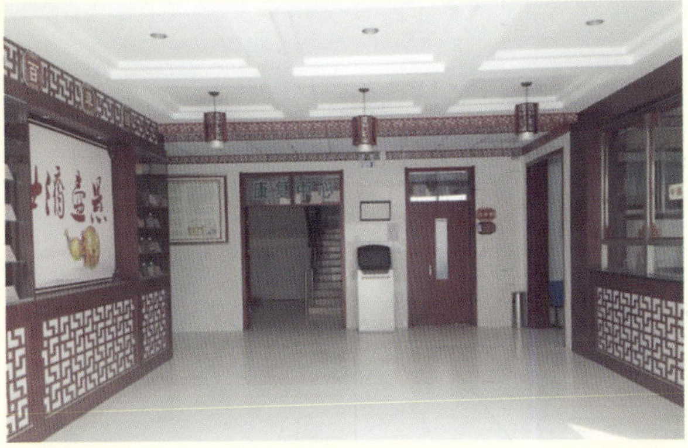

国医堂大厅

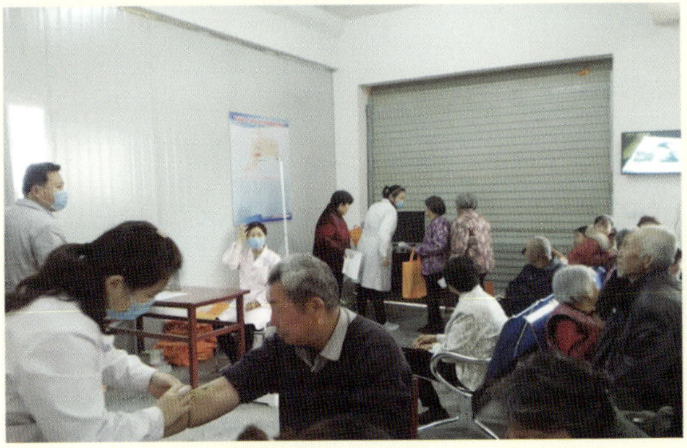

老年人查体

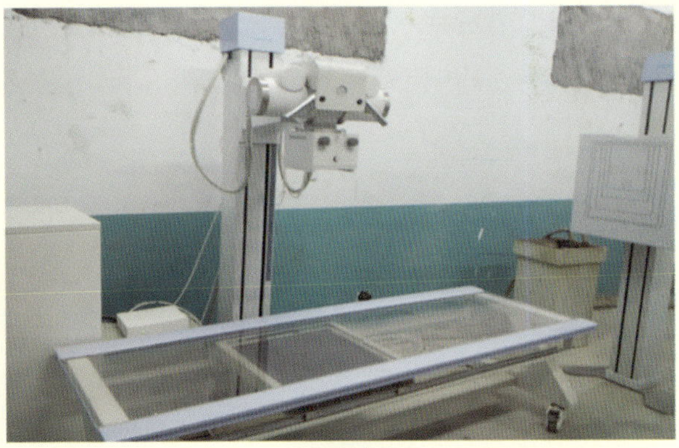

DR主机

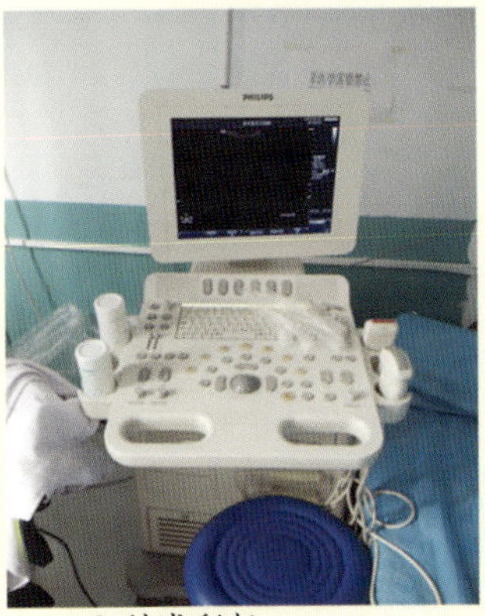

飞利浦彩超

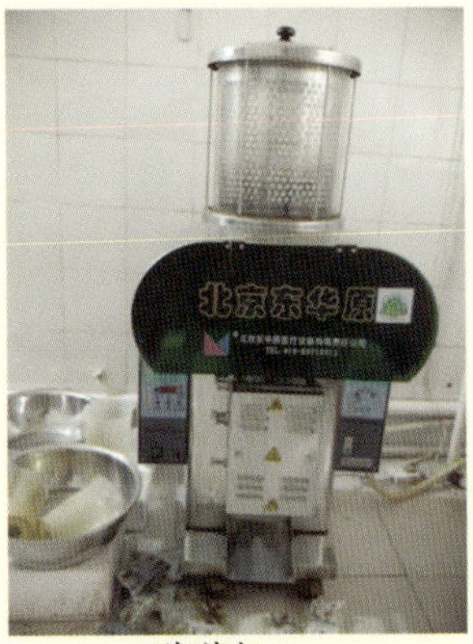

煎药机

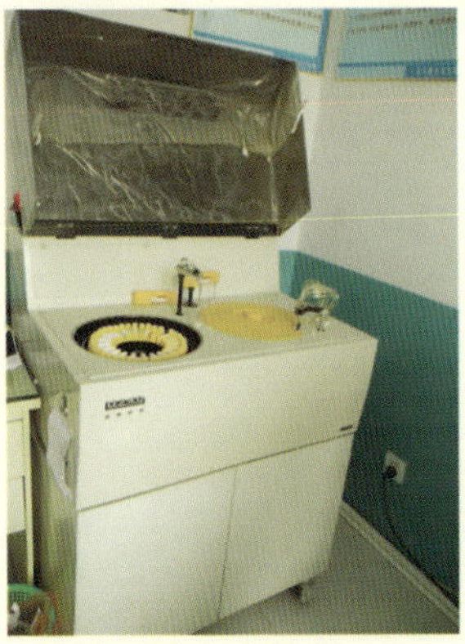

全自动生化分析仪

阳谷县李台镇卫生院

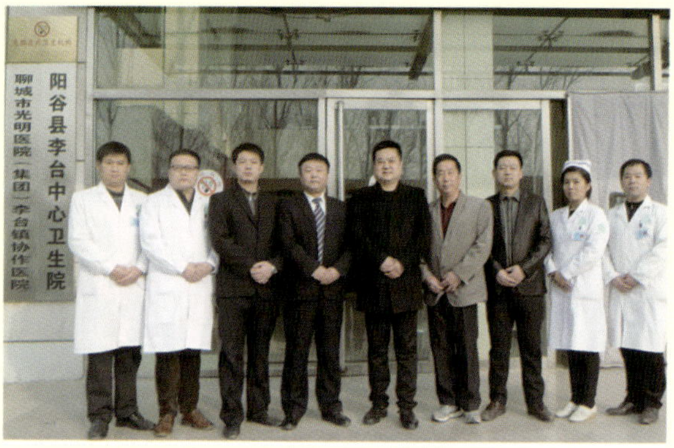

领导班子及中层骨干

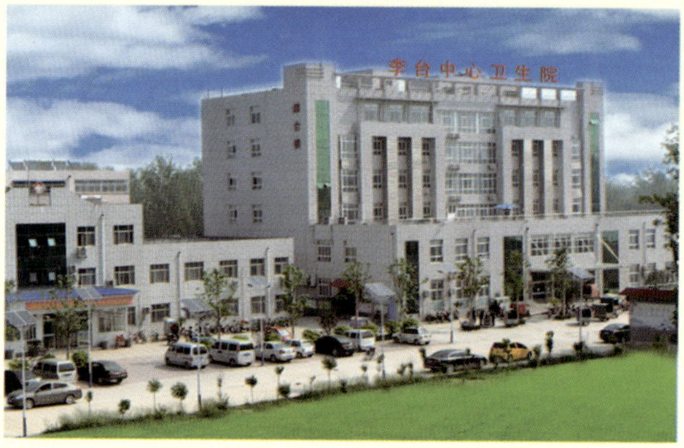

医院全景

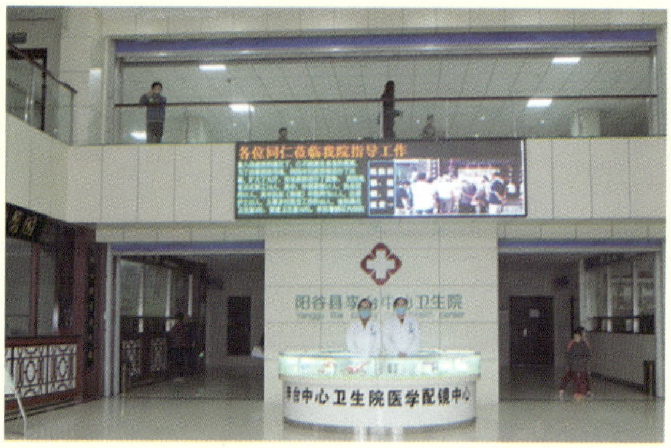

综合楼大厅

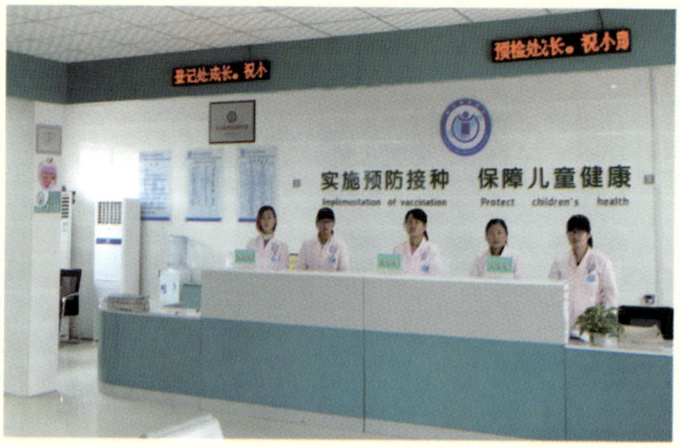

五星级预防接种门诊

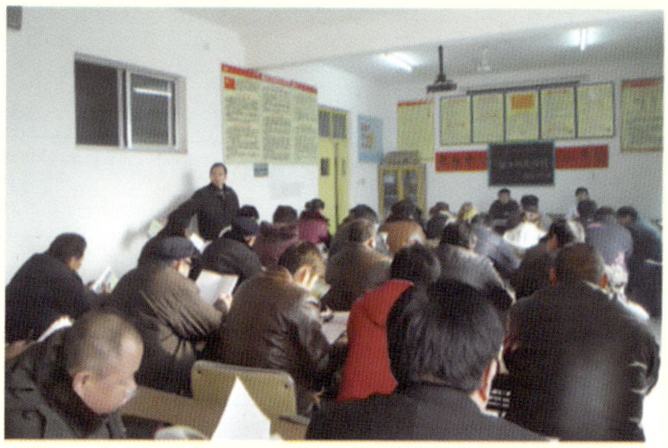

健康教育培训

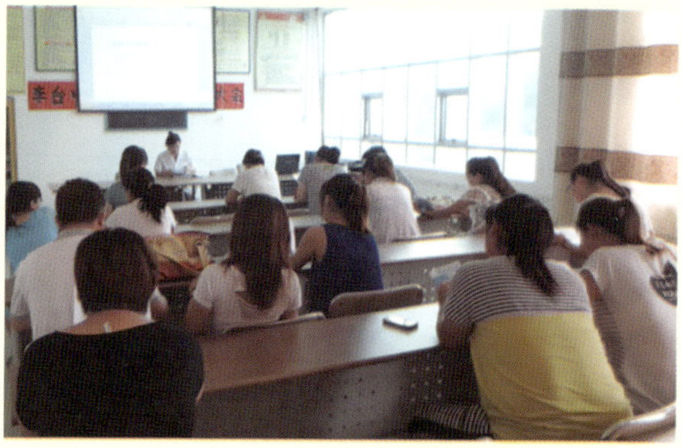

孕产妇知识培训

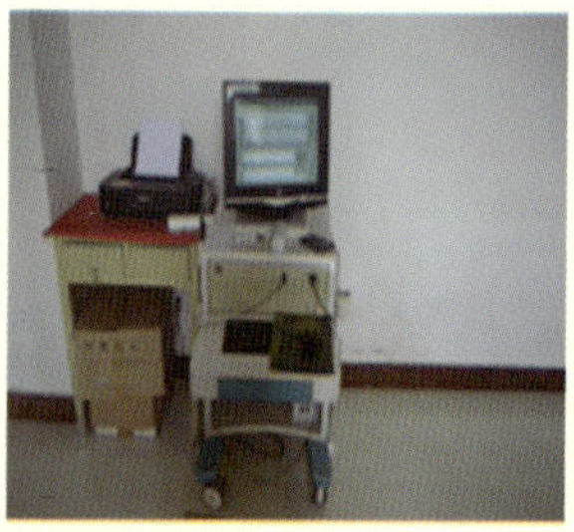

脑电图机

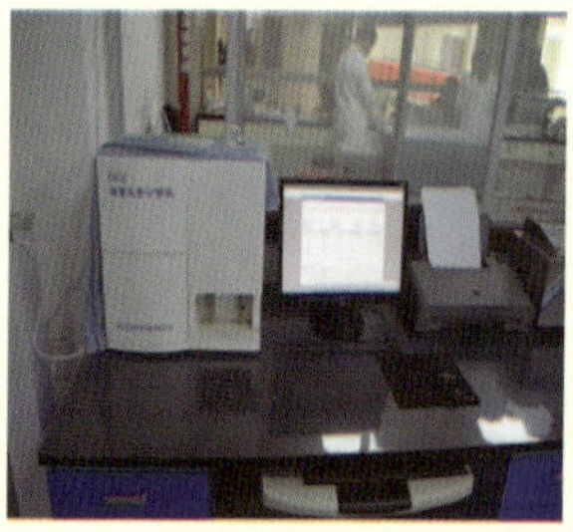

微量元素分析仪

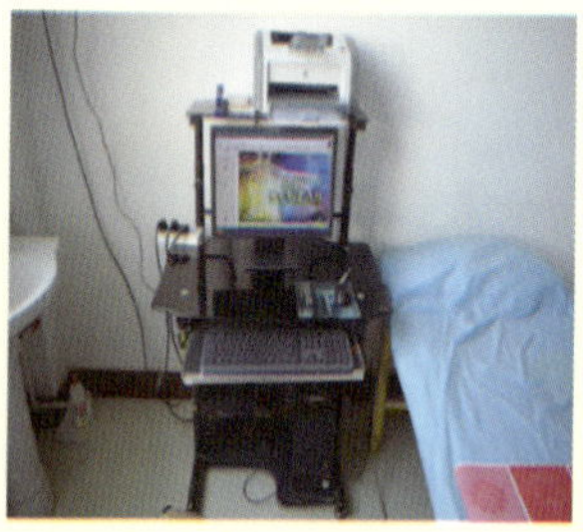

心电工作站

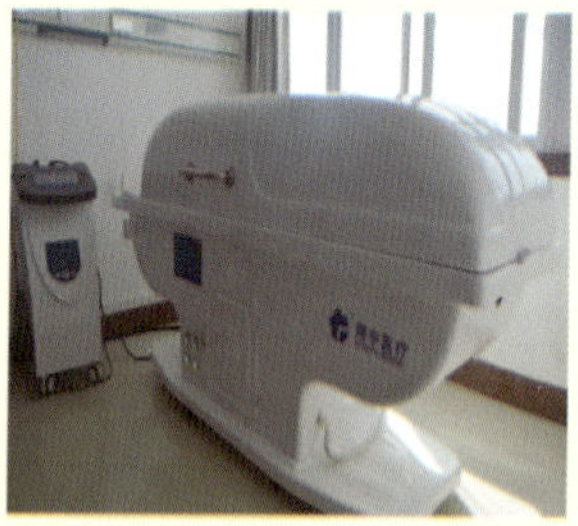

熏蒸机

阳谷县七级镇卫生院

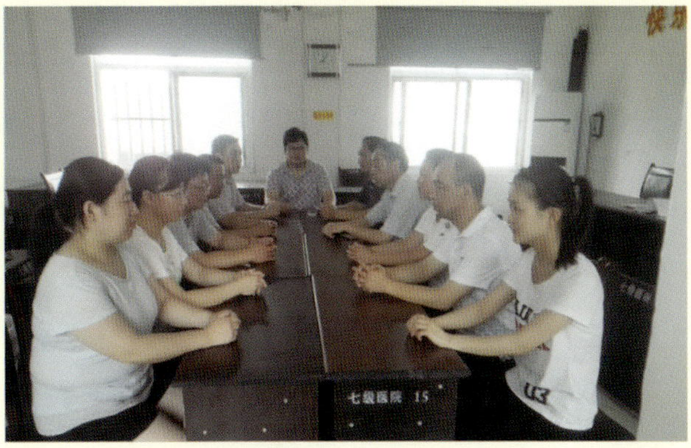

领导班子

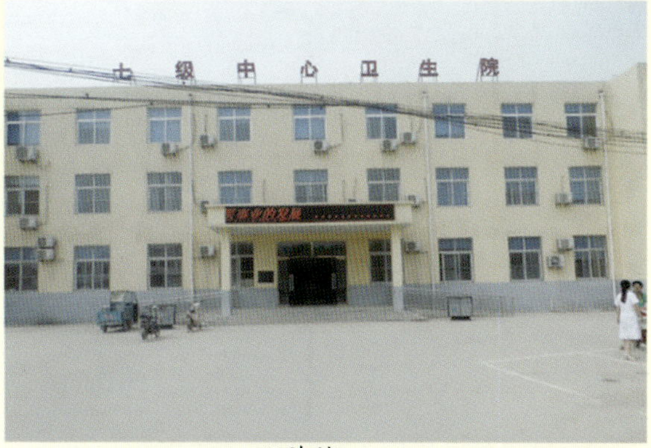

门诊楼

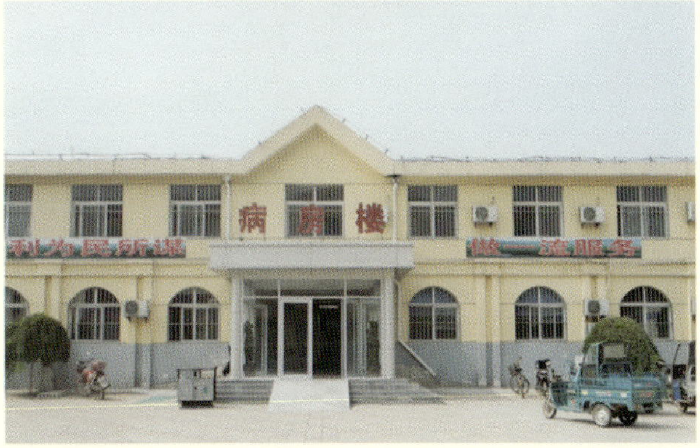

病房楼

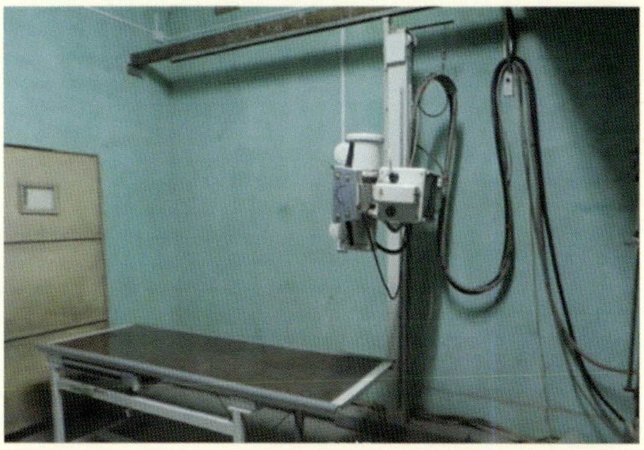

CR系统

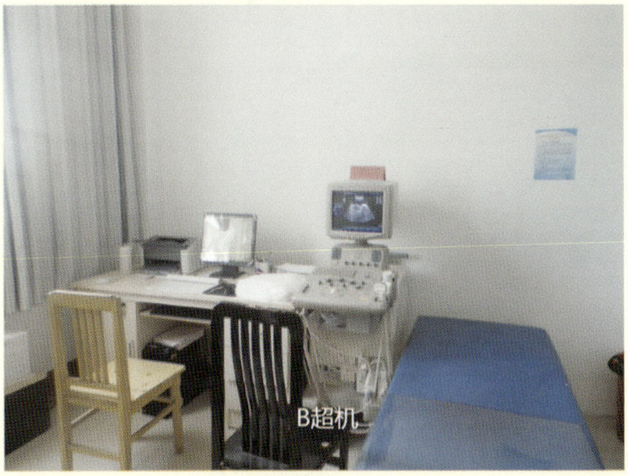

彩超机

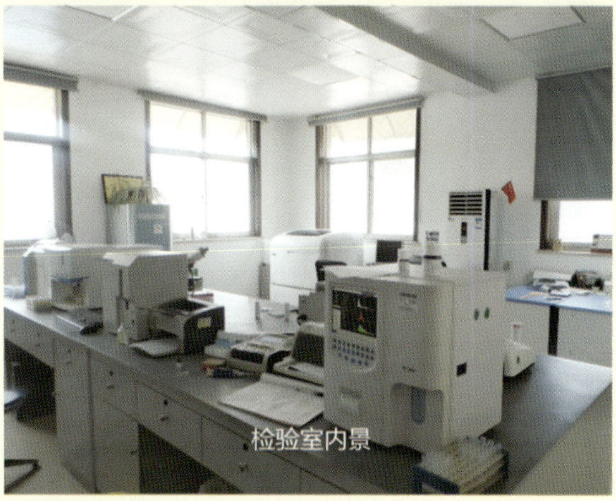

现代化检验设备

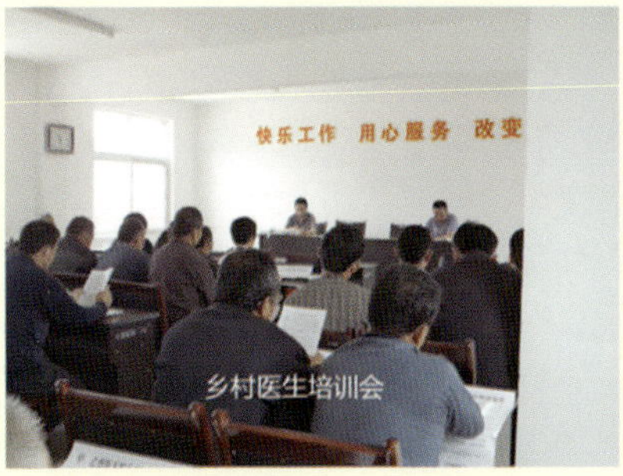

乡村医生培训

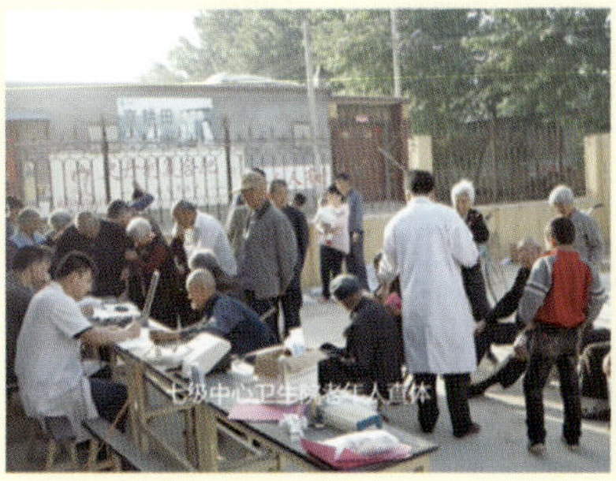

老年人免费查体

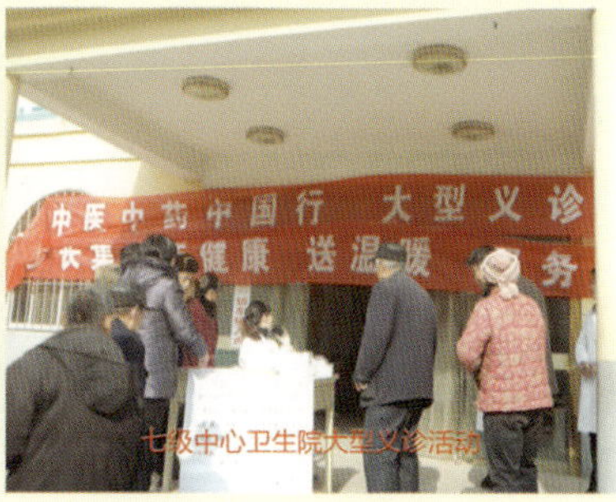

“中医中药中国行”义诊活动

阳谷县石佛镇卫生院

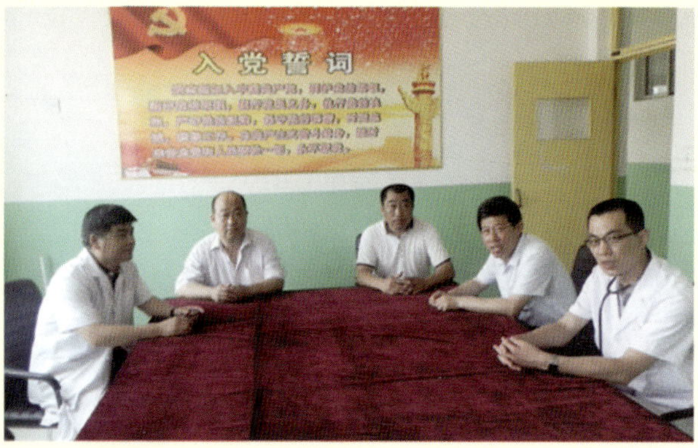

领导班子

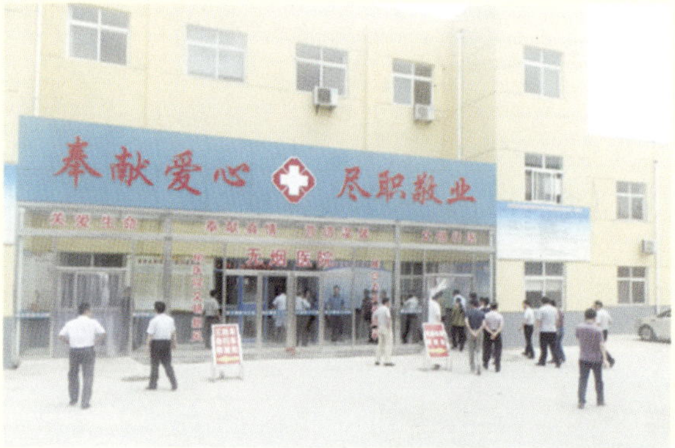

综合楼

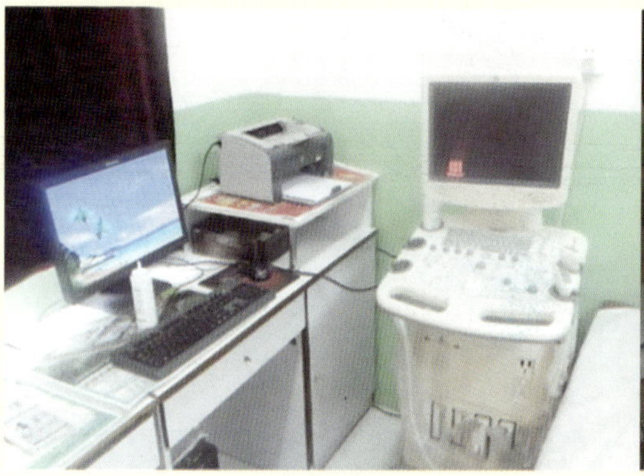
彩色B超

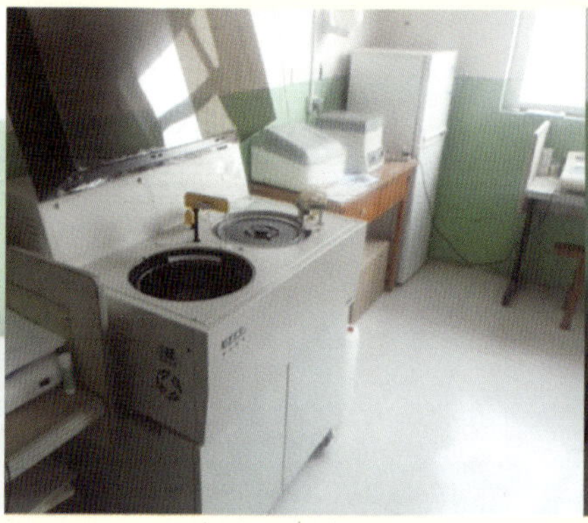
全自动生化分析仪

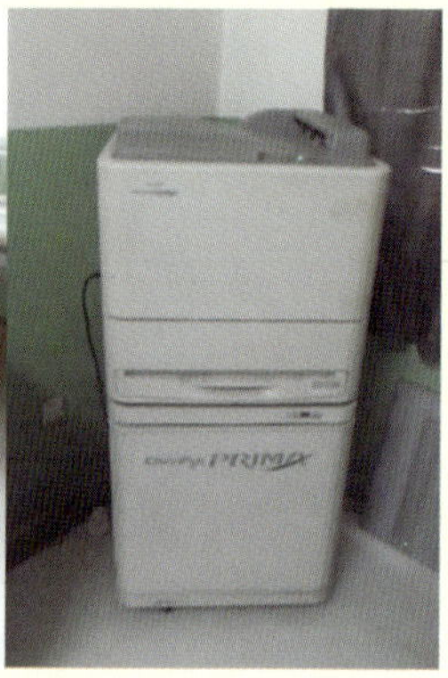
CR数字成像仪

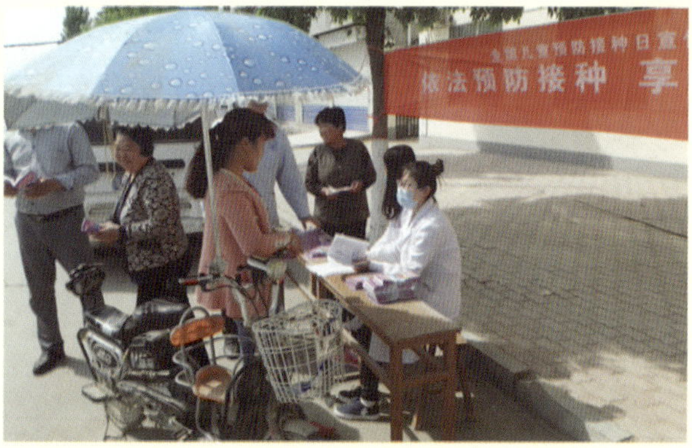

预防接种宣传

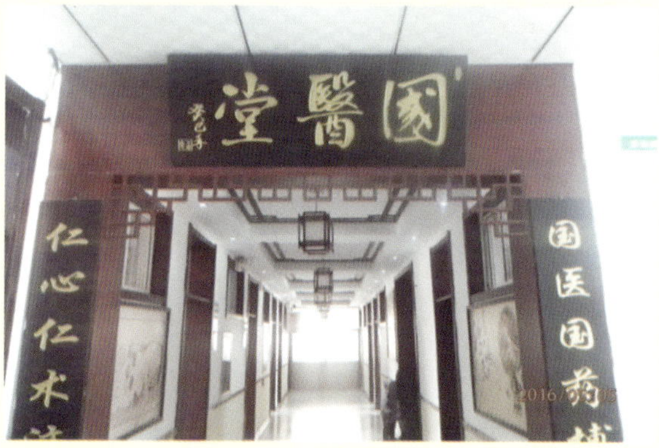

国医堂

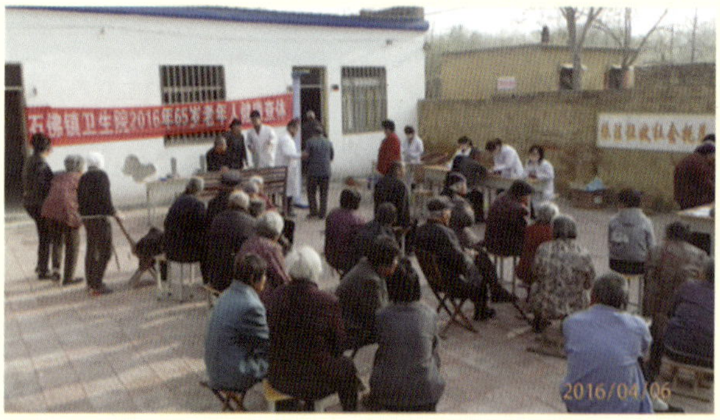
65岁以上老年人免费查体

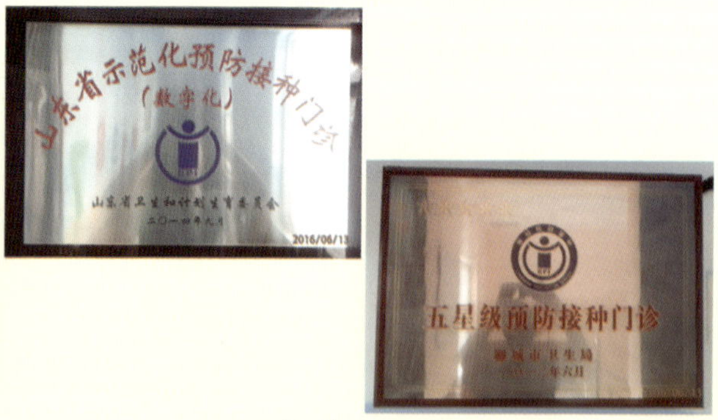

奖 牌

阳谷县西湖镇卫生院

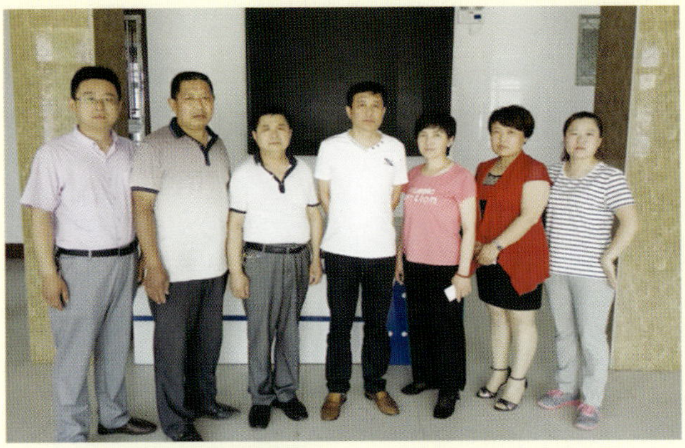
领导班子

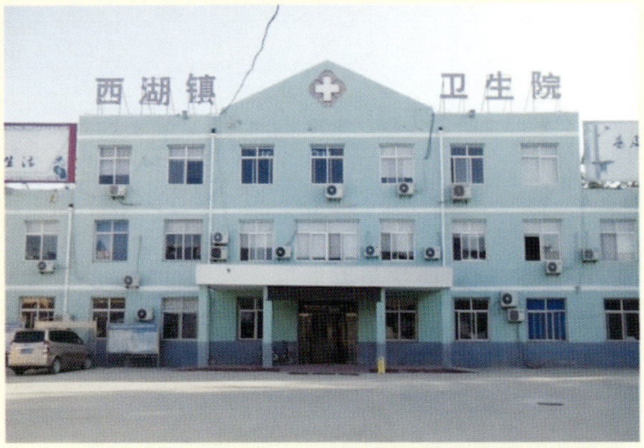

综合楼外景

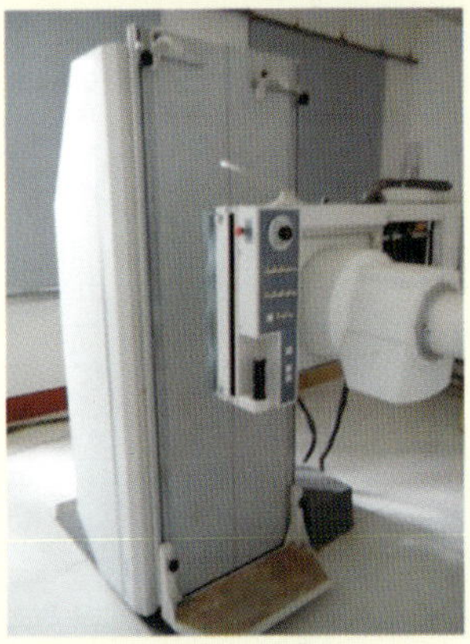
300MAX光透视机

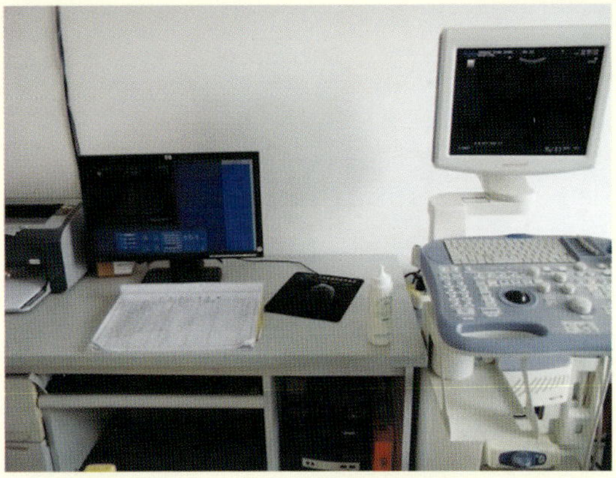
阿洛卡彩超

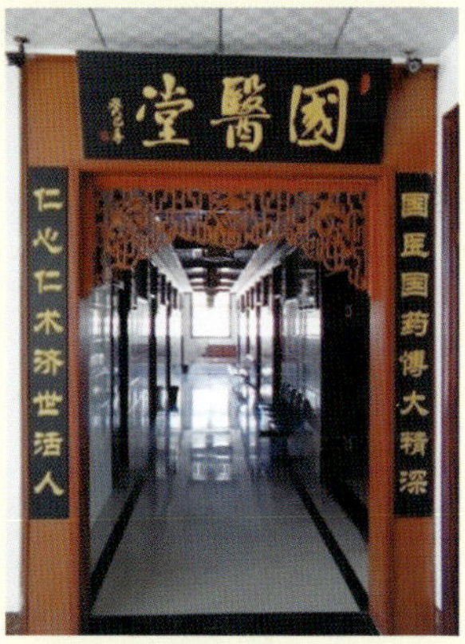

国医堂

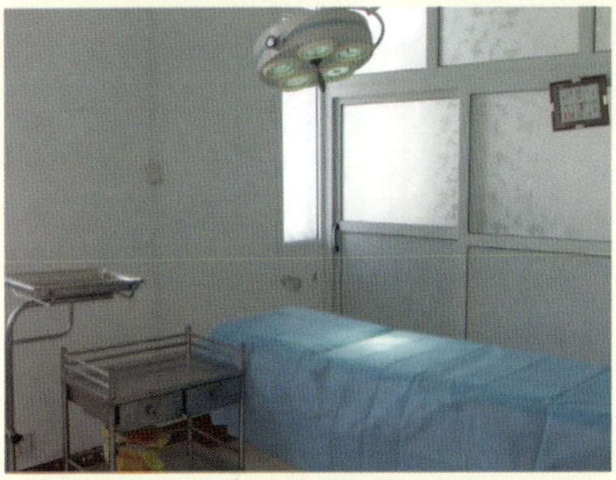
手术室

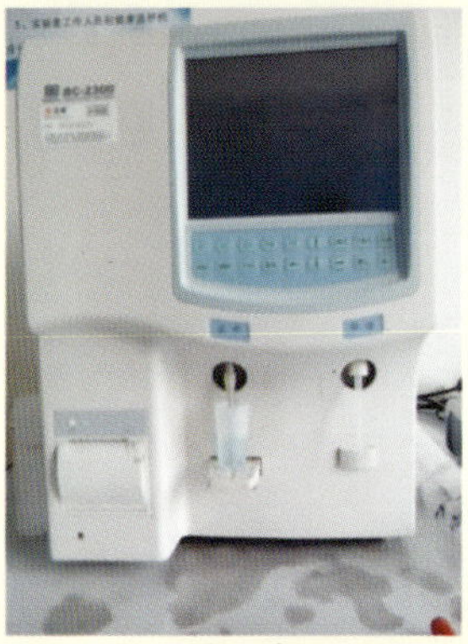
血球分析仪

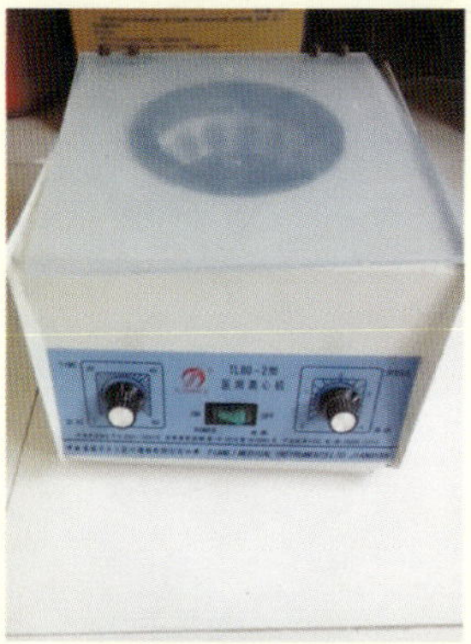
离心机

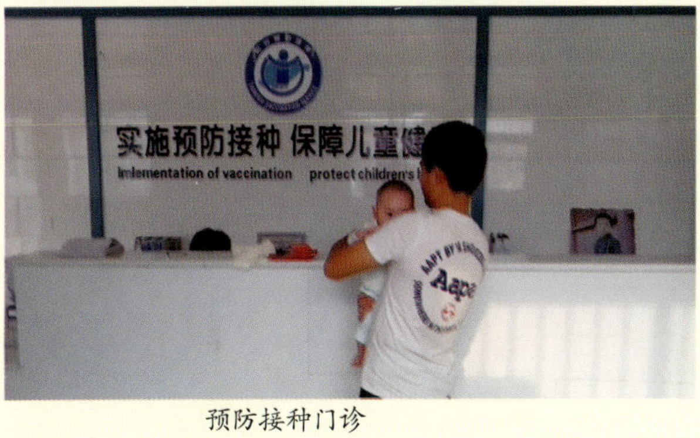

预防接种门诊

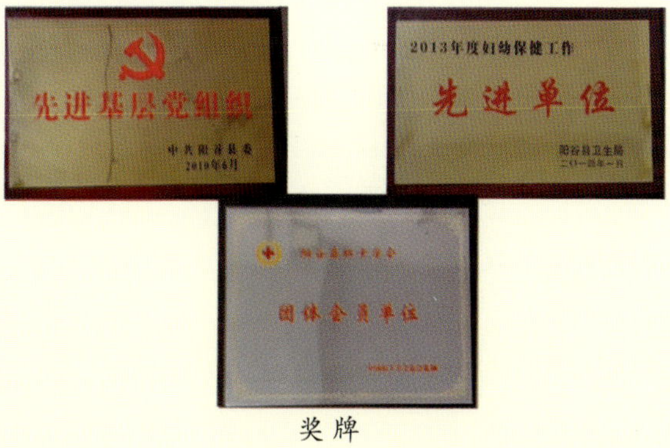

奖牌

阳谷县闫楼镇卫生院

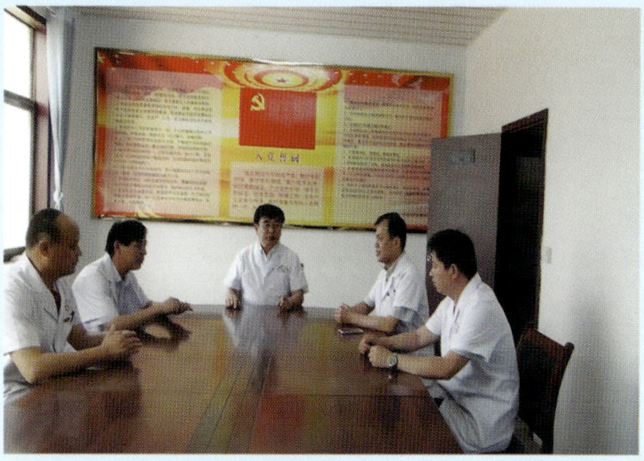

领导班子

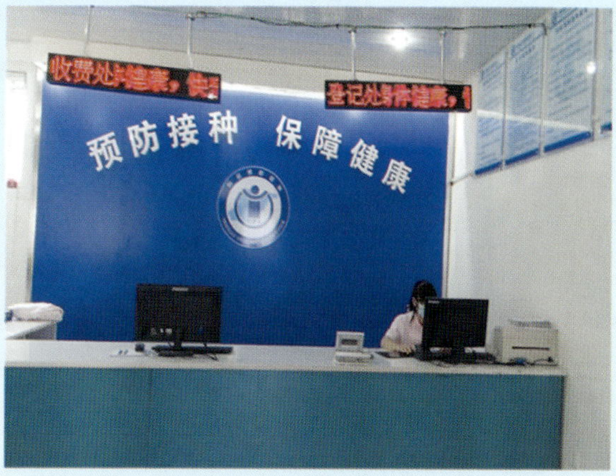

预防接种门诊

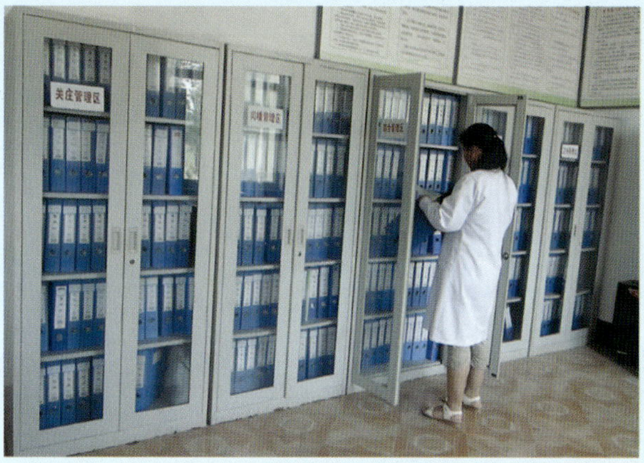

公共卫生档案

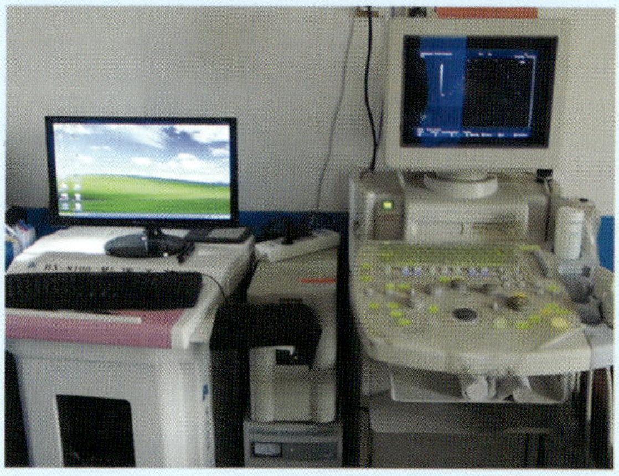

多普勒彩超机

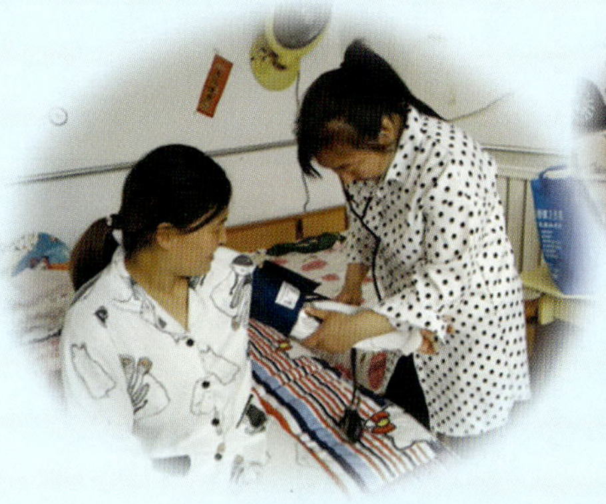

产后访视

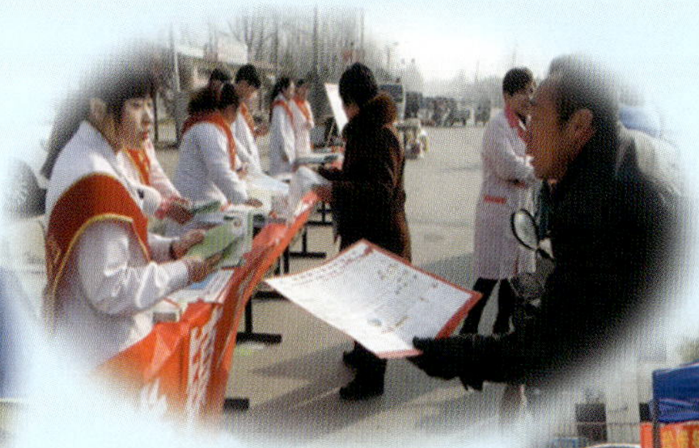

妇幼保健宣传

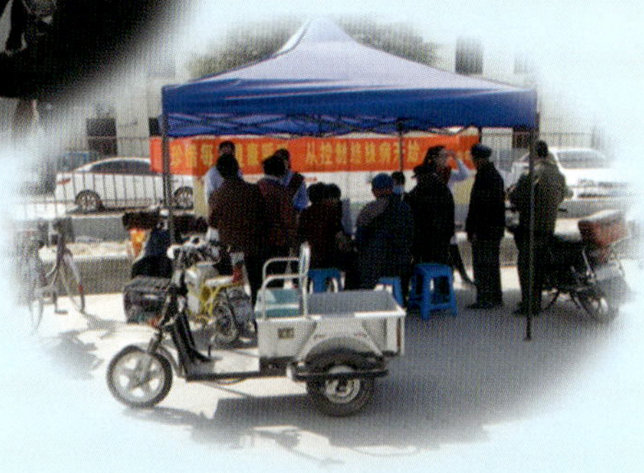

结核病防治宣传

阳谷县十五里园镇卫生院

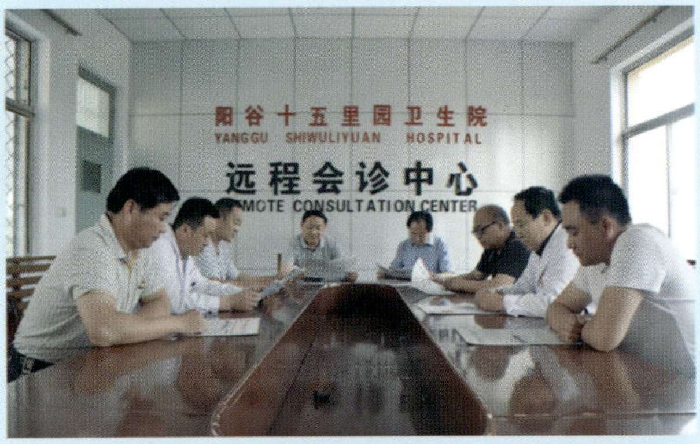

领导班子

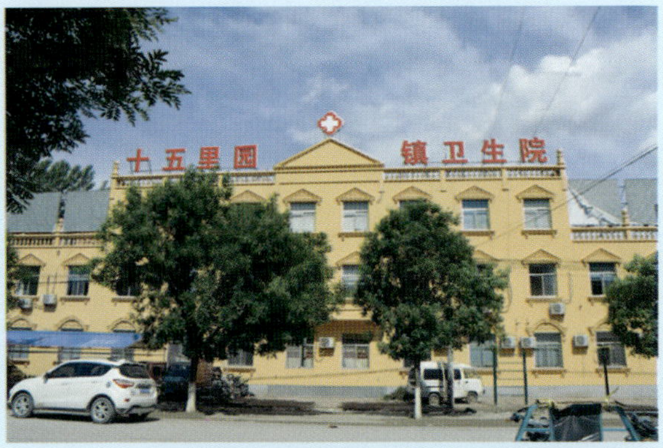

卫生院外景

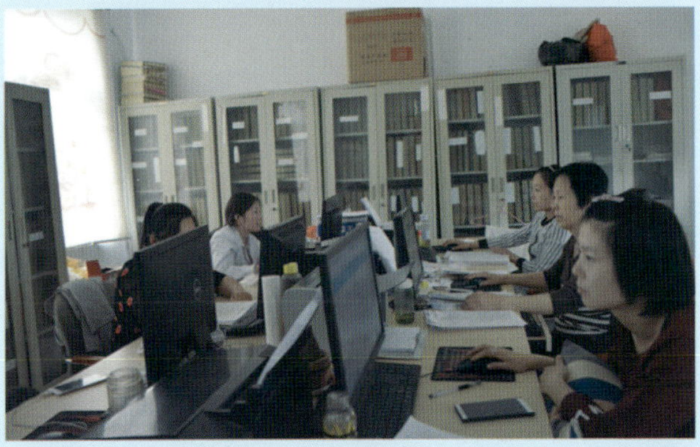

档案室

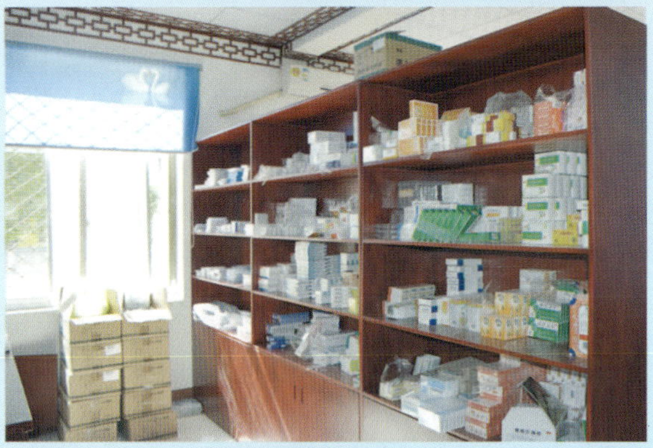

西药房

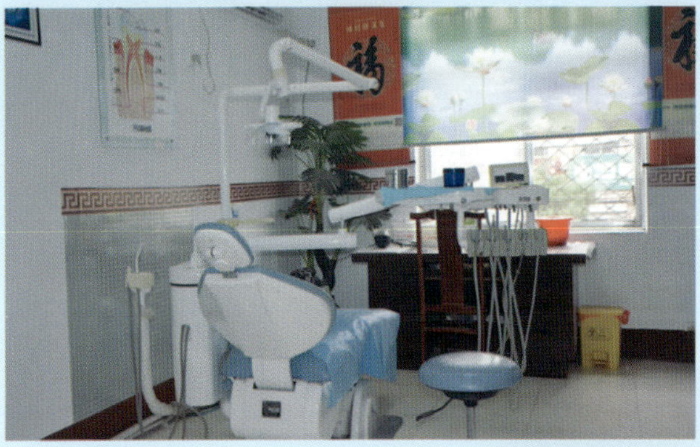

口腔器械

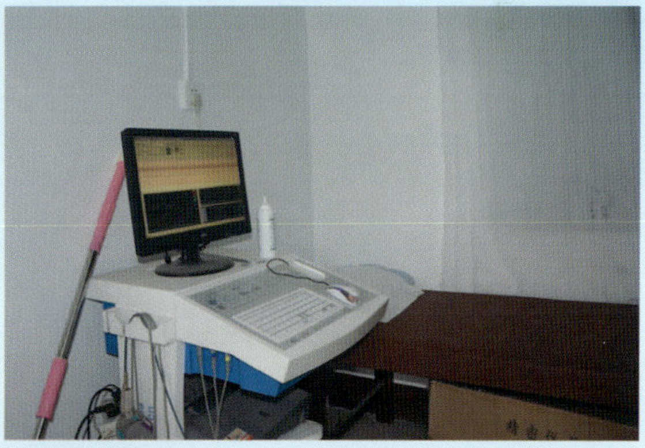

母婴监护仪

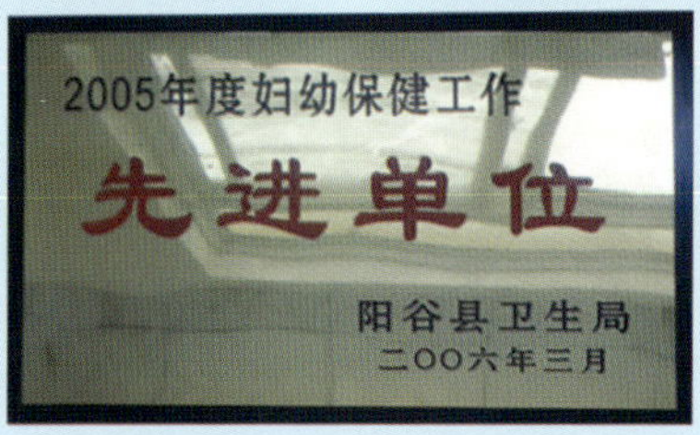

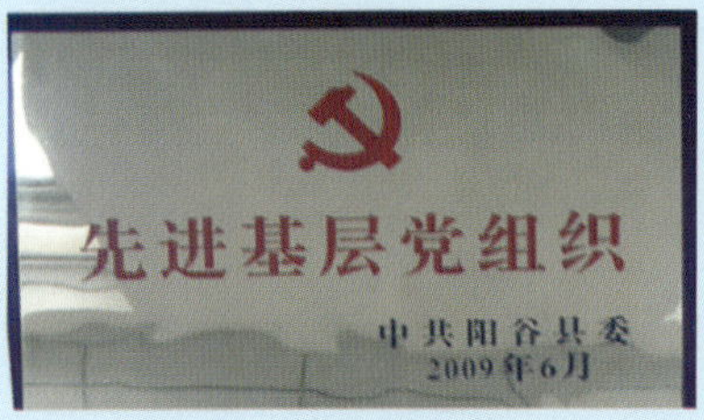

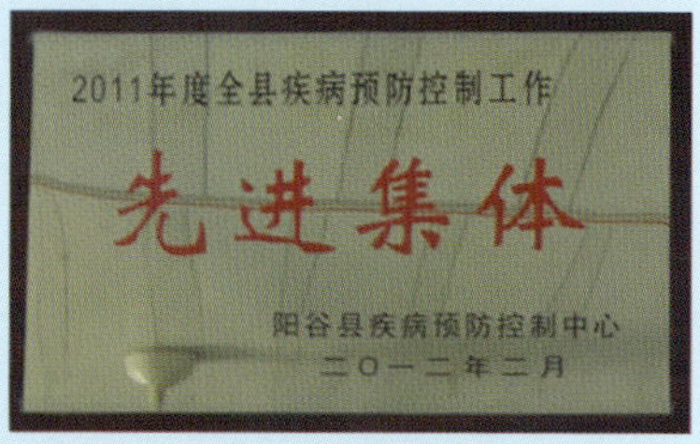

奖 牌

阳谷县郭店屯镇卫生院

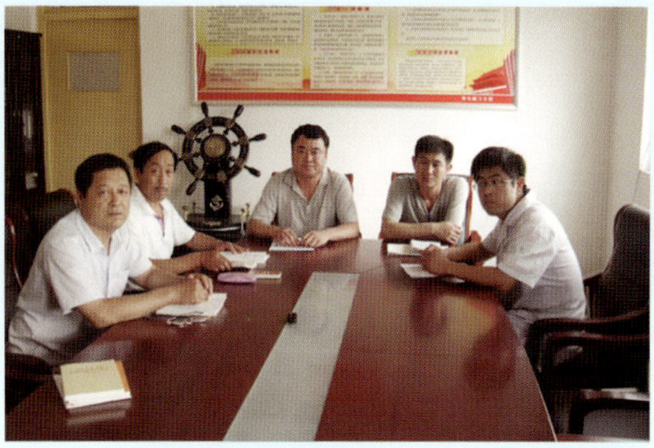

领导班子

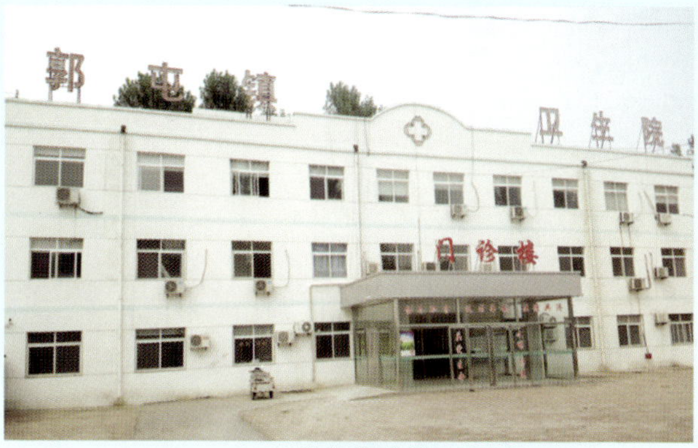

综合楼外景

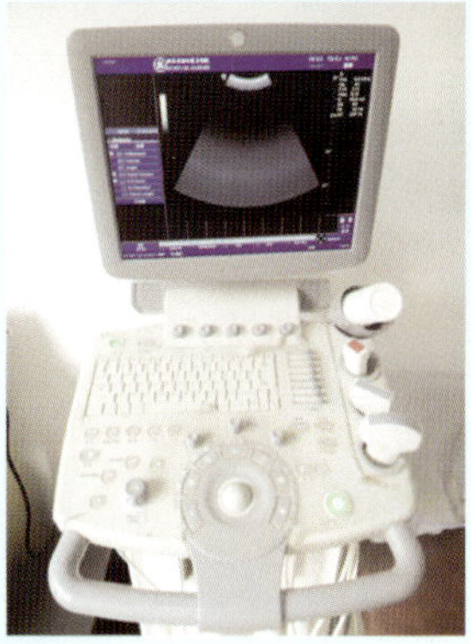

彩色超声多普勒

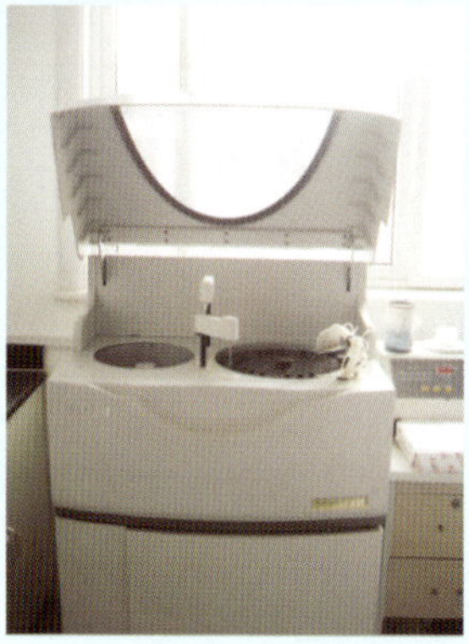

全自动生化分析仪

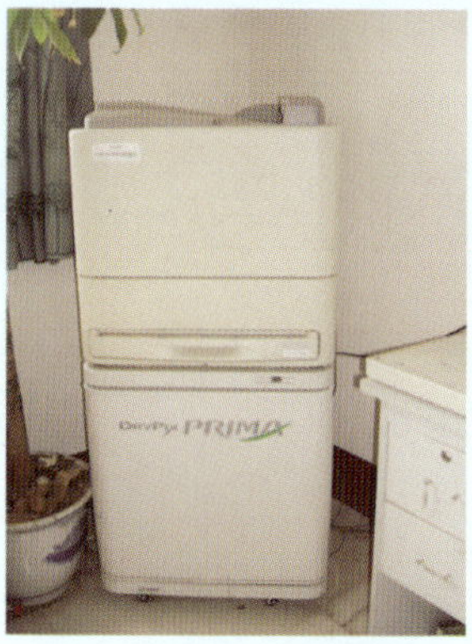

CR

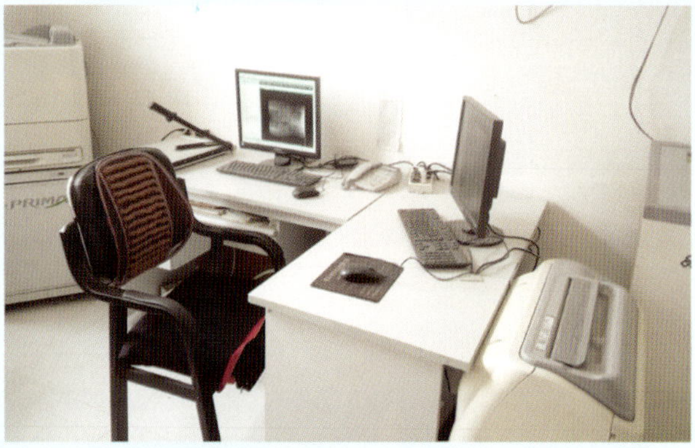

CR射影工作站

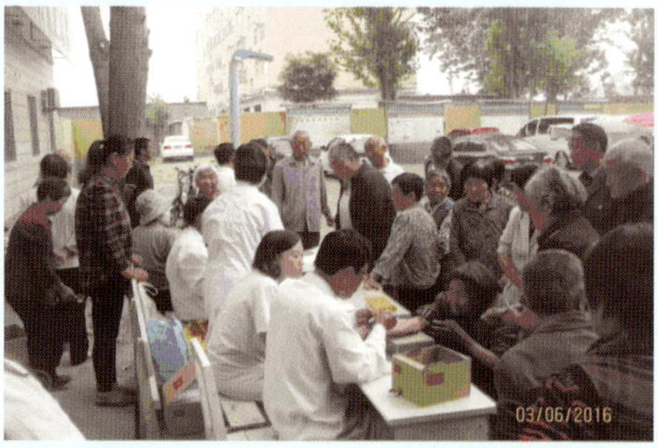

老年人免费查体

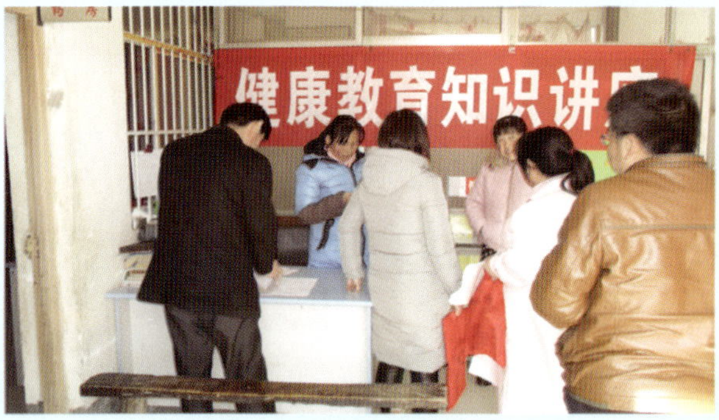

巡村开展健教讲座

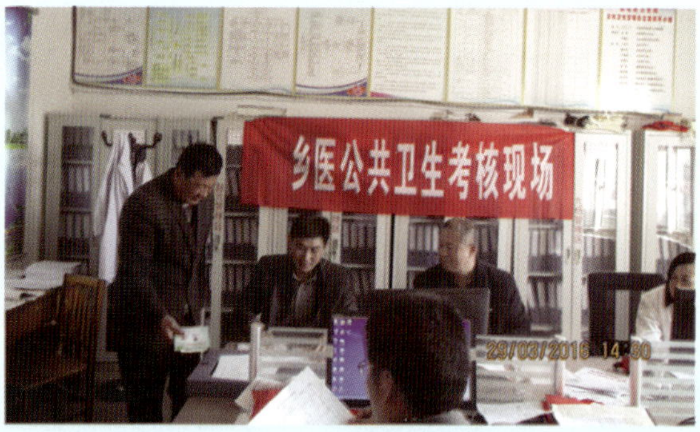

乡村医生公共卫生考核

阳谷县高庙王镇卫生院

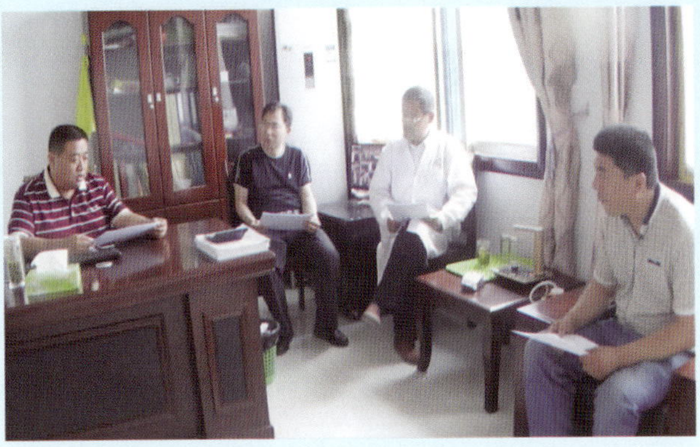

领导班子

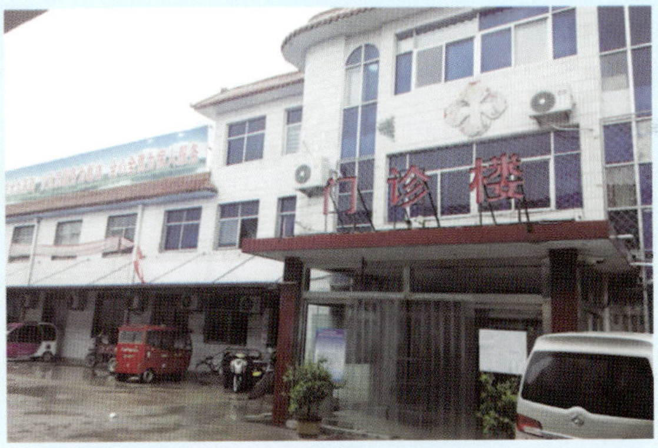

门诊楼外景

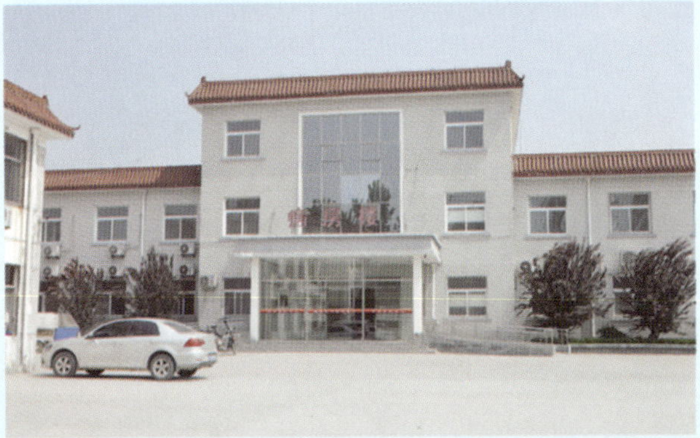

病房楼外景

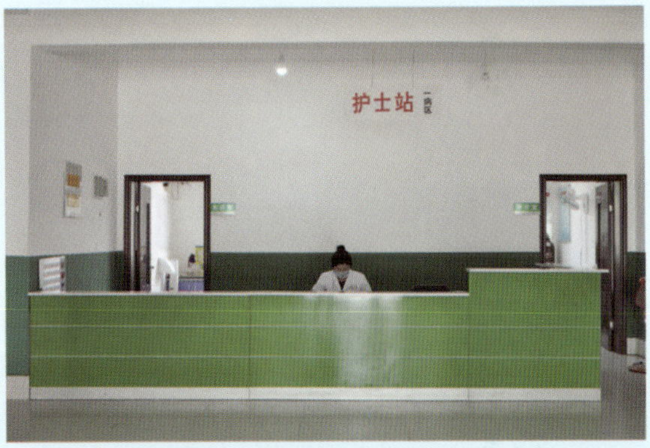

护士站

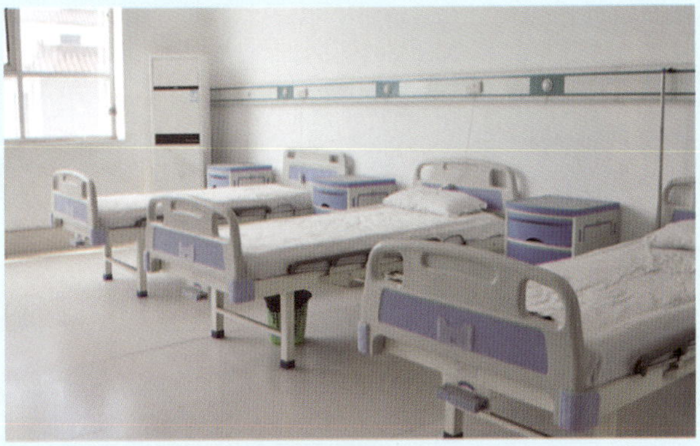

病 房

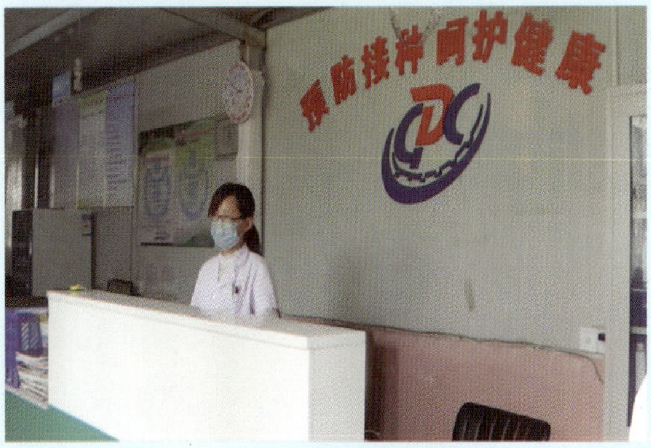

预防接种大厅

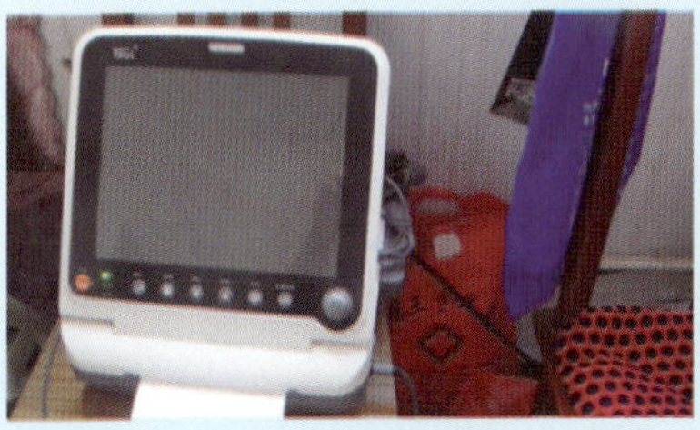

胎心监护仪

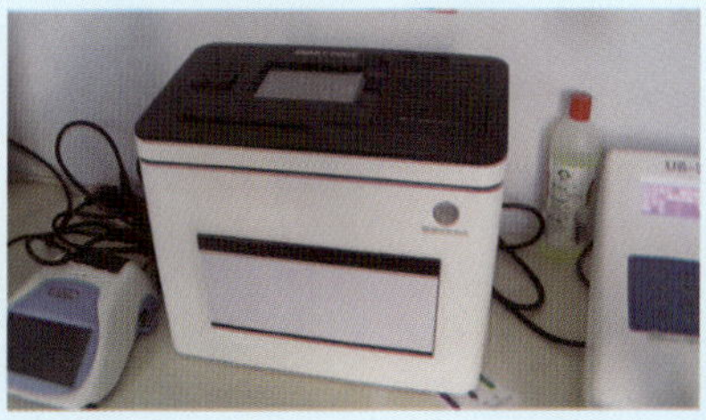

同型半胱氨酸

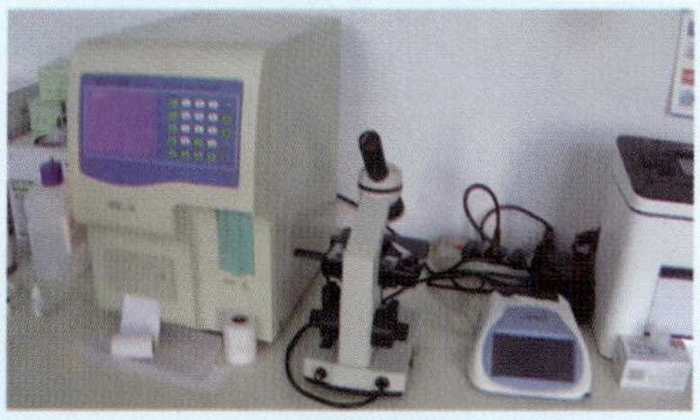

血液分析仪

阳谷县侨润街道社区卫生服务中心

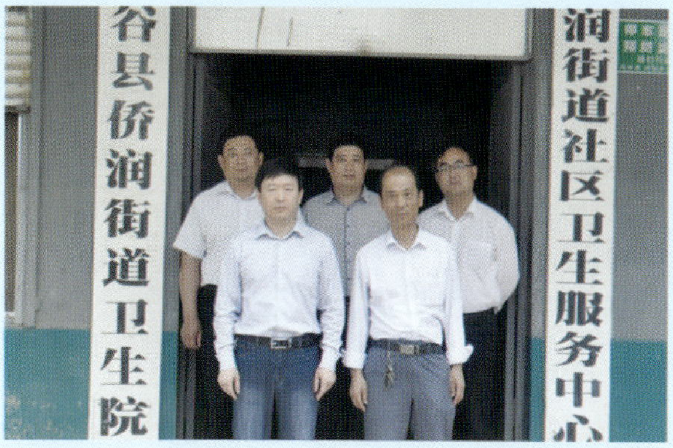

领导班子

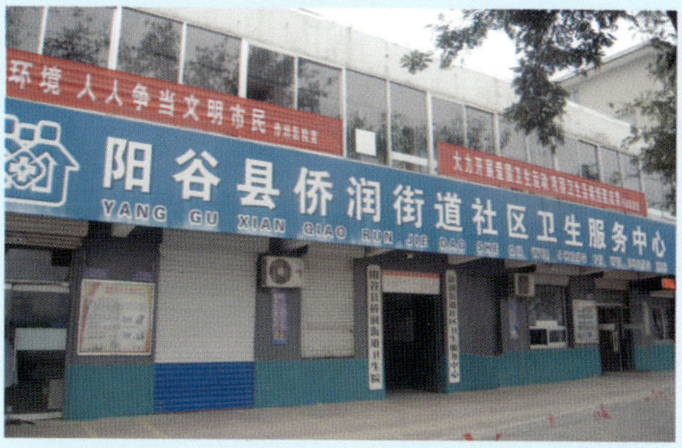

门诊楼外景

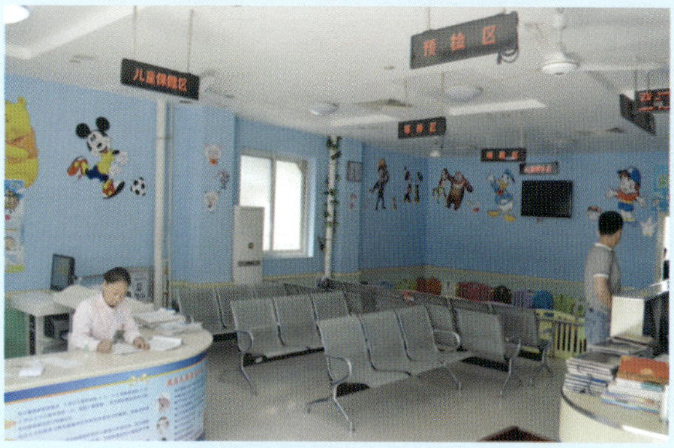

预防接种中心

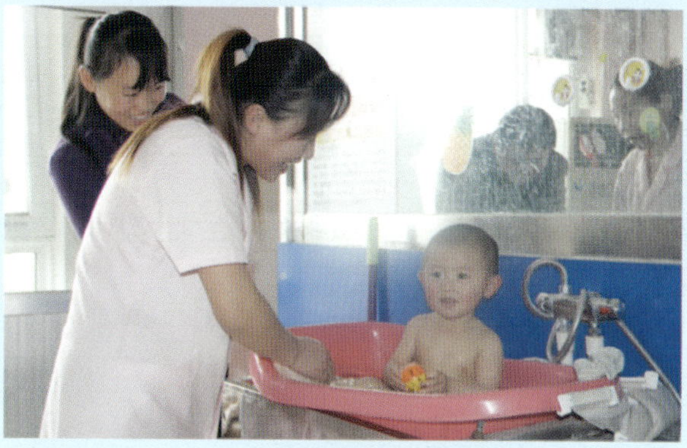
快乐洗浴

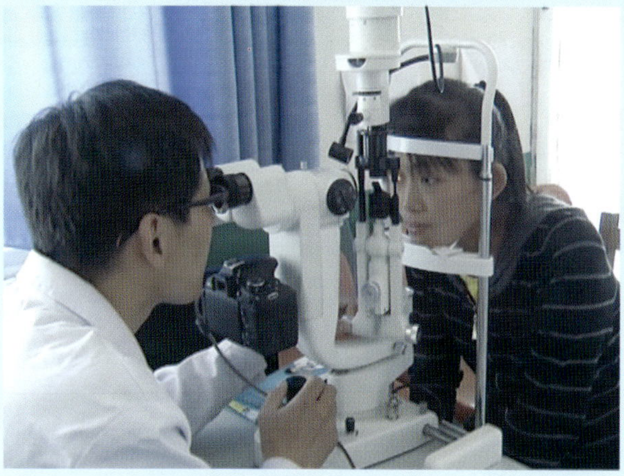
眼科检查

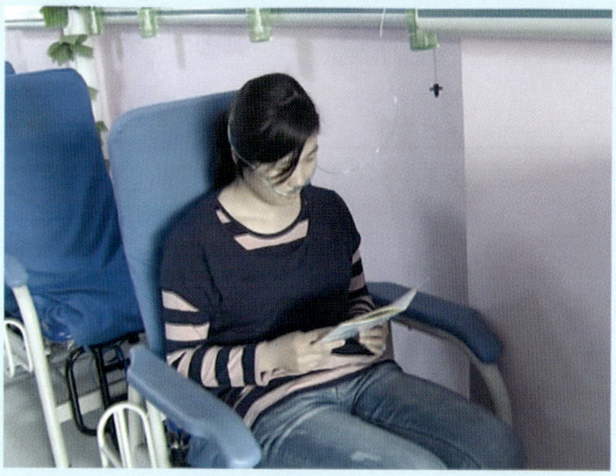
孕妇快乐氧吧

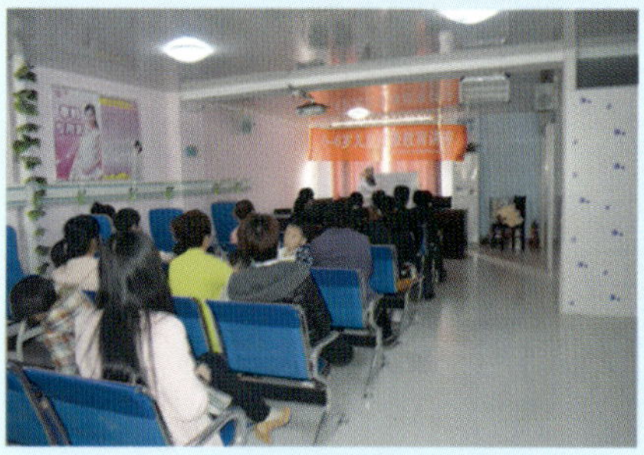
儿保健康教育

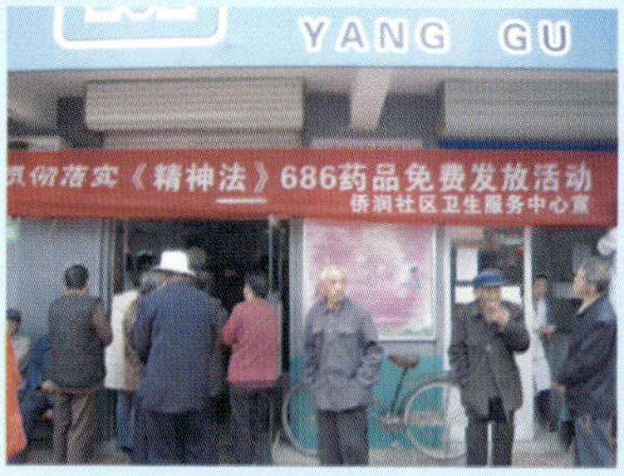

免费发放精神药品

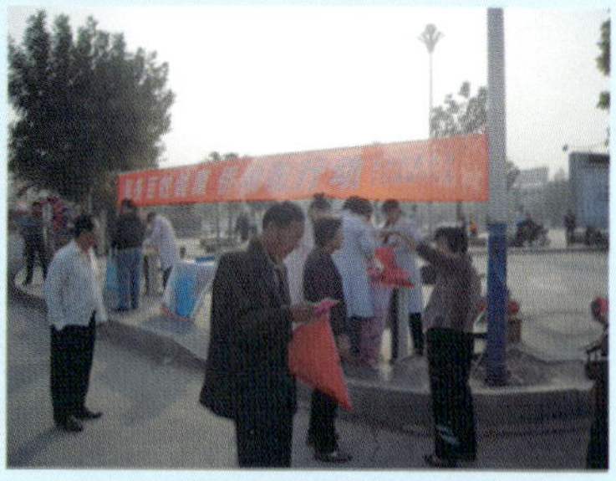
健康知识宣传

阳谷县狮子楼街道社区卫生服务中心

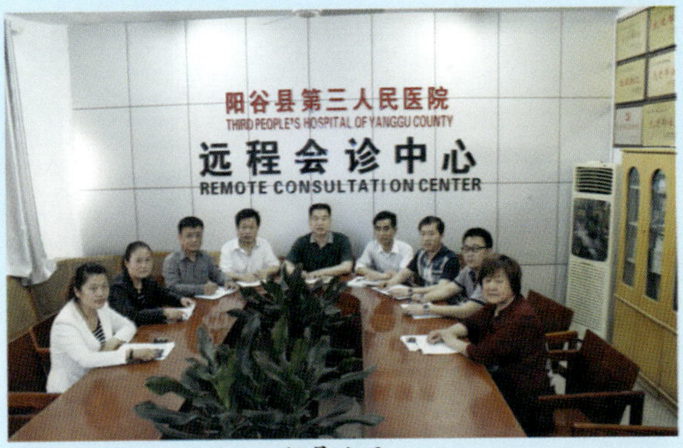

领导班子

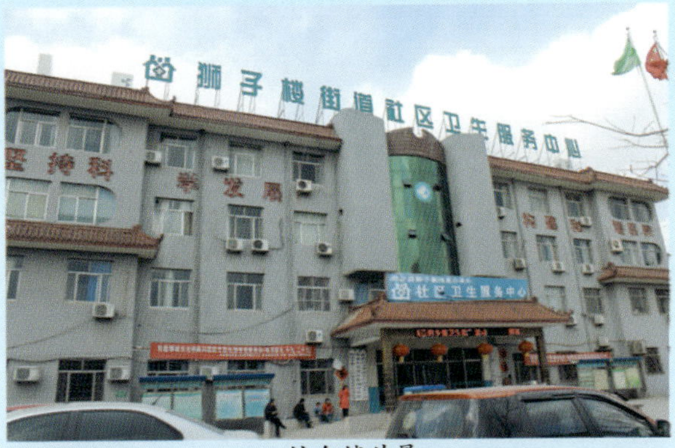

综合楼外景

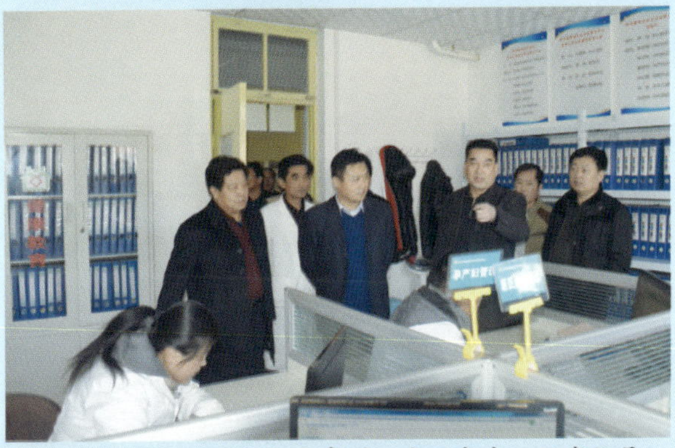
2013年12月3日，县长何宪卓到卫生服务中心视察指导

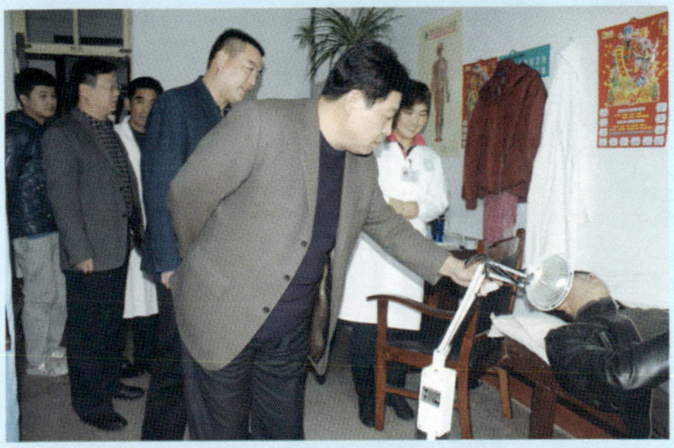
2013年12月4日，县卫生局局长王庆森(中)到中心指导工作

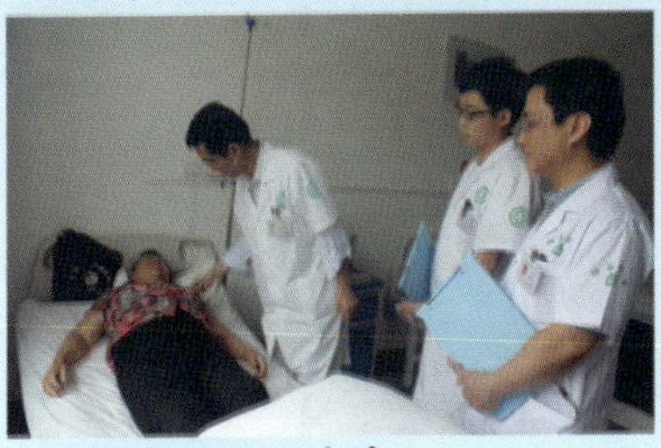
例行查房

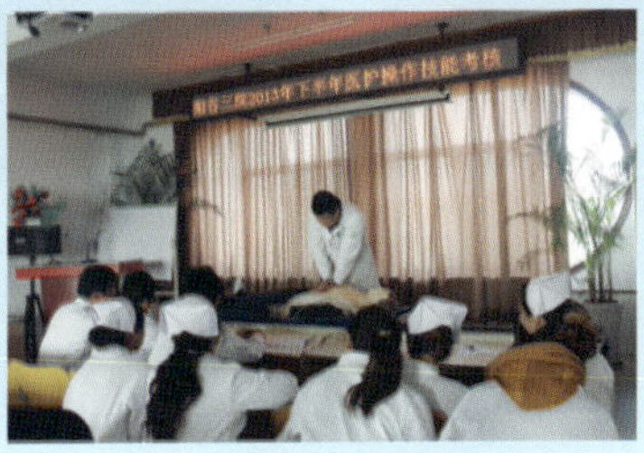
医护技能考核

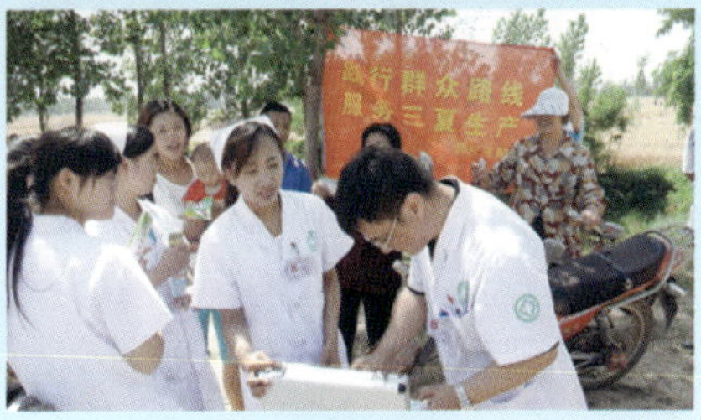
三夏卫生下乡

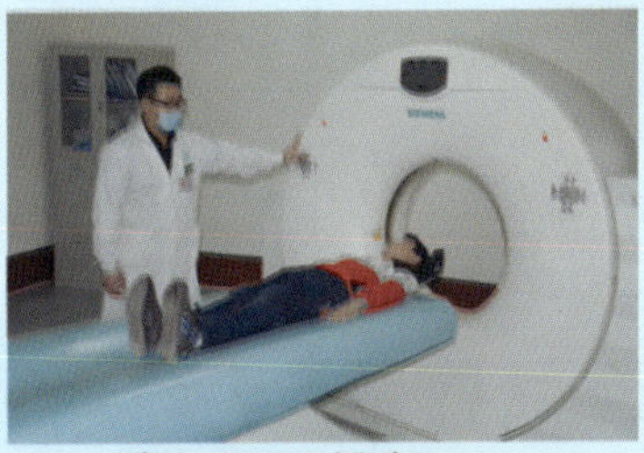
德国西门子螺旋CT

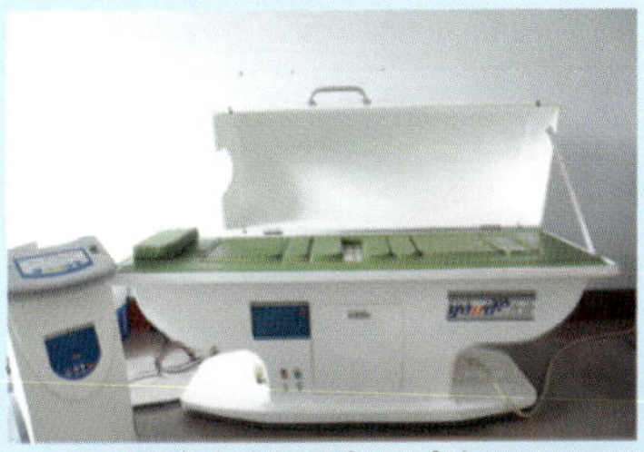
优德大型熏蒸治疗机

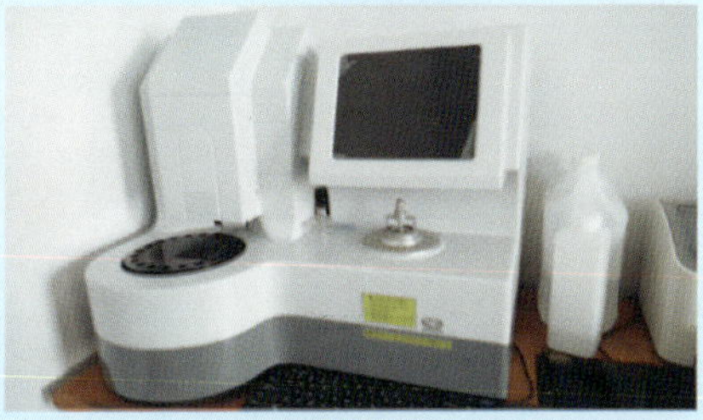
血流变仪

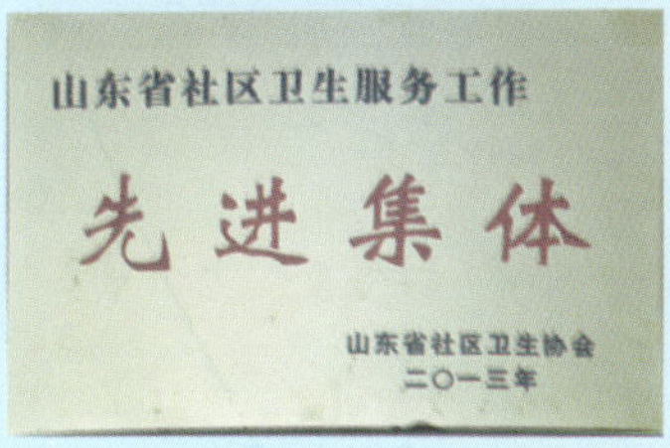

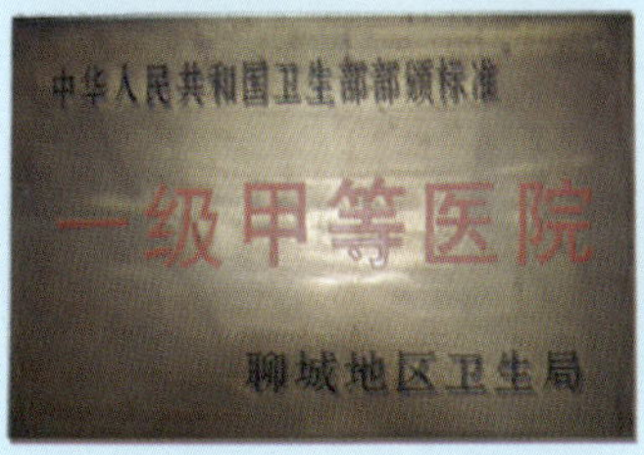

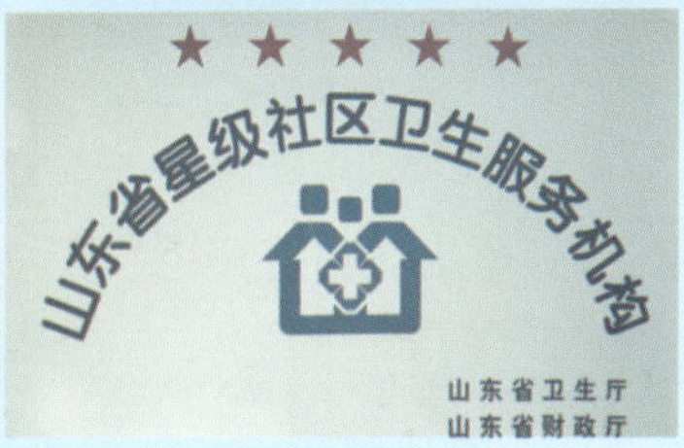

阳谷县博济桥街道社区卫生服务中心

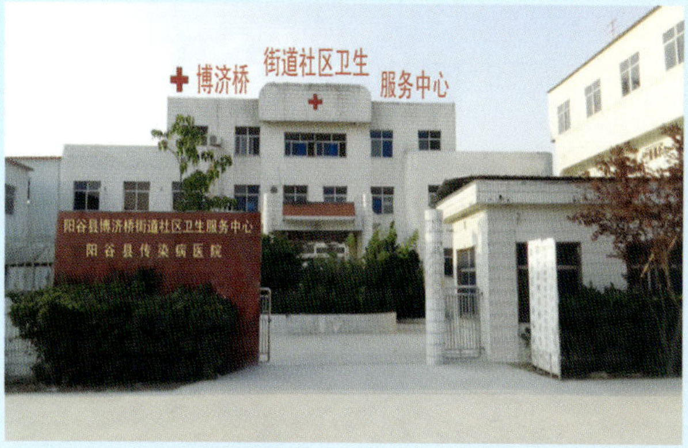

服务中心外景

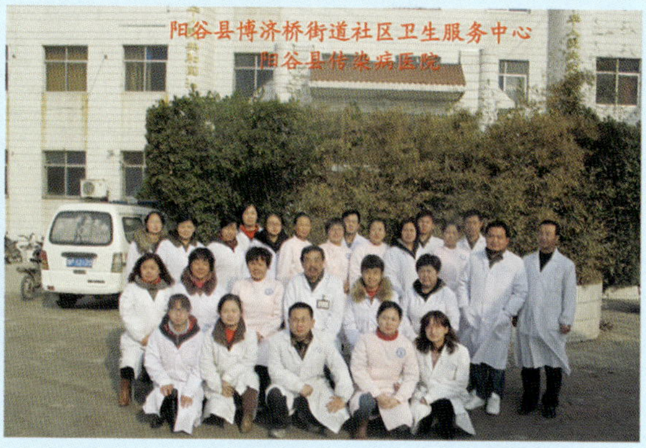

卫生服务人员

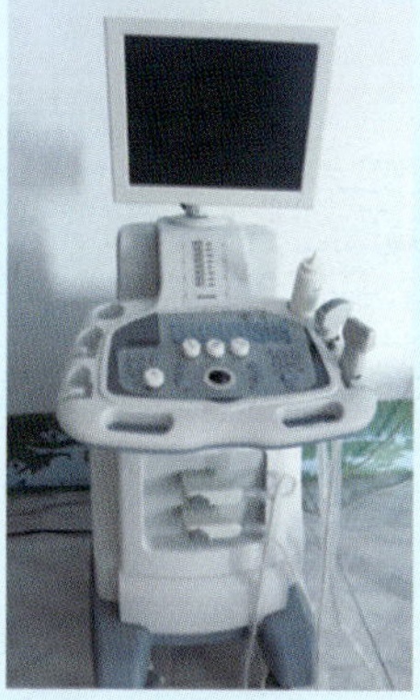

彩超机

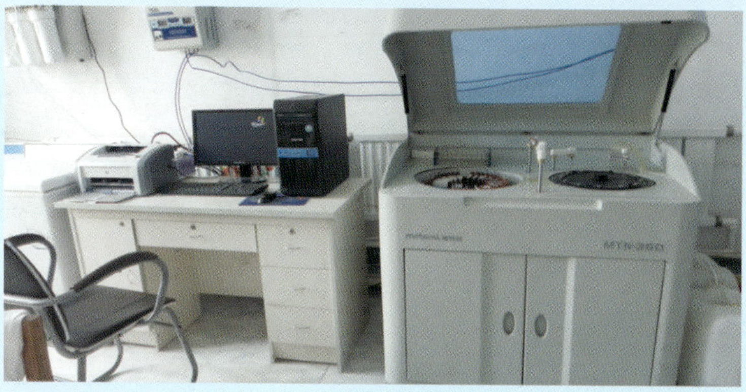

全自动血液分析仪

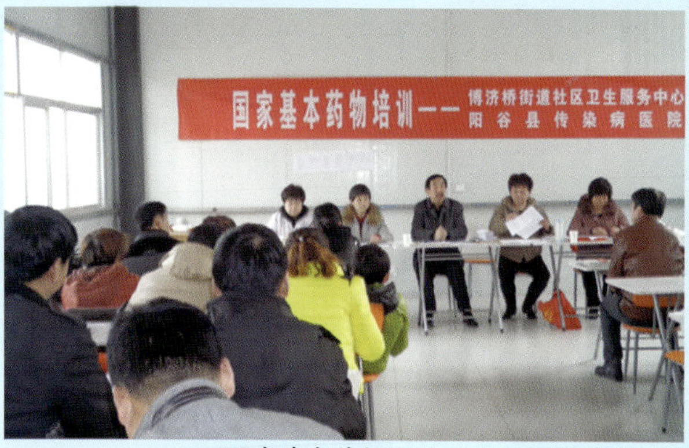

国家基本药物培训

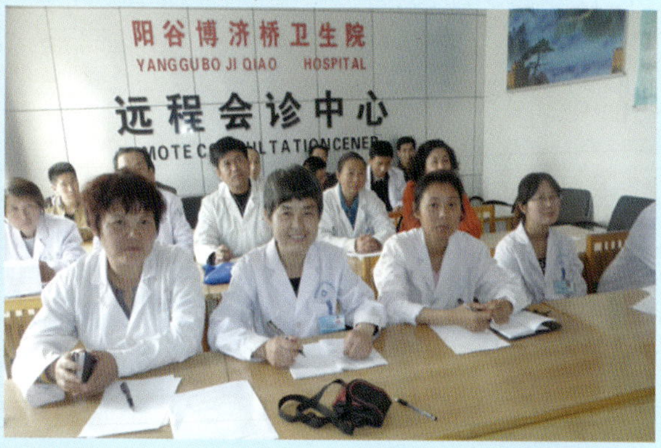

职工远程培训

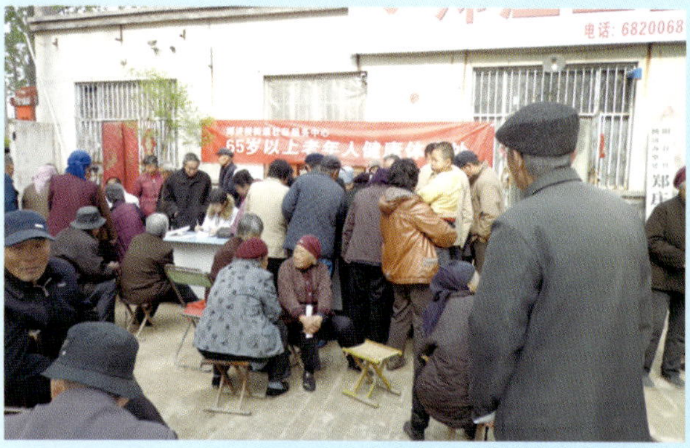

为老年人免费查体

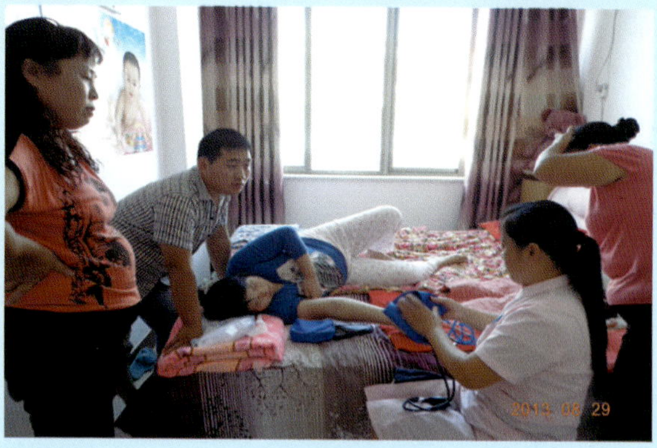

孕产妇家庭访视

阳谷风湿类风湿专科医院

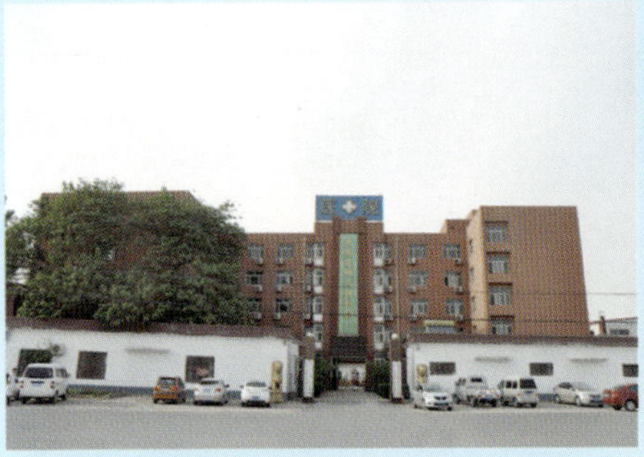
门诊、病房综合楼外景

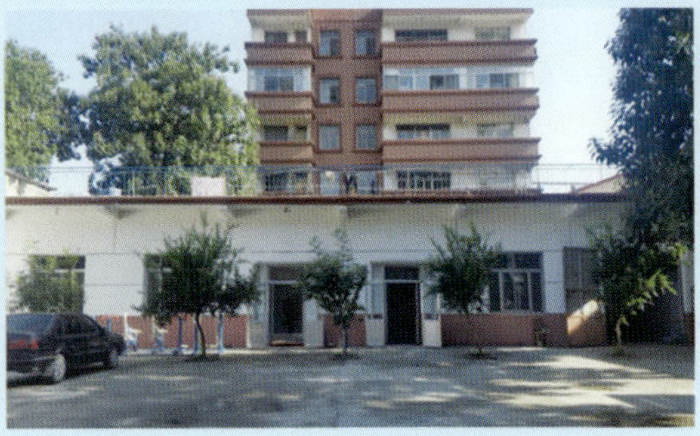
制剂室外景

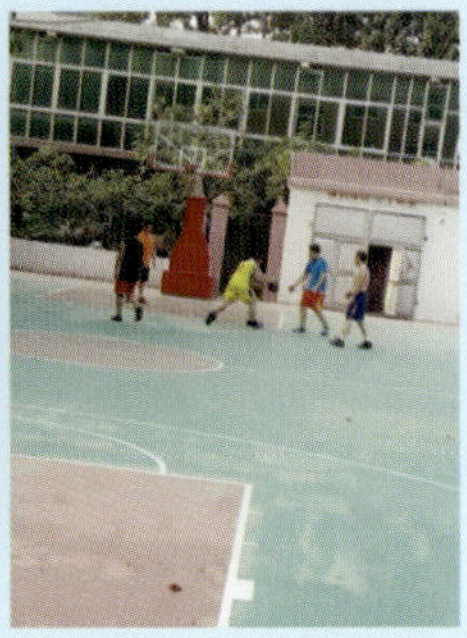
职工活动场所

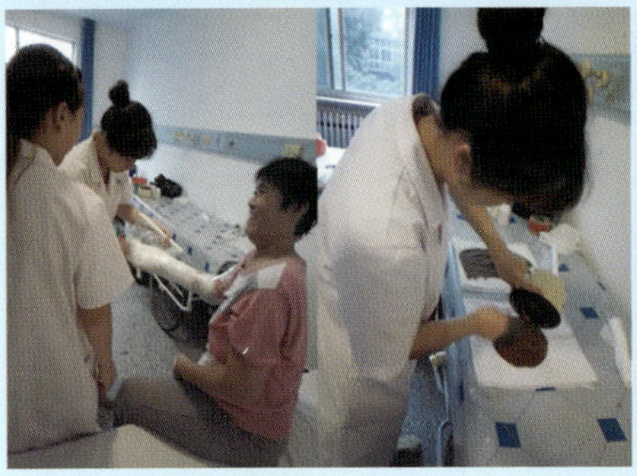
岗位练兵

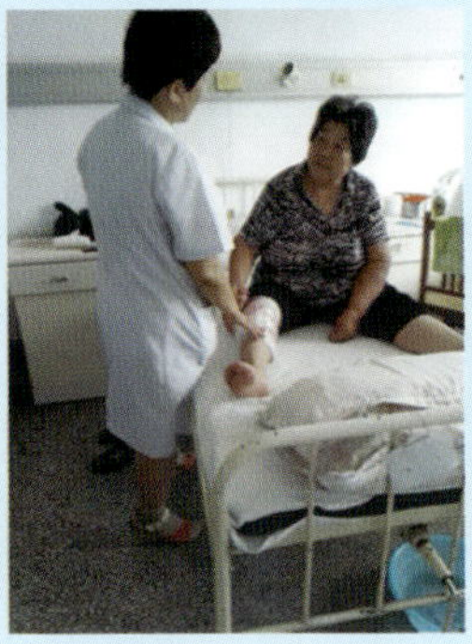
例行查房

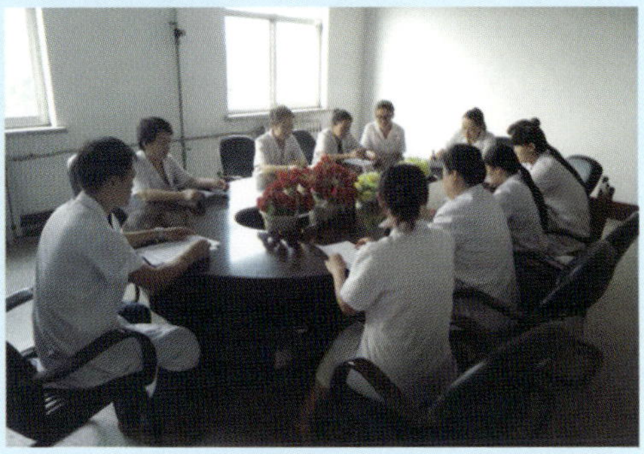
业务培训

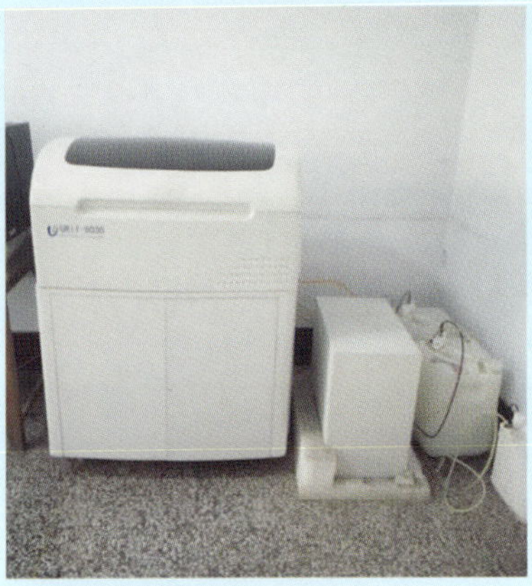
生化分析仪

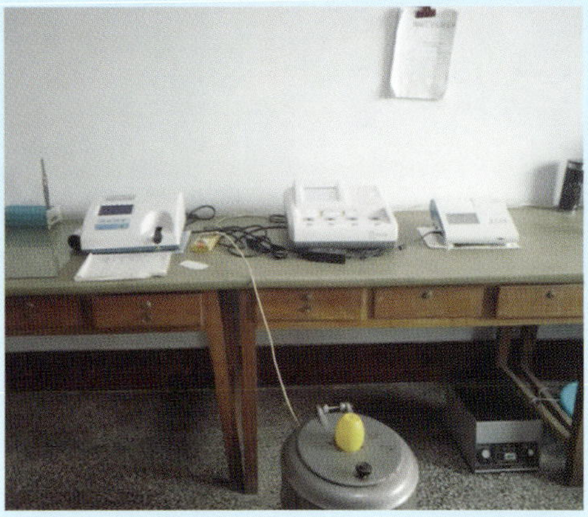
尿液分析仪

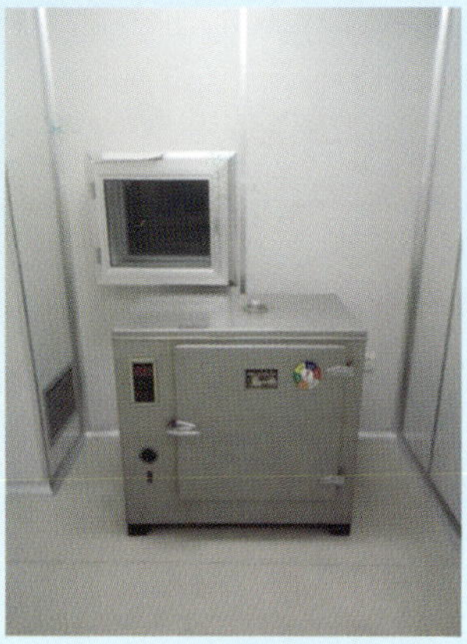
制剂烘干机

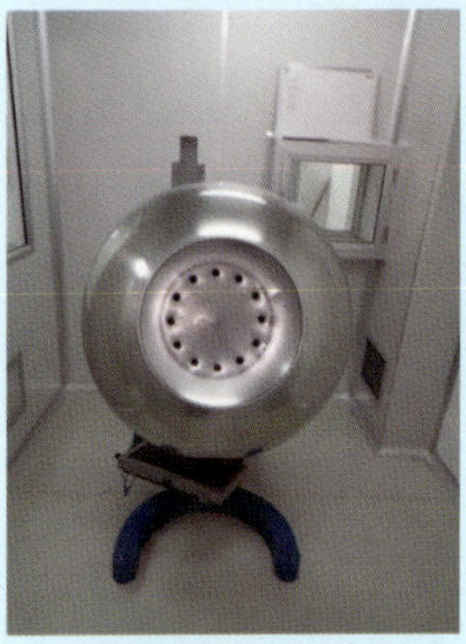
制丸机

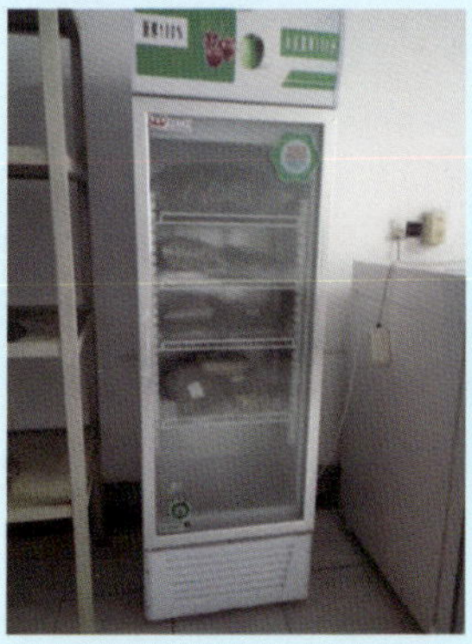
制剂冷藏柜

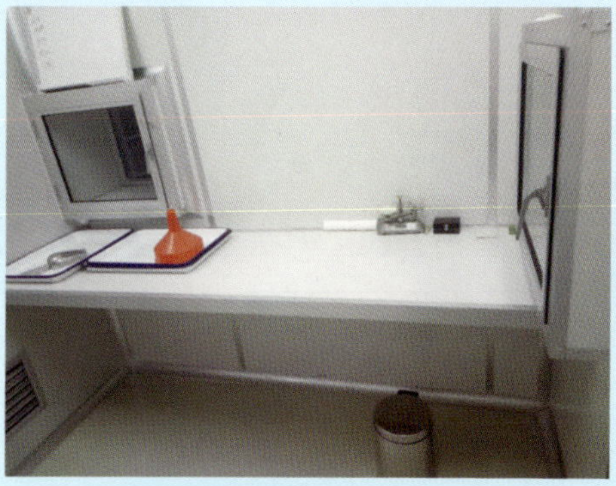
制剂分装室

阳谷永康医院

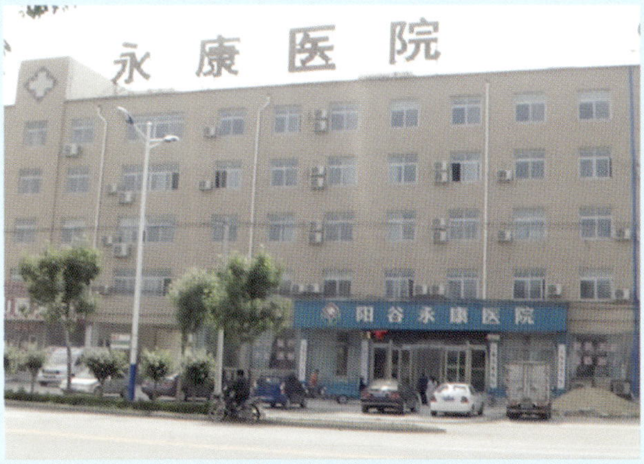

综合楼外景

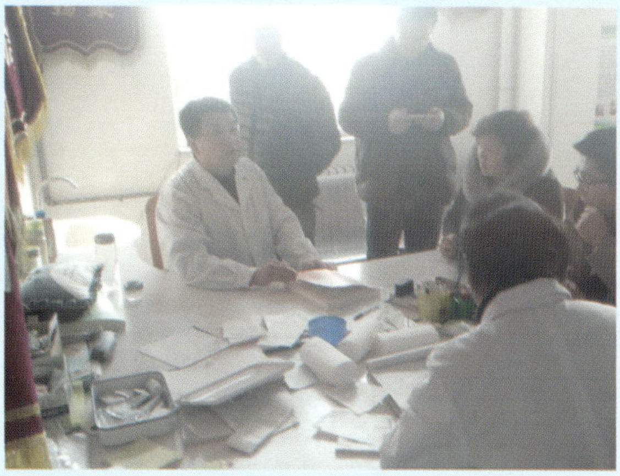
接诊肛肠病人

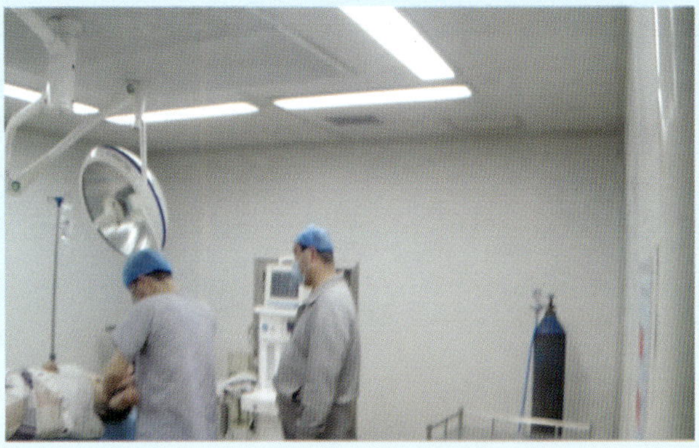
外科手术室

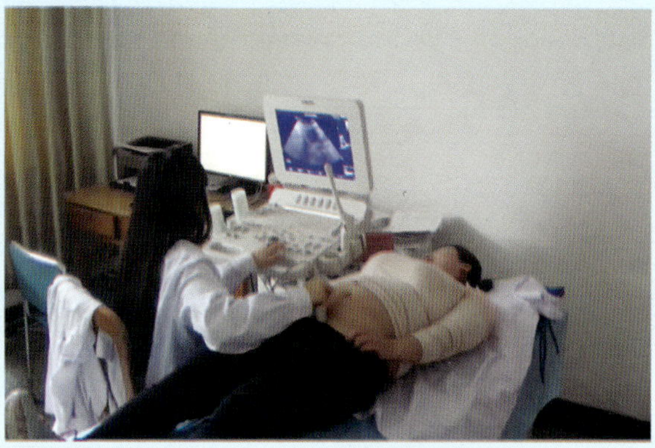
彩超检查

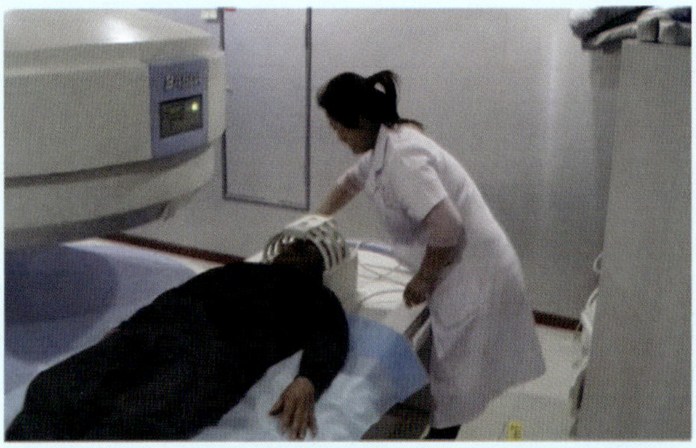
核磁共振室

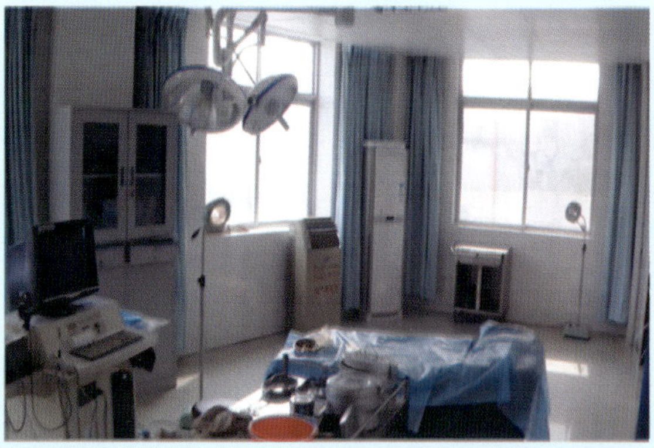
肛肠手术室

阳谷口腔医院

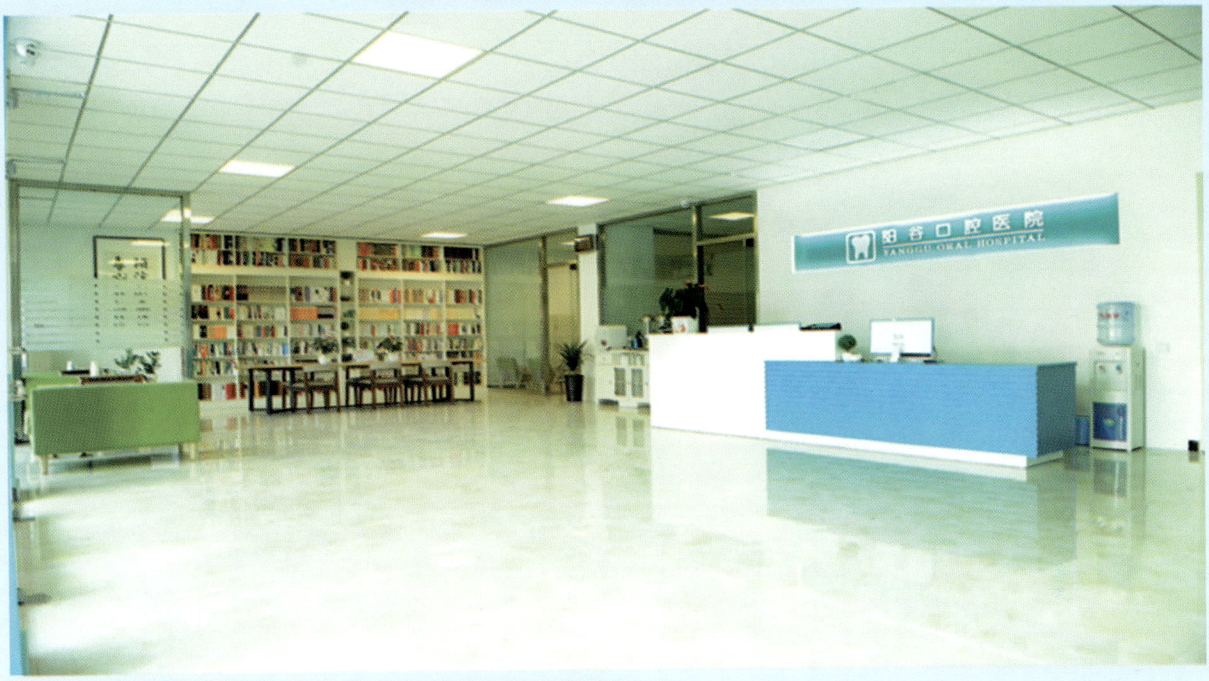

医院大厅

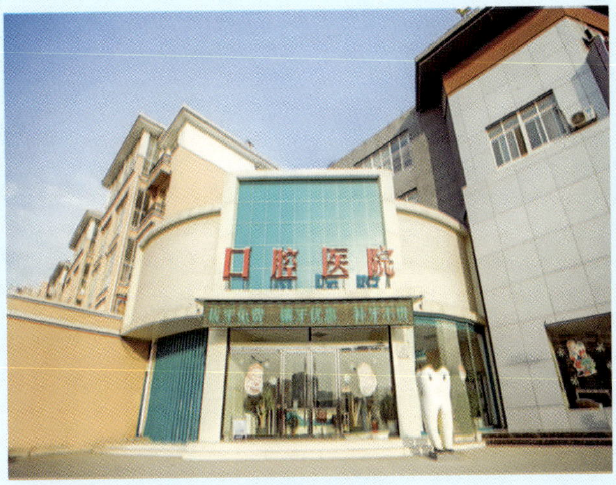

第一分院门诊楼

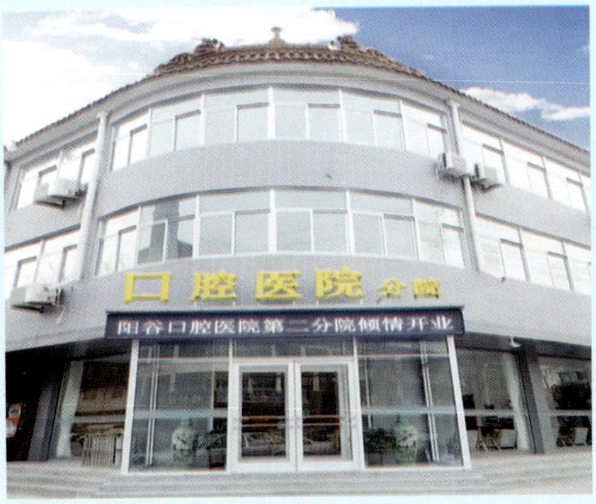

第二分院门诊楼

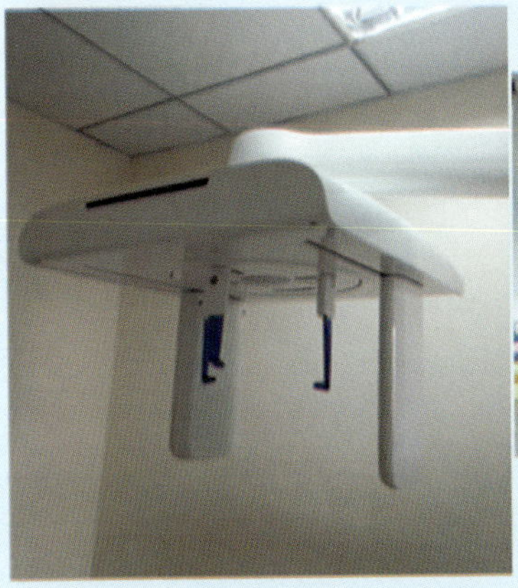

口腔CT

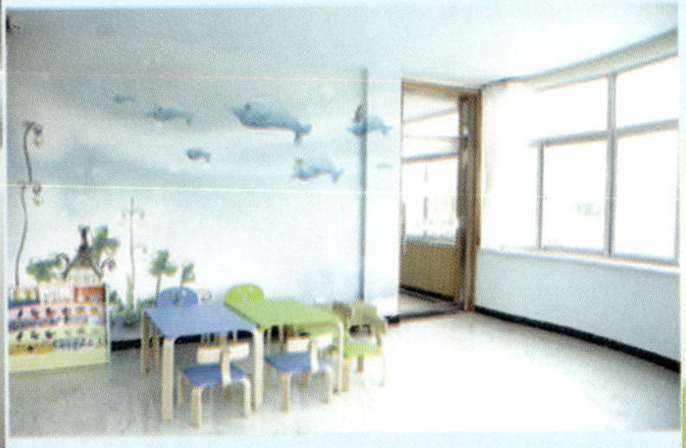

第一分院儿童候诊室

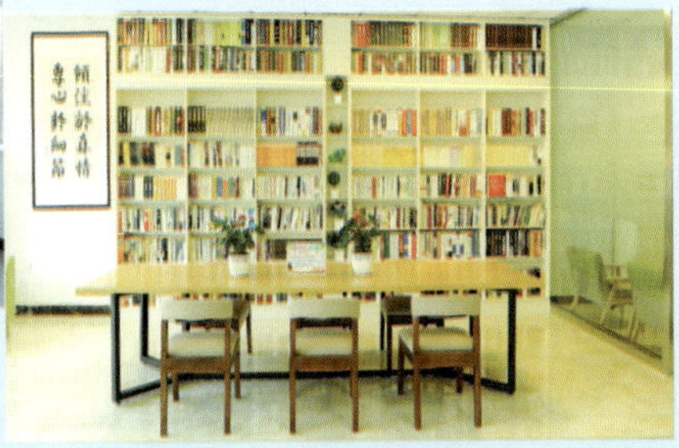

医院图书区

阳谷博爱医院

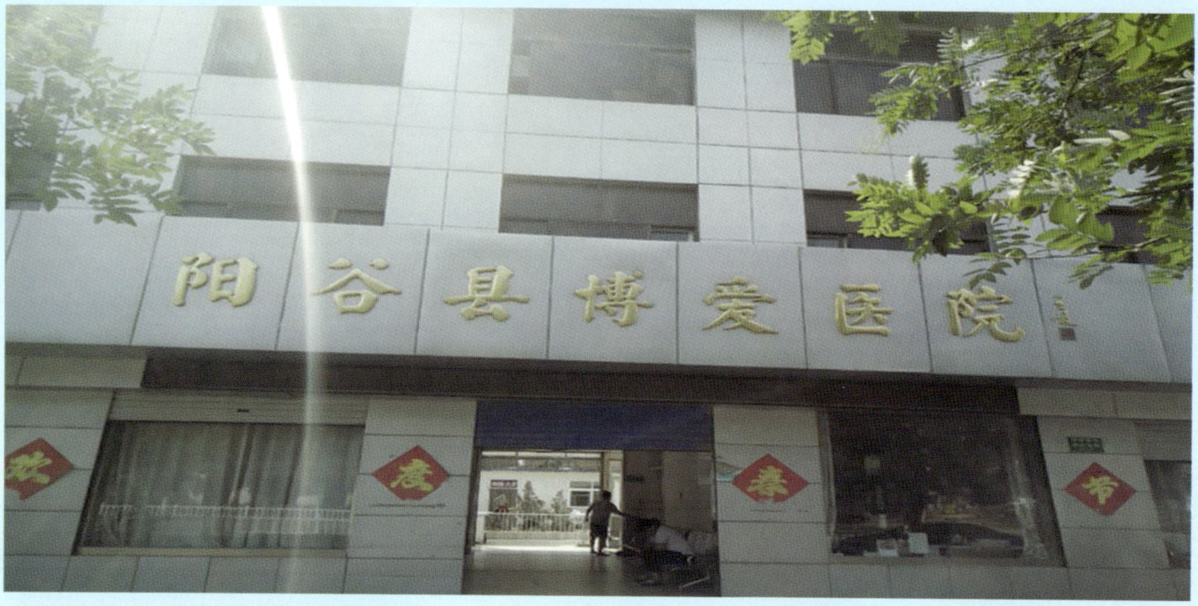

综合楼外景

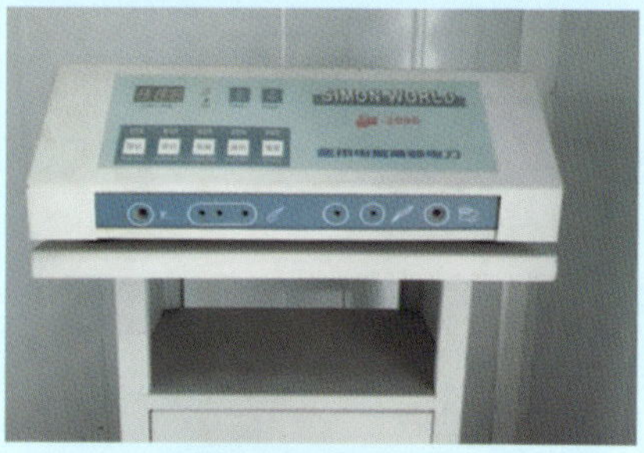

医用高频电刀

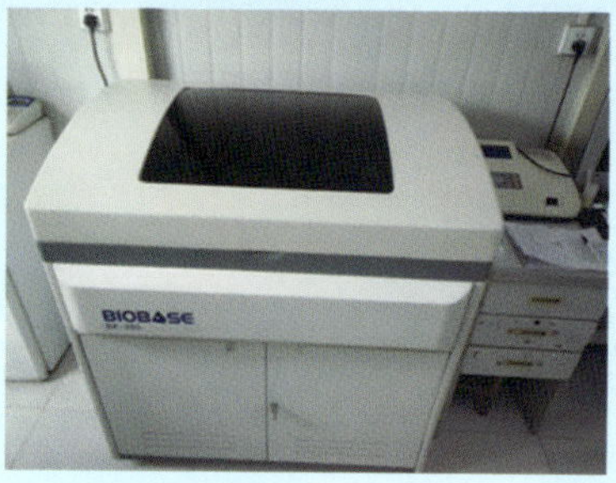

全自动生化分析仪

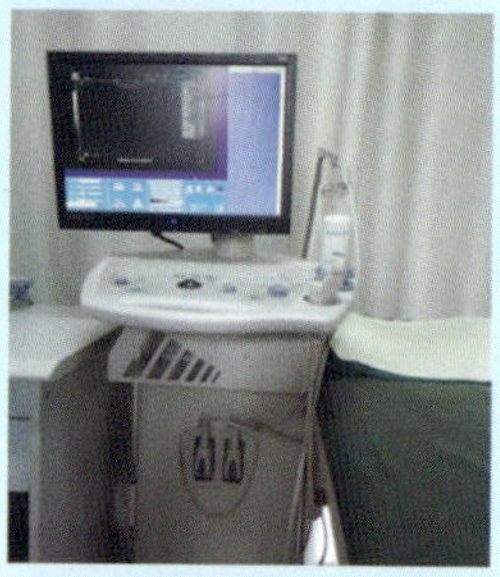

B型彩超

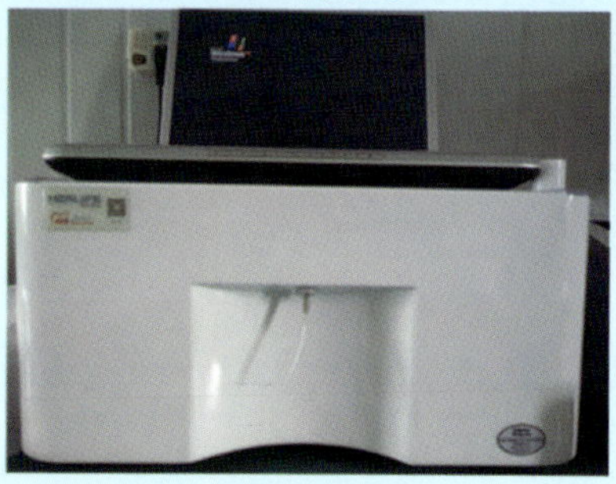

微量元素分析仪

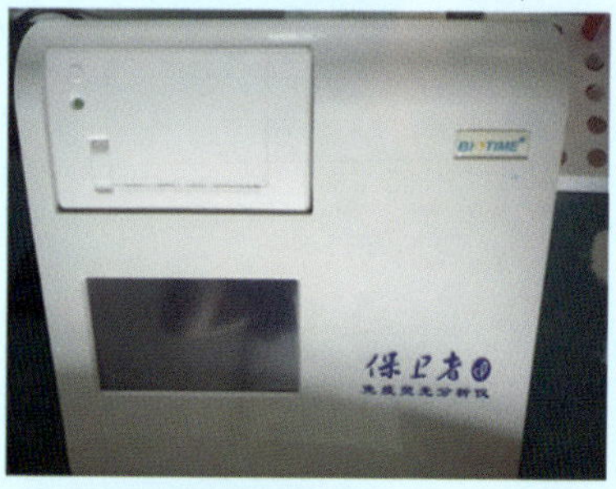

免疫荧光分析仪

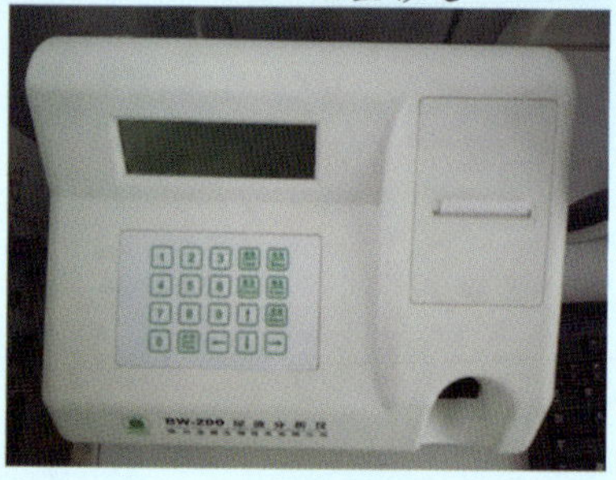

尿液分析仪

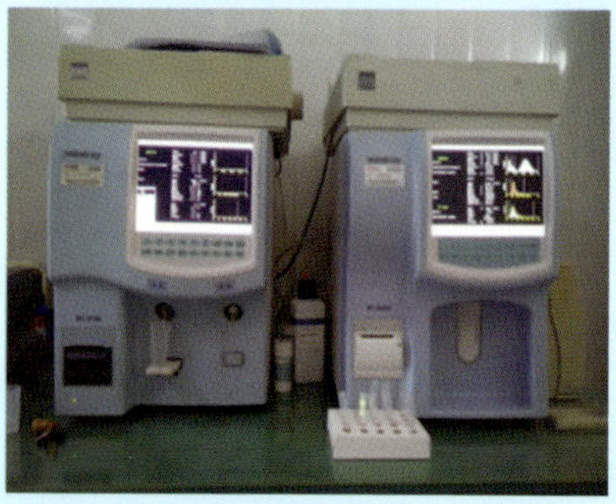

血球计数仪

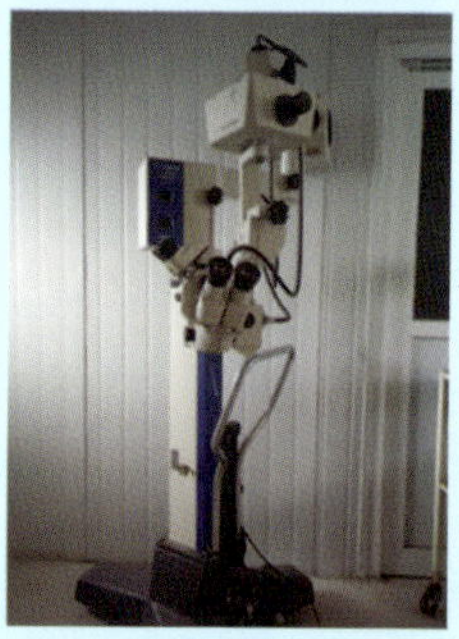

裂隙灯

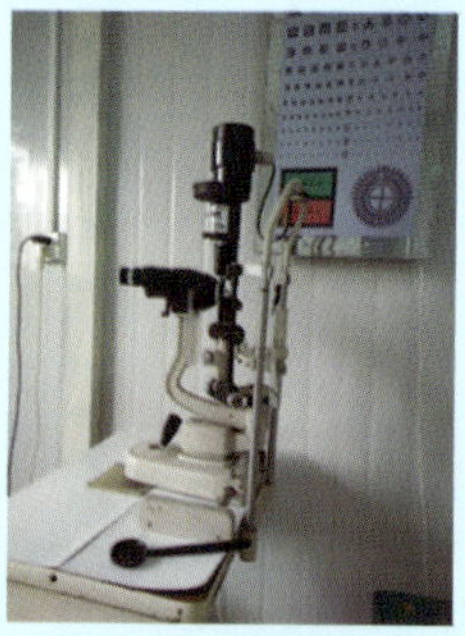

手术显微镜

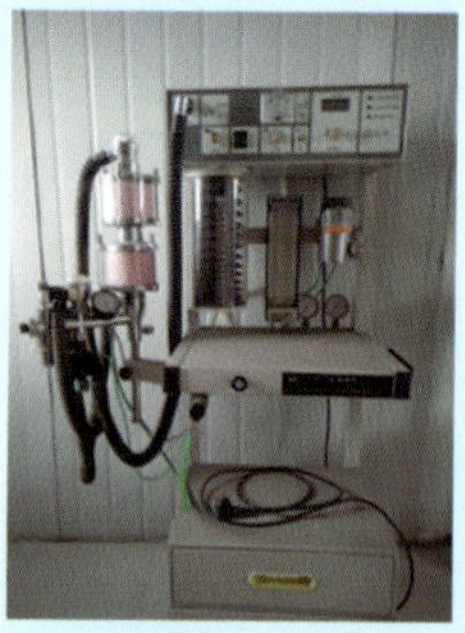

麻醉机

阳谷关爱医院

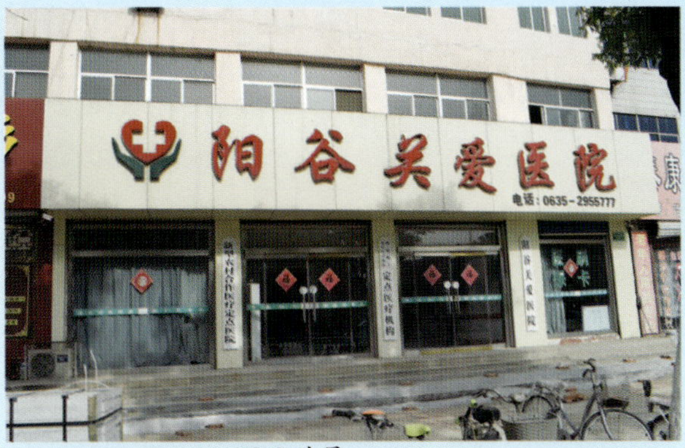

医院外景

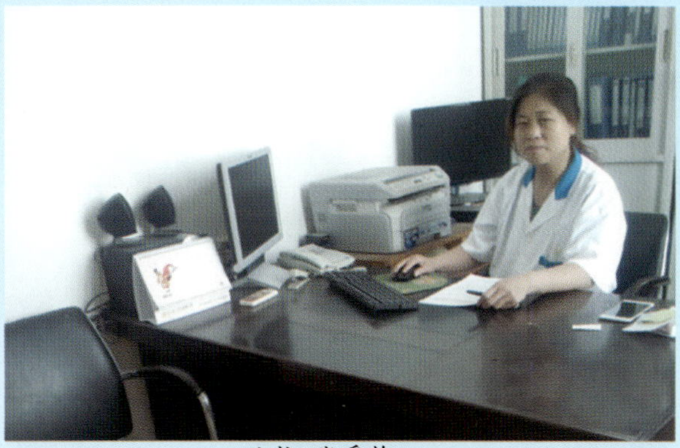
院长 张爱梅

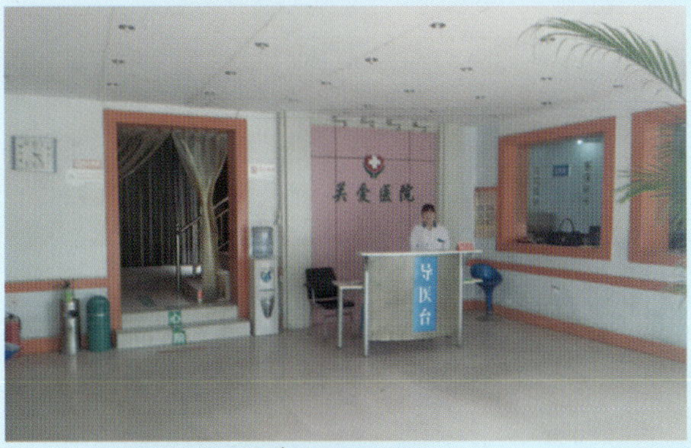

门诊大厅

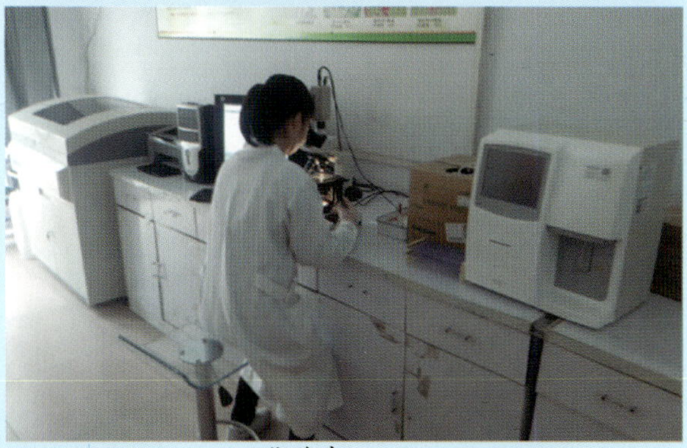
化验室

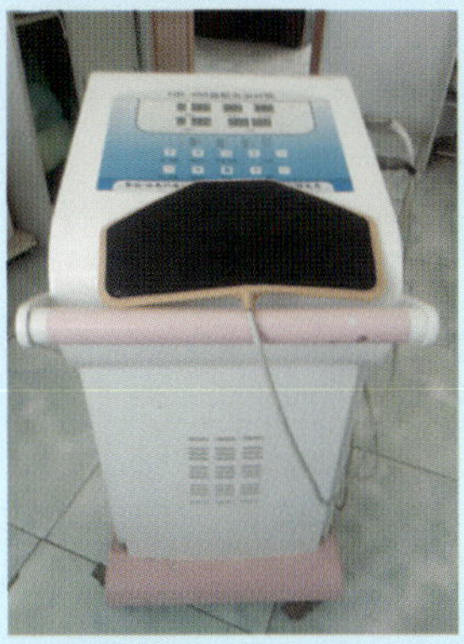
盆腔炎治疗仪

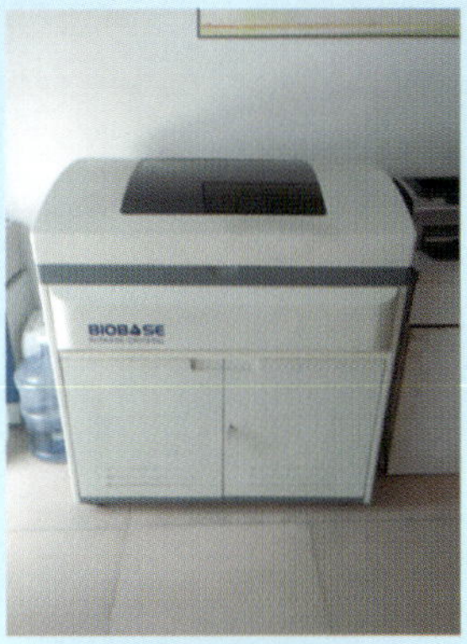

全自动生化仪

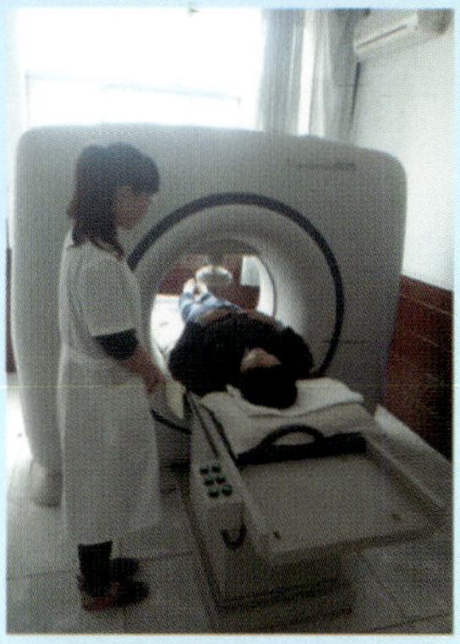
热能聚焦治疗

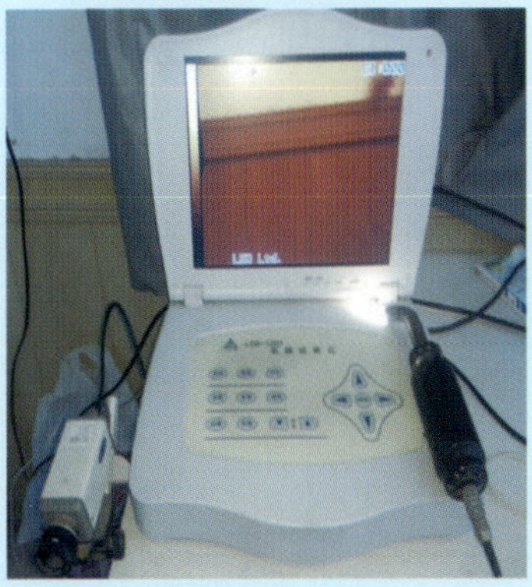
乳腺诊断仪

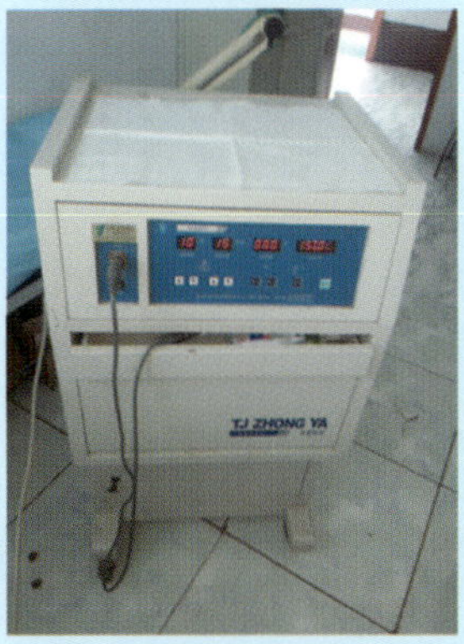

微波治疗仪

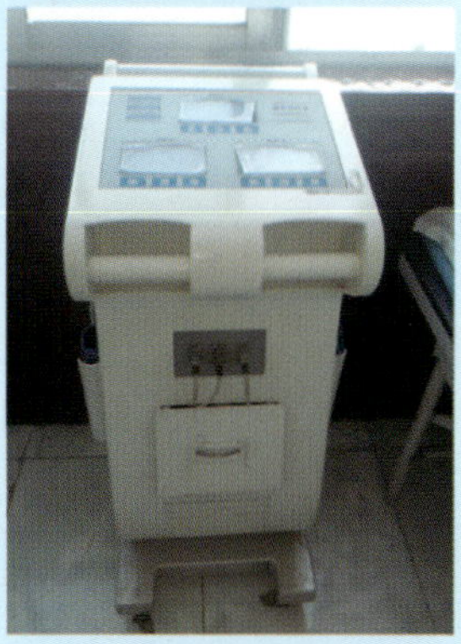
综合治疗仪

阳谷北大合作医院

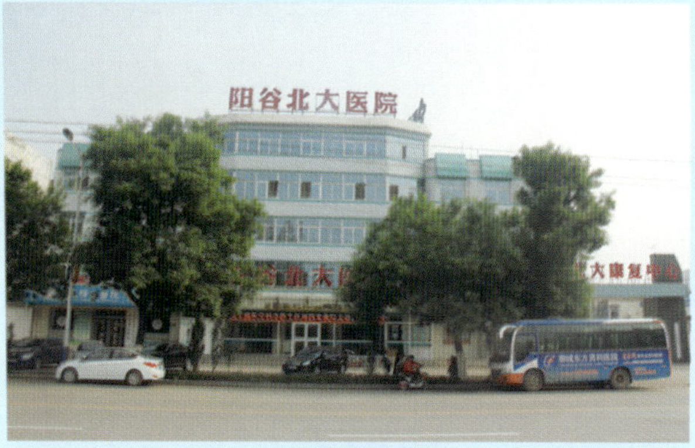

综合楼外景

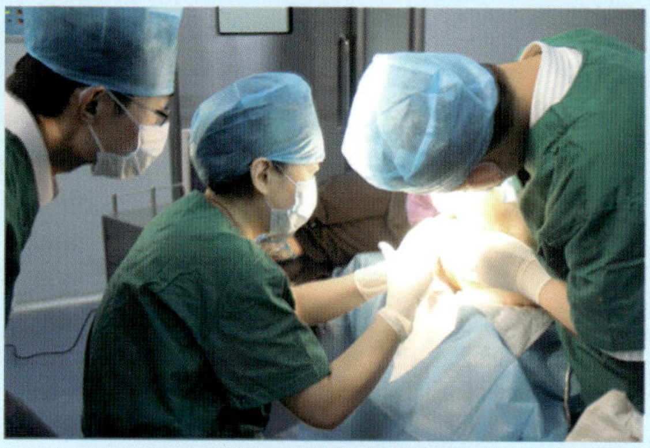

专家手术中

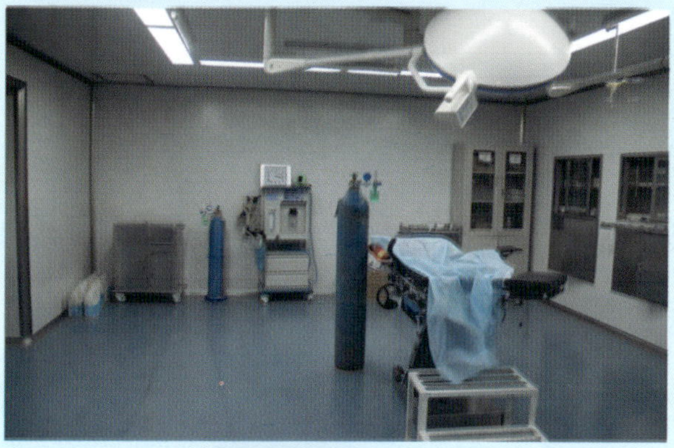

手术室

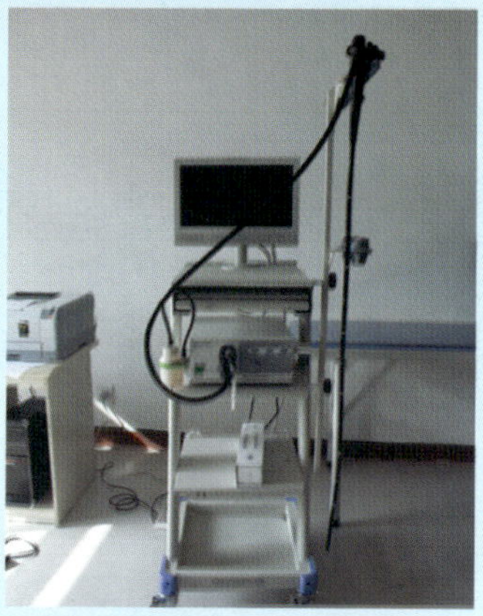

奥林巴斯肠镜

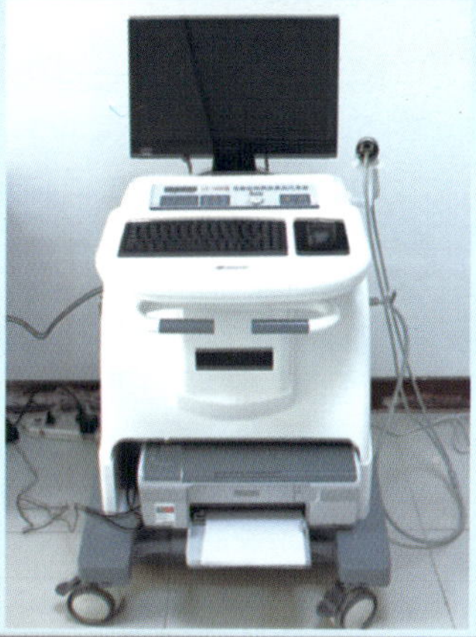

肛门镜

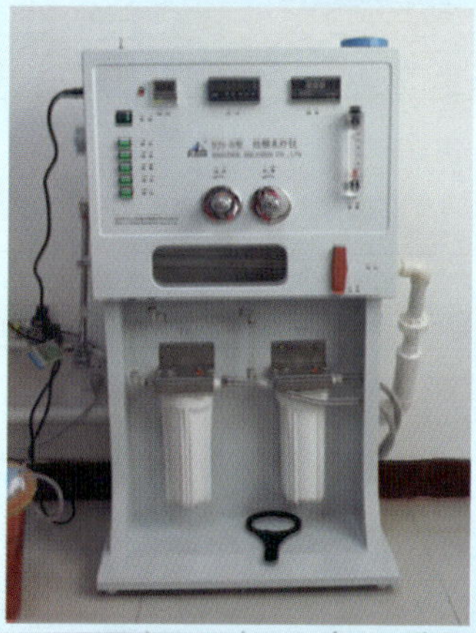

大力神结肠水疗仪

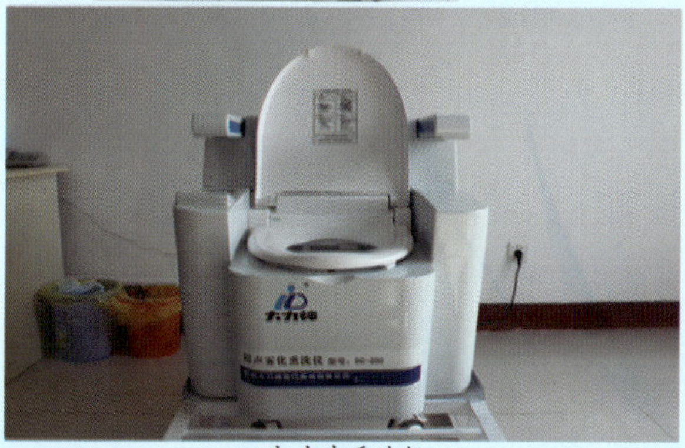

大力生熏洗仪

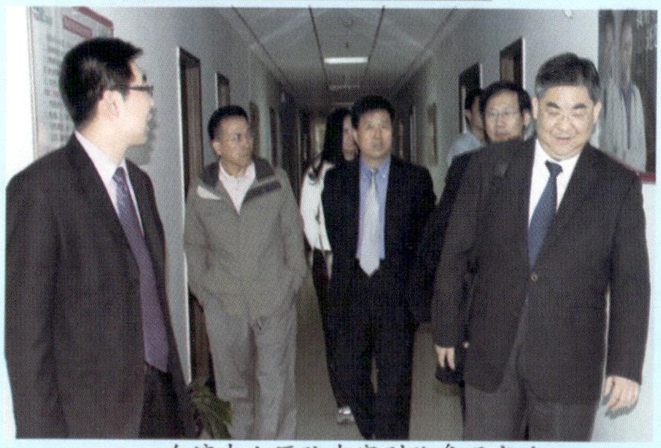

台湾中山医院专家到院参观交流

阳谷谐和医院

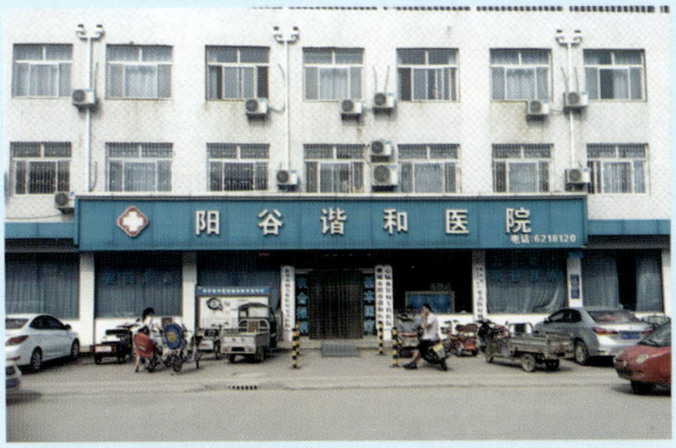

综合楼外景

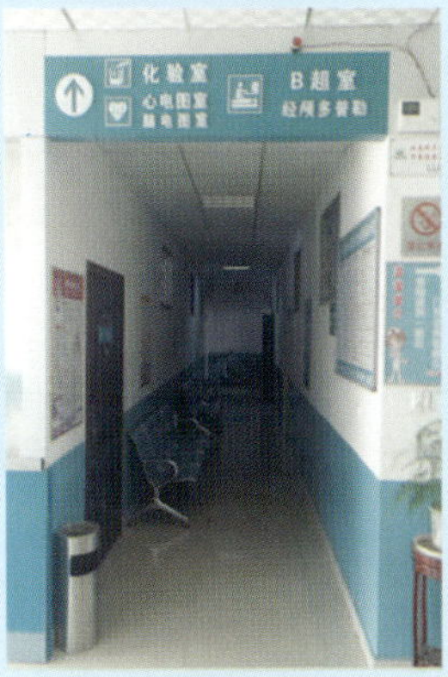

检查区

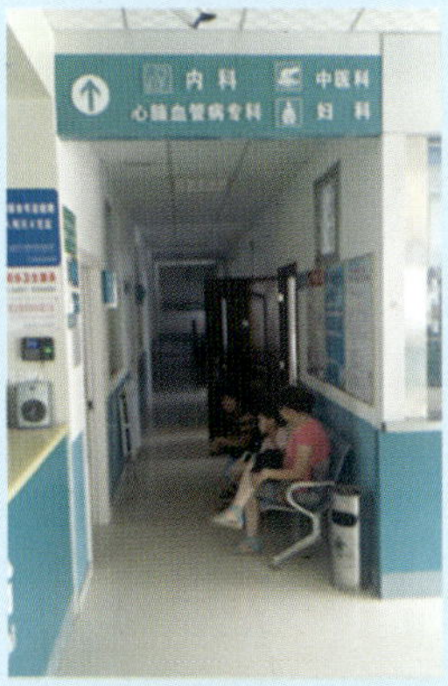

治疗区

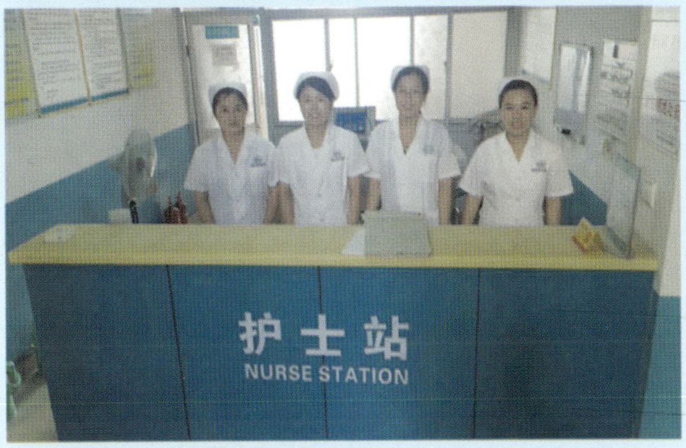

护士站

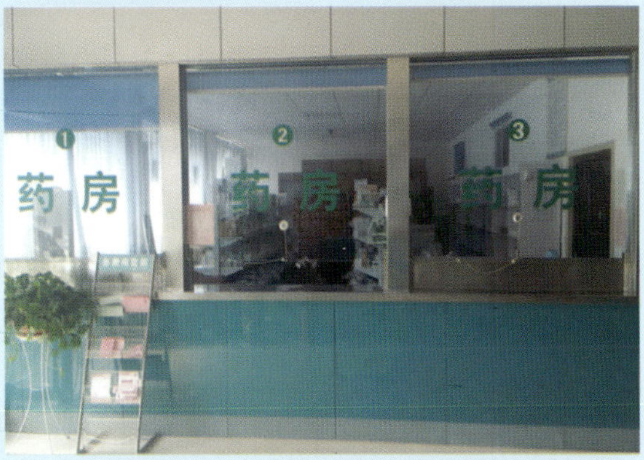

中西药房

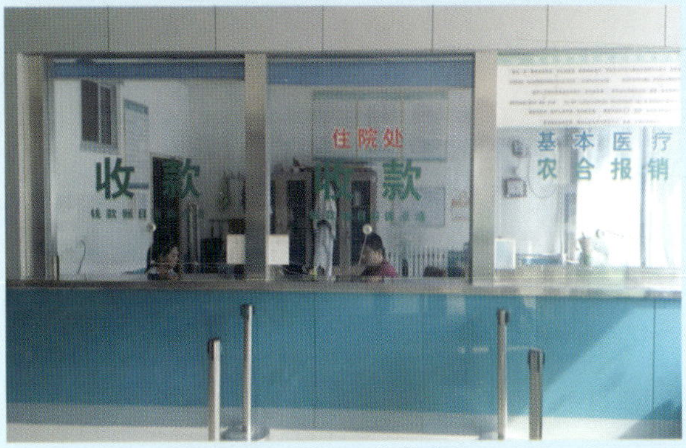

收款室

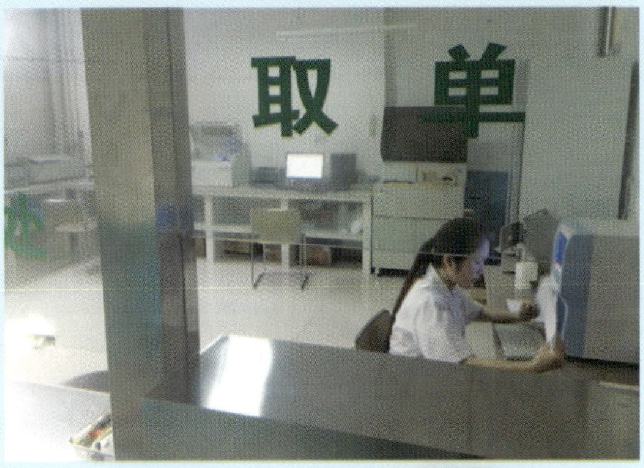

化验室

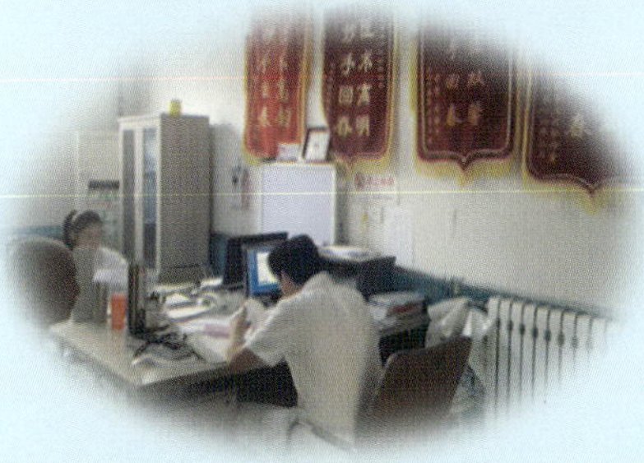
内科诊室

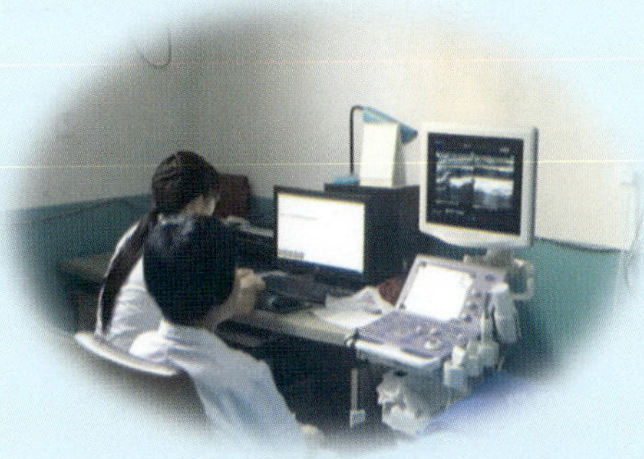
彩超室

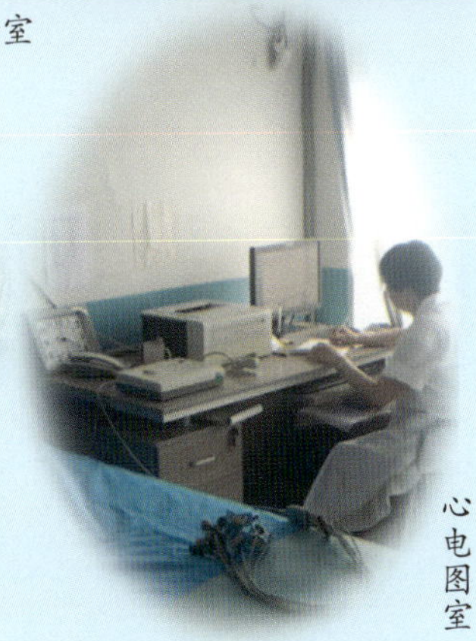
心电图室

阳谷杏林医院

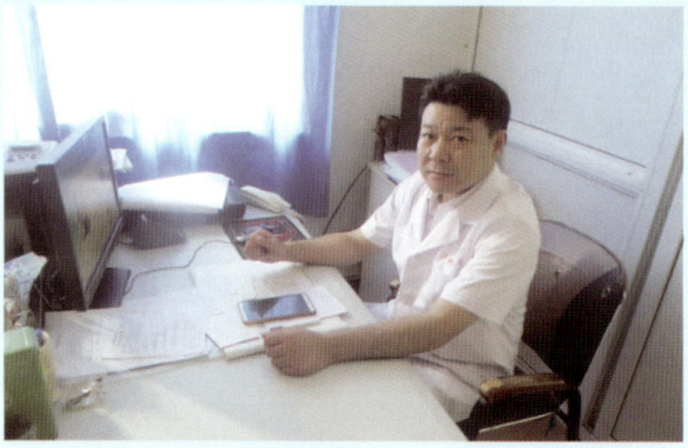
院长 张玉阔

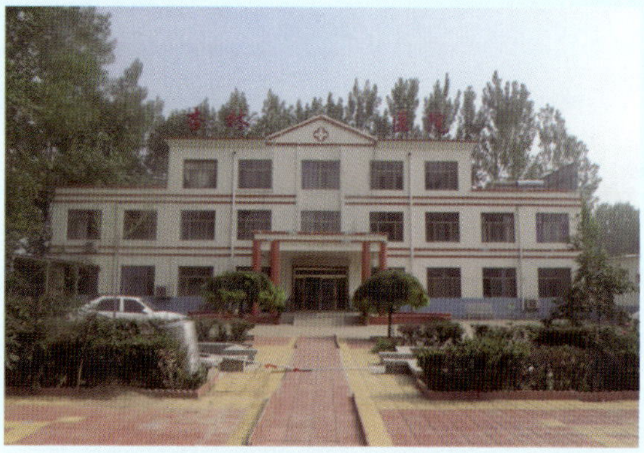
综合楼外景

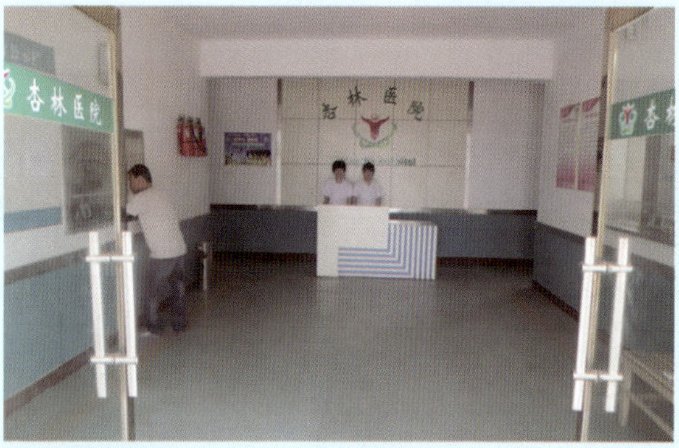

综合楼大厅

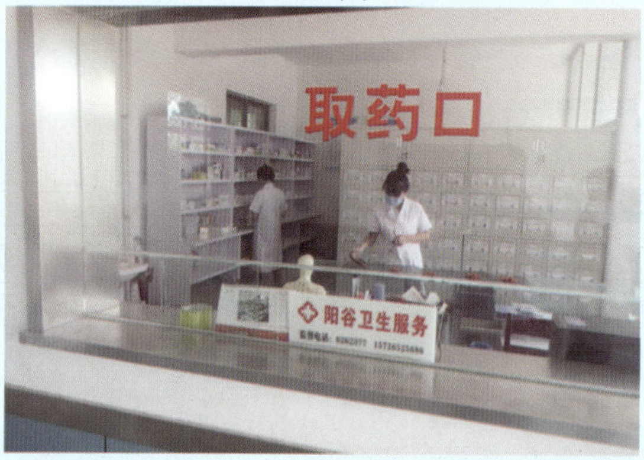

中西药房

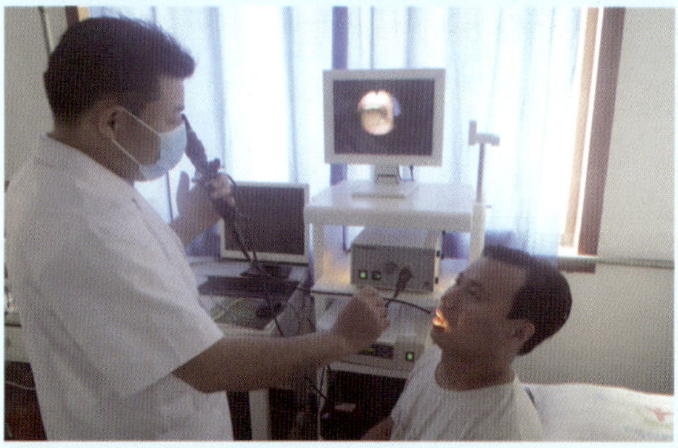
纤维喉镜检查

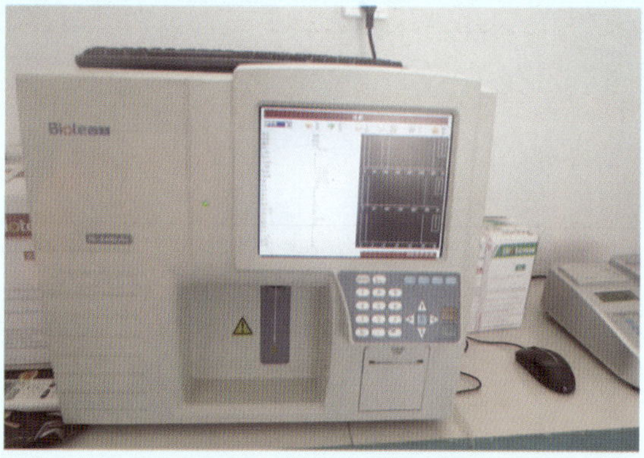
全自动血液分析仪

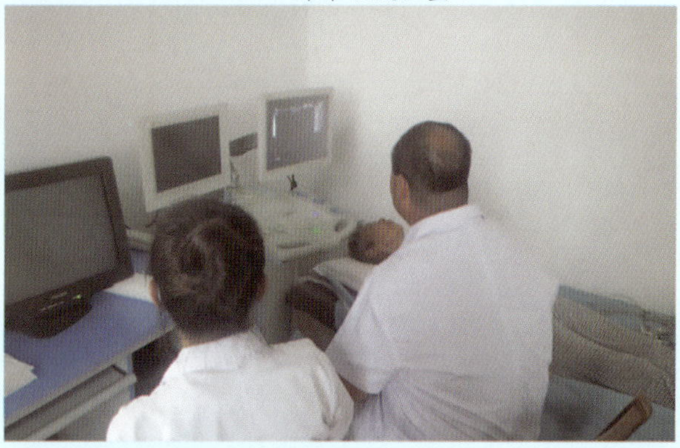
飞利浦HD11XE彩超

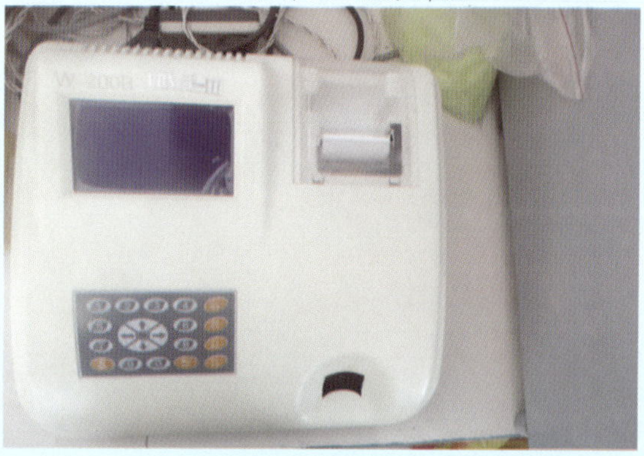
长春Ⅲ－Ⅱ尿液分析仪

阳谷阳光医院

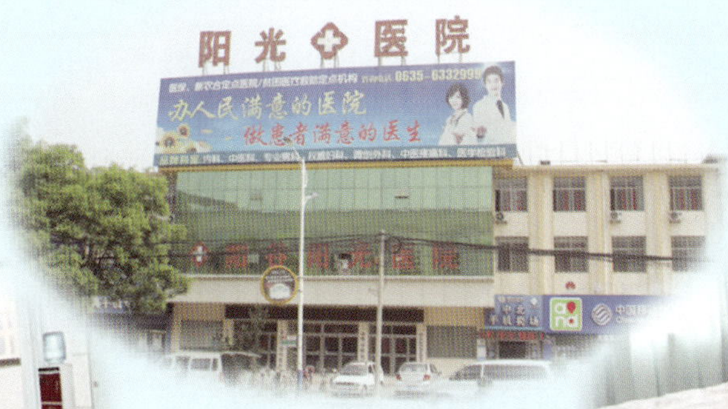

综合楼外景

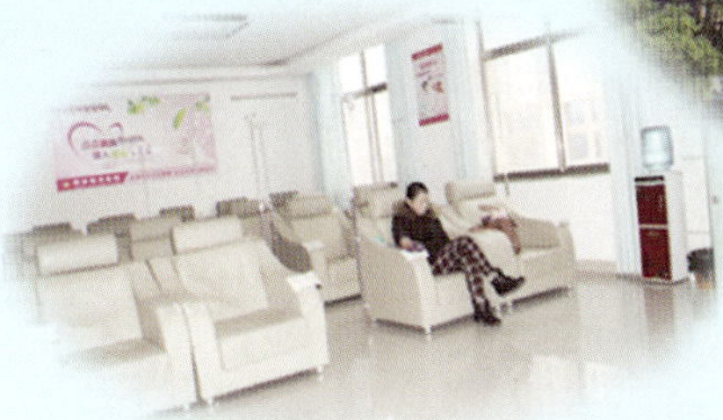

输液大厅

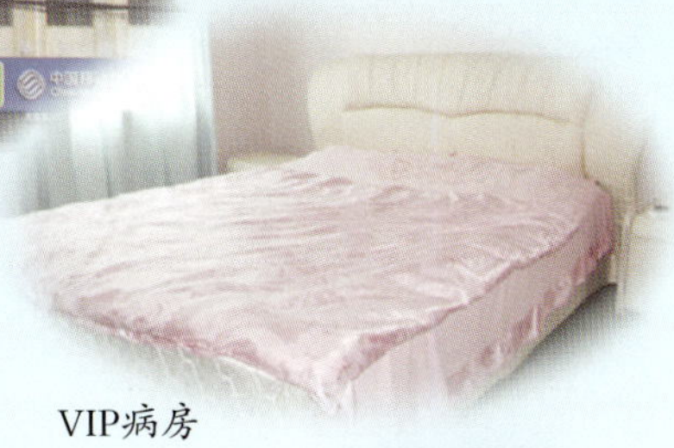

VIP病房

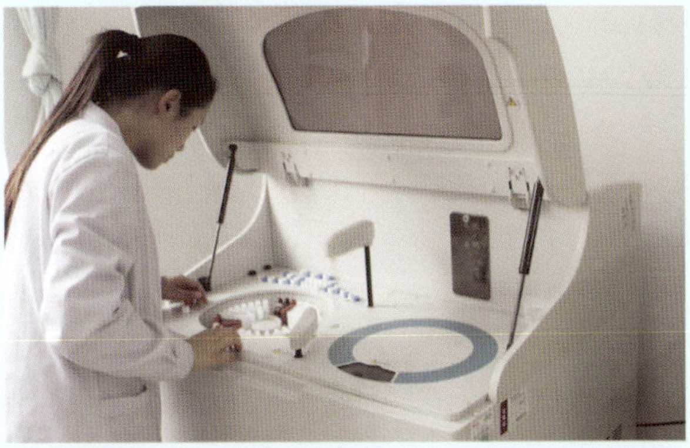

生化分析仪

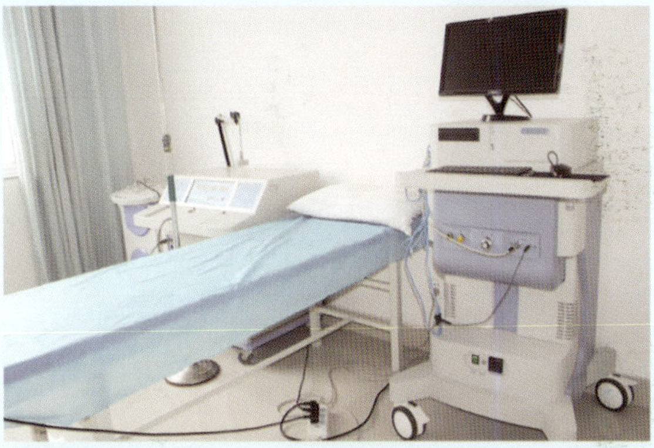

智源肽前列腺治疗仪

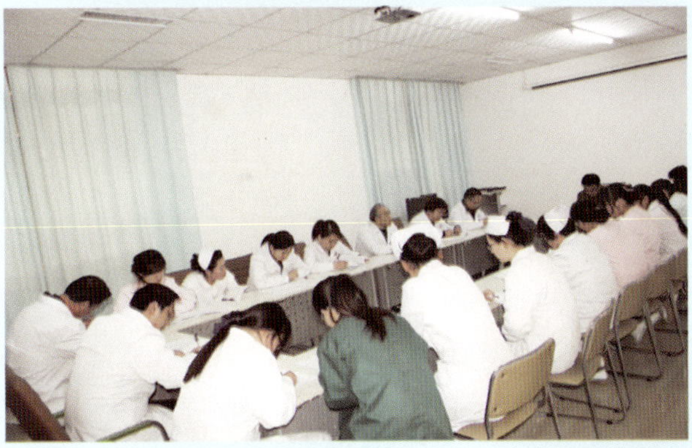

强化医院感染知识学习

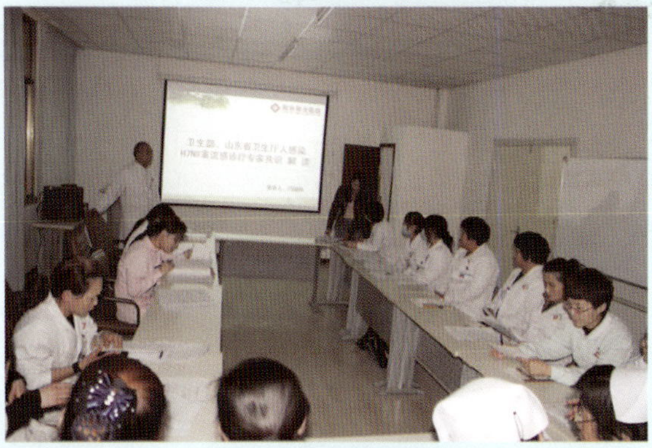

院内禽流感知识培训

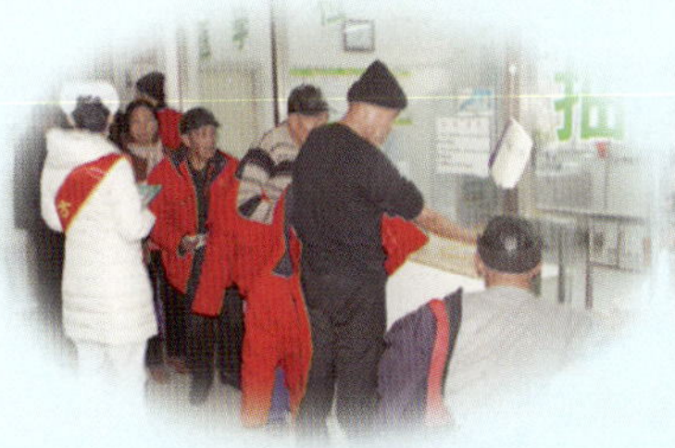

组织敬老院人员免费查体

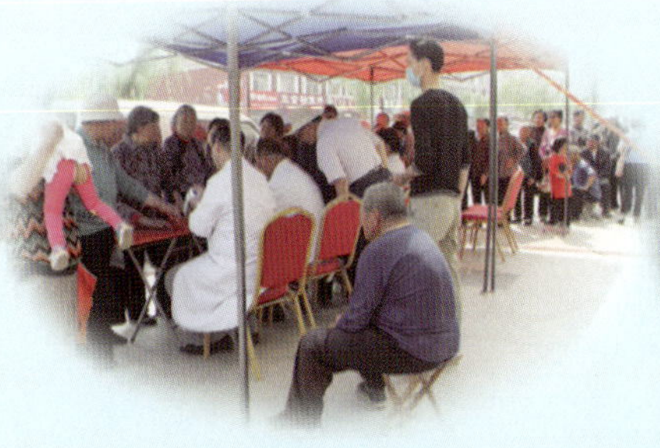

上街开展义诊活动

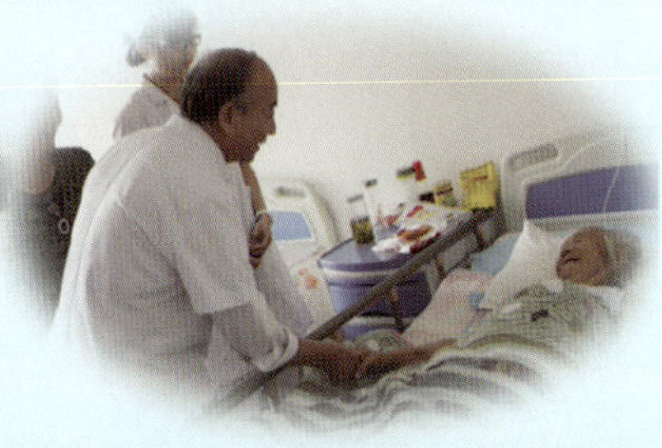

为住院病人赠送仲秋月饼

阳谷心脑血管医院

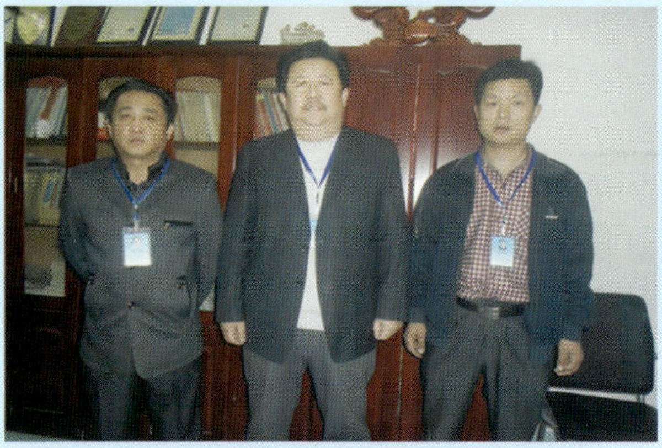
领导班子

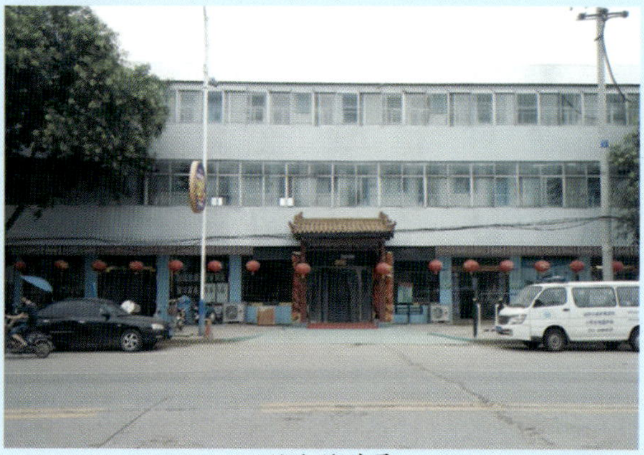
综合楼外景

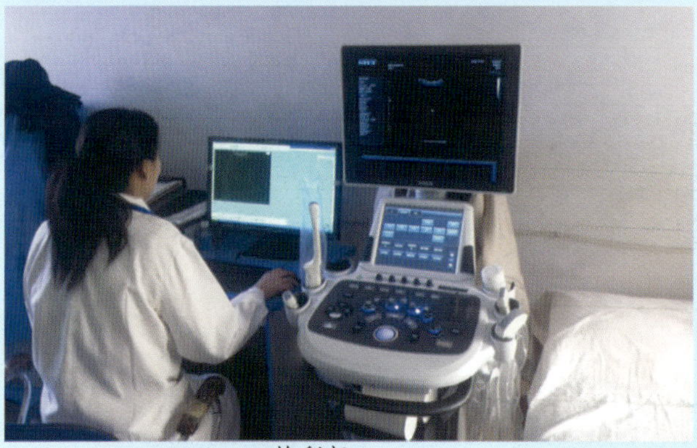
四维彩超

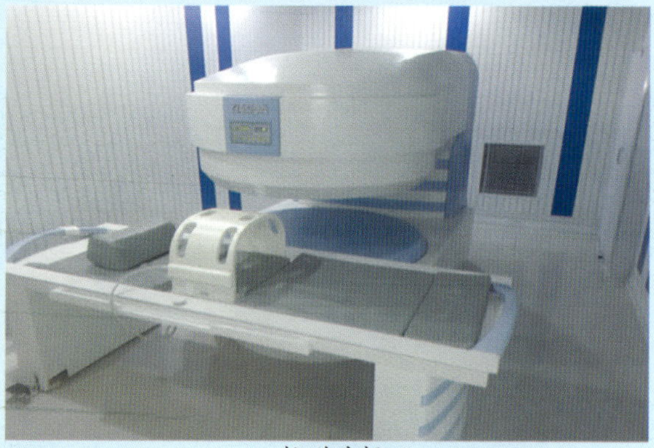
核磁共振

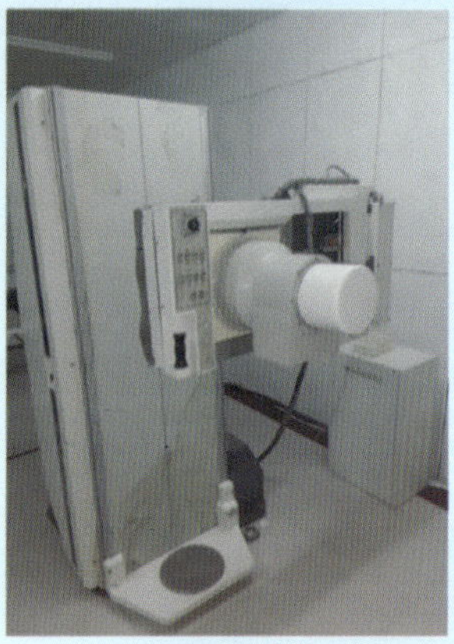
500MA X光机

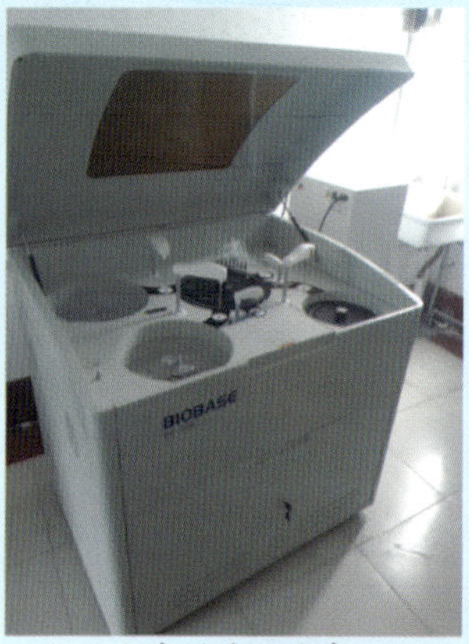

全自动生化分析仪

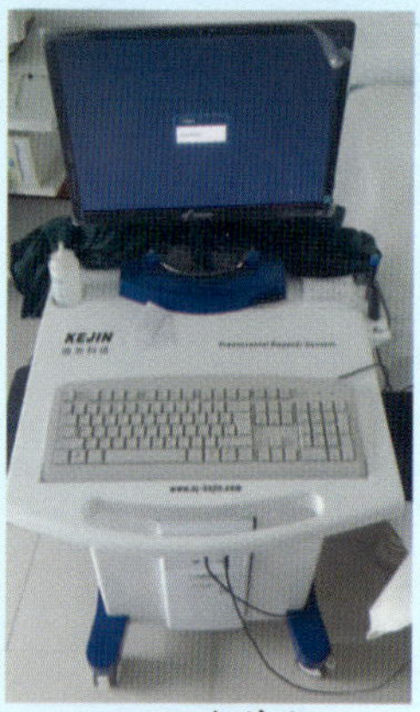

颈颅多普勒

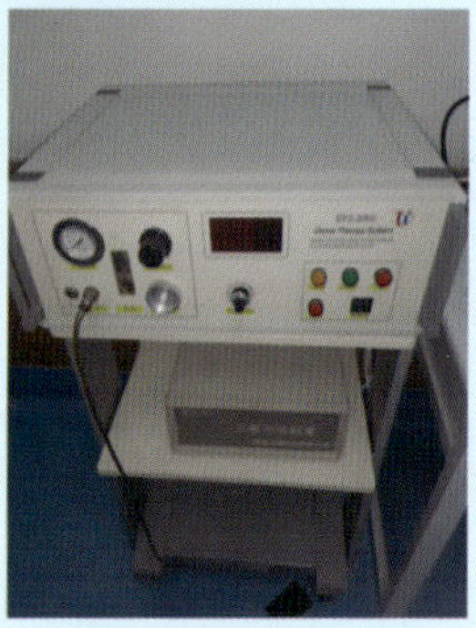
三氧治疗仪

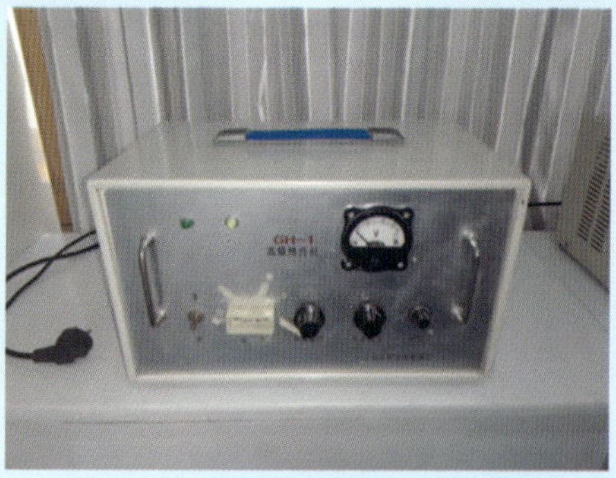

高频热合机

阳谷华康医院

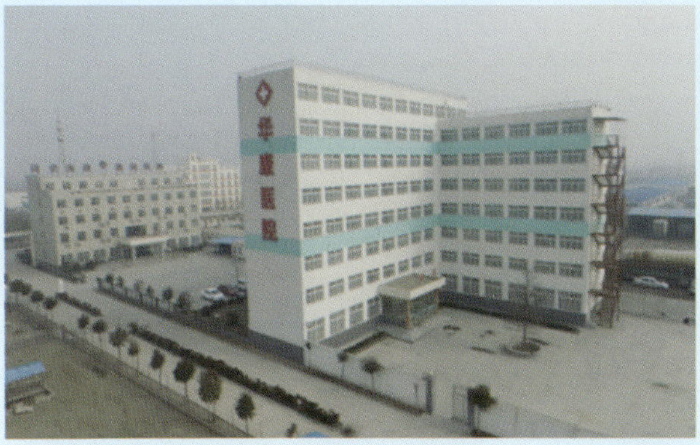

华康医院外景

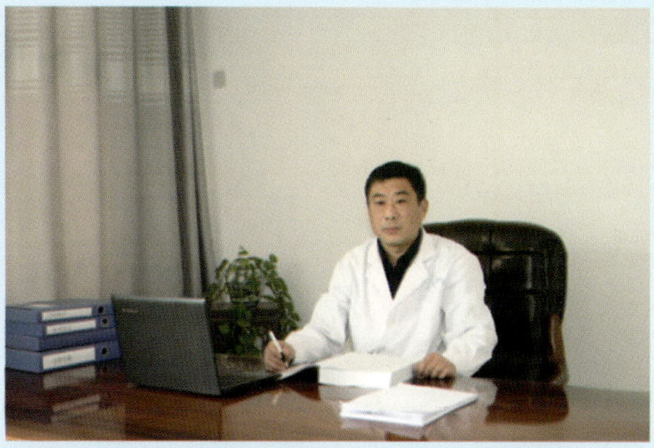
院长 唐衍伟

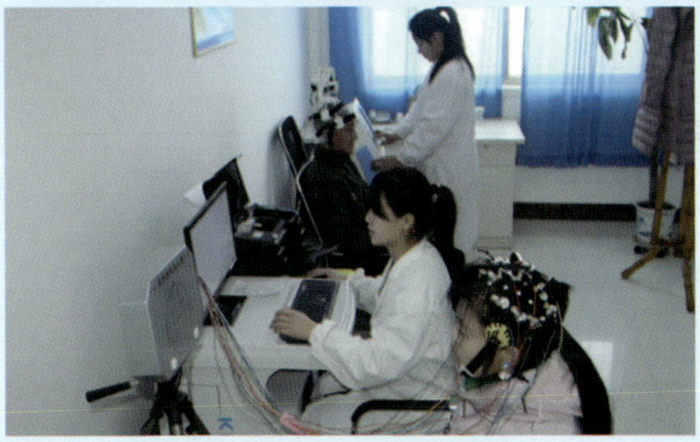
脑电地形图仪、颈颅磁刺激仪

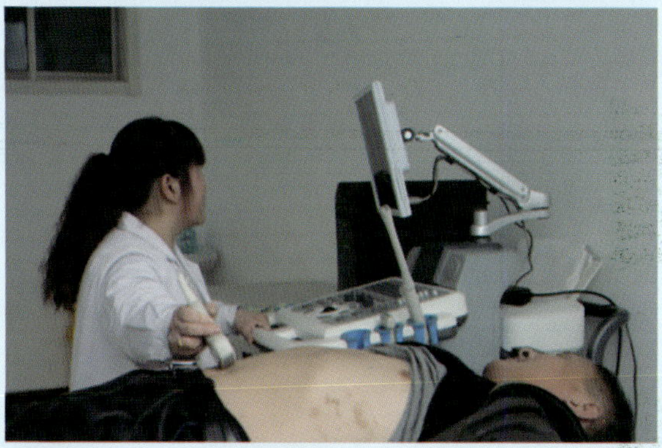
B超检查

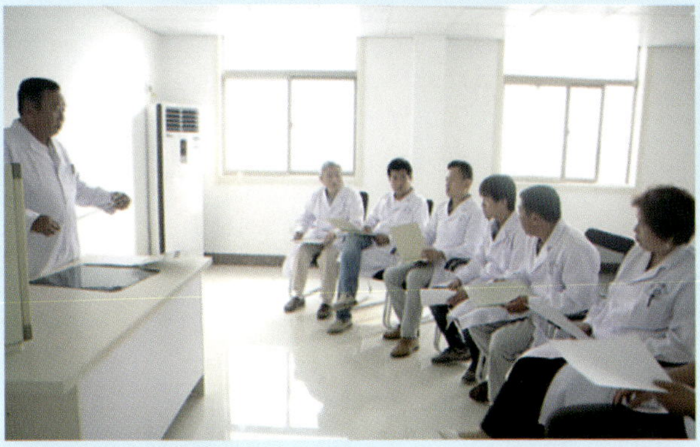
病例讨论

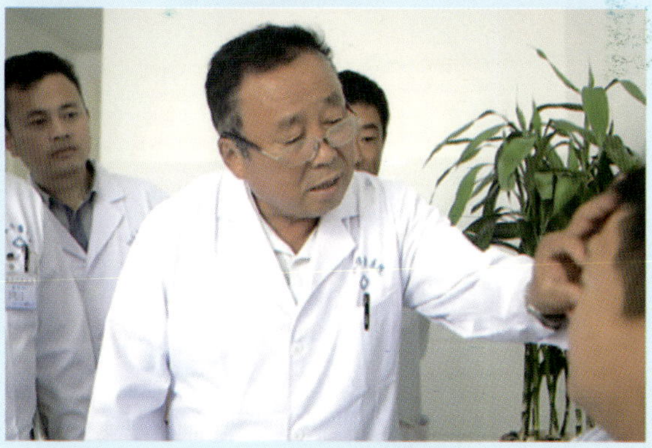
例行查房

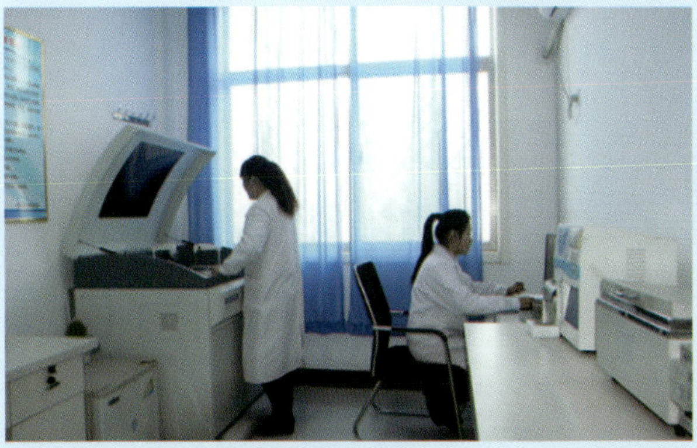
全自动生化分析仪

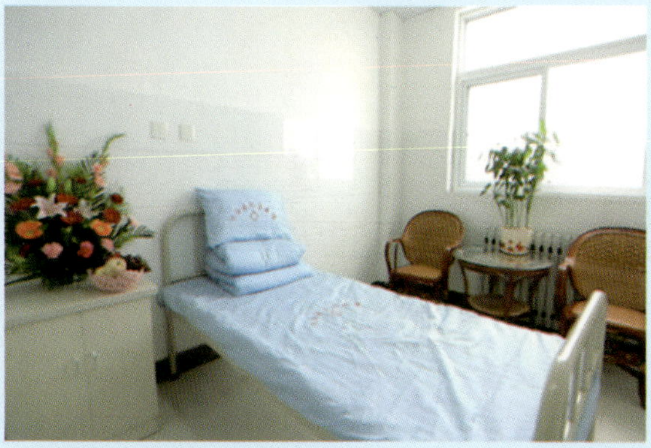
温馨病房

阳谷县卫生和计划生育局

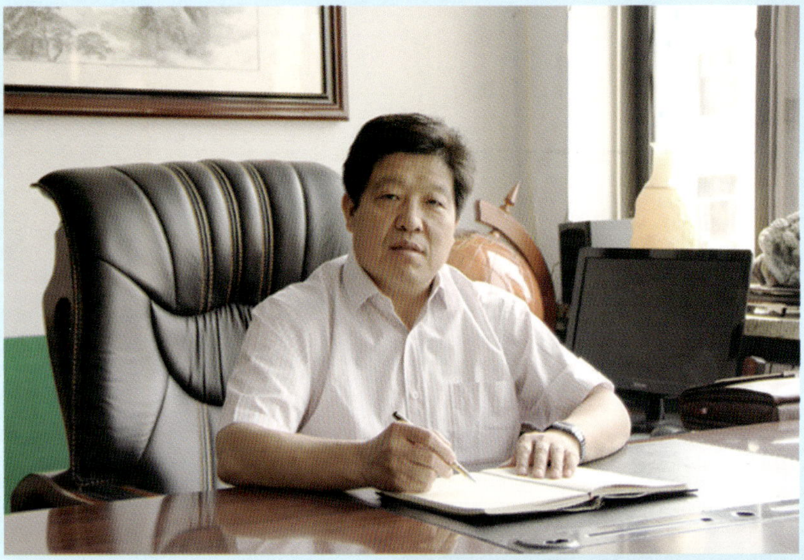

党组书记、局长　王庆森

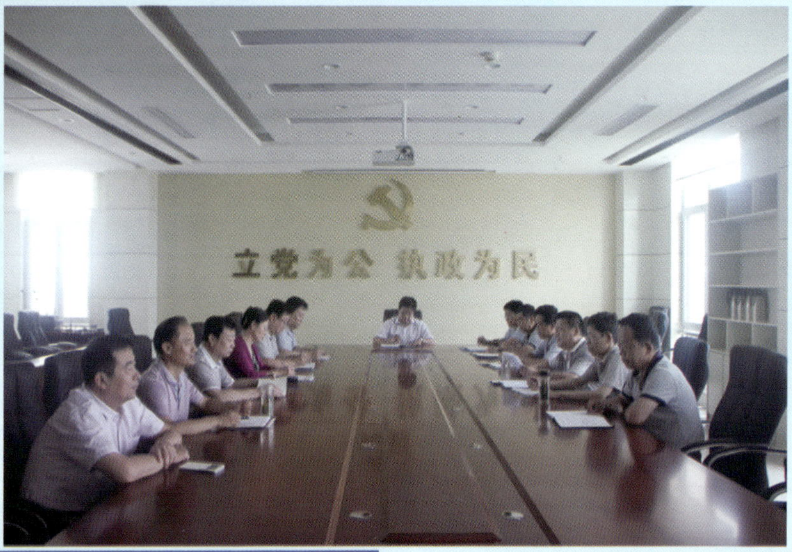

领导班子

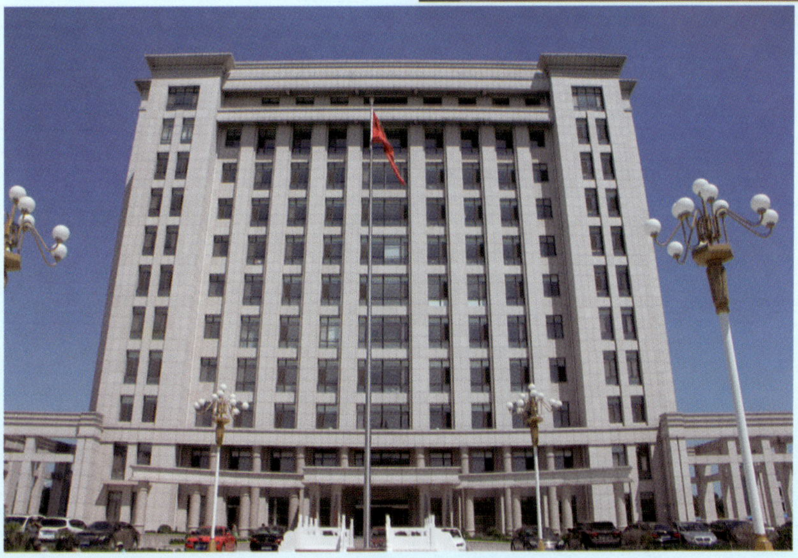

办公楼

凡 例

一、本志为阳谷县卫生专业志。记述阳谷卫生的历史与现状。

二、本志以马克思列宁主义、毛泽东思想、邓小平理论、三个代表重要思想、科学发展观为指导贯彻落实习近平总书记重要讲话精神和党中央治国理政新理念、新思想、新战略。坚持辩证唯物主义和历史唯物主义的主观观点、方法，全面系统地记述中华人民共和国成立以来阳谷县卫生事业的发展变化情况，以资“存史、资政、育人”。

三、本志严格遵守《地方志书质量规定》,坚持实事求是、秉笔直书，详近略远、详特略同，尊重历史、服务现实的原则，立足时代特点和专业特色。

四、本志上限自中华人民共和国成立，下限至2013年年底。有些事物为记载始末，有所逾限。

五、本志采用述、记、志、传、图、表、录等体裁，共设概述、大事记、专志、附录四个部类。专志横排门类，纵述史实，设编、章、节三级类目，包括卫生行政、卫生监督、医疗服务、疾病预防与控制、妇幼保健、农村卫生、中医中药、西医、医学教育与科研、爱国卫生运动、党群组织与卫生团体、荣誉、人物、杂记共14编。个别不宜入编而又有一定价值的资料，作为附录载于书末。

六、本志遵循国家语言文字标准和现代汉语行文规则，使用现代语体文、书面语、记述体。人物称谓一般直书其名，不冠以褒贬词语。在表明人物身份时，其职务或职称一般冠于姓名之前。

七、行文采用公元纪年，用阿拉伯数字书写。计量、统计数据均用阿拉伯数字。

八、地名、机构名称，一律按当时的地名、机构名称。

九、本志资料主要来自档案资料、走访资料和入志单位提供的资料,并参考采用了《阳谷县志》《阳谷年鉴》《聊城地区卫生志》《阳谷县医药志》《中共阳谷县组织史资料》等史志资料，行文中一律不书出处。

十、表格序号以编、章排次。如表2-3-6即为第二编第三章的第六个表格。

目　录

第四编 疾病预防与控制

第九编 医学教育与科研

第十编 爱国卫生运动

第十一编 党群组织与卫生团体

第十二编 荣誉

第十三编 人 物

第十四编 杂 记

附 录

概　述

一

阳谷县地处鲁西平原，黄河北岸，山东省聊城市南端。东临东阿县，西毗莘县，南与河南省台前县接壤，北接东昌府区，东南隔黄河与东平县相望。平均海拔为39.62米。地理坐标在东经115°38′39″~116°06′15″，北纬35°55′15″~36°18′15″之间。京九铁路和古运河分别在县境中部和东部纵贯南北。县委、县政府驻地阳谷县城北距聊城市政府驻地45公里，东北至省会城市济南市150公里。南北纵距32公里，东西横距39公里，总面积1065平方公里。全县辖15个乡镇、3个街道，总人口81万人。

阳谷属暖温带大陆性季风半湿润气候，四季分明，光照充足，气候温暖，无霜期长。春季少雨多风，夏季高温多雨，秋季凉爽宜人，冬季干冷、雨雪较少。年平均气温（1988—2008年）13.8℃，日极端最高气温40℃（1997年6月23日），最低气温-14.34℃（1998年1月19日）。年平均日照时数2385.5小时，春季最多，夏、秋次之，冬季最少。年平均降水量588.6毫米，夏季最多，春、秋次之，冬季最少。年平均无霜期213天。气候变化对某些季节性传染性疾病的发生具有一定程度的影响。

阳谷历史悠久，文化底蕴深厚，是黄河中下游开化较早的地域之一。上古时期，这里是东夷九黎部落集团的政治、经济、文化中心，中华人文始祖之一蚩尤带领其九黎部落在此聚居，蚩尤陵墓（首级）就坐落在本县境内，经专家考证被确定为“东夷之都”。阳谷是农耕文明的重要发源地，因“观日阳，播五谷”而得名。阳谷是阿胶的发源地。东汉时期李时珍所著《本草纲目》和南北朝时期郦道元所著《水经注》中记载的“阿井”坐落在阳谷境内。隋文帝开皇十六年公元596年始置阳谷县，县城几经迁徙，于宋景德三年（公元1006年）迁于现址，已逾千年，被誉为“千年古城”。新中国成立后，毛泽东主席曾亲笔批示“阳谷县是打虎英雄武松的故乡”。东夷之都、千年古城、武松故乡是阳谷的三大文化品牌。

二

阳谷医疗卫生事业源远流长，名医辈出。明·嘉靖丙申年(1536年)所修《阳谷志》物产部分药属类有阿胶、大枣、蝉蜕、香附、地丁、蒲公英、半夏等。传统特产、珍贵滋补药品——阿胶，驰名中外。治病救人、医术高超、著书立说者代不乏人。清代有商琦、孟翰、孙镛、孙兰坡、张明书、吴永和、李守苑、王敬等。清末至民国时期有毛登岭、杜有仁、谢佑之、赵传忠、魏法堂、狄大光等。光绪三十二年（1906年），德国人纳西撒在坡里教堂开设诊所，西医开始传入阳谷。1919年，七级镇周堂村雷锡瑞在阳谷南街开设“救世医院”，为阳谷境内首家西医医院。

新中国成立前，旧中国受帝国主义、封建主义和官僚资本主义“三座大山”的压迫摧残，自然灾害频发，疫病经常流行，广大劳动人民长期处在多灾多病、缺医少药的境地。据《阳谷县志》（1991年版）记载，自嘉庆二十年（公元1815年）至1945年的一百三十年中，全县发生旱、涝、虫、雹、地震等重大自然灾害40余次，黄河决口造成灾害5次，霍乱、疟疾、麻疹等疫情经常暴发流行，死亡人数不计其数。加之战乱频仍，苛捐杂税，百姓缺衣少食，贫病交加。每遇疾病流行，或求神拜佛，或求救于巫婆神汉，或听天由命。1945年8月阳谷全境解放后，县民主政府于1946年2月设立阳谷县卫生院，为阳谷县历史上首个公立医疗卫生机构。新中国成立前夕，全县（含寿张县）有西医医疗机构5处，其中公立医疗机构2处，西医诊所3处，共有西医（药）人员56人。中药堂铺38家，中医（药）人员300余人。

三

新中国成立后，党和人民政府高度重视医疗卫生事业，制定卫生工作的路线、方针、政策，采取一系列发展医疗卫生事业的措施。在中共阳谷县委和县人民政府的领导下，医疗卫生事业蓬勃发展。各级医疗卫生机构逐步设立，专业技术人员队伍逐步壮大，医疗技术水平逐步提高，医疗卫生管理制度逐步建立，卫生基础设施和医疗器械逐步增加，广大人民群众的就医条件逐步改善。

1949年10月，县人民政府设立卫生科，卫生科长兼任医联会主任。1950年，县卫生科和医联会为每个村培养了2~3名不脱产的卫生员。同时，动员私人诊所、药铺的中西医（药）人员举办联合诊所。1952年，响应毛泽东主席发出的“动员起来，讲究卫生，减少疾病，提高健康水平，粉碎敌人的细菌战争”的号召，大力开展爱国卫生运动，促进了卫生事业的发展。是年，全县建立联合诊所6处。1953年，组织县卫生院职工和全县中西医（药）人员开展比爱国、比思想、比工作、比学习、比态度的“五比”运动，增强了全县中西医（药）人员的大局意识和群众观念。县卫生院设立防疫股，配备专职妇幼工作人员2人。全县7个区建立了区卫生所。党政机关、群众团体和教科文卫、农林水系统、经济建设等事业单位的国家工作人员及二等乙级以上革命伤残军人实行公费医疗预防制度。1954年，通过“带资过渡”的方式，将部分个体医、药人员吸收到县卫生院和区卫生所工作。贯彻中央保护中医的政策，动员、安排老中医带徒40人。1956年，成立阳谷县卫生防疫站，县卫生院改为县人民医院。1957年，成立阳谷县妇幼保健站，县药材公司划归县卫生局。全县中西医（药）人员响应党中央“联合起来，走合作化道路”的号召，自愿联合起来，组建联合诊所66处，农业生产合作社保健站11处。全县8个区全部建立了区卫生所。至年底，全县县、区医疗（药）卫生机构12处，其中县医院1处，县保健站1处，县防疫站1处，县药材公司1处，区卫生所8处。医疗卫生人员106人，病床63张。院、所总门诊169762人次。全县接种牛痘、乙脑、白喉、百日咳、伤寒和副伤寒疫苗38500人次，新法接生6268例，新法接生率60%。

1958年2月，县卫生科改为县卫生局。4月，阳谷县撤区划乡。8月，撤销乡级建制，成立人民公社，原区卫生所改称公社卫生院。12月，阳谷县并入寿张县，县卫生局并入寿张县卫生局。阳谷县人民医院更名为寿张县第二医院，防疫站、妇幼保健站和各公社卫生院隶属寿张县卫生局领导。

1961年7月，恢复阳谷县建制，成立阳谷县人民委员会卫生局，寿张县第二医院复称阳谷县人民医院。1964年4月，寿张县建制撤销，其寿张、李台、张秋、十五里园4个区划归阳谷县，寿张县人民医院改称阳谷县驻寿张人民医院。1965年，全县有县级医院两处，县卫生防疫站1处，县妇幼保健站1处，区卫生院12处。县、区医疗卫生机构共有干部职工309人，其中医务人员265人，防疫人员15人，妇幼保健人员8人。公社集体办自负盈亏卫生所79处，卫生所人员500余人。县级医院配有X光机、心电图机和检验设备、手术器械，外科能够开展胆、脾、胃、卵巢切除术；内科把腹穿术、腰穿术用于临床诊断，能治疗各种心肌炎、肾炎、感染性贫血、顽固性心衰、喘憋性肺炎、结核性胸膜炎和心脑血管疾病，能使用阿托品抢救有机磷中毒；妇产科能开展子宫下段剖腹产、子宫切除、子宫脱垂、盆腔肿瘤切除术。区卫生院初具规模，配备了简易医疗器械和化验设备，分设了科室。能治疗心脑血管、消化呼吸系统疾病，能开展外伤清创缝合，有的卫生院能够开展中小手术。公社卫生所能治疗农村一般常见病、多发病。县卫生防疫站、妇幼保健站能分别独立开展卫生防疫、妇幼保健工作。全县初步形成了县、区、社三级医疗卫生网络。

“文化大革命”初期，县卫生局和部分医疗卫生单位的领导班子受到冲击，公社卫生所全部撤销，一些行之有效的医疗管理制度被废止，医疗管理秩序一度混乱，医疗技术发展缓慢。

20世纪70年代，贯彻落实毛泽东主席“把医疗卫生工作的重点放到农村去”的重要指示，加强“赤脚医生”培训，建立农村卫生室，推行农村合作医疗。扎实开展医院、卫生院整顿，恢复医疗卫生管理秩序，增配医疗器械、设备，提高诊疗水平。采取经常性工作与突击活动相结合的方式，开展计划生育群众运动。公社卫生院配备专职防疫和妇幼保健人员，卫生防疫、妇幼保健工作得到加强。1971年，建立石门宋、范海、郭店屯、石佛、高庙王、金斗营、四棚等7处公社卫生院，全县卫生院增至19处（含县分院5处）。此后，省、地卫生部门先后配发了部分放射、化验、手术等较为先进的设备。1976年，全县有大队卫生室498所，赤脚医生1510人（其中女赤脚医生478人），平均每个大队有2.7名赤脚医生。有536个大队实行合作医疗，占全县生产大队总数的95%。19处公社卫生院（含县分院）和302个大队卫生室开办土药厂，生产加工膏、丹、丸、散、剂等70多个品种。广泛开展妇女病普查普治，继续推行新法接生，实行儿童预防接种计划免疫，深入开展爱国卫生运动。至70年代末，全县医疗卫生单位25处，其中县直5处，县分院7处，公社卫生院12处。各类卫生技术人员995人，设有病床690张。县级医院、分院和部分卫生院将A超诊断技术应用于临床。两处县级医院均能开展胸部手术，安乐镇、张秋、李台分院及城关卫生院能做疝气、阑尾炎、胃大部切除等普外科手术，其他分院和卫生院能做简单的外科手术和男女绝育、节育手术，80%以上的赤脚医生能够运用中西医结合的方法治疗农村一般常见病、多发病。县内黑热病、天花、白喉等传染病先后绝迹，流脑、麻疹、百日咳、猩红热等传染病发病率显著下降。婴儿死亡率降至21.7‰，孕妇发病率和死亡率亦明显下降。

四

中共十一届三中全会后，阳谷县认真贯彻落实党和政府医疗卫生工作的方针政策，坚持改革，实事求是，在管理体制、用人制度、收入分配、行风建设、社会卫生等方面，实行了一系列改革措施，促进了全县医疗卫生事业的稳步发展。

改革公社卫生院（县分院）经济管理办法，对业务技术指标、社会卫生指标和经济指标实行“五定一奖”（定任务、定编制、定床位、定业务指标、定经济补助，超额奖励），卫生经费指标按人员、床位和完成任务量补助。各医疗单位实行基本工资、补助工资“双浮动”。医疗机构全面推行院（站）长负责制和科室承包责任制，实行“七定一奖”（定人员、床位、医疗质量、清耗、服务态度、卫生秩序、经济定额，超任务奖励）、“四统一”（医院统一收费、药品耗材统一供应、财务统一管理、工资按科室确定的浮动标准统一发放）的管理模式，奖勤罚懒，解决“大锅饭”、干多干少都一样的弊端。乡镇卫生院划归乡镇政府管理，实行“独立核算、自负盈亏、按劳分配、民主管理”。县级医院实行院长负责制和职工代表大会制度。积极推进医院分级管理，先后有阳谷镇卫生院、阿城镇卫生院、闫楼镇卫生院和安乐镇分院、李台分院被评为一级甲等医院。

按照“四化”方针和德才兼备的原则，选拔中青年知识分子到领导岗位，改善了领导班子结构，增强了领导班子活力。阳谷县卫生学校改建为阳谷县卫生职业中专。县委、县政府在全县范围内公开招聘县第二人民医院院长，实行聘期目标责任制，解决了领导干部能上不能下的弊端。

充分利用阳谷县被省卫生厅列为三分之一重点县建设的机遇，重点建设了县人民医院、驻寿张人民医院、县防疫站、县妇幼保健站、县卫生学校、县药监所以及安乐镇、李台、张秋三处分院。新增建筑面积11738平方米，增加病床130张。1988年，建立阳谷县中医医院，规划建设了2100平方米的门诊楼及500平方米的配套用房。20世纪末，三处县级医院均建有门诊楼，配置了

CT机、B超机、全自动血液分析仪等先进的医疗设备和救护车辆。各项医疗和后勤服务设施趋于完善。有的乡镇卫生院建有门诊楼或综合楼，多数配有500mAX光机、心电图机、B超机、洗胃机等先进设备，医疗条件明显改善。

广泛开展“五讲四美”和“学雷锋、树新风、学习白求恩”活动以及“假如我是一个病人”大讨论。将精神文明建设列入医疗卫生单位岗位目标责任制，精神文明建设与业务工作同部署、同考核、同奖惩。开展百日优质服务、争做白求恩式白衣战士活动，医务人员全部实行上岗佩戴胸牌服务。组织先进事迹报告团分赴全县13个医疗卫生单位进行巡回报告，受教育面90%以上。县卫生局对各级各类人员职业道德规范分别作出了具体规定，印刷成册，把职业道德建设分别纳入党务工作目标管理和行政领导任期目标责任制。1998年至1999年，全县卫生系统相继开展了学习孔繁森比服务态度，学习王廷江比奉献精神，学习赵雪芳比技术水平的“三学三比”活动；评选十佳医生、十佳护士、十佳管理工作者和最美医务工作者的“三佳一美”活动。县卫生局和各医疗卫生机构通过新闻媒体和公开栏公开服务承诺，设立举报箱，聘请监督员，自觉接受社会各界的监督。通过开展一系列的学习教育和评先树优活动，卫生系统的医德医风明显改善，服务水平显著提高。

针对农村全面推行联产承包责任制，大队卫生室逐渐失去集体经济支撑的新情况，根据上级政策规定，因势利导，鼓励和支持乡村医生实行集体或个人承包，自主经营，允许个人开业。县卫生局和乡镇卫生院通过加强村卫生室管理，强化乡村医生培训，开展乡村医生职称评定和执业注册等，充分发挥村卫生室在县、乡、村三级医疗预防网中的“网底”作用。1991年，阳谷县开始实施农村初级卫生保健，将改水、改厕、集资合作医疗、创建甲级卫生室列为四大重点工任务。1993年和1994年，县卫生经费分别投入422.2万元和501.9万元，超过当年财政支出的8%。1994年年底，全县村村建有健康教育宣传栏，健康教育普及率和中小学健康教育开课率均达到100%；创建甲级卫生室454个，甲室率达到53.7%；集资合作医疗覆盖率81.2%；农村居民卫生厕所普及率50.7%，公共卫生厕所普及率89.5%；居民饮用水合格率99.5%。1995年2月，阳谷县顺利通过了山东省初级卫生保健评审组的考核验收，在全区率先实现了省政府提出的“2000年人人享有初级卫生保健”的目标。

深入贯彻“预防为主”的方针，实行计划免疫和各种传染病、地方病综合防治措施。加强卫生防疫机构建设，全县21处乡镇全部建立防保站，明确防保站长享受卫生院副院长待遇。加强预防接种门诊建设，实行预防接种定点制度。推行儿童计划免疫保偿，适龄儿童计划免疫保偿率80%以上，12月龄内儿童“四苗”接种率连年达到85%以上。扎实开展流行性出血热、流脑、麻疹、脊髓灰质炎等传染病的防治，传染病总发病率控制在43.9/10万以下，提前实现了卫生部提出的“2000年年底基本消灭麻风病”的目标。基本消灭了疟疾、头癣病、丝虫病。

加强妇幼保健网络建设，巩固乡村妇幼保健组织，发挥县妇幼保健站“龙头”作用。有计划的开展妇女病查治，为机关事业单位已婚女职工定期健康体检，对查出的子宫脱垂、阴道炎、宫颈糜烂等进行了及时治疗。开展孕产妇系统化管理、婚前保健、优生优育，推行婚前健康检查，婚前健康检查率97%，孕产妇系统化管理率89%。推行儿童系统化管理，全面实行儿童健康查体，加强儿童“两病”（急性呼吸道感染和腹泻）病例管理。宣传贯彻《母婴保健法》，实行接生人员执业准入制度，加强母婴保健市场管理，严格检查监督，净化了母婴保健技术服务市场。加大资金投入，开展创建爱婴医院活动，县人民医院、县妇幼保健院被中华人民共和国卫生部、联合国儿童基金会、世界卫生组织命名为“爱婴医院”。

宣传贯彻《食品卫生法》等法律法规，加强对食品、公共场所、学校、放射、生活饮用水卫生的监督检测。规范食品市场，查处不合格食品。坚持从业人员健康体检制度，实施食品卫生许可。实施食品生产企业和集中式供水单位的水质卫生检测，保证饮水安全。开展学生健康状况调查与检测，实施中小学生定期集中健康体检。开展接尘、接毒企业职业危害因素监测。加强农药中毒防治宣传和技术指导。清理非法行医，整顿医疗市场。搞好药品检验，查处伪劣药品，加强药品质量监督，在全区率先实行药品集中招标采购制度。

广泛开展以卫生文明为主要内容的爱国卫生运动，扎实开展省级卫生县城创建活动。1981年6月26日，县第九届人大常委会第四次会议审议通过《关于搞好县城爱国卫生的几项规定》，把开展爱国卫生运动作为城区开展“五讲四美”活动的重点。机关、学校、企事业单位、个体工商户和广大居民积极投入清运垃圾、整修道路、填平坑洼、消灭蚊蝇孳生地等环境卫生治理活动。城区环境卫生明显改善，爱国卫生工作全面推进。在城乡全面开展以灭鼠为重点的除“四害”工作，达到了无鼠害县标准。继续推进改水改厕工作，全县累计打手压机井4万多眼，新建、改建卫生厕所83850座，卫生厕所覆盖率49.4%。落实县政府《关于在公共场所禁止吸烟的规定》，积极推进无烟单位创建活动。明确目标，落实责任，搞好城区街道绿化美化，全面治理脏、乱、差，阳谷县被命名为“省级卫生县城”。

五

进入21世纪后，全县卫生系统以马列主义、毛泽东思想、邓小平理论和“三个代表”重要思想为指导，深入学习贯彻科学发展观和习近平总书记系列重要讲话精神，在县委、县政府领导和上级业务部门的指导下，深化改革，加强管理，调整机构设置，加大资金投入，医疗服务水平和公共卫生服务功能得到长足发展，较好的适应了广大人民群众日益增长的医疗保健需求。

调整机构设置，合理配置医疗卫生资源。县妇幼保健站升格为副科级事业单位，改称县妇幼保健院。县卫生防疫站升格为正科级单位，改称县疾病预防控制中心。县卫生职业中等专业学校改建为县卫校医院。建立侨润街道卫生院，杨庄乡卫生院并入侨润街道卫生院，翟庄乡卫生院并入西湖镇卫生院，四棚镇卫生院并入寿张镇卫生院。乡镇卫生院收归县级管理。新建、改建侨润、狮子楼、博济桥三个街道社区卫生服务中心和12处社区卫生服务站。县内设有永康医院、关爱医院、谐和医院、心脑血管医院、博爱医院、杏林医院、口腔医院、阳光医院、红十字医院、北大合作医院、风湿类风湿专科医院、谷山医院、华康医院等13家民营医疗机构。2013年，全县共有医疗卫生机构983个。其中县直6个，乡镇卫生院16个（阿城镇2个），街道社区卫生服务中心3个，民营医疗机构13个，村卫生室923个，城市社区卫生服务站12个，厂、企、学校医务室10个。共有医务人员3887人，其中县级医疗卫生机构1266人，乡镇卫生院654人，街道社区卫生服务中心122人，民营医疗机构435人，乡村医生1254人，城市社区卫生服务站75人，厂企、学校45人，个体诊所36人，全县平均每千人4.8名医务人员。

加大资金投入，改善医疗条件。以山东省农村卫生服务体系建设“360工程”“1127工程”和国家扩大内需工程建设项目为契机，投资1300余万元，先后建设装备了李台、闫楼、阿城、安乐镇四所中心卫生院和大布乡、定水镇、高庙王乡、金斗营乡、十五里园镇、石佛镇、西湖乡、郭店屯乡等八所乡镇卫生院。其他乡镇卫生院也千方百计筹措资金，加强基础设施建设，购置先进医疗器械，卫生院的“硬件”建设明显改观。县人民医院、县中医医院院、县妇幼保健院顺利完成了整体搬迁，县卫校医院综合楼投入使用。在全省率先建设使用了由省级医院延伸至县医院并覆盖全县乡镇卫生院的省、县、乡三级远程会诊网络，实现了远程会诊、双向转诊及远程预约、远程诊断、远程教育，开展了医学影像、病理、心电图的远程诊断。2013年年底，全县县、乡公立医疗卫生机构总建筑面积17.06万平方米，其中业务用房11.29万平方米。拥有10万元以上的医疗设备185台件，50万元以上的设备51台件，百万元以上的设备35台件，千万元以上的设备两台件。县级医疗机构拥有50万元以上的医疗设备22台件，乡镇卫生院拥有10万元以上的医疗设备63台件。民营医疗机构拥有20万元以上医疗设备34台件。全县公立医疗机构开放病床2402张，其中县级医疗机构1680张，乡镇卫生院580张，街道社区卫生服务中心142张。

深化干部人事制度和收入分配制度改革，充分调动干部职工的积极性。按照公开、平等、竞争、择优的原则，县委、县政府对县人民医院院长、县妇幼保健站站长、县卫生职业中专校长实行公开招聘。县卫生局对乡镇卫生院院长全面实行公开招聘，并实行正职聘任副职和科室正职，坚持聘期目标管理，严格考核奖惩，增强了领导班子的凝聚力和责任感。改革局机关中层干部选任方式，实行竞争上岗，使一批政治素质高、业务能力强的中青年干部走上科室领导岗位。按照精简、效能的原则，对乡镇卫生院、街道社区卫生服务中心合理设置管理、卫生技术、工勤技能岗位。改革大中专毕业生分配制度，有计划地对医疗卫生专业的大中专毕业生实行公开招考聘用，疏通了医疗卫生单位补充技术人员的渠道。

改革卫生技术职务评聘制度，取消各级评审委员会,专业技术职务任职资格实行以考代评。推行技术职务限额和竞争聘任制度,按需设岗,按岗聘任。2013年年底，全县共有卫生技术人员3034人,其中高级卫生技术职务99人,中级卫生技术职务736人,初级卫生技术职务1209人。

改革收入分配制度。卫生局机关公务员、技术工人、普通工人分别实行职级工资制、岗位技术等级工资制和岗位工资制。事业单位实行岗位绩效工资制，在核定的绩效工资总量内，按照工作人员的实绩，由单位自主决定内部分配，进一步体现了“按劳分配”的原则，调动了工作人员的积极性。

实行社会养老保险和医疗保险制度。全县卫生系统职工全部纳入社会养老保险和医疗保险，在职人员按规定的比例缴纳社会养老金和医疗保险金，其中应由单位负担的部分由单位（或县财政）负担。离退休人员的离退休费实行了社会化发放。医疗保险实行门诊费定期拨付和住院报销。解决了在职人员和离退休人员的后顾之忧，受到干部职工的普遍欢迎。

加强医疗机构管理，提高医疗质量。坚持“以病人为中心，以质量为核心”的服务理念，健全各项管理制度，完善医院运行机制。医技科室抓基础，临床科室抓提高，护理工作抓规范，医院感染抓重点。组织开展“医疗质量管理月”“医院管理年与医疗质量管理效益年”“医疗质量万里行”“医疗质量示范工程”活动和医疗机构“规范服务行动”。县卫生局成立医疗质量监督管理委员会，县、乡医疗机构分别成立医疗质量管理委员会和医疗质量管理小组，负责医疗质量的管理监督与考核。严格执行医疗质量管理制度、三级医师查房制度、首诊医师负责制、病例讨论制度、会诊制度、三查七对制度等核心制度，把质量管理量化、细化、具体化，全县医疗质量管理水平显著提高。县人民医院心内科和闫楼镇卫生院外科被评为医疗质量管理示范科室。

严格护理工作流程，加强护理质量管理。深入开展以“夯实基础护理，提供满意服务”为主题的“优质护理示范工程”创建活动。搞好护士执业管理，加强护理人员教育培训，开展护理知识竞赛和技能操作比赛，在2011年9月市卫生局举办的护理岗位技能比赛中，县中医医院代表队荣获团体第三名。完善护理工作制度，创新护理工作模式，丰富优质护理服务内涵，全县医疗卫生机构的总体护理水平显著提升。2013年年底，全县公立医疗机构共有注册护士605人，其中高级技术职务11人，中级238人，初级356人。省级优质护理示范病房1个；市级优质护理示范病房1个，优质护理示范岗3个。

建立健全医院感染管理组织体系，控制医院感染风险。县、乡医疗机构均成立了医院感染管理委员会和管理小组，县人民医院、县中医医院设立院感质量管理科，具体负责医院感染管理、监测和考核。县人民医院设立传染病房，其他医疗单位均设有发热门诊。增配消毒灭菌设施，完善消毒供应制度，消毒供应条件得到明显改善。

县人民医院建有百级、千级、万级层流手术间，满足了普通手术到器官移植的空气环境需求。

加强药事管理，促进临床合理用药。落实卫生部《麻醉药品、第一类精神药品购用印鉴卡管理规定》，统一使用《麻醉药品和精神药品登记本》，全县18个医疗单位办理了《印鉴卡》。落实抗菌药物分级管理和购用管理制度，合理使用抗菌药物。健全药品招标管理制度，完善药品招标投标程序，进一步规范了药品招标行为。根据上级有关规定，县人民医院、县中医医院、县妇幼保健院实行了药品网上采购。基层医疗机构全部实行了基本药物网上采购，降低了药品成本，保证了药品质量安全。2011年7月，全县19处乡镇卫生院、社区卫生服务中心全面实施基本药物制度，基本药物实行零差价销售。2012年7月，全县206所省统一规化村卫生室全部实行基本药物制度。通过实施基本药物制度，基层医疗机构药品平均价格下降30%，门诊次均药品费用下降22.8%，住院次均费用下降21%。

落实《山东省基层医疗卫生机构绩效考核办法》，对基层医疗机构和所属工作人员实行绩效考核。医疗机构的考核结果作为奖惩和政府补助经费的依据；对工作人员实行分类考核，优绩优酬，并作为晋级、晋职、奖惩以及续聘、解聘的重要依据。

加强医学教育，医疗技术和科研水平明显提高。县卫生局把继续医学教育考核成绩与职务晋升、晋级、聘任、医师考核与护士执业再注册、年度考核直接挂钩，把医学科研成果作为评先树优、晋职晋级、年度考核的重要依据。全县有118人取得成人教育大学本科学历，132人取得专科学历。实施继续医学教育，搞好任期考核，合格率74.7%。全县卫生系统获市级以上科研成果奖项16项，出版医学著作54部，在省级以上刊物发表学术论文265篇，获批国家专利项目61个。

加强职业道德教育，精神文明建设成效显著。2000年以来，县卫生系统先后组织开展了“卫生职业精神大讨论”“我承诺、我清廉、我服务”“讲道德、重诚信、比赶超、促跨越”“四规范一满意”(规范检查、规范用药、规范收费、规范行为，满意在卫生)“两好一满意”“三好一满意”等学习教育实践活动。在卫生系统全面实施“禁酒令”，扎实开展“无烟医疗单位”创建活动和医疗卫生单位环境卫生达标活动。开展“阳谷名医”“天使之星”“优秀乡村医生”评选活动和“弘扬卫生行业新风尚、彰显卫生行业好形象”大型广场展示活动。通过开展一系列学习教育和主题实践活动，干部职工的思想觉悟、业务水平和职业素养明显提高，卫生系统的职业道德建设和精神文明建设取得显著成绩。县卫生局先后被评为全省卫生系统“两好一满意”示范集体、全市职业道德建设先进单位。2013年年底，卫生系统有县级以上文明单位7个，其中“省级文明单位”1个。

坚持预防为主，控制疾病流行。加强预防接种定点门诊建设，开展星级预防接种门诊创建活动，全县创建五星级数字化门诊9处，占预防接种定点门诊的43%。积极推行儿童计划免疫，实施儿童免疫规划，一类疫苗全部免费接种。开展麻疹、乙脑、风疹和15岁以下儿童乙肝疫苗查漏补种，全面实施儿童预防接种信息化管理。实施结核病控制项目，对肺结核病人实行免费检查、免费治疗，治愈率达到90%以上。针对新发传染病的流行趋势，加强疫情监测，开展了手足口病、甲型H1N1流感等传染病的防治，圆满完成了“非典型性肺炎”的防控任务。2013年，全县报告法定传染病2266例，其中乙类传染病1217例，丙类传染病1049例。传染病发病率下降至283.35/10万。

加强妇幼保健组织建设，提升妇幼保健工作水平。加强县、乡、村妇幼保健组织建设，明确人员，落实责任，形成了以县妇幼保健院为龙头、乡镇卫生院（街道社区卫生服务中心）妇幼保健组织为枢纽、乡村医生为基础的县、乡、村三级妇幼保健网络。开展“爱婴医院”创建和“产科达标”活动，加强母婴保健执业管理，规范母婴保健技术服务。全县有18处县乡医疗机构被中华人民共和国卫生部、联合国儿童基金会、世界卫生组织命名为“爱婴医院”，15处被市卫生局授予“产科达标”单位。扎实开展婚前健康检查，稳妥实施孕产妇系统化管理。对准备怀孕和怀孕三个月以内的农村妇女免费增补叶酸，实行农村孕产妇住院分娩补助。开展妇女病查治，实施农村妇女乳腺癌筛查项目。全面开展新生儿疾病筛查和听力筛查，广泛宣传母乳喂养知识，实行母婴同室，按需哺乳，对0~7岁儿童实行系统化管理。2013年，孕产妇系统化管理率99%，住院分娩率99%，农村孕产妇住院分娩补助6829人，补助金额239万元。孕产妇死亡率11.54/10万。全县儿童系统化管理率99%，新生儿死亡率下降到1.85‰，婴儿死亡率下降到2.54‰，5岁以下儿童死亡率下降到3‰。

实施基本公共卫生服务，建立城乡医疗保障体系。适应城镇职工和城镇居民基本医疗保险制度的需要，全县定点医疗机构严格执行医疗保险管理规定，合理配置管理人员，单独设立服务窗口，实行出院患者即时报销，有效保障了城镇职工和城镇居民基本医疗保险制度的顺利实施。

2006年，成立阳谷县新型农村合作医疗办公室，在张秋镇开展新型农村合作医疗试点。2007年，全县全面实行新型农村合作医疗制度。各级财政加大投入，建立健全信息管理系统。加强基金筹集与管理，严格审定定点医疗机构，建立完善各项规章制度，明确医疗补偿服务流程。是年，全县参加新型农村合作医疗的48.27万人，参合率73.18%。补偿合作医疗基金1878.3万元，其中补偿万元以上的11人。2013年，全县参加新型农村合作医疗的56.19万人，参合率99.46%。补偿合作医疗基金2.23亿元，其中补偿万元以上的5018人。

积极实施健康教育、建立居民健康档案等基本公共卫生服务项目。明确服务标准，落实职责任务，建立考核评价体系，合理拨付项目资金。2013年年底，全县共建立城乡居民健康档案688030人，建档率84.94%，其中电子档案建档率87.2%。健康管理65岁以上老年人52823人，管理率75%。健康管理高血压患者39736人，管理率32.6%，血压控制率66.8%。健康管理Ⅱ型糖尿病患者10873人，管理率26.5%，血糖控制率52.7%。管理重性精神疾病患者2239人，重性精神疾病患者稳定率63.4%。全县各村（居）和县、乡医疗卫生机构全部建有健康教育宣传栏，居民相关健康知识知晓率87%。

弘扬祖国传统医学，推进中医药事业传承与发展。县卫生局印发《关于加快中医药事业发展的意见》和《中医适宜技术推广实施方案》，把中医药推广使用情况纳入医疗机构年度考核。广泛开展“解放思想，发展中医药”大讨论，优化了中医药事业传承与发展环境。加强中医药学科带头人和乡镇中医专科技术骨干培养，定期举办村卫生室中医适宜技术推广培训班。提高中医药和中医技术在新型农村合作医疗中的补偿比例。将中医药技术服务纳入基本公共卫生服务项目，为居民免费提供中医药技术服务。加强中医药文化建设，县中医医院将门诊楼、内科楼、外科楼、儿科楼分别更名为国医楼、仲景楼、华佗楼、钱乙楼，县中医医院和6处乡镇卫生院建设了仿古特色的“国医堂”。2013年年底，全县有县级中医医院1处，3处县级综合医院、16处乡镇卫生院、3处街道社区卫生服务中心均设有中医科和中药房，291个村卫生室和7个城市社区卫生服务站能够开展中医适宜技术服务。全县县乡两级医疗机构有中医中药人员124人，其中中医79人，中药45人。中医人员中，主任中医师2人，副主任中医师12人，主治中医师41人。中药人员中，主任中药师1人，副主任中药师1人，主管中药师24人。

加强城乡环境卫生综合治理，广泛开展爱国卫生运动。坚持每年开展“爱国卫生月”活动、夏季爱国卫生突击活动，广泛宣传卫生知识，开展健康教育，组织实施以灭鼠为重点的消杀灭活动。先后开展了“三讲一树”（讲文明、讲卫生、讲科学、树新风）、“健康山东，卫生先行”、“美丽山东、清洁家园”等活动，城乡环境卫生得到显著改善，群众的健康意识显著增强。2013年年底，农村卫生厕所普及率80%，无害化卫生厕所普及率20%；饮用水安全监测率100%，自来水覆盖率79%；学校健康教育开课率100%，城区中小学生健康知识知晓率95%，健康行为形成率93%。城市绿化覆盖率38.5%，生活垃圾无害化处理率100%，生活污水处理率95%，城区API指数小于100的天数占全年总天数的95%。阳谷县顺利通过了省级卫生县城的复审。

落实党内工作制度，党建工作取得显著成绩。建立卫生局机关党委，调整县直医疗卫生单位党组织设置。坚持“三会一课”制度、党务公开制度、发展党员公示制度，把党建工作列入岗位目标和任期目标责任制。扎实开展“三个代表”重要思想教育活动、保持共产党员先进性教育活动、学习实践科学发展观活动、党的建设“三级联创”活动、群众路线教育活动等教育实践活动。在基层党组织和广大党员中深入开展“五带头、争十星”、“评先树优”和“创先争优，全面提升，争做阳谷卫生先锋”活动，较好地发挥了党组织的战斗堡垒作用和共产党员的先锋模范作用。加强工会、共青团、妇女等群众团体和红十字会等社会团体的组织建设，充分发挥群团组织在医疗卫生改革和发展事业中的重要作用。

追忆往昔，岁月峥嵘，展望未来，任重道远。阳谷县的医疗卫生事业方兴未艾，前程似锦。全县卫生工作者将在县委、县政府的正确领导下，全面贯彻“以农村为重点，预防为主，中西医并重，依靠科技进步，动员全社会参与，为人民健康服务，为社会主义现代化建设服务”的卫生工作方针，努力提高卫生服务能力和服务质量。阳谷卫生事业必将开创出更加令人鼓舞、光辉灿烂的美好前景。

大事记

清·嘉庆十一年（1807年）

阳谷大疫，死者甚多。

清·嘉庆二十年（1815年）

秋 疟疾流行。

清·道光元年（1821年）

秋 大旱，瘟疫流行。

清·同治元年（1862年）

秋 百姓患霍乱症者甚众，死亡极多。

清·光绪十六年（1890年）

秋 瘟疫流行。

清·光绪三十二年（1906年）

阳谷坡里村天主教堂内设诊所一处，西医开始传入阳谷县。

清·光绪三十三年（1907年）

阳谷县黄疸疾相染甚重。

民国4年（1915年）

阿城产阿胶在巴拿马万国博览会获金奖。

民国8年（1919年）

雷锡瑞在阳谷南街创办救世医院，为阳谷境内创办最早的西医医院。

民国27年（1938年）

8月 阳谷境内霍乱流行。仅南岳楼村150户，即死亡50余人。

民国35年（1946年）

2月 建立阳谷县卫生所，为阳谷县最早的公立医疗机构。

民国36年（1947年）

1月9日 "联合国善后救济总署"哈利生大夫(加拿大籍)运送救灾物资抵张秋，不幸于次日在张秋天主教堂病逝。

5月 经冀鲁豫行署主任段君毅批准，在阳谷县郝楼村成立哈利生总医院，院长李奕，副院长苏润厚。

11月20日 冀鲁豫边区第九禁烟分局在金斗营村成立，即日发出通告，严厉禁毒。

本年 冀鲁豫行署卫生局在阳谷县城西北李堂村设立护训队，招收学员2个班，计100余人，学制1年，结业后大部分配到前线医院。

民国37年（1948年）

初 阳谷县卫生所更名为阳谷县卫生院。

本年 阳谷县、寿张县中西医联合会相继建立。

1949年

10月 阳谷县人民政府设立卫生科，址设狮子楼东路北，周云章任科长。

本年 寿张县政府在寿张北街建立寿张县卫生院。

本年 阳谷县天花流行，死亡百余人。

1950年

本年 各区相继建立医联会分会。

本年 平原省人民政府卫生厅发出指示，要求动员私人诊所、药铺的中西医药人员，按照自愿合作、民主管理、集体经营、政府领导的原则举办联合诊所。

本年 全县推行普种牛痘。

1951年

本年 贯彻落实《劳动保险条例》，实行妇女"四期"(经期、孕期、产期、哺乳期)劳动保护。

本年 全县实施卡介苗接种，预防结核病。

本年 全县训练县卫生院、区卫生所接生员44人。

1952年

3月 根据毛泽东主席"动员起来，讲究卫生，减少疾病，提高健康水平，粉碎敌人的细菌战争”的指示，全县上下广泛开展以“三净五灭”（环境净、院落净、室内净，灭鼠、灭蚊、灭蝇、灭蚤、灭虱）和反细菌战为主要内容的爱国卫生运动。

6月 建立阳谷县防疫委员会，主任由县长兼任，吸收有关单位负责人参加。

本年 县卫生科、医联会开展中西医审查。共审查出国民党员2人，三青团员5人，伪军官2人，耶稣教徒3人，被管制的3人，面貌不清的3人。通过审查评议，确定为一、二等合格者238人，呈领证书；三等279人，县发临时证书；四等49人，尽量教育改造。

本年 县医联会改为卫生工作者协会，区医联分会改为区卫生工作者协会。

1953年

3月 县卫生科召开全县中医代表会议，参会代表34人。

6月 县防疫委员会改为县爱国卫生运动委员会。

本年 县卫生科、卫协会组织开展“五比”运动，即比爱国、比思想、比工作、比学习、比态度。

本年 阳谷县实行公费医疗预防制度。党政机关、群众团体和科教文卫、农林水系统、经济建设等事业单位的国家工作人员及二等乙级以上革命伤残军人享受公费医疗待遇。

本年 县卫生院设立防疫股，为阳谷县最初的防疫机构。

本年 阳谷县发生一例天花病人。此后，天花在全县绝迹。

1954年

4月7日 阳谷县人民政府印发通知，对公费医疗人员就医作出原则规定。

7月 县人民政府卫生科改称县人民委员会卫生科

本年 通过“带资过渡”的办法，将部分个体医药人员吸收到县卫生院或区卫生所工作。

本年 安排老中医带徒40人。

本年 县卫生科对县卫生院和区卫生所人员分两批进行贯彻总路线教育。每期10天，参加教育的61人。

本年 县卫生院、区卫生所工作人员评定工资等级。

1955年

4月 县卫生科对全县公费医疗情况进行全面检查，发现公费医疗管理比较混乱，乱要药、乱开药现象突出。《公费医疗预防证》比实际享受公费医疗的人员多331个，一季度全县公费医疗经费超支1660元。根据检查情况，县政府于5月29日印发《阳谷县人民委员会对1955年公费医疗的几点意见》，提出了改进措施，并于7月底前，换发《公费医疗证》。

5月30日 县人民委员会印发《关于开展夏、秋两季爱国卫生运动的意见》。

1956年

1月 召开全县中西医生大会，参加会议的534人，会议的主要任务是动员分散经营的中西医生在“自愿、两利、三通、四满意”的基础上，参加联合诊所或农社保健站。

12月 全县设有县卫生院1处，区卫生所8处。县区医疗卫生机构干部职工106人。

本年 联合诊所人员评定工资级别。

本年 成立阳谷县卫生防疫站，为股级事业单位。

1957年

3月 成立阳谷县妇幼保健站。

3月 县药材公司由商业局划归县卫生科领导。

5月 全县组织102名医务人员开展黑热病普查，确诊患者99人，及时进行了药物治疗。

9月9日 县人民委员会制定《关于公费医疗预防经费开支范围及管理的若干规定》，公费医疗管理更加具体化。

本年 全县中西医药人员响应党中央“联合起来，走合作化道路”的号召，自愿联合起来，组建联合诊所66处，农业生产合作社保健站11处。参加联合诊所的中西医药人员320人，农业生产合作社保健站人员37人。

1958年

1月18日 县卫生科修订卫生事业单位公务费开支标准，明确了办公费、邮电费、差旅费、住勤费开支范围及标准。

2月 县卫生科改为县卫生局。

4月 县卫生局实行院、所财务统一管理，药品器械统一采购供应，积压药品和长期闲置器具统一调拨的管理体制。

4月 撤销区级建制，全县设置18个乡，区卫生所按区划后所在地的乡名改为乡卫生所。

7月16日 县卫生局制订乡、社保健站卫生技术人员工资标准评定规定，共设3等12级，最高50元，最低20元。按照保健站业务收入、个人德才条件，采取自报公议、领导批准相结合的办法评定。自此，全县统一了乡、社保健站卫生技术人员的工资标准。

8月 乡卫生所一律改称公社卫生院，各联合诊所并入公社卫生院管理，实行“四统一”，即人员统一调动，资金统一使用，经济统一核算，工资统一发放。

12月 阳谷县被评为全国除“四害”、讲卫生先进县。

12月 阳谷县人民委员会卫生局并入寿张县人民委员会卫生局。

1959年

1月 寿张县开展生产自救、勤工俭学运动。县师范自办药厂，制售大液体。1964年停产。

10月 全县开展采集野生药材“小秋收”运动，仅蝉蜕一种地道药材就收购3万斤。

本年 经省组织考核验收，阳谷县达到基本消灭黑热病的标准。

本年 全县共建立生产管理区卫生所102处，从业人员234人。

1960年

3月 “四害”改为老鼠、苍蝇、蚊子、臭虫。

本年 县医院开展胆、脾、胃、卵巢切除手术。

本年 县内疾病大流行，水肿病患者甚多。

1961年

5月15日 寿张县卫生局根据上级规定，印发《关于财经方面几个问题的通知》，决定自8月1日起，公社卫生院国家工作人员工资由卫生院开支，国家不再拨款。

7月 恢复阳谷县建制，成立阳谷县人民委员会卫生局，杨安堂任局长。原寿张县第二医院改称阳谷县人民医院。恢复建立阳谷县卫生防疫站、阳谷县妇幼保健站。

夏至秋 疟疾流行，感染人数221286人，占全县总人口的50%以上。9月中旬，全县有各种病人79373人，其中疟疾36416人，水肿病23427人，干瘦病1793人，小儿营养不良1855人，妇女病4569人，其他疾病11313人。县委、县人委下发通知，保证医务人员口粮供应，以集中精力抢救病人。

1962年

2月15日 聊城专署卫生局分配阳谷、寿张两县救灾药品一批。

5月21日 县卫生局下发《关于农村基层卫生组织调整中几个问题的试行意见》，确定公社卫生院编制定额11人，集体办或医生联办的卫生所编制3~5人。

6月30日 县卫生局印发《关于卫生事业财务管理制度和收支标准的通知》，财务管理趋于完善。

12月 全县8处人民公社改为8个区，公社卫生院改为区卫生院。

本年 阳谷县开展卫生技术人员职称晋升工作。“员”(初级)晋“士”(中级)由县卫生局审批，报专署卫生局备案；“士”晋“师”(高级)报专署卫生局审批；“师”晋“主治医师”报省卫生厅审批。

本年 贯彻中央关于“调整、巩固、充实、提高”的八字方针，各卫生院下放原联合诊所集体人员163人。

1963年

5月27日 成立阳谷县计划生育委员会，副县长丛树鑫任主任委员，杨作荣、杨安堂、米瑞珍、訾乃民、杨明义任副主任委员。计划生育委员会的日常工作由县卫生局承办。

6月 县内相继发生脑炎、痢疾、流感、肠炎等，患者4.8万人。

夏 全县抽调270名医务人员组成近百个医疗小分队赴田间地头开展巡回医疗服务。

12月 设立阳谷县计划生育委员会办公室，办公室设在卫生局。

本年 对参加工作5年以上的大中专毕业生和部分职工调整了工资，对集体举办医疗机构的职工普调了工资。调整后，基层医疗人员的月平均工资由原来29.5元提高到31.7元。

本年 县卫生防疫站对阳谷一中900名学生进行蛔虫感染情况调查，感染率97%。

本年 县卫生局组织对各机关食堂、饭店、食品加工厂、商店的4384名从业人员分期开展卫生训练，对498人进行健康检查，11人调离工作岗位。

本年 全县各区相继建立计划生育委员会，公社、生产大队建立计划生育小组。县、区设立计划生育门诊9处，社、队建立避孕指导站267处，培训计划生育技术指导员1079人。

1964年

2月25日 县人民委员会下发通知，要求每个生产小队配备一名不脱产的专职保健员。

3月15日 县人民委员会转发聊城地区专员公署《关于立即制止私自生产阿胶的通知》，要求私自生产阿胶者，必须立即停止生产，对其生产的阿胶全部查封，对私售阿胶的自由市场一律查禁。

4月10日 县卫生局将县药材公司移交县商业局管理，移交人员29人。

4月 撤销寿张县建制，其寿张、张秋、李台、十五里园区划归阳谷县。阳谷县共有12所区卫生院。寿张县人民医院改称阳谷县驻寿张人民医院。

7月3日 县卫生局、商业局针对县药材公司所属阿胶厂产品说明书冒用“济南市药品检验所化验合格”的虚假宣传事件，联合下发《关于立即停止出售现有阿胶和收回阿胶宣传品的通知》，责令其库存阿胶说明书交由县商业局、卫生局监督销毁，已出售之阿胶所附宣传品由药材公司通知购货单位作废。

7月—10月 县人民委员会抽调卫生局、商业局等有关部门人员，在省、地工作组的指导下，对私自生产阿胶情况进行专案调查，共查出阿城、张秋、十五里园、闫楼4个区的74个单位自制假劣阿胶，查封库存阿胶79700斤，原料3000余斤，并对区、社和有关单位负责人给予处分。

9月18日 县人民委员会成立县防疫指挥部，刘登九任指挥，张合生、赵学禹、张程九任副指挥，其他有关单位负责人为成员。指挥部办公室设在卫生局，张程九兼任办公室主任。

本年 县卫生系统接收大中专毕业生9人，其中专科2人，中专7人，多数安排到县直医疗卫生单位。

本年 全县学习和推广肥城县边院公社于老庄积肥讲卫生经验，在农村广泛开展“生产讲卫生、卫生为生产”活动。

1965年

4月 县、区两级分别建立了由政府领导和卫生、市管、供销、税务、公安等有关部门人员组成的药品质量监督委员会。

6月25日 县人民委员会批转《县卫生局关于阿城等区私自种植大烟调查和处理意见的报告》，针对阿城区、定水镇区、李台区、闫楼区共9个公社28个生产大队私自种植大烟1600棵的问题，对相关责任人进行了严肃处理，并将大烟葫芦、种子全部没收。

6月26日 毛泽东主席对医药卫生工作做出“把医疗卫生工作的重点放到农村去”的重要指示。

9月11日 成立县公费医疗预防管理委员会，副县长刘登九任主任，卫生、财政等有关部门主要负责人为委员。负责对全县公费医疗预防工作的管理协调和监督。

本年 县卫生系统接收大中专毕业生12人，安排到县级医院4人，基层医疗单位8人。

本年 城关区郭围子村建立卫生室，是阳谷县成立最早的村卫生室。

本年 在全县农村普遍开展“两管”(管粪便、管饮水)“五改”(改造厕所、畜圈、鸡窝、水井、环境)

运动。

1966年

7月19日 寿张、闫楼两个区的12个公社、57个大队的261人在食用县食品公司的变质牛肉后，179人食物中毒，县、区、社组织医务人员全力施救，未造成人员伤亡。事后，县委对事故责任人进行了严肃处理。

8月23日 县委决定在阳谷县驻寿张人民医院开办半工(农)半读卫生学校，招收学生40名。学生分配采取"社来社去"的办法，充实农村医疗卫生人员。

1967年

3月 县卫生局领导班子受到冲击。

5月 县内流脑流行，全县发病7139例，死亡157例，发病率1576/10万。

本年 全县共做计划生育"四种"手术16890例，其中男女结扎4507例，放环8916例。

本年 安乐镇、张秋、李台、定水镇、七级卫生院分别改建为县人民医院分院，由集体所有制改为全民所有制。

1969年

12月 聊城地区革命委员会增拨阳谷县农村卫生事业费6万元，用于补充困难卫生院职工工资、库存药品等。

1970年

8月 建立阳谷县卫生局革命委员会，设主任1人，委员4人。

12月 撤销公社卫生所，其人员下放到生产大队卫生室，全县共下放300余人。

本年 境内乙脑流行，发病134例，死亡4例。

本年 阳谷县开始实行农村合作医疗。

1971年

2月 撤区并社，区卫生院改为公社卫生院。

5月29日—6月3日 召开全县中西医结合政治工作会议。驻军代表，卫生局和各院、站领导干部，医务人员代表，赤脚医生代表，"五七"大队代表，厂、校、兽医站负责人和医生等700余人参加会议。

本年 成立石门宋、范海、郭店屯、石佛、高庙王、金斗营、四棚等7所公社卫生院。

1972年

4月29日 石门宋公社后金海大队发生误食息疟定中毒事件，石门宋公社党委和卫生部门及时组织医务人员对4名中毒者进行抢救，未发生死亡。

5月12日 县卫生局向各医疗卫生单位发出通报，要求紧急开展群众性抗疟药品的清查回收运动。

9月28日~30日 县卫生局召开整院工作会议，重点安排整改医院、卫生院的无政府主义和资产阶级医疗作风等不正之风。年底，全县整院工作结束。

10月 建立阳谷县革命委员会卫生局党的核心领导小组，设组长1人，副组长1人，成员3人。

本年 在全县农村广泛开展"三管"(管水、管粪、管饮食)、"四灭"(灭蚊、灭蝇、灭虱、灭臭虫)、"五改"(改水井、改厕所、改畜圈、改炉灶、改环境)为中心的爱国卫生运动。

本年 采取经常性工作与突击活动相结合的方式，开展计划生育群众运动。全县育龄妇女避孕率55%。

1973年

2月15日 县革委批转《县卫生局关于我县合作医疗情况的报告》，全县农村合作医疗工作全面开展。

7月1日—4日 召开全县卫生工作会议。县医院、防疫站、保健站、药材公司负责人，公社党委委员，卫生院负责人、防疫员、助产士，大队卫生室及赤脚医生代表，厂企医务人员等151人参加会议。会议讨论了近两年卫生工作总结和下步卫生工作意见。

10月 根据山东省卫生局文件规定，将1970年下放到生产大队的卫生所人员收回，纳入公社卫生院编制。

12月20日 县革委决定不再单独设立地方病

防治领导小组，其职能并入县爱国卫生运动委员会，并对县爱卫会组成人员进行了调整，栾治民为主任委员，唐兴周、仲伟臣、柳玉林、曹金河、李恒德为副主任委员。

本年 县卫生局创办《卫生工作会议简报》，不定期刊发卫生局会议安排事项的落实情况。

本年 县内麻诊流行，发病4991例，死亡15例，发病率891.34/10万。

1974年

3月 全县有420个生产大队实行合作医疗，有“赤脚医生”1603人。

7月 县内痢疾大流行，患者12979人。

8月30日 召开全县深入开展爱国卫生运动动员大会，部署以除害灭病为中心，以肠道传染病防治和增积肥料为重点的秋季爱国卫生运动。县委副书记管春梅作《紧急动员起来，深入开展群众性的爱国卫生运动》的报告。

11月18日 全县计划生育工作会议在县城召开。本年前十个月，全县共落实放环、结扎等计划生育手术13856例。

本年 开展以普查宫颈癌为主的妇女疾病普查普治工作。共免费涂片检查4.2万人，发现宫颈癌患者24例，子宫脱垂700余例，均得到有效治疗。

本年 全县开始使用儿童预防接种登记卡。

本年 计划生育避孕药具实行免费供应。

1975年

7月19日 在定水镇公社召开全县农村合作医疗现场会，县委副书记梁子英作《办好农村合作医疗》的讲话。

9月4日 聊城地区卫生局革命委员会转发阳谷县卫生局《关于定水镇分院的调查报告》，肯定了阳谷县卫生局深入调查研究，解决基层单位领导班子懒散问题的做法。

9月 根据县革委生产指挥部的要求，重新换发公费医疗证。全县共换发新证5105人，比换证前减少106人。

本年 聊城地区防疫站、供销社、农业局在阳谷县联合召开安全使用农药现场会，会期4天。与会人员参观了安全使用农药13年无中毒事故的城关公社城角徐大队、马庄大队。

1976年

4月15日 县革委成立阳谷县食品卫生领导小组，办公室设在县卫生防疫站。

4月 撤销阳谷县卫生局革命委员会，卫生局行政领导班子设局长1人，副局长3人。

7月—8月 县卫生局先后选派三批共48名医疗卫生工作者抢救、护送唐山大地震受伤人员。

10月24日—26日 召开全县赤脚医生合作医疗代表会议，县委副书记赵玉莲，县革委会副主任范春华分别讲话，20余个先进单位代表和赤脚医生代表发言。

12月15日 县委在安乐镇公社召开全县计划生育现场会，推广安乐镇公社机关干部带头和开展计划生育突击活动的经验。

本年 县卫生局迁址狮子楼北路西。

本年 全县种植中药2427亩。

本年 全县19处人民公社卫生院（含县分院）均办土药厂，302个生产大队卫生室能够加工膏、丹、丸、散。

1977年

3月24日—26日 聊城地区卫生局、商业局在阳谷召开全区中草药种植经验交流会，各县卫生局、药材公司分管药材种植工作的负责人和中草药种植工作先进公社卫生院代表共计30余人参加会议。

3月 县计划生育委员会办公室单独设置，列县革委工作机构。

4月 成立阳谷县公费医疗管理委员会办公室，配备专职干部2人。

4月30日 县革委会印发《关于公费医疗实行“双包干”管理办法》，将门诊医疗费和住院医疗费分设。门诊医疗费拨给职工所在单位，由单位包干使用，超支不补。住院医疗费由县公费医疗管理委员会统一掌管，严格管理。

12月 撤销中共阳谷县卫生局核心领导小组，建立中共阳谷县卫生局党组，设书记1人，党组成员3人。

本年 县卫生局迁址东方红大街中段路东。

1978年

2月 成立阳谷县卫生局工会委员会。

3月 设立阳谷县地方病防治工作领导小组办公室，办公室设在卫生局。

6月16日 县革委批准成立阳谷县药品检验所，负责全县的药品质量检验。

6月25日 县委召开全县爱国卫生会议，县委书记许继善、副书记李毅远到会讲话。会议提出“消灭细菌、大干快上、除害灭病、七九年上纲”的目标。

本年 全县实行儿童预防接种计划免疫。

1979年

1月 城关公社卫生院实行科室业务收入定额、门诊医生定处方、超额奖励制度，同时设置全勤奖、节约奖、技术革新奖。

3月 县卫生局设立中西医结合办公室，孙亚先任主任。

3月 召开全县合作医疗及赤脚医生先进集体、先进个人代表会议，县委常委、县革委副主任王海泉讲话。会议总结农村合作医疗经验，表彰了合作医疗先进集体和赤脚医生先进个人。

8月 县爱国卫生运动委员会办公室从县卫生局划出，列政府序列，为副科级单位。

11月 县革委决定建立阳谷县卫生学校，为股级财政拨款事业单位，隶属县卫生局、教育局双重领导。

本年 全县普遍实行儿童计划免疫预防接种卡制度。

1980年

5月 县革命委员会卫生局改称县人民政府卫生局。

7月27日 县卫生局印发《关于公社卫生院(县分院)经济管理办法》，财政按人员、床位和完成任务量补助。人员工资补助占60%，核定床位补助占20%，完成任务量占20%。

8月12日 成立阳谷县预防和处理医疗事故鉴定委员会，姜云峰为主任，孙亚先为副主任，另有委员12人。

8月 县内痢疾大流行，患者10154人。其中西湖公社刘庄大队发病率38.8%。县、社医疗机构和村卫生室采用克泻痢宁、磺胺增效剂等药品救治，控制了流行。

本年 成立阳谷县卫生技术考评委员会，对1966~1978年期间“士”晋“师”人员进行复核，对111名通过复核的中级人员重新办理手续，晋升时间仍从原批准之日算起。

1981年

1月16日 县食品卫生领导小组印发《阳谷县食品卫生暂行管理办法》，并公布70名食品卫生监督员。

3月6日 县政府印发《关于开展第二次全县灭鼠运动的通知》。此后，各社队、县直各部门成立专业班子，实行毒饵统一配制、统一管理、统一时间、统一投放。自3月17日开始连续投放4天。

3月 县卫生局、工商局查封范海公社庞楼大队、杨窑大队、武庄大队，十五里园公社朱坊大队，郭店屯公社韩庄大队，县知青农场，高庙王公社阿胶厂等7个单位的10处地下阿胶厂。

3月 医疗机构对公费医疗和劳保医疗实行按成本(不含工资)收费。

5月 县药检所在医疗单位和药材零售商店均检出天麻、川贝母、黄连伪品。6月21日，县卫生局转发药检所《对天麻、川贝母、黄连的伪品报告》，要求各医疗单位对药品进行全面检查，发现伪品，立即停止使用。

6月26日 县九届人大常委会第四次会议审议通过县政府《关于搞好县城爱国卫生的几项规定》，促进了县城爱国卫生运动的经常化、制度化。

本年 为54名在“文化大革命”中受迫害的卫生系统干部平反，恢复了名誉。

1982年

5月 成立阳谷县医药卫生学会，姜云峰任理事长，史永焕、刘永祐、马学东任副理事长。

8月21日 调整阳谷县公费医疗管理委员会，赵玉莲任主任，王继琪、李文祥任副主任，周脉连等为委员，张合生兼任办公室主任。

本年 卫生系统广泛开展“五讲四美”和“学雷锋、树新风”、“学习白求恩”活动以及“假如我是一个病人”大讨论。

本年 县卫生局组织技术比武3次，评选表彰优秀护士33人。

本年 各医疗单位实行基本工资、补助工资“双浮动”。

1983年

6月 阳谷县提前实现卫生部提出的“2000年底基本消灭麻风病”的目标。

6月 阳谷县被聊城地区爱国卫生运动委员会评为爱国卫生先进县。

9月1日 根据上级有关规定，停止卫生技术人员职称评定和审批。

本年 全县医疗单位普遍推行“五定一奖”，部分医疗单位实行基本工资30%浮动，实行工作业绩与个人收入挂钩。

本年 发放食品卫生许可证489份，冷饮卫生许可证500份。查封不合格罐头4.8万瓶、啤酒150瓶，劣质腐竹100斤。

本年 全县霍乱流行。金斗营、李台、西湖等5个公社的11个生产大队共发病34人，死亡2人。

1984年

6月 县级机构改革，县卫生局领导班子进行调整。调整后领导班子的年龄、文化、知识结构更加合理。

8月 成立阳谷县杨庄乡卫生院、翟庄乡卫生院。

9月 建立中共阳谷县卫生局纪律检查组，纪律检查组组长为局党组成员。

12月 县卫生局设立业务科、政工科、计财科、办公室等中层科室。

本年 全县发放食品卫生许可证1100份，从业人员健康体检2022人，调离“五病”阳性22人。

本年 阳谷县驻寿张人民医院改称阳谷县第二人民医院。

本年 根据《山东省医疗机构收费标准》，阳谷县对部分医疗收费标准进行适当调整。调整后，住院费、检查费、手术费等均有所提高。

1985年

1月 全县医疗机构推行科室承包责任制，实行“七定一奖”(定人员、床位、医疗质量、消耗、服务态度、卫生秩序、经济定额，超任务奖励)和“四统一”(医院统一收费、药品耗材统一供应、财务统一管理、工资按科室确定的浮动标准统一发放)。

8月3日—6日 县卫生局、药检所在县城举办伪劣药品展览，县委、县政府主要领导，县人大代表，机关干部以及各界群众万余人参观。展览结束后，将价值2.7万余元的伪劣药品当场销毁。山东电视台于8月10日晚作了报道。

10月11日 县卫生局向县档案馆移交1952年至1976年文书档案51卷。

12月 全县县乡共有医疗卫生单位25个，其中县直6个，县分院6个，乡镇卫生院13个，共有职工1531人。共设病床760张。

本年 全县卫生系统实行机构改革。按照“四化”方针，选拔了一批中青年知识分子到领导岗位，改善了领导班子结构。全县25个医疗卫生单位中，配备领导班子成员51人，平均年龄44岁，比改革前下降4岁；大学学历的17人，占领导班子总数的33%，比改革前增加5人；有技术职称的48人，占领导班子成员总数的94%，比改革前增加5人。

本年 机关、事业单位工作人员改行以职务(岗位)工资为主的结构工资制，分为基础工资、职务(岗位)工资、工龄津贴、奖励工资四个组成部分。卫生系统1726人参加工资改革，人均增资18.9元。

本年 贯彻《山东省关于护士工龄津贴实施办法》，对直接护理病人、从事护理技术操作的护士、助产士、护师、主管护师、正副护士长、护理部正副主任实行护士工龄津贴。

1986年

10月1日 县卫生局印发《阳谷县卫生局人事调动暂行规定》，明确了人事调动的原则、审批权限和程序。

本年 中共中央、国务院决定改革职称评定办法,实行专业技术职务聘任制。

本年 公费医疗划归县财政局管理。

本年 县内出血热病流行,全县报告发病98例。

本年 全县实行孕产妇系统化管理。

1987年

3月1日 县卫生局印发《关于加强卫生系统离退休和在职人员开业和行医管理的规定》,要求在职人员开办的诊所、药店立即停止;离退休技术人员原则上回原单位安排工作,并适当发放一定报酬。回本单位工作有困难者,经批准可会同顶班的子女在本村设点,停发其工资及一切福利待遇。

6月14日 县政府批转卫生局《关于实行儿童七种传染病计划免疫保偿的报告》,在全县推行儿童计划免疫保偿制度。至年底,入保儿童60403人,入保率54.96%。

7月16日 成立卫生系统职称改革领导小组及办公室,局长魏翊德任组长。9月25日,成立卫生技术职务初级评审委员会,负责卫生技术职称的评审和上报工作。当年,全县晋升高级卫生技术职务17人,中级174人,初级624人。

8月1日 县卫生局制定《阳谷县卫生局机关岗位职责及考核办法》,对机关工作人员实行月记实、季小结、半年初评、年终总评。

9月21日 县政府转发《民政局、卫生局关于开展婚前健康检查意见的报告》,规定凡适龄男女青年在结婚登记前必须持本单位介绍信到乡镇卫生院、县妇幼保健站进行健康查体。

10月29日 县人民医院整体搬迁至东方红大街(谷山路中段)32号。

11月10日 县卫生局决定设立乡镇卫生院(含县分院)防疫组,并公布任命了防疫组组长。

本年 县卫生局对乡镇卫生院(含县分院)实行3000分考核。

本年 全县计划免疾冷链投入运转。

1988年

2月4日 聊城地区卫生局转发省卫生厅通知,阳谷县13名卫生技术人员取得高级职称任职资格,其中刘永祜取得主任医师任职资格,为阳谷县第一个取得正高级卫生技术任职资格人员。

4月27日 县政府批转卫生局《关于农村卫生改革试行方案的报告》,将拨付乡镇卫生院财政补贴经费的"人头费"改为卫生事业费。除包括离休人员的全部离休费、退休人员的基本退休费、防保人员工资、遗属补助(全民人员)外,剩余部分用于基本建设和人才培养,其他人员工资本着自理的原则,实行按劳取酬。

4月28日 阳谷县红十字会成立。

5月10日 县委、县政府决定建立阳谷县中医医院,定为正局级事业单位。

8月1日 县政府下发《关于明确县爱卫会办公室隶属关系的通知》,明确县爱卫会办公室工作及人、财、物一并由县卫生局代管。

8月10日 县委、县政府决定建立阳谷县医疗康复中心,为副局级事业单位,列卫生序列,隶属于县委组织部老干部局。1994年4月撤销,并入县人民医院。

9月28日 县职称改革办公室批复县卫生系统集体事业单位技术职务限额共327人,其中副主任医师1人,主治医师70人,医师195人,医士61人。

1989年

1月2日 县职称改革领导小组确定卫生系统"以工代技"人员专业技术职务限额521名,其中全民单位168名,集体单位353名。当年,经省、地、县卫生技术职务评审委员会评审,"以工代技"人员中有2人取得副主任医师任职资格,70人取得主治(主管)医师任职资格,503人取得初级任职资格。

3月2日 县卫生局公布乡镇兼职药品监督员,每乡镇1人。

4月 全县扎实开展"爱国卫生月"活动,机关干部带头参加,城区群众积极参与。活动期间,清运垃圾1020吨,填平坑洼150余处,疏通下水道5120米,新建公共厕所7座,增设垃圾箱51个。

7月 成立阳谷县红十字会办公室,为股级事业单位,隶属卫生局,编制7人。

11月29日—12月8日 县卫生局组织人员对

所属医疗单位医疗收费和药品价格进行了全面检查。共查出违规多收款23754元，物价部门没收4310元,并对违规加价的单位予以通报。

本年 十五里园、四棚、金斗营乡卫生院防疫组分别改建为乡防保站。

本年 开展乡村医生职称评定工作。全县共评定乡村医师542人,乡村医士393人,乡村卫生员276人。

1990年

1月20日—21日 聊城地区无鼠害鉴定组对阳谷县进行无鼠害鉴定，确认阳谷县已达到省定无鼠害县标准。

7月10日 县政府办公室发文公布32名药品监督员。

10月10日 县卫生局对4起医疗事故全县通报。

12月17日 县卫生局增设防保科，将业务科的防保职能划入防保科。

12月 全县创建甲级卫生室326个。

本年 成立阳谷县农村卫生协会，魏翊德任会长,郑继奎、刘汝斌为副会长,徐俊本为秘书长。

1991年

1月 成立由分管副县长任组长，卫生、医药、工商、税务、物价、公安等部门负责人组成的整顿医药市场领导小组，对全县药品市场进行全面清理整顿。共查处无证经营单位15个，查获药品价值15万元。查出经营单位和医疗单位伪劣药品片剂1万余片，针剂1.5万支，中药70公斤。

3月—6月 县卫生系统组织开展“百日优质服务、争做白求恩式白衣战士”活动。医务人员全部实行上岗挂牌服务。活动期间,筛选了7名先进工作者组成报告团,分赴13个报告点进行巡回报告。

3月15日 张秋镇南街村卫生室等6个村卫生室被评为“先进行政村卫生室”,受到省卫生厅表彰。

5月8日 阳谷县被聊城地区行政公署授予“儿童计划免疫工作先进县”称号。

6月14日 县政府印发《关于实施初级卫生保健的意见》。自此,按照初级卫生保健的任务目标，全面开展初级卫生保健工作。

9月27日—30日 县卫生局局长祝登銮带领全县医疗卫生单位主要负责人赴长清、曲阜参观考察。

10月 全县医疗卫生系统全面开展医疗质量月活动。

11月12日 县政府印发《阳谷县行政村卫生室管理办法》，明确了村卫生室工作任务、设置、人员、组织领导和行政管理等相关规定和办法。

11月15日 县卫生局在高庙王乡卫生院召开医院改貌现场会,部署院容院貌建设工作。

11月20日 县卫生局制定并印发《关于深化卫生改革的意见》,对用人制度、经营开发等推出一系列改革措施。

11月 县卫生局设立药政科。

本年 县卫生局《卫生工作会议简报》改为《卫生信息》,设工作动态、经验交流等栏目。

1992年

4月10日 县卫生局制定并印发《卫生系统实行工作餐的暂行规定》。局机关与县直医疗卫生单位之间公务活动一律不安排就餐；乡镇卫生院与县直单位之间的公务活动,按每人每餐4元标准发给生活补助费。

4月 县卫生局迁入办公楼(景阳路287号),办公条件明显改善。

5月 县卫生局成立老干部科,负责离退休干部的管理与服务。

5月 聊城地区卫生局在大布乡召开集体办医现场会,推广大布乡集体办医经验。

本年 县卫生局分两批对医护人员进行职业道德教育培训,经考试,参加培训的760人全部及格。

1993年

5月24日 县卫生局印发《关于加强一次性输液(血)器、一次性无菌注射器临床使用管理的通知》,要求各医疗卫生单位杜绝假冒伪劣一次性医疗用品流入临床。

7月27日 经聊城地区行政公署专员办公会

研究批准，阳谷县卫生学校改建为阳谷县卫生职业中等专业学校，为正科级事业单位，隶属地、县卫生局领导，业务受地、县教育部门指导。

10月 乡镇防保站站长享受乡镇卫生院副院长待遇。

本年 县卫生局机关安装程控电话，改善了通信条件。

本年 按照上级有关规定，县卫生系统实行工资制度改革。机关工作人员实行职级工资制，机关技术工人实行岗位技术等级制，机关普通工人实行岗位工资制；事业单位技术人员实行专业技术职务等级工资制，管理人员实行职员等级工资制，技术工人实行技术等级工资制，普通工人实行等级工资制。全县卫生系统1739人参加工资改革，改革后人均增资140元。

1994年

1月1日 实施《中华人民共和国护士管理办法》。是年，开展护士执业注册。

4月10日 县政府印发《关于调整充实县爱国卫生运动委员会及明确各成员部门职责分工的通知》，副县长杨吉德任主任，县人武部部长李春青任副主任，县直有关单位主要负责人为委员，并公布了各成员部门的职责分工。

4月25日 县卫生局制定并印发《关于严禁在药品采购等活动中私自收受“回扣”的八项规定》。

4月 县委、县政府决定在农村实行集资合作医疗制度。

5月9日 成立阳谷县血液管理领导小组，负责全县血液管理和公民无偿献血的领导和协调。副县长杨吉德任组长。

6月10日 阳谷镇卫生院被评为聊城地区首批一级甲等卫生院。

6月15日 县政府召开城区夏季爱国卫生突击活动动员会，副县长杨吉德讲话。会后，县直各机关、企事业单位和阳谷镇迅速开展了以治理脏、乱、差为重点的爱国卫生运动。

7月15日 县农村改厕办公室在西湖乡召开农村改厕现场会，全县各乡镇长、卫生院长、防保站长参加会议。会议总结推广了西湖乡农村改厕“六统一”(统一规格、统一原材料、统一施工、统一指导、统一验收、统一奖惩)经验。

8月 县卫生局老干部科并入人事科。

9月8日 全区初级卫生保健工作现场会在阳谷召开。与会人员参观了西湖乡赵王楼、陈段俞和阳谷镇城角孟村的卫生厕所改造现场，县卫生局局长张占魁介绍了阳谷县改厕工作经验，聊城地区卫生局局长宿春明对阳谷县的初级卫生保健工作提出表扬。

9月28日 县卫生局召开全县卫生系统职业道德建设工作会议，对职业道德建设工作进行全面部署，并将职业道德建设列为“一把手”工程，实行“一票否决”。

本年 县爱国卫生运动委员会办公室并入县卫生局，为股级事业单位。

1995年

2月 阳谷县在全区率先实现初级卫生保健全面达标。

4月 全县卫生系统开展领导干部学习孔繁森、基层干部学习王廷江、医务人员学习韩淑云活动。

5月5日 县政府在阿城镇召开全县集资合作医疗现场会，阿城、闫楼、城关、定水等乡镇介绍了经验，副县长杨吉德讲话，卫生局局长张占奎对集资合作医疗作了具体安排。

5月5日 县政府印发《关于加强药品管理工作的意见》，明确了县卫生局依法行使对药品质量的监督职权。

8月 县卫生局试行乡镇卫生院为村卫生室及个体诊所代购分发药品办法，以防止假劣药品流入。

9月8日—15日 县卫生局划片设点举办乡村医生计划免疫知识培训班。

9月 县政府在全省农村卫生工作会议上做了题为《实施初级卫生保健，进一步提高全县人民健康水平》的书面发言。

10月23日 聊城地区行政公署办公室刊载行署办公室社会事业科《阳谷县阿城镇合作医疗调查》，总结了阿城镇开展集资合作医疗的经验。

11月6日 阿城镇卫生院、闫楼乡卫生院、安乐镇分院、李台分院被评为聊城地区一级甲等医院。

本年 实行定点预防接种门诊制度。

1996年

3月1日起 凡在阳谷县出生的人口，均统一使用依法制发的“出生医学证明”，其他有关出生人口的医学证明一律废止。

3月29日 县卫生局召开全县义务查体月活动动员大会。会后，全县组织46个查体小组，对全县12万农村老人进行健康查体，查出各种疾病患者27980例。

9月1日起 全县医疗单位全面实行药品质量验收、登记制度。

11月 县卫生局成立卫生监督科，行使卫生监督执法职能。

12月19日 县政府批准成立阳谷县卫生职业中等专业学校附属医院，为股级事业单位，经费自筹。

本年 经世界卫生组织、联合国儿童基金会、卫生部联合评审，以乡为单位12月龄内儿童“四苗”单苗接种率均达到85%以上，实现了“第三个85%”的目标。

1997年

5月8日 县政府印发《关于在公共场所禁止吸烟的规定》。

6月25日 县卫生局组织90名职工参加“庆七一，迎回归”千人大合唱。

11月28日 阿城镇人民政府被省卫生厅、人事厅授予“全省农村卫生工作先进集体”称号。

1998年

4月 建立阳谷县卫生监督所，局长张占魁兼任所长。

8月 县红十字会在全县组织募捐棉衣棉被1653件，募集捐款5820元，支援长江、松花江流域抗洪救灾。

10月30日 县政府印发《关于巩固发展农村合作医疗工作的意见》，提出“乡镇政府拿一点，村集体拿一点，农民个人拿一点”的合作医疗基金筹集方式，农业人口每人年均集资2—5元，由乡镇政府统一筹集。

本年 县人民医院成功施行经尿道前列腺电切术和人工股骨头置换术。

1999年

3月17日 阳谷镇城角孟小学发生首例麻疹病例，至4月13日，共发生麻疹病人15人。

4月9日 县政府调整充实县爱国卫生运动委员会成员，县委副书记、县长张同村任主任，副县长胡廷金、孙峰任副主任，有关部门主要领导为成员。

4月25日 县卫生局对乡村医生和个体开业医生统一组织考试。

5月1日 《中华人民共和国执业医师法》实施。

5月 县委、县政府首次在全县范围内公开招聘第二人民医院院长。

7月 县卫生局成立药品招标办公室，并在全市卫生系统率先实行药品集中招标采购。

9月27日 县政府召开全县集资合作医疗专题会议。张秋镇、阿城镇、翟庄乡、闫楼镇、七级镇、四棚乡分别作了典型发言，县委副书记王文英、副县长孙峰对集资合作医疗工作进行再动员、再部署。

10月23日—26日 阳谷县城顺利通过山东省省级卫生城验收团验收。

11月5日 阳谷县召开创建省级卫生城总结表彰大会。

11月23日 县卫生局针对某卫生院因疏于管理，致使部分麻醉药品流向社会并造成危害的问题，印发《关于加强麻醉药品管理的通知》，要求严格按照“五专”要求，建立麻醉药品管理责任制。

本年 境内麻疹暴发。

本年 县卫生局办公楼实现自备锅炉集中供暖。

2000年

1月9日 山东省爱国卫生运动委员会命名阳谷县为省级卫生县城。

3月4日 世界卫生组织防治肺结核督查团一

行到阳谷检查指导工作。

3月 阳谷县计划免疫工作被列入省重点管理县。

7月 县卫生局组织开展“四规范一满意”(即规范检查、规范用药、规范收费、规范行为,满意在卫生)活动和创建“放心药房”活动。

7月 全市卫生系统药品招标采购现场会在阳谷召开，推广阳谷县药品集中招标采购工作经验。

8月20日 县卫生局印发《专业技术职务竞争聘任工作实施意见》,对专业技术人员实行竞争聘任,按需设岗、按岗聘任。

9月13日 县妇幼保健站与县计划生育服务站实行一个机构两个牌子，隶属县计划生育委员会管理,业务受县计生委、卫生局双重指导。

9月 县委、县政府在全县范围内招聘县人民医院院长。

11月 根据《山东省医疗服务价格管理改革实施意见》,县乡医疗机构的服务价格,实行政府指导价，其他非营利性医疗机构以省制订的基准价格,上下浮动,浮动幅度不超过10%。

本年 县红十字会对4280名汽车驾驶员进行卫生救护知识培训。

2001年

1月1日起 县级医疗机构实行药品收支两条线管理。

9月13日 县妇幼保健站与县计划生育服务中心分离,人、财、物仍归县卫生局管理。

11月13日 县妇幼保健站升格为副科级事业单位。

本年 卫生技术人员晋升专业技术职务不再规定评审限额。实行计算机应用水平考试并作为准入条件。

本年 对1998年6月26日前取得医士以上职称的执业人员进行注册。共注册649人,其中执业医师520人,执业助理医师129人。

2002年

3月 阳谷县计划免疫工作通过省计划免疫管理重点县“摘帽”验收。

4月 县卫生局印发《关于进一步提高医疗质量的通知》。同时成立阳谷县医疗质量监督管理委员会,负责全县医疗机构的医疗质量监督检查。

10月28日 县政府办公室印发《阳谷县卫生局职能配置内设机构和人员编制方案》，将药政、药检职能交给县药品监督管理局。划入职业卫生监督职能和公共卫生监督执法职能。

10月 县卫生局撤销业务科,成立医政科。计财科改为规划财务科。

12月 县卫生局药政科划归县药品监督管理局。

本年 县卫生防疫站对全县三年级以上学生进行健康体检。共体检学生63580人,视力下降率48.3%,沙眼患病率7.43%,龋齿患病率8.43%,肥胖率1.43%,心肺疾患31人。

本年 卫生技术人员实行继续医学教育 。

2003年

4月下旬 全县上下全党动员，全民发动,全力开展“非典型肺炎”的防控。7月,由应急状态转入长效机制。

6月28日 县卫生局印发《撤销石门宋卫生院和人员分流的通知》，对8名离退休人员和22名在职职工进行了安置。

8月2日 县机构编制委员会决定县卫生防疫站升格为副科级单位。

8月 县编委核定县乡医疗卫生机构事业人员编制总额1710人,其中全额事业单位117人(红十字会办公室7人,地病办3人,健教所7人,妇幼保健站30人,卫生职业中专20人,防疫站50人),差额事业单位1593人(县直医院799人,乡镇卫生院794人)。

10月18日 卫生部基妇司、省卫生厅、市卫生局联合专家组一行7人到阳谷检查、调研妇幼保健工作,对阳谷县妇幼保健网络建设、新生儿疾病筛查、“出生医学证明”管理等工作给予了充分肯定。

11月13日 中央电视台“焦点访谈”栏目以《疫情监控岂能儿戏》为题,报道了阳谷县腹泻病监测中弄虚作假的情况。县卫生局组织人员查明原因后，对其相关人员进行严肃处理，并以此为契机，强化了疫情报告管理责任制。

2004年

3月20日 阳谷县卫生防疫站更名为阳谷县疾病预防控制中心，为正科级全额事业单位。

4月 县卫生局集中组织开展查处劣质奶粉活动，查处并销毁不合格奶粉450袋。

6月10日 设立侨润、狮子楼、博济桥3个街道防保站。

6月 设立阳谷县第三人民医院侨润分院，为独立核算单位。

7月1日起 全县传染病疫情及突发公共卫生事件实行网络直报。

10月 县卫生局防保科更名为疾病预防控制科。

10月 县卫生局组织开展《中华人民共和国食品卫生法》宣传周活动。在中心广场、文化广场分别设立宣传咨询台，城区悬挂过街宣传横幅，出动宣传车深入乡村宣传，县电台、电视台分别报道活动情况。

本年 县卫生局对乡镇卫生院院长实行公开招聘。

本年 对卫生技术人员实行竞争聘任，全县平聘1958人，高职低聘48人，落聘52人。

本年 县卫生局配合人事局实行医疗卫生专业大中专毕业生公开招考制度，择优录用大中专毕业生91名。

本年 实施食品卫生监督量化分级管理。至年底，共评出A级单位2个，B级单位6个，C级单位56个。

本年 实施卫生技术人员继续医学教育任期考核。

2005年

5月 阳谷县第三人民医院侨润分院改为侨润街道卫生院。

8月1日 全县实施儿童免疫规划，一类疫苗免费提供。

8月8日 经聊城市卫生局确认，阳谷县妇幼保健院为全市产前筛查技术服务机构。

10月29日 县卫生局在中心广场举办“弘扬卫生行业新风尚”大型广场展示活动。

本年 全县开展医院管理年与医疗质量管理效益年活动。

本年 建立阳谷县卫生局网站，并与县政府网、市卫生局网站联网。

本年 医疗卫生机构取消科室承包办法。

本年 全县卫生系统广泛开展“创建学习型组织，争做知识型职工”活动。

2006年

2月22日 县卫生局印发《关于在卫生系统实施禁酒令的通告》，规定自3月1日起，凡卫生局机关和下属单位的行管人员在工作日内禁止早、午餐饮酒，业务人员上岗前三小时内禁止饮酒等。

4月 在全县卫生系统集中开展了以“内强素质，外树形象”为主题，以整治“脏、乱、差”为重点的环境卫生综合整治活动。

6月16日 设立阳谷县新型农村合作医疗办公室，为副科级财政拨款事业单位，隶属于县卫生局。8月4日，更名为阳谷县新型农村合作医疗管理办公室。

6月20日 县卫生局印发《关于进一步加强母婴保健技术服务和性别比治理工作的意见》，规定严禁非医学需要鉴定胎儿性别和选择性终止妊娠。

6月 张秋镇被列为聊城市新型农村合作医疗试点乡镇。

7月11日 阳谷县新型农村合作医疗试点工作启动仪式在张秋镇卫生院举行。县人大、政府、政协有关领导出席。

7月 阳谷县妇幼保健站更名为阳谷县妇幼保健院，其性质、隶属关系不变。

10月 县卫生局设立基层卫生与妇幼保健科。

11月 县卫生局组织卫生系统开展“夕阳健康行动”，免费为60岁以上老年人健康查体48946人，查体率69%。

12月1日 县艾滋病防治工作委员会在中心广场举办“艾滋病日”宣传咨询活动。设置展板20

块，发放宣传材料2.5万份、预防艾滋病知识扑克2000副，发放调查问卷1000余份，收回800份。

12月21日 聊城市卫生局批复同意阳谷县规划设置3所城市社区卫生服务中心、12所社区卫生服务站。

本年 李台、闫楼、阿城三处卫生院被列为山东省“360工程”建设项目。

本年 经市卫生局批准，全县18个医疗单位办理了《麻醉药品、第一类精神药品购用印鉴卡》。

本年 县卫生局机关完成公务员登记工作，共登记公务员13人。

本年 卫生系列中、初级专业技术任职资格实行全国统一考试，取消评审委员会，实行以考代评。

本年 卫生系统开展首届阳谷名医、天使之星和优秀乡村医生评选活动，评选表彰阳谷名医、天使之星、优秀乡村医生各10名，并在县中心广场设置展示栏，宣传他们的先进事迹。

2007年

1月1日 将全县享受公费医疗的人员全部纳入基本医疗保险统筹，取消公费医疗制度。

2月9日 县政府召开全县新型农村合作医疗工作动员大会，县长丁东明作动员报告。会议印发了《阳谷县新型农村合作医疗制度暂行规定》。同日，成立阳谷县新型农村合作医疗领导小组，县委副书记、县长丁东明任组长，县人大常委会副主任唐宪明、县政协副主席崔新厚、县政府副县长苏永侠任副组长，县卫生局、财政局等有关部门和乡镇(街道)政府(办事处)主要负责人为成员。

3月6日 县卫生局印发《关于进一步加强新型农村合作医疗定点医疗机构执行西药、中成药、中草药、器械及一次性卫生材料统一集中招标采购的通知》，规定新型农村合作医疗定点单位采购西药、中成药、中草药、器械及一次性卫生材料，由县卫生局集中招标采购，严禁在招标合同外擅自采购。

3月17日 县卫生局在县疾控中心举办食品经营和餐饮单位负责人法律法规和卫生知识培训班，城区180人参加培训。

4月2日 县编办明确阳谷县卫生监督所为股级财政拨款事业单位，编制6人。

4月2日 撤销中共阳谷县委地方病领导小组办公室，其职能划归县卫生局疾病预防控制科。

4月9日 以阳谷县为试点的全市创建白内障无障碍县(区)工作正式启动。

4月24日 县新型农村合作医疗办公室确定并公布首批新型农村合作医疗定点医疗机构名单，共公布定点医疗机构744个，其中县直医疗单位6个，乡镇(街道)卫生院20个，村卫生室718个。

4月 县疾控中心在全县25所中学开展预防艾滋病宣传教育活动。

5月1日 全县新型农村合作医疗定点医疗机构实现微机联网，新型农村合作医疗补偿工作全面实施。

10月10日—11月5日 县卫生局、公安局、行政执法局联合开展医疗卫生执法活动，铲除非法行医148家。

10月11日 县政府印发《关于发展城市社区卫生服务的意见》，明确了城市社区卫生服务的指导思想、原则、目标任务及运行机制、管理措施等。此后，城市社区卫生服务机构建设工作全面展开。

11月14日 县卫生局在中心广场举行“糖尿病日”宣传咨询活动。

本年 成立阳谷县医学会，万开义任名誉理事长，刘士学任理事长，杨景随、钟慎青、陈仁洪、党安森、魏相道、王新鹤为副理事长。

本年 实行职工基本医疗保险制度。

本年 全县卫生系统对机关和事业单位工作人员收入分配制度进行改革。机关公务员、技术工人、普通工人分别实行职级工资制、岗位技术等级工资制和岗位工资制。事业单位实行岗位绩效工资制。全县卫生系统1997人参加此次收入分配制度改革，改革后人均增资330元。

本年 乡镇卫生院人、财、物全部上划到县管理，县财政拨付院长和防保人员工资，离退休费，遗属补助以及在职人员养老保险、医疗保险单位负担部分。

2008年

3月20日 县卫生局印发《关于卫生系统严格

实行重大事项报告制度的若干规定》，对报告事项、报告形式、报告程序、报告时限等分别作出详细规定，从发文之日起执行。

4月7日 全县卫生系统实现数据信息网络传输。

4月9日 全市落实扩大免疫规划暨疾病预防控制工作会议在阳谷宾馆召开。各县(市、区)卫生局长、分管副局长、疾控科长、疾控中心主任参加会议。县卫生局局长万开义作了典型发言，市卫生局局长赵宪奇、副局长刘德勇分别讲话。会议结束后，与会人员参观了闫楼镇防保站。

5月 县红十字会组织开展四川省汶川大地震救灾募捐活动。共募集捐款30.997万元，衣服、文具等价值6800元。

5月 制定《阳谷县卫生局文件办理暂行规定》，明确了收文、批办、承办、传阅、归档以及发文的草拟、审核、签发、复核、打印、分发等程序。

6月6日 阳谷县妇幼保健院举行搬迁庆典活动。

7月 全县预防接种信息管理系统正式启用。

10月6日 阳谷县首批援川对口支援卫生医疗队抵达北川县片口乡，开展卫生防疫、卫生监督及医疗服务。

10月26日 县人民医院搬迁至黄山路北段路西，黄河路路南。

11月14日 县卫生局组织县疾控中心、街道卫生院、社区卫生服务中心(站)在中心广场举行“防治糖尿病从儿童和青少年做起”为主题的糖尿病宣传咨询活动。设立咨询台10个，发放宣传材料两万余份。副县长苏永侠等参加活动。

11月29日 山东省红十字会、山东电视台齐鲁频道援建的“齐鲁电视台红十字博爱卫生站”在十五里园镇十里井村举行揭牌典礼。省红十字会副会长王志民、副市长刘冠凤等出席。

同日 县人民医院举行新址落成暨开业典礼。

12月 由阳谷县第三人民医院改建的狮子楼街道社区卫生服务中心和由侨润街道卫生院改建的侨润街道社区卫生服务中心，以及规划建设的谷南、京九等7个城市社区卫生服务站，通过市卫生局、财政局的考核验收，初步形成城市社区卫生服务网络。

2009年

3月24日 县卫生局、县疾控中心开展结核病防治日宣传咨询活动。悬挂结核病防治海报30余幅，发放宣传材料3000余份。

3月26日 县爱卫会印发《2009迎全运城乡环境卫生综合治理活动实施方案》，在全县城乡开展了以治理环境卫生、灭鼠为重点的综合整治活动。

4月12日 副省长王随莲到阳谷考察手足口病防治工作。

7月18日 县爱国卫生运动委员会印发《阳谷县农村改厕项目、健康教育实施方案》，提出了农村改厕和健康教育的任务目标、组织管理及监测与评估办法。

本年 开始实施农村孕产妇住院分娩补助。

本年 手足口病暴发流行，县政府和各级医疗卫生机构全力防控。各级成立消杀队伍，县疾控中心开展流行病学调查，县级医疗机构成立专家组，县电视台播放《阳谷县人民政府告全县人民书》。通过积极有效地防控，全年报告发病2279例，死亡2例。

2010年

4月7日 阳谷新城塑胶公司发生火灾，三名消防队员因墙体倒塌受伤。县人民医院紧急启动应急预案，在市、县领导和省、市专家组的指导下，全力以赴抢救伤员。

7月12日 县机构编制委员会批复同意阳谷县卫生职业中等专业学校更名为阳谷县卫校医院，挂阳谷县卫生技术培训中心牌子。

9月 撤销中共阳谷县卫生局纪律检查组。

11月10日 寿张镇大杜村因丧事集体用早餐后，发生有机磷食物中毒事件，县人民医院、县中医医院紧急启动应急预案，对68名中毒人员紧急救治，未出现伤亡。同时，县卫生局紧急调配食品监督人员对食物给予现场控制。

本年 全县卫生系统开展医疗质量示范工程和优质护理服务示范工程创建活动。至年底，创建医疗质量示范科室(示范岗)7个,医疗质量示范医院3所,医疗质量先进个人10人;创建优质护理服务示范卫生院3所,优质服务示范病房10个,优质护理服务先进个人20人。

2011年

2月13日 聊城市机构编制委员会办公室、财政局、卫生局印发《关于阳谷县乡镇卫生院、社区卫生服务中心机构设置和编制核定的批复》,阳谷县设置15所乡镇卫生院和3所社区卫生服务中心,为社会公益性二类事业单位,经费来源为财政补贴,隶属县卫生局管理。15所乡镇卫生院核定事业编制952人,3所社区卫生服务中心核定事业编制195人。

3月11日 县政府办公室印发《阳谷县卫生局主要职责、内设机构和人员编制规定》,对县卫生局主要职责进行了适当调整。将免疫规划接种异常反应调查诊断和鉴定的技术性、事务性工作交给事业单位或中介组织;将餐饮服务许可,餐饮服务环节食品安全监管和保健食品、化妆品卫生监督管理职责划给县食品药品监督管理局。划入县食品药品监督管理局食品安全综合协调、组织查处食品安全重大事故的职责。增加组织实施食品安全地方标准、药品法典和国家基本药物制度的职责。

3月22日 阿城镇吴庄小学一年级9名学生误食灭蝇药中毒。

4月15日 县卫生局制订《阳谷县医师定期考核工作方案》,成立医师定期考核管理委员会。是年起,实施医师定期考核。

4月 县卫生局被评为全省卫生系统“两好一满意”示范集体,受到山东省卫生厅表彰。

4月 全县城乡组织开展第23个爱国卫生月活动。

4月 县卫生局发布《卫生系统十条禁令》。

5月23日 县机构编制委员会撤销西湖镇翟庄卫生院、寿张镇四棚卫生院、阿城镇范海卫生院,其业务、人员分别并入西湖镇卫生院、寿张镇卫生院、阿城镇卫生院。侨润街道卫生院更名为侨润街道社区卫生服务中心;博济桥街道卫生院更名为博济桥街道社区卫生服务中心,挂阳谷县传染病医院牌子;阳谷县第三人民医院更名为狮子楼街道社区卫生服务中心。

5月27日 县政府召开全县医改动员大会,对实施基本药物制度进行了重点部署。

6月20日 全县乡镇卫生院、街道社区卫生服务中心实施国家基本药物制度。

8月9日 县卫生局印发《阳谷县乡镇卫生院、社区卫生服务中心岗位设置实施意见》,按管理、专业技术人员、工勤人员设置三类岗位。专业技术人员岗位不低于岗位总量的90%,卫生技术人员不低于专业技术人员岗位的90%。

9月20日 县卫生局、县妇女联合会在文化广场开展以“全心呵护孩子,积极预防龋齿,推动口腔健康,幸福每个家庭”为主题的宣传咨询活动。

9月23日 县直医疗卫生单位在中心广场开展“三好一满意”活动成果展示活动。

12月20日 县卫生局印发《阳谷县控制医药费用“三双”行动方案》,要求各医疗卫生单位降低药品收入占业务收入比重,降低卫生材料支出占医疗支出的比重;控制人均门诊收费和住院收费次均费用过快增长;规范检查和用药行为,规范临床路径和治疗项目。

2012年

4月19日 阳谷县红十字会召开第四次会员代表大会暨第四届理事会第一次会议。卫生局长王庆森代表第三届理事会作工作报告,选举杨廷军为阳谷县红十字会第四届理事会会长。

4月29日 省卫生厅厅长刘奇等到李台镇大寺村、武堤口村调研指导工作,副市长马丽红、市卫生局局长刘德勇、县委书记田中俊等陪同活动。

4月 县卫生局《卫生信息》改为《阳谷卫生工作简报》。

5月10日 阳谷县举行“5·12”护士节庆祝大会。县直各医疗卫生单位领导班子成员、护理部主任,乡镇卫生院领导班子成员、护士长,民营医院院长、护士长参加会议。县领导马涛、程仁国出席会议,副县长杨廷军讲话。会议对10名“十佳护士”和30名“优秀护士”进行表彰。

5月22日 县卫生局特邀中国中医科学院副院长、中国中医药学会内科学会理事范吉平举办“中老年人常见病防治”讲座。

7月1日 省级规范化村卫生室实施国家基本药物制度，实行药品零差价销售。

9月19日 阳谷县在全省率先开通由省级医院延伸至县级医院，覆盖全县乡镇卫生院、街道社区卫生服务中心的省、县、乡三级远程会诊网络。

9月 县人民医院通过二级甲等综合医院评审组考核验收。

11月20日 县政府召开“创建省级慢性非传染性疾病综合防治示范县”启动会。印发了《实施方案》，成立了领导小组及办公室，全县各级和相关部门积极投入创建活动。

11月 调整县新型农村合作医疗领导小组，县委副书记、县长何宪卓任组长，副县长杨廷军任副组长。

2013年

3月20日 县卫生局举办卫生系统预防职务犯罪报告会，各医疗卫生单位的领导班子成员、药库主任、农合办主任共计200余人参加。

4月13日 县卫生局在阳谷宾馆举办第二期干部健康知识讲座，山东省立医院心内科主任朱兴雷讲授。

4月19日 全县21处预防接种门诊短信预约服务平台开通使用。

4月23日 在县人民医院举行护理知识技能竞赛，55名护理人员参加，评出一等奖1名，二等奖3名，三等奖6名。

4月25日 在阳谷县文化广场成功举办聊城市儿童计划免疫35周年成就展暨儿童预防接种短信平台开通启动仪式。省疾控中心党委书记单宝德、聊城市人大常委会副主任孙菁、聊城市政协副主席张广霞及阳谷县委县政府主要领导出席。各县（市区）卫生局分管局局长、疾控中心主任、免疫规划科科长参加。仪式结束后，参观了“聊城市实施儿童计划免疫35周年成就展”，观摩了阳谷县数字化预防接种门诊及儿童预防接种短信预约平台现场。

5月12日 县卫生局召开庆祝“5·12”护士节暨护理知识技能竞赛颁奖大会。县人大常委会副主任程仁国、县政协副主席史晓丽出席会议，副县长杨廷军讲话。会议对获得护理知识技能竞赛一、二、三等奖的人员进行了表彰。

6月8日 省卫生厅副厅长李仲军到阳谷县李台镇看望慰问卫生厅驻村“第一书记”。

6月13日 省卫生厅厅长刘奇到阳谷调研卫生厅派驻李台镇大寺一村、大寺二村、武堤口一村和甄台一村的“第一书记”帮扶工作，并视察了村级卫生室。

8月5日 在县人民医院大会议室举行"服务百姓健康行动"启动仪式暨山东省千佛山医院与阳谷县人民医院全面合作揭牌仪式，县委副书记、县长何宪卓致词。

8月11日 县卫生局、县总工会联合举办妇幼保健知识(围产保健、儿童保健、妇女保健)竞赛。

10月 县中医医院建立“国医堂”，集中名老中医和中青年中医开展中医药医疗、康复和保健服务。

12月 阳谷县顺利通过省级慢性病综合防治示范县考核验收。

12月 县卫生局设有办公室、人事科等共16个内部科室，共有机关(含事业科室)人员129人。

12月 全县新型农村合作医疗定点医疗机构130个，其中县直医疗机构5个，乡镇卫生院16个，街道社区卫生服务中心3个，民办医疗机构8个，村卫生室98个。

本年 县卫生局贯彻中共中央“八项规定”，重新修订了《机关工作制度》《公务用车管理制度》《公务接待管理制度》等规章制度。

本年 城乡居民基本公共卫生服务经费标准提高到人均30元。

2014年

9月 县卫生局与县计划生育局合并组建阳谷县卫生和计划生育局，王庆森任党组书记、局长。

第一编

卫生行政

第一章　行政机构

第一节　机构沿革

1949年10月，阳谷县人民政府设立卫生科，址设阳谷县城狮子楼东路北。1954年7月改称阳谷县人民委员会卫生科。1956年年底，县人民委员会卫生科共有工作人员4人，其中科长1人，副科长1人，办事员1人，会计1人。1958年2月，县卫生科改为县卫生局。1958年12月，阳谷县建制撤销，并入寿张县。阳谷县人民委员会卫生局并入寿张县人民委员会卫生局。1961年7月恢复阳谷县建制，遂成立阳谷县人民政府卫生局。设局长1人，副局长1人，干事5人。址设县医院院内。1967年3月，县卫生局领导班子受到冲击。1970年8月，建立阳谷县卫生局革命委员会。1972年10月，建立阳谷县革命委员会卫生局党的核心小组，设组长1人，副组长1人，成员3人。1976年4月，撤销阳谷县卫生局革命委员会，卫生局行政领导班子改称局长、副局长。设局长1人，副局长3人。是年，县卫生局迁址狮子楼北路西。1977年12月，建立中共阳谷县卫生局党组，设书记1人，党组成员3人。是年，县卫生局迁址东方红大街中段路东。1980年5月，县革命委员会卫生局改称阳谷县人民政府卫生局。

1984年6月，阳谷县县级机构改革，改革后的领导班子设局长1人，副局长3人；党组书记1人，副书记1人，党组成员2人。1984年9月，建立中共阳谷县卫生局纪律检查组，纪律检查组组长为局党组成员。2010年9月，根据上级统一部署，撤销县卫生局纪检组。

1992年，县卫生局迁址景阳路287号。

2014年9月，县卫生局与县人口与计划生育局合并组建阳谷县卫生和计划生育局。合并后，县卫生和计划生育局设党组书记1人，副书记2人，党组成员16人；局长1人，副局长7人。

一、阳谷县卫生科

1949年10月设立阳谷县人民政府卫生科。1954年7月改称阳谷县人民委员会卫生科。1958年12月撤销阳谷县建制，阳谷县卫生局并入寿张县卫生局。其间，阳谷县卫生科先后有4人担任正职，3人担任副职。任职情况见表1–1–1。

1949—1958 年阳谷县卫生科行政领导任职情况表

表 1–1–1

姓　名	性别	职　务	任职时间	籍　贯
周云章	男	科　长	1949.10—1952.06	山东省济宁市
朱之刚	男	副科长	1949.10—1950.03	石佛镇朱庄村
郭连成	男	科　长	1952.06—1954.07	七级镇三里庄
张新安	男	副科长	1952.06—1954.07	不详
王月营	男	科　长	1955.06—1957.01	郭店屯镇后梨园村
孙炳振	男	副科长	1955.07—1957.01	阿城镇薛庄村
赵亦房	男	科　长	1957.01—1958.12	不详

二、寿张县人民委员会卫生局

1958 年 12 月，阳谷县人民委员会卫生局并入寿张县人民委员会卫生局。张程九任局长，王佃翰、贺建明任副局长。

三、阳谷县人民委员会卫生局

1961 年 7 月，恢复阳谷县建制，建立阳谷县人民委员会卫生局。1967 年 3 月，县卫生局领导班子受到冲击。其间，有 3 人担任局长，3 人担任副局长。任职情况见表 1–1–2。

1961—1967 年阳谷县卫生局局长、副局长任职情况表

表 1–1–2

姓名	性别	职务	任职时间	籍贯
杨安堂	男	局长	1962.06—1964.03	禹城县马庄村
张程九	男	局长	1964.03—1965.04	梁山县马营乡
鲍希元	男	局长	1966.01—1970.08	淄博市
贺建明	男	副局长	1961.07—1962.05	金斗营镇西金村
孙炳振	男	副局长	1962.12—1970.08	阿城镇薛庄村
姜云峰	男	副局长	1964.04—1970.08	七级镇七三村

四、阳谷县革命委员会卫生局

1970 年 8 月，建立阳谷县卫生局革命委员会，设主任、副主任。1976 年 4 月，撤销阳谷县卫生局革命委员会，卫生局行政领导班子设局长、副局长。阳谷县卫生局革命委员会主任、副主任任职情况见表 1–1–3。

1970—1976年阳谷县卫生局革命委员会主任、副主任任职情况表

表 1–1–3

姓名	性别	职务	任职时间	籍贯
张合生	男	主任	1970.08—1971.10	安乐镇三官庙村
唐兴周	男	主任	1971.11—1972.10	高唐县南镇
辛胡克	男	副主任	1971.11—1972.10	胶东
李恒德	男	副主任	1971.11—1976.04	阿城镇阿东村
郭贤斋	女	副主任	1972.07 —1972.12	河南省南乐县
鲍希元	男	副主任	1972.07—1972.12	淄博市
吴书悦	男	主任	1972.10—1976.04	德州市武城县东吴村
丁述奎	男	副主任	1973.12—1976.04	高庙王镇前仓村
姜云峰	男	副主任	1973.8—1976.04	七级镇七三村

五、中共阳谷县卫生局核心领导小组

1972年10月，建立中共阳谷县卫生局核心领导小组，吴书悦任组长，鲍希元任副组长。

六、阳谷县卫生局

1976年4月，撤销阳谷县卫生局革命委员会，局行政领导班子设局长、副局长。至2013年，阳谷县卫生局先后有9人担任局长，28人担任副局长。任职情况见表1–1–4。

1976—2013年阳谷县卫生局局长、副局长任职情况表

表 1-1-4

姓名	性别	职务	任职时间	籍贯
吴书悦	男	局长	1976.04—1978.04	德州市武城县东吴村
张合生	男	局长	1978.04—1984.06	安乐镇三官庙村
刘兰富	男	局长	1984.06—1986.07	张秋镇东义和村
魏翊德	男	局长	1986.07—1991.01	十五里园镇杨武龙村
祝登銮	男	局长	1991.01—1994.01	郭店屯镇西朱村
张占魁	男	局长	1994.01—1998.05	安乐镇肖坑村
王兆珍	男	局长	1998.05—2006.01	西湖镇大王楼村
万开义	男	副局长	2004.04—2006.01	七级镇西沈村
		局长	2006.01—2012.02	
王庆森	男	局长	2012.02 任职	石佛镇冯营村
李恒德	男	副局长	1976.04—1981.02	阿城镇阿东村
丁述奎	男	副局长	1976.04—1980.07	高庙王镇前仓村
姜云峰	男	副局长	1976.04—1984.06	七级镇七三村
徐大祥	男	副局长	1976.07—1979.08	侨润街道城角徐村
王学颜	男	副局长	1976.07—1984.06	李台镇王申楼村
郭贤斋	女	副局长	1972.11—1984.06	河南省南乐县
陈甦	男	副局长	1976.03—1979.01	江苏省丰县
史永焕	男	副局长	1981.05—1986.05	烟台市乳山县
孙秉振	男	副局长	1982.06—1984.06	阿城镇薛庄村
尚维昌	男	副局长	1983.10—1984.06	闫楼镇高庄村
王涛	男	副局长	1984.06—1991.01	石佛镇王皋如村
刘汝斌	男	副局长	1984.10—1994.02	江北度假区朱老庄
郑继奎	男	副局长	1985.05—1994. 02	安乐镇刘子英村
郑兆寅	男	副局长	1986.10—1989.07	闫楼镇崔堂村
司海民	男	副局长	1991.01—2002.08	侨润街道司营村
刘繁智	男	副局长	1991.01—1998.05	东阿县刘集镇
国兆香	男	副局长	1993.03—2002.08	博济桥街道国庄村
胡柱良	男	副局长	1994.02—2005.08	张秋镇东街村
胡永和	男	副局长	1994.02—2006.06	阿城镇阿东村
胡炳民	男	副局长	1994.02—2002.08	安乐镇胡楼村
惠振华	男	副局长	1994.08—2006.07	莘县莘州街道
潘景会	男	副局长	2006.09—2010.01	侨润街道西八里营村

续表 1-1-4

姓 名	性别	职 务	任职时间	籍 贯
魏永敏	男	副局长	2006.09任职	阿城镇杨庄村
苑广谦	男	副局长	2013.10任职	郭店屯镇苑店村
刘士学	男	副局长	2006.10—2012.01	张秋镇东义和村
祝月山	男	副局长	2012.12任职	郭店屯镇西朱村
刘广平	男	副局长	2008.10任职	阿城镇刘庄村

七、中共阳谷县卫生局党组

1977年12月，经中共阳谷县委批准，撤销中共阳谷县卫生局核心领导小组，建立中共阳谷县卫生局党组。1972—2013年卫生局党组组成人员任职情况见表1-1-5。

1972—2013年中共阳谷县卫生局党组组成人员任职情况表

表 1-1-5

姓 名	性别	职 务	任职时间	籍 贯
吴书悦	男	书 记	1977.12—1978.04	德州市武城县东吴村
张合生	男	书 记	1978.04—1984.06	安乐镇三官庙村
刘兰富	男	书 记	1984.08—1986.07	张秋镇东义和村
魏翊德	男	书 记	1986.07—1989.07	十五里园镇杨武龙村
		副书记	1989.07—1991.01	
张世昌	男	书 记	1989.07—1991.01	七级镇粱庄村
祝登銮	男	书 记	1991.01—1994.01	郭店屯镇西朱村
国兆香	男	书 记	1994.01—2002.08	博济桥街道国庄村
王兆珍	男	副书记	1998.05—2002.08	西湖镇大王楼村
		书记	2002.08—2006.01	
万开义	男	副书记	2004.04—2006.01	七级镇西沈村
		书 记	2006.01—2012.02	
王庆森	男	书 记	2012.02 任职	石佛镇冯营村
史永焕	男	副书记	1981.05—1986.05	烟台市乳山县
尚维昌	男	副书记	1983.10—1984.06	闫楼镇高庄村
张占魁	男	副书记	1994.01—1998.05	安乐镇肖坑村
郑兆寅	男	副书记	1989.07—1991.01	闫楼镇崔堂村
王存和	男	副书记	1996.07—2001.05	定水镇大坑王村
王道儒	男	副书记	1995.11—1998.05	寿张镇冀王村
胡柱良	男	副书记	2002.08—2005.08	张秋镇东街村

续表 1-1-5

姓名	性别	职务	任职时间	籍贯
苑广谦	男	副书记	2013.10 任职	郭店屯镇苑店村
徐大祥	男	党组成员	1977.12—1979.08	侨润街道城角徐村
王学颜	男	党组成员	1977.12—1984.06	李台镇王申楼村
郭贤斋	女	党组成员	1977.12—1984.06	河南省南乐县
李恒德	男	党组成员	1979.12—1981.02	阿城镇阿东村
丁述奎	男	党组成员	1979.12—1980.07	高庙王镇前仓村
姜云峰	男	党组成员	1979.12—1984.06	七级镇七三村
胡炳民	男	党组成员	1984.09—2002.08	安乐镇胡楼村
刘汝斌	男	党组成员	1984.10—1994.02	江北度假区朱老庄镇
郑继奎	男	党组成员	1985.05—1994.02	安乐镇刘子英村
郑兆寅	男	党组成员	1986.10—1989.07	闫楼镇崔堂村
王　涛	男	党组成员	1984.06—1991.01	石佛镇王皋如村
司海民	男	党组成员	1991.01—2002.08	侨润街道司营村
刘繁智	男	党组成员	1991.01—1998.05	东阿县刘集镇
胡柱良	男	党组成员	1994.02—2002.08	张秋镇东街村
胡永和	男	党组成员	1994.02—2006.06	阿城镇阿东村
惠振华	男	党组成员	1994.08—2006.07	莘县莘州街道
布汝文	男	党组成员	1994.08—2000.09	大布乡新布村
刘士学	男	党组成员	2006.10—2012.02	张秋镇东义和村
魏永敏	男	党组成员	2003.05 任职	阿城镇杨庄村
祝月山	男	党组成员	2006.09 任职	郭店屯镇西朱村
刘广平	男	党组成员	2008.10 任职	阿城镇刘庄村
张宪怀	男	党组成员	2008.11 任职	石佛镇廉庄村
董桂平	女	党组成员	2010.09 任职	狮子楼街道南关董村
党安森	男	党组成员	2012.04 任职	十五里园镇党店村
刘凤坤	男	党组成员	2012.10 任职	茌平县温陈街道
万吉善	男	党组成员	2012.12 任职	博济桥街道鲁坊村
陈仁洪	男	党组成员	2012.12 任职	寿张镇马庙村

八、中共阳谷县卫生局纪检组

1984 年 9 月，设立中共阳谷县卫生局纪律检查组，2010 年 9 月撤销。其间，先后有 4 人担任纪检组组长。中共阳谷县卫生局纪律检查组组长任职情况见表 1-1-6。

1984—2010年中共阳谷县卫生局纪律检查组组长任职情况表

表 1-1-6

姓名	性别	任职时间	籍贯
胡炳民	男	1984.09—1994.08	安乐镇胡楼村
布汝文	男	1994.08—2000.09	大布乡新布村
魏永敏	男	2003.05—2006.09	阿城镇杨庄村
董桂平	女	2006.10—2010.09	狮子楼街道南关董村

九、阳谷县卫生局工会

1988年1月,成立阳谷县卫生局工会。1994年6月,卫生局配备副局级职务工会主席。至2013年,先后有3人担任工会主席。任职情况见表1-1-7。

1994—2013年阳谷县卫生局工会主席任职情况表

表1-1-7

姓 名	性别	任职时间	籍 贯
孙迪荣	男	1994.06—2004.12	阿城镇吕场村
王卫平	女	2006.09—2009.01	东昌府区于集镇
陈广臣	男	2009.01 任职	郭店屯镇陈堂村

十、阳谷县卫生局局级非领导职务

1984年，阳谷县开始实行调研员制度，对于达到规定任职年龄的局级领导干部，按照干部管理权限，免去其担任的领导职务，改任调研员。1999年起，局机关配备主任、副主任科员。阳谷县卫生局局级非领导职务人员任职情况见表1-1-8。

阳谷县卫生局局级非领导职务人员任职情况表

表1-1-8

姓 名	性别	职 务	任职时间	籍 贯
祝登銮	男	调研员	1994.02—1998.01	郭店屯镇西朱村
陆家全	男	调研员	1985.11—1990.12	张秋镇陆海村
郑继奎	男	调研员	1994.02—1996.01	安乐镇刘子英村
刘汝斌	男	调研员	1994.02—1998.12	江北度假区朱老庄镇
冯守杰	男	调研员	1994.02—1998.02	闫楼镇冯楼村
程翠芹	女	主任科员	1999.01—2002.08	金斗营镇莲花池村
金德宝	男	主任科员	2000.02—2012.04	七级镇西金村
王衍芝	男	主任科员	2002.02 任职	张秋镇王营村
张宪怀	男	主任科员	2008.11 任职	石佛镇廉庄村
党安森	男	主任科员	2012.04 任职	十五里园镇党店村
刘凤坤	男	主任科员	2012.10 任职	茌平县温陈街道
罗 奇	男	副主任科员	2002.03 任职	闫楼镇罗海村
祝月山	男	副主任科员	2003.05—2006.09	郭店屯镇西朱村
王卫平	女	副主任科员	2003.05—2006.09	东昌府区于集镇
万吉善	男	副主任科员	2012.12 任职	博济桥街道鲁坊村
李贵民	男	副主任科员	2012.12 任职	西湖镇白庙村

十一、阳谷县卫生和计划生育局

2014年9月，阳谷县卫生局与县计划生育局合并组建阳谷县卫生和计划生育局，其领导班子任职情况见表1-1-9。

2014年9月阳谷县卫生和计划生育局领导班子成员任职情况表

表1-1-9

姓名	性别	职务	籍贯
王庆森	男	党组书记、局长	石佛镇冯营村
贺志民	男	党组副书记、副局长	博济桥街道东街
苑广谦	男	党组副书记、副局长	郭店屯镇苑店村
高保金	男	党组成员、副局长	大布乡新布村
申洪民	男	党组成员、副局长	安乐镇大申楼村
魏永敏	男	党组成员、副局长	阿城镇杨庄村
祝月山	男	党组成员、副局长	郭店屯镇西朱村
赵兴火	男	党组成员、副局长	高庙王镇中孔村
董桂平	女	党组成员	狮子楼街道南关董村
陈广臣	男	党组成员	郭店屯镇陈堂村
陈仁洪	男	党组成员	寿张镇马庙村
刘广平	男	党组成员	阿城镇刘庄村
袁相英	男	党组成员	阿城镇袁楼村
宋义珠	男	党组成员	博济桥街道东宋村
陈贵安	男	党组成员	闫楼镇陈堂村
张宪怀	男	党组成员	石佛镇廉庄村
党安森	男	党组成员	十五里园镇党店村
刘凤坤	男	党组成员	茌平县温陈街道
万吉善	男	党组成员	博济桥街道鲁坊村

第二节　内设机构

1949年10月至1979年3月，阳谷县卫生科（局）未设中层机构，曾配有秘书、人事、财务、业务干事，具体负责相关业务。1963年12月，设立阳谷县计划生育委员会办公室，办公室设在卫生局。1973年，成立县爱国卫生运动委员会办公室，办公室设在县卫生局。1978年3月，经县委批准，设立中共阳谷县委地方病防治工作领导小组办公室，卫生局副局长李恒德兼任办公室主任。6月，建立阳谷县药品检验所，设在县卫生局。1979年8月，县爱国卫生运动委员会办公室从卫生局划出，列县政府序列，为副局级单位。

1977年3月，县计划生育委员会办公室单独设立，列县革委工作机构。4月，成立阳谷县公费医疗委员会办公室，配备专职干部2人。

1979年3月，县卫生局设立中西医结合办公室，孙亚先任主任。1984年12月，设立业务科、政工科、计财科、办公室。

1985年年底，县卫生局设有办公室、政工科、业务科以及设在县卫生局的县地方病防治办公室、公费医疗办公室。

1988年8月，县爱国卫生运动委员会办公室划归县卫生局代管，1994年并入卫生局，为股级事业单位。

1989年4月，经县机构机构编制委员会办公室批准，成立物价科。

1989年7月，经县机构编制委员会办公室批准，成立阳谷县红十字会办公室，为股级事业单位，隶属卫生局领导，编制7人。

1990年12月，经县机构编制委员会办公室批准，成立防保科，将业务科防保职能划入防保科。1991年4月，成立药政科、保卫科。

1992年5月，卫生局设立老干部科。1994年8月，老干部科并入人事科。

1996年11月，卫生局成立卫生监督科，行使卫生监督执法职能。

1997年年底，卫生局下设办公室、岗位责任制办公室、政工科、业务科、计财科、保卫科、药政科、药检所、防保科、地病办、公费医疗办公室、审计科、物价科等13个科室。

1998年4月，建立卫生监督所，卫生局局长张占魁兼任所长，物价科并入计财科。2001年7月，设立药品集中招标办公室。2002年10月，业务科改称医政科，政工科改为人事科，计财科改为规划财务科。12月，药政科、药检所划归县药品监督管理局。2003年9月，设立计划生育办公室。

2004年10月，防保科改称疾病预防控制科。2006年6月，设立安全生产监督管理科。10月，设立基层卫生与妇幼保健科，医政科、疾控科部分职能划归基妇科；成立信访科。至2006年年底，县卫生局设办公室、人事科、规划财务科、医政科、基妇科、卫生监督所、疾控科、招标办、保卫科（综治办）、信访科等10个科室。

2007年4月，阳谷县机构编制委员会办公室明确卫生监督所为股级财政拨款事业单位，编制6人；撤销中共阳谷县委地方病防治工作领导小组办公室，其职能划归县卫生局疾控科。

2012年8月，设立行政许可科。2013年2月，撤销药品集中招标采购办公室，成立基本药物科。4月，成立远程会诊中心、健康教育科。10月，成立中医科。

2013年年底，阳谷县卫生局共设16个内部科室：办公室、人事科、规财科、医政科、基妇科、疾控科、红十字会办公室、健康教育科、卫生监督所、安全生产监督管理科、中医科、爱卫办、保卫科、基本药物科、远程会诊中心、计生办。机关工作人员（含事业人员）129人，其中男77人，女52人。大学本科及以上学历的32人，大学专科学历的51人，中专、高中及以下的46人。30岁以下的41人，31~35岁的14人，36~40岁的16人，41~45岁的23人，46~50岁的11人，51岁以上的24人。具有高级专业技术职称的 1人，中级专业技术职称的19人，初级专业技术职称的15人。

阳谷县卫生局内设机构历任主要负责人任职情况表

表 1-1-10

内设机构	职务	姓名	性别	任职时间	技术职称	籍贯
办公室	主任	胡柱良	男	1984.12—1986.02		张秋镇东街村
		孙迪荣	男	1986.02—2002.08		阿城镇吕场村
		魏永敏	男	2002.08—2003.05		阿城镇杨庄村
		布占武	男	2003.08—2006.10		大布乡东布村
		陈广臣	男	2006.10—2011.03		郭店屯镇陈堂村
		王生辉	男	2011.03 任职		郓城县梳洗楼乡
	副主任	孙庆臻	女	1985.07—1991.01		莘县古城镇
		王陆军	男	1991.11—1994.10	高级工程师	招远市南园庄乡
		魏永敏	男	1996.05—2002.08		阿城镇杨庄村
		郑　涛	男	2003.08—2013.04	高级技工	闫楼镇崔堂村
		孙　彩	男	2003.08—2013.03		阿城镇薛庄村
		王生辉	男	2008.12—2011.03		郓城县梳洗楼乡
		郝洪涛	男	2012.08 任职		七级镇郝林村
		张乐光	男	2013.04 任职		闫楼镇张岩寨村
		杨佳国	男	2013.12 任职		侨润街道北街

续表 1-1-10

内设机构	职务	姓名	性别	任职时间	技术职称	籍贯
人事科	科长	杨玉仙	女	1984.04—1994.08		郭店屯镇九杨村
		刘秋环	女	1994.08—2003.08		高庙王镇刘泗河村
		王卫平	女	2003.08—2006.10		东昌府于集镇
		王学俭	男	2006.10—2011.03		李台镇明堤村
		杜晓蕾	女	2011.03 任职		狮子楼街道石皋窑村
	副科长	刘秋环	女	1984.04—1994.08		高庙王镇刘泗河村
		王学俭	男	1994.03—2006.10		李台镇明堤村
		王卫平	女	1994.08—2003.08		东昌府于集镇
		李贵民	男	2003.08—2006.09	主治医师	西湖乡白庙村
		杜晓蕾	女	2008.12—2011.03		狮子楼街道石皋窑村
		李茜英	女	2011.03 任职	经济师	定水镇薛庄村
		郭志坚	男	2013.04 任职		寿张镇方庄村
		王　蕾	女	2013.04 任职		博济桥街道谭庄村
		魏　帅	男	2013.12 任职		石佛镇魏海村
计财科	科长	陈德生	男	1984.12—2001.04	会计师	张秋镇翁庄村
		祝月山	男	2003.04—2007.02	会计师	郭店屯镇西朱村
		牛忠岷	男	2007.02—2011.07	会计师	潍坊市安丘县
		李宗贤	男	2011.07—2012.12	会计师	阿城镇古柳树村
		林丽芳	女	2012.12 任职	会计师	阿城镇刘什庄村
	副科长	王传民	男	1984—1991	会计师	李台镇王申楼村
		金德宝	男	1984.04—1997	会计师	七级镇西金村
		张金锁	男	1991.11—1992	会计师	大布乡四都村
		李桂杰	女	1994.10—2003.04	会计师	李台镇李台村
		杨桂芳	女	2003.08—2011.07	会计师	李台镇杨店村
		林丽芳	女	2011.03—2012.12	经济师	阿城镇刘什庄村
		董典帅	男	2012.12 任职		狮子楼街道老董庄
物价科	科长	张月池	男	1989.04—1991.11	主治医师	安乐镇孟洼村
		吴春宪	男	1991.11—1996.10	主治医师	高庙王镇吴堂村
医政科	科长	董佰江	男	2003.8—2008.12	中医师	石佛镇董庄村
		朱　莉	女	2008.12 任职	中医师	东昌府区沙镇
	副科长	朱　莉	女	2003.08—2008.12	中医师	东昌府区沙镇
		郑　斌	男	2003.08—2004.11	医　师	安乐镇刘子英村
		宋　勇	男	2004.07—2006.05		郭店屯镇邵楼村
		万吉善	男	2004.07—2007.02	医　师	七级镇康庄村
		王永峰	男	2006.10—2007.07		大布乡王子仪村
		王文婷	女	2008.12—2013.10	护　师	西湖镇大王楼村
		常金强	男	2010.08—2011.08	主治医师	阿城镇马湾村
		孙士豹	男	2011.11 任职		十五里园镇贾垓村

续表 1-1-10

内设机构	职务	姓名	性别	任职时间	技术职称	籍贯
疾控科	科长	王岱芝	男	2004.04—2008.12		阿城镇朱楼村
		李贵民	男	2008.12—2012.12		西湖镇白庙村
		杜金红	女	2012.12 任职		高唐县三十里铺镇
	副科长	杜金红	女	2012.01—2012.12		高唐县三十里铺镇
		翟长达	男	2012.12 任职		阿城镇翟庄村
基妇科	科长	王永峰	男	2006.01—2008.07		大布乡王子仪村
		王岱芝	男	2008.07—2011.03		阿城镇朱楼村
		乔 静	女	2011.03—2014.05		东昌府李海务镇
	副科长	栾保忠	男	2006.04—2010.12		东平县银山镇
		乔 静	女	2007.06—2011.03		东昌府李海务镇
		黄启伟	男	2011.03 任职		寿张镇大杜村
中医科	科长	王文婷	女	2013.10 任职		西湖镇大王楼村
红十字会办公室	主任	葛庆才	男	1988.04—1990.06		河南省范县
		张月池	男	1990.06—1996.09	主治医师	安乐镇孟洼村
		张金锁	男	1996.10—2001.05	会计师	大布乡四都村
		牛钟岷	男	2003.07—2011.03	会计师	安丘县景德镇
		杨桂芳	女	2011.03 任职	会计师	李台镇杨店村
	副主任	张月池	男	1989.01—1990.05	主治医师	安乐镇孟洼村
		张金锁	男	1993.01—1996.09	会计师	大布乡四都村
		杨李民	女	2003.07—2011.03		博济桥街道东街村
爱卫办	主任	姜云峰	男	1965.05—1973.11		七级镇七三村
		李恒德	男	1973.12—1973.04		阿城镇阿东村
		曹金河	男	1977.09—1978.10		郭店屯镇曹庄村
		张合生	男	1978.11—1984.06		安乐镇三官庙村
		孟宪林	男	1984.06—1986.07		闫楼镇吴海村
		冯守杰	男	1986.08—1994.02		闫楼镇冯楼村
		胡柱良	男	1994.03—1999.03		张秋镇北街
		惠振华	男	1999.04—2003.04		莘县莘州街道
		孙迪荣	男	2003.05—2005.12		阿城镇吕场村
		王庆森	男	2013.03 任职		石佛镇冯营村
	副主任	李冠宇	男	1965.05—1973.11		不详
		尚玉廷	男	1965.05—1973.11		不详
		吕式翠	男	1973.12—1977.08		山东省青岛市
		丁述奎	男	1977.09—1979.07		高庙王镇前仓村
		宋士秀	男	1979.08—1982.06		郭店屯镇邵楼村
		翟玉成	男	1982.07—1983.02		七级镇郑庄村
		高祥厚	男	1983.03—1991.09		张秋镇史塘村
		刘汝斌	男	1984.12—1994.02		江北度假区朱老庄镇
		李炳哲	男	1984.12—1991.01		东阿县刘集镇
		朱树超	男	1991.10—2001.05		高庙王镇高庙王村

续表 1-1-10

内设机构	职务	姓名	性别	任职时间	技术职称	籍贯
爱卫办	副主任	申晓艳	女	2001.06—2007.02		安乐镇北街村
		吕海燕	女	2004.08—2012.03		大布乡吕超凡村
		李文军	男	2007.02—2011.12		博济桥街道许庄村
		李贵民	男	2012.01 任职		西湖镇白庙村
		王晓丽	男	2012.01 任职		狮子楼街道王楼村
		李茂国	男	2012.06 任职		寿张镇北台村
		郑　新	男	2013.04 任职		阿城镇赵店村
远程会诊中心	主任	孙士豹	男	2013.04 任职		十五里园镇贾垓村
基本药物科	科长	郝洪涛	男	2013.12 任职		七级镇郝林村
健教科	科长	魏　帅	男	2013.04 任职		石佛镇魏海村
药品监督科	科长	宋爱玲	女	2012.08 任职		阿城镇宋庄村
	副科长	刘德奎	男	2012.08 任职		狮子楼街道北街村
行政许可科	科长	王玉栋	男	2012.08 任职		西湖镇大王楼村
计生办	主任	申晓艳	女	2003.09—2010.08		安乐镇北街村
		王华秀	女	2010.08 任职		梁山县大路口乡
	副主任	孙庆臻	女	1991.01—2003.09		莘县古城镇
安监科	科长	孙　彩	男	2006.06—2013.03		阿城镇薛庄村
		郑　涛	男	2013.03—2013.08		闫楼镇崔堂村
		张鲁峰	男	2013.08 任职		狮子楼街道刘坑村
药品招标办	主任	郑　斌	男	2001.07—2004.11		安乐镇刘子英村
		王景海	男	2006.02—2011.03		博济桥街道谭庄村
		牛钟岷	男	2011.03—2012.11		安丘市景芝镇
	副主任	王兆贵	男	2006.02—2013.02		西湖镇大王楼村
		刘长平	男	2006.02—2008.01		高庙王镇刘泗河村
		辛　浩	男	2007.08—2011.07		安乐镇邢庄村
		宋爱玲	女	2011.03—2013.02		阿城镇宋庄村
监督所	所长	张占魁	男	1998.04—1998.05		安乐镇肖坑村
		刘士学	男	2008.01—2010.12		张秋镇东义和村
		栾保忠	男	2010.12 任职		东平县银山镇
	副所长	张凤仪	男	1998.04—2000.03	副主任医师	郭店屯镇王顶村
		刘士杰	男	2008.01—2011.03	副主任医师	安乐镇刘庙村
		胡德存	男	1998.04—2012.07		博济桥街道柴庄村
		杨国胜	男	2008.01 任职		阿城镇双庙村
		栾保忠	男	2008.01—2010.12		东平县银山镇
		张宪勇	男	2012.12 任职		狮子楼街道北街村
		辛　浩	男	2012.07 任职		安乐镇邢庄村
		王华秀	女	2013.10 任职		梁山县大路口乡
保卫科（综治办）	科长	王邯生	男	1991.11—1992.03		张秋镇北海子村
		张子明	男	1992.03—2011.03		博济桥街道东街村
		王　冰	男	2012.01—2013.08		张秋镇北海子村
		张鲁峰	男	2013.08 任职		狮子楼街道刘坑村
	副科长	翟长达	男	2012.01 任职		阿城镇翟庄村
		张鲁峰	男	2012.08—2013.08		狮子楼街道刘坑村
		郝洪涛	男	2012.01 任职		七级镇郝林村

续表 1-1-10

内设机构	职务	姓名	性别	任职时间	技术职称	籍贯
老干部科	科长	王卫平	女	1992.05—1994.08		东昌府区于集镇
地病办	主任	李恒德	男	1978.03—1981.02		阿城镇阿东村
		郑礼田	男	1978.03—1979.02		河南省范县
	副主任	袁长岩	男	1984.11—1996.07		张秋镇袁庄村
		张怀安	男	1991.11—1996.09	主治医师	阿城镇张庄村
		杨新宽	男	1996.10—1998.08	主治医师	李台镇杨店村
业务科	科长	孙亚先	男	1985.01—1990.03	副主任中医师	侨润街道八里营村
		徐俊本	男	1991.11—2001.06	副主任医师	青岛市即墨区
	副科长	徐俊本	男	1985.01—1991.11	主治医师	青岛市即墨区
		吴春宪	男	1989.04—1991.11	主治医师	高庙王镇吴堂村
		王岱芝	男	1991.11—1995.01		阿城镇朱楼村
		高存平	女	1991.01—2003.08	中医师	寿张镇南街村
		布占武	男	1995.07—2003.08		大布乡东布村
防保科	科长	李炳哲	男	1990.12—2002.12	主管医师	东阿县刘集镇
		王岱芝	男	2003.08—2004.04		阿城镇朱楼村
	副科长	王岱芝	男	1995.01—2003.08		阿城镇朱楼村
中西医结合办	主任	孙亚先	男	1979.03—1982.03	副主任中医师	侨润街道八里营村
药政科	科长	李金平	男	1991.11—1993.01		郭店屯镇于庄村
		董佰江	男	1993.01—2002.12	中医师	石佛镇董庄村
药检所	所长	林秋亭	男	1985.01—2002.12		七级镇郝林村
	副所长	杨学智	女	1994.08—2002.12		十五里园镇贾庄
		董经立	男	1998.10—2002.12		高庙王镇朱施董村

第三节 主要职能

20世纪50年代，县卫生科（局）的主要职能是动员和组织医务人员开展防病治病知识的宣传和卫生防疫，负责对全县卫生人员的业务技术培训，动员个体开业的医、药人员走合作化道路，以及对医疗卫生单位人员的管理工作。1961年恢复成立阳谷县卫生局后，其主要职能是贯彻落实党和国家医疗卫生工作的方针政策，负责对全县医疗卫生单位和干部职工的管理，组织开展爱国卫生运动和卫生防疫，开展计划生育宣传和计划生育技术服务。1987年，县政府推行目标责任制管理，县卫生局的主要职责是：承担全县的卫生防疫、妇幼保健、康复医疗、药品管理、卫生宣教工作。其主要任务是：认真贯彻执行党的卫生工作方针，推进全县的卫生改革；加强宏观管理和指导，搞好全县卫生系统的思想政治工作、业务工作和财务管理工作；负责卫生系统的精神文明建设，抓好计划生育和安全保卫工作。

2002年10月28日，县政府办公室印发《阳谷县卫生局职能配置、内设机构和人员编制方案》，将药政、药检职能划归县药品监督管理局，将县安全生产监督管理局的职业卫生监督职能和县卫生防疫站的公共卫生监督执法职能划入县卫生局。调整后，县卫生局的主要职责是：（1）贯彻执行国家和省有关卫生工作的方针、政策、法律、法规以及技术规范和卫生标准，研究制订全县有关实施意见和办法并监督实施。（2）研究拟定全县卫生事业发展总体规划，统筹规划和协调全县卫生资源配置，指导区域卫生发展规划的拟定和实施，管理卫生统计与信息工作。(3)研究拟定全县农村卫生、社区卫生、妇幼卫生工作规划和政策措施，指导初级卫生保健规划和母婴保健专项技术的实施。协同计划生育部门做好全县计划生育技术服务的质量监督和业务指导工作。(4)贯彻预防为主方针，开展全民健康教育，制定对人民健康危害严重疾病的防治规划，组织对重大疾病的综合防治，组织调度全县卫生技术力量，协助当地政府对重大突发疫情、病情实施紧急处置，防止和控制疫情、疾病的蔓延。(5)依法管理全县医疗卫生机构，指导医疗机构改革，监督实施医务人员执业标准、医疗质量标准和服务规范，对重大疾病及医疗卫生质量实行监测，实行医疗卫生机构从业许可制度。(6)依法监督管理采供血机构的采供血及临床用血质量。(7)研究拟定全县医学科技、教育发展规划，组织督导医学科技攻关，指导医学科技成果的普及应用。(8)监督管理传染病、地方病、职业病防治和食品、职业、环境、放射、学校卫生，贯彻执行国家和省关于食品、化妆品、消毒药剂、消毒器械、一次性使用的医疗卫生用品质量管理规范并负责认证工作。(9)制定全县卫生人才发展规划和卫生人员职业道德规范，组织实施卫生机构编制标准、卫生技术人员资格认定标准。(10)贯彻实施国家中医政策和中西医并重的方针，推进中医药的继承、创新与发展。(11)负责全县卫生系统对外援助和技术交流与合作。(12)承担县爱国卫生运动委员会和县地方病防治工作领导小组的日常工作。(13)负责县保健委员会确定的保健对象的医疗保健工作。(14)组织开展卫生行业社会主义精神文明建设，建立和完善行业自律机制。(15)承办县委、县政府交办的其他事项。

根据上述职责，县卫生局内设5个职能科室和离退休干部科。

办公室：协助局领导组织协调机关日常工作；负责机关文秘、信访、档案、机要、保密、保卫、新闻宣传、信息、资产管理、会议组织、政策研究、综合性文稿起草和后勤服务等工作。

人事科：制订全县卫生人才发展规划，指导全县卫生事业单位人事制度改革和卫生技术人员资格认定工作；负责直属单位的党群工作；负责局机关和直属单位的机构编制、人事、劳动工资、计划生育、社会治安综合治理等工作；负责局机关和指导直属单位离退休干部管理服务工作；指导全县继续医学教育工作；指导全县卫生人员实施职业道德规范，组织开展卫生行业的社会主义精神文明建设。

规划财务科：研究拟定全县卫生事业发展规划，组织实施区域卫生规划工作，规划协调全县卫生资源配置；拟定卫生事业单位发展的经济政策和卫生财务管理规章；负责全县卫生贷款项目管理工作；负责局机关和指导直属单位财务和基本建设管理，监督国有资产管理；负责全县卫生事业统计信息和审计工作。

医政科：研究指导医疗机构改革，拟定医疗机构发展规划、管理法规和服务标准；组织实施医护人员执业标准、服务规范；监督医疗机构的医疗质量和服务质量；依法监督管理采供血机构的采供血及临床用血质量；负责医疗广告的初审、转报；协调处理医疗纠纷；协助当地政府和有关部门对重大人员伤亡事件组织紧急救护；拟定全县医学科技、教育发展规划；组织开展医学科研及管理工作。组织开展全县卫生系统对外援助和技术交流与合作；具体负责干部医疗保健工作和学会管理工作。拟定农村卫生、社区卫生服务的发展规划和服务标准；指导初级卫生保健规划的实施；指导城市社区卫生服务；拟定妇幼卫生和提高出生人口素质工作的发展规划、政策措施和技术标准；监督母婴保健专项技术的实施；协调健康教育工作；协同有关部门做好计划生育技术服务的质量监督和业务指导。组织实施国家关于中医事业的方针、政策和法规；制定全县中医事业政策、规定和发展战略中长期规划，并负责组织实施和监督检查；对全县中医医、教、研和中西医结合及民族医疗保健工作进行宏观管理和业务指导。

疾病预防与控制科：监督管理全县食品、生活饮用水、职业、环境、放射、学校、化妆品卫生；贯彻执行国家和省、市关于食品、化妆品、消毒药剂、消毒器械、一次性使用的医疗卫生用品质量管理规范；指导重大公共卫生事件的调查处理，负责重大工程项目的预防性卫生监督；组织实施重大传染病、地方病、寄生虫病、慢性非传染疾病及与公共卫生相关疾病的防治规划和措施；组织全县卫生技术力量，对重大突发疫情、病情实施紧急处理，防止和控制疫情、病情的蔓延。

离退休干部科：负责机关离退休人员的管理服务，指导局属单位离退休人员的服务工作。

2011年3月11日，县政府办公室印发《阳谷县卫生局主要职责、内设机构和人员编制规定》，对县卫生局的主要职责进行了适当调整。将免疫规划接种异常反应调查诊断和鉴定的技术性、事务性工作交给事业单位或中介组织。将餐饮服务许可，餐饮服务环节食品安全监管和保健食品、化妆品卫生监督管理职责划给县食品药品监督管理局。划入县食品药品监督管理局食品安全综合协调、组织查处食品安全重大事故的职责。增加组织实施食品安全地方标准、药品法典和国家基本药物制度的职责。加强食品安全综合监督及医疗服务、公立医疗机构监督管理的职责。取消已由国务院和省、市、县政府公布取消的行政审批事项。调整后，县卫生局的主要职责是：(1)承担推进医药卫生体制改革的责任。承担拟订全县卫生改革与发展规划和政策措施，起草相关的规范性草案的责任；承担依法组织实施有关标准和技术规范的责任。(2) 承担贯彻执行国家基本药物制度，组织实施药品法典和国家基本药物目录的责任。承担拟订全县基本药物采购、配送、使用的政策措施，监督实施国家基本药物目录内药品生产的鼓励扶持政策，提出全县基本药物价格政策建议的责任。(3)承担统筹规划与协调全县卫生资源配置，负责区域卫生规划的编制和实施的责任；承担负责全县卫生统计与信息工作的责任。(4)负责卫生应急工作。承担制定卫生应急预案和政策措施，负责突发公共卫生事件监测预警和风险评估的责任；承担指导实施突发公共卫生事件预防控制与应急处置，发布突发公共卫生事件应急处置信息的责任；承担组织协调对其他突发事件的医疗卫生救援应急处置工作的责任。(5)承担食品安全综合协调、组织查处食品安全重大事故的责任；承担负责食品及相关产品的安全风险评估、预警工作，统一发布重大食品安全信息的责任。(6) 承担指导规范卫生行政执法工作的责任。按照职责分工承担职业卫生、放射卫生、环境卫生和学校卫生的监督管理工作的责任；承担公共场所和饮用水的卫生安全监督管理工作的责任；承担传染病防治监督工作的责任。(7)承担组织制定并实施农村卫生发展规划和政策措施的责任，承担负责新型农村合作医疗的综合管理工作的责任。(8)承担制定社区卫生、妇幼卫生发展规划和政策措施的责任；承担规划并指导社区卫生服务体系建设的责任；承担妇幼保健的综合管理和监督工作的责任。(9)承担医疗机构医疗服务的全行业监督管理的责任；承担实施医疗机构医疗服务、医疗技术、医疗质量管理的政策、规范、标准的责任；承担推进医疗卫生职业道德规范的建设工作，建立医疗机构医疗服务评价和监督体系的责任。(10)承担疾病预防控制工作，组织落实上级有关免疫规划、政策，拟订实施全县重大疾病防治规划与措施，协调有关部门对重大疾病实施防控与干预的责任。(11)承担组织制定全县医药卫生科技发展规划，组织实施重点医药科研公关项目的责任；承担参与拟订医学教育发展规划，组织开展继续医学教育和毕业后医学教育工作的责任。(12)承担拟订全县卫生人才发展规划，组织实施卫生人才队伍建设工作的责任；承担负责实施执业医师、护士执业资格制度的有关工作的责任。(13)承担负责全县中医药工作，拟订全县中医药中长期发展规划和政策并组织实施的责任。(14)承担全县卫生系统对外援助和技术交流与合作的责任。(15)承担拟订全县保健工作规划、政策并组织实施的责任；承担全县重要会议和重大活动的医疗卫生保障工作的责任。(16)承担县爱国卫生运动委员会、县地方病防治工作领导小组的日常工作。(17)承办县委、县政府和上级部门交办的其他事项。(18)根据鲁发 [2009] 18号文件“权责一致、有权必有责”的要求，县卫生局在负责上述工作的同时必须对行政“不作为”、“乱作为”和“慢作为”所造成的影响和后果承担相应的责任。

根据上述职责，县卫生局设7个职能科室。

办公室：负责协调局机关日常工作；负责局机关文电、会务、督查、信息、信访、档案、机要、安全保密、年鉴史志、办公自动化、新闻宣传、政策研究和后勤服务等工作；负责督促检查机关工作制度的落实；负责人大建议和政协提案的办理。

负责管理县直卫生系统各单位安全生产工作，组织协调相关部门，依法履行安全生产监督管理职责。根据国家、省、市、县有关安全生产检查的法律法规和标准，依法对县直卫生系统各单位进行安全生产检查，对违反安全生产法律法规的行为和安全隐患采取有效措施进行处理。贯彻、落实安全生产法规政策，参与配合调查处理生产安全事故。负责局机关和县直卫生系统社会治安综合治理工作。

人事科：负责局机关和直属单位人事管理、机构编制等工作；拟订全县卫生人才发展规划、政策并组织实施；指导卫生行业人才队伍建设、教育培训相关工作；负责县直单位党群工作，组织开展卫生行业社会主义精神文明建设工作；负责局机关离退休干部职工的管理服务工作，指导直属单位的离退休干部职工管理工作；负责局机关计划生育管理工作，指导直属单位的计划生育工作。

规划财务与基本药物制度科（挂药品医疗器械联合招标采购办公室牌子）：拟订全县卫生事业发展规划，指导区域卫生规划工作，规划协调全县卫生资源配置；拟定卫生经济政策和卫生财务管理规章制度；负责全县卫生贷款项目管理工作；负责局机关和指导直属单位的财务、基本建设、政府采购工作；监督国有资产管理工作；提出县级医疗服务价格的政策建议；负责全县卫生统计与信息工作；承担卫生对口支援工作；指导基层卫生体系建设。贯彻执行国家基本药物制度和国家基本药物目录，拟订全县基本药物目录；拟订全县基本药物采购、配送、使用的政策措施，提出全县基本药物目录内药品生产鼓励扶持政策和基本药物价格政策建议；承担基本药物制度宣传工作；对本单位及所属单位财政收支、财务收支及其有关经济活动进行财务监督。

召集有关单位组成联合招标组，负责集中招标采购活动的组织管理，审查投标企业资质，制定全县药械采购目录，汇总各医疗机构采购计划，督促和监督中标企业与有关医疗机构签订购销合同，协调药品配送工作。

医政与医疗服务监管科：拟订医疗机构、医疗技术应用、医疗质量和服务、采供血机构管理等有关规范、标准并组织、指导实施；承担实施执业医师、护士执业资格制度的有关工作；指导医院药事、医院感染控制、医疗急救体系建设等有关工作；建立医疗机构医疗服务监管办法、方案；建立全县医疗机构医疗质量评价和监督体系，组织开展医疗质量、安全、服务、财务监督和评价等工作；建立健全以公益性为核心的公立医院监督制度，承担推进公立医院管理体制改革工作。组织、指导卫生专业技术岗位培训工作；参与拟订医学教育发展规划，承担组织开展继续医学教育和毕业后医学教育工作；组织开展全县卫生系统对外援助和技术交流与合作。负责医疗机构设置及执业许可审批，医疗广告审核，医疗机构开展医疗气功活动审批和从事医疗气功人员资格认定，医疗机构人员资格注册，医师执业许可，麻醉药品购用印鉴卡等行政许可和审批事项的受理、审查和报批。

拟定全县中医药事业发展规划并组织实施；承担中医药政策调查研究工作；承担中医药科学研究工作；组织开展中医药师承教育、毕业后教育、继续教育和相关人才培训工作；组织开展中药资源普查，促进中药资源的保护、开发和合理利用；承担传承发展中医药文化有关工作。组织拟订全县有关中医药标准；拟订中医、中西医结合、民族医疗和保健机构及其技术应用的管理规范、标准并组织实施，对其他医疗机构的中医业务进行指导；指导和组织实施农村卫生和社区卫生服务中的中医药工作；负责中医医疗机构、从业人员准入管理；指导中医医疗机构药事工作。

基层卫生与妇幼保健科：拟订全县妇幼卫生、基层卫生、健康教育等工作相关规划、规范并组织实施；拟订相关妇幼卫生技术标准；对妇幼保健实施监督管理，牵头组织预防和减少出生缺陷与先天残疾工作;制定全县妇女儿童多发病、常见病防治方案并组织实施；指导基层卫生服务体系建设工作；承担妇幼保健与生殖健康、基层卫生信息的有关工作。承担综合管理农村基本卫生保健工作，拟订有关规范性文件并组织实施；指导农村卫生服务体系建设和乡村医生相关管理工作；负责母婴专项保健技术服务执业许可、母婴保健技术考核合格证书等行政许可和审批事项的受理、审查和报批。负责起草全县初级卫生保健规划、年度计划并组织实施。

疾病控制与卫生应急科（挂地方病防治工作领导小组办公室牌子）：拟订疾病预防控制方面的规范性文件；拟定全县重大疾病及公共卫生相关疾病防治规划、全县免疫规划和严重危害人民健康的公共卫生问题的干预措施并组织实施，完善重大疾病防控体系；承担实施突发公共卫生事件的疾病预防控制工作；承担法定报告传染病疫情信息的有关工作；承担地方病防治方面的有关工作。拟订全县卫生应急和紧急医学救援规划、制度、预案和措施并组织实施；指导和组织突发公共卫生事件的预防准备、监测预警、处置救援、分析评估等卫生应急活动，对重大自然灾害、事故灾难、社会安全事件及核事故、辐射事故等组织实施紧急医学救援；组织实施对突发急性传染病防治和应急措施；承担突发公共卫生事件应急处置信息的有关工作。

卫生法制监督与食品安全综合协调科：组织起草卫生方面规范性文件；承办相关行政复议、行政应诉、行政执法工作；承担局机关规范性文件的合法性审核工作；组织开展卫生普法宣传工作；承担职业卫生、放射卫生、环境卫生和学校卫生监督管理的有关工作；承担公共场所、饮用水等卫生监督管理工作；承担消毒产品和涉及饮用水卫生安全产品监督管理的有关工作；承担传染病防治监督及医疗市场监督管理工作，整顿和规范医疗服务市场秩序，查处重大医疗卫生违法案件。负责食品安全综合协调工作；组织制定食品安全相关地方标准，负责食品企业标准备案工作；依法组织开展对食品安全重大事故的查处；组织开展食品安全监测、风险评估和预警工作；承担重大食品安全信息的管理工作。

第四节 机关管理

20世纪50年代至80年代初期，县卫生局（科）机关工作人员少，办公、交通、通信、信息条件比较落后，局（科）机关管理的主要任务是通过思想政治教育，提高工作人员的自觉性，按时完成领导交办的工作任务。20世纪80年代以后，随着机关工作人员数量的增加，局机关相继建立健全了职能科室，机关工作人员分工逐步细化，机关管理逐步走向制度化、规范化。

一、机关作风

20世纪五六十年代，县卫生局（科）主要通过组织机关工作人员参加政治运动和政治业务学习，提高机关工作人员的政治思想素质和业务能力；通过评先树优，激励机关工作人员的工作积极性。1987年，卫生局根据县委、县政府的统一部署，对局领导班子实行目标管理责任制，对工作人员实行岗位目标责任制。1987年8月，卫生局制定《阳谷县卫生局机关岗位职责及考核办法》，明确了各科室职责任务、考核标准和考核办法。每个机关工作人员坚持月写实、季小结、半年初评、年终总评。局机关建立机关岗位目标责任制考核小组，以科室岗位目标和个人岗位职责为依据，对科室岗位目标完成情况和个人履行岗位职责情况进行全面考核。是年12月，县卫生局制定《岗位目标责任制度》《考勤制度》《集体办公制度》《科室负责人例会制度》《学习制度》《卫生制度》《领导成员和科室抓点挂片制度》《奖惩制度》等。通过推行上述制度，科室职责更加明确，工作人员责任意识明显增强，工作效率明显提高，卫生局机关管理做到了有章可循。

1995年9月，县卫生局制定《机关工作人员职业道德规范》，机关工作人员自觉遵守。2006年3月，县卫生局发布《关于在全县卫生系统实施禁酒令的通告》，机关工作人员带头执行。2006年11月，县卫生局根据科室设置变动情况，调整了机关各科室工作职责，明确了接待范围、接待标准、陪餐人员和审批程序。2008年8月，县卫生局修订了《卫生局机关工作纪律》和《卫生局机关工作人员考勤和请销假制度》，对机关工作人员严格标准，严格管理，在全县医疗卫生系统充分发挥表率作用。

2008年至2013年，根据县委、县政府的部署，县卫生局机关相继开展了“内强素质、外树形象、狠抓管理、细化服务”活动，深入学习实践科学发展观活动和“争先进位年”活动，努力打造学习型、服务型机关。坚持每周一集中学习制度，工作人员全部建立了学习笔记。先后推行了卫生行政许可首问负责制，一次性告知制，限时办结制，群众举报投诉受理、办理、答复制，办事办文程序和所需资料事前公示制，责任追究制等规章制度，努力为医疗卫生单位和广大人民群众提供优质、高效、方便、快捷的服务。

二、办公条件

1949年10月至1977年，县卫生局（科）机关历经三次搬迁，办公室房屋紧张，办公条件较差，文字材料靠手写，财务统计靠算盘，交通工具主要靠自行车。1976年12月，经县革委批准，在东方红大街（既谷山路）中段路东征用城关公社东街大队第三生产队土地9.9亩，筹建县卫生局办公场所和宿舍。共建瓦房43间，731平方米。其中办公室28间，476平方米；宿舍15间，255平方米。1977年，县卫生局机关迁入新址。是年，购置铅字打字机1台，局下发文件和上报材料可以排版打印。1981年，局机关购置公务用车1辆，配备专职司机1名。1986年，新建会议室3间，建筑面积73.5平方米。1991年，在县卫生学校（景阳路287号）临街位置筹建卫生局办公楼。卫生局办公楼主楼四层，侧楼三层，建筑面积1840平方米。1992年4月，县卫生局机关迁入办公楼，更新了办公桌椅，装修了大、小会议室，办公条件和办公环境明显改善。1993年，局机关各科室安装了程控电话。1995年，局机关配置了首台电脑和与之配套的打印机。1998年购置二手复印机1台。1999年，投资38万元，购置长春产2.5吨锅炉1台，实现了办公楼集中供暖。2000年后，部分科室先后配备了电脑、空调，工作人员普遍使用了手机，楼层安装了电热水炉，机关公务用车增加到3部，局机关的办公、通讯条件和办公环境进一步改善，工作效率明显提高。2013年，投资281万元，在原办公楼的基础上增加了两层，增加建筑面积320平方米。同时，对办公楼进行了室内外装修。至2013年年底，卫生局机关各科室均安装了空调，工作人员配备了电脑，公务用车增加到10部，打印、复印、传输设施配套齐全，初步实现了无纸化办公，机关工作效率显著提高。

三、信息宣传

1949年至20世纪70年代初，全县卫生工作信息主要通过会议的形式进行交流，对于上报或下发的文字材料，一般采取专人报送或邮寄的方式。1973年，创办《卫生工作会议简报》，对县卫生局会议安排的工作贯彻落实情况以简报的形式印发医疗卫生单位。1991年改为《卫生信息》，设工作动态、经验交流等栏目，定期报送县级领导和上级卫生行政部门，抄送县直有关部门和乡镇政府，下发各医疗卫生单位。《卫生信息》一般每月编发一期，遇有重大活动信息随时编发。如2003年防控“非典”期间，连续编发《卫生信息》19期。2010年8月，县卫生局制定了卫生信息宣传考核办法，对卫生信息和宣传报道工作实行量化管理，定期通报，考核奖惩。2012年4月，《卫生信息》改为《阳谷卫生工作简报》，明确专人负责采编工作。2012年至2013年，共编发《阳谷卫生工作简报》7期，上报卫生医疗工作信息和新闻稿205件，其中《健康报》采用1件，《大众日报》采用3件，《山东卫生》采用3件，《山东医院新闻周刊》采用36件，《聊城日报》采用27件。县电视台播出13期《卫生与健康》节目，重点对全县的医疗机构建设、卫生监督、公共卫生、医院管理、新型农村合作医疗等工作进行了全方位宣传报道。

2005年，建立阳谷县卫生局网站，并与县政务网、市卫生局网站联网。县卫生局网站主要设有部门职责、内设机构、行政审批程序、收费项目及标准、工作动态、政策法规等栏目。按照“控制源头、加强检查、明确责任、落实制度”的原则，卫生局网站配备了责任编辑和网络管理员，负责审查上传信息的合法性、准确性和保密性，并加强管理，及时维护。2008年4月1日，县卫生局发出通知，要求自4月7日起，县卫生局下发的文件、通知等信息以及所属单位应上报的材料、报表等通过电子邮箱传输，各科室、各医疗卫生单位每天上午9时和下午5时须点击专用邮箱，及时了解和掌握卫生系统内部的信息资源。至2013年，全县卫生系统的文件、通知、报表、计划、总结等基本实现了网络传输、资源共享。

四、文书档案管理

20世纪60年代以前，县卫生局（科）没有文书档案管理人员，上级下发的文件和工作中形成的文字资料、报表等文书档案一般按专业对口的原则，由各工作人员分散管理，每年度整理装订一次，如遇工作人员工作调整或调动时，将文书档案移交给接任人员。20世纪70年代初，始设文书档案管理员，负责上级文件的签收、登记、传阅、收回，并对本局形成的文书档案每年度进行一次搜集、鉴别和登记，按文书内容分类装订，立卷存档。1985年，在县档案局的指导和协助下，对1952年至1976年的文书档案重新进行了分类整理，于1985年10月11日向县档案馆移交档案51卷，其中永久卷24卷，长期卷27卷。1987年12月8日向县档案馆移交1977年至1980年文书档案19卷，其中永久卷4卷，长期卷15卷。1995年8月4日向县档案馆移交1981年至1988年文书档案17卷，其中永久卷4卷，长期卷13卷。2004年，县卫生局抽调人员，对1989至2002年度的文书档案进行了集中整理，但由于种种原因，未向县档案馆移交。

五、日常事务管理

1984年设立局办公室后，机关日常管理主要由局办公室负责。随着机关工作人员的逐步增加和卫生行政机关职能的发展变化，机关日常事务管理范围逐步增多。1989年，县卫生局制定了《卫生局机关工作十项制度》《机关卫生制度》《机关车辆管理制度》《机关财务管理制度》。2006年，制定了《机关公务接待规定》，修订了《机关车辆使用管理制度》和《机关工作纪律》。2007年8月，制定了《会议室管理制度》。2008年5月，制定《阳谷县卫生局文件办理暂行规定》，明确规定收文、批办、承办、传阅、归档以及发文的草拟、审核、签发、复核、打印、分发等程序规范。2010年10月，制定《卫生局机关门卫管理制度》，明确了机关门卫的职责任务。是年，县卫生局按照“公开、公正、及时、便民”的原则，制定《政务信息公开制度》。2011年5月，县卫生局发布《卫生系统十条禁令》，局机关工作人员带头执行。2013年，为贯彻落实中共中央“八项规定”，县卫生局重新修订了《机关工作制度》《公务用车管理制度》《公务接待管理制度》，做到机关管理工作有章可循。

第二章　医政管理

新中国成立前，阳谷县没有专门的医疗行政管理机构。1949年成立县卫生科后，设专人负责全县的医政管理工作。1984年10月，卫生局设立业务科，2002年10月改称医政科，具体负责医政管理工作。2002年10月28日，县政府办公室印发《阳谷县卫生局职能配置、内设机构和人员编制方案》，明确规定了医政科职责任务。主要是依法参与制定医疗机构发展规划，医务人员教育培训计划，合理调整卫生资源；组织实施医疗机构管理、从业技术人员管理、医护质量管理、农村卫生机构管理、医学科研管理、医疗事故处理；依法监督管理采供血机构的采供血及临床用血质量；协同有关部门做好计划生育技术服务的质量监督和业务指导等。60余年来，阳谷县认真贯彻落实不同时期医政管理工作的方针政策，加强制度建设，强化监督检查，坚持依法管理，为广大人民群众创造了良好的就医环境。

第一节　医疗机构管理

医疗机构管理是医政管理工作的重要内容。按照国家和省市关于医疗机构设置的标准和要求，审批或申报辖区内医疗机构设置，组织实施医疗机构的监督管理，推进公立医疗机构管理体制改革，整顿和规范基层医疗服务，促进了全县各级医疗机构的健康发展。

一、县级医疗机构管理

县卫生科成立之初，县内只有阳谷县卫生院一家公立医疗机构，实行科院合一的管理体制。1952年，根据卫生部《关于健全和发展全国基层卫生组织的决定》《医院、诊所管理暂行规定》，县卫生院增设了病床，分设了科室，制订了一些医疗规章制度，实行了对急重疑难病人的转诊报批制度。1953年，贯彻落实卫生部《县卫生院暂行组织通则》、省卫生厅《县卫生院暂行组织条例》和聊城专员公署卫生科制订的充实县卫生院组织工作的意见，确定了县卫生院的组织、编制和任务。同时，开展了反对官僚主义、反对铺张浪费、反对分散主义的整风运动。在此基础上，建立健全了以科主任负责制为主要内容的科室规章制度。1955年，县卫生院对急重和疑难病人的转诊，可直接与地区人民医院联系，不再通过县卫生科向专署卫生科报批。1956年，根据山东省卫生厅的通知，阳谷县卫生院改称阳谷县人民医院。1958年，县人民医院实行医、护、工三位一体分工包干负责制。医疗、护理、病房工人三者之间密切配合，协同搞好医疗、护理和清洁卫生工作，改善医疗、护理和病房工人与住院病人的关系，增强了医疗、护理、工人的责任心，减少了医疗差错，提高了医疗质量。同年12月，阳谷县并入寿张县，阳谷县人民医院更名为寿张县第二人民医院。

1961年7月，恢复阳谷县建制，寿张县第二人民医院复称阳谷县人民医院。1963年，县卫生局指导县人民医院继续贯彻中央调整、巩固、充实、提高的方针，落实省卫生厅《关于当前医院工作情况和贯彻医院工作条例（草案）的意见》，整顿医院工作秩序，转变服务态度，进一步修订完善了各类人员职责范围和医院工作制度。

1964年4月，寿张县建制撤销，寿张县人民医院划归阳谷县，改称阳谷县驻寿张人民医院。

“文化大革命”期间，医政管理受到严重破坏，已建立的规章制度被当成修正主义路线受到批判，医院领导班子受到冲击，医院管理体制和医疗秩序被打乱。

1972年，县卫生局贯彻省卫生局在德州召开的全省医院工作会议精神，进一步搞好医院的“斗、批、改”，在两处县级医院实行院、科两级管理制和党支部领导下的科室主任分工责任制，建立健全规章制度，加强门诊第一线和病房管理工作。

1978—1979年，卫生部先后颁布《全国医院工作条例（试行草案）》《医院工作制度、医院工作人员职责（试行草案）》《综合医院编制原则（试行草案）》《综合医院组织编制原则（试行草案）》。这些文件对医院的基本任务、机构设置、管理体制、病床的分配比例、人员编制及工作量都作了具体规定。县卫生局组织两处县级综合医院对照文件找差距，开展了医院整顿工作。通过整顿，确立了党组织领导下的院长分工负责制，调整了科室设置，建立了以岗位责任制为主要内容的规章制度。1979年7月27日，县卫生局制订《关于对全县卫生事业以县医院为重点整顿发展建设规划》，提出在房屋建设和医疗设备配置上向县人民医院倾斜，把分散在县分院系国家职工的50名医生和护理人员调到县级医院，把公社卫生院集体职工的30名护理人员充实到县分院。1981年，县人民医院被地区卫生局确定为三分之一重点建设单位。至1982年，县人民医院新建了2300平方米的门诊楼和总建筑面积1422平方米的放射科、液体制剂室、物质仓库及老干部病房。省、地配备300mAX光机、心脏监护仪、纤维光素胃镜、膀胱镜、牙科治疗台等先进的医疗设备。先后派出23名技术骨干到省、地医院进修，填补了县内心血管、神经内科、病理检验、骨外、胸外等空白。驻寿张人民医院先后派出11名技术骨干赴上级医院进修。通过进修，外科在原来仅能开展腹部手术的基础上开展了胸外科，同时开展了踝关节断肢再植术、回肠代膀胱扩大术、胆管囊肿摘除术等7项新手术。同年，贯彻山东省医院工作座谈会精神，对两处县级医院进行了整顿。整顿的重点是加强和改善党的领导，健全管理体系，搞好医院环境卫生，整顿医院工作秩序，改善服务态度，提高服务质量。是年，经上级批准，阳谷县驻寿张人民医院改称阳谷县第二人民医院。

1988年5月10日，贯彻落实上级有关弘扬祖国医学，大力发展中医药事业的指示，县政府批准建立阳谷县中医医院。同年9月在城角徐村征地6670平方米，建设县中医医院。县卫生局帮助中医医院协调资金，调配业务技术人员，于1990年8月迁入新址。

1992年11月20日，县卫生局印发《关于深化卫生改革的意见》，实行专业技术人员择优聘任制，评聘分离，低职可以高聘，高职也可低聘。经批准，职工可以放长假、假退，允许职工停薪留职、内部待业，允许辞职。制剂室、药库实行企业化管理。允许县级医院设立特需病房。

1994年，贯彻聊城地区卫生局《关于医疗卫生单位实行院（站、校）长负责制若干问题的暂行办法》，实行院长行使经营管理和行政指挥权，党组织充分发挥政治核心和保证监督作用，职代会参与民主管理和民主监督的三位一体的领导体制。1996年4月26日，县政府印发的《关于深化卫生改革，加快农村卫生事业发展的意见》提出，坚持以改革为动力，以社会需求为导向，抓住内涵建设、科技兴医两大主题，到“九五”末，三处县级医院达到二级甲等医院标准。县人民医院新上康复医学、精神病、传染病专科。县级医院引进经颅多普勒、CT等大型设备，新增病床110张。

1999年5月，县卫生局配合县委组织部对县第二人民医院院长实行公开招聘。通过制订方案、发布公告、个人报名、资格审查、演讲答辩、评委和职工评议、县委确定人选等程序，公开招聘了县第二人民医院院长，并由院长聘任了副院长。实行聘期目标责任制，院长、副院长聘任期间分别享受相应待遇。在总结经验的基础上，2000年9月，对县人民医院院长实行公开招聘。

1999年7月20日，县卫生局印发《关于加强医院管理，提高医疗质量的通知》，要求二级医疗机构加强急诊科建设，做到人员、房屋、设备、药品符合标准，坚持24小时值班制，确保急诊病人及时得到抢救和治疗。落实行政查房制度、三级医师查房制度、会诊制度、死亡病例讨论等制度。

2001年，根据卫生部、国家中医药管理局《关于城镇医疗机构分类管理的实施意见》和《城镇医疗机构分类登记暂行规定》，县人民医院、县第二人民医院、县中医医院核定为非营利性医院。按照非营利性医疗机构的工作标准和服务项目，提供基本医疗服务，承担相应的社会卫生服务义务，并完成政府交办的其他任务，为广大人民群众搞好医疗和社会卫生服务。

2004年，阳谷县实行城镇职工基本医疗保险制度，将县人民医院、县中医医院确定为城镇职工基本医疗保险定点医院。2008年，将县第二人民医院、县妇幼保健院纳入基本医疗保险定点医疗机构。县卫生局医政科加强对定点医疗机构的协调指导，设立专门窗口，明确专职人员，努力为参保职工提供方便、快捷的医疗服务。同时，协助医疗保险管理机构搞好检查监督，及时解决发现的问题，促进了全县城镇职工基本医疗保险制度的顺利实施。

2005年年初，县委、县政府决定县人民医院整体搬迁。县卫生局协助和指导县人民医院外出参观考察，借鉴莱西市人民医院、泰安市中心医院的搬迁经验，协调新院选址、建设用地、设计方案和搬迁资金，邀请市卫生局医政科等相关领导审查论证。按照“以人为本、科学发展、服务群众、设施先进、符合县情、立足当前、着眼长远、强化服务功能、兼顾城乡不同需求”的服务理念和“功能齐全、方便群众、合理投资”的原则，确定了县人民医院搬迁方案。2005年6月26日，县人民医院新址破土动工。2008年10月26日，县人民医院完成整体搬迁。

2010年7月，阳谷县卫生中等专业学校及其附属医院合并建立阳谷县卫校医院，为正科级事业单位，纳入县级医院管理。县卫生局协助指导卫校医院整合人力资源，合理设置科室，增配医疗器械，建立规章制度，顺利实现了以教学为主向以医疗为主的转变。

2011年10月，市卫生局制定《聊城市二级综合医院评审标准》。县卫生局确定县人民医院开展创建二级甲等医院活动。对照二级甲等综合医院的评审标准，进一步完善医疗功能，调整科室设置和人力资源配置，改进运行管理，建立医疗质量与安全体系，健全各项管理制度，医院的基础设施、服务功能、医护质量、人员配置以及行政后勤管理水平得到显著提升。2013年7月，顺利通过了聊城市二级甲等医院专家组的评审。2013年，县中医医院对照国家中医药管理局《二级中医医院评审标准(2013版)》《二级中医医院分等标准和评审核心指标（2013版)》，本着缺啥补啥的原则，修订完善11项规章制度，规范科室设置，加强重点专科、药事管理、中医护理、医疗质量和中医文化建设，基本达到了二级甲等中医医院标准。

二、乡镇卫生院管理

乡镇卫生院的前身为区卫生所。1950年，县卫生科根据平原省人民政府卫生厅的指示，积极宣传党和国家的卫生工作方针和政策，教育动员个体开业的医、药人员参加公立或乡村联合诊所。至1954年，全县9个区建立卫生所7处，每个卫生所一般3~7人。1956年，全县8个区全部建立了卫生所，达到了一区一所。建立区卫生所的经济来源，以国家拨款扶持为主，借用私人开业医药人员原有房屋和医药设备，逐年从国家拨款和业务收入中偿还。所内人员工资从国家拨款和业务收入中支付。1958年，成立人民公社，以区卫生所为基础，吸收联合诊所、医药合作社的部分医、药人员扩建为人民公社卫生院，人民公社下设若干个管理区，每个管理区设卫生所。1958年12月，阳谷县并入寿张县，各公社卫生院划归寿张县卫生局管理。

1961年7月，恢复阳谷县建制，8个公社卫生院复属阳谷县卫生局。8月10日，县卫生局印发《关于农村基层卫生组织调整中几个具体问题的试行意见的通知》，明确人民公社卫生院是综合性的卫生组织，负责本公社的卫生行政和业务领导。公社卫生院编制名额11人，其中国家承担工资的1人，其余10人工资均从业务收入中解决。1962年12月，全县由8处人民公社改为8个区，下设50个公社。公社卫生院改称区卫生院，管理区卫生所调整改建为自负盈亏的公社卫生所。是年，贯彻中央"调整、巩固、充实、提高"的方针，各卫生院将原吸收的联合诊所的集体人员下放到公社卫生所。1963年，对公社卫生所进行了整顿，重点加强财务管理，健全财务管理制度，正确处理分配与积累的关系。

1964年4月，寿张县建制撤销，其金堤以北村镇划归阳谷县。原属寿张县的寿张、张秋、十五里园、李台四个区卫生院划归阳谷县卫生局管理。至此，全县区卫生院共有12处，自负盈亏的公社卫生所79所。

1971年2月，撤销区级建制，全县共设19处人民公社。国家拨专款建设新成立的石门宋、范海、郭店屯、石佛、金斗营、四棚、高庙王公社卫生院。同时，撤销自负盈亏的公社卫生所，其人员并入公社卫生院。同年，根据上级有关规定，将安乐镇、张秋、李台、定水镇、七级、石门宋六个公社卫生院改建为县分院，由原来的集体所有制单位转为全民所有制单位，集体人员转为国家职工。1972年，根据毛泽东主席"把医疗卫生工作的重点放到农村去"的重要指示，将公社卫生院中的原自负盈亏卫生所人员下放到生产大队，兴办大队合作医疗卫生室。同年，贯彻全省医院会议精神，开展整院工作，主要是调整充实领导班子，建立健全规章制度，调整卫生院内部管理体制。规模较小的卫生院一般不再设科室主任、护士长；规模较大的卫生院和县分院可设科主任，设有病床的可设护士长。1973年，根据省革委（73）155号文件精神，将1972年下放到村卫生室的人员全部收回为公社卫生院集体人员。

1978年，卫生部颁布《全国农村人民公社卫生院暂行条例（草案）》，明确公社卫生院是国家卫生事业的基层组织，是综合性的卫生事业单位，是农村医疗卫生网的重要环节，是公社卫生服务的技术指导中心。县卫生局通过积极争取，全县19处公社卫生院（含县分院）均配备了X光机、显微镜等医疗器械，18处能开展化验业务，4处能开展胃大部切除、肠梗阻、阑尾炎等急腹症治疗和男女结扎手术。

1979年9月，聊城地区确定阳谷县为卫生事业整顿建设三分之一县。县卫生局在做好县医院整顿建设的同时，重点加强了张秋、李台、安乐镇三处县分院建设。1982年，城关公社、寿张公社分别改为城关镇、寿张镇，其卫生院也分别改称城关镇卫生院、寿张镇卫生院。1984年8月，阳谷县以原来的社镇为基础，重新划为21处乡镇，其中新设翟庄乡、杨庄乡。是年，建立翟庄乡、杨庄乡两处卫生院，城关镇卫生院改为阳谷镇卫生院。全县乡镇卫生院（含县分院）达到21处。1985年年底，乡镇卫生院（含县分院）共有职工1121人，其中卫生技术人员983人，管理人员91人，工勤人员47人，共设病床490张。

1985年1月，县卫生局印发《关于卫生系统改革试行方案》，明确乡镇卫生院长有人事任免权、工作岗位调配权、资金使用权、工资奖金发放权。实行科室承包责任制、工资浮动制和分科室核算制，试行"七定一奖"（定人员、床位、医疗质量、消耗、服务态度、卫生秩序、经济定额，超任务按比例提奖）。1988年4月27日，县政府批转县卫生局《关于实施农村卫生改革试行方案的报告》，提出乡镇卫生院改医疗型为预防型，强化防保职能，做到人员、房屋、设备三配套。改革经费使用办法，将财政补贴经费改"人头费"为卫生事业费，实行按劳取酬全浮动工资制。改革经营管理办法，按照所有权与经营权分离的原则，乡镇卫生院全面推行承包租赁经营制。通过改革，调动了职工的积极性。1990年，全县21处乡镇卫生院（含县分院）业务收入533万元，比1986年增长86%；人均业务收入6700元，比1986年增长139%；社会卫生有偿服务收入55万元。9个卫生院购置了B超，2个卫生院购置了救护车。

1992年3月1日，县卫生局印发《关于医院分级管理工作的实施意见》，明确了分级管理的目标任务和方法措施，并确定阳谷镇卫生院为一级甲等医院评审试点单位。县卫生局成立由局长祝登銮任组长的医院分级管理领导小组，选派人员到阳谷镇卫生院进行业务指导。1994年6月4日，阳谷镇卫生院被聊城地区卫生局批准为一级甲等卫生院。7月12日，县卫生局在阳谷镇卫生院召开全县医院分级管理现场会，要求各医院按照《医院分级管理标准》，制定工作措施，完善工作制度，明确各类人员岗位职责，尽快达到一级甲等卫生院标准。1995年11月6日，阿城镇卫生院、闫楼乡卫生院和安乐镇分院、李台分院被聊城地区卫生局批准为一级甲等医院。是年，县政府将乡镇卫生院（含县分院）人、财、物下放到乡镇政府管理，卫生局负责业务领导和领导班子及专业技术人员的管理。县卫生局按照分类指导的原则，对医疗技术水平高、服务设施较好的乡镇卫生院，强化医疗服务功能建设，走医疗预防型路子；对技术水平较低、基础设施较差的，强化预防保健功能，走预防医疗型路子。改变“小而全”的办医模式，走“小综合、大专科”的路子。当年，全县21处乡镇卫生院（含县分院）发展特色专科11处。

2000年9月和2001年9月，阳谷镇卫生院、阿城镇卫生院分别改为县第三人民医院、县第四人民医院，但仍按乡镇卫生院管理。

2001年，乡镇行政区划调整，四棚镇并入寿张镇，范海镇并入阿城镇，石门宋乡并入阳谷镇，翟庄乡并入西湖乡，杨庄乡并入大布乡。原四棚镇卫生院改为寿张镇四棚卫生院，原范海镇卫生院改为阿城镇范海卫生院，原翟庄乡卫生院改为西湖乡翟庄卫生院，原杨庄乡卫生院改为大布乡杨庄卫生院，原石门宋分院改为阳谷县气管炎、关节炎专科医院。更名后的卫生院（专科医院）仍负责原行政区域的社会卫生工作任务。

2003年，贯彻中共聊城市委、市人民政府《关于进一步加强农村卫生工作的决定》，加大政府投入，加强院容院貌建设，强化卫生院公共服务职能。全县21处乡镇卫生院(含县分院)建立了高标准的定点接种门诊,16处卫生院拥有门诊、病房楼，乡镇卫生院的基础设施建设位居全市前列。是年，县卫生局将医疗技术人员匮乏、设施落后、地理位置偏僻的金斗营乡卫生院交由县三院兼管，取得了显著的经济效益和社会效益。

2004年，县卫生局按照干部“四化”方针和德才兼备的原则，对乡镇卫生院院长、副院长实行公开招聘，体现了“公开、平等、竞争、择优”的原则。

2004年6月，设立县第三人民医院侨润分院，大布乡杨庄卫生院人、财、物并入侨润分院。2005年5月,侨润分院改为侨润街道卫生院。

2006年2月23日，县卫生局根据聊城市人民政府《关于做好乡镇卫生院划归县级管理工作的通知》精神，向县政府呈报《阳谷县卫生局关于实施乡镇卫生院划归县级管理工作的报告》。县政府成立由副县长苏永侠任组长，人事、财政、审计、编制、国资、卫生等部门主要负责人为成员的乡镇卫生院划归县级管理工作领导小组。通过调查摸底、清产核资，按照“四保一补助”（保公共卫生经费、离退休费和遗属补助费、院长工资、在职人员社保费、卫生院发展经费补助）的原则，县财政列入预算。至2007年年初，乡镇卫生院人员和资产全部划归县卫生局管理。

2007年，阳谷县全面推行新型农村合作医疗制度。县卫生局指导乡镇卫生院成立机构，建立制度，培训人员，为每个乡镇卫生院配备了专用微机，统一安装管理软件，确保了全县新型农村合作医疗制度的顺利实施和各项数据的及时传输。2008年12月，侨润街道卫生院改建为侨润街道社区卫生服务中心。2010年8月，县气管炎、关节炎医院改为博济桥街道卫生院，同时加挂阳谷县传染病医院牌子。2011年4月，县第四人民医院复称阿城镇卫生院。5月，博济桥街道卫生院、县第三人民医院分别改建为博济桥街道社区卫生服务中心和狮子楼街道社区卫生服务中心。

2011年5月，经县机构编制委员会批准，撤销西湖镇翟庄卫生院、寿张镇四棚卫生院，其业务人员分别并入西湖镇卫生院、寿张镇卫生院。

2011年8月9日，根据聊城市政府办公室《关于加快推进基层医疗卫生机构综合改革的意见》，县卫生局印发《乡镇卫生院、社区卫生服务中心岗位设置实施意见》。明确规定了各卫生院的编制数额、岗位设置及结构比例，推行乡镇卫生院院长聘任制、工作人员竞聘上岗制、绩效工资制。

2013年年底，全县15处乡镇有卫生院16处，其中阿城镇两处。

三、城市社区卫生服务机构管理

2004年5月，阳谷县乡镇行政区划调整，撤销阳谷镇，设立侨润、博济桥、狮子楼三个街道。2006年12月6日，县政府印发《关于发展城市社区卫生服务的实施意见》和《阳谷县城市社区卫生服务发展规划（2006—2010年）》，提出建立以社区卫生服务中心和社区卫生服务站为主体的城市社区卫生服务网络，规划建设或改建3处社区卫生服务中心、12处社区卫生服务站，承担本行政区域内的预防、医疗、保健、康复、健康教育、计划生育技术服务等职能。每个社区服务站服务人口1万~1.5万人，配备卫生技术人员不少于6人，业务用房不少于200平方米。2006年12月21日，聊城市卫生局批复同意阳谷县城市社区卫生服务机构设置规划。2007年10月11日，县政府印发《阳谷县人民政府关于发展城市社区卫生服务的意见》，明确了城市社区卫生服务的指导思想、原则、目标任务以及运行机制、监督管理措施等。2008年12月，以阳谷县第三人民医院改建的狮子楼街道社区卫生服务中心，以侨润街道卫生院改建的侨润街道社区卫生服务中心以及谷南、京九、顺发、育才、金谷、博济和谷山共7个城市社区卫生服务站通过了市卫生局、财政局的达标验收。总投资254.6万元，其中财政投资30万元。调配卫生技术人员42名。2010年，博济桥街道卫生院改建的博济桥街道社区卫生服务中心和会盟、振华、顺达、曙光、金园社区卫生服务站分别达到了街道社区卫生服务中心（站）的标准。

2011年2月3日，市机构编制委员会办公室、市财政局、市卫生局印发《关于阳谷县乡镇卫生院、社区卫生服务中心机构设置和编制核定的批复》，明确阳谷县3处社区卫生服务中心编制总额195人，其中专业技术人员编制185人。

2013年年底，全县3处社区卫生服务中心共有职工225人，12处社区卫生服务站配备卫生技术人员75人，服务人口7.8万人。阳谷县城市社区卫生服务站建设情况见表1-2-1。

四、民营医疗机构管理

1997年1月15日，中共中央、国务院《关于卫生改革与发展的决定》指出，举办医疗机构要以国家、集体为主，其他社会力量和个人为补充。社会力量和个人办医实行自主经营，自负盈亏。政府对其积极引导，依法审批，严格监督管理。1997年10月17日，县政府批复县卫生局：同意成立阳谷县风湿类风湿专科医院，属私立医院，隶属卫生局管理。

进入21世纪后，阳谷县民营医院得到快速发展。根据《医疗机构管理条例》、《山东省<医疗机构管理条例>实施办法》和省政府批转省体改办等部门《关于城镇医疗卫生体制改革的实施意见》，阳谷县在坚持国家、集体办医的同时，鼓励社会各界投资兴办医疗机构，先后依法审批成立了阳谷博爱医院、阳谷华康医院、阳谷永康医院、阳谷心脑血管医院、阳谷红会医院、阳谷口腔医院、阳谷关爱医院、阳谷谷山医院、阳谷北大合作医院、阳谷阳光医院、阳谷谐和医院、阳谷杏林医院。2013年年底，阳谷县民营医院达到13处。

根据省卫生厅《关于发展民营医疗机构的意见》，县卫生局把民营医院纳入卫生事业发展规划，严格按照法律法规赋予的权限审批或申报民营医疗机构，严格准入制度，严格依法监管。同时，加强与工商、税务、社保等部门的沟通协调，为促进民营医疗机构的发展创造良好的政策服务环境。在新型农村合作医疗定点、城镇职工和城镇居民基本医疗保险定点、社区卫生服务机构规划设置、职称评审、继续医学教育、学术活动、技术准入、政策知情等方面，民营医疗机构与公立医疗机构同样标准、同等条件、同样监管。把民营医院纳入考核评价和医疗质量控制评价体系。通过日常监督管理、医疗机构校验和医师定期考核等手段，对民营医院及其医务人员执业情况进行检查、评估和审核，严格按照卫生行政部门审定的执业范围开展诊疗活动。2013年，全县13处民营医院中，新型农村合作医疗定点医院8处，城镇职工和城镇居民基本医疗保险定点医院7处。

2013年年底阳谷县城市社区卫生服务站基本情况表

表 1-2-1

服务站名称	设置单位	地址	注册资金（万元）	服务人口	卫生技术人员			
					合计	高级	中级	初级
会盟社区卫生服务站	狮子楼街道社区卫生服务中心	紫荆街	17	4600	6		2	4
育才社区卫生服务站	狮子楼街道社区卫生服务中心	育才街	11	7100	6		3	3
金谷社区卫生服务站	县卫校医院	新园路	16.5	3810	5		3	2
博济社区卫生服务站	红会医院	博济桥路 69 号	17	3650	8		2	6
京九社区卫生服务站	永康医院	清河路	19	4020	4		1	3
谷南社区卫生服务站	县二院	清河路	18.5	3520	10		1	9
谷山社区卫生服务站	侨润街道社区卫生服务中心	大寺街 4 号	10	12800	11		2	9
振华社区卫生服务站	侨润街道社区卫生服务中心	北三里村东	5	12000	6		2	4
顺达社区卫生服务站	县人民医院	老唐村	5	4000	4		2	2
曙光社区卫生服务站	侨润街道社区卫生服务中心	赵王河东路	5	11100	4		2	2
顺发社区卫生服务站	县人民医院	西外环路	17.5	3820	5	1	2	2
金园社区卫生服务站	县卫校医院	西城路	6.8	2800	6		2	4

五、农村卫生室管理

20世纪50年代，农业合作社成立保健站，负责汇报疫情、宣传卫生知识、诊治小伤小病。1962年，省卫生厅制定《关于整顿队办保健室的意见》，规定队办保健室（包括队办保健站、卫生室）是生产大队和生产队集体举办的卫生福利事业，直接受生产大队或生产队管理委员会领导，负责本队的医疗、防疫、妇幼保健、卫生宣传等工作。1965年，城关区郭围子村建立全县第一个农村卫生室。20世纪70年代，农村卫生室迅速发展，大队卫生室设施逐步完善，赤脚医生队伍比较稳定，服务水平逐步提高。1972年，全县有341个生产大队办起卫生室，赤脚医生1171人。赤脚医生待遇由大队按村干部同等记劳动工分。大队卫生室和赤脚医生坚持勤俭办医的方针，充分发挥“一根银针”“一把草药”“一个验方”“一个火罐”的作用，为广大人民群众提供常见病、多发病的诊治。其间，全县有300多个大队种植中草药，302个卫生室能自制膏、丹、丸、散，自制药品100余种。1977年，全县农村卫生室达到536个，占大队总数的95.7%。

1980年后，农村实行联产承包责任制，大队卫生室逐步实行了个人承包、自主经营、自负盈亏的方式。

1991年11月12日，县政府印发《阳谷县行政村卫生室管理方法》，明确提出行政村卫生室是农村社会主义集体福利设施，是农村三级医疗网的基层组织，是村民委员会的卫生事业机构。村卫生室的设置为一村一室，专用房屋不少于三间，配备药柜、检查床、诊断桌以及听诊器、血压计、体温计、出诊箱等常用医疗器械，备有150种以上中西药品。对村卫生室实行“三证、二制、五统一”（行医许可证、药品使用许可证、大输液许可证，乡村医生实行聘任制、工资制，党务、政务、业务、财务、药品统一管理）管理。根据上述要求，全县自11月15日至12月15日开展了行政村集体办医和村卫生室整顿突击月，至12月底，全县有432个村卫生室整顿合格。1993年，全县有村卫生室833个，占行政村总数的98.6%。创建甲级卫生室459个，实行“五统一”管理的43个。

1996年5月2日，县卫生局转发《聊城地区甲级行政村卫生室评审标准（试行）》，在全县开展甲级卫生室评审活动。要求对于已挂甲室的行政村卫生室按新标准完善提高，没有达到甲级卫生室的行政村应积极争创。创建甲级卫生室活动与医疗机构注册换证、乡村医生换发资格证、初级卫生保健等社会卫生服务紧密结合。是年，县卫生局对村卫生室重新核发了“输液许可证”，统一配发了门诊登记、处方、账目。

1999年3月30日，县政府印发《关于实施〈山东省村卫生室管理方法〉的意见》，进一步明确了村卫生室的设置原则、基本标准、职责任务、隶属关系等。要求行政村卫生室设置一般一村一室。每个村卫生室至少设有诊室、治疗室、药房，至少有一名乡村医生，至少配备80种基本药品，注册资金不少于2万元，配备基本医疗、消毒以及与诊疗科目相适应的设备。

2004年5月18日，聊城市卫生局印发《关于加强村卫生室规范化建设的意见》、《聊城市村卫生室基本标准》和《聊城市村卫生室规范化建设评分标准》。县卫生局、乡镇卫生院指导行政村对照标准，加大投入，增加设备，健全制度，规范管理。至年底，全县148个村卫生室达到规范化村卫生室的标准，通过了市卫生局专家组的考核验收。2006年年底，全县规范化村卫生室达到341个。

2006年4月6日，县卫生局、县财政局联合印发《阳谷县农村社区卫生服务站建设方案》，决定利用3年的时间，调整并适当撤并村级卫生室，在全县设置79所农村社区卫生服务站，纳入乡村卫生组织一体化管理。县财政对每个验收合格的服务站补助1万元。至年底，全县建成农村社区卫生服务站46处。2008年，又有19所农村社区卫生服务站通过了市卫生局的达标验收。

2009年3月20日，县政府办公室转发县卫生局、县财政局《关于加快提升村卫生室服务能力的实施意见》，按照“整体推进、科学发展、规范建设、资源共享、提高效率、明晰产权、方便农民”的原则和服务半径2.5公里左右的要求，全县规划建设村卫生室220所。除先期建设的79所农村社区卫生服务站外，再规划建设村卫生室141所。新建的卫生室业务用房整修项目，经考核验收后，省、市、县三级政府按规定予以资金补助。2010年8月，规划建设的220处村卫生室全部达到“四分五通”(诊断室、治疗室、药房、观察室四室分开，通水、通电、通路、通电话、通网络)的要求，并配备了省卫生厅、财政厅指定的34件常规基本设备。是年10月，全县220所村卫生室全部通过了省卫生厅、财政厅的考核验收。

2010年11月，县卫生局根据省卫生厅、财政厅《关于规范基本公共卫生服务项目实施有关问题的意见》，明确了乡镇卫生院（街道社区卫生服务中心）、村卫生室在实施基本公共卫生服务项目中的职责任务，实行绩效考核，以考定补。

六、个体诊所管理

1950年，县卫生科根据平原省人民政府《关于个体开业医药人员管理审查办法（草案）》，对全县私人开业医药人员进行了审查登记。经审查合格者，县卫生科发给临时开业执照。

1952年，根据卫生部（51）卫医字566号文件公布的《医师暂行条例》和《中医师暂行条例》，对全县中、西医私人开业人员进行了考核复查发证工作，同时对巫医、游医和在集镇设摊卖药人员的不法行为，配合公安部门予以打击取缔。

1956年，多数个体开业中、西医（药）人员响应党中央“联合起来，走合作化道路”的号召，自愿联合组建联合诊所或农社保健站。至年底，全县个体开业的中、西医药人员84人。1963年，根据中央《农村医生集体办的医疗机构和开业医生暂行管理方法（草案）》，对个人开业医生进行了登记审查和管理。全县私人开业医生共37人，登记审查11人，批准发证1人，取缔4人。“文化大革命”期间，个体开业医生大多数被当作“走资本主义道路”，被迫停业。中共十一届三中全会后，随着改革开放和经济政策放宽，县内陆续出现了个体开业行医人员。

1980年8月20日，国务院批转卫生部《关于允许个体开业行医问题的请示报告》，允许过去领有开业执照，现无工作，仍能继续行医者，以及未在国家、集体医疗机构工作或在国家、集体医疗机构退休的中医、西医、助产士、牙科技工申请开业，但须经当地卫生行政部门批准。擅自非法个体开业行医者，应予以取缔。按照上述规定，县卫生局对全县个体开业行医情况进行了清理整顿。符合条件的，经本人申请，卫生局审核批准，统一颁发个体开业执照。至1984年年底，全县共批准个体开业医生71名。

1985年9月11日，县政府批转县卫生局《关于个体开业行医管理试行办法》，明确提出了个体开业行医是社会主义卫生事业的补充。凡经过卫生行政部门考核批准的个体开业行医人员，要严格执行国家的政策、法令，服从卫生行政部门和当地卫生院的领导和管理，承担一定的卫生宣传、卫生防疫、妇幼保健和计划生育技术指导工作。凡办理离退休手续的治疗人员、助产士、牙科医士、牙科技工以及经考核鉴定对治疗某种疾病确有一技之长和独特疗效的非专业人员，均可申请开业。个体开业行医必须按县卫生局批准的诊疗业务范围，购置必要的医疗器械及设备，统一使用由县卫生局印制的疾病统计、疫情报告、处方、收据、门诊登记簿。

1993年4月2日，县卫生局印发《关于进一步加强村卫生室和个体开业医治理整顿建设的意见》，规定凡没有取得山东省个体开业医执照的个体医（包括在职、停薪留职、离退休人员个体开业者）一律视为非法行医。在职、停薪留职人员一律不准个体开业，离退休人员身体健康者，原则上返聘到原单位。确有特殊情况不能返聘者，要严格按规定办理开业审批手续，原单位停发其工资和其他一切福利待遇。据此规定，县卫生局组织开展了打击非法行医集中活动，取缔无证个体开业医24家。

1995年9月10日，县卫生局对开办个体诊所、牙科诊所、企事业单位对外开业的医务室的医疗技术人员进行了综合性业务理论考试。对34名考试合格者，卫生局重新登记、注册、发证。7名不合格者未予注册登记。

1996年7月5日，聊城地区卫生局对全区申请个体开业资格的人员统一进行了理论考试。考试合格者，县卫生局组织对其进行了技能考核。阳谷县刘丙法、徐青、朱传魁、陈春会、张贵然等5人理论考试和技能考核合格，地区卫生局颁发了“聊城地区个体开业医执业资格证书”。

2006年11月30日，县卫生局印发《关于对个体医的暂行规定》，按照属地管理的原则，个体医由所在地乡镇卫生院管理，其消毒和医疗垃圾处理由管理单位统一负责。

2011年，县卫生局贯彻《山东省规范化诊所建设工作方案》，对个体诊所实行“统一标准、统一制度、统一档案、统一标识、统一管理、统一发牌”的管理模式。至2013年年底，全县共有规范化个体诊所23所，其中内科6所，中医科6所，口腔科11所。2013年阳谷县规范化个体诊所情况见表1-2-2。

七、厂企、学校、部门医务室管理

新中国成立之初，阳谷师范（时称平原省第九专署联立安乐镇师范学校）、阳谷县第一中学（时称平原省立阳谷中学）即建有医务室，为校内学生和教职工提供卫生宣传、预防和医疗服务。随着经济和社会事业的发展，一些企业和学校陆续建立了医务室。1951—1983年，县机械厂、工业局、工具厂、油棉一厂、油棉二厂、油棉三厂、供销合作社、造纸厂、第二中学、闫楼农业中学、坡里农业中学、张秋中学、阿城中学、安乐镇中学、十五里园中学、县拖拉机站、建筑公司、磷肥厂、化肥厂、棉纺厂、压力容器厂、城关供销社、运输公司、油棉四厂、油棉五厂、油棉六厂、织布厂等先后设立了医务室。1985年，全县厂企、学校和部门医务室共有31处，其中，部门医务室2处，学校医务室11处，厂企医务室18处。共有医务人员46人，其中医师6人，医士17人，员级23人。厂企、学校、部门医务室人员由所在单位管理，县卫生局负责业务技术指导和技术人员的职称管理。

随着企业经营管理体制改革和基本医疗保险制度的逐步实施，企业医务室逐步减少，部门医务室相继撤销。2013年年底，全县共有企业卫生室7处，医务人员10人；学校医务室3处，医务人员3人。

2013年阳谷县规范化个体诊所情况表

表 1-2-2

序号	单位名称	法人	负责人	地址	诊疗科目
Y-001	阳谷朱传奎诊所	朱传奎	朱传奎	阳谷县紫石街59号	内科
Y-002	阳谷李瑞芳诊所	李瑞芳	李瑞芳	阳谷县南环路路南	内科
Y-003	阳谷杨银生诊所	杨银生	杨银生	阳谷县育才街	内科
Y-004	阳谷孟晓燕诊所	孟晓燕	杨善坤	阳谷县孟吕路西	内科
Y-005	阳谷孟艳华诊所	孟艳华	孟艳华	阳谷县侨馨东门口	内科
Y-006	阳谷李恒俊中医诊所	李恒俊	李恒俊	阳谷县金河路	中医科
Y-007	阳谷楚秀清中医诊所	楚秀清	楚秀清	阳谷县审计局楼下	中医科
Y-008	阳谷白勇中医诊所	白勇	白勇	阳谷县安平路	中医科
Y-009	阳谷邹梦秋中医诊所	邹胜杰	邹梦秋	阳谷县黄山路	中医科
Y-0010	阳谷王业萍口腔诊所	王业萍	王业萍	阳谷县育才街24号	口腔科
Y-0011	阳谷宋兰波口腔诊所	宋兰波	宋兰波	阳谷县书院街	口腔科
Y-0012	阳谷宋开颜口腔诊所	宋开颜	宋开颜	阳谷狮子楼北路东	口腔科
Y-0013	阳谷谷凤青口腔诊所	谷凤青	谷凤青	阳谷建委楼下	口腔科
Y-0014	阳谷林翔口腔诊所	余世平	余世平	阳谷县清河西路	口腔科
Y-0015	阳谷孟月春口腔诊所	孟月春	孟月春	阳谷县南街	口腔科
Y-0016	阳谷宋月明口腔诊所	宋月明	宋月明	阳谷县大寺街	口腔科
Y-0017	阳谷赵绪武口腔诊所	赵绪武	赵绪武	七级镇商业街南	口腔科
Y-0018	阳谷庄兆民口腔诊所	庄兆民	袁荣凤	七级镇大翟村	口腔科
Y-0019	阳谷姚连柱口腔诊所	姚连柱	姚连柱	十五里园镇南街村	口腔科
Y-0020	阳谷谷满仓口腔诊所	谷满仓	谷满仓	寿张镇北大街村	口腔科
Y-0021	阳谷白登夺中医诊所	白登夺	白登夺	安乐镇南街村	中医科
Y-0026	阳谷王桂兰诊所	王桂兰	王桂兰	阳谷城镇中学	内科
Y-0027	肖明德中医诊所	肖明德	肖明德	阳谷站前街	中医科

第二节 医护人员管理

县卫生行政机构高度重视医护人员的管理工作。通过加强医护人员的思想教育和业务技术培训，严格技术准入管理，落实医护人员的待遇，充分调动了医护人员的积极性，促进了全县医疗卫生事业的快速发展。

一、医疗人员管理

1952年10月4日，中央人民政府卫生部公布《医师、中医师、牙医师、药师考试暂行办法》，县卫生科、卫协会组织全县中西医药人员学习相关知识。1959年，贯彻《综合医院制度》《综合医院工作人员职责》，加强医务人员管理，坚持勤俭办院，实行三班门诊制和医务人员工作责任制。1964年，贯彻全国医院工作会议精神，认真落实知识分子政策，以“面向生产、方便病人、扩大预防”为重点，开展医务人员的思想教育，加强医德医风建设，建设“又红又专”的医疗卫生队伍。“文化大革命”开始后，卫生系统已经建立和形成的行之有效的制度被废止，医务人员纪律松弛，医护不分，影响了正常的医疗秩序。1969年9月20日，聊城地区革命委员会生产指挥部内务办公室下发《关于认真搞好医疗卫生工作的通知》，要求加强对医务人员的思想教育，严格工作纪律，对就诊病人做到耐心询问，细心诊断，及时治疗。

1980年后，恢复医务人员技术职称评定。县卫生局和医疗单位有计划地组织医务人员开展技术培训、外出进修以及学历考试，努力提高医务人员的医疗技术水平。同时，通过开展“五讲四美”、学习白求恩等活动，加强医务人员职业道德建设。医疗人员管理工作逐步走向正轨。

1985年，县卫生局在医疗单位推行科室承包责任制、工资浮动制，对临床医疗科室实行“七定一奖”，增强了医疗人员的质量意识、节约意识、责任意识，服务态度和医疗质量显著提高。

1999年5月1日，《中华人民共和国执业医师法》颁布实施，实行医师资格考试、医师执业注册制度。未经医师注册取得执业证书，不得从事医疗执业活动。9月16日，省卫生厅、人事厅印发《关于山东省具有医学专业技术职务任职资格人员认定执业医师或执业助理医师资格的实施意见》，规定凡1998年6年26日前在医疗、预防、保健机构中曾取得医士以上专业技术职务任职资格的在职人员、离退休人员，均可申请认定执业医师或执业助理医师资格。上述人员中曾取得医师以上专业技术职务任职资格者可申请认定执业医师资格；曾取得医士技术职务任职资格者以及1995年、1996年大学专科毕业已经转正但未取得医师技术职务任职资格者可申请认定执业助理医师资格。认定的类别为临床、中医、口腔、公共卫生。认定程序为：符合申请条件的人员由本人向单位提出申请并提交相关材料，报县卫生局（企事业单位及个体、私营医疗机构人员按属地管理的原则，集体向县卫生局申请）。县卫生局对申请材料审核验证，签署初审意见。市卫生局经审核验证后上报省卫生厅审批认证。根据上述规定，阳谷县共有649人取得任职资格，发给卫生部统一印制的“医师资格证书”。其中，执业医师520人，执业助理医师129人。执业医师中，临床类408人，中医类81人，口腔类12人，公共卫生类19人。执业助理医师中，临床类84人，中医类21人，口腔类14人，公共卫生类10人。2000年起，根据《中华人民共和国执业医师法》《医师资格考试暂行方法》，对申请医师资格的人员实行全国统一的医师资格考试。

2003年，根据卫生部、国家中医药管理局《关于医师执业注册中执业范围的暂行规定》，对取得医师资格证的，实行医师执业注册制度。经聊城市卫生局审核，全县705名医师准予注册，发给医师执业证书。其中执业医师468人，执业助理医师237人。执业医师中，内科专业147人，外科专业61人，妇产科专业74人，儿科专业23人，眼耳鼻喉专业13人，皮肤与性病专业5人，口腔专业14人，医学影像和放射治疗专业23人，公共卫生专业21人，中医专业87人。执业助理医师中，内科专业97人，外科专业52人，妇产科专业20人，儿科专业7人，眼耳鼻喉专业8人，皮肤与性病专业3人，口腔专业15人，公共卫生专业11人，中医专业22人，康复医学专业2人。

2007年起，根据《山东省医师定期考核管理办法实施细则》和《聊城市执业医师考核暂行规定》，对依法取得执业医师、执业助理医师资格，在预防、保健、计划生育技术服务、采供血机构中执业的医师进行定期考核。医师定期考核每两年为一个周期。县卫生局严密组织，精心指导，保证了医师定期考核工作的顺利实施。

二、护理人员管理

20世纪50年代初期，县卫生院设专职护士3人。护理工作主要是注射、消毒、包扎、换药、测体温，以及生活护理。1956年后，多数护理人员能静脉注射、抄写医嘱、灌肠、导尿、洗胃等。卫生院实行分科制后，护理工作随之实行了分科护理。1966—1973年，实行“医护一条龙”，即医生兼做护理工作，护士也做一部分医疗工作。打乱了正常的护理组织管理体系。1973年后，医疗机构的护理组织及护理制度相继恢复，护理人员队伍逐步发展，护理技术不断提高。

1979年，贯彻落实卫生部《关于加强护理工作的意见》，理顺护理管理体制，做好护理人员归队，加强思想政治工作，开展护理人员分期培训和专业训练。同时，落实聊城地区卫生局制定的16项护理技术操作规程。在1980年聊城地区卫生局组织的综合抢救、在卧有病人的床上更换床单、体温单绘制、穿针引线、各种穿刺包的准备等五项技术比武大会上，阳谷县驻寿张人民医院以技术操作熟练、配合默契、动作迅速而获得综合抢救技术第一名和穿针引线第一名。据1985年统计，全县医疗卫生机构共有护理人员358人，其中护师21人，护士174人，护理员163人。县级医院医护比例1:1.05，乡镇卫生院（含县分院）医护比例1:0.54。

1994年后，贯彻实施《中华人民共和国护士管理办法》和聊城地区卫生局、人事局、教育局关于贯彻《山东省实施〈中华人民共和国护士管理办法〉细则》的实施意见，实行护士执业考试和执业注册制度。对获得高等医学院校护理专业专科以上毕业证书以及省级以上卫生行政部门确认免考资格的普通中等卫生（护士）学校护理专业毕业证书者或1994年1月1日前虽未获得护理专业中专毕业证书但已经取得护师以上技术职称者免于护士执业考试，经审核合格发给“中华人民共和国护士执业证书”和办理护士注册。1994年1月1日前已取得护士职称，但未获得护理专业中专文凭或1994年1月1日前已从事护理工作，但未取得护士职称者，须参加护士执业考试，考试合格者取得护士资格证书，办理执业注册手续。是年，全县283名护理人员取得护士执业证书。

2008年5月12日，实施《护士条例》，《护士管理办法》同时废止。是年，根据聊城市卫生局统一部署，完成了全县护理人员的护士执业证书换发工作。

2012年，贯彻卫生部《关于实施医院护士岗位管理的指导意见》，实行“以病人为中心”的责任制整体护理工作模式，在责任护士全面履行专业照顾、病情观察、治疗处理、心理护理、健康教育和康复指导的基础上，实行按需设岗、按岗聘用、竞争上岗、优绩优酬的管理机制，调动了护理人员的积极性。

2013年年底，全县有注册护士1179人。

第三节 医护质量管理

县卫生局把医护质量管理作为医政工作的重中之重，严格规程、严格管理、严格考核、严格检查督导，采取有效措施，努力提高医护质量。

一、医疗质量管理

20世纪50年代，县、区医疗单位把医疗技术好的医生放到门诊，加强门诊第一线。此后，逐步实行手术、转诊审批制度，对较大的手术要经院领导批准，特殊情况要报请卫生主管部门批准。对于治疗难度较大的重症病人，经医院和卫生行政部门批准转往上一级医院治疗。

1970年后，公社卫生院相继配备了X光机、化验设备，有的开展了外科手术。县卫生局通过举办培训班、选派技术人员到上级医院培训，以及在县级医院抽调医务人员开展技术指导等措施，切实保证诊断质量和治疗效果。

1976年，学习文登中心医院经验，实行三班门诊制，严格执行“三照常”（星期日、节假日、吃饭和晚间照常门诊）、“四照顾”（危重病人、远路病人、他院转来的病人、人抬着送的病人重点照顾）、五优先（对人抬、车送的病人实行优先挂号、优先检查、优先诊断、优先处理、优先取药）制度。注意合理用药，减少不必要的化验和透视检查。1985年，医疗卫生单位实行科室承包责任制后，将医疗质量、服务态度作为临床科室“七定一奖”的重要指标，严格考核监督。

1991年9月，县卫生局局长祝登銮带领各医疗卫生单位主要负责人前往长清、曲阜参观考察。10月，在全县医疗单位广泛开展了“医疗质量月”活动。重点加强医护质量管理和院容院貌建设。将有实践经验的医师充实到门诊第一线。对住院病人实行住院医师、主治医师、科主任三级负责制。1992年，在医院分级管理工作中，进一步完善门诊、急诊、住院、病历书写、病房管理、处方管理等医疗管理制度，将“三基三严”

训练纳入临床科室管理与考核内容，医疗管理水平和医疗质量显著提高。

2004年，根据省卫生厅统一部署，在全县开展医疗质量管理效益年活动。县卫生局印发《医疗质量管理效益年活动方案》，成立由卫生局局长王兆珍任组长的活动领导小组，加强领导协调和督导检查。2005—2006年，在全县开展"以病人为中心，以提高医疗服务质量"为主题的医院管理年和"以病人为中心，以质量为核心"的医疗质量管理效益年活动。突出"提高质量、控制费用"，健全医院质量、安全、服务、费用等管理制度，包括首诊负责制度、三级医师查房制度、分级护理制度、疑难病例讨论制度、会诊制度、危重患者抢救制度、术前讨论制度、死亡病例讨论制度、查对制度、病历书写基本规范与管理制度、交接班制度、技术准入制度等。做到合理检查，合理用药，因病施治。通过活动，县级医院都建立了医疗质量管理委员会和质控科，乡镇卫生院也建立了相应的医疗质量管理组织，医务人员的质量意识、服务意识、责任意识显著增强，医疗质量管理水平明显提高。

2007年3月8日，县卫生局印发《关于加强医疗机构管理，提高医疗质量的通知》，要求县、乡医疗卫生机构把医疗质量管理贯穿于新型农村合作医疗全过程，严格落实质量管理核心制度，定期考核，定期评比，定期公示，把质量管理量化、细化、具体化。

2008年起，按照省、市卫生行政部门的统一部署，在全县卫生系统深入开展了以服务好、质量好、群众满意为核心内容的"两好一满意"活动。县卫生局成立领导小组，印发实施方案，以医疗服务零投诉、医疗质量零缺陷为目标，排查和整改服务、质量、安全等方面存在的问题。2010年6月30日，县卫生局印发《阳谷县基层医疗机构"规范服务行动"工作方案》，在全县各级医疗机构开展以"规范服务行为，提高服务水平"为主题的医疗管理服务建设整顿活动。各医疗机构对临床科室、辅助科室、药房、后勤、安保等部门进行梳理排查，查找医疗服务和医疗质量管理方面存在的薄弱环节，做好依法执业、制度建设、病历书写、规范诊疗、服务环境、收费管理、院感控制、临床输血管理、医疗纠纷处理、安全管理和重点科室建设工作。同时，开展以"持续改进质量，保障医疗安全"为主题的"医疗质量万里行"活动以及"医疗质量示范工程"创建活动。2013年年底，全县创建市级医疗质量管理示范科室2个，县级医疗质量管理示范科室（示范岗）7个，医疗质量示范医院3处。

二、护理质量管理

1954年，县卫生院在护理人员中开展"三好五轻"（态度好、照顾好、治疗好，说话轻、脚步轻、开门轻、放物轻、操作轻）活动，以提高护理质量。1958年，县级医院设护士长，由护士长负责全院护理工作，并建立了交接班等护理管理规章制度。"文化大革命"期间，护理管理一度混乱。

1976年后，县级医院护理管理规章制度逐步恢复，并实行总护士长、科室护士长负责制。公社卫生院设立护理单元，实行护士长负责制。

1979年，贯彻《卫生部关于加强护理工作的意见》，重点加强危重病人护理、查对、交接班、消毒隔离、病区管理、物资保管等制度建设，明确护士长、护士、护理员的职责分工。同时按照聊城地区卫生局制定的16项护理技术操作规程，加强在职护理人员的培训与考核，提高护理技术操作水平和护理质量。1982年，县卫生局评选表彰优秀护士34名。

1985年，县级医院建立了护理文书书写制度、护士长例会制度、病房管理制度、责任追究制度等。多数乡镇卫生院实行护士长、科室护士长两级责任制。

1991年，县级医院执行《山东省医院医疗、护理、医技质量评价标准（试行）》和《医疗护理文书规范》。

2006年9月11日，市卫生局印发《聊城市医院护理服务质量评价细则（试行）》以下简称《细则》，对医院护理服务质量采用200分制量化考核评价。其中护理人力资源管理30分，临床护理服务40分，护理质量管理60分，护理质量控制30分，支持系统建设40分。全县县、乡医院、民营医院按照《细则》规定的标准，严格护理人员执业管理，招收(聘）高学历护理人员，加强“三基”训练，规范护士行为和服务流程，增配护理设施，改善住院环境，完善护理管理制度，科学设置护理岗位，建立后勤保障系统，实行护理部—病区护士长或总护士长—科护士长管理体制，落实院长领导下的护理部主任责任制，努力实现护患关系零距离、护理质量零差错、护理技术零缺陷、护理服务零投诉的目标要求。2006年以来，全县共招收（聘）中专学历以上护理人员400余人，其中乡镇卫生院207人，为提高护理服务技术和质量提供了人才保障。

2010年3月13日，县卫生局根据省、市卫生行政部门的部署，制订并印发《阳谷县卫生局实施2010年“优质护理服务示范工程”活动方案》，要求全县各级各类医疗机构广泛开展以“夯实基础护理、提供满意服务”为主题的优质护理服务示范工程创建活动。落实《基础护理服务工作规范》《常用临床护理技术服务规范》《住院患者基础护理服务项目（试行)》，完善护理垂直管理体系，增加临床一线护士数量。实行临床护士护理患者责任制，责任护士对所负责的患者提供连续、全程、无缝隙的护理服务。2011年5月，全县表彰“优质护理示范卫生院”3个，“优质服务示范病房”16个，“优质护理示范服务先进个人”20名。

2013年5月，县卫生局组织开展护理知识和护理技能竞赛活动。经过各医疗机构推选，共55名护理人员参加。通过预赛、决赛，产生一等奖1名，二等奖3名，三等奖6名，优秀奖13名。

三、院内感染管理

20世纪五六十年代，由于缺乏消毒灭菌设施，院内交叉感染现象时有发生。20世纪70年代，县级医院和部分公社卫生院相继配备了高压锅等消毒设备，对连续使用的医疗器械高温高压消毒，县级医院建有供应室，院内感染情况有所改善。

1983年，贯彻卫生部《关于医疗单位加强预防工作，防止交叉感染的通知》，医院成立由一名副院长和医务、护理、后勤及预防保健科人员组成的医院感染管理领导小组，设立肝病专科门诊，实行挂号、候诊、病历、采血、注射、取药与普通门诊“六分开”。注射、穿刺一人一针一管，采血针、血红蛋白吸管以及外科、口腔科、妇产科器械实行一人一份。对一切医疗器械实行一用一消毒。

1993年5月24日，县卫生局印发《关于加强一次性输液（血）器、一次性使用无菌注射器临床使用管理的通知》，要求各级各类医疗机构建立一次性使用输液（血）器、一次性使用无菌注射器登记账册，严格质量验收和出入库管理，防止假冒伪劣和超过“无菌有效期”产品流入临床。一次性使用输液（血）器、一次性使用无菌注射器用后必须当即剪坏、毁形。按照上述要求，县级医院和多数基层医疗单位配备了PSD毁形装置，防止一次性使用器材重复使用。

2003年，以防治“非典”等传染病在医院内传播扩散为重点，贯彻落实《医院感染管理规范》《医院消毒技术规范》等有关规定，县卫生局统一制定了《消毒隔离制度》《重点科室医院感染管理制度》《消毒灭菌药械管理制度》《一次性医疗卫生用品管理制度》《医疗废物管理制度》等相关制度。二级医院成立医院感染管理委员会，固定专职人员。县保健站、乡镇卫生院成立医院感染管理小组，明确专（兼）职人员管理。明确各科室、各类人员岗位职责，逐级实行责任制。县人民医院、县中医医院建立了医院感染监测制度，开展医院感染病例、消毒物品和环境消毒效果监测。是年，组织开展了多种形式的医院感染管理知识全员培训，共培训1800余人次。

2005年5月，县卫生局转发卫生部《医疗机构口腔科诊疗器械消毒技术操作规范》，将口腔诊疗器械消毒质量纳入医疗质量和医疗安全管理。2007年，全县医疗机构贯彻落实《医院感染管理办法》《医疗废物处理条例》，重点加强对供应室、手术室、口腔科、产房、内窥镜等科室的管理。规范一次性医疗卫生用品的购置、使用、处理关口。

2008年，县人民医院新建高标准手术室9间，其中，百级层流1间，千级层流1间，万级层流7间，满足了从器官移植到普通手术的空气环境质量要求。新建400平方米消毒供应室，配有水处理设备、双开门灭菌器、清洗机、手工清洗流水线、低温等离子灭菌器等消毒灭菌设备，达到了部颁消毒供应室标准。

2009年4月15日，县卫生局转发《聊城市医疗机构手足口病医院感染管理规定(试行)》,明确了隔离原则、消毒和医护人员防护措施。2010年开展的“质量万里行”活动中，县级医疗机构重点加强手术室、血液透析室、重症监护室、新生儿病房、消毒供应室等重点部门的医院感染防控。

2012年3月5日，县卫生局印发《关于进一步加强对医疗废物处置管理的通知》，要求各级各类医疗卫生机构固定医疗废物专（兼）职管理人员，做好医疗废物的收集、运送、暂时贮存及机构内处置，严格登记记录，杜绝因医疗废物流失、泄漏、扩散而导致的事件发生。全县一级以上医疗机构产生的医疗废物均交由取得经营许可证的医疗废物集中处置单位实行集中安全处置。各乡镇卫生院设立医疗废物暂存点，负责暂存本院及辖区内村卫生室、个体诊所的医疗废物，再交由医疗废物处置机构集中处置。同时，县卫生局统一制定《医院医疗废物管理制度》，印发各医疗卫生单位执行。是年，全县一级以上医疗机构均与聊城优艺环保有限公司签订《医疗废物运输处置服务合同》，实行定期运输处置。

2013年，县级医院均建有高标准的消毒供应室。县人民医院配备空气消毒机173台，净化屏51台，保证了重点科室、重点环节的空气消毒。重症监护室、血透室通过上级主管部门的资质认证。胃镜室配备专用消毒系统。

第四节 医疗事故鉴定与医疗纠纷处理

20世纪70年代以前，医疗事故鉴定与医疗纠纷处理由卫生行政部门负责。1980年后，县卫生局认真贯彻落实《山东省预防和处理医疗事故的暂行规定（草案)》《医疗事故处理办法》《山东省各级医疗事故技术鉴定委员会工作条例》《医疗事故处理条例》，加强医疗事故预防，合理处理医疗纠纷，在维护医疗秩序、保障医患双方合法权益等方面发挥了重要作用。

一、事故预防

县卫生局和各医疗单位不断加强医务人员的思想政治教育，严格执行技术操作规程和技术质量要求，建立健全以岗位责任制为中心的各项规章制度，加强技术考核，不断提高医护质量。落实医疗差错登记报告处理制度和责任追究制度，防止医疗事故的发生。1990年10月10日《阳谷县卫生局对近期发生的医疗事故和医疗纠纷的通报》，通报了县人民医院、第二人民医院共四起医疗事故和医疗纠纷案件，对责任人员予以通报批评，并要求各医疗单位吸取教训，加强管理，避免重演。

进入21世纪以后，贯彻执行《医疗事故处理条例》，医疗机构加强对医务人员医疗卫生管理法规、行政法规、部门规章和诊疗护理规范、常规的培训和医疗服务职业道德教育，严格执业管理，强化质量监控。在避免对患者产生不利后果的前提下，医疗机构及其医务人员适时将患者的病情、医疗措施、医疗风险等如实告知患者，及时解答其咨询，以预防医疗纠纷的发生。

二、事故鉴定

1980年8月12日，成立阳谷县预防和处理医疗事故鉴定委员会，在县委、县政府及县卫生局党组的领导下，承担本县所属医疗单位的医疗事故鉴定和医疗纠纷处理。委员会由县卫生局和医疗卫生单位的技术人员组成，卫生局副局长姜云峰任主任。此后，根据局领导班子和医疗卫生技术人员工作变动情况和工作需要，适时调整县医疗事故鉴定委员会，较好地完成了医疗事故的鉴定工作任务。2002年国务院颁布实施《医疗事故处理条例》后，医疗事故鉴定工作交由聊城市医学会医疗事故鉴定委员会负责，阳谷县医疗事故鉴定委员会随之取消。1980—2002年阳谷县医疗事故鉴定委员会组成人员情况见表1–2–3。

1980年5月，山东省人民检察院、省高级人民法院、省公安厅、省劳动厅、省民政厅、省二轻厅、省卫生厅联合印发的《山东省预防和处理医疗事故的暂行规定（草案)》指出，由于工作人员的责任心不强，医疗作风不好，或技术原因，发生了错误，造成伤病员死亡、残废、组织器官损伤并累及功能障碍等不良后果者，属于医疗事故，未造成不良后果者，属于医疗差错。医疗事故分为三级：直接造成伤病员死亡的为一级；造成伤病员残废，丧失劳动能力的为二级；组织器官损伤并累及功能障碍的为三级。医疗事故分为责任事故与技术事故。1987年6月29日，国务院发布《医疗事故处理办法》，进一步明确了医疗事故的鉴定、处理程序和办法。

1980—2002年，县医疗事故鉴定委员会严格按照医疗事故鉴定的操作程序和技术规程，找出原因,分清责任，保证了医疗事故鉴定的准确性。

三、医疗纠纷处理

医疗纠纷是指发生在医疗卫生、预防保健、医学美容等具有合法资质的医疗企事业法人或机构中，一方(或多方)当事人认为另一方(或多方)当事人在提供医疗服务或履行法定义务和约定义务时存在过失，造成实际损害后果，应当承担违约责任或侵权责任，但双方（或多方）当事人对所争议事实认识不同，相互争执、各执己见的情形。县卫生行政机构根据相关法律法规，按照公平、公正的原则，及时处理发生的医疗纠纷，保护了患者和医疗机构及其医务人员的合法权益，维护了正常的医疗秩序。2003年，县卫生局医政科根据《医疗事故处理条例》,制定了医疗纠纷处理程序。对于事实清楚、责任明确的医疗纠纷，按照公开、公平、公正、及时、便民的原则，积极与医患双方协商解决。2003~2013年，县卫生局共受理医疗纠纷70件，协商调解处理62件。

2008年11月，县政府制订《阳谷县医疗纠纷应急处置预案》,成立由县政府分管公安工作的领导任总指挥，县政府应急管理办公室、县卫生局、县公安局领导任副总指挥，县委宣传部、县信访局、县司法局、县民政局、县交通局为成员单位的县医疗纠纷应急处置工作指挥部，明确各有关部门和医疗机构的职责。实行医疗纠纷应急事件逐级报告制度。医疗纠纷始发阶段以医疗单位或县卫生局协助医疗单位依法与患方协商解决为主。协商未能达到共识，患方聚众闹事，局面难以控制时，启动《医疗纠纷应急处置预案》，县医疗纠纷应急处置工作指挥部组织人员到现场参与协调和处置。2008年以来，全县共启动应急预案14次，有效控制了医疗纠纷事态升级，保护了患者和医疗机构及其医务人员的合法权益，维护了医疗机构正常的医疗秩序和社会稳定。

1980—2002年阳谷县医疗事故鉴定委员会成员一览表

表 1-2-3

时间	主任	副主任	委员
1980.08	姜云峰	孙亚先	史永焕　刘汝斌　董绍显　王月臣　葛春海　马洪瑞　蒋健宁　吴金池　林思贵　陆家全　张士栾　肖玉玲
1985.07	史永焕	孙亚先	刘永祜　马洪瑞　朱振英　周长俊　翟　军　张世栾　张继功　党同钊　李爱华
1986.09	刘汝斌 王　涛	刘永祜 孙亚先	蒋兰芳　刘玉孚　程庆峨　魏之兰　朱振英　张继功　姜紫敏　王丽军　田亚芹　周长俊　张士栾　王利英　翟　军　林秋亭　姚章纪　孙维序　林思贵
1992.03	刘繁智	刘汝斌 王　涛	刘永祜　蒋兰芳　魏之兰　钟慎清　张继功　程庆峨　肖玉玲　刘玉孚　张世栾　丁庆英　崔怀景　孙道勤　林思贵　林秋亭　周长俊　田亚芹　徐俊本　王利英　王树贵　王岱芝
1994.02	刘繁智	王　涛 胡永和	蒋兰芳　刘玉孚　程庆峨　魏之兰　张世栾　丁庆英　张继功　肖玉玲　崔怀景　李凤婷　陆诗常　田亚芹　王利英　王树贵　林秋亭　徐俊本　高存平　王岱芝
1998.04	刘繁智	胡永和 王　涛	丁庆英　孙道勤　张继功　杨景随　王文生　张连存　王秀环　杨文平　张振莲　徐俊本　高存平　李明坤　布占武　陆诗常

第三章 药政管理

1949年10月设立阳谷县卫生科后，县卫生科负责全县的药政管理工作。1964年，县卫生局配备专职药政管理干部。1978年6月，成立阳谷县药品检验所。1984年，县卫生局设立业务科，药政管理由业务科负责。1991年4月，县卫生局单独设置药政科。2002年11月，药政管理职能和符合条件的药政科人员划归县药品监督管理局，县药品检验所整建制划归县药品监督管理局。阳谷县卫生行政部门认真履行药政管理职责，宣传执行药政管理法规，充分发挥药品监管机构的作用，依法对药品生产、经营和使用环节的质量监督，严肃查处伪劣药品，保证了全县医疗机构和广大人民群众的用药方便、及时、安全、有效。进入21世纪后，积极推行药品集中招标采购，稳妥实施基本药物制度，努力减轻患者就医负担。

第一节 药品质量监督管理

20世纪50年代，药品质量监督主要是检查公立医疗单位、药材经营单位库存药品的分类储存，以防止药品潮湿霉变，过期失效。在伪劣药品的检查监督方面，主要查处游医、个体开业医药房、店铺和高价售药、卖假药和国家禁止出售的药品等行为。

20世纪60年代初期，某些单位和社队受经济利益驱动，利用废杂皮绳头等充当原料，盲目开办阿胶厂，将伪劣阿胶高价出售。1964年3月15日，阳谷县人民委员会转发聊城专员公署《关于立即制止私自生产阿胶的通知》，要求凡是私自制造阿胶者，必须立即停止生产，对其生产的阿胶全部查封，对私售阿胶的自由市场一律查禁。根据县人民委员会的部署，县卫生局等有关部门对阿胶生产情况进行了一次调查。但由于当时各级认识不够统一，调查工作半途而废，不了了之，私自生产阿胶的现象不但没有停止，甚至有所发展。1964年7月3日，因县药材公司所属阿胶厂阿胶产品说明书冒用“济南市药品检验所化验合格”的虚假宣传事件，县商业局、卫生局向县药材公司下发《关于立即停止出售现有阿胶和收回阿胶宣传品的通知》，责令其将库存阿胶说明书交由县商业局、卫生局监督销毁，已售出之阿胶所附宣传品，由县药材公司通知购货单位作废。

1964年7月至10月，县人民委员会抽调卫生、商业等有关部门的人员，在省、地工作组的指导和协助下，对私自生产阿胶问题进行了专案调查。调查发现，阿城区的岳庄、范海，张秋区供销社，十五里园区的朱坊、前郑，闫楼区的吴庄、温碾等74个单位，自1962年以来，用破皮烂革熬制假劣阿胶159954斤，已销至湖南、湖北、江西、四川、浙江等省117284斤，退货39700斤，返还退货款279005元，库存阿胶79700斤，皮鞭头等原料3000余斤。根据调查的情况，县人民委员会决定，凡县、区供销部门经营或代销的阿胶一律封存，一切费用由供销部门负责；对生产单位的库存阿胶和原料一律登记造册，集中到公社或大队查封，由县派人监督销毁；对伪造的阿胶商标、发票、印章等由市管会、卫生部门没收，由县监督销毁。对有关区、社和相关单位负责人分别给予党政记处分。

1965年4月，县、区两级分别建立由政府领导和卫生、市管、供销、税务、公安等有关部门人员组成的药品质量监督委员会，多数公社建立了药品质量监督小组。县医院、县药材公司充实调整了药品质量监督组织，区卫生院配备了2~3名药品质量监督员。自此，全县初步形成了药品质量监督网络。是年5月，县卫生局举办药政人员训练班，对县医院、区卫生院药剂科（药房）人员和药品质量监督人员进行了业务培训。

20世纪70年代，随着农村合作医疗制度的全面推行，多数生产大队开展了“三土四自”的群众运动，以解决合作医疗部分用药和减轻社员合作医疗费负担。1976年，全县种药面积2427亩，全县19处公社均办起了土药厂，302个生产大队能够加工膏、丹、丸、散。为保证社、队生产药品的质量，县卫生局与县药材公司集中对技术骨干进行采、种、养、制、保等方面的技术培训，指导各公社成立了制药技术指导中心。县卫生局药政管理人员深入一线，指导和帮助各医疗单位、大队卫生室土药厂建立规章制度和工艺规程，加强质量检查监督，防止粗制滥造。

1980年，县内再次发生非法生产假阿胶事件。至1981年3月，范海公社庞楼大队、杨窑大队、武庄大队，十五里园公社朱坊大队，高庙王公社“阿胶厂”，县知青农场，郭店屯公社东韩庄等7个单位的10处地下阿胶厂，共购进原料21737斤，生产假劣阿胶11667斤，售出9992斤，待售1675斤。县卫生局、工商局在深入调查的基础上，对非法生产阿胶的单位进行查封，对待售阿胶予以销毁或作肥料，追回非法所得并进行罚款处理。由于销毁工作监督不够到位，致使部分假阿胶流向市场。其中范海公社庞楼大队某生产队长和大队会计于1981年12月从河南省台前县邮政局邮往长春市新村医药商店假阿胶1000斤；某生产队社员卖给东阿县小赵村假阿胶1420斤；在庞楼大队查扣库存假阿胶6113斤；县工业局展销经理部违规扩大经营范围，转手倒卖庞楼大队假阿胶2719斤，其中倒卖给济南贸易货栈2050斤，倒卖给江西省婺源县副食品公司340斤，倒卖给县土产公司100斤，该展销部零售129斤。根据调查情况，报经县政府批准，对查封的庞楼大队6113斤假阿胶，由县财委、工商局、卫生局、药材公司会同范海公社党委、管委，在庞楼大队的大、小队干部监督下就地销毁，没收非法所得18819.71元；对县工业局展销经理部处以罚款10000元；对相关责任人员按照管理权限分别给予撤销职务、党内警告、行政记大过处分。

1985年，县卫生局组织药政、药检人员对全县药品生产、经营和医疗单位以及村卫生室、个体诊所进行了一次检查，查出伪劣药品97种、340件。其中，中药1101斤，中成药990盒，阿胶1391斤，片剂34212片及部分粉剂和酊剂，总价值38773.56元。在检查的110个卫生室和个体诊所中，销售伪劣药品的99个，占93.6%。其中一个仅有1300元资金的个体诊所就查出假萸肉6斤，假桔梗6斤，假川贝8斤，假双氢链霉素410支，价值300元。县卫生局对查出的假劣药品予以全部查封，对有关单位和个人给予批评教育、限期整顿和罚款处理。在查处县原种场与私人合办阿胶厂一案中，药政人员坚持原则，排除干扰，对查获的1301斤阿胶全部予以销毁。

1986年下半年，根据聊城地区大输液整顿会议精神和山东省“医院自制大输液必须具备的条件”，县卫生局按照边生产、边整顿的原则，指导和帮助县人民医院、县第二人民医院、安乐镇分院加强基础设施建设，增配仪器设备，强化生产质量管理，完善质量检验制度，选送质检人员参加业务培训。同时在县卫生系统统一调剂了冰箱、干燥箱、培养箱等设备，三个单位顺利通过了省、地卫生行政部门的检查验收。

1989年2月10日，县卫生局印发《关于加强药品管理的规定》，成立县药品监督检验所，为药政、药检、药品监督员三位一体的药品监督机构，在县卫生局的领导下，负责全县的药品生产、药品经营和医疗单位的药品管理监督工作。县、乡医疗单位设兼职药品监督员，在院长领导下负责本单位和辖区内的药品监督，在执法和业务上受县药品监督检验所的指导和监督。药品监督员对购进药品逐批进行检查，对可疑药品须报县药检所检验合格方可使用；对假、劣药品有权拒绝购入。3月2日，县卫生局印发《关于公布乡镇兼职药品监督员的通知》，每个乡镇公布了一名兼职药品监督员。1990年7月10日，经县政府审查同意，县政府办公室公布了10名县级药品监督员、21名乡镇药品监督员和1名医药公司药品监督员，其中主管药师3人，药师11人，药士13人。1991年1月19日，县卫生局印发《乡镇药品监督员职责》，进一步明确了其工作任务、职责范围和权利责任。

1991年年初，根据省、地统一部署，阳谷县成立由分管副县长任组长，卫生、医药、工商、税务、物价、公安等部门负责人组成的整顿医药市场领导小组，对全县药品市场进行了全面清理整顿。查处无证经营药品单位15个，查获药品价值15万元。查出药品经营单位和医疗单位伪劣药品片剂1万片，针剂1.5万支，中药70公斤。通过清理整顿，依法取缔了非法经营单位和个体商户，惩处了销售假冒伪劣药品的单位和药贩，遏制了“多头批发、百业经药”的现象。1991年9月5日，县政府批转县整顿医药市场领导小组《关于巩固整顿成果，稳定医药市场秩序的意见》，明确规定，药品批发业务统由县医药公司及所属的医药经营点经营，任何集体、私营企业和个体工商户不得经营药品批发业务，不得经营血液制品、生物制品、麻醉药品、精神药品、毒性药品和放射性药品。严禁兽药经营单位经营人用药品。医疗单位不得转手批发药品。

1991年11月，县卫生局设立药政科，负责全县的药政监督管理工作。1992年2月28日，县卫生局印发《关于加强药品管理的意见》，要求各级医疗机构严把“进药关”，严禁从私人手中购进药品；所购药品的出厂日期控制在两年以内，且包装完整、正规，标签清晰，内容齐全；购进的药品须经药品监督员与购药人员验收合格签字或盖章后，方可入库。对于因药品质量引起的医疗事故，实行责任追究制度。

1994年4月25日，县卫生局印发《关于严禁在药品采购等活动中私自收受“回扣”的八项规定》，要求各医疗单位必须从具有“药品经营企业许可证”的国营医药批发企业或具有“药品生产许可证”的药品生产企业购进药品，严禁从无证经营生产企业和私人、游医药贩手中采购，不准购进异型包装和“三无”（无批准文号、无厂名、无注册商标）药品。是年，对全县医疗卫生单位、行政村卫生室和个体诊所的“用药许可证”“输液许可证”进行了审验。开展了“药品质量信得过单位”评选活动。查处假劣药品片剂7130片，针剂368支，中药96斤。净化了医药市场，确保了人民群众用药安全有效。

1995年5月5日，县政府印发《关于加强药品管理工作的意见》，明确了县卫生局依法行使对药品质量的监督职权和医药公司对药品生产、经营行使行业管理的职能，规定了药品零售企业“两证一照”的审批权限和程序。村卫生室和个体诊所用药，须由县卫生局会同药材公司共同指定的药品批发企业或委托的乡镇卫生院提供。8月，县卫生局试行乡镇卫生院为村卫生室及个体诊所代购分发药品的办法，有效堵塞了假劣药品的流入渠道。同时，县卫生局加大药品质量检查监督的力度，是年，县药政、药检人员对742个村卫生室、15家药品经营企业、4个药品生产企业、3个医院制剂室进行了药品质量监督检查，查出假劣药品片剂257138片，针剂1785支，饮片74.7公斤，总价值95317元，执行处罚5437元。

1996年9月1日起，阳谷县医疗单位全面实行药品质量验收、登记制度，对购进药品的批准文号、注册商标、批号、标签、说明书以及外观、性状等方面严格检查验收，对药品的购进日期、供货单位、药品名称、产地、批号、数量等严格进行登记。县卫生局明确了药品质量验收人员的岗位职责，各医疗单位与质量验收人员签订责任书，从而有效堵塞了伪劣药品的流入渠道。

1998年，县药政、药检人员通力协作，坚持日常质量监督与集中检查相结合的工作方法，加强了对用、售药单位的药品质量检查监督。共检查村卫生室和个体诊所281个，药品经营企业12处（次），抽检县、乡医疗单位药品153批。共查处伪劣药品片剂2400片，针剂372支，中成药78567片（丸、支），价值10471元。

2000年年初，县卫生局组织药政、药检和部分药品监督员分两组对全县县乡医疗机构、村卫生室、个体诊所的药品质量进行了一次集中检查，共查出假劣药品片剂15700片，针剂8500支，中成药1200片（丸、支），折合人民币5914元，执行罚款20100元。3月15日，在县城谷山大街举办了假劣药品展览，展出假劣药品67个品种，230余件，发放宣传资料1万余份。

2002年11月，成立阳谷县药品监督管理局，县卫生局药政管理职能划归县药品监督管理局。

第二节　特殊药品管理

1950年1月2日卫生部公布的《管理麻醉药品暂行条例》及实施细则规定：麻醉药品之输入、制造、供应及制造所需基本原料之种植，由卫生部会同内务部、财政部、公安部、贸易部等有关部门统筹办理，其他任何机关或私人不得私自种植、制造、输入、贩卖。

1963年10月15日，中华人民共和国卫生部、化学工业部、商业部联合印发的《关于药政管理的若干规定（草案）》第八章规定，毒药、限制性剧药统由指定的药厂集中生产，专业医药经营部门负责供应，其他任何机构或个人均不得制造、供应和贩卖。因病需用毒药、限制性剧药的患者，必须凭医生签字的处方，才能购用。处方只限一次。一次剂量一般不超过常用剂量，一次处方总量，毒药不得超过一日量，限制性剧药不得超过二日量。各级卫生行政部门须随时派员检查毒药、限制性剧药的生产、供应及使用单位的执行情况。1964年，县人民医院对毒麻、限剧药品实行专人、专柜、加锁管理。

1965年4月，县卫生局根据群众举报，对全县私种大烟情况进行了一次调查。调查发现，定水镇区、阿城区、李台区、闫楼区的9个公社28个生产队私自种植大烟1600余株，违反了《管理麻醉药品暂行条例》。县卫生局报经县人民委员会批准，对查获的大烟葫芦、种子、成品全部没收，交由药材部门，对涉及的各级干部进行了批评教育。

1972年4月29日，石门宋公社后金海村发生18人（最小的8岁，最大的12岁）误服息疟定事件，造成4人中毒，经及时抢救，没有发生死亡。县卫生局于5月12日向全县各级医疗卫生单位发出通报，要求开展群众性抗疟药品的清查回收运动，对历年流散在群众、卫生员手中的抗疟药品全部登记造册，交由大队卫生室统一保管，并逐级上报。对抗疟药品指定专人管理，严格领用手续和使用规程，特别是息疟定等剧毒药品，用时登记造册，余者如数交回，生产队卫生员不得保存。同时，在县、社医务人员和农村不脱产的卫生员中开展了息疟定等剧毒药品的使用、保管知识的教育，防止事故发生。

1980年，贯彻执行《麻醉药品管理条例》《麻醉药品管理条例实施细则》《山东省医院药剂科（药房）管理办法（试行）》，对设有病床，能进行手术或具备一定医疗条件的公社卫生院以上医疗单位，经地区卫生局批准，核定供应级别后，发给“麻醉药品购用印鉴卡”，向指定的麻醉药品供应点购用。大专院校毕业2年以上临床经验、中专毕业5年以上临床经验的医生，经本医疗单位领导审查批准，并报卫生局备案后，方可有麻醉药品处方权。麻醉药品每张处方量，注射剂一般不超过1日量，片剂、酊剂、糖浆等不超过三日量，连续使用不得超过7天。麻醉药品、毒药一次处方总量不得超过一日极量，限剧药和毒性中药不得超过二日极量。毒、麻、限、剧药品实行专人管理、专柜加锁、专用帐册、专用处方、专册登记，处方保存3年。

1988年12月27日，国务院发布《医疗用毒性药品管理办法》和《精神药品管理办法》，将38种药品纳入毒性药品管理，其中中药28种，西药10种。医疗单位供应或调配毒性药品，凭医生签名的正式处方，每次处方不得超过二日极量。处方一次有效，取药后保存二年备查。第一类精神药品只限供应县以上卫生行政部门指定的医疗单位使用，不得在医药门市部零售。第二类精神药品可供医疗单位使用，医药门市部应当凭盖有医疗单位公章的医生处方零售。除特殊需要外，第一类精神药品的处方，每次不超过三日常用量；第二类精神药品的处方，每次不超过七日常用量，处方留存二年备查。

1999年，某卫生院因疏于管理，致使部分麻醉药品流向社会，造成了社会危害，县公安局予以立案查处。11月23日，县卫生局印发《关于加强麻醉药品管理的通知》，要求各医疗单位要选用懂业务、责任心强的药剂管理人员管理麻醉药品的购进及发放，按照“五专”要求，建立麻醉药品管理责任制。县级医疗单位具有主治医师以上职称，乡镇卫生院具有医师以上职称的人员方可具有麻醉药品处方权。具有麻醉药品处方权的医疗人员要按照麻醉药品管理办法，严格把关，严禁不见病人就开具麻醉药品处方及诊断证明书的行为。对特殊需要麻醉药品的晚期癌症患者，一律到卫生局药政科办理“麻醉药品专用卡”，对于不按规定执行的单位，取销麻醉药品使用资格；对违反规定开具麻醉药品处方的医疗人员，取销其麻醉药品处方权。

2000年4月1日起，国家将复方可待因口服液（泰洛其）纳入麻醉药品管制范围。

2002年9月2日，县卫生局印发《关于执行癌症患者申办麻醉药品专用卡规定的通知》，确定自2002年9月1日起，“麻醉药品专用卡”由县以上药品监督管理部门直接核发。癌症患者需凭县以上医疗机构出具的载有诊断情况、疼痛程度、建议使用麻醉药品类型、剂型的诊断证明书和患者病例、户口簿、身份证、代办人员身份证，到药监部门签署“癌症患者使用麻醉药品专用卡知情同意书”后，方可申领“专用卡”。癌症患者凭“专用卡”到具有麻醉药品使用资格的医疗机构，由具有麻醉药品处方权的执业医师开具的处方取药，发药部门应详细记录发药时间、数量及规格。执业医师应遵循癌症三阶梯止痛指导原则，充分满足患者镇痛需求，同时要严格掌握药品适应症，遵守“专用卡”管理的有关规定。麻醉药品注射剂处方一次不超过三日用量，麻醉药品控释制剂处方一次不超过十五日用量，其他剂型的麻醉药品处方一次不超过七日用量。使用麻醉药品注射剂或贴剂的患者，再次领药时，须将空安瓶或用过的贴剂交回。

2005年12月13日，聊城市卫生局转发卫生部《麻醉药品、第一类精神药品购用印鉴卡管理规定》并提出实施意见，要求各级卫生行政部门要认真履行职责，医疗机构要完善麻醉药品和精神药品管理制度，安全贮存麻醉药品和第一类精神药品，落实登记签字制度。2006年1月1日起，医疗机构使用市卫生局统一印制的《麻醉药品和精神药品登记本》。2006年，根据卫生部《麻醉药品、第一类精神药品购用印鉴卡管理规定》和省、市卫生行政部门的要求，经县卫生局审核、市卫生局批准，全县有18个医疗单位办理了“印鉴卡”。

第三节　药品招标采购

1999年，县卫生局设立药品招标采购办公室。招标办公室负责制定本县医疗机构药品统一招标工作具体办法，组织协调和监督管理药品统一招标采购工作；审定医疗机构药品统一招标采购目录、需发布的招标文件和通告药品招标活动相关信息；负责协调招标机构、配送企业、医疗机构三者之间的关系，受理药品统一招标采购活动的投诉举报。

1999年7月，阳谷县在全市卫生系统率先实施药品集中招标采购制度，全县各医疗卫生机构所需药品及万元以上医疗设备，均由县卫生局招标办按规定组织采购。当年，共组织招标活动9次，采购药品价值344万元，采购价格平均降低20.87%，节约资金50余万元，有效地减轻了患者负担，较好地杜绝了药品购销环节的不正之风，受到了社会各界的高度评价。2000年7月，聊城市卫生局在阳谷宾馆召开全市卫生系统招标采购现场会，各县（市、区）卫生局局长、分管副局长、相关科室负责人等40余人参会，市卫生局将阳谷经验在全市予以推广。

2002年，县卫生局与县纪委、县监察局、县财政局共同制定了《药品招标采购程序》等系列配套文件，完善了药品招投标程序，进一步规范了药品招标行为。是年，共开展招标活动10次，成交额654.7万元，采购药品1989种，降价品种70%，平均降幅25.6%，让利患者145.3万元。组织县级医院参与了市里的招标活动，较好地杜绝了药品购销环节中的不正之风，得到了社会各界的好评和认可。

2003年9月，县卫生局、县纠风办联合对全县药品集中采购情况进行了拉网式检查，对不按规定擅自采购药品的，由县纠风办给予了经济处罚。

2004年，按照《中华人民共和国招标投标法》《中华人民共和国政府采购法》的要求，制定和完善了《药品集中招标采购工作规范》《药品招标采购工作程序》《阳谷县药品招标采购暂行办法》等一系列配套文件，强化对药品招标的监督管理，进一步使招标采购工作逐步走向规范。是年，共开展药品招标活动11次，成交额640.3万元，采购药品2360种，药品招标采购率76%，让利患者70.1万元。

2005年，各医疗单位均制定了新特药和医用耗材采购管理制度，对于临床确实需要的招标目录以外的新特药，由治疗科室提出书面申请，院药事委员会研究，经院长批准，报招标办备案后采购。全县一级以上医疗机构实行财物部门统一管理各科室收费和核算制度，取消科室经济收入与医务人员个人收入直接挂购的做法。是年，共开展招标活动11次，采购药品2362种，成交额693万元，让利患者81万元，招标采购率78.8%，常用药采购价平均降低26.1%。

2006年年初，县卫生局药品招标采购办公室对各医疗卫生单位用药进行了一次突击检查，多数单位能够按照县药品采购招标规定，使用统一招标的药品，其中七级镇卫生院、安乐镇卫生院及县二院销售招标药品占药品销售总数的100%。但有的单位私自参加未经县卫生局批准的药品销售会，甚至擅自购进小药贩药品，销售招标药品只占药品销量的30%。为强化对医疗机构药品招标采购工作的监督管理，完善药品招标采购程序，县卫生局于2006年2月23日印发《关于加强药品集中招标工作的通知》和《阳谷县医疗机构药品集中招标实施办法》，要求各医疗机构药品招标采购金额不低于全年药品总销售金额的90.1%，每降低一个百分点，处以5000元罚款，低于70%的，实施“一票否决”，并追究主要领导人的责任。同时规定，各医疗卫生单位每月20日前将采购计划通过书面形式或传真方式，上报县药品招标采购办公室，县药品招标办公室每月25日（节假日顺延）进行集中招标采购活动。对临床应用普遍、采购量或金额较大的品种实行公开议价采购的方式。在药品招标采购过程中坚持质量优先、价格适中的原则，体现竞争性、公开性和效益性。9月，阳谷县将《聊城市新型农村合作医疗用药目录》的药品纳入药品集中招标范围。参加市卫生局药品集中招标采购的县人民医院、县中医医院、保健院对未纳入市局集中招标范围的新农合用药及血液制品、生物制品和大液体、一次性耗材等，均参加县卫生局集中招标采购。凡经集中招标采购的中标药品，实行同规格、同含量、同品牌、同产地、同价格管理。是年，全县集中采购药品2360种，采购金额1129万元，医院用药总金额1388万元，药品招标购进比例达到81.3%。

2007年3月6日，根据上级规定，县卫生局印发《关于进一步加强新型农村合作医疗定点医疗机构执行西药、中成药、中草药、器械及一次性材料统一集中招标采购的通知》，规定新型农村合作医疗定点单位采购西药、中成药、中草药、器械及一次性卫生材料，由县卫生局集中招标采购，严禁在招标合同之外擅自采购。是年，全县集中招标采购药品2522种，中标药品周期内实际采购金额1260万元，医院用药总金额1465万元，药品招标购进比例86%。

针对药品集中招标采购中标企业配货不及时、医疗机构拖欠货款和自购药品等问题，2008年，县卫生局药品招标办公室先后制定《关于加强药械集中招标采购管理工作的规定》《关于药品集中招标采购统一配送的规定》《关于药品招标采购统一付款的规定》《药品集中招标投标企业应具备的条件》等，重申各医疗机构所需要的一切药品、器械、耗材，必须经过县卫生局招标办公室统一招标采购，每月申报计划品种及数量不得少于一个月的出库量，补标量不得超过每月出库量的10%。医疗卫生机构招标采购计划实行网络直报，县卫生局招标办公室利用计算机软件合理筛选品种价格，使每个常用药品同时有三个以上的药品供应企业进行竞价，同一品牌、同一产地、同一规格、同一剂型的药品，价格最低者中标。凡被纳入药品集中采购配送的中标企业，必须在收到中标合同通知的3个工作日内将中标药品送达指定医疗机构。各医疗卫生机构每月分两次将本单位上个月药品采购量的全部金额汇入县卫生局指定专用账户，由卫生局统一转付各供货企业。同时，县卫生局药品招标办公室细化了药品招标采购合同，进一步明确了双方的权利、责任、义务，保证了全县药品招标采购工作有序进行。是年，组织药品、耗材招标采购活动12次，实际采购药品2636种，中标药品周期内采购金额1676万元，医院用药总金额1980万元，药品招标购进比例84.6%。

2009年2月27日，聊城市卫生局、市纠风办印发《聊城市县以上公立医疗机构药品网上集中采购及临床使用管理暂行规定》，要求县级公立医院除国家特殊管理的麻醉药品、精神药品、医疗用毒性药品和放射药品、体外诊断试剂、中药饮片以外的所有药品，均纳入集中招标采购范围，并全部通过网上采购，不得擅自采购挂网药品目录外的药品。县卫生局药品招标办公室按照市卫生局规定，指导和督促县人民医院、县中医院、县妇幼保健院等三个参加市局药品集中采购的单位实施药品网上采购。同时，县卫生局药品招标采购办公室进一步落实药品集中招标采购的政策规定，完善招标采购程序。是年，组织药品耗材招标采购活动11次，采购药品、耗材3012种，中标药品周期内实际采购金额1920万元，医院用药总金额2260万元，药品招标购进比例85%。

2010年，组织药品、耗材招标采购活动12次，采购药品3015种，中标药品周期内实际采购金额2000万元，医院用药总金额2312万元，药品招标购进比例86%。

2011年2月25日，山东省卫生厅、财政厅、人力资源和社会保障厅、医改领导小组办公室印发《山东省基层医疗机构基本药物网上采购及货款结算管理办法（试行）》，规定基层医疗机构根据实际需要，合理确定基本药物采购计划，明确品种、剂型、数量，通过山东省药品集中采购平台发送到药品供应企业。药品供货企业按照订单将药品配送至基层医疗机构。基层医疗机构根据订单验收药品和同批次药品发票，验收合格后，在省药品集中采购平台签收确认。基层各医疗机构在网上签收确认20个工作日内，将当月结算期内的基本药物采购款上缴至县卫生行政主管部门专门账户，县卫生行政主管部门在收到货款5个工作日内，将货款上缴至省药品集中采购中心专用账户。6月，阳谷县着手基层医疗机构实施国家基本药物制度的准备和相关人员的培训工作，对全县各基层医疗卫生机构采购人员进行了网上采购业务和操作技能培训，配备了网上采购操作系统。7月1日起，全县基层医疗卫生机构全部实施了基本药物制度，实行基本药物网上统一采购和配送，县药品招标办公室仅对省网缺货和基层医疗机构急需药品进行备案后自行采购，不再组织药品集中招标采购活动。

第四节　实施国家基本药物制度

国家基本药物制度是对基本药物目录制定、生产供应、采购配送、合理使用、价格管理、支付报销、质量监管、监测评价等多个环节实施有效管理的制度。基本药物是适应基本医疗卫生需求、剂型适宜、价格合理，能够保障供应，公众可以公平获得的药品。

2009年8月18日，国家发改委、卫生部等9部委发布《关于建立国家基本药物制度的实施意见》《国家基本药物目录管理办法（暂行）》和《国家基本药物目录（基层医疗卫生机构配备使用部分）》(2009版)。2009版基本药物目录共有307种药品,包括205种化学药品和生物制品,102种中成药。2010年3月18日，山东省卫生厅公布《山东省增补药物目录（2010年版 农村基层部分和社区部分）》(以下简称《增补药物目录》),《增补药物目录》共216种基本药物，农村基层部分210种（化学药品及生物制品142种，中成药68种），社区部分206种（化学药品及生物制品143种，中成药63种）。实施基本药物制度的政府办基层医疗机构，根据诊疗范围和服务功能，全部配备基本药物，按照规定合理使用，并按照进价零差价销售。政府根据取消药品加成和实施绩效工资等因素，对实施基本药物制度的基层医疗机构给予补偿。基本药物实行省级集中公开招标采购，统一定价，统一配送。

阳谷县是山东省第三批实施基本药物制度的县。2011年年初，县医改办会同财政、卫生行政部门对各基层医疗单位的人员结构、药品利润、收入状况进行了摸底测算。5月27日，县政府召开全县医改动员大会，会议印发了《阳谷县医药卫生体制改革工作实施意见》《阳谷县实施基本药物制度的实施意见》，对基层医疗机构实施基本药物制度工作进行了动员和部署。6月27日，全县19处乡镇卫生院和社区卫生服务中心全部实施基本药物制度。各单位在显要位置设立了基本药物展示橱及基本药物价目表，将523种基本药物全部纳入医保目录。实行基本药物目录公示制度，给群众带来了看得见的实惠。同年，县人民医院、县中医院和县妇幼保健院贯彻落实山东省卫生厅、山东省中医药管理局《关于做好二级以上医疗机构基本药物配备使用的通知》，按照配备基本药物种数不低于药物品种总数的80%，基本药物销售额占全部药品总销售额的比例不低于35%的要求，配备使用基本药物。

根据山东省卫生厅、省财政厅、省医改领导小组办公室、省物价局《关于实施基本药物制度的村卫生室有关问题的通知》和聊城市卫生局的有关要求，阳谷县卫生局于2012年6月26日印发《全县省统一规划村卫生室实施国家基本药物制度工作方案》。县卫生局和基层医疗卫生机构对220所省统一规化村卫生室的人员资质、医疗设施、服务环境、网络接入等情况进行了督导和审查，确定206所省统一规化村卫生室实施基本药物制度。实施基本药物制度的村卫生室，所有药品由卫生院或街道社区卫生服务中心统一代购分发。实施零差价销售后，通过基本公共卫生服务补助、基本医疗收入、基本药物绩效补助等渠道予以补偿。7月1日起，全县206所省统一规化村卫生室全部实施基本药物制度，实行药品零差率销售，并将其全部纳入新农合报销目录，报销率提高10%。各乡镇卫生院、街道社区卫生服务中心对乡村医生进行了基本药物知识培训，主要培训国家基本药物制度的相关政策、《国家基本药物临床应用指南》《国家基本药物处方集》等，提高乡村医生合理使用基本药物的能力。据统计，全县各乡镇卫生院、街道社区卫生服务中心共举办基本药物知识培训班81次，培训2900余人次。

在推进实施国家基本药物制度过程中，县卫生局多次组织人员进行督导检查，发现问题，及时整改，并将基本药物制度实施情况作为拨付补助资金的主要依据。各单位制定严格的绩效考核标准，根据工作数量、质量和社会满意度等指标对医务人员进行考核奖惩，调动基层医务人员的工作积极性。2013年，全县基层医疗机构药品网上采购1911.18万元，药品价格与实施基本药物制度前相比下降30%，门诊次均药品费用下降22.8%，住院次均费用下降21%。

第五节　药品检验

1978年6月16日，阳谷县革命委员会决定建立阳谷县药品检验所，负责全县的药品质量检验，配备工作人员2人。1979年7月，卫生部印发《药品检验所工作条例》，明确规定县药品检验所的任务是：负责本县药厂、医药公司和医疗卫生机构的药品质量监督、检验工作，有计划地进行抽验，掌握药品质量情况；积极做好采、种、制、用中草药的质量监督工作，进行技术指导；参加药物资源普查，培训人员，并收集整理疗效显著的中药制剂，统一操作规程，协助卫生部门推广应用；对本县药厂报请审批的药品、新药进行调查了解，并提出意见；执行县卫生局交办的有关药品检验的其他任务。1985年，药检所工作人员3人，其中主管药师1人，中药师1人，药士1人。主要检验设备有W干2800-D型紫外可见分光度计、72型分光光度计、分析天平、WZZ自动旋光仪、PH计、生物显微镜、净化工作台各1台，电冰箱、电干燥箱、细菌培养箱各2台，马福炉1套。能开展中药的性状、纤维、理化鉴别，化学方面的常规定性定量分析，生物测定方面的热源检查、抗菌素效价测定等。

1981年5月，县药检所在医疗单位和药材零售商店检出冒充天麻、川贝母、黄连的伪品。6月21日，县卫生局转发县药检所“对天麻、川贝母、黄连的伪品报告”，要求各医疗单位对药品进行一次清查，发现伪品立即停止使用。

1982年1月，县药检所在医疗单位和药材零售商店检出一种萸肉伪品，以小蘖科植物三棵针的干燥果实冒充萸肉。县卫生局将药检所的检验情况和真伪萸肉鉴别方法印发全县各医疗单位，以防止伪品萸肉流入和使用。

1985年8月3日至6日，县药检所在县城举办伪劣药品展览，展出中、西伪劣药品278种，县委、县政府主要领导、全体县人大代表、部分机关干部以及各界群众1万多人参观展览。展览期间接受群众真伪药品鉴别知识咨询300多人次，发放《中华人民共和国药品管理法》等宣传材料万余份。展览结束后，将价值2.7万多元的伪劣药品当场销毁，山东省电视台于8月10日晚作了报道。通过展览，提高了部分群众的药品鉴别知识，增强了群众购用药品的防范意识。8月下旬至9月上旬，县药检所根据群众举报，先后查出阳谷镇东街某诊所用“莪术”冒充“三七”和游散药贩用“姜黄”冒充“雪莲花”等案件。

1986年，药检所共检验药品342件，检出伪劣药品206件，合格率占检验药品的40%。其中，河北省邯郸地区制药厂生产的10%葡萄糖注射液和山东临清东风制药厂生产的维生素B12注射液因不符合规定，县药检所及时上报聊城地区药检所并与生产厂家联系，进行了退货处理。

1991年3月，县药检所制订《药品检验人员守则》《药品检验收费标准和药品抽（送）样规定》，以县卫生局文件的形式向社会公布。

1992年后，根据卫生部《药品检验所工作管理办法》，县药检所每年下达一次药品抽检计划，下发到药品经营和医疗单位，一般每年抽检药品（包括制剂）300~400批次。抽检结果按规定上报县卫生局和地区药检所。

2002年11月，县药品检验所划归县药品监督管理局。

第四章 卫生人事管理

第一节 机构编制管理

1978年12月1日，中华人民共和国卫生部、国家计委、农林部、财政部、国家劳动总局颁发《全国农村人民公社卫生院暂行条例（草案）》，规定公社卫生院的规模和人员编制，原则上按每千人口设1.3名工作人员和1张病床的比例计算。公社卫生院的编制缺额和自然减少的补充，主要由卫生行政部门配合组织人事部门在劳动工资计划内，从大专、中专毕业生中补充，也可以从经过考核基本达到中专水平的赤脚医生中补充。县卫生行政部门按照上述原则和卫生院的设施条件，合理调配人员，以保证卫生院基本医疗服务和社会卫生工作的正常开展。

1986年，县编委核定卫生局机关行政编制18人。1998年将卫生局机关行政编制调整为15人，增加工勤人员编制2人，离退休干部服务工作人员2人。1989年7月27日，县编委批复建立阳谷县红十字会办公室，为股级事业单位，编制7人。

2003年8月21日，县编委核定卫生局所属事业单位编制总额117人，其中红十字会办公室全额事业编制7人，地方病防治办公室全额事业编制3人，健康教育所全额事业编制7人，妇幼保健站全额事业编制30人，卫生职业中等专业学校全额事业编制20人，防疫站全额事业编制50人。县直医院和乡镇卫生院编制1593人，其中县直医院799人，乡镇卫生院794人。2003年县、乡医疗卫生单位人员编制情况见表1-4-1。

2003年县编委核定的县直医疗卫生单位和乡镇卫生院人员编制情况表

表 1-4-1

单位名称	经费形式	编制数
县人民医院	差额	412
县第二人民医院	差额	196
县中医医院	差额	168
县妇幼保健站	全额	30
县防疫站	全额	50
县卫生职业中专	全额	20
关节炎气管炎医院(石门宋分院)	差额	23
李台镇卫生院	差额	55
张秋镇卫生院	差额	50
定水镇卫生院	差额	35
七级镇卫生院	差额	40

续表 1-4-1

单位名称	经费形式	编制数
石佛镇卫生院	差额	30
寿张镇卫生院	差额	30
阿城镇范海卫生院	差额	34
寿张镇四棚卫生院	差额	30
十五里园镇卫生院	差额	46
西湖乡翟庄卫生院	差额	15
大布乡杨庄卫生院	差额	17
郭店屯乡卫生院	差额	31
闫楼镇卫生院	差额	50
第四医院（阿城镇卫生院）	差额	47
西湖乡卫生院	差额	30
第三医院（阳谷镇卫生院）	差额	132
大布乡卫生院	差额	27
高庙王乡卫生院	差额	23
金斗营乡卫生院	差额	17
安乐镇卫生院	差额	55

2007年4月21日，县编委批复成立阳谷县卫生局卫生监督所，为股级财政拨款事业单位，编制6人。

2007年4月底，全县县、乡医疗卫生单位27个，其中县直6个，乡镇（街道）卫生院21个。医疗卫生单位职工2233人，其中，干部身份的1049人，聘用制干部566人，工人身份618人。大学本科学历的108人，专科425人，中专1299人。高级专业技术职称的73人，中级681人，初级1226人。2007年4月县乡医疗卫生机构人员构成情况见表1-4-2。

2007年4月阳谷县县乡（镇）医疗卫生机构人员构成情况表

表 1-4-2 单位：人

机构名称	人数	身份			学历				职称			
		干部	聘干	工人	本科	专科	中专	合计	高级	中级	初级	合计
县人民医院	520	293	143	84	68	97	302	467	40	249	208	497
县二院	203	94	21	88		39	95	134		56	96	152
县中医院	251	174	41	36	18	64	147	229	13	115	110	238
县疾控中心	138	48	46	44	3	19	95	117	3	38	68	109
县妇幼保健站	100	51	15	34	5	17	78	100	4	34	53	91
县卫生职业中专	57	23	6	28	2	13	34	49	3	12	34	49
石门宋分院	14	9	4	1	1	2	10	13	2	4	8	16
县三院	148	60	38	50	1	30	94	125	3	43	91	137
张秋镇卫生院	67	29	3	35		7	46	53		17	46	63
定水镇卫生院	42	20	22		1	12	14	27	1	4	37	42

续表 1-4-2

机构名称	人数	身份			学历				职称			
		干部	聘干	工人	本科	专科	中专	合计	高级	中级	初级	合计
李台镇卫生院	83	30	46	7		46	52	68		17	65	82
安乐镇卫生院	77	27	21	29	2	9	49	60	3	11	56	70
七级镇卫生院	51	15	11	25		8	28	36		13	35	48
寿张镇卫生院	27	6	12	9		8	10	18		4	20	24
阿城镇范海卫生院	32	9	9	14	2	2	19	23		4	28	32
西湖乡卫生院	34	13	7	14		3	21	24		2	29	31
十五里园镇卫生院	48	18	13	17		9	28	37		7	36	43
郭店屯镇卫生院	31	10	5	16		5	13	18		6	24	30
闫楼镇卫生院	65	26	9	30		14	39	53		7	56	63
石佛镇卫生院	32	10	8	141		1	17	28		5	27	32
金斗营乡卫生院	19	3	10	6		2	10	12		6	12	18
西湖镇翟庄卫生院	11	5	3	3		4	6	10			10	10
阿城镇卫生院	65	26	34	5	1	15	32	48	1	13	48	62
大布乡卫生院	26	11	6	9		3	17	20		3	21	24
高庙王乡卫生院	28	17	10	1	1	4	16	21		3	24	27
寿张镇四棚卫生院	34	11	9	14		7	14	21		4	24	28
侨润街道卫生院	30	11	14	5	3	5	13			4	22	26
合计	2233	1049	566	618	108	425	1299	1833	73	681	1266	1982

2011年2月13日，聊城市机构编制委员会办公室、市财政局、市卫生局印发《关于阳谷县乡镇卫生院、社区卫生服务中心机构设置和编制核定的批复》，阳谷县设置15所乡镇卫生院和3所社区卫生服务中心，为社会公益性二类事业单位，经费来源为财政补贴，隶属县卫生局管理。15所乡镇卫生院和3所社区卫生服务中心共核定事业编制1147人。其中，15所乡镇卫生院核定事业编制952人（专业技术人员编制857人），配备领导职数15正35副；3所社区卫生服务中心核定事业编制195人（专业技术人员编制185人），配备领导职数3正8副。各乡镇卫生院、社区卫生服务中心人员编制、领导职数核定情况见表1-4-3。

2011年阳谷县乡镇卫生院、街道社区卫生服务中心人员编制核定表

表 1-4-3

医疗卫生机构名称	人员编制		领导职数		
	总数	其中	总数	其中	
		专业技术人员编制		正职	副职
闫楼镇卫生院	79	71	4	1	3
阿城镇卫生院	97	87	4	1	3
七级镇卫生院	60	54	3	1	2
安乐镇卫生院	58	52	3	1	2
定水镇卫生院	43	39	3	1	2

续表 1-4-3

医疗卫生机构名称	人员编制		领导职数		
	总数	其中	总数	其中	
		专业技术人员编制		正职	副职
石佛镇卫生院	57	51	3	1	2
李台镇卫生院	54	49	3	1	2
寿张镇卫生院	108	97	4	1	3
十五里园镇卫生院	68	61	4	1	3
张秋镇卫生院	74	67	4	1	3
郭店屯镇卫生院	46	41	3	1	2
西湖镇卫生院	50	45	3	1	2
大布乡卫生院	55	50	3	1	2
高庙王乡卫生院	60	54	3	1	2
金斗营乡卫生院	43	39	3	1	2
博济桥街道社区卫生服务中心	74	70	4	1	3
侨润街道社区卫生服务中心	74	70	4	1	3
狮子楼街道社区卫生服务中心	47	45	3	1	2

2011年3月11日，县政府办公室印发《阳谷县卫生局主要职责、内设机构和人员编制规定》，县卫生局机关设7个职能科室，行政编制13人，工勤人员2人。

2011年8月9日，县卫生局印发《阳谷县乡镇卫生院、社区卫生服务中心岗位设置实施意见》，按照科学合理、精简效能的原则，严格按照核定的编制数额和人事管理的政策规定，设置管理、专业技术、工勤技能三类岗位。专业技术岗位的设置，以医、药、护、技、公共卫生等卫生专业技术岗位为主体，优先满足全科医生、公共卫生专业和中医药岗位需要。专业技术岗位不低于岗位总量的90%，医疗卫生专业技术岗位不低于专业技术岗位的90%。其中全科医生、公共卫生专业、中医药岗位分别不低于专业技术岗位的20%、20%和10%。

第二节 干部管理

1965年前，县卫生科（局）领导干部、县直医疗卫生单位以及区（公社）卫生所（院）行政干部的提拔、调动、任免由县委或县人民委员会决定，一般行政干部和卫生技术人员的提拔、调动、任免由卫生科（局）提出意见，报县人事科（局）研究办理。1966年“文化大革命”开始后，行政干部的任免工作由县革委政治部组织组承办。1980年起，县卫生局、县直正科级医疗卫生单位行政职务以及副科级单位的行政正职由县政府任免，党内职务由县委任免；局机关中层干部和公社卫生院院长、副院长报县委批复后，由县卫生局任免。1983年起，卫生局机关中层正职由县政府任免，县直副局级单位的副职领导干部、局机关中层副职以及卫生院正副职由县卫生局任免与调配。1984年12月，县卫生局设立政工科，具体负责承办卫生系统行政干部和专业技术干部的选拔、任免、教育培训以及工资调整、人事档案管理、离退休工作。卫生局党政正职分别由县委、县人大常委会任免，局其他党政领导班子成员任免调整由局党组提出意见，县委组织部考察，按照任免权限分别由县委或县政府任免；县直正局级医疗卫生机构的领导班子成员以及副局级医疗卫生机构党政正职的调整任免，县卫生局党组在征求单位意见的基础上提出建议，县委组织部考察，按照任免权限分别由县委或者县政府任免；卫生局机关群团干部、政工科长，县直正局级医疗卫生单位的群团干部的任免调整，由所在单位提出建议并经卫生局党组审查同意，分别由县委组织部、县总工会、团县委、县妇联任免；县卫生局机关其他中层干部、县直股级医疗卫生事业单位的正副职以及乡镇卫生院正副职的任免调整，由卫生局政工科考察，县卫生局党组研究决定任免调整。

1985年，全县卫生系统实行机构改革，按照干部“四化”方针，提拔了一大批中青年知识分子到领导岗位，改善了领导班子结构。全县25个医疗卫生单位中，配备领导班子成员51人，平均年龄44岁，比改革前下降4岁；大学学历的17人，占领导班子成员总数的33%，比改革前增加5人；有技术职称的48人，占领导班子成员总数的94%，比改革前增加5人。

1987年8月1日，县卫生局制定《阳谷县卫生局机关岗位职责及考核办法》，明确了卫生局的主要任务、领导班子成员分工及主要职责、各科室主要职责、考核奖惩办法，实行月记实、季小结、半年初评、年度总评，充分调动了机关工作人员的积极性。

1998年至2003年，县卫生局在县委、县政府的领导下，配合县委组织部先后对阳谷县第二人民医院、县人民医院、县妇幼保健站、县卫生职业中专的院、站、校长实行了公开招聘。按照公开、公正、竞争、择优的原则，通过制订方案、发布公告、演讲答辩、民主测评、评委评议、县委研究确定人选、县政府颁发聘书、签订任期目标责任书等程序，顺利完成了上述单位主要负责人的公开招聘工作。在此基础上，根据院（站、校）长的提议，按照干部管理权限，分别由县委、县政府或卫生局党组审查同意，院（站、校）长选聘了行政副职，配齐了领导班子。通过公开招聘，增强了领导班子活力，为在卫生系统全面推行领导干部聘任制和任期目标管理责任制闯出了路子，积累了经验。

2004年，县卫生局对乡镇卫生院院长实行公开招聘。卫生局成立招聘领导小组，制订招聘工作实施方案。通过发布公告、公开报名、资格审查、演讲答辩、职工和评委评议、组织考察等程序，顺利完成了全县各乡镇卫生院院长的招聘工作，卫生局颁发了聘书，签订了为期三年的任期目标责任书，建立了年度考核制度，对院长任期内年度目标完成情况进行严格考核，排出名次，严格奖惩，从而增强了院长的责任感。同时，改革了局机关中层干部的选任方式，实行竞争上岗。通过明确岗位、自愿报名、演讲答辩、评委评议、任前公示等程序，使一批素质高、能力强、业务好、威信高的青年干部走上了科室领导岗位。

2006年12月，县卫生局根据《阳谷县实施〈中华人民共和国公务员法〉工作方案》，立足实际，实事求是，执行政策，坚持原则，顺利完成了卫生系统公务员登记工作。卫生局机关时有在职干部29人，符合公务员登记条件的14人，登记13人。

第三节　专业技术人员管理

一、医疗卫生技术人员队伍的发展

民国时期，县内创办时间较早、名气较大的私营西医医院有阳谷南街医生雷锡瑞于1919年创办的救世医院、阳谷东街医生李文轩1932年创办的新华医院、寿张镇医生张世清1944年创办的济西医院等。1949年建国前夕，全县仅有县卫生所为公立医疗机构。城乡共有私营中、西医院（诊所）11家，均规模很小，设备简陋，多半是1名医生应诊，其徒弟、子女充当司药、护理，仅能诊治一般的小病小伤。另有部分中、西医人员，受聘在私人开设的药铺应诊或在家行医，也有的走街串巷行医卖药。1954年，通过“带资过度”的办法，将部分个体医务人员吸收到县卫生院或区卫生所工作。是年，贯彻中央保护中医的政策，狄大光、魏殿卿、赵传忠、徐云祥、毛克恭、赵凤金、李怀芹等分别被请到地区、县医院工作，同时动员、安排老中医带徒40人。

1956年，全县设有县卫生院1处，妇幼保健站1处，区卫生所8处，计有干部职工106人，其中医务人员91人。翌年，全县个体中西医（药）人员积极响应党中央“联合起来，走合作化道路”的号召，自愿联合起来，组建乡村联合诊所66处，农业生产合作社保健站11处。地方中西医药人员440人，其中，中医385人，西医55人。联合诊所医药人员320人，农业生产合作社保健站医药人员37人。

1958年8月，各区卫生所一律改称公社卫生院，各联合诊所并入公社卫生院管理，实行“四统一”，即人员统一调动、资金统一使用、经济统一核算、工资统一发放。1962年，贯彻中央关于“调整、巩固、充实、提高”的八字方针，各卫生院将原卫生所集体人员下放163人。

1965年，阳谷县卫生系统共有干部职工309人，其中，医疗人员265人，防疫人员15人，妇幼保健人员8人。1972年，全县卫生系统职工达到496人，其中县级医疗卫生单位158人，其他医疗卫生单位338人。是年，根据毛泽东主席“把医疗卫生工作的重点放到农村去”的指示，将原卫生所医务人员300余人下放到生产大队，兴办大队合作医疗卫生室。1973年根据上级有关规定，将上述下放人员收回。1974年，全县有县级医院2处，县分院6处，公社卫生院12处。共有医药卫生人员929人。

1979年，全县医疗卫生单位发展到25处，其中，县直医疗卫生单位5处，县分院7处。各类卫生技术人员995人。

1982年，全县医疗卫生人员1131人。其中，副主任医师1人，主治医师31人，医师239人，医士425人；护师16人，护士123人。初级卫生技术人员405人，行政勤杂人员246人。

1990年，全县医疗卫生技术人员1200人，其中高级职称的16人，中级职称的164人，初级职称的1020人。

1998年，全县医疗卫生专业技术人员1631人，其中高级职称的36人，中级职称的386人，初级职称的1209人。

2003年年底，全县医疗卫生专业技术人员1735人。其中，高级职称的58人，中级职称的519人，初级职称的1158人。

2013年年底，全县公立医疗卫生机构医疗卫生技术人员2034人。其中高级专业技术职务的89人，中级专业技术职务的736人，初级专业技术职务的1209人。

二、人事调配

20世纪50年代初期，政府鼓励思想先进、技术水平较高的医、药人员通过带资过渡的方式参加区卫生所，对知名度高，自愿参加公立医疗机构的中西医药人员选拔到县卫生院工作。至1956年，全县有县卫生院1处，防疫站1处，保健站1处，区卫生所8处。共有职工106人，其中医药卫生人员91人。通过开展互助合作化运动，在“自愿、两利、三通、四满意”的基础上，全县411名个体中西医药人员参加有半社会主义性质的联合诊所。此后，按照上级政策规定，联合诊所的人员多数转为全民或者集体所有制医疗卫生机构的正式工作人员。1963年，全县8处区卫生院充实了中级技术人员。

1965年后，认真贯彻毛泽东主席“把医疗卫生工作的重点放到农村去”的重要指示，县直医疗卫生机构下派了一部分专业技术人员。至1972年，全县医药卫生人员496人，其中公社卫生院338人，占68%；县直医疗卫生单位158人，占32%。1974年，全县医药卫生人员929人，其中公社卫生院700人，占75%；县直医疗卫生单位229人，占25%。

进入20世纪80年代后，随着农村合作医疗制度的解体和卫生经费体制的调整以及人事制度的改革，乡镇卫生院医疗技术人员多数要求调往县城医疗卫生机构，给人事调配工作带来很大压力。1986年10月1日，县卫生局印发《阳谷县卫生局人事调动暂行规定》，按照“调县直单位从严，调基层医疗卫生单位从宽”的原则，对满编超编单位，一般不调入人员。对申请调出县外的具有中级以上职称的人员及大学本科学历的人员，从严掌握，严格控制；外县、外系统初级卫生人员和非卫生人员，一律不得接收；中级以上专业技术人员县内调动，需由局党组集体研究决定；初级医疗卫生人员和集体人员，不得调入县直单位。通过实施上述措施，虽然取得了一定的效果，但医疗卫生技术人员尤其中级以上职称人员外流现象仍未得到有效控制，基层医疗卫生人员流向县直医疗卫生单位的现象依然较多，致使基层医疗卫生人员占全县医疗卫生人员的比例明显下降，多数中高级专业技术人员集中到县直医疗卫生机构。至2001年，乡镇卫生院与县直医疗卫生单位医疗卫生人员的比例分别占全县卫生人员的34.6%和65.4%。2001年各医疗卫生单位人员构成情况分别见表1-4-4和表1-4-5。

2001年阳谷县医疗卫生单位人员结构情况表

表 1-4-4 单位：人

单 位	总人数	高级	中级	初级	工人
金斗营乡卫生院	11		2	9	
高庙王乡卫生院	21		3	14	4
西湖乡卫生院	25		2	13	10
杨庄乡卫生院	17		5	12	
闫楼镇卫生院	50		8	39	3
石佛镇卫生院	26		6	20	
大布乡卫生院	25		3	16	6
石门宋乡卫生院	22		3	19	
翟庄乡卫生院	5		2	3	
十五里园镇卫生院	48		13	28	7
张秋镇卫生院	57		8	46	3
七级镇卫生院	41		10	28	3
李台镇卫生院	66		13	37	16
定水镇卫生院	42		4	21	17
阿城镇卫生院	58		10	37	11
安乐镇卫生院	65	1	9	51	4
范海镇卫生院	33		5	21	7
四棚镇卫生院	27		6	18	3
郭店屯乡卫生院	30		8	17	5
寿张镇卫生院	30		7	22	1
县第三人民医院	183		32	107	44
县人民医院	500	22	145	293	40
县第二人民医院	229	1	34	124	70
县卫校附属医院	42	1	13	23	5
县中医医院	189	2	44	131	12
县防疫站	103	1	24	57	21
县药检所	23		3	18	2
合计	1953	28	422	1207	296

注：第三人民医院即阳谷镇卫生院

2001年阳谷县乡镇卫生院与县直医疗卫生机构人员构成对照表

表 1-4-5 单位：人

项目	总人数	高级	中级	初级	工人
乡镇卫生院	684	1	127	454	102
县直医疗卫生机构	1269	27	295	753	194
合　计	1953	28	422	1207	296
乡镇所占比例%	35.6	3.6	30	37.6	34.5
县直所占比例%	64.4	96.4	70	62.4	65.5

针对乡镇卫生院人员流失、医疗卫生专业技术人员匮乏的情况，2001年6月12日，县卫生局印发《关于招聘专业技术人员的实施意见》，引入竞争机制，搞活用人制度，按照公开、平等、竞争、择优的原则，由乡镇卫生院填报需求计划，通过公开招考的方式，选聘医疗卫生专业的大中专毕业生充实到基层医疗卫生单位。2004年起，县卫生局配合县人事局每年组织开展大中专毕业生公开招聘工作。同时，县卫生局在人员调配工作中，积极引进和调入卫生技术人员，从严控制卫生技术人员外流，鼓励技术人员在基层干事创业，严格控制技术人员由基层调入县直，较好地发挥了人员调配在人事管理工作中的重要作用。

1980—2013年阳谷县卫生系统人员调配情况统计表

表 1-4-6 单位：人

年度	调入			调出			系统内调配		
	总数	县内系统外调入	县外调入	总数	调出县内卫生系统	调出县外	总数	县直调乡镇	乡镇调县直
1980	14	8	6	4	2	2	2	1	1
1981	27	7	20	20	10	10	2	1	1
1982	19	8	11	5	3	2	1	1	
1983	1	1		3	3		3		3
1984	12	6	6	48	31	17	26	1	25
1985	9	5	4	20	15	15	4		4
1986	3	1	2	29	20	9	18		18
1987	5	2	3	15	8	7	6		6
1988	5	4	1	17	10	7	3		3
1989	5	3	2	16	11	5	7		7
1990	8	8		10	7	3	2		2
1991	18	11	7	18	14	4	17		17
1992	11	11		31	25	6	21	1	20
1993	42	40	2	14	9	5	31		31
1994	10	10		5	1	4	4		4
1995	19	15	4	2	2		6		6
1996	21	19	2	6	3	3	3	1	2
1997	21	21		4	4		6	1	5
1998	21	21		5	1	4	13		13
1999	16	16		1	1		2		2

续表 1–4–6

年度	调入			调出			系统内调配		
	总数	县内系统外调入	县外调入	总数	调出县内卫生系统	调出县外	总数	县直调乡镇	乡镇调县直
2000	21	19	2	2	1	1	7		7
2001	11	10	1	1	1		12	1	11
2002	5	4	1	4	1	3	2		2
2003	7	4	3	4	3	1	9	2	7
2004	3	3		6	1	5	2	1	1
2005	13	11	2	6	6		15		15
2006	6	5	1	2	2		17		17
2007	11	8	3	16	11	5	14		14
2008	18	11	7	18	8	10	13		13
2009	9	4	5	4	1	3	26		26
2010	10	6	4	17	9	8	24		24
2011	11	9	2	19	8	11	30		30
2012	10	6	4	19	11	18	30	2	28
2013	5	2	3	24	14	10	35		

三、毕业生分配与就业

20世纪50年代，医药卫生院校的大中专毕业生由国家统一分配。1956年至1962年，县卫生系统接收大中专毕业生31人，专科以上毕业生一般安排到县直医疗卫生机构，中专毕业生多数安排到区（社）医疗卫生单位。1964年，县卫生系统接收毕业生9人，其中，专科2人，中专7人，多数安排到县直医疗卫生机构。1965年，卫生系统接收大中专毕业生12人，其中专科2人，中专10人。安排到县级医院4人，基层医疗单位8人。

1966年至1976年，根据上级有关政策规定，大专院校毕业生分配到基层医疗卫生单位，中专毕业生按照与工农群众相结合的原则，实行“社来社去”“厂来厂去”，不再进行分配。

1977年，卫生系统共接收医药卫生专业的大中专毕业生28人，其中26人分配到基层医疗卫生单位。1977年恢复高考制度后，接收分配大中专毕业生开始常态化。1979—1989年，全县卫生系统接收大中专毕业生148人，其中大专以上56人，中专92人。分配到县级医院67人，县分院35人，乡镇卫生院27人，其他医疗卫生机构19人。

1990年，按照上级有关规定，在实行大中专毕业生就业分配方针政策的指导下，在一定范围内实行毕业生自主择业、用人单位择优录用的“双向选择”制度。1990年至2002年，卫生系统按照指令性分配和“双向选择”相结合的原则，接收和择优录用大中专毕业生，充实了卫生技术人员队伍。

2004年，县卫生局配合县人事局通过公开招考的方式，择优录用了91名医疗卫生专业的中专、专科毕业生分配到基层医疗卫生单位。同时，为县第一人民医院直接录用优秀大学本科毕业生10人。2005年，公开招考大中专毕业生111人，全部充实到基层医疗卫生单位。2007年，根据《聊城市事业单位公开招聘人员实施办法》，招考大中专毕业生实行聘任制。2007年至2010年，全县卫生系统招聘大中专毕业生309人。2011年，事业单位招聘大中专毕业生实行人事代理。2011年至2013年，全县卫生系统在大中专毕业生中招考人事代理人员273人。2007年至2013年阳谷县卫生系统公开招考大中专毕业生情况见表1–4–7。

2007—2013年阳谷县卫生系统招考大中专毕业生情况统计表

表 1-4-7　　单位：人

专业＼人数＼年度	2007	2008	2009	2010	2011	2012	2013
临床医学	62	32	15	31	7	26	47
预防医学	1						
康复治疗	1	1					2
卫生防疫	1						
护理	16	18	8	16	8	33	90
影像	6	4	1	7		2	8
药学	4	3		3	1	4	1
检验	9	3		1		12	3
中医	7	4		2	2	3	7
口腔工艺技术	2	1					
口腔医学	6	2				6	1
麻醉学	1					1	
中药		2	1				
针灸推拿		1	1				
卫生事业管理		1		1			
中医基础理论			1				
中医外科			1				
流行病与卫生统计学			1				
中西医结合						1	1
普通卫生						5	
生物制药技术							1
药物分析技术							1

四、军转干部与转业士官安置

阳谷县卫生局及所属医疗卫生机构认真贯彻执行党和国家关于军队转业干部安置工作的方针政策，积极落实县军转干部安置办公室的安置计划。1954年至1968年，县卫生系统共接受部队转业干部46人，其中行政干部14人，技术干部32人。根据工作需要和军转干部的专业特长，县卫生行政机构按照安置政策，进行了妥善安置。1975—1979年，县卫生系统分三批接收安置军转干部16人，其中行政干部5人，技术干部11人。1980—2000年，县卫生系统接收军转干部21人，其中行政干部7人，技术干部14人。2001—2006年，县卫生系统接收军转干部2人，均为技术干部。

根据《中国人民解放军士官退役安置暂行办法》和《阳谷县转业士官考试考核计分安置办法》的相关规定，2006—2012年，县卫生局分6批接收转业士官13人，均按规定安置到卫生系统差额事业单位工作。

第四节　专业技术职务评聘

1956年4月，卫生部颁布《国家卫生技术人员职务名称和职务晋升条例（草案）》，规定卫生技术人员职称分为5类3级。5类即医疗、公共卫生、药剂、检验、其他技术，3级即高级(科主任、主治医师、医师)、中级(医士、公共卫生医士、药剂士、检验士、护士长、护士、助产士、技士)、初级(卫生防疫员、药剂员、检验员、护理员、保健员、技术员)。《条例》规定，提升职称由本单位作出工作鉴定，提出审查意见，按干部分管范围报请各级党委审批。1961年，阳谷县根据聊城专署卫生局的安排，开始进行卫生技术人员的职称晋升工作，其报批权限是："员"晋"士"由县卫生局审批，报专署卫生局备案；"士"晋"师"，报专署卫生局审批；主治医师职称的晋升，报省卫生厅审批。

1963年5月，卫生部修订颁布《卫生技术人员职务名称及晋升暂行条例（修订草案)》，将卫生技术人员分为医疗、中医、卫生防疫、妇幼保健、药剂、中药、护理助产、检验、其他技术人员共9大类，每类分为若干职务名称。如医疗职务名称为4级：主任医师、主治医师、医师、医士；卫生防疫人员职务名称为5级：卫生主任医师、卫生主管医师、卫生医师、卫生医士、卫生防疫员；妇幼保健人员职务名称分为5级，药剂人员、检验人员、护理和助产人员职务名称均分为4级。卫生技术人员职务名称的确定和提升，应在党委领导下，贯彻群众路线，严格审批手续。"员"晋"士"和"士"晋"师"由专、市卫生科(局)审批；"士"晋"师"的人员，报省卫生厅备案；"师"晋"主治"、"主治"晋"主任医师"者，由省卫生厅批准，报卫生部备案。

1966—1970年，处在"文化大革命"时期，卫生技术人员职称评审晋升工作停顿。1971年后，逐步恢复技术职务晋升，但以任命制为主。县卫生局参照《山东省医药卫生人员职务名称晋升条例(草案)》，先后审批晋升了部分"员"晋"士"和"士"晋"师"人员。1981年，根据(80)鲁卫政字第87号文件精神，成立阳谷县卫生技术考评委员会，对上述"士"晋"师"人员进行了复核，对111名通过复核的中级人员重新办理了手续，晋升时间仍从原批准之日算起。

1979年2月卫生部颁发的《卫生技术人员职称及晋升条例（试行)》，将卫生技术人员分为4类3级6档。4类即：医疗防疫人员（含中医、西医、卫生防疫、寄生虫、地方病防治、公共卫生、妇幼保健等）、药剂人员（含中药、西药）、护理人员、其他技术人员（含检验理疗、病理、口腔、同位素、放射、营养、生物制品生产等）。3级即：高、中、初级。6档即：医疗防疫人员分为主任医师、副主任医师、主治医师、医师、医士、员；护理职称分为主任护师、副主任护师、主管护师、护师、护士、护理员。药剂人员分为主任药师、副主任药师、主管药师、药师、药剂士；其他技术人员分为主任技师、副主任技师、主管技师、技师、技士，见习员。卫生技术人员职称晋升审批程序和权限是，在听取群众意见的基础上，由学术委员会对其业务水平做出评价。"员"晋"士"报县卫生局审批；"士"晋"师"由本单位组织做出鉴定，推荐参加统一考试合格后，由地区卫生局审批；"师"晋"主治医师"（含相当职务)，报地区卫生局审批；晋升主任、副主任医师（含相当职务)，报省卫生厅审批。

1981—1983年，经省、地卫生主管部门批准，全县共有49人晋升为主治（主管）医（药、护）师职称，1人晋升为副主任医师职称。1981年12月，县卫生局审核批准"员"晋"士"卫生技术职称116人，其中护士20人，妇幼保健医士11人，药剂士11人，防疫医士16人，西医内科医士15人，麻醉医士1人，口腔科医士1人，眼科医士1人，放射科医士3人，检验医士8人，中医外科医士3人，中医正骨科医士5人，中药士9人，中医内科医士9人，心电图技士2人，超声波技士1人。1983年9月1日起，按照上级有关规定，停止卫生技术人员的职称评定和审批工作。

1986年，中共中央、国务院先后发出通知，决定改革职称评定办法，实行专业技术职务聘任制。卫生技术职务分为4类3级5档。医疗、预防、保健人员分为主任医师、副主任医师、主治（主管）医师、医师、医士；中药、西药人员分为主任药师、副主任药师、主管药师、药师、药士；护理人员分为主任护师、副主任护师、主管护师、护师、护士;其他卫生技术人员分为主任技师、副主任技师、主管技师、技师、技士。主任医（药、护、技）师、副主任医（药、护、技）师为高级技术职务，主治（管）医（药、护、技）师为中级技术职务，医（药、护、技）师、医（药、护、技）士为初级技术职务。1987年7月16日，根据县职称改革领导小组的安排,阳谷县卫生局成立卫生系统职称改革领导小组及办公室，局长魏翊德任组长，刘汝斌、郑继奎、郑兆寅、王涛任副组长，孙亚先任办公室主任。9月25日，成立阳谷县卫生技术职务初级评审委员会，负责卫生系统技术职务的评审上报工作。是年，按照评审权限，全县卫生系统晋升为高级技术职务的17人，中级技术职务的174人，初级技术职务的624人。1988年2月4日，聊城地区卫生局转发省卫生厅通知，阳谷县13名卫生技术人员取得高级职称任职资格，其中主任医师1人，副主任医师10人，副主任药师1人，副主任中药师1人。1988年5月28日，经聊城地区科技干部处评审，全县36人取得主治医师任职资格，16人取得主治中医师任职资格，10人取得主管医师任职资格，7人取得主管护师任职资格，2人取得主管技师任职资格，4人取得主管药师任职资格，5人取得主管中药师任职资格。1988年6月26日，聊城地区卫生局转发省卫生厅通知，阳谷县3名卫生技术人员取得副主任医师任职资格，1人取得中医副主任医师任职资格。

1988年9月28日,县职称改革办公室批复县卫生系统集体事业单位技术职务限额为：副主任医师1人,主治医师70人,医师195人,医士61人。

1989年1月2日，县职称改革领导小组下发《卫生系统“以工代技”人员专业技术职务限额的通知》，全民事业单位“以工代技”人员专业技术职务限额168名，其中中级1名，助理级46名（其中医师23名），员级121名（其中医士113名）；集体事业单位“以工代技”人员专业技术职务限额353名，其中中级5名（会计师），助理级51名（其中医师21名），员级297名（其中医士259名）。是年，经县卫生技术职务评审委员会评审，县职改办审核，全民事业单位141名“以工代技”人员和集体事业单位262名”以工代技”人员取得卫生技术初级职务任职资格。经聊城地区卫生技术职务中级委员会评审，地区职改办审核，阳谷县全民事业单位4人取得主治医师任职资格，2人取得主管医师任职资格；集体事业单位64人取得卫生技术中级职务任职资格。经省卫生技术高级评审委员会评审、省职改办审核同意，阳谷县1人取得中医副主任医师任职资格，1人取得妇科副主任医师任职资格。经聊城地区职改办批复同意，阳谷县卫生系统返聘中级职称的退休人员31人，增加卫生系统中级职称限额31名。

1993年2月22日，阳谷县制订《卫生技术职务初级评审委员会工作规则》，其主要内容包括：县卫生技术职务初级评审委员会在县职改领导小组的领导下，做好初级卫生技术职务人员任职资格的评审、呈报和中、高级卫生技术职务的推荐工作；评审委员会成员要作风正派、办事公道、坚持原则、不徇私情，对于涉及本人及亲属的评审事项实行回避制度。同时，对评审、推荐程序等作出了具体规定。1994年，全县卫生系统具有卫生技术职务任职资格的1445人，其中高级29人，中级371人，初级1045人。

1995年，根据聊城地区人事局《关于1995年度评聘专业技术职务的实施意见》，阳谷县卫生系统实行量化评审办法，从年度考核、学历、工作业绩等方面进行量化计分，并将设岗数额、申报办法、推荐人员情况等向社会公开，接受群众监督。1998年起，晋升初级专业技术职务人员增加专业考试。

1998年11月30日，县人事局、县卫生局联合印发《关于晋升初级卫生技术职务的实施意见》，规定凡正规全日制中专毕业实习一年期满或经过二年以上正规教育或专业培训，了解本专业基础理论知识，具有一定的基本技能，能胜任本专业一般技术工作的，方可申报医（药、护、技）士；具备中专毕业，从事医（护、技）士工作满5年以上或专科毕业从事专业技术工作满3年以上或大学本科毕业生从事专业技术工作满一年以上，熟悉本专业基础理论和基本知识，具有一定的基本技能，能独立处理本专业常见病或有关的专业技术的，方可申报师级技术职称。外地、外系统调入和军队转业技术人员仍从事对口专业技术工作的，凡是确定了专业技术职务的，均对其原任职资格进行确认；对未评审专业技术职称的人员，凡符合晋升条件者，均从评审会通过之日起算作技术职务资格任职时间。凡所学专业与现从事专业不对口的，不按具备相应学历对待。获市级三等以上科技进步奖、科技成果奖、医药卫生奖、学术成果奖的前2位人员或县级以上专业技术拔尖人才，可破格晋升助级卫生技术职务。

2000年8月20日，县卫生局印发《专业技术职务竞争聘任工作实施意见》，对专业技术人员实行竞争聘任，按需设岗，按岗聘任。各单位成立由领导干部、专业技术人员和职工代表组成的聘任委员会，负责岗位设置、资格审查、制定考核标准和聘任方案等工作。经过各级共同努力，顺利完成了卫生专业技术人员的竞聘工作。

2001年，根据县人事局《2001年专业技术职务评审工作意见》，专业技术职务任职资格不再规定评审数额，高中级专业技术职务按参评人数的1/2~1/3推荐参评人选，初级专业技术职称参评数额全面放开。晋升高、中、初级专业技术职务人员，实行计算机应用水平考试并作为准入条件。2002年，申报中高级专业技术任职资格者，均须参加职称外语考试并取得有效成绩。2003年年底，全县具有卫生技术职务任职资格的1735人，其中高级58人，中级519人，初级1158人。

2004年，县卫生系统按照上级规定，以各单位编制数和上级规定的结构比例为依据，实行技术职务限额控制。是年，共有1968人参加竞聘上岗，平聘1868人，高职低聘48人，落聘待岗学习52人。

2006年，按照上级有关规定，卫生（含计划生育）系列中、初级专业技术任职资格实行全国统一考试，取消评审委员会，实行以考代评。国家承认学历的正规全日制院校毕业生见习期满，经考核合格即可聘任相应专业技术职务，不需进行评审。中、初级资格考试按专业报考，合格后方可取得相应的卫生专业技术资格。2006—2012年，全县卫生技术人员考取任职资格的498人。

2013年，阳谷县公立医疗卫生机构共有卫生技术人员3034人，其中，正高级技术职务12人，副高级技术职务77人，中级技术职务736人，初级技术职务1209人。执业医师676人，助理执业医师142人。

2013年年底阳谷县公立医疗卫生机构卫生技术人员分布情况见表1-4-8。

表 1-4-8

2013 年年底阳谷县公立医疗卫生机构卫生技术人员分布情况表

单位:人

单位	高级						副高级						中级						初级						其他			执业资格	
	医		药		护	技	医		药		护	技	医		药		护	技	医		药		护	技	高级	中级	初级	执业医师	助理执业医师
	西	中	西	中			西	中	西	中			西	中	西	中			西	中	西	中							
县人民医院	7			1	1		31	1			10	4	147	1	29	1	111	4	89	1	20	1	116	8		6	37	284	4
县中医医院	1	2					9	8		2			32	27	7	7	49	17	20	27	9	2	65	17	3	2	26	111	9
县保健院							4						30			1	17	3	41	1	3		20	9		1	11	35	12
县卫校医院							1	1					4	2	1	1	5		15	3	12	1	22	6		1	8	11	4
县疾控中心									1				19	1	2		4	10	28		2		3	7		5	19	18	9
县二院													22	5	3	2	11	4	27	4	2	4	13	6			4	25	10
李台镇卫生院													5	2		1	3	3	30	4	5	3	10	4			5	21	4
十五里园镇卫生院													1	1					27	4	3	2	3				3	13	5
闫楼镇卫生院													4	2			3	2	23	4	4	1	6	10			6	12	5
张秋镇卫生院													5	4	4		1		26	2			4				8	10	11
郭店屯镇卫生院														1	1		2	1	8	3	1	1	7				8	9	2
侨润街道社区卫生服务中心													4				2		7	1	1	2	8	4			2	9	3
西湖镇卫生院													2	1			2	1	19	3	2	3	7	7				8	3
阿城镇范海卫生院														1	1			2	15	5			2	5			1	8	7
阿城镇卫生院													5	3	1		3	1	18	1	3	2	6	7		1	1	7	12
石佛镇卫生院													3	1		1	1	1	13	2	1		5	4			2	5	5
大布乡卫生院													1	1	1		4	1	12	2	5	3	6	3		1	2	5	5
定水镇卫生院								1					1				2		17	1	1	3	4	5		2	1	4	4
博济桥街道社区卫生服务中心							1							1		1	3	1	4	4	6	4	5	1			1	4	2
金斗营乡卫生院																2		1	5	3		1	3	1			1	2	1
高庙王镇卫生院													1					1	6	3			6	3				1	5
狮子楼街道社区卫生服务中心													11	15		1	8		10	5	2	3	17					18	9
寿张镇卫生院							1						4	1	1				17	8	4		7	12				13	5
安乐镇卫生院													3		1		5	1	8		8		7	3		1	2	3	8
七级镇卫生院													5	2		1	2	2	11	2	1	6	4	5		1	11	8	7
合计	8	2		1	1		47	11	1	2	10	4	309	62	52	19	238	56	496	93	95	42	356	127	3	21	159	676	142

第五节 工资津贴管理

一、工资

1949—1952年，县内医药卫生系统的正式工作人员实行供给制，主要包括伙食费、服装费、津贴费、过节费、保健费、医疗费、妇婴费等。1952年下半年，开始评定工资级别，实行工资分制，按级别确定工资分，折款发给本人。每工资分所含的实物量为：食粮0.8市斤、白细布0.2市尺、植物油0.05市斤、食盐0.02市斤、煤2市斤。

1956年，实行工资改革，县卫生科根据《卫生部关于国家卫生事业机构各类工作人员工资标准及有关规定的通知》精神，为全县卫生系统国家职工评定了级别，调整了工资。乡联合诊所的职工由工分制改为工资制，并评定了工资级别，工资从联合诊所集体收入中发放。

1958年7月1日，县卫生局印发《关于乡、社保健站卫生技术人员工资标准和评定规定的通知》，按照本人德才条件，采取自报公议、领导批准相结合的办法评定。乡、社保健站卫生技术人员工资标准分为3等12档，月工资额最高者50元，最低者20元。

1963年，根据国务院批转《劳动部关于1963年工资工作安排意见的报告》精神，对大中专毕业5年以上的人员和原来的部分职工调整了工资。同时根据山东省卫生厅《关于调整集体医疗机构职工工资问题的意见》，对集体举办医疗机构的职工工资普遍进行了调整。通过调整，每人平均工资由原来的29.5元提高到31.7元。

1972年年初，县卫生局根据国务院《关于调整部分工人和工作人员工资的通知》，对1957年参加工作的三级工、1960年年底参加工作的二级工以及1966年以前参加工作的一级工及与上述工人工作年限相同、工资等级相似的工作人员晋升了工资，一般级差在5元左右。

1977年，县卫生局按照国发（77）81号文件规定，对全县卫生系统职工调整了工资，升级面占职工人数的40%。1978年，根据上级规定，县卫生系统2%的干部职工晋升一级工资。

1980年，县卫生局按照国务院《关于职工升级的几项具体规定》，对全县卫生系统职工进行工资调整，升级人数占职工总人数的50%。

1981年，根据卫生部、国家人事局、国家劳动总局《关于<医疗卫生单位部分职工调整工资方案>中若干具体问题的说明》，对全县卫生系统的职工进行了工资调整，升级面占70%。

1982年，根据上级有关规定，对卫生系统干部职工进行了工资调整。这次调整的重点是提高护士等中级卫生技术人员的工资，并适当解决其他各类人员工资偏低问题。调整工资的范围是全民所有制的医院、卫生防疫站、妇幼保健站人员和集体所有制医疗卫生单位中的国家工作人员。凡1978年底以前参加工作的中级卫生人员一般升一级；1968年底以前从事护理工作的护士和1966年底以前中专毕业的其他中级卫生技术人员，工资低于卫生技术12级（不含12级），工作表现突出的，一般升两级。是年，集体所有制医疗卫生单位的集体人员也参照上述规定调整了工资。

1985年6月4日，中共中央、国务院印发《关于国家机关和事业单位工作人员工资制度改革问题的通知》，决定对全国机关和事业单位工作人员的工资制度进行改革。这次工资改革的主要内容是：国家机关、事业单位工作人员，均在原等级工资的基础上，改行以职务（岗位）工资为主的结构工资制，分为基础工资、职务（岗位）工资、工龄工资、奖励工资四个组成部分。基础工资定为39元，从各级干部到工勤人员，均执行相同的工资额。职务（岗位）工资，按照工作人员的职务和业务技术水平，实行一职数级，上下交叉。工龄工资，按照工作人员的工作年限，每工作一年，每月发给0.5元。1986年，全县卫生系统1726人参加了这次工资改革，改革后的工资标准从1986年1月1日执行。改革后，卫生系统人均增资18.9元。

1985年山东省医疗卫生单位卫生技术人员职务工资标准表

表 1-4-9　　单位：元

职务	基础工资	职务工资标准									
		1			2	3	4	5	6	7	8
主任医师	39	307	258	210	190	165.6	146.5	136.5	126.5	117	
副主任医师	39	190	165.5	146	136.5	126.5	117	105	97.5	88.5	80
主治医师	39	126.5	117	107	97.5	88.5	80	71	63.5	55.5	
医师	39		80	71	63.5	55.5	47.5	41	35	29	
护士长	39			80	71	63.5	55.5	47.5	41	35	29
护士	39			55.5	47.5	41	35	29	23.5	17.5	11.5
医士	39			55.5	47.5	41	35	29	23.5	17.5	11.5

1990年，根据鲁人薪【1990】14号文件，卫生系统工作人员普调了工资。

1994年，根据上级文件规定，阳谷县卫生系统实行工资制度改革。改革的主要内容是：国家机关工作人员实行职级工资制。工资分为职务工资、级别工资、工龄工资、基础工资四个部分，其中职务工资和级别工资是职级工资构成的主体。基础工资标准每人每月90元，各职务人员均执行相同的基础工资；工龄工资按工作人员的工作年限确定，每年一元；级别工资按套改年限和由任免机关正式任命的职务确定相应的工资级别。职务工资按所任职务和任职年限确定。

机关技术工人实行岗位技术等级制，其工资由岗位工资、技术等级工资和奖金三部分构成；普通工人实行岗位工资制，其工资由岗位工资和奖金两部分组成。

事业单位工作人员的工资由“固定部分”与“活的部分”构成。“固定部分”按职位（岗位）不同执行国家统一制订的工资标准；全额拨款单位“活的部分”在工资构成中占30%,差额拨款单位“活的部分”在工资构成中占40%。事业单位的专业技术人员实行专业技术职务等级工资制，由技术职务等级工资和一定比例的津贴构成。管理人员实行职员等级工资制，由职员等级工资和岗位目标管理津贴构成；技术工人实行技术等级工资制，由技术等级工资和岗位津贴构成；普通工人实行等级工资制，由等级工资和津贴构成。

是年，全县卫生系统1739人参加了工资改革，人均增资140元。

1996年，根据鲁人薪〔1996〕13号文件，卫生系统所有在职职工的职务工资普调一个档次，人均增资12.9元。

1997年，根据上级有关规定，调整了机关、事业单位工作人员的工资标准。机关工作人员的基础工资由每月90元提高到110元；事业单位职务工资标准人均每月增加20元；机关工勤人员的技术等级工资人均每月增加14元。

1999年，根据鲁人薪〔1999〕2号文件规定，机关工作人员的基础工资由每人每月110元提高到180元，级别工资标准由十五级至一级每人每月55元至470元提高到85元至720元。同时，对事业单位工作人员工资构成中的“固定部分”和机关工人的岗位工资、技术等级工资标准进行了调增。

2001年，根据国办发〔2001〕14号文件规定，自2001年1月1日起，机关工作人员基础工资标准由每人每月180元提高到230元，级别工资标准由十五级至一级每人每月85元至720元提高到115元至1166元。调整事业单位工作人员工资构成中的固定部分，其中卫生技术人员职务等级工资调整到288元至1288元，活的部分按照国家规定的构成比例相应提高。同时对机关工人、事业单位的管理人员及工人的工资进行了调整。根据国办发〔2001〕70号文件规定，自2001年10月1日起，公务员（含参照管理人员）各职务层次职务工资起点标准由最低50元至最高480元提高到100元至850元；机关技术工人的岗位技术等级岗位工资调增到250元至665元；机关普通工人岗位工资标准调增到303元至571元。事业单位卫生技术人员工资构成比例中的固定部分，专业技术职务等级工资调增到324元至1555元，活的部分按照国家规定的构成比例相应提高；事业单位的管理人员职务等级工资标准提高到322元至1745元。同时，按照文件规定，对事业单位的技术工人、普通工人的技术工资等级进行了调整。2001年两次工资调整，卫生系统职工工资人均增长约200元。

2003年，根据国办发【2003】93号文件，机关行政人员职务工资标准由100元至850元分别提高到130元至1150元，级别工资十五级至十二级提高到115元至190元；机关技术工人岗位工资标准调增到271至724元；机关普通工人岗位工资标准调增到324元至592元。事业单位卫生技术人员技术职务等级工资标准调增到346元至1650元，活的部分按照国家规定的构成比例相应提高；事业单位的技术工人技术等级工资标准调增到336元至873元，普通工人等级工资标准调增到324元至592元。通过调整，全县卫生系统在职职工人均月工资增加约50元。

2004—2005年，根据县人事局的统一部署，卫生系统在职职工先后两次晋升了工资档次，人均每月增加约40元。

2007年，根据《聊城市公务员工资制度改革实施意见》和《聊城市事业单位工作人员收入分配制度改革实施意见》，卫生系统对公务员工资制度和事业单位工作人员收入分配制度进行了改革。这次改革的主要内容是：

1.机关工资制度改革。(1)机关公务员实行职级工资制，基本工资由职务工资和级别工资组成。科级正副职职务工资分别为510元和430元；办事员、科员、副主任科员、主任科员职务工资分别为340元、380元、410元和480元。级别工资按照职务、任职年限和套改年限确定。(2)机关技术工人实行岗位技术等级工资制，基本工资由技术等级工资和岗位工资组成。初级工、中级工、高级工技术等级工资分别为125元、155元、195元，岗位工资按照聘任技术岗位、任职年限和套改年限确定。(3)机关普通工人实行岗位工资制，按套改年限确定。

2.事业单位收入分配制度改革。事业单位实行岗位绩效工资制，由岗位工资、薪级工资、绩效工资和津贴补贴组成，其中岗位工资和薪级工资为基本工资。(1)岗位工资。专业技术人员按本人聘用的专业技术岗位执行相应的岗位工资标准；管理人员按本人聘用的管理岗位(任命的职务)执行相应的岗位工资标准。工人按本人聘用的工勤技能岗位(技术等级或职务)执行相应的岗位工资标准。(2)薪级工资。工作人员按照本人所聘岗位、任职年限和套改年限，结合本人表现，套改相应的薪级工资。(3)绩效工资。在核定的绩效工资总量内，按照规定的分配程序和工作人员的实绩、贡献，自主决定内部分配，合理拉开差距。

参加本次工资改革的卫生系统职工1997人，人均增资约330元。

本年，根据鲁政办发〔2006〕108号文件，卫生系统事业单位的在职职工全部晋升了一级薪级工资，人均增资22元。

2008年，根据上级规定，卫生局机关工作人员晋升了一个级别工资档次，卫生系统事业单位工作人员普遍晋升了一级薪级工资。

2009年，根据上级规定，卫生系统事业单位职工普遍晋升了一级薪级工资，人均增资24元。

2010年至2012年，卫生局机关工作人员先后两次晋升级别工资档次，人均增资约105元；所属事业单位工作人员先后3次晋升薪级工资，人均增资约80元。

2013年1月，根据上级规定，卫生系统事业单位职工普遍晋升了一级薪级工资，人均增资约35元。

二、津贴

1952年9月22日，平原省人民政府卫生厅发出通知，规定各级医院的医务人员，凡每天工作一直到夜晚十二时以后白天仍继续工作的，可以发给夜餐费，以保障医务人员的健康。其标准为每人每夜0.75工资分，包干发给个人使用。

1953年，国家为保障医务人员的身体健康，卫生部颁布《保健津贴暂行办法》和《结核病防治院、所及放射科工作人员临时津贴试行办法》，对接触传染病、结核病的卫生人员，以工资分的形式发给保健津贴。

1963年2月，根据省卫生厅《关于调整临时保健津贴标准的通知》，在卫生部规定的原则范围内，将临时保健津贴标准作了调整。一类每人每月8.8元至11元，二类每人每月6.6元至9.9元，三类每人每月4.4元至8.8元。

1980年，山东省卫生厅下发《关于颁发医疗卫生津贴实施细则（试行）的通知》和《关于对卫生防疫人员实行卫生防疫津贴的通知》，将医疗卫生津贴标准分为三类，卫生防疫津贴标准分为四类。医疗卫生人员津贴1类每人每月10元至15元，2类每人每月7元至12元，3类每人每月4元至9元。卫生防疫人员津贴1类每人每月15元，2类每人每月12元，3类每人每月9元，4类每人每月6元。阳谷县按照上述规定，对相关医疗卫生人员和卫生防疫人员落实了保健津贴。

1985年，阳谷县贯彻落实《关于山东省护士工龄津贴的实施办法》。对直接护理病人、从事护理技术操作的护士、助产士、护师、主管护师、正副护士长、正副助产士长、护理部正副主任实行护士工龄津贴，其计发标准为：从事护理工作满5年不满10年的，每月3元；满10年不满15年的，每月5元；满15年不满20年的，每月7元；满20年以上的，每月10元。

1989年，根据省卫生厅、人事局、劳动局的通知，阳谷县调整了医疗卫生津贴标准和卫生防疫津贴标准。1999年，根据上级有关规定，提高了医疗卫生、卫生防疫津贴标准。2004年，卫生防疫津贴由按月发放改为按工作日发放。

第五章　精神文明建设

20世纪50年代，针对医、药人员分散经营的状况，县卫生科、卫协会通过开展爱国主义教育、集体主义教育和总路线的教育，提高他们的政治思想觉悟，明确社会主义方向，激发爱国热情，动员分散经营的医、药人员走集体化道路。20世纪60年代，县卫生行政机构组织卫生系统干部职工认真开展学雷锋活动，克服“医不叩门”的陈旧观念，牢固树立群众观念，改善服务态度，提高服务质量。中共十一届三中全会后，县卫生系统积极开展“五讲四美”活动和“学雷锋、树新风”活动，教育干部职工进一步强化服务意识，提高技术水平。1986年9月28日，中共中央印发《关于社会主义精神文明建设指导方针的决议》后，县卫生系统认真学习贯彻《决议》，坚持业务工作与精神文明一起抓，努力加强医务人员的职业道德建设。卫生行业作风建设和文明单位创建活动取得了显著成效。

第一节 职业道德建设

1953年，阳谷县卫生科、卫生工作者协会在全县卫生工作者中开展了“五比”运动，即比爱国、比思想、比工作、比学习、比态度。通过“五比”运动，激发了全县公立医疗卫生单位的干部职工和分散行医人员的爱国热情，增强了群众观念和服务意识。1954年，县卫生科对县卫生院和区卫生所人员分两批进行了贯彻总路线的教育。每期10天，共参加61人，占院所人员的71%。通过学习教育，提高了卫生工作者的政治思想觉悟，进一步奠定了革命的人生观。在具体工作上，开展了“三好五轻”活动，即态度好、照顾好、治疗好，说话轻、脚步轻、开门轻、放物轻、操作轻。通过活动，全县卫生工作者的服务态度显著改善，服务质量显著提高。

1956年1月，阳谷县召开全县中西医生大会，534名中西医生参加。通过国内外形势和社会主义优越性的教育，结合全县互助合作化和对手工业、资本主义工商业社会主义改造的胜利成果，动员分散经营的中西医生在“自愿、两利、三通、四满意”的基础上，投资有半社会主义性质的联合诊所或转入农社保健站，为社员群众就近就医就药提供了方便。此后，县卫生行政部门针对各级医疗卫生单位人员成分复杂，集体观念较差以及部分医务人员服务态度蛮横、争待遇、逐名利等情况，加强了医务人员的集体主义、爱国主义和职业道德教育，增强了法律观念、集体观念和责任意识、服务意识，全县医务人员的精神面貌发生了根本变化。多数卫生工作者在做好本职业务外，主动参加除“四害”、大扫除等爱国卫生运动，农忙季节组成医疗小分队，深入田间地头，巡回治疗，受到社员群众的好评。

1982年，在“五讲四美”（即讲文明、讲礼貌、讲卫生、讲秩序、讲道德，心灵美、语言美、行为美、环境美）活动中，要求卫生系统干部职工做到“救死扶伤”，树立“心灵美”；改善服务态度，做到“行为美”；讲究卫生，搞好“环境美”；进行身心治疗，注意“语言美”。同时，在卫生系统广泛开展了“学雷锋、树新风、学习白求恩”和“假如我是一个病人”的大讨论，广大医务人员对照标准找差距，对照先进查不足，对照问题定措施。全县各医疗单位根据查找出的问题，结合各自的实际情况，全部建立了医德守则。通过活动，在全县医务人员中形成了讲文明、学先进、遵医德的良好风尚。是年，县卫生局组织技术比武3次，参加人员80人次，评选优秀护士33名。

1989年至1990年，县卫生局根据卫生部的部署，在全县医务人员中组织开展了“学习白求恩”活动，全县各医疗单位张贴或悬挂“做白求恩式的革命者，做白求恩式的科学家”“继承和发扬白求恩精神，全心全意为人民服务”等标语，并结合各自的实际，树立身边的先进典型，教育医务人员进一步提高职业道德水平、理论知识水平和业务水平，取得了较好的效果。

1992年2月至9月，县卫生局分两期对医务人员进行了职业道德教育培训。培训期间，采取聘请专家讲课、播放录像片、先进事迹报告等形式，还统一组织了全县卫生系统“职业道德知识竞赛”，在5月和9月两期结业考试中，参加培训的760人全部及格。1993年3月，县卫生系统开展了“学雷锋、树新风”活动，对评选出的6名学雷锋标兵进行了表彰。

1994年4月，县卫生局先后印发《关于开展向赵雪芳同志学习的通知》和《关于开展向姜健同志学习的通知》，在全县卫生系统全面开展了学习赵雪芳、学习姜健的活动。是年9月28日，县卫生局召开“全县卫生系统职业道德建设工作会议”，局长张占魁对全县卫生系统职业道德建设工作进行了部署，县卫生局和各医疗卫生单位都成立了职业道德建设领导小组，把职业道德建设列为“一把手”工程和岗位目标考核内容，在评先树优、升职晋级等方面实行“一票否决”。1995年5月28日，县卫生局印发《关于印发职业道德建设几项制度的通知》，包括《职业道德建设学习制度》《医德医风建设制度》《药品财务管理制度》及《医德医风监督制度》，使全县卫生系统职业道德建设走上了制度化的轨道。1995年9月28日，县卫生局印发《阳谷县卫生系统岗位职业道德规范》《阳谷县卫生系统职业道德建设管理办法》《阳谷县职业道德建设考评办法》《阳谷县卫生局关于加强职业道德建设纠正行业不正之风的奖惩办法》，对领导干部、行政机关工作人员、医疗人员、护理人员、医疗卫生单位管理人员、后勤保障人员、卫生监督执法人员、卫生防疫人员、药政药检人员、妇幼保健人员的职业道德规范分别作出了明确具体的规定。职业道德建设分别纳入党务工作目标管理和行政领导任期目标责任制，把职业道德建设与各项业务工作同部署、同考核、同奖惩。细化了单位、科室、岗位职业道德建设考评标准和考评办法，明确了违反职业道德规范的惩罚措施。建立了岗前教育培训制度，凡新进入卫生系统的工作人员必须参加县卫生局统一组织的不少于32学时的职业道德教育培训。县卫生局机关和各医疗卫生单位通过学习贯彻职业道德建设规范和各项制度规定，组织干部职工收看职业道德讲座，开展“患者满意在医院”“致病人的公开信”设立职业道德建设举报箱、公开举报电话、建立职业道德建设考核档案等形式，完善管理，强化监督，全县卫生系统的职业道德建设工作达到了一个新的水平，县电视台对阳谷县卫生系统职业道德建设情况进行了专题报道。是年，卫生系统收到各种表扬信、锦旗、牌匾等870件，社会满意度90%以上。

1997年，全县卫生系统结合学习贯彻《中共中央关于加强社会主义精神文明建设若干问题的决议》，狠抓了医德医风建设。针对社会反映的服务态度生硬、就医手续繁锁等热点问题，县卫生局一举推出了八项承诺服务，把职业道德建设进一步具体化、公开化。如县人民医院开展了评选“十佳科室长”“十佳白衣战士”活动，县中医医院开展了爱医院如爱家、爱病人如亲人、爱同事如兄弟姐妹的“三爱”活动。通过一系列的活动，丰富了职业道德建设活动内容，提高了广大医务人员的职业道德和服务水平。

进入21世纪后，县卫生局结合县委、县政府和上级业务部门安排的主题实践活动，进一步加强和规范职业道德建设，使全县卫生系统职业道德建设达到新的水平。2013年，阳谷县卫生局被评为“全市职业道德建设先进单位”，受到聊城市总工会表彰。

第二节 行风建设

中共十一届三中全会后，全县卫生系统认真贯彻落实各项改革开放政策，促进了各项工作的顺利开展。但是，也不同程度地出现了“一切向钱看”的现象。有的在职医务人员私自开办诊所、药房，有的在职人员利用业余时间到私人诊所坐诊，分成跑“处方”，有的离退休人员擅自跨乡行医或在家开业，不但影响了正常的医疗管理秩序，也影响了卫生系统的行风建设。

1987年3月1日，县卫生局印发《关于加强卫生系统退离休和在职人员开业和行医管理的通知》，对在职医务人员开办的诊所、药店和兼职坐诊情况进行了清理，对离退休人员根据个人意愿返聘到原医疗单位工作，从而维护了正常的医疗管理秩序，稳定了医务人员的思想情绪。

1991年3月至6月，县卫生局在全县卫生系统组织开展了百日优质服务、争做白求恩式白衣战士活动，党组书记、局长祝登銮任领导小组组长。通过活动，各单位修订完善了政治学习制度、业务学习交流制度、首诊医生负责制度以及各项管理制度。县卫生局统一制做了胸牌，医务人员全部实行上岗挂牌服务。在全系统形成了“人人学英雄、个个争先进”的良好风气，广大医务工作者的服务态度明显改善，服务质量显著提高。活动期间，在卫生系统筛选7名先进工作者组成报告团，分赴全县13个报告点巡回报告，受教育面达到90%以上。据统计，活动期间卫生系统开设家庭病床602人次，为乡镇敬老院免费查体570人，举办义诊咨询服务和医务奉献活动55次，组织成立麦收医疗队28个，深入田间地头医疗服务370人次。活动结束后，评选表彰优秀医务工作者26人。

1995年4月，全县卫生系统组织开展了“三学”活动，即在领导干部中开展学习孔繁森活动，在基层干部中开展学习王廷江活动，在医务人员中开展学习韩淑云活动。各医疗卫生单位通过黑板报、宣传栏、张贴标语等形式，努力营造“三学”气氛，通过集中学习，召开座谈会、交流会等形式，丰富学习活动内容。通过“三学”活动，促进了全县医疗卫生系统的行风建设，形成了比、学、赶、帮、超的局面。是年11月，县卫生局组织开展了向勇斗歹徒的泰山医学院附属医院副院长、主任医师刘来村学习的活动，取得了显著效果。

1998年至1999年，全县卫生系统相继开展了学习孔繁森比服务态度，学习王廷江比奉献精神，学习赵雪芳比技术水平的“三学三比”活动，以及评选十佳医生、十佳护士、十佳管理工作者、最美医务工作者的“三佳一美”评选活动。县卫生局通过电视台等新闻媒体向社会推出五项承诺服务，各医疗卫生单位针对社会反映的看病难、看病贵以及乱检查、乱收费、拿回扣、收“红包”、吃请受礼等现象，在加强学习教育、完善管理制度的同时，普遍设立了举报箱，明确专人定期开启。县医院、县中医院分别推出了承诺服务、聘请了监督员。有的单位针对医护人员技术水平低，自身要求低，缺乏进取心的现象，采取集中学习，举办技术交流会、技术比赛等形式，增强医务人员的进取意识、奉献意识和服务意识，提高医务人员的技术水平。通过活动，全县卫生系统的行风建设达到了新的水平。

2000年7月，县卫生局组织开展了“四规范一满意”（即规范检查、规范用药、规范收费、规范行为，满意在卫生）活动和创建“放心药房”活动，把行风建设的重点放到人民群众关注的窗口单位。在2002年的全县行评中，卫生行业满意率达到97%。

2004年7月12日，县卫生局印发《关于在全县医疗机构中深入开展向社会服务承诺活动的实施意见》，县卫生局统一对医疗机构及医务人员规定了八项承诺服务内容，各医疗机构根据“八项承诺服务”的内容予以量化、细化，建立“医院对社会、科室对医院、个人对科室”的三级承诺机制。各医疗单位的承诺内容除通过会议、新闻媒体向社会公布外，在本单位醒目处设置服务承诺标牌；科室对医院的承诺内容公开上墙；医务人员对科室的承诺形成承诺卡，记录在案。在服务承诺活动中，多数医疗单位制订和完善了工资奖金分配制度、财务管理制度、信息公开制度、住院费用清单制度、医疗收费及药品价格公示和查询等制度，规范了医务人员的职业行为。广大医务人员立足本职、承诺践诺、自觉接受社会各界的监督，强化了“以病人为中心、以质量为核心”的观念，改善了服务态度，提高了服务质量。2005年10月29日，县卫生局组织县直各医疗卫生单位在中心广场举办了“弘扬卫生行业新风尚”大型广场展示活动。活动以“弘扬卫生行业新风尚、彰显卫生行业好形象”为主题，出动宣传车12辆，发放宣传材料2300份，为200多名群众进行免费查体，充分展示了“热情服务、乐于奉献”的行业新风。2006年上半年，县卫生局在全县卫生系统开展了首届阳谷名医、“天使之星”和优秀乡村医生评选活动。按照公开、公平、公正、民主和实事求是的原则，经过层层推荐遴选，对评选出的10名“阳谷名医”、10名“天使之星”、10名“优秀乡村医生”进行了表彰，并在县中心广场设置展示栏，宣传他们的先进事迹。县电视台进行了专题报道。

2008年至2011年，按照山东省卫生厅和聊城市卫生局的统一部署，阳谷县卫生系统深入扎实地开展了以服务好、质量好、群众满意为核心内容的“两好一满意”活动。县卫生局印发《阳谷县卫生系统开展“两好一满意”活动实施方案》，成立以党组书记、局长万开义任组长的“两好一满意”活动领导小组，各医疗卫生单位的主要负责人为“两好一满意”活动的第一责任人。全系统紧紧围绕排查出的宗旨意识和群众观念问题、服务意识和方便群众问题、质量意识和安全问题、创新意识和精神状态问题、廉洁意识和行业形象问题进行了认真整改落实，努力实现服务零投诉和质量零缺陷的目标，改善了医疗机构的社会形象。为推动“两好一满意”活动向纵深发展，2010年6月30日，县卫生局印发《基层医疗机构规范服务行动工作方案》，全县县级综合医院、中医医院、妇幼保健院、专科医院和乡镇卫生院、村卫生室、社区卫生服务机构、民营医院均参加以“规范服务行为、提高服务水平”为主题的规范服务行动，取得了较好效果。2011年9月23日，县卫生局组织县直医疗卫生单位在中心广场开展了“三好一满意”（注：2011年6月“两好一满意”改为“三好一满意”）活动成果展示活动，通过设置展板、专家义诊、疾病预防控制以及卫生监督法律法规宣传等形式，展示了卫生行业新风尚。2011年4月，阳谷县卫生局被评为全省卫生系统“两好一满意”示范集体，受到山东省卫生厅的表彰。

2013年，阳谷县卫生系统开展了“我承诺、我清廉、我服务”主题实践活动。通过集中学习教育、开展自查自纠、严格建章立制、面向社会公开承诺、查处违法违纪案件等活动，改进工作作风、细化便民措施，开展人性化服务，实行无假日门诊制度，卫生系统广大干部职工的工作效率进一步提高，医疗卫生管理进一步规范，社会形象进一步提升。

第三节　文明单位创建

20世纪80年代，县卫生局积极响应全国总工会、共青团中共、全国爱卫会等九个单位联合发出的《关于开展文明礼貌活动的倡议》，在全系统特别是青年干部职工中广泛开展了“五讲四美”活动，大兴“五讲四美”之风。

1987年，县卫生系统认真学习贯彻《中共中央关于社会主义精神文明建设指导方针的决议》，将精神文明建设列入医疗卫生单位岗位目标责任制，精神文明建设工作与业务工作同部署、同考核、同奖惩。是年，县卫生局对乡镇卫生院（含县分院）实行3000分考核，其中精神文明建设800分，占考核总分数的27%。1988年1月，县卫生局制定了卫生系统精神文明建设考核评分标准，把精神文明建设细化、量化为10大项33条。

20世纪90年代，阳谷县卫生局组织开展了以治理脏、乱、差为重点的医院改貌活动。1991年年初，县卫生局组织县直医院和乡镇卫生院的院长赴长清、曲阜等县市进行学习考察，11月15日在高庙王乡卫生院召开院容院貌建设现场会，学习和推广其先进经验。多数单位组织干部职工开展义务劳动，如卫生大扫除、粉刷墙面、修建花池、整修路面、绿化美化等，院容院貌焕然一新。同时，县卫生局根据卫生系统的行业特点，组织开展了一系列精神文明建设创建活动。县人民医院、县中医院广泛开展了争创“文明窗口、文明单位、文明标兵”活动，涌现出县人民医院普外科主任寇怀刚、县防疫站防疫科科长孟祥元等一大批精神文明建设先进典型。2000年4月13日，聊城市卫生局印发《关于向寇怀刚同志学习的通知》，号召全市卫生系统干部职工以寇怀刚同志为榜样，树立正确的世界观、人生观和价值观，形成爱岗敬业、无私奉献、开拓进取、积极向上的良好氛围。

2006年2月22日，县卫生局印发《关于在卫生系统实施禁酒令的通告》，从3月1日起在卫生系统全面实施禁酒令。凡卫生局机关和下属单位的行政人员在周一至周五工作日内禁止在早、午餐饮酒，周六、周日如有值班任务时，也不准饮酒。医护、检验、库房管理、财务和行政执法人员上岗前三小时内禁止饮酒。县卫生局成立由纪检组牵头的检查小组，配备酒精测试仪，不定期到各医疗卫生单位进行明察暗访，对五名违反“禁酒令”的人员进行了通报批评和罚款处理。2006年3月31日，县卫生局印发《关于在全县卫生系统开展环境卫生达标活动的意见》，4月1日至30日，全县卫生系统集中开展了以“内强素质、外树形象”为主题，以整治“脏、乱、差”为重点的环境卫生综合整治活动。在此基础上，各医疗卫生单位广泛深入地开展了环境卫生达标活动。至年底检查考核时，全县多数医疗卫生单位内外墙壁粉刷如新，院内绿化平整，室内洁净整齐，工作服帽整洁，食堂、厕所达到了卫生要求，患者就医环境得到改善，医务工作人员的精神面貌和社会形象显著提升。

2007年后，县卫生局在全县卫生系统先后开展了“两好一满意”“规范医疗行为从我做起”“作风建设年”“推行文明用语”“卫生职业精神大讨论”“我承诺、我清廉、我服务”“讲道德、重诚信、比赶超、促跨越”，以及创建“无烟医疗单位”、开展志愿服务等活动。通过学习教育和主题实践活动，各医疗卫生单位的领导班子更加坚强有力，干部职工的思想觉悟、业务水平和职业素养得到显著提高，环境卫生和就医条件明显改善，精神文明建议取得了丰硕成果。县妇幼保健院、县疾病预防控制中心、县中医医院、县第二人民医院、县卫生职业中等专业学校、县人民医院、县卫生局先后被评为县级以上文明单位，其中，县中医医院被评为“省级文明单位”。

第六章　卫生财务管理

阳谷县卫生科建立初期，没有专门的财务管理人员，全县卫生财务工作在县卫生科的领导下由县卫生院总务组负责。县卫生院总务组设组长、会计、采购各1人，具体负责管理全县的公费医疗、行政经费开支、卫生事业单位收支、药品成本及固定资产与流动资金，掌握全县药品供销情况，负责药品器材采购供应调拨，管理药库与商品帐目。1958年县卫生科改为卫生局后，始设专职财会人员，履行对全县医疗卫生单位财务管理职责。1984年12月设立计划财务科，其主要职能是拟定全县卫生经济发展规划，监管政府举办的非营利性医疗卫生机构的国有资产，负责卫生事业费的预、决算编报，经费的分配和拨付，以及医疗卫生单位的计划、财务、基建、物价、审计监督、业务统计的管理工作。1989年4月设立物价科，具体负责医疗卫生单位的药品价格和医疗服务收费价格管理工作。1998年3月撤销物价科，其职能并入计财科。2002年10月县卫生局计财科改为规划财务科。

第一节　财务计划管理

中华人民共和国成立初期，医疗机构财务管理采取“统收统支”的办法，即全额管理，统一核算，年终结余一律上缴财政。

1954年，国家财政实行中央、省、县三级财政管理，国家对医疗卫生机构实行“以收抵支，差额补助”的管理形式，对支出大于收入的部分实行差额补助，对没有固定收入的全额预算单位实行“全额管理，全额补助”，即按全额支出实行全额补助。

1960年以后，国家对医疗机构实行“全额管理，定项（额）补助，预算包干”的管理形式，即对某一项或几项经费实行定项（额）补助。定向补助主要包括工作人员的基本工资和基本工资额3%的附加工资。1961年5月15日，阳谷县卫生局下发《关于财经方面几个问题的通知》，决定从1961年8月起，卫生院国家人员工资由卫生院开支，国家不再拨款。全额预算单位的管理办法未作变动。

1963年，根据财政部、卫生部《关于加强卫生事业财务管理若干问题的规定》，对县医院仍实行包工资的办法。但由于国家财政困难，对县医院经费预算指标仍维持1962年的水平。预算拨款与包工资的差额，由医院历年结余资金弥补解决。对群众进行防病治病时，仍贯彻收费、减费、免费的原则。属于治疗性的，原则上收费；属于预防性以及烈性传染病的防治，可以减费或免费。对于重灾区，因疾病严重，群众无力负担治疗费用时，可以在农村医药救济专款内调剂解决。防治防疫机构的业务收入，可抵充药品材料经费，不上交财政。集体联合经营的医疗机构实行“独立核算，自负盈亏”。但对于发基本工资有困难的单位，可根据实际情况给予适当补助。各医疗卫生单位认真贯彻“发动群众，勤俭办院”的方针，修旧利废，勤俭节约，掀起了增收节支的热潮。

20世纪60年代，由于群众生活较困难和公费医疗超支，医疗机构相继出现医疗欠费现象，影响了医疗机构的资金周转。1969年12月，聊城地区革命委员会增拨阳谷县农村卫生事业费6万元，全部用于各区卫生院库存药品的补充、扩建卫生院的器械购置，以及发工资确有困难卫生院的补充。

1973年至1974年，国家为解决因医疗欠费影响医疗机构资金周转的问题，拨款解决医疗机构长期挂帐的群众医疗欠费总额的2/3，其余1/3在国家核定的处理群众医疗欠费基金内逐步解决。

1974年起，按照上级关于集体举办的公社卫生院实行“社办公助”的要求，财政对集体所有制公社卫生院中的全民所有制职工按基本工资的103%补助，对集体所有制人员按基本工资的60%补助，社会卫生人员按基本工资的100%补助。

1979年，根据上级有关要求，在财务上对医院实行“全额管理，定额补助，结余留用”的办法。将过去按职工工资补助的办法，改按床位或工作量(实际占用床日、门诊人次)补助。

1980年，国家财政体制改革，实行“财政切块”“分灶吃饭”的管理形式。按照经费切块的标准和内容，地区将切块经费分项分配到县卫生局。另外，县级医院旧门诊旧病房改造、设备购置、补助经费，县防疫站、妇幼保健站修缮、装备经费，传染病、地方病、乡村医生补助经费等不固定的支出仍由省财政厅、卫生厅专项拨款。对差额预算单位（医疗机构）实行“定额管理，预算包干，考核奖惩，节余留用”的管理办法，预算包干的主要项目为基本工资、离退休人员费用、床位补助、床位发展补助和一定数额的清欠资金。对全额预算单位则实行“预算包干，节余留用，增收归己，超支不补”的办法，包干的主要项目为基本工资和各项补助、离退休人员费用，以及按标准安排的公务费用和业务费用。是年7月27日，阳谷县卫生局印发《关于公社卫生院（县分院）经济管理办法》，将按床位或工作量补助改为按人员、床位和完成任务量补助的办法。人员工资补助占60%，核定床位占20%，完成任务量占20%。根据“定额指标”，各院按月汇总上报，县卫生局按月抽查，按季考核。对达到核定床位和完成任务的单位，按标准拨付经费；对开放床位未达到核定标准或未完成任务的，根据情况扣发一定比例的经费。

1983年，县卫生局调整了卫生事业补助经费使用办法，对全民职工每月拨基本工资的95%（定水镇、金斗营、石门宋、大布卫生院拨100%），集体职工拨基本工资的70%。

1986年9月1日，县卫生局印发《卫生财务管理工作制度》，对医疗卫生单位的会计、现金出纳以及门诊、住院会计的任务、职责、权限等作出了详细具体的规定，进一步规范了全县医疗卫生单位的财务管理工作。

1988年4月27日，县政府批转县卫生局《关于农村卫生改革试行方案的报告》，将拨付乡镇卫生院的财政补贴经费的“人头费”改为卫生事业费。除包离休人员全部离休费、退休人员的基本退休费、防保人员的工资、遗属补助（全民人员）外，剩余部分下达到单位，用于卫生院的基本建设、医疗设备购置和人才培养，其他人员本着工资自理的原则，实行按劳取酬。

1992年6月30日，县卫生局针对医疗卫生单位财务管理中存在的问题，印发《阳谷县卫生局关于财务管理的几项规定》，健全了财务管理机构，完善了各类财务人员岗位责任制，明确规定现金会计不得兼管收支凭证、帐簿、债权、债务和戳记。根据权责发生制的原则，医疗单位每月按结余的50%提取事业发展基金，25%提取奖励基金，24%提取福利基金，1%提取院长基金。提取的各项基金全部纳入专用基金进行管理。

1995年乡镇管理体制改革，将乡镇卫生院（含县分院）的人、财、物划归乡镇管理，除卫生事业专项拨款外，乡镇的卫生事业费由乡镇财政分配和管理。全县各乡镇由于经济条件不同，对卫生事业的投入也不相同，总体投入相对减少，多数乡镇卫生院（包括县分院）投入不足，经营困难，工资拖欠，步履维艰。1995—2000年，乡镇财政对卫生院（含县分院）累计投入1470万元，仅占卫生院支出的18%。

2000年10月30日，聊城市财政局、市计委、市卫生局印发《聊城市卫生事业补助政策实施办法》。补助范围根据政府管理卫生事务、行使卫生监督执法工作职责，以及公共卫生工作任务、基本医疗服务和事业发展的需要确定。补助资金按照定员定额、项目管理、零基预算办法核定。卫生行政部门及执法监督机构所需经费由同级财政预算支出（包括人员经费、公务费、业务费和发展建设支出）。疾病控制和妇幼保健机构向社会提供公共卫生所需经费由同级财政预算和单位上缴的预算外资金统筹安排。经费补助的项目主要包括：甲类和部分乙类传染病以及对人群健康危害严重的其他传染病的监测、控制和疫情处理，政府指令性计划免疫，卫生突发事件处理和重大灾害防疫，与健康相关产品、药品的检测检验，环境卫生、食品卫生、学校卫生、职业卫生的监测与预防，对人群健康危害严重的慢性传染病、地方病、寄生虫病的检测与控制，妇幼保健、健康教育，政府指导性计划免疫，以及部分慢性非传染性疾病的监测与预防等。疾病控制和妇幼保健机构取得的各项收入，全部纳入预算外资金专户，实行收支两条线管理。政府举办的县级非营利性医疗机构以定项补助为主，由县财政予以安排。基本医疗服务原则上通过收费补偿，由政策原因造成的亏损扣除药品收支结余弥补后的差额，由财政给予补助。政府举办的社区卫生服务机构，以定额补助为主，由财政予以安排。

2001年1月1日起，阳谷县县级医疗机构实行药品收支两条线管理。医院药品收入扣除药品支出后的药品收支结余，上交县卫生局，由县卫生局统一缴存县财政局社会保障基金专户，经县卫生局考核后，统筹安排，合理返还。集中的药品收支结余资金，主要用于弥补医院的医疗服务亏损。

2007年，根据上级有关规定，乡镇卫生院全部上划到县管理，县财政将乡镇卫生院在职人员和公共卫生人员工资（院长、防保站人员工资100%，其他在职人员县财政负担养老保险及医疗保险单位部分）、离退休费、遗属补助费列入预算，拨付县卫生局，卫生局根据考核情况拨付到卫生院。2006年年底，乡镇卫生院在职人员995人，年工资总额1249.86万元。公共卫生人员224人，年工资总额279.13万元。退休、退职人员215人，年退休费总额208.41万元。遗属114人，年遗属补助额24.68万元。单位应负担养老保险费部分287.47万元，应负担基本医疗保险部分每年17.27万元，应负担失业保险费25万元。县财政2007年列入预算 579.57 万元，差额部分仍由乡镇卫生院负担。

是年，全县卫生事业费支出1277.18 万元，其中县级医院经费 66万元，占 5 %；乡镇卫生院补助费 667.81 万元，占52 %；防治防疫事业费166.36万元，占 13 %；妇幼保健事业费 134.14 万元，占 11 %；教育培训经费 41.05 万元，占 3 %；其他卫生事业费支出201.82万元，占16%。

2009年，根据卫生部、财政部、国家人口和计划生育委员会《关于促进基本公共卫生服务逐步均等化的意见》，全县开始实施城市社区基本公共卫生服务项目，项目经费人均15元/年。2010年，全县基层医疗卫生机构逐步开展了按规定项目免费为城乡居民提供基本公共卫生服务，人均项目经费20元/年。2012年公共卫生服务补助标准提高到人均25元/年。同年，农村孕产妇住院分娩项目省级补助资金208万元，每人350元，农村妇女孕前和孕早期补助叶酸项目10.1万元。

2011年7月1日起，乡镇卫生院、城市社区卫生服务机构的人员支出等运行成本，通过服务收费和政府补助等渠道补偿。基本医疗服务通过医疗保障付费和个人付费补偿；基本公共卫生服务通过政府建立的城乡公共卫生服务经费保障机制补偿；经常性收支差额由政府按照“核定任务，核定收支，绩效考核补助”的办法予以补助解决。

2012年，阳谷县所有基层医疗卫生机构实行药品销售零差价制度。按照“核定任务、核定收支、绩效考核补助”的财政补助原则，建立了稳定的财政补偿机制，在原财政补助基数不变的基础上，县财政拨款1000万元用于药品零差价销售的补偿。是年7月，全县省统一规划的206个村卫生室全部实施基本药物制度，取消药品加成，实行零差率销售。按照服务人口每1000人配置村医1名的标准，政府对村卫生室的补助资金由省、市、县级财政承担，补偿标准为每个乡村医生6000元/年，省级补助60%、市级补助8%，其余由县级承担。

2013年，城乡居民基本公共卫生服务经费标准提高到年人均30元，其中省级财政21元，市级财政1.35元，其余由县级财政预算安排。对实施基本药物制度的基层医疗卫生机构，按照中央确定的服务人口数，省补助每人每年8元，市级财政补助每人每年1元；对实施基本药物的省规划村卫生室，按服务人口每1000人配置村医1名，省补助乡村医生每人每年4800元，市级财政每人每年480元。

2013年，全县卫生事业费支出7051.88 万元，其中，县级医院经费354.61 万元，占 5 %；乡镇卫生院及城市社区卫生服务补助费1815.83 万元，占25 %；防治防疫事业费586.89万元，占 8 %；妇幼保健事业费799.82万元，占 11 %；教育培训经费 164.25万元，占3%；基本公共卫生服务专项经费2999.89万元，占卫生事业费支出的 43 %；其他卫生事业费330.6万元，占5%。

1961—2013年阳谷县卫生事业费分项支出情况和2009—2013年阳谷县基本公共卫生服务项目经费支出情况表分别见表1-6-1和表1-6-2。

1961—2013年阳谷县卫生事业费分项支出情况表

表 1-6-1

单位:万元

年度	医疗卫生机构数（个）	经费总额	医院经费	防治防疫事业费	妇幼保健事业费	卫生院经费	教育培训费	药检所经费	公费医疗费	其他经费
1961	11	15.81	3.68	2.5	0.6	5.06	—	—	3.97	—
1962	11	10.88	3.25	1.24	—	1.39	—	—	4.2	0.8
1963	11	8.09	3.7	1.8	0.5	0	—	—	0.49	1.6
1964	11	30	10.8	4.6	1.1	2.6	—	—	10	0.9
1965	15	29.1	12.5	3.4	1.2	2.5	—	—	9.5	—
1966	15	28	13.4	3.6	0.7	—	—	—	6.9	3.4
1967	15	44.3	12.6	12.7	0.3	6.7	—	—	8	4
1968	15	37.1	11.5	2.4	0.7	10.2	—	—	9.8	2.5
1969	15	47.9	11.6	2.3	0.7	21.4	—	—	9.6	2.3
1970	15	52.8	10.9	3.4	2.6	23.6	—	—	8.8	3.5
1971	23	57.4	14.2	4	0.5	25.9	—	—	8.3	4.5
1972	23	73.6	14.9	4.6	0.5	33	—	—	13.8	6.8
1973	23	62.5	12.1	5.3	0.9	22	—	—	15.5	6.7
1974	23	70.53	6.27	5.34	—	46.21	—	—	—	12.71
1975	23	97.4	6.17	7.66	1	53.18	—	—	—	29.39
1976	23	85.44	11.16	6.15	1.14	54.35	—	—	—	12.64
1977	23	68.86	8.13	4.93	0.9	44.09	—	0.2	—	10.61
1978	23	73.45	9.74	6.8	1.9	50.63	—	0.2	—	4.18
1979	23	91.23	22.57	8.67	1.9	52.96	—	0.2	—	4.93
1980	23	113.6	28.2	8.9	2.9	55.9	—	0.2	—	17.5
1981	25	119.1	27.9	7.8	2.1	66.1	—	0.3	—	14.9
1982	25	122.7	29.1	7.5	2.1	67.8	—	0.3	—	15.9
1983	25	179.3	78.3	14.9	2.4	66	—	1.2	—	16.5
1984	25	129.9	27.7	12.5	2.1	70.9	—	1.6	—	15.1
1985	26	174.5	57.5	14.3	5.9	79.8	—	1.4	—	15.6

续表 1-6-1

年度	医疗卫生机构数（个）	经费总额	医院经费	防治防疫事业费	妇幼保健事业费	卫生院经费	教育培训费	药检所经费	公费医疗经费	其他经费
1986	26	185.3	53.8	28.2	8	73.1	—	0.7	—	21.5
1987	26	188.2	45.3	27.3	7.9	81.9	—	0.8	—	25
1988	26	197.4	43.7	25.5	5.1	85.5	—	0.9	—	36.7
1989	26	256.5	67.8	21.7	8	124.5	—	3	—	31.5
1990	26	280.40	65.5	25.7	15	145.5	—	3	—	25.7
1991	27	306.20	64.5	33	19	170.3	—	3	—	16.4
1992	27	359.28	61	28	16	122	—	3.28	—	129
1993	27	189.13	19.82	43.12	40.41	79.78	—	6	—	—
1994	27	385.9	107	44.7	29.3	199.9	—	5	—	—
1995	27	644	149	53	35	255	44.3	6	—	101.7
1996	27	116.52	—	11.2	7.12	60	7.3	0.9	—	30
1997	27	174.63	—	31.91	16.05	60	18.1	3.01	—	45.56
1998	27	208.06	32.6	37	19.5	60	16.8	3.13	—	39.03
1999	27	301.08	97.2	47.56	20.98	90	17.53	3.35	—	24.46
2000	27	270.04	55.7	52.2	19.16	0	21.65	4.95	—	116.38
2001	27	257.58	61.6	49.76	10.2	80	24.6	4.74	—	26.68
2002	27	300.77	51.1	61.1	30.52	80	27.32	7.99	—	42.74
2003	27	382	98.85	71.91	31.74	80	28.2	9.41	—	61.90
2004	27	298.84	45	68.83	35.8	80	33.61	—	—	25.60
2005	27	351.64	43.66	77.43	44.32	11.48	41.95	—	—	132.8
2006	27	397.46	44.2	112.14	51.57	19.72	38.54	—	—	131.29
2007	27	975.38	45	101.26	58.14	22.54	41.05	—	—	707.39
2008	27	930.43	0.61	132.9	65.00	293.32	—	—	—	636.5
2009	27	1009.46	19.5	146.22	72.17	669.50	—	—	—	739.66
2010	27	1043.55	—	135.29	79.07	706.90	—	—	—	950.19
2011	27	1481.76	—	232.72	88.41	450.60	—	—	—	235.36
2012	27	5804.85	—	335.02	107.76	523.76	54.88	—	—	1070.05
2013	27	5860.75	2	258.02	117.31	539.12	42.22	—	—	317

2009—2013年阳谷县公共卫生服务项目经费支出情况表

表 1-6-2　　单位：万元

年度	合计	基本公共卫生服务经费	艾滋病防治	结核病防治	住院分娩补助	两癌筛查	补服叶酸	农村改厕	慢性病
2009	88.19	36.6	30	12.59	—	—	—	9	—
2010	741.89	1160	30	47.79	208	—	—	30	—
2011	2139.2	1908.42	40.58	14.62	612	—	—	19	—
2012	2767.67	1631.99	30	14.66	185	25.9	7.4	19	25
2013	2978.2	2311.40	65.51	12.22	536	18	9.57	10	—

第二节 医疗卫生收费管理

1949年至1953年，国家处于国民经济恢复时期，医疗机构收费管理不够规范。1954年7月，阳谷县各级医疗机构按照省卫生厅颁发的《山东省各级医疗单位试行收费标准》收取医疗服务费用，药品收费价格由县卫生科按进货价格和上级规定的加成率制订价目表，各院所严格执行。1956年，根据省财政厅、省卫生厅的通知要求，对医疗机构收费标准进行了适当降低。这次降价的原则是：住院医疗费多降，门诊费少降；贵重药品加成多降，一般药品加成少降。

1962年6月30日，县卫生局印发《关于卫生事业财务管理制度和收支标准的通知》，对医疗收费价格进行了适当调整：公社卫生院、大队卫生所按药材公司规定的零售价格收费，不准私自提高药品价格。县医院按以下标准执行：中西药品按药材公司批发价格平均加成25%~30%；健康检查在原标准基础上增加2角；住院费（正规病床）在原基础上提高2角，简易病床提高5分；煎药费按煤价计算收费；输血费每100cc15元；化验费按照化验项目分类收费，一类1~1.5角，二类2~2.5角，三类3~4角，四类4~5角；手术费按照类别收费，一类20~25元，二类18~20元，三类15~18元，四类12~15元，五类10~12元，六类8~10元，七类5~8元，八类3~5元，九类2~3元。

1964年，阳谷县计划委员会、县卫生局按照国务院指示，组织各医疗单位开展了审价工作。通过单位自查和县统一组织人员互查方式，对医疗单位药品价格和医疗收费标准执行情况进行了一次全面审查，对于发现的乱加价问题进行了纠正。8月30日，县计划委员会、县卫生局转发《城关卫生院关于加强药政管理和审价工作情况的报告》，推广城关卫生院审价工作经验。1966年，根据省物价委员会、卫生厅、财政厅制定的《山东省各级医疗机构收费标准》，再次降低了治（理）疗费、针灸费、按摩费、推拿费，对化验、放射、手术等项目的收费标准也作了相应调整。

1979年至1980年，随着改革开放政策的实施，阳谷县根据上级的有关规定，调整了部分医疗收费标准。1980年7月，省物价局、卫生厅、财政厅印发《山东省各级医疗机构收费标准补充规定》，对部分医疗机构利用新的医疗仪器设备，开展新的检查治疗项目，按照接近不含工资成本的原则，统一规定了收费标准。1981年3月，根据上级规定，对公费医疗和劳保医疗实行按成本（不含工资）收费。1984年，根据山东省物价局、卫生厅、财政厅制订的《山东省医疗机构收费标准》，对部分医疗收费标准进行了适当调整。主要调整了住院床位费、取暖费、手术费、X线透视费、化验费、检查费、治疗费、处置费等。

（1）自费（半自费）病人收费标准：县级医院（含县分院）住院床位费（每床日）由0.3元调整为0.8元，公社卫生院由0.2元调整为0.7元，产妇床按上述同级收费标准增加0.2元，住院冬季取暖费（生火炉）由0.1元调整为0.2元；大中手术费提高50%，小手术提高30%；胸、肺部透视由0.25元调整为0.5元，其他透视提高30~50%；检查费、化验费、各种治疗处置费，原单项收费不足0.1元的，提高到0.1元，原单项收费0.1~0.5元的，平均提高30%。

（2）公费、劳保病人收费标准：住院床位费（每床日）县级医院1.5元，县分院、公社卫生院执行自费标准；手术费在现行收费标准的基础上，大手术提高1.5倍，中手术提高1倍，小手术提高30%。

（3）各种中西药品按医药部门规定的零售价计算收费。

1989年11月29日至12月8日，县卫生局、物价局对全县25处医疗单位1989年1~10月的医疗收费及中西药品价格进行了全面检查。检查发现，虽各医疗单位中西药品差率核定比较正确，但治疗收费标准问题较多。如诊断费、妇查费、洗胃费、电针费、透视费、住院费、心电图费、化验费以及狂犬疫苗出售等收费普遍较高。如洗胃费，收费标准为1元，而有的医疗单位收10元；诊断费，收费标准为0.1元，而有的单位通过多开处方的方式，增加诊断 收费；有的医疗单位巧立名目乱收费，如治疗费、观察费、水电费、护理费、消毒费、抢救费等。通过检查，全县共查出多收款项23754.40元，县物价部门没收4310.15元。县卫生局对违规收费的24个医疗单位的违规收费情况予以通报，有效扼制了各医疗单位乱收费的现象。

2000年8月31日，山东省物价局、卫生厅印发《山东省医疗服务价格管理改革实施意见》，对医疗机构服务价格由过去实行政府定价的价格管理形式改为根据医疗机构的性质分别实行政府指导价和市场调节价，取消政府定价。政府举办的非营利性医疗机构的服务价格，实行政府指导价，其他非营利性医疗机构以省有关部门制定的基准价格，上下浮动，浮动幅度不超过10%。营利性医疗机构实行市场调节价，由其根据服务成本和市场需求自主定价。省级物价部门会同卫生部门制定非营利性医疗机构的基本医疗服务的基准价格和浮动幅度，其他医疗服务价格下放市级管理。

2007年，根据中共阳谷县委、县人民政府《关于加快卫生改革与发展的意见》，阳谷县医疗卫生机构增设并提高了技术劳务收费项目和收费标准，降低了大型医疗设备检查治疗的收费标准，在合理用药的基础上降低了药品收入在医疗业务收入中的比重。是年，阳谷县全面推行新型农村合作医疗制度，执行聊城市新型农村合作医疗单病种限额收费标准，各级医疗机构不得突破，其标准见表1–6–3。

2007年阳谷县新型农村合作医疗单病种限额收费标准表

表 1–6–3

科别		疾病名称	单病种收费价格（元）	
			县级医疗机构	乡镇卫生院
外科		急性单纯性阑尾炎开放式手术治疗	2200	1000
		腹股沟疝、股疝手术治疗（单）	2300	1000
		下肢静脉曲张（单）	2200	1200
		甲状腺瘤手术	2900	1700
		睾丸鞘膜积液手术治疗（双）	1600	1000
		精索静脉曲张手术	2600	1600
眼科	白内障（单眼）	后天性共同性斜视手术	1100	—
		囊外摘除晶体植入	1600	900
		后发障YAG激光后囊膜切除术	400	—
		囊外摘除超乳国产晶体植入	1600	—
		囊外摘除超乳进口晶体植入	2000	—
	青光眼	小梁切除（单眼）	1400	—
		小梁切除（双眼）	1800	800
		虹膜根切（单眼）	600	300
		小梁切除+周边虹膜切除	1800	700
		YAG激光周边虹膜切除术（单）	400	—
	鼻腔泪囊吻合术（单）		1300	600
	泪小管吻合术（单）		1000	—
	角、巩膜裂伤缝合术（单）		1000	—
	泪道激光（单）		200	—
	眼球摘除术（单）		1000	—

续表 1-6-3

科别	疾病名称	单病种收费价格（元）	
		县级医疗机构	乡镇卫生院
口腔科	单侧唇裂修补术	1800	—
耳鼻喉	扁桃体切除术	900	600
肛肠科	痔疮手术治疗	1000	500
妇产科	子宫肌瘤子宫全切（经腹）	3000	1600
	子宫肌瘤子宫全切（经阴）	3500	—
	单侧单纯性卵巢肿瘤切除（经腹）	2200	1300
	单侧单纯性卵巢肿瘤切除（经阴）	2800	—
骨伤科	内踝骨折手术	3000	1000
	尺挠骨折手术	3700	1100
	孟氏骨折手术	3200	1000
	锁骨骨折手术	2700	1000
	髌骨骨折手术	3000	1100
	肱骨踝上骨折手术	2800	1400
	截肢	4000	—
	腰椎间盘突出症手术	3500	2000
	半月板破裂手术	4200	—

2011年7月，全县各乡镇卫生院、城市社区卫生服务中心全面实施基本药物制度，实行药品零差价销售，减轻了群众就医负担。是年11月，阳谷县基层医疗卫生机构执行聊城市物价局、卫生局等部门制定的基层医疗卫生机构一般诊疗费标准，将挂号费、注射费（含静脉输液费，不含药费）及药事服务成本合并为一般诊疗费，参加基本医疗保险和新农合人员在开展基本医疗保险门诊统筹和新农合门诊统筹的乡镇卫生院、城市社区卫生服务机构就诊，执行一般诊疗费政策，其标准为：非注射型一般诊疗费5元/人次；肌肉注射型一般诊疗费7元/人次；静脉注射型一般诊疗费9元/人次。发生的一般诊疗费，基本医疗保险和新农合基金按不低于80%的比例支付。2012年7月，阳谷县实施基本药物制度的村卫生室执行聊城市物价局、卫生局、财政局制定的村卫生室一般诊疗费标准，将村卫生室的挂号费、诊查费、注射费（含静脉输液费）以及药事服务成本合并为一般诊疗费。参加新农合人员在实施基本药物制度的村卫生室就诊，执行一般诊疗费政策，其标准为：非注射型一般诊疗费2元/人次，肌肉注射型一般诊疗费3元/人次，静脉注射型一般诊疗费5元/人次。发生的诊疗费，个人支付1元/人次，其余由新农合基金支付。

2013年4月，聊城市物价局、卫生局印发《聊城市医疗机构服务价格》，对综合诊疗、医技诊疗、临床诊疗、中医与民族医诊疗，以及可另收费的一次性材料收费价格，按医疗机构等级做出了详细具体的规定。阳谷县卫生局指导和监督各医疗机构，严格执行《聊城市医疗机构医疗服务价格》。各医疗机构通过电子显示屏、公开栏等方式对医疗服务价格予以公示，自觉接受群众监督。县卫生局对全县医疗机构的医疗服务价格执行情况定期进行检查和抽查，有效制止了多收费、乱收费，增加群众就医负担的现象。

2013年8月1日起，阳谷县医疗机构执行山东省物价局、卫生厅制定的医疗机构病例资料复印服务收费标准，每张（含A4、B5）0.5元。

第三节 卫生经济管理

1958年1月18日，县卫生科印发《阳谷县卫生事业单位公务费开支标准》，对卫生事业单位的公务费、差旅费、房租费等作出具体规定：(1)办公费：按照工作人员总数按月拨付，其中县医院每人每月3元，卫生防疫站、妇幼保健站每人每月2.5元，区卫生所每人每月2元。(2)自行车修理费：凡新购的公共自行车骑用两年内的每辆每月2元；骑用两年以上的每辆每月3元；需要大修而在标准内不敷开支时，应编造临时预算，经县卫生科批准后开支。私人自行车每月骑用15天以上者，每月补助1元；每月骑用7~15天者，每辆补助0.5元；每月骑用6天以下及派驻农社的工作人员，不发自行车修理补助费。(3)差旅费：工作人员出差到城市，一般应乘坐公共汽车、电车，省内出差应自带被褥。如因出差时间短、流动性大、任务急等特殊情况不能携带者，经单位负责人批准，据实报销被褥租赁费。凡白天乘车（船）4~8小时的，补助0.5元，超过8小时的补助1元。徒步出差而必须在途中吃饭者，每餐补助0.2元。(4)业务费：医疗印刷费开支标准为每人每月1元，其他医疗杂费根据过去二年实际开支情况编造预算，经核准后执行。通过实施新的公务费开支标准，全县医疗卫生单位的公务费开支总额明显下降。

1958年4月，县卫生局实行院所财务统一管理，药品器械统一采购和供应，积压药品和长期闲置器具统一调拨的管理办法，有效控制了各院所对药品器械盲目采购而形成的积压、闲置等浪费现象。

1961年7月，县卫生局根据上级关于紧缩开支、节约资金的指示，印发《关于财经方面几个问题的通知》，其主要内容：一是严格执行公费医疗制度。享受公费医疗的人员平均每人每月一般不得超过2.3元。二是实行奖励制度。按工作人员工资总额的4%提取奖金，由业务收入中开支，以对思想好、工作好的工作人员进行奖励。三是明确下乡灭病人员生活补助费标准。下乡灭病人员早出晚归者，每人每天补助生活费0.8元，但每个卫生院每月最多不得超过100元。四是严格控制借支公款。各卫生院要在清算1958年前后外欠款的同时，不得出现新的赊欠。工作人员如有特殊困难时，借款超过本人工资50%者，需经县卫生局批准；50%以下者，经本单位负责人批准。工作人员借款须在当月15日发工资时扣清。五是建全账目，严格报销手续。各单位要建立总账、收入明细账、支出明细账、往来明细账、固定资产明细账（超过两元者）、药品进售账等。各医疗卫生单位要按县卫生局规定的时间、规定的表格（主要包括资产负责表、预算支出表、往来明细表、基本数字表、人员工资表、临时预算支出表、药品消耗表、固定资产登记表）及时上报县卫生局，对于因受灾或有特殊困难减免医疗费用的，应上报大队或公社证明和具有处方医生署名、病人盖章的材料。

1962年2月11日，阳谷县卫生局印发《关于62年卫生事业费开支标准和财务管理意见》，降低了办公费、自行车修理费等支出标准。县医院办公费降低为每人每月1.3元，县直其他卫生事业单位每人每月降为1元，公社卫生院每人每月降为1.15元。公共自行车修理费每月2元包干，因公乘用私人自行车每天按0.03元发给修理补助费。是年6月，县卫生局组织人员对县医院、防疫站、药材公司及公社卫生院财务经济管理工作进行了一次全面检查。通过检查，各单位虽然在财务管理方面建立健全了各种账目和规章制度，财务经济管理混乱的状况有所好转，但仍然存在一些问题，主要是挪用公款、擅自提高工资、乱发补助、免费手续不全、虚报冒领免费款、私自提高药价、高价购买私药等。针对检查中发现的问题，县卫生局于1962年6月30日印发《关于卫生事业财务管理制度和收支标准的通知》，进一步规定了各项经费使用原则、制度等，主要包括：(1)重灾队和困难户患有二度以上水肿、干瘦、严重小儿营养不良、严重妇女病及疟疾抗复发治疗的，可全部免费治疗。对其他队、户，其他疾病根据情况实行收、减、免的政策。凡符合减、免条件者，由生产队评议，生产大队批准，卫生院予以减免。（2）黑热病、麻疯病治疗全部免费，丝虫、蛔虫、钩虫、性病等地方病均按收、减、免的办法执行。（3）鼠疫、霍乱、天花、森林脑炎全部免费治疗，乙型脑炎、白喉、伤寒（副伤寒）、斑疹伤寒、回归热、脑膜炎、婴儿瘫、狂犬病、布氏杆菌、炭疽、猩红热、麻疹、传染性肝炎、百日咳等传染疾病均按收、减、免的原则执行。（4）各种预防注射（包括卡介苗）疫菌成本费、接种注射消毒消耗、冷藏运杂等费用均免费办理。（5）超过现金支付限额（30元）的，必须通过银行结算，不得支付现金。（6）凡以前借支的公款从6月份开始分期还清。工作人员如遇婚丧嫁娶确存困难需借支公款的，超过本人工资50%的须经县卫生局批准，50%以内的由本单位研究批准，但必须本月发工资时扣清。

1970—1974年，全县卫生系统开展了“增效节支、挖潜利废”活动。针对撤区并社新建（扩建）卫生院任务较大、资金紧张、医疗单位资金周转困难的状况，县卫生局号召各医疗卫生单位根据各自的情况，开展节约一个棉球、一寸纱布和清仓查库、盘活库存药品以及开展义务劳动等活动。如李台分院组织医务人员开展义务劳动，建造土墙60米，修缮房屋19间。范海公社卫生院全院职工义务整平院落，修路植树，因陋就简，用砖瓦建起了药架5个、柜台1个、文件橱1个、简易办公桌15个、简易餐桌1个，节约资金1000余元。安乐镇分院通过清仓查库，把多余的药品调剂给其他卫生院和大队卫生室，计款1500余元，加速了资金周转。县人民医院仅1972年棉球、纱布、液体瓶、液体包装品收入就达500余元。

1978~1979年，全县卫生系统进一步规范卫生经济管理的制度和办法。主要包括：财务收支预决算制度、分科核算制度、收费管理制度、药品支出核算制度以及药品管理拨货计价办法、医疗器械列固定资产定额管理办法、药厂独立核算办法等。县卫生局根据各医疗卫生单位的人员配备、设备条件等因素，明确收支定额，加强监督考核，表彰奖励先进。通过实施上述制度和办法，强化了各单位领导干部的经济管理意识，调动了各医疗卫生单位增收节支的积极性。如县人民医院为了堵塞就诊不挂号的漏洞，实行了挂号带处方的办法，增加挂号费收入5010元。1979年1月，城关卫生院推行科室业务收入定额、门诊医生定处方、超额奖励制度，同时设置全勤奖、节约奖、技术革新奖等奖项，调动了职工的工作积极性。是年，全院共发各项奖金424元，业务收入17万元，比1977年增加8万元。城关、范海、大布等9个公社卫生院在院外增设门诊部11处，既方便了群众，又增加了收入。1979年，全县医疗卫生总收入比上年增加142708元，其中住院费增加13025元，挂号收入增加4013元，救护车收入增加1361元，废品收入增加849元。卫生事业支出减少52000元，其中汽、柴、机油支出减少1164元，邮电费支出减少1131元，业务资料印刷费支出减少11469元。

1980年7月27日，县卫生局制定并印发《阳谷县卫生局关于公社卫生院（含县分院）经济管理办法》，其内容主要包括：（1）用经济手段管理医院，用数据指标指导医院的整个工作。各卫生院（含县分院，下同）成立由院长和各科室负责人组成的“医院经济管理领导小组”，每月考核和公布各项指标完成情况，研究确定奖惩。（2）对全院的业务活动实行计划管理。卫生院各科室按年分季编报业务计划，由院经济管理领导小组综合平衡后，制定全院计划，上报县卫生局审核批准。卫生院根据县卫生局批准的计划，将八项医疗指标（门诊工作量、平均开放病床数、病床使用率、病床周转次数、诊断符合率、治愈率、无菌手术感染率、陪住率）、四项经济指标（收入、支出、合作医疗资金、公费医疗）、六项社会卫生指标（疫情报告及时准确率、主要传染病发病率、合作医疗参合率、“两管五改”、妇幼卫生、儿童保健）、五项后勤管理指标（药品加成率、药品损耗率、门诊挂号率、划价符合率、修旧利废率）分解到科室。凡可以落实到班组或个人的指标，由科室分解到班组或个人，作为“五定”（定任务、定数量、定时间、定收入、定消耗）的具体内容和考核指标。（3）全面推行门诊挂号带处方制度。对于没有挂号标记的处方，医生不诊治，收款室不收款，药房不发药。（4）严格执行药品材料“拨货计价”办法。凡属统计药品每月一盘存，其他药品每季一盘存。（5）实行考核奖励制度。卫生院从增收节支结余的40%范围内提取奖金，对完成定额指标的科室、班组或个人给予奖励；对未完成定额指标或造成严重事故的，酌情扣发有关人员工资。各卫生院增收节支完成情况和提取奖金的数额，由县卫生局考核批准。《办法》的实施，强化了卫生系统领导干部用经济管理手段管理医院的意识，改变了卫生院管理方式，调动了职工增收节支的积极性。1981年，全县卫生院业务总收入比1980年增加17.16万元，15个卫生院按业务指标定额发放了奖金。

1982年，贯彻卫生部《医院经济管理暂行办法》和《医院经济管理试点工作情况和今后的意见》，进一步推动医疗机构经济管理和分配方式的改革。至1983年，全县多数医疗卫生单位实行了以承包责任制为主要形式的经济管理责任制。有的实行科室集体承包，有的实行治疗、防疫、后勤服务三条线承包，有的实行出勤率、任务指标承包，有的对医疗点实行“大包干”的办法。全县各医疗单位实行了基本工资、补助工资“双浮动”。

1985年1月，县卫生局印发《阳谷县卫生系统改革试行方案》，对卫生系统经济管理办法进行了修订和完善。（1）财政拨付的卫生经费补助主要用于卫生防疫、医疗器械购置和基本建设，不能全部用于“人头费”。（2）推行科室承包责任制。在不挖库存的前提下，以本人工资为基础，工资的30%~50%为出勤浮动工资，50%~70%为医疗质量及经济收入任务浮动工资。科室核算按“七定一奖”（定人员、床位、医疗质量、消耗、服务态度、卫生秩序、经济定额，超任务奖励）和“四统一”（医院统一收费、药品耗材统一供应、财务统一管理、工资按科室确定的浮动标准统一发放）的原则，奖金由科室自主分配。(3)院领导班子成员（参加承包的除外）和财会人员按岗位责任制的要求，经考核后参加本单位工资奖金发放，具体办法由各单位自定。（4）鼓励多渠道办医。乡镇卫生院每增设一处门诊部，县卫生局补助经费1000元。(5)医疗机构的医技科室、辅助科室以及卫生防疫机构、妇幼保健机构按照宜包则包、定额浮动加奖励的办法，全面推行卫生系统改革，切实改变吃“大锅饭”的状况。通过改革，全县卫生系统发生了三个变化：一是实行了多层次、多形式、多渠道办医。乡镇卫生院在偏僻缺医少药的村庄开设医疗点和门诊部16个，既增加了收入，又方便了群众就医。二是扩大了医疗服务范围，提高了医疗质量。张秋、李台卫生院恢复了外科手术项目，西湖乡卫生院开设了阑尾、疝气修补手术等，增加了业务收入。三是减少了开支。如张秋卫生院改革前，年年吃老本，月月挖库存，买药靠贷款。自实行承包责任制后，收支略有结余，有的职工除领到全额工资外，还获得了奖金。

1988年，阳谷县认真贯彻“预防为主”的方针，把工作重点转移到社会卫生工作。通过开展全民健康查体、推行儿童计划免疫保偿制度、蚊蝇消杀和灭鼠等，社会卫生服务130万人次，社会卫生收入近50万元。是年，乡镇卫生院能发全额工资的职工占44%，能获奖金的职工占43%。

1992年6月，县卫生局针对一些单位巧立名目、滥发奖金、不顾发展的现象，对医疗单位奖金提取和发放办法做出明确规定：医疗单位每月按结余额的25%提取奖励基金，50%提取业务发展基金，1%提取院长基金。提取的各项基金纳入专项基金进行管理。医疗单位每季度填报一次“奖金报告单”，报卫生局批准后在限额内发放。1996年，阳谷县人民政府印发《关于深化卫生改革，加快农村卫生事业发展的意见》，全面推行院（站、所、校）长负责制，干部职工全员聘任制。坚持按劳分配的原则，全面推行绩效工资制。将国家规定的工资作为档案工资，根据实际情况，将职工工资与工作绩效、单位效益紧密挂钩。县乡财政全额拨付乡镇卫生院离退休人员、防保人员工资，其余人员按档案工资额的80%拨付。乡镇财政按农民上年人均纯收入的0.1%~

0.2%，专款用于发展农村卫生事业。预防保健有偿服务收入全部留给防保单位使用，不冲抵财政拨款。发展卫生产业经济，实行“以工助医”“以副补医”，鼓励企事业单位、社会团体和个人捐资助医，弥补卫生事业经费不足。1997年，全县医疗单位实现业务收入3514.57万元，创历史最好水平，全县医疗单位人均业务收入1.8万元，诊疗272万人次。人均业务收入过万元的乡镇卫生院18处，过2万元的7处。

1999年7月起，阳谷县卫生局在全市率先实行药品集中招标采购制度，至年底，开展招标活动9次，成交额340余万元，药品价格平均降低20.87%，全系统节省资金60余万元，既降低了药品购进成本，又从根本上防止了假劣药品的流入。

1995年至2002年，阳谷县卫生系统通过推进卫生经济管理方面的改革，医疗卫生单位的经济意识显著增强，经济管理措施不断细化，医疗卫生业务收入明显增加。但是，由于各级对卫生事业的投入不足，使得一些医疗机构难以为继，职工的工资没有保障。如乡镇卫生院2002年应发在职人员工资847.2万元，应发离退休人员离退休费254.3万元。实际发放在职人员工资557.6万元，占应发数的65.8%，实发离退休人员离退休费169.6万元，占应发数的66.7%。2002年乡镇财政投入279.2万元，去除专项投资或补偿，不足发放离退休人员的离退休费。乡镇卫生院改貌资金，除依靠省市业务部门拨付外，主要靠乡镇卫生院自筹，给卫生院带来了更大的经济压力。

2005年，县乡医疗机构全面开展“医院管理年”活动，控制医疗成本，降低医药费用。按照“统一领导、集中管理”的原则，医疗机构的一切财务收支活动全部纳入医院财务统一管理。严格实行医院内部成本核算制度，加强管理，堵塞漏洞，努力降低医疗服务成本和药品、材料消耗。是年，根据上级有关规定，取消了科室承包的办法。

2007年，全面实行新型农村合作医疗制度后，各医疗机构切实加强新农合基金的管理和医疗机构内部经济管理，社会效益和经济效益显著提高。2008年，全县各医疗卫生单位通过增加医疗器械，增加诊疗项目，拓展服务范围，加强经济管理，各项经济和业务指标实现了新的突破。是年，全县医疗机构门诊83.2万人次，比上年增加14.1万人次；出院44800人次，比上年增加6674人次；病床使用率53%，比上年提高8.1%；医疗机构总收入12404万元，总支出11560万元，医疗机构收支差额844万元；百元业务收入成本99.1元，比上年降低1.9万元；药品收入占医药收入的比例46.5%；平均每门诊人次收费57.4元，比上年下降1.3%；平均每床日收费231.8元，比上年下降18.3%。卫生机构业务收入1720万元，比上年增长20.03%。

2011年12月20日，县卫生局印发《阳谷县控制医药费用“三双行动”实施方案》，在二级公立医疗机构开展控制医疗费用的双降、双控、双规范行动，即：降低药品收入占业务收入的比重，降低卫生材料支出占医疗支出的比重；控制医疗成本，控制门诊收费和住院收费次均费用过快增长；规范检查和用药行为，规范临床路经和治疗项目。全县二级医疗机构药品收入占业务收入的比重，总体平均控制在44.6%以下；卫生材料支出占医疗支出的比重，总体平均控制在18.8%以下；医疗机构化验收入、检查收入、放射收入占医疗收入的比例不高于2010年的水平。

2013年，全县医疗机构总收入25367.96 万元，总支出26030.11万元，医疗机构收支差额-662.15万元。百元业务收入成本115.39 元，比2011年下降 14.5 元。卫生机构业务收入 8055.05万元，业务支出9725.55 万元，收支差额-1670.5万元。

第四节　卫生基本建设管理

中华人民共和国成立初期，国家用于卫生事业的建设资金，包括建设项目的确定、投资计划安排、建设资金拨付与结算，以及设计审查、规划定点、开工和竣工验收等，均由省级卫生行政部门负责。房屋建筑所使用的钢材、木材、水泥等由省统一计划安排，建筑设备的配套（如锅炉）及救护车、x光机、显微镜、天平、氧气瓶等医疗器械、设备的装备，由省卫生行政部门组织采购配发。20世纪70年代，根据毛泽东主席提出的“把医疗卫生工作的重点放到农村去”的指示，阳谷县卫生局积极争取上级投资计划，重点建设了6处县分院和13处公社卫生院。同时，扩建了县人民医院、驻寿张人民医院，新建了县防疫站和县妇幼保健站，完成基建投资154.87万元。

1980—1985年，阳谷县被山东省卫生厅列入卫生事业三分之一重点建设县，重点建设了县人民医院、驻寿张人民医院、县防疫站、县妇幼保健站、县卫生学校、县药检所以及安乐镇、李台、张秋三处分院，新增建筑面积11738平方米，其中业务用房6600平方米，生活用房3184平方米，其他用房1954平方米；病床增加130张。完成基本建设投资额177.7万元，其中房屋建设投资112.5万元，大型医疗器械设备投资65.2万元。1985年年底，全县医疗卫生机构建筑面积达到43695平方米，其中县直医疗卫生机构18838平方米，乡镇卫生院（含县分院）24857平方米。全县主要医疗器械200余台套。1985年阳谷县卫生系统主要医疗器械配置情况见表1–6–4。

1985年阳谷县卫生系统主要医疗器械配置情况表

表 1–6–4

器械名称	单位	规格	拥有量	其中						
				县医院	驻寿张医院	防疫站	保健站	药检所	卫校	乡镇卫生院
X光机	台	300毫安	1	1	—	—	—	—	—	—
X光机	台	200毫安	7	1	1	—	—	—	—	5
X光机	台	50毫安	6	—	—	—	—	—	—	5
X光机	台	30毫安	21	2	1	3	—	—	—	15
显微镜	台		40	10	2	5	1	2	2	20
电冰箱	台		28	6	3	5	1	2	1	11
心电图	台		17	4	1	—	—	—	—	12
B型超声	台		3	1	1	—	—	—	—	1
A型超声	台		3	2	1	—	—	—	—	—
万能手术床	台		9	2	2	—	—	—	—	5
轻便手术床	台		10	—	—	—	—	—	—	10
九孔无影灯	台		9	2	2	—	—	—	—	5
麻醉机	台		6	1	1	—	—	—	—	4
高频电力	台		2	2	—	—	—	—	—	—
超短波	台		1	1	—	—	—	—	—	—
立体显微镜	台		1	—	—	1	—	—	—	—
PH酸度计	台		2	—	—	2	—	—	—	—
细菌培养箱	台		5	—	—	5	—	—	—	—
XU射线巡测仪	台		1	—	—	1	—	—	—	—
晶体管八型闪烁仪	台		1	—	—	1	—	—	—	—
粉尘采样器	台		1	—	—	1	—	—	—	—
超声多普勒	台		2	—	—	—	2	—	—	—
人体、心、肾等模型	台		1	—	—	—	—	—	1	—
心电向量图仪	台		1	1	—	—	—	—	—	—

续表 1-6-4

器械名称	单位	规格	拥有量	其中						
				县医院	驻寿张医院	防疫站	保健站	药检所	卫校	乡镇卫生院
脑电图机	台		1	1	—	—	—	—	—	—
电动洗胃几	台		1	1	—	—	—	—	—	—
激光治疗机	台		1	1	—	—	—	—	—	—
心电监护仪	台		2	2	—	—	—	—	—	—
火焰光度计	台		1	1	—	—	—	—	—	—
裂隙灯	台		1	1	—	—	—	—	—	—
721分光光度计	台		4	2	1	1	—	—	—	—
胎儿监护仪	台		1	1	—	—	—	—	—	—
婴儿保温箱	台		2	2	—	—	—	—	—	—
甲种刀包	套		1	1	—	—	—	—	—	2
乙种刀包	套		7	—	—	—	—	—	—	7
丙种刀包	套		21	—	—	—	—	—	—	21
牙科油泵椅	台		4	1	1	—	—	—	—	2
发电机组	台	12.5千瓦	15	1	—	—	—	—	—	14
救护车	部		4	1	—	2	—	—	—	—
纤维光束胃镜	套		1	1	—	—	—	—	—	—
纤维光速膀胱镜	套		1	—	—	—	—	—	—	—

1986—1990年，县卫生局争取基建设备扶持款154万元。在全区率先建起了2000平方米的县中医医院门诊楼，以及1600平方米的县妇幼保健站综合楼，1200平方米的县二院门诊楼和800平方米的城关卫生院综合楼。五年间，共建新房100间，修缮旧房600间，新（翻）建院墙2000米，翻修大门19个，购置B超、心电图机、x光机等大型医疗器械100余台（件）。两处卫生院配备了救护车，9处卫生院配置了B超机。

1992年6月30日，县卫生局印发《关于财务管理的几项规定》，要求各医疗卫生单位新建、翻建房屋应先报县卫生局审批备案，其中维修费用5000元以上的应报经县卫生局审核批准。凡有盈余的单位，都要按规定提取各种维修基金。万元以上的大型设备年提取7%，一般设备年提取5%，房屋建筑物年提取2%，并纳入专用基金进行管理和使用。

1996年起，根据县政府《关于深化卫生改革，加快农村卫生事业发展的意见》，医疗卫生单位基本建设征地和用房建设，免征所有附加费，对设有固定装置的救护、卫生防疫、卫生监督执法和妇幼保健车辆免征养路费。

2000年后，根据《聊城市卫生事业补助政策及实施办法》的规定，对政府举办的卫生事业机构基本建设项目，按基本建设程序和分级管理的要求，经卫生行政部门同意，计划部门综合平衡，审核批准后列入年度基本建设投资计划。其他公立非营利性医疗机构的基本建设项目，按规定的程序审核批准后，给予一定的建设补助资金。基本建设项目实行项目法人责任制，按照《中华人民共和国招标投标法》的规定，保证设计、施工、监理、建设招标投标工作的公开、公正。

2006年，李台镇、闫楼镇和阿城镇卫生院被列为山东省“360工程”建设项目。按照山东省卫生厅《关于实施“360工程”加强全省重点卫生院建设的意见》和“360工程”项目管理办法，认真编制项目建设规划，实行项目法人负责制，招标投标制，落实工程管理和监督责任。项目资金实行专账管理、统一核算、专款专用。通过“360工程”建设项目，三处卫生院整修业务用房2600平方米，扩建业务用房1373平方米，新增万元以上医疗器械4台（套），新增救护车1辆。投入资金359.75万元，其中国家、省财政投资191.25万元，卫生院自筹168.5万元。

2007—2009年，安乐镇中心卫生院被列为“360工程”建设项目，大布乡、定水镇、高庙王乡、金斗营乡卫生院被列为“1127工程”项目，十五里园镇、石佛镇、西湖乡、高庙王乡、郭店屯乡卫生院被列为国家扩大内需工程建设项目。累计投资987.97万元，其中中央、省财政投资652.78万元，卫生院自筹335.19万元。通过“360工程”“1127工程”和国家扩大内需工程项目建设，全县各乡镇卫生院业务用房面积均达2000平方米以上，医疗器械等配套设施更加完备，医疗服务功能显著增强。2013年年底，全县医疗卫生机构总建筑面积17.06万平方米，其中业务用房11.29万平方米。拥有10万元以上医疗设备307台（套），开放病床2402张。

1971—2013年阳谷县医疗卫生机构基本建设及投资情况统计表

表 1-6-5

年度	投资总额（万元）						房屋建设（平方米）			新增10万元以上医疗器械（台套）	车辆
	合计	其中					合计	其中			
		国家	省市	县	乡镇	自筹		新建	翻修		
1971	1.7	—	1.7	—	—	—	—	—	—	—	—
1972	2.97	—	—	2.25	—	0.72	520	—	520	—	—
1973	10.8	10.8	—	—	—	—	2680	2160	—	—	—
1974	5.5	—	5.5	—	—	—	3798	1118	—	—	—
1975	2.0	—	2.0	—	—	—	4225	425	—	—	—
1976	18	—	15	3	—	—	6723	2500	—	—	—
1977	90	—	76	14	—	—	15803	9080	—	—	—
1978	6.9	—	6.9	—	—	—	17253	1450	—	—	—
1979	17	—	10	7	—	—	18533	1280	—	—	—
1980	40	—	—	—	—	40	18533	—	—	—	—
1981	—	—	—	—	—	—	18533	—	—	—	—
1982	5	—	5	—	—	—	19253	720	—	—	—
1983	2	—	—	—	—	2	19453	200	—	—	—
1984	1.5	—	—	—	—	1.5	37745	—	18292	—	—
1985	27.5	—	—	16.4	11.1	—	37745	—	—	10	—
1986	20.3	—	—	16.2	4.1	—	37745	—	—	—	—
1987	17.7	—	—	12.7	5	—	37745	—	—	—	—
1988	33.4	—	—	24	9.4	—	39345	—	1600	1	—
1989	—	—	—	—	—	—	39345	—	—	—	—
1990	201.5	—	43	21	30	107.5	39345	—	3200	30	—
1991	175	—	40	—	—	175	42400	3055	5545	—	—
1992	181.5	—	—	—	—	181.5	51720	9320	—	30	—
1993	155.4	—	60	—	—	95.4	54820	3100	—	27	—
1994	142	—	73	—	—	69	55540	220	—	38	—

续表 1-6-5

年度	投资总额（万元）						房屋建设（平方米）			新增10万元以上医疗器械（台套）	车辆
	合计	其中					合计	其中			
		国家	省市	县	乡镇	自筹		新建	翻修		
1995	210	—	—	—	—	210	75000	19460	4300	47	—
1996	480	—	270	—	—	210	79300	4300	—	37	—
1997	420	—	360	—	—	60	83400	4100	—	37	—
1998	233.9	—	—	—	—	233.9	84400	1000	—	37	—
1999	90.65	—	—	—	—	90.65	88419.2	4091.20	—	38	—
2000	211.4	—	—	—	—	211.43	89809.2	1390	—	42	1
2001	119.78	—	—	—	—	119.78	91679.2	1870	—	45	1
2002	215.5	—	—	—	—	215.5	93229.2	1550	—	50	3
2003	6100	—	—	—	—	—	93531	301.80	—	51	3
2004	192.78	100	—	—	—	92.78	96402	2871	—	51	3
2005	6560.86	70	—	—	—	6490.8	131475	35073	—	54	4
2006	241.43	160	—	—	—	81.43	135977	4502	—	57	4
2007	677.15	135	—	—	—	542.15	143485	7508	—	60	5
2008	—	—	—	—	—	—	143485	—	—	67	5
2009	581.92	125	80	—	—	375.92	143485	—	—	78	5
2010	2051	141	1280	100	—	530	156958	13473	—	94	5
2011	360	40	110	—	—	210	156958	—	—	134	7
2012	1680	82	484	192	—	922	164946.4	7988.4	—	143	10
2013	850	—	—	—	—	850	170635.4	5689	—	—	10

第五节 公费医疗管理

根据政务院《关于全国各级人民政府、党派、团体及所属事业单位的国家工作人员实行公费医疗预防的指示》和山东省人民政府卫生厅、财政厅、省总工会关于公费医疗预防的联合通知精神，阳谷县于1953年实施公费医疗预防制度。县卫生局（科）负责编报享受公费医疗预防待遇的人数，对医疗机构实施公费医疗预防管理，县财政局（科）负责编制公费医疗预防经费预算。1986年，公费医疗划归县财政局管理。2007年，阳谷县取消公费医疗制度，除离休干部外，原享受公费医疗的人员全部实行基本医疗保险。

一、机构

阳谷县实行公费医疗初期，公费医疗预防工作在县卫生科的领导下，由县卫生院代管，卫生院总务组具体负责。1957年，县卫生局对全县享受公费医疗人员的编报、经费拨付等实行直接管理。1965年9月11日，建立阳谷县公费医疗预防管理委员会，负责对全县公费医疗预防工作的管理、协调和监督。副县长刘登九任主任，卫生、财政、文教、人事等部门主要负责人为委员。1977年4月30日，阳谷县革命委员会决定成立县公费医疗管理委员会办公室，配备2名专职干部，具体掌握公费医疗管理情况和各项制度的贯彻落实。1982年8月21日，县委对公费医疗管理委员会进行了调整，县委副书记赵玉莲任主任，县委组织部、县人事局、财政局、卫生局、县医院、县总工会的主要负责人为委员，县卫生局局长张合生兼任办公室主任。1986年，县公费医疗办公室划归县财政局。

二、管理

1953年，阳谷县正式实行公费医疗制度。享受公费医疗待遇的人员范围是：党政机关、群众团体和科教文卫、农林水系统、经济建设等事业单位的国家工作人员及二等乙级以上革命伤残军人。享受公费医疗的人员由县卫生科统一发给《公费医疗预防证》，凭证看病或住院，其门诊、住院所需的诊疗费、手术费、住院费，门诊或住院中经医师处方的药费，均由公费医疗预防经费拨付。县城驻地的在县卫生院凭证就诊，各区及在乡革命伤残军人在区卫生所凭证就诊。未建立区卫生所的，三区委托庆和堂、长生诊所，四区委托益生诊所，六区委托健民诊所，八区委托裕民诊所，九区委托中西诊所代办公费医疗业务。人均公费医疗经费指标每人每年2万元（旧人民币），由县卫生院医务组按享受公费医疗人数，按期拨付各医疗单位掌握使用。

1954年，按照“厉行节约、缩减开支”的原则，阳谷县将人均公费医疗经费指标由2万元降低到1.5万元（均为旧人民币）。由于卫生院、所医生对用药掌控不严，仅1954年前三个月全县超支2700万元（旧人民币），严重影响了公费医疗经费的正常支付。对此，县人民政府于4月7日发出通知，对全县的公费医疗预防工作作出如下规定：(1)所有享受公费医疗的人员就医服药，要掌握既保证健康，又节约开支的原则，由医生凭证给药，不得滥要药品。尚有药未服完病已痊愈情况时，可将原药送还医疗单位。以后如再发现以公费医疗药品供家属服用或送给他人者，以贪污论处。(2)医生要掌握治疗用药原则，绝对不得滥用营养药品，否则不准报销。(3)在外开单到卫生院、所取药，要经过医生参照病情审查同意，在处方笺上签字，始予发药。如外单未经审查给予发药者，不准报销，并进一步追查责任。(4)除急性病当地无公家卫生院、所，又非当时就地治疗不可者，得在外用药，经医生及本部门负责人证明，按合理药价予以审核报销。对于一般性疾病随便在外用药者，一律不予报销。(5)出县治疗须持有卫生主管部门的介绍信。不经卫生主管部门同意者，不给报销。通过实施上述规定，乱开药、滥用药以及浪费药品的现象得到有效控制，但1954年全县公费医疗经费仍超支6020元。

1955年4月，根据县政府安排，县卫生科对全县贯彻执行公费医疗制度的情况进行了一次全面检查。检查发现，虽然医疗人员乱开药、滥用药的现象有所收敛，但没有从根本上解决此类现象，享受公费医疗的人员利用职权乱要药、要好药的现象比较突出，尤其对公费医疗证发放审批管理不严，致使发放的“公费医疗预防证”与实际享受公费医疗的人数严重不符。当时全县应享受公费医疗的2352人，发出的“公费医疗预防证”2663个，多发331个。在公费医疗经费支出方面，仅第一季度全县超支1660元，平均每人超支0.71元。针对检查中发现的问题，5月29日，县政府印发《阳谷县人民政府对1955年公费医疗的几点意见》，总结了全县实行公费医疗制度以来的成绩，指出了公费医疗工作中存在的突出问题，分析了产生问题的原因，提出了建立健全公费医疗制度的意见：(1)加强对医务人员政治思想教育，克服感情用事的个人主义观点，加强业务学习，采用苏联的经验，使用特效疗法和祖国旧有医学遗产的经验良方，做到“既要治好病，又要不浪费”。(2)严格掌握转诊手续，坚决执行医生审查报销制度。转诊时必须先行呈报县卫生科批准后，始能前往。凡区卫生所能治好的病不能转县卫生院，县卫生院能治好的病不得往上级医院转。(3)卫生院、所及所属中医门诊部对享受公费医疗的人员在外边找医生开的药单，不予取药。特殊情况必须在外找医生者，所开处方必须由公家医生进行审查盖章或签字。非得急症不得在外吃药，如遇急症吃药不得超过急性病的范围，报销时必须由原处方人将所患急病症状及所用药品明细等写在发单上，再由所在单位领导写信证明，否则不准报销。(4)严格出诊管理。要根据病人的病情轻重缓急，做到应出诊时马上出诊，不应出诊的必须到门诊就诊。(5)医疗证的使用只限本人，不能借给别人，更不准把药送给别人。工作变动时，必须将医疗证缴销或由其领导部门负责收回。(6)就诊时必须携带医疗证，否则不予诊断。挂号证必须妥为保存，复诊时必须携带，如有遗失必须声明补号，补号费自己负担。(7) 取药时发给之药瓶必须妥为保存，用完后送回或由机关定期搜集，集体送回，不得随意乱扔或挪作他用。(8) 所取之药用不完者，应自觉送回。如服后无效，可征求临诊医生询明，经其同意方能换别的医生诊治，不准在药未用完前再找别的医生另开药。(9)更换公费医疗证。1955年7月20日，旧证作废，换发新证。按照上述意见，县卫生科加强了对院、所的管理、检查和监督，并对各院、所公费医疗经费支出情况定期通报。同时清理不应享受公费医疗的人员331人，从而有效缓解了公费医疗经费超支的状况。

根据山东省人民委员会 (57) 鲁卫字第2370号通知精神，1957年9月9日，阳谷县人民委员会印发《关于公费医疗预防经费开支范围及管理的若干规定》，对公费医疗预防经费的开支范围、经费管理等作出明确规定：（一）公费医疗预防经费的开支范围。1.下列费用可列于公费医疗预防经费内开支:(1) 门诊及住院医药费。包括药品、材料费、住院费、手术（包括因疾病实行的绝育和人工流产）费、化验、透视、拍片费及由卫生部门对干部进行有计划的体格检查和人事部门有计划的调干部学习的体格检查费。(2)享受公费医疗的女同志在医院外的接生费。(3)公费医疗预防委员会所需之公费医疗证的印刷费。2.下列费用不得列入公费医疗预防经费内开支:(1)享受公费预防待遇人员在住院期间的损坏赔偿费、产妇在院的卫生及出生婴儿住院的一切费用、病员往返差旅费、挂号费、出诊费和镶牙补牙、配眼镜、安装假肢、铁皮背心、胃托、腹带、提睾带、鞋垫、整容费等。(2) 配药用之食品（鸡、鱼、肉、糖、蜂蜜等）费、门诊药瓶费和中药代煎费、报考学校或结婚等体格检查费、购药及转诊所需之邮电费。(3)避孕用具及药品和因子女过多所作的绝育、人工流产的手术费。(4)防疫用的药品、器材费。(5)公费医疗证丢失后的登报费和换证费。(6)经院方会诊认为可以出院而病员不出院，其所在医院根据其病情提出意见报送公费医疗预防主管部门决定后，其以后在院的一切费用应由其个人负担。（二）公费医疗预防经费的管理。1.县医院、各区卫生所对享受公费医疗预防待遇的人员一律实行挂号收费。县医院挂号收费1角，各区卫生所每次收费5分，其费用由本人负担；对急症出诊不论院、所均按出诊规定收费，其费用由个人负担。2.凡享受公费医疗待遇的人员到公费医疗点就诊时，必须携带医疗证和手章，以备挂号员和医生的查对，无医疗证者不予挂号；医生处方后，必须详细填写处方时间、诊断症状、服药天数，然后医生签字盖章，否则药房拒绝发药。3.凡享受公费医疗待遇的人员必须在指定的医疗点（公立医院、区卫生所、大门区门庄联合诊所）就诊，在外找医生处方一律不予发药和报销。如须到上级医院转诊时，必须按转诊手续逐级呈请；如须到非指定的医疗机构就诊时，必须经公费医疗点医生填写诊断建议证明，由卫生科批准方可有效，否则所需医药费不予报销。因公外出和回家休养者，必须在当地的公立医疗机构就诊，其医药费用先自行垫支，凭原单据、本机关证明，向卫生科报销。4.凡享受公费医疗待遇人员在调出短期工作或调训练班学习期间，其供给仍在原单位者可按原单位所在地的公费医疗预防经费定额带交工作机关或学习单位享受公费医疗预防待遇。如所在机关或学习单位不办理公费医疗预防待遇时患病，可到公立医疗机构支付现款就诊，其医药费可凭单据向公费医疗主管部门报销。5.对急症或慢性病急性发作离公立医疗点较远不便就诊时，可就地就医急救，但用药不得超过三剂，时间不得超过一天，应速转公立医疗点治疗，在急救期间所用药品必须经原处方医生写明病情和处方药品种类及剂量，连同所在单位证明，报卫生科审核报销。6.加强医务人员合理用药和医疗原则教育，切实防止对病人治疗不认真，感情用事，不针对病情乱处方等现象的发生。对抗生素类及对氨柳酸、异烟肼等化学制剂、内分泌制剂一般不得超过卫生部规定的使用范围。对贵重的中西药品应掌握必须用的则用、能用代用品的则用代用品、不应当用的则不用的原则。一般处方不宜过多，中药每次处方不得超过三剂，西药处方每次不得超过三天量（特殊情况例外），对用不完的药品应及时交回公费医疗点。7.凡享受公费医疗待遇人员必须亲自持证就诊，不得委托别人代诊捎药。各医疗单位必须严格审查核对医疗证及相片，防止冒名顶替。8.凡享受公费医疗待遇人员在公费医疗点用药需要药瓶时，实行药瓶押金，瓶子交回时再退回押金。9.各享受公费医疗待遇单位对调出的人员应将公费医疗证及时收回送交卫生科注销。

上述规定，是阳谷县实施公费医疗预防后下发的比较规范、操作性较强的文件，对于方便享受公费医疗待遇人员就医，保证各级工作人员的身体健康，控制公费医疗预防经费支出等方面发挥了重要作用。

1958年12月，阳谷县并入寿张县，原阳谷县享受公费医疗的人员换发了寿张县卫生局制发的公费医疗证。1961年7月1日，阳谷县建制恢复。8月1日至10日，凡属阳谷县享受公费医疗范围的人员全部换发了新证。由于寿、阳分县期间对公费医疗管理松懈，加之当年夏秋期间疟疾盛行，造成了公费医疗指标严重超支的现象。当年公费医疗经费指标为每人每月1.3元，1~10月平均每人每月实际支出2.2元，造成各公费医疗点资金周转困难。对此，阳谷县人民委员会于1961年11月12日下发《关于公费医疗几项制度的通知》，进一步明确了享受公费医疗待遇的人员范围、公费医疗经费报销范围，制定了就诊、治疗等制度。主要包括以下内容：（一）享受公费医疗待遇的范围：由财政局预算内开支工资的各级党政所属工作部门、人民法院、人民检察院、民主党派、人民团体之工作人员及各事业单位之工作人员；公社二等乙级以上的革命残废军人；由财政局拨发工资的中小学和中等专业技术学校的教职员工、扫盲专职干部与专职教员（但民办或民办公助的学校教师及不脱离生产的群众教师和义务教师及中小学代课教员不得享受公费医疗）；改为行政编制由财政局拨发工资的企业管理机构之工作人员（银行）；由财政局拨发工资的公社工作人员、托儿所行政管理人员；由财政局拨发工资的人民武装警察、各级人民警察。（二）报销范围：只限药品费、治疗费与住院费等。出诊费、挂号费、住院生活费及烤火费，妇女人工流产手术费，镶牙补牙、配眼镜、护理费和营养贵重药品及配药用的副食品（如蜂蜜、鸡鸭鱼、肉类、油面、酒类等），均不在报销范围。（三）就诊制度：原则上应在本县指定医疗点就诊（县医院及各公社卫生院、新公社中心卫生所），不得随意到外地治疗。必要时，须经县医院组织医生会诊，再经卫生局批准予以介绍。如不经批准擅自出外治疗、疗养者，或自己随意购买贵重药品及向医生指名要药等情况，一律不予报销。（四）对出外或放假回家人员：如因公出县或外县人请假回家有病时可在当地卫生院治疗，凭正式单据并有本单位介绍和上述主管机关证明，在每月的25日到县卫生局报销。在本县工作者，原则上按指定的医疗点就诊，但急病可就地找医生治疗用药，随时凭正式单据和原处方，经卫生院医生审查签字后，凭机关证明报销（每月25日至30日为报销时间，过期不报）。（五）治疗制度：1.对享受公费医疗待遇之人员，一律发给公费医疗证，有病时携带医疗证亲到医疗点就诊，不得委托别人代捎药品等。医生见人见证方可公费医疗。2.凡享受公费医疗患者，必须按照医生诊断情况和处方用药治疗，不得任意指名服药和借故要求到外地疗养。3.凡享受公费医疗患者，因病转院和病愈后剩余药品、玻璃瓶、包装等，交回县和公社医疗单位，不要随便挥霍处理。4.医生要切实掌握治疗原则，对病人要慎重诊断，对症下药，不得感情用事，任意开方。5.对非指定公费医疗单位医生的处方（大队卫生所和私医），必须经指定医疗单位医生慎重审查后方可发药。（六）凡享受公费医疗单位的人员，因工作调动到非公费医疗单位时，其公费医疗证由本单位负责退交卫生部门。（七）县医院和公社卫生院医疗护理员有病用药，须经院长批准后方可取药，不准个人随即开处方取药。

1962年6月30日，县卫生局印发《关于卫生事业财务管理制度和收支标准的通知》，对公费医疗经费管理与拨付作出新的规定，公费医疗经费指标和款项同时拨付医疗单位，月终凭正式处方结算，超支不补。全县每月公费医疗经费指标2600元，其中县医院700元，城关、阿城、安乐镇卫生院各300元，石佛、七级、大布、西湖、闫楼卫生院各200元。县医院和各卫生院建立保健科，医务人员有病时经保健科处方到药房取药，每人每月平均按1.7元掌握，列入职工福利费，不得纳入公费医疗经费支出。

1963年3月21日，阳谷县财政局、卫生局根据山东省财政厅和卫生厅关于公费医疗预防经费开支范围的补充规定，制订《关于贵重、滋补药品使用和报销范围的规定》，其主要内容是：（一）各级医疗单位要加强对医务人员的教育，切实注意节约国家资财，做到细心诊断，掌握原则，合理和节约用药。医生每次处方西药不超过3天，中药不超过3剂，丸、丹、膏、散不超过1个月。（二）对特殊贵重、滋补的中、西药品，如人参、鹿茸、珍珠、鹿角胶、龟板胶、鹿茸精、参茸精、人参养荣丸、人参酊、人参精、保健丹、补脑汁、首乌延寿丹、蛤蟆油、龟灵集、人参鹿茸丸、银耳、熊掌、燕窝、桑椹膏、枇杷膏、秋梨膏、蛇胆、鹿胎、鹿心、益寿丹、蜂皇精、高蛋白、磷脂等，应严格控制。除用于抢救危重病人外，其他不分住院、疗养院和门诊治疗，不论单方或在复方之内均属自费，不准在公费医疗预防经费内报销。（三）对部分特殊贵重、滋补药品，用于某些疾病治疗作用较大，并符合下列范围者，准予在公费医疗预防经费内报销：1.三七、阿胶、琥珀用于各种出血性疾病者。2.鱼肝油制剂用于维生素A缺乏症（如夜盲、干眼症），伴有中毒症状的活动性肺结核及其他结核病、动脉硬化症者。3.维生素B_1用于脚气病、精神病、慢性痢疾（包括细菌性和病原虫所致）、急性黄疸性肝炎和急性无黄疸性肝炎急性期间（4个月以内）及其他各种肝病有肝功能损坏、肝硬化腹水、动脉硬化症者。4.维生素C用于出血性疾病（坏血病原发性和继发性紫斑）、胆固醇增高症、各种严重中毒、急性黄疸性肝炎和急性无黄疸性肝炎急性期及其他各种肝病有肝功能损坏、肝硬化腹水、动脉硬化症者。5.肝精、维生素B_{12}用于恶性贫血、营养不良性巨幼细胞性贫血、急性黄疸性肝炎及急性无黄疸性肝炎急性期，及其他各种肝病有肝功能损坏、肝硬化腹水、动脉硬化症者。维生素B_{12}还适用于精神系统器质性损坏者。6.多种维生素、复方维生乙等有关滋养性成药及今后各地出厂的滋补药物与上述药品有相同的成分，用于某些疾病治疗作用较大者。7.口服葡萄糖类用于急性黄疸性肝炎急性期、无黄疸性传染性肝炎有明显肝功能损害及各种原因所致急、慢性肝脏疾病，致使肝功能减退或有腹水者。8.蜂蜜限于院内配制丸、丹、膏、散用（不包括院外配方或自购）。（四）对部分特殊贵重药品，如王浆、水解蛋白、磷维他、磷脂蜜、磷脂糖浆、复尔提等，一律实行自费。（五）何首乌因价格较低，且有一定治疗价值，医生认为需要者，可在公费医疗经费内开支。

1965年6月11日，阳谷县人民委员会印发《关于进一步加强1965年公费医疗预防经费管理的通知》，并建立了以副县长刘登九为主任，卫生、财政、文教、人事等部门主要负责人为委员的公费医疗预防委员会，进一步加强了对全县公费医疗管理工作的领导、协调和监督。修订了公费医疗管理办法，按照省分配阳谷县公费医疗经费每人每月1.3元的定额，县卫生局除了对离职住院和外地就医的长期修养病员外，从每人每月定额留用0.3元统一管理，其余1元包干发给各享受公费医疗单位作门诊治疗，各享受公费医疗单位自行与医疗单位建立门诊治疗关系，其卫生局原发放之公费医疗证自1965年6月1日起停止使用。

是年9月，阳谷县学习山东省安丘县公费医疗管理经验，对公费医疗经费管理规定再次进行了修订和完善。实行“一包”“两定”“三把关”。“一包”即实行医疗经费定额包干。1965年公费医疗门诊定额指标，包干给各承办公费医疗单位管理。县、区两级医疗单位，根据县确定的享受公费医疗的人数，按季分月向卫生局直接办理领报手续。阳谷和寿张两个医院的职工医药费，按定额全数（1.3元）全部拨交该院自行管理。原则上超支不补，结余可继续留用。“两定”即定点治疗、固定公费医疗医生。县人民医院为县直部门各享受公费医疗单位职工的门诊治疗单位，各区的卫生院为区级（包括城关）单位享受公费医疗职工的门诊治疗单位，离区卫生院较远的公社，可由区卫生院再委托卫生所负责就医。各承办公费医疗门诊的单位，都要固定1~2名中、西医生负责为享受公费医疗的职工看病，其他医务人员对公费医疗病人开方无效。“三把关”即：用药关、发药关、报销关。(1)用药关。各承办公费医疗单位的医务人员要严守“四要”“四不要”。既要认真诊断，对症治疗，不要潦草诊断、盲目用药；要熟悉公费医疗管理规定，坚持医疗原则，不要感情用事，迁就病人要求，乱用营养滋补药品；要关心病人，掌握思想动态，不要简单从事单纯药物治疗；要注意节约核算，珍惜药品，不要乱开大方。(2)发药关。司药人员要严守“四勤”“四不发”。“四勤”即勤检查清点药品，分类排队，按顺序先后用药；勤检查医生处方用药情况，特别是营养滋补药品；勤检查库存药品应用效能，防止药物过期失效和造成积压浪费；勤向领导汇报研究改进或纠正不合理购进、用药的现象。“四不发”即：对公费处方不盖全戳记不发药；医生处方超过剂量不发药；指名要药及没有处方不发药；处方不按规定开营养滋补药品的不发药。(3)报销关。财会人员要严守“四要”“四不报”。即要认真执行公费医疗各项规定；要认真审查报销处方和原始凭证；要认真执行收费标准，贯彻药价政策，分清自费和公费负担的范围；要认真坚持原则，敢于同违犯财经制度的现象作斗争。不经批准乱用营养滋补药品不报销；不经批准转诊和不按规定定点、定人治疗不报销；不经固定公费医生处方自行在外买药不报销；冒名顶替，虚报冒领以及不属公费范围的不报销。对1965年6月至10月各享受公费医疗单位包干的门诊药费进行全面核查，剩余者上交县卫生局，超支者经财政局、卫生局审查批准后补拨。县卫生局过去所发之公费医疗证在加盖承包医疗单位公章后仍可继续使用。

由于1965年度公费医疗管理制度的两次调整，全县公费医疗经费实际支出额大大超过了省下达的指标额。全县享受公费医疗的3800人，公费医疗经费指标59280元，实际支出95000元，全年平均每人公费医疗经费支出25元。

“文化大革命”开始后，公费医疗管理机构失去职能，享受公费医疗的单位和人员范围不清，医疗单位无原则的出具假证明，违反规定转诊转院，公费医疗管理处于混乱状态。

1974年5月25日，中共阳谷县委批转县卫生局党的核心小组《关于出具病假证明、转诊、转院和公费医疗开支问题及今后意见的报告》，明确规定：(1)严格遵守划区医疗制度和转诊转院规定，县级机关、学校、企事业单位享受公费医疗的人员到县医院和寿张医院就诊，各公社享受公费医疗的人员在本公社卫生院就诊。疑难病症，在本院无法确诊，又无条件治疗者，应尽快转到上级医院诊治。需要到地市医院诊治的，须由县级医院签署转诊意见、病人所在单位党组织同意、卫生局审查批准。经省级医院检查，认为必须转外省查治的疑难病证，要出具外出转诊病历摘要和有关检查材料，经病人所在单位同意，由卫生局逐级呈报，经省批准后，方能前往就诊。(2) 严格公费医疗经费支出管理。医务人员要严格掌握医疗原则，合理用药。对特殊贵重及抗菌类、激素等中西药品，建立严格的控制使用制度和审批手续。西药门诊处方一次不得超过3天剂量，对活动性肺结核、抗痨药物和慢性肝病的处方量不得超过10天剂量。中药门诊初诊一次不得超过3剂，对一般慢性病人和外地就诊病人，经过复诊处方者，可由医生根据病情适当增加，但一次不得超过6副剂量。凡不在指定划区就诊或未经批准去外地治疗、休养的医药费不得在公费医疗经费中报销。是年，全县享受公费医疗的5179人，公费医疗经费支出202450元，人均支出39.09元，超出全省人均支出8.09元。

1975年8月15日，阳谷县革命委员会生产指挥部印发通知，决定重新换发公费医疗证，凡享受公费医疗的单位，按照9月份实发工资的人数编制花名册，并交本人近期一寸免冠照片，由县卫生局、财政局具体实施换证工作。至10月15日，全县享受公费医疗的5105人全部换发了新证，比换证前减少了106人。

是年10月，县卫生局对1975年1~9月份各级医疗单位公费医疗经费开支情况进行了一次全面检查，并对检查情况进行了通报。1~9月份，全县享受公费医疗的5211人，公费医疗指标70349元，实际开支156955元，每人每月平均开支3.05元，虽比1974年有所下降，但仍超支1倍多。

1975年1~9月阳谷县各医疗单位公费医疗开支情况见表1-6-6。

1975年1—9月阳谷县各医疗单位公费医疗支出情况表

表1-6-6 单位：人，元

单位	应享受人数	公费指标	开支金额					
			1至6月	7月	8月	9月	合计	人均每月
石佛公社卫生院	179	1611	2089	270	208	238	2850	1.77
范海公社卫生院	168	1512	2106	475	388	501	3470	2.30
李台分院	163	1467	2342	311	365	458	3476	2.40
大布公社卫生院	202	1818	2275	595	502	472	3844	2.42
石门宋分院	173	1557	2294	247	693	552	3786	2.47
高庙王公社卫生院	185	1665	2389	525	580	485	4379	2.63
七级分院	297	2673	5371	475	357	868	7072	2.67
闫楼公社卫生院	227	2043	3598	919	485	379	5381	2.64
四棚公社卫生院	139	1251	2377	252	299	510	3438	2.73
定水镇分院	196	1764	3698	428	353	455	4934	2.80
西湖公社卫生院	180	1620	3102	572	460	477	4611	2.84
郭店屯公社卫生院	160	1440	2932	330	512	645	4409	3.10
县驻寿张人民医院	248	2232	6757			3611	10368	4.60
城关公社卫生院	187	1683	4159	332	437	400	5328	3.16
金斗营公社卫生院	188	1692	4242	376	429	379	5426	3.20
十五里园公社卫生院	212	1908	4135	708	721	568	6122	3.20
阿城公社卫生院	237	2133	5570	686	749	734	7739	3.59
县人民医院	1151	10359	24692	3148	6412	3937	38189	3.69
安乐镇分院	281	2529	7056	767	1025	610	9458	3.75
张秋分院	298	2682	8770	512	489	541	10312	3.82
寿张公社卫生院	140	1260	3531	281	721	401	4934	3.90

1976年，全县享受公费医疗待遇的5105人，公费医疗经费指标98016元，人均19.2元，实际支出198633元，超支100617元，人均实际支出38.91元，人均超支19.71元。至1976年年底，全县累计公费医疗经费超支占压卫生事业费35000元。

1977年，阳谷县实行公费医疗“双包干”的办法，即把公费医疗经费分为门诊和住院两个部分，门诊医疗费（每人每月1.1元）拨给享受公费医疗的单位包干使用，享受公费医疗的人员在指定医疗单位就诊，医药费凭单据和处方在本单位报销，年终结余留本单位继续使用，超支部分由单位负责。住院医疗费（每人每月0.5元）由县公费医疗管理委员会统一管理，用于住院治疗。

1979年，公费医疗经费指标由每人每年19.2元增加到30元，其中门诊医疗费每人每月2元拨给医疗单位包干使用；住院医疗费每人每月0.5

元，由县公费医疗管理委员会统一管理。

1980年，全县享受公费医疗待遇的6425人，每人每年公费医疗经费指标30元，公费医疗指标总额173000元，实际支出192750元，人均47元，平均每人超支17元。历年公费医疗经费累计超支32万多元，严重的占压了卫生事业经费，造成了部分医院资金周转困难。

1981年1月28日，县政府批转县公费医疗办公室《关于公费医疗经费按系统包干使用的报告》，决定从1981年2月起，除县委、县政府、公安局、检察院、法院和在公社发工资的党政干部，二等乙级以上革命伤残军人，以及民政局管理的退休干部仍按原规定执行外，其余单位按系统包干使用。每人每年30元医疗费（含住院）由公费医疗办公室按月拨给所在单位（但不准包到个人），各主管部门可在本系统调剂使用，节约归己，超支由本系统解决。

1981年2月至1982年1月底，全县享受公费医疗的7652人，公费医疗指标229560元，实际开支433416元，超支203856元。按系统实行定额包干的5447人，人均每月实际开支3.7元；由卫生部门统一管理的2205人，人均每月实际开支7.24元，比包干使用的每人每月多开支3.54元。是年，县财政对卫生部门统一管理的单位增拨公费医疗经费7万元，但当年仍有缺口55420元。历年累计公费医疗缺口达到376200元。

1982年3月26日，县政府批转县公费医疗办公室《关于前段公费医疗支出超支情况和今后意见的报告》，决定自1982年4月15日起，公费医疗经费全部实行定额包干的办法。二等乙级以上革命残废军人，民政局管理的退休干部在民政局报销药费。

1982年10月8日，县政府印发《阳谷县公费医疗暂行管理办法》，规定：党政群机关、公安、司法、民警队、消防队在职干部职工和离退休人员，以及民政局管理的退休干部、二等乙级以上伤残军人的门诊费按每月人均4元包干到医疗单位，超支不补，其住院费用按规定到县公费医疗办公室报销。已实行按系统或单位包干的，仍按原办法执行，但一律不准包干到个人，如有超支，从本系统或本单位财政包干经费中解决。是年，全县享受公费医疗的8394人，公费医疗经费指标240720元，实际支出470064元，超支229344元。

1986年8月，县公费医疗办公室编制、人员以及经费管理工作移交县财政局。

第二编

卫 生 监 督

第一章　监督机构

中华人民共和国成立初期，阳谷县无专门的卫生监督机构。1956年后，阳谷县卫生防疫站承担食品卫生、学校卫生、饮水卫生、公共场所卫生、职业卫生的检查、检测和监督工作。

1996年11月，设立阳谷县卫生局卫生监督科。其主要职能是：履行卫生法律法规赋予行政执法监督职责，依法受理食品卫生、公共场所卫生、放射卫生、生活饮用水的卫生许可，对食品、公共场所、学校、放射、生活饮用水卫生进行预防性和经常监督，对违法事件进行调查并提出处罚意见。

2006年10月，贯彻落实卫生部关于卫生监督体系建设的若干规定，将卫生局卫生监督科与县疾病预防控制中心的卫生监督人员整合组建阳谷县卫生局卫生监督执法办公室，下设3个卫生监督检查大队，充实了卫生监督执法队伍。

2007年4月，阳谷县机构编制委员会办公室批准，设立阳谷县卫生监督所，为股级事业单位。其主要职能是：组织实施同级卫生行政部门指定的卫生监督计划，依照法律法规开展预防性和经常性卫生监督执法检查工作；受理县级办理的卫生许可和执业许可有关证件的审核；对辖区内危害公共卫生的中毒事故、重大疫情和卫生行政处罚案件进行调查并提出处罚建议。

2011年3月，县政府办公室印发《阳谷县卫生局主要职责、内设机构和人员编制规定》，对卫生监督执法机构的职责进行了调整。调整后，主要承担职业卫生、放射卫生、环境卫生、学校卫生监督管理的有关工作；消毒产品和涉及饮用水卫生安全产品监督管理的有关工作；公共场所、饮用水等卫生监督管理工作；传染病防治监督及医疗市场监督管理工作，整顿和规范医疗服务市场秩序，查处重大医疗卫生违法案件；组织开展食品安全监测、风险评估和预警；负责食品安全信息管理和食品安全综合协调，依法组织开展对食品安全重大事故的查处等。

2012年5月，食品卫生监督职能划归县食品药品监督管理局。

第二章 食品卫生

中华人民共和国成立以来，党和政府高度重视食品卫生工作。号召和动员广大人民群众积极开展以“除四害、讲卫生”为内容的爱国卫生运动，严防“病从口入”。县卫生行政和卫生防疫机构通过开展经常性食品卫生检查监督、重点食品事件监督、专项食品卫生检查监督以及食品卫生量化分级管理等，有效保障了广大人民群众的食品安全。

第一节 食品卫生监督

1950年，县卫生科贯彻平原省人民政府关于加强食物管理的六条规定，在县城区饮食行业提倡使用防尘、防蝇纱罩和盖布。1955年，根据《全省城市饭馆业和饮食摊贩卫生管理办法》，县卫生科对30名饮食从业人员进行了卫生知识培训。同年，县城区饮食行业实行卫生许可证制度。卫生许可证由专署卫生科颁发。

1958年，贯彻聊城专署卫生科《城镇饮食行业卫生管理暂行办法》和卫生部提出的食堂“四分开”（生熟刀板分开，食物毒品分开，生熟食物分开，健康人和病人分开），炊事人员“三戴”（穿工作服，戴工作帽、口罩）、“二短”（指甲、头发短）、“五勤”（勤理发、剪指甲、洗衣服、洗澡、刷牙）的卫生要求，对51处农村集体食堂的97名炊事员进行了饮食卫生知识培训。

1963年，贯彻卫生部、商业部联合发布的《食品加工、销售、饮食业卫生“五四”制》，县卫生局和卫生防疫站集中开展了食品卫生宣传活动，印发宣传单1500份，培训食品从业人员4384人次，从业人员健康查体498人，对11名阳性从业人员调换了工作。

1976年4月5日，阳谷县革命委员会成立由分管副主任任组长，卫生、工商、商业、供销、粮食、法院、公安等有关部门负责人组成的阳谷县食品卫生领导小组，办公室设在县卫生防疫站。

1981年1月16日，县政府转发县食品卫生领导小组《阳谷县食品卫生暂行管理办法》，要求所有食品生产和经营单位、个体摊贩严格落实食品卫生“五四”制，配齐“四防”（防蝇、防尘、防腐、防鼠）设施，餐具用后必须经过一洗、二刷、三冲、四消毒，成品（食物）实行“四隔离”（成品与半成品隔离，生与熟隔离，食品与杂物、药物隔离，食品与天然冰隔离），由原料到成品实行“四不”制度（采购员不买腐烂变质的原料，保管员不验收腐烂变质的原料，加工人员不用腐烂变质的原料，服务员不卖腐烂变质的食品），个人卫生做到“四勤”（勤洗手、剪指甲，勤洗澡理发，勤洗衣服被褥，勤换工作服），出售食品使用竹夹子或铁铲子，环境清洁无死角。对食品卫生实行百分制考核，根据考核分数兑现奖惩。同时任命70名卫生监督员，负责食品卫生的监督管理工作。

1982年3月1日，县政府印发《阳谷县冷饮食品卫生暂行管理办法》，规定凡在县内生产和销售冰糕、汽水、酸梅汤、糖酥棍、汽酒、自制啤酒等冷饮食品者，必须将生产品种配方和试制产品报送主管部门和县卫生防疫站审查许可并办理工商手续后方可生产销售；生产冰糕的单位，必须统一制作木箱、棉被等，统一编号；生产单位必须远离污染源30米以上；冷饮食品的原料必须符合卫生要求，使用糖精、香精、颜色和原料用水必须符合国家规定的标准；经营冷饮食品的摊贩，必须使用统一制作的销售容器，并定期进行健康体检。县卫生局等有关部门加大冷饮生产、销售市场的管理力度，县防疫站定期采样化验，严格把关，净化了冷饮生产销售市场。

1982年11月19日，第五届全国人民代表大会常务委员会第二十五次会议通过并颁布《中华人民共和国食品卫生法（试行）》。当年，县卫生防疫站开始对市售食品进行抽样检测。

1983年，县卫生局、防疫站采取举办学习班、讲座、黑板报、宣传栏、图片展览等形式，大力宣传食品卫生法。10月，食品卫生监督员统一着装执法。是年，全县共发放食品卫生许可证489份，发放冷饮卫生许可证500份，从业人员健康查体1100人。

1984年起，全年发放食品卫生许可证1100份，从业人员健康查体2022人，调离“五病”阳性22人。查处不合格罐头520瓶，啤酒、桔子汁800瓶，其他食品3万斤。行政处罚经销单位15户，罚款4379元。

1985年起，根据上级有关规定，对食品生产、加工、经营单位和个体摊贩，普遍实行卫生许可证制度，并每年进行一次复核或换发新证，无证单位和个人一律不准经营食品、生产食品。是年，全县换发食品卫生许可证1195份，从业人员健康查体2349人。销毁不合格食品4.5万斤，限期整改19户，行政处罚29户，罚款8374元。

1986年6月23日，县政府转发县食品领导小组《阳谷县食品卫生暂行标准》（以下简称《暂行标准》）。《暂行标准》明确规定了从事食品生产经营单位和个人必须具备的基本条件和饭店、副食商店（含肉食门市部、酱菜门市部）、副食品加工厂（含冷饮生产厂、酒厂、罐头加工厂）的卫生标准，以及食品卫生许可证的申领、审核发放程序等。《暂行标准》不但为食品生产经营单位和个人提供了生产经营活动中应遵循的标准，也为食品卫生检查监督工作提供了明确、具体，便于操作的依据。

1987年，发放食品卫生许可证150份，食品从业人员健康查体1800人，查出“五病”阳性24人，全部调离工作岗位。处罚食品经营单位15户，罚款1000元。在食品生产企业抽检酒类50份，面粉20份，植物油15份，糕点20份，均符合卫生标准。

1988年，审核发放食品卫生许可证1154份，食品卫生人员查体2100人，开展食品卫生检查6次，检查监督4210户次，查封不合格酒类33400斤，饮料19200瓶。销毁假劣或过期啤酒2500瓶，糕点1.8吨，罐头85200瓶。

1989年10月20日，县食品卫生领导小组印发《关于加强食用植物油卫生管理暂行规定》，要求食用油生产加工单位在生产加工之前，必须向县卫生防疫站提供生产工艺和相关资料，经审查同意办理食品卫生许可证后，方可投产。生产的产品经检验合格后方可销售。11月5日，县食品卫生领导小组印发《关于加强餐具消毒的暂行规定》，要求全县所有饭店、餐馆、宾馆等饮食单位必须配备相应的餐具消毒设备，并固定专人进行消毒。餐具（茶具、酒具）及其他直接入口食品的容器必须洗净消毒，未经消毒的，一律不得使用。按照上述规定，县卫生防疫站等有关单位协同配合，定期或不定期抽查化验，严格标准，严格把关。

1990年，以贯彻食品卫生法为重点，加强了卫生监督监测工作。全县食品从业人员健康体检2300人，发放食品卫生许可证709份。集中开展食品卫生检查4次，检查3800户次，查封罐头62000瓶，饮料万余斤。销毁饮料4000瓶，糕点200余斤，红酒530瓶。

1991年，组织食品卫生检查7次，共查2100户次，查封不合格食品5750公斤，销毁变质食品2170公斤，罚款1000余元。从业人员健康体检818人，调离阳性人员4人。

1992年，广泛开展食品卫生达标活动。经检查评比，景阳岗大酒店、狮子楼大酒店、谷城酒家、海丰饭店、供销宾馆食堂、县委机关招待所食堂、县肉联厂、长征饭店、酒菜馆、商业局副食品加工厂被评为食品卫生达标单位。是年，县直有关部门配备食品卫生监督员8人，每个乡镇配备食品卫生监督员2~3人，全县食品卫生专（兼）职监督员达到57人，初步形成了食品卫生监督检查网络。

1993年12月10日，县卫生局、工商行政管理局联合印发《关于〈实施街头食品卫生管理暂行办法〉的通知》，规定一切商贩必须取得食品卫生许可证、健康证和营业执照后方可进行食品生产经营。

1994年4月20日，县政府印发《关于充实调整食品卫生领导小组的通知》，副县长杨吉德任组长，县直相关单位领导为成员，食品卫生领导小组办公室设在县卫生局。是年，进一步加大了食品卫生法宣传和食品从业人员的培训力度，扎实开展饮食业食品卫生改貌达标活动。食品卫生法宣传覆盖面68%，从业人员食品卫生知识培训率82%，县城街头食品行业发证率、从业人员查体率均超过90%，乡镇、村代销点食品卫生发证率、从业人员查体率均超过80%。当年，乡镇、村食品经营单位卫生监督检查、发证管理和从业人员的健康体检下放到乡镇防保站。

1995年10月30日，第八届全国人民代表大会常务委员会第十六次会议通过并颁布实施《中华人民共和国食品卫生法》。是年，对3546名食品从业人员进行健康查体，查体率99.4%，查出“五病”阳性13人，调出率100%。检测样品339件，合格率87.02%。当年，全县开始对食品从业人员建立健康体检档案。

1996年3月26日，县卫生局印发《关于进行预防性健康查体的通知》，确定由县卫生防疫站统一组织安排人员进行健康查体，各乡镇卫生院防保站不再负责食品、公共场所从业人员的健康查体工作。是年，从业人员健康查体1021人，查出“五病”阳性3人，全部调离。

1997年3月13日，县卫生局印发《关于采购食品索取检验合格证备案管理的通知》，要求从事食品生产经营的单位和个人，在采购粮食及其制品，食用油料和油脂，豆制品，淀粉及其制品，水产品及其制品，畜、禽、兽肉类及其制品，罐头类食品，酒类，茶叶类，蛋制品类等15类食品时，应向经销者索取由县以上食品卫生监督机构认可的同批产品卫生检验合格证或县以上食品卫生机构的检验报告单，并送交县卫生局登记备案后方可生产和销售。5月，对全县247名饭店经理分四期进行了卫生法律法规知识培训。是年审验发放卫生许可证486份，从业人员健康查体1153人，抽检食品172份，食品卫生合格率95.35%。

1998年，对全县中型饮食单位、冷饮生产厂食品卫生工作开展了集中整顿。在各单位自查自纠的基础上，组织20名卫生监督员分4组对325家中型饮食单位、食品生产厂家进行检查验收，对16户达不到要求的，下达了限期整改意见书。

2001年，全县审核颁发食品卫生许可证1450份，其中餐饮业673份，食品经销单位（包括农村代销点）581份，食品生产加工单位90份，生活饮用水供应单位57份，集体食堂49份。食品从业人员健康查体7884人，食品采样1178份，查体率和食品采样合格率分别达到85%和87%。对查出的105名“五病”阳性从业人员及时进行了工作调离。全年出动检查监督人员6500人次，提出改进意见3350条，查出不合格食品8300公斤，对既不改进又不履行处罚的5家违法单位，移交法院给予强制执行。

2002年，县卫生局、教育局联合对学校集体食堂重点进行了监督，提出整改意见764项。2003年4月，县卫生局通过广播、电视、咨询台等方式开展食品卫生法律法规的宣传和伪劣食品曝光展览活动。出动宣传车20余台次，悬挂标语30余幅，发放宣传材料2万余份。是年，监督检查食品生产单位67家，食品经销单位208家，饮食业420家，共查处不合格食品10860公斤。同时对全县学校食堂及学校周边学生就餐场所、餐饮摊点进行了监督检查。

2004年4月，按照上级要求，集中开展了查处劣质奶粉活动，组织22名监督人员，分6个检查组，在全县范围内开展了拉网式检查。共检查奶粉经销单位269家，抽检14个品牌，对达不到卫生标准要求的450袋奶粉给予了没收、销毁。7月，县食品卫生领导小组协调卫生、工商、畜牧、城建等单位对县城综合大市场、食品摊点、学校周边饮食摊点集中开展了一次综合治理活动，对无卫生防护设施的80户饮食摊点和30户食品摊点予以停业整顿。10月，开展了以“关注农民工食品安全”为主题的食品卫生法宣传活动。共出动宣传车20余台次，设立宣传咨询台2处，发放宣传材料2000份，悬挂过街横幅20条。县电台、电视台对宣传活动情况进行了专题报道。

2005年1月,县卫生局组织开展了节日食品卫生检查监督集中行动，查处过期变质食品930公斤。1月10日，成立阳谷县食品安全协调委员会，县卫生局作为成员单位，主要负责食品流通环节和餐饮业、食堂等消费环节的卫生监管，对食品生产经营企业（包括餐饮业）进行卫生许可及相关日常监督，对直接从事食品生产经营从业人员的健康状况进行监督检查，对新资源食品、食品添加剂新品种等产品进行安全性审查监督，组织食品卫生、食源性疾病的监测，开展食品卫生监督执法等。5月，根据《聊城市卫生系统2005年食品专项整治工作实施方案》要求，加大了对餐饮业和学校食堂的检查监督力度，对全县485个餐饮单位及47个学校食堂集中开展了监督检查。共出动监督执法人员870人次，下达整改意见书87份，吊销卫生许可证1户，罚款2400元。是年，举办从业人员食品卫生知识培训班2期，共计培训324人。核发食品卫生许可证1145份，食品从业人员预防性健康查体9843人，抽检食品样品1186份，餐饮具1852份，从业人员查体率、食品卫生合格率、消毒效果合格率分别为87%、97%、66%。2005年食品卫生抽检情况见表2-1-1。

2005年阳谷县食品卫生抽样检测情况表

表 2-1-1

抽检种类	抽检份数			抽检种类	抽检份数			抽检种类	抽检份数		
	份数	合格	不合格		份数	合格	不合格		份数	合格	不合格
酒类	139	137	2	方便面	31	31	—	糖果	9	9	—
冷饮	82	74	8	纯净水	8	5	3	小食品	23	20	3
植物油	150	150	—	肉制品	40	40	—	奶粉	9	9	—
糕点	264	263	1	豆制品	10	10	—	面粉	19	19	—
调味品	88	74	14	发酵酒	16	16	—	其他	6	6	—
合计	723	698	25	—	105	102	3	—	66	63	3

2006年6月，重点对餐饮业、馒头坊、食品经销店、面粉厂进行了监督检查，共检查加工经营单位548个，下达限期改正意见书270份。对1家馒头坊、7户食品经销点分别给予了停业整顿、限期改整、罚款等行政处罚。对3家既不整改又不履行行政处罚的移交法院强制执行了处罚。9月，开展了保健食品专项监督检查，重点检查保健品的说明书、标签等内容是否规范，有无宣传诊治疗效作用，批准文号是否属实等。共检查保健食品经销店220家，药店52家，查处食准字宣传保健作用的食品160公斤。是年，举办食品卫生法律法规和相关知识培训班5期，培训食品生产经营单位负责人650人。发放卫生许可证1567份，健康查体6873人，调离“五病”食品从业人员104人。监督检查食品生产经营单位4673户次，抽检食品1005件，抽检餐具908份，合格率分别为97.9%和80%。

2007年3月17日，县卫生局在疾病预防控制中心三楼会议室举办食品经营和餐饮单位负责人法律法规及卫生知识培训班。城区内食品经营和餐饮单位的186名负责人参加了培训。是年，对农村食品卫生许可开展专项检查，共检查小食品生产经营单位722家，其中小食品企业65家，小作坊54家，小食品店207家，小商贩175家，小餐馆188家，各类批发市场12处，集贸市场21处。重点检查了食品卫生许可证持证情况，从业人员健康查体情况，餐饮具消毒情况，三防设施落实情况，购物索证情况等。查处过期变质及不符合卫生要求的食品540公斤，下达限期整改意见3100条次，下达各类处罚230份，对17家卫生条件较差的单位给予了停业整顿，对既不落实整改意见又不履行处罚的19家餐饮单位移交法院强制执行。

2008年，对小型（50座以下）餐饮单位，旅游景点餐饮，学校、托幼机构食堂，学校周边小餐饮店和学生小饭桌等进行了专项督查。督查内容主要是卫生许可，从业人员体检，餐饮具消毒，原料采购、使用和废弃物处理等。抽检餐饮具消毒效果1123份，合格率84%，提出限期整改意见840条次，进一步规范了餐饮服务行业的食品卫生管理。4月19日至26日，全国地掷球锦标赛在阳谷举行，来自全国各地的300余名运动员分别入住阳谷宾馆、良华宾馆。县卫生局、疾控中心制定食品安全预案，开展食品卫生知识培训，严格操作规程和流程，安排专职人员深入一线，加强对食品购进、储存、加工以及餐饮器具洗刷消毒等环节的检测监督，保证了就餐人员的食品安全。

2009年，按照县卫生局《关于打击违法添加非食用物质和滥用食品添加剂专项整治方案》，对每个餐饮单位的购物台账、购物索证、食品加工操作场所和待加工原料逐一进行了专项监督检查。共检查餐饮单位410户，下达整改意见231条，限期整改80户，停业整顿17户。

2月17日—22日，县卫生局组织16名监督人员，分四个监督检查组，对全县29处学校食堂进行了监督检查。检查发现，每个食堂均不同程度地存在违规现象。对此，县卫生局在对各被查单位下达整改意见的基础上，以书面形式向县教育局发出《阳谷县卫生局对全县学校食堂监督检查情况的通报》，将每个学校食堂存在的问题和整改意见向县教育局分别作了通报，并建议县教育局督促各学校严格落实整改意见，消除食品安全隐患，确保广大师生的身体健康和生命安全。

2009年6月1日，实施《中华人民共和国食品安全法》，《中华人民共和国食品卫生法》同时废止。按照省、市关于贯彻实施食品安全法有关问题的通知要求，在政府机构改革和职能调整到位之前，卫生行政部门继续做好餐饮服务的监管工作，不再发放食品卫生许可证。

2009年夏秋期间，县卫生局加强了餐饮单位，特别是学校食堂、建筑工地食堂、旅游景点和农村小餐饮单位的监督管理，采取以检查指导为主，以帮、教、督的综合检查措施，完善各餐饮单位的管理制度。对餐饮具的消毒、购物的索证、购物的台帐登记、从业人员的健康查体等环节开展了重点督导检查，对查出的问题逐项下达了限期整改意见书。

2010年2月1日至10日，县卫生局集中开展春节期间餐饮服务业食品安全监管工作，组织两个专项监督检查组，由分管局长带队，加强监督检查。同时，县食品卫生监督人员24小时值班，公布监督电话，及时掌握全县食品安全信息。春节过后，对50座以下餐饮单位、学校、托幼机构和医院集体食堂、学校周边小餐饮店和学生小饭桌等进行了重点检查监督。对各餐饮单位的食用油进货检验登记情况、物品采购索证情况、从业人员健康查体和餐饮具的消毒等情况进行了监督检查。共检查餐饮单位182家，未发现使用“地沟油”现象。6月，县卫生局对宾馆、饭店、食堂、学校周边饮食摊点、旅游景区餐饮单位、建筑工地食堂开展了食品卫生监督检查。食用油进货查验记录率、索证索票率、食用油登记台账建账率均达到100%。7月至9月，按照山东省2010年餐饮服务环节食品安全整顿工作方案和《关于做好“观世博，游山东”活动餐饮服务食品安全监管工作的通知》，重点加强了对餐厨垃圾、废弃食用油和使用劣质食用油或“地沟油”的监督检查，并督导各餐饮单位建立了餐厨垃圾处理和废弃食用油专项登记台帐。9月6日至10日，县卫生局开展了餐饮服务食品安全宣传周活动，共发放宣传材料800余份，接受群众咨询230余人次，取得了良好的社会效果。11月，县卫生局、工商局等有关部门对绿丫丫、雅洁、洁雅、雅康、百分百等5个餐具集中消毒单位进行了综合整治。对消毒包装无厂址、无联系方式、无营业执照及许可手续，工艺流程不符合要求等问题予以限期整改。

2011年2月，根据聊城市卫生局《关于对餐饮服务环节开展含罗丹明火锅底料清查工作的通知》,县卫生局组织人员对辖区内的火锅店进行了监督检查,未发现使用含罗丹明火锅底料的现象。

2012年5月，食品卫生监督职能移交县食品药品监督管理局。县卫生局重点负责生活饮用水和餐饮具集中消毒监督管理工作。

第二节　食品卫生监督量化分级管理

2003年12月12日，县卫生局印发《关于贯彻落实<聊城市实施食品卫生监督量化分级管理制度工作方案>的意见》，对食品生产经营单位的经常性卫生监督和卫生许可审查情况实行量化评分，根据评分结果确定食品卫生信誉度等级。2004年6月，对全县87处餐饮单位进行初步评定，共评出A级单位2个，B级单位6个，C级单位56个，D级单位23个。10月18日—19日，市卫生局组织对阳谷县的餐饮单位卫生监督量化分级管理工作进行了评审。阳谷宾馆和阳谷一中食堂被评为A级单位，阳谷重庆小天鹅火锅城、巧嫂水饺城等5个餐饮单位被评定为B级单位。

2005年12月，在食品卫生监督量化分级管理省级评审中，阳谷宾馆被评为A级单位，阳谷巧嫂水饺城、阳谷重庆小天鹅火锅食府、东方大酒店、第三中学南食堂、第三中学北食堂、第一中学食堂、实验中学食堂被评为B级单位。

2006年7月，山东凤祥宾馆餐厅、山东凤祥乳业有限公司、山东凤祥—艾迪西股份有限公司、山东艾迪西—凤祥食品有限公司顺利通过了聊城市卫生局A级单位的初审评估，阳谷千禧龙海鲜酒店有限公司、阳谷金利源大酒店被聊城市卫生局授予食品卫生B级单位牌匾。

2008年3月24日，县卫生局印发《关于加强对全县餐饮单位实施量化分级管理工作的实施方案》，对餐饮业实行“卫生许可量化评分表”“经常性卫生监督量化评分表”“双百分”制考核。两个评分表所得分数均达到85分的为A级单位；两个评分表均达到60~85分的为B级单位；一个评分表高于60分而另一个评分表低于60分的为C级单位；两个评分表均达不到60分的为D级单位。对A级单位每年进行2次监督检查，2次餐饮具消毒效果监测，每次抽检不少于2个样品；B级单位每年进行6次抽查，3次消毒效果检测，每次抽检不少于4个样品；C级单位每年进行10次监督检查，5次消毒效果监测，每次抽检不少于4个样品；D级单位不予发放卫生许可证，不进行卫生许可证年审。是年,阳谷县5家食品生产经营单位被省卫生厅评审为A级，9家被市卫生局评审为B级，337家被县卫生局评审为C级。

第三节　食物中毒防治

中华人民共和国成立以前，境内无食物中毒记载。1959年中秋节，寿张县阳谷化肥厂杀猪数头，每个工人一顿吃肉一斤多，另吃馒头、月饼及饮酒，患急性肠胃炎者40余人。1960年5月，寿张县（当时阳谷属寿张县）刘集公社坡里村发生硝酸盐中毒一起，20人中毒，2人死亡。

1966年7月19日，寿张、闫楼两个区的12个公社、57个大队的261人在食用县食品公司的变质牛肉后，179人食物中毒，县、区、社组织医务人员全力施救，未造成人员伤亡。事后，县委对事故责任人进行了严肃处理。

1978年初夏，县内发生两起食物中毒事件。安乐镇公社西街大队XXX请客，在集市上购买的食品含有砒霜，造成25人中毒。郭屯公社郭屯大队XXX出售变质马肉，食后造成20余人中毒。7月5日，县食品卫生领导小组办公室发出《关于严防食物中毒的通报》，要求接受教训，引以为戒。同时，按照“预防为主”的方针，商业、供销、粮食、卫生、工商行政管理等部门密切配合，加强对食品卫生工作的管理，消除食物中毒隐患。

1979年9月，李台公社赵台大队发生食用蘑菇中毒事件，中毒12人，死亡9人。1984年，县内发生一起因食用含农药韭菜中毒事件，中毒54人。1985年，发生因食用变质猪下货中毒事件，中毒46人。

1997年起，全县食品生产经营单位实行采购食品索取检验合格证备案管理制度，有效控制了食物中毒事件的发生。

2008年2月26日，县卫生局根据县食品药品安全委员会关于开展创建食品安全示范乡镇活动的要求，制定并印发《关于加强农村聚餐监督管理的实施方案》，要求各乡镇卫生院、防保站成立农村集体性聚餐监督管理组织，具体负责本乡镇农村集体性聚餐的监督管理工作。加强农村厨师卫生知识培训，建立健全农村厨师档案。每个行政村聘任一名农村家宴食品安全监督员，经培训合格后持证上岗。凡举办5~10桌家宴的，需提前48小时向村委会申请并报乡镇防保站备案，由防保站责成该村家宴食品安全监督员实施监督；举办10桌以上家宴的，除按上述程序申报外，乡镇防保站指派人员会同该村监督员实施监督。如果发现疑似食物中毒事件，立即逐级上报，并保留剩余食物、原料及排泄、呕吐物，以便及时查明原因。

2010年11月10日上午，寿张镇大杜村因丧事集体用早餐出现中毒事件，共有92人到医院诊疗，其中17人有明显症状，其他人员症状不明显。未出现危重病例。11月11日，县委办公室、县政府办公室下发《关于进一步加强群体性聚餐食品安全管理工作的通知》，要求各级从此次集体聚餐中吸取教训，切实加强对群体性聚餐的监督管理，做好事前防范，事中监督，落实责任，杜绝群体性食物中毒事件的发生。同时，提出了对农村集体聚餐的监督措施。此后，县卫生局集中开展了对餐饮业单位和农村“红”“白”事聚餐活动的督导，提出监督意见1800余条次。

第三章 公共场所卫生

1987年4月1日，国务院颁布实施《公共场所卫生管理条例》。县卫生防疫站认真组织开展《公共场所卫生管理条例》的学习宣传活动，发放宣传材料5000份，举办培训班2期，培训公共场所从业人员300人。

1988年，颁发公共场所卫生许可证372份，从业人员健康查体1100人。1989年，办理公共场所卫生许可证80份，健康体检500人。

1990年，加大了《公共场所卫生管理条例》的宣传力度，印发宣传材料6000份，宣传册400份，宣传画60套，制作大幅标语8幅，编写黑板报8期，举办学习班20次，参加人数1200人。通过大力宣传，使广大群众认识到公共场所卫生的重要性。

1996年10月1日实施《中华人民共和国行政处罚法》，公共场所卫生监督工作由县卫生防疫站移交至县卫生局。

2000年，按照监督指导、搞好服务的原则共监督公共场所卫生560户次，对11户违法行为给予了不同程度的行政处罚。

2008年，集中监督检查美容美发店17家，发放卫生许可证130份，从业人员查体1000人，检测样品200份。

2010年4月，县卫生局印发《关于实施公共场所卫生量化分级管理制度工作方案的通知》，对全县公共场所实行量化分级管理。当年，发放公共场所卫生许可证104份，其中美容美发类60份，商场类2份，洗浴类3份，旅店类13份，其他类26份。评出住宿业A级单位2家，B级单位5家；美容美发业B级单位6家，C级单位9家。

2011年，发放卫生许可证87份，从业人员健康查体415人。监督覆盖率100%。行政处罚5户，对1户不履行处罚的，申请法院强制执行了处罚。

2012年，贯彻《山东省公共场所预防性卫生审查管理办法》，对住宿场所、进餐场所、沐浴场所、美容美发场所、购物及文化娱乐场所、健身场所、等候场所以及新建、改（扩）建项目的选址、设计、施工、竣工验收等过程实施卫生审查。是年，监督检查公共场所271家，其中美容美发业197家，住宿业59家，商场15家，从业人员健康查体1460人，发放公共场所卫生许可证320份。

2013年，加强了对从业单位的日常卫生监督检查和现场卫生检测工作，对宾馆、超市等公共场所实行监管全覆盖，下达限期整改意见书30份，办理卫生许可证240份，健康查体1600人，监督检查覆盖率95%，卫生许可持证率100%。

第四章 生活饮用水卫生

新中国成立前，广大群众一直饮用敞口浅井水，每到旱季水位下降，有不少群众饮用河水、湾水。由于水源卫生防护差，伤寒、痢疾、传染性肝炎等一些介水传染病在一些地方不断暴发流行。

新中国成立后，党和政府高度重视饮水卫生。20世纪50年代，结合开展以反细菌战为中心的爱国卫生运动，通过抬井口、砌井台、加井盖等方式改良水井2107眼。县卫生防疫站成立后，设有专人负责饮水卫生工作，并逐步建立起经常性水质监测制度。1973年，开始提倡饮用手压机井水和水塔水。1978年，县卫生防疫站对城关公社的东街、城角徐和石门宋公社的西宋大队饮用水进行检测调查。共检测调查大口井3眼，水塔3座。大口井水温均为12℃,水塔为15~19℃;大口井1眼浑浊、2眼微浑,水塔2眼微浑、1眼清澈;大口井总硬度为31~51,水塔为15~28;大口井细菌总数为900~41000(个/升),水塔为270~1960(个/升)。1983年,县城自来水开始供水。据1984年统计,全县饮用手压井水的440942人，占全县人口的73.4%;饮用大口井水的139819人，占全县人口的23.4%;饮用自来水的19471人,占全县人口的3.2%。

1984年至1994年，全县完成17个乡镇36个村的除氟改水任务，受益人口6.2万人。

1993年6月20日，县卫生局专门下发文件，公布农村生活饮用水水质监测员23人，并明确了其职责任务。

1994年，聊城地区行政公署发布实施《聊城地区生活饮用水卫生管理暂行办法》，县卫生防疫站开始对集中供水单位及饮用水质进行常规监督监测。1995年，县卫生防疫站成立采水科，主要负责食品企业生产、生活饮用水和集中式供水单位的供水水质卫生监测。

1997年，县卫生防疫站监测生活饮用水单位13家，对9家水质合格单位发放了卫生许可证。

2002年，对食品加工企业、酒厂、肉联厂、酿造厂、冰糕厂、饮料厂、水厂和学校自备水井进行水质监测。共采集水样83份，合格50份，合格率60%。

2004年，阳谷县疾病预防控制中心加入由山东省疾病预防控制中心主导的国家农村饮水水质监测网，在县内设10个监测点，枯水期、丰水期各监测一次，采集水样20份，并及时向省疾病预防控制中心传输数据。

2005年6月10日至7月6日，对9家桶装饮用水生产企业进行了专项监督检查，对两家不符合卫生要求的企业给予停业整顿。

2006年，县疾病预防控制中心协助水务局完成了农村饮用水的水井勘探水质检测工作，采集水样54份，并及时反馈了检测数据。

2011年，根据《山东省农村生活饮用水专项整治工作方案》，对农村集中式供水单位进行了一次全面监督检查，全县共有镇级集中式供水单位7家，从业人员30人，其中持有健康证和经卫生知识培训合格的24人。

2012年3月，县卫生监督所健全了城乡供水总公司的档案，对初始水、末梢水定期进行常规监测监督。

第五章　学校卫生

1951年，政务院颁布《关于改善各级学校学生健康状况的决定》，要求由教育、卫生、体育等机构的代表组成学校保健指导委员会，负责指导、改进、检查各级学校的卫生保健工作。此后，教育部、卫生部先后印发《关于进一步加强学校卫生保健工作领导的联合指示》《关于保护学生视力的通知》等文件规定。

1962年，县卫生防疫站配备专人负责学校卫生工作。20世纪80年代，先后设立学校卫生组、学校卫生科。多数中学建立医务室，配备校医。1990年6月4日《学校卫生工作条例》颁布，学校卫生工作开始步入规范化的监督管理轨道。

第一节　中小学生生长发育与健康状况调查

1963年9月，县卫生防疫站对全县中、小学在校生的生长发育情况进行抽样调查，共调查398人，其中男生205人，女生193人。调查内容包括身高、体重、胸围、坐高、肺活量、血压和扁平足7个项目。在被调查学生中，9岁以下的儿童患一级扁平足的占10%左右，二、三级扁平足极少。其他调查项目数值见表2–5–1。

1964年5月，县卫生防疫站对阳谷一中应届高中毕业生进行了一次抽样调查。共调查120人，其中男生68人，女生52人。其身高、体重、胸围数值情况见表2–5–2和表2–5–3。

1982年10月，对阳谷一中的1104名在校生（初中454人，高中650人）的形态指标、机能指标和常见病情况进行调查。形态指标包括身高、体重、胸围，机能指标包括握力、肺活量、血压，常见病包括视力、沙眼、听力、龋齿、胸廓异常、四肢关节异常、牙龈炎、牙周炎、皮肤病、脊柱等。调查显示，受检的1104名学生中，视力减退241人，占21.83%；听力减退97人，占8.79%；龋齿106人，占9.6%；沙眼646人，占58.51%；脊柱弯曲53人，占4.8%；四肢关节异常29人，占2.63%；心脏异常123人，占11.14%；淋巴结肿大62人，占5.62%；胸透异常14人，占1.27%；牙龈炎12人，占1.09%；牙周炎34人，占3.08%。调查的形态、机能指标见表2–5–4。

1963年阳谷县中小学生形态机能指标调查检测情况表

表 2-5-1

年龄(岁)	男							女						
	人数	身高cm	体重kg	胸围cm	肺活量ml	血压mmHg	坐高cm	人数	身高cm	体重kg	胸围cm	肺活量ml	血压mmHg	坐高cm
6	15	106.99	19.63	54.92	1086	—	62.44	14	105.77	19.1	53.86	—	—	61.79
7	14	111.55	21.07	56.22	1189	94.31/66.4	64.1	15	111.36	20.46	54.46	1036	93.1/60.1	63.77
8	17	116.54	22.89	58.84	1268	98.48/68.1	66.6	15	116.65	22.58	57.12	1135	99/68.0	66.48
9	16	120.48	24.32	59.34	1432	98.45/67.2	68.1	16	120.63	24.71	58.35	1205	97.8/66.5	67.96
10	17	126.18	26.7	60.92	1670	101.96/70.2	70.5	17	126.45	26.52	59.44	1257	100.8/66	70.78
11	19	132.85	29.28	63.22	1785	101.75/67.5	72.5	15	132.16	28.8	60.75	1410	102.26/68	71.08
12	17	136.77	30.97	64.78	2012	104.70/70.5	75.14	15	138.58	31.79	63.91	1563	103.8/69	75.58
13	13	142.77	35.25	68.97	2276	105.63/70.4	77.7	16	143.76	36.81	67.33	1892	109.3/72	78.48
14	14	147.72	39.61	70.82	2466	106.35/71.8	80.4	16	147.1	40.96	70.94	2207	109.2/75.4	80.94
15	15	151.45	42.83	73.38	2754	109.7/69.9	82.3	12	150.45	45.93	74.30	2286	110.75/76.2	82.94
16	16	157.16	46.80	76.44	—	109.35/72.4	85.8	15	153.38	49.55	76.60	2350	108.83/75.1	84.12
17	16	163.43	52.64	79.52	3034	109.3/71.1	88.7	15	155.64	52.26	77.95	2516	107.5/74.2	85.74
18	16	165.64	56.44	80.43	3253	112.8/73.2	90.04	12	156.72	53.86	78.32	2502	109.7/75.6	86.48

说明:形态机能指标为年龄段平均值

1964年阳谷一中应届高中毕业生男生健康检查情况表

表 2-5-2

年龄(岁)	人数	身高(cm)				体重(kg)				胸围(cm)			
		最小值~最大值	均数±标准误	标准差	变异系数	最小值~最大值	均数±标准误	标准差	变异系数	最小值~最大值	均数±标准误	标准差	变异系数
17	6	154~172	164.06±0.95	5.06	3	43~60	51.85±0.93	4.92	9.5	71~87	80.1±0.61	3.24	4
18	17	153~175	164.34±0.38	4.67	2.8	43~65	52.4±0.37	4.53	8.6	72~90	81.19±0.3	3.71	4.5
19	20	150~180	165.94±0.30	4.76	2.8	45~67	53.48±0.30	4.68	8.7	70~90	81.25±0.23	3.70	4.5
20	17	152~182	166.74±0.43	5.40	3.2	45~66	55.5±0.38	4.67	8.4	73~91	81.92±0.28	3.42	4.17
21	8	154~180	167.28±0.50	4.46	2.7	42~66	56.7±0.49	4.43	7.8	72~94	83.43±0.43	3.84	4.6

1964年阳谷一中应届高中毕业生女生健康检查情况表

表 2-5-3

年龄(岁)	人数	身高(cm)				体重(kg)				胸围(cm)			
		最小值~最大值	均数±标准误	标准差	变异系数	最小值~最大值	均数±标准误	标准差	变异系数	最小值~最大值	均数±标准误	标准差	变异系数
17	5	144~160	153.67±0.98	3.80	2.47	40~52	45.9±1.15	4.44	9.6	75~85	79.47±0.98	3.82	4.8
18	12	146~168	156.78±0.49	4.46	2.68	40~62	51.47±0.5	4.61	8.9	71~85	79.73±0.39	3.59	4.5
19	15	147~169	159.96±0.42	4.10	2.60	43~64	52.81±0.49	4.77	9.0	69~89	80.55±0.42	4.08	5.0
20	13	145~169	157.29±0.68	5.38	3.42	37~64	52.93±0.65	5.16	9.6	71~89	80.61±0.52	3.96	4.9
21	7	144~166	156.04±0.99	4.84	3.90	41~62	52.7±	4.89	9.0	72~86	79.16±0.63	3.15	3.9

1982年阳谷一中学生形态、机能指标调查情况表

表 2-5-4

年龄(岁)	调查人数		身高均值		体重均值		胸围均值		肺活量均值		左握力均值		右握力均值		收缩压	
	女	男	女	男	女	男	女	男	女	男	女	男	女	男	女	男
13	34	49	148.03	144.5	39.00	34.73	65.74	64.98	1811.76	1837.76	13.77	12.90	15.70	14.72	117.35	116.21
14	60	66	152.2	151.46	42.17	40.82	69.33	68.77	2015.00	2263.64	15.30	12.45	16.90	20.73	118.80	116.87
15	77	90	155.13	154.4	45.21	44.13	71.98	91.53	2301.95	2830.00	19.43	21.62	17.44	23.67	118.16	117.35
16	66	95	154.88	161.5	47.64	50.99	74.97	75.75	2327.27	3233.70	20.48	26.04	18.56	28.71	119.73	119.51
17	118	206	157.28	163.95	50.20	52.76	76.76	77.99	2419.5	3251.46	21.18	29.87	19.80	31.77	120.58	120.62
18	35	141	158.33	166.09	52.20	55.10	78.13	80.22	2297.14	3523.78	21.79	33.18	18.01	35.94	118.26	121.36
19	—	45	—	167.71	—	56.50	—	81.90	—	3757.78	—	33.61	—	35.50	—	122.17

说明：1、身高、胸围：厘米；2、体重、右握力、左握力：公斤；3、肺活量：毫升；4、血压：毫米汞柱

第二节　学校疾病监测与防治

1963年，县卫生防疫站对阳谷一中全校900名学生进行了蛔虫感染情况检测，结果显示，蛔虫感染率达97%。1964年，对1869名中小学生视力进行调查，结果表明，从小学五年级开始，视力减退率随年级的增高而增高，其程度也随之加重。双眼视力在0.5以下的小学五年级学生占0.3%，高中三年级学生占4.4%；10岁学生的视力减退率为9.9%，21岁学生视力减退率达26.1%，且年龄越大，视力减退程度越重。双眼视力在0.5以下者，6~7岁为1.5%，20~21岁为4.8%，且女生明显高于男生。12月，县卫生防疫站对阿城中学366名学生（其中男生280人，女生86人）进行了蛔虫粪便检查，结果显示，阳性307例，感染率83.8%。其中，男性感染率为84.65%，女性感染率为81.4%。对全体阳性者予以服药驱虫，并对六一宝塔糖、小儿宝塔糖、新华驱蛔灵、新华驱蛔片的驱虫效果及副作用进行了比较。结果表明，新华驱虫片效果最好，排虫率达到89.3%；小儿宝塔糖次之，排虫率为80.28%。副作用以新华驱虫片较大，反应率为61.1%；小儿宝塔糖、新华驱蛔灵反应率为12.6%；六一宝塔糖副作用反应率为6.09%。

1978年9—11月，县卫生防疫站与教育局联合对城区学校的2993名中小学生进行了视力调查。视力减退者301人，占10.6%。

1978年10月，对城区小学1054名中小学生进行蛔虫情况检测，其中阳性者820人，占77.7%。对809名阳性者作了驱蛔服药，排蛔人数474人，占59%。排蛔最多者50余条，一般在5~10条。

1981年1月，对阳谷实验小学1~5年级的1236名学生进行了寄生虫（鞭虫、蛔虫、钩虫、肝吸虫）感染情况调查。鞭虫、钩虫、蛔虫采用40%盐水漂浮法，肝吸虫采用10%氢氧化钠沉淀法。调查显示，1~6年级学生蛔虫感染率差异明显，1年级最低，5年级最高。对查出的511名阳性者全部服用驱虫净。服药1周后，对其中的210人进行复查，转阴率98.1%。1981年阳谷实验小学学生蛔虫感染调查情况见表2-5-5。

1981年阳谷实验小学学生蛔虫感染情况调查情况表

表 2-5-5

年级	受检人数	阳性人数	阳性率（%）
一	202	66	32.67
二	213	82	38.50
三	336	120	35.71
四	242	109	45.04
五	243	134	55.14
合计	1236	511	41.34

1982年，县卫生防疫站对不同类型地区的1066名中小学生分7、9、12、15、17岁5个年龄组进行了龋齿、牙周病、氟牙症、四环素牙等进行了检测。其中龋齿：乳牙患病率74.83%，恒牙患病率33.21%。牙龈炎、牙石病分别为68.42%和41.43%。城区、城郊、农村氟牙症分别为63.24%、10.98%和4.29%。四环素牙患病率为29.55%。

1984年和1985年的学生视力调查，均显示学生视力减退的发生率，农村多于城市。教室采光、照明是造成学生视力减退的主要原因。

1992年，对4325名在校中小学生进行了肠道蠕虫感染情况检测，感染率为56.70%。

1992—2000年，全县中小学生服用阿苯达唑10万人次，未发生明显药物不良反应。2000年感染率降至7.11%，达到全国学生常见病综合防治方案目标。

1993—1996年，对25144名中小学生进行了健康检查，其视力低下率、肥胖率均呈逐年上升趋势。查体情况见表2-5-6。

1996—2000年，共对17所学校32443名中小学入学新生进行查体，发现弱视者21340人。

2000年9—11月，对9所中学6277名学生进行贫血检测，贫血率比1994年下降14.17%。

2003—2008年，每年对三年级以上在校学生进行一次健康体检。共体检学生387320人次，视力低下率28.07%，沙眼患病率0.83%，龋齿率7.47%，肥胖率1.61%，心肺异常率2.37%。

2009年,根据《山东省中小学生健康体检管理实施办法》，对全县72887名在校学生进行了健康体检，其中视力低下17813人，占24.44%；沙眼323人，占0.44%；龋齿4017人，占5.51%；肥胖988人，占1.31%；色弱208人，占0.28%；心脏异常695人，占0.95%，其中先天性心脏病31人；扁桃体肿大155人，占0.21%；结膜炎111人，占0.15%；淋巴结肿大98人，占0.13%；其他10人。结核菌素试验24577人，其中强阳性者1646人，阳性率6.70%。县疾控中心及时将体检结果反馈给学校及学生家长，并提出指导性意见。

2010—2013年，共体检学生149725人次，其中视力低下46127人次，沙眼515人次，龋齿12010人次，肥胖5097人次，心肺异常771人次，扁桃体肿大1518人次。

表2-5-6

1993—1996年阳谷县学生健康查体情况统计表

年度	查体人数	表面抗原阳性率（%）	视力低下率（%）	沙眼患病率（%）	龋齿患病率（%）	肥胖率（%）	心肺异常人数
1993	3514	3.34	31.29	7.73	10.43	0.93	21
1994	5000	3.54	32.91	7.03	11.31	1.13	25
1995	4630	3.53	33.05	6.43	10.78	1.21	23
1996	12000	3.42	33.29	6.11	11.21	1.35	29

第三节 学校饮食卫生监管

2003年，贯彻教育部、卫生部《学校食堂与学校集体用餐卫生管理规定》和卫生部《学生集体用餐卫生监管办法》，督促各学校建立了食品卫生主管校长负责制、学校食堂卫生许可证制和卫生管理岗位责任制，每个学校配备了1~3名食品卫生管理人员。

2004年，对全县35处学校食堂实行卫生许可审查和经常性卫生监督量化分级，评出A级单位1个，B级单位3个，C级单位19个，D级单位12个。2005年12月，县卫生局、教育局联合开展了“学校卫生安全月”活动，共监督检查中小学校46处，共检查教室、图书室、阅览室、宿舍458个，厕所109个，学生食堂30个。对学校医务室、公共场所卫生、生活饮用水卫生、食堂卫生等情况进行了全面地检查监督。针对检查中发现的问题，现场下达了限期整改意见书。

2006年1月10日，县卫生局印发《关于进一步加强学校卫生监督检查的紧急通知》，要求各类学校注意保持环境卫生，做好水源保护，防止水质污染。加强食堂卫生管理，严格食品原料和食品成品购进、验收、登记备案手续，严格食堂卫生操作规程，严防食物中毒现象发生。中、高考期间，县卫生局组织人员集中开展了考点及周边饮食卫生监督检查活动。共检查监督考点食堂和饮用水单位11个，考点周边餐饮点43家，考点住宿点食品商户19家。对5家不符合饮食卫生要求的餐饮商户予以停业整顿。

2007年4月1日至20日，县卫生局组织16名监督员，分成4个小组，分片对全县27处学校食堂进行了检查监督。对于检查监督中发现的食品卫生管理组织不健全、食堂卫生设施简陋、加工食品不符合卫生要求、公共碗筷不按规定消毒、购物索证制度执行不严格、销售食品不使用专用工具、使用回收塑料用具盛装食品等问题逐一下达了限期整改意见书。同时，县卫生局与各学校分别签订了《学校食品卫生安全责任书》。检查监督集中活动结束后，将检查监督情况以书面形式向县教育局进行了反馈。

7月14日至15日，县卫生局在县疾病预防控制中心三楼会议室举办学校食品卫生管理员培训班，培训学校食品卫生管理员和分管负责人37人。培训的重点内容是食品卫生管理员工作职责，餐饮卫生管理制度，生活饮用水卫生管理，食品采购、储存、加工、销售过程卫生管理，食品工具、容器、餐具消毒保洁卫生管理等标准要求和相关知识，以及《食品卫生许可证发放管理办法》《餐饮业和集体用餐配送单位卫生规定》《食品卫生量化分级管理规定》《学校食堂与学校集体用餐卫生管理规定》等。通过培训，进一步提高了食品卫生管理人员的管理水平，培训考试成绩全部及格。是年，检查监督各类学校27处，学校食堂卫生许可持证率100%，从业人员健康查体率92%，食品卫生监督量化评分均达到C级以上标准。

2008年10月，县卫生监督所对全县中小学食堂和城区学校周边食品卫生进行集中检查监督。学校食堂重点检查监督有效卫生许可、量化分级管理、餐饮具消毒，从业人员健康查体、卫生知识培训、环境卫生、医务室依法执业、自备水井卫生管理情况，以及食品原料采购、索证、验收登记台账执行情况。通过检查监督，下达限期整改意见76条，发放食品卫生宣传材料800份，查处学校周边食品摊点、学生“小饭桌”“小吃店”63家。

2009年2月，根据聊城市卫生局《关于对全市学校食品卫生进行监督检查的通知》精神，对全县29处学校食堂进行了监督检查。检查的29处学校食堂中，除阳谷一中学生食堂基本符合要求外，其余28处学生食堂都不同程度地存在不符合卫生要求的现象。4处食堂无有效食品卫生许可证；31名从业人员无有效健康证；11处食堂无购物索证、登记台账；7处食堂无卫生管理制度；9处食堂无专用仓库；5处食堂公共碗筷不消毒，重复轮换使用；14处食堂操作间和就餐场所垃圾清理不及时，物品存放杂乱，环境卫生差。有的学校食堂使用聚乙烯编织袋作笼布，有的用塑料桶盛装熟食。针对检查监督中发现的不安全隐患，逐一下达了限期整改意见书，并将每个学校食堂存在的问题逐一向县教育局进行了通报，以期加强教育管理，落实责任，改善设施，确保学校食品安全。

2010年5月6日，县卫生局制订《学校饮食卫生突发事件应急救援预案》，成立了学校饮食卫生突出事件应急救援工作领导小组和应急处理专业技术机构，明确了各机构的职责和应急响应措施等。

2011年4月28日，县卫生局、教育局转发省卫生厅、教育厅《关于在全省开展学校、托幼机构卫生综合监督检查的通知》，要求各级各类学校、托幼机构按照监督检查的工作内容开展自查自纠。9月，县卫生局、教育局成立联合监督检查组，对全县学校、托幼机构的综合卫生工作进行检查监督，重点检查监督饮食卫生。主要包括食品原料的采购、加工过程卫生，餐具消毒卫生，从业人员个人卫生，饮用水卫生情况，卫生许可证、健康证持证情况，卫生管理制度建立与执行情况，以及购货索证、登记台账等卫生管理档案等。共检查学校、托幼机构食堂32家，有效卫生许可证持有率100%，从业人员有效健康证持有率94%，食品原料采购索证率57%，登记台账率46%。多数学校食堂增加了食品加工、储存、销售等环节的设施，改善了食堂、餐厅的环境卫生。

第六章 放射卫生

1980年，对全县医用X线机使用和从业人员进行了摸底调查。全县共有医用X线机25台，从事X线机操作人员29人。1981年，全县29台X线机安装了聊城地区卫生防疫站等单位联合研制生产的简易防护装置，防护率100%。1985年，全县医用X线机达到31台，从业人员50人。是年，贯彻《聊城地区医用诊断X线机卫生防护管理实施细则(试行)》，对X线机操作人员实行卫生防护。

2002年，共开展医用X线机使用单位的放射防护监督检查活动12次，全县放射性同位素、射线装置使用单位有效许可证登记持有率100%。

2005年3月16日，县卫生局印发《关于对X线防护装置进行专项整治活动的通知》，对全县所有使用X线装置的29个单位进行了一次专项监督检查，下达监督意见书26份。

2006年，根据聊城市卫生局《关于贯彻落实〈放射诊疗管理规定〉加强放射卫生防护监督管理工作的通知》，对县内的放射诊疗单位集中开展了监督检查。检查的重点是放射诊疗许可范围与开展诊疗范围的相符情况，放射诊疗规章制度和岗位责任制的落实情况，放射从业人员健康监护制度和放射防护措施落实情况等。

2008年，全县63名放射人员参加了聊城市放射工作人员防护与法律知识培训班，通过培训，增强了放射人员的防护意识。

2009年2月，县卫生局印发《关于进一步加强放射卫生工作的通知》，要求各有关放射单位进一步强化法律意识、服务意识和责任意识，确保放射卫生管理工作落到实处。放射工作人员要加强业务知识学习，严格按照操作程序和规章制度进行操作，设立警示标识，建立放射事故应急预案。加强放射工作人员和患者的个人防护，确保患者和放射工作人员的身体健康。是年，对29家拥有X射线影像诊断的医疗机构进行了检测并完成了放射诊疗换（验）证工作。

2010年，根据《放射性同位素与射线装置安全和防护条例》和卫生部《放射诊疗管理规定》，对全县25家医疗卫生单位的放射装置防护设施进行了检查监督，对防护设施简陋、从业人员自我防护意识差、警示标示不明显等问题下达整改意见书25份。同年，配合市卫生局组织全县90名放射从业人员到市疾控中心健康查体，完善了健康档案。

2012年，加强了对从业单位的日常卫生监督，监督覆盖率100%。对一家不合格单位下达了限期整改意见书，规范了放射诊疗行为。

2013年，全县共有放射诊疗设备74台，其中X线机31台，影像增强透视机20台，CR机13台，DR机2台，CT机8台。从业人员117人。是年，按照上级要求，对放射诊疗设备和从业人员全部建立和完善了档案。

第七章　劳动卫生

20世纪50年代以来，阳谷县认真开展职业危害因素监测，掌握劳动者身体健康状况，提出预防职业病的具体措施，监督有关单位改善劳动条件，加强职业卫生防护，有效维护了劳动者的合法权益。

第一节　工业劳动卫生

1958年，县卫生防疫站选择2个重点工厂进行了粉尘浓度测定，粉尘浓度均超标。对36名有疑似肺部疾患的接尘工人进行了体格检查，未发现矽肺患者。1963年，对全县2个工厂、16个尘毒作业点进行了监测，尘毒浓度均超标。“文化大革命”期间，劳动卫生工作处于停顿状态。

1977年，对全县3个工厂、23个尘毒作业点进行了监测，合格率40%。1978年，对全县5个工厂、30个尘毒作业点进行了监测，合格率为59%。1979年，全县有农修厂、拖修厂、面粉厂、造纸厂、磷肥厂、酒厂、通用机械厂以及三个油棉加工厂等接尘工厂10个，接尘人员191人，均无防护措施。有电厂、造纸厂、元件厂、磷肥厂、酒厂、鞋厂、化肥厂、橡胶厂、印刷厂等接毒工厂9个，接毒人员189人，除电厂佩戴面罩、磷肥厂佩戴口罩、化肥厂安装排风扇外，其余工厂均未有任何防护措施。是年，对10个工厂、35个粉尘作业点进行了检测，合格率79%。

1980年，对2个企业的16个产尘点、2个产毒点进行了监测，监测合格率分别为81%、80.5%。对1个企业的13个噪声点进行了监测，合格率为52.2%。

1985年，县内有缫丝厂、造纸厂、酒厂、化肥厂等接尘企业4个，有木器厂、皮鞋厂、磷肥厂、压力容器厂、印刷厂、造纸厂、酒厂、化肥厂等接毒企业8个。共有接尘人员133人，接毒人员680人。接尘工厂无任何防护措施。接毒工厂中，造纸厂配有面罩，酒厂、磷肥厂配有口罩，压力容器厂、印刷厂、化肥厂分别安装使用抽风机、通风罩、排风管，木器厂、皮鞋厂未有任何防护措施。是年，对813名接尘、接毒人员进行健康检查及粉尘毒物检测，未发现职业病患者。

2002年，对全县268家企业进行了摸底调查，对有职业病危害因素的176家企业进行了登记。登记企业包括橡胶制造业，机械加工业，农药、化肥、化工原料生产企业，钢铁铸造业，皮鞋加工业，家具制造业，棉纺织品生产加工业等。这些企业中，既有引起急性中毒的铝、苯、锰及其他化合物，同时伴有高温、高湿、噪音、有机粉尘、无机粉尘等。176个有毒有害作业场所中，涉及人数5700人。

2004年，监督检查接触尘毒等有害作业点95个，下达限期整改意见书192条。对530名接尘、接毒人员进行了健康查体，对查出的12名禁忌症病人下达了岗位调离意见书。

2005年8月19日，县卫生局、县安全生产监督管理局印发《关于进一步做好职业病防治工作的通知》，要求企业改善作业环境，完善防护措施，确保从业人员的身体健康。是年，共监督检查企业170家，下达整改意见书840条。对多次督导检查不整改、不履行行政处罚的7家企业移交法院强制执行了处罚。

2007年3月，县卫生局印发《阳谷县中小企业职业卫生专项整治工作方案》，成立了专项整治工作领导小组。监督人员深入到生产加工有毒、有尘、有害场所第一线，监督检查接尘毒企业95家，下达限期整改意见书1260条。

2009年1月，县卫生局与各企业签订《职业卫生“四个一”工程责任书》，明确卫生监督部门和企业的责任。对重点因素、重点行业、重点人员实行重点监督，有效保障了劳动者的健康权益。

2010年4月，按照省市关于开展小企业职业卫生专项整治工作的通知要求，重点监督各企业职业健康监护档案的建立情况，职业病防护设施及个人防护用品配备使用情况。共检查企业35家，督促建立职业卫生监护档案25份，下达卫生监督意见书75份，处罚企业5家，罚款1.5万元。

1986—2013年阳谷县尘、毒、噪声监测情况表

表 2-7-1

年度	监测企业个数	监测接尘		监测接毒		监测噪声	
		点数	合格率(%)	点数	合格率(%)	点数	合格率(%)
1986	8	26	20	20	39	—	—
1987	11	76	69	21	70	68	50
1988	—	152	56	—	—	—	—
1989	13	68	20	37	45	—	—
1990	—	82	40	10	55	90	49.5
1991	24	81	50	—	—	—	—
1992	13	90	52	—	—	90	65
1993	10	61	42	34	48	73	70
1994	9	61	38			58	51
1995	20	64	71	22	79	85	50
1996	13	73	40	—	—	88	49
1997	—	84	46	30	50	93	75
1998	30	91	55	53	59	98	55
1999	9	83	56	61	89	79	65
2000	15	105	60	62	46	690	55
2001	6	59	55	22	42	49	55
2002	6	54	55	16	43	45	63
2003	5	49	65	11	89	36	65
2004	3	20	66	11	85	33	66
2005	3	21	76	17	94	32	69
2006	3	33	78	29	93	38	71
2007	5	56	82	49	91.8	55	69
2008	6	58	84	50	92	50	68
2009	10	78	83	69	85.5	106	71.7
2010	29	31	83.8	30	83.3	161	83.8
2011	30	36	83.3	67	91	191	74.3
2012	40	56	82.1	71	88.7	186	81.2
2013	12	70	85.7	60	86.6	100	70

第二节 农业劳动卫生

农业劳动卫生主要是防暑降温和防治农药中毒。新中国建立初期，每年夏季中暑病人时有发生。1959年夏，贯彻山东省人民委员会《采取紧急措施，加强防暑降温工作的通知》精神，县、社两级组织干部和医务人员深入田间，宣传和检查指导农田防暑工作。推行“两早两晚一延长”（上午早出早收工，下午晚出晚收工，延长中午休息时间）作息时间，田间劳动要戴草帽，备足开水，有效防止了中暑现象的发生。

20世纪60年代初期，县内开始使用有机氯农药灭虫。之后，随着棉花种植面积不断扩大，棉田使用农药的品种、数量不断增加，接触农药的人数相应增多，加之农药保管分散，缺乏防护知识等，农药中毒事件不断发生。1972—1974年，全县生产性农药中毒610人（1972年264人，1973年218人，1974年128人）。1974年，县、社卫生防疫人员加强宣传教育、技术培训，指导生产大队加强农药保管，推广安全使用农药的先进典型，中毒人数明显减少。

1975年，聊城地区防疫站、供销社、农业局在阳谷县召开为期4天的安全使用农药现场会，与会的54人参观了安全使用农药13年无中毒事故的城关公社马庄大队和城角徐大队。县卫生防疫机构认真贯彻现场会精神，加强安全使用农药的指导和巡回检查，通过发放安全使用农药宣传材料和预防农药中毒宣传画、举办预防农药中毒广播讲座等形式，广泛宣传预防农药中毒知识。1975—1978年，全县生产性农药中毒人数明显减少（1975年至1978年分别为1人、33人、94人、83人）。

1979年，全县生产性农药中毒461人，达到历史最高值。县卫生局和防疫站在加强预防农药中毒知识宣传和检查指导的同时，加强了对公社卫生院和赤脚医生抢救农药中毒的技术培训，有效降低了农药中毒的死亡率。但是，随着棉花种植面积的迅速扩大（1982年全县棉花种植面积52.48万亩，比1979年增加30.41万亩），农药使用量和农药中毒人数随之增加。1979年至1982年，全县生产性农药中毒人数分别为461人、344人、570人、361人。

1985年，县卫生防疫站对全县农药使用情况进行了一次调查。全县当年使用菊酯类农药50吨，有机氯农药1000吨，有机磷农药200吨，呋喃丹100吨，其他粉剂200吨。农药的大量使用，加之农村实行承包制后，农药由生产队集体管理使用变为农户分散管理使用，给预防农药中毒带来更大困难。县卫生局、防疫站配合有关部门进一步加强预防农药中毒的技术指导，培训乡镇防保人员。采取广播电视讲座、播放宣传片、发放宣传材料等形式，宣传预防农药中毒知识。各乡镇卫生院成立了农药中毒防治小组，西湖乡、石门宋乡等乡镇还成立了农药使用技术指导小组。通过采取上述措施，全县生产性农药中毒人数并未随着农药使用量的增加而增多，反而明显减少。当年，全县生产性农药中毒减少到19人，而非生产性农药中毒66人（主要是误服、自杀等），创历年新高。

随着生产性农药中毒防治力度的加大和农民使用农药知识的逐步普及，以及高效低毒农药的推广使用，农药中毒逐年减少。尤其近几年来，生产性农药中毒极少发生。

第八章 医疗市场监管

20世纪80年代，社会上出现了无证行医及个别医务人员在家行医的现象，有的给患者造成了伤害，严重者有的致残甚至死亡。1993年，根据省卫生厅《关于加强医疗市场管理的通知》，县卫生局组织开展了清理非法行医突击活动，清理非法开业医184家，处理药品价值7000元，有效制止了乱办医、办医乱的现象。

1996年6月，县政府成立由副县长杨吉德任组长，卫生、工商、公安、广播电视等有关单位负责人为成员的清理整顿非法行医领导小组。集中两个月的时间，对1300个医疗单位进行了监督检查，关闭无证行医22家，没收药品18家，价值3.7万元。1997年，查处外地游医3起，清理无证牙科诊所5家，取缔无证行医36家，查封药品器械价值5000余元，执行处罚1400元。1998年共清理无证开业医6家，没收药品价值2000元。

2000年，采取日常监督与集中检查相结合的办法，查处无证行医81家，没收器械37件，罚款2万余元。

2002年，根据《医疗机构管理条例》《中华人民共和国母婴保健法》等法律法规，加强医疗市场监管。全年共取缔无证行医21家，母婴保健技术服务场所7家，没收器械58件。取缔非法性病诊所5家，非法医疗广告17条。

2003年，县卫生局联合公安、工商等部门集中开展了医疗市场专项整治活动，全年共取缔无证行医26家，没收药品28箱，器械39件（套）。取缔非法性病诊所3家，非法医疗广告14条，罚款6000元。

2005年8月，集中开展了口腔诊疗机构的专项治理活动，对各口腔诊所、医院口腔科进行了器械物体表面消毒效果监测。对达不到标准要求的，予以限期整改。对10家无证开业的牙科诊所予以取缔，并没收器械15台件。

2006年，组织24名监督员，分4个组对辖区个体开业医、村卫生室、牙科诊所、医疗美容等医疗机构进行了拉网式检查。查处游医药贩11起，超出许可诊疗科目116家，超出服务范围的卫生室67家，未取得执业护士证书从事护理工作的19家，未取得执业医师证书从事诊疗业务的13家。均按有关法律进行了处罚。

2007年6月，根据省、市要求，在全县范围内开展了集中执法月活动，共查处非法行医50家，没收过期医用药品、医疗器械价值5万多元，罚款10万余元，有效净化了医疗市场，有力保障了广大人民群众的身体健康和就医安全。

2010年4月，根据聊城市卫生局开展“医疗秩序整顿规范年”活动的要求，县卫生局通过广播电视、组织宣传车辆、悬挂宣传横幅、张贴宣传标语、印发宣传材料等方式，营造整顿规范医疗秩序的社会环境。同时，对辖区内医疗机构进行了全面梳理，明确工作重点。至6月底，共监督检查各级各类医疗卫生机构640户次，下发责令整改意见书366份，立案查处非法行医案件6起，取缔无证诊所6家，没收医疗器械7台（件），查处非法医疗广告3家。

5月20日至6月20日，县卫生局开展医疗机构的消毒与感染控制监测工作。共监测医疗机构742家，其中县直医疗单位6家，乡镇卫生院22家，民营医院7家，村卫生室707家。主要监测物体表面消毒效果，重点监测细菌菌落样品数和金黄色葡萄球菌。共监测样品2648个，其中不合格215个，合格率为92%。对检出不合格项目的单位，及时提出了限期整改意见。

2010年，在开展医疗废物管理工作专项执法检查中，对各级各类医疗卫生机构的制度建设情况、医疗废物分类收集情况、医疗废物临时贮存情况和医疗废物处置情况等进行了认真检查。共检查医疗卫生机构601户次，查处违反医疗废物管理法规的医疗机构197家。

2011年8月，根据聊城市卫生局《关于开展全市诊所专项整治工作的通知》精神，监督检查诊所12家，下达监督意见书8份，取缔非法行医1家。10月，依据聊城市卫生局“医疗秩序巩固提高年”活动要求，县卫生局成立专项活动领导小组，并对全县医疗机构进行了以依法执业为主的监督检查，共检查医疗机构220家，查处违法医疗机构2家。

2012年4月，县卫生局印发《关于开展2012年人体器官移植专项整治行动工作的通知》，全县所有医院、门诊部、诊所、社区卫生服务机构及其医务人员签订了《依法执业、不从事非法器官移植承诺书》。通过监督检查，未发现非法器官移植案例。12月，根据聊城市卫生局《关于开展全市人类辅助生殖技术专项监督检查的通知》，县卫生局对4家二级医疗单位的医疗机构执业许可证、妇产科执业人员资质、不孕不育科室的门诊日志以及病历、电脑记录等进行了监督检查，未发现“代孕”案例。是年，县卫生局对辖区内无证行医、超范围诊疗、聘用非卫生技术人员和医师异地执业等医疗行为作为监督检查工作的重点。共监督检查民营医院4家，个体诊所30家，查处非法行医2家，责令改正10家，罚款2万元。

2013年6月5日，县卫生局印发《阳谷县医疗市场集中整顿工作方案》，重点整顿和查处无证开业的“黑诊所”、镶牙所（馆），基层医疗机构出租承包科室、超范围执业、聘用非卫生技术人员、发布违法医疗广告等行为，以及民营医院依法执业、处方管理、母婴保健、传染病报告、放射卫生管理等方面的情况。在各单位自查自纠的基础上，通过监督检查，取缔无证行医诊所6家，撤销违法广告2家。对涉及超范围执业、聘用非卫生技术人员、承包科室等违规行为的17家医疗机构下达监督意见书52份。

第三编

医 疗 服 务

第一章　阳谷县人民医院

阳谷县人民医院是一所二级甲等综合性医院，是全县医疗、预防、康复、科教、急救、重症监护、远程医学中心。医院设临床专业科室35个、医技科室15个，其中心血管内科为全市县级医院唯一临床特色重点专科，肿瘤科为全省首批癌痛规范化治疗示范病房、市重点专科，骨科为山东省优质护理示范病房，消化呼吸内科、神经内科、儿科、普外科、胸外科、神经外科、妇产科、重症医学科、血液透析科、急诊科、检验科、眼科等为市级医疗质量示范科室，康复医学科为聊城市规模最大、设备最先进的康复医学治疗中心。共有职工832人，其中硕士研究生29人，大学本科毕业生450余人。拥有高级职称卫生技术人员60人，中级职称343人。医院占地面积76.25亩，建筑面积7万余平方米，固定资产2.35亿元，开放床位1100张。年收治住院病人3万余人，门诊病人30余万人次。

第一节　机构

一、机构沿革

1946年2月，冀鲁豫边区政府卫生局委派吕瑞庭来阳谷，在阳谷县城南街小隅首路西租用民房，建立阳谷县卫生所。1947年1月迁至阳谷城东50里阿城镇。1947年9月，县卫生所迁回阳谷县城南街原址。1948年初更名为阳谷县卫生院，下半年迁至东街西首路北。1949年迁至南街中段路东。1956年在阳谷东街东首路北东大寺小学旧址，新建瓦房三幢，是年年底，县卫生院迁入新址。同年，阳谷县卫生院改称阳谷县人民医院。

1958年12月，阳谷县并入寿张县，阳谷县人民医院更名为寿张县第二人民医院，与寿张县人民医院并存。1961年7月，恢复阳谷县建制，复称阳谷县人民医院。1987年10月29日，县人民医院整体搬迁至东方红大街（现谷山路中段）32号。1988年8月10日，阳谷县人民政府决定成立阳谷县医疗康复中心，为副局级事业单位，列卫生序列，隶属县委组织部老干局。1994年4月6日阳谷县医疗康复中心撤销，并入阳谷县人民医院，改为老干部病房。

2008年10月26日，阳谷县人民医院搬迁至阳谷县城黄山路北段路西、黄河路南。

2004年1月，县劳动和社会保障局、县财政局、县卫生局确定阳谷县人民医院为城镇职工医疗保险定点医院。2005年1月，县劳动和社会保障局、县财政局、县卫生局确定阳谷县人民医院为县工伤医疗定点医院。

二、领导人名录

1946年2月至2013年12月，阳谷县卫生院（所）、阳谷县人民医院先后有16人担任院（所）长，32人担任副院（所）长。2013年年底，县人民医院设院长1人，副院长3人。1946~2013年历任院（所）长和副院（所）长任职情况分别见表3-1-1和 表3-1-2。

三、中共党组织

1956年5月，县卫生院与县卫生科、县防疫站、县妇幼保健站建立联合党支部，张永奎任党支部书记。1965年，阳谷县人民医院单独建立党支部，吕士翠任党支部书记。

1989年，阳谷县人民医院建立党总支，下设

5个党支部，时有党员92人。

2013年年底，阳谷县人民医院共有党员112人，其中在职职工党员59人，退休职工党员53人，下设6个党支部。

县人民医院历任党支部（总支）书记、副书记任职情况分别见表3-1-3和表3-1-4。

表3-1-1

1946—2013年阳谷县人民医院历任院（所）长任职情况表

姓名	性别	任职时间	技术职称	籍贯
吕瑞亭	男	1946.02—1948.05		不祥
朱之刚	男	1948.05—1949.10		石佛镇朱庄村
周云璋	男	1949.10—1952.06		济宁市
郭连成	男	1952.06—1961.06		七级镇三里庄
张福志	男	1961.06—1970.02		临清市
姜云峰	男	1970.02—1971.07	主治医师	七级镇西街
辛胡克	男	1971.07—1972.12		不祥
丁书奎	男	1973.01—1974.06		高庙王乡仓上村
高明雨	男	1974.06—1979.12		郭店屯乡苑店村
孙秉振	男	1979.12—1982.06		阿城镇薛庄村
刘永祜	男	1982.06—1985.12	副主任医师	山东省胶州市
杨洪振	男	1986.01—1989.07	副主任医师	郭店屯乡九杨村
郑兆寅	男	1989.07—1996.06	主治医师	闫楼镇崔堂村
程庆峨	男	1996.07—2000.09	副主任医师	莘县妹冢乡
布汝文	男	2000.09—2006.07	主治医师	大布乡新布村
杨景随	男	2006.07任职	副主任医师	郭店屯乡九杨村

表3-1-2

1946—2013年阳谷县人民医院历任副院（所）长任职情况表

姓名	性别	任职时间	技术职称	籍贯
朱之刚	男	1949.10—1952.06		石佛镇朱庄村
李存余	男	1952.06—1953.12	主治医师	阳谷
窦询余	男	1954.01—1957		聊城
尚玉亭	男	1955.01—1962		不祥
刘东梅	男	1961.07—1974	主治医师	掖县
杜秀芳	女	1962—1964		不祥
姜云峰	男	1971—1973	主治医师	七级镇七三村
赵广田	男	1971—1980		阿城镇苑井村
苗佩文	男	1970—1977		河南省范县
高明雨	男	1970—1974.06		郭店屯乡苑店村
郑发昌	男	1970—1977	主治医师	博济桥街道郑庄村
张永奎	男	1978—1980	主治医师	博济桥街道张楼村
刘永祜	男	1979—1982	主治医师	山东省胶州市
葛春海	男	1982—1984	主治医师	张秋镇前楼村
马洪瑞	男	1982—1985	主治医师	山东省昌乐县

续表 3-1-2

姓 名	性 别	任职时间	技术职称	籍 贯
苏明祥	男	1983—1985		河南省范县
王 涛	男	1983—1999	主治医师	石佛镇王皋如村
程庆峨	男	1989.07—1996.07	副主任医师	莘县妹冢乡
蒋兰芳	女	1986.10—1993.08	主治医师	七级镇张庄村
刘玉浮	男	1988.08—1994.04	主治医师	阿城镇刘庄村
丁庆英	男	1986.10—1999.09	主治医师	高庙王乡仓上村
高伟信	男	1994.06—2000.09	主治医师	十五里园镇王堤口村
杨守杰	男	1990.10—1994.05		河南省台前县
杨东刚	男	1996.10—2000.09	助理会计师	七级镇大杨村
翟秋银	女	1989.07—2000.09	主治医师	金斗营乡莲花池村
孟庆光	男	1994.06—2009	主管检验师	侨润街道城角孟村
潘景会	男	2000.09—2006.07	副主任医师	侨润街道八里营村
杨景随	男	2000.09—2006.07	副主任医师	郭店屯乡九杨村
闫忠华	男	2006.07—2008.05	副主任医师	西湖乡斜店村
张义元	男	2006.07任职	副主任医师	十五里园镇张街村
程云为	男	2006.07任职	主治医师	十五里园镇程庄村
杨广君	男	2009.09任职	副主任医师	郭店屯乡九杨村

阳谷县人民医院历任党总支（支部）书记任职情况表

表 3-1-3

姓 名	性 别	任职时间	技术职称	籍 贯
张永奎	男	1957.05—1961.04	主治医师	博济桥街道张楼村
段 尊	男	1961.04—1963.07		烟台市
吕士翠	男	1963.07—1974.05		青岛市
孙秉振	男	1979.12—1982.06		范海乡薛庄村
郑继奎	男	1982.06—1985.12		安乐镇刘子英村
杨洪振	男	1985.12—1989.07	副主任医师	郭店屯乡九杨村
郑兆寅	男	1989.07—1996.06	主治医师	闫楼镇崔堂村
王存和	男	1996.07—2000.09		定水镇大坑王村
布汝文	男	2000.09—2006.07	主治医师	大布乡新布村
杨景随	男	2006.07任职	副主任医师	郭店屯乡九杨村

阳谷县人民医院历任党总支（支部）副书记任职情况表

表 3-1-4

姓 名	性 别	任职时间	技术职称	籍 贯
王 涛	男	1985.12—2000.09	副主任医师	石佛镇王皋如村
程庆峨	男	1989.07—2000.09	副主任医师	莘县妹冢乡
赵久福	男	1996.10—2000.09	经济师	闫楼镇赵海村
孟庆光	男	2000.07—2009.08	副主任检验师	侨润街道城角孟村

四、群团组织

(一)工会

1981年2月，阳谷县人民医院成立工会组织，时有职工254人，全部加入工会组织。

1985年，工会会员299人，其中主治医师9人，医师53人，医士37人；护师7人，护士68人；行政后勤44人，其他卫技人员81人。2008年，工会会员556人，其中具有高级职称的54人，中级职称的223人。

2013年年底，阳谷县人民医院共有在职职工838人，全部加入工会组织。

1981年至2013年，阳谷县人民医院先后有4人担任工会主席，3人担任工会副主席。任职情况见表3-1-5。

(二)共青团组织

1956年1月，县卫生院成立团支部，翟继跃任团支部书记,时有共青团员22人。2002年县人民医院团支部改建为阳谷县人民医院团委。2013年，医院团委下设4个团支部，共有共青团员149人。1956年至2013年，阳谷县人民医院先后有5人担任团支部书记，2人担任团委书记。任职情况见表3-1-6。

表 3-1-5

1981—2013年阳谷县人民医院工会主席、副主席任职情况表

姓 名	性别	任职时间	职务	技术职称	籍贯
郑继贤	男	1981.02—1987.07	主席		安乐镇刘子英村
翟 军	女	1987.07—1990.08	副主席	主管护师	七级镇七级村
蒋兰芳	女	1990.08—1993.07	主席	主治医师	七级镇蒋庄
王长合	男	1993.07—2001.09	主席	政工师	博济桥街道鲁坊村
孟庆光	男	2001.09—2006.06	主席	主管检验师	侨润街道城角孟村
王明春	男	2006.06—2013.05	副主席	主治医师	莘县魏庄乡
苑学明	男	2013.05任职	副主席	主管药师	郭店屯乡苑店村

表 3-1-6

1956—2013年阳谷县人民医院团委（支部）书记任职情况表

姓名	性别	任职时间	职务	技术职称	籍贯
翟继跃	男	1956.01—1968.12	支部书记	医师	七级镇大翟村
张玉兰	女	1969.01—1973.12	支部书记	护师	聊城市佛堂村
王 涛	男	1974.01—1978.12	支部书记	主治医师	石佛镇王皋如村
魏继逵	男	1979.01—1985.12	支部书记	医师	西湖镇任伍村
梁 栋	男	1986.01—1998.12	支部书记	麻醉师	石佛镇睡虎村
程 刚	男	1999.01—2006.06	团委书记	医师	莘县妹冢乡
李道明	男	2006.07任职	团委书记	科员	博济桥街道后李村

五、科室设置

阳谷县卫生所建所初期，设有门诊、药房。1948年始设内科、外科、中医科、药房等。1956年搬迁至阳谷东街后，门诊设内科、外科、妇产科、中医科、防疫科、肠道门诊等科室。病房床位60张，其中内科27张（含中医、儿科、传染病房）、外科20张、妇产科13张（含婴儿室、供应室）。1958年增设妇婴、放射、针灸、正骨、化验、后勤等科室。1958年年底，阳谷县人民医院设有内科、外科、五官科、口腔科、妇婴科、中医科、正骨科以及放射科、化验室、药剂科、理疗室、特检室等27个临床科室和辅助科室。设有锅炉房、洗衣房、食堂、托儿所、发电室、仓库、太平室等7个后勤保障班组。药剂科附设中、

西制药厂。

1966年设立中医针灸科。1980年设立理疗科、A超室。

1981年，检验科迁至新建门诊1楼，设有门诊化验室、病房化验室、生化室、细菌室和血库。同年儿科从内科分出，设立小儿科。

1983年，在东方红路（现谷山路）西设门诊部（对外药房），同年设立中医推拿科。1984年4月设立急诊科，新建制剂室投入使用。1985年设立B超室。1986年设立中医眼科。

1986年年底，医院行政科室设有办公室、医务科、人事科、护理部等；临床科室设有内科、外科、妇产科、儿科、五官科、中医科、中医正骨科、手术室、老干部科等；医技科室设有检验科、病理科、放射科、心电图室、A超室、B超室、理疗室、脑电图室等。

1987年设立皮肤科。1988年，外科分为外一科和外二科，增设保卫科，老干部科改建为阳谷县医疗康复中心。

1990年，皮肤科改为皮肤性病科。1991年设立防保科。1994年4月，县公费医疗医院并入县人民医院，改为老干部病房。1994年年底，阳谷县人民医院设17个临床科室、9个辅助科室和11个职能科室。

1996年8月，内三科改为心血管内科。1997年设立急救中心。1999年设立肿瘤血液内科。2001年，外一科、外二科按专业分为外一病区和外二病区。骨外科、神经外科、泌尿外科、小儿外科为外一病区，普外科、胸外科为外二病区。2002年设立碎石科。

2003年，为应对“非典型性肺炎”疫情，阳谷县人民医院投资150万元将原石门宋卫生院改造成阳谷县人民医院传染病房。疫情结束后改为阳谷县传染病医院。

2004年设立感染性疾病科，承担传染病防治工作。2007年设立健康体检中心，开展百元查体优惠活动。2008年，骨外科、手足外科从外一病区分出。增设内分泌科。2009年设立重症医学科。

2012年，成立山东阳谷远程会诊中心。同年，设立公共卫生科。

2013年年底，阳谷县人民医院共设有临床科室35个、医技科室15个，其中心血管内科为全市县级医院唯一特色、重点专科，骨科为山东省优质护理示范病房，肿瘤血液内科为山东省首批癌痛规范化治疗示范病房，消化呼吸内科、神经内科、儿科、普外科、胸外科、神经外科、妇产科、重症医学科、急诊科为市级重点发展学科。2013年年底县人民医院科室主任、护士长任职情况见表3-1-7。

2013年年底阳谷县人民医院科室主任、护士长任职情况表

表 3-1-7

科室名称	姓　名	性别	职　务	任职时间	技术职称
院办公室	苑学明	男	主任	2011.02	主管药师
	尹彦庆	男	副主任	2006.08	助理档案员
人力资源部	冉　红	女	主任	2002.09	政工师
	张鹏飞	男	副主任	2006.08	科员
计生办	冉　红	女	主任	2006.12	政工师
妇委会	冉　红	女	主任	2006.12	政工师
党办	冉　红	女	主任	2013.12	政工师
医务科	李贵才	男	科长	2008.05	副主任医师
公共卫生科	李福昌	男	科长	2012.08	主治医师
	葛金梅	女	副科长	2006.08	医师
门诊部	魏汝森	男	副主任	2012.08	医师

续表 3–1–7

科室名称	姓 名	性 别	职 务	任职时间	技术职称
医患关系办公室	李福昌	男	主任	2011.01	主治医师
护理部	赵 云	女	主任	2011.02	主管护师
财务科	苏宗峰	男	科长	2011.02	助理会计师
	陈衍林	男	副科长	2006.08	助理会计师
	李贻山	男	副科长	2002.06	助理会计师
	王风蕾	女	副科长	2013.03	助理会计师
审计科	张广胜	男	副科长	2013.03	助理会计师
经管科	苏宗峰	男	科长	2008.09	助理会计师
	刘天智	男	副科长	2012.03	经济师
统计科	周淑媛	女	科长	2009.07	会计师
感染科	张凤贤	女	科长	2011.01	副主任护师
	冉 鹤	男	副科长	2006.05	主治医师
质控科	张凤贤	女	科长	2011.01	副主任护师
综治办	薛兆银	男	主任	1997.01	主管药师
保卫科	薛兆银	男	科长	1997.01	主管药师
120车队	司海忠	男	队长	2000.09	中级技工
餐厅科	司海忠	男	科长	2008.10	高级技工
车辆管理科	司海忠	男	科长	2007.03	中级技工
文明办	邵传达	男	主任	2000.08	主任医师
红十字会	李凤婷	女	主任	2011.02	主任护师
爱卫会	王延安	女	主任	2011.02	主管护师
基建科	李恒建	男	科长	2008.05	中级技工
固定资产办公室	李恒建	男	主任	2000.08	中级技工
团委	李道明	男	书记	2006.07	科员
	王 峰	男	副书记	2006.05	主治医师
物价科	孙雪春	女	科长	2011.01	主管护师
病理科	王 琰	女	科长	2009.12	医师
工伤办	汤 波	男	主任	2004.11	主管药师
医保办	苑学明	男	主任	2009.10	主管药师
农合办	李景国	男	主任	2007.04	助理会计师
检验科	王凤清	男	主任	1994.08	副主任检验师
	魏相国	男	副主任	1994.08	副主任检验师
	李井泉	男	副主任	1994.08	主管检验师
	张卫宏	男	副主任	1994.08	主管检验师
输血科	陈守民	男	主任	2008.12	主管检验师

续表 3–1–7

科室名称	姓名	性别	职务	任职时间	技术职称
B超室	邢素云	女	主任	2007.06	主治医师
	张玉存	女	副主任	2012.05	主治医师
	关凤喜	男	副主任	2012.05	医师
	郗玲玲	女	副主任	2012.05	主治医师
心电图室	丛红光	女	主任	1996.10	主管技师
中医科	魏继奎	男	主任	1996.10	主治医师
特检科	谭英霞	女	主任	2011.02	主管技师
急诊科	谷书强	男	副主任	2012.01	主治医师
	范桂珍	女	护士长	2011.06	主管护师
	张新华	女	副护士长	2010.09	护师
放射科	赵月清	男	主任	1998.12	主治医师
	蒋　磊	男	副主任	2012.01	主治医师
	张春焕	女	副主任	2012.01	主治医师
CT室	杨广君	男	主任	2007.10	副主任医师
	李素珍	女	护士长	2001.12	主管护师
	杨　洁	男	副主任	2012.01	医师
血透室	贺彩云	女	护士长	2009.10	主管护师
微机室	申智敏	男	科长	2004.05	主管检验师
介入科	张目显	男	主任	2013.12	主治医师
	王月英	女	护士长	2013.12	主管护师
胃镜室	靳　芳	女	主任	2013.12	主管护师
总务科	张梦波	男	主任	2004.07	药师
中药科	姚章纪	男	主任	1987.08	主任药师
	陈华忠	男	副主任	2006.07	药师
西药科	王庆月	女	主任	2006.06	主管药师
供应室	孙桂菊	女	主任	2011.06	主管护师
病案室	孙风雨	女	主任	2013.07	主管护师
门诊手术室	赵秋霞	女	护士长	2011.06	主管护师
皮肤科	李福昌	男	主任	2011.01	主治医师
眼科	齐贵福	男	主任	2005.05	副主任医师
口腔科	陈桂英	女	主任	2009.12	主治医师
	霍　红	女	副主任	2009.12	主治医师
	钟翠翠	女	副主任	2009.12	医师
耳鼻喉科	李少平	男	主任	2009.12	主治医师
	侯　森	女	副主任	2013.01	主治医师

续表 3–1–7

科室名称	姓名	性别	职务	任职时间	技术职称
耳鼻喉口腔	吴风霞	女	护士长	2001.06	主管护师
	杨喜风	女	副护士长	2010.09	护师
小儿三科	田爱存	女	主任	2009.09	副主任医师
	潘秋芳	女	副主任	2010.09	主治医师
	孙兰英	女	护士长	2009.09	主管护师
	王风莉	女	副护士长	2012.01	护师
妇产科东区	刘　惠	女	主任	2010.10	主治医师
	李桂莲	女	副主任	2010.10	主治医师
	宋　珍	女	副主任	2010.10	副主任医师
	王　静	女	副主任	2010.10	主治医师
	侯文清	女	护士长	1996.07	主管护师
	张晓娟	女	副护士长	2010.09	护师
产房	吴秋格	女	主任	2009.10	主治医师
妇产科西区	陈风兰	女	主任	2010.10	主治医师
	杨秀菊	女	主任	2012.10	主治医师
	李秀梅	女	副主任	2010.10	主治医师
	刘希凤	女	护士长	2009.10	主管护师
	冉　琦	女	副护士长	2010.09	护师
胸外泌尿外科	王霞光	男	主任	2009.03	副主任医师
	杜凌云	女	护士长	2009.03	主管护师
	雷　勇	女	副护士长	2010.09	护师
外一科	闫学翔	男	主任	2008.11	副主任医师
	王庆华	男	副主任	2006.05	主治医师
	田梅君	女	护士长	2008.11	主管护师
	刘传凤	女	副护士长	2010.09	护师
骨外科	李凌云	男	副主任	2008.11	主治医师
	李道焕	女	护士长	2006.11	主管护师
	刘书伟	女	副护士长	2010.09	护师
普外科	郭传申	男	主任	2009.03	副主任医师
	刘景达	男	副主任	2009.03	主治医师
	闫明文	男	副主任	2009.09	副主任医师
	吴　军	男	副主任	2009.09	主治医师
	辛兰芝	女	护士长	2001.09	主管护师
	刘春华	女	副护士长	2010.09	护师
手术室	蒲丽娟	女	护士长	2006.11	主管护师
	周月杰	女	副护士长	2010.09	护师
	贺曙光	女	副护士长	2010.09	护师

续表 3-1-7

科室名称	姓名	性别	职务	任职时间	技术职称
麻醉科	魏成敏	男	主任	2004.07	主治医师
	张　涛	男	副主任	1999.05	主治医师
综合科	杨金旗	男	主任	2006.07	副主任医师
	秦怀杰	女	护士长	2013.12	主管护师
心内科西区	李贵才	男	主任	2011.09	副主任医师
	李　艳	女	副主任	2011.09	副主任医师
	岳焕菊	女	护士长	2009.03	主管护师
	陈爱兰	女	副护士长	2010.09	护师
心内科东区	孟宪刚	男	主任	2008.06	副主任医师
	张士珍	女	护士长	2012.06	主管护师
	王东姐	女	副护士长	2010.09	护师
神经内科东区	王怀敏	男	主任	2003.05	主任医师
	李凤君	女	副主任	2004.09	副主任医师
	苏淑华	女	护士长	2013.07	主管护师
	张国蕾	女	副护士长	2010.09	主管护师
神经内科西区	赵春芬	女	主任	2009.03	主治医师
	孙广斌	男	副主任	2006.09	副主任医师
	李秀红	女	护士长	2009.03	主管护师
小儿科西区	陆诗长	男	主任	1991.02	副主任医师
	邵传达	男	副主任	1991.02	主任医师
	郭亚杰	女	护士长	2009.06	主管护师
	尹彦姝	女	副主任	2012.12	主治医师
小儿科东区	张宪军	男	主任	2009.06	副主任医师
	王福云	女	护士长	1997.06	主管护师
	马亚宾	女	副护士长	2010.09	护师
ICU	刘书光	男	主任	2009.01	副主任医师
	刘　云	女	护士长	2011.06	主管护师
	王　静	女	副护士长	2010.09	护师
消化呼吸科	张义元	男	主任	2009.07	主任医师
	孙普增	男	副主任	2010.06	副主任医师
	尹成河	男	副主任	1997.10	副主任医师
	张艳丽	女	副主任	2013.08	副主任医师
	冯广华	女	护士长	2001.06	主管护师
	白书芹	女	副护士长	2010.09	主管护师
内分泌科	付学东	男	主任	2012.12	副主任医师
	苏艳娟	女	护士长	2011.06	护师
发热门诊	付学东	男	主任	2007.05	副主任医师

第二节 设施建设

一、基础设施

1946年至1956年，阳谷县卫生院（所）历经四次搬迁，均为租赁或借用民房。1956年，由政府投资在东大街东首路北，以公社工厂和原东大寺小学为基础,建设县卫生院。新建瓦房三排，共811平方米，加上原来的旧房，共有房屋98间。1964年，因原旧房狭窄且年久失修、医院规划设置不够合理等因素，经上级批准，县医院进行了重新规划，将医院建设成为“王”字形。1965年2月，投资18650元，拆除原来的旧瓦房，新建门诊、病房、放射、理疗、检验、药房等业务用房1410平方米，生活用房400平方米。

1965年12月，经阳谷县人民委员会批准，征用毗邻的东街居民宅基地3.8亩,新建病房、手术室、供应室、仓库、宿舍共20间，建筑面积400平方米。扩建后，医院占地面积2.7万平方米，建筑面积2210平方米。

1966年，扩建房屋88间，3300平方米。1969年，投资1080元，翻修仓库3间。1970年，新建手术室、供应室、产房14间，面积238平方米。同年，修建机井房和沉水池一座。

1972年，经县革委批准，征用东街大队土地9.7亩。1973年，扩建伙房200平方米，扩建宿舍314平方米。1974年底，医院拥有业务用房5548平方米。其中，门诊用房600平方米，病房700平方米。设有病床100张。

1975年，国家投资2万元，新建教室、宿舍425平方米。

1976年4月12日，阳谷县革命委员会向省革委会卫生局、聊城地区革委会呈报《关于阳谷县人民医院新建门诊楼迁移地址的报告》，经批复同意后，县革委于1977年1月8日批准在东方红大街中段路东征用东街大队土地9.9亩，用于建设县医院门诊楼。

1981年10月，门诊楼投入使用，主楼三层，配楼二层，建筑面积2300平方米，总投资32万元，其中国家投资12万元，县财政投资20万元。

1982年，医院自筹资金在新址新建放射科、液体制剂室、物质仓库、老干部病房各1幢，总面积1422平方米。1984年，建内科、儿科病房楼1幢，2470平方米。1985年，建外科、妇产科病房楼1幢，2470平方米;建老干部保健病房两幢，670平方米。

1987年年底，全院总建筑面积达到16450平方米，编制床位280张，开放床位247张。

1991年在县医院西院建设1幢2240平方米的职工宿舍楼。1997年建CT室、办公楼1幢，面积1400平方米。一层CT、彩超，二、三层行政办公。

1999年，自筹资金420万元，在县医院西院建设职工宿舍楼两幢，建筑面积共8000平方米。

2004年底，医院占地37.7亩，总建筑面积24690平方米。开放床位295张。

2005年6月26日，举行新医院开工奠基仪式。根据规划，在黄山路西、黄河路南，占地79亩，建设四层门诊楼1幢，面积11428平方米；九层病房楼1幢，面积21204平方米；附属楼两栋，面积共4000平方米，用于后勤供应（器械、药房、药库、物质供应）、锅炉房、泵房、洗衣房、供应室、食堂餐厅等。

2008年10月26日顺利完成县医院整体搬迁。11月29日，举行新址落成暨开业典礼。

至2008年年底，医院累积投资1.2亿元，总建筑面积4万平方米。设18个病区，开放床位500张。设有百、千、万级高标准层流手术室，标准化供应室及无菌制剂室。各病区病室内设有中心供氧、中心吸引、中心呼叫等设施，以及自动消防报警、喷淋灭火系统，部分病房有独立卫生间。

2010年，医院自筹资金4000万元，实施二期扩建工程，新建病房楼1幢，建筑面积29700平方米，配置电梯7部，开放床位600张。病房内均配备了壁橱、呼叫器、集中供氧系统和独立卫生间。2012年，自筹资金800万元，新建面积3200平方米的医技楼。

2013年年底，阳谷县人民医院占地面积76.25亩（因黄河路拓宽占用2.75亩）,建筑面积72570平方米，开放床位1100张。

二、后勤服务设施

1956年以前，县卫生院基本没有后勤服务设施。1956年后，逐步建设了职工宿舍、职工食堂、仓库等设施，职工食宿条件明显改善。但是，后勤服务设施仍然十分简陋，病房床位拥挤，后勤供应落后。供电只靠一台发电量为3000瓦的柴油发电机。病人及家属饮水、做饭需到院外的私人茶馆购买或加工。病房取暖由病人出钱购买煤炭。后经政府逐年投资，医院的后勤服务设施逐步得到改善。

1967年，上级配给医院救护车一辆，结束了县医院没有救护车辆的历史。1970年，修建机井房和沉水池一座，主要科室和职工生活用上了自来水。同年，翻修了职工食堂，并对住院病人及陪护家属开放，提供开水（2分钱/壶）。1975年购置0.5吨蒸气锅炉一台（套），配备消毒柜一台。

1976年，医院新建液体制剂室，主要生产5%和10%的葡萄糖注射液、5%葡萄糖氯化钠注射液、0.9%氯化钠注射液等，降低了医院医疗成本。

1986年，购进两吨取暖锅炉一台（济南长清产），配有提水加压设备一套（提水泵、压力罐），对病房、门诊及行政办公科室实行集中供暖。1997年，更换4吨取暖锅炉一台，配置水过滤罐一套。后勤有木工、电工、电焊工、仓库、物资供应等班组。

2004年下半年改造蒸气开水炉一台，免费为病人提供开水。2005年，购进大型洗衣设备（洗衣机、烫平机、烘干机、脱水机）一套，18千瓦发电机一台。部分病房配备了空调。

2008年10月医院整体搬迁后，配有大型高标准配电室、天然气全自动蒸气锅炉、餐厅、洗衣房、自行车棚和机动车停车位等。环境卫生等交由吉优境物业公司实行物业化管理。

2011年，投资45万元，购进6吨燃气取暖锅炉一台。

2012年，增配6吨燃气取暖锅炉一台，改善了全院冬季取暖效果。

2013年，购进全自动洗衣机3台，烘干机一台，烫平机一台，提高了洗衣质量。2013年年底县人民医院主要后勤服务设施情况见表3-1-8。

2013年年底阳谷县人民医院主要后勤服务设施情况表

表 3-1-8

设备名称	数量(台件)	启用时间(年)	单价(万元)
1吨蒸气锅炉	1	2008	16
6吨取暖锅炉	2	2012	90
天然气调压柜	3	2012	60
100Kg全自动洗衣机	2	2012	26
50Kg全自动洗衣机	1	2012	11
100Kg全自动烘干机	1	2012	9
全自动烫平机	1	2012	6
半自动洗衣机	1	2003	5
半自动脱水机	1	2008	0.8
半自动烘干机	1	2003	4.5
电梯	17	2012	34.4
救护车	3	2008	17.3
健康快车	2	2008	15
办公用车	2	2008	18
健康查体车	1	2009	84
120L/n不锈钢电加热开水器	13	2012	0.7
40L/n不锈钢电加热开水器	37	2010	0.4

三、医疗设备

20世纪50年代初期，医院自购一架显微镜和一架手摇离心机及一些小型玻璃仪器，开展一些简单的化验项目。1955年，上级配备1台30毫安X光机，开始做胸部透视。1962—1966年，陆续增配了电冰箱、电动离心机、电溶仪、电恒温箱、电烤箱、电溶箱、581比色计、电动分析天平、中压电影仪、1500型显微镜、全自动电分析天平、血库用自动定时定速离心机等医疗和检验设备，医院的医疗条件得到显著改善。1986年年底，购置美国产B超机1台，300毫安X光机1台。1988年，主要医疗设备有300毫安X光机1台，心电图机4台，A超2台，B超1台，恒温干燥箱3台，万能手术床2台，九孔无影灯2个，麻醉机1台，显微镜10台，激光治疗机1台，吸氧器6台，心电监护仪2台，火焰光度计1个，裂隙灯1台，观片灯4台，721分光光度计2个，胎儿监护仪1台，婴儿保温箱2台。

1991年，口腔科购置综合治疗椅2台。1995年，购置高速涡轮机1台。

1997年，购置日本日立公司W450型全身CT机，成立CT室。检验科购置K-4500全自动血液分析仪（三分类）。是年成立急救中心，配备救护车三辆。2000年，购置美高仪全息动态心电图机2台。

2001年，先后购置美国GE大型拍片机与片库式500毫安胃肠机各1台；美国通用电器公司CT/E单排螺旋CT机1台，AU-400型全自动生化分析仪1台。2002年，购置碎石机1台。

2003年，购置美国产爱尔康u-II白内障超声乳化仪1台，口腔综合治疗机2台。2004年，购置CD-3200型全自动血液分析仪（5分类）1台，GE730型彩色超声诊断仪1台。2005年，购置美国柯达CR机1台。

2006年，将胃肠机改装升级为数字胃肠机。购置全自动化学发光分析仪，英国Blease8500麻醉机，fx-4010十二道自动分析心电图机和Fx-3010六导自动分析心电图机，全电脑控制婴儿暖箱，蓝光治疗仪，经皮黄疸测试仪，小儿心电监护仪，微量输液泵等。

2007年，购置超声光散射乳腺诊断系统，飞利浦IU22型高档彩色多普勒超声诊断仪，全自动1500型血凝仪，CA-50型尿沉渣检测仪，热疗机等。2008年，购置美国通用电器公司0.35T开放式磁共振成像仪1台，台湾鼎众有限公司生产的Mediland多功能电动手术床9张，美国产医用照明灯9套，日本产NT-2000型非接触式眼压计1台。

2012年，购置飞利浦64排CT、飞利浦数字血管造影机、瓦里安直线加速器等医疗设备。

2013年，投资2000余万元，购置血管造影机、人体生物刺激反馈仪、人体成分分析仪、高频透视机、人工心肺机、动脉硬化检测装置、心脏射频消融仪、生理记录仪、乳腺X光射线机、血细胞分类仪、除颤监护仪、激光治疗仪、腹腔镜、放射治疗模拟定位机等大型医疗设备。至2013年年底，县人民医院拥有万元以上医疗设备1000余台（套），百万元以上医疗设备20台（套）。医疗设备配置情况见表3-1-9。

表 3-1-9

2013年年底阳谷县人民医院主要医疗设备情况表

设别名称	单价(万元)	数量(台件)	购进时间	型 号	产地
血管造影机	810.42	1	2013.04	AUURA XPER FD20	美国
彩色超声诊断系统（LOGIQE	197.00	1	2012.06	S2000	安微
超声诊断仪GE	296.00	1	2012.06	VOLUSON/X300PE	美国
超声诊断仪GE	214.00	1	2012.06	VOLUSON/E9	美国
GE730彩色多普勒	55.00	1	2008.01	GE730	美国
东芝790型彩超多普勒	52.80	1	2009.07	东芝790	日本
飞利浦LU22	186.00	1	2007.10	飞利浦LU22	荷兰

续表 3-1-9

设别名称	单价(万元)	数量(台件)	购进时间	型　号	产地
64排CT	1123.86	1	2012.06	BRILLIANE	日本
洗片机	8.00	1	2006.01	GEMR0.35T	美国
磁共振.	833.48	1	2008.06	CVATION0.35T	美国
CT机	287.34	1	2000.12	GE　CT/E	美国
监护仪器（T6)	6.95	2	2013.06	BeneView-T6	深圳
呼吸机（万曼VENTIIOGi	19.50	4	2013.06	VENTIIOGi	德国
呼吸机	22.00	8	2013.06	迈瑞E5	深圳
小儿呼吸机	24.00	2	2009.01	CPAP-B	德国
血液灌流	41.00	1	2009.11	KB-250B	淄博
中心监护系统	48.00	1	2009.02	HYPERVISOR VI	深圳
除颤监护仪	6.50		2009.05	DM1	德国
血气分析仪	16.00	1	2008.12	i-STAT 300	美国
石蜡切片机	18.60	1	2009.05	LEICARM2135	德国
冰冻切片机	18.60	1	2009.10	LEICUCM1850	德国
人体生物刺激反馈仪	59.00	1	2013.09	EZSCAN	法国
人体成分分析仪（GAIAK）	11.00	1	2013.07	GAIAKLKO	韩国
高频透视机（CX100）	22.50	1	2013.07	S12-GX0110	北京
人工心肺机	9.00	1	2013.07	HI-105	日本
动脉硬化检测装置（BP-2）	24.50	1	2013.07	BP-203RPE	日本
彩色多普勒超声诊断仪	189.00	1	2011.10	ACUSON52000	美国
除颤仪（LIFEPAK20）	7.00	4	2013.12	LIFEPAK20	美国
临时起搏器（5318）	5.00	3	2013.12	5318	美国
心脏射频消融仪（HL-10）	14.00	1	2013.07	LEAD-7000	四川锦江
生理记录仪	54.00	1	2013.07	LEAD-7000	四川锦江
耳鼻喉综合检查台	7.80	1	2012.07	JWK-11	济南
激光治疗仪	7.00	1	2008.10	YANG	湖北
乳腺X射线机	50.00	1	2013.02	PLANMED SOPHIEC CLASSIC	芬兰
射线透视摄影系统	239.80	1	2011.03	岛津梦幻80	日本
移动拍片机	25.00	1	2010.09	岛津MUX-10J	日本
拍片机	253.90	1	2010.04	飞利浦双板DR	荷兰
透视机	19.00	1	2008.10	GE　TX-Ⅲ	美国
移动拍片机	107.00	1	2006.06	DR-MUX100	日本岛津
透视机	18.60	1	2005.01	万东　F108-V	中国
拍片机	42.00	1	2002.12	GE　R-500	美国
拍片机	80.00	1	2000.12	TH/VS	荷兰
胰岛素泵	5.50	2	2009.06	美敦力 711	美国

续表 3-1-9

设别名称	单价(万元)	数量（台件）	购进时间	型号	产地
全自动清洗机套	35.80	2	2011.03	520型	山东
超声波清洗机	7.96	1	2008.12	GX2000型	山东
高压灭菌器	36.10	2	2008.12	XG1.D	山东
高压灭菌器	26.40	1	2008.12	PS-100	山东
脉动真空灭菌器	12.00	1	2000.12	XG1.UP-1.2B	山东
全自动清洗消毒器	15.28	1	2008.12	350型	山东
激光治疗机	37.60	1	2011.05	YG-40A	湖北
激光理疗仪	7.18	1	2011.05	YG-100A	湖北
光子润肤机	29.80	1	2011.05	YG-2008	湖北
超脉冲激光	12.80	1	2011.05	YG-800	湖北
呼吸机	22.00	2	2011.01	鸟牌	美国
手术台	5.20	9	2008.10	P2000	台湾
电除颤	6.80	3	2008.10	美敦力	上海
血细胞分类仪	19.00	1	2013.02	W2R-BM2型	苏州
自动血液沉降分析仪	5.60	1	2012.09	MONITOR-100	北京
血凝仪	35.50	1	2011.11	530型	日本
超高倍显微镜	34.00		2011.01	ZA5-AQ-2010D	北京
全自动生化分析仪	260.00	1	2010.03	罗氏DPP	美国
微量元素分析仪	10.50	1	2009.07	MB5、MG2	北京
全自动血液分析仪	16.00	1	2008.12	800i	日本
全自动免疫发光分析仪	45.00		2008.01	AXSYM	美国
干式化学分析仪	19.00	1	2005.12	FDC3500	日本
超高倍放大镜	7.50	1	2009.01	ACT-2000	上海
全自动血液分析仪	69.00	1	2009.10	XE:2100	日本
血流变仪	5.20	1	2006.04	YDA-IA	北京
综合治疗椅	5.10	1	2009.12	F1-S	上海
综合治疗椅	5.90	1	2009.12	F1 S	上海
综合治疗椅	7.70	3	2009.12	F1-S	上海
除颤监护仪器（LIFEPAK2）	6.50	1	2013.06	美敦力	美国
手术台	5.20	2	2008.10	DT12C	浙江
骨密度仪	37.00	1	2012.03	EXA-3000	韩国
脑电图机	29.80	1	2011.06	EEG-9200K	日本
多普勒	5.50	1	2005.01	DWL X-2	德国
生物共振治疗仪	52.00	1	2009.10	BICOM2000b15	德国
超声光散射乳	128.00	1	2009.08	OPTIMUS-01HWS	北京
激光治疗仪	24.00	1	2013.12	JC-40	上海

续表 3-1-9

设别名称	单价（万元）	数量（台件）	购进时间	型 号	产地
腹腔镜	100.95	1	2013.11	奥林巴斯S7	日本
手术显微镜	115.00	1	2012.11	Leica M525	德国
麻醉机	26.00	2	2012.01	WATO EX-65	深圳
监护仪	6.50	4	2012.01	BENVEWT6	深圳
麻醉机	32.00	3	2010.03	Fabius GS	德国
C型臂	78.00	2	2011.07	PHILIPS	荷兰
净化设备	444.31	1	2009.11		四川
手术显微镜	7.50	1	2009.12	XTS-4A	镇江
无影灯	8.28	9	2008.11	SYSTEM ONE	荷兰
手术床	13.60	3	2008.11	C600	台湾
手术床	12.80	1	2008.11	MEDILAND P2000	台湾
手术床	7.80	5	2008.11	MEDILAND P1050	台湾
手术显微镜	7.50	1	2008.10	LZL-6A	上海
监护仪	14.80	2	2008.10	BENVEWT6	深圳
监护仪	6.50	2	2008.11	BENVEWT5	深圳
麻醉机	62.50	2	2006.04	FABIVS GSPREMIVM	德国
碎石机.	32.00	1	2001.12	MJ ESML -108C	湛江
电子内窥镜	303.00	1	2012.09	分气管镜1570K 肠镜3890fi	日本
电子胃镜	56.00	1	2007.10	1-160	日本
动态血压计.	5.40	1	2011.10	OSCAR2	美国
远程心电监护	17.80	1	2011.02	OSCAR2	美国
心电图机	5.20	4	2006.06	1350P	日本
单导心电图机	9.50	1	2002.12	ECG-6511	日本
动态心电分析仪	19.50	1	2009.03	H-12	美国
中央监护系统	6.95	2	2010.03	MORTARA	美国
除颤监护仪	6.80	2	2007.02	LIFEPAK20	美国
供热消毒设备	29.30	1	2013.10	ME4-30	武汉
透析机	21.50	2	2012.05	4008s	德国
水处理系统	35.00	1	2011.10	ME4	武汉
透析机	33.00	2	2011.12	4008s ARRTPLUS	德国
血液透析机	21.50	9	2011.03	4008s	德国
血液透析机	21.50	2	2011.12	40085	德国
透析滤过装置	33.00	7	2009.11	4008sARRTPIUS	德国
血液透析机	21.50	8	2009.11	4008B	德国
血压监测仪	6.00	3	2009.12	4008B配套	德国
联机清除率监测仪	6.00	3	2009.12	4008B配套	德国

续表 3–1–9

设别名称	单价（万元）	数量(台件)	购进时间	型 号	产地
眼压计	9.50	1	2008.10	NT–2000	日本
脉动真空灭菌器	12.00	1	2009.05	XG1.D	山东新华
放射治疗模拟定位机及附属设备	267.00	1	2013.12	SL–IE	山东新华
数字化控制放射治疗直线加速器	1021.72	1	2012.09	CLINACCX	美国

第三节 医院管理

中华人民共和国建立之前，阳谷县卫生院（所）人员少，规模小，医疗器械和医疗技术落后。卫生院（所）只设院（所）长1人，在县民主政府的领导下，负责行政领导和医疗管理。新中国建立后，在县卫生科的领导和上级医院的业务指导下，认真贯彻落实卫生部《县卫生院暂行组织通则》和省卫生厅《县卫生院暂行组织条例》，努力加强基础设施建设，增加医疗设备，扩大医院规模；严格人员编制管理、财务管理和制度建设，开展增产节约运动；加强职工的思想政治教育和业务技术训练，努力改善服务态度，提高医护质量。1978年后，按照《全国医院工作条例(试行草案)》《医院工作制度、医院工作人员职责(试行草案)》《综合医院组织编制原则试行草案》等规定，努力加强医院内涵建设，提高医院管理水平；加强医德医风建设，广泛开展优质服务活动和文明医院创建活动；推进管理体制改革，完善院、科两级负责制，实行院长任期目标责任制和科室岗位目标责任制；改革收入分配制度，职工收入与工作态度和业务量挂钩，调动了职工的工作积极性。2000年后，逐步实行院长公开招聘制、副院长和科室主任聘任制。坚持以病人为中心，以质量为核心，扎实开展“两好一满意”活动。加强医务人员“三基三严”训练，严格执行各项技术操作规程，细化考核标准，完善奖惩机制。2012年以来，以创建二级甲等医院为契机，加强基础设施建设，增配医疗器械，完善科室设置，引进技术人才，调整人员配置，修订规章制度，提高医护质量，加强后勤管理，医疗环境和服务态度显著改善，医疗技术水平逐步提高。2013年7月，顺利通过了市二级甲等医院专家组的评审。

一、行政管理

1946年至1949年，县卫生所（院）沿用战时医院管理形式。1953年，贯彻落实卫生部《县卫生院组织通则》，以院长、副院长和主要科室主任为主，建立院务委员会，重大事项由院务委员会集体讨论决定。1962年，加强党对医院工作的领导，实行党支部领导下的院长、科主任负责制。20世纪80年代，参照《全国医院管理条例》，实行党组织领导下的院长负责制，院长负责全院行政、业务的领导，副院长在院长领导下分管相应的工作，实行院、科两级负责制和岗位目标责任制。1994年，依据卫生部有关规定，制定《阳谷县人民医院岗位职责与规章制度》，进一步细化和完善各岗位职责任务和考核标准，医院管理逐步走上了科学化、规范化、精细化的轨道。

2000年9月，县委、县政府决定对县人民医院院长实行公开招聘。经过发布公告、公开报名、演讲答辩、民主测评、评委评议等程序，县政府聘任布汝文为医院院长，并签订任期目标责任书。在此基础上，实行院长聘任副院长和科主任，实现了医院领导班子由任命制向聘任制的转变。新一届领导班子提出了抓管理、重质量、强内涵、树形象的工作思路，对医院管理、收入分配、医疗管理、护理管理、后勤服务管理等方面进行了改革。

2006年7月，通过公开招聘的方式，县政府聘任杨景随为县人民医院院长。新领导班子根据医院实际情况，着眼未来，修订完善医院搬迁建设方案，调整科室设置，细化岗位职责，完善院科两级负责制。推行院务公开、民主管理。修订完善规章制度，加强考核监督。对医疗质量、护理质量、消毒供应、院内感染、行政后勤、安全生产等工作实行规范化、精细化管理，医院面貌焕然一新。

(一)院科两级管理负责制

1984年以前，医院实行党支部领导下的院长负责制。1988年后,医院实行院长负责制,科室实行科主任负责制。医院重大事项,由院长与院务管理委员会成员沟通后,集体决策。各科室主任在院长的领导下,对本科室工作全面负责。医院赋予各科室主任行政、人事、业务管理权利。院管到科、科管到人,保证了医院各项工作的顺利开展。

(二)院务管理委员会

1984年，为进一步加强医院管理，完善医院管理体制，实现领导决策的科学化和民主化，成立了院务管理委员会。院务管理委员会由正副院长、工会主席和部分科室主任组成，负责医院行政、业务等方面重大事项的决策。2000年实行院长、副院长、科室主任聘任制后,进一步发挥院务管理委员会的作用，医院发展规划、年度工作计划、重大建设项目、大型医疗设备引进、收入分配制度等重大事项均由院务管理委员会集体讨论。

(三)院务公开

1980年，阳谷县人民医院实行院务公开制度，并明确规定了需要公开的事项。2000年，进一步完善院务公开制度，在院内全面推行院务公开，把医院发展长期规划、年度计划、重要工作安排、年度财务收支预决算和涉及职工切身利益的事项进行公开。2006年,县人民医院制定《单病种限价收费病种及标准》,通过“公开栏”、电子显示屏向社会公开。2008年后,医院在办公楼的显著位置设置院务公开栏,把医院各类医疗设备、药品及办公用品的招标结果,发展党员,人事任免等事项全面进行公示,真正做到公开、公平、公正。通过“公开栏”、电子显示屏等形式,将科室设置与职能、医疗专家及技术特长、药品价格及诊疗收费标准等向社会公开，自觉接受社会监督。

(四)规章制度管理

规章制度是医院科学管理、依规治院的基础，是全院干部职工行为规范的准则。1987年12月，在原有规章制度的基础上，结合上级有关规定，医院制定《阳谷县人民医院管理条例》，将医院各个层面、各个岗位应遵循的原则及要求，以规章制度的形式规定下来。1994年，依据卫生部有关规定，制定阳谷县人民医院岗位职责与规章制度。1998年12月，对1994年制定的规章制度进行部分修订。

随着医院规模的不断扩大，新技术、新设备、新科室的不断增加，原有的规章制度已不适应医院的发展和管理需要。2006年3月，医院重新修订完善规章制度，成立阳谷县人民医院岗位职责与规章制度汇编编委会。按照“符合政策、贴近实际、便于操作、便于考核”的原则，将原有规章制度整理分类、修订完善，形成了《阳谷县人民医院岗位职责与规章制度汇编》，发至每个职工遵照执行。

(五)行政查房制度

1990年，医院开始实行行政大查房制度。每月15日，院领导、职能科室负责人进入临床及科室现场办公，及时解决工作中出现的问题。2008年后，医院又进一步完善行政查房制度，规定每周四进行行政查房，次日由院领导主持，参加查房的行政管理人员汇报查房中发现的问题，能解决的问题即时解决，暂时不能解决的，院领导指定专人限时解决。

(六)行政管理科室与临床科室联系制度

2009年，医院实行行政管理科室与临床科室联系制度。医务科、护理部、人力资源部等10个科室分别与18个临床科室结成对子，建立联系。行政管理科室主任定期深入所联系的临床科室，了解科室的业务发展、科室管理及后勤保障等情况，及时听取医护人员和患者的意见，协助解决工作中遇到的困难。

二、人事管理

1978年以前，医院未设专门的人事管理部门，干部职工由卫生局任免调配。1978年，医院设立人事科，负责人事调配、教育培训、考核奖惩、职称晋升等工作。2008年12月，人事科改为人力资源部。

(一)职工队伍

1946年卫生所成立时，有医生郝静霞，护士朱之金，会计刘继东，司药杨金銮，炊事员赵继余，在所长吕瑞庭的领导下开始应诊。

1949年，有工作人员13人。其中院长1人，医生5人，护士2人，会计1人，司药2人，股长1人，炊事员1人。1956年，工作人员达到40人。其中西医7人，中医3人，护士6人，司药4人，检验1人，行政后勤人员19人。

1961年，工作人员增至81人。其中医师2人，医士19人，中医5人，护士15人，司药5人，检验4人，后勤15人，行管16人。

1973年，报请人员编制120人，实有人员88人。

1986年年底，医院职工330人，其中国有职工302人，集体职工28人。卫生技术人员280人，其中：副主任医师1人，主治医师7人，医师61人，医士14人；主管药师1人，药师9人，药士8人；护师7人，护士75人；其他卫生技术人员97人；行政管理人员11人，工勤人员39人。

1987年，医院职工337人。其中主任医师1人，副主任医师9人，主治医师39人。1999年，医院职工增至570人。其中卫生技术人员440人，具有高级职称的20人，中级职称的141人，初级职称的279人。

2008年，医院共有在职职工552人。其中高级职称49人，中级职称271人。2011年，医院职工660 人。其中研究生22人，大学本科毕业生380人。具有高级职称的68人，中级职称的262 人。

2013年年底，医院共有在职职工832 人。其中硕士研究生29人，大学本科毕业生450人。高级技术职务64人，中级技术职务317人。

（二）中层干部管理

1994年之前，医院中层干部的任免由上级主管部门或医院党组织研究决定。1995年，按照聊城地区卫生局《关于医疗卫生单位实行院（站、所、校）长负责制若干问题的暂行办法》，中层行政干部和业务科室负责人经党政共同研究后，由院长聘任。并按岗位目标责任制定期考核，兑现奖惩。2000年实行院长招聘制后，扩大了院长用人权，中层干部的责、权、利更加明确，聘任（解聘）条件和程序逐步完善，改变了以往中层干部能上不能下的状况。2010年9月，通过本人报名、演讲答辩、民主测评等方式，对20个副护士长岗位进行了公开竞聘，20名具有专科以上学历，工龄10年以上的护士被聘为科室副护士长。2010年10月，按照上述方式，聘任了妇产科东病区主任、3名副主任和妇产科西病区主任、3名副主任。

（三）人才引进

2006年以前，主要通过接收大中专毕业生和卫生行政部门统一调配等方式，不断充实技术人员。2006年开始，通过聘请上级医院专家定期坐诊、手术，指导新技术、新项目，疑难重症会诊等方式，引进人才和技术，通过到大专院校招聘、参加人才招聘会等方式引进高学历人才。

（四）专业技术人员管理

医院历来重视专业技术人员队伍建设，加强教育，严格管理，搞好服务，充分调动广大专业技术人员的积极性。20世纪80年代，医院贯彻落实知识分子政策，在职称评定、家属子女户口农转非、子女顶替接班、解决夫妻两地分居、住房分配等方面向专业技术人员倾斜。医院发展规划、新技术新项目使用等重大决策，认真听取专业技术人员的意见。按照上级有关政策规定，认真落实专业技术人员书报补贴、特殊岗位津贴等经济待遇，努力为专业技术人员创造良好的工作和生活环境。同时，严格实行岗位责任制，将工作态度、敬业精神、服务意识、技术水平以及完成的业务量与个人收入挂钩，严格考核，兑现奖惩。

20世纪90年代，医院在认真落实知识分子政策的同时，每年有计划地选送专业技术人员到上级医院学习进修。鼓励专业技术人员参加不同形式的继续教育，积极组织专业技术人员参加省市举办的培训班，有计划地组织各类业务讲座，定期进行业务考核。鼓励和支持专业技术人员发表论文、论著，申报科研项目。对参加学习进修、学术交流活动的专业技术人员，医院报销部分费用。对发表论文论著和取得科研成果的专业技术人员给予适当奖励。

进入21世纪后，医院实行专业技术职务竞争聘任制。医院成立由院领导班子成员、专业技术人员和职工代表组成的聘任委员会，各科室成立评审小组。按照“因事设岗、精简高效、结构合理、群体优化”的原则和上级有关结构比例的要求，合理设岗，公平竞争，双向选择，择优聘用，妥善安置落聘人员。通过实施并不断完善专业技术职务竞聘制度，进一步调动了专业技术人员的工作积极性，促进了医院持续健康地发展。

三、医疗管理

建院以来，医院历任领导班子把医疗管理作为医院管理的重点，不断加强制度建设，规范医疗行为，提高医疗质量。20世纪90年代，将医疗管理纳入院、科两级岗位目标责任制，对住院病人实行住院医师、主治医师、科主任三级负责制，并将有实践经验的医师充实到门诊一线。1992年，按照县卫生局《关于加强医院分级管理工作实施方案》的相关要求，进一步创新完善门（急）诊、住院、病例书写、病房管理、护理管理、处方管理等医疗管理制度，严格考核标准。加强医疗人员的技术培训，将“三基三严”训练纳入科室业务管理与考核内容，医疗管理水平和医疗质量显著提高。1993年，普外科被聊城地区卫生局列为全区综合医院重点专科。

2005年，根据县卫生局《关于开展医院管理年与医疗质量管理效益年活动的实施意见》，积极开展“以病人为中心，以质量为核心”的医疗质量管理效益年活动，按照医疗管理抓内涵，医技工作抓基础，护理服务抓规范，院感质量抓重点的工作思路，建立首诊医生负责制，完善三级医师查房制度、疑难病例讨论制度、会诊制度、危重患者抢救制度、术前讨论制度、死亡病例讨论制度、查对制度、交接班制度、技术准入制度以及病例书写规范与管理制度，建立了急诊、入院、手术“绿色通道”。进一步加强医务人员的医德医风教育，建立管控机制，设立举报箱和监督台，遏制医疗活动中收受“红包”、提成、回扣等行为。严格执行《抗菌药物使用指导原则》，做到合理检查，合理用药，因病施治，努力减轻患者就医负担。

2010年6月，骨科、心内科、肿瘤科被市卫生局列为聊城市临床路径管理试点专科。按照卫生部制定的临床路径，结合《临床诊疗指南》《临床技术操作规范》《国家基本药物目录》等，医务科协助相关科室分别制订了安全可靠、能进能出、便于操作、切实可行的临床路径，在诊疗工作的实践中发挥了重要作用。

2012年，医院决定争创二级甲等医院，成立了以院长为组长的创建领导小组和办公室，具体负责创建活动的组织领导、协调指挥和监督检查。按照《二级综合医院评审标准（2012 年版）实施细则》，制订《阳谷县人民医院创建二级甲等综合性医院实施方案》，明确标准时限，细化责任分工，加强督导检查，充分调动职工的积极性。在加强基础设施和医疗设备等硬件建设，强化行政、财务、审计、人事、后勤、信息管理等基础工作的同时，重点加强了以医疗质量为核心的医疗管理工作。医院建立质控科，进一步强化和完善了指导、监督、考核和评价体系以及协调沟通机制。院、科两级分别成立医疗质量与安全管理委员会和管理小组，完善医疗管理体制，强化“三基三严”训练，提升医务人员的技术水平和质量意识。加强急诊科管理，确保“绿色通道”畅通，提高急诊处置能力。加强门诊管理，开设了专家门诊和内分泌、消化呼吸等专病门诊，主任医师、副主任医师定期开展门诊诊疗。建立住院工作流程和转院、转科工作制度，加强医患沟通，规范诊疗和病历记录，全面落实首诊医师负责制和三级医师查房制度，提高了住院治疗水平。加强危重病人管理、围手术期管理、输血管理、抗菌药物管理、麻醉药品管理、病案质量管理，严格医疗质量监督检查，进一步增强了全院职工的质量意识，促进了医院医疗质量管理工作的全面提升。2013年9月，医院通过了二级甲等医院评审组的考评验收。

四、护理管理

（一）管理体制

1970年，医院成立护理科，管理医院的护理工作。1975年，成立护理部，设总护士长1人，副总护士长3人。1979年，实行总护士长-科室护士长二级管理体系，由一名副院长分管护理。1996年，护理部总护士长、副总护士长改称护理部主任、副主任，护理部负责领导全院的护理工作及护理人员的调配。2000年，实行护理部主任—科护士长—护士长三级管理体系。2011年，改为分管副院长领导下的护理部主任—护士长二级管理组织体系。护理管理组织体系结构见图3-2-1。

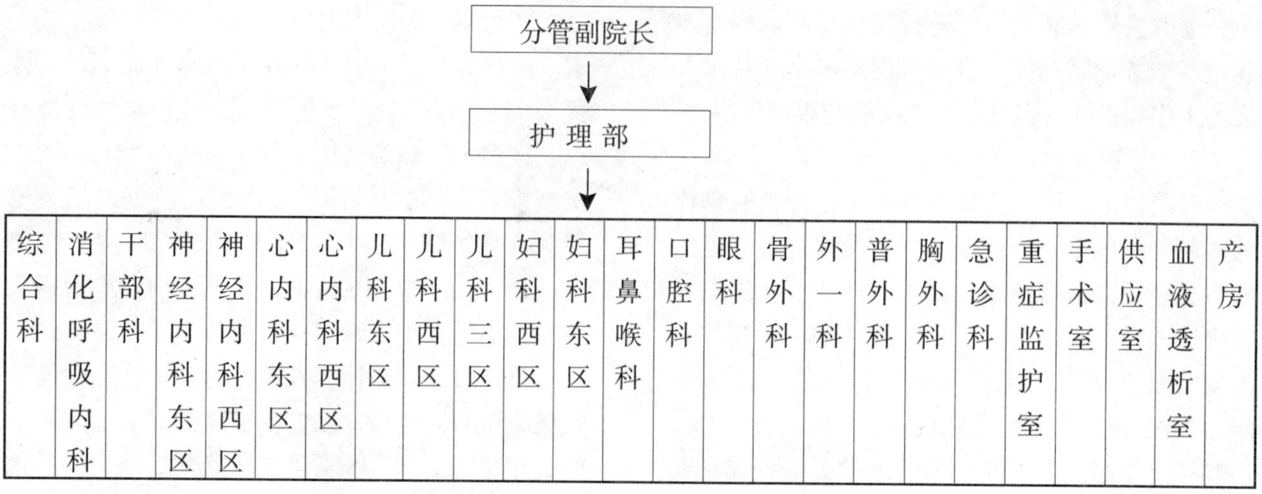

图3-2-1 2013年12月阳谷县人民医院护理组织体系图

(二)护理队伍

1948年，县卫生所配备1名专职护士，1949年增加到3名。新中国成立后，通过以老带新、边带边学、边干边学，专业培训、临床教学，以及接收护理专业毕业生等方式，努力培养和壮大护理人员队伍。至1985年底，医院有护理人员85人，其中护师9人，护士47人，护理员29人，医护比例1:1.05。随着医院规模的不断扩大和医疗技术水平的逐步提高，以及科室设置与分工更加细化，护理人员数量逐步增加，队伍结构更加合理，总体护理水平显著提升。至2004年，医院有护理人员208人，其中，主管护师78人，护师103人。

2008年后，医院根据发展规模和需求，通过招聘大中专毕业生、卫生系统调配等渠道，不断壮大护理队伍。2013年底，护理人员达到376人，其中临床一线护士347人，占全院护理人员总数的92.8%。护理人员中，大学本科学历的101人，专科学历的217人。副主任护师11人，主管护师114人。

(三)护理质量

1954年，县卫生院在护理人员中开展“三好五轻”（态度好、照顾好、治疗好，说话轻、脚步轻、开门轻、放物轻、操作轻）活动，拉近医院与患者的关系。20世纪五六十年代，医院通过政治教育、技能训练、集中培训、岗前培训等活动，改善服务态度，提高护理质量。“文化大革命”期间，由于推行“医护一条龙”，护理队伍思想混乱，一些行之有效的护理制度被废除，护理质量受到严重影响。20世纪80年代起，贯彻卫生部《关于加强护理工作的意见》，明确总护士长的职责权限，设立科护士长，在总护士长的领导下，负责全科的护理业务。加强护理人员的思想政治教育，加强护理人员的技能培训，鼓励护理人员钻研业务技术，走又红又专的道路。恢复和建立危重病人护理、查对、交接班、消毒隔离、物质保管等规章制度。实行岗位目标管理责任制，做好护理人员的考核、奖惩和晋升。积极创造条件，加大经济投入，改善护理设施，提高护理质量。1982年7月，县人民医院护士蒋建宁、李秀华、李淑贤、郭凤梅、辛玉英、腾一华被评为阳谷县优秀护士。

20世纪90年代，医院根据上级部署，在护理人员中相继开展了“优质护理服务竞赛”、“三学三比”（学习孔繁森，比服务态度；学习王廷江，比奉献精神；学习赵雪芳，比技术水平）、“两好一满意”等活动，加强护理人员的职业道德教育。组织护理人员参加各种形式的培训班和岗位练兵、技术比武等活动，努力提高护理人员的业务技术水平。2000年，县医院成立由分管院长任组长，护理部主任任副组长，各科护士长、高年资和高职称护理人员为成员的护理质量管理委员会，负责对护理质量的管理、考核和监督。建立护理部主任、科护士长例会制度，学习上级对护理工作的政策规定，总结交流护理工作经验，解决护理工作中遇到的新情况、新问题。认真落实《护士条例》《护士守则》《综合医院分级护理指导原则》《基础护理服务工作规范》《临床护理技术服务规范》，建立“以病人为中心”的护理责任体系，实行按需设岗、按岗聘用、竞争上岗、优绩优酬，使护理人员工作有目标，质量有标准，操作有规程，奖惩有依据，增强了护理人员的质量意识、责任意识、学习意识，调动了护理人员的工作积极性，提高了全院的护理质量和护理技术水平。2005年11月，综合科护理单元被评为“聊城市医疗质量管理护理工作示范岗”。2006年3月，护理部主任李淑芳、护师段其芬被聊城市卫生局、聊城市护理学会授予“聊城市天使之星”，手术室护士长苗兰春、外一科护士长蒲丽娟、心内科护士长孙雪春被评为“阳谷县首届天使之星”。2007年5月，心内科、骨外科护理单元被评为“聊城市医疗质量管理护理工作示范岗”。

2008年，医院进一步加强护理工作内涵建设，完善护理文书书写管理制度、护士业务学习与考核制度、护理人员交接班制度，落实“三查七对一注意”（操作前、操作中、操作后查，床号、姓名、药名、浓度、剂量、方法、时间核对，注意观察用药后反应）工作程序，建立患者健康教育制度、护理安全管理制度、病房药品管理制度以及护理安全应急预案（如患者发病情况变化、猝死、坠床、跌倒、过敏性休克、输液反应等）和应急程序。

2011年，实行护理部主任—护士长二级护理管理组织体系，护理部对各护理单元实行直接领导和管理。是年5月，内分泌科被评为“市级优质护理服务病房”。

2012年年初，按照《护士条例》的规定，以等级医院评审为契机，护理部先后两次修订完善临床护理规章制度，并健全了服务规范和标准，将规章制度、服务规范装订成册，方便护理人员学习掌握。为进一步深化服务内涵，顺应护理事业的发展，把护士还给病人。以内分泌科、骨外科为试点，于2012年3月实行责任包干制整体护理模式，通过开展弹性排班、培养专科护士、“我的病人我做主、我的质量我负责”等活动积累了经验，是年10月，在全院顺利推广。

2013年，护理部制订全院护士分级方案，按照职称、工作年限、学历等进行分级并培训。7月，成立压疮、急救、输液、糖尿病健康小组，为全院护士提供学习专科专项的机会。8月，对各科护士长及创二甲专职人员进行了有关质量管理工具（如鱼骨图、柱状图、甘特图、头脑风暴法等）操作知识培训。9月，建立并完善转科交接单、产房与病房交接单、输血观察单、标本采集登记本等7种文书表格，减少了各环节操作漏洞与风险。

加强对护理不良事件、护理投诉的原因分析，修订护理不良事件报告制度。鼓励各科室创新服务模式，提高护理质量，如：神经内科东区重新修订了岗位职责及工作流程，普外科制定了无陪人患者的护理方案；儿科东区设计张贴了防止患儿跌倒/坠床的温馨提示等，以保障病人安全。神经内科护士李君贤制作的功能锻炼图片，内分泌科创建的“健康驿站”宣教室、食物模具图、糖果盒、针线盒，ICU的压疮垫等，都体现了从患者角度出发，贴近临床的工作作风，极大地丰富了优质护理服务的内涵。

为迎接二级甲等医院评审，护理部结合临床实际情况，多次修订完善临床工作制度300余条，新增制度14项。如抢救车管理规范，护理人员资质审核制度，压疮、跌倒、坠床的相关制度等。同时，进一步加强了护理设施建设，各病房配备了抢救车、轮椅，各病室设有呼叫器、中心供氧、中心吸痰、多功能病床、床头橱、陪人椅等设施，卫生间内有醒目提醒标示，各科室备有防跌倒/坠床、防脱管、防压疮的警示牌，为患者营造了温馨、舒适、便捷的就医环境。随着医院病床数的增加，医疗服务项目的扩大，医疗技术的进步，护理工作也有了长足的发展，护理质量和护理技能得到显著提升。2013年7月，骨外科荣获省优质护理示范病房。

五、院内感染管理

2000年前，医院感染管理工作由护理部负责。2001年，医院成立院内感染管理委员会，负责院内感染工作的领导和协调，同时设立感染管理科，具体负责院内感染管理工作。2007年7月成立院内感染监控办公室，负责院内感染的监控工作。

（一）院感质量管理

2008年，医院建设高标准的手术室9间，其中百级层流手术间1间，千级层流手术间1间，万级层流手术间7间，满足了从器官移植到普通手术的空气环境要求。2011年，感染管理科逐渐完善各项管理制度，细化感染控制管理流程。2012年，开展医院感染监测工作，包括综合监测、目标性监测，逐步掌握了医院感染的流行趋势，有的放矢的参与了医院医疗质量控制措施的落实，保护了患者和医护人员安全。2013年，重症监护室、血透室通过了上级主管部门的资质认证，胃镜室配备了专用消毒系统，保证了患者安全。至2013年年底，医院共配置空气消毒机173台，净化屏51台，保证了重点部门、重点环节的空气消毒。

(二)传染病防治

医院历来重视传染病及突发公共卫生事件预防、控制和治疗。1993年，成立02号病急救医疗队。2003年非典型性肺炎防控期间，医院成立由院长任组长，业务副院长任副组长的非典型性肺炎防控领导小组，制订非典型性肺炎防控应急处理预案。将医院平房改建成发热门诊和留观室，医护人员三个梯队轮流值班。根据县防治非典型性肺炎指挥部安排，医院投资150万元，将原石门宋卫生院改造成县医院传染病房,以应对“非典”疫情。设立非典型性肺炎传染病病区，建隔离病房7间,设置床位21张。设立非典型性肺炎疑似病人观察室3间，床位9张。购置了呼吸机、空气消毒器、消毒灭菌器、病床、被服，以及防护服、口罩、护目镜、全面型呼吸器等，对全县医护人员梯队进行了防护知识培训，圆满完成了抗击“非典”任务。2008年、2009年手足口病暴发，医院先后在东病房楼三楼、六楼设立专门病房，配备空气消毒设备，严格执行传染病报告制度和防治预案，圆满完成了防控工作，积累了救治经验。

(三)消毒供应

医院消毒供应室前身为手术供应室，主要负责手术器械消毒供应，后逐渐担负全院重复使用医疗用品的消毒供应。1995年改建后通过聊城市达标验收，取得供应室资质。2008年，新建400平方米的消毒供应室，配置水处理设备1套，双开门灭菌器2台，清洗机2台，以及手工清洗流水线、低温等离子灭菌器等，布局流程、设施设备符合卫生部颁布的消毒供应室管理规范。

六、档案资料管理

(一) 档案管理 建院初期，医院未设专门的档案室。20世纪60年代，医院办公室人员兼管档案工作。由于没有专用档案库房和专职管理人员，医院几次搬迁，档案管理不善，霉变、遗失严重。2008年医院整体搬迁后，设立档案室，明确专人管理。经过搜集、鉴别，对基建、会计、设备、文书、科研等门类档案进行了重新整理。2009年起，档案管理人员定期搜集归档资料，进行分类整理装订，档案管理工作逐步走向规范。

(二)图书管理

1984年前，医院因规模及资金限制，没有成立单独的图书室。1984年医院门诊楼建成使用后，在门诊楼三楼开设图书室，指派专人管理。时有杂志50余种，书籍1200余册，为医护人员学习和日常工作以及开展科研活动提供参考资料。2008年年底，图书室使用面积150平方米，有各种医学书籍、杂志4000多册。

(三)病案管理

医院病案由医务科负责管理，初期因储存场所简陋，病案保存不完整，受损较多。2008年医院整体搬迁后，扩大了病案室规模，建设了标准的病案库房，购置了大型的现代化的手摇式轨道密集综合档案柜，并配备了电脑检索系统，有防水、防晒、防霉、防害和防污染等安全设施。制订《病案管理工作流程》《病例查阅及复制制度》《病案质量控制标准》,病案管理工作逐步走上了制度化、规范化的轨道。

七、财务管理

(一)财会人员

建院初期，县卫生院设会计1人。设立总务科后，会计属总务科管理。1979年设立财务科，财务人员8人。其中会计2人，门诊收费处3人，住院收费处3人。

2013年，财务人员39人。其中财务科4人，门诊收费处15人（兼门诊挂号），住院处10人，药库2人，餐厅1人，医保报销处5人，体检中心2人。

(二)财务管理

1946年建所时，县卫生所配备会计1人，主要记载卫生所收支明细和现金管理。财务管理采取统收统支的办法。1949年，县卫生院成立总务组，设会计1人，除负责本院财务收支管理外，还负责全县的卫生行政经费开支、卫生事业费收支、固定资产与流动资金管理等。卫生院实行全额管理，统一核算，年终结余上缴财政。1954年，实行以收定支、差额补助的办法，支出大于收入的部分上级财政给予补助；收入大于支出的部分，由卫生院提出支出计划，经县卫生科、县财政科批准后使用或留作下年使用。在财务管理上，既要反对片面的营利观点，又要克服供给制思想，必须精打细算，加速病床周转，提高病床及设备使用率，依照收费标准，合理组织收入，防止资金积压，厉行节约。是年，根据《山东省卫生事业差额预算管理单位财务管理试行办法（草案）》，按照”权责发生制”原则，将一切药品、材料、被服、器械、家具等建立控制记录，将应收、应付、暂收、暂付之款项随时记录或转账，并进一步完善和规范了会计科目及预算收支科目。

1960年，政府对医院实行“全额管理，定额补助，预算包干”的办法，定额补助主要是工作人员的工资。1962年，根据县卫生局《关于卫生事业财务管理制度和收支标准的通知》，医院严格各项经费使用管理，完善财务和现金管理制度，调整了医院收费标准。

“文化大革命”初期，医院财务管理一度混乱。

1972年，根据县卫生局《关于卫生财务工作方面的几点意见》，医院组织开展“公物还家”、挖潜利废、清仓查库、义务劳动等活动，节约资金4000余元。

1977年，医院实行分科核算、拨货计价的管理办法，在全院开展节约一两煤、一度电、一滴水、一滴油、一张纸、一根针、一片药、一个棉球、一块纱布、一个螺丝的“十个一”节约运动，节约资金1160元。1979年，医院实行“挂号带处方”制度。当年5~9月，挂号收入5010元，比上年 同期增收2020元，堵塞了熟人就诊不挂号的漏洞。

1980年，政府对医院实行“定额管理、预算包干、考核奖惩、节余留用”的办法，预算包干的主要项目为在职工作人员的基本工作、离退休人员的离退休费等。1984年，根据《山东省医疗机构收费标准》，医院对部分医疗收费标准进行了调整。

1998年，执行财政部、卫生部《医院财务制度》和《医院会计制度》，实行“统一领导、集中管理”的财务管理体制，健全和完善财务管理和会计核算制度，加强医院经济活动财务控制和监督。

2000年，医院实行定项补助，由县财政予以安排。基本医疗服务支出通过收费补偿，由政策原因造成的亏损，扣除药品收支节余弥补后的差额，由财政给予补助。2001年，实行药品收支两条线管理。

2005年，通过开展以“控制医疗成本，降低医药费用”为核心内容的“医院管理年”活动，按照“统一领导、集中管理”的原则，将一切财务收支活动全部纳入医院财务统一管理，严格实行成本核算制度，堵塞漏洞，以降低医疗服务成本和药品、材料消耗。

2007年，根据县委、县政府《关于加快卫生改革与发展的意见》和上级有关规定，医院降低了大型医疗设备检查治疗的收费标准，在合理用药的基础上降低了药品收入在医疗收入中的比重，适当提高了技术劳务费收费标准。执行聊城市新型农村合作医疗单病种限额收费标准。是年，药品收入占医疗收入的比重由上年的76.15%下降到68.73%，其他收入增加23.8万元。

2008年，医院整体搬迁时，将原有办公家具修理刷新，节约支出100余万元。

2011年，根据财政部、卫生部2010年12月修订的《医院财务制度》，按照“核定收支、定项补助、超支不补、结余按规定使用”的预算管理办法，健全预算编制、审批、执行、调整、决算、分析、考核等预算管理制度，加强收支管理、资产管理、成本核算和财务监督，认真开展财务分析，努力提高财务报告质量。按规定配备财会人员，会计人员持证上岗。严格履行政府招标采购程序，加强政府采购目录外药品及高值耗材的采购管理。医院财务管理更加规范。

2013年，贯彻落实中央“八项规定”，严格审核，严格把关，增收节支，堵塞漏洞，业务收入同比增长15.05%，管理费用占总支出的比重下降0.02个百分点。

(三)收入分配制度

1997年，职工奖金由平均分配改为按门诊挂号量、门诊检查数量等指标完成情况核算分配。

2003年，医院成立经济管理科，具体负责对各科室的考核，核算奖金分配。由按挂号量、门诊检查业务量考核，改为业务人员按科室收支结余、手术工作量及手术难易程度考核，管理人员按管理系数考核。2013年，医院重新修订绩效工资分配制度，细化核算单元，增加科室成本核算，把医疗技术风险程度、病人满意度、工作量、医疗质量等因素作为主要考核指标，充分体现医务人员的劳动价值。

八、后勤管理

建院初期，医院后勤工作主要是服务于医疗日常工作和解决职工住宿、生活。1958年后，陆续增加后勤仓库，职工食堂，病号食堂，配备了木工、瓦工。1987年，医院对食堂管理进行改革，职工食堂承包给个人经营，开水房对外承包经营。

1990年，根据医院发展需求，对仓库物品按清洁品物资、五金、电料、办公用品、印刷品、低耗品等实行分类管理。2006年起，医院加大物资采购管理力度。凡需采购的物资由仓库管理人员上报采购计划，报请分管院长批准后，由科主任、仓库会计、财务科、审计人员参与采购，严格控制购进数量、质量、价格，减少了各项库存物资积压，减少了物资支出。

九、治安管理

1980年前，医院设传达室，配备工作人员1人，做传达兼收发工作。1980年10月，始设门卫人员，负责医院的安全保卫工作。1988年2月设立保卫科。2000年，在财务科、收款处、中西药库、后勤仓库等重点部位安装了无线报警器。2001年11月，医院与县公安局保安公司签订保安服务合同，聘请了7名保安队员。2008年10月，医院保安人员40余人，实现了院区全视频监控。

十、计划生育技术指导与服务

1964年,根据县委、县政府的安排,县医院负责计划生育的业务培训、技术指导、发放药具等工作。

1980年3月和9月，先后两次开展了全县计划生育突击月活动，医院选派刘永祜、王涛、丁庆英、蒋德芳、高伟信等技术骨干，共完成结扎手术4849例，人工流产3853例，引产1337例。

1983年,医院选派王涛、朱振英、张庆恩、蒋德芳、田亚芹、朱淑英、秦凤香、张振莲等技术骨干，参加全县计划生育突击活动，完成结扎手术22573例。

1987年，刘永祜、田亚芹、潘焕成、王涛、张庆恩、蒋德芳、朱振英、高伟信等技术人员，完成结扎手术12307例，引产2976例，流产8924例。

在计划生育工作中，县人民医院通过传授技术、指导手术，培育了大批计划生育技术人才，为全县计划生育工作的正常化、经常化提供了强有力的技术支持。原阳谷县人民医院院长、主任医师刘永祜对技术精益求精，施行妇女输卵管结扎术“稳、准、轻、快”，创出了万例手术无事故的记录，多次受到表彰和奖励，1982年被中共山东省委、山东省人民政府授予“劳动模范”光荣称号。

十一、信息化建设

2002年，医院投资50多万元筹建微机室，主要设有门诊收费，病区记费，中、西药房，中西药库管理，后勤仓库，医学统计，公费医疗，人事管理，卫生材料，医疗器械，院长查询等模块。2006年增设仪器漏费控制系统。2011年，对HIS系统进行升级改造，新增病区医生工作站、门诊一卡通、门诊医生工作站及LIS系统，简化了门诊病人就诊流程。

2013年，同北京嘉禾信息有限公司签约，投资200多万元，建成电子病历系统、临床路径系统、合理用药系统、手术麻醉管理系统、医疗质控系统、体检及健康管理系统，实现了医院信息化和数字化管理。

1975—2013年阳谷县人民医院住院床位、病人医疗指标统计表

表3-1-10

年份	年内出院人数							年底固定实有病床	实际占用总床日数	出院者占用总床日数	治愈率%	好转率%	病死率%	病床周转次	平均病床工作日	实际病床使用率%	出院者平均住院日	门诊量(人次)			
	计	出院病人数					其他											初诊	复诊	合计	日均
		计	治愈	好转	未愈	死亡															
1975	—	—	—	—	—	—	—	150	—	—	86	—	3.4	35.3	343.7	94	8.9	—	—	100328	274.9
1976	—	—	—	—	—	—	—	150	—	—	84.1	—	3.6	38.9	311.4	86	8.2	—	—	101360	277.7
1977	—	—	—	—	—	—	—	150	—	—	85	—	3.8	40.5	312.8	85	7.2	—	—	120971	331.4
1978	—	—	—	—	—	—	—	150	—	—	74.3	—	3.4	36.3	311.8	81	7.9	—	—	106209	291
1979	—	—	—	—	—	—	—	150	—	—	70.6	—	4.2	31.2	307.1	84.1	7.5	—	—	126693	347.1
1980	—	—	—	—	—	—	—	150	—	—	66.6	—	4.1	36.2	369.8	101	9	—	—	130571	357.7
1981	—	—	—	—	—	—	—	150	—	—	68.6	—	3.8	35.8	367.3	100.6	9.4	—	—	135931	372.4
1982	—	—	—	—	—	—	—	150	—	—	70.2	—	2.7	33.1	343.2	94	10.4	—	—	140493	384.9
1983	—	—	—	—	—	—	—	150	—	—	72.7	—	2.5	35.4	377.2	103.3	10.9	—	—	132992	364.4
1984	—	—	—	—	—	—	—	150	—	—	70.5	—	2	37	373.7	102.1	10.5	—	—	137967	378
1985	—	—	—	—	—	—	—	176	—	—	68.2	—	2.4	36.7	383.1	105	10.5	—	—	126736	347.2
1986	—	—	—	—	—	—	—	176	—	—	68.1	—	2.2	35	367.2	101.5	10.3	—	—	139284	381.6
1987	7585	4313	2934	1024	256	99	3272	280	85465	78828	7585	23.7	2.3	28.8	324.2	88.8	10.4	77868	54650	132518	363.1
1988	8530	4705	3216	1089	312	88	3825	235	81970	87011	68.4	23.1	1.9	32.2	309.4	84.5	10.2	73836	53945	127331	347.9
1989	8544	4718	3260	1046	316	96	3826	235	70281	66286	69.1	22.2	2	36.4	299.1	81.9	7.8	64052	51873	115925	317.6
1990	10030	5581	4358	1000	166	57	4449	235	76976	72544	78.1	17.9	1	42.7	327.5	89.7	7.2	78356	48522	126878	334.1
1991	11713	5602	4174	1156	182	90	6111	260	87635	89012	74.5	20.6	1.6	45.1	337.1	92.3	7.6	79504	52451	131955	361.5
1992	9191	5207	4019	962	145	81	3984	260	84023	72948	77.2	18.5	1.6	35.4	323.2	88.3	7.9	70845	47906	118751	324.5
1993	7602	5165	3880	1049	173	63	2437	260	78259	6379	75.1	20.3	1.2	29.2	300.9	82.5	8.3	50946	34758	85704	234.8
1994	6412	5073	3972	893	140	68	1339	286	73445	56755	78.3	17.6	1.3	24.3	2779	76.1	8.9	43917	28978	72895	199.7
1995	7788	6244	4732	1293	157	62	1525	286	75080	66876	75.8	20.7	1	27.2	262.5	71.9	8.6	41324	29850	71192	195
1996	7955	6231	4656	1380	144	51	1724	286	66204	65871	74.7	22.1	0.8	27.8	231.5	63.2	8.3	34350	35207	69557	190
1997	8382	6343	4609	1538	158	38	2039	286	65854	62272	72.7	24.2	0.6	29.3	230.3	63.1	7.4	28248	26372	54620	149.6
1998	8968	6533	4804	1479	188	62	2435	286	65404	60882	73.5	22.6	0.9	31.4	228.1	62.7	6.8	27830	11132	46384	127.1
1999	8339	5806	4283	1326	161	36	2533	286	57581	52238	73.8	22.8	0.6	29.2	201.3	55.2	6.3	20297	16606	36903	101.1
2000	9515	6438	4542	1616	225	55	3077	295	63089	55182	70.5	25.1	0.9	32.3	213.9	58.4	5.8	64872	16218	81090	221.6

续表3-1-10

年份	年内出院人数							年底固定实有病床	实际占用总床日数	出院者占用总床日数	治愈率%	好转率%	病死率%	病床周转次	平均病床工作日	实际病床使用率%	出院者平均住院日	门诊量(人次)			
	计	出院病人数					其他											初诊	复诊	合计	日均
		计	治愈	好转	未愈	死亡															
2001	11441	8098	5551	222	211	81	3343	295	60256	62758	68.5	27.8	1	38.8	206.3	56	5.5	43684	29122	72806	199.5
2002	10835	7691	4927	2308	354	102	3144	295	51628	54394	64.1	30	1.3	36.7	175	48.1	5	60988	23376	54364	148.9
2003	9448	7160	3593	2854	647	66	2288	295	44269	46296	50.18	39.86	0.92	32.16	150.57	41.12	4.9	25068	18910	43978	120.5
2004	10103	6738	5210	1289	157	82	3365	295	49543	58831	77.32	19.13	1.22	35.32	172.6	47.11	5.82	70080	46720	116800	320
2005	11097	9273	8059	1149	33	32	1824	295	54015	52923	86.91	12.39	0.35	37.62	183.1	50.16	4.77	24135	22278	46413	127.2
2006	12040	10561	9337	1171	23	30	1479	295	64321	57620	88.41	11.09	0.28	40.81	218.04	59.74	4.79	4699	34475	80174	222
2007	13618	12008	10898	1114	21	25	1560	295	72039	68765	90.76	9.28	0.21	46.16	244.2	66.9	5.05	62109	41406	103515	283.6
2008	14826	14229	12615	1576	15	23	597	295	84378	83417	88.66	11.08	0.16	50.26	286.03	78.15	5.63	67289	57320	124609	341.4
2009	20778	20619	19057	1502	28	32	159	450	126761	129098	92.42	7.28	0.16	58.53	357.07	97.21	6.21	—	—	132418	362.8
2010	25335	25054	23665	1344	18	27	281	460	159493	16399	94.46	5.36	0.11	70.77	437.13	119.62	6.47	—	—	144151	394.9
2011	25108	23537	21318	2151	9	59	1571	500	177899	174663	90.57	9.14	0.25	69.36	491.43	134.44	6.96	—	—	171128	468.8
2012	27147	13285	10758	2989	0	38	13862	500	228811	217021	77.21	22.5	0.29	74.79	630.33	172.20	7.99	—	—	237053	649.5
2013	28527	27456	22570	4812	0	74	1071	1100	224745	226874	82.2	17.53	0.27	57.05	449.49	141.83	7.95	—	—	269761	739.1

说明:按国家财务报表要求,1981年至1988年,医疗收入含药品收入;1989年至2011年,药品收入、医疗收入分设;2012年至2013年,医疗收入含药品收入;2000年至2013年,其他收入含制剂收入

1981—2013年阳谷县人民医院各项收入情况统计表

表 3-1-11　　单位：元

年份	医疗收入	药品收入	制剂收入	其他收入	财政补助	合计收入
1981	338939	—	12233	9344	100879	461395
1982	691561	—	35442	9746	197203	933952
1983	945634	—	31685	41522	218075	1236916
1984	1116823	—	12798	10960	203979	1344560
1985	1207166	—	25839	17634	447540	1698179
1986	1459589	—	45128	36116	465000	2006833
1987	1819390	—	68954	99350	288000	2275694
1988	2646998	—	71557	153013	312991	3184559
1989	880914	1822485	154608	227439	304075	3389521
1990	1193457	2202041	160907	504882	349200	4410487
1991	1481293	2341899	72089	574790	383000	4853071
1992	1443499	2511116	163515	487508	468621	5074259
1993	1883496	2827932	225931	543089	237500	5717948
1994	1893507	3243963	314486	500350	484000	6436306
1995	3606408	4248905	621338	779657	530000	9786308
1996	4635088	4751384	710377	965739	635400	11697988
1997	7028821	5334137	699599	1628186	598400	15289143
1998	8565470	5570268	436362	1972528	432600	16977228
1999	8472430	5441625	312923	1882292	453000	16562270
2000	8892962	5869937	—	1115413	349000	16227312
2001	13210054	6968012	—	585724	573000	21336790
2002	14763995	7928729	—	438224	400000	23530948
2003	12891997	8851877	—	357003	644500	22745377
2004	13710210	8623294	—	621215	770000	23724719
2005	14223140	11152625	—	370373	300000	26046138
2006	16234381	12363060	—	459990	470000	29527431
2007	24667885	16954143	—	697895	420000	42739923
2008	27474828	21529539	—	897918	1682000	51584285
2009	43267792	35076877	—	3335738	2452000	84132408
2010	56292015	44919461	—	3839639	2230697	107281812
2011	68353052	51596142	—	3985246	366220	124300660
2012	148864190	—	—	4435700	42400	153342291
2013	171274665	—	—	5733081	32800	177040547

说明：按国家财务报表要求，1981年至1988年，医疗收入含药品收入；1989年至2011年，药品收入、医疗收入分设；2012年至2013年，医疗收入含药品收入；2000年至2013年，其他收入含制剂收入

第四节 医疗技术

一、医疗技术发展

1946—1949年，内科除诊断治疗一般内科、儿科常见病、多发病外，还收治白喉、伤寒、结核、麻疹、猩红热、腮腺炎、流行性乙型脑炎等传染病。1950年，外科能做脓肿切开术和一般外伤处理。

1952年，外科能做阑尾炎切除术。妇产科能开展妇女孕期检查、妇科常见病的治疗及新法接生，并负责全县的难产救治。1956年，外科能做胃穿孔修补、肠切除吻合手术。

1958年，内科把腹穿术、腰穿术用于临床诊断，开展了组织疗法、溶血疗法、针灸封闭疗法及静脉输液疗法。用毒毛K、洋地黄治疗心衰，逐步收治心血管、脑血管疾病和肺炎、肺脓肿、肺气肿、结核性胸膜炎、肝硬化、溃疡病、肾炎等疾病患者。妇产科能开展子宫下段剖腹产、子宫切除、子宫脱垂手术，盆腔肿瘤切除术等大、中型手术，处理妇产科疑难病症。

1960年，外科能开展胆、脾、胃、卵巢切除手术。1962年，首次将心电图用于临床诊断。

1963年，内科对小儿麻疹合并间质性肺炎、喉头炎、心包炎、脑膜炎和酸中毒等疾病能进行抢救治疗。能治疗心肌炎、肾炎、感染性贫血、顽固性心衰、喘憋性肺炎等病症；能使用阿托品抢救有机磷中毒患者；开展了气管切开术和骨髓穿刺术。

1966年，外科能做肺破裂修补术。1979年，开始做胸部手术。1980年，外科开展了第一例纵隔肿瘤切除术，相继开展了前列腺、直肠癌、膀胱门静高压分流术，脾肾静脉吻合术，食道癌、肺切除等手术。内科临床应用A型超声波诊断技术。1981年，儿科单独设立，开展了小儿头皮针输液疗法，应用了骨髓穿刺术。1983年，内科开始诊治流行性出血热病人。

1984年，制剂室购进半自动洗瓶机、20万毫升蒸馏器、高压灭菌柜、高压锅等。制剂产品有5%和10%的葡萄糖，1%和2%普鲁卡因、滴眼剂和五官科用药等。同时建立制剂厂，生产各种中草药针剂、丸剂、糖浆剂。

1985年，内科能做中心静脉压测定，诊治顽固性心衰，开展了B超、纤维胃镜和心脏监护。

1988年，外科开展膀胱部分切除+输尿管移植术；口腔科开展唇、腭裂修复术，上下颌骨骨折固定及手术治疗，颌骨囊肿摘除术。

1989年，外科开展膀胱全切直肠代膀胱术；口腔科开展腮腺、颌下腺、舌下腺肿瘤摘除术；内科开展了口服透析液治疗慢性肾功能衰竭；皮肤科采用锶90同位素敷贴器治疗血管瘤疤痕增生及酒糟鼻、局限性苔藓样皮肤病，用冷冻技术治疗皮肤肿瘤及各种疣。

1991年，口腔科开展三叉神经撕脱术。

1992年，开展腰椎间盘髓核切除术，尿道下裂膀胱粘膜一期成形术。

1993年，神经内科开展颅内血肿碎吸术。

1994年，眼科在全市县级医院率先开展白内障囊外摘除并人工晶状体植入术；神经内科开展高血压脑出血立体定位微创血肿引流术及侧脑室引流术；小儿外科开展小切口治疗小儿疝气和鞘膜积液，中西医结合治疗小儿股骨干骨折，小儿包茎扩张治疗术等。

1995年，小儿外科开展小儿先天性肠道畸形（如新生儿胃穿孔、新生儿肠闭锁、新生儿胆总管囊肿）的手术治疗；口腔科开展口腔恶性肿瘤摘除术。

1996年，心血管内科开展急性心肌梗死的静脉溶栓术。

1997年，神经外科开展微创颅内血肿清除术；口腔科开展面神经干封闭治疗面神经麻痹。

1998年，泌尿外科开展经尿道前列腺电切术；骨外科开展人工股骨头置换术。

1999年，肿瘤血液内科开展各种恶性肿瘤的化疗、内分泌治疗、生物免疫治疗及中医中药治疗，晚期癌症的姑息治疗，急慢性白血病、各种贫血、血小板减少等血液病的治疗；小儿外科开展先天性髋关节脱位和先天性肌性斜颈的早期诊断治疗；妇产科开展新式剖宫产。

2000年，神经外科开展颅骨修补术、脑室—

腹腔分流术、脑胶质瘤切除术、颅裂修补术、脊髓肿瘤切除术；妇产科开展腹式筋膜内子宫切除术；正骨科开展微创闭式穿针内固定治疗不稳定性骨折；心血管内科开展食道电生理检查；小儿外科开展韩式包皮环扎术；口腔科开展口腔正畸、口腔修复、后牙根管治疗；肿瘤血液内科与放射科联合开展食管、贲门支架置入，经导管肝动脉灌注化学治疗、化疗栓塞术。

2002年，泌尿外科开展肾盂积水肾盂输尿管成形术；骨外科开展胸腰椎骨折内固定术；妇产科开展腹膜代阴道成形术、经阴子宫切除术；碎石科开展结石病的体外碎石。

2003年，眼科开展白内障超声乳化吸出并人工晶状体植入术；骨外科开展人工全髋关节置换术，四肢骨折髓内钉内固定术；肿瘤血液内科开展经B超引导下穿刺置管引流注入无水酒精等治疗肾囊肿、肝囊肿及卵巢囊肿等。

2004年，肿瘤血液内科开展骨髓活检，锁骨下静脉置管输液；B超室开展心脏超声心动图检查、周围血管超声检查。

2005年，内分泌科开展对糖尿病、甲状腺功能亢进的系统化、专业化治疗；泌尿外科开展后尿道狭窄切除吻合术；骨外科开展颈椎间盘切除术；妇产科开展子宫内膜癌手术、子宫广泛切除+盆腔淋巴清扫术；肿瘤血液内科开展气管镜对气管、肺疾病的诊断和治疗。

2006年，放射科开展介入治疗；小儿外科开展先天性马蹄内翻足新疗法——潘塞提治疗法，Nuss棒漏斗胸矫治术；肿瘤血液内科开展经外周中心静脉置管输液，化疗泵泵药治疗，与放射科联合开展十二指肠支架置入。

2007年，B超室开展经阴超声诊断；肿瘤血液内科开展经B超引导下肝穿刺注入无水酒精等治疗肝癌，使用热疗机治疗各种恶性肿瘤及急慢性炎症；小儿外科开展弹性髓内钉技术治疗小儿四肢骨折，填补聊城市一项空白；内分泌科开展早期尿激酶溶栓治疗脑梗死。

2008年，内分泌科开展糖尿病患者胰岛素泵给药治疗；骨外科、手足外科开展了断肢（指）再植术、全膝关节置换术；肿瘤血液内科开展CT引导下肝、肺穿刺活检术。

2010年，骨科开展了全髋关节置换术；心血管内科运用食道挑博术成功抢救室上速、同步直流电除颤技术，成功抢救室速病人；神经内科开展了微创血肿引流术，《亚低温联合早期康复治疗脑梗死的疗效研究》获市科技进步三等奖；检验科增加了胆汁酸、胱抑素C、脂蛋白a、EB病毒抗体检测；综合科开展PICC置管，成功穿刺40余例；小儿科开展了氧气驱动雾化吸入技术；内分泌科开展了微量血糖检测，胰岛素泵使用，血液透析技术；ICU施行连续性肾替代治疗技术。

2011年，普外科与上级医院合作，开展肝癌的微波消融技术，胰、十二指肠切除术；神经科开展颅裂修补术、颅骨修补术、硬脊膜膨出修补术；骨外科在上级专家的指导下，开展脊柱、关节等疾病的手术治疗，开展颈椎骨折脱位合并脊髓损伤前路内固定治疗，颈椎间盘前路摘除椎体次全切钛笼钢板内固定术，胸腰椎骨折脱位钉棒系统内固定治疗，股骨颈及粗隆间骨折微创空心钉内固定治疗等；心内科开展心肌梗死静脉溶栓治疗、床旁心脏标志物、脑钠肽检测；ICU（重症监护室）利用呼吸机治疗呼吸衰竭，ARDS、CRRT、HP治疗中毒、MODS患者；检验科开展前白蛋白试验项目。

2012年，开展宫腔镜、腹腔镜、神经外科显微镜手术；检验科开展了同型半胱氨酸、游离脂肪酸检测；神经外科开展额叶巨大脑膜瘤、矢状窦旁脑膜瘤手术；普外科开展人工膝关节置换术，双侧股骨头缺血性坏死人工全髋关节置换术；心内科成功应用注射用重组人组织型纤溶酶原激酶衍生物静脉溶栓治疗急性心肌梗死31例。

2013年，导管室相继开展了永久起搏器、冠状动脉造影+支架植入、主动脉夹层腹膜支架腔内修复术、肺动脉溶栓治疗等综合介入技术。放疗科开展肿瘤患者放射治疗。骨外科开展了膝关节镜、老年脊柱骨折经皮厚凸椎体成形、老年人股骨粗隆间粉碎性骨折闭合复位PFNA内固定、弹性髓内钉治疗儿童股骨干骨折，腰椎间盘突出等微创手术。手足外科开展了镜下断指再造、各种指动脉皮瓣、指筋膜皮瓣、足跟再造等。神经外科开展了利用手术显微镜治疗脑出血、额叶巨大脑膜瘤、矢状窦旁脑膜瘤等手术。泌尿外科开展了经膀胱镜前列腺切术等一些微创手术。普外科成功开展了腹腔镜胆囊切除术、腹腔镜肾囊肿切除术。小儿外科采用微创手术——弹性髓内钉技术治疗小儿四肢骨折填补了全市空白，小切口治疗小儿疝气和鞘膜积液、小儿先天性髋关节脱位、先天性马蹄内翻足畸形治疗技术处于全市领先水平。检验科开展了叶酸、铁蛋白等10项新的检验项目，在山东省临床检验中心和聊城市临床检验中心室间质量评价活动中，有6个项目取得了良好成绩。内镜室开展了无痛胃镜技术，减轻了病人的痛苦；血液科开展了血型单特异性抗体检测项目。

二、主要医疗科室

（一）心内科

心血管内科是全市县级医院唯一重点特色专科，是聊城市医疗质量管理和护理示范岗。分设两个病区，东区设在四楼，西区设在三楼。科室设有重症监护病房（CCU）。有主任医师1人，副主任医师5人，主治医师5人。拥有国内一流的大型血管造影机（DSA）、心电图机、食道心房调搏仪、生命多参数监护仪、动态心电图、心脏B超、除颤仪等。主要收治高血压、冠心病、心力衰竭、心绞痛、心肌炎、心肌病、各种心律失常、血脂异常、动脉硬化等疾病。开展冠状动脉造影、冠状动脉支架植入术、大动脉支架植入术、心律失常的射频消融术、临时及永久起搏器植入术、下肢静脉溶栓术、先心病封堵术等介入诊疗技术。

（二）骨外科

骨外科是该院重点科室之一，是聊城市医疗质量示范岗、优质护理示范病房。有主任医师2人，副主任医师1人，主治医师5人，住院医师4人。

骨外科临床经验丰富，技术力量雄厚。在创伤、关节、脊柱骨科均有较强的技术力量。创伤专业开展开放性四肢创伤、多发骨折、脊柱椎体骨折、骨盆骨折、关节脱位、各类急性扭伤、各类急性挫伤等各种急性骨科创伤的快速处置和救治，开展微创治疗老年人髋关节骨折微创。关节专业长期开展股骨头缺血性坏死微创治疗及人工全髋关节置换术及股骨颈骨折人工股骨头置换术。长期开展膝关节骨性关节炎人工全膝关节置换术。医院引进美国施乐辉关节镜，能微创治疗膝关节骨性关节炎的膝关节清理术、膝关节游离体取出术、半月板损伤修补术、膝关节前后叉韧带重建修复等。脊柱专业长期开展颈腰椎间盘突出并椎管狭窄的手术治疗，腰椎滑脱的手术治疗。微创治疗老年人骨质疏松症引起的脊柱骨折经皮后凸椎体成形术。

（三）肿瘤血液内科

肿瘤血液内科成立于1999年，是周边县区成立最早的治疗各种恶性肿瘤、血液系统疾病的专业科室，聊城市重点专科，聊城市青年文明号示范岗、医疗质量护理示范岗、山东省首批癌痛治疗规范化示范病房。有副主任医师1人、主治医师5人，开放病床60张。主要收治头颈部肿瘤、肺癌、乳腺癌、胃肠肿瘤及恶性淋巴瘤等各种恶性肿瘤的化疗、放疗、内分泌治疗、热疗、靶向治疗、介入治疗、生物免疫及中医中药治疗；晚期癌症止痛及姑息治疗；急慢性白血病、各种贫血、血小板减少性紫癜等各种血液系统疾病的治疗。购置了美国产瓦里安直线加速器,率先在全县及周边地区开展三维适形及调强等先进放疗技术，与省立医院、省肿瘤医院、省千佛山医院建立长期协作关系，每周来院指导。

（四）普外科

普外科有副主任医师3人，主治医师3人，住院医师2人。主要收治甲状腺、乳腺及胸、腹部脏器的良、恶性肿瘤等普外科疾病患者，对胃癌、结肠癌、直肠癌的扩大根治术经验丰富。成功开展了腹腔镜微创治疗技术，具有创伤小、痛苦少、术后康复快、瘢痕小等优点。

（五）外一科

外一科包括神经外科、小儿外科，开放床位30张，设有重点抢救室1间。有主任医师2人，副主任医师2人，主治医师5人，住院医师2人，人才梯队完整。

神经外科主要治疗颅脑损伤、脑出血、脑积水、脑肿瘤、颅骨缺损、颅底陷入症、小脑扁桃体下疝、脊髓空洞症、脊髓肿瘤、脊膜膨出等。

CT定位下微创血肿引流、显微镜下小骨窗开颅血肿清除术及颅内病变切除等微创技术，创伤小，恢复快，最大限度地保护脑功能。

小儿外科主要收治阑尾炎、疝气、鞘膜积液、隐睾、肾盂积水、尿道下裂、骨折、先髋、斜颈、漏斗胸等。开展了小切口微创治疗小儿疝气，在腹股沟横纹处免拆线，刀口瘢痕不明显。保守或微创小切口弹性髓内针内固定术治疗小儿骨折，创伤小、恢复快、不损伤骨骺。韩式包皮环扎术治疗小儿包茎、包皮过长，不开刀、不出血、瘢痕小、外形美观。

（六）手足、血管外科

手足、血管外科是全县及周边地区率先成立的救治手足外伤、治疗周围血管疾病的专业科室。主要开展断指（趾、肢）再植、手足畸形矫形及功能重建，手足肿瘤；肢体皮肤软组织缺损，各种带血管蒂皮（骨皮）瓣修复；上下肢血管、神经、肌腱损伤修复；大隐静脉曲张激光微创治疗，深静脉血栓形成滤器植入及溶栓治疗，动脉闭塞搭桥手术及介入治疗，动脉夹层大支架植入及人工血管置换；糖尿病足的血管造影机微创治疗。其中，断指（趾、肢）再植及皮瓣修复技术处于全市领先水平。大隐静脉激光微创治疗，创伤小、恢复快、瘢痕小，填补了全县血管微创技术的空白。

（七）胸外、泌尿外科

胸外、泌尿外科是全县成立较早的专业科室。现有主任医师1人，副主任医师1人，主治医师4人，住院医师4人。胸外科专业对食管癌、贲门癌、肺癌、甲状腺癌、乳腺癌、各种气胸、血胸等有丰富的手术及治疗经验。对部分病人用小切口微创治疗，取得了良好的治疗效果，既减轻了病人痛苦，又利于病人康复。

泌尿外科专业主要收治肾、输尿管、前列腺、膀胱肿瘤、嗜铬细胞瘤、泌尿系结石及损伤、输尿管及尿道狭窄。开展了经尿道前列腺膀胱肿瘤电切术、腹腔镜下肾囊肿去顶减压、肾囊肿切除术，具有创伤小，出血少，恢复快等特点，在本市同级医院中处于领先地位。

（八）重症医学科

重症医学科成立于2009年1月，系周边县市成立较早的专业，是聊城市优质护理示范岗。

重症医学科现有专业技术人员26人，其中副主任医师1人，主治医师2人，住院医师5人。主要医护人员均有省级以上医院进修经历。科室拥有国内最先进的生命支持仪器设备，主要收治各种中毒，呼吸衰竭，昏迷，休克，多脏器功能不全（MODS），严重的水、电解质紊乱及酸碱失衡，弥散性血管内凝血（DIC），重症肺炎，电击伤，急性心功能不全，心肺复苏术后，以及严重复合外伤等可逆性危重病人。尤其呼吸机治疗各种呼吸衰竭，ARDS，CRRT治疗各种中毒，MODS等技术达到省内先进水平。

重症医学科与省、市级医院建立了长期技术合作关系，常年有知名专家来院会诊查房。

（九）消化呼吸内科

消化呼吸内科是聊城市重点发展学科，有主任医师4人，副主任医师3人，主治医师3人，住院医师2人。科室配置呼吸机、血液灌流仪、电子胃镜、电子肠镜、电子气管镜、肝病治疗仪等先进设备，对消化系统、呼吸系统疾病的诊断与治疗有丰富经验，先后开展了十余项新技术、新疗法，填补了县内空白。主要收治食道、胃、肠、肝、胆、胰等消化系统疾病及支气管炎、哮喘、支气管扩张、肺炎、气胸、胸腔积液等呼吸系统疾病。对农药中毒、安眠药中毒的抢救有非常成熟的经验。

（十）神经内科

神经内科为全市县级医院第一个神经内科专业科室，设两个病区。有主任医师1人，副主任医师4人，主治医师5人，住院医师6人。在全市县级医院率先开展了“高血压脑出血的立体定向微创血肿碎吸引流术”，减少了致残率，降低了死亡率，提高了脑出血病人的生存质量，取得了较好的疗效。主要收治脑血管病患者，对脑出血、脑梗死、蛛网膜下腔出血、偏头疼、中枢神经系统感染、急性脊髓炎、运动神经元病等患者。在全市县级医院率先开展了脑血管造影和缺血性脑血管病的介入治疗。国内一流的颅脑CT、MR、DSA、TCD、EEG、血管彩超等是本科室的强有力的设备支持。

(十一)内分泌科

内分泌科是县内最早成立的唯一专业治疗内分泌与代谢病、肾病的临床科室。有主任医师1人，副主任医师1人，主治医师6人，住院医师1人，开放床位60张。主要收治下丘脑垂体疾病、甲状腺疾病、肾上腺疾病、糖尿病及其并发症、肥胖症、痛风、血脂异常、代谢综合征等。糖尿病与甲状腺疾病诊治不但在县内享有较高声誉，莘县、台前等周边地区部分患者也慕名前来求治，诊疗水平达到市级先进水平。科室开展的诊疗特色有：动态血糖监测、胰岛素泵治疗、糖化血红蛋白检测。设立了“糖尿病专科教育门诊”、“糖尿病教育课堂”等特色专科服务。

肾内科主要收治各种肾小球疾病、肾病综合征、高血压肾病、糖尿病肾病、药物性肾损害、泌尿系统感染、慢性肾功能不全、急慢性肾衰竭等。

血液透析室有工作人员13人，全部参加过省级专业技术培训，拥有世界先进的德国费森尤斯血液透析机17台，开展了血液透析、血液滤过、血液透析滤过、血液灌流等治疗项目，成功治疗了大量各种原因导致的急性肾衰竭，有效改善了慢性肾衰竭病人的生存质量。

(十二)妇产科

妇产科是医院的重点科室，分设两个病区。有副主任医师2人，主治医师16人，住院医师4人。擅长顺产接生、剖腹产，妇科内分泌、不孕不育、疑难杂症治疗及各种妇科手术。开展了经阴道子宫全切术、腹膜代阴道成形术、子宫内膜癌广泛切除术、宫颈癌根治术等新技术、新项目、新术式，填补了县内空白。成功开展了腹腔镜、宫腔镜微创手术治疗各种妇科肿瘤、阴道镜无创检查，具有创伤小、痛苦少、术后康复快及切口美观、瘢痕小等优点。妇产科长期聘请省、市专家来院坐诊、手术，治疗各种疑难杂症。

(十三)儿科

儿科是全县小儿科疾病诊治中心，分设三个病区。有主任医师1人，副主任医师5人，主治医师10人，住院医师10人。擅长小儿发热、腹泻、肺炎、哮喘、多动症及新生儿呼吸、心血管、神经系统疾病的诊断与治疗。设有重症监护室，配有全电脑控制婴儿体温箱，黄疸治疗仪，小儿六导监护仪，经皮胆红素测试仪等。静脉输液均采用留置针技术，减少了婴儿痛苦，深受患儿及家长的欢迎。

(十四)眼科

眼科是全县成立最早的专业科室。有副主任医师2人，主治医师3人。拥有进口白内障超声乳化仪、非接触式眼压计、手术显微镜、角膜曲率仪、眼科A/B超、裂隙灯显微镜等先进的医疗设备。率先在全市县级医院中开展了现代白内障摘除人工晶体植入术、超声乳化白内障吸除人工晶体植入术，成功完成白内障复明手术2000余例。开展了青光眼小梁切除术、斜视矫正术、美容重睑术、泪囊鼻腔吻合术、翼状胬肉切除干细胞移植术等多项新技术和新业务。在治疗白内障、青光眼、斜视、弱视、青少年近视、先天性眼球震颤、急慢性泪囊炎、各种眼表疾病、视网膜及视神经疾病、眼外伤等方面有较强的优势。

(十五)耳鼻喉科

耳鼻喉科是专业治疗耳鼻咽喉科疾病的专业科室，技术力量雄厚，医疗设备先进。现有耳鼻咽喉科专业主治医师5人，住院医师1人。配有先进的丹麦产声阻抗中耳功能分析仪、丹麦产测听仪、德国产鼻内窥镜、多功能综合治疗台及美国产电动切割吸引器、YAG激光治疗仪等。擅长治疗鼻炎、鼻窦炎、鼻息肉、鼻出血、外耳道炎、化脓性中耳炎、卡他性中耳炎、乳突炎、美尼尔氏病、耳鸣、耳聋、咽炎、喉炎、声带息肉、声带小结、会厌炎等。开展了保留喉功能的各种喉部分切除术，使患者术后保留了发音和呼吸功能。开展了喉微创手术——喉显微手术，使病人获得了较高的发音质量。尤其在对鼻息肉、鼻窦炎、鼻窦囊肿、慢性鼻炎、腺样体肥大的微创手术治疗方面具有丰富的经验，对组织损伤轻微，治愈率高。

(十六) 口腔科

口腔科是成立较早的专业治疗口腔科疾病的科室。有口腔科专业主治医师6人，住院医师4人。擅长治疗颌面部良恶性肿瘤、唇裂、腭裂、颌骨骨折、埋伏阻生牙拔除、唇外伤、面瘫、三叉神经痛、牙髓炎、尖周炎、牙龈炎、冠折修复（接牙）、儿童牙病及预防（窝沟封闭）、牙齿不齐矫治、口腔粘膜等病，同时开展洗牙、镶牙（烤瓷、铸造）等业务。

(十七)康复医学科

康复医学科是目前阳谷县唯一一家康复治疗的多功能科室，是全市县级医院最早成立的康复专业科室。病区环境优雅，康复治疗场地宽敞舒适，患者可在身心放松的情况下，愉快的接受医生的治疗。康复设备先进齐全，现有专业技术人员6人，其中硕士研究生2人。

擅长对临床常见的颈肩腰腿痛疾病、三瘫一截患者的治疗，使用针灸、推拿、PT（运动疗法）、OT（作业疗法）、ST（言语疗法）等康复治疗手段，减轻患者痛苦，提高老年病、慢性病患者的生活质量。康复训练按照个性化治疗，根据患者的具体情况，通过功能评定和结果分析，设计治疗方案。

科室拥有电脑自动腰椎牵引床和颈椎牵引椅，电动中频治疗仪，超短波治疗机，多功能微波治疗仪，TDP磁疗，言语认知、训练及评估系统，空气波压力治疗仪，紫外线治疗仪，脉冲磁疗仪，训练床，电动升降手法治疗床，八段手法治疗床，四肢熏蒸床，股四头肌训练椅，太空漫步器，功能牵引网架，肩抬举训练器，下肢走步机，辅助步行训练器，矫正镜，单人站立架，四肢连动全身功能康复训练器，悬吊床，下肢智能反馈训练系统，磨砂板，OT桌，手指训练器等，进口电动直立床和进口减重跑步机等设备，配有500平方米康复大厅和病床30张，为病人提供全面康复服务，深受患者及家属的欢迎。

三、典型病例

(一)腹腔镜直肠癌根治术

患者李某，中年男性，阳谷人，因“大便带血1年余，左下腹痛1月余”入院。1月前无明显诱因出现大便带血，后间歇性出现左下腹痛，并排便不尽感及肛门坠涨不适，来普外科就诊，行肠镜检查，诊断：直肠占位；镜下取病理示：（直肠）中-高分化腺癌；收入院治疗。体格检查：锁骨上未及明显肿大淋巴结，腹平坦，未见胃肠型及蠕动波，腹软，肝脾肋下未触及，左下腹压痛，无反跳痛，肠鸣音正常，直肠指诊（膝胸位）：进指7cm未及明显异常，退指指套染血。

辅助检查：肠镜：回盲部炎，结肠炎，距离肛门9cm直肠占位，为菜花状肿物，取病理示：（回盲瓣）粘膜慢性炎，（直肠）中-高分化腺癌。CT示：肝内动脉期一过性强化结节，疑灌注异常，双肾小囊肿，直肠壁增厚。入院诊断:直肠癌，入院后完善各项辅助检查，经术前病例讨论，排除手术禁忌后行腹腔镜直肠癌根治术。

2010年4月30日，由副主任医师郭传申主任主刀，主治医师吴军、贾成功、住院医师苑进凯3名医师辅助，行腹腔镜直肠癌根治术，扩大病人腹内淋巴结清扫范围。腹部切口从开腹手术的20~25cm缩小为6~8cm，手术创伤小，病人第二天能下床活动，术后腹部疼痛症状消失，术后8天康复出院，半年随访，病人生活正常。

(二)腹腔镜下全结肠切除术

患者袁某某，女，45岁，阳谷人，因“便秘20年”入院。慢性便秘病史，产后加重20年，平素大便约5~6日/次，并排便困难，辅助如芦荟胶囊、开塞露等治疗，效果差，2012年8月7日到院就诊，考虑慢性传输性便秘，进一步在聊城市人民医院行传输实验检查，明确诊断，肠镜检查排除肠腔器质性病变。体格检查：病人消瘦状态，腹平坦，未见胃肠型及蠕动波，肝脾肋下未触及，腹部无压痛及反跳痛，肠鸣音弱，直肠指诊（膝胸位）无异常。

辅助检查：肠镜：结肠扩张，肠蠕动明显减弱，未见器质性病变。聊城市人民医院行传输实验检查提示慢性传输性便秘，心肺检查未见异常，经普外科科内病例讨论，排除手术禁忌后行腹腔镜保留回盲部的结肠次全切除术。

2012年8月9日，上午由副主任医师郭传申主任主刀，主治医师吴军、贾成功、住院医师苑进凯3名医师辅助，山东大学齐鲁医院戴勇教授指导，对病人行腹腔镜保留回盲部的结肠次全切除术，手术时间4小时，较开腹手术无差异，腹内单纯游离肠管，腹内创伤较开腹手术明显减轻，腹部切口约6~8cm，而常规开腹结肠次全切口则30~35cm，术后病人腹部疼痛症状不明显，第二天下床活动，状态良好，术后每日排便6~8次(为正常术后恢复)，术后8天出院，康复顺利。

（三）腹腔镜下右侧输卵管切除+子宫肌瘤切除术

患者秦某某，女，42岁，阳谷人。2012年7月22日，患者停经40天，无明显诱因出现阴道流血，量不多，色暗，伴下腹坠痛到院就诊，B超示“子宫肌瘤”，行诊断性刮宫,病理报告：（宫内容）子宫内膜腺体呈高度分泌状态，间质蜕膜样变。阴道流血不止，7月25日到院复查，B超示“右侧附件区不均质包块，结合病史不排除宫外孕，绒毛膜促性腺激素示562.19mIU/ml。以“异位妊娠破裂、子宫肌瘤”收治入院。体检：T36.3℃，P67次/分，Bp114/83mmHg;心肺正常，腹软，压痛；妇科检查：外阴发育正常，引导通畅，壁光滑，宫颈肥大，有囊肿，后穹窿略饱满。子宫前位，如孕50+天，压痛，活动度可，双侧附件区有压痛，触诊不满意。

辅助检查：彩超：右侧附件区不均质包块，子宫肌瘤，宫颈多发囊肿，盆腔积液；血常规：HGB97.00g/L。血HCG：562.19mIU/ml。入院诊断：异位妊娠破裂，子宫肌瘤，宫颈囊肿，失血性贫血。经妇产科科内病历讨论，排除手术禁忌后行腹腔镜下右侧输卵管切除+子宫肌瘤切除术。

2012年7月28日，由副主任医师宋珍主刀，主治医师鲁延荣、杨立燕2名医师辅助，全身麻醉成功后患者取仰卧位，常规消毒腹部皮肤，铺无菌巾和大洞巾。取脐部穿刺进入-10mmTrocar,接气腹，进入腹腔镜系统，右下腹穿刺进入-5mmTrocar,左下腹穿刺进入1个-10mmTrocar和-5mmTrocar。探查见盆腹腔积血块约500ml，子宫如孕50+天，左前壁一肌瘤约5×4cm大小，左侧附件正常，右侧卵巢正常，右侧输卵管壶峡部略增粗约3×3×4cm大小，伞端无活动性出血，行右侧输卵管切除+子宫肌瘤切除术。分次钳夹右侧输卵管系膜，双极电凝剪刀切断，查无出血。子宫肌瘤包膜处弧形切开约4cm,行剥除术，双极电凝止血，1号肠线缝合瘤腔，查无出血。冲洗腹腔，查无活动性出血。放置腹腔引流管1根。清点纱布、器械无误，关气腹，缝合各穿刺口。术中出血约30ml，清理出积血及血块约500ml，未见明显绒毛组织，术中补液3000ml,血压130/80mmHg,尿管通畅，尿液清，导尿约600ml。术后患者康复顺利，治愈出院，随访病人满意。

（四）腹腔镜下右侧卵巢畸胎瘤剥除术

患者秦某某，女，24岁，阳谷人。2012年8月22日，因“右侧卵巢畸胎瘤”入院。患者3月前查体时发现“右侧附件区囊实性包块”，5.9×4.7cm，无腹痛及下腹坠，无发热。近2次月经量减少，经期延长至31~32天，周期缩短至2天；于2012年7月25日复查彩超示右侧附件区混合性包块，6.2×5.5×4.4cm。患者发病以来，无下腹坠腹痛，无腹胀，无发热，无胸闷等不适。体检：T36.8℃，P86次/分，R21次/分，Bp112/87mmHg;精神可，心肺正常，腹部平坦，无压痛。妇科检查：外阴发育正常，宫颈肥大，子宫前位，正常大小，无压痛，活动度好，左侧附件未及明显异常。

辅助检查：妇科B超：右侧附件区混合性包块，6.2×5.5×4.4cm，内见范围约4.7×2.9cm中强回声。不除外畸胎瘤。CA125 15.83U/L。血常规：HB123g/l,WBC5.35×109/l,N57.20%,L33.10%。肝肾功：正常。心电图：正常。胸透：正常。血凝常规：正常。入院诊断：右侧卵巢畸胎瘤。经妇产科科内病例讨论，排除手术禁忌后行腹腔镜下右侧卵巢畸胎瘤剥除术。

2012年8月23日，由副主任医师宋珍主刀，主治医师鲁延荣、吴洪立医师辅助。患者全身麻醉成功后取仰卧位，常规消毒腹部皮肤，铺无菌巾和大洞巾。取脐部穿刺进入-10mmTrocar,接气腹，进入腹腔镜系统，右下腹穿刺进入10mmTrocar及5mmTrocar,左下腹穿刺进入1个5mmTrocar。探查见子宫正常大小，表面光滑，左侧附件正常，右侧卵巢畸胎瘤约6×5×5cm大小，左侧输卵管正常。单极切开畸胎瘤囊壁，小心完整剥除畸胎瘤，见有脂肪流出，双极电凝止血，可吸收线修复卵巢，冲洗腹腔，查无活动性出血。切除组织送快速病理示右侧卵巢囊性成熟性畸胎瘤。清点纱布、器械无误，关气腹，4号丝线缝合各穿刺口。手术顺利，术中出血约10ml，术中补液1000ml,血压平稳，术毕正常120/80mmHg,尿管通畅，尿液清，导尿约200ml。术后患者治愈出院。

（五）显微镜下小骨窗开颅小脑血肿清除术（使用徕卡MS3神经外科专用手术显微镜）

患者刘某某，男，52岁。因头晕、大汗3小时于2012年5月26人21时47分入院。有“高血压病史”5年，间断服用降压药物，血压控制水平欠佳。体检：T36.5℃，P76次/分，R14次/分，BP205/121mmHg，昏睡状态，两眼球无凝视，双侧瞳孔等大等圆，直径3mm，对光反射迟钝，颈稍抗感，疼痛刺激四肢有定位动作，肌张力大致正常。巴氏征双侧阴性。脑CT：右侧小脑半球出血（量约30ml），右侧腔隙性脑梗塞。考虑右侧小脑半球出血量较大，随时可能出现呼吸骤停危及生命，于2012年5月26日22时35分在显微镜下行开颅右侧小脑血肿清除术，由王庆华副主任医师主刀，陈建国、于国强主治医师为助手，取右侧小脑半球中部直切口，依次显露，颅骨钻孔后开4cm×3cm小骨窗，悬吊周围硬膜，剪开局部硬膜，显微镜下切开局部脑组织，向里分离1cm见到血肿，显微镜下由中心向周围逐步清除血肿，总量约30ml，镜下用电凝、明胶海绵彻底止血，清点无误，止血满意，修补剪开硬膜，依次关颅，手术历时2.5小时，手术顺利，术后经降颅压、止血、控制血压、改善脑代谢药物等治疗，患者恢复顺利，住院29天，出院时患者神志清，无发热，言语流利，无明显面舌瘫，双侧瞳孔等大等圆，对光反射灵敏，颈软，四肢肌力、肌张力大致正常，Romberg sign 阳性。

（六）微创血肿引流术(CT定位下）

患者王某某，男，64岁。因发现意识不清40分钟于2013年5月15日4时33分入院。有“高血压病”史多年，间断服用降压药物，血压控制情况不详。体检：T36.5℃，P85次/分，R19次/分，BP140/90mmHg，浅昏迷状态，两眼球向左凝视，瞳孔直径左侧4mm，右侧2mm，对光反射迟钝，颈软，疼痛刺激四肢有屈曲动作，肌张力大致正常。巴氏征双侧阳性。脑CT：左侧脑出血（量约50ml），双侧多发腔隙性脑梗塞。于2013年5月15日10时10分在CT定位下行微创血肿引流术，由王庆华副主任医师，于目强主治医师为助手，先行脑CT扫描血肿中心定位，术区常规消毒铺巾，2%利多卡因局麻，电钻钻透颅骨，将微创引流管垂直进入6.5cm，反复缓慢抽吸并用副肾素生理盐水置换，共抽吸出25ml积血，复查CT，调整好引流管位置并固定，接引流袋，消毒包扎，手术顺利，手术时间40分钟，术后经止血、降颅压、改善脑代谢、血肿腔内注射尿激酶等药物治疗及康复训练，住院3周，患者恢复尚顺利，出院时患者神志清，无发热，无明显面舌瘫，双侧瞳孔等大等圆，对光反射灵敏，颈软，遗留右侧肢体偏瘫，左侧肢体肌力、肌张力大致正常。之后再经后期康复训练，右侧偏瘫肢体功能部分恢复。

（七）左侧髋关节脱位矫治术

患儿张某某，女，2岁，阳谷县人。因“发现左下肢跛行6个月”入院，患儿父母6个月前发现患儿走路时左下肢跛行，行走不稳,开始未在意，后来发现跛行渐加重。来院拍片检查示：左侧髋关节脱位，收住院。体格检查：双侧腹股沟及臀部皮纹不对称，左下肢外旋位，双髋屈伸可，外展实验阳性，牵拉屈伸有复位之弹响。拍片确诊为：先天性髋关节脱位（左）。经积极术前准备，于2012年5月10日由副主任医师闫学翔主刀，卢世峰、王目国两位医生协助，行左侧髋关节脱位矫治术。手术顺利，术后恢复良好，效果良好，治愈出院。

（八）左侧肾盂输尿管成形术

患儿王某某，男，6岁，因“左侧腰腹部疼痛7小时”入院，患儿7小时前无诱因出现左侧腰腹部疼痛，呈持续性胀痛，无缓解，伴恶心呕吐，无发热，无腹泻，无血尿，无尿频尿急尿痛。到县人民医院行B超检查示：左肾重度积水，收住院。体格检查：腹软，左侧腰腹部压痛，可触及包块，肝脾未及，无移动性浊音，肠鸣音正常。B超检查示：左肾重度积水。CTU诊断：左侧肾盂输尿管连接处狭窄并以上尿路积水。入院诊断：1.左肾重度积水，2.左侧肾盂输尿管连接处狭窄。入院后完善术前检查，于2012年7月20日，由副主任医师闫学翔主刀，卢世峰、王目国两位医生协助，行左侧肾盂输尿管成形术。术后恢复良好，效果明显。

（九）右小腿隐神经营养血管蒂皮瓣修复供区植皮术

患者张某某，男，35岁，阳谷县人，因外伤后右内踝皮肤坏死骨质外露由外院于2011年6月2日转入到县人民医院，入院后经清创、肉芽组织新鲜后，于2011年6月6日，由主治医师杨继彦主刀，白秀军、张凯两位医生协助，行右小腿隐神经营养血管蒂皮瓣修复供区植皮术。手术顺利，术后恢复良好，效果满意，治愈出院。

第五节 医学教育与科研

一、医学教育

医院重视医学教育和专业人员的业务培训。在有计划地选送专业技术人员到上级医院进修学习的同时，通过技术讲座、技术比武、岗位练兵、业务考试等方式，加强对业务人员的医学教育。20世纪八九十年代，县医院出台鼓励职工参加医学教育的规定，对于参加函大、夜大、电大等自学考试和脱产培训的人员给予解决部分费用，调动了职工参加医学教育的积极性。1984年以来，先后派往上级医院和医学院校进修学习的有480人次，参加成人高考、函授学习的300余人次，有200余人获得大专文凭，50余人获得本科文凭，10余人考取研究生。2008年以来，医院聘请专家来院讲课或技术指导200余次，院内举办业务讲座100余次。尤其在创建二级甲等医院活动期间，采取综合与业务相结合、集中与分散相结合、技术考核与业务考试相结合的方法，加强职工的“三基三严”训练，取得了显著的效果。

二、继续医学教育

继续医学教育是适应医学科学技术发展和岗位需要，以学习新理论、新知识、新技术、新方法为主的一种终身进行的教育。2004年，按照聊城市卫生局《聊城市继续医学教育实施细则》的要求，紧紧围绕医院工作的中心任务和卫生人才队伍的建设需要，认真做好继续医学教育工作，不断提高卫生专业技术人员的创新能力与业务水平。医院成立了由分管副院长任组长，医务科长任副组长，医务科、护理部、人事科、财务科、门诊部等职能部门主要负责人为成员的继续医学教育领导小组。领导小组下设办公室，办公室设在医务科，具体负责继续医学教育的管理、督导和协调工作。制订了继续医学教育管理制度、实施方案及科研工作制度等。当年，有159人参加了《临床医护人员传染病防治培训教材》及医院感染知识公共课程继续医学教育，130人参加了《疾病防治培训人员传染病防治培训教材》公共课程继续教育培训。2006年，实行继续医学教育学分制管理后，每年以科室为单位统计，将专业技术人员参加继续医学教育获得的学分证书（证明）交医务科审核、登记，建立继续医学教育任期考核档案，作为职称晋升和评聘挂钩的重要依据。2010年以来，全院继续医学教育任期考核合格率均达到90%以上。2013年，医院全面启用山东省继续医学教育信息管理系统，为医院各类技术人员继续医学教育学分统计、任期考核、职称晋升、执业注册等提供了便利。

三、进修、实习生教育

自20世纪60年代起，医院一直承担基层卫生院医护人员的进修带教任务，同时通过专业技术讲座，技术指导、结对帮扶等方式，加强对基层卫生院、村卫生室医护人员的医学教育和技术指导。1980年以来，根据县卫生局统一安排，共为乡镇卫生院和村卫生室培训临床医疗、医技、护理人员约800余人。2005年以来，每年接收菏泽医学专科学校、聊城职业技术学院实习生80余人。

四、医学科研

为实施“科技兴医”“科技兴院”战略，医院在大力引进和推广新技术的同时，鼓励医护人员积极参与申请科研项目，努力提高医学科研整体水平。1991年以来，获得国家级科研成果1项，省级3项，市级7项。获国家专利20项，国家发明专利8项。出版医学专著15部。发表学术论文200余篇。

第六节 公共卫生

建院后，预防保健、传染病防治工作由业务

副院长分管，未设专门机构，出现疫情或保健任务时临时抽调人员。1991年7月设立预防保健科，承担传染病防治、计划免疫预防接种等工作。2012年8月，按照市、县卫生行政部门要求，成立公共卫生科，负责全院的预防保健、传染病防控、免疫接种、健康教育、慢性病监测、卫生应急等工作。

一、传染病防控

建院初期，传染病防治工作由业务副院长主抓，出现疫情临时抽调医务人员、征用内科病房参与传染病救治。2003年防控“非典型性肺炎”期间，医院积极响应上级卫生行政部门的号召，及时制订《传染性非典型性肺炎防治处理应急预案》，将石门宋分院改造成传染病房。2004年，制订《人感染禽流感应急预案》，负责全县人感染禽流感的防控工作。2008年，制订《手足口病救治应急预案》，并在传染性疾病科设置手足口病房。2009年手足口病高峰时期，将儿科东病房设置为手足口病房。组织专业技术人员按照《手足口病预防控制指南（2008年版）》的要求，尽快处理控制疫情，防止疫情的扩散蔓延。同时，按照传染病报告的有关规定，及时向上级部门报告疫情。2012年，制订《人感染H7N9禽流感应急预案》，成立领导小组，负责人感染H7N9禽流感防控应急处理，统一领导、统一指挥。是年，医院建立传染病疫情管理小组及疫情管理制度，完善传染病疫情报告、预警机制，落实传染病报告奖惩制度，传染病疫情网络直报率达100%，无传染病漏报、迟报发生。2013年，医院举办对人感染H7N9禽流感的诊疗方案和感染预防控制知识培训班2期，成立了诊疗专家组，制订了应急预案，严格消毒制度，加强预检分诊、发热门诊及传染病区管理，ICU预留了负压监护室，储备了应急药品及其他物资，确保了H7N9禽流感防控工作的顺利进行。

二、健康教育

建院以来，医院一直重视健康教育，医务人员利用义诊、宣传等各种方式向群众介绍疾病预防控制和健康教育知识。20世纪70—80年代，医院印刷健康知识宣传单向社会发放。1991年防保科成立后，在院内设置了健康教育宣传栏，并利用节日、纪念日等时机组织医务人员走向街头、广场，开展宣传和咨询活动。2007年，组建了涵盖内科、外科、五官科等专业科室的师资队伍，在县老年大学定期讲解医疗保健知识，邀请省市专家在全县范围内开展常见病多发病的健康教育和师资培训工作。2008年，医院整体搬迁后，在门诊大厅设置了电子屏，不间断地播放健康教育宣传片。2012年，成立了健康教育领导小组，明确各科室健康教育专兼职人员，并将健康教育工作纳入医院工作考评。在门诊建立健康教育咨询服务台，开发健康教育园地，宣传《健康素养66条》，开展重点人群、慢性病和传染病健康教育及卫生应急知识教育。在住院部各楼层护士站设置健康教育专栏并定期更新资料。争取了“白求恩基金会爱心书苑”，由基金会定期提供各专业医患对话丛书，每年度提供约3500册图书，全部发放给住院病人或其家属，不仅提高了患者对疾病的认知程度，普及了常见病多发病的医学知识，也有效促进了医患沟通。巩固无烟医院创建成果，加强控烟巡查员、监督员的教育培训和检查考核，落实劝阻措施。配合开展爱眼日、肝炎日、艾滋病日、糖尿病日、精神卫生日等重点疾病健康教育活动，进一步提高群众的健康意识和疾病预防知识。

2013年10月14日和16日,医院组织专家分别走进第一实验小学和老年大学,讲授普及健康知识,培养正确的就医理念,收到了良好的社会效益。

三、卫生应急

2003年防控“非典型性肺炎”期间，医院制订了传染性非典型性肺炎防治处理应急预案。此后，卫生应急工作逐步纳入医院的工作内容。2012年，医院成立了卫生应急工作领导小组，具体负责卫生应急处置工作，下设应急办公室，设在公共卫生科，负责卫生应急日常工作。从各专业科室选拔应急管理、医疗救治、辅助检查检测等专业人员组建了传染病疫情、中毒事件、核和辐射事故、医疗救援等卫生应急处置队伍。2012年6月，医院被指定为全县的传染病救治、食物和职业中毒、核和辐射、医疗救援四种类型应急定点救治单位。2012年，进一步完善霍乱、甲型H1N1等5种专病卫生应急预案，建立健全突发公共卫生事件信息报告网络。同时规范信息报告制度、信息报告流程和信息报告责任追究制、值班制，确保了监测信息准确畅通。结合省卫生厅开展的卫生应急岗位练兵活动，组织开展了两次卫生应急专项培训，对全体医护人员进行卫生应急知识培训和考核。进行了卫生法律法规和传染病管理的全员培训，参加人员600余人次。在急诊科进行了突发集体中毒事件、重大车祸伤员事件的应急实战演练，外科系统、急诊科全体医护人员全部参加了演练。对全院600余名卫生专业技术人员进行了心肺复苏技能考核，有效地落实了各种突发事件的处理流程，提高了医务人员的紧急意识和医院的应急响应机制。8月，明确了应急病区、病房、病床和相关的应急救治药品器械以及应急车辆，配备了10套医用防护设备。9月14日，安乐镇七里河小学发生一起集体中毒事件，7名学生发生中毒，医院积极参与了应急救援，在救治过程中应急机制启动迅速，医院职能部门提前安排相关人员参与抢救，各救治环节紧张有序，使病人迅速得到了救治。

四、预防接种

1991年,医院开展新生儿预防接种工作,主要开展乙肝接种，后来又增加了卡介苗接种。2002年,成立预防接种室,由专职护理人员进行新生儿预防接种。2013年度按照标准设置了独立的预防接种室，当年接种乙肝、卡介苗2255例，接种率98%,接种安全率100%，24小时网络直报率100%。

五、义诊、援外

1.义诊

医院积极响应县卫生局“服务百姓健康行动”大型义诊活动的号召,组织开展各类义诊活动。

(1) 公共场所义诊活动

2013年10月13日，在县卫生局的统一组织下，医院在中心广场开展了大型联合义诊活动。10月15日，医院单独在中心广场开展了大型义诊活动，选派副主任医师2人，主治医师6人，护理人员4人，主要进行常见病、慢性病的咨询、初步筛查、诊断和一般治疗，宣传医学常识和健康知识，倡导健康生活方式，引导群众科学就医。共义诊420余人，发放宣传资料600余份。

(2) 义诊活动下乡镇

2013年10月18日、19日，医院组织医务人员分别到郭店屯镇、金斗营乡卫生院开展义诊活动。通过门诊坐诊、指导查房、病例讨论等方式，不仅服务了就诊百姓，同时对乡镇卫生院的专业技术人员进行了指导与交流，提高了基层医生对常见病、多发病的诊断与治疗水平。

(3) 义诊活动进社区

2013年10月16日—17日，医院分别在博济桥街道金谷社区和谷南社区开展了义诊活动，义诊140余人次，受到了就诊群众的欢迎。

(4) 院内义诊活动

2013年10月13日，医院各个专科门诊均免收患者挂号费，并开展了形式多样的义诊活动。通过发放专科疾病防治宣传资料，改善相应专科的诊疗流程等，提高了优质医疗资源服务效率，树立了医院良好形象。

2.援外

1976年7月28日凌晨两点，河北省唐山市发生强烈地震，人员死伤惨重。医院根据县卫生局的安排,先后分三批选派程庆峨、孟庆贺、岳存芝、高明雨、朱振英、周长俊、马洪瑞、郑汝昌、姜殿英、耿随义、姜紫敏、翟军、雷秀英、李焕莲等医务人员参加县医疗队赴唐山抢救伤员。

2008年5月12日，四川省汶川大地震发生后，医院选派刘景达、孙桂菊前往灾区进行医疗支援。

第二章　阳谷县第二人民医院

阳谷县第二人民医院位于阳谷县寿张镇史胡同村181号，距县城12.5公里，为全民所有制二级综合医院，正科级事业单位。医院占地面积46亩，建筑面积8940平方米。拥有万元以上医疗设备16台（套），在职职工171人，其中卫生技术人员132人。开放床位140张。

第一节 机构

一、机构沿革

阳谷县第二人民医院的前身为寿张县人民医院。1949年，寿张县政府在寿张北街路东建立寿张县卫生院。1956年12月，改称寿张县人民医院。1964年撤销寿张县建制后，寿张县人民医院改为阳谷县驻寿张人民医院。1984年，改称阳谷县第二人民医院。

二、领导人名录

自1949年建立寿张县卫生院以来，医院名称和隶属关系经过多次调整，主要领导历经多次更迭，先后有17人担任院长，21人担任副院长，10人担任党支部书记。院长、副院长和党支部书记任职情况分别见表3-2-1和3-2-2。

阳谷县第二人民医院历任院长、副院长任职情况表

表 3-2-1

姓名	性别	职务	任职时间	技术职称	籍贯
张兆学	男	院长	1949—1952		梁山县赵掴堆乡
王干轩	男	副院长	1949—1955		河南省台前县
		院长	1952—1953		
陈子厚	男	副院长	1951—1952		不祥
李振江	男	院长	1953—1958		河南省台前县
刘登久	男	副院长	1953—1958		河南省台前县
苗培文	男	院长	1958—1972		河南范县
于嘉善	男	副院长	1958—1978		金斗营乡西金村
孙会川	男	院长	1972—1975		莘县
姜云峰	男	副院长	1972—1975		七级镇七三村
伍瑞言	男	副院长	1975—1983		张秋镇
张成久	男	院长	1975—1978		梁山县黑虎庙乡
陆思伦	男	院长	1978—1980		张秋镇景阳冈村
郑兆寅	男	院长	1980—1983		阎楼镇崔唐村

续表 3-2-1

姓名	性别	职务	任职时间	技术职称	籍贯
马学东	男	副院长	1980—1983		博济桥街道马庄村
		院长	1984—1985		
潘建章	男	副院长	1984—1988		高堂县
陆加全	男	副院长	1984—1985	主治医师	张秋镇陆海村
张世滦	男	副院长	1984—1985	副主任医师	青岛市崂山区
徐延彬	男	院长	1986—1988	主治医师	河南省台前县
张纪功	男	副院长	1986—1988	主治医师	寿张镇闫集村
		院长	1989—1991.09		
杨文平	男	副院长	1986—2002.06	副主任医师	十五里园镇火炮王村
王会囤	男	副院长	1991—1999.05	主治医师	寿张镇三支王村
崔怀景	男	副院长	1991—1997.03	主治医师	高庙王乡苦水王村
布汝文	男	院长	1991.10—1993.09	主治医师	大布乡新布村
刘庆儒	男	院长	1993.10—1996.12		河南省台前县
胡柱良	男	院长	1997.01—1997.12		寿张镇北街
陈仁洪	男	副院长	1997.01—1999.04	副主任药师	寿张镇马庙村
		院长	1999.04—2006.09		
刘庆玺	男	副院长	1997.01—1999.04	主管药师	安乐镇刘品村
赵　伟	男	副院长	1997.01—1998.03	主治医师	张秋镇东街
何书赢	男	副院长	1998.01—1999.04	主治医师	郭店屯镇张堂村
黄守贞	男	副院长	1999.04—2006.09	主治医师	寿张镇大杜村
金德宝	男	院长	1998.01—1999.04	会计师	七级镇东金村
党安森	男	副院长	2002.07—2006.09	主治医师	十五里园镇党店村
		院长	2006.09—2012.03		
魏禄浩	男	副院长	2006.11任职	主治医师	李台镇魏老楼村
刘科彬	男	副院长	2006.11任职	药师	寿张镇刘虎山村
谢慧娟	女	院长	2012.04—2012.12		北京市

阳谷县第二人民医院历任党支部书记任职情况表

表 3-2-2

姓名	性别	任职时间	技术职称	籍贯
孟永生	男	1958—1963		寿张镇南街
张程九	男	1974—1977		梁山县黑虎庙乡
马学东	男	1987—1988.9		博济桥街道马庄
徐延彬	男	1988.10—1990.12	主治医师	台前县夹河乡
布汝文	男	1991.01—1993.10	主治医师	大布乡新布村
刘庆儒	男	1993.11—1997.12		台前县城关镇
金德宝	男	1998.01—1999.04	会计师	七级镇东金村
陈仁洪	男	1999.05—2006.09	副主任药师	寿张镇马庙村
党安森	男	2006.09—20120.3	主治医师	十五里园镇党店村
刘凤坤	男	2013.01任职		茌平县温陈乡

三、科室设置

1949年建院初期，设有门诊、药房和两间病房。1955年增设内科、外科、妇科、中医科、化验室等科室。1959年增设放射科。1961年后，增设五官科、药剂科、检验科。2013年年底，医院设有内科、外科、妇科、儿科、急诊科、中医科、口腔科、理疗科、骨伤科、中医妇科、痔瘘科、皮肤科等12个临床科室，化验室、B超室、放射科、心电图室、脑电图室、CT室等6个医技科室以及办公室、财务科等行政管理科室。

2013年年底阳谷县第二人民医院科室主任、护士长任职情况表

表 3-2-3

科室名称	姓名	性别	职务	任职时间	技术职称
内 科	宁万省	男	主任	2011.01	主治医师
外 科	翁恩明	男	主任	2007.05	主治医师
妇 科	闫　明	女	主任	2003.04	主治医师
儿 科	饶玉霞	女	主任	2007.07	主治医师
口腔科	李英慧	女	主任	2013.08	医师
痔瘘科	杨玉词	男	主任	1996.02	医士
骨 伤 科	孙继阳	男	主任	1996.01	主治医师
理疗科	刘超栋	男	主任	2000.04	医师
急诊科	武良华	男	主任	2013.08	主治医师
供应室	宁东杰	女	主任	2013.12	主管护师
药库	张广福	男	主任	2013.04	药师
西药房	岳宗莉	女	主任	2009.07	主管药师
中药房	李素华	女	主任	2012.12	药士
医务科	闫光前	男	科长	2008.05	主治医师
护理部	谭荣华	女	主任	2009.12	主管护师
内科病房	孟桂东	女	护士长	2007.10	主管护师
外科病房	陈红梅	女	护士长	2008.07	主管护师
妇科病房	李金平	女	护士长	2012.05	主管护师
儿科病房	苏　梅	女	护士长	2011.03	主管护师
内二病房	李明刚	男	主任	2012.03	主治医师
内二病房	段风云	女	护士长	2012.03	主管护师
办公室	李海波	男	主任	2008.12	
财务科	王庆国	男	科长	2012.11	

第二节 管理与发展

建院初期，卫生院只设有门诊、药房，共有房屋4间，职工6人，其中西医1人，中医1人。后又租赁民房2间，配备简易病床5张。1955年，寿张县政府在寿张南街路西拨地10亩，省基建投资4万元，建设房屋59间，共计1046平方米。其中，门诊24间，462平方米；病房、手术室21间，367平方米；太平间1间，20平方米；行政用房、职工宿舍等13间，建筑面积195平方米。配置简易病床30张。当年，卫生院迁入新址。1956年，寿张县卫生院职工增至54人。1959年，在寿张北关外征地47亩，规划建设寿张县人民医院。省财政投资19万元，建设房屋2888平方米，其中门诊用房715平方米，病房1138平方米，医技科室735平方米。病床增至100张，职工71人。医院科室设置、技术队伍、医疗设施初具规模。

1959—1965年，医院得到快速发展。新建伙房、职工宿舍及其他用房3267平方米，增配30MAX光机、无影灯、显微镜、分析天平、万能手术台、麻醉机等先进的医疗设备20余台件，职工的住宿条件和病人的就诊条件、医疗条件明显改善。通过接收医药专业毕业的大中专毕业生和上级医院下派的医疗专业技术人员，医院的医疗技术水平显著提高，职工队伍不断壮大。1965年，职工增加到125人，比1959年增加了54人。职工队伍中，各类管理人员11人，医师8人，医士25人，中医3人，护理人员30人，司药人员8人，医技人员15人，其他工作人员25人。“文化大革命”期间，职工队伍思想混乱，医院发展迟缓。1980年后，一些技术水平较高的人员陆续调往城市，有的办理了离退休手续，医院技术力量有所下降。至1986年年底，医院职工151人，其中卫生技术人员111人。卫生技术人员中，主治医师2人，主管技师1人；医师22人，中药师1人，检验师1人，护师2人；医士15人，护士35人，检验士2人，放射技士2人，药士3人，麻醉士2人；护理员8人，检验员2人，药剂员9人，其他技术人员4人。主要医疗设备有：200MAX光机2台，B超机1台，A超机1台，心电图机2台，万能手术床2台，电冰箱3台，恒温干燥箱2台，恒温控制器1台，牙科治疗机1台，吸氧器2套，万能产床1台。开放床位100张。1986年，医院日均门诊229人次，门诊人均收费2.6元；平均每天出院7.3人，平均每人每天住院收费13.2元；病床使用率53.2%，平均住院日6.9天。医院业务总收入49.5万元。

1993年，医院在原有规章制度的基础上进行了修订完善，装订成册，每个职工人手一册，在医院管理制度化、规范化建设方面发挥了重要作用。1994年，医院职工176人，其中卫生技术人员149人（高级职称3人，中级职称21人），设有8个临床科室、11个辅助科室，开放床位100张。年门诊量8.3万人次，年业务收入200余万元。

1999—2003年，医院配备“120”急救车两部，引进了德国西门子全身CT机、500MAX光机、日本产心腹两用超声诊断仪、半自动生化分析仪、白细胞自动计数仪、“721”分光光度计、日本产光电心电图机、手术高频刀、电子洗胃机、血液灌流机、新生儿培养箱等先进的医疗设备。投资65万元，对原病房楼进行了改建和装修，购置安装了暖气设备，新建锅炉房、洗衣房等后勤保障设施。2003年，业务收入445万元，比1998年增加104万元，债务减少66.2万元。

2004年后，医院针对地理位置偏僻，技术力量比较薄弱、医疗设备相对落后的实际情况，加强内部管理，强化增收节支，返聘退休技术人员，招聘技术人才。先后建立健全了《医疗质量管理制度》《院内感染管理制度》《护理管理制度》《财务管理制度》等一系列规章制度，成立各级管理组织，明确岗位职责，加强考核监督。加强职业道德教育，严格执业管理，鼓励职工参加继续医学教育，努力提高职工的技术水平和医院管理水平。同时，在资金十分困难的情况下，购置了心电检查仪、除颤监护仪、全自动血球计数仪、电解质分析仪、全自动生化分析仪、血流变测试仪等医疗设备。2013年年底，医院共有职工171人，其中卫生技术人员132人。技术人员中，中级49人，初级83人。2013年业务收入665.8万元。

2013年年底阳谷县第二人民医院主要医疗设备情况表

表 3–2–4

名称	型号	产地	购进时间	单价（万元）	数量（台件）
CT	HIQ	德国西门子	2000.04	105	1
心电检查仪器	CP1200	北京祥尔世纪科技发展有限公司	2006.10	2.2	1
裂隙灯	YZ5J	苏州六六视觉科技股份有限公司	2007.02	0.7	1
除颤监护仪	DEP–B	北京祥尔世纪科技发展有限公司	2006.10	2.4	1
动态心电监护仪	PD–P000	北京百诺代商贸有限公司	2005.04	2.2	1
无影灯	GBT19001	江苏科凌医疗器械有限公司	2005.04	2.4	1
母婴监护仪	MD9810	泰安市迈迪医疗电子公司	1997.04	6.4	1
麻醉呼吸机	GSM–II	北京宏润达科技发展有限公司	2005.04	5.8	1
多参数监护仪	CP1200	北京世博科技发展有限公司	2003.02	3.8	1
B型超声诊断仪	SE15771101	日本	1998.11	11	1
洗片机	JVT2000–I	天津	2006.04	2.3	1
全自动血球计数仪	SL–318–2	聊城奥博医疗检验设备有限公司	2006.05	1.8	1
组织自动脱水机	TS–12Q	孝感市宏业医用仪器有限公司	2004.06	3.4	1
电解质分析仪	BN–985	镇江倍能医疗仪器有限公司	2006.08	1.3	1
全自动生化分析仪	BS–300	深圳迈瑞生物医疗电子股份有限公司	2007.03	32	1
经皮黄疸测试仪	NJ33	上海浩顺科技有限公司	2003.09	1.1	1
血流变测试仪	MTN–8	聊城奥博医疗检验设备有限公司	2005.12	4.6	1

1985—2013年阳谷县第二人民医院业务工作情况表

表 3–2–5

年度	病床数（张）	门诊人次	住院人次	诊断符合率（%）	治愈率（%）	好转率（%）	住院病死率（%）	床位使用率（%）	业务收入（万元）
1985	100	29854	2865	84	95	92	1.7	80	183.3
1986	100	30157	2985	89	97	94	2.5	76	197.4
1987	100	31568	2998	84	96	89	2.6	75	207.7
1988	100	35057	3058	81	97	93	0	78	208.8
1989	100	32015	3108	79	96	96	2	80	217.3
1990	100	23354	3258	86	95	91	3.5	79	214.9
1991	100	24458	3015	94	96	93	1.5	82	220.9
1992	100	25874	3125	88	97	90	0	81	218.3
1993	100	28856	3872	95	96	89	1.7	80	219.7
1994	100	30101	3367	82	97	91	0	79	226.1
1995	100	28637	3358	93	96	92	2.2	82	336.2
1996	100	25869	3041	95	97	93	3.5	83	398.4
1997	100	29885	3785	89	95	91	2	85	318.7
1998	100	30121	3856	94	96	92	2.7	82	341.8
1999	100	28952	3568	88	94	93	3	81	353.1

续表 3-2-5

年度	病床数(张)	门诊人次	住院人次	诊断符合率(%)	治愈率(%)	好转率(%)	住院病死率(%)	床位使用率(%)	业务收入（万元）
2000	100	23697	4158	90	95	94	2.6	84	393.7
2001	100	26552	4685	87	97	91	3	87	413.3
2002	100	25699	4989	86	96	89	2.9	83	436.0
2003	100	33656	5324	94	97	96	2.4	82	427.4
2004	100	31298	5712	84	96	93	1.9	84	463.8
2005	100	34256	5686	87	97	92	2.5	85	530.7
2006	100	32699	4596	83	96	91	3.2	86	581.8
2007	100	29988	4877	94	97	95	2.8	84	495.6
2008	100	30112	4654	82	96	90	2.2	86	513.4
2009	100	29969	4015	93	98	95	1.7	85	527.4
2010	100	24685	3698	89	98	84	3.2	90	693.4
2011	100	29863	4985	85	98	86	2.9	89	673.7
2012	100	21890	5247	90	98	89	2.2	86	521.2
2013	100	32900	5201	96	98	91	1.8	83	665.8

第三节 医疗技术

一、内科

擅长治疗高血压、冠心病、心律失常、心力衰竭、脑梗死、脑出血、病毒性脑炎、糖尿病、胃溃疡、十二指肠溃疡、胃炎、胆囊炎、泌尿系结石、慢性支气管炎、肺气肿、肺心病等心脑血管系统、呼吸消化系统急危重症。2012年科室配备心电监护仪及快速血糖测试仪，开展氧气驱动支气管扩张药物吸入治疗慢性阻塞性肺疾病；动态监测血糖指导，调整皮下注射长、短效胰岛素应用剂量，充分利用中医、中药优势，配合针灸、康复理疗综合治疗中风偏瘫后遗症、消化系统疾病。

二、妇产科

设有妇科、产科、围产保健门诊，孕妇学校，开展微波治疗、臭氧治疗、人工流产、胎儿监护、新生儿监护、新生儿洗浴等。对不孕症、功血、习惯性流产、阴道炎、盆腔炎、痛经的诊疗方面有新的突破。1997年开展新式剖宫产术、巴氏腺囊肿造口术、宫颈息肉摘除术、宫颈糜烂微波治疗、异位妊娠病灶清除术、卵巢肿瘤切除术等。2004年产科设优生咨询门诊，开展孕期筛查及高危妊娠筛查，对高危妊娠的产前、产中、产后诊疗有丰富的临床经验。

三、儿科

拥有婴儿暖箱、蓝光照射仪、经皮测黄疸仪、雾化吸入器等先进设备，对儿童各种呼吸系统疾病、神经系统疾病、新生儿疾病、消化系统疾病、心血管系统疾病等都有成熟的治疗经验，成功抢救低出生体重儿50余名，住院时间短、恢复快，对危重患者的抢救成功率在90%以上。

四、外科

能独立开展胃大部切除术、甲状腺瘤切除术、胆囊切除术、前列腺摘除术、颅内血肿清除术、四肢骨折内固定术，特别是小切口免拆线治疗小儿腹股沟斜疝和鞘膜腔积液，住院时间短，恢复快，对各种危重者抢救成功率在90%以上。1975年陆家传主刀行单髋关节置换术成功。1978年李广信主刀行胰腺次全切术，同年行首例全胃切除结肠代胃术。

第三章　阳谷县中医医院

阳谷县中医医院位于阳谷县城运河东路2号，是一所集医疗、急救、教学、科研、康复、保健于一体的具有中医药特色和中西医结合优势的综合性现代化“二级甲等”中医医院。医院共有职工327人，其中卫生技术人员307人。卫生技术人员中，主任医师4人，副主任医（药）师20人，中级157人。中医药人员58人，其中主任中医师2人，副主任中医师10人，主治中医师20人，中医师10人，中医士3人；副主任中药师1人，主管中药师6人，中药师6人；中西医结合5人。业务用房2.2万平方米。设有内科、外科、妇产科、儿科等26个临床科室，CT室、放射科、检验科、心电图等9个医技科室，医务科、护理部、感染科等10个职能科室，以及办公室、财务科等9个行政后勤科室。开放床位350张。2013年门诊病人171827人次，收治住院病人11604人次，开展手术3309台次，“120”接诊病人3793人次，业务收入6127.8万元，固定资产6400余万元。

阳谷县中医医院坚持“以病人为中心、以质量为核心”和“以人为本、精勤博学、科学管理、福之於民”的办院宗旨以及“以人才兴院、以科技强院”的办院方针，突出中医药特色，发挥中西医结合优势，保障了医院健康持续发展。先后获得山东省卫生系统先进集体，山东省第五、六、七、八届“消费者满意单位”，山东省文明单位，全省中医工作先进集体，全国最佳百姓放心示范医院，聊城市十佳医疗卫生单位等荣誉称号。

第一节　机构

一、机构沿革

1986年5月，阳谷县城关镇卫生院租赁县城北街大众旅馆23间瓦房开设分院。1987年加挂阳谷县中医医院的牌子，魏芝兰主持全面工作。1988年5月1日，阳谷县人民政府批准建立阳谷县中医医院，为局级事业单位，由卫生局领导。1988年8月10日，县政府任命魏芝兰为阳谷县中医医院副院长。1988年9月，经县政府批准在城关镇城角徐村、齐南公路南征地6670平方米，建设2100平方米的门诊楼及500平方米的配套用房，1990年8月1日迁入新址，其原址改为阳谷县中医医院分院，至1991年5月房屋租赁合同到期后撤出。1998年2月，成立阳谷县“120”急救中心，成为阳谷县唯一医疗急救定点医院，实行免费出车接诊。1999年5月，被列为阳谷县交通事故救治中心。2000年9月，被列为阳谷县二胎优质服务接生定点医院。2001年，被列为阳谷县残疾人医疗康复中心，负责全县残疾人等级、类别的鉴定及医疗、康复服务。本年，被卫生部、联合国儿童基金会和世界卫生组织命名为“爱婴医院”。2003年12月，被县劳动和社会保障局确定为城镇职工基本医疗保险、城镇居民医疗保险定点医院。2006年6月，被县卫生局定为新型农村合作医疗定点医疗机构。2008年，被县劳动和社会保障局定为工伤、生育保险定点医院。2013年12月，被共青团山东中医药大学委员会定为青年就业创业见习基地。

中医院为方便广大群众就医，扩大中医院影响，占领医疗卫生市场，陆续开办了6所分院或门诊部：

阳谷县中医医院北街分院。1990年8月，县中医院从北街大众旅馆搬迁新址时，留下部分医务人员继续营业，改为阳谷县中医医院分院，至1991年5月房屋租赁合同到期后撤出。

阳谷县中医医院斜店分院。1991年4月，中医院在翟庄乡政府驻地斜店村租赁民房10余间设立阳谷县中医医院斜店分院，设内科、外科、妇产科、心电图室、化验室、药房、收款室，医院派医务人员轮流坐诊，1992年9月撤回。

阳谷县中医医院北关门诊部。1991年5月，中医院在县城北关租赁民房10间，开设门诊部，设有门诊、病房、药房、收款室，1994年9月撤回。

阳谷县中医医院西关门诊部。1994年9月，中医院在县建筑公司租赁房屋3间，设立门诊部、门诊部药房、注射室、简易病床，2008年9月撤回。

阳谷县中医医院招待所门诊部。1995年3月，中医院在县机关招待所大门东租赁房屋3间，设立门诊部，设有诊室、注射室、药房、简易病床。

阳谷县中医医院气管炎、哮喘病诊所。1997年4月，中医院在谷山路与运河路交叉路口北设立门诊部，有诊室、药房，2008年9月撤回。

二、领导人名录

1988年至2013年，县中医医院先后有4人担任院长，12人担任副院长。历任院长、副院长任职情况分别见表3-3-1和3-3-2。

表 3-3-1

1988—2013年阳谷县中医医院院长任职情况表

姓名	性别	任职时间	技术职称	籍贯
魏之兰	男	1991.01—1994.08	主任医师	西湖镇任伍村
杜保臣	男	1994.12—1998.05	主治中医师	狮子楼街道刘灿明村
钟慎清	男	1998.05—2012.03	主任中医师	高庙王镇高庙王村
李文刚	男	2012.03任职	副主任医师	东阿县刘集镇吕营村

注：1988年8月至1991年1月，副院长魏之兰主持工作

表 3-3-2

1988—2013年阳谷县中医医院副院长任职情况表

姓名	性别	任职时间	技术职称	籍贯
魏之兰	男	1988.08—1991.01	副主任医师	西湖镇任伍村
杜保臣	男	1994.08—1994.12	主治中医师	狮子楼街道刘灿明村
钟慎清	男	1991.01—1998.05	副主任中医师	高庙王镇高庙王村
周广金	男	1991.01—1998.05	会计师	侨润街道老唐村
张继功	男	1993.05—1995.03	副主任医师	四棚乡闫集村
杨守杰	男	1994.05—1998.05		河南省台前县
王新鹤	男	1994.05—2003.03	副主任医师	河南省台前县
魏相道	男	2001.09—2003.06	副主任医师	石佛镇魏海村
李文刚	男	2003.03—2012.03	副主任医师	东阿县刘集镇
范月友	男	2006.09任职	副主任中医师	石佛镇东范庄村
孟凡力	男	2013.11任职	副主任中医师	李台镇白楼村
李如兵	男	2013.11任职	会计师	河南省台前县

三、中共党组织

1989年11月，经中共阳谷县委批准，建立中共阳谷县中医医院支部委员会，时有党员7名，魏之兰担任支部副书记。1991年，杨洪振任党支部书记。至2013年年底，先后有4人担任党支部书记，4人担任党支部副书记。2013年年底，中医医院党支部委员会由4人组成，其中书记1人，副书记1人，支部委员2人。共有正式党员55人。

表 3-3-3

1991—2013年阳谷县中医医院党支部书记任职情况表

姓名	性别	任职时间	技术职称	籍贯
杨洪振	男	1991.01—1995.08	副主任医师	郭店屯镇九杨村
杜保臣	男	1995.08—1998.05	主治中医师	狮子楼街道刘灿明村
钟慎清	男	1998.05—2012.12	主任中医师	高庙王乡高庙王村
李文刚	男	2012.12任职	副主任医师	东阿县刘集乡吕营村

表 3-3-4

1989—2013年阳谷县中医医院党支部副书记任职情况表

姓名	性别	任职时间	技术职称	籍贯
魏之兰	男	1989.11—1994.08	主任医师	西湖镇任伍村
杜保臣	男	1994.08—1995.08	主治中医师	狮子楼街道刘灿明村
魏相道	男	2000.10—2003.06	副主任医师	石佛镇魏海村
范月友	男	2003.07任职	副主任中医师	石佛镇东范庄村

表 3-3-5

2013年年底阳谷县中医医院党支部组成人员任职情况表

姓名	性别	党内职务	任职时间	行政职务
李文刚	男	书记	2012.12任职	院长
范月友	男	副书记	2003.07任职	副院长
臧长忠	男	委员	2009.09任职	工会主席
李爱玲	女	委员	2009.09任职	妇委会主任、护理部主任

四、群团组织

（一）工会

1989年成立阳谷县中医医院工会委员会，时有工会会员30人，周广金任工会主席。2013年年底，工会会员327人。1989—2013年，阳谷县中医医院先后有4人担任工会主席，其任职情况见表3-3-6。

表 3-3-6

1989—2013年阳谷县中医医院工会主席任职情况表

姓名	性别	任职时间	技术职称	籍贯
周广金	男	1989.01—1994.08	会计师	侨润街道老唐村
杨守杰	男	1994.08—1998.05		河南省台前县打渔陈村
范月友	男	2001.09—2006.10	副主任中医师	石佛镇东范庄村
臧长忠	男	2007.07任职	副主任中医师	张秋镇曹堤口村

（二）共青团组织

1998年成立阳谷县中医医院团委，范月友任团委书记。2003年4月，崔庆银任团委书记。

（三）妇女组织

1992年5月，成立阳谷县中医医院妇女委员会，至2013年年底，妇委会主任一直由李爱玲担任。

五、科室设置

建院初期，由于医疗专业人员较少，医院仅设有内科、外科、心电图室、化验室、放射科、B超室、药房、收款室。1990年新门诊楼投入使用后，增设妇产科、不孕不育科。1995年设立针灸、推拿科、口腔科。1996年设立皮肤科。1999年设立神经外科、CT室。2000年设立肛肠科。2003年设立儿科。2006年设立耳鼻喉科。2007年设立眼科、病理科。2013年年底，医院共有内科、外科、妇产科、儿科、急诊科、脑血管病科、心血管病内科、脾胃病科、呼吸内科、肾病科、肿瘤科、头痛病科、糖尿病科、眼科、口腔科、耳鼻喉科、皮肤科、肛肠科、疮疡科、泌尿外科、骨伤科、针灸推拿科、风湿病科、康复理疗科、哮喘病科、治未病科、健康查体门诊等27个临床科室，CT室、放射科、检验科、心电图室、B超室、胃镜室、钼靶室、经颅多普勒室、病理室等9个医技科室，医务科、护理部、感染科、科教科、公共卫生科、质控科、药械科、医保科、门诊部等9个职能科室，以及财科、总务科、人保科、办公室、信息科等5个行政后勤科室。

2013年年底阳谷县中医医院科室主任、护士长任职情况表

表 3-3-7

科室名称	姓名	性别	职务	任职时间	技术职称
医务科	武　强	男	科长	2008.05	副主任中医师
	崔庆银	男	副科长	2003.08	副主任医师
	樊　峰	男	副科长	2011.09	主治中医师
护理部	李爱玲	女	主任	1990.08	主管护师
科教科	于盈光	男	科长	2007.04	主任中医师
	杜保江	男	副科长	2007.04	主治中医师
科教科	杨忠伟	男	副科长	2012.03	副主任医师
	贺文全	男	副科长	2012.03	主治医师
感染科	刘希珍	女	科长	2002.01	主管护师
公共卫生科	王海燕	女	科长	2013.01	主治中医师
医保科	吕顺军	男	科长	2013.01	主治中医师
	杨　麟	男	副科长	2013.01	
药剂科	杜保江	男	科长	2008.08	主治中医师
	魏汝华	男	副科长	1995.05	主管中药师
器械科	郑召风	男	科长	1998.06	技师
门诊部	赵　丽	女	主任	2013.04	主管护师
办公室（文明办）	李华声	男	主任	2002.04	高级政工师
	吕绪斌	男	副主任	2012.03	
人保科	汪希对	男	科长	1993.06	政工师
	刘传瑞	男	副科长	2001.07	中医师
财务科	李如兵	男	科长	2005.06	会计师
	孙　燕	女	副科长	2012.03	助理会计师
	梁丽冰	女	副科长	2012.03	医师
经管科	李如兵	男	科长	2005.06	会计师
信息科	冯明武	男	科长	2013.01	主管技师
总务科	涂文立	男	科长	1998.07	检验师
	董经宪	男	副科长	1996.08	防疫师
	郝　斌	男	副科长	2013.04	
卫生科	董经宪	男	科长	1998.08	防疫师
车管科	郝　斌	男	科长	2013.04	
招标办	张连存	男	主任	2000.08	副主任医师
计生办	李爱玲	女	主任	1992.05	主管护师

续表 3-3-7

科室名称	姓名	性别	职务	任职时间	技术职称
内一科	孟昭义	男	主任	1998.08	主任医师
	张友太	男	副主任	2006.09	副主任中医师
	苏永霞	女	护士长	2000.12	主管护师
	毛景丽	女	副护士长	2012.03	护师
内二科	董福峰	男	主任	1998.08	副主任医师
	苗延良	男	副主任	2009.12	副主任中医师
	李希兰	女	护士长	2003.04	主管护师
内三科	于盈光	男	主任	2013.04	主任中医师
	张崇芹	女	护士长	2013.04	主管护师
内四科	孟凡力	男	主任	2013.04	副主任中医师
	朱凤英	女	护士长	2013.04	主管护师
内五科	孙春银	女	主任	2009.07	副主任中医师
	孙洪艳	女	护士长	2009.07	护师
	曹爱武	女	护士长	2013.04	主管护师
内六科　急诊）	张兴义	男	主任	1997.07	副主任医师
	房文芳	女	护士长	2013.04	主管护师
外一科	李文柱	男	主任	2013.01	主治中医师
	冯德宏	男	副主任	2006.09	主治医师
	杨忠伟	男	副主任	2008.07	副主任医师
	李凤杰	女	护士长	2000.12	主管护师
	谢峰杰	女	副护士长	2009.07	主管护师
	张　丽	女	副护士长	2012.03	护师
外二科	郭朝普	男	主任	2013.01	主治医师
	武　强	男	副主任	2002.09	副主任中医师
	张学勇	男	副主任	2012.03	主治医师
	张桂成	女	护士长	2003.08	主管护师
妇产科	张君先	女	主任	2010.10	主治医师
	辛秀英	女	副主任	2010.10	主治医师
	杨淑芳	女	副主任	2009.06	主治医师
	李　艳	女	副主任	2012.03	主治医师
	陈瑞平	女	护士长	2013.11	主管护师
儿一科	王令先	男	主任	2003.06	主治医师
	王　珍	女	护士长	2012.11	护师
儿二科	马　颖	女	主任	2009.10	主治医师
	董晓燕	女	护士长	2010.05	护师
查体中心	刘兴元	男	主任	2011.02	主治中医师
查体中心	李淑静	女	护士长	2011.02	主管护师

续表 3-3-7

科室名称	姓名	性别	职务	任职时间	技术职称
麻醉科	赵迎春	女	主任	2003.03	主治医师
手术室	王秋梅	女	护士长	2003.03	主管护师
CT室	杨继贞	男	主任	1999.01	主管放射医师
放射科	郭东举	男	副主任	2010.03	主管放射医师
B超室	魏庆雷	男	主任	1990.08	主管技师
化验室	王章存	男	主任	2005.12	主管检验师
	张保永	男	副主任	2012.03	主管检验师
	张晓明	女	副主任	2012.03	主管检验师
心电图室	苏　燕	女	主任	2012.06	主管技师
供应室	薛丽杰	女	护士长	2011.06	护师
门诊收款室	王　辉	男	主任	2006.08	
住院处	孙爱华	女	主任	2004.04	
报销处	杨　林	男	主任	2013.03	
中药房	孙银红	女	主任	2009.06	主管中药师
西药房	甄风振	男	主任	2013.04	药师
病区药房	王存洁	女	主任	2011.10	主管药师

第二节 设施建设

一、基础设施

建院初期，在县城北街租赁23间瓦房，开放床位30张。1988年9月县政府在城角徐村划拨土地6670平方米作为县中医医院新址，同年开工建设。1990年5月，建筑面积2100平方米的门诊楼（现国医楼）通过验收，8月1日正式投入使用，开放床位50张。1991年10月，开工建设2300平方米的病房楼（现钱乙楼），1994年年底投入使用。1995年，医院开放床位80张。2000年7月，在司营村征地2541平方米。是年，医院开放床位增加到100张。2002年5月开工建设2300平方米的第二幢病房楼（现仲景楼），2003年6月投入使用，开放床位增加到120张。2005年3月，660余平方米的多功能检查楼开工建设，当年投入使用，心电图室、B超室、胃镜室、放射科搬入。2006年3月，开工建设1100平方米餐厅、供应室综合楼，当年投入使用。2008年，开放床位增加到220张。2011年，县政府在医院西邻划拨土地2989平方米，医院先后争取中央和省扶持中医药事业发展资金1330余万元，2012年2月正式开工建设12600平方米的综合楼（现华佗楼）。2013年年底，医院总占地面积12200平方米，业务用房22000平方米，开放床位350张。

二、后勤服务设施

建院初期，门诊、病房、办公区安装了吊扇，大部分科室、病区安装了自来水（自备机井、压力罐供水），采用无压锅炉供应开水。冬季取暖采用水暖式锅炉全院统一供暖。2004年自备机井停止使用，由县自来水公司统一供水。同年建立了洗衣房。2008年，医院委托给一家大型洗衣厂家全面洗涤，病人被褥做到每人一换洗，被服室工作人员收、送到病区。2007年，增设医疗器材消毒设施，提高了重复使用医疗器械的清晰、消毒、灭菌质量。医疗废物交由聊城优艺环保科技有限公司定期收集处置。2008年夏，相继为医技科室、病房安装了空调。2010年9月拆除了取暖锅炉，改为城市集中供暖。饮用水全部改为电热水器，24小时供应开水。2010年10月污水处理站投入使用。2010年新增“10KV配电工程”，使用双向电源。2013年3月，院内排水系统全部更换为水泥管道，并采用雨污分流，路面全部进行了硬化。消防系统通过省消防部门的验收。餐厅、供应室按照二级甲等中医院的标准完成了全面改造并通过了有关部门的达标验收。2013年4月医院保洁工作委托保洁公司全面负责，后勤服务设施得到了进一步完善和提高。

三、医疗设备

建院初期，有血压表、听诊器、心电图机、双床双管X射线机、显微镜等简易医疗设备。1990年门诊楼投入使用后，积极筹措资金，购置了一批急需的医疗设备。

1992—1996年，投资13万元，引进经颅多普勒、黑白B超、手术无影灯等医疗设备9台。1999年投资53万元购进胃肠机、彩超、脑电图机等。2000年投资88万元购进CT、动态心电图机等。

2001—2003年，投资29万元购进移动式诊断X射线机、半自动生化分析仪等设备。

2005年，投资164万元购进拍片机、脉动真空灭菌器、肛肠治疗机、CR影像处理系统、全自动洗胃机、内窥镜摄影系统、气化电切镜等设备。

2006年，投资99万元购进高压氧仓、电解质分析仪、全自动生化分析仪。2007年，投资20万元购进心电监护仪、全自动洗胃机、综合治疗台等。2008年，投资91万元购进C型臂、全自动五分类血球仪、鼻窦镜、高频电刀、动态心电图机、心电图机等设备。

2009年，投资590万元购进全自动螺旋CT、乳腺X线机系统、腹腔镜系统、呼吸机、透析机、腹腔镜系统、透析器复用机、多功能麻醉机、全自动血流变仪、B型超声诊断仪、血球计数仪、电子胃镜、彩超等设备45台件。

2010年，投资200万元购进实时三维彩色多普勒、透析机、尿沉渣分析仪、高频电刀、耳声发射仪等设备。2011年投资400万元购进数字胃肠机、关节镜、透析机、颅脑降温综合治疗仪、宫腔镜影像系统、全自动免疫分析仪等设备31台件。

2012年，投资330万元购进西门子彩色多普勒超声诊断仪、血液透析机、颅脑降温综合治疗仪、增强型原子吸收光谱仪、复合脉冲磁性治疗仪、足底静脉泵、经颅多普勒等设备18台件。

2013年，投资320万元购进医用分子筛中心制氧系统、足底静脉泵、牙科综合治疗机、母婴监护仪、相差显微镜、透析机、A/B超、蒸汽灭菌器、复合脉冲磁性治疗仪、医用高频电刀等设备48台件。2013年年底，医院拥有万元以上医疗设备148台件，其中百万元以上医疗设备5台件。

2013年年底阳谷县中医医院主要医疗设备情况表

表 3-3-8

设备名称	规格型号	产地	购进日期	单价（万元）	数量(台件)
双床双管X射线机	200MA	北京	1988.07	2.36	1
黑白B超		四川	1992.06	3.40	1
经颅多普勒		德国	1996.03	2.20	1
遥控X射线机	800MA	德国	199.03	8.00	1
多功能牵引床	VS-2	河北	1997.07	1.10	1
齿科综合治疗台		上海	1998.04	1.26	1
胃肠机	F-51	美国	1999.06	22.00	1
脑电图机		北京	1999.06	2.60	1
彩超	岛津	日本	1999.08	28.00	1
CT	单排	日本	2000.08	87.00	1
动态心电图机		北京	2000.09	1.20	1

续表 3-3-8

设备名称	规格型号	产地	购进日期	单价（万元）	数量(台件)
半自动生化分析仪		上海	2001.06	23.00	1
移动式诊断X射线机	F30-Ⅲ-2	上海	2001.07	2.86	1
煎药机	YJD16-GL	北京	2003.05	1.60	1
煎药液分包装机	YB500-250A	北京	2003.05	1.20	1
拍片机	630ma	德国	2005.05	48.90	1
脉动真空灭菌器	XG1.D	山东	2005.07	1.50	1
灭菌器	XG1.D	山东	2005.08	1.50	1
肛肠治疗机	LC	山东	2005.08	1.75	1
CR影像处理系统	55pw	德国	2005.08	98.12	1
全自动洗胃机	SC-III	天津	2005.08	1.08	1
内规镜摄影系统		德国	2005.08	4.10	1
气化电切镜	QD-2型	德国	2005.12	5.10	1
心电监护仪	MP-900F	广东	2006.05	1.90	1
高压氧仓	SYC1500/2	山东	2006.09	11.00	1
电解质分析仪	六项	哈尔滨	2006.10	5.20	1
全自动生化分析仪	AU400	日本	2007.01	82.00	1
心电监护仪	MP-900F	广东	2007.01	5.70	2
灭菌柜	STE-16L	山东	2007.01	1.00	1
电动手术台	ID-Z	上海	2007.01	2.60	1
无影灯		上海	2007.05	3.20	1
电动产床	Y-4	上海	2007.09	2.00	2
全自动洗胃机	SC-IIIB	天津	2007.11	1.06	1
综合治疗台	JWK豪华2型	上海	2008.01	3.99	1
C型臂	PCX112A	南京	2008.03	24.00	1
鼻窦镜		沈大	2008.04	2.20	1
微波治疗仪	METI-IVC	南京	2008.06	1.40	2
高频电刀		德国	2008.06	1.30	1
动态心电图机		北京	2008.06	3.80	1
心电图机		日本	2008.10	4.28	1
全自动五分类血球仪	MEK-7222K	日本	2008.10	32.90	1
生物安全柜	BIOsafe12	南京	2008.10	2.76	1
尿沉渣分析仪		广东	2008.11	12.20	1
心电监护仪	MP-900F	广东	2008.12	2.30	4
酶标仪	RT-2100C	山东	2008.12	2.35	1
洗板机	RT-2600C	山东	2009.01	2.00	1
半自动生化分析仪		上海	2009.01	4.28	1

续表 3-3-8

设备名称	规格型号	产地	购进日期	单价（万元）	数量(台件)
彩超	sa-8800mt	日本	2009.01	72.00	1
除颤器	M240	德国	2009.01	2.30	1
电子胃镜		日本	2009.01	38.00	1
多功能牵引床		河南	2009.01	1.50	1
心电监护仪	UT4000B	广东	2009.01	4.40	1
精子分析仪		广东	2009.01	3.60	1
冷光源裂隙灯		上海	2009.01	1.20	1
牵引床		河南	2009.01	1.87	1
全自动螺旋CT	tsx-021b	日本	2009.01	248.00	1
显微镜	ASOM-3	日本	2009.01	7.76	3
血沉仪	EHK-40	沈阳	2009.01	1.86	1
血球计数仪	lby-n6	日本	2009.01	15.00	1
婴儿保暖箱	YP-90B	上海	2009.01	1.18	1
中心供氧、负压吸引系统		山东	2009.01	19.00	1
心电图机		上海	2009.03	2.90	1
经皮黄疸测试仪	JH20-1B	上海	2009.04	1.46	1
钻锯		天津	2009.05	1.86	1
心电监护仪	MP-900F	广东	2009.05	2.30	9
水处理机	ZYRO-XT12	山东	2009.07	7.20	1
全自动血液流变仪	LBY-N6COMPACT	成都	2009.07	8.40	1
脑电图仪	N9128W	北京	2009.07	3.50	1
多功能麻醉机	GEZY9100	无锡	2009.07	12.00	1
病理图文分析系统	MIAS2000	湖北	2009.07	3.40	1
切片机	RM2016	湖北	2009.07	3.00	1
组织包埋机	PPDB-21C	湖北	2009.07	2.00	1
组织脱水机	PPDT-12C	湖北	2009.07	2.88	1
透析机	4008s	德国	2009.07	16.80	3
呼吸机	ACM804	美国	2009.08	6.20	1
腹腔镜系统	20223020-1	德国	2009.10	53.00	1
乳腺X线机系统	ASR-3000	深圳	2009.12	31.50	1
透析器复用机	JHM-FYAD-Ⅱ	广东	2009.12	6.60	1
透析机	4008S	德国	2010.01	16.00	2
尿沉渣分析仪	XD511	上海	2010.01	17.70	1
实时三维彩色多普勒	ssd-5	日本	2010.01	110.00	1
高频电刀	GN300	美国	2010.06	8.70	1
心电监护仪	MP-900F	广东	2010.06	2.30	1

续表 3-3-8

设备名称	规格型号	产地	购进日期	单价（万元）	数量(台件)
消毒机	床单位	河南	2010.06	1.18	1
连体综合治疗台	ZC-9200A	泰安	2010.08	1.90	1
电动油压手术台	P2000	台湾	2010.09	22.00	1
中药熏蒸治疗机	HYZ-Ⅰ	河南	2010.10	1.75	1
耳声发射仪	Ero Scan	德国	2010.11	4.90	1
实验台		山东	2010.112	5.08	1
关节镜	三镜片	德国	2011.03	39.80	1
无影灯	EL600	兖州	2011.03	5.80	1
心电监护仪	VM8	广东	2011.03	13.40	1
心电监护仪	UT4000B	广东	2011.03	2.30	10
全自动血凝仪	CA-530	沈阳	2011.03	19.80	1
除颤器	M110	德国	2011.04	3.00	4
透析机	4008s	德国	2011.05	16.00	1
多参数监护仪		广东	2011.06	4.50	1
颅脑降温综合治疗仪	ZLJ-2000	北京	2011.06	2.70	2
三分类血球计数仪		日本	2011.07	1.20	1
宫腔镜影像系统	QG-5沈大	沈阳	2011.10	12.00	1
电子阴道镜	IBS-800	北京	2011.10	1.00	1
全自动免疫分析仪	ADVIA Centaur CP	德国	2011.11	39.60	1
母婴监护仪	UT3000A	广东	2011.12	3.20	2
除颤监护仪	xd1（M290）	德国	2011.12	8.20	1
数字胃肠机	PS-800+	美国	2011.12	223.00	1
电切镜	688i	美国	2012.01	34.50	1
上下康复系统	KLW-SKF2	南京	2012.01	13.00	1
下肢康复系统	KLW-SKF4	南京	2012.01	11.42	1
离心机	BAS02005-1	北京	2012.01	1.30	1
血液透析机	4008S	德国	2012.01	16.00	1
颅脑降温综合治疗仪	ZLJ-2000	北京	2012.02	2.70	1
水处理机	IO-300	杭州	2012.02	3.90	1
西门子彩色多普勒超声诊断仪	ACUSONANTARES	德国	2012.02	188.80	1
超声波清洗机	TQX-300BH	山东	2012.03	3.00	1
全自动清洗消毒机	RAPID-M-320	山东	2012.03	15.57	1
医用干燥柜	YGZ-1600	山东	2012.03	7.50	1
增强型原子吸收光谱仪	BH51100S1	上海	2012.03	9.20	1
复合脉冲磁性治疗仪	zhxf-001	南京	2012.05	2.38	1
动态心电记录器	DMS300-4A	北京	2012.06	2.60	1

续表 3-3-8

设备名称	规格型号	产地	购进日期	单价（万元）	数量（台件）
足底静脉泵	30AE	德国	2012.11	4.30	2
电解质分析仪	MI-921DT	南京	2012.11	3.20	1
经颅多普勒		广东	2012.12	15.50	1
医用分子筛中心制氧系统	HG-030	广东	2013.01	126.80	1
LED手术无影灯	SlimLED	台湾	2013.01	17.00	1
机械外科单臂吊塔	T300	南京	2013.01	2.50	8
无影灯	EL600	兖州	2013.01	5.50	2
足底静脉泵	30AE	德国	2013.06	4.30	1
高频电刀	EZ-8C	德国	2013.06	9.60	1
中心供氧系统		山东	2013.06	27.00	1
远程会诊系统	T5600		2013.06	12.80	1
牙科综合治疗机	YJZ-8C（C型）	上海	2013.06	1.45	1
母婴监护仪	UT3000A	广东	2013.07	3.20	2
相差显微镜	LAB.AI	日本	2013.07	5.38	1
透析机	JHM-2028A	广东	2013.07	12.00	4
电动综合手术台	EMAX200	广东	2013.08	9.80	2
水处理系统	ZYRO-1200	山东	2013.08	22.50	1
中心供氧呼吸系统		山东	2013.09	16.62	1
电动手术台	DST-IVA	山东	2013.09	3.28	2
电动手术台	DST-1A	山东	2013.09	3.76	1
A/B超	RU-1000CG	上海	2013.09	6.30	1
蒸汽灭菌器	MOST-T-80	山东	2013.09	6.50	1
心电监护仪	UT4000B	广东	2013.10	2.30	9
角膜曲率计	YZ-38	上海	2013.10	1.35	1
经皮黄疸测试仪	JD-2	上海	2013.10	1.27	1
婴儿培养箱	YP-90B	上海	2013.10	1.91	2
医用高频电刀	TJSM2000-V	天津	2013.10	2.70	1
复合脉冲磁性治疗仪	ZHXF-001	河南	2013.11	2.36	1

第三节　医院管理

医院在各个时期，都把制度建设作为加强医院管理的一项重要工作，并不断调整、补充和完善。阳谷县中医医院自建院之日起，即实行院长负责制，根据《全国医院工作条例》等有关规定，制定了医疗、护理、行政、后勤、人事、财务、会议等工作制度。1990年，医院门诊楼投入使用后，逐步按照国家和省市有关医院管理的要求，调整修订医院管理制度，加强医院管理。1994年后，根据《全国中医医院工作制度》和《全国中医医院工作人员职责》，进一步修订完善了医院管理制度，将行政处罚和经济奖罚纳入医院规章制度，进行规范化管理。1997年3月，修订了《阳谷县中医医院管理条例（试行）》。1998

年，医院领导班子学习和借鉴现代化医院管理经验，结合本院实际，围绕医院发展战略、医院发展规划，健全了医院组织机构，制定和完善了质量管理和人事、财务、信息、后勤等一系列规章制度和目标管理岗位责任制。2000年，开始实行职能科室报告制度，医务科、护理部、药剂科、器械科、人保科、财务科、经管科、总务科每周将业务工作情况书面报告院长办公室。2011年6月，编印《阳谷县中医医院规章制度汇编》，人手一册，严格执行。2012年以来，医院领导班子根据国家、省、市新颁布的各项医疗法律法规和医改的要求，结合医院实际，先后修订编印《阳谷县中医医院医疗管理制度》《护理操作规范》等11个分册，涵盖了医院组织管理、质量管理、护理管理、行政后勤管理等全方位管理内容，逐步实现了管理体制系统化、管理方式科学化、管理效能高效化、管理行为法制化。

一、行政管理

建院之初即实行院长负责制，院长全面负责医疗和行政后勤管理，副院长协助院长分管医疗工作和行政后勤工作。随着医院的不断发展，医院组织机构设置逐步规范，领导班子分工更加明确，各负其责，密切配合。医院先后成立了病案管理委员会、医疗质量管理委员会、医疗事故鉴定委员会、药械管理委员会、物质招标委员会等组织。明确了行政科室岗位职责，制定完善了院长办公会制度、会议制度、值班制度、请示报告制度、财务制度、考勤制度、车辆管理制度、人事工作制度、档案管理制度、信息工作制度、经济奖惩制度、退休人员管理工作制度等，坚持“三重一大”（重大问题决策、重要干部调整、重大项目投资决策、大额资金使用）集体讨论制度。

二、人事管理

建院初期，县卫生局在卫生系统先后调入医疗、护理、医技、药剂、财会人员共计23人，其中副主任医师1人，主治医师5人。

1990年8月根据医疗工作需要，县卫生局从县、乡医疗卫生单位调入各类专业技术人员58人。是年年底，医院职工达到81人。

1994年第一幢病房楼投入使用后，医院引进了一批医德好、治疗水平高的专业技术人员，拓宽了诊疗范围，医疗技术和服务质量不断提高。1997年年底，全院各类专业技术人员增加到145人，其中高级专业技术职称的3人，中级职称的12人。

1998年后，医院更加重视人才队伍建设，按照“事业留人、感情留人、待遇留人”的理念，为专业技术人员搭建业务平台，使他们有用武之地。2000年，中医院被县人事局确定为全县职称竞争聘用上岗实验单位，在全县率先实行技术职务竞争聘任上岗。医院成立“职称专家评聘委员会”和“职称评聘领导小组”，根据专业技术人员德、能、勤、绩等方面的表现，圆满完成了首次技术职务竞聘工作。同时注重专业技术人员培养，组织院内业务学习，加强继续教育。有计划地聘请上级专家来院讲课、会诊、指导大型手术，选派业务骨干到上级医院进修深造，参加学术交流会等。

2003年以来，医院先后引进20余名业务骨干和学科带头人，充实专业技术力量；从山东中医药大学和人才市场招聘40余名本科毕业生和研究生，加强了医院人才梯队建设和人才储备。

医院对招聘的人才，做到政治上关心，工作上支持，业务上重用，生活上照顾，积极为招聘人员办理招聘手续，为引进的人才免费提供住房，帮助他们解决后顾之忧，安心工作。在职称竞聘工作中，打破论资排辈的传统观念，医德好、医术高、贡献大的人员可以低职高聘。近年来，有2名医师高聘为中级，1名中级高聘为副高级。对副高以上职称人员实行高级知识分子补贴制度。

医院重视对各类专业技术人员的教育培训。建院以来，医院先后选派业务骨干到北京知名医院进修2人次，省级医院进修86人次，市级医院进修219人次，医院共支付进修、培训费60余万元。40余人参加自学考试或函授学习，其中2人在职学习取得研究生学历，30人取得本科学历，8人取得专科学历。2013年年底，全院有298人参加继续医学教育。医院制定发表论文、论著科技成果奖励的规定，鼓励全院专业技术人员理论联系实际，刻苦专研业务，在各自专业技术岗位上大胆创新，积极开展新技术、新项目。全院形成人人奋发进取，个个爱岗敬业，为医院发展多做贡献的良好氛围。

2013年年底，医院在职职工327人，其中卫生技术人员307人。医疗卫生人员中，主任医师4人，副主任医（药）师20人，主治（医、护、技、药、检验）医师157人。中医药人员58人，其中主任中医师2人，副主任中医师10人，主治中医师20人。研究生学历6人，大专以上学历189人。

三、医疗管理

(一)医疗质量管理

县中医医院从建院起就注重医疗质量管理。随着医院的发展，逐步实行医疗质量业务副院长、科主任两级负责制，由医疗质量管理小组具体负责实施。科主任为第一责任人，负责科室医护质量。病历实行科室质控人员（医疗、护理）检查合格签字后，交由科主任、护士长分别审查，合格后签字送交医务科医疗质量管理小组，再次进行全面的检查，出具质量质检单，统一保存，实施病历质量追究制。1997年以来，医院归档病历甲级病案率均在95%以上，超过省卫生厅规定的标准。

1994年成立业务副院长为组长，医务科、护理部、质控科为成员的医疗质量管理小组，对全院医、护质量进行定期或不定期检查，发现问题及时解决。同时，成立"病案管理委员会""药品招标委员会""医疗器械招标委员会""医院感染管理委员会"等质保组织，制订《突发公共卫生事件应急预案》等。全院共制定质量管理规章制度20个，应急预案30个，全院职工知晓率100%。门诊病人三次确诊率98%，门诊处方合格率99.5%，急、危、重病人抢救成功率90%以上，住院病人治愈率80%以上。

(二)综合目标管理

2005年以来，医院不断修订、完善《医院综合目标管理方案》。实行工作质量、精神文明"双百"考核办法。将科室和个人的工作数量、质量、劳动纪律、精神文明等情况一同考核，根据考核结果分配绩效工资，向临床一线、技术含量高、风险大的岗位倾斜，适当调整分配比例，让技术水平高、贡献大的专业技术人员真正得到实惠。医院为了突出中医特色，制定相应奖励措施，鼓励运用中医药、推行中医适宜技术在临床中的应用，带动医疗质量不断提高，业务收入持续增长。

(三)提高职工综合素质

职工素质决定医院的服务质量。为提高职工综合素质，医院每月定期组织医护人员进行专业理论知识学习3~4次，科室每周组织医学知识讲座2~3次，每年开展3~4次医疗技术操作比赛。2000年以来，每年聘请上级专家到院会诊、手术及技术指导80次以上，专业技术人员参加各类学术会议及有关专业会议200余人次。通过请进来、派出去学习交流，技术人员拓宽了视野，增长了才干，提高了技术水平。

四、护理管理

(一)管理体制

建院初期实行护士长负责制，1990年始设内科、外科、妇产科护理单元，实行总护士长负责制。2008年设护理部，实行分级管理。护理部主任在分管院长领导下，负责全院护理工作，拟定全院护理工作计划，制定各级护理人员岗位职责和各项护理工作制度，建立完善护理质控组织，经院委会批准后组织实施。掌握全院护理人员思想、学习情况，搞好门诊、病房、手术室、产房、供应室管理，督促护理人员认真执行各项规章制度和技术操作常规，定期或随机进行质控监测检查。

(二)护理队伍

建院初期，有护理人员6人，均为中专学历的护士。1990年护理人员达到20人。1995年，医院有护理人员25人，其中主管护师3人，护师19人，护士3人。2008年，护理人员达到68人，其中主管护师28人，护师20人，护士20人。2013年，医院设立内一科、内二科、内三科、内四科、内五科、内六科（急诊科）、外一科（骨伤科）、外二科、妇产科、儿一科、儿二科、手术室、血透科等15个护理单元，护理队伍扩大到119人，其中主管护师31人，护师41人，护士 47

人。专科以上学历99人，占护理人员总数的83.2%。

（三）护理技术

1998年，中医医院在县内率先成立了“120”急救中心。医院采取派出护理骨干人员到上级医院进修学习及院内学习相结合的方式，使急诊科每一位护理人员能熟练的应用人工呼吸、胸外按压等心肺复苏术，提升了快速应对急危重病人及突发公共卫生事件的急救能力。

2003年，医院进一步修订了护理相关工作制度，制定了病区护理质量检查评分标准。

2006年起，按照县卫生局统一部署，在全院护理人员中积极组织开展护理知识竞赛和“十佳护士”“优秀护士”评选活动。在急症抢救、危重症护理、慢性病康复等方面都保持在全市同级中医医院中的领先水平。

2008年，医院在护理工作中认真组织开展“两好一满意”活动，促进全院护理工作水平进一步提高。同年，外一科开展了中医特色护理技术—中药涂擦，将医院自制的中药制剂直接涂于患者外伤患处，达到活血化瘀、消肿止痛等治疗效果，受到患者的一致好评。

2010年，结合医院开展的以“发挥中医药特色优势”为主题的中医医院管理年活动，护理部建立了护理人员技术档案，将护理人员技能水平、工作成绩、失误差错以及院外进修、院内培训成绩等记入护理技术档案。建立中医特色护理技术操作规范4项，并对全院护理人员进行了培训和中医特色护理技术考试。

2011—2013年，对全院护理人员进行了100学时的中医药基本理论知识的再培训，培训合格率86.8%。

2013年，以二级甲等中医院评审为契机，修订了《护理规章制度及流程》，制定了《中医护理方案》《健康宣教流程》等。通过组织全院护理人员理论学习和实践操作，全院所有临床护理单元均能开展耳穴压豆治疗失眠、中药脐部穴位贴敷治疗便秘。艾条灸、中药灌肠、中药涂药、中药熏洗、拔罐、刮痧等十余项中医特色护理技术在每个护理单元得到充分应用。2013年，接受中医特色护理的患者7686人次，取得了满意疗效，受到患者及家属的一致认可。在重视中医特色护理技术的同时，加强“三基”训练，内科系统护理人员苦练基本功，保证静脉穿刺的一次性成功率。骨外科护理人员对下肢骨折术后病人开展下肢静脉泵治疗，防止深静脉血栓的形成。妇产科护理人员热情为产妇服务，在床前对产妇进行母乳喂养指导。儿科护理人员以娴熟的小儿头皮静脉穿刺为小患者减轻了痛苦，开展的中药穴位贴敷、理疗、中药涂药配合静脉输液治疗小儿腹泻、小儿肺炎、鹅口疮疗效显著。手术室护理人员均能熟练配合临床开展食管癌、乳腺癌、椎间盘切开内固定、全髋关节置换、颅内血肿清除、腹腔镜等手术。血透科护理人员熟练掌握各种机型的操作规范，报警识别及紧急处理，各项血液净化治疗的基本操作及治疗过程的监护，各种血管通路的穿刺操作，以及血透并发症的识别及紧急处理。在市卫生局2011年9月举办的护理岗位技能竞赛中，阳谷县中医医院代表队获团体三等奖。

（四）护理质量

1999年，医院成立护理质量管理委员会，由分管院长、总护士长、各护理单元护士长及主管护师职称的业务骨干组成。护理质量管理委员会下设护理文书、病房安全管理、中医特色护理、危重患者护理、分级护理、特殊部门护理质量、健康教育等7个管理小组，在护理质量管理委员会的领导下，履行对本小组护理质量的指导、监督、评价等职责，定期或不定期对相关护理质量进行检查指导，对存在的问题进行分析研究，提出改进措施与建议，对改进效果进行追踪评价，持续改进护理质量。

五、院内感染管理

（一）院感质量管理

2002年，成立由业务副院长任主任的医院感染管理委员会，同时设立院感质量管理科。

感染管理科在医院感染管理委员会的领导下，制定医院感染管理计划，监督检查医院感染管理规章、制度的执行和落实情况，修订和完善各科室院感质量考核标准，每月进行一次院感质量检查与考核。开展以外科手术部位切口感染监测及导尿管相关感染监测为主的院感目标监测工作。指导各科室实施消毒、灭菌工作，定期对医院环境及消毒器械进行监测，按时调查住院病人院内感染情况，每月对医院院内感染情况分析、反馈到各有关科室。及时对医疗废物的收集、分类、包装、登记、转运情况进行监督检查。2007年，医院与聊城优艺环保科技有限公司签订《医疗废物运输处置服务合同》，由其定期来院运输处置医疗废物。

（二）消毒供应

1990年成立供应室，配备护理人员2人，主要负责针管、针头和换药包的消毒工作。随着医院业务发展，于1999年、2003年、2005年先后增配立体式圆柱状高压锅3台，消毒供应人员增加到4人，供应室主要负责一次性输液器针管及棉棒的发放，手术室器械、手术衣及手术包裹的消毒与供应。

2007年，供应室迁至南楼的二楼，业务用房面积110平方米，达到了空气不交叉、不逆流的要求。去污区安装清洗槽4个，对复用诊疗器械进行分类、清洗、包装、灭菌和发放。2008年医院购置0.6立方米脉动真空压力锅一台，进一步提高了消毒质量。

2011年6月，进一步完善了消毒供应制度，做到包布一用一清洗，一用一消毒。消毒供应人员持证上岗。

2012年5月，去污区增配自动清洗消毒器、超声清洗机、干燥柜和纯化水处理设备，安装了洗眼器、水枪、气枪等；检查包装及灭菌区配置了带光源的包装台、真空高压蒸汽灭菌器。2013年底，消毒供应室专职工作人员6人，消毒灭菌设施配备齐全，基本达到了消毒供应工作的规范化、标准化的要求。

六、档案资料管理

建院初期，医院档案资料管理粗放，仅限于保存上级下发和医院自身形成的文件和资料。医疗、护理、财务等方面的档案，一般由各科室自行存放。随着医院管理的逐步规范，档案资料管理日趋正规。医院先后制定了各类档案资料管理权限、管理制度和岗位职责。2013年，医院的人事档案（副券）、财务档案、病案分别由人保科、财务科、病案室保管，其余档案资料由医院办公室统一管理。

（一）网络信息管理

2000年设立统计科，对门诊人次、住院人次、治愈率、好转率、床位使用率等定期进行统计。2003年，医院对财务、后勤实行局域网微机化管理。2013年设立信息科，先后投入100余万元建设标准机房和服务器，投入300余万元建设了数字化医院系统、医院实验室信息管理系统、医学影像信息系统、医院电子病历系统、院内感染系统和上报系统、全院质量控制系统、临床路径管理系统、合理用药系统、门诊电子病历系统、病案管理系统等。通过架设全院计算机网络，建立健全了医院信息管理系统，改进了管理方式，优化了工作流程，提高了工作效率。投入15万元，建设远程视频会诊会议系统，实现医学资料音频视频的传输、共享。

（二）档案管理

1998年起，医院按照档案管理的有关规定，把上级文件、医院文件、制度、计划、总结、业务报表等资料进行分类整理，归档保存，并及时搜集、补充档案资料。至2013年，中医院整理党群工作类、行政管理类、医疗管理类、教学管理类、后勤管理类、审计类、设备仪器类、基本建设类、会计类、声像类档案4000余卷，分类编号、专橱存放、专人保管。这些档案资料对于记载医院各个历史时期的发展状况、了解医院发展轨迹及准确掌握各项数据发挥了重要作用。

（三）图书管理

2002年，医院建立图书室，由文明办兼管。医院制定了图书室工作人员职责和图书管理制度、借阅制度，对党政、经济、医疗等各类图书及业务报刊进行登记、分类、编号、上架排放和整理，以方便职工借阅和在图书阅览室集中阅读。2013年年底，医院图书室存放各类图书4000余册。

（四）病案管理

建院以来，病案均由医务科负责管理。随着

病案的逐步增加，2001年在门诊楼三楼成立了病案室，，配置铁皮柜、空调、除湿机等设施，实行专人保管。2002年9月，按照《医疗机构病历管理规定（2002版)》，修订了病历审查入库、复印复制、借阅等规章制度。2004年起，对住院病案室的纸质病案和电子病案同时管理。2013年5月，病案室搬迁到新病房综合楼7楼，面积100余平方米，配备2名专职病案管理员，购置了移动档案密集柜。2013年年底，病案室有专职病案管理员2人，保管病案104264份。

七、财务管理

1988年建院之初，设收款员与主管会计各一人。1992年设立统计科与财务科。2000年，收费处分为门诊收款处和住院处。2013年，财务科共有工作人员14人，其中主管会计、现金会计各1人，收费员11人。

2003年，医院开通局域网，配备医院管理软件，实现门诊、住院结算、药房、各病区护士站联网，财务科统一监控。实行财务统一管理，统一安排，严格计划，合理使用。2013年完善医院信息系统管理设施，新建标准化机房，使医院信息管理系统达到了国家医院信息管理标准。

医院认真贯彻执行国家有关的财务管理规定，建立健全财务管理的各项规章制度，加强经营核算管理，严格财务纪律。厉行节约，合理使用资金。

八、后勤管理

建院初期，由于资金短缺，设施简陋，后勤管理比较粗放。

1998年起，按照上级有关规定，加强了后勤(总务、物资）规范化管理。2003年，医院开始对总务、物资管理实行微机化管理，物资采购、保管、发放、及账目设专人负责。固定资产设总账、分账；仓库物资保管设总账、明细账；仓库管理按物资品种、规格等分类存放，库房做到专人管理，每月盘点，不准赊欠，达到物品名称、数量、金额三者相符，并定期与财务部门对账。物资采购充分论证，精打细算，质优价廉。物资管理坚持以提高质量和效益为目的，以满足临床需求为出发点和落脚点。根据“临床围着病人转，后勤围着临床转”的原则，物资供应实施下送制度。对科室临时急需物资，实行预约送货或随用随购随送。

2004年，按照后勤服务社会化的要求，医院将门诊楼、病房楼的保洁服务承包给保洁公司，总务科负责检查监督。

2009年，医院后勤管理总结出采购物品严把“五关”的经验，即：采购关、验收关、保管关、物资发放关和物资质量监督检查关。(1)采购。总务物资采购实行统一管理、集中采购的办法，由仓库保管制定采购计划，填写采购申请，报分管领导批准后采购。凡年消耗量在五万元以上的大宗物资，由县纪委监督，招标办组织，经公开招标后实施采购。采购坚持“货比三家，物美价廉”“同等质量比价格，同等价格比质量”的原则，厉行节约，杜绝浪费。(2）验收。购进物资入库前，采购人员与保管人员依据采购计划、采购合同和发票共同核对材料品名、数量、质量、规格、产地、生产日期和价格等，做到发票与实物相符，未经核查的不能办理入库手续，未按程序采购的物资不得办理出入库手续。(3)保管。对于盘盈、盘亏、积压、霉变物资要查明原因，及时报批处理，做到账账相符、账卡相符、账实相符。严格执行仓库管理岗位责任制，落实防火、防盗、防爆措施，保障医院财产安全。严格执行“二级医院库房管理标准”，做到库容整洁、摆放整齐，库存物质不潮湿、不霉变、不锈蚀、不老化、不过期。(4)物资发放。实行分类管理、定额或定量供应。(5)对后勤物质质量跟踪监督。医院对废旧物资实行统一回收，集中处理。各科室将废旧物资统一交回总务科，由总务科办理废旧物资回收登记，经分管副院长审核并报经院长批准后，由总务科会同经管科、财务科等部门协商确定处理价格。大宗或价值较高的废旧物资实行竞价或招标变卖，所得收入交医院财务。

2013年，除水、电、气、暖、污水处理、电梯和消防等关系医院运转的重大项目由医院直接管理外，其他后勤项目都实施了社会化服务。

第四节　医疗技术

建院初期，只设有内科和外科，医疗技术相对单一。1990年搬迁新址后，各类专业技术人员和各种医疗设备逐年增加，医院整体技术水平明显提高。20世纪90年代中期，医院加强特色专科建设，与潍坊市肝病研究所联合治疗肝病,开设肝病专科，与保定市脑血管医院联合办院，成立中风专科。1998年，成立阳谷县“120”急救中心，给医院的进一步发展增添了活力，使中医院的发展进入快车道。医院部分特色专科和名医脱颖而出，急危重病人和疑难杂症得到有效治疗，医院在社会上的信誉越来越高。2013年，医院门诊量、住院人数、业务收入及相关医疗技术指标，继续保持全市县级中医医院最好水平。

一、主要科室

(一)内科

内科成立于1988年5月，设在北街大众旅馆2间瓦房内。1990年迁入新址后，设在门诊楼二楼，能治疗内科常见病、多发病。1992年，建立风湿病门诊，开展中西医结合治疗风湿痹证。1995年10月，病房楼（现钱乙楼）竣工投入使用，三楼设为内科病房，床位25张，主治呼吸、消化系统常见病，心脑血管疾病。是年，加强医院特色专科建设，与潍坊市肝病研究所联合治疗肝病,开设肝病专科。1996年11月，与保定市脑血管医院联合办院，成立中风专科。1997年，采用院内制剂康复液静脉点滴治疗脑血管病，同年开展光量子治疗脑血管病。1998年，拟中风1号、中风2号、中风3号、中风4号协定方，运用开展中西医结合方法治疗脑血管病。1998年8月，成立心血管病门诊。1999年，购置血液灌流机，开展药物中毒的抢救治疗。购置心电遥测监护仪进行重症监护。同年设立头痛专科门诊。2000年，开展颅内血肿引流术，电子冰帽物理降温，治疗中枢性高热。2001年8月，购置电子胃镜，开展消化系统疾病的诊断。购置呼吸机1台，呼吸衰竭治疗水平得到提高。2003年6月，新病房楼（现仲景楼）投入使用，内科设内一、内二两个病区，床位增至64张。开展脑梗塞、心肌梗塞超早期溶栓治疗。购置多参数监护仪，开设重症监护室。2005年9月，成立高压氧科，开展高压氧治疗一氧化碳中毒迟发性脑病、血管性痴呆。结合中医辨证用药、针灸、推拿、康复、高压氧等综合治疗脑血管病。同年开展糖尿病胰岛素治疗。2008年3月，成立内三科，以治疗肿瘤疾病为特色，以“抑制肿瘤，扶助正气，平衡阴阳”为核心，以中医中药、辩证施治为主导，辅以各种中医特色疗法、体疗、心疗、食疗等方法，协同手术、化疗，在治疗肺积、噎膈等各类肿瘤方面疗效显著。在治疗肿瘤疑难杂症、全面提高患者的抗肿瘤能力、改善患者的生存质量、延长患者的生存期等方面取得了良好的效果。

2009年7月，成立血液净化科，先后购置血液透析机8台，开展血液透析、血液净化治疗尿毒症。11月，购置血液滤过机1台，开展血液灌流治疗药物中毒。2010年成立内五科，采用中西医结合的方法治疗急慢性肾小球肾炎、肾病综合征、慢性肾功能不全、糖尿病、糖尿病肾病、高血压肾病、泌尿系结石、泌尿系感染等疾病，取得了良好的效果。2013年成立内三科（原内三科改为内四科），在中医药治疗心血管系统常见多发病、危重病方面具有一定特色，尤为擅长诊治心力衰竭、冠心病、心绞痛、高血压、心律失常及心脏神经官能症等疾病，创制了冠心病系列协定方疗效明显。7月，内三科被确定为聊城市第一批中医药重点专科。2013年，内科系统医护人员68人，其中主任医师3人，副主任医师7人，主治医师21人。设置床位163张。

(二)外科

外科成立于1988年，当时主要治疗疮疡、脓肿，膏药外敷治疗腮腺炎、淋巴结肿大，自拟乳腺增生Ⅰ号治疗乳腺增生。2001年分为外一科和外二科。

2003年7月，外一科（骨伤科）与泌尿外科同设病房，床位25张，专业技术人员6人。2008年，被确定为“山东省中医药特色专科”。2013年，开放床位40张，医护人员16人，其中副主任医师3人，主治医师5人。外一科成功开展了半髋及全髋关节置换术，人工膝关节置换术，关节镜下半月板切除术及交叉韧带重建术。能够开展微创技术治疗各种骨折（闭合穿钉交锁髓内钉内固定、锁定钢板内固定术），断指（趾）再植术，皮肤软组织缺损皮瓣移植术，以及各种骨折的保守治疗。泌尿外科对于前列腺电切技术和膀胱癌、前列腺癌等的治疗具有丰富经验。发挥中医药优势，走中西医结合的道路，是本科的重要特色，从四肢骨折手法复位、小夹板外固定，到骨折术后消肿止痛，再到胸腰椎骨折腹胀的治疗，无不贯彻这一理念，并取得较好疗效。

外二科以普外科为主，以腔镜微创外科为特色，同时开展胸外科、神经外科、乳腺、甲状腺外科。现有医护人员16人，其中副主任医师2人，主治医师4人。开放床位42张。主要开展普外科常见病、多发病的诊治及手术，能熟练开展胃大部切除术、胃癌及结直肠癌等较复杂手术，乳腺癌根治、甲状腺手术。可以开展食管癌根治术、肺癌根治术及纵隔疾病的诊断与治疗，对于复杂性胸部外伤处理有丰富的临床经验。2009年在全县率先开展了腹腔镜微创外科手术。神经外科能够对脑外伤、脑肿瘤、脑血管病（脑出血）等疾病开展颅内血肿清除术、微创置管血肿引流术，能早期清除颅内血肿。

（三）妇产科

妇产科成立于1990年，时有专业技术人员5人，主要开展妇科病治疗、孕妇检查、顺平产接生等业务。2000年后，逐步开展了剖宫产手术、子宫肌瘤挖除术、卵巢肿瘤剥除术、宫外孕手术、子宫切除术、经阴子宫切除术、阴道前后壁修补术等手术。对产科急症、产后出血、新生儿窒息等抢救成功率在98%以上。妇产科以中西医结合的方法治疗妇产科常见病多发病，并将拔罐、针灸、熏洗、中药灌肠等传统中医疗法用于疑难杂症的治疗，效果显著。

（四）儿科

儿科成立于2003年，开展儿科呼吸、消化、神经系统、新生儿常见病的治疗。2013年11月分为儿一科和儿二科。配有新生儿暖箱、多参数心电监护仪、超声雾化机、床边多功能监护仪、新生儿黄疸治疗仪、经皮胆红素监测仪等医疗设备。能灵活运用中西医结合方法治疗小儿肺炎、哮喘腹泻、新生儿疾病等儿科各种常见病及诸多慢性疾病。

（五）肛肠科

1997年成立肛肠科。主要采用中西医结合方法治疗痔、肛瘘、肛裂、肛周脓肿、肛窦炎、直肠炎、结肠炎等肛肠疾病。开展混合痔外剥内扎术、环状混合痔分段切除术、肛裂切除肛门内括约肌松解术、肛瘘切除术、肛周脓肿切除术等肛肠手术。运用中药熏洗、坐浴等特色疗法，缓解肛门疾病症状，促进术后伤口的愈合。运用中药保留灌肠治疗直肠炎、结肠炎，效果明显。

（六）皮肤科

1996年1月成立皮肤科。该科配有电离子手术治疗机、光热治疗机、微波治疗机等治疗设备，治疗扁平疣、寻常疣、带状疱疹、单纯疱疹、褥疮、炎症性皮肤病、胎记以及各类血管瘤等疾病。采用中西医结合以及中药汤剂治疗“银屑病”“白癜风”等疑难皮肤病，疗效明显。

（七）口腔、耳鼻喉、眼科

1994年成立口腔科。时有专业技术人员2人，主要开展拔牙、补牙、镶牙、洗牙等业务。2003年后开展了烤瓷修复、牙列不齐矫正、口腔颌面部小手术。2013年，口腔科专业技术人员3人，其中副主任医师2人。能熟练开展口腔内科的根管治疗、烤瓷、铸造等高档口腔修复，口腔外科的高难度拔牙、各类手术。2013年，率先开展了种植牙术。

2006年成立耳鼻喉科。能够开展功能性鼻窦内窥镜手术、鼻息肉根治、内窥镜下上颌窦囊肿摘除术、鼻骨骨折及鼻窦骨折术。中西医结合治疗鼻炎、鼻窦炎，疗效显著。

2007年成立眼科。2013年有主治医师2人。配置裂隙灯显微镜、手术显微镜、眼科A/B超、角膜曲率计、非接触式眼压计、电脑验光/角膜曲率仪、综合验光仪等先进医疗仪器。开展超声乳化白内障吸除联合折叠人工晶体植入术、青光眼小梁切除术、斜视矫正术、鼻腔泪囊吻合术、翼状胬肉切除联合自体角膜缘干细胞移植术、上睑下垂矫正术及眼外伤手术等，中西医结合治疗各种眼病，取得明显疗效。

(八)针灸推拿科

1989年，在门诊设立推拿室，以“推拿、牵引”为主。1995年8月，成立针灸推拿科，开展传统中医针刺、扳、推拿技术。1997年，购置多功能电脑牵引设备2台，开展颈椎病、腰椎间盘突出症治疗。1998年，内科病房设立针灸推拿室，配合脑血管病人的康复治疗。2002年，开展针刀治疗技术。2013年，针灸推拿科有专业技术人员6人，其中副主任医师2人。设立5处诊疗室和一处康复室，配有颈腰椎全自动牵引床、电脑中频治疗仪、电磁治疗仪等设备，开展各种针法灸法、穴位贴敷、成人推拿、小儿推拿、牵引、手法整复、小针刀等疗法，擅长诊治颈肩腰腿痛及四肢骨关节病、面神经麻痹、脑血管后遗症、周围神经卡压综合征、风湿类风湿性关节炎、股骨头坏死症、强直性脊柱炎、小儿肌性斜颈等。该科还承担全县中医适宜技术推广及应用，把50项适宜技术传授给乡、村两级医疗工作者。

二、典型病例

(一)中西医结合治疗食管癌1例

患者，朱某某，男，57岁，已婚，阳谷县高庙王镇人。初诊时间：2013年5月13日入住内科病房。主诉：进行性吞咽困难10天。现病史：患者10天前无明显诱因出现进食阻挡感，呈进行性加重，伴吐黏沫，嗳气，进食馒头困难，面条及稀饭尚可，全身乏力，少寐多梦，体重减轻明显，二便可。门诊上消化道钡餐示：钡流至第2-6胸椎处可见一长约9.0CM不规则充盈缺损区，局部管壁僵硬、管膜皱襞见紊乱、中断现象。X线意见：符合食道CaX线表现。既往史：既往体健，有长期吸烟、饮酒史。初诊：患者进食阻挡感，呈进行性加重，伴吐黏沫，嗳气，进食馒头困难，面条及稀饭尚可，体倦乏力，少寐多梦，体重减轻明显，小便可，大便秘；舌淡质红，脉弦滑。中医诊断：噎膈，痰气互阻证。西医诊断：食管癌。治疗方法：1.西医给予抗肿瘤、抑酸及对症支持治疗。2.中医处方：生半夏75克（捣），醋150克，水200毫升，煮取100毫升，待冷后入蛋清2枚，日分多次呷服。共7剂。海藻50克，全蝎3克，蜈蚣1条，木鳖子30克，贝母12克，牡蛎45克，元参45克，制附片9克，吴茱萸30克，人参30克，生南星30克，生姜5片，加水3000毫升，煮取150毫升，日分3次服。共7剂。二诊：2013年5月19日，中西医治疗后，患者进食阻挡感减轻，时有吐黏沫、嗳气，不寐症状改善，舌淡质红，脉弦滑。处方如下：(1)生半夏75克(捣),醋150克,水200毫升,煮取100毫升,待冷后入蛋清2枚,日分多次呷服。共7剂。(2)海藻50克,全蝎3克,蜈蚣1条,木鳖子30克,两头尖45克,浙贝母12克,牡蛎45克,元参45克,制附片9克,吴茱萸30克，人参30克，生南星30克，生姜5片，加水3000毫升，煮取150毫升，日分3次服。共7剂。三诊：2013年5月25日，服药14剂后，患者饮食无碍，嗳气消失，寐可，舌淡质红，脉弦细。患者病情好转出院。出院带药处方如下：生半夏12克，海藻50克，全蝎3克，蜈蚣1条，木鳖子30克，浙贝母12克，牡蛎45克,元参45克,制附片9克,吴茱萸30克,太子参30克,生南星30克,生姜5片,加水3000毫升,煮取150毫升,日分3次服。共10剂。

按语：此患者病为噎膈，证属痰气互阻。乃中焦阻滞不能升降，胃气上逆，久而痰气互结成有形之癥，中焦乃上下内外之枢，“升降息则神机化灭”。五谷不能入胃，中气则不能化生，元气消耗日甚，必一身大肉尽脱，终将不治。故以开通中焦上下交通之路为治。所处方《伤寒论》苦酒汤，缓缓咽服，使药缓缓作用于病处，治咽中生疮，生半夏降胃逆开破痰凝，苦酒降敛；选用汤剂处方以扶助正气、消肿散结为主。取得临床疗效。

(二)中西医结合治疗特发性肺间质纤维化一例

患者苗XX，病案号102329，女，67岁，李台镇苗台村人，因“胸闷憋喘一年半”由门诊以特发性肺间质纤维化于2011年1月13日入院。患者一年前因受凉出现发热（体温最高38.9℃），伴胸闷憋气、乏力，活动后气促明显，无咳痰，无咯血，求诊于当地门诊以感冒予抗生素（具体不详）治疗，病情缓解，体温渐降至37℃左右，但胸闷憋气进行性加重，后求诊于山东省胸科医院行胸部CT检查示肺间质纤维化、肺部炎症。遂于2010-12-20至2011-1-13于山东某省级医院住院于抗感染、抗炎等治疗：甲强龙500mg静滴Qd连用3天后改用40mgBid15天，环磷酰胺0.2静滴Qod11天后改Biw12天至2011年1月13日，但患者临床症状改善不明显，为求中西医结合治疗入住中医院。入院证见：胸闷憋喘动则加重，不能耐受任何轻微活动，面罩吸氧氧流量10L/分平静情况下氧饱和度为80%~90%，轻微咳嗽氧饱和即可下降至60%~79%，自汗出，心悸，腰膝酸软。纳、眠差，无发热，无胸痛，无咯血，二便调。既往史：2年前因面部白斑于中医院以白癜风予中成药口服（具体不详）治疗8个月；12年前有关节炎史，已治愈。否认传染病史，否认过敏史，长期从事教师工作，已退休。体格检查：T36.6，P95次/分，R29次/分，BP113/80mmhg，老年女性，营养中等，精神萎靡，被动卧位，口唇紫绀，双肺闻及爆裂音，双下肺明显，心率95次/分，律整，各瓣膜听诊区未闻及病理性杂音，双下肢无浮肿。舌淡，苔白，脉沉细。辅助检查：胸部CT：间质性肺炎、左下肺钙化灶。心脏彩超：三尖瓣轻度返流、肺动脉瓣轻度返流；肺动脉高压（轻度）。入院诊断：中医诊断：肺痿（肺肾两虚）；西医诊断：特发性肺间质纤维化。诊疗经过：1月13日入院后予中医内科护理常规一级护理，病重，持续面罩吸氧，持续心电监测；甲强龙40毫升，静滴bid；环磷酰胺0.2克静滴Qod；奥美拉唑40毫升，静滴qd；低分子肝素5000u皮下注射qd；丹参粉针0.8克静滴 qd、参芪注射液250毫升，静滴 qd；中医治则为补益肺肾，化痰利湿，方用六味地黄丸合苏子降气汤加减。方药：生熟地各18克，山药24克，山茱萸12克，苡仁24克，黄芪15克，党参12克，苏子10克，半夏10克，厚朴12克，白术15克，五味子9克，川贝母9克，瓜蒌皮15克，桔梗12克，枸杞子15克，黄精18克，北沙参15克，甘草6克，水煎服日一剂。1月18日患者胸闷憋喘明显减轻，可自行穿衣等轻微活动，静息状态吸氧浓度5L/分时氧饱和维持90%以上，故停持续面罩吸氧改鼻导管吸氧，停持续心电监护，停环磷酰胺，改甲强龙20毫克， 静滴 bid；继用中药、丹参粉针、参芪注射液，患者病情逐渐减轻。1月25日患者在吸氧情况下可自行站立等轻微活动，精神食欲明显改善，双肺底仍可闻及爆裂音。停甲强龙改口服泼尼松10mgqd；继用丹参粉针、参芪注射液。2月9日病情继续减轻，可绕床行走10米左右，故停病重，改二级护理，泼尼松减量为5mg qd，停奥美拉唑针；继用中药、丹参粉针、参芪注射液。3月8日患者常规出院，出院时患者胸闷憋气活动后加重，可独立行走30米左右，偶咳痰少，乏力汗多，无发热，无咯血，纳眠可，二便调。双肺底闻及少许爆裂音。3月20日后 每天夜里基本不吸氧气，白天吸氧3L/min，在安静、坐起的情况下，血氧一般在90以上，心率在100左右。吃饭正常，睡眠很好，大小便正常。每天在阳台晒晒太阳，活动量适中但比较有规律，心情开朗，活动范围仅限于室内。继续每天一剂汤药，泼尼松5mgqd，百令胶囊4粒/次，3次/天，肺力咳胶囊，4粒/次，3次/天，奥美拉唑2粒/次，2次/天，钙片、阿司匹林1片/天。随访一年，2012年 5月 2日患者基本恢复至正常人状态，可以上下4楼，做正常家务等。

（三）中西医结合治疗脑梗死后语言障碍一例

患者范某，男，58岁，已婚，阳谷县高庙王乡人。初诊时间：2011年7月26日。主诉：言语不清两个半月。现病史：2011年5月11日无诱因突发言语不清，语速慢，家人不能听懂他讲话，他能听懂家人讲话。急诊查颅脑CT示：左侧基底节区及放射冠区低密度灶。颈动脉超声示双侧颈内动脉内膜增厚伴斑块形成，基底动脉狭窄（轻度）。经治语言逐渐恢复，家人能听懂其讲话，言语仍欠流利，今来中医治疗。既往史：体健。刻诊：说话语速仍慢，健忘，睡眠欠佳，非常容易劳累，呵欠频频发作，尿少等待。舌红，苔薄白，脉弦滑。中医诊断：中风后遗症属中风语謇，肾虚痰瘀证。西医诊断：脑梗死后遗症。治疗方法：补肾化痰活血。熟地15克，山茱萸12克，丹皮9克，石菖蒲15克，桃仁9克，红花9克，玄参12克，麦冬12克，天冬12克，郁金12克，大贝母12克，丹参15克，太子参15克，五味子3克，茅根30克。二诊（8月13日）：说话语速无变化，小便等待改善，双侧腋窝下淋巴结肿大，舌质淡红，苔薄白，脉细。易方续进。生熟地各12克，炙龟板15克（先煎），制首乌15克，夏枯草12克，大贝母12克，炒白芍18克，玄参9克，连翘12克，生黄芪25克，生甘草3克，当归15克，生牡蛎25克(先煎)。三诊(9月3日)：药后语言基本正常，劳累减轻，精力明显改善，仍健忘，睡眠易醒。舌质暗，苔薄白，脉细滑。仍从补肾益智，化痰开窍，活血通脉入手。上方减甘草、玄参、连翘、夏枯草，加石菖蒲12克，太子参15克，川芎3克，炒枣仁15克，桃仁9克，红花9克。

按语：脑血管病的病因中，年龄是不可改变的因素，如同中医的肾虚也是如此，年龄越大，脑血管病发病率越高；年龄越大，肾虚越明显。所以，肾虚是脑血管病的重要原因。叶天士认为，中风系“精血暗耗，水不涵木，木少滋荣，肝阳上亢，内风时起”，证明肾虚是内风(即脑血管病)的根本原因。该患者虽然没有半身不遂、神昏口张、喉中痰鸣，但语言不清、健忘、呵欠频作正是脑缺血、缺氧的重要表现。中医病机就是水不涵木，内风时起。治疗以生熟地、山茱萸、天麦冬、五味子、玄参补肾滋水治本；石菖蒲、郁金、大贝母化痰开窍；丹皮、桃仁、红花、丹参活血化瘀，痰瘀并治去其标。太子参益气养阴，白茅根养阴生津利尿。药进7剂，唯小便等待改善，余症如前。二诊处方：补肾基本同前，因双侧腋窝下淋巴结肿大，配以夏枯草、大贝母、玄参、连翘、生牡蛎软坚散结消肿；以生黄芪、生甘草、当归、炒白芍益气养血，再7剂，语言基本恢复正常，劳累明显减轻，精力明显改善。继续上方出入调理而安。

1988—2013年阳谷县中医医院业务工作情况统计表

表 3-3-9

年度	病床数(张)	门诊人次	住院人次	诊断符合率(%)	治愈率(%)	好转率(%)	住院病死率(%)	床位使用率(%)	业务收入(万元)
1988	80	18000	532	70	31.5	68.12	0.38	47.2	18.93
1992	80	26504	986	71	32.5	67.13	0.37	50.1	126.64
1997	80	46356	1212	72	33.4	66.2	0.4	49.2	299.67
1998	80	58689	1312	71	34.2	65.41	0.39	50.7	405.25
1999	100	50244	2429	73	36.7	62.88	0.42	51.2	595.51
2000	100	41271	2428	72	35.4	64.15	0.45	53	650.74
2001	100	38619	3046	79	40.1	59.5	0.4	50.6	705.21
2002	100	42187	4112	80	42.3	57.23	0.47	59	835.22
2003	100	42260	4097	85	44.2	55.34	0.46	58.28	841.42
2004	120	40190	5243	83	46.5	52.99	0.51	59.15	997.21
2005	120	46648	5672	80	47.2	51	1.8	63.76	1156.79
2006	120	48929	5737	91	49.3	49.3	1.4	66.17	1211.93
2007	120	65750	7102	83	50.2	48.99	0.81	85.88	1484.58
2008	150	88744	8999	92	49.5	49.8	0.7	85.95	2158.12
2009	170	108530	9499	91	52.6	46.4	1	85.9	2606.64
2010	170	124859	9458	93	59.7	39.6	0.7	95.15	3287.09
2011	190	148664	9567	94	53.2	46.3	0.5	90.46	3913.27
2012	190	169971	11229	95	58.4	41.1	0.5	114.33	5154.43
2013	350	171827	11604	99	58.1	41.4	0.5	75.72	6127.81

第五节 中医药传承与发展

县中医医院成立以来，在突出中医特色，推进专科建设，推广中医适宜技术以及中医人才培养方面做了大量工作。为提高中医诊疗水平和中医中药临床参与率，医院制定了鼓励使用中医药的方案和细则，鼓励中医学经典、西医学中医、临床科室应用中医适宜技术和中药，使医院在激烈的医疗市场竞争中不断发展壮大。

一、中医人员队伍

初建院期，中医人员较少，内科葛仰山、钟慎青，外科刘洪俊坐诊。随着医院的发展和综合实力的提高，先后引进、培养了数十名中医专业技术人才，使中医人才队伍不断壮大，中医治疗规模进一步扩大。2013年年底，全院共有中医中药人员58人，中西医结合人员5人。中医药人员中，高级职称的13人，中级职称的24人。在中医治疗脾胃病、肝病、中风病、肺病、肾病、消渴病、妇科病、颈肩腰腿病等疑难杂症方面取得显著疗效。

二、中医特色专科建设

近年来，医院加大了中医专科建设力度，全面推动各学科健康持续发展。

骨伤科把发挥中医药优势、走中西医结合的道路作为科室的发展特色，从四肢骨折手法复位、小夹板外固定，到骨折术后消肿止痛，再到胸腰椎骨折腹胀的治疗，始终贯彻这一理念，并取得较好疗效。2008年被确定为“山东省中医药特色专科”。

肿瘤科在辩证论治使用中医中药为主导思想治疗肿瘤的基础上，先后开展了穴位贴敷、中药灌肠、中药离子植入、中药汤剂等中医药技术，有效减轻了病人的痛苦，提高了病人的生活质量，延长了病人的生存时间。2013年7月，被聊城市卫生局确定为聊城市第一批中医药重点专科。

针灸推拿科，通过增加设施，引进设备，扩大医疗服务范围，已成为医院的特色专科。

三、推广中医适宜技术

中医适宜技术不仅治疗方法操作简便，诊疗过程省时方便，治疗费用较低廉，而且远期疗效明显，易于普及，已得到广大人民群众的认可。自2011年以来，医院多次举办中医适宜技术知识讲座和不同形式的培训班，共培训乡镇卫生院医生及乡村医生200余人次。通过培训，基层医生的中医诊疗水平明显提高。另外，积极争取政策支持，将参加医疗保险居民和新农合居民应用中医适宜技术治疗及中药饮片的报销比例提高10%，不但缓解了参保居民 “看病贵”问题，还有效促进了中医适宜技术的推广和普及。

四、中医人才培养

医院立足中医特色，重视中医人才培养。一是院内培养。自1998年以来，院内定期举办中医学术讲座，由副高级以上职称专家结合工作经验，对全体中医专业技术人员进行中医基础知识的培训、讨论和学术研究。二是进修深造。医院先后选派40余名专业技术人员到上级医院进修学习，学习新理念、新知识和新技术。2003年1月，医院副主任医师王文生被聊城市卫生局命为首批“名老中医”，副主任医师钟慎清被命为首批“优秀中青年中医人才”。三是合作交流。充分利用与聊城市中医医院等上级医院合作的机会，定期邀请上级专家来院查房、教学、坐诊。2013年与济南市中医医院建立合作关系后，该院中医药专家定期来院进行业务指导，使医院各科室中医治疗人员的治疗水平和综合素质得到了大幅度提高。四是参加学习培训。2011年9月以来，先后选派10名技术骨干到山东中医药大学参加山东省中医骨干培训班，有5名西医人员参加了西医学中医培训。至2013年年底，全院有70余名卫生技术人员通过函授、自学考试等形式取得了第二学历。有298人参加继续医学教育。五是名老中医师承。1994年1月，经聊城市卫生局批准，钟慎清、武广厚、王路安、张松竹、田金聚、刘洪俊等6名中医中药人员共带徒10人，学制三年。根据省卫生厅、省财政厅、省人力资源和社会保障厅、省中医药管理局《关于组织实施山东省五级中医药师承教育项目的通知》精神，开展名老中医专家学术经验继承工作。2013年1月起，副主任中医师、五级师承带教老师臧长忠带徒二人，历时三年。

五、国医堂建设

2013年10月，中医院建立“国医堂”，以钟慎青、臧长忠、王文生为代表的名老中医，以及以于盈光、孟凡力、武强、苗延良、张友太、布风学、李保军、孙春银、张军等为代表的中青年中医成为“国医堂”的坐堂中医，进一步扩大了中医临床的诊治范围。引进中药免煎颗粒，方便病人服用，使中医药在治疗常见病、多发病、慢性病和疑难病等方面的优势得到充分发挥。

六、中西医结合

根据医院发展战略和中长期发展规划，设置较为齐全的西医科室。在诊疗过程中坚持“能中不西、先中后西、中西结合、中西互补”的原则，在中西医结合规范化治疗心脑血管疾病、呼吸系统疾病、消化肿瘤疾病、终末期肾病、内分泌疾病等方面居同行业先进水平。在继承与创新的过程中，整合中医和西医资源，突出重点，既把中医药已有的特色优势继承下来，发扬光大，又顺应现代科技发展潮流，形成新的特色优势。

七、中医药文化建设

中医药文化是中华民族优秀文化的重要组成部分，是中华民族几千年来认识生命、维护健康、防治疾病的思想和方法体系，是中医药服务的内在精神和思想基础。中医院成立以来，不断加强中医药文化建设，先后提出了“以病人为中心，以质量为核心”，“爱医院如爱家、爱病人如亲人、爱同志如兄弟姐妹”，“团结、务实、求精、进取”，“大医精诚”，“突出中医药特色，发挥中西医结合优势”，“服务好、技术好、质量好、收费低”等中医药文化元素和服务理念。2000年成立中医药文化建设领导小组，开展中医药文化大讨论。2013年将医院文化进一步完善并系统地进行了整理归纳，主要有以下内容：

院　　训：厚德博学　精诚躬勤

办院宗旨：以人为本　精勤博学　科学管理　福之於民

办院方针：以人才兴院　以科技强院

发展战略：传承创新　突出特色　以人为本　厚德博学　拓展空间　整体发展

核心价值：大医精诚　服务健康

服务理念：至诚无欲　普救含灵

医院精神：仁爱诚信　博爱济世

院　　徽：含有中医药元素，反映医院核心价值，体现中医人服务理念，展示医院发展目标的圆形院徽。

为体现中医药文化特色，2013年，医院将门诊楼更名为国医楼，内科楼更名为仲景楼，外科楼更名为华佗楼，儿科楼更名为钱乙楼。对国医楼门诊大厅和中药房按照传统风格进行了重新装修，候诊大厅设置了中药标本展示窗，门诊和病区制作了中医文化长廊画卷及一系列中医药文化图板，院内种植了中草药植物。近年来，医院有计划地组织中医药人员利用集市、重大节日开展义诊宣传和“赶大集、送健康”活动，编印发放中医健康教育处方和宣传彩页近10万份。

八、中药制剂

1995年2月，医院成立中药制剂室，先后购进中药饮片粉碎机、蜜丸机、水丸机、胶囊机等药剂生产加工设备。加工抗骨增生丸、丹桂茯苓丸、乳增丸、金黄散等中药成品60余种，其中蜜丸、水丸、胶囊型、散剂在临床应用中疗效显著，受到了社会及患者的赞同，同时也为医院增加了经济效益。2002年8月，根据上级有关规定，医院停止自制药品。

第六节　社会卫生

医院在做好医疗工作的同时，十分重视社会服务工作，积极组织开展义诊、志愿者服务、慈心一日捐、扶贫、对口帮扶等活动，参加抗震救灾、抗击“非典”和“手足口”病患儿、“三无”病人的救治。

医院每年在“学雷锋纪念日”“三八妇女节”“六一儿童节”“艾滋病宣传日”“爱眼日”等节日组织医务人员在广场举办义诊宣传活动，近年来举办义诊100余次。自2010年起，定期组织医务人员到乡镇集市开展“赶大集、送健康”活动。

在麦收、秋收期间，志愿者医疗服务队携带药品到田间地头巡回，积极救治中暑和外伤群众。2002年起，每年“九九老人节”期间，医院组织医务人员携带心电图机、血压计、便携式血糖仪等医疗设备到敬老院免费为老人查体，发放药品。

医院对“120”急救车接诊的无姓名、无陪人、无资金的病人，及时开通绿色通道，免费检查、免费用药、免费治疗，安排专人陪护。至2013年年底，医院用于救治“三无”病人费用达数十万元。

2009年以来，根据县卫生局的安排，先后对李台、阿城、西湖、高庙王等10余个乡镇卫生院进行对口帮扶。医院根据被帮扶单位的具体情况，有针对性地制定帮扶计划和措施，采取派出业务骨干到被帮扶单位坐诊、查房、学术讲座、接收被帮扶卫生院专业技术人员来院进修学习等方式，帮助提高专业技术人员素质，重点提升医务人员运用中医理、法、方、药和中西医结合方法诊疗疾病的能力，对他们进行简、便、验、廉适宜技术培训，降低农村患者的经济负担。医院对部分帮扶单位捐赠了救护车、心电图机、病床等。

2003年春夏之交，国内“非典”疫情爆发，县中医院迅速成立抗击“非典”领导小组，组织医务人员学习抗击“非典”知识，制定应急救治预案。全院干部职工170余人向医院党支部、院委会递交请战书，随时准备奔赴抗击“非典”第一线。医院组织3名医务人员去安徽亳州采购防治“非典”的中药材，及时购置了防护服、消毒液、温度计等物质，建设了焚烧间，购买了焚烧炉，安装了污水处理设备，设置了分诊台、发热门诊、留观室等科室。“非典”期间，医院选派4名医务人员到县抗击“非典”办公室、专家组、流调队工作，圆满完成了各项工作任务。

2004年4月，医院成立职工医疗保险管理领导小组，开展城镇职工医疗保险服务和报销工作。2006年7月1日被县卫生局确定为新型农村合作医疗定点医疗机构。医院成立了新型农村合作医疗办公室，配备人员4名，与县农合办实行了微机联网。2008年9月，被确定为阳谷县工伤生育医疗保险定点医疗机构。

2008年发生“三聚氰胺奶粉事件”后，医院根据上级安排，抽出专家和专用设备免费筛查婴儿400余例，查出有结石患儿40余人，均得到及时治疗。

2010年，医院针对“手足口”病漫延的情况，及时成立“手足口”病救治专家组，制订治疗预案。是年，共收治手足口病患儿169例，按照治疗预案，发挥中医药优势，运用中西医结合方法治疗“手足口”病取得显著效果。

2012年5月1日起，医院实行“先诊疗、后付费”，为患者提供及时、便捷的医疗服务。

第四章　阳谷县卫校医院

阳谷县卫校医院位于阳谷县景阳路路南，柴庄商业街以西，柴庄步行街以东，其前身为阳谷县卫生职业中等专业学校。医院占地1100平方米，建筑面积2500平方米，拥有万元以上医疗设备10台（套），设置病床80张，固定资产1000余万元。共有职工78人，其中高级职称技术人员2人，中级16人，初级42人。临床医生18人，护理人员19人，医技人员23人。为新型农村合作医疗定点医院、城镇居民基本医疗保险定点医院。

第一节　机构

1996年12月，经县政府批准，成立阳谷县卫生职业中等专业学校附属医院，为卫生职业中等专业学校所属的股级单位，经费自筹。2010年7月，经县机构编制委员会批准，阳谷县卫生职业中等专业学校更名为阳谷县卫校医院，加挂阳谷县卫生技术培训中心牌子，为正科级事业单位。2013年年底，阳谷县卫校医院领导班子由3人组成，其中院长1人，副院长2人，设有内科、外科、中医科、眼科等临床科室和放射科、检验科、B超室、心电图室等医技科室，以及办公室、医务科、护理部、财务科、综治办、药剂科、感染科等科室。阳谷县卫校医院领导班子成员任职情况和科室主任、护士长任职情况分别见表3-4-1和表3-4-2。

2010—2013年阳谷县卫校医院领导班子成员任职情况表

表 3-4-1

姓名	性别	职务	任职时间	技术职称	籍贯
魏相道	男	院长、党支部书记	2010.07任职	副主任医师	石佛镇魏海村
王清华	男	副院长	2010.07—2010.09	副主任医师	郭店屯镇王营村
朱贵峰	女	副院长	2010.07任职	主治医师	七级镇杨海村
郭继忠	男	副院长	2010.10任职	主治医师	狮子楼街道苏庄村

2013年年底阳谷县卫校医院科主任、护士长任职情况表

表 3-4-2

机构名称	姓名	性别	职务	任职时间	技术职称	籍贯
办公室	司又红	男	主任	2007.06		侨润街道司营村
财务科	关广斌	男	科长	2003.11	助理会计师	李台镇关门口村
医务科	魏思芳	男	科长	2009.12	主治医师	高庙王乡徐集村
眼科	冀永梅	女	主任	2013.01	医师	李台镇关门口村
保卫科	张广勇	男	科长	1996.07		安乐镇肖坑村

续表 3-4-2

机构名称	姓名	性别	职务	任职时间	技术职称	籍贯
药库	于福生	男	主任	2004.04	药师	侨润街道五里庙村
内科外科	李秀川	男	主任	2013.01	主治医师	博济桥街道华佗庙村
医技科	杨东丽	女	科长	2012.10	主治医师	七级镇前杨村
收款室	于怀进	女	科长	2010.08		闫楼镇关庄村
医保办	张爱凤	女	主任	2008.08	医师	狮子楼街道邵楼村
护理部	胡凤兰	女	护士长	2012.08	主管护师	阿城镇阿东村
妇女保健科	朱贵峰	女	科长	2010.01	主治医师	七级镇杨海村
感染科	汪玉焕	女	科长	2012.01	主管护师	十五里园镇东汪村

第二节 管理与发展

2010年7月更名为阳谷县卫校医院后，医院以原阳谷县卫生职业中等专业学校附属医院的设施为基础，整合人力资源，调整科室设置，加强人员教育培训，建立完善规则制度，实现以办学校为主向办医院为主和以教学为主向以医疗为主的转变。医院保留了办公室、财务科、保卫科，将教务科改为医务科，撤销学籍科，增设了护理部。医院从医德医风建设入手，通过集体学习，知识竞赛，典型病例讨论等方式加强对医生的医德医风教育，建立医德医风管理责任制，实行医德医风管理责任追究制度，建立医德医风档案，作为评先树优、职务评聘的主要依据。设立医德医风举报箱、公开举报电话，自觉接受社会各界的监督。按照医院管理的相关要求，先后建立并完善了三级医师查房制度、质量管理制度、院内感染管理制度、护理管理制度、交接班制度等一系列规章制度，做到了医院管理和医疗服务的各个环节有章可循，便于考核和监管。对医院职工实行全员聘任制和绩效工资制，明确各岗位目标任务和岗位职责，增强了职工的大局意识、进取意识和责任意识，保持了全院职工良好的精神风貌。

经县政府批准，通过土地置换开发方式，医院综合楼于2011年6月动工兴建，2013年3月正式投入使用。综合楼占地面积1100平方米，建筑面积2450平方米，配备电梯、电热水炉、集中供暖、职工餐厅等设施，病房安装了集中供氧和呼叫系统。先后购置荷兰产双排螺旋CT机、动态心电图机、全自动生化分析仪、经颅多普勒、血流变仪、500MAx光机、CR扫描器、美国GE彩超和日本阿洛卡彩超、电子胃镜等先进的医疗设备。门诊、住院、收款、药房、新农合、基本医疗保险报销等环节，实现了计算机联网。医院科室设置调整为17个，其中临床科室设有内科、外科、妇科、中医科、眼科，医技科室设有放射科、检验科、B超室、心电图室、药剂科，其他职能科室和辅助科室设有办公室、综治办、医务办、护理部、财务科、医保办、收款室等。

2013年年底，医院共有职工78人，其中，临床医疗人员18人，护理人员19人，医技、药剂人员23人。高级职称1人，中级职称16人，初级职称42人。开放病床80张，总资产1000余万元。2013年医院门诊21800人次，出院病人2000余人次，业务收入1200余万元。

2013年年底阳谷县卫校医院主要医疗设备情况表

表 3-4-3

设备名称	型号	产地	购进时间	单价（万元）	数量（台件）
医用CT机	Mx4000	东软	2013.03	220	1
X光机	Xhx150b	山东新华	2013.03	35	1
彩超	GEp3	美国	2010.09	55	1
彩超	阿洛卡6	日本	2013.10	70	1
CR扫描器	爱克发	德国	2013.12	26	1
电子胃镜	HUGER		2013.11	17	1
经颅多普勒	Ory9900	徐州	2011.08	17.5	1
全自动生化分析仪	Ds-401	江苏	2013.05	35	1
血流变仪	Kes-900	无锡	2012.01	5	1
尿液分析仪	Us-300	烟台	2012.03	13	1
血细胞分析仪	Bc-2600		2011.12	4.5	11
动态心电图机	Abpm50		2012.05	3.5	1
脑电图分析仪	麦迪克斯		2010.04	8	1
心电监护仪		湖南	2013.09	0.8	6

第三节　医疗技术

阳谷县卫校医院对脑血管病（中风、偏瘫）、高血压、糖尿病、胃病、气管炎、颈椎病、痔疮、不孕不育等疾病有独特的治疗方法。

一、内科

主要治疗心脑血管疾病、糖尿病、气管炎。副主任医师魏相道、主治医师柴红勇长期坐诊，在临床中应用静脉溶栓疗法治疗缺血性脑血管病（中风、偏瘫）、心绞痛、心肌梗死等，效果明显。运用中西医结合的方法辩证治疗，推出中药组方——中风一号至六号，治疗冠心病、脑血管病后遗症、高血压、头痛、头晕、颈椎病等，在临床中取得了较好疗效，受到患者的普遍认可。用银杏达莫和利多可因治疗头晕，小剂量利尿剂合马来酸依那普利治疗高血压，疗效显著。采用中医结合辩证方法治疗糖尿病，取得良好效果。

二、中医科

主要利用祖国传统中医中药，以阴阳五行作为理论基础，将人体看成是气、形、神的统一体，通过"望闻问切"四诊的方法，探求病因、病性、病位，分析病机及人体内五脏六腑、经络关节、气血津液的变化，判断邪正消长，进而得出病名，归纳出证型，以辨证论治原则，制定“汗、吐、下、和、温、清、补、消”等治法，使用中药、针灸、推拿、按摩、拔罐、食疗等多种治疗手段，使人体达到阴阳调和而康复。主治中医师李秀川具有20多年的临床经验，传承传统治疗方式，对常见病、多发病及糖尿病方面有较好的治疗效果。

三、中医妇科

主要治疗外阴疾病、阴道疾病、子宫疾病、输卵管疾病、卵巢疾病等。主治中医师朱贵峰1993年7月毕业于山东省中医学院，本科学历，经过数年的临床经验积累，利用中医中药治疗妇科疾病方面，效果显著。

四、外科

能进行简单的包扎缝合。医师王全涛于2012年在阳谷县第一人民医院肛肠科进修一年，现开展肛肠病的治疗。

第五章 乡镇卫生院

1950—1956年，阳谷县8个区政府相继建立卫生所，一般3~7人。1958年，以区卫生所为基础，吸收联合诊所、医药合作社的部分医务人员扩建为人民公社卫生院。1961年，人民公社卫生院改为区卫生院。1964年4月，撤销寿张县建制，其寿张、李台、张秋、十五里园4个区划归阳谷县，全县共有区卫生院12处。1971年，全县由12个区划为19个人民公社，新建石门宋、范海、郭店屯、石佛、高庙王、金斗营、四棚7处公社卫生院，全县公社卫生院增至19处（含县分院5处）。1984年，全县12个人民公社区划为21个乡镇，新建翟庄、杨庄两处乡卫生院。1985年，全县共有乡镇卫生院21处（含6处县分院），职工1121人。其中卫生技术人员983人，管理人员91人，工勤人员47人。共设病床490张。2000年，阳谷镇卫生院改称县第三人民医院。2001年，阿城镇卫生院改称县第四人民医院。上述两处卫生院更名后仍按乡镇卫生院管理。

2001年乡镇行政区划调整后，原四棚镇卫生院改称寿张镇四棚卫生院，原范海镇卫生院改称阿城镇范海卫生院，原翟庄乡卫生院改称西湖乡翟庄卫生院，原杨庄乡卫生院改称大布乡杨庄卫生院，原石门宋分院改称阳谷县气管炎、关节炎专科医院。更名后的卫生院（专科医院）仍负责原行政区域的社会卫生工作。

2004年，撤销大布乡杨庄卫生院。2005年，建立侨润街道卫生院。2008年，侨润街道卫生院改建为侨润街道社区卫生服务中心。2010年，县气管炎、关节炎专科医院改为博济桥街道卫生院，加挂阳谷县传染病医院牌子。2011年，撤销西湖镇翟庄卫生院、寿张镇四棚卫生院，分别并入西湖镇卫生院、寿张镇卫生院。县第四人民医院复称阿城镇卫生院。博济桥街道卫生院、县第三人民医院分别改建为博济桥街道社区卫生服务中心和狮子楼街道社区卫生服务中心。2013年年底，全县15处乡镇共有卫生院16处，其中阿城镇2处。

第一节 寿张镇卫生院

寿张镇位于阳谷县城东南13公里。东与十五里园镇接壤,南与河南省台前县县城相毗邻,西与李台镇和高庙王乡相连,北与博济桥街道相接。全镇面积68.7平方公里，共辖67个行政村，7.1万人，其中男性3.6万人，女性3.5万人；农业人口6.15万人，占总人口的87%。人口密度为1033人/平方公里。寿张镇卫生院座落在寿张镇政府驻地南街路西188号，是以基本公共卫生服务为主，综合提供预防、保健、公共卫生管理和基本医疗服务的一级综合性医疗卫生机构。

一、机构

(一)机构沿革

1950年2月，经寿张县人民政府批准，设立寿张县一区（城关）卫生所，址设寿张县城东街（百货大楼对过），时有职工8人，由乡村个体行医人员组成。1955年8月迁至寿张南大街路西（寿张县卫生科、县卫生院原址）。1956年12月改称寿张县寿张区卫生所。1958年改称寿张县台前公社卫生院。1961年6月，改称寿张县台前区卫生院。1964年4月寿张县撤销县级建制，设立阳谷县寿张区,台前区卫生院改称寿张区卫生院。1971年2月撤区并社后，寿张区卫生院改为寿张公社卫生院。1984年8月，寿张公社卫生院改称寿张镇卫生院。2001年3月，四棚乡整建制并入寿张镇，原四棚卫生院改称寿张镇四棚卫生院。2011年5月，寿张镇四棚卫生院人事、财务以及各项业务划归寿张镇卫生院统一管理。

2001年1月，寿张镇卫生院被中华人民共和国卫生部、联合国儿童基金会、世界卫生组织命名为“爱婴医院”。2004年12月，经聊城市卫生局批准为“产科建设达标单位”。2005年2月，山东省卫生厅命名为“省级示范预防接种门诊”。2007年3月，经阳谷县卫生局批准为新型农村合作医疗定点医院。

(二)领导人名录

1950年至1960年寿张区（公社）卫生院（所）领导班子任职资料缺失。1961—2013年，寿张镇卫生院领导班子经过多次调整更迭，先后共有8人担任院长，10人担任副院长。1990年4月，设立寿张镇防保站，1993年3月，防保站长享受卫生院副院长待遇。2013年年底，寿张镇卫生院领导班子由5人组成，其中院长1人，副院长4人。寿张镇卫生院历任院长、副院长和防保站长任职情况见表3-5-1。

1961—2013年寿张镇卫生院院长、副院长、防保站站长任职情况表

表 3-5-1

姓名	性别	任职时间	职务	技术职称	籍贯
谭世进	男	1961—1973	院长		寿张镇闫堤村
宋培恩	男	1973—1978	院长		石佛镇沙土集村
郭玉昆	男	1978—1979	院长		河南省台前县
刘海泉	男	1973—1979.03	副院长	主治医师	河南省台前县
		1979—1987.03	院长		
高存平	女	1980.04—1987.04	副院长	主治医师	寿张镇南门村
		1987.04—1989.11	院长		
王会囤	男	1990—1991.12	院长	主治医师	寿张镇三支王村
赵庆贵	男	1991.12—2006.03	院长	主治医师	寿张镇赵白西村
艾尚国	男	1991.02任职	副院长、防保站长	防疫师	河南省台前县
闫光前	男	1991.02—2007.10	副院长	主治医师	寿张镇西门村
党安森	男	2006.04—2007.03	工作组长	主治医师	十五里园镇党店村
丁兆泗	男	2007.04任职	院长	副主任医师	寿张镇东门村
李　军	男	2007.10—2011.04	副院长	主治医师	寿张镇河旅店村
郝洪福	男	2011.04任职	副院长	医师	莘县王庄集镇
岳彩苏	男	2011.04任职	副院长	医师	寿张镇北台村
解洪山	男	2011.04任职	副院长	医师	十五里园镇郑街村
闫玉祥	男	2011.04—2012.11	副院长	检验师	七级镇三合村
孙希忠	男	2012.12任职	副院长	医师	寿张镇冀王村
万继鹏	男	2008.06—2013.03	防保站长（四棚）	防疫师	博济桥街道鲁坊村
闫怀立	男	2013.04任职	防保站长（四棚）	防疫师	寿张镇沙河村

(三)党群组织

1950年建立寿张县一区卫生所之初，卫生所与寿张县人民银行建立联合党支部。1958年9月，台前公社卫生院单独建立党支部，郭淑己任党支部书记，郭玉昆为副书记。时有中共正式党员7人，预备党员5人。至2013年，寿张镇卫生院先后有10人担任党支部书记。2013年年底，寿张镇卫生院党支部由4人组成，其中书记1人，副书记1人，委员2人。共有党员11人，其中正式党员10人，预备党员1人。寿张镇卫生院历任党支部书记任职情况和2013年党支部组成人员情况情况分别见表2-5-2和表2-5-3。

1975年9月，经阳谷县总工会批准，设立寿张公社卫生院工会委员会，时有会员36人。2013年年底，寿张镇卫生院工会会员69人。

(四)科室设置

建院初期，设有诊疗室 (包括西医科、中医科) 和药房。1951年10月，设立注射室。1953年6月设立妇产科。1954年6月设立内科、外科。1956年3月，设立中医科。1963年12月配备防疫员，1972年5月设防疫组。1980年，寿张公社卫生院设有内科、外科、妇科、儿科、中医科、收款室、药房、B超室、化验室、放射科、心电图室。1990年4月设立防保站。2007年7月增设脑电图室，2009年9月增设公共卫生科、妇保科、儿保科。2013年年底,共设有临床科室8个,分别是:内科、外科、妇科、儿科、中医科、口腔科、康复科、骨科。医技科室6个，分别是：化验室、B超室、放射科、心电图室、脑电图室、药剂科。行政后勤科室4个，分别是：院长办公室、财务科、收款室、农合办。基本公共卫生服务科室3个，分别是公共卫生科、妇保科、儿保科。

1958—2013年寿张镇卫生院党支部书记任职情况表

表 3-5-2

姓名	性别	任职时间	技术职称	籍贯
郭淑已	男	1958—1961		河南省台前县
谭世进	男	1961—1973		寿张镇闫堤村
宋培恩	男	1976—1978		石佛镇沙土集村
郭玉昆	男	1978—1979	主治医师	河南省台前县
刘海泉	男	1979—1987.03	主治医师	河南省台前县
高存平	女	1987.04—1989.11	主治医师	寿张镇南门村
王会囤	男	1989.12—1991.11	主治医师	寿张镇三支王村
赵庆贵	男	1991.12—2006.03	主治医师	寿张镇赵白西村
党安森	男	2006.04—2007.03	主治医师	十五里园镇党店村
丁兆泗	男	2007.04任职	副主任医师	寿张镇东门村

2013年年底寿张镇卫生院党支部组成人员任职情况表

表 3-5-3

姓名	性别	职务	任职时间	行政职务	技术职称	籍贯
丁兆泗	男	书记	2007.04	院长	副主任医师	寿张镇东门村
毛占起	男	副书记	2007.04	财务科长	会计师	寿张镇毛庙村
孙希忠	男	委员	2012.12	副院长	医师	寿张镇冀王村
艾尚国	男	委员	1990.04	防保站站长	防疫师	河南省台前县

2013年底寿张镇卫生院科室主任、护士长任职情况表

表 3–5–4

科室名称	姓名	性别	职务	任职时间	技术职称
内 科	岳彩苏	男	主任	2010.01	医师
外 科	谢彦俊	男	主任	1995.01	医师
妇 科	孙瑞芬	男	主任	2012.06	医师
儿 科	解洪山	男	主任	2010.01	医师
口腔科	孙希忠	男	主任	2011.12	医师
中医科	毛占仁	男	主任	2007.08	主治中医师
中西医结合科	郝洪福	男	主任	2008.09	医师
骨 科	李兆水	男	主任	1999.10	主治医师
康复科	周德海	男	主任	2007.09	医师
内儿科病房	尚胜君	女	护士长	2011.09	护师
综合病房	李 青	女	护士长	2013.01	护师
公共卫生科	岳彩苏	男	科长（兼）	2012.09	医师
药剂科	王海芳	女	主任	2008.09	药师
药 房	雷素青	女	主任（寿张）	2007.06	药师
	王立华	男	主任（四棚）	2007.06	药师
儿保科	闫纪云	女	科长	2012.09	医师
妇保科	孟蓉蓉	女	科长	2012.12	医师
彩超室	赵雪格	女	主任	1990.06	主管护师
化验室	王彦芳	女	主任	2009.12	检验师
放射科	王晓君	女	主任	2013.10	医师
儿童综合素质筛查室	解洪山	男	主任（兼）	2012.06	医师
心电图室	孟蓉蓉	女	主任（兼）	2012.12	医师
财务科	毛占超	男	科长	2007.09	会计师
药剂科	王海芳	女	主任	2009.11	药师
收款室	国立银	男	主任	2007.06	会计师
农合办	张桂连	女	主任	2007.06	会计师

二、管理与发展

1950年2月，寿张县一区在县城东关借用民房8间，建立寿张县一区卫生所，其中，门诊4间，药房1间，宿舍2间，行政办公室1间。药橱、柜台、桌椅等多为加入卫生所的个体行医人员自带，时有职工8人，以西医内科、中医中药为主，为群众治疗常见病、多发病。1955年8月，卫生所迁至县城南大街原县卫生院，占地面积9921平方米，房屋44间，其中，行政办公室6间，门诊8间，中西药房4间，收款室2间，换药室1间，注射室1间，病房4间，简易病床8张，其余房间为值班室及职工宿舍。配备了听诊器、血压表、体温计等诊疗设备，职工发展到15人，其中，医护人员10人，司药2人，管理人员3人。是年10月，购置显微镜及简易化验设备，增设化验室。1956年9月，中、西药房分设。

1964年4月，寿张县撤销县级建制，改称阳谷县寿张区卫生院，时有职工20人，其中：医护人员10人，检验人员2人，司药3人，会计1人，行政管理和后勤人员4人，辖马庙、北台、寿张、冀王、沙河崖、毛庙、四棚7处公社卫生所。1970年6月，配置X光机、心电图机等设备，设立

放射科、心电图室和消毒供应室。1971年撤区并社时，撤销了公社自负盈亏的卫生所，其集体人员下放到大队当赤脚医生。1973年又将其全部收回为公社卫生院集体人员。1973年年底，共有职工22人，其中，医护人员14人，医技人员2人，司药4人，行政管理及后勤人员2人。1975年，寿张公社26个大队中，有20个大队办起了卫生室，7个大队配备了女赤脚医生，26个大队全部实行了合作医疗。1976年10月，设立综合病房、换药室。1980年3月，购置200MA X光机1台。1984年，主要设备有x光机、心电图机、B超机、电冰箱、消毒压力锅等，职工增至25人。其中主治医师2人，医师6人，药师2人，护师2人，防疫师2 人；医士2人，护士2人，药士1人其他卫生技术人员3人；行政管理和工勤人员3人。开放病床20张，资产40万元，业务收入43万元，门诊量3480人次。1985年9月，投资0.5万元，购置5孔无影灯1台，设立手术室。1987年7月投资0.6万元改建职工食堂，改善了职工的就餐环境。

1989年，县政府对卫生院改革经费拨付使用办法，将财政补贴经费改人头费为卫生事业费，除拨付离休人员的离休费、退休人员的基本退休费、遗属补助（全民人员）、防保人员工资外，其他人员工资自理，实行按劳取酬全浮动工资制，多劳多得，少劳少得，不劳不得。由于政府对卫生院拨付的经费减少，加之卫生院处于两个县级医院（北距阳谷县第二人民医院1000米，南距河南省台前县人民医院1500米）的夹缝之中，镇卫生院基础设施和技术力量均不具备竞争优势，尽管卫生院积极推行农村合作医疗和儿童计划免疫保偿制度，开展各种形式的预防保健有偿服务，但卫生院的业务收入仍然增长缓慢，职工的收入得不到保障，造成专业技术人员外流。

1992年起，卫生院根据上级“人人享有初级卫生保健”的部署，积极配合镇政府抓好预防保健、健康教育、乡村医生培训，以及农村改厕、改水、合作医疗、创建甲级卫生室等工作，扩大有偿服务范围和覆盖面。院内实行职工收入与劳动贡献挂钩，调动专业技术人员的积极性。但是，由于技术人员外流以及其他客观条件的限制，卫生院业务指标逐年下滑的态势仍未得到有效遏制。是年，卫生院业务收入29万元，职工36人，工资总额6.3万元，人均年工资2172元，比档案应发工资少931元。1996年，卫生院业务收入31万元，日均门诊88人，共有资产24万元，负债11万元，人均年工资1333元。

1997年8月，镇卫生院与潍坊哮喘病医院联合开办哮喘病分院，潍坊哮喘病医院派3名医师来卫生院坐诊，业务收入与卫生院按6:4分成，由于病源较少，未能达到预期效果，联合开办2年后停办。

1999年10月，卫生院自筹资金42万元，新建3层门诊楼一座，建筑面积853平方米，次年1月投入使用。楼顶建水塔一座，各科室用上了自来水。2001年，购置半自动生化分析仪、B超机各一台。增设正骨科、痔瘘科。6月，各业务科室和病房安装了空调，改善了卫生院的医疗条件和就医环境。

2001年3月，阳谷县乡镇规模调整，原四棚镇整建制并入寿张镇，四棚镇卫生院更名为寿张镇四棚卫生院，寿张镇行政区域同时并存寿张镇卫生院和寿张镇四棚卫生院，其人、财、物相对独立，各自按原行政区域履行其职能。

2003年4月，卫生院投资4.3万元扩建预防接种门诊。在卫生院大门北侧新建瓦房6间，建筑面积180平方米。设置预诊室、接种室、观察室、冷链室和资料档案室以及相关的设备、器材、急救药品等。按照《山东省儿童计划免疫程序》，加强疫苗、注射器材的管理。是年，全镇12月龄内儿童建卡建证率达到100%，常规免疫、强化免疫接种率分别达到95%和88%，一次性注射器使用率100%。2002年5月被聊城市卫生局命名为“市级规范预防接种门诊”。2005年2月，镇预防接种门诊被省卫生厅命名为“示范预防接种门诊”。

2005年起，镇卫生院每年上报医疗专业大中专毕业生需求计划，至2013年，县人事局、卫生局通过统一招考的方式，为卫生院选聘大中专毕业生18人，其中大专及以上学历的14人，中专学历的4人，充实了专业技术人员队伍，改善了卫生院职工队伍结构。

2006年，卫生院占地8038平方米，建筑面积334平方米，其中业务用房1585平方米。职工36人，其中卫生技术人员32人。设有内科、外科、妇产科、儿科、中医科、B超室、化验室、放射科、心电图室。病房8间，病床20张。业务收入97万元，资产93万元，负债28万元。人均年工资3367元，比档案应发工资少1200元。

2007年4月，阳谷县全面推行新型农村合作医疗，镇卫生院积极配合镇政府做好新型农村合作医疗的宣传发动、资金筹集和参合信息输入工作。投资0.8万元，购置新型农村合作医疗计算机管理系统，实现了划价、收费、发药、出入库、报销结算等环节的计算机联网。在门诊楼一楼大厅设置新型农村合作医疗报销窗口，严格执行“四公开”（即:公开服务承诺、公开报销流程、公开药品价格、公开诊疗项目价格）。加强对卫生院职工和村卫生室乡村医生新型农村合作医疗管理知识的培训，实行首诊医师负责制，严格执行新型农村合作医疗“诊疗项目目录”、“服务设施项目范围”、“用药目录”和“住院病种目录”，严格执行新型农村合作医疗用药集中招标采购制度和统一零售指导限价。农民群众得到了实惠，卫生院业务收入大幅增加。2007年，全镇参加新型农村合作医疗的59460人，参合率85%。筹集资金59.4万元，卫生院业务收入115万元，比2006年增长18%。

2008年，卫生院按照县卫生局的统一部署，积极组织开展“两好一满意”（即：服务好、质量好、群众满意）活动，加强医务人员的“三基三严”训练，内强素质，外树形象，狠抓管理，优化服务。成立了以院长为组长的医疗质量管理小组，制订医疗质量管理制度，严格落实各项规章制度和岗位职责。加强护理人员的业务培训和技能考核，提升护理人员的业务技能。明确专人负责病案管理，严格病案文书书写规范，设立了专门的病案室。通过开展“两好一满意”活动，职工的责任意识、服务意识、质量意识显著增强，卫生院的社会形象显著改善。是年，卫生院门诊24113人次，出院病人323人次。业务收入139万元，比上年增加24万元，增幅21%。2009年9月，增设公共卫生科、妇保科、儿保科。筹资6.8万元购置DP-7600型B超、YND5000B型脑电地形图仪各1台。2010年年底，卫生院职工34人，其中中级专业技术人员4人，初级专业技术人员18人。总资产136万元，其中固定资产79万元。建筑面积3342平方米，其中业务用房1585平方米。

2011年5月，寿张镇四棚卫生院划归寿张镇卫生院统一管理。在职职工总数67人，退离休33人。总占地面积13366平方米，建筑面积4799平方米。统一管理后，人员统一调剂使用，业务工作统一安排，统一考核。公共卫生科合二为一，承担全镇的基本公共卫生工作。临床科室、辅助检查科室、新农合报销、预防接种门诊等分别设立，按原所辖区域承担各项工作。6月，卫生院实施基本药物制度，实行药品零差价销售。当年减少群众医药费支出35万元。是年，自筹资金76.4万元，购置0240型全自动生化分析仪2台、DS-3A型微量元素测试仪1台和HD6型彩超1台。2011年，卫生院总资产482万元。总收入628万元，其中医疗收入236万元，基本公共卫生服务收入78万元，其他收入3万元，财政补助311万元。

2013年3月，投资160万元（其中财政扶持80万元，自筹80万元），在原四棚镇卫生院原址拆除旧瓦房720平方米，建设建筑面积1300平方米的综合门诊病房楼。6月，自筹资金3万元建立远程会诊系统，实现了与省、市、县知名医院的联网，使辖区居民不出镇就能享受到上级医院专家的诊疗服务。至年底，有59名患者通过远程会诊系统与上级医院专家开展了交流和诊断，深受患者及家属的好评。2013年年底，卫生院职工64人，其中副高级职称1人，中级职称6人，初级职称48人。具有执业医师资格的18人。总资产630万元，其中固定资产298万元。总建筑面积5442平方米，其中业务用房3305平方米，开放病床40张。拥有万元以上医疗器械29台件。是年，业务收入302万元，人均年工资28036元，均创历史最高水平。

2013年年底寿张镇卫生院主要医疗设备情况表

表 3-5-5

名称	型号	产地	购进时间	单价(万元)	数量(台件)
全自动生化分析仪	0240	江苏英诺华	2011.11	13.8	2
血流变仪	EC-I	太原市高新科技	2011.11	3.6	1
血球分析仪	TEK-IIMTNI	江苏特康	2007	1.3	2
微量元素测试仪	DS-3A	济宁东盛	2011.05	0.8	1
半自动生化分析仪	RT-9200	深圳雷杜	2012.10	1.54	2
尿液分析仪	Uritest-50	桂林优利特	2007	1.7	2
超敏C反应蛋白测试仪	Nephstavplus	深圳市国赛生物	2012	0.5	1
尿碘分析仪	SK-N	青岛三凯	2012.08	0.8	1
彩超	HD6	上海东软飞利浦	2011.10	48	1
B超	DP-7600	深圳迈瑞	2009.01	5.2	4
便携式B超	CTS-3300	汕头超声	2013.02	2.1	2
CR数字X线成像系统	CR-I391RU	苏州富士	2012.11	35.7	2
24小时动态心电图	TLC5000	秦皇岛康泰医学系统	2013.06	1.2	2
心电图机	ECG-6511	上海光电	2008.06	0.49	8
脑电地形图仪	YND5000B	北京鑫悦琦	2009.03	1.6	2
儿童综合素质测试仪	SK-A	青岛三凯	2012.08	3.7	2
母婴监护仪	TY5001	广州晨昊	2013.06	2.6	2
多普勒胎心仪	TX288	广州晨昊	2013.07	0.52	2
中医定向透药治疗仪	Ⅱ类-BF型	南京鼎世医疗	2013.12	1.1	1
心电监护仪	UT4000B	深圳金科威	2011.12	1.5	2

三、医疗技术

中华人民共和国成立初期，寿张县一区有中医药人员约30人，在县城及周边分散行医。1950年2月成立卫生所时，将思想进步、医术较高的从医人员选到卫生所工作，其中包括寿张县西医创始人丁汉平、知名中医毛克恭等。丁汉平能够用西医疗法治疗心脑血管病、呼吸系统、消化系统疾病及老年病。知名中医毛克恭精研诸家医著，尤重温病各家之说，对瘟疫、伤寒诸病症有独到见解及治法。1953年，女医生杜纯修调入卫生所，设立妇产科，推行新法接生。20世纪50年代，卫生所除能运用传统医学治疗农村一般常见病、多发病外，还能用西医诊疗方法治疗心脑血管病、呼吸消化系统疾病、传染病、流行病等病症。

1965年至1975年，金丽华、闫琳琳、张桂兰、李春玲、蒋爱华、徐龙月等8名医学专业大中专毕业生分配到卫生院工作，改善了医疗人员队伍结构，充实了技术力量，中西医结合治疗得到较快发展。1977年5月至1978年1月，卫生院医生张继申参加县卫生局在石门宋卫生院举办的西医学中医培训班。结业后，用中西医结合方法治疗心脑血管、呼吸消化系统等疾病，深受患者好评。1980年，卫生院设有内科、外科、妇产科、儿科、中医科和B超室、化验室、放射科、心电图室等。内科能利用西医技术治疗常见病及多发病，如：急慢性气管炎、胃病、肠炎、黄疸型肝炎等。外科能开展阑尾炎、疝气手术等。妇产科能开展新法接生、引流产以及常见妇科杂症的治疗等。儿科能利用液体疗法，治疗小儿腹泻等。中医科能利用中医药理论，辩证施治，治疗常见病多发病及地方病等。

1985年后，一些专业技术骨干陆续达到退离休年龄，相继离开工作岗位。加之专业技术骨干严重流失，卫生院的技术力量明显下降。至2004年，全院职工26人，具有执业医师资格的仅有6人。

2005年起，县卫生局、人事局通过招考的方式，选聘医疗卫生专业的大中专毕业生到卫生院工作。至2013年，卫生院共接收毕业生18人，其中大专以上学历的14人，中专学历的4人。卫生院采取以老带新、组织培训、鼓励自学、选送进修等方式，多数已成为卫生院的技术骨干。

（一）儿科

2007年4月重新设立，是寿张镇卫生院的重点科室，也是寿张镇卫生院的拳头科室，在周边县区享有较高声誉。院长儿科副主任医师、阳谷县“十佳名医”丁兆泗亲自坐诊，能对儿科常见病多发病做出规范诊治，特别是在小儿肺炎、病毒性脑炎、心肌炎、小儿肝病、小儿营养性贫血、肾病、小儿脑血管内膜炎、新生儿缺血缺氧性脑病、新生儿胎粪性肠梗阻等疾病的预防、诊断、治疗方面，有丰富的临床经验及独到见解，日门诊量60余人。

（二）中医科

中医科由中医名老毛克恭第4代孙、主治医师毛占仁坐诊，其随父毛瑞生临症10余年，秉承毛氏中医医德医术，精研诸家医著，诊病用药不拘泥城规，不但继承了前人的中医精髓，同时对现代医学亦有较深研究，诊病以“简、便、廉、验、奇”著称。专注于脾胃病、妇科病、情志证研究，对脾胃、妇科、男科等疾病的治疗、慢性病康复调理、亚健康群体的保健以及中医心理咨询等疗效显著。日门诊量20余人。

1951—2013年寿张镇卫生院业务工作情况统计表

表 3-5-6

年度	病床数(张)	门诊人次	住院人次	诊断符合率(%)	治愈率(%)	好转率(%)	住院病死率(%)	床位使用率(%)	业务收入（万元）
1951		9875		75	60	15			2
1952		12132		78	62	16			4
1953		15470		78	61	17			7
1954		16895		78	65	13			9
1955		17643		79	66	13			9
1956	10	18945	143	80	64	16		48	12
1957	10	19786	168	78	70	8		49	17
1958	10	19849	185	79	64	15	0.54	50	18
1959	10	20174	215	80	63	17		52	20
1960	10	20395	228	81	65	16		52	23
1961	15	20683	268	80	70	10		53	24
1962	15	20795	269	79	62	17		55	27
1963	15	20878	275	80	72	8		57	29
1964	15	21954	278	81	70	11		59	31
1965	15	22179	284	81	70	11		58	33
1966	15	23015	285	80	69	11		59	34
1967	15	22132	289	79	70	9	0.35	60	35
1968	15	22320	295	80	72	8		60	37
1969	15	21951	298	82	71	11		62	36
1970	15	21015	291	83	72	11		65	37
1971	15	22135	289	81	74	7		64	39
1972	15	21785	293	80	71	9		64	37
1973	15	21872	298	81	76	5		66	39
1974	15	22190	2952	80	70	10		65	38
1975	15	21951	287	82	73	9		67	35

续表 3-5-6

年度	病床数(张)	门诊人次	住院人次	诊断符合率(%)	治愈率(%)	好转率(%)	住院病死率(%)	床位使用率(%)	业务收入（万元）
1976	15	22100	289	80	69	11		68	37
1977	15	22015	296	83	73	10		68	36
1978	15	22001	295	82	76	6		67	38
1979	15	21051	301	80	71	9		69	39
1980	20	20954	298	83	73	10		70	40
1981	20	20855	305	81	72	9	0.33	72	39
1982	20	21032	318	80	70	10		75	41
1983	20	21055	309	82	82	10		77	40
1984	20	20395	312	83	71	12		76	43
1985	20	20425	305	82	71	11		78	42
1986	20	20413	301	81	72	9		76	41
1987	20	20421	302	80	72	8		75	43
1988	20	20405	298	82	73	9		78	42
1989	20	19942	295	81	73	8		80	41
1990	20	19806	289	83	71	12		79	37
1991	20	19821	298	82	71	11		82	34
1992	20	19905	292	81	72	9		81	29
1993	20	19881	290	80	73	7		80	28
1994	20	20379	300	83	74	9		79	31
1995	20	20385	303	81	69	12		82	57
1996	20	20398	302	82	71	11		83	59
1997	20	20408	309	81	72	9		85	61
1998	20	20415	312	79	74	5		82	62
1999	20	20485	317	80	71	9		81	61
2000	20	20489	319	82	70	12		84	62
2001	20	20501	321	81	72	9		87	63
2002	20	20492	325	83	73	10		83	63
2003	20	20515	328	81	76	5		82	62
2004	20	20723	332	80	71	9		84	63
2005	20	20850	335	82	74	8		85	86
2006	20	20973	148	81	73	8		86	97
2007	20	17267	350	83	73	10		84	115
2008	20	24113	323	81	72	9		86	139
2009	20	10536	415	80	73	7		85	157
2010	20	18198	616	83	76	7		88	186
2011	40	45875	865	84	75	9		89	258
2012	40	66057	1046	84	78	6		89	319
2013	40	60788	1137	86	80	6		90	302

四、社会卫生

(一)计划免疫

20世纪50年代至60年代，接种的生物制品主要有牛痘疫苗、卡介苗、精制白喉类毒素、麻疹疫苗、流行性乙型脑炎疫苗、伤寒三联、布氏菌苗等，重点预防天花、白喉、肺结核、麻疹、流行性乙型脑炎、伤寒、布氏菌病等。根据县卫生防疫机构的安排，由区卫生所、联合诊所、乡卫生所具体组织实施，一般采取由区医生每村巡回接种或到学校集中接种的方法。但由于接种登记管理手续不够完备，致使部分儿童得不到接种或出现重复接种的情况，影响了免疫效果。1970年后，陆续增加了百白破三联、百白二联、炭疽菌苗、霍乱菌苗、精制破伤风类毒素、脊灰疫苗、流行性脑脊髓膜炎疫苗接种。

1978年，根据上级有关规定，实行计划免疫。按照《山东省计划免疫程序》，对12岁以下儿童重点推行基础免疫，用麻疹活疫苗、脊灰糖丸、百白破三联疫苗及卡介苗四种疫苗预防麻疹、脊灰、百日咳、白喉、破伤风、结核六种疾病。基础免疫建立个人卡片，以生产队为单位集中保管，接种时按照免疫程序规定的年龄组逐一进行，边接种边填卡，由公社卫生院防疫组指导村卫生室实施接种。

1985年，卫生院配备电冰箱1台，疫苗冷藏箱2个，冷藏包8个。1986年，实行《儿童预防接种证》制度，将A群脑膜炎球菌多糖疫苗、乙脑疫苗纳入儿童计划免疫管理。1987年，实行儿童计划免疫保偿，当年入保儿童1345人，入保率36%。收取保偿金3397元。1992年，按照上级要求，将乙肝疫苗纳入儿童计划免疫管理。

1995年实行预防接种门诊定点接种制度，全镇适龄儿童集中到定点门诊实施接种。是年，预防接种门诊定点接种1900人次，其中接种卡介苗217人，脊灰疫苗687人次，百白破三联疫苗681人次，麻疹疫苗289人。预防接种率85%，计划免疫接种率85%，强化免疫接种率80%。1996年，防保站站长艾尚国被评为全区优秀卫生防疫工作者，受到聊城地区卫生局的通报表扬。

1998年，卫生院投资5万元，在大门北侧新建预防接种门诊6间，建筑面积120平方米，配备预防接种专职人员6人，其中防疫师2人。2002年5月，寿张镇预防接种门诊被聊城市卫生局命名为“市级规范化预防接种门诊”。2003年2月，配置预防接种疾控信息专用微机一台，实现了预防接种信息化管理和网络直报。2004年，预防接种门诊接种1860人次，预防接种率87%，计划免疫接种率89%，强化免疫接种率90%。2005年2月，寿张镇预防接种门诊被山东省卫生厅命名为“省级示范预防接种门诊”。2006—2013年，寿张镇防保站连年被评为市级“计划免疫工作先进单位”或“疾控工作先进集体”。

2008年，将甲肝疫苗纳入免疫规划，适龄儿童接种全部免费。2009年，对15岁以下儿童实行免费补种乙肝疫苗项目，共补种1870人，占应补种人数的90%。2010年，对8月龄~6周岁儿童实行麻疹疫苗强化免疫和7~14岁儿童麻疹疫苗查漏补种。是年，麻疹疫苗强化免疫2046人，查漏补种1376人。

2011年4月，配合县疾病预防控制中心对寿张镇辖区内1~15周岁儿童进行了免疫效果监测，共监测儿童4763人，监测率达90%以上。2013年1月，根据《阳谷县流行性腮腺炎疫苗免疫接种实施方案》的要求，对寿张镇辖区8月龄、6周岁儿童进行了强化免疫接种，对8月龄~15周岁未患流腮儿童进行了查漏补种，共接种2547人次，接种率95%。

1978—2013年寿张镇基础免疫接种情况统计表

表 3-5-7

单位：人次

年度	卡介苗	脊灰疫苗	百白破三联疫苗	麻疹疫苗	乙肝疫苗	流脑疫苗	乙脑疫苗	甲肝
1978	142	316	335	287	—	—	—	—
1979	147	322	342	201	—	—	—	—
1980	145	307	328	211	—	—	—	—
1981	138	313	321	217	—	—	—	—
1982	144	322	329	221	—	—	—	—
1983	146	336	342	226	—	—	—	—
1984	151	339	345	225	—	—	—	—
1985	155	341	352	231	—	—	—	—
1986	162	362	377	245	—	963	481	—
1987	168	371	378	247	—	1422	711	—
1988	185	463	512	284	—	1509	754	—
1989	193	601	974	311	—	1419	709	—
1990	216	765	815	392	—	1213	606	—
1991	249	1315	1317	1086	—	924	462	—
1992	471	800	1140	475	1395	790	395	—
1993	460	1202	1252	428	981	555	270	—
1994	217	685	691	296	381	249	122	—
1995	217	687	681	289	278	165	90	—
1996	113	367	399	217	360	223	108	—
1997	113	363	332	219	364	227	111	—
1998	154	410	413	225	492	310	152	—
1999	157	517	510	295	515	331	158	—
2000	280	825	841	273	461	268	119	—
2001	251	890	998	611	591	347	173	—
2002	315	923	854	561	315	376	361	—
2003	323	858	874	608	323	766	391	—
2004	302	899	852	596	302	741	329	—
2005	352	954	863	626	328	763	347	—
2006	441	958	822	597	349	725	421	—
2007	214	1356	1513	1011	979	1100	1368	—
2008	195	1511	1548	986	883	1193	871	678
2009	55	1044	1343	1121	496	1192	828	242
2010	347	1211	1180	1124	956	1226	804	309
2011	856	2966	2843	2541	2016	3246	1573	751
2012	939	3006	2987	2664	2449	3452	1844	784
2013	957	3085	3158	2945	2759	3611	1947	805

说明：2009年及以前的数字不包括原四棚卫生院

（二）传染病防治

1950年建立寿张县一区卫生所时，传染病防治的主要任务以反细菌战、“三净五灭”（环境净、院落净、室内净，灭鼠、灭蚊、灭蝇、灭蚤、灭虱）、环境卫生为主，配合区医联会（后改为卫协会）和中心校，对医生、教员进行培训，讲解传染病的预防知识。1953年，区卫生所和卫协会组建防疫队，定期带药巡回检查，了解疫情。1963年，区卫生院配备专职防疫员1人，专门负责预防接种、疫情动态、传染病防治工作。1972年5月，卫生院设立防疫组。1990年4月，卫生院防疫组改为镇防保站。1992年，防保站人员增加到8人。

20世纪五六十年代，主要开展疟疾、伤寒、痢疾、流行性脑脊髓膜炎、黑热病等传染性疾病的防治。20世纪八九十年代，主要开展霍乱、副霍乱、痢疾、伤寒、病毒性肝炎、流行性出血热、流行性脑脊髓膜炎、结核病、脊髓灰质炎、麻疹、百日咳、白喉、流行性乙型脑炎等传染病的防治。

进入21世纪后，进一步加强了传染病防治工作。2003年，全院医务人员积极投身防控“非典”，对全镇的乡村医生、个体开业医人员全部进行了中华人民共和国《传染病防治法》《传染性非典型肺炎防治管理办法》等相关知识的培训，镇政府成立以主要领导任组长的“非典”防治工作领导小组，卫生院组建了巡诊医疗队、流调队和消杀队。各行政村均组建了村级流调队，共隔离观察外来人员和外出返乡人员150人。卫生院分别与有关科室、乡村医生、个体开业医和疫情报告员签订了责任书，院内增设了发热门诊和隔离室，做到疫情早发现、早报告、早隔离、早观察、早治疗，防控工作取得了显著成效。2003年8月，卫生院被评为全县防治非典型肺炎先进集体，受到县委县政府的表彰。

2004年，在总结“非典”防控经验的基础上，卫生院增设了传染病门诊，保留了隔离观察室。

2005年后，重点开展了流行性脑脊髓膜炎、禽流感、甲型H1N1流感、流行性腮腺炎、水痘等呼吸道传染病和艾滋病、手足口病等疾病的防治，全镇没有重大传染病的流行。

（三）地方病防治

1981年，卫生院配合县防疫站对肝吸虫病发病率较高的寿张四街群众进行粪检。共查2600人，患病率4.5%，对查出的病人用血防846药片治疗2个月后，经复查全部治愈。

1979年至1980年，卫生院根据县地方病防治办公室安排，对全公社农村饮用水情况进行了线索调查。调查发现蒋海村有高氟水井一眼，含氟量1.5毫升。1983年，卫生院配合公社管委会争取上级投资2万元，村集体投资5.7万元，打50米深水机井1眼，含氟量为0.7毫升，符合饮用水标准。全村铺设管道4500米，建水塔1座，受益人口850人，群众不但吃上了符合标准的饮用水，还率先使用了自来水。

（四）妇幼保健

1953年，区卫生所设立妇产科，医生杜纯修开始实行新法接生，并培训接生员。至1955年，全区每个村都配备了接生员并接受了新法接生培训，新法接生率达到60%。

1959年开展妇女病查治，查出子宫脱垂重病患者300人，治疗130人，治愈60人，好转60人。

1975年，多数生产队配备了女赤脚医生和接生设备，基本达到了新法接生不出队。

1979年，配合妇女联合会建立托幼组织3处，入托儿童136人，儿童预防接种1589人次，儿童健康查体1439人次，发放宝塔糖867人次。

1987年后，卫生院开始实行儿童免疫保偿服务，至1990年年底，全镇共有1932名儿童参加了免疫保偿。

1988年，卫生院开展婚前查体，至1996年，共开展婚前查体1928对，出具“合格证明”1897件，开展婚育知识教育和保健指导6439人次。

1992年，实行孕产妇系统化管理和儿童系统化管理，按规定认真填报“四簿、四卡”。

2000年，孕产妇系统化管理率30%，儿童系统化管理率60%，孕产妇死亡率20/10万，婴儿死亡率下降到0.5%。

2001年1月，寿张镇卫生院被卫生部、联合国儿童基金会、世界卫生组织命名为“爱婴医院”。

2001年，镇卫生院固定专人负责孕产妇系统化管理、孕产妇早期建卡登记、孕产妇保健手册发放、孕期保健、产后入户访视、指导母乳喂养等工作。按4.2.1规定进行儿童健康查体，给予科学育儿指导，对体弱儿童进行专案管理。各村卫生室固定一名村医负责本村妇幼保健工作，镇、村妇幼保健工作网络得到进一步加强。至2003年，全镇婚前医学检查率达到100%，孕产妇产前医学检查率37%，孕产妇住院分娩率92%；7岁以下儿童系统化管理率56%，新生儿疾病筛查率42%。2005年1月，寿张镇卫生院被市卫生局评为“产科建设达标单位”。

2007年实行新型农村合作医疗制度后，根据上级规定，对参合孕产妇减免部分产前检查费。2009年，配合县妇幼保健院对全镇已婚妇女开展了妇女疾病筛查工作，筛查率26%。是年，实行农村孕产妇住院分娩资金补助和农村准备怀孕的妇女免费增补叶酸项目。镇卫生院严格审核，规范操作，为726名住院分娩农村妇女落实补助资金25.41万元，目标人群增补叶酸服用率91%。2013年，全镇孕产妇建册率78%，孕产妇系统化管理率73%；高危妊娠管理率95%，住院分娩率100%；住院分娩补助564人，补助资金19.74万元。目标人群增补叶酸知晓率95%，服用率90%，服用依从率75%。儿童系统化管理建卡率89%，管理率85%，体弱儿童建卡率和管理率分别为90%和85%。

(五)农村合作医疗

1972年，寿张公社开始推行农村合作医疗，一般以生产大队为单位，每人每年缴费1~1.5元，在本大队卫生室就诊者免除检查、治疗、注射费和部分药费。有的生产大队还实行了队为基础、社队两级管理的合作医疗形式，参加合作医疗的农民除在本村卫生室享受免费项目外，在公社卫生院还可减免部分检查费和药费。由于社队两级坚持“三土”、“四自”和勤俭办医的方针，较好地解决了群众看病难的问题。至1975年，全公社28个生产大队，有23个生产大队实行了合作医疗，其中16个实行了队为基础、社队两级管理。1980年后，农村实行联产承包责任制，多数村卫生室承包给赤脚医生个人经营，农村合作医疗逐步停办。1995年，根据县政府《关于实施初级卫生保健的意见》，寿张镇试行集资合作医疗制度。镇政府按农业人口每人每年2元钱的标准统一筹集，实行镇筹镇管，镇卫生院减免门诊辅助检查费、心电图、X光检查费、三大常规化验费、B超检查费，并对50岁以上老人免费查体建档。至1998年，全镇累计筹资48万元，为参加集资合作医疗的农民减免各项费用42万元，建立老年人健康档案5846份。由于筹资金额小，报销项目少，农民参加集资医疗的积极性不高，筹资工作难以开展，于1999年停办。

2007年，实行新型农村合作医疗制度，农民以家庭为单位，每人每年缴费10元，各级财政补助42元。卫生院配合镇政府积极做好宣传发动和资金筹集工作。当年，农民参合率78%，行政村参合率100%。农民个人缴纳合作医疗资金20.6万元，报销医药费10.6万元。之后，农民个人缴费和各级财政补助标准经过多次调整，参合农民报销比例逐步提高。2013年，农民个人缴费标准提高到70元，各级财政补助提高到人均350元，参合农民68017人，参合率95%；补偿金额84.6万元，其中卫生院门诊70916人次，补偿金额29.49万元；住院1137人次，补偿金额46.5万元。村卫生室门诊10128人次，补偿金额8.6万元。

自2007年新型农村合作医疗政策实施以来，报销范围及报销比例逐年增加，寿张镇广大农民看病难、看病贵的问题得到了改善。

2007—2013年寿张镇新型农村合作医疗情况统计表

表3-5-8

年度	农业人口数	参合人数	参合率（%）	补偿人次			补偿金额（万元）		
				总数	其中		总额	其中	
					门诊	住院		门诊	住院
2007	26468	20645	78	17617	17267	350	10.56	4.36	6.2
2008	26194	22526	86	24436	24113	323	11.9	6.7	5.15
2009	26730	24324	91	10951	10536	415	16.47	7.08	9.39
2010	27497	25297	92	18814	18198	616	38.68	17.02	21.66
2011	68731	63919	93	46740	45875	865	84.08	36.15	47.93
2012	69169	65018	94	67103	66057	1046	104.96	48.28	56.68
2013	71597	68017	95	61925	60788	1137	84.65	38.09	46.56

（六）乡村医生培训

建院初期，主要培训各村接生员，推行新法接生，同时培训农社保健员。1964年，对各生产小队不脱产的保健员进行了培训，使其发挥疫情汇报、卫生宣传、预防疾病等方面的作用。20世纪70年代，结合推行农村合作医疗制度，公社卫生院通过脱产、半脱产培训，以会代训，选送赤脚医生参加县卫生局统一组织的培训等方式，培养了一大批优秀赤脚医生，在农村合作医疗、计划生育、卫生防疫以及农村常见病、多发病的防治方面发挥了重要作用。1971年，在没有配备赤脚医生的生产大队选送6名热爱赤脚医生事业、文化程度较高的农村青年参加全县赤脚医生班。1976年，公社卫生院按照缺啥补啥、缺多少补多少的原则，举办赤脚医生初训班，培训时间3个月，培训赤脚医生28人，其中女赤脚医生17人。通过初训，多数能够运用针灸、推拿按摩、火罐、土单验方防治一般疾病，能够处理常见的小伤小病，女赤脚医生能够掌握放取节育环、产前检查、新法接生等方面的知识。同时，选送21名赤脚医生参加县卫生局举办的赤脚医生复训班。通过复训，能够运用中西医防治农村常见病、多发病，达到了中级医疗水平。20世纪80年代，县卫生局和公社卫生院通过举办各种培训班，进一步加强赤脚医生的培养和培训，努力提高赤脚医生的诊疗水平，在1989年乡村医生职称评定中，寿张镇被评为乡村医师的46人，乡村医士23人，乡村卫生员12人。

1994年后，卫生院根据农村卫生工作的任务，通过举办短期学习班、专题讲座、以会代训等形式，组织乡村医生学习党的卫生工作方针政策、法律法规，学习初级卫生保健知识，学习有关流行病、传染病的防控知识，动员和组织乡村医生参加上级举办的乡村医生培训班、乡村医生继续教育班等乡村医生系统化培训。1996年，经聊城地区卫生局统一组织考试，全镇有16名乡村医生达到相当中专学历水平，占乡村医生总数的23%。1997—2013年，全镇乡村医生全部参加了继续教育和系统化培训，其中34名乡村医生参加了大中专院校的函授班和自学考试。至2013年年底，全镇169名乡村医生中，具有大专学历的28人，占17%；具有中专或相应学历的98人，占58%。执业医师6人，执业助理医师19人。通过教育培训，全镇乡村医生队伍的理论水平和诊疗技术普遍提高，在宣传卫生工作方针、政策和法规，开展健康教育和初级卫生保健，实施基本公共卫生服务项目，以及农村常见病、多发病的诊治、疾病预防控制等方面发挥了重要作用。2006年4月，杨庄村卫生室乡村医生杨秀芳被评为阳谷县“十佳乡村医生”。2009年3月，烟墩村卫生室乡村医生刘秀川被评为阳谷县“优秀乡村医生”。

（七）村级卫生组织管理

20世纪60年代，各生产大队普遍成立保健组，配备不脱产的接生员、保育员，多数生产小队配备了不脱产的卫生员，与同等劳动力一样评工记分，参加生产队分配，其主要任务是宣传卫生防疫、计划生育和爱国卫生运动，推行新法接生，治疗小伤小病。20世纪70年代，随着农村合作医疗制度的实施，县、社两级加大了培养农村不脱产医生（卫生员）的力度，通过县训骨干、公社普训的方式，农村不脱产医生普遍达到了“五会”：即会新医疗法、会用土单验方或中草药预防常见病、会注射、会战伤救助（包括止血、骨折固定、搬运伤员）、会“三防”（防原子、防化学、防细菌）。在此基础上，生产大队以不脱产医生和卫生员为骨干，成立大队卫生室。至1978年，全社28个生产大队中，建立村卫生室26个，其中两个和两个以上生产大队联办的2个。20世纪80年代，农村实行联产承包责任制，村卫生室人员的报酬得不到落实，加之村卫生室失去了集体经济的支撑，各村卫生室逐步承包给了赤脚医生经营。公社卫生院通过强化村卫生室的管理和赤脚医生的技术训练，努力加强村卫生室的规范化建设。至1993年，全镇28个村卫生室中有15个达到了甲级卫生室标准，占村卫生室总数的53.6%。2005年1月，寿张镇杨庄村卫生室、冯街村卫生室、南徐村卫生室、赵白西村卫生室、东门村卫生室、赵白东村卫生室、刘虎山村卫生室、吕街村卫生室通过了市局“规范化村卫生室”的验收。2005—2006年，按照乡村卫生组织一体化管理的要求，先后整合了8个村卫生室，建设了3个社区卫生服务站。2006年3月，南徐村等15个卫生室被评为“全市农村卫生机构达标单位”。2006年12月，武堂社区卫生服务站通过了市财政局、卫生局统一组织的达标验收。在推行乡村卫生组织一体化管理过程中，由于医生技术水平参差不齐，医生的报酬得不到合理解决等原因，社区卫生服务站逐步解体，整合的部分村卫生室有的也自行解散，乡村医生各自经营，出现了部分行政村一村多室的现象。2007年后，卫生院结合新型农村合作医疗和开展农村基本公共卫生服务，进一步加强对村卫生室的领导和协调，细化村卫生室的职责与任务，对一村多室的实行划片分组，明确职责，充分发挥村卫生室在本区域村民的疾病防治、基本公共卫生服务、新农合门诊补偿以及卫生宣传教育方面的“网底”作用。2009—2010年，根据省、市《关于加快提升村卫生室服务能力建设的意见》，投资156.6万元，规划建设中心卫生室23处，建筑面积2140平方米，增添医疗器械138台件。至2013年年底，全镇共有村卫生室101处，其中一村一室的29处。村卫生室共有乡村医生145人，其中女乡村医生50人。

2013年年底寿张镇村卫生室建设情况表

表 3-5-9

卫生室名称	室长姓名	卫生室人数			房屋面积（平方米）	资产（万元）
		总数	其中			
			女	中医		
东门村卫生室	王宪国	1			80	3
东门村卫生室	蒋红青	2	1		80	5
东门村卫生室	王志光	1			40	3
东门村卫生室	丁　静	4	3		80	5
西门村卫生室	闫之龙	2			40	3
西门村卫生室	闫光明	2	2		60	5
西门村卫生室	李天一	1	1		40	3
西门村卫生室	韩玉珍	1	1		60	3
西门村卫生室	闫光厚	1		1	60	5
西门村卫生室	闫之光	1			60	5

续表 3-5-9

卫生室名称	室长姓名	卫生室人数			房屋面积（平方米）	资产（万元）
		总数	其中			
			女	中医		
北门村卫生室	岳跃青	2	1		60	3
北门村卫生室	王月焕	1	1		40	3
北门村卫生室	许焕芹	1	1		60	3
南门村卫生室	姜雪梅	1	1		40	3
南门村卫生室	朱琳琳	2	2		60	3
北崔村卫生室	汪春华	1	1		80	5
北崔村卫生室	崔庆亮	1			40	3
北台村卫生室	柳秀丽	2	1		80	5
北台村卫生室	赵春焕	2	1		40	3
曹庄村卫生室	李　刚	2	1	1	40	3
陈街村卫生室	李荣富	1			60	3
冯街村卫生室	吕寻宾	1			80	5
候庄村卫生室	候典聚	1			60	3
候庄村卫生室	姬广达	2	1		80	5
蒋海村卫生室	蒋东霞	2	1		80	5
蒋海村卫生室	李　强	1			40	3
刘虎山村卫生室	刘龙伟	2			60	3
吕街村卫生室	刘荣君	1			80	5
马庙村卫生室	陈功华	1			40	3
南徐村卫生室	徐长强	1			40	3
南徐村卫生室	李庆春	1			60	3
荣街村卫生室	黄祥雨	1			40	3
史胡同村卫生室	李先保	2	1		60	3
王楼村卫生室	王俊忠	1			60	3
王楼村卫生室	李保贵	1		1	60	5
王楼村卫生室	李代存	1			40	3
武堂村卫生室	王加勇	1			80	3
烟墩村卫生室	李秀红	2	1		40	3
烟墩村卫生室	刘合一	3	1	1	80	5
闫堤村卫生室	韩素清	1	1		60	3
杨庄村卫生室	杨秀芳	1			60	3
赵白东村卫生室	杜学堂	2			60	3
赵白西村卫生室	杜振华	2	1		40	3
纸坊村卫生室	高衍会	1			80	5

续表 3-5-9

卫生室名称	室长姓名	卫生室人数			房屋面积（平方米）	资产（万元）
		总数	其中			
			女	中医		
周庄村卫生室	宁秀娥	2	1		40	3
周庄村卫生室	谢艳玲	1	1		40	
周庄村卫生室	周德海	2			60	3
周庄村卫生室	周德强	2	1		40	3
殷黄村卫生室	魏士敏	1		1	40	3
杨松林村卫生室	王志强	2	1		40	3
闫兴鲁村卫生室	王月明	1	1		40	3
闫兴鲁村卫生室	闫光副	1	1		40	3
闫集村卫生室	张宪勇	2	1		80	5
闫集村卫生室	闫顺达	1	1		40	3
薛王村卫生室	毛开红	2	1		40	3
薛王村卫生室	刘孝功	1		1	80	5
许庄村卫生室	苗雪兰	1	1		40	3
辛庄村卫生室	李存才	1			40	3
辛庄村卫生室	耿来俊	1			60	3
辛庄村卫生室	马云峰	1			40	3
魏台村卫生室	魏世卷	1			40	3
魏台村卫生室	王庆印	1			40	3
田庄村卫生室	田国英	1	1		40	3
孙谢村卫生室	谢庆珍	1			80	5
孙庙村卫生室	樊祥才	1			80	3
孙庙村卫生室	樊祥静	1			40	3
孙庙村卫生室	王济国	1			40	3
双庙杜村卫生室	毛瑞旺	3	1		60	3
双庙杜村卫生室	毛瑞烽	3	1		80	5
沙河张村卫生室	张玉阔	1			80	5
沙河村卫生室	蒋明安	1			40	3
沙河村卫生室	蒋景安	1			40	3
三支王村卫生室	许立英	2	1		80	3
前街村卫生室	赵宪利	2	1		60	3
潘庄村卫生室	李凤兰	2	1		40	3
潘庄村卫生室	潘存德	1			40	3
毛庙村卫生室	黄桂芳	1			40	3
毛庙村卫生室	毛开春	2	1		60	3

续表 3-5-9

卫生室名称	室长姓名	卫生室人数			房屋面积(平方米)	资产(万元)
		总数	其中			
			女	中医		
毛庙村卫生室	毛开磊	2	1		80	3
吕庄村卫生室	吕寻月	1			80	5
吕庄村卫生室	吕序壮	1			80	3
刘堂村卫生室	武桂芬	1			40	3
冀王村卫生室	冀相强	1			40	3
冀王村卫生室	冀承光	1			80	3
冀王村卫生室	李文成	1			40	3
冀王村卫生室	姬兰英	2	1		80	3
冀王村卫生室	岳翠兰	1	1		40	3
河西赵村卫生室	赵际业	3	1		80	3
河西赵村卫生室	赵运平	3	1		40	3
河旅店村卫生室	张俊峰	1			40	3
河东赵村卫生室	赵美峨	1			40	3
段庄村卫生室	王杨利	2	1		80	3
段庄村卫生室	王杨太	1			40	3
丁集村卫生室	王继峰	1			40	3
丁集村卫生室	王素平	1			40	3
大雷村卫生室	刘福蝶	1			40	3
大雷村卫生室	雷玉朝	1			40	3
大郭村卫生室	李学克	3	1		40	3
大杜村卫生室	姜纪坤	2	1		60	3
北方村卫生室	方先波	1			60	3
北方村卫生室	方家扑	1			40	3

(八)基本公共卫生服务

2009年起，根据上级统一部署，镇卫生院组织开展以建立居民健康档案、健康教育、预防接种、传染病防治、儿童保健、孕产妇保健、老年人保健、慢性病管理和重性精神疾病管理为主要内容的基本公共卫生服务。2011年，卫生院成立基本公共卫生服务办公室，负责信息档案、疾病控制、妇幼保健、健康教育和卫生监督等工作。根据上级有关要求，扩大服务人群，增加服务内容，设立服务台账，提高服务质量。建立村卫生室联系人制度，具体负责基本公共卫生服务项目的联系，统筹安排、落实基本公共卫生服务工作。

1.健康教育：2001年起，镇卫生院、村卫生室分别确定了农村健康教育人员并进行了培训，通过广播、黑板报、张帖宣传材料等形式，宣传常见病、多发病预防及保健知识。2008年，为进一步落实“农民健康工程”和“亿万农民健康促进行动”，镇卫生院、行政村分别制作了统一规格的健康教育宣传栏，作为经常性宣传防病、保健知识的阵地。2009年，健康教育列入基本公共卫生服务项目。卫生院配置了电脑、投影仪、远程视频系统等电教设备，加强对镇、村公共卫生服务人员的教育培训，通过下乡巡回播放、举办健康知识讲座、发放和张贴宣传材料等方式，努力普及卫生保健知识。2013年，全镇共有健康教育专兼职人员70人，举办健康教育人员培训班9

期，设置健康教育宣传栏70块，举办健康教育知识讲座408期（次），发放健康教育处方和健康教育宣传资料10.23万份，居民卫生保健知识知晓率达到82%。

2.农村居民健康档案：20世纪90年代，通过实施初级卫生保健，结合对50岁以上的人员健康查体，建立了一部分健康档案，但因项目较少，管理不够规范，使用率较低。2009年，上级把居民健康档案列为基本公共服务项目。按照县卫生局《关于做好农村居民健康档案建档工作的通知》要求，镇卫生院为老年人、孕产妇、儿童、慢性病患者为重点开始建立档案。通过周期性健康体检、院内外医疗卫生服务、入户调查等多种形式搜集农民健康基本信息。是年，共建立农村居民健康档案36238人份。2011年后，镇卫生院与村卫生室加强联系，信息共享，扩大建档范围，及时更新档案内容，实行电子化管理。2013年，全镇累计建立农村居民健康档案59767人份，占农村人口的85%，电子档案建档率100%。

3.老年人保健：2010年，按照基本公共卫生服务项目管理要求，镇卫生院通过村委会、村卫生室对65岁以上老年人进行登记管理，并通过健康查体等方式完善健康档案，提供疾病预防、自我保健等健康指导。2011年起，将65岁以上老年人健康管理中的辅助检查项目增加为血常规、尿常规、肝功能、肾功能、空腹血糖、血脂和心电图检测等。2013年，全镇共有65岁以上农村居民7090人，建档5479人份，建档率77%。在建立老年人健康档案的同时，结合健康查体、巡访、门诊和住院治疗等方式，及时补充健康档案信息，宣传康复和保健知识，实施干预措施，促使老年人自觉接受健康管理。

4.慢性病管理：2010年，根据《阳谷县基本公共卫生服务项目实施方案》的要求镇卫生院将高血压、糖尿病人群纳入慢性病管理。是年，卫生院登记慢性病患者10360人，其中高血压病患者6734人，糖尿病患者3626人。建立慢性病人健康档案9766人份，纳入慢性病管理3951人，管理率40%。2011年后，卫生院和村卫生室按照职责分工对慢性病人进行定期随访，实施干预措施，并及时将新发现的慢性病人纳入管理范围。2013年，全镇高血压患者7534人，纳入管理4534人，规范管理2762人，规范管理率61%。糖尿病患者5748人，纳入管理1488人，规范管理922人，规范管理率61%。

5.重性精神疾病管理：2010年，全镇登记管理诊断明确且在家居住的重性精神疾病患者77人。对纳入管理的重性精神疾病患者建立居民健康档案，根据患者的危险性确定随访周期。通过随访，对患者及其家属进行有针对性的健康教育和生活技能训练等方面的康复指导，及时补充健康档案信息。2013年年底，全镇登记管理已确诊的重性精神疾病患者218人，规范管理的161人，占74%，患者稳定率62%。

6.传染病和突发公共卫生事件报告与处理：2009—2013年，共报告传染病病例159例，疫情报告率、及时率、准确率达到100%。对疑似传染病及时与上级有关部门取得联系，进行了筛查处理，有效的杜绝了传染病蔓延。

7.卫生监督协管：卫生监督协管方面，卫生院成立组织，制订了方案，及时掌握和上报学校卫生、饮用水卫生、食品安全、职业卫生、非法行医和非法采供血信息，并协助县卫生监管所开展卫生监督执法工作。

（九）爱国卫生运动

建院初期，响应国家号召，开展除“四害”，讲卫生、消灭传染病，保护劳动力活动。20世纪60年代至80年代，开展以“两管”（管饮水、管粪便）“五改”（改良井水、厕所、畜圈、炉灶、环境）为中心的卫生基本建设，农村的卫生状况明显好转。至1995年，全镇改厕5970个，打手压井4863眼，完成了蒋海村的除氟改水任务。进入21世纪后，开展清理“三大堆”（街巷柴草堆、粪堆、垃圾堆）活动，对垃圾实行定期清运，集中填埋。加强农村道路建设，硬化村庄路面，完善排水设施，实施绿化、美化。加强农村畜禽管理，实行家畜家禽圈养，对畜禽粪便进行无害化处理。积极开展健康教育，普及卫生防病知识。2003年8月，寿张镇人民政府被评为“全市农村卫生工作先进乡镇”，受到聊城市人民政府的表彰。

第二节　十五里园镇卫生院

十五里园镇卫生院位于阳谷县十五里园镇政府驻地，十五里园村南街贾十路东侧，占地面积5128平方米，建筑面积3318平方米，其中业务用房2350平方米。共有干部职工56人，其中卫生技术人员42人。拥有500mA大型X光机、CR系统、全自动生化分析仪、彩超及工作站、心电监护等万元以上设备17台（套），总资产619万元。设有外科、内科、中医科、针灸科、五官科、妇产科、儿科等7个临床科室和新农合办公室、公共卫生科、妇保科、儿保科、健教科等公共卫生科室。是以基本公共卫生服务为主，综合提供预防保健和基本医疗服务为一体的一级甲等非营利性基层医疗卫生机构，承担着本辖区4.7万群众的基本公共卫生服务和基本医疗服务以及新型农村合作医疗的管理服务工作。2000年1月，经中华人民共和国卫生部、联合国儿童基金会、世界卫生组织命名为"爱婴医院"。2001年5月，山东省卫生厅命名为"省级示范化预防接种门诊"。2007年5月，县卫生局批准为新型农村合作医疗定点报销单位。

一、机构

（一）机构沿革

1952年1月，设立寿张县四区卫生所，址设十五里园村中心大街十字路口北50米路西，时有职工12人，由个体行医人员荣学义、刘传德、刘洪传等组成。是年7月，寿张县四区改称七区，卫生所遂改成七区卫生所。1956年12月改称寿张县十五里园区卫生所。1958年1月卫生所迁址十五里园村南街（现址）。2月，十五里园区改为十五里园乡，区卫生所改称十五里园乡卫生所。8月，成立十五里园人民公社，乡卫生所改为十五里园公社卫生院。1961年5月，十五里园人民公社改为寿张县十五里园区，其卫生院遂改为十五里园区卫生院。1964年4月，撤销寿张县建制，十五里园区划归阳谷县，寿张县十五里园区卫生院改称阳谷县十五里园区卫生院。1971年3月，撤销区级建制，成立阳谷县十五里园人民公社，十五里园区卫生院改称十五里园人民公社卫生院。1984年7月十五里园公社改为十五里园乡，卫生院遂改为阳谷县十五里园乡卫生院。1998年9月，十五里园撤乡设镇，乡卫生院改为十五里园镇卫生院。

（二）领导人名录

1952年1月至2013年，十五里园镇卫生院领导班子经过多次调整，先后共有9人担任院（所）长，11人担任副院(所)长。1988年1月设立防保站(其前身为防保组),1993年防保站站长享受卫生院副院长的待遇。2013年年底，十五里园镇卫生院领导班子由2人组成，其中院长1人，副院长1人。卫生院历任院（所）长、副院（所）长、防保站长任职情况分别见表3-5-10和表3-5-11。

表 3-5-10

1952—2013年十五里园镇卫生院院长、副院长任职情况表

姓名	性别	职务	任职时间	技术职称	籍贯
马殿珍	男	院长	1952.01—1959.10		张秋镇东街
王汝怀	男	院长	1959.11—1970.10		山东省沂源县
王继成	男	院长	1970.11—1978.09		李台镇明堤村
崔文冠	男	副院长	1972.08—1976.10		河南省台前县
		院长	1978.09—1981.10		
杨文平	男	院长	1981.11—1989.12	主治医师	十五里园镇火炮王村
姬传君	男	院长	1989.12—1994.04	主治医师	十五里园镇四合村
颜廷常	男	副院长	1991.04—1994.04	主管药师	阿城镇颜营村
		院长	1994.04—2001.03		
贾广瑞	男	副院长	1998.12—2001.03	主治医师	十五里园镇贾垓村
		院长	2001.03—2011.04		

续表 3-5-10

姓名	性别	职务	任职时间	技术职称	籍贯
景忠才	男	副院长	2004.11—2007.12	助理会计师	阿城镇赵店村
		院长	2011.04任职		
李　斌	男	副院长	1977.04—1981.12		阿城镇苑井村
杨传敬	男	副院长	1998.12—2004.10	主治医师	十五里园镇狮子阁村
张圣运	男	副院长	2003.02—2004.10	助理会计师	十五里园镇十五里园村
田孝国	男	副院长	2004.11—2006.09	医师	十五里园镇贾垓村
姬长英	男	副院长	2004.11—2007.12	医师	十五里园镇四合村
刘培育	男	副院长	2008.09—2013.12	医师	十五里园镇荣庄村
高洪伦	男	副院长	2012.05任职	医师	十五里园镇张堤口村

1993—2013年十五里园镇防保站站长任职情况表

表 3-5-11

姓 名	性 别	任职时间	技术职称	籍 贯
颜廷常	男	1993.07—1994.05	防疫员	阿城镇颜营村
贾广瑞	男	1994.06—2001.03	医师	十五里园镇贾垓村
田孝国	男	2003.07—2006.07	医师	十五里园镇贾垓村
王广忍	男	2006.07任职	医师	十五里园镇王天绪村

（三）党群组织

1958年8月，十五里园公社卫生院与供销社建立联合党支部，马殿珍任党支部书记。1984年9月，经乡党委批准，设立十五里园乡卫生院党支部，杨文平任党支部书记，李斌、姬传君为委员，时有中共党员8人，均为正式党员。2013底，十五里园镇卫生院党支部由3人组成，其中书记1人，委员2人。共有党员12人，其中正式党员11人，预备党员1人。卫生院历任党支部书记和2013年党支部组成人员任职情况分别见表2-5-12和表2-5-13。

1989年8月，经县总工会批准，设立十五里园镇卫生院工会委员会，隶属于县卫生局工会，田庆珠任工会主席，时有会员35人。2013年年底，十五里园镇卫生院工会会员43人，张圣运兼任工会主席。

1984—2013年十五里园镇卫生院党支部书记任职情况表

表 3-5-12

姓名	性别	任职时间	技术职称	籍 贯
杨文平	男	1984.09—1989.12	主治医师	十五里园镇火炮王村
姬传君	男	1989.12—1994.04	主治医师	十五里园镇四合村
颜廷常	男	1994.05—2001.03	主管药师	阿城镇颜营村
贾广瑞	男	2001.04—2011.03	主治医师	十五里园镇贾垓村
景忠才	男	2011.04 任职	助理会计师	阿城镇赵店村

2013年年底十五里园镇卫生院党支部组成人员任职情况表

表 3-5-13

姓名	性别	党支部职务	任职时间	行政职务	技术职称	籍贯
景忠才	男	书记	2011.04	院长	助理会计师	阿城镇赵店村
张圣运	男	委员	1998.12		助理会计师	十五里园镇十五里园村
杨传敬	男	委员	2001.10	副院长	主治医师	十五里园镇狮子阁村

（四）科室设置

1958年1月，设立内科、外科和药房。同年12月增设中医科、注射室。1963年10月，设立防疫组。1969年1月，设立妇产科。1974年7月，增设手术室 。1976年6月增设针灸科。1982年5月增设五官科。1985年，十五里园乡卫生院设有外科、内科、妇产科、中医科、针灸科、五官科、放射科、化验室、B超室、心电图室以及药库、药房、财务科、防疫组等。1988年1月，设立防保站。2009年10月，增设公共卫生科、妇保科、儿保科、健教科。2013年年底，共设有临床科室7个，分别是外科、内科、中医科、针灸科、五官科、妇产科、儿科；医技科室4个，分别是B超室、心电图室、化验室、放射科；行政后勤科室7个，分别是办公室、财科、收款室、新农合办公室、护士站、药房、药库；基本公共卫生服务科室4个，分别是公共卫生科、妇保科、儿保科、健教科等。2013年年底，十五里镇卫生院主任、护士长任职情况见表3–5–14。

2013年年底十五里园镇卫生院科室主任、护士长任职情况表

表 3–5–14

科室名称	姓名	性别	职务	任职时间	技术职称
内 科	杨传敬	男	主任	2005.01	主治医师
外 科	亓立升	男	主任	2010.05	医师
中医科	高洪伦	男	主任	2010.05	主治医师
针灸科	张宪宝	男	主任	2006.01	医师
妇产科	石红林	女	主任	2013.12	医师
儿 科	石 珍	女	主任	2011.05	医师
五官科	王广端	男	主任	1998.03	医师
化验室	王广维	男	主任	2008.06	检验师
B超室	赵庆信	男	主任	2001.10	医师
心电图室	赵庆信	男	主任	2001.10	医师
放射科	张春来	男	主任	1998.02	医师
药库	刘守宁	男	主任	2010.08	药剂师
药房	宋义稳	男	主任	2010.10	药剂师
收款室	孙贵芹	女	主任	2009.10	护师
护士站	谢 舒	女	护士长	2012.08	护师
农合办	黄祥社	男	主任	2011.10	
办公室	闫兆芹	男	主任	2011.04	会计员
财 科	张圣运	男	科长	1995.02	助理会计师
公共卫生科	闫 伟	男	科长	2013.04	医士
妇保科	石红林	女	科长	2011.01	医师
儿保科	石 珍	女	科长	2012.07	医师
健教科	张雨静	女	科长	2012.11	护士

二、管理与发展

建院初期，在十五里园村中心大街十字路口北50米路西，租赁民房4间，其中诊室1间，药房1间，宿舍（值班室）1间，行政办公室1间。药橱、柜台、桌椅等用品多为加入卫生所的乡村个体行医人员自带。1958年1月，迁址十五里园村南，占地面积3330平方米，房屋20间，设有内科、外科、中医科、药房、护理室等科室，配置听诊器、血压表和简易病床10张。1965年5月新建职工宿舍12间，同年10月设立职工食堂。1973

年7月，国家投资3.15万元，新建门诊370.28平方米，病房160.08平方米，增设病床10张。1974年7月，省、地财政补助1.3万元，新建手术室190.7平方米。1976年5月卫生院选派杨之梦到上级医院进修半年学习制药技术，归来后建小型制药厂一处，以手工方式制作膏、丹、丸，如山楂丸、跌打接骨丸等；用蒸汽机（锅炉）制造注射用水，所生产的药品多数自用，年收入千元至几千元不等，1984年10月由于药厂效益不佳而停产。1986年8月自筹资金0.5万元，购置超声波治疗仪一台。1990年至1993年，卫生院组织医护人员积极开展基础理论、基本知识、基本技能训练，建立和完善管理制度，加强质量管理和医德医风建设，努力提高医疗水平和服务质量。同时，改革管理体制和收入分配体制，对科室站实行定额管理，按完成业务的数量和质量确定工资和奖金标准。如对防保站实行院长领导下的相对独立的管理方式，将人事、财务、业务等全部下放到防保站管理。防保站从自身建设着手，先后健全和完善了考勤、计划免疫、监督检测、消杀灭、孕产妇保健等一系列规章制度，对每项业务工作制定了量化指标和完成时限，除冷链管理和信息资料管理外，每人承包一个管理区，对业务工作统一安排、统一考核，严格奖惩。同时积极开展儿童免疫补偿、狂犬病防治等有偿服务，取得了显著的社会效益和经济效益。1993年，防保站有偿服务收入达到3.75万元。1994年4月28日，县卫生局以正式文件的形式印发了十五里园镇防保站的先进经验，予以全县推广。1995年，根据县卫生局统一部署，卫生院组织开展了以医德医风为重点的职业道德建设，细化考核标准，完善考核办法，严格奖惩制度，公示收费标准，强化社会监督，卫生院的社会形象得到显著改善，十五里园镇卫生院被评为初级卫生保健先进单位，受到县卫生局的通报表扬。1996年10月卫生院自筹资金0.17万元，更新了显微镜，提高了化验效率。1998年11月自筹资金0.5万元，购置万能手术床1台。2001年10月，通过单位筹资和职工集资的方式筹集资金54.78万元，新建门诊楼1座，建筑面积1050平方米，内、外、妇、儿、五官、口腔、防保、化验、彩超、放射、收款、药房等科室和外科治疗室一并迁入。同年11月，自筹资金1.83万元购买耳鼻喉微波治疗仪1台和洗胃机1台。2002年3月，筹资5.3万元购置救护车1辆。2003年自筹资金7.6万元购置B超机、脊柱牵引床各1台。2007年，根据上级统一部署，镇卫生院在配合镇政府做好新型农村合作医疗政策宣传和新农合基金筹集的同时，抽调精干人员积极做好参合农民信息采集和输入，努力为参合农民就诊和报销提供便利，保证了全镇新农合工作的顺利运转。2008年至2011年，镇卫生院积极开展以服务好、质量好、群众满意为核心内容的“两好一满意”活动，职工的服务意识、质量意识、群众意识显著增强，院内管理更加规范。2009年3月投资1.68万元购置智能数码多功能治疗仪1台。同年，自筹资金94.25万元，新建1180平方米的病房楼1幢，其中办公用房5间，输液大厅2间，手术室4间，产房4间，病房22间，护办室2间，同时进一步建立健全门诊、病房、值班与交接班等制度，完善行政值班制度。加强医药市场整顿工作，加大打击非法行医力度，规范医师执业行为。2010年5月，自筹资金47.2万元购置彩超工作站1套。同年7月，投资1万元购置心电监护仪1台，12月，筹资2.1万元安装安防监控系统。2011年，投资53.15万元购置全自动生化分析仪、CR系统、微量元素分析仪各1套。2012年2月，投资6.6万元购进多参数母婴监护仪和全自动血流变仪器。同年12月上级拨付专款9.45万元，配置并开通了远程医疗会诊系统，实现了与县医院、省立医院的远程医疗会诊。2013年7月被省疾控中心评定为级数字化预防接种门诊，配备了冰箱、空调、电脑、数字化工作台，预防接种率达99%以上。同年9月自筹资金1.88万元购置了静脉观察仪1台。

2013年年底，十五里园镇卫生院占地面积5128平方米，建筑面积3318平方米。其中门诊楼1050平方米，病房楼1180平方米，餐厅52平方米，药库60平方米，职工宿舍80平方米。机井1眼，压力泵1座，病床44张。主要医疗设备18台（件），总资产619万元。共有职工46人，其中卫生技术人员44人。

2013年年底十五里园镇卫生院主要医疗设备情况表

表 3-5-15

名称	型号	产地	购进时间	单价（万元）	数量（台件）
彩超及工作站	EAB-5500	苏州	2010.05	47.2	1
B超	2K-3001	江苏	2003.05	6.6	1
智能数码多功能治疗仪	BE-5000型	河南	2009.03	1.68	1
微波耳鼻喉治疗仪	2W-1001F	天津	2001.12	1.3	1
500毫安X光机	MG501-5型	上海	2007.09	15.1	1
脊柱牵引床	JKF-2型	石家庄	2003.06	1.0	1
心电监护仪	MEC-100型	深圳	2010.07	1.4	1
CR系统	PR2MA	上海	2011.12	35.7	1
微量元素分析仪	SK-2型	聊城	2011.07	1.85	1
多参数母婴监护仪	TS6001	泰安	2012.02	3.0	1
全自动血流变	MUIS-2015	重庆	2012.02	3.6	1
全自动生化分析仪	TC6030	江西	2011.03	15.6	1
静脉观察仪	LK-LF1A型	南京	2013.09	1.88	1
电刀	POWER-420X	常州	2006.09	1.23	1
血液分析仪	BC-2300	深圳	2007.07	3.95	1
牙科综合治疗机	LYL76000	上海	2007.11	1.67	1
远程会诊系统	HDX6000	杭州	2013.12	9.45	1

三、医疗技术

建院初期，卫生技术人员少，医疗设备简陋，主要用中草药及针灸治疗常见病、多发病，一般以内服药物为主。1957年至1977年，通过组织在职人员参加卫生部门举办的各类业务技术培训班，中西医结合培训班，选派技术人员到上级医院进修，以及接收医学院校大中专毕业生等方式，医疗技术水平明显提高。1978年，内科开始用阿托品抢救有机磷中毒，外科能开展较为复杂的手术，妇产科能处理难产等症。1980年后，通过老中医带徒等方式培养了一批中医临床医师。他们充分发挥中西医结合优势，在治疗心脑血管病、肝病、胃病、妇科病等疑难杂症方面发挥了重要作用。1982年，心电图、50毫安X光机等医疗设备的投入使用，诊疗技术明显提高。1985年，卫生院技术人员达到47人，其中中医师2人，西医师4人；中医士5人，西医士7人，护士2人，助产士2人，检验士1人；护理员8人，中药剂员5人，西药剂员5人，其他技术人员6人。卫生院能够开展胸透、心电图等检查。随着诊疗技术的不断发展和卫生技术人员队伍的不断壮大，科室设置逐步细化，技术水平进一步提高，对上呼吸道感染、急慢性腹泻、有机磷药物中毒、慢性支气管炎、急慢性胃炎、关节炎病的诊疗更加准确，特别是有机磷药物中毒治愈率高达90%以上。2013年，卫生院共有技术人员44人，其中，主治医师2人，医师19人，医士3人；药剂师3人，药剂士3人；检验师1人，检验士1人；护师1人，护士3人，其他技术人员6人。内科能够诊治呼吸系统、消化系统、心脑血管系统、内分泌系统等疾病。外科能够开展各种囊肿切除及阑尾炎、疝气、静脉曲张等手术。妇产科能够诊治阴道炎、宫颈糜烂、子宫肌瘤、月经不调等妇科常见病及多发病，并能够开展住院分娩和刨宫产手术。针灸科不仅能够治疗各种关节疼痛、脑血管病的后遗症、颈椎病、腰椎病、面神经炎、癔病、失眠等疾病，还能够运用推、拿、斜板、捏脊、按压等手法，对一些疑难杂症进行推拿按摩疗法效果显著。儿科对小儿常见病、多发病的治疗也具有一定的独特之处，如小儿雾化疗法、肛门注射疗法等。

（一）外科

共有专业技术人员2人，其中主治医师1人，医师1人，开放床位10张。主治医师亓立升，2003年毕业于华中科技大学同济医学院，2008年1月取得山东大学本科学历，学士学位。先后在县中医院手术室进修半年、中国人民解放军154医院普外科进修一年，152医院麻醉科进修半年，聊城市人民医院全科培训一年。擅长普外科疾病的诊断与治疗，如阑尾炎、疝气、大隐静脉曲张、鞘膜积液、痔疮、肛裂、肛瘘、甲状腺瘤、乳腺瘤、液气胸、胆囊炎、胆囊结石、急慢性胰腺炎、乳腺癌、胃癌、结肠癌、直肠癌及各种肿瘤（如乳腺癌、直肠癌等）的化疗。师承于济南军区麻醉学科带头人孟庆友主任医师、聊城市人民医院麻醉科张宗旺主任医师门下，能够独立开展全麻、硬膜外及神经阻滞麻醉、深静脉穿刺、无痛人流、无痛分娩及术后镇痛的实施与管理。2007年在临床军医杂志第35卷01期发表题为《开胸术后健侧气胸的早期诊治体会》论文。2003年以来，收治疝气、静脉曲张、阑尾炎、痔疮、乳腺癌、子宫肌瘤、卵巢囊肿、骨折等病人2000多人，治愈率70%以上。近年来开展的术后镇痛、无痛人流、无痛分娩技术达到市级水平。2013年增加了手足显微外科手术项目，如神经肌腱血管吻合手术等，使外科整体水平大幅提高。

（二）儿科

2008年设立。主治医师石珍，2005年7月毕业于山东大学临床医学专业。2007年在聊城市人民医院儿科进修1年，2013年参加了全省适宜卫生技术儿科推广项目培训班。擅长儿科常见病诊治，如上呼吸道感染、支气管炎、急性喉炎、化脓性扁桃体炎、肺炎、小儿肠炎、肠胀气、便秘、病毒性脑炎、心肌炎、哮喘、小儿厌食、夜啼、泌尿系统感染、神经性尿频、佝偻病、贫血、钙锌元素缺乏症以及小儿皮肤病等。2008年以来，通过直肠滴入疗法治疗小儿肠炎、肠胀气，通过雾化吸入疗法治疗小儿咳嗽、哮喘、急性喉炎、鼻窦炎等有独到疗效。通过开展小儿推拿疗法，治疗小儿发热、咳嗽、厌食、夜啼、夜惊、自汗盗汗、疳积、遗尿等，疗效显著。

（三）中医科

1985年设立，是设立较早的科室之一。该科在利用中医、中药和中西医结合的方法为当地群众治病、防病方面发挥了重要作用。2013年8月，建立国医堂。设有环境舒适的推拿治疗室、针灸治疗室、康复治疗室和颈腰椎多功能牵引床、中药煎药机、中低频超短波、电针仪、微波治疗仪、神灯治疗仪等诊疗设备，配备专业技术人员6人。能够运用针灸、拔罐疗法、刮痧疗法、艾灸疗法、放血疗法、中药外敷、熏蒸及外洗、药线点灸、推拿等技术治疗内科常见病、多发病，尤其应用中西医结合方法治疗高热、厥脱、皮肤病和呼吸、消化、神经、泌尿、内分泌等系统疾病以及小儿高热、惊风、乳蛾、肺炎咳嗽、疳积、腹泻等症具有良好疗效。运用传统中医针灸手法及推拿手法并配合现代理疗设备治疗颈椎病、肩周炎、腰椎间盘突出症、膝关节痛、偏头痛、扭挫伤等以疼痛为主要症状的疾病疗效显著。主治医师、业务副院长高洪伦多次到省中医院进修学习，受到专家的嫡传，2013年4月参加了国家中医药中国行活动。擅长不孕不育、月经不调、乳汁不足等妇科疾病的治疗，能够采用中西医结合的方法治疗心脏病、颈椎病以及肝胆、胃肠等疑难杂症。

1952—2013年十五里园镇卫生院业务工作情况统计表

表 3-5-16

年度	病床数（张）	门诊人次	住院人次	诊断符合率（%）	治愈率（%）	好转率（%）	住院病死率（%）	床位使用率（%）	业务收入（万元）
1952		5780		65	40	82			2
1953		5960		63	45	83			3
1954		6152		58	52	85			4
1955		6287		60	56	80			2.8
1956		6389		59	58	81			3
1957		6489		63	60	86			4
1958	10	6248	40	67	62	87		7.7	8
1959	10	6378	38	64	61	82		7.3	12
1960	10	6085	52	68	64	86	1.9	10	10
1961	10	7894	36	61	68	84		6.9	14
1962	10	7654	28	63	62	83	3.5	5.4	12
1963	10	7389	47	64	63	81		9	18
1964	10	7945	45	59	67	85		8.6	20
1965	10	8451	48	63	65	88	2.1	9.2	24
1966	10	8654	39	64	68	89		7.5	26
1967	10	8213	42	68	69	86	4.7	8.1	29
1968	10	8647	45	71	72	81	2.2	8.6	31
1969	10	8979	48	73	75	85		7.9	29
1970	10	9105	49	70	77	84		9.5	37
1971	10	9247	51	69	75	82	5.8	10	38
1972	10	9345	53	67	71	86		10	37
1973	20	9548	50	75	73	87		5	32
1974	20	10288	58	71	72	83	6.8	6	30
1975	20	10369	60	76	76	85		6	40
1976	20	15789	72	78	78	84	1.4	7	41
1977	20	16870	84	75	81	83		8	38
1978	20	18970	93	78	79	85	3.2	9	35
1979	20	19542	102	79	82	82		10	37
1980	20	24160	124	82	80	86		12	35
1981	20	21258	138	81	79	83	1.4	13	34
1982	20	26487	187	80	83	85		18	31
1983	20	24789	197	83	84	89		19	39
1984	20	29546	206	84	85	81	0.5	20	40
1985	20	31058	287	82	81	85		27.5	42
1986	20	34860	305	85	87	83	0.3	29	43
1987	20	28947	294	86	83	87		28	46
1988	20	29546	245	87	84	86	0.8	23.5	47
1989	20	30154	267	81	86	84		26	46
1990	20	31025	210	83	82	81	0.9	20	48
1991	20	30879	288	85	87	80		28	57

续表 3-5-16

年度	病床数(张)	门诊人次	住院人次	诊断符合率(%)	治愈率(%)	好转率(%)	住院病死率(%)	床位使用率(%)	业务收入(万元)
1992	20	33540	267	86	86	86	1.1	26	54
1993	20	32185	297	84	88	90	0.3	28.5	58
1994	20	31504	304	82	85	92		29	60
1995	20	35106	287	83	87	94		28	67
1996	20	32872	296	86	89	91		28.4	69
1997	20	39784	254	87	86	92	0.4	24.4	73
1998	20	40589	287	88	89	91		27.5	79
1999	20	39780	265	89	89	90		25	85
2000	20	40125	294	87	88	89	0.3	28	86
2001	20	35987	298	89	91	88		29	92
2002	20	38478	321	90	93	92		31	94
2003	20	40158	305	91	92	95		29	102
2004	20	42586	282	89	93	91		27	187
2005	20	45168	267	92	95	93		26	185
2006	20	40158	245	94	91	94		24	183
2007	20	46210	259	95	95	96		25	298
2008	28	53800	594	94	92	92		41	371
2009	30	56452	894	96	93	94		57	489
2010	44	56890	1453	97	95	95		63	663
2011	44	61200	1317	92	91	96		57	634
2012	44	58792	1083	91	90	95		47	883
2013	44	69701	1555	95	91	96		68	730

四、社会卫生

十五里园镇辖53个行政村，11000户，43195人，其中农业人口41695人。设有农村社区卫生服务站5个，村卫生室48个，其中省级规范化卫生室10个。共有乡村医生68人，其中女村医24人。卫生院从事防保等社会卫生工作的专职人员16人，占职工总数的36%。

（一）计划免疫

20世纪50年代，重点开展普种牛痘。此后逐步开展了卡介苗、麻疹疫苗、百白破混合制剂、脊髓灰质炎活疫苗的预防接种工作。1978年开始实行计划免疫。按照《山东省预防接种免疫程序》，重点推行四苗防六病，即“麻疹活疫苗、脊髓灰质炎疫苗、百白破疫苗、卡介苗”预防麻疹、脊髓灰质炎、百日咳、白喉、破伤风、肺结核，并开始建立适龄儿童预防接种卡片。1987年，卫生院配置冰箱1台，疫苗保冷运输箱2台，冷藏包13个，初步建立了较为完整的冷链系统。同年实行儿童计划免疫保偿制度。1992年，将乙肝疫苗纳入计划免疫。1994年设立预防接种定点接种门诊，实行全镇适龄儿童集中到定点门诊接种。2003年，配置预防接种及疾控信息专用计算机一台，实现了预防接种信息化管理和传染病网络直报。2004年，被聊城市卫生局命名为“三星级预防接种门诊”，2008年升级为‘四星级预防接种门诊’。2008年，扩大国家免疫规划，将甲肝疫苗纳入国家免疫规划，对适龄儿童进行免费预防接种。2009年，对15岁以下儿童免费补种乙肝疫苗，共接种2013人，补种率95%。2010年，对8月龄至6周岁儿童开展麻疹疫苗强化免疫，免疫儿童1123人，有效降低了麻疹发病率。同时对7~14岁儿童麻疹疫苗进行了查漏补种，补种率

96%。2013年，被省卫生厅评为“数学化预防接种门诊”。

(二)传染病防治与管理

1958年前，十五里园区卫生所主要开展三净五灭、环境卫生活动，宣传传染病预防的相关知识。1964年，卫生院配备专职防疫人员，专门负责传染病防治、预防接种、以及疫情上报工作。1971年6月，卫生院设立防疫组，防疫人员2人。1982年4月，十五里园公社卫生院发现一例肝吸虫病患者，卫生院及时报告上级防疫部门的同时，在全公社中、小学学生中开展了肝吸虫病的筛查，通过筛查发现3例病人，对查出的病人用血防846药片及时给予治疗，全部治愈。1986年，防疫组改为防保站，防保人员增加到7人。1997年1月，防保站站长贾广瑞被评为“1996年度卫生防疫工作先进个人”，受到聊城地区卫生局的表彰。2003年，“非典”肆虐。卫生院成立“非典”防治领导小组和流调队、消杀队，加强全院职工和乡村医生“非典”防治知识的培训。按照“早发现、早隔离、早治疗”原则，全镇共隔离观察外来人员和返乡人员62人。全镇没有发生“非典”疫情。卫生院院长贾广瑞被评为全县防“非典”工作先进个人，受到县委、县政府的表彰。2006年后，主要针对艾滋病、手足口病、流行性腮腺炎、禽流感、水痘等传染病开展防治工作。2007年，被县疾病预防控制中心评为“疾病预防控制工作先进单位”。2008年，被县疾病预防控制中心评为“艾滋病防治工作先进单位”。

1978—2013年十五里园镇基础免疫接种情况统计表

表 3-5-17　　单位：人次

年度	卡介苗	脊灰疫苗	百白破三联疫苗	麻疹疫苗	乙肝疫苗	乙脑疫苗	流脑疫苗
1978	190	520	530	80	—	—	—
1979	202	531	540	88	—	—	—
1980	206	538	520	92	—	—	—
1981	220	550	530	100	—	—	—
1982	224	545	541	99	—	—	—
1983	229	549	444	103	—	—	—
1984	254	580	586	98	—	—	—
1985	260	600	580	108	—	—	—
1986	270	590	670	110	—	520	540
1987	280	560	640	140	—	496	480
1988	203	540	537	93	—	471	376
1989	210	532	514	102	—	480	392
1990	230	513	507	97	—	491	389
1991	209	491	473	140	—	512	411
1992	235	354	323	542	386	463	—
1993	270	342	308	537	391	535	—
1994	307	472	440	528	493	479	—
1995	295	453	422	534	398	591	—
1996	278	397	407	498	402	579	—
1997	269	385	392	503	399	576	—
1998	302	732	710	548	501	597	—
1999	311	692	737	637	467	589	—
2000	298	735	758	695	436	627	—
2001	393	781	672	214	459	631	—

续表 3-5-17

年度	卡介苗	脊灰疫苗	百白破三联疫苗	麻疹疫苗	乙肝疫苗	乙脑疫苗	流脑疫苗
2002	458	1403	1592	669	731	616	—
2003	406	1331	1768	883	690	603	—
2004	564	1404	1774	858	790	919	—
2005	580	2013	2100	986	943	1265	—
2006	646	1212	1316	—	1011	1439	—
2007	750	1214	1393	—	1097	1615	—
2008	886	1524	1431	—	1328	1685	971
2009	868	1654	1696	—	1332	1419	1164
2010	777	1562	1729	—	1288	2265	1065
2011	803	2950	1650	—	1261	1428	935
2012	795	1664	1668	—	1174	1409	962
2013	723	1452	2499	—	—	1369	963

(三)妇幼保健

建所初期，区卫生所主要配合妇女组织宣传妇幼卫生和新法育儿知识，培训保育员。1956年，各乡、高级社全部建立了接生站（组），并配备1~3套接生装备，新法接生率约40%。1958年，全区53个村庄都配备了接生员并接受了新法接生培训，新法接生率达到60%。1978年，培训女赤脚医生21人并配备了接生设备，基本实现了新法接生不出队。1985年配合妇女联合会建立托幼组织1处，入托儿童198人，儿童预防接种1861人，儿童健康查体1563人，发放宝塔糖982人次。1987年适龄儿童计划免疫保偿入保7869人，占应入保人数88%。1989年以来，十五里园镇卫生院认真贯彻落实中华人民共和国《母婴保健法》，狠抓两个系统管理率，切实抓好妇幼卫生工作。1990年年底,全镇共有5891名儿童参加免疫保偿。2001年,卫生院固定专人负责孕产妇系统化管理、孕产妇早期建卡登记、孕产妇保健手册发放、孕期保健、产后入户访视、指导母乳喂养等。各村卫生室固定一名村医负责本村妇幼保健工作,镇、村妇幼保健工作网络得到进一步发展。是年5月,十五里园镇卫生院被卫生部、联合国儿童基金会、世界卫生组织命名为‘爱婴医院’。2007年开展“降消”项目(注:国家为了提高孕产妇住院分娩率、降低孕产妇死亡率、消除新生儿破伤风而投入经费实施的项目）活动以来，全镇已有120名产妇获得贫困救助，同时进一步降低了孕产妇死亡率、新生儿死亡率，确保了广大妇女儿童的身体健康。2013年，全镇孕产妇建册率60%，孕产妇系统化管理率60%，高危妊娠管理率70%，住院分娩率90%。儿童系统化管理率82%，建卡率82%，体弱儿童建卡率90%，管理率90%。住院分娩补助456人，补助资金15.96万元。

(四)村级卫生组织管理

20世纪60年代，各生产大队普遍配备了不脱产的接生员、保育员、卫生员，其主要任务是宣传卫生防疫、计划生育和爱国卫生运动，推行新法接生，治疗小伤小病。1971年后，随着农村合作医疗制度的实施，县、社两级加大了培养农村卫生员的力度，通过县训骨干、公社普训的方式，培养了一批赤脚医生队伍，为建立村级卫生组织提供了人才基础。1973年，全社44个生产大队中，配备赤脚医生的37个，建立村卫生室26个，共有赤脚医生77人。农村实行联产承包责任制后，村卫生室失去了集体经济的支撑，逐步承包给了赤脚医生经营，有的因医疗技术水平低或经营不善而停业，也有的出现一村多室的现象。卫生院通过加强村卫生室的管理和监督，努力提高乡村医生的医疗技术水平和社会卫生工作技能，加强村卫生室的规范化建设。1989年起，坚持每月10日乡村医生例会制度，传达学习卫生工作的方针政策，交流工作情况，安排工作任务。同时，努力落实乡村医生待遇，协调解决乡村医生的合理报酬。全乡有25%的乡村医生免出义务工，有的村解决了乡村医生的报酬，享受村干部的待遇。至1993年，全乡48个村卫生室中有27个达到了甲级卫生室标准，占卫生室总数的60%，开展集资合作医疗村53个，占行政村总数的100%。开展健康教育的村53个，占行政村总数的100%。累计改厕8017户，占全乡总户数的72.5%。2004年12月，贾垓村卫生室、葛堤口村卫生室等10个村卫生室被评为阳谷县示范村卫生室。2005年1月，贾垓村卫生室、孟堤口村卫生室、马楼村卫生室、肖店村卫生室、朱坊村卫生室（陆传生）、西汪村卫生室、四合村卫生室、葛堤口村卫生室被聊城市卫生局命名为“规范化村卫生室”。2006年，按照乡村卫生组织一体化管理的要求，建设了5个社区卫生服务站。同年12月，2处社区服务站（朱坊社区卫生服务站、肖店社区卫生室服务站）通过了市财政局、卫生局统一组织的达标验收。2007年，卫生院结合开展新型农村合作医疗和基本公共卫生服务，进一步加强对村卫生室的领导和协调，细化村卫生室的职责与任务，对一村多室的实行划片分组，明确职责，充分发挥村卫生室在本区域的疾病防治、基本公共卫生服务、新农合门诊补偿以及卫生宣传教育方面的作用。2009年按照省级标准化卫生室要求，规划建设王天绪村、程庄村、王堤口村、孟堤口村、狮子阁村、贾垓村、西汪村、赵洼村、叶街村、郑街村共10处村卫生室，每个卫生室由村委会划拨宅基地0.5亩，省财政每处补助4万元，为其配备了药柜、药架、桌椅、电脑等设施。当年，王堤口村卫生室、孟堤口村卫生室、狮子阁村卫生室、王天绪村卫生室和葛堤口社区卫生服务站、朱坊社区卫生服务站、牛吴社区卫生服务站开通运行新农合报销程序。2010年按照规范化村卫生室的标准和要求积极筹措资金，开展了村卫生室新一轮整建，每个卫生室扩建房屋、铺地砖、刮仿瓷涂料、更换铝合金药柜，改善了村卫生室的诊疗条件。2013年年底，全镇共有村卫生室54处，其中一村一室的20个。共有乡村医生68人，其中女乡村医生13人。

2013年十五里园镇村卫生室（社区卫生服务站）建设情况表

表 3-5-18

卫生室（服务站）名称	室（站）长姓名	卫生室（服务站）人数			房屋面积（平方米）	资产（万元）
		总数	其中			
			女村医	中医		
朱坊社区卫生服务站	陆家涛	2	1	1	158	16.00
肖店社区卫生服务站	肖明泗	2	1	1	120	13.00
葛堤口社区卫生服务站	葛邦天	2	1	1	145	14.00
十里井社区卫生服务站	朱贵平	2			130	15.00
牛吴村区服务站	张华印	2	1		120	12.00
孟堤口村卫生室	孟宪真	2			120	10.5
王堤口村卫生室	王继同	1			120	10.5
郑街村卫生室	郑崇平	3	1		120	10.5
叶街村卫生室	叶长秀	3			120	10.5
叶街村卫生室	叶长青	1			100	9.2
狮子阁村卫生室	杨家勤	1			120	10.5
狮子阁村卫生室	杨家训	1			80	9
程庄村卫生室	程庆立	1		1	120	10.5

续表 3–5–18

卫生室（服务站）名称	室（站）长姓名	卫生室（服务站）人数			房屋面积（平方米）	资产（万元）
		总数	其中			
			女村医	中医		
王天绪村卫生室	程兴芬	1	1		120	10.5
西汪村卫生室	张宗宝	1			120	9.8
西汪村卫生室	张新平	1	1		120	10.5
十五里园村卫生室	张乐石	1		1	100	8.5
十五里园村卫生室	郑淑娟	1	1		80	7.8
十五里园村卫生室	吕桂霞	1	1		100	8
东汪村卫生室	陈义为	2			100	10
李社头村卫生室	贾仙梅	1	1		80	8.4
贾庄村卫生室	吕寻阔	1			95	8
龙王庙村卫生室	杨昭忠	1		1	70	6.8
陈店村卫生室	张恩凯	1			90	6.4
孙关村卫生室	常鲁明	1			85	8.7
孙关村卫生室	赵洪修	1			80	7.5
孙关村卫生室	孙永利	1	1		85	8.3
四合村卫生室	姬长民	1			90	8
四合村卫生室	贾月英	1	1	1	95	8.9
十里井村卫生室	李长岭	1			85	7.4
荣庄村卫生室	高立春	1			85	8
马楼村卫生室	王保才	1			95	8.5
玄庄村卫生室	玄志高	2		1	85	8.6
大碓臼村卫生室	赵为民	1			80	7.5
北吕村卫生室	张庆田	1			70	7
朱坊村卫生室	朱玉强	1			80	8.3
朱坊村卫生室	朱贵义	1			80	7
朱坊村卫生室	朱贵平	1			100	9.5
杨庙村卫生室	杨道岩	1			85	8.7
杨庙村卫生室	杨本会	1			80	7.8
李士亭村卫生室	杨达永	1			95	8.5
赵洼村卫生室	赵庆礼	1			85	8
赵洼村卫生室	赵品田	1		1	120	10.5
王坑村卫生室	王廷久	1			90	8
闫庄村卫生室	闫瑞其	1			85	7.8
朱万一村卫生室	黄秀峰	1			85	8.2
朱万一村卫生室	李春林	1			80	7.5

续表 3-5-18

卫生室（服务站）名称	室（站）长姓名	卫生室（服务站）人数			房屋面积（平方米）	资产（万元）
		总数	其中			
			女村医	中医		
肖店村卫生室	肖明辉	2			100	10
葛堤口村卫生室	葛典章	1		1	80	8
葛堤口村卫生室	葛邦师	1			80	8.5
陈堤口村卫生室	陈淑敏	1	1		85	8
贾垓村卫生室	贾天柱	2		1	120	10.5
贾垓村卫生室	贾克印	1			85	9
郭家庄村卫生室	王连勇	1			80	8

（五）乡村医生教育培训

20世纪70年代，结合推行农村合作医疗制度，公社卫生院通过脱产、半脱产培训，以会代训，选送赤脚医生参加县卫生局统一组织培训等方式，培养了一大批优秀赤脚医生，在农村合作医疗、计划生育、卫生防疫以及农村常见病、多发病的防治方面发挥了重要作用。1976年，卫生院按照缺啥补啥的原则，举办赤脚医生培训班一期，培训时间3个月，培训赤脚医生38人，其中女赤脚医生12人。通过培训，多数能够运用针灸、推拿按摩、火罐、土单验方防治一般疾病，能够处理常见的小伤小病，女赤脚医生能够掌握放取节育环、产前检查、新法接生等方面的知识。同时，选送21名赤脚医生参加了县卫生局举办的赤脚医生复训班。1980—1989年，县卫生局和卫生院通过举办各种培训班，进一步加强赤脚医生的培养和培训，努力提高赤脚医生的诊疗水平。1989年起，在经济十分困难的情况下，卫生院出资每年为乡村医生订阅《医学科普》《山东卫生报》等报刊。1994年后，卫生院根据农村卫生工作的任务，通过举办短期学习班、专题讲座、以会代训等形式，组织乡村医生学习党的卫生工作方针政策、法律法规，学习初级卫生保健知识，学习有关流行病、传染病的防控知识，动员和组织乡村医生参加上级举办的乡村医生培训班、乡村医生继续教育班等乡村医生系统化培训。1995年9月，全乡86名乡村医生参加了县防疫站在十五里园卫生院举办的乡村医生计划免疫知识培训班。1996年，经聊城市卫生局统一组织考试，全镇42名乡村医生达到相应中专学历水平，占乡村医生总数的80%。1997—2013年，全镇共有68名乡村医生参加了继续教育和系统化培训，12名乡村医生参加了大中专院校的函授班和自学考试。

2013年年底，全镇68名乡村医生中，具有大专学历的13人，占20%；具有中专或相应学历的32人，占70%。执业助理医师5人。乡村医生队伍的理论水平和诊疗技术普遍提高，在宣传卫生工作方针、政策和法规，开展健康教育和初级卫生保健，实施基本公共卫生服务项目，农村常见病、多发病的诊治，以及疾病预防控制等方面发挥了重要作用。

（六）农村合作医疗

1973年，十五里园公社推行农村合作医疗。至年底，实行队办合作医疗的大队31个，占大队数的70%。由于坚持“三土”（土医、土药、土法）、“四自”（自采、自种、自制、自养）和勤俭办医的方针，较好的解决了群众看病难的问题。如谢李大队共750人，由于土质碱化，生活条件差，1974年筹集合作医疗资金仅75元，平均每人1角钱。由于坚持了常年性的群众采药献药活动，合作医疗资金不仅没吃垮，反而发展到832元。1976年，谢李大队采药近5000公斤，其中采牛筋草1500公斤。葛堤口大队卫生室发动群众采药近5000公斤，加上在金堤上种植二丑，没有向社员收取一分钱，白手起家办起了合作医疗。农村实行联产承包责任制以后，多数村卫生室承包给赤脚医生个人经营，农村合作医疗逐步停办。

1994年，结合实施初级卫生保健，十五里园乡实行集资合作医疗制度。乡政府按农业人口每人每年2元钱的标准统一筹集，实行乡筹乡管。由于筹资金额小，报销项目少，农民参加合作医疗的积极性不高，筹资工作难以开展，于1999年再次停办。

2007年，根据上级统一部署，十五里园镇实行新型农村合作医疗，镇政府成立新型农村合作医疗办公室，办公室设在卫生院。经过宣传发动，全镇参合农民32797人，参合率78%。2013年5月1日，镇卫生院对参合农民实行“先诊疗，后付费”服务，即患者因病住院，不需缴纳住院押金，出院时只需缴纳个人负担部分，简化了服务流程，提高了农民参加合作医疗的积极性。2013年，全镇参合农民38765人，参合率86%。2007年至2013年年底，十五里园镇卫生院门诊补偿28.4万人次，住院补偿8187人次，总补偿金额1198万元。2007—2013年新型农村合作医疗情况见表3-5-19。

（七）基本公共卫生服务

2010年，十五里园镇开始实施以建立居民健康档案、健康教育、儿童保健、孕产妇保健、老年人健康管理、预防接种、传染病报告和处理、高血压患者健康管理、Ⅱ型糖尿病患者健康管理、重性精神疾病患者管理为主要内容基本公共卫生服务项目。卫生院成立基本公共卫生服务办公室，具体负责基本公共卫生服务项目的实施与管理。建立村卫生室联系制度，明确镇村两级基本公共卫生服务项目的职责，加强对镇、村基本公共卫生服务工作人员的教育培训，保证了基本公共卫生服务项目的顺利实施。2013年全镇建立居民健康档案40910份，其中高血压病人档案2999份，Ⅱ型糖尿病人档案1089份，儿童档案184份，孕产妇档案310份，重性精神疾病患者档案147份，老年人档案5211份。举办各类健康讲座12场，开展健康教育宣传咨询活动9次，发放宣传资料2500余份，更换健康教育专栏内容6期。发放适龄儿童预防接种证126人，接种国家免疫规划疫苗2021人次。0~3岁儿童保健管理126人，保健管理率80%。管理孕产妇218人，管理率100%。管理65周岁以上老年人5211人。对35岁以上人群实行门诊首诊测血压，管理高血压患者2999例，Ⅱ型糖尿病患者1089例。管理重性精神疾病患者1例。协助卫生监督所开展饮用水安全巡查1次，学校卫生巡查2次，非法行医巡查3次。

2007—2013年十五里园镇新型农村合作医疗情况统计表

表 3-5-19

年度	农业人口数	参合人数	参合率(%)	补偿人次			补偿金额（万元）		
				总数	其中		总数	其中	
					门诊	住院		门诊	住院
2007	43455	32979	76	20756	20536	121	28	24	4
2008	44722	32735	73	33972	33384	588	55	35	2
2009	44933	37525	84	49402	49490	912	86	45	41
2010	45397	35209	78	42014	40752	1262	128	44	84
2011	45673	36133	79	44373	42498	1875	222	48	174
2012	45051	34685	77	46327	44203	2124	377	79	298
2013	45225	38765	86	54696	53391	1305	302	88	214

第三节　郭店屯镇卫生院

郭店屯镇位于阳谷县北部偏东，镇政府驻地距阳谷县城25公里。东与七级镇交界，南与石佛镇、安乐镇接壤，西与定水镇、聊城市沙镇毗连，北与聊城市朱老庄、李海务乡为邻。总面积56.5平方公里，总人口31276人。郭店屯镇卫生院位于郭店屯镇政府驻地郭店屯村南部，寿郭路路东，占地面积5525.41平方米，建筑面积2244.92平方米。共有职工33人，开放床位25张。拥有万元以上医疗设备10台件，总资产230万元。

一、机构

(一)机构沿革

郭店屯镇卫生院的前身是始建于1962年8月的安乐镇区郭店屯公社卫生所。1971年2月，撤区并社，成立郭店屯人民公社，经县革委批准，设立郭店屯公社卫生院，址设郭店屯南首寿郭路路东，时有职工12人，由郭店屯卫生所人员和县卫生局调剂人员组成。1984年8月，郭店屯公社改为郭店屯乡，郭店屯公社卫生院改为郭店屯乡卫生院。2010年7月，郭店屯乡改为郭店屯镇，郭店屯乡卫生院更名为郭店屯镇卫生院。2001年1月，经中华人民共和国卫生部、联合国儿童基金会、世界卫生组织命名为“爱婴医院”。2004年12月，经聊城市卫生局批准为“产科建设达标单位”。2007年1月，经阳谷县卫生局批准为新型农村合作医疗定点医院。2007年6月，经县卫生局批准，加挂红十字会医院牌子，担负起红十字会医疗救援任务。2008年3月，山东省卫生厅命名为“省级示范预防接种门诊”。

(二)领导人名录

1971年至2013年，郭店屯镇卫生院领导班子经过多次调整更迭，先后有12人担任院长，7人担任副院长。1989年7月，设立郭店屯乡防保站，1993年，防保站站长享受卫生院副院长待遇。2013年年底，郭店屯镇卫生院领导班子由3人组成，其中院长1人，副院长2人。历任院长、副院长任职情况见表3-5-20。

1971—2013年郭店屯镇卫生院院长、副院长、防保站站长任职情况表

表 3-5-20

姓名	性别	职务	任职时间	技术职称	籍贯
张月池	男	代理院长	1971.02—1973.08	医　师	安乐镇孟洼村
		院　长	1977.06—1982.03	中医师	
王学信	男	院　长	1973.08—1977.06		高庙王乡高庙王村
李利民	男	副院长	1977.06—1991.02	主治医师	七级镇穆庄村
王海泉	男	院　长	1982.03—1984.09	医师	东昌府区于集乡
张立元	男	院　长	1984.09—1986.05	主治医师	东昌府区沙镇
张成善	男	院　长	1986.05—1987.09		石佛乡石佛村
赵希亮	男	院　长	1987.09—1991.05	医师	郭店屯乡赵庄村
		防保站长	1995.01—2000.01	主治医师	
陆继华	男	防保站长	1989.07—1992.06	医士	河南省台前县
冯洪臣	男	副院长	1988.08—1991.02	医师	郭店屯镇冯集村
李福成	男	院　长	1991.05—1992.05	医师	郭店屯乡南李村
李景水	男	院　长	1992.05—2001.06	医师	阿城镇阿城村
姜　峰	男	防保站长	1993.10—1995.01	医师	郭店屯镇王营村
孙振国	男	副院长	1993.04—1996.06	主治医师	石佛镇陈集村
张合侠	男	副院长	1996.06—2002.09	主治医师	安乐镇后屯村
孙振生	男	防保站长	2000.01任职	主治医师	七级镇七级村
赵绪武	男	院　长	2001.06—2005.08	医师	东阿县刘集镇
张　勇	男	副院长	2002.09任职	技师	安乐镇南街
朱福席	男	院　长	2005.09—2009.08		郭店屯乡西朱村
姬长英	男	副院长	2008.06—2009.06	医师	十五里园乡十五里园村
孟继武	男	院　长	2009.08—2013.04	主治医师	十五里园镇孟堤口村
刘长平	男	院　长	2013.04任职		高庙王乡刘泗河村
赵连军	男	副院长	2013.04任职	医师	郭店屯镇赵元村

（三）党群组织

1971年建立郭店屯公社卫生院之初，公社卫生院与粮所、兽医站、工商所建立联合党支部。1977年6月，经郭店屯公社党委批准，建立郭店屯公社卫生院党支部，张月池任党支部书记，王东山、张立元、王有臣、王海泉为委员，时有中共党员8人，均为正式党员。至2013年，郭店屯镇卫生院党支部先后由11人担任党支部书记。2013年年底，郭店屯镇卫生院党支部由3人组成，其中党支部书记1人，委员2人，共有党员10人，均为正式党员。郭店屯镇卫生院历任党支部书记和2013年年底党支部组成人员任职情况分别见表3-5-21和表3-5-22。

（四）科室设置

建院初期，设有内科、外科、妇产科、中医科。1976年3月设立护理组、注射室、手术室。5月设立针灸正骨科、五官科。1976年8月设立化验室。1980年设立心电图室。1983年设立B超室。1987年11月 设立防疫组。1989年7月，防疫组更名为防保站。1996年撤销五官科。2003年撤销中医科，设立皮肤科，护理组改为护理办公室。2007年3月，设立新型农村合作医疗办公室。2009年增设公共卫生科、妇保科、儿保科。2011年12月，B超室更名为彩超室。2013年2月，设立经颅多普勒科。2013年7月撤销皮肤科。2013年年底，卫生院共设临床科室5个，分别是内科、外科、妇科、针灸正骨科、护理办公室。医技科室5个，分别是心电图室、彩超室、放射科、化验室、经颅多普勒室。行政后勤科室2个，分别是新型农村合作医疗办公室、财务科。基本公共卫生服务科室3个，分别是公共卫生管理科、妇保科、儿保科。

表 3-5-21

1977—2013年郭店屯卫生院党支部书记任职情况表

姓名	性别	任职时间	技术职称	籍贯
张月池	男	1977.06—1982.03	中医师	安乐镇孟洼村
王海泉	男	1982.03—1984.09	主治医师	东昌府区于集乡
张立元	男	1984.09—1986.05	主治医师	东昌府区沙镇
张成善	男	1986.05—1987.09	医师	石佛乡石佛村
赵希亮	男	1987.09—1991.05	医师	郭店屯乡赵庄村
李福成	男	1991.05—1992.05	医师	郭店屯乡南李村
李景水	男	1992.05—2001.06	主治医师	阿城镇阿城村
赵绪武	男	2001.06—2005.09	医师	阿城镇刘集村
朱福席	男	2005.09—2009.08		郭店屯镇西朱村
孟继武	男	2009.08—2013.04	主治医师	十五里园孟堤口村
刘长平	男	2013.04任职		高庙王乡刘泗河村

表 3-5-22

2013年年底郭店屯镇卫生院党支部组成人员任职情况表

姓名	性别	党支部职务	任职时间	行政职务	技术职称	籍贯
刘长平	男	书记	2013.04	院长		高庙王乡刘泗河村
张　勇	男	委员	2013.04	副院长	技师	安乐镇南街
丁祖文	男	委员	2013.04	会计	助理会计师	郭店屯镇郭店屯村

2013年年底郭店屯镇卫生院科室主任、护士长任职情况表

表 3-5-23

科室名称	姓名	性别	职务	任职时间	技术职称
内科	冯之杰	男	主任	2001.06	医师
外科	赵连君	男	主任	2010.05	医师
妇科	尹福霞	女	主任	2012.06	医师
针灸正骨科	杨国林	男	主任	2000.02	医师
心电图室	刘丙刚	男	主任	2010.03	中医师
彩超室	李宪娥	女	主任	2011.12	主管护师
放射科	张　勇	男	主任	2013.03	技师
化验室	徐本伟	男	主任	2006.08	检验士
经颅多普勒室	刘平印	男	主任	2013.07	主治医师
公共卫生科	赵洪涛	男	科长	2009.07	医师
妇保科	尹福霞	女	主任	2012.09	医师
儿保科	魏仙芝	女	主任	2009.12	医师
护理办公室	毛桂英	女	护士长	2005.10	护师
财务科	丁祖文	男	科长	1986.04	助理会计师
农村合作医疗办公室	刘云丽	女	主任	2007.01	

二、管理与发展

1971年，经有关部门批准，在郭店屯公社郭店屯村征用耕地12亩，建设房屋13间，其中门诊9间，药房1间，换药室1间，注射室1间，办公室1间，总建筑面积300平方米。职工12人，其中医护人员9人，管理人员1人，专职防疫员2人。医疗设备有诊断床、听诊器、血压表、体温表等。1972年，根据县卫生局统一部署，卫生院开展了思想、组织和纪律方面的整顿，加强了领导，改进了管理，落实了干部责任分工，建立健全了规章制度。通过整顿，服务态度有了改善，医疗质量明显提高。同时，卫生院建立业务学习制度，鼓励职工采取离职学、业余学和自己学的方式进行学习，努力提高业务人员为人民服务的本领。1973年，县卫生局拔款6000元，建设职工宿舍13间，306平方米，解决了部分职工的住宿问题。1974年3月，卫生院自筹资金5500元，建房11间，其中职工宿舍7间，办公室4间，共260平方米。是年5月，县卫生局拨资6000元，建设房屋13间，其中病房5间，购置简易病床10张。同年购置了显微镜、心电图机、冷藏箱等设备，增设化验室、心电图室。8月，地区医疗队到院帮扶，无偿支援手术床1套。县卫生局配备了消毒设备及手术器械，卫生院增设手术室及消毒供应室。1976年，卫生院医生收集土单验方60余个，整理中医医案10余篇。卫生院先后派出3批支农医疗小分队，为农民群众义诊。1979年，卫生院共有职工22人，其中医护人员12人，医技人员3人，司药2人，防疫人员2人，行政及后勤人员3人。1980年5月，投资1万元购置南京产50MAX光机1台，设立放射科。1983年3月，卫生院自筹资金3.4万元购置dp-7600黑白B超1台，设立B超室。1984年，主要设备有心电图机、B超机、50MAX光机、电冰箱、消毒压力锅等设备，职工增至30人，其中医师2人，药师1人，护师1人；医士3人，护士3人，药士1人，技士1人，防疫人员2人；病床增加到20张，资产达到30万元。1989年7月，设立防保站，防保人员增加到6人。本年，县政府改革对卫生院经费拨付使用办法，将财政补贴经费改人头费为卫生事业费，除拨付离休人员的离休费、退休人员的基本退休费、遗属补助、防保人员工资外，其他人员按照工资自理的原则，实行按劳取酬全浮动工资制。卫生院积极推行儿童计划免疫保偿制度，开展各种形式的预

防保健有偿服务，千方百计增加收入。至1992年，卫生院职工减少至20人，临床技术骨干有的调走，有的离岗，有的退休，致使人才严重缺乏，出现人才难聘、人才难留的局面。

1992年起，卫生院根据上级“人人享有初级卫生保健”的部署，扩大预防保健有偿服务范围和覆盖面。1993年2月，卫生院开始实行绩效工资，职工收入与劳动贡献挂钩，多劳多得。是年卫生院业务收入15万元，人均年工资5200元。1996年因寿郭路扩建工程，卫生院拆除门诊、病房、宿舍各2间，占地面积减少至6000平方米。是年，卫生院业务收入28万元，资产50万元，负债15万元，人均年工资5500元。1997年9月，建设2层临街楼总计14间，448平方米，增设皮肤科、牙科。2001年，卫生院吸纳民间资金，采取承建、置换租赁的方式，建设门诊楼500平方米，将卫生院临街楼一楼及新建的10间平房租赁给承建方使用。是年,卫生院自筹资金5万元建设职工宿舍10间，建筑面积200平方米，解决了部分职工的住宿问题。2002年5月，防保站搬至门诊二楼，与卫生院门诊分开，设置接种室、冷链室及资料档案室。严格执行《山东省儿童计划免疫程序》，加强疫苗管理。

2005年起，卫生院每年上报医疗专业大中专毕业生需求计划，至2013年，县人事局、卫生局通过统一招考的方式，为卫生院选聘大中专毕业生13人，其中大专11人，中专2人，充实了专业技术人员队伍，改善了卫生院职工队伍结构。2006年6月，根据县卫生局转发的《2006年全市医疗质量管理效益年活动方案》，卫生院进一步加强医院管理，加强 “三基三严”训练，规范医师处方，规范服务用语，规范抗菌药物的合理应用，医疗质量得到有效提高。2006年11月，卫生院筹资16500元购买半自动生化分析仪1台，进一步扩大了医疗服务项目。是年卫生院业务收入76万元，共有资产60万元，负债40万元。门诊量11181人次，住院病人79人。职工人均年工资7000元。

2007年，卫生院积极配合乡政府做好新型农村合作医疗的宣传发动、资金筹集和参合信息输入工作。投资1万元，购置新型农村合作医疗计算机管理系统，实现了划价、收费、发药、出入库、报销结算等环节的计算机联网。卫生院加强了对卫生院职工和村卫生室医生新农合管理知识的培训，实行首诊医师负责制，严格执行新型农村合作医疗“诊疗项目目录”“服务设施项目范围”“用药目录”“住院病种目录”。严格执行新型农村合作医疗用药集中招标采购制度和统一零售指导限价。农民群众得到了实惠，卫生院业务收入大幅增加。2007年，全乡参加新型农村合作医疗的25985人，参合率98.5%。卫生院业务收入123.4万元，比2006年增加47.4万元，增幅62%。

2008年1月，经县农合办批准，卫生院分别在张堂村卫生室及西朱村卫生室设立村级新农合医疗报销点，方便了参合农民就医和报销。3月，卫生院筹资4.1万元购买血流变分析仪、桂林产UR1T-3300型血细胞分析仪、长春产CS-3A型尿液分析仪各1台。是年，全乡参加新型农村合作医疗的人数26084人，参合率99.5%。卫生院业务收入152万元，比2007年增加28万元。还清债务后，还结余20万元。本年，镇预防接种门诊被省卫生厅命名为“省级示范预防接种门诊”。2009年8月，上级财政拨款130万元，建设郭店屯卫生院3层病房楼，1500平方米，于2010年1月投入使用。2009年9月，增设公共卫生科、妇保科、儿保科，并成立以院长任组长的公共卫生服务领导小组。2010年1月，投资10万元，建设改造预防接种门诊，增设预诊室、观察室，配备相关设备、器材、急救药品等。是年，全镇12月龄内儿童建卡建证率达到100%，常规免疫、强化免疫接种率均达到100%。

2011年，卫生院筹资60余万元购买江苏产LOGIQC5型彩色超声多普勒、济宁产CS-3A型微元素分析仪和南昌产TC6030型全自动生化分析仪各1台，医院设备进一步更新，诊疗技术进一步提高。6月，卫生院实施基本药物制度，实行药品零差价销售，当年减少群众医药费支出12万元。是年，卫生院门诊25793人次，日均72人次，年住院病人304人，业务收入193万元。

2012年，卫生院购置电热水器1台，为职工及住院病人24小时免费提供开水。在卫生院门诊、病房楼出入口安装了电子监控设备，为维护治安和良好的就医环境发挥了重要作用。随着卫生院软硬件设施的进一步改善，就医患者逐步增多，住院病人明显增加。是年，住院病人达365人，较上年增加61人。业务收入236.1万元，同比增长22%。

2013年，卫生院投资45万元购买北京产ZZ—3型CR放射设备、无锡产CB-1304-C型动态心电图机、南京产BT1000型经颅多普勒各1台，增设经颅多普勒室。投资3.3万元为病房及科室增设空调9台。7月，投资3万余元购置了远程会议会诊系统，实现了与省市县知名医院的联网，使辖区患者不出镇就能享受到上级医院专家的诊疗服务。

2013年年底，全院职工33人，其中中级职称5人，初级职称10人，具有执业医师资格的8人。共有资产230万元，其中固定资产150万元。总占地面积5525.41平方米，建筑面积2244.92平方米，其中门诊楼319平方米，病房楼1494.42平方米，药库49平方米，职工宿舍130平方米，开设床位25张，拥有万元以上医疗设备10台件。业务收入305.8余万元，职工人均年收入3.5万元，均创历史最高水平。

三、医疗技术

建院初期，各级贯彻落实毛泽东主席关于“把医疗卫生工作的重点放到农村去”的指示，将医疗专业大中专毕业生直接分配到基层卫生院工作，同时，上级医院有计划的将部分医疗骨干充实到基层卫生院。1971年至1979年，先后有张立元、杨学敏、王修亮、段德平、张桂英、王海泉、李世荣、陈香平等8位临床专业毕业医生分配或调入卫生院工作，技术力量不断加强，医院业务发展较快。1984年，卫生院设有内科、外科、妇产科、中医科、五官科、化验室、心电图室、放射科、B超室等。内科可运用中西医结合的方法治疗常见病、多发病。外科除能处理一般的外伤外，能开展皮下脂肪瘤、阑尾炎等手术。妇产科能开展放、取节育环和人流、结扎、接生业务。中医科能熟练运用传统的四诊合参的诊疗技术，通过中药、针灸、按摩、刮痧等方法治疗常见病及疑难杂症。化验室开展了（血、尿、便）三大常规检查。

1989年实行卫生事业费切块和分灶吃饭的管理体制后，各级财政对乡镇卫生院的扶持力度相对减少，医疗设施得不到及时更新，业务收入增长缓慢，职工工资没有保障，先后有10名业务骨干陆续调走，技术力量明显不足。至2004年，全院职工20人，具有执业医师资格的仅有3人。

2005年起，县卫生局、人事局通过招考的方式，选派医疗卫生专业的大中专毕业生到卫生院工作。至2013年，卫生院共接收大中专毕业生13人，其中大专学历11人，中专学历2人。卫生院通过采取以老带新、鼓励自学、组织培训、选送进修等方式，切实加强对技术人员的教育培养，多数已成为卫生院的技术骨干。2013年年底，全院职工33人，其中中级职称5人，初级职称10人，具有执业医师资格的8人。2013年门诊2.99万人次，业务收入305.8万元。1971—2013年业务工作情况见表3-5-25。

(一)针灸正骨科

成立于1983年，有技术人员2人，配备针灸、艾灸、拔罐、理疗机、牵引器等设备，在阴阳、五行、藏象、经络、辨证论治等中医理论指导下，利用针灸、拔罐、理疗、按摩、熏蒸等方法全方位为患者解除病患，主治颈肩腰腿痛、骨关节病、关节与骨折手法复位等。针灸正骨科主任杨国林在20多年的临床实践中形成了独具特色的治疗体系和手段，对各种类型的骨折和关节脱位的诊断及治疗具有丰富的临床经验，尤其对克雷氏骨折有独特的治疗手法，夹板固定配合中药调理，达到短期内治愈，取得了良好的临床效果，深得广大患者的信任。针灸正骨科已发展成为该院的重点特色科室。该科现有诊疗床6张，低频脉冲治疗仪6台。承担辖区及周边乡镇的慢性病及骨科疾病诊疗任务，赢得了良好声誉。

(二)内科

成立于1971年，为卫生院的龙头科室。内科拥有临床经验丰富的技术人员6人，其中，主治医师2人，医师4人，能对内科常见病、多发病、部分疑难病症做出规范诊治，特别是对脑卒中、冠心病、高血压、糖尿病、消化性溃疡及呼吸系统疾病等方面积累了丰富的临床经验，解决了无数患者病痛，得到患者肯定，日门诊量100余人。

(三)外科

成立于1971年，是卫生院的重点科室，拥有外科医师2人。能够开展阑尾切除术、包皮环切术、疝气修补术、下肢静脉曲张剥脱术、子宫切除等手术，技术较为成熟，同时聘请聊城、阳谷的外科专家定期来院指导，月手术量10台以上。

(四)妇科

拥有技术人员2人，妇科主任尹福霞能运用中西医结合的方法治疗妇女的常见病、多发病，特别在宫血、阴道炎、宫颈炎、不孕不育等疾病治疗方面积累了丰富的临床经验。

表 3-5-24

2013年年底郭店屯镇卫生院主要医疗设备情况表

名称	型号	产地	购进时间	单价(万元)	数量(台件)
黑白B超	DP-7600	江苏	1983.03.01	3.35	1
心电监护仪	NLB-7000	福州康达	2010.12.01	3.70	1
彩色超声多普勒	LOGIQC5	江苏	2011.11.23	4.56	1
动态心电图	CB-1304-C	无锡中健	2013.02.14	3.80	1
经颅多普勒	BT1000型	南京巴特	2013.02.28	2.90	1
全自动生化分析仪	TC6030	南昌高新区	2011.05.01	13.10	1
血细胞分析仪	UR1T-3300	桂林高新区	2008.03.28	2.96	1
微量元素分析仪	CS-3A	济宁东盛	2011.06.21	1.70	1
尿液分析仪	W-200A	长春万盛	2008.03.21	3.50	1
CR	ZZ-3型	北京万东	2013.03.21	35.70	1

表 3-5-25

1971—2013年郭店屯镇卫生院业务工作情况统计表

年度	病床数(张)	门诊人次	住院人次	诊断复合率(%)	治愈率(%)	好转率(%)	住院病死率(%)	床位使用率(%)	业务收入(万元)
1971		2846		36.8	20.6	66			
1972		4139		33.5	24.3	51.3			
1973		5983		39.2	28.8	60			
1974	10	7164	20	36.6	26.5	48.5		4.3	4
1975	10	7983	22	38.4	22.5	54.3		4.9	5
1976	10	8062	31	36.5	29	60.5		6.9	5
1977	10	8813	35	37.3	30	51		7.8	6
1978	10	8615	39	35.9	29	54		8.7	7
1979	10	9145	50	40.8	24	52		11.2	7
1980	10	8679	56	54.2	31	48		12.5	8
1981	10	9256	48	61.3	38.4	44.6		10.7	9
1982	10	9913	44	52.8	29.6	49		9.8	8
1983	10	9869	52	49.7	36.5	43	3.8	11.6	9
1984	20	10080	56	60.2	34.3	39		6.2	10
1985	20	10216	59	58.6	41.4	37		6.6	12
1986	20	10320	66	51.3	45	31	1.5	7.4	15
1987	20	11080	64	62.5	42.1	38.5	1.5	7.1	14

续表 5-5-25

年度	病床数(张)	门诊人次	住院人次	诊断复合率(%)	治愈率(%)	好转率(%)	住院病死率(%)	床位使用率(%)	业务收入(万元)
1988	20	11052	58	53.7	40.6	37		6.5	16
1989	20	10654	60	55.8	39.8	31		6.7	15
1990	20	10351	61	55.4	40.2	40		6.8	17
1991	20	10643	59	58.6	38.2	29		6.6	17
1992	20	10034	62	61.2	37.9	36		6.9	13
1993	20	10012	66	58.9	39.5	41		7.4	15
1994	20	10008	58	57.6	38.7	37		6.5	18
1995	20	11356	75	51.7	37.2	34	1.3	8.4	26
1996	20	11638	72	60.3	36.9	29		8.0	28
1997	20	11650	76	58.3	38	39		8.5	31
1998	20	11035	86	57.2	35.9	33		9.6	36
1999	20	10658	81	56.9	37	35		9.1	41
2000	20	9987	88	59.1	40.5	41		9.8	43
2001	20	10568	90	61.3	42.4	37.9	1.1	10.1	45
2002	20	12010	82	59.8	40.2	43	1.2	9.3	52
2003	20	11023	69	64.2	41.6	50		7.7	64
2004	20	11068	80	61.5	39.8	42		8.9	71
2005	20	10346	82	59.4	38.6	50.6		9.3	73
2006	20	11181	79	63.5	40.2	48.9	1.2	8.7	76
2007	20	16399	121	68.4	41.6	52.6		13.5	123.4
2008	20	17650	139	70.5	42.6	53.1		15.6	152.3
2009	20	19263	168	64.9	40.3	49.6		18.9	176.6
2010	25	21529	238	70.2	50.1	46.3	0.8	21.3	185.3
2011	25	25793	304	68.3	49.2	48.6		27.3	193.6
2012	25	26031	365	76.8	48.5	46.8	0.2	32.8	236.1
2013	25	29908	389	78.5	50.8	48.1		34.9	305.8

四、社会卫生

(一)计划免疫

1971年，接种的生物制品主要有牛痘疫苗、卡介苗、麻疹疫苗、流行性乙脑疫苗、百白破三联、百白二联、霍乱疫苗、脊灰疫苗、流行性脑脊髓膜炎疫苗等，重点预防天花、白喉、肺结核、麻疹、流脑等。主要通过经培训的赤脚医生或专职防疫人员到学校集中接种。1978年3月，根据上级有关规定，按照《山东省计划免疫程序》，对辖区内12岁以下儿童重点推行基础免疫，开展四苗预防六病的免疫接种活动，即用“麻疹活疫苗、脊灰糖丸、百白破三联疫苗及卡介苗”预防“麻疹、脊髓灰质炎、白喉、百日咳、破伤风、结核”六种疾病，按照要求实行“一人一针一管”的方法接种。1983年，实行“儿童预防接种证”制度，促进了计划免疫工作的开展。1985年，县卫生局为卫生院配备冰箱2台、冷藏包6个、冰排40个等冷链设备，保证了疫苗在运输、储存过程中的安全。

1987年，卫生院除留部分临床骨干留守医院外，其他职工均参与计划免疫保偿服务，巡回为各村儿童接种疫苗及进行健康查体。是年，入保儿童1121人，入保率38.5%。保费收入2242元，查体收入351元。

1989年，防疫组更名为防保站，防疫人员增加到6人，防疫队伍不断扩大。1995年实行预防接种门诊定点接种制度，全乡适龄儿童集中到定点门诊实施接种疫苗。是年，预防接种门诊定点接种1859人次，其中接种卡介苗368人，乙肝疫苗422人，脊灰疫苗398人，百白破三联疫苗812人，麻疹疫苗139人。预防接种率96%，计划免疫接种率100%，强化接种率98%。2003年3月，卫生院配置预防接种疾控信息专用微机1台，实现了预防接种信息化管理及网络直报。

2008年，将甲肝疫苗纳入国家免疫规划，适龄儿童接种全部免费。3月，卫生院预防接种门诊被山东省卫生厅命名为“示范预防接种门诊”。2009年，对辖区内居民实行免费补种乙肝疫苗项目，共补种2068人，占应补种人数的86%。2011—2013年重点开展了卡介苗、乙肝疫苗、三联疫苗、脊灰疫苗、麻疹疫苗、风疹疫苗、腮腺炎疫苗、甲肝疫苗、水痘疫苗、乙脑疫苗、流脑疫苗、流感疫苗、轮状病毒疫苗的免疫接种。

1971—2013年郭店屯镇基础免疫接种情况统计表

表 3-5-26　　　　单位：人次

年度	卡介苗	脊灰疫苗	百白破三联疫苗	麻疹疫苗	乙肝疫苗	流脑疫苗	乙脑疫苗	甲肝疫苗
1978	209	382	262	298	—	—	—	—
1979	264	329	268	264	—	—	—	—
1980	258	352	234	256	—	—	—	—
1981	216	330	274	308	—	—	—	—
1982	224	324	280	288	—	—	—	—
1983	201	345	221	301	—	—	—	—
1984	260	348	239	309	—	—	—	—
1985	248	339	261	312	—	—	—	—
1986	203	316	274	356	—	589	187	—
1987	179	398	373	338	—	591	196	—
1988	198	431	314	316	—	594	206	—
1989	264	407	436	467	—	609	191	—
1990	272	396	420	326	—	611	197	—
1991	256	431	393	397	—	634	251	—
1992	235	468	416	453	397	629	249	—
1993	220	439	375	462	401	651	278	—
1994	281	467	336	491	384	647	269	—
1995	254	499	386	418	396	701	266	—
1996	214	512	484	392	501	696	286	—
1997	278	593	494	486	47	686	307	—
1998	216	609	516	397	476	767	295	—
1999	265	516	812	467	386	723	296	—
2000	270	419	916	451	493	732	301	—

续表 3-5-26

年度	卡介苗	脊灰疫苗	百白破三联疫苗	麻疹疫苗	乙肝疫苗	流脑疫苗	乙脑疫苗	甲肝疫苗
2001	283	573	500	402	662	721	324	—
2002	218	465	914	380	432	767	401	—
2003	216	526	966	497	563	713	338	—
2004	288	548	964	448	421	841	456	—
2005	209	1111	1027	452	554	1111	487	—
2006	218	971	1015	511	476	971	407	—
2007	265	954	941	774	518	954	341	—
2008	300	1200	1077	696	526	1200	437	236
2009	311	44	944	499	2068	806	405	232
2010	261	415	977	712	415	881	498	383
2011	264	945	893	482	385	720	446	210
2012	271	612	773	497	303	558	371	211
2013	217	613	694	466	297	583	335	149

(二)传染病防治

1972年，卫生院配合县防疫站对辖区27个大队进行了丝虫病普查，共□血镜检6000余人，查出阳性30例，阳性率为2%，全部转至县级医院治疗。是年11月，卫生院对辖区内布鲁菌病进行了摸底调查，未发现疫情。1973年，卫生院积极开展传染病、地方病及常见病的普查普治和群防群治运动。对传染性肝炎、流脑、乙脑、猩红热、伤寒、痢疾、麻疹、婴儿瘫等传染病、多发病进行积极治疗，控制流行，减少发病。1976年，根据县卫生局要求，主要以防治二号病和流脑为重点，积极控制流感、痢疾的发生和流行，认真做好预防接种，督促赤脚医生做好疫情检测，严格落实疫情报告制度。1979年，对赵庄、杨庙及南李村进行了除氟改水。

20世纪八九十年代，主要开展痢疾、伤寒、脊髓灰质炎、麻疹、百日咳、白喉、破伤风、病毒性肝炎、流行性出血热、结核病等传染病的预防。

2003年，全院职工积极投身于防控“非典”工作，院内增设了发热门诊、分诊台及隔离室，组建了巡诊医疗队、流调队和消杀队，配备了猴服、口罩、胶靴、眼罩等隔离装备。对全镇乡村医生进行了中华人民共和国《传染病防治法》及《传染性非典型肺炎防治管理办法》等相关知识培训。卫生院与全体职工及乡村医生签订了责任书，配合村级流调队隔离外出返乡人员38人，圆满完成了防控任务。

2009年手足口病流行期间，卫生院全体职工实行包村制度，督导乡村医生为本村儿童监测体温，发现疫情及时上报，并及时转诊。2009年以后，重点开展了水痘、病毒性肝炎、禽流感、甲型流感、手足口病、艾滋病及流行性腮腺炎等疾病的防治，全乡没有重大传染病流行。

(三)妇幼保健

1972年，卫生院开展了妇女病普查普治，对查出的疾病，采用中西两法进行了治疗，保证了妇女的身体健康。1980年，卫生院组织医务人员自带药箱下村入户，开展妇女病普查和计划生育宣传指导，至5月底，共普查7个大队，363人，查出子宫脱垂4人，宫颈糜烂30人，月经不调10人，盆腔炎26人；放置节育环80例，流产10例。对普查出的妇女病给予相应的治疗。1986年，根据上级要求，郭店屯乡组建了乡、村妇幼保健委员会。1987年起，卫生院按照上级要求，积极开展了婚前健康查体工作，由技术较高、责任心强的医生具体负责婚前查体工作，按规定收取一定的查体费用，据实出具查体结果。1991年10月，卫生院实施孕产妇及儿童系统化管理，适龄男女青年结婚登记前，接受婚前检查和婚育保健指导；经检查合格后方可办理结婚登记手续；怀孕期间按时进行产前检查并做好登记，给予孕期保健指导；产前接受常规检查，产后3、7、11、28天进行4次访视，访视率达70%以上。对0~6岁儿童按3:2:1（即对周岁内的婴儿每4个月进行一次健康检查，对1~3周岁的儿童每半年进行一次，对4~6岁以内的儿童，每年进行一次健康检查）规定进行健康查体，防治小儿常见病，多发病，并建立保健卡。1996年，妇产科医师王淑琴经县卫生局考试考核后，取得“接生人员执业证书”。至1999年年底，共开展婚前查体68对，开具“合格证明”68件，开展婚育知识教育和保健指导206人次。孕产妇系统管理率90%，儿童系统管理率95%，孕产妇死亡率20/10万，婴儿死亡率下降到0.5%。2001年1月，郭店屯镇卫生院被中华人民共和国卫生部、联合国儿童基金会、世界卫生组织命名为“爱婴医院”。

2001年，卫生院建立妇保科，固定专职人员负责本辖区妇幼保健管理及各种表格资料统计上报工作。各村卫生室固定一名村医负责本村妇幼保健工作，乡、村妇幼保健工作网络得到进一步加强。2004年，全镇婚前医学检查率达到96%，孕产妇产前医学检查率92%,6岁以下儿童系统管理率98%,新生儿疾病筛查率90%。

2007年起，参加新型农村合作医疗的孕产妇持《聊城市孕产妇系统化保健管理服务书》和《聊城市孕产妇系统化保健手册》可在卫生院免费接受健康指导、孕前保健和产前检查。2007年10月，选派2名技术人员到市级医院进修学习，并购置了自动吸引器1台，妇幼保健技术水平和服务能力得到显著提升。2009年，实行农村孕产妇住院分娩资金补助和农村准备怀孕的妇女免费增补叶酸项目。卫生院严格审核，规范操作，为65名住院分娩农村妇女发放补助资金22750元，目标人群增补叶酸服用率95%。

2012年，卫生院为辖区孕产妇开展健康知识讲座12次，健康咨询9次，免费为全镇待孕妇女发放叶酸1179瓶。孕产妇管理率99%，产后访视率97%，孕产妇健康知识知晓率95%，免费为孕产妇查体1068人次。6岁以下儿童系统管理率90%，新生儿访视率80%，婴幼儿系统管理率90%，免费为0~6岁儿童查体356人次。

2013年，卫生院积极与镇计生办协调，根据生育安排情况，及时发放叶酸，免费检测梅毒、艾滋病抗体，免费为孕产妇安排5次产前体检。预防接种门诊在接种疫苗的同时，为0~6岁儿童进行健康体检，并开展生长发育健康指导。是年，全镇孕产妇建册315人，农村妇女孕前检查669人次，目标人群补服叶酸399人次，免费发放叶酸1322瓶。开展妇女疾病筛查305人，落实农村孕产妇住院分娩补助360人，系统管理孕产妇436人。新生儿听力筛查365人次，规范管理0~6岁儿童1432人。

（四）农村合作医疗

1972年，郭店屯公社开始实行农村合作医疗，建立了由公社干部、社直有关部门和贫下中农代表组成的合作医疗管理委员会，由一名副书记任主任委员。多数生产大队建立了由大队干部、贫下中农代表和赤脚医生组成的合作医疗领导小组，由党支部书记任组长。以生产大队为单位每人每年缴费1~1.5元，在本大队卫生室就诊者免除检查、治疗、注射费和部分药费。生产队采取粮药、林药、果药间作的方法种植中草药，种植中药材150亩，每个大队平均5.5亩，做到了合作医疗用药的基本自给。姜邢大队发动群众种药、采药，加工自制膏、丹、丸、散36种，开展土单验方、针灸防治疾病，减轻了社员负担。张堂大队坚持“三土四自”方针，种、采、制中成药的做法曾获县委领导的表扬。1973年，全社27个大队中，实行合作医疗的26个。1974年，郭店屯公社开始发展社队两级管理的合作医疗，从队办合作医疗基金中抽取部分资金（每人4角左右）交公社卫生院，作为合作医疗基金。对烈军属、五保户等缴纳基金有困难的，经民主评议后，从公益基金中予以照顾。参加合作医疗的社员除在本村卫生室享受免费项目外，在公社卫生院就医也可减免部分检查费和药费。1975年，实行社队两级管理的大队20个。1976年，全社27个大队均办起了合作医疗，其中24个大队实行了社、队联办，占全社大队总数的88.8%。全社种药200多亩，品种达20余种，收药1万公斤，群众性采药4300公斤。公社卫生院办土药厂一处，大队办土药厂8个，制药品种达40多种。1977年，卫生院加强了合作医疗资金管理，以公社为单位统一印制了帐、册、表格，建立了管理制度，做到资金支出、药品消耗账目清楚，使用得当。1980年后，农村实行联产承包责任制，多数村卫生室承包给赤脚医生个体经营，农村合作医疗逐步停办。

1995年，根据上级统一部署，郭店屯乡实施集资合作医疗制度，农业人口每人每年集资2元钱，由乡合作医疗办公室统一管理，统一使用。群众持证到卫生院就医，减免三大常规、心电图、X光及B超检查费，卫生院免费为50岁以上的老人查体建档。至1998年年底，全乡累计筹资15万元，为参合农民减免各项费用20万元，为50岁以上老人免费查体1万余人次，建立老年人健康档案3000余份。因本次集资合作医疗资金全部由农民个人集资，农民集资的积极性不高，筹资工作难以开展，于2000年停办。

2007年，郭店屯乡实行新型农村合作医疗。农民以家庭为单位，每人每年缴费10元，各级财政补助42元。卫生院配合乡政府积极做好宣传发动和资金筹集工作。当年，农民参合率98%，行政村参合率100%，农民个人缴纳新农合资金26万余元，报销医药费26.9万元。2011年起，对慢性病患者门诊费用报销50%。之后农民个人缴费和各级财政补助标准经过多次调整，参合农民报销比例逐步提高。2013年，参合农民26456人，参合率99.9%。共补偿116.6万元，其中卫生院门诊补偿27070人次，补偿金额41.4万元；住院补偿559人次，补偿金额75.2万元。至2013年年底，郭店屯镇补偿1万元以上的60人，3万元以上的23人，5万元以上的2人。在一定程度上解决了农民因病致贫、因病返贫的问题。例如：陈堂村村民李某某，女,2岁，2013年3月因患“先天性室间隔缺损”性心脏病在济南军区心血管病研究所住院治疗，其间共花费68702.79元，通过新农合报销36676.3元，为家庭减轻了大半经济负担，充分体现了新农合政策的优越性。2007—2013年郭店屯镇新型农村合作医疗情况见表3-5-27。

2007—2013年郭店屯镇新型农村合作医疗情况统计表

表 3-5-27

年度	农业人口数	参合人数	参合率%	补偿人次			补偿金额（万元）		
				总人数	其中		总额	其中	
					门诊	住院		门诊	住院
2007	26368	25981	98.5	15508	15387	121	26.9	11.6	15.3
2008	26217	26024	99.3	16167	16031	136	63.2	28.7	34.5
2009	26305	26096	99.2	18376	18213	161	75.8	30.4	45.4
2010	26288	26120	99.3	21466	21230	236	79.5	21.2	51.6
2011	26336	26105	99.1	26158	25793	365	91.7	33.4	58.3
2012	26504	26419	99.6	27298	26895	403	112.9	39.2	73.7
2013	26463	26456	99.9	27629	27070	559	116.6	41.4	75.2

（五）乡村医生培训

20世纪70年代，结合推行农村合作医疗制度，公社卫生院通过脱产、半脱产培训，以会代训，选送思想好、觉悟高、责任心强、文化程度较高的农村青年参加县卫生局统一组织的培训，培养了一大批优秀赤脚医生。至1974年，全社共拥有赤脚医生56人，其中女赤脚医生10人。赤脚医生在农村合作医疗、计划生育、卫生防疫及农村常见病、多发病的防治方面发挥了重要作用。1976年，卫生院选派30名赤脚医生参加了县卫生局举办的赤脚医生复训班，培训时间6个月。通过复训，提高了赤脚医生用中西医两法防治农村常见病、多发病的能力，多数达到了中级医疗水平。1979年，卫生院通过举办短训班、业务讲座等方式，由卫生院业务骨干对赤脚医生定期进行集中授课，开展业务交流，并组织医疗小分队下村进行技术指导。20世纪80年代，县卫生局和卫生院通过举办各种培训班，进一步加强了赤脚医生的培养和培训，有效提高了赤脚医生的诊疗水平。在1989年乡村医生职称评定中，全乡有20人被评为乡村医师，15人被评为乡村医士，21人被评为乡村卫生员。1990年，乡医刘玉成被评为山东省优秀乡村医生。

1992年7月，卫生院选派3名乡村医生去 济宁医学院进修学习。1994年，全乡4名40岁以下的乡村卫生员参加了县卫生局举办的乡村医生培训班。1996年，经聊城市卫生局统一组织考试，全乡共有6名乡村医生达到相应中专学历水平，占乡医总数的9.3%。2005年，卫生院组织24名乡村医生参加了学历教育和系统化培训，其中参加大专学历教育的6人，中专学历教育的18人。2009年5月，组织5名乡村医生到曲阜医学院进修学习“中医药技术”。2013年9月，组织中心卫生室负责人及重点乡医12人去济南进修学习“常见病多发病的诊断和治疗”。

2013年，全镇42名乡村医生中具有大专学历的6人，占14%，中专或相应学历的28人，占67%。具有执业助理医师职称的6人。在职乡村医生全部具有“乡村医生执业证书”。

（六）村级卫生组织

1971年建院后，随着农村合作医疗制度的实施，生产大队以不脱产医生和卫生员为骨干，成立大队卫生室。至1974年，全社27个生产大队中，建立村卫生室的25个，两个以上生产大队联办的2个。大队卫生室在卫生防疫、计划生育、合作医疗及小伤小病的治疗方面发挥了重要作用。1980年后，农村实行联产承包责任制，村卫生室逐步承包给赤脚医生个人经营。1988年，根据聊城地区卫生局《农村卫生改革试行方法》的要求，切实加强对村卫生室的管理，健全制度，规范标牌，把防病治病、爱国卫生、妇幼保健、计划生育等纳入承包经营内容，积极开展创建甲级卫生室活动。1990年，张堂村卫生室被山东省卫生厅评为先进行政村卫生室。至1995年年底，全乡甲级村卫生室达到20个，占卫生室总数的66.6%。2005年，先后整合了10个村卫生室，建立了张堂社区卫生服务站和西朱社区卫生服务站。2006年，丰徐村等18个村卫生室被评为“全市农村卫生机构达标单位”。2009—2010年，镇卫生院根据市、县《关于加快提升村卫生室服务能力建设的意见》，规划建设中心卫生室10个，建筑面积约2000平方米，投资30万元；改建6处，投资10万元，增添基础医疗设备。经省级考核验收，10处达到中心卫生室建设标准，省级奖励每处达标卫生室5万元。2013年年底，全镇共有村卫生室34个，其中一村一室的25个。村卫生室共有乡村医生42人，其中女乡村医生8人。张堂、西朱两个社区服务站因郭店屯农合资金紧张，相继停止新农合报销，10个中心卫生室运营良好，主要协助卫生院承担了公共卫生服务、医疗、疾病预防控制等任务。

2013年12月郭店屯镇村卫生室（社区卫生服务站）建设情况表

表 3-5-28

卫生室（服务站）名称	室（站）长姓名	卫生室（服务站）人数			房屋面积（平方米）	资产（万元）
		总数	其中			
			女	中医		
张堂社区卫生服务站	刘玉成	3	1	2	100	10
西朱社区卫生服务站	朱丽红	1			60	6
丰徐中心卫生室	徐彦文	2			80	8
赵元中心卫生室	赵建俏	1			76	10
丁庄中心卫生室	丁祖旺	2	1	1	120	12
孟屯村卫生室	赵建华	1			48	4
冯集村卫生室	冯之杰	1			50	6
郭店屯村卫生室	刘新才	1			60	3
杨庙村卫生室	杨守红	1		1	78	3
张刘村卫生室	王超平	1		1	60	4
李家村卫生室	薛超军	1		1	90	10
李家村卫生室	李月生	1			60	5.5
焦集村卫生室	宋士力	1			64	6
新集村卫生室	李来生	1			50	4
后宋村卫生室	宋义连	2	1	1	60	5
九杨中心卫生室	桑纪言	2	1		80	10
王营村卫生室	杨纪军	1		1	80	8
邓楼村卫生室	王新亮	2	1	1	50	6
梨园中心卫生室	王立聪	2	1		100	10
洪刘村卫生室	刘武汉	1			80	5
黄庄村卫生室	尹福霞	1	1		60	2
苑店村卫生室	苑广耀	1			80	4
梁庄村卫生室	何书瑞	1		1	40	3
王屯中心卫生室	王宪斌	1		1	140	7
郭店屯村卫生室	毛晨洁	1	1		60	5
姜屯村卫生室	姜朝龙	1			80	5
姜屯中心卫生室	姜佃邦	1			50	6
姜邢中心卫生室	邢长业	2			80	6
姜邢村卫生室	姜洪刚	1			80	8
邵楼村卫生室	刘庆申	1			60	5
邵楼中心卫生室	刘书贞	1			80	6
李屯村卫生室	李建军	1			60	4.5
赵庄村卫生室	邓保贞	1			50	6
南葛中心卫生室	刘武汉	1			60	5

（七）基本公共卫生服务

2009年，根据《阳谷县基本公共卫生服务实施方案》，卫生院制定《郭店屯乡基本公共卫生服务实施意见》，成立由院长任组长的基本公共卫生服务项目领导小组。10月成立公共卫生管理科，具体负责信息档案管理、疾病控制、妇幼保健、健康教育和卫生监督等工作。2010年6月，卫生院建立居民健康档案包村制度，全乡全面启动实施基本公共卫生服务项目。10月，卫生院对卫生室负责人进行培训，组建健教队伍。2011年1月，卫生院公共卫生科配备专用电脑2台，实施电子档案输入。8月，卫生院建立基本公共卫生服务台账，将每次服务的内容、时间、服务项目详细记录台账，加强项目资金管理，保证了基本公共卫生服务项目的顺利实施。

1.健康教育

1993年起，卫生院主要通过门诊发放健康宣传资料等形式为就诊患者开展健康教育。2011年后，对辖区内的各种人群通过健康讲座、面对面的个人咨询、设置宣传栏、分发健康教育宣传资料等，开展多种形式的健康教育活动。卫生院设健康教育宣传栏3处，每个村卫生室均设有健康教育宣传栏。2011年，举办健康教育讲座1期，健康咨询活动9次，播放健康教育音像资料7次。2012年，以村卫生室责任医生为骨干，积极开展健康教育。同时，卫生院健教人员在集贸市场组织开展大型室外主题健教活动4次，发放健康教育宣传材料5000份。6月，卫生院配备投影仪、远程视频等电教设备，当年举办健康讲座12期次。

2013年，镇村两级共有健康教育工作人员42人，举办健康教育骨干培训班12期，健康教育宣传栏增至55块，卫生院输液大厅播放健康教育音像资料300个小时，村卫生室或村委会举办健康教育讲座36次，利用学校、集贸市场等公共场所举办健康咨询活动9次，累计发放健康教育宣传资料12种3万余份，农村居民卫生保健知识知晓率达到80%。

2.农村居民健康档案

1995年郭店屯乡实行集资合作医疗时，除免除部分检查费外，每年免费为50岁以上老人进行一次健康查体，并建立健康档案。由于当时建立档案不够规范，随着集资合作医疗制度的停止实施，已建立的健康档案一直没有得到有效利用。2010年，镇卫生院为妇女、儿童、老年人、残疾人、慢性病患者等重点人群开始建档。通过周期性健康体检、入户调查等多种形式搜集农民健康基本信息。是年，全镇共建立居民健康档案21156份。2011年，镇卫生院加强与村卫生室的联系，细化村卫生室的任务，扩大建档范围，并实行电子化管理。至年底，共建立健康档案23100人份，建档率76.87%，其中电子档案15150人份，电子档案建档率65.58%。对高血压、糖尿病患者以及孕产妇、儿童等重点人群建立了电子档案。至2013年年底，全镇累计建立居民健康档案26273人，建档率87.5%，电子档案建档率100%。

3.老年人保健

2010年，全镇65岁及以上的农村居民2869人，占农村总人口的16%。通过信息登记和一般体格检查，建立老年人健康档案2618人份，占老年人总数的91.2%。2011年后，每年对65岁以上的老年人进行一次健康查体，及时补充健康档案信息，并对新纳入管理范围的人员及时建档。2013年，全镇共有65岁以上农村居民2993人，完成体格检查2798人。结合健康查体，为老年人提供疾病预防、自我保健及伤害预防、自救等方面的健康指导，实施干预措施。

4.慢性病管理

2010年，镇卫生院将高血压、糖尿病人群纳入慢性病管理。是年，全镇登记慢性病患者980人。经确诊纳入管理范围的944人，其中，高血压患者750人，糖尿病患者194人。2011年，卫生院和村卫生室对辖区内35岁及以上居民实行首诊测量血压，并按职责分工对慢性病人按规定进行定期随访，实施行为干预，提出治疗或转诊建议，及时将新发现的慢性病患者纳入管理范围。2013年，全镇管理高血压患者1102人，随防992人，随访率90%。管理糖尿病患者137人，随访124人，随访率90.5%，空腹血糖达标人数70人，达标率56.4%。

5.重性精神疾病管理

2013年年底，全镇共有诊断明确且在家居住的重性精神疾病患者36人，纳入管理范围的30人，占83.3%。对纳入管理的重性精神疾病患者建立居民健康档案，根据患者的危险程度确定随访周期。通过随访，对患者及家属进行有针对性的健康教育和技能训练等方面的康复指导，及时补充健康档案信息。

6.传染病和突发公共卫生事件报告和处理

70年代建院初期，卫生院明确防疫员为辖区内传染病报告专职人员，按照卫生部发布的《传染病管理办法》实施传染病报告工作。1978年，卫生院、村卫生室建立了传染病登记簿。强化了疫情报告制度，做好疫情的登记、核实、统计、报告工作。

1989年，卫生院贯彻《中华人民共和国传染病防治法》，培训医疗保健人员、卫生防疫人员及乡村医生，明确传染病种类、上报时限和程序。其间报告的传染病主要为呈点状发生的痢疾、肝炎、流行性乙型脑炎等，未发生大面积传染和流行。2003年2月，配置专用微机1台，实现了传染病信息网络直报。

2004年后，依照重新修订的《中华人民共和国传染病防治法》《突发公共卫生事件与传染病疫情监测信息报告管理办法》，严格遵守疫情报告工作的规定和流程，医护人员和乡村医生首次诊断或发现法定传染病病人、疑似病人、病原携带者时，立即填写“传染病报告卡”，在规定时间内进行网络直报。2007—2009年，手足口病流行，卫生院共报告手足口病52例。2011年，国家将传染病及突发公共卫生事件报告处理列为基本公共卫生服务项目，卫生院根据上级要求，成立组织，建立制度，明确职责。2009—2013年，全镇发现各类传染病124人，报告率100%，报告及时率100%。全镇无重大突发公共卫生事件发生。

7.卫生监督协管

2011年，卫生院建立卫生监督协管有关工作制度，配备1名专职人员负责卫生监督协管工作。卫生院积极协助县卫生监督机构对学校卫生开展巡查，指导学校设立卫生宣传栏，协助开展健康教育，对学校生活饮用水及食品卫生进行抽检；定期对辖区内非法行医行为进行巡查，发现问题及时上报。至2013年年底，协助卫生监督机构对学校、卫生室、饭店等公共场所开展了30次巡查，未发现重大问题。

（八）爱国卫生运动

1972年，全社16个大队实行粪便统一管理，每个生产队固定积肥专业队伍，减少蚊蝇孳生地。1973年，根据上级要求，全社积极开展以“三管、四灭”为中心，以积肥、造肥为重点的爱国卫生运动。本着生产讲卫生，卫生为生产的原则，开展“三管”（管饮水、管粪便、管饮食）、“四灭”（灭蝇、灭蚊、灭鼠、灭臭虫）、“五改”（改良井水、厕所、畜圈、炉灶、环境）为中心的爱国卫生运动。结合农业学大寨的群众运动，积极解决分散落后的积肥制度，达到多积肥、夺高产、卫生好、疾病少的目的。1976年，郭店屯公社积极开展“两管五改”为中心的爱国卫生运动，全社加高敞口井台60眼，打手压机井48眼，改造厕所83个，改造畜圈36个；改造炉灶的大队25个，建沼气池的大队3个。1977年，全社70%的农户用上手压井水。至1998年，全乡52个村共改造厕所3428个，填平污水坑50余个，迁移村内畜圈200余个，有效的改善了农村卫生环境，减少了地方病、传染病的患病率。进入21世纪后，通过农村道路建设，硬化村庄路面，完善排水设施，实施绿化美化，家畜、家禽圈养，对畜禽粪便无公害处理等措施，农村环境卫生进一步改善，群众的卫生习惯逐步形成。

第四节 张秋镇卫生院

张秋镇卫生院位于阳谷县城偏东南22公里的张秋镇政府驻地，东临京杭大运河，西北距著名的景阳冈旅游风景区2.2公里。医院占地8120平方米，建筑面积7900平方米，其中业务用房3000平方米。有干部职工59人，其中卫生技术人员57人。拥有500mA大型X光机、CR系统、彩超工作站、心电工作站、全自动生化分析仪等万元以上设备19台套，总资产642万元。设有内、外、妇、儿、五官、中医、推拿理疗等临床科室及检验、放射、彩超、心电、脑电等医技科室16个，是一所提供基本医疗和预防保健为一体的一级甲等医疗机构，主要承担辖区内4.97万人民群众基本医疗服务及基本公共卫生服务工作。

一、机构

(一)机构沿革

1947年春，晋冀鲁豫边区政府在张秋县张秋镇米市街中部租用房屋设立张秋医院。吸收张秋西街杨锦堂等当地医界人士加入，时有职工13人。设内科、外科、针灸、药房等科室，以治疗常见病、多发病为主。同年7月，张秋县建制撤销，张秋及附近村庄划归寿张县，张秋一带为寿张县第五区，张秋医院改为寿张县五区卫生所。1958年4月，撤区并乡，原寿张县第五区所辖各乡撤并为王营乡、张秋乡，并同时分设王营乡卫生所及张秋乡卫生所，分别有职工7人、14人。同年8月25日，王营乡与张秋乡合并，成立张秋人民公社，张秋乡卫生所改称张秋公社卫生院。1961年，张秋公社改为张秋区，张秋公社卫生院改称张秋区卫生院。1962年11月，原王营乡卫生所并入张秋区卫生院。

1964年4月，寿张县建制撤销，张秋区划归阳谷县，改称阳谷县张秋区卫生院。1972年4月，张秋区卫生院改为阳谷县人民医院张秋分院，变集体所有制为全民所有制。同年底，国家投资5万元、地方自筹10万元，在张秋南街武衙门旧址新建阳谷县人民医院张秋分院。医院占地10余亩。1997年10月，医院名称变更为阳谷县张秋中心卫生院。

2013年，卫生院共有干部职工65人，其中正式职工59人，临时聘用人员6人。卫生院业务用房3200平方米，拥有万元以上设备20余台件。

(二)领导人名录

自1947年年初建院至2013年12月底，张秋卫生院领导班子经过多次调整更迭，先后有15人担任院长，11人担任副院长。1990年设立防保站，1993年防保站长享受副院长待遇。2013年卫生院领导班子由5人组成，其中院长1人，副院长4人。1947—2013年张秋镇卫生院院长、副院长和防保站长任职情况分别见表3-5-29和表3-5-30。

表3-5-29

1947—2013年张秋镇卫生院院长、副院长任职情况表

姓名	性别	职务	任职时间	技术职称	籍贯
贾云芝	男	院长	1947.01—1950.10		不详
陈子厚	男	院长	1950.11—1953.06		张秋镇西街
魏瑞山	男	院长	1953.07—1956.09		十五里园镇杨武龙村
王汝槐	男	院长	1956.10—1961.09		山东省沂源县
秦建林	男	院长	1961.10—1964.08		山东省莱芜县
颜　军	男	副院长	1962.01—1963.12		张秋镇史塘村
郭德银	男	副院长	1964.09—1976.06		河南省台前县
		院长	1982.01—1984.10	主治医师	
杨善贤	男	院长	1976.07—1977.01		阿城镇熬盐场
张永魁	男	院长	1977.02—1978.09		博济桥街道张楼
郑兆寅	男	院长	1978.10—1979.08		闫楼镇四合村
林希恩	男	院长	1979.09—1981.12		东平县东平镇
周长林	男	院长	1984.11—1986.09	医师	张秋镇梨园村
魏月申	男	副院长	1984.02—1986.09		寿张镇魏台村
李庆堂	男	院长	1986.10—1990.12	主治医师	十五里园镇朱万一村
赵连逯	男	院长	1991.01—1997.03	主治医师	张秋镇北街村
赵传龙	男	副院长	1992.05—2007.12	主管药剂师	张秋镇西街
宋士平	男	副院长	1992.05—2007.12	助理会计师	张秋镇西沙村
许书奇	男	院长	1997.03—2002.02	主治医师	张秋镇许楼村
		副院长	1992.05—1997.03		

续表 3-5-29

姓名	性别	职务	任职时间	技术职称	籍贯
符鲁昌	男	院长	2002.03任职	主管药剂师	张秋镇下闸村
		副院长	1997.09—2002.03		
刘学勇	男	副院长	2008.08任职	主治医师	河南省台前县
赵庆华	男	副院长	2008.08任职	主治医师	张秋镇董营村
赵云峰	男	副院长	2009.03任职	医师	张秋镇西街村
杨善坤	男	副院长	2010.06任职	主治医师	张秋镇北街村

1990—2012年张秋镇防保站站长任职情况表

表 3-5-30

姓名	性别	任职时间	技术职称	籍贯
赵保印	男	1990.04—1993.11	医师	李台镇赵庄村
马树芬	男	1994.01—2002.12	医师	张秋镇东街
刘学勇	男	2003.01—2011.12	主治医师	河南省台前县
赵云峰	男	2012.01任职	医师	张秋镇西街

（三）党群组织

1972年张秋分院与张秋兽医站建立联合党支部。1997年10月，经中共张秋镇党委批准，卫生院党支部单独设置，许书奇任支部书记，符鲁昌、赵传龙、宋士平任委员，时有中共党员16人，其中正式党员15人，预备党员1人。至2013年年底，卫生院先后有2人任党支部书记。2013年年底，张秋镇卫生院党支部由5人组成，其中支部书记1人，委员4人，共有党员18人，其中离退休职工党员4人。张秋镇卫生院历任党支部书记和2013年年底党支部组成人员任职情况分别见表3-5-31和3-5-32。

1974年7月，卫生院设立团支部，隶属张秋公社团委，高存平任支部书记，时有共青团员6人。

1995年年初，卫生院成立工会组织，宋士平兼任工会主席，时有会员57人。2013年年底，孟宪征任工会主席，工会会员54人，占职工总数的98%。

（四）科室设置

建院之初，医院设立内科、外科、针灸及药房等，仅能从事常见病和多发病的诊疗，以中药和中医针灸为主。1962年，组建检验科。1972年年初，设立X光室，主要提供透视及拍片，当时由于病员较少，每逢农历一、六开诊。8月，建立制剂室，主要从事中药炮制、加工中药丸、馏水。1984年5月，引进第一台日产黑白B超机，设立B超室。1985年，引进第一台十二导联心电图机，成立心电图室。1989年年底，建立脑电图室。1980年自行生产50%葡萄糖注射液，1984年年初停止生产，药剂室解散。2006年7月，张秋镇被列为全县新型农村合作医疗试点乡镇，镇政府在卫生院设立新农合办公室，专门负责新农合报销及日常管理工作。2012年年底，建立公共卫生科。2013年9月设立国医堂，开展针灸、推拿按摩及康复理疗等服务。

2013年年底，卫生院设有内科、外科、中医科、妇科、护理等临床科室和影像、检验、放射等医技科室，以及公共卫生科、药剂、中西药房、收款、财务、院办等职能科室。各科室主任、护士长任职情况见表3-5-33。

表 3-5-31

1997—2013年张秋镇卫生院党支部书记任职情况表

姓名	性别	任职时间	技术职称	籍 贯
许书奇	男	1997.08—2002.02	主治医师	张秋镇许楼村
符鲁昌	男	2002.03任职	主管药剂师	张秋镇下闸村

表 3-5-32

2013年年底张秋镇卫生院党支部组成人员任职情况表

姓名	性别	职务	任职时间	行政职务	技术职称	籍 贯
符鲁昌	男	书记	2002.03	院长	主管药剂师	张秋镇下闸村
刘学勇	男	委员	2009.08	副院长	主治医师	河南省台前县
赵庆华	男	委员	2009.08	副院长	主治医师	张秋镇董营村
赵云峰	男	委员	2012.10	副院长	医师	张秋镇西街村
杨善坤	男	委员	2010.06	副院长	主治医师	张秋镇北街村

表 3-5-33

2013年年底张秋镇卫生院科室主任、护士长任职情况表

科室名称	姓名	性别	职务	任职时间	技术职称
内 科	于培景	男	主任	1997.12	主治医师
外 科	王善魁	男	主任	1997.12	主治医师
中医科	孙佰春	男	主任	1997.12	主治中医师
妇 科	孟宪娥	女	主任	2006.12	医师
药剂科	王瑞雪	男	主任	2002.12	主管药剂师
西药房	张艳杰	女	主任	2007.12	医师
中药房	王学军	男	主任	2005.12	中医师
收款室	陈 胜	男	主任	2010.12	会计员
影像科	陈德亮	男	主任	1997.12	医师
检验科	陈 辉	女	主任	2009.12	检验师
放射科	郭 军	男	主任	2006.12	医师
护理	王 倩	女	护士长	2012.12	护师
公共卫生科	徐桂青	女	科长	2012.12	主管护师
财科	宋士平	男	科长	1997.12	会计师
办公室	邹胜龙	男	主任	2013.09	医师

二、建设与发展

(一)基础设施

1947年年初，在张秋县张秋镇米市街中部租用房屋建立张秋医院。1964年，卫生院门诊部在原址由政府征地重修，增设住院部、手术室（主要从事清创缝合）等，设有简易病床15张。1971年底，在张秋南街武衙门旧址新建阳谷县人民医院张秋分院，医院占地10余亩。建成后共有房屋115间，其中业务用房63间，职工宿舍50余间。1993年上半年，医院自筹资金38万元，在门诊部前建设门诊楼一座，总建筑面积1080平方米。迁入新楼后，一、二楼为门诊、检验等业务用房，三楼为行政办公区。2004年5月，张秋中心卫生院被列入山东省首批中心卫生院建设项目，次年9月由政府投资、建筑面积1400平方米的综合病房楼交付使用。一楼为内科及妇产科病房；二楼

为外科、眼科及综合病房区；三楼为手术室及消毒供应室。病房楼设置床位54张。

2012年夏，自筹资金10万元建设远程医疗会诊系统，配置视频对讲系统、专用网络、电视电脑等专用设备。当年7月，系统投入使用，实现与县人民医院、中医院、山东省立医院、省医学影像研究所的联网。

2013年，卫生院占地面积16500平方米，建筑面积7000平方米，其中业务用房4200平方米。开放床位54张，总资产486万元。

（二）后勤服务设施

20世纪70年代初期，医院建设职工食堂4间，设有司务处、伙房，并向住院病人和陪护家属提供就餐服务。时有职工宿舍30间，基本能够满足职工住宿需求。随着职工人数的不断增加，1982年前后新建职工宿舍50余间。1999年，为解决新进职工住宿问题，新建职工家属院7户，并形成了业务区与住宿区独立设置的格局。

20世纪70年代，院内修建水井并建立水塔提供水源。2011年年底镇域开通自来水后水塔停用，并于2013年年底拆除。1972年年初，上级配给30千伏安柴油发电机组1台，用于临床诊断和手术，1982年，镇域通上高压电，医院配备一台25千伏安变压器。

2004年投资2.5万元建设伙房四间，用以解决单身职工用餐问题，同时也为住院患者提供经济实惠的用餐服务。

2013年12月，规划住户60户，总建筑面积4980平方米的医院公租房建设项目动工新建。项目预计2014年年底前完工并搬迁入住。

（三）医疗设备

建院之初，主要有听诊器、血压表、体温计等诊疗设备，之后逐步增设了注射、输液设备。1962年上级配备进口显微镜一台；1972年，上级配备X光机一台；1984年，医院自筹资金引进日产黑白B超机一台，后逐渐添置无影灯和简单手术器械。2005年，主要医疗设备有X光机、B超、心电图机、血球计数仪、全自动生化分析仪、脑电图机等。2006年实行新型农村合作医疗后，卫生院分批次购进及淘汰置换部分仪器设备，配置日立心腹两用彩超工作站、全自动生化分析仪、心电脑电工作站、500mA大型X光机等设备；2012年9月投资5万元，为病房安装了床头呼叫系统、集中供氧系统。

表3-5-34

2013年年底张秋镇卫生院主要医疗设备情况表

名称	型号	产地	购进时间	单价（万元）	数量(台件)
彩超及工作站	EUB-5500	苏州	2010.05	47.2	1
智能数码多功能治疗仪	BE-5000型	河南	2009.03	1.68	1
微波治疗仪（妇科用）	2W-1001F	天津	2001.12	1.3	1
500毫安X光机	MG501-5型	上海	2007.09	15.1	1
脊柱牵引床	JKF-2型	石家庄	2003.06	1.0	1
心电监护仪	MEC-100型	深圳	2010.07	1.4	3
CR系统	PR2MA	上海	2011.12	35.7	1
微量元素分析仪	SK-2型	聊城	2011.07	1.85	1
多参数母婴监护仪	TS6001	泰安	2012.02	3.0	1
全自动生化分析仪	TC6030	江西	2011.03	15.6	1
电刀	POWER-420X	常州	2006.09	1.23	1
血液分析仪	BC-2300	深圳	2007.07	3.95	1
牙科综合治疗机	LYL76000	上海	2007.11	1.67	1

三、卫生院管理

中共十一届三中全会以前，卫生院按照计划经济时期的管理模式运行，领导班子由上级任命，人员由县卫生局直接调配，财务管理、收入分配、基本建设、医疗设备配置等均按上级卫生行政部门下达的计划执行。1980年后，实行“定额管理、预算包干、考核奖惩、节余留用”的财政管理体制，财政按照人员编制、床位和任务完成量予以补贴，俗称“人头费”。后又将“人头费”改为卫生事业费。随着工资制度改革和工资标准的提高，财政补贴相对滞后，造成医院工资拖欠。1982年，医院根据上级有关要求，实行岗位目标责任制，将医疗指标、经济指标、社会卫生指标、后勤管理指标分解到科室或个人，根据指标完成情况落实奖惩。1984年，随着国家医疗体制改革的全面推开，开始实行科室承包制，由科室缴纳一定承包费，其业务收入去除成本后发放科室人员工资及福利。由于经费困难，医疗设备得不到及时更新，就诊病人减少，职工收入没有保障，造成专业技术人员外流。1997年，共有职工59人，较1984年的83人减少24人，其中业务骨干减少19人。2004年，根据县卫生局统一安排，实行院长聘任制和任期目标管理责任制，院委会成员实行分工责任制，全院竞争聘任制。卫生院进人实行招考聘用制、人事代理制。此后，通过规范药品及器械招标采购程序，降低药品成本，细化医疗、护理、行政、后勤考核，完善考核办法，返聘退休专业技术人员等措施，医院管理逐步规范。

2005年9月，综合病房楼建成并投入使用，卫生院的基础设施和医疗条件得到改善，药库、药房“四防”设施得到全面落实，医护质量显著提高。单独设置了病案室，住院病历实行统一保管，专人管理。2006年6月，阳谷县在张秋镇开展新农合试点，卫生院被确定为定点医疗机构，就诊人数明显增多，业务收入大幅度增加。是年，卫生院业务收入比2005年增加26.4万元，增幅17.98%。随着新型农村合作医疗制度的稳步推进和基本公共卫生服务项目的逐步开展，卫生院业务收入稳步增长，职工的工作积极性显著提高。同时，卫生院先后增配了彩超工作站、CR系统、全自动生化分析仪等先进医疗设备，进一步提升了卫生院的诊疗水平。2012年，镇公安派出所在卫生院设立警卫室，派驻民警轮流驻扎协助治安；卫生院自筹资金10万元在门岗、门诊收费处、医护工作站、病房区等人员密集场所安装监控摄像头20余处，实行全天24小时监控，改善了卫生院的治安环境。2013年1月，通过公开竞标的方式，医院环境卫生由阳谷爱家保洁公司进行保洁服务，医院诊区和病房、门诊服务大厅的环境卫生有了根本好转，卫生保洁水平有了质的飞跃。2013年年底，卫生院共有职工73人（其中临时聘用人员19人），其中行政人员5人，医疗医技人员38人，公共卫生人员（含防保人员6人）16人，护理人员6人，药剂人员8人。张秋镇卫生院历年业务工作情况见表3-5-35。

表 3-5-35

1981—2013年张秋镇卫生院业务工作情况表

年度	病床数(张)	门诊人次	住院人次	诊断符合率(%)	治愈率(%)	好转率(%)	住院病死率(%)	床位使用率%	业务收入(万元)
1981	45	30841	1004	86.4	87	88.4		42	13.2
1982	45	28154	1052	81.6	90.1	87.3		42.9	12.4
1983	45	30121	998	80.6	78.9	88.4	0.6	41.4	15.1
1984	45	31098	1121	81.1	84.2	76.7	1.1	56	18.3
1985	45	38600	900	87.8	76.9	81		49.6	21.8
1986	45	33995	1001	84.2	81.7	87.4		50	19.5
1987	45	30012	885	85.1	79.2	87		41.7	19.0
1988	45	34518	1021	81.9	83.4	91.1		49.7	27.0
1989	45	33110	889	85.4	82.1	87.5		45	32.1

续表 3-5-35

年度	病床数(张)	门诊人次	住院人次	诊断符合率(%)	治愈率(%)	好转率(%)	住院病死率(%)	床位使用率(%)	业务收入(万元)
1990	45	38491	891	81.5	79.2	88.1		46	42.1
1991	50	37758	1034	82.0	77.6	81.3	1.0	45.2	49.8
1992	50	42425	1125	85.4	78.6	89.1		47.5	62.8
1993	50	39264	1123	81.5	78.7	87.8		47.2	70.5
1994	50	36200	712	81.1	87.1	82.9		39.5	69.8
1995	50	39334	410	89.9	88.8	87.1		35.4	101.6
1996	50	42344	470	77.5	78.5	76.9		37.6	112.0
1997	50	38310	492	78.7	87.6	87.9		39.6	115.3
1998	50	38998	354	77.9	80.9	78.8	1.2	31.9	106.5
1999	50	42205	290	86.7	81.6	89.9		30.9	109.2
2000	50	43524	291	87.8	83.3	80.9		31.2	101.8
2001	50	33697	270	88.3	77.8	80.5		29.8	90.3
2002	50	39942	294	80.6	88.9	78.7	0.9	32.4	98.4
2003	50	23484	343	85.1	89.9	88.0		35.7	165.1
2004	50	27963	322	88.5	88.9	90.1		34.9	147.3
2005	54	31302	387	85.5	87.7	90.0		35.9	146.8
2006	54	30237	420	80.9	78.6	78.9		37.5	173.2
2007	54	46079	891	88.9	87.5	82.9		45.7	304.1
2008	54	53715	1180	80.8	87.8	88.9	0.6	51.2	316.0
2009	54	58728	1012	78.9	88.1	88.9		50.9	398.1
2010	54	65799	1423	80.6	87.7	89.1		53.8	473.2
2011	54	58309	1237	87.7	78.9	80.8		50.9	540.0
2012	54	62718	1659	80.9	77.8	78.9		61.9	692.1
2013	54	60572	1306	81.5	78.7	88.7		55.6	536.2

四、医疗技术

建院之初，在当时的张秋镇米市街建立门诊部，设立内科、外科、收费处及药房等科室。内科仅能从事常见病、多发病的诊治，以中药和中医针灸等方法为主，西医就诊者较少。新中国成立后，通过开展爱国卫生运动，普及医学及健康知识，西医逐步被广泛接受，于1955年增建西医内科。外科能开展外伤清创缝合，采用中医中药贴服治疗各种疮疡。1964年，山东医学院毕业生魏之兰分配到本院，内科技术力量明显加强。1967年初夏至1968年春，张秋一带出现流脑爆发疫情，病员激增。由于场地有限，由刘桂芹、杨林昌、李秀平等带领一组医务人员在医院救治（老院址），魏之兰等带领一组人员在南街东大寺（回民伊斯兰宗教寺）设立临时病房救治。通过采用中药验方结合西医治疗，1968年夏末，疫情基本得到控制。1970年，青岛医学院毕业生张继功分配到卫生院外科工作，逐步开展腹部外科手术，主要为阑尾炎、疝气修补等。1971年后，每年都有大中专毕业生分配进入医院，专业技术人员队伍逐步壮大，医疗技术不断提高。诊疗范围扩展至心脑血管、内分泌、呼吸及消化等专业。

1980年前后，卫生院内科对有机磷农药中毒急救治疗及心脑血管、肝病、胃肠病、中医妇科等方面疾病的诊治颇有优势。外科可以从事外科常见病、多发病的诊疗及腹部外科常见手术如疝气修补、阑尾炎手术治疗、皮肤包块、育龄妇女绝育手术等。妇产科能处理难产等症。中医外科、眼科等技术力量在周边乡镇也具有一定优势。1984年，卫生院日均门诊86人次，年收治住院病人1121人次，病床周转率48.9%，业务收入18.3万元。此后，由于卫生体制改革将卫生院推向市场，政府投入不足，职工工资拖欠，造成专业技术人员外流，卫生院总体医疗技术受到一定影响。进入21世纪后，卫生院通过争取上级投资和自筹资金加强基础设施建设，改善就医环境；购置先进诊疗设备，招聘大中专毕业生及加强医疗技术人员的继续教育，卫生院医疗技术明显加强，医疗队伍不断壮大，服务能力不断提升。2013年，卫生院有中级技术人员14人，其中主治医师9人，主管护师3人，主管药剂师2人；初级技术人员26人。不但能开展一般常见病、多发病的诊疗，而且对心脑血管疾病、消化和内分泌系统疾病、肝病、眼科疾病的治疗效果显著。外科能开展普通外科大部分手术如腹部疝气、经腹阑尾切除手术、四肢骨折内固定及固定物取出、体表肿瘤微创切除、腋臭和包皮微创切除等。2012年年底国医堂建设通过县卫生行政部门验收，配备中医（主治）医师7人，能够开展中医骨伤病诊治、刮痧、推拿、理疗、中药熏蒸等技术治疗各种疼痛、脑卒中后遗症恢复、肢体残障功能锻炼等。

(一)内科

现有主治医师3人，医师2人。科主任、主治医师、阳谷县第一届“十佳名医”于培景，先后多次到济南千佛山医院进修学习，擅长心脑血管疾病的中西医结合诊疗。年门诊患者4000余人，收治住院患者近500例，效果显著。科室团队老中青分布合理，所有人员均取得本科以上学历，擅长一般常见病、多发病的诊疗服务，如对急慢性支气管炎、急慢性胃肠炎、心脑血管疾病的防治等收效明显，尤其对有机磷农药中毒的治疗，治愈率高达90%以上。

（二）外科：外科拥有医师3人，麻醉士1人。擅长腹部外科及四肢骨干骨折内固定治疗、体表肿瘤切除、疝气、静脉曲张手术治疗及腋臭、包皮环切等微创治疗。2006年以来，收治手术患者近千例，其中以普通外科手术居多，大隐静脉曲张、腹股沟疝等手术年均百例，对经腹阑尾切除术、胃穿孔等病例治疗术后恢复满意率95%以上。2010年以来开展微创手术治疗腋臭、包皮环切等近百例，手术创伤小，痛苦小，患者满意度高，受到患者一致好评。

(三)中医科

中医内科由“聊城市基层名中医”、中医科主任、主治医师孙百春长期坐诊。擅长采用中医中药治疗内科常见病、多发病，疗效显著。如采用安胃汤治疗胃脘痛两例：一例男性，68岁。上腹痛、饱胀、嗳气泛酸一年，服药六剂痊愈；一例59岁女性患者，反复出现脘腹胀痛、纳差乏力、呕吐泛酸，继而精神抑郁、失眠多梦，大便不调，给予上方加减，服药后一周，症状缓解而愈。采用益心汤治疗房颤：患者李某某，男，65岁，张秋镇某村人。以心悸、乏力、神呆半月，加重一天为主诉入院。诉半月前惊吓后发病，心慌气短，动则加重，头晕出汗。辩证为心气虚，治宜益气养心、安神定悸。给予益心汤加减，用方两剂减轻，连服六剂而愈。主治医师田明东，大专学历，参加工作后又赴山东省中医药大学进修学习，对胃脘痛、肝病等采用中药制剂治疗，有独到的疗效。如患者李某，男性，45岁。患肝炎（中医肝病范畴）多年，面色灰暗，食欲差，消瘦乏力，腹部胀满。到上级医院就诊，确诊慢性肝炎肝硬化、腹水，治疗一月余，症状不见缓解。后慕名而来。田明东主治医师采用经验方加味中药自组处方辨证施治，服用中药三个疗程，患者病情明显缓解，症状好转，患者食欲好，不适感消失，体重增加，上级医院复查腹水消失。

(四)中医外科

中医外科由张秋镇袁庄村袁氏后人继承祖传中医皮肤疮疡治疗技术，利用祖传秘制膏药、散剂外敷配合中药内服治疗各种皮肤病、癣、疥疮、臁疮腿等疑难杂症，效果显著。如1995年河南省台前县夹河乡患者李某，男性，64岁。患有重度静脉曲张后，外伤造成臁疮腿，伤肢溃烂不断加重，反复感染、久治不愈。病情迁延四年余，先后赴河南省立医院、濮阳市人民医院就医，效果不著，创面收敛甚微。后通过病人口传，介绍到张秋镇卫生院中医外科找袁立都医师治疗。袁医生采用自制中药散剂外敷去腐生肌、内服中药扶正祛邪，治疗3个月，病情好转痊愈。

（五）国医堂

2009年，医院以中医科和中医外科为基础，建设国医堂，面积200余平方米，开展针灸、理疗、正骨治疗和煎药服务。先后招聘引进大专以上中医专业毕业生5人，配备电针灸仪、中频红外光治疗机、中药熏蒸机、电动牵引床等医疗设备10余台套。采用传统中医中药及手法技术治疗常见病、多发病，对慢性疼痛、关节肌肉拉伤、脑卒中后遗症康复理疗效果较好。2012年5月，张秋镇某村患者高某某，男，49岁。驾驶机动三轮车去堤外麦收时因车辆机械故障致使车辆倾覆，造成腰椎1/2骨折后，发生脊髓损伤，在聊城市中医院、市人民医院先后住院手术治疗，遗留右下肢感觉及运动功能丧失，患者长期卧床，专人护理。2013年年初，在朋友劝说下抱着试试看的想法来到卫生院国医堂理疗科进行康复治疗。采用电针灸配合肢体肌力锻炼，半年后患者可下地活动，具备一定生活能力。

五、社会卫生

张秋镇面积53平方公里，辖51个行政村，53个自然村，49768人，其中农业人口47835人，占总人口的96.1%。卫生院把社会卫生工作作为医疗卫生工作的重要组成部分，认真开展卫生防疫、妇幼保健、爱国卫生运动、计划生育、农村合作医疗、村级卫生组织管理与乡村医生培训工作。2009年起，卫生院整合功能，开展基本公共卫生服务，努力提高广大人民群众的健康水平。张秋镇设有农村社区卫生服务站5处，村卫生室62个，其中省规范化卫生室10个。共有乡村医生90人，其中女乡村医生17人。卫生院从事防保等社会卫生工作的专职人员16人。

（一）卫生防疫

1972年，张秋公社卫生院建立防疫组。主要从事社会卫生工作及疾病预防。当时主要开展牛痘疫苗接种、卡介苗划痕防治结核病等，后来逐渐开展麻疹疫苗、百白破混合制剂、脊髓灰质炎活疫苗的预防接种工作。1978年开始实行计划免疫，对辖区12岁以下儿童进行基础免疫。重点推行四苗防六病，即麻疹活疫苗、脊髓灰质炎疫苗、百白破疫苗、卡介苗预防麻疹、脊髓灰质炎、百日咳、白喉、破伤风、肺结核，并开始为适龄儿童建立预防接种卡。1984年，防疫组改为预防保健科，设主任1人，防疫师7人。同时在景阳、南街两村设立卫生监测点，实行疫情报告制度。1987年，卫生院配置冰箱1台，冷藏箱12个，初步建立了较为完善的冷链系统。同年，实行儿童计划免疫保偿制度。1990年，预防保健科改为防保站。1994年，全镇开始对新生儿进行卡介苗和乙肝疫苗及时接种。1995年，国家实行“五苗防七病”的儿童接种规划，辖区出生儿童的五苗接种率达90%以上。

2005年后，重点开展了流行性脑脊髓膜炎、甲型H1N1流感、流行性腮腺炎、手足口病的防治，全镇没有重大传染病流行。

2008年初，卫生院预防接种门诊被山东省卫生厅命名为“示范接种门诊”，同年，卫生院配备电脑，使用金苗免疫系统对适龄儿童预防接种程序进行信息化管理，3785名适龄儿童信息全部录入电脑并实行IC卡管理。2009年，对全镇15岁以下儿童进行摸底调查，全部补种乙肝疫苗，共计接种3051人。2010年，在卫生院门诊楼东侧新建预防接种门诊6间，用于筹建数字化星级门诊。当年，开始有计划地进行麻疹疫苗查漏补种、强化免疫接种，分批次进行消灭脊灰活动的脊灰疫苗查漏补种工作。全镇未发生麻疹及脊灰病例。2013年，预防接种门诊通过山东省数字化星级门诊验收，被评为“山东省数字化星级预防接种门诊”。

1978—2013年张秋镇基础免疫接种情况统计表

表 3-5-36　　单位:人次

年份	卡介苗	脊灰疫苗	百白破	麻疹	乙肝	乙脑	流脑
1978	201	515	533	90	—	—	—
1979	212	524	554	92	—	—	—
1980	221	546	532	101	—	—	—
1981	223	564	557	107	—	—	—
1982	232	512	543	97	—	—	—
1983	229	509	498	103	—	—	—
1984	209	516	532	97	—	—	—
1985	227	546	551	109	—	—	—
1986	315	614	590	100	—	508	489
1987	309	608	612	120	—	551	565
1988	315	641	654	141	—	549	498
1989	301	608	590	109	—	519	561
1990	309	609	615	121	—	548	518
1991	298	554	567	108	—	551	576
1992	288	567	543	235	408	550	517
1993	309	601	632	332	551	546	570
1994	334	559	549	309	509	569	538
1995	311	608	601	311	521	552	570
1996	309	590	621	290	578	589	591
1997	289	568	587	287	590	566	553
1998	290	601	599	299	551	568	601
1999	289	589	602	255	523	576	606
2000	312	608	617	327	568	598	599
2001	335	701	724	409	699	612	609
2002	332	699	696	424	768	624	632
2003	389	687	702	400	778	651	663
2004	454	908	900	551	1221	889	897
2005	478	1001	1123	521	1234	945	936
2006	488	1065	1017	508	1354	974	912
2007	514	1126	1221		1456	1001	998
2008	542	1201	1331		1547	1120	1098
2009	676	1406	1401		1872	1336	1324
2010	605	1308	1229		1798	1209	1189
2011	651	1491	1515		1981	1286	1298
2012	556	1209	1189		1712	1002	1094
2013	576	1307	1346		1709	1127	1007

（二）传染病防治

新中国建立之初，巫医盛行，有些疾病得不到有效控制。1956年，人民政府发动以消灭四害为主的爱国卫生运动。卫生院建立防疫组后，防疫工作不断加强，至1980年，天花、丝虫病、疟疾、秃疮、麻风等传染病已彻底消除，脊灰、白喉、百日咳、麻疹等传染病发病率亦大大降低。1996年后，各级政府及卫生防疫部门、医疗机构不断加大防控力度，没有出现大的传染病疫情。

2003年4月初，非典型肺炎疫情肆虐全国。卫生院配合镇政府采取联防联控措施，加强环境消毒，在交通工具上喷洒消毒剂，在各村主要交通要道设置检查站，对外来人员进行测体温，对外出务工返乡人员进行医学隔离观察，避免交叉感染。卫生院设立发热门诊，配备必要医疗设备及消毒设施，抽调责任心强的业务骨干24小时轮流值守，按照“早发现、早隔离、早诊断、早治疗”原则对可疑人员进行医学隔离观察。历时三个月，共隔离观察可疑人员70余人。经过各级干部群众和医务人员的共同努力，张秋镇没有发现一例非典型肺炎病例，院长符鲁昌被县委县政府授予“防非典”先进个人。

2009年1月3日，张秋镇发现第一例手足口病患儿。之后，疫情呈暴发流行状态，新发病例迅速呈上升态势。针对这一新型传染病，多数儿童家长陷入惊恐状态。镇卫生院积极行动起来，在上级专家建议下，走巷入户，对适龄婴幼儿家长进行科学指导，教育其做好患儿及住家卫生工作，避免人群密切集中，做好患病儿童住家周围环境及物品消杀工作。至6月底，新发病患儿呈下降趋势，儿童好转率直线上升。至9月底，实现辖区每日零发病率，全镇没有出现一例危重或死亡病例。手足口病防治取得阶段性胜利，广大医务工作者对这一新发传染病有了充分的认识，之后，没有再出现集中暴发疫情。

（三）妇幼保健

建院之初，卫生院主要配合公社（区）妇联组织进行妇幼卫生知识和新法育儿知识宣传。1956年开始，各乡、高级社相继成立接生站，培育接生员，新法接生开始被人民群众所接受，新法接生率逐年上升，新生儿死亡率逐年下降。1958年，全区51个村都配备了接生员并接受了新法接生培训，新法接生率在60%左右。1972年，全公社经过培训的赤脚医生中，多数女赤脚医生都掌握了新法接生。1985年，部分行政村建立了“幼儿园”，6岁以下儿童入园率达到50%。为消灭肠道蛔虫病，1986—1988年，镇卫生院实施“宝塔糖”驱蛔活动，防治效果明显，没有出现蛔虫引起的腹痛、大便带虫情况。1987年实行儿童计划免疫保偿制度，全镇适龄儿童入保率85%以上。1990年以来，镇卫生院积极落实中华人民共和国《母婴保健法》，狠抓系统化管理，促进母婴保健措施落实。2001年5月被卫生部、联合国儿童基金会、世界卫生组织命名为“爱婴医院”。2001年后，卫生院加强孕产妇系统化管理，加强育龄妇女生殖保健知识宣传教育，相继开展了剖宫产手术等生育辅助技术。随着妇幼工作不断加强，孕产妇建档建卡、孕期保健服务、围产期保健、产后访视等工作不断延伸。卫生院配备专职妇幼保健医生，各村卫生室均固定一名乡村医生负责妇幼保健工作。2007年，开展了以“提高孕产妇住院分娩率、降低孕产妇死亡率、消除新生儿破伤风”为内容的“降消”活动。2009年，积极开展服用叶酸预防新生儿神经管畸形、B超筛查新生儿先天性畸形等活动，对全镇15~49岁育龄妇女开展了“消除乳腺癌、宫颈癌”筛查工作。对孕产妇实行住院分娩补助制度。2013年年底，全镇孕产妇建册（妇女保健手册）率65%，孕产妇系统管理率70%，高危妊娠管理率70%，住院分娩率90%以上。对0~6岁儿童建卡（预防接种卡）建证（预防接种证）建册（儿童保健手册）率90%以上，0~3岁儿童系统健康体检率85%以上。

（四）村级卫生组织管理

1971年，全公社开始实行农村合作医疗，县社两级加大了对赤脚医生的培训，通过县训骨干、社队普训的方式，培养了一批赤脚医生。1972年，全社45个生产大队中，基本都有了自己的卫生室。卫生室属于集体举办，主要承担本村社员一般常见病的治疗，配合公社卫生院进行防疫工作。

1979年开始实行联产承包责任制，村集体经济薄弱，卫生室失去了集体经济支撑，逐步实行个人承包。有的村卫生室因经营不善而停业，有的村出现分散经营而一村多室。1990年起，卫生院加强了对卫生室的管理，强化对从业人员的业务培训，严格准入制度，实行乡村医生执业管理。1994年，对全镇所有卫生室开业人员进行培训，配合县卫生局做好乡村医生执业证发放。对部分一村多室的进行整合，由所在村提供土地，卫生室人员分别筹资修改房屋，添置设施设备，统一采购药品。因配套管理制度不完善，多数整合的卫生室逐渐解散。同年，卫生院开始对村卫生室系统管理，坚持每月召开乡村医生例会，传达上级文件，学习卫生工作方针政策，交流安排工作。同时，积极协调乡村医生待遇，解决其关心的待遇问题，全镇有三分之一左右的村卫生室人员免除义务工，部分村解决了乡村医生待遇。至1998年，全镇55个卫生室有一半的卫生室达到甲级卫生室标准。

2004年12月，按照“三室一房”标准建设的田堤口、孟楼、五里营、钱楼、杨堤口共五处社区卫生服务站通过市县卫生局、财政局验收。2006—2008年，高标准规划建设了前沙、后沙、下闸、刘楼、豆营、小闫楼等十个省级规范化卫生室。每处卫生室由所在村集体出让宅基地0.5亩，按照“三室一房”标准，建筑面积不少于150平方米规划建设，配备药柜、药架、桌椅、观察床、消毒锅、电脑、打印机等设备。2008年底，通过了市卫生局、财政局达标验收。2007年新型农村合作医疗制度全面实施，卫生院加强卫生室业务指导，健全卫生室各项制度，全镇10个省级规范化卫生室和5个卫生服务站，开通运行新型农村合作医疗报销工作。2009年，按照标准化村卫生室标准和要求，开展了村卫生室新一轮整建，每个卫生室扩建房屋、铺地砖、刮仿瓷涂料，更换铝合金药柜，改善了村卫生室诊疗条件。2012年，在10处省级规范化卫生室和5处卫生服务站实行基本药物零差价销售。

2013年年底，全镇共有社区卫生服务站5处，村卫生室57个，共有乡村医生90人，其中女乡村医生17人，中医25人。

2013年年底张秋镇社区卫生服务站（村卫生室）建设情况表

表 3-5-37

卫生室（服务站）名称	室（站）长姓名	卫生室(服务站)人数			房屋面积（平方米）	资产（万元）
		总数	其中			
			女	中医		
杨堤口社区卫生服务站	杨献国	3	1		158	16.00
田堤口社区服务站	田思汗	2		1	120	13.00
小闫楼社区服务站	袁彬善	4			145	14.00
孟楼社区服务站	孟宪海	1		1	130	15.00
五里营社区服务站	陈养生	1			120	12.00
南街村卫生室	张圣亮	2		2	120	10.5
南街村卫生室	汤云雷	2	1	1	120	10.5
南街村卫生室	高祥坤	1			120	10.5
南街村卫生室	吴洪臣	1		1	120	10.5
北街村卫生室	李景科	2	1		100	9.2
北街村卫生室	李秋杰	1	1		120	10.5

续表 3-5-37

卫生室（服务站）名称	室（站）长姓名	卫生室(服务站)人数			房屋面积(平方米)	资产(万元)
		总数	其中			
			女	中医		
东街村卫生室	马树运	1			80	9
东街村卫生室	徐英民	3	1	1	120	10.5
西街村卫生室	宋义才	1			120	10.5
北海子村卫生室	刘广庆	1			120	9.8
北海子村卫生室	魏绪刚	1			120	10.5
大闫楼村卫生室	王敬智	1		1	100	8.5
杨堤口村卫生室	杨庆征	1			80	7.8
田堤口村卫生室	田洪真	1			100	8
田堤口村卫生室	田金浩	1			100	10
李堤口村卫生室	李树芹	1			80	8.4
空石村卫生室	李连涛	1			95	8
空石村卫生室	李孝全	1		1	70	6.8
钱楼村卫生室	杨景常	1		1	90	6.4
曹堤口村卫生室	王建辉	1			85	8.7
桑营村卫生室	张治刚	3	1		80	7.5
城坡村卫生室	王传芝	1			85	8.3
城坡村卫生室	张洪杰	1	1		90	8
花园村卫生室	王建国	1			95	8.9
西沙村卫生室	陈春会	2			85	7.4
景阳冈村卫生室	路长洲	1			85	8
碧桃园村卫生室	高令军	1			95	8.5
碧桃园村卫生室	高新海	1			85	8.6
赵盘炉村卫生室	袁庆全	1		1	80	7.5
王庄村卫生室	刘丙法	1			70	7
豆营村卫生室	付荣专	3	1	2	80	8.3
五里营村卫生室	李守俊	1		1	80	7
五里营村卫生室	杨合申	1		1	100	9.5
五里营村卫生室	张吉华	1			85	8.7
董营村卫生室	陈养才	1		1	80	7.8
王营村卫生室	王太国	1			95	8.5
王营村卫生室	王春华	1			85	8
东孟村卫生室	孟昭福	2		2	120	10.5
前沙村卫生室	栾习香	1			90	8
前沙村卫生室	郭宗前	2	1		85	7.8
前沙村卫生室	郭伯阵	1			85	8.2

续表 3-5-37

卫生室（服务站）名称	室（站）长姓名	卫生室(服务站)人数			房屋面积(平方米)	资产(万元)
		总数	其中			
			女	中医		
后沙村卫生室	苏春兰	1	1		80	7.5
上闸村卫生室	崔言告	1			100	10
上闸村卫生室	佟计全	1			80	8
下闸村卫生室	郭桂荣	2	1		80	8.5
东义和村卫生室	张振谟	2	1	1	85	8
东义和村卫生室	付　跃	2	1	1	120	10.5
西义和村卫生室	吴泽阔	2	1		85	9
张庄村卫生室	冯学义	1			80	8
杨岳村卫生室	陈光仁	2	1		100	10
吴庙村卫生室	万开福	1		1	80	6
许楼村卫生室	许广生	4	1	2	90	11
史塘卫生室	高德生	2	1		100	10.5
史塘卫生室	颜世祥	1			70	9
史塘卫生室	史保桂	1			80	9
史塘卫生室	高　军	1			75	8.5
袁庄卫生室	袁本银	2		2	120	11

（五）乡村医生培训

1956年，县、区培训了一批新法接生员、保育员。1972年，县、社培训了一批赤脚医生。赤脚医生大都掌握了常见病、多发病的诊疗知识，能够利用针灸拔罐、中药验方治疗一般常见病。

1976年，按照县卫生行政部门统一安排，公社卫生院按照缺啥补啥的原则，对全社赤脚医生进行轮训，共轮训赤脚医生45人。通过培训，多数赤脚医生能够运用中西医结合的方法治疗常见病、多发病，女赤脚医生能够开展产前检查、取放节育环、新法接生等。同时，选送部分赤脚医生到县卫生局举办的赤脚医生复训班进行培训学习。1980年起，县卫校开始有计划的对乡村医生进行分批集中培训，提高了诊疗水平。

改革开放后，经县卫校系统培训毕业的乡村医生开始走上工作岗位，诊疗水平有了大幅提高。为进一步加强村卫生室人员的法律法规教育，卫生院出资为卫生室人员订阅了《山东卫生》《医学科普》《家庭健康》等读物，并利用乡村医生例会、举办短训班、以会代训、讲座等形式进行丰富多样的培训工作。1995年9月，按照上级主管部门安排，对全镇91名乡村医生进行了计划免疫培训。1996年，经聊城地区卫生局统一组织的业务考试，全镇80%以上的乡村医生达到了中专学历水平。1997—2013年，全镇从业的乡村医生中，50岁以下的人员均参加了继续教育和系统化培训，21名乡村医生取得了大专院校的学历证书。72名乡村医生参加了五年十个学期的业务培训，学年结业考试通过率95%以上。

（六）农村合作医疗

1972年8月，张秋公社开始实行农村合作医疗。资金由生产大队筹集，部分大队实行队、社两级管理，社员在本大队卫生室就诊实行部分或全部免费。至1973年年底，张秋公社45个生产大队中有29个实行了合作医疗。按照“三土”（土医、土药、土法）、“四自”（自采、自种、自制、自养)的原则,充分发挥“一根针”“一把草”“一个验方”的优势，在农民群众防病治病方面发挥了重要作用。1980年后，实行农村联产承包责任制，各大队卫生室由乡村医生个人承包，合作医疗制度中断。

1995年，根据县政府统一安排，张秋镇开始实行集资合作医疗。按照每人2元标准，以村为单位筹集资金。参合农民在本镇卫生院门诊就诊减免部分检查费（主要减免X光、B超、心电图、化验等检查费及注射费、诊费等），住院药费按20%比例报销。1999年由于筹集资金困难，合作医疗停办。

2006年5月，县委、县政府决定张秋镇为全县新型农村合作医疗唯一试点乡镇。6月初，卫生院在县卫生局工作组指导下对前沙村、西沙村和曹堤口村进行调研，调查内容主要为农民年人均收入、支出及看病花费情况、就诊病种分布及就诊医疗机构分布情况等，为新农合筹资及确定乡镇、县、市级医疗机构报销比例提供依据。经调查论证，确定参合农民按每人出资10元，政府补助10元的标准进行筹资。6月中旬，镇村干部深入各村宣传动员，卫生院组织人员输入参合农民信息。7月1日，第一例入镇卫生院外科病房的小儿疝气病例给予报销，标志着新型农村合作医疗制度正式试行。当年全镇参合农民31478人，占农业总人口的70%。2006年7月至12月，全镇参合农民在市县乡三级医疗机构产生医疗费用42.5万元，报销医疗费用8.61万元，受益患者2.4万人，受益率75%。张秋镇新型农村合作医疗的试点经验，为全县全面推行新型农村合作医疗制度做出了积极贡献。2012年5月1日，镇卫生院对参合农民实行“先诊疗，后付费”服务，即患者因病住院，不需要缴纳住院押金，出院时只需缴纳个人负担部分，简化了服务流程，提高了参合农民积极性。

2013年，全镇参合农民41435人，参合率83.2%。2006年至2013年年底，张秋镇卫生院门诊补偿64万余人次，住院补偿9033人次。

(七)基本公共卫生服务

2009年6月，张秋镇卫生院开始实施以建立居民健康档案、健康教育、慢性病管理、重点人群管理为主要内容的基本公共卫生服务项目。卫生院成立公共卫生服务办公室，抽调人员进行培训，指导并协调村卫生室为辖区居民建立健康档案。截至2009年9月，共为辖区1.3万余户共计41150人建立纸质健康档案。2010年，所建居民健康档案全部录入微机系统。相继为辖区内高血压、二型糖尿病、重性精神病患者进行随访服务及健康体检，建立完善台账。对65岁以上老年人、孕产妇、0~6岁儿童进行系统管理，免费健康体检，提供系统化服务。

2013年，全镇已建立并录入居民健康档案43185份；建设健康教育宣传栏49块，举办健康教育讲座6期，发放各种宣传页、小册子12种近3万份，播放音像资料10种共计1500小时；为65岁以上老年人查体3800人次；对高血压、二型糖尿病、重型精神病患者随访4500人次；为450名孕产妇提供孕期保健服务及产后访视；为2100名0~6岁儿童提供健康体检。开展了中医药服务，实施了恶性肿瘤、冠心病、脑卒中等病例的筛查和居民死亡原因调查。对辖区企业、超市、饭店、美容理发店、浴池、供水等单位建立了卫生监督档案。

第五节　金斗营乡卫生院

金斗营乡位于阳谷县西南部，西与莘县古城镇为邻，南与河南省台前县接壤，距阳谷县城22公里。金斗营乡卫生院有职工20人，承担着全乡的基本医疗服务和预防保健等公共卫生管理服务的任务。2007年3月，被批准为新型农村合作医疗定点报销医疗机构。

一、机构

(一)机构沿革

1971年3月，经阳谷县卫生局批准，建立阳谷县金斗营公社卫生院，址设西金村。1973年迁入东金村（即现址）。1984年8月金斗营公社改为金斗营乡，金斗营公社卫生院改为金斗营乡卫生院。

(二)领导人名录

1971年至2013年，金斗营乡卫生院领导班子经过多次调整更迭，先后有10人担任院长，6人担任副院长。1973年8月配备防疫员，1987年11月设防保组，1990年设立金斗营乡防保站。1993年4月，防保站长享受副院长待遇。2013年年底，金斗营乡卫生院领导班子由4人组成，其中院长1人，副院长3人。金斗营乡卫生院历任院长、副院长任职情况和防保站长任职情况分别见表3-5-38和3-5-39。

(三)党群组织

1971年建立金斗营公社卫生院之初，卫生院与金斗营公社机关建立联合党支部。1984年11月，建立中共金斗营乡卫生院党支部，支部书记武良运，支部副书记高成堂，时有党员8人。至2013年，金斗营乡卫生院党支部先后有8人担任党支部书记，2人担任党支部副书记。2013年年底，金斗营乡卫生院党支部共有3人组成，其中党支部书记1人，副书记1人,委员1人,共有党员8人,均为正式党员。金斗营乡卫生院历任党支部书记、副书记任职情况和2013年年底卫生院党支部组成人员任职情况分别见表2-5-40和表2-5-41。

1975年，成立卫生院工会组织。时有会员16人，马明友任工会主席。2013年，有工会会员19人，白述元兼任工会主席。

1971—2013年金斗营乡卫生院院长、副院长任职情况表

表 3-5-38

姓名	性别	职务	任职时间	技术职称	籍贯
郭孝民	男	院长	1971.03—1973.07		莘县古云镇
王铁民	男	院长	1973.07—1975.08		不详
赵淑兰	女	副院长	1975.08—1979.10		不详
武良运	男	院长	1979.10—1984.11	主治医师	李台镇武堤口村
位月申	男	副院长	1975.01—1977.10		寿张镇魏台村
高成堂	男	院长	1984.11—1988.10	主治医师	寿张纸坊村
吴继久	男	院长	1988.10—1989.11	医师	金斗营乡东金村
王文生	男	院长	1989.11—1994.06	主治医师	李台镇王申楼村
吴新光	男	院长	1994.06—2003.10	主治医师	金斗营乡东金村
郑　敏	男	院长 (兼)	2003.10—2004.10	主治医师	安乐镇刘子英村
徐贵宏	男	副院长	2003.10—2004.10	主治医师	侨润街道北徐村
孙彩春	男	院长	2004.10—2013.03	主治医师	金斗营乡子路堤村
吴增光	男	副院长	2008.06任职	中药师	金斗营乡东金村
雷　武	男	副院长	2012.10任职	医师	七级镇周堂村
孙　彩	男	院长	2013.03任职		阿城镇薛庄村
白述元	男	副院长	2013.03任职	主管药师	李台镇关门口村

1993—2013年金斗营乡防保站站长任职情况表

表 3-5-39

姓名	性别	任职时间	技术职称	籍贯
郝会合	男	1993.10—2003.03 2005.03—2010.03	主治医师	金斗营乡吴台村
吴新光	男	2003.03—2004.03	主治医师	金斗营乡东金村
贺广西	男	2004.03—2005.03	主治医师	金斗营乡西金村
臧邦利	男	2010.03任职		金斗营乡子路堤村

表 3-5-40

1984—2013年金斗营乡卫生院党支部书记、副书记任职情况表

姓名	性别	职务	任职时间	技术职称	籍贯
武良运	男	书记	1984.07—1984.11	主治医师	李台镇武堤口村
高成堂	男	副书记	1984.07—1984.11	主治医师	寿张镇纸坊村
高成堂	男	书记	1984.11—1988.10	主治医师	寿张镇纸坊村
白述元	男	副书记	1984.11任职	主管药师	李台镇关门口村
吴继久	男	书记	1988.10—1989.11	医师	金斗营乡东金村
王文生	男	书记	1989.11—1994.6	主治医师	李台镇王申楼村
吴新光	男	书记	1994.06—2003.10	主治医师	金斗营乡东金村
郑　敏	男	书记	2003.10—2004.10	主治医师	安乐镇刘子英村
孙彩春	男	书记	2004.10—2013.03	主治医师	金斗营乡子路堤村
孙　彩	男	书记	2013.03任职		阿城镇薛庄村

表 3-5-41

2013年年底金斗营乡卫生院党支部组成人员任职情况表

姓 名	性别	职务	任职时间	行政职务	技术职称	籍贯
孙　彩	男	书记	2013.03	院长		阿城镇薛庄村
白述元	男	副书记	1984.11	副院长	主管药师	李台镇关门口村
雷　武	男	委 员	2012.09	副院长	医师	七级镇周堂村

(四)科室设置

卫生院自建院到1972年7月，只设有诊疗室和药房。1972年8月设中医科，中医师吴继为坐诊。1973年6月增设中医外科，中医外科医师崔玉庆坐诊。1973年6月增设正骨科。1973年7月增设西医内科。1973年8月，成立社会卫生小组，1990年改为防保站。1973年9月增设妇产科，1977年增设化验室。1980年5月，增设儿科。1984年增设放射科。1998年增设心电图室。2004年12月增设B超室。2009年7月增设妇保科、儿保科，同年9月增设针灸推拿科。2010年3月增设公共卫生科。2013年年底，卫生院共设有药房、药库、中医科、外科、正骨科、内科、妇科、化验室、放射科、儿科、护理、心电图室、B超室、妇保科、儿保科、针灸推拿科、公共卫生科共18个科室。科室主任、护士长任职情况见表3-5-42。

表 3-5-42

2013年年底金斗营乡卫生院科室主任、护士长任职情况表

科室名称	姓名	性别	职务	任职时间	技术职称
内科	吴增光	男	主任	2007.05	医师
外科	杨金鑫	男	主任	2009.05	医师
妇科	王桂荣	女	主任	2006.05	医师
药房	宋为强	男	主任	2007.04	药士
药库	宋为强	男	主任	2013.08	药士
针灸推拿科	雷　武	男	主任	2010.04	医师
正骨科	康玉阁	男	主任	2013.08	医师
护理	刘　慧	女	护士长	2011.07	护士
放射科	刘传朋	男	主任	1999.06	主管药师

续表 3-5-42

科室名称	姓名	性别	职务	任职时间	技术职称
妇保科	董淑甜	女	主任	2009.05	护师
儿保科	李　西	女	主任	2009.05	医师
公共卫生科	臧邦利	男	科长	2010.03	医师
儿科	吴增光	男	主任	2006.05	医师
B超室	孟翠翠	女	主任	2010.03	医师
心电图室	宋为涛	男	主任	2013.07	医士
化验室	杨全莉	女	主任	2013.09	检验士
中医科	雷　武	男	主任	2013.03	医师

二、管理与发展

建院初期，卫生院在西金村借用民房三间，其中药房一间，门诊两间。职工4人，其中院长1人，医生1人，司药2人，会计1人（由医生兼任），医疗设备有体温计、血压表、听诊器、注射器等。1972年8月经县革委批准，征用东金村土地6亩，投资6300元新建瓦房7间，翌年3月卫生院迁入新址。1976年聊城地区卫生局拨款1.9万元，新建病房18间，建筑面积350平方米，配备病床10张。设立内科、妇科、儿科、正骨科、化验室、放射科。随着卫生院规模的扩大和医疗项目的增加，卫生院通过接收大中专毕业生和选派技术人员到上级医院进修等方式，不断壮大技术人员队伍，提高医疗技术水平。1985年卫生院职工达到34人，其中专业技术人员32人。专业技术人员中，医师2人，医士4人，护士3人，中医3人，护理员5人，药剂员5人，检验员1人，其他专业技术人员9人。主要医疗设备有X光机、显微镜、恒温箱，年门诊5219人次，住院154人次，病床使用率86%，业务收入8万元。

1986年，经上级有关部门批准，新征东金村土地12亩4分8厘，用于卫生院扩建用地。1988年，医院自筹资金3.25万元，新建房屋13间，其中防疫门诊5间，职工宿舍5间，食堂3间。此后，由于地理位置比较偏僻，交通不便等原因，出现技术人员外流，总体治疗水平相对下降、业务收入增长缓慢等问题。1988年卫生院收入5.87万元，比1985年减少2.13万元。卫生院通过采取儿童计划免疫保偿、返聘离退休技术人员等措施，努力提高治疗水平，增加收入。1987—1989年，卫生院通过开展儿童计划免疫保偿，保费收入5546元。1992年卫生院职工减少到14人，年门诊6521人次，业务收入7.7万元。主要医疗设备有显微镜、X光机、干燥箱等，设备总值8000元。

20世纪90年代，根据上级有关要求，实行院长负责制、全员聘任制和绩效工资制，开展以创甲级卫生室、集资合作医疗、预防保健、农村改厕为主要内容的初级卫生保健活动，积极争取乡政府财政支持力度，保持了卫生院业务工作的正常运转。1993年全乡实行集资合作医疗的村12个，占行政村总数的43%；创建甲级卫生室17个，占村卫生室总数的61 %；改造厕所3716户，占总户数的60%。13所中小学全部开设了健康教育课。2004年共有职工15人，资产19.7万元，外欠债务19.1万元，其中药库欠款2.4万元，累计欠发职工工资6个月，计45203元。2004年后，卫生院积极争取上级支持，通过统一招聘大中专毕业生的办法，逐步增加医疗卫生专业技术人员，努力改变技术人员匮乏状况。

2007年4月，阳谷县全面推行新型农村合作医疗，乡卫生院积极配合乡政府做好新型农村合作医疗的宣传发动、资金筹集和参合信息输入工作。投资0.68万元，购置新型农村合作医疗计算机管理系统，实现划价、收费、发药、出入库、报销结算等环节的计算机联网。加强对卫生院职工和村卫生室乡村医生新型农村合作医疗管理知识的培训，实行首诊医生负责制，在门诊大厅设置新型农村合作医疗医药费用报销窗口，严格执行“四公开”（即公开服务承诺、公开报销流程、公开药品价格、公开诊疗项目价格），严格执行新型农村合作医疗“诊疗项目目录”、“服务设施项目范围”、“用药目录”和“住院病种目录”，严格执行新型农村合作医疗用药集中招标采购制度和统一零售指导限价。农民群众得到实惠，卫生院业务收入大幅度提高。2007年，全乡参加新型农村合作医疗的13367人，参合率45%，筹集资金13.36万元。卫生院门诊21000人次，住院360人，业务收入80.7万元，在职职工年工资收入比上年增长35%，与档案应发工资基本持平。

2007年11月，争取到上级建设资金80万元，新建门诊病房综合楼1597平方米，2009年12月迁入。新楼设有内科、外科、妇科、儿科、口腔科、放射科、化验室、B超室、外科治疗室、档案室、心电图室、药房、药库等科室。

2007—2011年，按照县卫生局的统一部署，积极组织开展“两好一满意活动”（即服务好、质量好，群众满意），加强医务人员的“三基三严”训练，内强素质，外树形象，狠抓管理，优化服务。成立了以院长为组长的医疗质量管理小组，完善医疗质量管理制度，严格落实各项规章制度和岗位职责。加强护理人员的业务培训和技能考核，提升护理人员的业务技能。明确专人负责病案管理，严格病案文书书写规范。通过开展“两好一满意活动”，职工的责任意识、服务意识、质量意识显著增强，卫生院的社会形象显著改善。2011年5月1日起，卫生院严格执行药品零差价销售制度，减轻了患者的就医负担。2013年3月孙彩担任卫生院院长后，首先对门诊、病房地面、门窗、墙壁等刷新改造，病房内每张床位安装了“电子呼叫系统”，每间病房安装了空调，在二楼增加改造了男、女卫生间，改善了病房的住院环境，病人满意度大大增加。2013年10月，医院自筹资金26.13万元，建设房屋258平方米，专门用于预防接种等公共卫生服务。

2013年年底，金斗营乡卫生院拥有干部职工20人，其中主治医师2人，主管药师2人，其他专业技术人员14人。拥有300mAX光机、彩超、全自动生化分析仪等先进仪器设备，年门诊量31000人次，住院病人1056人，业务收入211万元。总资产216万元。金斗营乡卫生院主要医疗设备和历年业务工作情况分别见表3–5–43和表3–5–44。

三、医疗技术

20世纪80年代，中医内科由吴继九、吴继为坐诊，后又增樊明海，其善于舒肝理气，治疗常见病、疑难病症，有效率百分之九十以上。东金村杨某患腹泻多年，四处求医均效果不佳，经其治疗十日，病情减半，又治半月，病痊愈，随访多年，未复发。中医外科由崔玉庆坐诊。90年代，正骨科由孙彩春坐诊，其擅长治疗四肢骨折、肌肉拉伤等，经其自制的黑膏药敷之收立竿见影之效，名誉四方。吴增光坐诊中医科，随父研修中医多年，积累民间单方验方，形成了自己独特的辨证论治的治疗体系，擅长中医内科、妇科，尤其对崩漏，在辩证病因病机后，本着“急则治其标、缓者治其本”的原则，灵活运用“塞流、澄源、复旧”治崩三法，有效率达百分之九十以上，深受患者好评。莲花池六村魏某某，46岁，经血非时而下，淋漓不尽，时有崩中3月余，多方医治不效，来院诊治，辩证属崩漏血瘀淤阻胞宫所致，给予将军斩关汤加减，服之4剂血止，后再调服3剂巩固疗效。随访，规律行经三次，未见异常出血。

2000年后，西医内科有郝会合主诊，主治肝胆病。中医科有刘传朋主诊，主治妇科多发病。中医外科崔玉庆，擅长中医方法治疗疮疡、皮肤病。骨伤科孙彩春，主治骨折、关节脱位、风湿病。妇科王桂荣，主治妇科病及产后病。2004年，卫生院聘用王连才、杨可温、节景堂坐诊。王连才擅长治疗肾病综合征，其在基层行医近50年，日常翻阅研读内经、伤寒等中医经典，宗古典论述，遵医界古前贤法术，取人之长，补己之短，采取中西医结合方法治疗肾病，以补虚为主，配以通、调、清，从细胞层面、内分泌系统、微量元素、免疫调节，中西药配合治疗入手，以达到阴阳平衡、正气旺盛、邪不可干的健康状态。西金村于某得肾病综合征，用激素加中药治疗一年治愈，20年未复发，身体健康，无后遗症。王某某，王沙沃村人，慢性肾炎，激素加中药治疗三年，至今未复发，身体健康。2007年，中医师雷武来金斗营卫生院工作，主治骨伤科、疼痛科疾病。同年吴增光医师来医院做临床治疗工作，主治内科、五官科疾病。

2013年12月金斗营乡卫生院主要医疗设备情况统计表

表 3-5-43

名称	型号	产地	购进时间	单价（万元）	数量(台件)
X光机	上海-300	上海	2008.12	8.2	1
彩超	HD6	飞利浦进口	2011.12	48	1
心电图机	ECE300	深圳邦健	2011.12	0. 8	1
微量元素分析仪	SK2	潍坊华盛	2008.08	2.22	1
全自动生化仪	D240	南京神州	2011.12	13.8	1
尿液分析仪	US20	长春颐达	2007.07	0.48	1
半自动生化分析仪	SBA610	长春赛诺	2007.07	0.9	1

1971—2013年金斗营乡卫生院业务工作情况表

表 3-5-44

年度	病床数(张)	门诊人次	住院人次	诊断符合率(%)	治愈率(%)	好转率(%)	住院死亡率(%)	床位使用率(%)	业务收入(万元)
1971		2109		99.8	85	13			0.7
1972	10	2116	13	99.7	84	15		28	0.8
1973	10	3217	21	99.9	85	12		30	1
1974	10	3895	20	99.5	90	8		31	1.2
1975	10	3997	21	99.8	87	10		32	1.4
1976	10	4314	30	99.8	88	8		34	1.7
1977	10	4213	35	99.8	86	10		35	1.9
1978	10	4352	40	99.7	89	7		38	2.4
1979	10	4120	61	99.9	85	13		38	2.6
1980	10	4051	70	99.5	90	7		40	3.5
1981	15	4125	73	99.8	88	10		40	3.7
1982	15	4015	100	99.8	84	12		50	4.1
1983	15	4582	123	99.8	85	11		78	3.6
1984	15	5013	131	99.8	90	7		80	4.7
1985	15	5219	154	99.7	87	10		86	8
1986	15	4589	135	99.9	88	10		85	7.5
1987	15	3879	126	99.5	86	11		80	5.6
1988	15	3524	103	99.8	89	8		65	5.87
1989	15	3987	101	99.8	85	11		60	6.23
1990	15	4012	113	99.8	90	7		52	6.54
1991	15	5254	125	99.7	88	9		54	10.3
1992	15	6521	132	99.9	84	12		55	7.7
1993	15	7895	150	99.5	85	11		55	13
1994	15	8057	170	99.8	90	7		58	15.1

续表 3-5-44

年度	病床数（张）	门诊人次	住院人次	诊断符合率（%）	治愈率（%）	好转率（%）	住院死亡率（%）	床位使用率（%）	业务收入（万元）
1995	15	8759	175	99.8	87	9		56	13.6
1996	15	9875	187	99.8	88	10		57	15.4
1997	15	10526	198	99.7	86	11		59	17.5
1998	15	11254	207	99.9	89	8		61	19.7
1999	15	12087	218	99.5	85	12		63	17.5
2000	15	13985	253	99.8	90	7		65	20.5
2001	20	14201	306	99.8	88	9		68	20.2
2002	20	14652	309	99.8	84	12		68	21.7
2003	20	15432	314	99.7	85	11		70	23
2004	20	15664	298	99.9	88	9		75	18
2005	20	15627	301	99.5	84	13		79	24
2006	20	15601	309	99.8	85	11		89	32
2007	26	17654	360	99.8	90	7		85	80.7
2008	26	12567	580	99.8	87	9		88	47.9
2009	26	19872	900	99.7	88	8		89	81.7
2010	26	18005	1120	99.9	86	10		87	78.4
2011	26	21000	1150	99.5	89	8		89	171
2012	26	25000	1230	99.8	85	11		88	236
2013	30	24521	1100	99.8	90	7		89	211

四、社会卫生

金斗营乡辖27个行政村，2.97万人。村卫生室37处，乡村医生57人。公共卫生服务人员7人，防疫人员6人。

（一）计划免疫

1975年，卫生院配备社会卫生人员3人，主要是帮助和指导村卫生室对适龄儿童的预防接种。1978年实行计划免疫，对适龄儿童建立预防接种卡片，按照《山东省预防接种免疫程序》有计划的开展预防接种。1992年，将乙肝疫苗纳入计划免疫管理。1995年实行预防接种门诊定点接种制度，全乡适龄儿童集中到定点门诊实施接种，当年预防接种门诊定点接种5623余人次，其中接种卡介苗398人，脊灰疫苗1061人，百白破三联疫苗1102人，麻疹疫苗950人，乙肝疫苗1103人，预防接种率75%。2003年，根据上级安排对每个接受基础免疫的儿童建立接种证，将A群脑膜炎球菌多糖疫苗、乙脑疫苗纳入儿童计划免疫管理。是年，建立儿童预防接种证1360个。

2006年，市县两级统一培训“金苗”系统的应用，并配发了电脑、打印机、读卡器等，实现了全县统一接种模式，提高了预防接种率。

2009年，对15岁以下儿童实行免费补种乙肝疫苗项目，共补种4890人，占应补种人数的72%。2010年，对8月龄~6周岁儿童实行麻疹疫苗强化免疫和7~14岁儿童麻疹疫苗查漏补种，麻疹疫苗强化免疫1900人，查漏补种260人。2013年，预防接种门诊被授予省级五星级数字化预防接种门诊。

1978—2013年金斗营乡基础免疫接种情况统计表

表 3-5-45

单位:人次

年度	卡介苗	脊灰疫苗	百白破三联疫苗	麻疹疫苗	乙肝疫苗	流脑疫苗	乙脑疫苗	甲肝疫苗
1978	563	1574	1565	543	—	—	—	—
1979	498	1472	1463	489	—	—	—	—
1980	673	1824	1815	536	—	—	—	—
1981	511	1522	1496	476	—	—	—	—
1982	576	1686	1607	516	—	—	—	—
1983	402	1160	1143	382	—	—	—	—
1984	478	1344	1215	622	—	—	—	—
1985	697	1769	1608	1152	—	—	—	—
1986	391	1108	1016	752	—	—	—	—
1987	421	1205	1165	794	—	—	—	—
1988	564	1416	1402	1050	—	—	—	—
1989	675	1766	1821	1268	—	—	—	—
1990	421	1108	1096	892	—	—	—	—
1991	483	1125	1216	1240	—	—	—	—
1992	612	1725	1654	1520	1590	—	—	—
1993	531	1462	1403	1210	1509	—	—	—
1994	462	1146	1081	1180	1286	—	—	—
1995	398	1061	1102	950	1103	—	—	—
1996	456	1342	1295	1210	1294	—	—	—
1997	387	1092	1015	1010	1082	—	—	—
1998	526	1484	1432	1200	1513	—	—	—
1999	392	1075	1102	950	1170	—	—	—
2000	426	1216	1209	980	1210	—	—	—
2001	318	1162	1123	1510	936	—	—	—
2002	326	967	964	1680	971	—	—	—
2003	391	1162	1160	1580	1168	776	1196	—
2004	26	1212	1210	1760	1218	787	791	—
2005	30	1196	1178	1900	1221	816	820	—
2006	12	1413	1421	1860	1129	736	749	—
2007	20	1569	1543	1780	1020	667	648	—
2008	15	1410	1412	1890	1134	733	745	372
2009		1516	1508	2050	1140	757	749	378
2010		1836	1829	2210	1275	871	868	445
2011		1575	1569	1960	1175	789	783	394
2012		1607	1601	1860	1210	792	803	390
2013		1421	1415	2110	1072	703	698	356

（二）传染病防治

20世纪八九十年代，主要开展霍乱、副霍乱、痢疾、伤寒、病毒性肝炎、流行性出血热、流行性脑脊髓膜炎、结核病、脊髓灰质炎、麻疹、百日咳、白喉、流行性乙型脑炎等传染病的防治。

2000年之后，进一步加强了传染病的防治工作。2003年全院职工积极投身防控“非典”，对全乡的乡村医生全部进行中华人民共和国《传染病防治法》《传染性非典型肺炎防治管理办法》等相关知识的培训，乡政府成立以主要领导为组长的“非典”防治工作领导小组，卫生院组建了6人的巡诊医疗队，7人的流调队，7人的消杀队。各行政村组建了村级流调队，共隔离观察外来人员和外出返乡人员1657人。卫生院分别同有关科室、乡村医生、个体开业医生和疫情报告员签订了责任书。院内增加了发热门诊和隔离室。做到疫情早发现、早报告、早隔离、早治疗，防控工作取得了显著成效。2004年，在总结“非典”防控经验的基础上，卫生院增设了传染病门诊，保留了隔离观察室。2005年后，重点开展了流行性脑脊髓膜炎、禽流感、甲型H1N1流感、流行性腮腺炎、水痘等呼吸道传染病和艾滋病、手足口病的防治，全乡没有重大传染病流行。

2006年，防疫人员通过市、县培训，实行了传染病疫情网络直报。2006年后，卫生院通过传染病疫情网络直报系统上报传染病128例，其中乙类传染病39例（乙肝24例，麻疹9例，肺结核6例），丙类传染病89例（手足口病15例，流行性腮腺炎29例，其他感染性腹泻40例，水痘5例）。以上报告的传染病无聚集性病例，未发生暴发和流行，没有死亡病例。

（三）妇幼保健

1973年，全社大部分生产大队配齐了女赤脚医生、接生员和接生设备，基本达到了新法接生不出队。1987年，卫生院开始实行儿童免疫保偿。1990年，全乡共有320名儿童参加了免疫保偿。1992年，实行孕产妇系统化管理和儿童系统化管理，按规定认真填报“四簿、四卡”。2000年，孕产妇系统化管理率52%，儿童系统管理化率54 %，孕产妇死亡率0.01%，婴儿死亡率下降到2‰。

2001年，乡卫生院固定专人负责孕产妇系统化管理、孕产妇早期建卡登记、孕产妇保健手册发放、孕期保健、产后入户访视、指导母乳喂养等。按4.2.1规定进行儿童健康查体，给予科学育儿指导，对体弱儿童进行专案管理。各村卫生室固定一名村医负责本村妇幼保健工作，乡、村妇幼保健工作网络得到进一步加强。2004年，孕产妇产前医学检查率65%，7岁以下儿童 系统化管理率70% ，新生儿疾病筛查率75% 。

2007年实行新型农村合作医疗制度后，根据上级规定，对参合孕产妇减免部分产前筛查费。2009年，配合县妇幼保健院对全乡已婚妇女开展了妇女疾病筛查工作，筛查率85%。当年实行农村孕产妇住院分娩资金补助和农村准备怀孕的妇女免费增补叶酸，乡卫生院严格审核，规范操作，为390名住院分娩农村妇女落实补助资金136500元（每例350元），目标人群增补叶酸服用率90%。按照基本公共卫生服务项目要求，加强了孕产妇保健管理。定期开展孕期保健服务和产后访视，进行一般体格检查及孕期营养、心理健康指导。2013年全乡孕产妇建册率95%，孕产妇系统化管理率90%，高危妊娠管理率85%。儿童系统化管理建卡率95%，管理率90%，住院分娩补助360人。目标人群增补叶酸知晓率95%，服用率95%，服用依从率90%。

（四）农村合作医疗

1972年，金斗营公社开始推行农村合作医疗，一般以生产大队为单位，每人每年缴费1~1.5元，在本大队卫生室就诊者免除检查、治疗、注射费和部分药费。1980年后，农村实行联产承包责任制，多数村卫生室承包给赤脚医生个人经营，农村合作医疗逐步停办。

2007年，实行新型农村合作医疗制度。卫生院配合乡政府积极做好宣传发动和资金筹集工作。当年农民参合率45%，行政村参合率100%，农民个人缴纳合作医疗资金133670元，报销医药费86万元。此后，农民个人缴费和各级财政补助标准经过多次调整，参合农民报销比例逐步提高。2013年，参合农民25250人，参合率85%。补偿235万元，其中卫生院门诊补偿22600人次，补偿金额32万元，住院补偿1100人次，补偿金额203万元。

2007—2013年金斗营乡新型农村合作医疗情况表

表 3-5-46

年度	农业人口数	参合人数	参合率（%）	补偿人次			补偿金额（万元）		
				总数	其中		总额	其中	
					门诊	住院		门诊	住院
2007	29706	13367	45	21000	20640	360	86	36	50
2008	29000	21750	75	21500	20920	580	116	36	80
2009	29000	23200	80	22300	21400	900	187	33	154
2010	29000	24650	85	23570	22450	1120	196	31	65
2011	29000	24650	85	21950	20800	1150	216	31	185
2012	29000	24650	85	22600	21370	1230	253	35	218
2013	29706	25250	85	23700	22600	1100	235	32	203

（五）乡村医生培训

建院初期，卫生院通过脱产、半脱产培训，以会代训，选送赤脚医生参加县卫生局统一组织的培训等方式，培养了一大批优秀赤脚医生，在农村合作医疗、计划生育、卫生防疫以及农村常见病、多发病的防治方面发挥了重要作用。1976年，卫生院举办赤脚医生培训班一期，培训时间3个月，培训赤脚医生20人，其中女赤脚医生6人。通过初训，多数能够熟练应用针灸、火罐、推拿按摩、土单验方防治一般疾病，能够处理常见的小伤小病，女赤脚医生能够熟练掌握放取节育环、产前检查、新法接生等方面的知识。同时选送15名赤脚医生参加了县卫生局举办的赤脚医生复训班。通过复训，能够运用中西医结合治疗农村常见病、多发病。

20世纪90年代，结合实施初级卫生保健，卫生院通过举办短期学习班、专题讲座、以会代训等形式，组织乡村医生学习党的卫生工作的方针政策、法律法规，学习初级卫生保健知识，学习有关流行病、传染病的防控和报告知识。动员和组织乡村医生参加上级举办的乡村医生培训班、乡村医生继续教育班等乡村医生系统化培训。1996年，经聊城地区卫生局统一组织考试，全乡有22名乡村医生达到相应中专学历水平，占乡村医生总数的65%。2009年起，根据上级统一安排，全乡实施基本公共卫生服务项目。卫生院根据各项基本公共卫生服务项目要求，采取多种形式强化对乡村医生基本公共卫生服务知识和技能培训，提高其理论水平和基本公共卫生服务能力，促进了全乡基本公共卫生服务项目的顺利实施。1997—2013年，全乡共有36名乡村医生参加了继续教育和系统化培训，18名乡村医生参加了大中专院校的函授班和自学考试。2013年年底，全乡57名乡村医生中，具有大专以上学历的12人，占21%；具有中专或相应学历的40人，占70.1%。执业医师3人，执业助理医师5人。持有乡村医生执业证书的49人。通过教育培训，全乡乡村医生队伍的理论水平和诊疗技术普遍提高，在宣传卫生工作方针、政策和法规，开展健康教育和初级卫生保健，以及农村常见病、多发病的诊治、疾病预防控制等方面发挥了重要作用。

（六）村级卫生组织管理

20世纪70年代，随着农村合作医疗制度的实施，多数大队建立卫生室。至1978年，全社19个生产大队中，建立村卫生室17，其中两个和两个以上的生产大队联办的两个。大队卫生室在推行农村合作医疗、预防接种、防病治病以及计划生育等方面发挥了重要作用。20世纪80年代，农村实行联产承包责任制，村卫生室失去了集体经济的支撑，各村卫生室逐步承包给了赤脚医生。20世纪90年代，为推行初级卫生保健，发挥村级卫生组织的“网底”作用，卫生院不断强化村卫生室的管理和赤脚医生的技术训练，加强村卫生室的规范化建设，至1994年，全乡有14个村卫生室达到了甲级卫生室标准，占村卫生室总数的51.8%。2005年1月，全乡有12个村卫生室达到了县示范村卫生室标准，其中，吴台村卫生室、王沙沃村卫生室、东金村卫生室、花六村卫生室、子中村卫生室通过了市“规范化村卫生室”的考核验收。在推进乡村卫生组织一体化管理过程中，先后整合27个卫生室，建设了莲花池社区卫生服务站、吴台社区卫生服务站、闫堤社区卫生服务站。由于医生水平参差不齐，医生的待遇得不到合理落实等原因，整合的社区卫生服务站自行解体，乡村医生各自经营，出现了部分行政村一村多室的现象。2007年后，卫生院结合新型农村合作医疗和开展农村基本公共卫生服务，进一步加强村卫生室的指导和协调，细化村卫生室的职责与任务，对一村多室的进行划片分组，明确职责，充分发挥村卫生室在本区域村民的疾病防治、基本公共卫生服务、新农合门诊报销以及卫生教育宣传方面的“网底”作用。2013年年底，全乡共有村卫生室35个，其中一村一室的20个。村卫生室共有乡村医生57人，其中女乡村医生16人，能提供中医药服务的17人。

2013年年底金斗营乡村卫生室建设情况表

表 3-5-47

卫生室名称	负责人	卫生室人数			房屋面积（平方米）	资产（万元）
		总数	其中			
			女	中医		
斗西一村卫生室	王普贤	1			65	4.7
斗西二村卫生室	节月春	1	1		102	6.5
斗东村卫生室	孙东杰	1	1		72	4.8
子南一村卫生室	臧邦利	2	1	1	75	5.2
子南一村卫生室	臧邦旺	1			69	4.9
子南二村卫生室	臧廷冉	1			65	3.9
子南二村卫生室	臧邦民	1			68	4.6
子中村卫生室	宋玉才	1			72	5.1
子中村卫生室	宋五斌	1			76	5.4
子北一村卫生室	孙昭堂	1		1	66	4.8
子北二村卫生室	宋彩瑞	1			65	4.4
西金村卫生室	王连才	1			64	3.8
西金村卫生室	王纪山	1			56	3.1
西金村卫生室	王朝国	1			85	6.9
东金一村卫生室	杨继科	3	2		78	5.4
东金二村卫生室	吴目光	2	1	1	65	4.2
东金二村卫生室	吴继伍	3	1	2	80	6.2
东金二村卫生室	吴山光	4	2	2	78	5.7
吴台一村卫生室	张太荣	2	1	1	65	4.1
吴台二村卫生室	刘传成	1			65	4.4
吴台二村卫生室	刘传孔	2	1	1	103	6.2
吴台三村卫生室	刘延安	1			52	3.1
王沙沃村卫生室	王学安	2	1	1	105	7.1
胡沙沃村卫生室	胡建宾	2	1	1	103	6.8
闫堤村卫生室	杨庆文	2			98	6.2

续表 3-5-47

卫生室名称	负责人	卫生室人数			房屋面积（平方米）	资产（万元）
		总数	其中			
			女	中医		
花池一村卫生室	李建明	2		1	52	2.9
花池二村卫生室	翟如记	2	1		98	6.2
花池三村卫生室	王志良	1			58	3.5
花池四村卫生室	王福立	3		1	78	5.6
花池四村卫生室	武继臣	2		1	62	3.9
花池五村卫生室	杨奇凯	3	1	1	85	4.8
花池五村卫生室	杨奇尚	2	1	1	65	3.7
花池五村卫生室	杨可温	1		1	53	2.9
花池六村卫生室	赵　宇	1			54	3.1
花池七村卫生室	杨兴才	1			60	3.4

（七）爱国卫生运动

20世纪七八十年代，开展“两管”（管饮水、管粪便）、“五改”（改良井水、厕所、畜圈、炉灶、环境）为中心的卫生基本建设，农村的卫生状况明显好转。1989—1990年投资14.33万元（其中国家投资4.2万元，集体投资4.6万元，个人筹资5.53万元），完成了斗东、子南、子中、子北等4个村的除氟改水任务，村民用上了达标的饮用水。至1993年，全乡累计改造卫生厕所3716户，占总户数的59.6%。进入21世纪后，开展清理“三大堆”（街巷柴草堆、粪堆、垃圾堆）活动，对垃圾实行定期清运，集中填埋。加强农村道路建设，硬化村庄路面，完善排水设施，实施绿化、美化。加强农村畜禽管理，实行家畜家禽圈养，对畜禽粪便进行无害化处理。积极开展健康教育，普及卫生防病知识，群众的健康意识、卫生意识显著增强。

（八）基本公共卫生服务

2009年，乡卫生院组织开展以建立居民健康档案、健康教育、预防接种、传染病防治、儿童保健、孕产妇保健、老年人健康管理、慢性病管理和重性精神疾病管理为主要内容的基本公共卫生服务。2010年3月，卫生院成立公共卫生科，负责信息档案、疾病控制、妇幼保健、健康教育和卫生监督等工作。卫生院加强与村卫生室的联系与指导，明确人员、明确职责，在全乡初步建立了基本公共卫生服务网络，促进了基本公共卫生服务项目的顺利实施。

1.健康教育　2009年起，乡卫生院、村卫生室分别确定了农村健康教育人员并进行了培训，通过黑板报、张贴宣传材料等形式宣传常见病、多发病预防及保健知识。2012年，为进一步落实“农民健康工程”和“亿万农民健康促进行动”，乡卫生院、行政村分别制作了统一规格的健康教育宣传栏，作为经常性宣传防病、保健知识的阵地。2013年，将健康教育列入基本公共卫生服务项目，卫生院配置了电脑、投影仪，配备远程视频系统等电教设备，加强对乡、村公共卫生服务工作人员的教育培训，通过下乡巡回播放、举办健康知识讲座、张贴和发放宣传材料等方式，努力普及卫生保健知识。2013年，卫生院配备健康教育专职人员2人，举办村级健康教育人员培训班四期，设置健康教育宣传栏29块，举办健康教育知识讲座12期次，发放健康教育处方和健康教育宣传资料18200余份，播放健康教育影像资料380小时，农民卫生保健知识知晓率达到75%以上。

2、农村居民健康档案　按照县卫生局《关于做好农村居民健康档案工作的通知》要求，2010年，乡卫生院为老年人、孕产妇、儿童、慢性病患者等重点人群开始建档。通过周期性健康体检、院内外医疗卫生服务、入户调查等多种形式收集农民健康基本信息，是年，共建立农村居民健康档案23860份。2011年后，乡卫生院与村卫生室加强联系，信息共享，扩大建档范围，及时更新档案内容，实行电子化管理。2013年全乡累计建立农村居民健康档案26870人份，占农村人口的91%，建立电子档案25420余人份，占建档人数的95%。

3.老年人保健　2010年，全乡65岁以上的老年人2642人，占农村总人口的9.5%，建立健康档案2380人，占老年人总数的90.1%。同时，对65岁以上老年人进行了一般体格检查，并提供疾病预防、自我保健及伤害预防、自救等健康指导。是年，为65岁以上老年人查体2021人，查体率85%。2011年后，结合农村合作医疗管理，每年对65岁以上老年人进行一次健康体检，及时补充健康档案信息，并对新纳入管理范围的人员及时建档。2011年，老年人健康查体项目增加为血常规、尿常规、肝功能、肾功能、空腹血糖、血脂和心电图检测。2013年年底，全乡共有65岁以上农村居民2970人，建档2890人份，建档率97%。在建立老年人健康档案的同时，结合健康查体、巡访、门诊和住院治疗等，宣传康复和保健知识，实施干预措施。

4.慢性病管理　2010年，乡卫生院将高血压、糖尿病人群纳入慢性病管理。对高血压、糖尿病患者进行康复指导，对35岁以上人群实行门诊首诊测血压，对确诊的高血压和糖尿病患者建立档案，定期随访，提供病情咨询和健康指导。督促村卫生室对纳入管理的高血压、糖尿病患者定期随访监测。是年，全乡统计慢性病患者5940人，其中高血压患者3960人，糖尿病患者1980人，建立慢性病人健康档案4610人份，纳入慢性病管理3150人，管理率68%。2011年后，乡卫生院和村卫生室按照职责分工，对慢性病人进行定期随访，实施干预措施，并及时将新发现的慢性病人纳入管理范围。2013年，全乡管理高血压患者2360人，糖尿病患者960人。

5.重性精神病管理　2010年年初，卫生院通过村卫生室对全乡重性精神性疾病患者进行登记管理，建立重性精神疾病患者健康档案，共登记精神病患者112人，经确诊纳入管理的62人。2013年，全乡共有诊断明确且在家居住的重性精神病患者210人，纳入管理范围的190人，占90%。对纳入管理的重性精神病患者建立居民健康档案，根据患者的危险程度确定随访周期。通过随访，对患者及其家属进行有针对性的健康教育和生活技能训练等方面的康复指导。

第六节　李台镇卫生院

李台镇卫生院位于李台镇政府驻地，北距县城15公里。占地总面积13770.3平方米，建筑面积8983平方米，其中业务用房7059平方米。拥有门诊楼、病房楼各1幢，万元以上设备24台，总资产518万元。职工74人，其中专业技术人员72人。1995年11月经聊城地区卫生局批准为“一级甲等医院”。2007年5月被县卫生局定为新型农村合作医疗定点报销单位。2009年被县医保处定为基本医疗保险定点报销医院。

一、机构

(一)机构沿革

1956年5月，寿张县在李台西街建立诊所，租赁民房6间，时有职工11人，其中中医3人，药房3人，行政后勤5人。1958年12月，寿张县设立李台人民公社，以李台西街诊所为基础，组建寿张县李台人民公社卫生院。1961年6月，李台公社改为李台区，李台公社卫生院改称李台区卫生院。1964年4月，寿张县并入阳谷县,改称阳谷县李台区卫生院。1971年2月，撤销区级建制，李台区卫生院改称李台公社卫生院。1972年4月李台公社卫生院改为阳谷县人民医院李台分院，由集体所有制转为全民所有制。2001年改为阳谷县李台中心卫生院。

(二)领导人名录

1956年至2013年，李台镇卫生院领导班子经过多次调整更迭，先后有15人担任院长，8人担任副院长。1990年设立李台乡防保站，1993年防保站站长享受卫生院副院长待遇。至2013年，先后有6人担任防保站站长。2013年年底，阳谷县李台中心卫生院领导班子由3人组成，其中院长1人，副院长2人。李台镇卫生院历任院长、副院长和防保站长任职情况分别见表3-5-48和表3-5-49。

1956—2013年李台镇卫生院院长、副院长任职情况表

表 3-5-48

姓名	性别	职务	任职时间	技术职称	籍贯
姚 华	男	院长	1956—1959	医师	安乐镇三官庙村
姚 华	男	院长	1977—1981	医师	安乐镇三官庙村
李贵林	男	院长	1960—1962	医师	李台镇后李村
宋世秀	男	院长	1963—1967	医师	郭店屯镇邵楼村
董绍珠	男	院长	1967—1972	医师	河南省台前县
孟怀信	男	院长	1973—1976	医师	聊城 孟屯
高留诚	男	副院长	1982—1983.12	医师	江苏省南京市
刘汝斌	男	院长	1981—1984	医师	聊城市朱老庄乡
张伯泉	男	院长	1984—1988	医师	济南市历下区
张怀安	男	院长	1989—1992	医师	阿城镇张庄村
杨新宽	男	院长	1992—1996.03	主治医师	李台镇杨店村
杨兆远	男	副院长	1984—1996.03	主治医师	金斗营乡莲花池村
杨兆远	男	院长	1996.04—1997.03	主治医师	金斗营乡莲花池村
甄超房	男	院长	1997.03—1998.07	主治医师	李台镇甄台村
杨新宽	男	院长	1998.08—2001.08	主治医师	李台镇杨店村
王文生	男	副院长	1994.03—2002.03	主治医师	李台镇王申楼村
李旭振	男	院长	2001.09—2004.10	主治医师	李台镇五村
王文考	男	副院长	2002.03—2003.10	药师	李台镇王申楼村
李边防	男	副院长	2002.03任职	主管检验师	定水镇薛庄村
闫广柱	男	副院长	2003.10—2004.11	主治医师	高庙王乡李寨村
冀永平	男	副院长	2003.10—2004.08	主治医师	寿张镇冀王村
张小勇	男	院长	2004.11任职	主治中医师	郭店屯镇王顶村
秦尚秀	男	副院长	2004.11—2008.10	主治医师	河南省台前县
张 雷	男	副院长	2012.12任职	主治医师	石佛镇赵庄村

1993—2013年李台镇防保站站长任职情况表

表 3-5-49

姓名	性别	任职时间	技术职称	籍贯
甄超房	男	1988—1994	主治医师	李台镇甄台村
王文生	男	1994—1997.03	主治医师	李台镇王申楼村
武继芬	男	1997.04—1998.12	药师	李台镇武堤口村
王文生	男	1999.01—1999.06	主治医师	李台镇王申楼村
赵保印	男	1999.07—2003.11	主治医师	李台镇赵庄村
侯大庆	男	2003.12任职	医士	李台镇关门口村

(三)党群组织

1984年，成立李台公社卫生院党支部，张伯泉任党支部书记，时有中共党员3人。至2013年，先后有8人担任党支部书记，8人担任副书记。2013年年底，李台镇卫生院党支部由5人组成，其中书记1人，副书记2人，委员2人，共有党员12人。李台镇卫生院历任党支部书记、副书记任职情况和2013年年底党支部组成人员任职情况分别见表3-5-50和表3-5-51。

1975年9月，经阳谷县总工会批准，设立李台公社卫生院工会，武全诚任工会主席，时有工会会员34人。2013年年底，刘庆利担任工会主席，工会会员70人，占职工总人数的95%。

1976年5月，设立共青团李台公社卫生院支部委员会，陆军任团支部书记，时有共青团员10名。2013年底，刘庆利兼任团支部书记，共青团员22人。

(四)科室设置

1956年建院初期，设门诊和药房。1960年门诊分为中医门诊和西医门诊，增设内科病房。1968年增设外科、妇科和外科病房。1976年增设化验室、口腔科和眼科。1977年增设放射科和心电图室。2009年11月增设儿科。2013年年底，卫生院共设有内科、外科、妇科、儿科、口腔科、眼科、中医门诊、疼痛科、化验室、放射科、B超室、心电图室、西药房、收款室、药库、中药房、农合办、公共卫生科、财务科、办公室、护理部等21个科室。

1984—2013年李台镇卫生院党支部书记、副书记任职情况表

表 3-5-50

姓名	性别	职务	任职时间	技术职称	籍贯
张伯泉	男	书记	1984—1988	医师	济南市历下区
张怀安	男	书记	1989—1992	医师	阿城镇张庄村
杨新宽	男	书记	1992—1996.03	主治医师	李台镇杨店村
杨兆远	男	副书记	1984—1996.03	主治医师	金斗营乡莲花池村
		书记	1996.04—1997.03		
甄超房	男	书记	1997.03—1998.08	主治医师	李台镇甄台村
杨新宽	男	书记	1998.08—2001.08	主治医师	李台镇杨店村
王文生	男	副书记	2000.04—2002.03	主治医师	李台镇王申楼村
李旭振	男	书记	2001.09—2004.10	主治医师	李台镇五村
王文考	男	副书记	2002.03—2003.10	药师	李台镇王申楼村
李边防	男	副书记	2002.03任职	主管检验师	定水镇薛庄村
闫广柱	男	副书记	2003.10—2004.11	主治医师	高庙王乡李寨村
冀永平	男	副书记	2003.10—2004.08	主治医师	四棚乡冀王村
张小勇	男	书记	2004.11任职	主治中医师	郭店屯镇王顶村
秦尚秀	男	副书记	2004.11—2008.10	主治医师	河南省台前县
张　雷	男	副书记	2012.12任职	主治医师	石佛镇赵庄村

2013年年底李台镇卫生院党支部组成人员任职情况表

表 3-5-51

姓名	性别	职务	任职时间	行政职务	技术职称	籍贯
张小勇	男	书记	2014.11	院长	主治中医师	郭店屯镇王顶村
李边防	男	副书记	2002.03	副院长	主管检验师	定水镇薛庄村
张　雷	男	副书记	2012.12	副院长	主治医师	石佛镇赵庄村
雷国建	男	委员	2013.11	财务科科长	医师	西湖乡孔桥村
刘庆利	男	委员	2012.12	办公室主任	药师	李台镇李炉村

2013年年底李台镇卫生院科室主任、护士长任职情况表

表 3-5-52

科室名称	姓名	性别	职务	任职时间	技术职称
内一科	崔建鹏	男	主任	2012.02	主治中医师
内二科	孔祥勇	男	主任	2013.12	主治医师
中医科	史守国	男	主任	2013.12	主治中医师
外科	吴玉珍	男	主任	2005.02	主治医师
妇科	王凌云	女	主任	2012.04	主治医师
儿科	王福存	女	主任	2010.05	医师
口腔科	杨修光	男	主任	2013.12	医师
公共卫生科	张　雷	男	科长	2012.11	主治医师
化验室	李边防	男	主任	2005.02	主管检验师
心电图	孟艳辉	女	主任	2011.10	医师
B超室	张　雷	男	主任	2008.11	主治医师
放射科	杨兆聪	男	主任	2005.02	主治医师
药库	张福杰	女	主任	2009.10	药师
药房	关广智	男	主任	2005.02	药师
收款室	孟清华	女	主任	2008.01	医师
农合办	李保涛	男	主任	2012.10	医师
财务科	雷国建	男	科长	2013.05	医师
办公室	刘庆利	男	主任	2013.05	药师
护理部	李玉霞	女	主任	2013.10	主管护师
内一科	王晓伟	女	护士长	2013.10	护士
内二科	张庆华	女	护士长	2013.10	护士
儿科	李福平	女	护士长	2013.10	护士
外科	杨秋菊	女	护士长	2005.05	主管护师

二、设施建设

(一)基础设施

1956年成立诊所时租用民房6间，约100平方米，其中门诊2间，药房2间，行政办公和宿舍2间，药橱、柜台等多为入所人员自带。1960年，在李台老中心街东200米处建房7间，建筑面积130平方米，其中门诊2间，病房2间，药房1间，行政用房和职工宿舍2间，配备简易病床6张。1969年，根据（69）聊革内字第4号文件，在李台区杨店村南征地22.7亩，投资3.4万元建设门诊371平方米，病房370平方米，手术室109平方米。1970年，投资2.25万元新建房屋20间，其中职工宿舍10间，伙房7间，行政办公室3间。1975年5月，投资1.7万元扩建职工宿舍340平方米，行政用房38.7平方米。1978年，投资4.6万元扩建门诊700平方米。1996年，投资25万余元，建设门诊楼350平方米。1997年因小城镇建设占用医院土地1347.9平方米。2003年，投资70万元，新建病房楼1栋，建筑面积1373平方米。2004年，卫生院建筑面积4000平方米，其中业务用房1500平方米。2013年，卫生院总占地面积13770.3平方米，建筑面积8983平方米，其中业务用房7059平方米，开放病床99张，总资产1850万元。

(二)后勤服务设施

1970年前，卫生院后勤服务设施较为简陋。1970年卫生院新建伙房后，卫生院职工和住院病

人、陪护人员的就餐条件得到明显改善。1975年后，卫生院打深水机井2眼，结束了饮用敞口井水的历史。1988年，卫生院为门诊和病房统一安装了电风扇。1996—2000年，卫生院先后对院内路面进行砖砌硬化，对院内路旁及院墙周围进行树木绿化。2010年，卫生院为病房安装了空调，改善了住院条件。2013年6月，卫生院强化院容建设，明确办公室主任刘庆利负责，聘用10名保洁人员，制定工作制度和奖惩细则，医院环境进一步改善。10月，卫生院投资3万余元建设安装了水净化处理器，并对用水管道进行升级改造，把水管安装到各间病房和门诊。

（三）医疗设备

20世纪60年代以前，卫生院主要有听诊器、体温计、血压计等简单的诊断设备。1970年后，逐步配备了静脉注射器材和简单的手术设备。1976年配备显微镜等化验设备。1977年配备X光机和心电图机。此后逐步配备了洗胃机、脑电图机等。至1982年，阳谷县人民医院李台分院拥有30毫安X光机、万能产床、光电比色针、心电图机、脑电图机、显微镜、冰箱、干燥箱、恒温箱、电泳仪、1/万分析天平、心脏监护仪、超声波诊断仪、低体温婴儿保温箱、妇科手术刀包等医疗设备22台（件），钢丝床30张。2005年后，李台中心卫生院加大医疗设备投入，至2013年，拥有万元以上设备20余台（件）。

2013年年底李台镇卫生院主要医疗设备情况表

表 3-5-53

名称	型号	产地	购进时间	单价（万元）	数量（台件）
经颅彩色多普勒	786-WB	广州	2007.01	1.8	1
心电图机	ECG-6951E	上海	2005.10	1.15	1
动态心电图机	TCL5000	秦皇岛	2007.11	1.24	1
	BL9800TL	深圳博英	2012.03	2.2	1
血凝分析仪	RAC-100	雷杜	2013.10	5.8	1
300MA多功能X光机	XJ-300D	上海三叶	2009.08	17.3	1
全数字B超机	DP-8800PLUS	苏州	2009.08	5.55	1
彩色超声机	EUB-5500	日本东芝	2010.08	46	1
血流变分析仪	SA-5600	北京	2013.11	3.4	1
全自动生化分析仪	B-S220	迈瑞	2010.11	12.8	1
裂隙灯显微镜	Y25J	苏州	2011.05	1.3	1
微量元素分析仪	DS-3C	济宁东盛	2011.03	1.98	1
眼科手术显微镜	ASDM-3	成都	2011.09	7.5	1
300MA遥控X线机	ZC15X-2	北京万东	2011.11	6	1
电子计算机X光机	30-X线5302	上海爱克发	2011.11	37.5	1
角膜曲率仪	STRONG6000AB	上海爱克发	2012.01	1.1	1
眼科A/B超声机	BJ-8001	武汉思创	2012.02	5.5	1
脑电地形图机	F191WV	武汉冠民	2012.03	3.8	1
激光治疗仪	ZX-901	郑州中星	2012.05	1.8	1
多功能心电分析仪系统	ECGLAB2.0	北京美高	2012.09	2.4	1
电解质分析仪	MI-G21DT	深圳越华	2012.09	3.3	1
多参数监护仪	UT4000B	深圳金科威	2012.10	1.4	1

三、卫生院管理

卫生院成立初期，主要承担卫生防疫和常见病、多发病的治疗。20世纪60年代，始设中、西医门诊和病房，配备简易病床6张。卫生院管理的主要任务是加强职工的思想教育，坚持勤俭办院，防止药品、物品流失和霉变。同时开展卫生防疫和计划生育宣传工作，推行新法接生。1965年，卫生院职工16人，其中医师5人，护士3人。20世纪70年代，贯彻落实毛泽东主席“六二六”指示，指导生产大队创办卫生室，培训赤脚医生(乡村医生)，推行农村合作医疗。在院内管理方面，建立医疗、护理、财务管理组织和管理制度，加强技术人员的培养教育，选送医务人员到县级以上医院进修学习。积极争取资金扶持，加强卫生院设施建设，改善职工食宿条件和工作环境，提高治疗水平。1980年后，实行“定额管理，预算包干”的财政管理办法。由于财政对卫生院经费拨付不足，加之药品加成较低，卫生院经济压力增大。1981年起，按照县卫生局的统一部署，卫生院加强经济管理，实行“五定一奖”(定任务、定编制、定床位、定业务技术指标、定经济补助，超额奖励）百分制考核，建立和完善医疗质量、病历书写、药品管理、病人护理、财务管理以及卫生防疫等社会卫生方面的管理和考核制度。实行科室承包，基本工资浮动20%、补助工资全浮动的经济管理和分配办法。积极开展“五讲四美”和“学习白求恩”活动，有计划地选派技术人员到上级医院学习培训，提高医疗技术水平和服务质量。1982年，外科开展了腹外疝、阑尾炎手术治疗，妇科病床增加到6张。实行药品拨货计价、分科室核算，以及挂号带处方等办法，加强管理，增收节支，保持了卫生院各项业务工作的正常运转。1988年，卫生院职工74人，其中临时工3人。业务收入29万元，人均3705元。职工工资基本能够按时发放。

1989年，政府将拨付卫生院的经费补助改为卫生事业费，离休人员的离休费、退休人员的基本退休费、防保人员的工资由财政拨付，其余费用由卫生院解决。卫生院为了克服经济困难，认真开展对职工的思想政治教育，充分发挥共产党员的先锋模范作用和广大职工的主人翁意识。加强以医德医风为主要内容的职业道德建设，扎实开展以规范医疗文书为重点的医疗质量管理活动。实行绩效工资制度，完善工效挂钩办法，充分调动职工的工作积极性。把骨外科作为特色专科重点建设，扩大诊疗范围。扎实推进儿童免疫保偿服务，努力增加业务收入。在1995年创建“一级甲等医院”工作中，一举通过了上级主管部门的评审验收。2000年，李台镇卫生院共有职工52人，其中中级技术职称的8人，初级技术职称的41人。医疗人员42人，护理人员7人。门诊2.6万人次，出院病人1137人次。业务收入114.6万元，总资产71万元。

2004年起，卫生院实行岗位目标和任期目标管理，对科室主任实行聘任制。通过修订和完善财务管理、考核奖惩、药品招标采购等规章制度，加强医务人员的“三基三严”训练和职业道德教育，在设备陈旧、专业技术人员外流的情况下，卫生院业务收入仍然逐年增加，社会卫生工作稳步开展。2007年，卫生院在职职工的养老保险、基本医疗保险、离退休费、遗属补助以及防保人员工资等列入财政预算，减轻了卫生院的经济负担。同年，全县推行新型农村合作医疗制度，卫生院积极配合镇政府抓好宣传动员，设立新农合办公室，及时准确的输入参合农民信息。同时，加强医务人员的业务培训和职业道德教育，严格执行新型农村合作医疗“诊疗项目目录”“服务设施项目目录”“用药目录”和“住院病种目录”，为参合农民就医、报销提供便利。2007年，全镇参合农民22923人，占农业人口的70%。业务收入234.1万元，比2006年增加46.3万元。2008年卫生院门诊44599人次，出院病人975人，业务收入312.4万元，比2006年增加124.6万元。

2009年，卫生院成立公共卫生科，增配公共卫生服务工作人员，实施基本公共卫生服务项目。相继开展了建立居民健康档案、健康教育等9项基本公共卫生服务。2011年7月，新型农村合作医疗实行国家基本药物制度，实行药品零差价销售，进一步减轻了参合农民的就医负担。2013年，卫生院职工72人，其中公共卫生服务人员13

人，占职工总数的18%。共有卫生技术人员71人，其中主治医师6人，主治中医师1人，主管药师1人，主管技师2人，主管护师4人，主管营养师1人，主管防疫师1人；医师 26人，中医医师9人，药师10人，护师4人，防疫师1人。年门诊12.7万余人次，出院病人3401人次，总收入1148万元，其中医疗服务业务收入857万元，基本公共卫生服务补助和基本药物补贴237万元，其他财政补助54万元。年人均工资收入19721元，总资产1850万元。

四、医疗技术

建院初期，医疗人员主要以中医为主。20世纪60年代，随着大中专毕业生陆续分配到卫生院，始设西医门诊，采用中西医结合的方法治疗常见病、多发病。至1970年，卫生院设有中医内科、西医内科、外科、妇科以及内科病房、外科病房。除收治常见病、多发病患者外，能够诊治呼吸、消化、泌尿系统疾病，对抢救和治疗有机磷农药中毒成功率较高。20世纪70年代，贯彻“把医疗卫生工作的重点放到农村去”的方针，先后配备了X光机、心电图机、脑电图机、显微镜等诊疗设备，卫生院的诊断水平和医疗技术水平显著提高。1977年，在上级医院医生的指导下，开展了腹外疝、阑尾炎手术。1982年，外科独立开展了6例腹外疝和阑尾切除术。1986年，卫生院能够开展胃大部切除、肠梗阻、子宫全切以及计划生育四种手术，心电图、放射、化验等检验科室比较健全。

进入21世纪后，卫生院通过选送技术人员到上级医院进修学习、鼓励技术人员参加继续教育、返聘退休技术人员、招聘大中专毕业生等措施，努力提高业务技术水平；同时，通过争取“360”工程项目，加强卫生院的基础设施建设，配备先进的医疗设备，努力改善诊疗条件和工作环境。2007年实行新型农村合作医疗制度后，先后选派12名技术人员到上级医院进修学习，卫生院的技术水平显著提高。

（一）内科（西医内科）

是卫生院成立较早的科室之一。主要采用西药和西医疗法治疗常见病、多发病。有主治医师5人，医师6人，开放病床35张。主任崔建鹏对急性脑梗塞、脑梗塞后遗症期、高血压病、冠心病等心脑血管疾病的治疗经验丰富。副主任孔祥勇对急慢性支气管炎、肺炎、肺心病、心力衰竭、慢性胃炎的治疗积累了丰富经验。科室年门诊42584 人次，出院病人1133人次，治愈率95%以上。

（二）外科

成立于1968年，当时主要开展外伤的清创、包扎、缝合等治疗。20世纪80年代，外科能够开展胃大部切除、肠梗阻、子宫全切以及男女结扎术等手术。2013年，外科有主治医师1人，医师2人，开放病床10张。外科主任吴玉珍曾先后在聊城市人民医院、聊城市中医医院进修学习，对常见部位的骨折、烧伤、难愈性疖肿、慢性骨关节病有非常丰富的治疗经验。能够开展普外科手术如胆囊切除术、腹外疝修补术、阑尾切除术等。

（三）儿科

2010年4月设立儿科，现有医师4人，开放床位30张。儿科主任王福存，毕业于山东中医药大学，先后在聊城市人民医院儿科、阳谷县中医院儿科进修学习2年。主要治疗小儿急性上呼吸道感染、急性气管支气管炎、肺炎、心肌损伤、肠系膜淋巴结炎、胃肠炎等儿童常见病、多发病。年门诊量21292人次，出院病人952人次，治愈率95%以上。

（四）中医科

中医科是卫生院建立最早的科室，治疗时令病、内科常见病疗效显著。对于肾病、脾胃病、肝病、慢性支气管炎等有较好的治疗效果。1984年开设中医内科（包括妇儿科）、中医骨伤科。2011年开设针灸科。2013年2月在中医科的基础上筹建国医堂。中医科（国医堂）建筑面积1100平方米，开放床位20张，设有中医内科、中医骨伤科、针灸科、中医痔瘘科、康复科5个临床科室和中药房、煎药室等职能科室。配备有超短波电疗机、经穴治疗仪、电脑中频治疗仪、神经肌肉刺激仪、中医定向透药治疗仪、脉冲磁治疗仪等中医诊疗设备。设有门急诊系统、住院系统、电子病历系统、药品系统、医保系统等信息管理系统。有专业技术人员15人，其中中级专业技术人员4人，初级专业技术人员11人。中医内科能够治疗脑梗塞、脑瘫、末梢神经炎、面神经炎、慢性胃炎等疾病。中医骨伤科能够治疗颈椎病、腰椎病、肩周炎、关节炎、强直性脊柱炎等慢性疾病。康复科运用中医针刺疗法、拔罐疗法、艾灸疗法、牵引疗法、推拿疗法、中药膏药贴敷疗法、中医理疗等方法治疗内科、外科、妇科、儿科、骨伤科等病症，尤其是采用穴位注射技术治疗颈肩腰腿疼痛有突出疗效。

1956—2013年李台镇卫生院业务工作情况表

表 3-5-54

年度	病床数（张）	门诊人次	住院人次	诊断符合率（%）	治愈率（%）	好转率（%）	住院病死率（%）	床位使用率（%）	业务收入（万元）
1956		7945		100	95	5			1.8
1957		8632		100	90	10			3.6
1958		8510		92	90	10			5
1959		8411		93	91	9			4
1960	6	8216	185	95	92	8		59	5
1961	26	8310	228	93	92	8		24	6
1962	26	8107	263	96	96	4		20	7
1963	26	8709	239	91	92	8		18	6
1964	26	8319	268	90	91	9		20	7
1965	26	8277	274	92	92	8		21	7
1966	26	8217	271	91	93	7		20	6
1967	26	9766	286	95	91	9		21	9
1968	26	9358	291	93	96	4		22	9
1969	26	8363	293	97	91	9		22	7
1970	26	9973	290	91	93	7		21	11
1971	26	9861	298	90	95	5		22	11
1972	26	9530	287	91	92	8		21	10
1973	26	9101	269	93	93	7		20	9
1974	26	10101	296	95	94	6		22	12
1975	26	12103	286	95	94	6		21	14
1976	26	12351	289	92	94	6		21	14
1977	26	13478	310	91	93	7		23	17
1978	26	13510	295	94	96	4		22	17
1979	26	14768	381	95	94	6		28	21
1980	26	13510	331	92	93	7		24	20
1981	26	12967	318	93	91	9		23	20
1982	30	13016	309	94	90	10		20	22
1983	30	13471	301	95	91	9		19	22
1984	30	11680	312	92	93	7		20	19
1985	30	15361	301	91	97	3		19	24

续表 3-5-54

年度	病床数(张)	门诊人次	住院人次	诊断符合率(%)	治愈率(%)	好转率(%)	住院病死率(%)	床位使用率(%)	业务收入(万元)
1986	30	15153	567	98	91	9		36	26
1987	30	16017	621	95	94	6		40	27
1988	30	16375	771	94	94	6		49	29
1989	30	10143	1362	92	94	6		87	31
1990	36	18748	977	91	91	9		52	37.8
1991	36	20136	969	93	93	7		51	46.2
1992	36	26656	1133	90	90	10		60	44.9
1993	36	21210	1063	91	90	10		57	51
1994	36	27350	1080	95	95	5		57	55.3
1995	36	21088	1095	93	92	8		58	79.4
1996	36	23010	896	92	91	9		48	83
1997	36	21011	910	95	95	5		48	88
1998	36	23707	1037	97	95	5		55	97
1999	36	25701	1062	91	91	9		56	101
2000	36	26809	1137	92	91	9		60	114.6
2001	36	27805	1261	95	95	5		67	108.7
2002	36	27267	921	93	93	7		49	126.1
2003	36	20636	872	92	94	6		46	141.4
2004	36	26369	1062	91	94	6		56	130.2
2005	36	27318	1182	93	93	7		63	160.2
2006	36	29861	1195	95	94	6		63	187.8
2007	36	32611	1239	95	93	7		66	234.1
2008	36	44599	1375	93	95	5		73	312.4
2009	36	45842	1015	94	93	7		54	369.5
2010	50	79492	1414	96	93	7		54	417.9
2011	99	37977	2020	94	95	5		39	590.5
2012	99	114751	3318	91	95	5		64	812.3
2013	99	127752	3401	95	95	5		66	857.5

五、社会卫生

李台镇共有54个行政村，总人口37296人，其中农业人口36425人。全镇共有50个村卫生室，乡村医生63人。建院以来，卫生院在认真做好基本医疗服务的同时，积极开展卫生防疫、妇幼保健、村级卫生组织管理、乡村医生培训、农村合作医疗、爱国卫生以及基本公共卫生服务工作。

(一)计划免疫

建院之初，主要开展牛痘、卡介苗的接种工作，以预防天花和结核病。1960年后，实行春、秋季节接种牛痘。1965年，按照上级要求，预防接种工作以“霍乱、牛痘苗”为重点，同时做好白喉等疫苗的接种。1971年，增加破伤风、白喉、脊髓灰质炎等疫苗的接种。

1978年，按照上级要求，对适龄儿童建立预防接种卡片，按照免疫程序开展牛痘疫苗、卡介苗、脊灰疫苗、麻疹疫苗、百白破三联疫苗的预防接种。1979年，接种牛痘疫苗782人份，卡介苗441人份，脊髓灰质炎疫苗1321人份，百白破三联疫苗1445人份，麻疹疫苗1979人份。1982年起，按照上级统一要求，不再接种牛痘疫苗。1986年，实行儿童预防接种证制度，进一步完善了适龄儿童预防接种管理措施。当年上级分配给卫生院电冰箱1台，疫苗保冷运输箱1个，冷藏包6个。1987年，按照上级统一部署，实行儿童计划免疫保偿制度。当年入保儿童5100人，入保率75%，保费收入1.35万元。1992年，将乙肝疫苗纳入计划免疫，当年接种乙肝疫苗651人份。1995年，卫生院建立预防接种门诊，实行定点预防接种制度。当年，预防接种定点门诊接种4964人次。

2001年至2003年，根据县卫生局要求，按照《山东省预防接种门诊标准》，通过整合房屋，增配设施，选送人员参加培训等方式，积极开展示范化预防接种门诊创建活动。2003年8月，李台镇预防接种门诊顺利通过了“省级示范化接种门诊”的考核验收。2005年8月1日起，根据县卫生局统一安排，免收脊髓灰质炎疫苗、卡介苗、全细胞百白破三联疫苗、麻疹疫苗、流脑疫苗、乙脑疫苗、新生儿乙肝疫苗等7种疫苗的接种费用。2006年12月至2007年1月，按照县卫生局统一部署，对全镇所有0~4岁儿童开展了两次脊髓灰质炎疫苗强化免疫，对6个月以上儿童开展了1次流脑疫苗查漏补种工作。脊髓灰质炎疫苗强化免疫4787人次，强化免疫接种率95.2%，流脑疫苗补种298人。2008年，甲肝疫苗纳入免疫规划，当年接种甲肝疫苗470人。2009年，按照《聊城市阻断乙肝行动——乙肝疫苗免疫接种工作实施方案》，对15岁以上人群进行了乙肝疫苗免疫接种工作，全镇接种适龄人群3020人次。当年，还开展了对1994~1995年出生的未接种或未完成乙肝疫苗全程接种的儿童实行乙肝疫苗接种工作。2010年，对8月龄~6周岁儿童实行麻疹疫苗强化免疫和7~14岁儿童麻疹疫苗查漏补种。2013年，全镇适龄儿童免疫规划疫苗接种率95.4 %。1987—2013年李台基础免疫接种情况见表3-5-55。

（二）传染病防治

20世纪50年代，主要开展疟疾、伤寒、痢疾、流行性脑脊髓膜炎、黑热病等传染性疾病的防治。20世纪60年代初，卫生院配合政府通过开展全民服药、预防服药、灭蚊虫等措施，有效控制了疟疾流行。20世纪70年代，按照《山东省传染病管理办法实施细则》，进一步健全了公社卫生院、生产大队赤脚医生两级疫情报告组织，发现疫情及时按照规定上报。20世纪八九十年代主要开展霍乱、副霍乱、痢疾、伤寒、病毒性肝炎、流行性出血热、流行性脑脊髓膜炎、结核病、脊髓灰质炎、麻疹、百日咳、白喉、流行性乙型脑炎等传染病的防治。

进入21世纪后，进一步加强了传染病防治工作。2003年，全院医务人员积极投身防控“非典”，对全镇的乡村医生、个体开业医人员全部进行了中华人民共和国《传染病防治法》《传染性非典型肺炎防治管理办法》等相关知识的培训，卫生院组建了流调队、消杀队，各行政村组建了村级流调队。卫生院与有关科室、乡村医生、个体开业医和疫情报告员签订了责任书。院内增设了发热门诊和隔离室，做到疫情早发现、早报告、早隔离、早观察、早治疗，防控工作取得了显著成效。2004年，卫生院增设了传染病门诊，保留了隔离观察室。2005年后，重点开展了流行性脑脊髓膜炎、禽流感、甲型H1N1流感、流行性腮腺炎、水痘等呼吸道传染病和艾滋病、手足口病等疾病的防治，全镇没有重大传染病流行。

1978—2013年李台镇基础免疫接种情况统计表

表 3-5-55　　单位：人次

年度	卡介苗	脊灰疫苗	百白破三联疫苗	麻疹疫苗	乙肝疫苗	流脑疫苗	乙脑疫苗	甲肝疫苗
1978	258	992	885	659	—	—	—	—
1979	441	1321	1445	1979	—	—	—	—
1980	415	1225	1335	642	—	—	—	—
1981	332	1556	228	659	—	—	—	—
1982	415	1558	1669	689	—	—	—	—
1983	425	1665	1778	649	—	—	—	—
1984	469	1778	1652	745	—	—	—	—
1985	489	1880	1665	759	—	—	—	—
1986	498	1778	1669	789	—	—	—	—
1987	519	1889	1777	756	—	—	—	—
1988	456	1885	1775	659	—	—	—	—
1989	369	1885	1665	748	—	—	—	—
1990	441	1220	1111	642	—	—	—	—
1991	441	1320	1211	645	—	—	—	—
1992	442	1320	1215	678	651	—	—	—
1993	450	1420	1335	679	700	—	—	—
1994	460	1440	1440	659	710	—	—	—
1995	485	1449	1519	740	771	—	—	—
1996	456	1318	1441	859	991	—	—	—
1997	431	1228	1325	750	980	—	—	—
1998	423	1007	1159	740	880	—	—	—
1999	455	1301	1210	710	879	—	—	—
2000	395	1100	1420	780	911	—	—	—
2001	385	1201	1550	811	1011	—	—	—
2002	429	1211	1650	815	1211	475	—	—
2003	436	1414	1790	823	1342	491	—	—
2004	602	1652	2069	967	1664	966	—	—
2005	483	1876	2032	1015	1499	1016	—	—
2006	442	1771	1855	949	1312	1455	—	—
2007	423	1751	1769	933	1326	1411	—	—
2008	534	18725	1579	960	1404	1485	534	470
2009	476	1719	1745	717	1471	1485	534	470
2010	425	1224	1509	472	1065	796	519	348
2011	467	1183	1233	470	868	759	484	189
2012	547	1384	1248	560	943	780	388	189
2013	448	1554	1821	1176	789	986	1411	954

（三）妇幼保健

1969年，全社各大队都配备了接生员并接受了新法接生培训，做到了新法接生不出队。1988年，开展重点妇女病筛查，筛查出子宫脱垂重症患者276人，治疗220人，治愈150人，好转70人。

2009年，实行农村妇女孕前和孕早期补服叶酸，由村医负责收集辖区内准备怀孕的妇女信息，确定发放对象，登记相关信息，建立准备怀孕妇女登记薄。通过多种方式深入开展宣传活动，共发放叶酸相关知识宣传单2000张，宣传折页1000册。卫生院结合孕产期保健服务，为所有孕产妇提供艾滋病、梅毒和乙肝检测、艾滋病抗体筛查。至2013年，接受艾滋病咨询1845人次，检测1800人，查出乙肝阳性15人。

同年，开展孕产妇住院分娩补助发放工作。2009—2013年，李台镇共发放孕产妇住院分娩补助1625人，补助金额56.88万元。

2010年底，全镇0~36个月儿童数1866人，纳入管理的1279人。2013年年底，管理0~36个月儿童1426人。

2013年，全镇共有孕产妇 355人，系统化管理303人，孕产妇建卡率85%，产前检查率95%，住院分娩率100%。

是年8月，通过妇女健康查体，查出子宫颈糜烂46人，子宫肌瘤28人，宫颈息肉12人，阴道炎56人，盆腔炎20人。对查出的妇女病患者进行了及时治疗。

（四）村级卫生组织管理

20世纪70年代，通过县、社两级培训，各个生产大队建立了由不脱产医生和卫生员为骨干的大队卫生室。20世纪80年代，由于农村实行联产承包制度，卫生室失去了集体经济的支撑，村卫生室逐步承包给赤脚医生。1995年，全镇35个卫生室中有28个达到了甲级卫生室标准，占村卫生室总数的80%。2009年卫生院制定了基本公共卫生服务项目考核办法，明确村卫生室职责，每季度考核一次，充分发挥村卫生室在村民的疾病防治、基本公共卫生服务、新型农村合作医疗等方面的“网底”作用。2013年年底，全镇共有村卫生室50个，乡村医生63人，其中女乡村医生13人，能开展中医药服务的4人。

表 3-5-56

2013年12月李台镇村卫生室建设情况表

卫生室名称	室长姓名	卫生室人数			房屋面积（平方米）	资产（万元）
		总数	其中			
			女	中医		
赵台村卫生室	赵继广	1			84	12
武一村卫生室	武平玉	1			120	12
武三村卫生室	武继芳	1			120	12
白楼村卫生室	孟庆才	1			85	1.5
白楼村卫牛室	白英信	2	1		90	1.5
东柿子园村卫生室	侯宪菊	1			180	1.5
后李村卫生室	杨兴峰	1			100	6
后李村卫生室	李怀涛	1		1	120	10
李台七连卫生室	李贵言	2	1		85	12
李台七连南街卫生室	李娟丽	1	1		100	2
李台一村卫生室	刘月光	1			80	15
李台三连卫生室	朱腾月	2			95	3
李台二村卫生室	刘福兰	1	1		120	40
前孟楼村卫生室	刘晓燕	1	1		100	1
王申楼村卫生室	王峰举	1			85	4
杨店村卫生室	王洪政	1			120	1

续表 3-5-56

卫生室名称	室长姓名	卫生室人数			房屋面积（平方米）	资产（万元）
		总数	其中			
			女	中医		
何垓二村卫生室	张子伟	2		1	138	1.2
贾海村卫生室	赵朝山	1			120	2
杨店村卫生室	李秀方	1	1		200	1.5
王堤村卫生室	杨春玲	1	1		160	8
李台六村卫生室	李贵士	1			80	3
赵台二村卫生室	赵继臣	1			80	1.25
李台八连卫生室	李旭鲁	1			80	1.1
大寺一村卫生室	曹先根	1			130	1.2
大寺二村卫生室	刘永兴	1			120	2
西柿子园村卫生室	齐英蓉	1	1		80	2
凤凰台村卫生室	杨修范	2			90	1.5
关二村卫生室	关金典	2			100	1.3
关一村卫生室	王才恩	2			80	1.3
何垓一村卫生室	张太长	1			110	2
李街村卫生室	李　超	1		1	130	2
何垓三村卫生室	李英存	1	1		80	1.2
梁庄村卫生室	梁庆君	1			100	1.5
明堤村卫生室	苗爱华	2			90	1.5
李台七连卫生室	韩秀华	1	1		90	1.1
关三村卫生室	关忠金	1			80	1.4
西柿子园村卫生室	孟令臣	1			80	1.5
西台村卫生室	甄守振	1			80	1.5
甄台村卫生室	甄天君	1			100	1.2
甄台三村卫生室	张义同	1			95	1.1
石楼村卫生室	范传勇	1			80	1.2
关四村卫生室	白科然	3	1		80	1.2
甄台一村卫生室	崔太伦	1		1	223	1.8
苗台村卫生室	苗延月	2			55	3
张店村卫生室	杨继岭	1			96	1.5
李台村卫生室	孔祥凤	1	1		120	3
东孟楼村卫生室	赵希忠	1			90	1.2
何垓三村卫生室	张景林	3	1		120	2
刘海村卫生室	杨保清	1			80	1
李炉村卫生室	李洪田	1			80	1

（五）乡村医生管理与培训

20世纪70年代，通过脱产、半脱产培训，以会代训，选送赤脚医生参加县卫生局统一组织的培训等方式，培养出一大批优秀的赤脚医生。1976年，卫生院培训赤脚医生30名，其中女赤脚医生8人。

20世纪80年代，县卫生局和卫生院通过举办各种培训班，进一步加强赤脚医生的培训，努力提高赤脚医生的诊疗水平。1989年乡村医生职称评定中，被评为乡村医师30人，乡村医士15人，乡村卫生员10人。

1994年后，卫生院通过举办短期学习班、专题讲座、以会代训等形式，组织学习初级卫生保健知识，有关传染病、流行病的防控知识，组织乡村医生参加上级举办的乡村医生培训班等方式，努力提高乡村医生的技术水平。1996年经聊城地区卫生局统一组织考试，全乡50名乡村医生达到相应中专水平，占乡村医生总数的90%。

1997—2009年，全乡55名乡村医生参加了继续医学教育和系统化培训，20名乡村医生参加了市卫生局举办的乡村医生中专水平培训班。2006年4月，西台村卫生室甄怀段被评为首届阳谷县十佳乡村医生。

2010—2013年，全镇70名乡村医生参加了山东省在岗乡村医生培训。

2013年年底，全镇63名乡村医生中，取得大专学历的10人，中专学历的42人，执业医师3人，助理执业医师2人。通过教育培训，全镇乡村医生队伍理论水平和诊疗技术明显提高，在宣传卫生保健知识，开展健康教育，实施基本公共卫生服务项目，以及农村常见病、多发病的诊治等方面发挥了重要作用。

（六）农村合作医疗

20世纪70年代，李台公社响应上级号召，推行农村合作医疗制度。至1975年，全社有14个生产大队实行了以生产大队为基础的合作医疗，占全社生产大队总数的51%。由于当时医疗水平低，减免费用少，社员的参合积极性不高，村级合作医疗时办时停。1979年，农村合作医疗全部停办。

2007年，根据上级统一安排，李台镇实行新型农村合作医疗制度。卫生院积极配合镇政府开展基金筹集和参合农民信息采集工作。当年，参合农民22923人，参合率70%。门诊补偿21062人次，补偿金额46万元；住院补偿150人次，补偿金额12万元。此后，随着各级财政补助标准的不断增加，参合农民门诊和住院补偿比例逐步提高。2007年以来，全镇新农合累积补偿金额1219.64万元，其中补偿1万元以上的929人，3万元以上的662人，5万元以上的269人。

2007—2013年李台镇新型农村合作医疗情况表

表 3-5-57

年度	农业人口数	参合人数	参合率(%)	补偿人次			补偿金额（万元）		
				总数	其中		总额	其中	
					门诊	住院		门诊	住院
2007	32748	22923	70	21062	20912	150	28	46	12
2008	32928	25355	77	22780	21959	821	158.8	99.7	59.1
2009	28764	25128	87	27413	26456	957	172.3	105.7	66.6
2010	28764	26341	91	31932	30219	1713	327.6	122	205.6
2011	28764	26601	92	59997	57977	2020	184.7	122	62.7
2012	30339	28215	93	60118	57046	3072	281.5	192.8	88.7
2013	30339	28487	94	72266	69569	2697	364.6	121.9	242.7

(七)基本公共卫生服务

1.农村居民健康档案

按照县卫生局《关于做好农村居民健康档案工作的通知》要求，2010年，镇卫生院以妇女、儿童、老年人、慢性病人等人群为重点，在自愿的基础上，通过上门随访服务等形式，为辖区常住人口建立统一规范的居民健康档案30080份。2011年后，镇卫生院与村卫生室加强联系，信息共享，严格按照《国家基本公共卫生服务项目规范（2011版）》，及时更新档案内容，实行电子化管理。至2013年年底，全镇建立居民健康档案31033份，其中电子档案30310份，电子建档率97.67%。

2.健康教育

2008年3月，卫生院成立健康教育领导小组，制订健康教育工作计划、方案。2009年，卫生院设置了两个宣传栏，根据不同季节每两个月更换一次宣传栏内容。此后，每年开展9次健康教育宣传和咨询活动，每年举办12期健康教育知识讲座。2012年，指导各行政村设置了健康教育宣传栏，每年更新6次宣传栏内容，每年开展6次健康教育知识讲座。通过健康教育，提高了广大群众的预防意识和保健意识。

3.老年人保健

2010年，全镇65岁以上老年人2272人，建立居民健康档案2272份。2011年起，每年对所有登记管理的老年人免费进行1次健康体检和健康危险因素调查，并提供自我保健及伤害预防、自救等健康指导。对查出的高血压、糖尿病纳入慢性病规范管理，对查出的结石、占位等异常情况转诊到上级医疗单位进行确诊、治疗。2013年底辖区常住65岁以上老年人3218人，管理3018人，管理率93.8%。

4.慢性病管理

2010年，卫生院通过对35岁以上人群门诊首诊测血压、健康体检测血压和血糖，以及通过建立居民健康档案随访等方式，搜集全镇居民高血压、糖尿病患者信息。当年，全镇登记管理高血压患者1096人，糖尿病患者129人。对登记管理的高血压和糖尿病患者，卫生院每年开展1次健康体检（含一般体格检查和血糖检测），每年进行四次随访，并对用药、饮食、运动、心理等方面进行指导。2013年年底，全镇登记管理高血压患者2207人，糖尿病患者425人，并按要求录入居民电子健康档案系统。

5.重性精神疾病管理

2010年，全镇共登记管理重性精神疾病患者35人，对纳入管理的患者建立居民健康档案，根据患者的危险程度确定随访周期。通过随访，对患者及其家属进行针对性的健康教育。2013年年底管理重性精神疾病患者29人。

6.中医药健康管理

2012年起，卫生院每年为老年人提供1次中医药健康管理服务。2013年，开展了包括中医体质辩证、中医药保健指导、针刺治疗、艾灸防病、拔罐止痛、中药调理等内容的老年人中医药健康管理服务项目，共完成967名老年人的中医药健康管理服务，并录入居民健康档案管理系统，覆盖率30%。同年，开展了以穴位按摩为主要内容的儿童中医药健康管理项目，纳入管理儿童484人，覆盖率33.9%。

第七节　闫楼镇卫生院

闫楼镇位于阳谷县中部，东接阿城镇，南与十五里园镇、寿张镇接壤，西临侨润街道、博济桥街道，北与安乐镇毗连。镇政府驻地闫楼村距县城9公里。全镇总面积66.1平方公里，总人口5.234万人。闫楼镇卫生院位于镇政府驻地闫楼村东路南，共有职工65人，开放床位70张，为一级甲等卫生院。

一、机构

(一)机构沿革

1954年年初，经阳谷县人民政府批准，设立阳谷县七区卫生所，址设闫楼村后街。建所初期，卫生所共有职工5人，其中所长1人，医生3人，司药1人。1956年2月设立姜庙区，七区卫生所改称姜庙区卫生所。1958年3月，设立闫楼乡，姜庙区卫生所改称闫楼乡卫生所。1958年8月，闫楼乡改为闫楼人民公社，闫楼乡卫生所改称闫楼人民公社卫生院。1962年12月，闫楼人民公社改为闫楼区，闫楼人民公社卫生院更名为闫楼区卫生院。1965年8月，卫生院搬迁至闫楼村东路南。1971年2月，撤销区级建制，闫楼区改为闫楼人民公社，闫楼区卫生院改称闫楼人民公社卫生院。1984年8月，闫楼公社改为闫楼乡，闫楼公社卫生院改称闫楼乡卫生院。1991年，加挂红十字会医院牌子，担负起红十字会医疗援助任务。1995年6月改称闫楼镇卫生院。1995年12月，被聊城地区卫生局评为“一级甲等卫生院”。1996年12月，经县卫生局批准为定点接生医院。2001年12月，被卫生部、联合国儿童基金会、世界卫生组织命名为“爱婴医院”。2002年，经省卫生厅考核验收达到省级示范预防接种门诊标准。2004年12月，聊城市卫生局批准为“产科建设达标单位”。2007年3月，经县卫生局批准为新型农村合作医疗定点医疗机构。

(二)领导人名录

1954年至2013年，闫楼镇卫生院（所）领导班子经过多次调整更迭，先后共有11人担任院长（所）长，8人担任副院长。1976年3月，设立闫楼公社卫生院防疫组，1991年成立防保站。1993年，防保站站长享受卫生院副院长待遇。2013年年底，闫楼镇卫生院领导班子由5人组成，其中院长1人，副院长4人。闫楼镇卫生院历任院长、副院长和防保站长任职情况分别见表3-5-58和表3-5-59。

表 3-5-58

1954—2013年闫楼镇卫生院院长、副院长任职情况表

姓名	性别	任职时间	技术职称	职务	籍贯
王守志	男	1954.03—1958.08		所长	石佛镇鲁庄村
孙润皋	男	1959.03—1960.08		院长	安乐镇孙孟留
李　斌	男	1961.08—1971.06		院长	阿城镇苑井村
于传智	男	1971.06—1972.03		革委会主任	闫楼镇石狮子村
王少光	男	1972.03—1975.06		革委会主任	郭店屯镇梨园村
郭德银	男	1975.06—1981.07		院长	河南省台前县
袁长岩	男	1981.01—1983.08		副院长	张秋镇袁庄村
李庆堂	男	1983.08—1985.06	医师	副院长	十五里园镇朱万一村
徐大祥	男	1985.06—1990.06	医师	院长	侨润街道城角徐村
王广洲	男	1990.06—2000.03	会计师	院长	七级镇东康村
闫福田	男	1990.06—2000.01	主治医师	副院长	闫楼镇闫楼村
张宪勤	男	1990.06—2002.12	主治医师	副院长	闫楼镇高门楼村
张宪达	男	1994.04—2000.03	中医师	副院长	闫楼镇张岩寨村
		2000.03任职		院长	
李方喜	男	1998.08—2002.12	助理会计师	副院长	闫楼镇关庄村
刘有骞	男	2003.01任职	医师	副院长	闫楼镇赵海村
柴作喜	男	2003.01任职	医师	副院长	阿城镇柴楼村
张爱春	男	2011.05任职	主治医师	副院长	侨润街道城角吕村
张忠林	男	2013.07任职	医师	副院长	阿城镇吕场村

表 3-5-59

1988—2013年闫楼镇防保站站长任职情况表

姓名	性别	任职时间	技术职称	籍　贯
王怀敬	男	1988.10—1996.02	医师	闫楼镇庄户村
赵怀国	男	1997.08—2009.03	医师	闫楼镇闫楼村
穆　旭	男	2010—2012	医师	闫楼镇穆庄村
张忠林	男	2013任职	医师	阿城镇吕场村

二、党群组织

闫楼区卫生所建立之初，与闫楼完全小学建立联合党支部。1965年至1990年，卫生院与闫楼联校建立联合党支部。1990年6月，经闫楼乡党委批准，单独设立闫楼乡卫生院党支部，时有中共党员8人，其中正式党员7人，预备党员1人。至2013年，闫楼镇卫生院党支部先后有2人担任党支部书记，3人担任党支部副书记。2013年年底，闫楼镇卫生院党支部由6人组成，其中党支部书记1人，副书记2人，委员3人。

1991年5月，设立闫楼镇卫生院工会委员会。李新广任工会主席，时有会员43人。2013年年底，柴作喜任工会主席，工会会员63人。

三、科室设置

建院（所）初期，设有诊疗室和药房。1962年，设立内科、外科、中医科。1975年8月设立妇产科。1976年3月，临床科室调整为西医内科、西医外科、中医内科、中医外科、妇产科、针灸科。2001年1月成立妇幼保健科。3月，增设皮肤科、护理科。2006年增设痔瘘科。2013年年底，共设临床科室8个，分别是西医内科、西医外科、西医儿科、中医外科、中医内科、口腔科、妇产科、护理科。医技科室5个，分别是放射科、心电图室、脑电图室、化验室、B超室。行政后勤科室6个，分别是药库、药房、收款室、农合报销处、档案室、财务科。

表 3-5-60

2013年年底闫楼镇卫生院党支部组成人员任职情况表

姓名	性别	党部职务	任职时间	行政职务	技术职称	籍贯
张宪达	男	书记	2000.03	院长	主治医师	闫楼镇张岩寨村
刘有骞	男	副书记	2003.01	副院长	医师	闫楼镇赵海村
柴作喜	男	副书记	2003.01	副院长	医师	阿城镇柴楼村
张忠林	男	委员	2013.07	副院长	医师	阿城镇吕场村
曹东方	女	委员	2012.08	护士长	主管护师	闫楼镇赵堂村
孟建军	男	委员	2012.08		医师	闫楼镇骆驼巷村

表 3-5-61

2013年年底闫楼镇卫生院科室主任、护士长任职情况表

科室	姓名	性别	任职时间	籍贯
内科	张爱春	男	2005	侨润街道城角吕村
外科	张传刚	男	2013	闫楼镇曹庙村
药库	张景和	男	1996	闫楼镇三教寺村
药房	张学景	女	2013	闫楼镇闫楼村
收款室	王晓燕	女	2009	闫楼镇庄户村
农合办	杨　凯	男	2012	闫楼镇三教寺村
妇产科	王文玲	女	1995	闫楼镇闫楼村
化验室	张春燕	女	2009	闫楼镇张岩寨村
公共卫生科	王文玲	女	2012	闫楼镇闫楼村
放射科	刘有骞	男	1990	闫楼镇赵海村
护理科	曹东方	女	2011	闫楼镇赵堂村
B超室	柴作喜	男	1999	阿城镇柴楼村
口腔科	张云涛	男	2012	闫楼镇高门楼村

四、管理与发展

1954年年初，七区卫生所设在闫楼村后街一闲院处，共有房屋8间，3张诊桌，两架中药橱，柜台药品价值500元。卫生所有医生3人，司药1人，由个体行医人员组成。1963年，财政投资8566元，新建门诊150平方米。1965年8月，政府投资2万余元，在闫楼村东路南新建门诊11间。1961年至1969年3月，先后有张学华、富永昌、李培涛、胡正修、刘洪军、王汉堂等14名医疗（药）人员调入卫生院。1975年10月13日，经县革命委员会批准，在齐（河）南（乐）路南侧、王庄村西征用闫楼公社王庄大队第二、五两个生产队9亩9分土地，新建闫楼公社卫生院。建设门诊400平方米，病房60平方米，职工宿舍320平方米。设有西医内科、西医外科、中医内科、中医外科、妇产科、针灸科、化验科、放射科、注射室、西药房、中药房、收款室，共有职工40人，流动资金2万余元。购置50毫安X光机1台，显微镜1台。1985年6月，增设药库、心电图室。1990年，新建病房15间。是年年底，卫生院共有干部职工44人，流动资金5万余元。

1994年春，在卫生院西侧征用土地7亩，筹资70万元，建设1200平方米门诊楼和300平方米病房。门诊楼设有药库、收款室、中西药房、西医内科、西医外科、中医内科、中医外科、妇产科、正骨科、手术室、心电图室、放射科、五官科、化验室、B超室、防疫科、会计室、院长室、计划生育办公室、会议室、仓库等。购置救护车1辆，建水塔1座，共投资28万元。2009年3月，投资24万元新建预防接种门诊200平方米，设有预诊室、接种室、观察室、冷链室、哺乳室、资料档案室及相关设备、器材、急救药品等。2010年3月，卫生院投资10万余元新建门诊输液大厅200平方米。2011年3月，投资15万余元新建病房260平方米。2013年年底，卫生院有职工65人，设病床70张，拥有尿液分析仪、高速牙钻机、彩超、500mAX光机等医疗设备14台（件）。

五、医疗技术

1956年建立卫生所之初，只能治疗常见病、多发病，一般以内服外敷药物为主，同时担负全区群众的医疗及预防保健工作。1975年，外科能够开展男女结扎手术。2013年年底，卫生院能诊治心脑血管病、肠胃病等，能开展疝气、阑尾炎、部分肌瘤切除等手术。

2013年年底闫楼镇卫生院主要医疗设备情况表

表 3-5-62

名称	型号	产地	购进时间	单价（万元）	数量(台件)
尿液分析仪	HA-100	长春迪瑞	1996.09.01	1.50	1
高速牙钻机	TX6028-B	济南星星	1998.06.01	11.4	1
彩超	EUB-5500	日本	2010.05.31	42.6	1
脑地形图仪	NDC-1000	北京太阳电子	2001.03.01	2.9	1
心电图机	RC-901A	淄博	2012.09.30	2	2
放射科洗片机	TY-435M	泰兴市泰友	2009.04.30	1.79	1
全自动电解质	AC9900	济南美医林	2009.05.31	4.5	1
500mAx光机	500-SL3F	西南医疗	2009.04.30	22.2	1
血流变仪	MES-C80	济南美医林	2006.05.01	1.7	1
血凝仪	FB-20	山西亚森	2009.05.31	1.3	1
血球计数仪	BC-1800	淄博	2006.05.01	1.5	1
全自动血液分析仪	AMS-300	张家口奥普	2009.04.30	2.6	1
纯水机	天创	济南	2009.05.31	2.5	1

表 3-5-63

1995—2013年闫楼镇卫生院业务工作情况统计表

年度	病床数(张)	门诊人次	住院人次	诊断符合率(%)	治愈率(%)	好转率(%)	住院死亡率(%)	床位使用率(%)	业务收入(万元)
1995	50	26400	566	94	95	92		22	53
1996	50	2660	687	95	96	94		26	68
1997	50	40733	588	96	96	93		23	76
1998	50	53494	147	94	95	95		6	87
1999	50	57355	3013	95	98	96		116	95
2000	50	18376	695	96	96	94		27	107
2001	50	33743	1745	97	97	92		67	109
2002	50	23352	1100	97	98	90		42	112
2003	50	34964	984	96	97	91		38	117
2004	50	32482	1193	95	96	92		46	132
2005	50	30000	1402	95	95	94		54	147
2006	50	31952	1400	94	98	93		54	142
2007	50	28272	631	95	96	95		24	235
2008	50	30880	526	96	97	96		20	289
2009	50	25515	1272	97	95	94		49	428
2010	50	27133	1791	98	95	92		69	530
2011	70	26091	2263	94	97	90		62	661
2012	70	33118	2834	95	96	91		78	810
2013	70	65054	2239	96	98	95		61	930

六、社会卫生

1970年前，主要预防疟疾、痢疾、丝虫病、天花等。预防接种率均在85%以上。1975年主要对流行性脑脊髓炎等进行预防和救治。1985年设立防疫组，配备4名专职人员，为12岁以下儿童建立个人卡片，以队为单位保存。1988年，上级配备预防接种专用冰箱1台，冷藏箱1个，冷藏包53个，冰排若干。1992年，卫生院防疫组改为镇防保站，人员增加到6人。2006年，实行6岁以内儿童系统化管理，建立儿童预防接种卡。2008年，上级配置预防接种信息专用微机一台，实现了预防接种信息化管理和网络直报。适龄儿童接种甲肝疫苗、流脑疫苗、乙肝疫苗全部免费，接种率95%。每年对新入园的幼儿进行预防接种证查验，对漏种儿童进行补种。2011年，投资24万余元，新建200平方米的预防接种门诊，新增两台电脑,一台取号机。2012年被评定为五星级预防接种门诊。2013年年底，全镇行政村53个，自然村54个，总人口46770人，中心卫生室14个，村卫生室53个，乡村医生110人，其中女乡村医生10人，乡镇卫生院在职防疫人员7人。

(一)传染病防治

20世纪五六十年代，主要开展疟疾、伤寒、痢疾、流行性脑脊髓膜炎、黑热病等传染病的防治。20世纪八九十年代，主要开展霍乱、副霍乱、痢疾、伤寒、病毒性肝炎、流行性出血热、结核病、麻疹、百日咳等传染病的防治。

进入21世纪后，进一步加强了传染病的防治工作。2003年，全院医护人员积极投身防控“非典”，对全镇的乡村医生、个体开业医人员全部进行了中华人民共和国《传染病防治法》《传染性非典型肺炎防治管理办法》等相关知识的培训。镇政府成立以主要领导任组长的“非典”防治工作领导小组，卫生院组建了巡诊医疗组、流调组、消杀组。各行政村组建了村级流调队。共隔离观察外来人员和外出返乡人员103人。卫生院分别与有关科室、乡村医生、个体开业医和疫情报告员签订了责任书。院内增设了发热门诊和隔离室，做到疫情早发现、早报告、早隔离、早观察、早治疗，防控工作取得显著成效。卫生院被评为全县防治非典型肺炎先进集体，受到县委、县政府的表彰。2005年后，重点开展了流行性脑脊髓膜炎、禽流感、甲型H1N1流感、水痘等呼吸道传染病和艾滋病、手足口病等疾病的防治，全镇没有重大传染病流行。

（二）妇幼保健

1994年，设置妇幼保健科。2000年产科建设达标，同年开展新生儿疾病筛查。2008年建立孕产妇健康档案。2009年对准备怀孕和怀孕3个月以内的农村妇女补服叶酸，实行农村孕产妇住院分娩补助。对孕产妇免费进行血、尿常规和肝功、肾功、梅毒、艾滋病检查等。2013年年底，全镇建立孕产妇健康档案95%以上。

第八节 安乐镇卫生院

安乐镇位于阳谷县东北部，东与七级镇、阿城镇接壤，南与闫楼镇相邻，西与石佛镇接界，北与郭屯镇为邻。总面积66平方公里，总人口3.7万人。镇政府驻地距县城16公里。安乐镇卫生院位于安乐镇南街文化路，建筑面积5830平方米，开放床位54张，总资产528万元。共有职工59人，拥有万元以上医疗设备13台件，2013年业务总收入1051万元。为一级甲等卫生院。

一、机构

（一）机构沿革

1953年6月15日，经阳谷县人民政府批准，成立五区（安乐镇）卫生所，吸收安乐镇义和堂大药行和其他社会个体行医人员14人组成，址设安乐镇中心十字街北的东、西两侧。1958年4月，阳谷县撤销区级建制，安乐镇区改为安乐镇乡，安乐镇区卫生所改为安乐镇乡卫生所。1958年8月，阳谷县撤乡建社，安乐镇乡卫生所改称安乐镇人民公社卫生院。9月，安乐镇公社卫生院迁址安乐镇中心十字街南首。1961年3月，安乐镇人民公社改为安乐镇区，安乐镇公社卫生院改为安乐镇区卫生院。区下设7个人民公社，人民公社设卫生所。1964年10月，安乐镇区卫生院迁至安乐镇南街村文化路730号（即现址)。1968年4月改为安乐镇地段医院。1972年4月，安乐镇地段医院改为阳谷县人民医院安乐镇分院，由集体所有制单位转为全民所有制单位。1994年10月，阳谷县人民医院安乐镇分院改为安乐镇中心卫生院。1995年11月，聊城地区卫生局评审为一级甲等卫生院。1996年6月，聊城地区卫生局批准为“接生定点医院”。2000年12月，被中华人民共和国卫生部、联合国儿童基金会、世界卫生组织命名为“爱婴医院”。2007年5月，经县卫生局批准为新型农村合作医疗定点医院。2008年4月，被聊城市卫生局评审为市级规范化预防接种门诊。2013年5月，被市卫生局评审为“四星级预防接种门诊”。

(二)领导人名录

1953年至2013年，安乐镇卫生院领导班子经过多次调整更迭，先后共有15人担任院（所）长，11人担任副院长。1990年7月，设立安乐镇防保站，1993年防保站站长享受卫生院副院长待遇。2013年年底，安乐镇卫生院领导班子由3人组成，其中院长1人，副院长2人。安乐镇卫生院历任院（所）长、副院长、防保站长任职情况见表3-5-64。

1953—2013年安乐镇卫生院院长、副院长、防保站站长任职情况表

表 3-5-64

姓名	性别	职务	任职时间	技术职称	籍贯
孙亚先	男	所长	1953.06—1958.09		侨润街道东八里营村
李　景	男	院长	1958.10—1959.10		阿城镇夏口村
孙运皋	男	院长	1959.11—1962.10		安乐镇孙孟刘村
雷文田	男	院长	1962.11—1963.11		石佛镇雷庄村
邱思祥	男	院长	1963.12—1964.10		平阴县城关镇
杨胜文	男	院长	1964.11—1965.05		郭店屯镇九都杨村
宋士秀	男	院长	1965.05—1966.08		郭店屯镇北邵楼村
张永魁	男	院长	1966.09—1978.10		博济桥街道张楼村
李　景	男	副院长	1966.08—1975.12		阿城镇李家庄村
李振声	男	副院长	1968.09—1975.12		闫楼镇李庄村
刘秀峰	男	副院长	1975.12—1991.11	副主任医师	江苏省淮阴县
郎佃贵	男	副院长	1976.08—1978.12		七级镇郎湾村
董少显	男	副院长	1976.08—1984.07	主治医师	安乐镇蒿铺村
徐大祥	男	院长	1978.10—1980.05		侨润街道城角徐村
董少显	男	代理院长	1980.05—1982.11	主治医师	安乐镇蒿铺村
朱之金	男	院长	1982.11—1984.09	药剂师	石佛镇朱庄村
张风仪	男	院长	1984.09—1991.11	主治医师	郭店屯镇王顶村
赵希亮	男	防保站长	1990.02—1994.08	防疫师	郭店屯镇赵庄村
王希智	男	院长	1991.11—1994.05	主治医师	定水镇大坑王村
李学孔	男	副院长	1991.11—2008.03	主治医师	闫楼镇姜庙村
孟昭贵	男	副院长	1991.11—2008.03	副主任医师	安乐镇辛庄村
杨学敏	男	院长	1994.05—2008.03	主治医师	安乐镇邢庄村
李耀明	男	副院长	1994.11—2008.03	主治医师	安乐镇东李楼村
赵长宏	男	防保站长	1994.08—2003.05	医士	安乐镇于营村
			2004.04—2010.12		
张洪文	男	副院长	2002.04—2008.03	主治医师	安乐镇薛寨村
王义录	男	防保站长	2003.05—2004.04	助理会计师	郭店屯镇王屯村
张洪文	男	院长	2008.03任职	主治医师	安乐镇薛寨村
李跃军	男	副院长	2008.07任职	主管检验师	安乐镇东李楼村
徐大航	男	副院长	2009.12任职	会计师	闫楼镇高门楼村
		防保站长	2010.12任职		

(三)党群组织

1953年建立安乐镇区卫生所之初，卫生所与安乐镇区粮库建立联合党支部。

1966年11月，经中共安乐镇区委批准，安乐镇区卫生院单独设立党支部，张永魁任党支部书记，董少显、李景为委员。时有中共正式党员6人。至2013年年底，安乐镇卫生院党支部先后有8人担任党支部书记。2013年底，安乐镇卫生院党支部由5人组成，其中书记1人，委员4人。共有党员17人，均为正式党员。安乐镇卫生院历任党支部书记任职情况和2013年年底党支部组成人员任职情况分别见表3-5-65和表3-5-66。

1986年7月，经阳谷县总工会批准，设立阳谷县人民医院安乐镇分院工会委员会，时有会员34人。2013年年底,安乐镇卫生院工会会员58人。

建院（所）初期，区卫生所与安乐镇区粮库建立联合团支部。1966年11月，经安乐镇区团委批准，单独建立安乐镇卫生院团支部，时有团员9人。2013年年底，卫生院有共青团员20人。

(四)科室设置

建院（所）初期，设有中医股、西医股和中西药房。西医股分设内科、外科、妇产科，中医股内设中医内科和中医妇科。1958年9月，撤销中医股、西医股，其所属各科全部保留，单独设置。1964年10月，设立注射室、护理办公室、检验科。1967年4月，设立放射科。1968年10月，增设正骨科、针灸科、五官科、中医外科。1977年8月增设痔瘘科。1979年7月设立防保组。1980年5月成立心电图室。1980年，阳谷县人民医院安乐镇分院设有内科、外科、中医内科、正骨科、针灸科、五官科、中医外科、中医妇科、痔瘘科、妇产科、放射科、检验科、护理办。1987年6月，设立B超室。1995年4月，设立脑电地形图室。2004年8月，增设脊椎科。2005年4月，痔瘘科改为肛肠科，五官科改为口腔科。2007年7月增设新型农村合作医疗办公室。2011年7月增设公共卫生科。2013年年底，共设临床科室11个，分别是：内科、外科、妇产科、正骨科、口腔科、中医外科、中医内科、中医妇科、脊椎科、肛肠科、护理部；医技科室7个，分别是：检验科、放射科、B超室、经颅多普勒室、心电图室、西药房、中药房；行政后勤科室5个，分别是：财务科、药库、农合办、公共卫生科、一体化管理办公室。

表 3-5-65

1966—2013年安乐镇卫生院党支部书记任职情况表

姓名	性别	任职时间	技术职称	籍贯
张永魁	男	1966.01—1978.10		博济桥街道张楼村
徐大祥	男	1979.10—1980.05		侨润街道城角徐村
董少显	男	1980.05—1982.11	主治医师	安乐镇蒿铺村
朱之金	男	1982.11—1984.09.	药剂师	石佛镇朱庄村
张风义	男	1984.09—1991.11	主治医师	郭店屯镇王顶村
王希智	男	1991.11—1994.05	主治医师	定水镇大坑王村
杨学敏	男	1994.05—2008.03	主治医师	安乐镇邢庄村
张洪文	男	2008.03任职	主治医师	安乐镇薛寨村

表 3-5-66

2013年年底安乐镇卫生院党支部组成人员任职情况表

姓名	性别	职务	任职时间	行政职务	技术职称	籍贯
张洪文	男	书记	2008.03	院长	主治医师	安乐镇薛寨村
李跃军	男	委员	2008.03	副院长	主管检验师	安乐镇东李楼村
徐大航	男	委员	2008.03	副院长	会计师	阎楼镇高门楼村
王玉华	男	委员	2008.03	主管会计	药剂师	安乐镇东刘村
王义录	男	委员	2008.03	农合办主任	助理会计师	郭店屯镇王屯村

2013年年底安乐镇卫生院科室主任、护士长任职情况表

表 3-5-67

科室名称	姓名	性别	职务	任职时间	技术职称
外科	魏茂武	男	主任	2008.03	医师
内科	李学孔	男	主任	2008.03	主治医师
正骨科	洪怀德	男	主任	2005.04	主治医师
口腔科	谷保成	男	主任	1992.01	主治医师
中医外科	张来胜	男	主任	1990.05	主治医师
中医科	张松竹	男	主任	1992.03	主治医师
中医妇科	李耀明	男	主任	1992.05	主治医师
脊椎科	白登科	男	主任	2004.09	医师
妇产科	孙振东	女	主任	1994.01	主管护师
肛肠科	张广博	男	主任	1977.09	副主任医师
护理部	胡晓慧	女	护士长	2012.01	护师
B超室	李玲玲	女	主任	2013.08	技士
检验科	李跃军	男	主任	1994.01	主管检验师
放射科	王　培	女	主任	2009.11	技师
脑电地形图室	高永彪	男	主任	2006.10	医师
心电图室	张文路	男	主任	2012.09	医师
西药房	雷学廷	男	主任	1988.04	主管药师
中药房	张红芳	女	主任	2008.03	主管护师
药库	胡景修	男	主任	1995.06	药剂师
农合办	王义录	男	主任	2007.05	助理会计师
财务科	王玉华	男	科长	1994.10	药剂师
一体化管理办公室	王保民	男	主任	2002.08	药师

二、管理与发展

1953年6月建立安乐镇区卫生所时，在安乐镇十字街北首借用民房18间，其中门诊12间，药房、宿舍、食堂各2间。药厨、柜台、桌椅等全为加入卫生所的个体行医人员自带，时有职工14人，以中医中药为主，西医为辅，为群众治疗常见病、多发病。1956年，在县卫生科的统一组织下，安乐镇区卫生所开展了中西医务人员业务学习活动，学习期间大家边工作、边学习，充分利用非工作时间集中学习。活动中，中西医生轮流授课，互相传授自己的经验。所长孙亚先在组织医生学习的同时，将中医针灸和电针疗法传授给西医，还自动献出中医秘方治疗荨麻疹、乙型脑炎等，均取得了较好的治疗效果。1958年9月，业务用房增至24间，人员增至17人，配备了听诊器、血压表、体温计等诊疗设备。

1964年10月，在安乐镇南街筹建新院址，政府拨款9万元，自筹资金8.5万元，征地8312平方米，建设房屋42间，面积756平方米，其中门诊8间，病房7间，药库2间，药房2间，办公室3间，伙房2间，宿舍16间，仓库2间。设置病床20张。1965年，安乐镇卫生院职工38人，其中医护人员25人，检验人员2人，司药5人，会计1人，行政管理和后勤人员5人， 辖郭店屯、李屯、陈集、王营、后屯、安乐镇、辛庄7处公社卫生所。1967年，配备X光机、化验仪器等设备，设立放射科和化验室。1968年10月，增设正骨科、针灸科、五官科、中医外科。1971年，撤销自负盈亏

的公社卫生所，其集体人员下放到大队当赤脚医生。1973年，又将其全部收回公社卫生院。1975年，全公社34个生产大队中，有19个大队办起了卫生室，17个大队办起了合作医疗。1976年2月，安乐镇分院设立制剂室，先后两次筹集资金5.6万元和8万元，购置“大液体”生产线，建设制剂室，生产5%、10%葡萄糖注射液，5%葡萄糖氯化钠注射液，年产量10万瓶以上，年产值10万元。所生产液体，除供应本单位及本县医疗单位使用外，还辐射周边县市，方便了兄弟单位临床之用。1994年8月，因设备老化而停办。1980年，自筹资金0.8万元购置心电图机，成立心电图室。1987年自筹资金2.9万元购置B超，成立B超室。1988年，按照上级有关卫生改革的要求，卫生院不失时机地实施改革措施，积极推行社会卫生有偿服务。在计划免疫保偿服务方面，全镇0~12岁儿童6133人，入保5297人，占应入保人数的86%。收费1.25万元，发病补偿180元，占收费数额的1.4%；在全民健康查体方面，共查体2.76万人，占农业人口的86.3%，查出疾病6828人，占查体人数的24.7%，每人收费0.90元，共收4475元；在集中灭鼠服务方面，全镇统一开展灭鼠活动，共投放毒饵1.15万公斤，收取服务费3300元。

1989年，县政府改革卫生院经费拨付使用办法，将财政补贴经费改人头费为卫生事业费，除拨付离休人员的离休费、退休人员的基本退休费、遗属补助、防保人员工资外，其他人员工资自理，实行按劳取酬全浮动工资制。由于政府对卫生院拨付的经费减少，尽管卫生院积极推行儿童计划免疫保偿制度等社会卫生有偿服务，但卫生院业务收入仍增长缓慢，职工的收入得不到保障，造成专业技术人员流失。

1991年7月，卫生院在资金较为紧张的情况下，多方筹集资金63.8万元，其中争取省、市、县资金53.8万元，自筹资金10万元，建设门诊综合楼一座，建筑面积2820平方米。1992年，结合初级卫生保健工作的开展，卫生院积极配合镇政府抓好预防保健、健康教育、乡村医生培训、合作医疗、创建甲级卫生室及农村改厕、改水工作，进一步扩大服务范围。院内各科室实行经济承包制，每个科室单独核算，收入超工资部分3份归职工，7份归集体，调动了专业技术人员的积极性。1993年起，根据县卫生局统一安排，安乐镇分院全面开展医院分级管理工作，成立医院分级管理委员会，下设医疗、护理、医技、后勤领导小组。对照标准，查找不足，明确重点建设项目。围绕建设规模、科室设置、医护质量、后勤供应、制度建设等内容，全面准备，逐项落实，提高了安乐镇分院的整体服务水平。1995年11月，经聊城地区卫生局评审，颁发了“一级甲等医院”牌子。

1998年3月，按照卫生局的统一部署，卫生院开展了“三学、三比”活动，即：学习孔繁森，比服务态度；学习王廷江，比奉献精神；学习赵雪芳，比技术水平。活动历时一个月，其间多次召开职工大会学习讨论，积极引导医务人员树榜样、找差距、立方向、定目标，使行业作风建设进一步增强。2002年9月，卫生院投资14.6万元，购置北京万东ESK303型500毫安X光机和长春迪瑞尿液分析仪各一台，更换替代产品，增添新的设备。2004年起，卫生院改革用人制度，招聘人员实行考试聘用和人事代理，卫生院每年上报医护专业大中专毕业生需求计划，由县人事局、卫生局统一招考。至2013年，共招聘大中专毕业生40人，其中大专及以上学历的24人，中专学历的16人，充实改善了卫生院的卫生技术队伍。

2005年，卫生院占地8312平方米，建筑面积4425平方米，业务用房4100平方米。在职员工55人，其中卫生技术人员51人。设有内科、外科、口腔科、妇产科、肛肠科、中医内科、中医外科、中医妇科、正骨科、针灸科、脊椎科、放射科、检验科、B超室、脑电地形图室等科室。病床54张，业务收入200万元，资产220万元，负债62万元。是年，卫生院自筹资金10.3万元，购置经颈多普勒、高频手术刀各1台，数字三导心电图机2台。

2007年，全县推行新型农村合作医疗，卫生院配合镇政府开展新型农村合作医疗的宣传发动和资金筹集工作。同时，投资5.5万元，安装了新型农村合作医疗计算机网络设施，实现了划价、收费、发药、结算报销等环节的计算机联网，在门诊一楼设置新农合报销窗口，增加了透明度，减少了患者报销流程。对卫生院职工和乡村医生进行新农合管理知识培训，严格执行“诊疗项目目录、用药目标、住院病种目录”。农民群众得到了实惠，卫生院收入大幅增加。是年，全镇参加新型农村合作医疗的25481人，行政村参合率100%，农民参合率82%。卫生院业务收入288万元，比2006年增长46.2%。5月，省“360工程”落户安乐镇卫生院，国家投资90万元，新建病房楼1405平方米，改善了患者住院环境。

2010年3月，根据县卫生局的统一安排，卫生院积极开展了医疗质量“全面提升年”活动，制定了提升目标和提升措施，狠抓了医疗质量的提高和医疗行为的规范。深入开展医疗质量万里行活动，加强医务人员的“三基”训练，加强院内人员、设备、感染控制、毒麻药品、医疗质量的管理和提升；教育医务人员严格执行新型农村合作医疗政策规定，严格执行37种单病种限价制度和住院费用一日清单制度。简化报销程序，实行“一证通”就诊制；强化医德医风教育，提升行业形象。结合开展“两好一满意”、向先模人物学习等活动，加强职工理想、信念、宗旨、纪律和职业道德教育。通过“全面提升年”活动，医务人员的质量意识、服务意识、责任意识显著改善。7月，卫生院自筹资金46万元，购置日本产EUB-26型彩超一台。是年，卫生院门诊98760人次，住院960人次，业务收入517万元，比上年增加48万元。

2011年6月，卫生院实施基本药物制度，药品实行零差价销售，当年减少医药费用32.36万元。自筹资金17.7万元，购置BC-2100血液分析仪、BS-200全自动生化分析仪、MVIS-2015全自动血流变仪各1台。是年，卫生院总收入714万元，其中医疗收入564万元，基本公共卫生服务收入126万元，其他收入24万元，财政补助130万元。

2012年，自筹资金39.93万元，购置MP-2微量元素分析仪、PRIMCR.TL-15A空气消毒机各1台，4000B心电监护仪2台。2013年，卫生院自筹资金4.3万元，建设了远程会诊系统，实现了与省级医院的联网，使农民群众不出镇就能享受到高层次医疗专家的诊疗服务。2013年年底，卫生院职工59人，其中副高级职称2人，中级职称36人，初级职称21人。具有助理及执业医师资格的31人。总建筑面积5830平方米，其中业务用房2210平方米，开放病床54张。总资产528万元，其中固定资产489万元。拥有万元以上医疗设备13台件。业务收入1051万元，职工月均收入4218元，均创历史最高水平。

2013年年底安乐镇卫生院主要医疗设备情况表

表 3-5-68

名称	型号	产地	购进时间	单价(万元)	数量（台件）
尿液分析仪	HA—100	长春	2002.06	1.22	1
500毫安X光机	ESK303型	北京	2002.09	13.38	1
经颅多普勒	CRD—8521B	北京	2003.08	5	1
高频手术刀	POWER-420X	江苏	2004.02	2.4	1
数字三道心电图机	ECG—300	深圳	2005.09	1.45	2
连体式牙科治疗机	YJ2—8C	上海	2006.04	2	1
彩超	EUB—26型	日本	2010.07	46	1
血液分析仪	BC—2100	深圳	2011.03	2.9	1
全自动生化分析仪	BS—200	深圳	2011.03	11.3	1
全自动血流变	MVIS—2015	江苏无锡	2011.05	3.5	1
微量元素分析仪	MP—2	山东济宁	2012.03	2.5	1
心电监护仪	4000B	深圳	2012.03	1.45	2
CR	PRIM	江苏苏州	2012.03	35.7	1
空气消毒机	TL—15A	江苏徐州	2012.10	0.28	1

三、医疗技术

建立安乐镇卫生所初期，将周边分散个体行医之思想进步、医术较高的医药人员选到卫生所工作，其中包括安乐镇“义合堂”的李宝德、雷步月、高铭镜等。李宝德，精研诸家医著，尤其对妇科经、带、胎、产有独到见解与治法。雷步月，曾随其父在阳谷南街创办救世医院，从中学习西医、西药，诊断准确，疗效显著。高铭镜，在中草药熏、蒸、磅、炙过程中，无不遵古炮制，精心加工，以保障治疗之药效。20世纪50年代，除能用中西医治疗常见病、多发病、部分传染性疾病外，还能用中医中药治疗部分疑难杂症及妇科病症。

20世纪60年代后，张立元、杜士芳、张伯全、徐巳经、刘秀峰、赵一亮、杨洪和、刘峰香、秦珊、穆守和、邵明相、左翠丽、李月梅、于秀芳、王鲁风等大中专毕业生陆续分配到卫生院工作，改善了医疗人员的结构，充实了技术力量，中西医治疗得到快速发展。尤其是刘秀峰、赵一亮来卫生院后，建立了西医外科，能开展无张力疝修补术、阑尾切除术、异位妊娠切除术等外科手术，为周边群众解除了病痛。至1979年，安乐镇分院设有内科、外科、中医科、正骨科、针灸科、五官科、中医外科、中医妇科、痔瘘科、妇产科、检验科、放射科等科室。

1985年后，一些年龄偏大的专业技术人员陆续达到离退休年龄，先后离开工作岗位，加之专业技术骨干相继调走，卫生院技术力量明显下降。至2004年，全院共有职工41人，具有执业医师资格的仅剩4人，医疗服务质量严重下滑。

2005年起，县卫生局、人事局通过统一招考的方式，聘用医疗卫生大、中专毕业生到卫生院工作。至2013年，安乐镇卫生院共接收毕业生40人，其中大专以上学历的24人，中专学历的16人。卫生院通过进修学习、自学考试等方式积极培养新进人员，现多数已成为卫生院的技术骨干。

(一)肛肠科

1977年8月，设立痔瘘科。2005年4月，痔瘘科更名为肛肠科，是安乐镇卫生院的重点专科。由“富民兴鲁”荣誉奖章获得者张广博主任亲诊，对外痔、内痔、混合痔、瘘管及高位瘘管有丰富的治疗经验。采取的“腺体移植”疗法，有创伤小、疗程短、治疗后不复发等特点。利用“莪术散”治疗直肠恶性肿瘤，临床上取得了显著的疗效，日均门诊量20余人。

(二)内科

是安乐镇卫生院的重点科室，能对常见病、多发病作出规范诊治。对高血压、冠心病、心律失常、脑梗塞、椎基底动脉供血不足、脑萎缩、慢性支气管炎、肺心病、慢性胃炎、胆囊炎等疾病的的诊治效果明显，日门诊量30余人。

(三)外科

1964年设立。能对外科常见病、多发病作出规范诊治，无张力疝修补术达到市级先进水平；利用小切口微创技术治疗大隐静脉曲张、采取手术服药综合疗法治疗前列腺炎和前列腺增生等，在临床上均取得较好的疗效。日门诊量10余人次。

(四)中医科

1953年设立，是安乐镇卫生院的重点科室。现有3名老中医坐诊，能治疗女性不孕不育、月经不调、痛经、带下、产后少乳，男性不育症，少精、弱精、死精、精液不化、阳痿、早泄，以及心脑血管、肝病、肾病等疑难杂病，日门诊量20余人。

(五)正骨科

1968年设立。现由主治医师洪怀德坐诊，能开展四肢骨折及关节脱位的整复与固定，治疗颈椎病、肩周炎、滑膜炎、腰间盘突出、坐骨神经痛及骨质增生性关节炎等业务，日门诊量20余人。

(六)妇产科

1953年设立。现由资深妇产科大夫孙振东坐诊，能对妇科常见病、多发病做出规范诊治，在妇科常见炎症、产科孕期保健、计划生育技术服务等方面，积累了丰富的临床经验。治疗反复发作的外阴瘙痒取得了良好的临床效果，日门诊量20余人。

(七)中医外科(皮肤科)

1953年设立，现由主治医师张来胜应诊。对于临症烧伤、烫伤、痈、疖、疮疡、褥疮、脱发、神经性皮炎、牛皮癣等疗效显著，日门诊量10余人次。

(八)口腔科

2005年设立，由主治医师谷保成坐诊。能对口腔科常见病、多发病做出规范诊治，在牙周病、牙龈炎、根尖周炎、急性牙髓炎、慢性牙尖周炎等方面取得了良好治疗效果，日门诊量10余人次。

1994—2013年安乐镇卫生院业务工作情况统计表

表 3-5-69

年度	病床数(张)	门诊人数	住院人数	诊断复合率(%)	治愈率(%)	好转率(%)	住院死亡率(%)	病床使用率(%)	业务收入(万元)
1994	45	69704	720	95	94	98		35	72
1995	45	76231	760	95	96	98		35	76
1996	45	79342	770	96	95	99		36	81
1997	45	67361	792	97	96	98		35	92
1998	45	70839	763	97	95	98		34	98
1999	45	69827	804	96	94	97		35	103
2000	45	70713	847	97	95	97		36	122
2001	45	69314	889	96	95	98		34	135
2002	45	68432	908	96	96	98		36	186
2003	45	70343	991	97	97	98		35	161
2004	45	69848	982	96	95	97		36	175
2005	54	71239	899	97	95	98		36	200
2006	54	68749	973	96	95	97		33	197
2007	54	71968	916	97	96	98		34	288
2008	54	68433	1007	96	96	96		34	382
2009	54	57849	923	98	97	96		35	416
2010	54	64142	946	97	96	96		34	517
2011	54	88867	936	98	97	96		35	714
2012	54	54069	983	96	96	96		34	470
2013	54	55252	1183	97	96	97		35	1051

四、社会卫生

(一)计划免疫

1953年建所之初，按照上级统一部署，开始推行预防接种工作。20世纪60年代，接种的疫苗主要有牛痘苗、卡介苗、麻疹疫苗、精制白喉类毒素等，预防天花、肺结核、麻疹、白喉、伤寒、百日咳、破伤风等传染病。接种方法主要采取组织区、乡医生走村入户或学校集中接种。1970年后，根据上级提出的对重点疾病、重点对象注射一片免疫一片的要求，开始对牛痘苗、麻疹疫苗、精制吸附白喉类毒素和精制吸附破伤风类毒素有计划地免疫。

1978年，预防接种实行计划免疫，按照免疫程序对12岁以下适龄儿童开展有计划地预防接种，其中1~1.5岁儿童重点推行基础免疫，用卡介苗、脊灰、麻疹、百白破4种疫苗，预防肺结核、脊髓灰质炎、麻疹、百日咳、白喉、破伤风6种传染病。由防保组指导村卫生室人员具体实施，以大队为单位建卡登记。

1986年，卫生部提出分三步实施计划免疫“三个85%”的目标，即1~1.5岁儿童基础免疫的卡介苗、麻疹疫苗、脊髓灰质炎疫苗、百白破疫苗，分别以省、县、乡为单位单苗接种率达到85%。1996年经上级评审，安乐镇12月龄儿童“四苗”单苗接种率均达到85%以上。是年，将A群脑膜炎球菌多糖疫苗、乙脑疫苗纳入儿童计划免疫管理。

1987年，卫生院建立计划免疫冷链系统，配备电冰箱1台，疫苗冷藏箱1个，冷藏包8个。1992年，遵照上级要求，将乙肝疫苗纳入儿童计划免疫管理。

1995年，镇卫生院实施定点接种制度，在卫生院建设了独立的预防接种门诊，全镇适龄儿童集中到定点接种门诊实施接种。是年，共接种儿童7766人，其中接种卡介苗526人，脊灰疫苗1428人，百白破三联疫苗1098人，流脑疫苗824人，乙脑疫苗996人，乙肝疫苗878人。计划免疫接种率96%。

2000年，实行预防接种证制度，适龄儿童持证到定点门诊接种。同年，卫生院积极开展规范化接种门诊创建活动，自筹资金1.6万元，整修房屋4间，建筑面积136平方米。2003年2月，卫生院配备疾病控制信息专用微机1台，实行了预防接种信息化管理。2006年，实行入托、入学儿童预防接种证查验及补种制度，当年补种98人。

2008年，将甲肝疫苗纳入免疫规划，当年对适龄儿童免费接种480人。2009年，根据上级统一部署，开展阻断乙肝行动，卫生院积极实行乙肝疫苗接种工作，全镇对15周岁以下儿童免费补种1864人，占应补种人数的92%。是年，为防控H1N1流感传染病发生，共接种甲型H1N1流感疫苗2316人。2010年8月，镇卫生院派出预防接种专职人员4人，参加市举办的扩大国家免疫规划培训班学习，进一步熟悉掌握免疫规划相关知识。

2011年7月，开展星级预防接种门诊创建活动，从硬件设施、人员配备、资料管理等方面进行规范化建设，投资2万元装修楼房4间，装修面积116平方米。2013年5月，被市卫生局评审为“四星级预防接种门诊”。2013年，通过县疾控中心考核，全镇国家免疫规划疫苗分疫苗、分剂次接种率均达到95%以上。

2003—2013年安乐镇基础免疫接种情况统计表

表 3-5-70

单位：人次

年度	卡介苗	脊灰疫苗	百白破三联疫苗	麻疹疫苗	乙肝疫苗	流脑疫苗	乙脑疫苗	甲肝疫苗
2003	307	1227	1220	975	922	1147	141	—
2004	453	1804	1794	1402	1361	1663	546	—
2005	406	1617	1624	1229	1221	1514	1769	—
2006	379	1501	1513	1210	1139	1538	752	—
2007	492	1876	1922	1289	1472	1706	902	—
2008	557	2038	2050	1397	1630	1890	935	480
2009	523	1902	1969	1260	1570	1659	889	449
2010	501	1807	1886	929	1574	1305	874	1371
2011	434	1534	1639	801	1401	1105	726	1185
2012	495	1264	1821	865	1485	1219	778	1318
2013	462	997	1726	848	1365	911	1639	1268

(二)传染病防治

1953年建所之初，区卫生所配合区卫协会组建防疫队，针对散在发生的麻疹、猩红热、腮腺炎、痢疾等传染病，派出技术较高的医生身背药箱下乡巡查及治疗，向群众讲解宣传传染病预防知识，开展辖区传染病防治。1955年，区卫生所、卫协会每5~6天召开一次小组长会议，汇报疫情，集中学习。各组每10~15天对片、村疫情巡回检查一次。1957年，在县防疫部门的统一安排下，组织乡村保健员、接生员开展黑热病普查，查出阳性5人，对每个患者进行了对症治疗，并给其每个患者家庭3斤“六六六”粉喷洒灭蛉。1963年，重点开展了肠道传染病防治工作，选派防疫人员参加了县组织的防治技术和现场消杀知识的培训，在卫生院门诊固定专人负责肠道传染病检查，对未根治疟疾病人进行抗复发服药。1977年6月，卫生院设立防疫组，防疫人员增加到4人。1990年7月，卫生院防疫组改为防保站。

2003年，针对“非典”疫情，卫生院制定疫情处理应急预案，组成了16人的巡诊医疗队，10人的流调队，12人的消杀队。开展乡医“非典”防治知识培训。在重要出入口设置检查站，隔离观察外来及返乡人员86人。院内增设发热门诊，对全镇发热病人进行隔离观察，切实做到早发现、早报告、早隔离、早治疗。2003年8月，卫生院被评为县防治“非典”先进集体，受到县委、县政府的表彰。

2008年至2013年，重点开展了手足口病防治工作。按照“抓早、抓主动”的防控要求，成立了手足口病防治领导小组，认真开展医疗救治，培训院内医护人员和乡村医生，抓好重点环节防控措施。其间，发放手足口病宣传手册1668份，发放手足口病宣传画126张。

(三)妇幼保健

1953年，区卫生所设立妇产科，开始实行新法接生，培训接生员。至1955年，全区每个村都配备了接生员并接受了新法接生培训，新法接生率60%。1975年，培训女赤脚医生21人并配备了接生设备，基本实现了新法接生不出队。1987年后，开始实施儿童计划免疫保偿，至1990年年底，全镇共有2156名儿童参加了免疫保偿服务。1988年，卫生院开展婚前查体，委派一名技术高、责任心强的医生负责婚检工作，至1996年，共开展婚前查体4589对，出具“合格证明”4426份，开展婚前健康教育4621人次。

2000年12月，安乐镇卫生院被卫生部、联合国儿童基金会、世界卫生组织命名为“爱婴医院”。

2001年，卫生院实行孕产妇和儿童系统化管理，开展孕产妇建卡登记、保健手册发放、孕期保健、产后入户访视、指导母乳喂养等项工作。对儿童按规定进行健康查体，体弱儿进行专案管理。至2003年，孕产妇系统化管理率86%，儿童系统化管理率100%。

2005年1月，卫生院被市卫生局评为“产科建设达标单位”。

2007年，结合新型农村合作医疗制度的实施，对参保孕产妇减免部分产前筛查费。2009年，实行农村孕产妇住院分娩资金补助和农村准备怀孕的妇女免费增服叶酸项目。镇卫生院严格审核，规范操作，为421名住院分娩农村妇女落实补助资金147350元 (每例350元)，目标人群增补叶酸服用率100%。2013年，全镇孕产妇建册率88%，孕产妇系统化管理率89%，高危妊娠管理率100%，住院分娩率100%。儿童系统化管理率86%，体弱儿童建卡率100%，管理率100%。住院分娩补助392人，补助资金137200元。目标人群增补叶酸服用率100%。

(四)农村合作医疗

1972年，安乐镇公社开始推行农村合作医疗，一般以大队为单位，每人每年缴费1~1.5元，在本大队卫生室就诊者免除检查、注射、治疗费和部分药费。有的生产大队还实行了队为基础、社队两级管理的合作医疗形式，参加合作医疗的农民除在本村卫生室享受免费项目外，在公社卫生院还可减免部分检查费和药费。由于社队两级坚持“三土”、“四制”和勤俭办医的方针，较好地解决了群众看病难的问题。至1975年，全公社34个生产大队中，24个实行了队办合作医疗，7个实行了社队两级管理。1980年后，农村实行土地承包责任制，卫生室全部承包给赤脚医生个人经营，农村合作医疗逐步停办。1995年，结合全县实施初级卫生保健目标，安乐镇实行了农村集资合作医疗，镇政府按照农业人口每人每年2元钱统一筹集，实行镇办镇管，镇卫生院减免门诊各项检查费，并对50岁以上老年人每年免费查体一次。但由于筹资数额较少，减免比例较小，农民参合积极性不高，于1999年停办。

2007年，推行新型农村合作医疗制度，农民以家庭为单位，每人每年缴费10元，各级财政补助42元。卫生院配合镇政府积极做好宣传发动，当年农民参合率73%，行政村参合率80%。农民个人缴纳新农合基金25.48万元，报销医药费46.36万元。2013年，参合农民32878人，参合率94%，补偿87万元。其中，门诊 (包括村卫生室) 36742人次，补偿64.22万元；住院1179人次，补偿22.78万元。

(五)乡村医生培训

20世纪50年代，主要培训农村接生员、保健员，使其能进行小病小伤治疗，以保护生产力，为农社生产服务。进入60年代后，卫生院进一步加强对保健员、接生员的培训，发挥其疫情报告、卫生宣传和疾病防治方面的作用。20世纪70年代，结合推行农村合作医疗制度，县卫生局、公社卫生院分别开展了多形式、多期次的培训，为各村培养了一大批优秀赤脚医生，在各项农村卫生工作中发挥了重要作用。1971年，选送16名热爱赤脚医生事业、文化程度较高的农村青年参加全县赤脚医生培训班。1976年，公社卫生院举办赤脚医生初训班，培训时间3个月，培训赤脚医生32人，其中女赤脚医生10人。通过培训，多数能运用针灸、推拿按摩、火罐、土单验方防治一般疾病。20世纪80年代，县卫生局和公社卫生院强化了赤脚医生的培训和培养，努力提高赤脚医生的医疗水平。1989年，在全县乡村医生职称评定中，全镇被评为乡村医师的35人，乡村医士16人，乡村卫生员6人。1993年10月，后屯村卫生室纪玉岱被评为“全国优秀乡村医生”。

1994年后，卫生院对乡村医生加强了卫生工作方针、法律法规和学历水平的培训，提高乡村医生的整体素质。1996年，经聊城市卫生局统一组织考试， 全镇40名乡村医生达到相应中专学历水平，占乡村医生总数的87%。1997年，组织40名乡村医生参加县统一安排的继续教育和系统化培训，26名乡村医生参加了大中专院校学历教育和自学考试。2009年12月，张庄村卫生室村医李桂楷被评为“全省优秀乡村医生”，并由省卫生厅记三等功一次。2013年年底，全镇45名乡村医生中，具有大专学历的16人，占28%；具有中专或相应学历的29人，占72%。

(六)村级卫生组织管理

20世纪60年代，各生产大队普遍成立保健组，配备了不脱产的接生员、保育员，多数生产小队配备了不脱产的卫生员，负责卫生防疫、爱国卫生、新法接生和小伤小病的治疗。20世纪70年代，随着农村合作医疗制度的实施，以生产大队不脱产医生和卫生员为骨干，成立大队卫生室。1978年，全社41个生产大队中，建立村卫生室29个，其中两个以上生产大队联办的3个。20世纪80年代，农村实行联产承包责任制，村卫生室人员的报酬得不到落实，加之失去了集体经济的支撑，各村卫生室逐步承包给了赤脚医生经营。公社卫生院不断强化村卫生室的管理和赤脚医生的技术训练，加强村卫生室的规范化建设。至1993年，全镇36个卫生室中有26个达到了甲级卫生室标准，占村卫生室总数的72%。2007年后，卫生院结合实施新型农村合作医疗和基本公共卫生服务，进一步加强对村卫生室的领导和协调，细化村卫生室的职责与任务，对一村多室的实行划片分组，明确职责，充分发挥村卫生室在疾病防治、基本公共卫生服务、新型农村合作医疗及卫生宣传教育方面的“网底”作用。2013年年底，全镇共有村卫生室47个，其中一村一室的28个。村卫生室共有乡村医生68人，其中女乡村医生8人，能开展中医药服务的14人。

2007—2013年安乐镇新型农村合作医疗情况表

表 3-5-71

年度	农业人口数	参合人数	参合率（%）	门诊人次	补偿金额(万元)	住院人次	补偿金额(万元)
2007	34906	25481	73	13088	31.97	453	14.38.
2008	34922	30032	86	20480	31.52	508	25.02.
2009	34922	31429	90	25726	39.80	762	54.81.
2010	34950	32154	92	27284	47.22	825	76.69.
2011	34955	32156	92	29963	66.70	879	99.66.
2012	34966	33210	95	28808	105.59	1633	28.72.
2013	34977	32878	94	36742	64.22	1179	22.78.

2013年年底安乐镇村卫生室建设情况表

表 3-5-72

卫生室名称	室长姓名	卫生室人数			房屋面积（平方米）	资产（万元）
		总数	其中			
			女	中医		
范楼村卫生室	范桂征	1			70	2.6
北街村卫生室	申培和	1			60	2.4
丁庄村卫生室	刘清军	2	1		110	9.8
东李楼村卫生室	高希平	1		1	30	2.8
东李楼村卫生室	高德厚	2			120	5.4
东刘村卫生室	胡守乾	1			80	1.7
董营村卫生室	刘树山	1			80	2.8
郭庄村卫生室	段士峰	1			70	1.9
蒿铺村卫生室	蒿文汉	2	1		120	8.8
孙孟刘村卫生室	李玉生	1			80	2.9
后屯村卫生室	纪帮民	2			110	9.1
胡楼村卫生室	胡德林	1		1	70	2.5
胡楼村卫生室	王道铎	2			80	2.8
蒋庄村卫生室	汤广青	1			90	2.85
刘庙村卫生室	于庆柱	2			80	4.9
刘庙村卫生室	刘艳敏	1	1		70	1.4
刘庙村卫生室	刘光运	1			80	2.95
刘庙村卫生室	刘贵超	1			85	1.7
刘铺村卫生室	杜芬	1	1		70	1.4
刘铺村卫生室	孟宪伟	1			90	3.1
马庄村卫生室	李恒献	1		1	80	2.8
孟洼村卫生室	张桂奇	7	1	2	130	10.2
南街村卫生室	张中亮	1			70	1.6
南街村卫生室	李玉波	1			90	2.1

续表 3-5-72

卫生室名称	室长姓名	卫生室人数			房屋面积（平方米）	资产(万元)
		总数	其中			
			女	中医		
南街村卫生室	孙振国	1			100	3.9
南街村卫生室	袁正乐	1		1	90	2.8
七里河村卫生室	高玉祥	1			110	8.8
前屯村卫生室	刘文英	1			80	2.6
三官庙村卫生室	刘召峰	3	1	1	100	3.1
三官庙村卫生室	姚丙安	2			90	0.8
王庄村卫生室	李印来	1		1	90	1.8
西街村卫生室	杨文生	2	1	1	80	3.9
西街村卫生室	杨国生	1			70	4.5
西李楼村卫生室	李喜来	1			70	1.5
西李楼村卫生室	李世全	1			80	3.8
肖坑村卫生室	郭志浩	1			80	2.9
肖刘村卫生室	孙凤娥	1		1	90	3.1
辛庄村卫生室	侯保俊	1			70	2.6
薛寨村卫生室	张广银	1			70	1.4
薛寨村卫生室	薛兆沛	3	1	1	120	5.9
于营村卫生室	武广立	1			80	3.8
于营村卫生室	赵守明	1			80	2.8
袁楼村卫生室	袁广星	1			70	2.6
袁庄村卫生室	李泽均	2			110	5.7
张党村卫生室	王法山	1		1	80	3.9
张庄村卫生室	李桂楷	3		2	110	6.1
左洼村卫生室	左振峰	1			120	5.8

(七)基本公共卫生服务

2009年，镇卫生院开始组织开展以建立居民健康档案、健康教育、预防接种、传染病防治、儿童保健、孕产妇保健、老年人保健、慢性病和重性精神疾病管理为主要内容的基本公共卫生服务项目。2011年，卫生院成立基本公共卫生服务办公室，负责信息档案、疾病控制、妇幼保健、健康教育和卫生监督工作，安排和落实基本公共卫生服务项目。

1.健康教育。2001年起，卫生院、村卫生室分别确定了农村健康教育人员并进行了培训，通过广播、黑板报、印发宣传材料等形式宣传常见病、多发病的预防保健知识。2012年，卫生院配置了电脑、投影仪、远程视频系统等电教设备，通过下乡巡回播放、举办健康知识讲座、发放和张贴宣传材料等方式，努力普及卫生保健知识。2013年，全镇共有健康教育专兼职人员47人，举办健康教育培训班26期，设置健康教育宣传栏68块，播放健康教育影像资料120小时，农民卫生保健知识知晓率96%。

2.农村居民健康档案。2010年，按照县卫生局《关于做好农村居民健康档案建档工作的通知》要求，镇卫生院为老年人、孕产妇、儿童、慢性病患者等重点人群开始建档。是年，建立农村居民健康档案3566人份。2011年起，镇卫生院对健康档案实行信息化管理。至2013年，全镇累计建立农村居民健康档案29126人份。

3.老年人保健。2010年，根据基本公共卫生服务项目管理要求，镇卫生院、村卫生室对65岁以上老年人进行登记管理，并通过健康查体，进一步完善健康档案。是年，建立健康档案1475人份，建档率85.6%。2011年后，每年对65岁以上新纳入管理范围人员及时建档，宣传康复和保健知识，实施干预措施。2013年，全镇共有65岁以上居民4361人，建档4235人份，建档率96%。

4.慢性病管理。2010年，镇卫生院将高血压、糖尿病人纳入慢性病管理。是年，全镇统计登记慢性病患者1254人，其中高血压病患者723人，糖尿病患者531人，建立慢性病健康档案1254人份，纳入慢性病管理1178人，管理率94%。2011年起，对慢性病人进行定期随访，实施干预措施。2013年，全镇累计高血压患者802人，规范化管理785人，管理率96%；糖尿病患者524人，规范化管理501人，管理率95%。

5.重性精神疾病管理。2013年，全镇共有诊断明确的重性精神病患者296人，纳入管理范围的296人，占患者人数的100%。对纳入管理的重性精神疾病患者建立居民健康档案，有针对性的开展健康教育和技能训练，并及时补充健康信息。

6.传染病和突发公共卫生事件报告与处理。2009年，卫生院成立传染病和突发公共卫生事件领导小组，制订传染病和突发公共卫生事件处理预案，成立卫生应急队伍，开展应急培训和应急演练，搞好药械、防护用品等应急物资储备。至2013年，全镇无重大传染病和突发公共卫生事件发生。

7.卫生监督协管。2010年起，卫生院积极协助县卫生监督机构开展学校卫生、饮水卫生、食品安全、职业卫生及医疗服务市场监督管理，加强卫生安全巡查，发现问题及时报告县有关部门。至2013年，累计上报4次。

(八)爱国卫生运动

20世纪50年代，卫生院（所）响应上级号召，开展“反细菌战”、灭鼠、灭虫及清洁卫生运动，在很大程度上改变了农村卫生状况。20世纪六七十年代，主要开展“两管”（管饮水、管粪便）、“五改”（改良井水、厕所、畜圈、炉灶、环境）为内容的卫生运动，使安乐镇乡村面貌进一步改善。1980年，在农村积极开展手压井推广工作，至1995年，全镇打手压井4926眼，农民群众生活饮用水全部用上封闭式井水。

进入21世纪后，开展清理“三大堆”（柴草堆、粪堆、垃圾堆）活动，定期清理垃圾，集中填埋。实行家禽圈养，对粪便无害化处理。积极开展健康教育，普及防病知识。2011年5月，刘庙村被省爱卫会评为卫生先进村，同年6月，安乐镇卫生院被市卫生局评为“十一五”全市爱国卫生工作先进单位。

第九节　西湖镇卫生院

西湖镇位于阳谷县西部，镇政府驻地距阳谷县城约6公里。西临莘县朝城镇，南靠阳谷县高庙王镇，北接阳谷县大布乡，总面积78.6平方公里，行政村48个，人口3.7万。齐（河）南（乐）公路、蒙（阴）馆（陶）公路于境内穿过。西湖镇卫生院位于西湖镇政府驻地、齐南路北侧，占地4857.72平方米，建筑面积2160.89平方米。共有职工34人，开放床位50张。

一、机构

(一)机构沿革

1955年3月，经县人民政府批准，设立阳谷县一区卫生所，址设张岱村。时有职工10人，由个体中西医人员组成。共有房屋10间，医疗设备有体温计，血压表，听诊器和一个手提式的消毒器。1956年2月，一区改称高庙王区，一区卫生所改称高庙王区卫生所。1958年4月，撤区划乡，设立门坊乡，高庙王区卫生所改为门坊乡卫生所。1958年8月，实行人民公社化，成立西湖人民公社，门坊乡卫生所改称西湖人民公社卫生院。1962年12月，西湖人民公社改为西湖区，西湖人民公社卫生院改称西湖区卫生院。1971年2月，西湖区改为西湖公社，西湖区卫生院改称西湖人民公社卫生院。1984年8月，西湖公社改为西湖乡，西湖公社卫生院改称西湖乡卫生院。2010年8月，西湖乡改为西湖镇，西湖乡卫生院改称西湖镇卫生院。2011年5月，翟庄乡卫生院人、财、物以及各项工作并入西湖镇卫生院管理。2001年1月，经中华人民共和国卫生部、联合国儿童基金会、世界卫生组织命名为“爱婴医院”。2004年12月，被聊城市卫生局批准为“产科达标单位”。2007年3月，经阳谷县卫生局批准为新型农村合作医疗定点医院。

（二）领导人名录

1959年至2013年，西湖镇卫生院领导班子经过多次调整更迭，先后共有13人担任院长，8人担任副院长。其间，2006年10月至2008年3月，卫生局派驻工作组主持工作。1990年6月成立西湖乡防保站，1993年防保站站长享受副院长待遇。西湖镇防保站先后有7人担任防保站长。2013年底，西湖镇卫生院领导班子由5人组成，其中院长1人，副院长2人。西湖镇卫生院历任院长、副院长以及防保站站长任职情况分别见表3-5-73和表3-5-74。

表 3-5-73

1959—2013年西湖镇卫生院院长、副院长任职情况表

姓名	性别	职务	任职时间	技术职称	籍贯
马殿珍	男	院长	1959.10—1961.2		张秋镇东街
王守志	男	院长	1961.02—1962.12		石佛镇邓楼村
吴由生	男	院长	1963.01—1964.12		李台镇袁楼村
邱子祥	男	院长	1964.12—1966.06		不详
薛广月	男	院长	1966.06—1971.08		寿张镇薛王村
张丕民	男	院长	1971.08—1973.09		狮子楼街道邵楼村
王清斋	女	院长	1973.03—1982.06		江苏省丰县
吴春宪	男	副院长	1974.01—1982.06	主治医师	高庙王镇吴堂村
		院长	1982.06—1987.09		
葛庆才	男	院长	1984.03—1986.09		河南省范县
段存瑞	男	副院长	1987.09—1989.01	医师	狮子楼街道陈段俞村
魏之海	男	院长	1987.09—1989.01	副主任医师	西湖镇任伍村
国金运	男	院长	1989.01—1999.09	医师	博济桥街道国庄村
李汉明	男	副院长	1989.01—2003.04	会计师	阳谷南街东南园
张月成	男	院长	1999.09—2006.10	主治医师	闫楼镇高庙村
赵绪武	男	副院长	1999.09—2003.04		东阿县刘集镇
孟继武	男	副院长	1999.09—2004.06	主治医师	十五里园镇孟堤口村
田孝国	男	副院长	2006.10—2008.03	主治医师	十五里园镇贾垓村
		院长	2008.03任职		
薛树珍	男	副院长	2008.08任职		大布乡薛楼村
王之园	男	副院长	2009.11任职	主治医师	西湖镇大王楼村

表 3-5-74

1993—2013年西湖镇防保站站长任职情况表

姓名	性别	任职时间	技术职称	籍贯
魏贵芹	女	1993.01—1999.06	医师	西湖镇任伍村
赵绪武	男	1999.06—2001.08	医师	东阿县刘集镇
俞中考	男	2001.08—2002.05	医士	狮子楼街道邵楼村
李汉明	男	2003.09—2004.07	助理会计师	博济桥街道东南园
马春平	女	2004.02—2005.09	医师	西湖镇任伍村
田孝国	男	2006.10—2008.03	主治医师	十五里园镇贾垓村
徐丽霞	女	2008.09任职	主管护师	石佛镇徐楼村

(三)党群组织

1982年6月，西湖公社卫生院与工商所、农村信用社和广播站建立联合党支部。1991年8月，经西湖乡党委批准，设立西湖乡卫生院党支部。1991年8月至2013年12月，共有4人担任党支部书记，2人担任党支部副书记。2013年底，西湖镇卫生院党支部由4人组成，其中书记1人，副书记1人，委员2人。共有正式党员7人，预备党员2人。西湖镇卫生院历任党支部书记、副书记和2013年年底党支部组成人员任职情况分别见表3-5-75和表3-5-76。

(四)科室设置

建院初期，设有诊疗室和药房。1963年8月设立内科、外科。1963年12月配备专职防疫员。1979年3月，增设妇科、儿科、化验室。1998年11月，增设口腔科。2009年9月增设针灸推拿科、公共卫生科、妇保科、儿保科。2013年年底，卫生院设临床科室8个：内科、外科、妇科、儿科、中医科、护理科、针灸理疗科、口腔科。医技科室4个：放射科、彩超室、心电图室、检验科。行政后勤科室2个：财务科、药房。基本公共卫生服务科室3个：公共卫生科、妇保科、儿保科。

表 3-5-75

1991—2013年西湖镇卫生院党支部书记、副书记任职情况表

姓名	性别	职务	任职时间	技术职称	籍贯
国金运	男	书记	1991.8—1999.9	医师	博济桥街道国庄村
张月成	男	书记	1999.9—2006.10	主治医师	闫楼镇高庙村
李汉明	男	副书记	1989.1—2006.10	会计师	狮子楼街道东街
胡玉坤	男	书记	2006.10—2008.3		阿城镇东街
田孝国	男	书记	2008.3任职	主治医师	十五里园镇贾垓村
王之园	男	副书记	2011.5任职	主治医师	西湖镇大王楼村

表 3-5-76

2013年年底西湖镇卫生院党支部组成人员任职情况表

姓名	性别	职务	任职时间	行政职务	技术职称	籍贯
田孝国	男	书记	2008.3	院长	主治医师	十五里园镇贾垓村
王之园	男	副书记	2011.5	副院长	主治医师	西湖镇大王楼村
薛树珍	男	委员	2005.7	副院长		大布乡薛楼村
徐丽霞	女	委员	2013.8	防保站长	主管护师	石佛镇徐楼村

表 3-5-77

2013年年底西湖镇卫生院科室主任、护士长任职情况表

科室名称	姓名	性别	职务	任职时间	技术职称
内科	秦学昌	男	主任	2008.5	主治医师
外科	董绍民	男	主任	2008.5	医师
妇科	丁桂青	女	主任	2008.5	主治医师
儿科	王之园	男	主任	2008.5	主治医师
口腔科	孟秀丽	女	主任	1998.11	医师
药房	杜　旭	男	主任	2011.4	药士
针灸理疗科	门光义	男	主任	2010.4	医士
护理科	董金凤	女	护士长	2007.7	主管护师
放射科	张道忠	男	主任	1999.6	技士
心电图室	葛鲁焕	女	主任	2013.7	医师
彩超室	葛鲁焕	女	主任	2013.7	医师
检验科	位林帅	男	主任	2013.10	技士
中医科	秦学昌	男	主任	2005.11	医师
妇保科	丁桂青	女	主任	2012.3	主治医师
儿保科	董经安	男	主任	2012.3	医师
公共卫生科	王之园	男	科长	2009.9	主治医师
财务科	董玉兴	男	科长	2004.8	会计师

二、管理与发展

(一)设施建设

1955年3月，卫生所设有门诊6间，药房1间，宿舍1间，行政办公室1间，药库1间。配有中药橱、血压表、听诊器、体温表等，桌椅等办公用品多为加入院所的中西医人员自带。1961年2月，搬迁至任伍村南，房屋12间，占地约1亩。1963年，省卫生厅（63）卫财字第194号文批复，拨付13600元，在孔桥村西新建门诊、宿舍共16间，面积210平方米。1964年8月，迁入新址。1970年，卫生院筹资1000元，新建病房2间，40平方米。1974年，新建3间瓦房和5间平房。1977年12月，国家投资1.7万元，扩建门诊350平方米，新增病床20张。1978年4月，投资0.6万元，建立手术室29平方米。1979年3月，投资30万元，新建门诊、病房500平方米。2007年，投资2.5万元，购置新型农村合作医疗计算机管理系统，实现了划价、收费、发药、出入库、报销结算等环节的计算机联网。2011年7月，卫生院投资3万元购置了远程会诊系统，实现了与省市县知名医院的联网，使辖区居民在卫生院就能享受上级专家的诊疗服务，深受患者及家属的好评。同年9月，卫生院投资2.5万元重新装修档案室，购置3台电脑，满足了基本公共卫生服务的需求。2012年4月，卫生院投资8万余元，新建120平方米的预防接种门诊。2013年5月，卫生院自筹资金8万元，在门诊和病房安装空调32台。2013年年底，西湖镇卫生院占地面积4858.72平方米，建筑面积2160.98平方米，其中门诊1773.98平方米，病房190平方米，食堂26平方米，药库32.46平方米，职工宿舍138平方米。开放床位50张。

(二)技术队伍

1955年3月建所时，共有职工10人，其中中医4人，护理2人，司药2人，收款员1人，炊事员1人。1961年2月，搬迁至任伍村南，职工11人，其中院长1人，西医2人，中医3人，护理员1人，

收款员1人，司药2人，后勤1人。1964年8月，搬迁至孔桥村西，有职工12人。1971年，撤区并社，撤销区属小公社卫生所，其人员下放到大队当赤脚医生，1973年又将其全部收回公社卫生院。1973年年底，共有职工41人，其中医、护人员35人，医技人员2人，司药2人，行政管理及后勤人员2人。1979年3月，搬迁至现址，时有职工37人，其中医护人员18人，医技人员6人，司药3人，防疫人员4人，后勤人员2人，行政人员4人。1989年后，专业技术人员外流，临床科室的技术骨干有的调走，有的退休，有的停薪留职。2004年，卫生院职工减少到13人。2005年以来，县人事局、卫生局通过统一招考的方式，为乡镇卫生院选聘大中专毕业生，共为西湖镇卫生院选聘大中专毕业生18人，其中大专学历11人，中专4人；接收转业军人2人，充实了专业技术队伍，改善了卫生院职工队伍结构。2013年12月底，西湖镇卫生院共有干部职工34人，其中主治医师3人，主管护师2人；医师1人，中医医师2人，医士3人，中医士4人，护士2人。

（三）医疗设备

1958年3月，医疗设备有血压表、听诊器、体温表等，桌椅、药橱等办公用品多为入所的中西医药人员自带。

1983年6月，由上级卫生主管部门无偿分配显微镜一台、30mA X光机一台、心电图机一台、无影灯一台，手术床一套。1987年3月，西湖乡政府出资5万元，购置日本东芝公司生产B型超声诊断仪1台，将B超诊断技术应用于临床。

2012年4月，卫生院采用分期付款的方式购买了全自动生化分析仪、血液分析仪、尿液分析仪等检验仪器，基本满足了临床检查需求。

三、医疗技术

建院初期，主要治疗内科常见病、多发病。一般外伤也由内科进行治疗。女医生劳玉华，主要开展妇科常见病及妇科病的查治和接生。1976年后，由于部分村庄配备了接生员及简单接生设备，基本达到了接生不出村。1982年至1987年，外科能开展急性阑尾炎、大隐静脉曲张、疝气、妇科部分手术以及妇女的绝育手术。中医能诊治一般常见病、多发病和胃病、肺部疾病、心脏病、肾病。西医能治疗急性农药中毒、肺部疾病。

1989年，县政府对卫生院改革经费拨付使用办法，将财政补贴经费改人头费为卫生事业费，除拨付离休人员的离休费、退休人员的基本退休费、遗属补助、防保人员工资外，其他人员的工资自理，实行按劳取酬全浮动工资制，多劳多得，少劳少得，不劳不得。由于政府对卫生院拨付的经费减少，加之卫生院距离阳谷县城较近，不具备竞争优势，卫生院的业务收入增长缓慢，职工的收入得不到保障，专业技术人员外流严重。至2004年，卫生院职工减少到13人，技术力量明显不足。

2004年起，县卫生局、人事局通过招考的方式，为卫生院招聘卫生技术人员。至2013年年底，西湖镇卫生院招聘大中专毕业生18人，接收转业军人2人。卫生院采取以老带新、组织培训、鼓励自学、选送进修等方式加强培养，目前多数已成为卫生院的技术骨干。

2009年3月，卫生院实施人才培养工程，选派4名技术骨干到上级医院进修学习。董经安、王之园、葛鲁焕赴聊城市人民医院进修学习，丁桂青赴聊城市第三人民医院进修学习。

卫生院坚持“以病人为中心，以质量为核心”，积极开展现代诊疗技术。神经内科对头痛头晕、脑梗死的治疗有长足进步。小儿科能实施常见呼吸系统疾病、病毒性脑炎的治疗。普通内科能开展常见病、多发病、急慢性支气管炎、慢性肺源性心脏病、慢性肺部疾病、冠心病、心律失常、消化系统疾病、急慢性肠炎、急慢性胃炎以及胆囊系疾病、肝脏疾病的治疗。副院长王之园对Ⅱ型糖尿病的治疗效经验丰富。普通外科与上级医院专家合作开展大隐静脉曲张手术、疝气手术、急性阑尾炎手术，能独立开展门诊清创缝合和治疗常见外科疾病。针灸理疗科运用独特手法治疗颈肩腰腿痛、关节脱位、肌肉劳损、风湿类风湿性关节炎，采用先进仪器对脑中风后遗症、偏瘫、肢体残疾进行有效的康复训练，疗效明显。妇科在进行孕产妇健康管理的同时，能开展常见妇科病检查、治疗，对宫颈糜烂、子宫疾病等妇科疾病治疗效果较好。口腔科开展口腔疾病、牙病以及镶牙、牙齿矫正等业务，能开展口腔外科、颌面整形、食管异物取出、畸牙整复、修补牙等手术。

表 3-5-78

2013年年底西湖镇卫生院主要医疗设备情况表

名称	型号	产地	购进时间	单价（万元）	数量（台件）
X光机	上海-300	上海	2011.1	3.15	1
彩超	阿洛卡3500	上海	2012.4	48	1
三导心电图	ECG-3A	深圳	2013.4	0.48	1
微波治疗仪	WB-3100	徐州	2011.1	0.24	1
胎心监护仪	EMF-9000B	深圳	2013.9	1.35	1
全自动生化仪	BS-220	深圳	2012.1	13.8	1
尿液分析仪	U120	桂林	2011.11	0.44	1
血细胞分析仪	BC-2300	深圳	2011.11	3	1

表 3-5-79

2010—2013年西湖镇卫生院业务工作情况统计表

年度	病床数(张)	门诊人次	住院人次	诊断符合率(%)	治愈率(%)	好转率(%)	住院病死率(%)	床位使用率(%)	业务收入(万元)
2010	15	17462	407	68	82.1	93		27	185
2011	15	22431	422	72	85	95		24	188
2012	27	21059	397	80	97	95		29	195
2013	50	23181	435	78	88	96		29	201

四、社会卫生

(一)计划免疫

20世纪五六十年代，接种的生物制品主要有牛痘疫苗、卡介苗、精制白喉类毒素、麻疹疫苗、流行性乙型脑炎疫苗、伤寒三联等疫苗，重点预防天花、白喉、肺结核、麻疹、流行性脑炎、伤寒等。按照县卫生防疫机构的安排，区卫生院与乡卫生所具体组织实施，主要采取由区（乡）医生每村巡回接种或学校集中接种的方式。由于接种登记管理手续不完善，导致部分儿童得不到及时接种或重复接种的情况，影响了免疫效果。20世纪70年代后，增加了百白破三联、霍乱疫苗、精制破伤风类毒素、脊灰疫苗、流行性脑脊髓膜炎疫苗，由大队卫生室集中接种。

1978年，根据上级有关规定，实行计划免疫。按照《山东省计划免疫程序》，对12岁以下儿童重点推行基础免疫，用麻疹活疫苗、脊灰糖丸、百白破三联疫苗及卡介苗预防麻疹、脊灰、百日咳、白喉、破伤风、结核六种传染病。

1988年，上级配备疫苗专用电冰箱1台，疫苗冷藏箱1个，冷藏包每村1个。

1992年，将乙肝疫苗纳入计划免疫管理。1995年实行了预防接种门诊定点接种制度，全镇适龄儿童集中到定点门诊实施接种。是年，预防接种门诊定点接种 7330人次，其中接种卡介苗350人，脊灰疫苗1200人，三联疫苗1200人，麻疹疫苗700人。2008年，配置预防接种疾控信息专用微机一台，实现了预防接种信息化管理和网络直报。

2008年，将甲肝疫苗纳入国家免疫规划，适龄儿童接种全部免费。

2010年，对8月龄~6周岁儿童实行麻疹疫苗强化免疫和7~14岁儿童麻疹疫苗查漏补种。麻疹疫苗强化免疫1890人，查漏补种468人。

2013年，按照上级主管部门的要求，预防接种门诊面积增加到160平米，设置了服务台，配备了3台电脑，购置了3台冰箱，装修了宣传教育室。

1978—2013年西湖镇基础免疫接种情况统计表

表 3-5-80　　单位：人次

年度	卡介苗	脊灰疫苗	百白破三联疫苗	麻疹疫苗	乙肝疫苗	流脑疫苗	乙脑疫苗	甲肝疫苗
1978	350	1200	1200	700	—	—	—	—
1979	410	1500	1500	850	—	—	—	—
1980	385	1500	1500	700	—	—	—	—
1981	402	1400	1400	850	—	—	—	—
1982	390	1300	1300	800	—	—	—	—
1983	400	1200	1200	800	—	—	—	—
1984	450	1400	1400	900	—	—	—	—
1985	470	1400	1400	900	—	—	—	—
1986	395	1300	1300	700	—	—	—	—
1987	420	1300	1300	800	—	—	—	—
1988	399	1200	1200	800	—	—	—	—
1989	450	1300	1300	900	—	—	—	—
1990	56	1300	1300	400	—	—	—	—
1991	440	1300	1300	800	—	—	—	—
1992	420	1300	1500	850	124	—	—	—
1993	450	1500	1500	900	146	—	—	—
1994	460	1200	1200	900	154	—	—	—
1995	370	1200	1200	700	179	—	—	—
1996	350	1100	1100	700	241	—	—	—
1997	360	1200	1200	700	265	—	—	—
1998	340	1200	1200	700	198	—	—	—
1999	340	1200	1100	700	276	—	—	—
2000	330	1100	321	600	354	—	—	—
2001	158	321	521	369	421	—	—	—
2002	192	521	692	183	556	160	86	—
2003	122	692	707	385	406	162	161	—
2004	226	707	753	707	667	354	376	—
2005	184	753	1070	560	595	806	354	—
2006	274	1070	1649	858	853	726	480	—
2007	409	1649	1500	1180	1335	956	397	—
2008	419	1500	1540	700	1240	1539	410	567
2009	423	1540	1600	640	1200	1466	330	609
2010	401	1600	1550	1890	1350	1005	520	683
2011	361	1550	1200	980	1150	1200	260	699
2012	364	1200	1200	624	1050	700	350	735
2013	313	1200	1200	820	900	900	260	850

(二)传染病防治

建院初期，主要开展疟疾、伤寒、痢疾、流行性脑脊髓膜炎、黑热病等传染性疾病的防治。1955年，区卫生所和卫协会组建防疫队，定期带药巡回检查。1972年8月，卫生院设立防疫组，防疫人员增加到4人，专门负责预防接种、疫情动态、传染病防治工作。1990年4月卫生院防疫组改称为乡防保站，时有防疫人员5人。主要开展疟疾、痢疾、流脑、病毒性肝炎、结核病、脊灰、麻疹、乙脑等传染病的防治。

20世纪八九十年代，主要开展霍乱、副霍乱、痢疾、伤寒、病毒性肝炎、流行性出血热、流行性脑脊髓膜炎、结核病、脊髓灰质炎、麻疹、百日咳、白喉、流行性乙型脑炎等传染病的防治。

2003年，全院医务人员积极投身“传染性非典型肺炎”的防控工作中，组织辖区内乡村医生进行中华人民共和国《传染病防治法》《传染性非典型肺炎防治管理办法》等相关知识的培训。乡政府成立以分管副乡长任组长，院长任副组长，医疗骨干、防疫人员为成员的“非典”防控工作领导小组，卫生院分别与相关科室、乡村医生、疫情报告员签订责任书。卫生院组建了应急医疗组、流调队、消杀队。全镇共隔离观察外来人员和外出返乡人员47人，无一人发病。在防控传染性疾病的基础上，在院内远离医疗区增设发热门诊、隔离室。做到早发现、早隔离、早观察、早治疗。

2007年7月“手足口”病爆发，卫生院成立了以院长为组长的手足口病防治领导小组，要求医务人员坚守岗位，确保紧急情况人员及时到位。设立预检分诊台，完善诊疗记录，做好相关病史的采集工作，防止漏诊、误治。加强辖区内托幼机构手足口病防控工作的指导。卫生院防保人员坚持每日统计发热病人数据，并进行网络直报。卫生院投资0.8万元印制并免费发放手足口病宣传资料，面向群众深入开展手足口病的防控知识宣传，做到早发现、早诊断、早报告、早救治。

(三)妇幼保健

1969年9月，西湖区卫生院设立妇产科，明确1人兼管妇幼卫生工作，主要开展常见妇科病的查治以及接生服务。1976年后，由于部分村庄配备了接生员及简单接生设备，基本达到了新法接生不出队。

1988年4月实施婚前医学查体，至1990年，卫生院共开展婚前医学查体712对，出具查体“合格证明”659份，开展婚育知识教育和保健指导1652人次。

1997年3月，开始实行孕产妇、儿童系统化管理。2000年年底，孕产妇系统化管理率85%，儿童系统化管理率85%。

2000年2月开展创建“爱婴医院”活动，卫生院投资3.8万元对产房、婴儿室、产科病房、儿科病房硬件设施进行了改造。2001年1月，被中华人民共和国卫生部、联合国儿童基金会、世界卫生组织命名为“爱婴医院”。同年，孕产妇管理实行建卡登记制度，发放孕产妇保健手册，开展产后访视。按4.2.1规定进行儿童健康查体，对科学育儿实施保健指导。2004年，全镇婚前医学检查率98%，孕产妇系统化管理率90%，孕产妇住院分娩率100%；6岁以下儿童系统化管理率86%，新生儿疾病筛查率87%。2004年12月，被聊城市卫生局授予“产科建设达标单位”。

2009年，实施农村孕产妇住院分娩资金补助以及农村准备怀孕的妇女免费服用叶酸项目，卫生院共为284名农村住院分娩妇女落实补助资金9.94万元（每例350元），目标人群叶酸服用率95%。

2013年，全镇孕产妇建册率85%，孕产妇系统化管理率85%，高危妊娠管理率89%，住院分娩率100%；目标人群增补叶酸知晓率100%，服用率98%；住院分娩补助1421人，发放补助资金49.7万元。

(四)农村合作医疗

1972年，西湖公社推行农村合作医疗，以生产大队为单位，每人每年缴费1.5元，在大队卫生室就诊免除检查费、注射费以及部分医药费。1974年，全公社36个生产大队中，24个生产大队实行了社、队两级管理模式，参合农民除在大队卫生室享有免费项目外，在公社卫生院还可减免部分检查费和药费，较好地减轻了农民看病负担。1975年，全公社36个生产大队全部实行了社队两级管理。1980年后，农村实行联产承包责任制，村卫生室承包给赤脚医生个人经营，农村合作医疗逐步停办。

1994年，实施初级卫生保健，实行筹资合作医疗制度，乡政府以每人每年2元钱筹集，卫生院减免门诊检查费，主要有血常规、尿常规、心电图及胸透等项目，并为50岁以上老人免费查体建立档案。至1998年，全镇累计筹资4.86万元，为参合农民减免各项费用4.52万元，为50岁以上老人免费查体并建立档案3125份。由于筹资金额小，减免项目少，农民参合积极性不高，1999年农村集资合作医疗再次停办。

2007年5月，实施新型农村合作医疗，以家庭为单位，每人每年筹资10元，各级财政每人每年补助42元。其中6元纳入个人账户，用于门诊检查和门诊药费。卫生院积极配合乡政府做好宣传发动和资金筹集工作，当年参合率98.1%，农民个人缴纳合作医疗资金32.37万元，共计补偿医药费用21.8万元。之后，农民个人缴费和各级政府补助标准经过多次调整，参合农民报销比例逐步提高。

2013年，全镇参合农民27937人，参合率94%。卫生院补偿金额135.2万元，其中门诊补偿20147人次，补偿35万元；住院520补偿人次，补偿100.2万元。

(五)乡村医生培训

1965年3月，西湖区卫生院在孔桥村举办半耕半读卫生学校，培训对象为农社保健员，使其发挥疫情报告、疾病预防及初级治疗等方面的作用。区卫生院资深医师进行授课，授课内容主要为中医学、内科学等课程，每期培训6个月，培训学员25人，共计举办两期，培训学员50人。1971年，全公社45个大队全部办起了卫生室，5个大队卫生室配备了女赤脚医生。

1971年5月，县卫生局举办赤脚医生培训班，西湖公社选送8名热爱赤脚医生事业、文化程度较高的农村青年参加，在农村多发病、常见病、卫生防疫方面发挥了重要作用。1975年，卫生院集中培训赤脚医生31人，培训时间两周，重点培训中医药适宜技术。通过培训，多数赤脚医生能够运用针灸、推拿、拔罐技术处理一些农村常见病。

20世纪80年代，县卫生局和卫生院不断加强赤脚医生的培训，使其诊疗水平逐步提高。在1989年乡村医生职称评定工作中，被评为乡村医师2人，乡村医士14人，乡村卫生员15人。

根据省政府办公厅转发省卫生厅、财政厅《关于加快提升村卫生室服务能力的意见》、《山东省乡村医生在岗培训项目管理办法》和市、县卫生局的要求，从2009年起，开展了乡村医生在岗培训。主要内容包括常用卫生政策与法规、基本公共卫生服务、基本药物制度、农村常见病多发病诊断和处理、合理用药知识、临床基本技、能急诊急救知识与技术、传染病管理与防治、妇女儿童保健与计划生育技术指导、全科医学与社区卫生服务、中医药基本知识与技能等。全镇63名乡村医生参加了培训。

(六)村级卫生组织

1958年年初，西湖区建立斜店诊所、苏庄诊所、苏王董诊所、陈段俞诊所、仓子诊所、庄海诊所共计6个诊所，每个诊所有医务人员2~5人。20世纪60年代，各生产大队建立了保健组织，负责爱国卫生、卫生防疫、新法接生和小伤小病的治疗。20世纪70年代，随着农村合作医疗的兴办，生产大队普遍建立了卫生室，全社45个大队，建立卫生室45个，达到一村一室。进入20世纪80年代，农村实行家庭联产承包责任制，村卫生室失去了集体经济的支撑，卫生室人员报酬得不到落实，村卫生室逐渐承包给赤脚医生经营。卫生院逐步强化对村卫生室的管理和赤脚医生技术培训，加强村卫生室规范化建设。2005—2006年，按照乡村卫生组织一体化管理的要求，先后整合建设了3处社区卫生服务站。2009年9月，按照省市《关于加快提升村卫生室服务能力建设的意见》，规划建设中心卫生室9处，分别为：张岱村卫生室、杜庄村卫生室、孙楼村卫生室、尹洼村卫生室、东干村卫生室、大刘村卫生室、许庄村卫生室、门坊村卫生室、东聂村卫生室。投资100万元，每个卫生室配备诊断床、体重秤、出诊箱、诊断桌椅、资料厨等设施20余台件,建筑面积共1300平方米。经省级考核验收,9个中心卫生室达到建设标准，上级奖励每个达标卫生室5万元。

2013年年底，全镇共有卫生室43个，其中一村一室23处。共有乡村医生55人，其中女乡村医生10人，能开展中医药服务的11人。

表 3-5-81

2007—2013年西湖镇新型农村合作医疗情况表

年度	人口数	参合人数	参合率（%）	补偿人次			补偿金额(万元)		
				总数	门诊	住院	总数	门诊	住院
2007	32989	32365	98.1	14248	13896	352	21.83	9.23	12.6
2008	32989	29214	88.5	15825	15523	302	49.36	37.10	12.26
2009	32989	29678	89.9	16256	15773	483	63.72	27.34	35.88
2010	32989	32452	98.7	24041	23536	505	49.63	3.97	45.67
2011	32989	31873	96.6	21666	20962	469	132.06	49.18	82.88
2012	32989	31847	96.5	27052	26099	427	169.85	65.16	104.69
2013	37867	27937	94	20800	20147	520	135.23	35.06	100.17

表 3-5-82

2013年年底西湖镇村卫生室建设情况表

村卫生室名称	负责人姓名	卫生室人数			房屋面积（平方米）	资产（万元）
		总数	其中			
			女	中医		
张岱村卫生室	赵振忠	1			120	6
杜庄村卫生室	马敬一	2			120	6
孙楼村卫生室	青隋印	2			100	5.5
尹洼村卫生室	高红春	1			120	6
尹洼村卫生室	侯继孔	1			35	2
东干村卫生室	王世杰	2	1		120	6
许庄村卫生室	王心奎	2		2	90	5
许庄村卫生室	刘学亮	1			50	3
大刘村卫生室	刘延红	1			120	6
大刘村卫生室	刘贵超	1			90	5
东聂村卫生室	徐正臣	1			95	5.5
西干村卫生室	王荣增	1		1	50	3
翟庄村卫生室	翟长海	1			60	3
大王楼村卫生室	王瑞霞	1	1		55	4
大王楼村卫生室	王春喜	1			45	3
大王楼村卫生室	侯云霞	1	1	1	45	3
张庄村卫生室	张文全	3	1	2	45	3
西老庄村卫生室	梁道冉	2	1	1	80	5
仓子村卫生室	丰长珍	1			50	4

续表 3-5-82

村卫生室名称	负责人姓名	卫生室人数			房屋面积（平方米）	资产（万元）
		总数	其中			
			女	中医		
汪庄村卫生室	马玉春	1		1	45	3
西孙村卫生室	孙章林	3	1	2	50	4
蒋墩村卫生室	宋怀菊	1			30	2
蒋墩村卫生室	王进存	1			30	3
苏王董村卫生室	王新会	1			50	4
席庄村卫生室	马延武	2			50	4
刘庄村卫生室	杨秋荣	1	1		30	2
关庄村卫生室	王学祥	1			45	3
月堤村卫生室	周富俊	3	1	1	85	6
月堤村卫生室	赵芳可	1	1		90	6
赵伯升村卫生室	辛同才	1			50	3
赵伯升村卫生室	董少庆	1			30	2
孔桥村卫生室	马敬立	1			70	5
庄海村卫生室	吴春华	1			60	4
庄海村卫生室	刘守勤	1			45	3
白庙村卫生室	郭保安	1			45	3
白庙村卫生室	任希军	1			30	2
赵王楼村卫生室	赵士强	1			45	3
辛庄村卫生室	范明存	1	1		55	3
马庄村卫生室	许继英	1			60	4
马庄村卫生室	马敬奇	1			45	3
门坊村卫生室	李长胜	1			120	7
门坊村卫生室	李吉成	1			50	4
任伍村卫生室	宋兴国	1			50	3

（七）基本公共卫生服务

2009年，开始施行以建立居民健康档案、健康教育、预防接种、传染病防治、儿童保健、孕产妇保健、老年人保健、慢性病管理和重性精神疾病管理为主要内容的基本公共卫生服务。2011年，卫生院成立基本公共卫生服务办公室，负责信息档案、疾病控制、妇幼保健、健康教育和卫生监督等工作。建立村卫生室联系制度，统筹安排落实基本公共卫生服务工作。

1.健康教育。2001年，镇卫生院、村卫生室分别确定了农村健康教育人员并进行了培训，通过广播、黑板报、发放宣传材料等形式宣传常见病、多发病预防及保健知识。2011年。镇卫生院、村卫生室制作了统一规格的健康教育宣传栏，作为经常性宣传防病、保健知识的阵地。卫生院配置了电脑、投影仪、远程视频系统等电教设备，加强对镇、村公共卫生服务工作人员的教育培训。通过村卫生室举办健康知识讲座、发放和张贴宣传材料等形式，努力普及卫生保健知识。2013年，全镇共有健康教育专兼职人员49人，举办健康教育人员培训班34期，设置健康教育宣传栏41块，举办健康教育知识讲座246期次，发放健康教育处方和健康教育宣传资料万余份，播放健康教育影像资料1780小时，农民卫生保健知识知晓率达到80%。

2.农村居民健康档案。按照农村居民健康档案建档工作要求，2009年，为老年人、孕产妇、儿童、慢性病患者等重点人群开始建档。通过周期性健康体检、院内外医疗卫生服务、入户调查等多种形式搜集农民健康基本信息。是年，共建立农村居民健康档案31004人份。2011年后，镇卫生院与村卫生室加强联系，信息共享，扩大建档范围，及时更新档案内容，实行电子化管理。2013年年底，全镇累计建立农村居民健康档案33200份，占农村人口的85%。建立电子档案29561人份，占建档人数的89%。

3.老年人保健。2010年，全镇65岁以上的农村居民3324人，占农村总人口的10%，建立老年人健康档案2896份，占老年人总数的87%。2011年起，结合新型农村合作医疗管理，每年对65岁以上的老年人进行一次健康体检，及时补充健康档案信息，并对新纳入管理范围人员及时建档。2013年，全镇共有65岁以上农村居民3539人，建档3180人份，建档率90%。在建立老年人健康档案的同时，结合健康查体、巡访、门诊和住院治疗等宣传康复和保健知识，实施干预措施，促使老年人自觉接受健康管理。

4.慢性病管理。2010年，卫生院将高血压、糖尿病人群纳入慢性病管理。是年，慢性病患者3129人，其中高血压病患者2456人，糖尿病患者673人。建立慢性病人健康档案3043人份，纳入慢性病管理3021人。2011年起，卫生院和村卫生室按照职责分工对慢性病人进行定期随访，实施干预措施，并及时将新发现的慢性病人纳入管理范围。2013年，全镇共有高血压患者2468人，规范管理1520人，管理率61.6%，达标1006人；糖尿病患者938人，规范管理565人，管理率60.23%，达标352人。

5.重性精神疾病管理。2013年，全镇共有诊断明确且在家居住的重性精神疾病患者329人，纳入管理范围的165人，占50%。对纳入管理的重性精神疾病患者建立居民健康档案，根据患者的危险程度确定随访周期。通过随访，对患者及其家属进行有针对性的健康教育和技能训练等方面的康复指导，及时补充健康档案信息。

6.卫生监督协管。2011年起，镇卫生院、村卫生室分别确定了卫生监督协管工作人员，卫生院对卫生室协管人员进行培训、指导。协管人员将巡查情况及时填写监督巡查记录表和卫生监督协管信息登记报告表，发现相关信息及时向乡镇卫生院报告。

第十节 高庙王乡卫生院

高庙王乡位于阳谷县西南部，东与寿张镇接壤，南与李台镇、金斗营乡毗邻，西与西湖镇、莘县古城镇交界，北与狮子楼街道、博济桥街道相连。全乡总面积61.58平方公里，辖58个行政村，乡政府驻地高庙王村距阳谷县城9公里。高庙王乡卫生院位于高庙王村，共有职工35人，设有病床45张。

一、机构

(一)机构沿革

1971年2月，阳谷县区划调整，设立高庙王人民公社。3月，经阳谷县革命委员会批准，在原西湖区高庙王卫生所基础上改建为高庙王公社卫生院，址设阳谷县高庙王公社高庙王村。时有职工3人，医疗设备有体温计、血压表、听诊器等。1973年4月，搬迁至现址。1984年6月，高庙王人民公社改称高庙王乡，高庙王人民公社卫生院改称高庙王乡卫生院。

2001年1月，高庙王乡卫生院被中华人民共和国卫生部、联合国儿童基金会、世界卫生组织命名为“爱婴医院”。2004年12月，被聊城市卫生局评为“产科达标单位”。2007年3月，经阳谷县卫生局批准为新型农村合作医疗定点医疗机构。

(二)领导人名录

1971年至2013年，高庙王乡卫生院领导班子经过多次调整更迭，先后有10人担任院长，7人担任副院长。1976年，高庙王公社卫生院设立防疫组，1993年10月设立防保站，防保站长享受卫生院副院长待遇。高庙王乡卫生院历任院长，副院长和防保站长任职情况分别见表3-5-83和表3-5-84。

（三）中共党组织

1971年，卫生院与高庙王供销社建立联合党支部。1979年6月，经高庙王公社党委批准成立高庙王公社卫生院党支部，隶属高庙王公社党委，时有党员4人。1979—2013年，高庙王卫生院共有7人担任党支部书记。2013年年底，高庙王乡卫生院党支部由4人组成，其中书记1人，委员3人。共有正式党员7人，预备党员2人。2013年年底党支部组成人员任职情况及历任党支部书记任职情况分别见表3-5-85和表3-5-86。

表3-5-83

1971—2013年高庙王乡卫生院院长、副院长任职情况表

姓名	性别	任职时间	职务	技术职称	籍贯
贺文明	男	1971.07—1975.08	院长	医师	金斗营乡西金村
刘建平	男	1975.09—1978.04	院长	医师	郭店屯镇邵楼村
朱之金	男	1978.05—1979.02	院长	医师	石佛镇朱庄村
张风仪	男	1979.02—1986.05	院长	医师	郭店屯镇王顶村
布汝文	男	1986.05—1990.01	院长	医师	大布乡新布村
张凡胜	男	1988.06—1991.01	副院长	医师	高庙王镇仓上村
		1990.01—2001.03	院长	主治医师	
张英才	男	1999.01—2001.03	副院长	主治医师	安乐镇柿子园村
闫光柱	男	1989.01—2001.03	副院长	主治医师	高庙王镇李寨村
王文考	男	1999.01—2001.03	副院长	药师	李台镇王申楼村
		2001.03—2002.02	院长		
刘学福	男	1999.01—2002.02	副院长	技师	高庙王镇许楼村
		2002.02—2004.01	院长		
王学利	男	2003.01—2004.02	副院长	技师	高庙王镇高庙王村
		2004.02—2013.03	院长		
刘宗霞	男	2004.02任职	副院长	医师	高庙王镇满庄村
王　坤	男	2013.03任职	院长	技师	西湖镇大王楼村

表3-5-84

1993—2013年高庙王乡防保站站长任职情况表

姓名	性别	任职时间	职称	籍贯
曹景伦	男	1993.07—1996.08	医师	高庙王镇郎集村
刘学福	男	1996.08—2003.01	技师	高庙王镇许楼村
王学利	男	2003.01—2005.02	技师	高庙王镇高庙王村
魏香焕	女	2005.02—2013.04	护师	高庙王镇魏楼村
王　坤	男	2013.03任职	技师	西湖镇大王楼村

表3-5-85

2013年年底高庙王乡卫生院党支部组成人员任职情况表

姓名	性别	职务	任职时间	技术职称	籍贯
王　坤	男	书记	2004.03	技师	西湖镇大王楼村
孟宪星	男	委员	2010.08	医师	李台镇西孟楼村
宋东玲	女	委员	2008.07	医师	高庙王镇毕炉村
张红波	男	委员	2001.03	医师	高庙王镇前仓村

（四）科室设置

建院初期，卫生院设有药房、门诊、治疗室。1972年，设立专职防疫员，增设妇产科、中医外科。1974年，增设化验室。1975年，成立放射科。1983年，高庙王卫生院设有内科、外科、妇科、儿科、中医科、收款室、药房、B超室、化验室、放射科、心电图室、防疫组。2009年增设公共卫生科、妇保科、儿保科。2013年年底，卫生院设有内科、中医科、口腔科、儿科、妇科、康复科、护理；医技科室5个，分别是：化验室、B超室、放射室、心电图室、药房、财务科、药库、公共卫生科、妇保科、儿保科。

1979—2013年高庙王乡卫生院党支部书记任职情况表

表 3-5-86

姓名	性别	任职时间	技术职称	籍贯
张风仪	男	1979.06—1986.05	医师	郭店屯镇王顶村
布汝文	男	1986.06—1989.10	主治医师	大布乡新布村
张凡胜	男	1989.11—2001.03	主治医师	高庙王镇仓上村
王文考	男	2001.03—2002.02	药师	李台镇王申楼村
刘学福	男	2002.02—2004.01	技师	高庙王镇许楼村
王学利	男	2004.02—2013.03	技师	高庙王镇高庙王村
王　坤	男	2013.03任职	技师	西湖镇大王楼村

2013年年底高庙王乡卫生院科室主任、护士长任职情况表

表 3-5-87

科室名称	姓名	性别	职务	任职时间	技术职称
西医内科	孟宪星	男	主任	1999.01	医师
口腔科	刘宗侠	男	主任	1984.01	医师
中医科	孟凡伟	男	主任	2007.10	医师
儿科	毛开磊	男	主任	2007.10	医师
妇科	吴亚民	女	主任	2009.10	医师
放射科	王庆飞	男	主任	2011.10	医师
检验科	方业太	男	主任	2006.10	技师
护理	杜朋朋	女	护士长	2008.07	护士
心电图室	王宪超	男	主任	2010.06	医师
收款室	毕庆峰	男	主任	2007.09	技师
药库	宋东玲	女	主任	2005.11	医师
药房	方爱平	女	主任	2011.09	医师
B超室	王宪超	男	主任	2010.03	医师
财务科	李子超	男	科长	2005.10	会计师

二、建设与发展

（一）房屋建设

建院初期，租赁民房3间。1972年8月22日，经阳谷县革命委员会批准，征用高庙王公社高庙王大队土地6亩。同年，省、地财政投资2.94万元，新建门诊13间，340平方米，宿舍8间，170平方米，厕所3间，65平方米，伙房3间，80平方米。1973年4月，省、地投资2.9万元，新建病房、手术室

400平方米，宿舍120平方米。1976年5月，征用高庙王公社高庙王大队3亩6分土地，用于卫生院扩建。1981年，筹资15.6万元，建办公室8间，200平方米。2002年，拆除原门诊13间，自筹30万元，新建门诊楼803平方米。2006年，卫生院占地6757平方米，建筑面积3286平方米，其中业务用房2286平方米。2007年8月，国家1127工程拨付30万元，自筹0.27万元，扩建门诊楼一幢，513平方米，2007年10月竣工。2010年11月，国家扩大内需工程项目拨付91万元，自筹60万元，新建1400平方米病房楼一幢，2011年5月投入使用。2013年年底，高庙王卫生院占地6757平方米，建筑面积3387平方米，其中业务用房1800平方米。

（二）技术队伍

1971年，卫生院配备职工3人。1973年，职工达到15人，其中医护人员10人，医技人员2人，司药2人，行政管理人员1人。1988年，卫生院职工27人，其中主治医师2人，医师4人，药师2人，护师4人，防疫师3人；医士1人，护士1人，药士1人，技士1人。病床25张。2013年年底，高庙王乡卫生院共有职工35人，其中中级职称的2人，初级职称的10人。

（三）医疗设备

建院初期，医疗设备有体温计、血压表、听诊器等。1973年，上级配备了手术床及手术器械。1987年，主要设备有心电图机、B超机、电冰箱、消毒压力锅等，资产达到26万元。2007年4月，投资10万元，购置新型农村合作医疗计算机管理系统，实行了划价、收费、发药、出入库、报销结算等环节的计算机联网。2011年5月，投资13.1万元，购置全自动生化分析仪1台；9月，投资27万元，购置彩超1台；11月，投资37.6万元，购置X线诊断机1台。2013年年底，高庙王乡卫生院拥有万元以上医疗设备6台件。

2013年年底高庙王乡卫生院主要医疗设备情况表

表 3-5-88

名称	型号	产地	购进时间	单价（万元）	数量(台件)
全自动生化分析仪	TC6030	江西	2011.05.20	13.1	1
牙科综合治疗机	XX300B	长治	2001.12.20	1.2	1
全自动血细胞分析仪	TEK-11MINI	江西	2012.02.20	3.5	1
心电图机	ECG-11A	深圳	2011.03.20	2.7	1
医用X线诊断机	XHX150A	山东	2011.11.20	37.6	1
尿液分析仪	US-200	吉林	2010.04.20	0.6	1
彩超	LOGIQC5PRO	无锡	2013.12.30	27	1

三、医疗技术

1971年，高庙王公社卫生院是一个新建单位，人员少，技术力量薄弱，仅能开展一般常见病的治疗。1971—1976年，陆续接收刘广田、关守东、刘建军、耿风芝等医学专业大中专毕业生，改善了医疗人员队伍结构，充实了技术力量，治疗技术水平发展较快。1980年，卫生院设有内科、妇产科、中医外科。中医科能治疗呼吸、消化、心脑血管等方面的常见病、多发病，利用针灸、按摩、揉、捏等方法治疗颈肩腰腿疼，受到许多患者的认可。

1985年后，一些专业技术骨干陆续达到退休年龄，加之专业技术骨干严重流失，卫生院的技术力量明显不足。2004年，全院职工26人，具有执业医师资格的仅有4人。

2004年起，县卫生局、人事局通过招考的方式，招聘医疗卫生专业的大中专毕业生到卫生院工作。多数已成为卫生院的技术骨干。

（一）内科

除能诊治一般常见病、多发病外，还能诊治急、危、重症病人（如心律失常、急性心衰、急性心肌梗塞、高血压急症、重症哮喘、消化道出血、脑血管意外）和慢性阻塞性肺疾病 、肝病、糖尿病、肾病、内分泌疾病等。

（二）口腔科

能开展补牙、治牙、拔牙、镶牙等各种牙科

疾病及牙周炎、口腔黏膜病、颞颌关节疾病、口腔炎症、肿瘤、囊肿、外伤、颌骨骨折。

(三)康复科

推拿按摩是该科的治疗特色，以“简、便、验、廉”的优势，不受时间、地点限制，且安全可靠，无副作用。擅长运用针灸、按摩手法及刮痧、拔罐、耳穴压豆等治疗颈椎病、肩周炎、网球肘、腰椎间盘突出、筋膜炎、各种骨关节病，以及内科杂病如头晕、头痛、失眠多梦、胃肠功能紊乱、月经不调、痛经、乳腺增生等。

1971—2013年高庙王乡卫生院业务工作情况统计表

表 3-5-89

年度	床位数(张)	门诊人	住院人次	诊断符合率(%)	治愈率(%)	好转率(%)	住院病死率(%)	床位使用率(%)	业务收入(万元)
1971		16575		94	87	12.5			0.85
1972		17515		98	85	15			0.90
1973	20	16456	275	97	86	13	0.36	13.5	0.91
1974	20	17658	212	99	89	10.5	0.5	10	0.83
1975	20	17652	236	98	90	9.2	0.8	11.5	0.98
1976	23	18210	238	99	90	10		10	1.1
1977	23	18560	312	99	90	10	0.33	15	1.2
1978	23	18789	299	98	90	9		18	1.3
1979	23	18852	289	96	92	8		15	1.35
1980	23	17308	303	98	91	9		17	1.12
1981	25	18532	307	99	93	6	0.3	15	1.2
1982	25	18663	218	98	93	7		15	1.8
1983	25	17845	228	97	92	7	0.43	8	3
1984	25	16964	296	99	94	5.5	0.5	13	4
1985	25	15654	258	99	91	9		15	5
1986	25	19911	236	98	91	9		9	8
1987	25	21214	234	99	90	9.5	0.5	10	11
1988	25	21215	258	98	90	9	0.38	10	16.5
1989	25	16878	100	99	91	9		7	12
1990	20	16651	156	98	92	8		8	19
1991	15	15523	123	99	93	5		12	20
1992	15	14527	126	94	92	7	0.79	8	24
1993	15	13256	113	95	90	8.5		10	26
1994	15	12896	117	96	91	9		8	20
1995	15	18963	103	98	90	10		8	23
1996	15	12843	101	98	90	10		8	24
1997	15	12856	106	98	90	10		8	28
1998	15	10235	99	98	90	10		7	36
1999	15	10073	96	97	92	8		8	39
2000	15	10871	87	95	93	7		8	43
2001	15	9865	84	94	91	9		5	46
2002	15	9895	81	98	92	8		6	50
2003	25	8975	89	99	93	7		5	48
2004	25	20895	102	98	92	8		5	90

续表 3-5-89

年度	床位数	门诊人次	住院人次	诊断符合率(%)	治愈率(%)	好转率(%)	住院病死率(%)	床位使用率(%)	业务收入(万元)
2005	25	21456	137	98	92	8		5	90.5
2006	25	28976	147	99	91	9		5	93
2007	30	29517	300	98	91	9		10	138
2008	30	23278	325	98	92	8		10	142
2009	30	27456	356	100	92	8		10	168
2010	30	24561	378	100	92	8		13	198
2011	45	25631	381	98	91	9		15	183
2012	45	28891	389	99	92	8		16	293
2013	45	28965	397	100	92	8		12	362

四、社会卫生

(一)计划免疫

建院初期，预防接种的疫苗主要有牛痘疫苗、卡介苗、精制白喉类毒素、麻疹疫苗、流行性乙型脑炎疫苗、流行性脑脊髓膜炎疫苗、脊髓灰质炎疫苗、百白破三联、百破二联等，重点预防天花、白喉、肺结核、麻疹、流行性乙型脑炎、脑脊髓膜炎、脊髓灰质炎、百日咳、破伤风等。卫生院按照县卫生局及卫生防疫站的安排，由大队赤脚医生实施接种，采取到卫生室、入校接种的办法。由于接种登记管理不完善，时有漏种或重复接种的现象发生，影响了免疫效果。

1973年，开始使用儿童预防接种登记卡。1978年，实施山东省计划免疫程序，使用麻疹活疫苗、脊髓灰质炎疫苗、百白破三联疫苗、卡介苗四种疫苗预防麻疹、脊灰、百日咳、白喉、破伤风、结核六种传染病,预防接种率达到85%。1988年，上级配备疫苗专用冰箱1台，疫苗运输箱1个，冷藏包50个，保证了疫苗质量，提高了免疫效果。1992年，将乙肝疫苗纳入计划免疫管理。同年实行预防接种门诊定点接种制度，全乡适龄儿童集中到定点门诊实施接种。是年，预防接种门诊定点接种3000人次，其中接种卡介苗302人,脊灰疫苗678人,百白破三联疫苗 485人,麻疹疫苗240人,乙肝疫苗489人,预防接种率95 %,计划免疫接种率94%,强化免疫接种率91%。

2005年8月1日，根据县卫生局统一安排，脊灰、卡介苗、三联、麻疹、流脑、乙脑、新生儿乙肝疫苗接种全部免费。2008年将甲肝疫苗纳入常规免疫运转。

1978—2013年高庙王乡基础免疫接种情况统计表

表 3-5-90　　单位:人次

年度	卡介苗	脊灰苗	百白破三联疫苗	麻疹苗	乙肝疫苗	流脑疫苗	乙脑疫苗	甲肝疫苗
1978	348	654	416	263	—	—	—	—
1979	456	578	483	238	—	—	—	—
1980	369	456	397	225	—	—	—	—
1981	478	656	481	264	—	—	—	—
1982	423	698	412	298	—	—	—	—
1983	498	652	465	278	—	—	—	—
1984	402	592	412	241	—	—	—	—
1985	416	633	413	235	—	—	—	—
1986	398	598	461	245	—	417	265	—

续表 3-5-90

年度	卡介苗	脊灰苗	百白破三联疫苗	麻疹苗	乙肝疫苗	流脑疫苗	乙脑疫苗	甲肝疫苗
1987	432	623	462	251	—	415	267	—
1988	418	597	435	264	—	398	198	—
1989	431	631	478	231	—	419	245	—
1990	412	605	403	253	—	405	256	—
1991	405	681	435	261	—	412	278	—
1992	416	678	485	240	489	456	291	—
1993	396	695	397	198	481	471	251	—
1994	389	655	496	232	489	409	215	—
1995	451	601	455	201	495	396	202	—
1996	414	618	419	209	502	419	216	—
1997	315	643	401	213	516	403	203	—
1998	352	635	421	213	486	426	213	—
1999	348	636	451	265	511	429	232	—
2000	354	615	411	227	542	426	214	—
2001	367	622	413	256	564	401	215	—
2002	395	681	451	246	571	411	226	—
2003	392	612	411	238	512	421	205	—
2004	382	677	423	201	546	415	221	—
2005	383	655	421	235	511	435	231	—
2006	384	784	682	212	576	483	201	—
2007	381	796	671	213	564	468	214	—
2008	392	788	866	235	586	478	258	352
2009	394	796	977	227	962	468	275	368
2010	393	1141	1099	706	957	547	248	428
2011	392	1265	1145	694	806	489	279	456
2012	387	1117	1069	494	847	440	286	478
2013	365	1091	1145	629	766	649	588	496

（二）传染病防治

1972年，卫生院配备专职防疫员，专门负责预防接种、疫情报告、传染病防治。20世纪90年代，主要开展霍乱、副霍乱、痢疾、伤寒、病毒性肝炎、流行性出血热、流行性脑脊髓膜炎、结核病、脊髓灰质炎、麻疹、百日咳、白喉、流行性乙型脑炎等传染病的防治。2003年，积极开展了防控“非典型肺炎”工作，对全镇的乡村医生进行了中华人民共和国《传染病防治法》《传染性非典型肺炎防治管理办法》等相关知识的培训，成立乡政府主要负责人任组长的领导小组，卫生院成立了巡诊医疗队、流调队、消杀队，各行政村组建了村级流调队。共隔离观察外来人员和外出返乡人员17人，发放《非典防治知识》《非典防治歌》《非典明白纸》等资料共计25000余份，行政村消杀面积5.4平方米。卫生院分别与相关科室、乡村医生、个体开业诊所和疫情报告员签订了责任书，并对其进行了培训。做到疫情早发现、早报告、早隔离、早观察、早治疗，防控工作取得了显著成效。

2004年，在总结“非典”防控经验的基础上，卫生院保留了发热门诊和隔离室。2005年后，重点开展了流行性脑脊髓膜炎、禽流感、甲型H1N1流感、流行型腮腺炎、水痘等呼吸道传染病和艾滋病等疾病的防治。

(三)妇幼保健

2009年，根据省、市关于农村孕产妇住院分娩补助的安排，全镇住院分娩410人，发放补助143500元。2010年共计怀孕300人，服用叶酸的285人，叶酸服用率95%。2013年全乡孕产妇建册率98%，儿童系统化管理建卡率99%，管理率98%。住院分娩补助425人，补助资金148750元；发放叶酸450瓶，目标人群增补叶酸知晓率95%，叶酸服用率90%。

(四)农村合作医疗

1971年4月25日，高庙王公社在吴堂大队召开现场会，在全社掀起了一个大办合作医疗的群众运动，筹集资金以生产大队为单位，每人每年缴费1.5元，在本大队卫生室就诊者免除治疗、注射费和部分药费。至年底，在全县率先实现合作医疗全社“一片红”。其中8个生产大队实行了队为基础、社队两级管理的合作医疗形式，参加合作医疗的农民每人提取0.5元，由公社卫生院统一管理，在公社卫生院就诊减免部分检查费和药费。为进一步办好合作医疗，全社种植中草药1000多亩，年产中草药1万多斤，折合人民币5000元，解决了部分合作医疗资金。公社卫生院和大队卫生室坚持“三土、四自”的方针，即节约了资金，又解除了广大群众病痛，保护了群众的身体健康。1980年后，随着农村集体经济体制转变，大多数卫生室实行个人承包、自主经营的模式，农村合作医疗逐步停办。

2007年，实行新型农村合作医疗制度，农民参合率84 %。之后，农民个人缴费和各级财政补助标准经过多次调整，参合农民报销比例逐步提高。

2007—2013年高庙王乡新型农村合作医疗情况统计表

表 3-5-91

年度	农业人口数	参合人数	参合率(%)	补偿人次			补偿金额（万元）		
				总数	其中		总额	其中	
					门诊	住院		门诊	住院
2007	35261	29600	84	29517	29517	2	12.04	11.45	0.59
2008	32456	29505	90	23293	23278	15	26.09	16.4	9.69
2009	35231	29423	84	27974	27615	359	85.95	24.06	61.89
2010	36012	29899	83	32232	31903	329	61.58	32.78	28.8
2011	35866	29141	81	41413	41090	323	57.44	27.15	30.29
2012	35986	29045	80	49669	48934	735	222.66	61.83	160.83
2013	36000	29262	81	56901	56167	734	154.86	58.13	96.73

(五)乡村医生培训

1971年，为解决农村缺医少药的问题和办好农村合作医疗，从各大队选出了思想觉悟高、责任心强的贫下中农子女32名，举办“赤脚医生”训练班1期。并对各个生产小队不脱产的保健员进行了培训，使其发挥疫情汇报、卫生宣传、预防疾病等方面的作用。在此基础上，卫生院通过脱产、半脱产培训或以会代训等方式培训赤脚医生。同时选送赤脚医生参加县卫生局统一组织的培训，培养了一大批优秀赤脚医生，在农村合作医疗、计划生育、卫生防疫以及农村常见病、多发病的防治方面发挥了重要作用。

1976年，卫生院按照缺啥补啥、缺多少补多少的原则，举办3个月的培训班，培训赤脚医生20人，其中女赤脚医生13人。通过培训，多数能够运用针灸、推拿按摩、火罐、土单验方防治一般疾病，能够处理常见的小伤小病，女赤脚医生能够掌握放取节育环、产前检查、新法接生等方面的知识。

1989年乡村医生职称评定中，被评为乡村医师的15人，乡村医士的16人，乡村卫生员（接生员）13人。1996年，经聊城地区统一考试，全乡有30名乡村医生达到相应中专学历水平，占乡村医生总数的62%。

1999—2013年，全镇有28名乡村医生参加了继续教育和系统化培训，15名乡村医生参加了大中专院校的函授班和自学考试。2013年年底，全镇乡村医生64人，其中女乡村医生12人。具有大专学历的28人，占48%；中专或相应学历的30人，占52%。执业助理医师3人。

（六）村级卫生组织

20世纪70年代,全社30个生产大队均成立卫生室,配备了赤脚医生和接生员,与同等劳动力一样评工记分。随着农村合作医疗制度的实施,县社两级加大了培养农村不脱产医生（卫生员）的力度,通过县训骨干,公社普训的方式,农村不脱产医生普遍达到“五会”:即会新医疗法、会用土单验方或中草药预防常见病、会注射、会战伤救助（包括止血、骨折固定、搬运伤员）、会“三防”（防原子、防化学、防细菌）。20世纪80年代，农村实行联产承包责任制，村卫生室人员的报酬得不到落实，加之村卫生室失去了集体经济的支撑，村卫生室实行了个人承包、自主经营的方式。20世纪90年代，卫生院不断强化村卫生室的建设和管理。2005年，柴庄村卫生室、张庄村卫生室、毕炉村卫生室、徐山斗村卫生室、仓上村卫生室、塘坊村卫生室、前薛村卫生室、中孔村卫生室等8家卫生室被聊城市卫生局评为“规范化村卫生室”。

表 3-5-92

2013年年底高庙王乡村卫生室建设情况统计表

卫生室名称	负责人姓名	卫生室人数			房屋面积（平方米）	资产（万元）
		总数	其中			
			女	中医		
中孔卫生室	孔凡达	1		1	90	5
中孔卫生室	孔令密	1			60	3
郎集卫生室	曹景军	1			90	5
郎集卫生室	曹先社	1			90	5
郎集卫生室	曹景忠	1			90	5
郎集卫生室	赵凡岭	1			90	4
袁楼卫生室	袁宪君	2	1		90	5
袁楼卫生室	吴修岭	1			60	3
秦楼卫生室	燕兆理	2	1		90	5
钟楼卫生室	钟本静	1			70	3
高庙王卫生室	孙明奎	2	1		60	3
高庙王卫生室	朱红霞	1			60	3
高庙王卫生室	孙青林	1			50	3
徐山斗卫生室	高庆民	1			50	3
郭庄卫生室	郭步奎	2	1		30	3
吴堂卫生室	吴法新	2		1	30	3
苦水王卫生室	王学金	2			80	5
邵楼卫生室	毛守祥	1			30	3
徐集卫生室	赵同环	1			90	3
北彭卫生室	刘东英	2	1		40	3
东孙卫生室	孙明宪	2	1		30	3

续表 3-5-92

卫生室名称	负责人姓名	卫生室人数			房屋面积（平方米）	资产（万元）
		总数	其中			
			女	中医		
东孙卫生室	孙正斌	1			30	3
仓上卫生室	席学勇	1			90	5
仓上卫生室	孙海霞	1	1		40	3
李楼卫生室	孟召义	1			30	3
塘坊卫生室	曹景华	1			30	3
李寨卫生室	闫中华	1	1		30	3
王楼卫生室	王尊祥	1			30	3
刘化育卫生室	卢学东	1			30	3
朱施董卫生室	朱树吉	1			50	3
张庄卫生室	张金凤	1	1		30	3
孙集卫生室	王心亮	1			30	3
孟楼卫生室	刘庆奇	2	1		30	3
前薛卫生室	薛明江	1			90	3
前薛卫生室	薛邦山	1			90	5
刘泗河卫生室	刘怀秋	1			90	5
曹集卫生室	曹亚景	1			40	3
前马尔卫生室	张文亭	1			30	3
后马尔卫生室	张士文	1			30	3
后薛卫生室	薛凌同	1			30	3
魏楼卫生室	宋爱英	1	1		30	3
马庄卫生室	解怀忠	1			30	3
高里圈卫生室	孟祥新	1			90	5
苗庄卫生室	孙芳芝	1			30	3
席吕杨卫生室	吕国强	1			30	3
周庄卫生室	魏自玉	1			30	3
柴庄卫生室	方德刚	1			90	3
北新卫生室	张春娥	1	1		30	3
乔庄卫生室	乔怀言	1			30	3
石滚张卫生室	吴法超	1			30	3
杨庄卫生室	杨可民	1			30	3
席乔卫生室	张宗芳	1			30	3
关庄卫生室	崔怀义	1			30	3
孔盛湖卫生室	张学标	1			30	3
孔寨卫生室	吴法克	1			30	3

（七）基本公共卫生服务

2009年，开始实施以建立居民健康档案、健康教育、预防接种、传染病防治、儿童保健、孕产妇保健、老年人保健、慢性病管理和重性精神疾病管理为内容的基本公共卫生服务项目。

1.健康教育

2008年，为进一步落实“农民健康工程”和“亿万农民健康促进行动”，乡卫生院、行政村分别制作统一规格的健康教育宣传栏，作为经常性宣传防病、保健知识的阵地。2009年，乡卫生院配置了电脑、投影仪、远程视频系统等电教设备，加强对乡、村公共卫生服务工作人员的教育培训。2010年，发放健康教育资料9000份，开展健康咨询活动9次，举办健康知识讲座12次。2011年，发放健康教育资料12000份，开展健康咨询活动2次，举办健康知识讲座9次。发放高血压健康教育资料1500份，开展健康咨询活动2次，举办健康知识讲座3次。发放糖尿病健康教育资料1000份，开展健康咨询活动1次，举办健康知识讲座3次。发放孕产妇健康教育资料300份，开展健康咨询活动1次，举办健康知识讲座3次。2013年，全镇共有健康教育专兼职人员15人，举办健康教育人员培训班12期，发放健康教育宣传资料10300份，农民卫生保健知识知晓率达到85%。

2.老年人保健

2010年，全镇65岁以上的农村居民4012人，占农村总人口的11 %，建立居民健康档案3800人份，管理3800人。2011年起，结合新型农村合作医疗管理，每年对65岁以上的老年人进行一次健康体检，及时补充健康档案信息，并对新纳入管理范围人员及时建档。2013年，全镇共有65岁以上农村居民4340人，建档4200人份，建档率 96 %。结合健康查体、巡访、门诊和住院治疗等宣传康复和保健知识，实施干预措施。

3.慢性病管理

2010年，全镇共有高血压患者3256人，糖尿病患者1311人。纳入高血压病、糖尿病管理的3824人，管理率83%。2011年后，镇卫生院和村卫生室按照职责分工对慢性病人进行定期随访，每年4次，实施干预措施，并及时将新发现的慢性病人纳入管理范围。

4.重性精神疾病管理

2013年，全镇共有诊断明确且在家居住的重性精神疾病患者68人，纳入管理范围的68人，占100%。对纳入管理的重性精神疾病患者建立居民健康档案，根据患者的危险程度确定随访周期。通过随访，对患者及家属进行有针对性的健康教育和康复指导，及时补充健康档案信息。

第十一节 石佛镇卫生院

石佛镇位于阳谷县北部，东临安乐镇，西靠定水镇，南与大布乡毗连，北与郭店屯镇接壤。总面积56平方公里，总人口37625人，辖42个行政村。镇政府驻地石佛村距阳谷县城15公里。石佛镇卫生院位于石佛镇政府驻地石佛村政府街，占地4061平方米，建筑面积2900平方米。共有职工36人，开放床位20张，总资产210万元。

一、机构

（一）机构沿革

1953年6月，经县人民政府批准，设立八区（驻地青杨李）卫生所，址设石佛村，时有职工4人，由个体行医人员组成。1958年4月，阳谷县撤销区级建制，青杨李区改为石佛乡，青杨李区卫生所改为石佛乡卫生所。1958年8月，阳谷县撤乡建社，石佛乡卫生所改为石佛人民公社卫生院。1961年8月，石佛人民公社改为青杨李区，石佛人民公社卫生院改为青杨李区卫生院。区下设人民公社，人民公社设卫生所。1971年2月，撤销区级建制，成立石佛人民公社，青杨李区卫生院改称石佛人民公社卫生院。1984年8月，石佛人民公社改为石佛乡，石佛公社卫生院改为石佛乡卫生院。1993年8月，石佛乡改为石佛镇，石佛乡卫生院改称石佛镇卫生院。1992年6月，加挂红十字会医院牌子。1995年4月，经县卫生局批准为“接生定点医院”。1997年10月，被中华人民共和国卫生部、联合国儿童基金会、世界卫生组织命名为“爱婴医院”。2007年5月，经县卫生局批准为新型农村合作医疗定点医院。2012年10月，被省卫生厅批准为“省级示范化接种门诊”。

(二)领导人名录

1953—1970年卫生院（所）领导班子任职资料缺失。1971年至2013年，石佛镇卫生院领导班子经过多次调整更迭，先后共有8人担任院长，7人担任副院长。1989年7月，设立石佛乡防保站，1993年防保站站长享受卫生院副院长待遇。2013年底，石佛镇卫生院领导班子由4人组成，其中院长1人，副院长3人。石佛镇卫生院历任院长、副院长、防保站站长任职情况见表3-5-93。

(三)党群组织

1971年9月，经石佛人民公社批准，建立石佛人民公社卫生院党支部，李金平任党支部书记，时有中共党员3人。至2013年，石佛镇卫生院党支部先后有8人担任党支部书记。2013年年底，石佛镇卫生院党支部由3人组成，其中党支部书记1人，委员2人，共有中共党员8人，均为正式党员。石佛镇卫生院历任党支部书记和2013年年底党支部组成人员任职情况分别见表3-5-94和表3-5-95。

1981年6月，经县总工会批准，设立石佛公社卫生院工会委员会，隶属于阳谷县卫生局工会，时有会员38人。2013年年底，石佛镇卫生院工会会员30人。

表 3-5-93

1971—2013年石佛镇卫生院院长、副院长、防保站长任职情况表

姓名	性别	职务	任职时间	技术职称	籍贯
李金平	男	院长	1971—1988	药师	郭店屯乡于庄村
张怀安	男	副院长	1986—1987	主治医师	阿城镇张庄村
李福成	男	副院长	1987—1988	主治医师	郭店屯乡李庄村
		院长	1988—1991		
王希智	男	副院长	1988—1990	主治医师	定水镇大坑王村
董佰光	男	防保站长	1989—2011	主治医师	石佛镇董庄村
邱方静	男	院长	1991—1992	医师	张秋镇西街
张承善	男	院长	1992—2001.04	主管药师	石佛镇石佛村
孙宽斌	男	副院长	1992—2001	主治医师	定水镇双楼村
		院长	2001.04—2005.04		
周绍功	男	副院长	1995—2005	主治医师	石佛镇周白村
		院长	2005.04—2011.04		
张卫青	男	副院长	2009.10任职	主治医师	石佛镇鲁庄村
常金强	男	院长	2011.04—2013.02	主治医师	阿城镇马湾村
张景波	男	防保站长、副院长	2011.04任职	医士	阿城镇吕场村
孟继武	男	院长	2013.03任职	主治医师	十五里园镇孟堤口村
刘思茂	男	副院长	2013.11任职	医师	安乐镇肖刘村

表 3-5-94

1971—2013年石佛镇卫生院党支部书记任职情况表

姓名	性别	任职时间	技术职称	籍贯
李金平	男	1971—1988	药师	郭店屯乡于庄村
李福成	男	1988—1991	主治医师	郭店屯乡李庄村
邱方静	男	1991—1992	医师	张秋镇西街
张承善	男	1992—2001.04	主管药师	石佛镇石佛村
孙宽斌	男	2001.04—2005.04	主治医师	定水镇双楼村
周绍功	男	2005.04—2011.04	主治医师	石佛镇周白村
常金强	男	2011.04—2013.02	主治医师	阿城镇马湾村
孟继武	男	2013.03任职	主治医师	十五里园镇孟堤口

2013年年底石佛镇卫生院党支部组成人员任职情况表

表 3-5-95

姓名	性别	职务	任职时间	行政职务	技术职称	籍贯
孟继武	男	书记	2013.03	院长	主治医生	十五里园镇孟堤口村
张卫青	男	委员	2013.03	副院长	主治医生	石佛镇鲁庄村
孟凡贞	男	委员	2013.03	会计	主管药师	石佛镇温庄村

(四)科室设置

建院初期，设有诊疗室和药房。1971年11月，设立注射室、内科、外科、中医科、妇产科，配备专职防疫员。1975年5月设立放射科。1979年，设立护理办公室、防疫组。1985年，增设正骨科。1989年7月设立防保站。2007年设立农合办。2011年9月，设立公共卫生科。2013年底，共设临床科室6个，分别是：内科、外科、妇科、中医科、正骨科、护理部。医技科室4个，分别是：化验室、B超室、放射科、心电图室。行政后勤科室6个，分别是：财务科、收款室、药房、药库、农合办、公共卫生科。

2013年年底石佛镇卫生院科室主任、护士长任职情况表

表 3-5-96

科室名称	姓名	性别	职务	任职时间	技术职称
内科	张卫青	男	主任	2009	主治医师
外科	姚丙新	男	主任	2008.12	医师
妇科	卢彦霞	女	主任	2010.05	医师
中医科	刘恩思	男	主任	1990.03	医师
正骨科	张忠柱	男	主任	2001.06	医师
护理部	王振玲	女	护士长	2003.06	主管护师
化验室	李磊来	男	主任	2013.12	检验师
B超室	万桂华	女	主任	1996.05	医师
放射科	鲁保强	男	主任	2012.03	医师
财务科	孟凡贞	男	科长	2004.10	主管药师
药库	王翠亚	女	主任	2011.07	检验师
药房	杨秀芬	女	主任	2011.07	医师
农合办	商海云	女	主任	2014.06	
公共卫生科	张景波	男	科长	2011.09	医师

二、设施建设

1953年建所初期，在石佛村北借用民房5间，其中门诊4间，药房1间，药橱、柜台、桌凳等为加入卫生所的个体行医人员自带。

1957年7月，迁址石佛村老十字路口东南角，借用民房7间。主要医疗设备有听诊器、血压表、体温计、消毒盒等。

1971年8月，国家投资1.5万元，征地6061.16平方米，建设医院门诊13间，建筑面积340平方米，增设了外科、内科、妇科。1974年自筹资金0.8万元，建设职工宿舍8间，建筑面积150平方米。1975年，国家投资0.9万元，建设病房13间，建筑面积280平方米，设立病床10张。同年5月，上级无偿分配30maX光机1台，成立放射科。1976

年上级无偿分配显微镜1台。1978年，国家投资1.8万元，扩建病房350平方米，病床增加到20张。

1979年，自筹资金0.7万元，购买心电图机1台。1983年3月，卫生院自筹资金3.3万元，购进黑白B超机1台,将B超诊断用于临床。1984年，卫生院占地面积6061.16平方米，房屋48间，设置病床20张。主要医疗设备有X光机、心电图机、显微镜等。1992年,自筹资金13万元,新建二层楼房30间,建筑面积700平方米。2003年1月，自筹资金4.1万元，购置救护车1部。2008年，自筹资金6.4万元购进血细胞分析仪、尿液分析仪各1台。2010年6月，镇政府扩建街道，卫生院被征用2000平方米。10月，上级拨款85万元，自筹资金8.78万元，建设门诊病房综合楼1500平方米。12月，卫生院自筹资金3.7万元购进心电监护仪1台。2011年，卫生院筹资近20万元，购置微量元素分析仪、彩色多普勒、全自动生化分析仪各1台。2013年，卫生院自筹资金40余万元，购进CR系统、动态心电图、经颅多普勒各1台。

2013年年底，石佛镇卫生院占地面积4061.16平方米，建筑面积2900平方米，其中门诊病房综合楼建筑面积1500平方米，职工宿舍500平方米，其他900平方米。救护车1部，病床20张，万元以上医疗设备10台（件），资产210万元。

三、医疗技术

1953年建所初期，青杨李区将4名思想进步、医术较高的人员选到卫生所工作。主要采用中医中药治疗常见病、多发病和疑难病症，组织全区接生员参加上级举办或自办的培训班，学习新法接生。1961年，医学专业毕业生张凤义、程连香、肖小玉等陆续毕业分配到卫生院工作，改善了医疗人员队伍结构，充实了技术力量，在保持中医防病治病的基础上，西医和中西医结合治疗得到较快发展。1985年，卫生院职工达到45人，其中卫生技术人员40人。

1986年后，一些专业技术骨干陆续达到退离休年龄，加之卫生院职工工资待遇得不到落实，专业技术骨干严重流失，卫生院的技术力量明显不足。至2004年，全院职工32人，具有执业医师资格的仅有3人。

2004年起，县卫生局、人事局通过招考的方式，选派医疗卫生专业的大中专毕业生到卫生院工作。卫生院采取以老带新、组织培训、鼓励自学、选送进修等方式，对新进人员进行培训培养，现多数已成为卫生院的技术骨干。

（一）内科

1971年设立。主治医师张卫青坐诊，能熟练开展内科常见病、多发病的诊治，对慢性阻塞性肺疾病、消化性溃疡、高血压、冠心病、脑血管等疾病的治疗有一定的造诣。

（二）外科

1971年设立。外科医师姚丙新坐诊，是石佛卫镇生院的重点科室。主要治疗静脉曲张、阑尾炎、疝气、包茎及包皮过长和各种皮肤肿瘤。应用自身免疫疗法，治疗皮肤病疗效显著。

（三）正骨科

1985年设立。医师张忠柱坐诊，运用小夹板外固定加内服中药汤剂活血化瘀，治疗骨折、骨裂、粉碎性骨折、脱位、半脱位、关节错位。推拿按摩与汤剂并用治疗颈肩腰腿疼，微电脑牵引仪治疗颈椎病、腰椎增生及腰椎间盘突出症，均取得满意疗效。

（四）妇产科

1971年设。医师卢彦霞坐诊，能开展高危妊娠及难产的预防和诊治，对女性生殖和内分泌系统疾病治疗效果较佳。

（五）中医科

1980年成立。返聘退休中医耿福为坐诊，采用中西两法治疗冠心病、心律失常、脑梗塞、脑动脉硬化、顽固性头痛、急慢性肾炎、泌尿系结石、男科病、脾胃病、糖尿病，以及运用针灸、理疗等方法治疗中风、偏瘫、风湿性关节炎、哮喘等疾病。

2013年年底石佛镇卫生院主要医疗设备情况表

表 3-5-97

名称	型号	产地	购进时间	单价(万元)	数量(台件)
黑白B超	DP-7600	江苏	1983.03	3.35	1
尿液分析仪	W-200A	长春	2008.03	3.50	1
血细胞分析仪	UR1T-3300	桂林	2008.03	2.96	1
心电监护仪	NLB-7000	福州	2010.12	3.70	1
全自动生化分析仪	TC6030	南昌	2011.05	13.10	1
微量元素分析仪	CS-3A	济宁	2011.06	1.70	1
彩色超声多普勒	LOGIQC5	江苏	2011.11	4.56	1
动态心电图	CB-1304-C	无锡	2013.02	3.80	1
经颅多普勒	BT1000型	南京	2013.02	2.90	1
CR	ZZ-3型	北京	2013.03.21	35.70	1

1971—2013年石佛镇卫生院业务工作情况统计表

表 3-5-98

年度	病床数(张)	门诊人次	住院人次	诊断复合率(%)	治愈率(%)	好转率(%)	住院病死率(%)	床位使用率(%)	业务收入(万元)
1971	10	2846	15	36.8	20.6	66		4	0.8
1972	10	4139	16	33.5	24.3	51.3		4.1	0.9
1973	10	5983	19	39.2	28.8	60		4.2	2
1974	10	7164	20	36.6	26.5	48.5		4.3	4
1975	10	7983	22	38.4	22.5	54.3		4.9	5
1976	10	8062	31	36.5	29	60.5		6.9	5
1977	10	8813	35	37.3	30	51		7.8	6
1978	20	8615	39	35.9	29	54		8.7	7
1979	20	9145	50	40.8	24	52		11.2	7
1980	20	8679	56	54.2	31	48		12.5	8
1981	20	9256	48	61.3	38.4	44.6		10.7	9
1982	20	9913	44	52.8	29.6	49		9.8	8
1983	20	9869	52	49.7	36.5	43		11.6	9
1984	20	10080	56	60.2	34.3	39		6.2	10
1985	20	10216	59	58.6	41.4	37		6.6	12
1986	20	10320	66	51.3	45	31		7.4	15
1987	20	11080	64	62.5	42.1	38.5		7.1	14
1988	20	11052	58	53.7	40.6	37		6.5	16
1989	20	10654	60	55.8	39.8	31		6.7	15
1990	20	10351	61	55.4	40.2	40		6.8	17
1991	20	10643	59	58.6	38.2	29		6.6	17
1992	20	10034	62	61.2	37.9	36		6.9	13
1993	20	10012	66	58.9	39.5	41		7.4	15
1994	20	10008	58	57.6	38.7	37		6.5	18
1995	20	11356	75	51.7	37.2	34		8.4	26

续表 3-5-98

年度	病床数(张)	门诊人次	住院人次	诊断复合率(%)	治愈率(%)	好转率(%)	住院病死率(%)	床位使用率(%)	业务收入(万元)
1996	20	11638	72	60.3	36.9	29		8.0	28
1997	20	11650	76	58.3	38	39		8.5	31
1998	20	11035	86	57.2	35.9	33		9.6	36
1999	20	10658	81	56.9	37	35		9.1	41
2000	20	9987	88	59.1	40.5	41		9.8	43
2001	20	10568	90	61.3	42.4	37.9		10.1	45
2002	20	12010	82	59.8	40.2	43		9.3	52
2003	20	11023	69	64.2	41.6	50		7.7	64
2004	20	11068	80	61.5	39.8	42		8.9	71
2005	20	10346	82	59.4	38.6	50.6		9.3	73
2006	20	11181	79	63.5	40.2	48.9		8.7	76
2007	20	16399	121	68.4	41.6	52.6		13.5	123.4
2008	20	17650	139	70.5	42.6	53.1		15.6	152.3
2009	20	19263	168	64.9	40.3	49.6		18.9	176.6
2010	20	21529	238	70.2	50.1	46.3		21.3	185.3
2011	20	25793	304	68.3	49.2	48.6		27.3	193.6
2012	20	26031	365	76.8	48.5	46.8		32.8	236.1
2013	20	29908	389	78.5	50.8	48.1		34.9	305.8

四、社会卫生

(一)计划免疫

1953年成立卫生所后，通过组织区卫生所和个体医生巡回各村实施预防接种。接种的疫苗主要有牛痘苗、卡介苗、麻疹疫苗。

1965年脊髓灰质炎疫苗(糖丸)开始应用，按要求对2个月至7岁儿童进行普遍接种。预防接种工作在区卫生院指导下，由公社卫生所具体实施。

1970年后，陆续增加了百白破三联、百白二联、炭疽菌苗、霍乱菌苗、精制破伤风类毒素、脊灰疫苗、流行性脑脊髓膜炎疫苗等，接种的疫苗种类不断增多。

1978年，根据上级有关规定，推行计划免疫。按照《山东省计划免疫程序》，对辖区内12岁以下儿童重点推行基础免疫，开展“四苗防六病”的免疫接种活动，即用麻疹活疫苗、脊灰糖丸、百白破三联疫苗及卡介苗预防麻疹、脊髓灰质炎、白喉、百日咳、破伤风、结核6种疾病，接种时以生产大队为单位建卡登记，由卫生院防疫组指导大队卫生室赤脚医生实施接种。

1985年，上级为卫生院配备电冰箱1台，冷藏包6个，冰排40个，增加了冷链设备，保证了疫苗在运输、储存过程中的质量。

1987年，卫生院实行计划免疫保偿服务，巡回为各村儿童接种疫苗及进行健康查体。是年，入保儿童1205人，入保率38.5%。保费收入2410元，查体收入380元。

1992年，将乙肝疫苗纳入计划免疫管理，在辖区内为适龄儿童推行乙肝疫苗接种工作。

1995年，实行定点预防接种制度，全镇适龄儿童到定点门诊接种疫苗。是年，预防接种门诊定点接种1953人次，其中接种卡介苗254人，乙肝疫苗396人，脊灰疫苗499人，百白破三联疫苗386人，麻疹418人。预防接种率96%，计划免疫接种率100%，强化免疫接种率98%。

2000年，实行预防接种证制度，适龄儿童持证到定点门诊实施接种，填写每次接种情况，防止重复或漏种现象发生。

2003年3月，卫生院配置预防接种疾控信息专用微机1台，实现了预防接种信息化管理及网络直报。

2008年，将甲肝疫苗纳入国家免疫规划，适龄儿童接种全部免费。是年，通过广播、黑板报等形式，进行甲肝预防知识的宣传，按要求接种甲肝疫苗236人。

2009年，对辖区内居民实行免费补种乙肝疫苗项目，共补种乙肝疫苗2068人次。

2013年年底，卫生院预防接种门诊被聊城市卫生局命名为“五星级预防接种门诊”。

1971—2013年石佛镇基础免疫接种情况统计表

表 3-5-99

单位:人次

年度	卡介苗	脊灰疫苗	百白破三联疫苗	麻疹疫苗	乙肝疫苗	流脑疫苗	乙脑疫苗	甲肝疫苗
1971	262	258	241	309	—	—	—	—
1972	256	286	260	302	—	—	—	—
1973	248	298	234	286	—	—	—	—
1974	236	346	220	226	—	—	—	—
1975	264	312	266	284	—	—	—	—
1976	228	306	234	305	—	—	—	—
1977	253	352	228	328	—	—	—	—
1978	209	382	262	298	—	—	—	—
1979	264	329	268	264	—	—	—	—
1980	258	352	234	256	—	—	—	—
1981	216	330	274	308	—	—	—	—
1982	224	324	280	288	—	—	—	—
1983	201	345	221	301	—	—	—	—
1984	260	348	239	309	—	—	—	—
1985	248	339	261	312	—	—	—	—
1986	203	316	274	356	—	589	187	—
1987	179	398	373	338	—	591	196	—
1988	198	431	314	316	—	594	206	—
1989	264	407	436	467	—	609	191	—
1990	272	396	420	326	—	611	197	—
1991	256	431	393	397	—	634	251	—
1992	235	468	416	453	397	629	249	—
1993	220	439	375	462	401	651	278	—
1994	281	467	336	491	384	647	269	—
1995	254	499	386	418	396	701	266	—
1996	214	512	484	392	501	696	286	—
1997	278	593	494	486	47	686	307	—
1998	216	609	516	397	476	767	295	—
1999	265	516	812	467	386	723	296	—
2000	270	419	916	451	493	732	301	—
2001	283	573	500	402	662	721	324	—
2002	218	465	914	380	432	767	401	—
2003	216	526	966	497	563	713	338	—
2004	288	548	964	448	421	841	456	—
2005	209	1111	1027	452	554	1111	487	—
2006	218	971	1015	511	476	971	407	—
2007	265	954	941	774	518	954	341	—
2008	300	1200	1077	696	526	1200	437	236
2009	311	44	944	499	2068	806	405	232
2010	261	415	977	712	415	881	498	383
2011	264	945	893	482	385	720	446	210
2012	271	612	773	497	303	558	371	211
2013	217	613	694	466	297	583	335	149

(二)传染病防治

1953年卫生所成立之初，按照县卫生部门的要求和传染病流行动态，主要开展疟疾、伤寒、痢疾、流行性脑脊髓膜炎、黑热病等传染性疾病的防治。

1963年，为强化传染病防治工作，卫生院配备专职防疫员1人，专门负责预防接种、传染病报告及防治工作。之后卫生院设立防疫组，增配卫生防疫人员，不断增强防保队伍。

1972年，卫生院配合县防疫站对辖区26个大队进行了丝虫病普查，共采血镜检6360人，查出阳性病人38例，阳性率为0.6%，全部转至县级医院治疗。是年11月，卫生院对辖区内布氏菌病进行了摸底调查，未发现疫情。1973年，卫生院积极开展传染病、地方病的普查普治和群防群治。对传染性肝炎、流脑、乙脑、猩红热、伤寒、痢疾、麻疹、婴儿瘫等散在传染病进行积极治疗，控制流行，减少发病。1976年，主要开展二号病、流脑、流感、痢疾等传染病的防治，认真做好预防接种，严格落实疫情报告制度。

20世纪八九十年代，主要开展痢疾、伤寒、脊髓灰质炎、麻疹、百日咳、白喉、破伤风、病毒性肝炎、流行性出血热、结核病等传染病的防治，辖区内未发生传染病流行。

2003年，全院职工积极投身于防控“非典”工作，院内增设了发热门诊、分诊台及隔离室，组建了巡诊医疗队、流调队和消杀队，配备了猴服、口罩、胶靴、眼罩等隔离装备。对全镇乡村医生进行中华人民共和国《传染病防治法》及《传染性非典型肺炎防治管理办法》等相关知识培训。卫生院与全体职工和乡村医生签订了责任书。在乡镇各个重点出入路口设置检测站，并积极履行监测职责，隔离观察外出返乡人员89人，圆满完成“非典”防控任务。

2009年，手足口病流行，卫生院全体职工实行包村制度，督导卫生院门诊医生、乡村医生严格为儿童监测体温，发现疫情及时上报，并及时转诊，有效遏制了手足口病的流行。2009年以后，重点开展了水痘、病毒性肝炎、禽流感、甲型流感、手足口病、艾滋病及流行性腮腺炎等疾病的防治，全乡没有重大传染病流行。

(三)妇幼保健

20世纪五六十年代，重点改造旧产婆，推广新法接生，培训农社接生员，建立新法接生队伍，向群众宣传妇幼保健知识，破除陈旧生育观念，推行新法接生。

1972年，卫生院开展了妇女病普查普治，对查出的疾病，采用中西两法进行了治疗，保证了妇女的身体健康。1975年，随着农村合作医疗的开展和村卫生室的建立，卫生院要求每室配备一名女赤脚医生，重点从事本大队的妇幼保健工作。1976年，卫生院成立妇产科，在妇幼保健工作中发挥了重要作用。

1980年，卫生院组织医务人员开展妇女病调查。共调查7个大队，396人，查出子宫脱垂4人，宫颈糜烂30人，月经不调10人，盆腔炎26人，发病率17%。调查结束后，卫生院对查出疾病的妇女给予了相应的治疗。

1987年起，卫生院开展婚前健康查体工作。至1999年，共开展婚前查体73对，开具合格证明73件，开展婚育知识教育和健康指导225人次。1991年10月，卫生院实施孕产妇及儿童系统化管理，对孕妇按规定进行常规检查，产后访视。对0~6岁儿童按3:2:1（即周岁婴儿每4个月进行一次健康检查，1~3周岁的儿童每半年一次，4~6岁的儿童每年一次）规定进行健康查体。至1994年，孕产妇系统管理率90%，儿童系统化管理率95%，孕产妇死亡率19/10万，婴儿死亡率0.5%。1997年10月，石佛镇卫生院被中华人民共和国卫生部、联合国儿童基金会、世界卫生组织命名为“爱婴医院”。

2001年，卫生院建立妇保科，固定专职人员负责本辖区妇幼保健管理及各种表格资料统计上报工作。各村卫生室明确一名村医负责妇幼保健工作，乡、村妇幼保健工作网络得到进一步加强。2004年，全镇婚前医学检查率达到96%，孕产妇产前医学检查率92%,6岁以下儿童系统管理率98%,新生儿疾病筛查率90%。

2007年起，参加新型农村合作医疗的孕产妇持《聊城市孕产妇系统化保健管理服务书》和

《聊城市孕产妇系统化保健手册》可在卫生院免费接受健康指导、孕前保健和产前检查。是年10月，选派2名技术人员到市级医院进修学习，购置自动吸引器1台，妇幼保健技术水平和服务能力得到显著提升。2009年，实行农村孕产妇住院分娩资金补助和农村准备怀孕的妇女免费增补叶酸项目。卫生院严格审核，规范操作，为65名住院分娩农村妇女发放补助资金2.352元，目标人群增补叶酸服用率95%。

2012年，卫生院为辖区孕产妇开展健康知识讲座12次，健康咨询9次，免费为全镇目标人群发放叶酸1189瓶，免费为孕产妇查体1120人次。6岁以下儿童系统管理率达90%，新生儿访视率80%。

2013年，全镇孕产妇建册率80%，开展孕前检查669人次，补服叶酸399人，免费发放叶酸1322瓶。开展妇女疾病筛查305人，落实农村孕产妇住院分娩补助360人，孕产妇系统化管理率80%。新生儿听力筛查365人次，儿童系统化管理率85%。

(四)农村合作医疗

1972年，石佛公社开始实行农村合作医疗，以生产大队为单位每人每年缴费1~1.5元，在本大队卫生室就诊者免除检查、治疗、注射费和部分药费。有的大队还实行了社、队两级管理的合作医疗，在大队卫生室享受免费项目的同时，在公社卫生院还可减免门诊检查费。

在实施农村合作医疗工作中，石佛公社党委动员各生产大队广泛开工采挖、种植中草药运动，卫生院指派专人负责采挖、种植中草药的技术指导，节约了合作医疗资金，保障了全社合作医疗的稳步发展。如平坊大队于1972年秋季开展采药“小秋收”活动，采取按品种、数量记工分的办法，香附每10斤记1个工，毛根每30斤记1个工。大队固定专人检验、称重、摊晒、加工、保管。至1973年2月，全大队共采集中草药41个品种，3万余斤，价值2000余元。不但满足了本大队合作医疗用药自给，还将部分中草药卖给供销社采购站，补充了合作医疗资金。在1973年3月召开的聊城地区合作医疗和赤脚医生代表会议上，平坊大队作了《大力采购中草药，合作医疗越办越好》的典型发言。1973年，全社28个生产大队中，开展采药活动的21个，仅平坊、高刘、柿子园3个大队就采集野生药材58个品种，近1.5公斤，其中香附1万余公斤，地丁1000公斤。1973年10月26日，县革委生产指挥部批转《石佛公社革委关于采集野生药材，巩固合作医疗情况的报告》,推广石佛公社的经验。皂刘大队利用自采自种的中药材自制成膏、丹、丸、散52种，每人每月合作医疗资金仅合3厘钱。1975年，全社26个生产大队全部实行了合作医疗社队两级管理。

1980年后，农村实行联产承包责任制，多数村卫生室承包给赤脚医生个体经营，农村合作医疗逐步停办。

1995年，根据上级统一部署，石佛镇实施集资合作医疗制度，镇政府按农业人口每人集资2元钱统筹资金，由镇合作医疗办公室统一管理和使用。群众持证到卫生院就诊，减免化验、心电图、X光及B超检查费，并为50岁以上的老人每年查体一次。至1998年年底全镇累计筹资18万元，为参合农民减免各项费用22万元，为50岁以上老人免费查体1万余人次，建立老年人健康档案3000余份。由于筹资金额小，报销额度少，农民集资的积极性不高，筹资工作难以开展，于2000年停办。

2007年，实行新型农村合作医疗，农民以家庭为单位，每人每年缴费10元，各级财政补助42元。卫生院配合镇政府积极做好宣传发动和资金筹集工作。当年，农民参合率98%，行政村参合率100%，农民个人缴纳新农合资金28万余元，报销医药费30余万元。之后农民个人缴费和各级财政补助标准经过多次调整，参合农民报销比例逐步提高。2013年，参合农民32025人，参合率99.9%。共补偿116.6万元，其中卫生院门诊补偿27070人次，补偿金额41.4万元；住院补偿559人次，补偿金额75.2万元。补偿1万元以上的68人，3万元以上的28人，5万元以上的3人。

(五)乡村医生培训

20世纪70年代，结合推行农村合作医疗制度，公社卫生院选送思想好、觉悟高、责任心强、文化程度较高的农村青年参加县卫生局统一组织的培训班，培养了一大批优秀赤脚医生。至1974年，全社共有赤脚医生61人，其中女赤脚医生10人，在农村合作医疗、卫生防疫及农村常见病、多发病的防治方面发挥了重要作用。1976年，卫生院选派30名赤脚医生参加了县卫生局举办的中西医结合复训班，培训时间6个月。通过复训，提高了赤脚医生用中西医两法防治农村常见病、多发病的技能，多数达到了中级医疗水平。1979年，卫生院举办赤脚医生短训班，由卫生院业务骨干进行集中授课，共培训3个月，进一步提高了赤脚医生的技术水平。20世纪80年代，县卫生局和卫生院通过举办各种培训班，进一步加强了赤脚医生的培养和培训，有效提高了赤脚医生的诊疗水平。在1989年乡村医生职称评定中，全镇有42人被评为乡村医师，19人被评为乡村医士，21人被评为乡村卫生员。1997年11月，孟宪昌被评为山东省优秀乡村医生，1998年4月评为全国优秀乡村医生。

1996年，聊城地区卫生局组织乡村医生学历水平考试，全乡共有6名乡村医生达到中专学历水平，占乡村医生总数的9.8%。进入21世纪后，加强了乡村医生的继续教育和系统化培训，至2013年年底，全镇48名乡村医生中具有大专学历的8人，占14%，中专或相应学历的35人，占62.5%。执业助理医师的6人。在职乡村医生全部具有《乡村医生执业证书》。

（六）村级卫生组织

20世纪60年代，各生产大队普遍成立了保健组，配备了不脱产的接生员、保健员，多数生产小队配备了不脱产的卫生员，其主要任务是宣传卫生防疫、计划生育和爱国卫生运动，推行新法接生，治疗小伤小病。20世纪70年代，随着农村合作医疗制度的实施，县、社两级加大培养农村不脱产医生（卫生员）的力度，以不脱产医生和卫生员为骨干，成立大队卫生室。至1978年，全社26个生产大队中，建立村卫生室24个。20世纪80年代，农村实行联产承包责任制，村卫生室人员的报酬得不到落实，加之村卫生室失去了集体经济的支撑，各村卫生室逐步承包给了赤脚医生经营。乡卫生院不断强化村卫生室的管理，加强村卫生室的规范化建设。1992年，全乡35个村卫生室中有5个达到甲级卫生室标准，占村卫生室总数的14%。2007年，按照乡村卫生组织一体化管理的要求，建设王皋如、赵庄、沙土集3个社区卫生服务站，并被聊城市卫生局评为"全市农村卫生机构达标单位"。2010年，根据省、市《关于加快提升村卫生室服务能力建设的意见》，建设8个规范化卫生室，总投资30余万元，增添医疗器械10余件，经省级考核验收全部达到规范化卫生室建设标准。2013年年底，全镇共有村卫生室39个，乡村医生48人，其中女乡村医生15人，能提供中医药服务的14人。

表 3-5-100

2013年年底石佛镇村卫生室建设情况表

卫生室名称	室长姓名	卫生室人数			房屋面积（平方米）	资产（万元）
		总数	其中			
			女	中医		
石佛村卫生室	王文沾	1		1	40	3
石佛村卫生室	杨运庭	1			80	5
鲁庄村卫生室	张延波	2	1		80	5
鲁庄村卫生室	张金宝	2	1		80	5
后刘村卫生室	刘俊平	1	1	1	80	5
高庄村卫生室	高永彪	1			60	4
陈集村卫生室	王庆君	3	1		80	5

续表 3-5-100

卫生室名称	室长姓名	卫生室人数			房屋面积（平方米）	资产（万元）
		总数	其中			
			女	中医		
陈集村卫生室	田建华	3	2		40	3
平房村卫生室	耿明学	1			80	5
平房村卫生室	孙利杰	1	1		40	3
陶楼村卫生室	李广泉	2		1	80	5
周白村卫生室	张全芝	1	1		40	3
周白村卫生室	王来明	1			80	5
刘窑村卫生室	刘井力	1		1	40	3
贾庄村卫生室	贾跃东	1			60	4
王皋如村卫生室	王晓利	1	1		60	4
青杨李村卫生室	李恒杨	2	1	1	40	3
青杨李村卫生室	李道菊	1			60	4
西孙村卫生室	孙洪刚	1			40	3
董庄村卫生室	闫焕荣	1	1		40	3
前陈海村卫生室	吴彦征	1	1		60	4
徐楼村卫生室	刘保平	1		1	40	3
徐楼村卫生室	王元生	1			80	5
沙集村卫生室	宋来珍	1		1	40	3
沙土集村卫生室	吴庆飞	1			60	4
冯营村卫生室	王瑞玲	1		1	40	3
韩庄村卫生室	韩兆存	1		1	80	5
廉庄村卫生室	洪燕	1	1		60	4
魏海村卫生室	洪广英	2	1	1	40	3
葛海村卫生室	葛宪忠	1			40	3
东孙村卫生室	孙清辉	1			40	3
朱庄村卫生室	王凤莲	1	1		80	5
柿子元村卫生室	尹绪强	1		1	40	3
后洪村卫生室	梁福国	1		1	40	3
前睡虎村卫生室	王幸涛	1		1	40	3
前睡虎村卫生室	梁保圣	1			40	3
后睡虎村卫生室	闫德红	1		1	40	3
王楼村卫生室	刘宪猛	1			80	5
范庄村卫生室	范传生	1			60	4

(七)基本公共卫生服务

2009年，根据《阳谷县基本公共卫生服务实施方案》的要求，石佛镇卫生院开始组织实施基本公共卫生服务项目。10月，成立公共卫生科，具体负责辖区内基本公共卫生服务管理工作。2010年，卫生院建立公共卫生服务人员包村制度，加强了卫生院、村卫生室基本公共卫生服务队伍的培训。2011年，卫生院配备专用电脑2台，进行电子档案输入工作，建立基本公共卫生服务台账，强化台账记录和资金管理。

1.健康教育

2011年起，卫生院对辖区人群开展健康教育宣传活动，主要通过举办健康教育讲座、面对面的个人咨询、宣传栏、发放健康教育宣传资料等形式，有针对性地开展健康教育宣传。是年，全镇共设置宣传栏32处，举办健康教育讲座12期次，集中开展健康咨询活动9次，播放健康教育音像资料15次。2012年，在强化村卫生室建教人员职责的同时，卫生院组织开展大型室外主题健教活动25次，发放健康教育宣传资料1万余份。

2013年，镇村两级配有健康教育工作人员40人。举办健康教育骨干培训班12期，设置健康教育宣传栏43块，播放健康教育音像资料150小时，在村举办健康教育讲座216次，在学校、集贸市场举办健康咨询活动9次，累计发放健康教育宣传资料12种3万余份，农村居民卫生保健知识知晓率达到80%。

2.农村居民健康档案

1995年，石佛镇实行集资合作医疗时每年免费为50岁以上老人进行一次健康查体，并建立健康档案。2010年，镇卫生院为妇女、儿童、老年人、残疾人、慢性病患者等重点人群开始建档，通过周期性健康体检、入户调查等形式搜集农民健康基本信息。是年，全镇共建立居民健康档案29658份。2011年，镇卫生院加强与村卫生室的联系，细化村卫生室责任，扩大建档范围，并实行电子化管理。至年底，共建立健康档案30002人，建档率80%。2013年年底，全镇累计建立居民健康档案31003人，建档率85%，电子档案管理率100%。

3.老年人保健

2010年，全镇65岁及以上的农村居民3254人，占农村总人口的10%。通过信息登记和一般体格检查，建立老年人健康档案2618人份，占老年人总数的80%。2011年后，每年对65岁以上的老年人进行一次健康查体，及时补充健康档案信息，并对新纳入管理范围的人员及时建档。2013年，全镇共有65岁以上农村居民3320人，建档2798人，建档率84%。同时，对老年人进行疾病预防、自我保健及伤害预防、自救等方面的健康指导，实施干预措施。全镇老年人保健意识不断增强。

4.慢性病管理

2010年，全镇登记慢性病患者1520人，经确认纳入管理范围的944人，其中，高血压患者750人，糖尿病患者194人。2011年，卫生院对纳入管理范围的慢性病人按规定进行定期随访，实施干预措施。实行35周岁以上人群首诊测量血压制度，发现慢性病患者及时纳入管理。2013年，全镇管理高血压患者1505人，随防1354人，随访率90%。管理糖尿病患者137人，随访124人，随访率90.5%。空腹血糖达标人数70人，达标率56.4%。

5.重性精神疾病管理

2011年，全镇共有诊断明确且在家居住的重性精神疾病患者32人。至2013年，纳入管理范围的30人，占93%。对纳入管理的重性精神病患者建立居民档案，根据患者的危险程度确定随访周期。通过随访，对患者及家属进行有针对性的健康教育和技能训练，及时补充健康档案信息。

6.传染病和突发公共卫生事件报告和处理

2004年4月，配置专用微机1台，实现了传染病信息网络直报。2011年，上级将传染病及突发公共卫生事件的报告及处理列为基本公共卫生服务项目。2009—2013年，全镇共发现各类传染病185人，报告率100%。

7.卫生监督协管

2011年，卫生院建立卫生监督协管工作制度，积极协助县卫生监督机构对学校卫生开展监测，对生活饮用水及食品卫生进行抽检，定期对辖区内非法行医行为进行巡查。至2013年年底，累计巡查80次。

（八）爱国卫生运动

建所初期，卫生所协助卫协会开展除“四害”、讲卫生、“三净五灭”和反“细菌战”为主要内容的爱国卫生运动。20世纪七八十年代组织开展“两管”（管饮水、管粪便）、“五改”（改井、厕所、畜圈、炉灶、环境）为中心的农村卫生建设。1976年，全社加高敞口井台60眼，改造厕所83个，改造畜圈36座。25个大队改造了炉灶，其中3个大队建起了沼气池。

进入20世纪90年代，结合开展初级卫生保健，进一步开展爱国卫生运动。至1998年，全乡42个村共改造厕所3428个，填平污水坑50余个，迁移村内畜圈200余座，全公社农户均用上了手压井，有效的改善了农村卫生环境，减少了地方病、传染病的患病率。进入21世纪后，通过农村道路硬化，完善排水设施，实施绿化美化，家畜、家禽圈养，人畜粪便无害化处理等措施，农村环境卫生进一步改善。

第十二节 定水镇卫生院

定水镇卫生院设在定水镇政府驻地，距阳谷县城20公里。东接郭店屯镇、石佛镇，西邻莘县莘亭镇，南连大布乡，北靠东昌府区沙镇。全镇总面积58平方公里，辖43个自然村、39个行政村。人口29517，其中农业人口27937人，人口密度509人/平方公里。卫生院共有职工40人，设有病床30张，总资产513.3万元。

一、机构

（一）机构沿革

1962年12月，阳谷县区划调整，设立定水镇区，遂设立定水镇区卫生院，址设定水镇定水村中部。时有职工5人，其中中医2人，妇科1人，后勤人员1人，管理人员1人。区下设5个人民公社，人民公社设卫生所。1971年2月，撤销区级建制，成立定水镇人民公社，定水镇区卫生院改称定水镇人民公社卫生院。1972年7月，定水镇人民公社卫生院改为阳谷县人民医院定水镇分院，由集体所有制单位转为全民所有制单位。是年12月，搬迁至定水村村东路北。1997年8月，改为阳谷县定水镇卫生院。1998年10月，加挂红十字会医院牌子。2001年1月，被中华人民共和国卫生部、联合国儿童基金会、世界卫生组织命名为“爱婴医院”。2004年12月，经聊城市卫生局批准为“产科建设达标单位”。2007年3月，经阳谷县卫生局批准为“新型农村合作医疗定点医院”。2008年3月，被山东省卫生厅确定为山东省“1127工程”重点建设单位。2012年9月，预防接种门诊被聊城市卫生局评定为“四星级预防接种门诊”。

（二）领导人名录

1962年至2013年，定水镇卫生院领导班子经过多次调整更迭，先后有13人担任院长，10人担任副院长。1989年7月，设立定水镇防保站，1993年，防保站站长享受卫生院副院长待遇。2013年年底，定水镇卫生院领导班子由6人组成，其中院长1人，副院长5人。定水镇卫生院历任院长、副院长、防保站站长任职情况见表3-5-100。

（三）党群组织

1962年，定水镇区卫生院与兽医站、广播站建立联合党支部。1981年，阳谷县人民医院定水镇分院与定水镇兽医站为联合党支部。1991年7月，经定水镇党委批准，阳谷县人民医院定水镇分院单独建立党支部，陆广月任支部书记，耿福维任副书记，张思义、李玉周为委员，时有中共正式党员7人。至2013年，定水镇卫生院党支部先后有3人担任党支部书记，2人担任党支部副书记。2013年年底，定水镇卫生院党支部由4人组成，其中书记1人，副书记1人，委员2人。共有党员10人，均为中共正式党员。定水镇卫生院历任党支部书记、副书记和2013年底党支部组成人员任职情况分别见表2-5-101和表2-5-102。

1987年10月，经阳谷县总工会批准，设立阳谷县定水镇卫生院工会委员会，时有会员30人。2013年年底，定水镇卫生院有工会会员45人。

1962—2013年定水镇卫生院院长、副院长和防保站长任职情况表

表 3-5-101

姓名	性别	职务	任职时间	技术职称	籍贯
孟庆德	男	院长	1962.12—1964.10		定水镇孟庄村
李广珠	男	副院长	1962.12—1970.05		不详
杨胜文	男	院长	1964.10—1966.07		郭店屯镇九杨村
			1971.08—1974.05		
吴由升	男	院长	1966.07—1970.10		李台镇袁楼村
刘志华	男	院长	1970.10—1971.08		七级镇胡楼村
邢桂昌	男	院长	1974.05—1979.11		郭店屯镇前李村
朱之金	男	副院长	1975.06—1979.11		石佛镇朱庄村
张福华	男	院长	1979.11—1983.04	主治医师	莱阳县大夼乡
李玉周	男	副院长	1979.11—19830.4	主治医师	郭店屯镇李屯村
		院长	1983.04—1985.07		
耿福维	男	副院长	1983.10.—1985.07	主治医师	石佛镇平坊村
		院长	1985.07—1987.03		
张成善	男	院长	1987.03—1991.02	主管中药师	石佛镇石佛村
王　坤	男	防保站长	1987.05—1991.10	会计师	石佛镇睡虎村
路广月	男	院长	1991.02—2001.04	主治医师	寿张镇杨松林村
李祥岐	男	防保站长	1991.10—2013.02	中药师	定水镇李八堤口村
		副院长	2009.11任职	药师	
李怀生	男	副院长	1995.07任职	副主任医师	定水镇王庄集村
王希智	男	副院长	1998.11—2001.08	主治医师	定水镇大坑王村
		院长	2001.04—2011.04		
孙良友	男	副院长	2009.11任职	主治医师	定水镇定水村
贾广瑞	男	院长	2011.04任职	主治医师	十五里园镇贾垓村
虞贵峰	男	副院长	2012.05任职	医师	狮子楼街道贾庄村
洪怀来	男	防保站长	2013.02任职	中级工	定水镇定水村
郑继平	男	副院长	2013.10任职	放射技师	定水镇草寺村

1991—2013年定水镇卫生院党支部书记、副书记任职情况表

表 3-5-102

姓名	性别	职务	任职时间	技术职称	籍贯
路广月	男	书记	1991.07—2001.04	主治医师	寿张镇杨松林村
耿福维	男	副书记	1991.07—2001.08	主治医师	石佛镇平坊村
王希智	男	书记	2001.04—2011.04	主治医师	定水镇大坑王村
李怀生	男	副书记	2001.08任职	副主任医师	定水镇王庄集村
贾广瑞	男	书记	2011.04任职	主治医师	十五里园镇贾垓村

2013年年底定水镇卫生院党支部组成人员任职情况表

表 3-5-103

姓名	性别	职务	任职时间	行政职务	技术职称	籍贯
贾广瑞	男	书记	2011.04	院长	主治医师	十五里园镇贾垓村
李怀生	男	副书记	2001.08	副院长	副主任医师	定水镇王庄集村
康怀尧	男	委员	2007.07	现金会计	药师	定水镇康泓村
郑继平	男	委员	2013.10	副院长	放射技师	定水镇草寺村

(四)科室设置

建立定水镇区卫生院之初，设有内科、中医科、药房，配备专职防疫员。1970年6月，设立外科、妇产科。1972年2月，设立儿科。1975年5月，设立口腔科、护理办公室。1978年9月，设立眼科。同年，在辖区王庄集村设门诊部1处，设有内科、中医科和药房。1980年3月，眼科与口腔科合并为五官科。1983年6月，增设心电图室、化验室、放射科。1987年3月，增设B超室。1989年7月，设立防保站。1991年9月，王庄集门诊部撤销。1993年8月，设立正骨科。2006年3月，设立肛肠科。2011年4月，增设公共卫生科、妇保科、儿保科。2013年年底，共设临床科室8个，分别是：内科、外科、儿科、中医科（设专家门诊）、妇产科、正骨科、肛肠科、五官科。医技科室4个，分别是：B超室、心电图室、检验科、放射科。行政后勤科室6个，分别是：财务科、医院办公室、中药房、西药房、收款室、农合办。基本公共卫生服务科室3个，分别是公共卫生科、妇保科、儿保科。

表 3-5-104 2013年年底定水镇卫生院科室主任、护士长任职情况表

科室名称	姓名	性别	职务	任职时间	技术职称
中医科	李怀生	男	主任	1990.02	副主任医师
放射科	王成风	男	主任	1998.05	医师
药房	施纪才	男	主任	1998.05	药师
妇产科	刘春环	女	主任	2000.04	主治医师
肛肠科	魏义刚	男	主任	2006.03	医师
正骨科	洪之伦	男	主任	2007.06	医师
五官科	苗运秋	男	主任	2009.02	医师
外科	孙良友	男	主任	2009.11	主治医师
财务科	张儒朋	男	科长	2010.08	防疫师
内科	冯新颖	男	主任	2011.04	医师
公共卫生科	虞贵峰	男	科长	2011.04	医师
检验科	王伟伟	女	主任	2011.04	检验师
彩超室	郑继平	男	主任	2011.04	技师
心电图室	郑继平	男	主任	2011.04	技师
农合办	席淑红	女	主任	2011.05	防疫师
妇保科	刘春环	女	主任	2011.05	主治医师
儿保科	焦海霞	女	主任	2011.05	医师
护理办公室	刘海芳	女	护士长	2011.09	护师
医院办公室	郑继平	男	主任	2012.05	技师
儿科	王士春	男	主任	2013.05	医师

二、管理与发展

1962年12月建立定水镇区卫生院时，在定水村借用民房8间，其中门诊4间，药房2间，宿舍1间，行政办公室1间。配置药橱、柜台、桌椅、听诊器、血压表、体温计等简易诊疗设备。时有职工5人，下辖王庄集、定水等5处人民公社卫生所。

1970年12月，上级投资32万元，在定水镇村东征地6532平方米，建设房屋58间，其中门诊17间，病房15间，职工宿舍26间，开放床位20张。职工发展到18人，其中医师10人，医士2人，护士3人。设有内科、外科、中医科、妇产科和中、西药房。

1971年撤区并社，撤销小公社自负盈亏的卫生所，其人员下放到大队当赤脚医生。1973年，又将其全部收回到公社卫生院。

1975年，为推行农村合作医疗，大力兴办卫生室，积极培训乡村医生，全公社36个大队，有30个大队办起了卫生室，其中24个大队办起了合作医疗。是年5月，卫生院自筹资金2000元，购置牙科治疗椅1台，设置口腔科。

1978年9月，在王庄集租赁房屋6间，调派职工5人，设立王庄集门诊部。

1979—1982年，招收闲散科技人员4人，接收医学专业大中专毕业生5人。加之上级无偿分配部分医疗设备，卫生院职工文化层次、医疗技术水平显著提高。

1983年6月，上级无偿分配显微镜1台，30mAX光机1台，心电图机1台，无影灯1台，手术床1套。1984年，卫生院职工增至29人，其中主治医师1人，医师11人，药师2人，护师1人，防疫师1人；医士4人，护士2人，药士1人，技士2人；行政管理和工勤人员4人。病床20张，年门诊量14624人次，业务收入32万元。

1987年3月，卫生院自筹资金2.48万元，购置日本东芝公司生产B型超声诊断仪1台，将B超诊断技术应用于临床。

1989年，县政府改革经费拨付使用办法，将财政补贴经费改“人头费”为卫生事业费，除拨付离休人员的离休费、退休人员的基本退休费、遗属补助、防保人员工资外，其他人员工资自理，实行按劳取酬全浮动工资制，多劳多得，少劳少得，不劳不得。由于政府对卫生院拨付的经费减少，加之卫生院基础设施和技术力量均较为薄弱，职工工资得不到保障，专业技术人员流出严重，业务收入比1983年减少9万元，欠债5.2万元。卫生院对此积极应对，采取儿童计划免疫保偿、返聘离退休技术人员，努力提高治疗水平等措施，综合提高卫生院业务收入。1992年，定水镇卫生院儿童计划免疫保偿服务收入7256元，门诊人次增加至17582人，年业务收入37万元。

20世纪90年代，按照上级统一部署，实行院长负责制、全员聘任制和绩效工资制，同时开展创建甲级卫生室、集资合作医疗、预防保健、农村改厕为主要内容的初级卫生保健活动，积极争取镇政府财政支持，有效保障了卫生院工作的正常运转。1993年，全镇创建甲级卫生室18个，占村卫生室总数的60%，11所有制中小学开设健康教育课程。

1994年3月，卫生院自筹资金3.26万元，由单面门诊改为双面门诊，新增建筑面积500平方米。1995年2月，卫生院投资2.9万元进行病房改造，由单排病房建设为双排病房，新增建筑面积312平方米。1996年4月，卫生院自筹资金5.87万元，建设二层门诊楼1幢，建筑面积750平方米。是年，卫生院职工发展到31人，其中医护人员16人，医技6人，司药5人，行政后勤4人。

2000年，卫生院领导班子经过充分论证，决定设立中风康复科，配备副主任医师2人，主治医师1人，住院医师3人。购置半自动生化分析仪、血流变仪、脑电地形图仪、血液净化仪、激光治疗仪、心电工作站等医疗设备，建立中风康复科诊疗室、病房、康复理疗室，配备康复器材，完善配套设施。实行出勤、质量、效益量化考核，奖金上不封顶。2002年，全院业务总收入110万元，其中中风康复科业务收入40万元，中药收入25万元。中风康复科不但成为卫生院业务收入的重要支柱，而且创出了中风康复治疗的“品牌”。

2006年7月，山东省实施“1127”工程，卫生院争取上级建设资金80万元，建设二层病房楼1栋，2007年5月1日投入使用，建筑面积1197平方米，病床增至30张。

2007年4月，阳谷县全面推行新型农村合作医疗。定水镇卫生院积极配合镇政府做好新型农村合作医疗的宣传发动、资金筹集和参合农民信息输入工作。投资2.5万元，购置新型农村合作医疗计算机管理系统，实现了划价、收费、发药、出入库、报销结算等环节的计算机联网。在门诊楼大厅设置新型农村合作医疗费用报销结算窗口，严格执行“四公开”（即公开服务承诺、公开报销流程、公开药品价格、公开诊疗项目价格），严格执行新型农村合作医疗“诊疗项目目录”“用药目录”和“住院病种目录”。农民群众得到了实惠，卫生院业务收入大幅增加。2007年，全镇参加新型农村合作医疗的24385人，参合率89%，卫生院业务收入132.8万元，以上年增长57.72%。

2008年，按照县卫生局的统一部署，积极组织开展“两好一满意活动”（即：服务好、质量好，群众满意），加强医务人员的“三基三严”训练，内强素质，外树形象，狠抓管理，优化服务。成立了以院长为组长的医疗质量管理小组，完善医疗质量管理制度，严格落实各项规章制度和岗位职责。加强护理人员的业务培训和技能考核，提升护理人员的业务技能。明确专人管理病案，严格病案书写规范。通过开展上述活动，职工的责任意识、服务意识、质量意识显著增强。

2009年，卫生院实施人才培养工程，选派5名技术骨干到上级医院进修学习。郑继平、孙良友、冯新颖、张茹赴聊城市人民医院进修学习，孙维高赴聊城市疾控中心进修学习。2011年7月，卫生院投资3万元购置远程会诊系统，实现了与省级医院的联网，使辖区居民在家门口就能享受上级医院专家的诊疗服务，深受患者及家属的好评。同年，卫生院投资48.8万元购进全自动生化分析仪和CR设备，满足了临床检查需求。是年，全院业务收入324.5万元，较2010年增加67.5万元。2013年2月，卫生院争取中央资金78万元，省资金10万元，卫生院自筹资金120万元，建设三层门诊楼1幢，建筑面积1328.6平方米。同年，彩超室、放射科、病房安装了空调。

2013年年底，全院共有职工40人，其中副高级职称1人，中级职称4人，初级职称32人。执业医师11人。总资产513.3万元，其中固定资产281.3万元。病床30张，拥有万元以上医疗器械11台件。2013年年底主要医疗设备和卫生院历年业务工作情况分别见表3-5-105和表3-5-106。

2013年年底定水镇卫生院主要医疗设备情况表

表 3-5-105

名称	型号	产地	购进时间	单价（万元）	数量(台件)
牵引床	颈腰椎牵引床A型	石家庄	2000.10	4	1
X光机	XG-500	北京	2007.03	2.5	1
十二导网络同步心电	MIC-1	北京	2008.08	2.5	1
血细胞分析仪	TEK-ⅡMINI	江西	2008.11	3.98	1
光波治疗仪	XFH-2000型	郑州	2009.08	1.5	1
彩超	DC-3	深圳	2009.10	28.5	1
尿液分析仪	US-200	长春	2010.08	1.6	1
单导心电图机	XD-7100	上海	2010.11	0.39	1
裂隙灯	SLM-2ER	重庆	2011.03	1.2	1
X光机	XG-500	北京	2011.06	9	1
电动吸引器	7C	江苏	2011.07	0.14	1
微波治疗仪	WB-3100（AI）	徐州	2011.07	0.62	1
胎心监护仪	KD-Ⅱ	湖北	2011.07	0.07	1
CR	CR-IR391-RU	日本	2011.09	35.7	1
煎药机	KY8YS-200BB	河南	2011.11	0.99	1
全自动生化仪	TC6030	江西	2011.11	13.1	1

三、医疗技术

1962年成立定水镇区卫生院时，由于医疗设备落后，仅能诊治一些常见病、多发病。

20世纪70年代，在招收社会闲散科技人员工作中，耿福维、张玉廷、胡现雨、高广军被招收到卫生院，北京市人民医院放射科医生孙道勤调入卫生院，医学专业毕业生吴秀婷、范焕英、杨秀成分配到卫生院，充实了技术力量，改善了医疗人员队伍结构，西医和中西医结合得到较快发展。1980年，卫生院设有内科、外科、中医科、儿科、妇产科、口腔科。内科能开展常见病、多发病的诊治，以及有机磷中毒的抢救治疗；外科开展简单的清创缝合以及结扎手术；中医科通过内服中药、外敷药膏等方法，治疗中风、烧烫伤有显著疗效。妇产科能够诊治妇科常见病和新法接生。

20世纪80年代后期，一些年龄偏大的技术骨干相继退休，加之医疗技术人员严重流失，卫生院的技术力量明显不足。至2004年，全院职工35人，具有执业医师资格的仅有6人。

2004年起，县卫生局、人事局通过招考的方式，选聘医疗卫生专业大中专毕业生到卫生院工作。2004—2013年，定水镇卫生院共接收毕业生18人，其中大专12人，中专6人。卫生院采取以老带新、组织培训、鼓励自学、选送进修等方式，加强培养教育，多数已成为卫生院的技术骨干。

（一）中医科

建院初期设立，是定水镇卫生院的重点科室，也是拳头科室，在周边县市享有较高声誉。由“阳谷县十佳名医”李怀生（副主任中医师）亲诊，善治内、妇科杂病，尤精于心、脑、肝、胃、肿瘤等病辩证论治。治疗疑难顽症，提出“两通一补，兼从痰瘀论治”的理论，治疗中风提出“通补结合，气血两调，虚实兼顾，痰瘀并治”之理论，并研创系列方，临床疗效显著。日门诊量70余人次。

（二）内科

建院初期设立，能对常见病、多发病作出规范治疗，擅长呼吸、消化系统疾病的治疗和有机磷中毒抢救。

（三）外科

1970年6月设立，与阳谷县人民医院建立合作关系，常年开展阑尾炎切除术、疝气修补术、包皮环切术、静脉曲张剥脱术等手术。

（四）妇产科

1970年6月设立，担负辖区内妇科疾病的预防与治疗，利用微波治疗仪治疗妇科炎症疾病317例，临床观察效果尤著。

（五）儿科

1972年2月设立，能对小儿常见病、多发病做出规范诊治，对于小儿肺炎、病毒性脑炎、心肌炎的诊断治疗有丰富经验。

（六）五官科

1980年3月设立，开展口内外及颌面整形、畸形牙整复、修补牙等。眼科专业与聊城市光明眼科医院建立协作关系，开展白内障、翼状胬肉等手术。

（七）正骨科

1993年8月设立。由经验丰富的正骨医师应诊，所精心研制的特色接骨膏，对骨折的治疗效果显著，受到广大患者认可，获得国家专利证书。在颈肩腰腿痛疾病方面，有独特诊疗方法。

（八）肛肠科

2006年3月设立，对内痔、外痔、混合痔、直肠息肉、肛周脓肿、结肠炎等肛肠疾患治疗规范，具有“疗效高、疗程短、痛苦小”等特点。

表 3-5-106

1962—2013年定水镇卫生院业务工作情况统计表

年度	病床数(张)	门诊人次	住院人次	诊断符合率(%)	治愈率(%)	好转率(%)	住院病死率(%)	床位使用率(%)	业务收入(万元)
1962		4512		70	21	77			1.5
1963		4936		72	18	77			1.9
1964		4895		75	20	75			1.8
1965		5306		79	17	76			2.4
1966		5634		79	17	75			2.7
1967	5	5532	20	81	18	77		11	2.6
1968	5	6321	21	85	19	73		11.5	3.2
1969	5	6976	23	84	17	74		12.6	5
1970	20	11302	22	89	20	72		2.9	7
1971	20	13058	24	91	22	71		3.3	8
1972	20	13654	26	93	20	73		3.6	11
1973	20	14132	27	94	19	80		3.7	15
1974	20	14687	29	90	18	79		4.1	19
1975	20	15623	21	91	15	73		2.9	23
1976	20	16412	28	92	22	71		3.9	26
1977	20	15189	30	95	23	72		4.1	28
1978	20	16041	32	96	15	81		4.4	29
1979	20	16219	33	98	18	81		4.5	31
1980	20	16928	35	99	20	76		4.8	32
1981	20	16043	37	99	17	72		5.1	33
1982	20	15968	39	98	19	68		5.3	35
1983	20	14365	37	97	18	75		5.1	32
1984	20	14624	35	98	20	73		4.8	32
1985	20	13984	36	99	21	73		4.9	30
1986	20	16874	34	99	21	74		4.7	25
1987	20	15687	32	97	16	82		4.4	28
1988	20	15423	35	96	15	82		4.8	25
1989	20	16134	37	98	18	82		5.1	23
1990	20	17658	42	99	19	79		5.8	28
1991	20	17437	43	97	18	81		5.9	29
1992	20	17582	45	96	17	74		6.2	37
1993	20	17861	47	95	17	81		6.5	39
1994	20	18132	46	98	18	74		6.3	41
1995	20	18354	48	98	19	75		6.6	42
1996	20	18421	51	99	21	74		7.1	44
1997	20	18249	53	97	22	74		7.3	46
1998	20	19024	56	98	23	72		7.7	48
1999	20	19364	59	97	22	73		8.1	47
2000	20	19487	63	97	24	71		8.6	49
2001	20	19876	75	98	23	75		10.3	53
2002	20	20382	79	95	20	74		11.1	59
2003	20	21364	99	96	23	72		13.6	64
2004	20	21874	97	98	21	72		13.3	69
2005	20	21963	102	97	25	73		14.1	82
2006	30	22891	118	96	24	73		16.2	84.2
2007	30	33813	178	98	26	72		16.3	132.8
2008	30	37228	320	99	23	74		29.2	171.3
2009	30	38742	391	95	22	72		36.2	217.3
2010	30	41785	454	93	25	73		41.5	257
2011	30	36402	690	99	24	72		63	324.5
2012	30	29178	968	94	23	72		88.4	404.2
2013	30	28741	654	98	25	72		59.8	312.4

四、社会卫生

(一)计划免疫

20世纪60年代，接种的生物制品主要有牛痘、卡介苗、麻疹、乙脑等疫苗，重点预防天花、麻疹、乙脑等传染病。卫生院按照县卫生防疫机构的安排，组织人员采取走乡串户巡回接种或学校集中接种的方法。但由于接种登记手续不完备，影响了免疫效果。

20世纪70年代，陆续增加百白破三联、脊灰疫苗、精致破伤风类毒素等疫苗，按照免疫程序规定的年龄组逐一接种，由卫生院防疫组指导乡村医生具体实施。1978年，国家实行计划免疫，按照《山东省计划免疫程序》，对12岁以下儿童建立个人卡片，以村大队为单位集中保存。推行基础免疫，用麻疹活疫苗、脊灰糖丸、百白破三联疫苗及卡介苗四种疫苗预防麻疹、脊灰、百日咳、白喉、破伤风、结核六种传染病。至此，预防接种由突击活动转入计划免疫。

1983年5月，实行《儿童预防接种证》制度，促进了计划免疫工作的开展。1986年3月，开始建立冷链系统，卫生院配备电冰箱1台，疫苗冷藏输箱1个，冷藏包5个。1987年11月，实行儿童计划免疫保偿，当年入保儿童896人，入保率41%，收费2136元，支出各项查体费用389元。1988年3月，经省级基础免疫考核验收，定水镇的麻疹、脊灰、百白破、卡介苗接种率分别为87%、85.3%、86.3%、89.6%，均达到了卫生部提出的85%目标要求。

1992年，乙肝疫苗纳入计划免疫管理。1995年4月，实行预防接种门诊定点接种制度，全镇适龄儿童集中到定点门诊实施预防接种。是年，预防接种定点门诊共接种3658人次，其中接种卡介苗291人，脊灰901人，百白破三联疫苗931人，麻疹疫苗361人，乙肝疫苗707人，流脑疫苗276人，乙脑疫苗191人，预防接种率91%，计划免疫接种率85%，强化免疫接种率87%。

2004年，预防接种门诊共接种4360人次，预防接种率95%，计划免疫接种率90%，强化免疫接种率92%。2008年，国家将甲肝疫苗纳入免疫规划。卫生院投资1.2万元，配备预防接种疾控信息专用微机1台，实现了预防接种信息化管理和网络直报。适龄儿童全部免费接种。2009年3月，对15周岁以下儿童实行免费补种乙肝疫苗项目，共补种2982人，占应补种人数的86%。2010年7月，定水镇对8月龄至6周岁适龄儿童实行麻疹疫苗强化免疫和7~14周岁儿童麻疹疫苗查漏补种。麻疹疫苗强化免疫1389人，查漏补种308人。2011年7月，开展“星级预防接种门诊”创建活动，从硬件设施、人员配置、资料管理等方面进行规划建设。2012年9月，被聊城市卫生局授予“四星级预防接种门诊”。

1978—2013年定水镇基础免疫接种情况统计表

表 3-5-107　　单位:人次

年度	卡介苗	脊灰疫苗	百白破三联疫苗	麻疹疫苗	乙肝疫苗	流脑疫苗	乙脑疫苗	甲肝疫苗
1978	262	630	829	272	—	—	—	—
1979	257	696	852	268	—	—	—	—
1980	271	672	841	293	—	—	—	—
1981	265	663	829	286	—	—	—	—
1982	262	673	831	259	—	—	—	—
1983	259	682	842	268	—	—	—	—
1984	273	691	857	312	—	—	—	—
1985	279	667	859	201	—	—	—	—
1986	257	721	863	294	—	283	163	—
1987	292	719	881	322	—	290	181	—
1988	283	738	872	306	—	258	170	—
1989	281	682	903	329	—	251	172	—
1990	298	731	929	308	—	265	162	—
1991	271	796	942	323	—	262	185	—
1992	269	781	935	348	683	270	179	—

续表 3-5-107

年度	卡介苗	脊灰疫苗	百白破三联疫苗	麻疹疫苗	乙肝疫苗	流脑疫苗	乙脑疫苗	甲肝疫苗
1993	278	832	910	362	710	274	173	—
1994	281	862	918	353	701	278	191	—
1995	291	901	931	361	707	276	186	—
1996	272	827	908	368	719	268	182	—
1997	293	897	932	371	712	272	197	—
1998	279	846	918	392	730	287	219	—
1999	284	799	926	374	732	296	207	—
2000	296	812	941	389	746	310	216	—
2001	286	768	937	376	743	306	209	—
2002	289	796	942	392	751	313	213	—
2003	284	818	952	389	763	325	220	—
2004	296	731	976	495	791	366	411	—
2005	310	974	1180	545	944	943	434	—
2006	358	1330	1366	664	1077	1656	826	—
2007	214	1168	1278	699	932	1068	646	—
2008	308	1297	1315	1043	926	1258	691	323
2009	304	1258	1261	693	926	1189	612	322
2010	357	1332	1260	758	1025	991	583	296
2011	343	1345	1318	827	1029	1159	604	274
2012	402	1305	1316	946	1110	924	577	287
2013	319	997	1123	528	1009	472	414	165

（二）传染病防治

1962年建立定水镇区卫生院之初，主要是贯彻落实“面向工农兵、团结中西医、卫生工作与群众运动相结合”的方针，广泛发动群众，开展除害灭病和“两管”“五改”为中心的爱国卫生运动，培训卫生员，向群众宣传传染病预防知识，以提高群众的卫生知识水平。1963年，卫生院配备防疫员1人，专门负责预防接种、疫情报告和传染病防治工作。1972年12月，卫生院设立防疫组，防疫人员增加到4人。1989年7月，卫生院防疫组改建为防保站，防疫人员增加至5人。

20世纪八九十年代，重点开展霍乱、痢疾、伤寒、病毒性肝炎、流行性出血热、脑脊髓膜炎、结核、脊髓灰质炎、麻疹、百日咳、流行性乙型脑炎等传染病的防治。1984年3月，定水镇对辖区内重点人群进行霍乱检索，未查出健康带菌者。

进入21世纪后，进一步强化了传染病防治工作。2003年，全院医务人员积极投身于“传染性非典型肺炎”的防控工作，镇政府成立以分管副镇长为组长，卫生院长为副组长，医疗骨干、防疫人员为成员的“非典”防控工作领导小组。卫生院组建了应急医疗组、流调队、消杀队。组织乡村医生进行中华人民共和国《传染病防治法》《传染性非典型肺炎防治管理办法》等相关知识的培训。院内增设发热门诊和隔离观察室，对外来人员和外出返乡人员进行隔离观察52人，做到早发现、早报告、早隔离、早观察、早治疗。为积极防控“非典”，搞好预防性服药，卫生院投资近3万元，购买抗病毒中草药、煎药设备和保温桶，为全镇辖区内重点人群免费提供饮用中药药剂。通过上下齐心协力，积极防控，全镇未发生一例“非典”病人。

2007年7月，“手足口病”爆发，卫生院成立了以院长为组长的手足口病领导小组，带领医务人员坚守岗位，确保紧急情况人员及时到位。设立预检分诊台，完善诊疗记录，做好相关病史的采集工作，防止漏诊、误治。加强辖区内托幼机构手足口病防控工作的指导。防保工作人员坚持每日统计发热病人数据，并进行网络直报。卫生院投资1.1万元印制并免费发放手足口病宣传资料，深入开展手足口病防控知识宣传，在辖区内开展群防群治。是年，全镇共报告手足口病病例132人，均通过有效治疗而痊愈，使疫情得到了有效控制。

（三）妇幼保健

1962年，定水镇卫生院配备妇幼保健员，在辖区内开展新法接生，并培训村级接生员。1966年，每个村都配备了接生员，新法接生率达到46%。

1970年6月，定水镇区卫生院设立妇产科，主要开展常见妇科病的查治及接生服务。1976年后，多数村庄配备了女赤脚医生及简单接生设备，基本上达到了接生不出村。

1987年，卫生院开始实施儿童计划免疫保偿，至1988年年底，全镇有189名儿童享受保偿服务。1988年4月，实施婚前医学查体，卫生院指定一名技术较高、责任心强的医生承担此项工作，通过宣传教育和开展优质服务，截至1990年年底，共开展婚前医学查体712对，出具查体“合格证明”659件，开展婚育知识教育和保健指导1652人次。

1997年，实行孕产妇、儿童系统化管理。2000年，孕产妇系统化管理率85%，儿童系统化管理率85%。

2000年，卫生院投资3.8万元对产房、婴儿室、产科病房、儿科病房进行了改造。2001年1月，被中华人民共和国卫生部、联合国儿童基金会、世界卫生组织命名为“爱婴医院”。是年，孕产妇管理实行建卡登记制度，发放孕产妇保健手册，开展孕期保健和产后访视工作。按4.2.1规定进行儿童健康查体，对科学育儿实施保健指导。2004年，全镇婚前医学检查率98%，孕产妇系统化管理率90%，孕产妇住院分娩率100%；7岁以下儿童系统化管理率86%，新生儿疾病筛查率87%。2004年12月，被聊城市卫生局评为“产科建设达标单位”。

2009年，实行农村孕产妇住院分娩资金补助及农村准备怀孕的妇女免费服用叶酸项目，卫生院有关人员认真履行职责，共为284名农村住院分娩妇女落实补助资金9.94万元（每例350元），目标人群叶酸服用率95%。

2013年年底，全镇孕产妇建册率85%，孕产妇系统化管理率85%，高危妊娠管理率89%，住院分娩率100%；目标人群增补叶酸知晓率100%，服用率98%。2009—2013年，共为1421名农村产妇落实住院分娩补助资金49.7万元。

（四）农村合作医疗

1975年，定水镇公社推行合作医疗，以生产大队为单位，每人每年缴费1~1.5元，在大队卫生室就诊免除检查费、注射费以及部分医药费。全社36个生产大队中，有32个实行了合作医疗，其中24个生产大队实行了社、队两级管理，参合农民除在大队卫生室享有免费项目外，在公社卫生院还可减免部分检查费和药费，较好地解决了农民看病难的问题。在具体实施过程中，社、队两级坚持以种为主的“三土”“四自”勤俭办医方针，发动各大队和广大群众充分利用闲散地块自种中药，沟崖、荒地自采中药。1976年，全公社共种中药1682亩，20余个品种，共收干药4.25万公斤。是年，卫生院办起了制药厂，加工膏、丹、丸、散、针剂100余种，占所使用药品的20%。5个生产大队办起了制药厂，生产膏、丹、丸、散10余种，有力推动了农村合作医疗工作的发展。1980年后，农村实行联产承包责任制，村卫生室承包给赤脚医生个人经营，农村合作医疗逐步停办。

1997年，实施人人享有初级卫生保健，实行集资合作医疗制度，镇政府以农村人口每人每年2元钱的标准统一筹集资金，实行镇办镇管，镇卫生院减免门诊检查费，并每年为50岁以上老人免费查体建档。至1998年，全镇共累计筹资4.86万元，为参合农民减免各项费用4.52万元，为50岁以上老人建立查体档案3125份。由于筹资金额小，报销项目少，农民集资积极性不高，于1999年再次停办。

2007年5月，实施新型农村合作医疗，镇政府按照以家庭为单位，每人每年10元钱筹资，各级财政每人每年补助42元，其中6元纳入个人账户，用于门诊检查和门诊药费。镇卫生院积极配合镇政府做好宣传发动和资金筹集工作，当年参合率达89%，农民个人缴纳合作医疗资金27.5万元，补偿医药费用21.8万元。此后，农民个人缴费和各级财政补助资金标准经过多次调整，参合农民报销比例逐步提高。

2013年，全镇参合农民26312人，参合率94%。卫生院补偿金额135.2万元，其中门诊补偿35万元，住院补偿100.2万元。

2007—2013年定水镇新型农村合作医疗情况统计表

表 3-5-108

年度	农业人口数	参合人数	参合率(%)	补偿人次			补偿金额（万元）		
				总数	其中		总数	其中	
					门诊	住院		门诊	住院
2007	27542	24385	89	14248	13896	352	21.83	9.23	12.60
2008	27635	25645	93	15825	15523	302	49.36	37.10	12.26
2009	27659	25863	93	16256	15773	483	63.22	27.34	35.88
2010	27726	25348	91	24041	23536	505	49.63	39.77	45.67
2011	27658	25936	94	21666	20962	704	132.06	49.18	82.88
2012	27892	25874	93	27052	26099	953	269.86	75.16	194.70
2013	27937	26312	94	20800	20147	653	135.23	35.06	100.17

（五）乡村医生培训

建院初期，卫生院注重培训生产大队卫生员和生产小队不脱产的保健员。1965年3月，定水镇区卫生院在坡里村举办定水镇区半耕半读卫生学校，培训对象为各村卫生员，使其发挥疫情报告、疾病预防及小伤小病治疗等方面的作用。授课人员安排区卫生院资深医师兼任，授课内容主要为中医学、内科学等课程。每期培训6个月，培训学员25人，共举办两期，培训学员50人。

20世纪70年代，结合推行农村合作医疗制度，公社卫生院采取脱产、半脱产和以会代训等方式，不断培训赤脚医生，扩充村级卫生队伍，在农村合作医疗、卫生防疫及常见病、多发病防治方面发挥了重要作用。

1971年，县卫生局举办赤脚医生培训班，定水镇公社卫生院选送5名热爱赤脚医生事业、文化程度较高的农村青年参加培训。1978年，县人民医院定水镇分院举办赤脚医生培训班，全镇31名赤脚医生参加培训，培训时间两周，重点培训中医药适宜技术。通过培训,多数赤脚医生能够运用针灸、推拿、拔罐技术处理一些农村常见病。

20世纪80年代，县卫生局和镇卫生院不断加强赤脚医生的培训，其诊疗水平逐步提高。在1989年乡村医生职称评定工作中，被评为乡村医师6人，乡村医士19人，乡村卫生员6人。

20世纪90年代，卫生院进一步加强乡医培训工作，主要通过举办短期培训班、以会代训等形式，组织乡村医生学习卫生工作方针政策、法律法规、卫生宣教、初级卫生保健等知识。同时，积极组织参加上级举办的乡村医生培训班。1997年，动员23名乡村医生参加继续教育和系统化培训，5名乡村医生参加大专院校函授班和自学考试。

2010年8月，启动山东省乡村医生在岗培训，华医网提供技术支持和视频课件，由镇卫生院负责具体实施。集中学习以观看视频课件为主，辅以课后习题。每年培训一期，培训时间6个月，每期培训学员48人。通过教育培训，全镇乡村医生队伍的理论水平和诊疗技术普遍提高。2013年年底，全镇44名乡村医生中，具有大专学历的9人，占20%，中专或相应学历的28人，占63.6%。执业医师、助理执业医师5人。

（六）村级卫生组织

20世纪60年代，各个生产大队普遍成立了保健组，配备了保健员、接生员，与同等劳动力一样评工记分，参加生产队分配，主要任务是开展计划生育、爱国卫生和卫生防疫工作，推行新法接生，治疗常见病、多发病。

20世纪70年代，随着农村合作医疗的兴起，卫生院按照县统一部署，加大赤脚医生培训力度，至1978年，全公社36个生产大队中，建立村卫生室32个。每个大队卫生室配赤脚医生1~3人。医疗设备配有听诊器、血压计、注射器、体温表以及外伤包扎等简单器械，配有中、西药品150余种，基本做到有医有药，能防能治。

20世纪80年代，农村实行家庭联产承包责任制，村卫生室失去了集体经济的支撑，赤脚医生报酬得不到落实，村卫生室逐渐承包给赤脚医生经营。针对村卫生室分散经营的局面，卫生院逐步强化对村卫生室的管理和赤脚医生培训，加强村卫生室规范化建设。至1993年，全镇30个村卫生室中，有18个达到了甲级卫生室标准，占村卫生室总数的60%。

1995年，卫生院根据县卫生局的部署，指导村卫生室建立了多项管理制度，包括门诊登记和处方管理制度、消毒制度、妇幼保健管理制度、卫生防疫制度、传染病管理制度等，村卫生室管理和日常工作趋于制度化、规范化。

进入21世纪后，根据市、县主管部门要求，开展村卫生室规范化建设活动，至2005年，张大庙村卫生室、大坑王村卫生室、坡里村卫生室、草寺村卫生室、前泓村卫生室、吴楼村卫生室、王庄集村卫生室、五杨村卫生室、殷坡村卫生室通过市卫生局“规范化村卫生室”验收。2009年9月，按照乡村卫生组织一体化管理的要求，镇卫生院以村卫生室为依托，相继在郑庄、五杨、吴楼、前泓、张大庙村组建5个社区卫生服务站，统一配备电脑和打印机等器材，实行了社区卫生服务站和卫生院联网，执行国家基本药物目录制度，为就诊农民提供门诊和医药费补偿服务。

2010年后，结合新型农村合作医疗，开展农村基本公共卫生服务，进一步加强村卫生室的领导，对一村多室的实行划片包干，明确各自的职责和任务，充分发挥村卫生室在农村疾病防治、基本公共卫生服务、新农合补偿及卫生宣传等方面的作用。

2013年底，全镇共有卫生室32处，其中一村一室的25个。有乡村医生44人，其中女乡村医生9人，能提供中医药服务的17人。2013年年底定水镇各村卫生室建设情况见表3-5-109。

2013年年底定水镇村级卫生室建设情况表

表 3-5-109

卫生室名称	室长姓名	卫生室人数			房屋面积（平方米）	资产（万元）
		总数	其中			
			女	中医		
定水一卫生室	洪之伦	1		1	42	4
定水二卫生室	洪兰领	1			85	5
定水三卫生室	于书旺	1			45	3
定水四卫生室	张丽平	1	1	1	40	5
定水五卫生室	孙连伟	1	1	1	40	5
坡里一卫生室	丁仪凤	1	1		45	4
大坑王卫生室	黄桂花	1	1		100	3
小坑王卫生室	李桂东	1			45	3
店东张卫生室	孙怀荣	2	1		105	4
徐庄一卫生室	王云华	1	1		80	4

续表 3-5-109

卫生室名称	室长姓名	卫生室人数			房屋面积（平方米）	资产（万元）
		总数	其中			
			女	中医		
徐庄二卫生室	魏义刚	1			85	3
张大庙卫生室	张合秀	2	1		120	6
东崔一卫生室	李秀振	1			80	3
东崔二卫生室	聂永阳	1			45	3
曹楼卫生室	曹芝军	1		1	50	3
草寺卫生室	郑从师	2		2	105	5
双楼卫生室	孙德合	2			85	4
李八堤口卫生室	李品旭	1		1	52	4
王庄集卫生室	张月明	2		2	120	8
五杨卫生室	冯长怀	2		2	130	9
孙胡同卫生室	冯新亮	1			40	3
武堤口卫生室	李道信	2			80	4
坡里卫生室	李仪信	1			100	3
王把势卫生室	王世明	1			45	3
石海卫生室	杨远达	1			85	5
前泓卫生室	常清旺	2		2	120	6
吴楼卫生室	郑怀仁	2		2	360	130
殷坡卫生室	殷传胜	2		2	125	8
殷坡一卫生室	王如	1	1		40	3
薛庄卫生室	殷庆北	2			50	5
杨王李卫生室	孙维秀	2	1		55	4
杨皋卫生室	杨发智	1			52	4

（七）基本公共卫生服务

2009年，镇卫生院开始组织实施以建立居民健康档案、健康教育、预防接种、传染病防治、儿童保健、孕产妇保健、老年人保健、慢性病管理和重性精神疾病管理为主要内容的基本公共卫生服务项目。2011年1月，卫生院成立基本公共卫生服务办公室，负责信息档案、疾病控制、妇幼保健、健康教育和卫生监督等工作。建立村卫生室联络制度，加强镇卫生院、村卫生室在实施基本公共卫生服务项目的联系和协调，统筹安排落实基本公共卫生服务工作。

1、健康教育：2001年起，镇卫生院、村卫生室分别确定了农村健康教育人员并进行了培训，通过广播、黑板报、张帖宣传材料等形式宣传常见病、多发病预防及保健知识。2008年，为进一步落实“农民健康工程”和“亿万农民健康促进行动”，镇卫生院、行政村分别制作了统一规格的健康教育宣传栏，作为经常性宣传防病、保健知识的阵地。2011年，镇卫生院配置了电脑、投影仪、远程视频系统等电教设备，加强对镇、村公共卫生服务工作人员的教育培训，通过下乡巡回播放、举办健康知识讲座、发放和张贴宣传材料等形式，宣传和普及卫生保健知识。2012年，村卫生室发放宣传资料6种、12500份，卫生院和卫生室播放影音资料6种，共21500小时。举办健康教育讲座6期，共3068人次，内容包括疾病预防知识和减盐预防高血压等，居民健康意识明显增强。2013年，全镇共有健康教育专兼职人员26人，举办健康教育人员培训班6期，设置健康教育宣传栏27块，举办健康教育知识讲座162期次，发放健康教育处方和健康教育宣传资料1.2万余份，播放健康教育影像资料10560小时，农民卫生保健知识知晓率达到80%。

2.农村居民健康档案：2010年，按照县卫生局《关于做好农村居民健康档案建档工作的通知》要求，镇卫生院为老年人、孕产妇、儿童、慢性病患者等重点人群开始建档。通过周期性健康体检、院内外医疗卫生服务、入户调查等多种形式搜集农民健康基本信息。是年，共建立农村居民健康档案23614人份。2011?年后，镇卫生院与村卫生室加强联系，信息共享，扩大建档范围，实行电子化管理，及时补充健康档案内容，对新婚、出生等新增人员档案随时补建。2013年，全镇累计建立农村居民健康档案25900份，占农村人口的85%。建立电子档案24605人份，占建档人数的95%。

3.老年人保健：2010年，全镇65岁以上的农村居民2920人，占农村总人口的10%，建立居民档案2336份，占老年人总数的80%。2011年后，结合新型农村合作医疗管理，院长亲自督导老年人健康体检工作，组织人员携带医疗器械和宣传材料，巡回各村查体。主要检查心电图、生化、尿检、血压、身高、体重、体温等项目。查体结果及时反馈给群众，并对新纳入管理人员及时建档。2013年，全镇共有65岁以上农村居民2939人，建档2645人份，建档率90%。在建立老年人健康档案的同时，通过健康查体、巡访、门诊和住院就诊等点宣传康复和保健知识，实施干预措施，促使老年人自觉接受健康管理。

4.慢性病管理：2010年，镇卫生院将高血压、糖尿病人群纳入慢性病管理。全镇统计慢性病患者7103人，其中高血压病患者4701人，糖尿病患者2402人。建立慢性病人健康档案5721人份，纳入慢性病管理2503人，管理率35%。2011年后，镇卫生院和村卫生室按照职责分工对慢性病人进行随访，每年随访4次以上，随访情况录入电子档案。2013年年底，全镇共有高血压患者4717人，规范管理1793人，管理率38%，达标717人；糖尿病患者2434人，规范化管理923人，管理率38%，空腹血糖达标370人。

5.重性精神疾病管理：2011年起，对重性精神病人纳入管理，建立居民健康档案，每年进行1次体检和4次随访。对于病情不稳定患者报请转诊到上级医院诊治。通过随访，对患者及家属进行有针对性的健康教育和生活技能训练等方面的康复指导。2013年，全镇共有诊断明确且在家居住的重性精神疾病患者243人，纳入管理范围的122人，管理率50%。

6.卫生监督协管：2011年起，镇卫生院在各村确定了一名乡村医生为卫生监督协管工作的兼职人员，并对其进行培训、指导。镇、村卫生监督协管人员根据县卫生监督所的安排，开展学校卫生、饮水卫生和食品安全监管巡查，及时填写巡查记录表和卫生监督协管信息登记报告表。2011—2013年，累计发现并上报巡查线索144件。

第十三节 大布乡卫生院

大布乡卫生院位于大布乡政府驻地，距阳谷县城6公里。全镇总面积56平方公里，辖48个行政村，总人口36503人。卫生院共有职工40人，其中执业医师12人。开放床位75张。

一、机构

（一）机构沿革

1957年12月，经县人民委员会批准设立大布区卫生所，址设大布乡新布村东路北，占地面积162平方米，房屋6间，时有职工9人。1958年4月，大布区改为大布乡，大布区卫生所改称大布乡卫生所。1958年8月，实行人民公社化，大布区改为大布公社，大布区卫生院改为大布公社卫生院。1962年12月，大布公社改为大布区，大布公社卫生院改为大布区卫生院。1971年2月，撤区并社，大布区改为大布公社，大布区卫生院改称大布公社卫生院。1984年8月，大布公社改为大布乡，大布公社卫生院改称大布乡卫生院。2001年1月，被中华人民共和国卫生部、联合国儿童基金会、世界卫生组织授予“爱婴医院”。2007年5月，被阳谷县卫生局确定为新型农村合作医疗定点卫生院。

（二）领导人名录

1957年至2013年，大布乡卫生院领导班子经过多次调整更迭，先后共有14人担任院（所）长，7人担任副院长。1990年年底，设立大布乡防保站。1993年3月，防保站站长享受卫生院副院长待遇。2013年年底，大布乡卫生院领导班子由4人组成，其中院长1人，副院长3人。

表 3-5-110

1957—2013年大布乡卫生院院长、副院长任职情况表

姓名	性别	职务	任职时间	技术职称	籍贯
刘述申	男	所长	1957.12—1963.12		郭店屯乡于庄村
王清斋	女	院长	1964.11—1968.08		江苏省丰县市
国梦学	男	院长	1968.11—1970.12	医师	博济桥街道国庙村
李建毓	男	院长	1971.02—1972.12		定水镇五杨村
刘志华	男	院长	1973.02—1975.10		七级镇前楼村
王绍光	男	院长	1975.12—1981.10		郭店屯乡李园村
陈佰元	男	副院长	1975.11—1986.09	主治医师	济南市槐荫区
徐大祥	男	院长	1981.12—1986.02	主治医师	侨润街道城角徐村
葛庆才	男	院长	1986.02—1986.08		河南省范县
李明坤	男	院长	1986.09—1996.06	副主任医师	大布乡宁仓村
李桂东	男	副院长	1993.07—1998.08	主治医师	大布乡宁仓村
王兆亮	男	副院长	1994.04—2001.12	主管药师	大布乡王元村
于福旺	男	院长	1996.07—1997.07	药师	侨润街道五里庙村
涂文立	男	院长	1997.08—1998.08	检验师	西湖乡斜店村
李景林	男	院长	1998.09—2003.11	主治医师	定水镇五杨村
张立营	男	副院长	2000.01任职	主治医师	大布乡张董村
孟继武	男	院长	2003.11—2009.08	主治医师	十五里园镇孟堤口村
王庆国	男	副院长	2006.08任职	医师	大布乡王元村
姬长英	男	院长	2009.08任职	医师	十五里园镇四合村
李铁军	男	副院长	2011.02任职	主管药师	石佛镇赵庄村
王　坤	男	副院长	2012.02—2013.03		西湖镇王楼村

表 3-5-111

1993—2013年大布乡防保站站长任职情况表

姓名	性别	任职时间	技术职称	籍贯
王兆亮	男	1993.3—1993.11	主管药师	大布乡王元村
赵保印	男	1993.11—1995.3	主管医师	李台镇赵庄村
刘跃泽	男	1998.07—2004.08	药师	七级镇蒋庄村
魏茂英	男	2005.05—2006.09	主管医师	狮子楼街道魏海村
张广才	男	2008.09任职		西湖镇齐庄村

（三）中共党组织

1976年大布公社卫生院与大布工商所建立联合党支部，由卫生院院长任党支部书记。2013年底，卫生院共有正式党员9人，预备党员1人。卫生院历任党支部书记任职情况见表3-5-112。

（四）科室设置

建院初期，设有中医科和药房。1964年配备防疫员，后逐步增设内科、外科、妇科、化验室、放射科。1972年5月设防疫组。2009年9月后陆续增设公共卫生科、妇保科、儿保科、儿科、口腔科、正骨科、康复科、痔瘘科。2013年年底，大布乡卫生院共设有科室15个，其中临床科室8个：内科、外科、妇科、儿科、口腔科、正骨科、康复科、痔瘘科；医技科室4个：心电图室、化验室、放射科、药剂科；公共卫生服务科室3个：公共卫生科、妇保科、儿保科。

1983—2013年大布乡卫生院党支部书记任职情况表

表3-5-112

姓名	性别	任职时间	技术职称	籍贯
王绍光	男	1976—1981.10		郭店屯乡李园村
徐大祥	男	1981.12—1986.08	主治医师	侨润街道城角徐村
葛庆才	男	1986.09—1986.06		河南省范县
李明坤	男	1986.09—1996.06	副主任医师	大布乡宁仓村
于福旺	男	1996.07—1997.07	药师	侨润街道五里庙村
涂文立	男	1997.08—1998.08	检验师	西湖乡斜店村
李景林	男	1998.09—2003.11	主治医师	定水镇五杨村
孟继武	男	2003.11—2009.08	主治医师	十五里园镇孟堤口村
姬长英	男	2009.08任职	医师	十五里园镇四合村

2013年年底大布乡卫生院科室主任、护士长任职情况表

表3-5-113

科室名称	姓名	性别	职务	任职时间	技术职称	籍贯
护理部	王桂芳	女	护士长	1998.10	主管护师	西湖乡后干营村
公共卫生	訾承恩	男	科长	2010.07		大布乡后布村
放射科	尹作荣	男	主任	1998.10	主治医师	侨润街道前杨村
药剂科	卢文垒	女	科长	2010.07	药士	西湖乡仓子村
内科	张立营	男	主任	2000.06	主治医师	大布乡张董村
儿科	孙丽芬	女	主任	2013.07	主管护师	定水镇定水村
口腔科	王思国	男	主任	2009.02	医师	十五里园镇十五里园村
康复科	钟　凯	女	主任	2013.09	医士	狮子楼街道钟海村
痔瘘科	张国正	男	主任	2010.08	医士	大布乡高庄村
心电图室	胡凤娇	女	主任	2010.07	主管药师	闫楼镇胡马村
儿保科	张石柱	男	科长	2009.02	医士	桥润街道张胡同村

二、建设与发展

1957年12月成立大布区卫生所，址设新布村东路北，借用民房6间，其中门诊2间，药房1间，宿舍2间，行政办公1间。药橱、柜台、桌椅等多为加入卫生所人员自带。时有职工9人，以中医中药为主，为群众治疗常见病、多发病。1960年至1963年年底，区卫生院搬迁冉庙村西，借用房屋20间，配备听诊器、血压表、体温计等诊疗设备，职工发展到18人，其中医护人员11人，司药2人，管理人员2人，卫生防疫3人。1964年6月搬迁至现址，建瓦房24间，建筑面积480平方米。是年10月购置显微镜及简易化验设备，新增化验室，设置简易病床8张，职工发展到19人，其中医疗人员12人，护理人员2人，司药3人，管理人员2人。辖区设王元、新布、付唐、赵庄、胥庄、家庙布、任海、李堂、吕超凡、迷阵、沙集、仓子、斜店13处人民公社卫生所。1971年2月撤区并社，撤销区属公社自负盈亏卫生所，28人下放到大队当赤脚医生，1973年又全部收回为公社卫生院集体人员。1973年年底，卫生院共有职工42人，其中医护人员28人，医技人员6人，司药4人，行政后勤管理人员4人。1975年，全公社33个大队全部办起了卫生室，17个大队配备了女赤脚医生，28个大队实行了合作医疗。1980年，共有职工40人，其中主治医师3人，医师7人，药师2人，护师1人，护士1人，防疫师2人，医士5人，其他卫生技术人员15人，行政管理和工勤人员4人。20世纪90年代初期，在乡政府和卫生局扶持下，院内自筹部分资金，新建门诊22间。

2007年6月，国家“1127工程”拨付75万元，自筹资金80余万元，新建综合门诊楼1417平方米。2011年11月投资48万元，购置彩超1台；投资13.1万元，购置全自动生化分析仪1台。2012年，卫生院总收入253万元，其中医疗收入188万元，基本公共卫生服务收入60万元，其他收入5万元。

2013年年底，全院职工40人，中级职称的8人，初级职称12人，具有执业医师资格的12人。总资产430万元，其中固定资产260万元。

三、医疗技术

建院初期，以中医医疗为主，后陆续分配多名大中专毕业生，改善了医疗人员队伍结构，充实了技术力量。1985年后，一些专业技术骨干陆续达到退离休年龄，相继离开工作岗位。加之专业技术骨干严重流失，卫生院的技术力量明显下降。至2004年，全院职工32人，具有执业医师资格的仅有3人。

2004年，县人社局、卫生局通过招考聘用的方式，先后为卫生院招聘大中专毕业生20人，其中本科学历1人，大专学历19人，充实了医疗技术力量。

（一）儿科

除能够诊断治疗常见病、多发病外，还能诊治小儿肺炎、病毒性脑炎、心肌炎、小儿肝病、小儿营养性贫血、肾病、小儿脑血管内膜炎、新生儿缺血缺氧性脑病、新生儿胎粪性肠梗阻等儿科疾病。

（二）内科

能熟练开展内科常见病的诊断和治疗，如慢性阻塞性肺疾病、消化性溃疡、高血压、冠心病、脑血管等疾病。

（三）外科

能开展手术治疗静脉曲张、阑尾炎、疝气、包茎、包皮过长和各种皮肤肿瘤等。应用自身免疫疗法，治疗皮肤病疗效显著。

（四）痔瘘科

擅长内痔、外痔、混合痔、肛裂、肛周脓肿、肛萎、直肠息肉、肛门湿疹、肛周脓肿等疾病的诊断与治疗。

2013年年底大布乡卫生院主要医疗设备情况表

表 3-5-114

名称	型号	产地	购进时间	单价（万元）	数量（台件）
血球仪	MC-300	深圳	2009.02	3.35	1
尿液分析仪	US-200	长春	2009.02	0.7	1
半自动生化分析仪	SBA-733	长春	2009.02	2.2	1
电脑血流变	YDA-IV (D)	北京	2003.06	2	1
超声显像仪	CX-130D	四川	2001.07	3.92	1
721生化分析仪		上海	2004.02	1.88	1
胎儿监护仪	TY8010B	济南	2013.09	0.96	1
多参数监护仪	9000T	聊城	2013.05	7.15	1
彩色超声诊断仪	HD6	沈阳	2011.11	48	1
全自动生化分析仪	TC6030	江西	2011.11	13.1	1
400MA-X光	XD51-2040/125-TID	北京	2012.05	7.8	1
五分类血液细胞分析仪	BC-5180	深圳	2013.12	19.9	1

1960—2013年大布乡卫生院业务工作情况统计表

表 3-5-115

年度	病床数（张）	门诊人次	住院人次	诊断符合率（%）	治愈率（%）	好转率（%）	住院病死率（%）	床位使用率（%）	业务收入（万元）
1960	10	9875	195	85	98	2		75	2.3
1961	10	12132	213	85	97	3		72	2.4
1962	10	15470	228	84	96	4		76	2.5
1963	10	16895	268	83	92	8		77	2.6
1964	10	17643	269	85	93	7		79	2.8
1965	10	18945	275	85	91	9		78	2.8
1966	10	19786	278	86	98	2		81	3.0
1967	10	19849	284	86	93	7		83	3.12
1968	10	20174	285	85	97	3		85	3.24
1969	10	20395	289	87	96	4		86	3.36
1970	10	20683	295	87	92	8		89	3.8
1971	10	20095	298	87	93	7		90.5	3.6
1972	10	20878	291	88	91	9		92.4	3.72
1973	10	21954	289	88	91	9		94.3	3.84
1974	10	22179	293	88	98	2		85	3.96
1975	10	23015	298	88	93	7		86	4.08
1976	10	22132	292	89	97	3		89	4.2
1977	10	22320	287	89	91	9		88	3.2
1978	10	21951	289	88	98	2		85	4.4
1979	10	21015	296	88	91	9		94	5.6
1980	10	22135	295	88	98	2		95	16.8
1981	10	21785	298	88	93	7		91	18
1982	10	21872	305	89	97	3		86	19.2

续表 3–5–115

年度	病床数(张)	门诊人次	住院人次	诊断符合率(%)%	治愈率(%)%	好转率(%)	住院病死率(%)	床位使用率(%)	业务收入(万元)
1983	10	22190	318	87	91	9		89	10.4
1984	10	21951	289	89	98	2		91	11.6
1985	10	22100	293	89	93	7		92	12.8
1986	10	22015	298	89	97	3		94	14
1987	10	22001	318	88	96	4		83	15.2
1988	10	21051	309	89	92	8		85	16.4
1989	10	20951	305	89	93	7		86	17.6
1990	10	20885	312	89	91	9		89	18.8
1991	10	21032	302	88	98	2		88	22.60
1992	10	21055	315	89	93	7		85	26.12
1993	10	20395	309	89	91	9		94	26.24
1994	10	20396	305	88	98	2		83	26.36
1995	10	20413	312	88	93	7		85	26.48
1996	10	20142	302	89	97	3		86	26.6
1997	10	20405	315	89	96	4		89	26.72
1998	10	20412	318	89	92	8		88	36.84
1999	10	20406	309	89	93	7		85	36.96
2000	10	20104	305	89	91	9		94	37.08
2001	10	20357	312	88	98	2		95	47.2
2002	10	20456	302	88	93	7		91	47.32
2003	10	20552	285	89	97	3		86	47.44
2004	10	20491	298	89	96	4		89	47.56
2005	10	20522	302	89	92	8		83	47.68
2006	10	20554	309	89	93	7		85	67.8
2007	15	20586	580	90	91	9		86	67.92
2008	20	20617	512	90	98	2		89	78.04
2009	25	20649	518	90	93	7		88	78.16
2010	25	21680	509	90	97	3		85	78.28
2011	25	21712	605	90	96	4		94	81.84
2012	25	21743	612	90	92	8		95	188.52
2013	25	21056	602	90	93	7		91	188.64

四、社会卫生

(一)计划免疫

20世纪60年代，接种的生物制品主要有牛痘疫苗、卡介苗、精制白喉类毒素、麻疹疫苗、流行性乙型脑炎疫苗、伤寒、三联、布氏菌苗等，重点预防天花、白喉、肺结核、麻疹、流行性乙型脑炎、伤寒、布氏菌病等。根据县卫生防疫机构的安排，区卫生院、公社卫生所具体组织实施，采取由区卫生院、公社卫生所人员巡回接种或学校集中接种的方法，但由于接种登记手续不够完善，部分儿童得不到及时接种或重复接种的现象时有发生，影响了免疫效果。

1970年后，陆续增加了百白破三联、百白二联、炭疽菌苗、霍乱菌苗、精制破伤风类毒素、脊灰疫苗、流行性脑脊髓膜炎疫苗接种。

1978年，预防接种实行计划免疫，按照《山东省计划免疫程序》，用麻疹活疫苗、脊灰糖丸、百白破三联疫苗及卡介苗四种疫苗预防麻疹、脊髓灰质炎、百日咳、白喉、破伤风、结核6种传染病。

1984年，实行“儿童预防接种证”制度，促进了计划免疫工作的开展。1988年，上级配备电冰箱1台，疫苗冷藏运输箱1个，冷藏包24个，确保了疫苗接种质量。1995年实行预防接种门诊定点接种制度，卫生院投资8万元，在综合门诊一楼东侧新建预防接种门诊4间，40余平方米，配备预防接种人员5人。是年，预防接种门诊定点接种1134人次，其中接种卡介苗 1134人，脊灰疫苗1125人，百白破三联疫苗1125人，麻疹疫苗1134人，乙肝疫苗2300余人。预防接种率85%，计划免疫接种率90%，强化免疫接种率90%。

2008年，将甲肝疫苗纳入国家免疫规划，适龄儿童接种全部免费。是年，预防接种实现了信息化管理。

1978—2013年大布乡基础免疫接种情况统计表

表 3–5–116 单位:人次

年度	卡介苗	脊灰疫苗	百白破三联疫苗	麻疹疫苗	乙肝疫苗	流脑疫苗	乙脑疫苗	甲肝疫苗
1978	432	432	432	432	—	—	—	—
1979	400	399	398	400	—	—	—	—
1980	452	451	451	452	—	—	—	—
1981	560	559	559	560	—	—	—	—
1982	665	664	664	665	—	—	—	—
1983	677	675	675	677	—	—	—	—
1984	663	660	660	663	—	—	—	—
1985	582	580	580	582	—	—	—	—
1986	643	643	641	643	—	664	664	—
1987	789	789	786	789	—	675	675	—
1988	747	747	745	747	—	660	660	—
1989	738	738	738	738	—	580	580	—
1990	654	654	654	654	—	641	641	—
1991	362	361	361	362	—	786	786	—
1992	378	375	375	378	378	745	745	—
1993	252	251	251	252	252	738	738	—
1994	114	113	112	114	114	654	654	—
1995	165	164	164	165	165	361	361	—
1996	199	197	197	199	199	375	375	—
1997	283	281	281	283	283	251	251	—
1998	360	359	359	360	360	112	112	—
1999	387	386	386	387	387	164	164	—
2000	396	395	394	396	396	197	197	—
2001	357	357	357	357	357	281	281	—
2002	356	356	356	356	356	359	359	—
2003	301	301	301	301	301	386	386	—
2004	428	427	427	427	428	394	394	—
2005	462	462	460	462	462	460	462	—
2006	454	454	454	454	454	454	454	—
2007	500	500	499	499	500	487	497	—
2008	624	623	622	607	624	612	601	590
2009	574	573	568	552	576	553	550	531
2010	531	527	521	509	531	510	502	467
2011	590	582	578	570	591	572	568	544
2012	587	580	577	573	588	572	563	543
2013	469	447	461	450	470	449	439	415

(二)传染病防治

20世纪五六十年代，主要开展疟疾、伤寒、痢疾、流行性脑脊髓膜炎、黑热病等传染性疾病的防治。20世纪八九十年代，主要开展霍乱、副霍乱、痢疾、伤寒、病毒性肝炎、流行性出血热、流行性脑脊髓膜炎、结核病、脊髓灰质炎、麻疹、百日咳、白喉、流行性乙型脑炎等传染病的防治。

2003年，为防治突如其来的“非典型肺炎”，乡政府成立以主要领导任组长的“非典”防治工作领导小组，卫生院组建了5人的巡诊医疗队，7人的流调队，3人的消杀队，各行政村组建了村级流调队。共隔离观察外来人员和外出返乡人员144人。增设发热门诊和隔离室，做到疫情早发现、早报告、早隔离、早观察、早治疗，防控工作取得显著成效。

(三)农村合作医疗

1972年，大布公社开始推行农村合作医疗，一般以生产大队为单位，每人每年缴费1~1.5元，在本大队卫生室就诊者免除检查、治疗、注射费和部分药费。有的生产大队还实行了队为基础、社队两级管理的合作医疗形式，参加合作医疗的农民除在本村卫生室享受免费项目外，在公社卫生院还可减免部分检查费和药费。由于社、队两级坚持“三土”、“四自”和勤俭办医的方针，较好的解决了群众看病难的问题。至1975年，全公社33个生产大队，有31个实行了队办合作医疗，其中28个实行了社队两级管理。1980年后，农村实行联产承包责任制，合作医疗失去了集体经济支撑，赤脚医生待遇得不到落实，合作医疗逐步停办。

1993年10月，乡党委、政府结合实施农村初级卫生保健，决定在全乡实行农村集资合作医疗制度。乡政府印发《关于发展合作医疗保健制度的通知》，明确合作医疗的形式、经费筹集、免费范围、管理制度等。按照“量力而行，减轻农民负担”的原则，于秋季提留时按农村人口每人每年1元的标准，以村为单位统一筹集，一次性交付村卫生室管理使用，年底结余资金转入下年使用。合作医疗资金建立专账，专款专用，收支公开，乡卫生院每月对各村合作医疗资金使用情况进行一次检查考核。按照“以收定支”的原则，实行只合医不合药的免费办法，凡参加集资合作医疗者，卫生室免除处置费、注射费、出诊费及小外伤包扎费（因违法违纪致伤者，以上费用不予免除）。是年，全乡45个行政村中，28个实行了合作医疗，占行政村总数的62%。

1994年，在认真总结农村集资合作医疗经验教训的基础上，乡政府决定实行乡筹乡管的形式。按农业人口每人每年2元钱的标准，在收缴提留时由乡政府统一筹集后拨付乡卫生院统一管理。参合农民在卫生院就诊，减免门诊检查费、心电图检查费、X光检查费、三大常规化验费、B超检查费，并对60岁以上老人免费查体建档。至1998年，全乡累计筹资10余万元，为参加合作医疗的农民减免各项费用3万元，为60岁以上老人健康查体4800余人次，建立老年人健康档案3000余份。由于筹资金额小，报销项目少，农民参加合作医疗的积极性不高，筹资工作难以开展，于1999年停办。

2007年，实行新型农村合作医疗制度，卫生院配合乡政府积极做好宣传发动和资金筹集工作。当年，农民参合率89%，行政村参合率95%。全乡农民共缴纳合作医疗资金32万元，报销医药费28万元。此后，农民个人缴费和各级财政补助标准经过多次调整，参合农民报销比例逐步提高。2013年，农民个人缴费标准提高到120元，各级财政补助提高到人均280元。参合34179人，参合率96%。卫生院共补偿27998人次，补偿金额113万余元，其中卫生院门诊27480人次，补偿25万元，住院518人次，补偿80万余元。村卫生室门诊3000人次，补偿5万元。

2007—2013年大布乡新型农村合作医疗情况统计表

表 3-5-117

年度	人口数	参合人数	参合率(%)	补偿人次			补偿金额(万元)		
				总数	门诊	住院	总数	门诊	住院
2007	32989	29361	89	14248	13895	353	21.83	9.23	12.60
2008	33015	29218	88.5	15825	15512	313	49.36	37.1	12.26
2009	33508	30123	89.9	16254	15801	453	63.72	27.34	35.88
2010	33786	33347	98.7	23031	22516	515	49.63	3.97	45.67
2011	34058	32901	96.6	20678	20200	478	132.06	49.18	82.88
2012	35015	33790	96.5	26125	25699	426	169.85	65.16	104.69
2013	35603	34179	96	27998	27480	518	113.23	25.06	88.17

（四）乡村医生培训

建院初期，主要培训农村保健员、接生员，推行新法接生。1965年，对各生产小队不脱产的专职保健员进行了培训。20世纪70年代，结合推行农村合作医疗制度，公社卫生院通过脱产、半脱产培训，以会代训等形式，培养了一大批优秀赤脚医生，在农村合作医疗、计划生育、卫生防疫以及农村常见病、多发病的防治方面发挥了重要作用。

1971年，在未配备赤脚医生的生产大队选送6名热爱赤脚医生事业、文化程度较高的农村青年参加全县赤脚医生培训班。1976年，公社卫生院按照缺啥补啥、缺多少补多少的原则，举办赤脚医生初训班，培训时间3个月，培训赤脚医生28人，其中女赤脚医生17人。同时，选送12名赤脚医生参加了县卫生局举办的赤脚医生复训班。通过复训，能够运用中西医防治农村常见病、多发病，达到了相当中专学历水平。20世纪80年代，县卫生局和公社卫生院通过举办各种形式的培训班，加强赤脚医生的培养和培训，努力提高赤脚医生的诊疗水平，在1989年乡村医生职称评定中，被评为乡村医师25人，乡村医士10人，乡村卫生员（接生员）10人。

1994年后，卫生院根据农村卫生工作的任务，通过举办短期学习班、专题讲座、以会代训等形式，组织乡村医生学习党的卫生工作的方针政策、法律法规，学习初级卫生保健知识，学习有关流行病、传染病的防控知识，动员和组织乡村医生参加上级举办的乡村医生培训班、乡村医生继续教育班等乡村医生系统化培训。

1996年，经聊城市卫生局统一组织考试，全乡72名乡村医生达到相应中专学历水平，占乡村医生总数的73%。2006年3月，郝楼村卫生室乡医李士贵被县卫生局评为阳谷县“十佳乡村医生”。1997—2013年，全乡共有92名乡村医生参加继续教育和系统化培训，72名乡村医生参加大中专院校的函授班和自学考试。至2013年年底，全乡92名乡村医生中，具有大专学历的32人，占35%，具有中专或相应学历的人59人，占65%。女乡村医生17人，占乡村医生总数的18.5%；能开展中医药服务的6人，站乡村医生总数的6.5%。执业助理医师3人。

（五）村级卫生组织

20世纪60年代，各生产大队普遍成立保健组，配备不脱产的接生员、保育员，生产小队配备不脱产的卫生员。其主要任务是宣传卫生防疫、计划生育政策，组织开展爱国卫生运动，推行新法接生，治疗小伤小病。20世纪70年代，随着农村合作医疗制度的实施，各大队建立了卫生室，至1978年，全社40个生产大队中，建立村卫生室33个，其中两个或两个以上生产大队联办的7个。20世纪80年代，农村实行联产承包责任制，村卫生室人员的报酬得不到落实，加之村卫生室失去了集体经济的支撑，各村卫生室承包给乡村医生个体经营。

1991年，为进一步推动初级卫生保健工作的开展，在借鉴外地经验的基础上，大布乡率先实施了乡、村卫生组织一体化管理，对全乡43个村卫生室均实行了“三证”“二制”管理。1994年，全乡48个村卫生室中，22个达到了甲级卫生室标准，占村卫生室总数的51.2%。是年9月，在聊城地区卫生局在阳谷召开的全区初级卫生保健现场会上，大布乡政府作了《我们是怎样实施甲级卫生室建设的》典型发言。

2005年1月，大布乡魏村卫生室、李堂村卫生室、李楼村卫生室、苏海村卫生室通过了市卫生局“规范化村卫生室”的验收。2006—2008年，按照市卫生局建设农村社区卫生服务站的要求，积极开展农村社区卫生服务站建设，訾海村、郭子洛村、郝楼村、徐良府村、王子仪村、薛楼村卫生室达到聊城市农村社区卫生服务站的标准。2010年，根据市、县分别下发《关于加快提升村卫生室服务能力建设的意见》，规划建设中心卫生室6处，建筑面积均达到100平方米以上。2013年年底，全乡共有村卫生室54个，其中一村一室28个。

2013年年底大布乡村卫生室建设情况表

表 3-5-118

卫生室名称	室长姓名	卫生室人数			房屋面积（平方米）	资产（万元）
		总数	其中			
			女	中医		
灵王庙村卫生室	丁祖德	2		1	40	1.5
郝楼村卫生室	李世贵	3	1		110	5.7
胥庄村卫生室	胥如旺	3	1		80	3
吕超凡村卫生室	吕端录	1			80	3
訾海村卫生室	訾士亚	3	1	1	112	5.8
魏庄村卫生室	钟立志	1			60	2.2
胥庄村卫生室	胥如洵	2			80	3
王元村卫生室	王春娥	1	1		40	1.5
王子仪村卫生室	王景良	1			112	5.8
张董村卫生室	张凤云	1	1		40	1.5
李楼村卫生室	李祥明	7		2	118	6
大布村卫生室	布占新	2			40	1.5
徐良府村卫生室	徐文光	1			110	5.5
宁仓村卫生室	李俊涛	1			40	1.5
薛楼村卫生室	薛炳新	1			60	2.2
前海子布村卫生室	宋兰婷	1	1		60	2.2
土山寺村卫生室	扬学歧	1			40	1.5
后布村卫生室	布占亮	2	1		60	2.2
熬盐厂村卫生室	陈凤兴	1			40	1.5
郝楼村卫生室	薛艳民	1	1		40	1.5
吕超凡村卫生室	薛保华	2	1		60	2.2
四都村卫生室	徐成国	1			40	1.5
王庄村卫生室	冉令宇	3	1		80	3
李化真村卫生室	李福申	1			40	1.5
惠庄村卫生室	施甲勇	1			60	2.2
灵王庙村卫生室	丁业学	1			40	1.5
李堂村卫生室	李兆坤	3	1	1	115	5.9
薛楼村卫生室	薛树田	2	1		60	2.2
穆庄村卫生室	秦广怀	1		1	40	1.5

续表 3-5-118

卫生室名称	室长姓名	卫生室人数			房屋面积（平方米）	资产（万元）
		总数	其中			
			女	中医		
鹅鸭坡村卫生室	苏建民	1			40	1.5
东张村卫生室	张学宽	1			40	1.5
薛楼村卫生室	薛长立	1			112	5.7
李村卫生室	徐学田	1			40	1.5
訾海村卫生室	訾乃发	1			40	1.5
鹅鸭坡村卫生室	殷庆川	1			40	1.5
王大夫村卫生室	杨庆芝	1			40	1.5
王庄村卫生室	布廷为	1			40	1.5
郭子洛村卫生室	李振峰	2			111	5.6
任海村卫生室	李玉霞	2	1		60	2.2
郝楼村卫生室	郝继品	1			40	1.5
王元村卫生室	王继友	1			40	1.5
渔林赵村卫生室	孟庆祥	3			60	2.2
姜庄村卫生室	苏素东	2			40	1.5
薛楼村四卫生室	薛树俊	1			60	2.2
魏村卫生室	李贵堂	4	1		119	6
四都村卫生室	张秀敏	1	1		50	1.7
赵庄村卫生室	赵思千	1			60	2.2
吕超凡村卫生室	钟立平	1			40	1.5
丁庄村卫生室	丁业全	1			40	1.5
苏海村卫生室	苏思军	2	1		115	5.9
高庄村卫生室	张国正	1			40	1.5
郭子洛村卫生室	李福彬	1			40	1.5
后排张村卫生室	王彦岭	2	1		60	2.2
司庄村卫生室	司俊平	1			40	1.5

六、基本公共卫生服务

2009年，开展以建立居民健康档案、健康教育、预防接种、传染病防治、儿童保健、孕产妇保健、老年人保健、慢性病管理和重性精神疾病管理为主要内容的基本公共卫生服务项目。2010年，卫生院成立基本公共卫生服务办公室，负责信息档案、疾病控制、妇幼保健、健康教育和卫生监督协管等工作。

(一)健康教育

2009年，乡卫生院、行政村分别制作了统一规格的健康教育宣传栏，作为经常性宣传防病、保健知识的阵地。卫生院同时配置了电脑、投影仪、远程视频系统等电教设备，加强对乡、村公共卫生服务工作人员的教育培训，通过下乡巡回播放、举办健康知识讲座、发放和张贴宣传材料等方式，努力普及卫生保健知识。2013年，全乡共有健康教育专兼职人员102人，举办健康教育人员培训班19期，设置健康教育宣传栏48块，举办健康教育知识讲座192期次，发放健康教育处方和健康教育宣传资料9600份，播放健康教育影像资料384小时，农民卫生保健知识知晓率达到80%。

(二)农村居民健康档案

2010年，按照县卫生局《关于做好农村居民健康档案建档工作的通知》要求，乡卫生院为老年人、孕产妇、儿童、慢性病患者等重点人群开始建档。通过周期性健康体检、院内外医疗卫生服务、入户调查等多种形式搜集农民健康基本信息。是年，共建立农村居民健康档案29609人份。2011年后，乡卫生院与村卫生室加强联系，信息共享，扩大建档范围，及时补充档案内容，实行信息化管理。2013年，全乡累计建立农村居民健康档案32116人份，占农村人口的88%。

(三)老年人保健

2010年，全乡65岁以上的农村居民2960人，占农村总人口的10%。2011年后，结合新型农村合作医疗管理，每年对6 5岁以上的老年人进行一次健康体检，及时补充健康档案信息，并对新纳入管理范围人员及时建档。2013年，全乡共有65岁以上农村居民3211人，建档3050人份，建档率95%。

(四)慢性病管理

2010年，乡卫生院将高血压、糖尿病人群纳入慢性病管理。全乡慢性病患者1022人，其中高血压病患者716人，糖尿病患者306人。建立慢性病人健康档案1022人份，纳入慢性病管理316人，管理率25%。2011年后，乡卫生院和村卫生室按照职责分工对慢性病人进行定期随访，实施干预措施，并及时将新发现的慢性病人纳入管理范围。2013年，全乡高血压患者906人，规范管理543人，管理率60%，达标317人；糖尿病患者568人，规范化管理340人，管理率60%，空腹血糖达标199人，达标率58.5%。

(五)重性精神疾病管理

2013年，全乡共有诊断明确且在家居住的重性精神疾病患者40人，纳入管理范围的40人。对纳入管理的重性精神疾病患者建立居民健康档案，根据患者的危险程度确定随访周期。通过随访，对患者及其家属进行有针对性的健康教育和技能训练等方面的康复指导，及时补充健康档案信息。

七、爱国卫生运动

20世纪60年代至80年代，开展以“两管”(管饮水、管粪便)“五改”(改良井水、厕所、畜圈、炉灶、环境)为中心的卫生基本建设，农村的卫生状况明显好转。20世纪90年代，结合初级卫生保健工作的实施，进一步加强改厕、改水工作。1995年，全乡改厕1440座，打水压井5000余眼，完成了新布村的除氟改水任务。进入21世纪后，开展清理“三大堆”(街巷柴草堆、粪堆、垃圾堆)活动，对垃圾实行定期清运，集中填埋。加强农村道路建设，硬化村庄路面，完善排水设施，实施绿化、美化。加强农村畜禽管理，实行家畜家禽圈养，对畜禽粪便进行无害化处理。积极开展健康教育，普及卫生防病知识。2003年8月，大布乡人民政府被评为“全市农村卫生工作先进乡镇”，受到聊城市人民政府表彰。

第十四节 七级镇卫生院

七级镇卫生院座落在古运河西岸七级镇南街101号，距阳谷县城26公里。七级镇北与东昌府区于集乡、李海务乡为邻，南与阿城镇相连，东与东阿县刘集镇接壤，西与郭店屯镇、安乐镇相依。全镇有74个自然村，50个行政村，39949人。卫生院占地面积8020平方米，建筑面积1846平方米。共有职工60人，开放床位46张。

一、机构

(一)机构沿革

1951年3月，以狄大光的“春和堂”为基础，建立阳谷县四区(驻地七级)卫生所，址设七级镇夏街，时有职工5人。1958年4月，阳谷县撤销区级建制，七级区改为七级乡，七级区卫生所改为七级乡卫生所。1958年8月，阳谷县撤乡建社，七级乡卫生所改称七级人民公社卫生院。1962年12月，七级人民公社改为七级区，七级公社卫生院改为七级区卫生院。1971年3月，撤销区级建制，成立七级人民公社，七级区卫生院复称七级人民公社卫生院。1972年4月，七级人民公社卫生院改为县人民医院七级分院，由原来的集体所有制单位转为全民所有制单位，42名集体人员转为国家职工。1996年，被县卫生局批准为“接生定点医院”。1997年8月，改称七级镇卫生院。2000年1月，被中华人民共和国卫生部、联合国儿童基金会、世界卫生组织命名为“爱婴医院”。2007年5月，县卫生局批准为新型农村合作医疗定点医院。2007年8月，山东省卫生厅命名为“省级示范化预防接种门诊”。

(二)领导人名录

1951年至2013年，七级镇卫生院（所）领导班子经过多次调整更迭，先后共有13人担任院长，11人担任副院长。1989年7月，设立七级镇防保站，1993年防保站站长享受副院长待遇。2013年年底，七级镇卫生院领导班子由5人组成，其中院长1人，副院长4人。七级镇卫生院历任院长、副院长、防保站站长任职情况见表3-5-119。

（三）党群组织

1951年建立七级区卫生所之初，区卫生所与七级区政府机关建立联合党支部。1981年2月，经七级公社党委批准，建立七级公社卫生院党支部，徐俊本任党支部书记，石清富为副书记，李利民为委员。时有中共党员6人，其中正式党员4人，预备党员2人。至2013年，七级镇卫生院先后有5人担任党支部书记，3人担任党支部副书记。2013年年底，七级镇卫生院党支部由3人组成，其中党支部书记1人，副书记1人，委员1人。共有党员10人，其中正式党员8人，预备党员2人。七级镇卫生院历任党支部书记、副书记和2013年年底党支部组成人员任职情况分别见表3-5-120和表3-5-121。

1981年7月，经阳谷县总工会批准设立七级人民公社卫生院工会委员会，时有会员27人。2013年年底，七级镇卫生院工会会员62人。

1951—2013年七级镇卫生院院长、副院长、防保站长任职情况表

表 3-5-119

姓名	性别	职务	任职时间	籍贯
郎冠一	男	院长	1951.03—1958.08	七级镇前郎村
杨善义	男	院长	1958.08—1961.03	七级镇后杨村
李　景	男	院长	1961.03—1964.07	阿城镇李庄村
杨圣文	男	院长	1964.07—1966.12	郭店屯乡九杨村
孙效先	男	院长	1967.011—1973.05	阿城镇杨尧村
金丕连	男	院长	1973.05—1978.08	七级镇西金村
高心良	男	院长	1978.08—1980.05	安乐镇七里河村
国梦学	男	副院长	1977.04—1980.05	博济桥街道国庙村
		院长	1980.07—1981.02	
徐俊本	男	副院长	1980.07—1981.02	即墨市温泉镇
		院长	1981.02—1984.05	
石清富	男	副院长	1981.02—1984.05	七级镇于庄村
		院长	1984.05—1993.08	
刘兰瑞	男	副院长	1984.07—1993.05	七级镇后刘村
		防保站站长	1989.06—2004.08	
		院长	2004.08—2013.02	
李利民	男	副院长	1985.06—2005.07	七级镇穆庄村
汪明慧	男	副院长	1991.05—1993.07	阿城镇王庄村
张树年	男	院长	1993.03—2004.07	阿城镇皋门村
殷庆国	男	副院长	2001.03任职	七级镇七二村
李广胜	男	副院长	2006.07任职	七级镇韦铺村
李继贤	男	防保站站长	2004.08任职	七级镇郝林村
胡　博	男	副院长	2008.06—2013.03	安乐镇胡楼村
王善华	男	副院长	2011.02任职	七级镇东辛村
邢传军	男	院长	2013.03任职	阿城镇夏堂村
冯明武	男	副院长	2013.03任职	闫楼镇伊庄村

表 3-5-120

1981—2013年七级镇卫生院党支部书记、副书记任职情况表

姓名	性别	职务	任职时间	技术职称	籍贯
徐俊本	男	书记	1981.02—1984.05	主治医师	即墨市温泉镇
石清富	男	副书记	1981.02—1984.05	主治医师	七级镇于庄村
		书记	1984.05—1993.08	主治医师	
张树年	男	书记	1993.03—2004.07	主治医师	阿城镇皋门村
刘兰瑞	男	副书记	1993.03—2004.07	主治医师	七级镇后刘村
		书记	2004.08—2013.02	主治医师	
殷庆国	男	副书记	2004.08任职	主治医师	七级镇七二村
邢传军	男	书记	2013.03任职	主治医师	阿城镇夏堂村

表 3-5-121

2013年底七级镇卫生院党支部组成人员任职情况表

姓名	性别	党支部职务	任职时间	行政职务	技术职称	籍贯
邢传军	男	书记	2013.03	院长	主治医师	阿城镇夏堂村
殷庆国	男	副书记	2004.03	副院长	主治医师	七级镇七二村
王善华	男	委员	2008.10	副院长		七级镇东辛村

（四）科室设置

建院初期，设有门诊和药房。1953年，设立注射室。1961年设立内科、中医科。1956年设立妇产科。1975年成立放射科。1976年成立防疫组。1980年设立外科。1989年7月设立防保站、B超室。1986年增设化验室及口腔科。1990年创建正骨科及康复科。2009年，B超室改为彩超室。2010年5月成立公共卫生科。2012年成立儿科、经颅多普勒室。2013年年底，共设临床科室8个，分别是：内科、外科、妇科、儿科、中医科、骨科、口腔科、护理治疗室。医技科室5个，分别是：放射科、彩超室、化验室、经颅多普勒室、心电图室。行政后勤科室7个，分别是：财务科、公共卫生科、农合办、药库、中西药房、收款室及住院部。

表 3-5-122

2013年年底七级镇卫生院科室主任、护士长任职情况表

科室名称	姓名	性别	职务	任职时间	技术职称
内科	刘　慧	女	主任	2013.03	主治医师
外科	殷庆国	男	主任	2013.03	主治医师
妇科	杜红娟	女	主任	2013.03	住院医师
儿科	刘　慧	女	主任	2013.03	主治医师
口腔科	宋乃鹏	男	主任	2013.03	住院医师
正骨科	翟　雷	男	主任	2013.03	医士
中医科	李明德	男	主任	2013.03	主治医师
护理	贺永华	女	护士长	2009.01	护师
放射科	高玉福	男	主任	2013.03	主管技师
化验室	卢国华	男	主任	2013.03	检验士
心电图	卢国华	男	主任	2013.03	检验士
收款室	赵兴贵	男	主任	2013.03	初级工
药房	张立平	男	主任	2013.03	西药师
彩超室	李秀芬	女	主任	2013.03	主治医师
经颅多普勒室	李秀芬	女	主任	2013.03	主治医师
药库	刘东平	男	主任	2013.03	主治医师
农合办	赵长奇	男	主任	2013.03	中药师
财务科	高海兵	女	科长	2008.01	会计员
公共卫生科	刘建国	男	科长	2013.03	西药师

二、管理与发展

七级区卫生所成立之初，借用七级村夏街北首狄大光诊所房屋6间，其中门诊4间，药房1间，办公室1间。时有职工5人，主要以中医中药为群众治疗常见病、多发病。1972年8月，经县革委批准，征用七级公社七三大队土地9.9亩作为七级公社卫生院建设用地。投资2.7万元，建设门诊、病房、手术室679.99平方米，设置病床24张。医疗设备增设诊断床、办公桌椅。同年，卫生院根据县卫生局的要求，对医院进行整顿，加强了领导，改进了管理，落实了干部责任分工，建立健全了规章制度。通过整顿，服务态度明显改善，医疗质量明显提高。卫生院不断加强对业务人员的培养，建立学习制度，鼓励职工采取离职、业余、自学等方式学习，在运用中西医结合防治农村常见病、多发病方面发挥了积极作用。1973年2月，七级镇开始实行合作医疗，卫生院承担赤脚医生的培训任务，为每个生产队培养了1~2名赤脚医生。1975年3月，国家拨款28万元建设新门诊，建筑面积689平方米。购置显微镜、心电图机、冷藏箱等设备，增设放射科、心电图室。是年8月，地区医疗队来院帮扶，无偿支援手术床1套。县卫生局配备了消毒设备及手术器械，增设手术室及消毒供应室。1976年，卫生院开展西医学习中医活动，共收集土单验方60余个，整理中医医案10余篇，先后派出3批支农医疗小分队，走向农村为人民群众服务。1978年2月，县卫生局在县人民医院选派2名技术骨干到七级镇卫生院工作，卫生院技术力量明显增强。1979年，卫生院共有职工35人，其中医护人员19人，医技人员8人，司药人员2人，防疫人员3人，行政及后勤人员3人。1980年5月，设立外科。1986年3月，卫生院增设化验室及口腔科。投资3万元，建设职工家属院37间，共555平方米，解决了大部分职工的住宿问题。在卫生院门诊楼附近打机井1眼，建水塔1座。1987年7月，设立防保站，防保人员由2人增加到6人，卫生防疫队伍不断扩大。1989年，县政府改革对卫生院经费拨付使用办法，将财政补贴经费改“人头费”为卫生事业费，除拨付离休人员的离休费、退休人员的基本退休费、遗属补助、防保人员工资外，其他人员工资自理，实行按劳取酬全浮动工资制。由于政府对卫生院拨付的经费减少，加上卫生院基础设施和技术力量薄弱，职工的待遇得不到保障，技术骨干外流，导致卫生院业务持续下降。尽管卫生院积极推行合作医疗和儿童计划免疫保偿制度，开展各种形式的预防保健有偿服务，但业务收入仍无明显增长。1992年，卫生院职工减少至26人，年门诊21537人次，比1985年减少761人次；业务收入16万元，比1985年仅增长1万元。1993年起，卫生院根据上级“人人享有初级卫生保健”的部署，积极配合乡政府抓好预防保健、乡医培训、健康教育、创建甲级卫生室、开展集资合作医疗等，扩大有偿服务范围和覆盖面。同时，卫生院为调动工作人员积极性，探索实行绩效工资制，职工收入与劳动贡献挂钩。是年，卫生院业务总收入19万元，人均年工资5200元，比档案应发工资每人每月少300元。1995年，乡镇卫生院下放到乡镇管理。1996年3月，卫生院向北扩展20米，总面积增加1400平方米。医院职工42人，其中医师12人，药师4人，护师3人。病床30张，资产100余万元。2002年2月，卫生院按照卫生局要求，实行竞聘上岗制度。卫生院中层采取全院竞聘制，通过演讲答辩、签订责任书等程序择优聘用。通过改革，职工的责任意识、服务意识、质量意识显著增强，卫生院的社会形象明显改善。2002年5月，防保站搬至门诊二楼，与卫生院门诊分设，设置接种室、冷链室及资料档案室。严格执行《山东省儿童计划免疫程序》，加强疫苗管理。2003年5月，达到了市级规范化门诊要求，2007年达到了省级示范化预防接种门诊建设标准。

2004年起，用人制度实行考聘制。卫生院每年上报医疗专业大中专毕业生需求计划，由县人事局、卫生局统一招考。至2013年，共为卫生院选聘大中专毕业生33人，其中大专学历的15人，中专学历的18人。2005年，卫生院自筹资金8万余元，先后购买日本产MEK—5216血球计数仪、MIC—12H型动态心电图机各1台。2006年6月，按照聊城市卫生局《2006年全市医疗质量管理效益年活动方案》要求，卫生院进一步加强了医院管理工作。规范医师处方，严格按照药品通用名称开具；规范服务用语，完善病人投诉处理制度；规范抗菌药物的合理应用，制定药品及医疗器械不良事件报告制度，成立不良反应监测领导小组，医疗质量得到有效提高。2007年，阳谷县全面推行新型农村合作医疗，卫生院积极配合镇政府做好新型农村合作医疗的宣传发动、资金筹集和信息输入工作，成立了新农合领导小组，建立了各项规章制度。投资1万元，购置新型农村合作医疗计算机管理系统，实现了划价、收费、发药、出入库、报销结算等环节的计算机联网。设立新型农村合作医疗办公室，工作人员由镇政府人员及卫生院职工组成。加强对卫生院职工和村卫生室医生新农合管理知识的培训，实行首诊医师负责制，严格执行新型农村合作医疗“诊疗项目目录”“服务项目范围”“用药目录”和“住院病种目录”。严格执行新型农村合作医疗用药集中招标采购制度和统一零售指导限价。农民群众得到了实惠，卫生院业务收入大幅增加。当年全镇参加新型农村合作医疗的36051人，参合率98%。卫生院业务收入312.40万元，门诊15387人次，住院480人次，新农合补偿金额达51万元。

2008年1月，为方便群众就医，扩大新农合定点报销范围，卫生院分别在高楼、后郎、四合卫生室实施村级新农合报销。2008年12月，卫生院实施“1127”工程，省市县拨款65万元，建设病房楼一栋，建筑面积1157平方米。2009年购置彩超机1台，B超室改为彩超室。7月，卫生院自筹资金3万元，在病房楼安装空调10台。

2010年2月，卫生院自筹资金16.3万元购进深圳迈瑞BS—200全自动生化分析仪1台。5月，增设公共卫生科、妇保科、儿保科。是年，投资10余万元，建设星级预防接种门诊，增设预诊室、观察室，配备相关设备、器材、急救药品等。全镇12月龄内儿童建卡建证率达100%，常规免疫、强化免疫接种率均达100%。年门诊24759人次，年住院874人次，业务收入462.45万元。

2011年3月，卫生院筹资36万元购买印度产LOGL03PRO型彩色B超机1台。2012年购买济宁产DS-3A型微量元素分析仪、南京巴特产BT1000型经颅多普勒、苏州产富士CR-IR391RU各1台，医院设备进一步更新，诊疗技术进一步提高。6月，卫生院实施基本药物制度，实行药品零差价销售，当年减少群众医药费用支出21万元。

2012年6月，卫生院筹资0.37万元购买热水器1台，为职工及住院病人解决了饮水问题。在卫生院出入口设立监控设备2台，进一步保证了医院的安全，深受患者及家属的好评。

2013年，卫生院投资1.4万元购置心电工作站。投资3万余元购置了远程视频会议、会诊系统，实现了与省级医院的联网，有10名患者享受到了省级医院专家的诊疗服务。

2013年年底，卫生院有职工60人，其中中级职称7人，初级职称19人。资产300余万元，其中固定资产200万元。总占地面积8020平方米，建筑面积1846平方米，其中门诊楼建筑面积689平方米，病房楼1157平方米，家属院2000多平方米。开放病床46张，拥有万元以上医疗设备11台（件）。业务收入785.84万元，人均年工资3.5万元，均创历史最高水平。2013年年底主要医疗设备和2007—2013年业务工作情况分别见表3-5-123和表3-5-124。

2013年年底七级镇卫生院主要医疗设备情况表

表 3-5-123

名称	型号	产地	购进时间	单价（万元）	数量（台件）
腰椎牵引床	YHZ型	河南内黄	2003.03	0.65	1
血球计数仪	MEK—5216	日本	2005.11	5.9	1
动态心电图	MIC—12H	北京	2007.05	2.58	1
牙钻机	STRONG204	广州	2009.01	0.237	1
牙科治疗椅	S2306	咸阳	2009.11	1.89	1
全自动生化分析仪	BS—200	深圳	2010.02	16.3	1
彩色B超	LOGL03PRO	印度	2011.03	36	1
X光机	E5761GD—P4A	北京	2011.05	12.945	1
血流变	MVIS—2015	重庆	2011.12	3.65	1
微量元素分析仪	DS—3A	济宁	2012.01	2.6	1
富士CR	CR—IR391RU	苏州	2012.03	35.7	1
经颅多普勒	BT1000型	南京	2012.03	3.6	1
心电图	ECG—3A	深圳	2012.05	1.4	1
母婴监护仪	EMF—9000B	深圳	2013.10	1.55	1

2007—2013年七级镇卫生院业务工作情况统计表

表 3-5-124

年度	病床数（张）	门诊人次	住院人次	诊断将合率（%）	治俞率（%）	好转率（%）	住院病死率（%）	床位使用率（%）	业务收入（万元）
2007	20	15387	480	50.3	42.5	56.3		46.7	312.40
2008	20	16031	570	54.2	46.8	60.1		55.4	329.34
2009	32	19263	820	80.5	50.2	93.7		50	423.68
2010	35	24759	874	88.2	58.5	94.6		53	462.45
2011	35	28789	987	91.7	59.4	96.5		54.8	489.67
2012	46	31052	1052	90.2	59.8	97.1		85.9	532.19
2013	46	65928	1345	93.9	61.1	97.8		89.7	785.84

三、医疗技术

建所初期，技术人员相对匮乏，内科、妇科仅能诊治感冒、发烧、腹泻等常见病，外科也仅能处理简单的包扎缝合。1986年5月成立化验室、心电图室后，能开展（血、尿、便）三大常规及心电图检查。随着医疗技术的发展、医疗设备的更新和人才队伍的不断壮大，业务范围也不断拓展。1987年成立B超室、皮肤科；1990年创建针灸正骨科。2009年卫生院自筹资金36万余元，购买彩超机一台，诊疗水平有了明显提高。2013年年底，七级镇卫生院各科室技术相对成熟，内科作为卫生院的重要科室，已能较好地处理常见病、多发病、部分疑难病症；外科能开展阑尾炎切除术、包皮环切术、疝气修补术、下肢静脉曲张剥脱术、子宫肌瘤切除等手术；针灸正骨科主治颈肩腰腿痛、骨关节病，关节、骨折手法复位等，利用针灸、拔罐、理疗、按摩、熏蒸等方法全方位为患者解除病患。

（一）内科

1961年6月设立，是七级镇卫生院的重点科室，在周边县区享有较高的声誉。拥有内科医师8名，由当地名医李广胜、高继耀亲诊，能对内科常见病、多发病做出规范诊治，尤其是在脑梗死、高血压、冠心病、糖尿病、阻塞性肺疾病、胃炎等疾病的预防、诊断、治疗方面，有丰富的临床经验及独到见解，日门诊量100余人。

（二）外科

成立于1980年，是卫生院的重点科室。拥有外科医师2名，能开展阑尾炎切除术、包皮环切术、疝气修补术、下肢静脉曲张剥脱术、子宫切除等手术。聘请聊城、阳谷的外科专家定期到院坐诊指导，月手术量5~6台。

（三）针灸正骨科

成立于1990年7月，拥有执业医师2名。配备针灸、艾灸、拔罐、理疗机、牵引器、低频脉冲治疗仪等设备，在阴阳、五行、藏象、经络、辨证论治等中医理论指导下，利用针灸、拔罐、理疗、按摩、熏蒸等全方位为患者解除病患，主治颈肩腰腿痛、骨关节病、关节与骨折手法复位等。针灸正骨科主任翟雷具有多年临床经验，在长期的临床实践中形成了独具特色的治疗体系，尤其对克雷氏骨折夹板固定配合中药调理，达到短期内治愈效果，深得广大患者的信任。

（四）妇科

拥有技术人员2名。妇科主任杜红娟能运用中西医结合的方法治疗妇女常见病、多发病，在子宫出血、阴道炎、宫颈炎、不孕不育等疾病治疗方面积累了丰富的临床经验。

四、社会卫生

七级镇共有50个行政村，39949人。全镇共有村卫生室41个，乡村医生56人，其中女乡村医生14人。镇卫生院共配备专职防保人员7人，兼职防保人员2人，具体负责社会卫生服务及管理职能。

（一）计划免疫

20世纪五六十年代，接种的生物制品主要有牛痘疫苗、卡介苗、麻疹疫苗、流行性乙脑疫苗、百白破三联、百白二联、霍乱疫苗、脊灰疫苗、流行性脑脊髓膜炎疫苗等，重点预防天花、白喉、肺结核、麻疹、流脑等传染病。由卫生院组织医生下村巡回接种或学校集中接种的方法进行。1978年3月，卫生院根据上级有关规定，实行计划免疫。按照《山东省计划免疫程序》，对辖区内12岁以下儿童重点推行基础免疫，开展四苗预防六病的免疫接种活动，用麻疹活疫苗、脊灰糖丸、百白破三联疫苗及卡介苗预防麻疹、脊髓灰质炎、白喉、百日咳、破伤风、结核六种传染病。实行“一人一针一管”的方法接种。1983年，实行“儿童预防接种证”制度，促进了计划免疫工作的开展。1985年，卫生院配备冰箱2台，冷藏包6个，冰排40个等冷链设备，有效保证了疫苗在运输、储存过程中的安全。

1989年，防疫组改称防保站，防保人员增至7人，卫生防疫队伍进一步壮大。1992年，将乙肝疫苗纳入计划免疫管理。1995年，实行预防接种门诊定点接种制度，全乡适龄儿童集中到定点门诊实施疫苗接种。是年，定点接种2677人次，其中接种卡介苗254人，乙肝疫苗396人，脊灰疫苗499人，百白破三联疫苗386人，麻疹418人。预防接种率96%，计划免疫接种率100%。2003年5月，预防接种门诊达到市级规范化门诊标准。2007年8月，达到了省级示范化预防接种门诊标准。

2008年，将甲肝疫苗纳入国家免疫规划，适龄儿童接种全部免费。当年接种甲肝疫苗225人。是年，卫生院配置预防接种疾控信息专用微机1台，实现了预防接种信息化管理及网络直报。2009年，对辖区内居民实行免费补种乙肝疫苗项目，共补种2068人，占应补种人数的86%。2010年5月，预防接种门诊被山东省卫生厅命名为“示范预防接种门诊”。2011—2013年，重点开展了卡介苗、乙肝疫苗、三联疫苗、脊灰疫苗、麻疹疫苗、风疹疫苗、腮腺炎疫苗、甲肝疫苗、水痘疫苗、乙脑疫苗、流脑疫苗、HIB疫苗、轮状病毒疫苗的接种，有效控制了传染病的发生。

1984—2013年七级镇基础免疫接种情况统计表

表 3-5-125　　单位：人次

年度	卡介苗	脊灰疫苗	百白破三联疫苗	麻疹疫苗	乙肝疫苗	流脑疫苗	乙脑疫苗	甲肝疫苗
1984	260	348	239	309				
1985	248	339	261	312				
1986	203	316	274	356		589	187	
1987	179	398	373	338		591	196	
1988	198	431	314	316		594	206	
1989	264	407	436	467		609	191	
1990	272	396	420	326		611	197	
1991	256	431	393	397		634	251	
1992	235	468	416	453	397	629	249	
1993	220	439	375	462	401	651	278	
1994	281	467	336	491	384	647	269	
1995	254	499	386	418	396	701	266	
1996	214	512	484	392	501	696	286	
1997	278	593	494	486	47	686	307	
1998	216	609	516	397	476	767	295	
1999	265	516	812	467	386	723	296	
2000	270	419	916	451	493	732	301	
2001	283	573	500	402	662	721	324	
2002	218	465	914	380	432	504	401	
2003	216	526	966	497	563	487	338	
2004	288	548	964	448	421	462	456	
2005	223	154	148	467	159	347	154	
2006	249	543	513	125	633	227	131	
2007	387	947	953	354	1004	308	261	
2008	207	781	858	321	637	675	323	225
2009	6	840	940	397	414	666	263	143
2010	3	764	841	412	421	430	312	330
2011	1	841	1010	562	426	1042	461	262
2012	2	991	1139	777	459	856	679	350
2013		1004	1145	747	456	926	668	309

(二)传染病防治

1972年，镇卫生院配合县防疫站对辖区50个大队进行了丝虫病普查，共采血镜检6000余人，查出阳性病人30例，阳性率为2%。对查出的病人全部采用药物治疗。11月，卫生院对辖区内布鲁菌病进行了摸底调查，未发现病例。1973年，卫生院积极开展传染病、地方病的普查普治和群防群治，对传染性肝炎、流脑、乙脑、猩红热、伤寒、痢疾、麻疹、婴儿瘫等传染病进行积极预防，控制流行，减少发病。1976年，卫生院以防治二号病和流脑为重点，积极控制流感、痢疾的发生和流行，认真做好预防接种工作，督促赤脚医生做好疫情监测，严格落实疫情报告制度。1979年，卫生院先后对后郎、四合及南井庄进行除氟改水，上级财政对压力罐、潜水泵、管道等设施给予补助。共铺设管道2000余米，使群众用上了达标的自来水，受到群众一致好评。

2003年，卫生院积极配合镇政府防控“非典”疫情，院内增设了发热门诊、分诊台及隔离室，组建了巡诊医疗队、流调队、消杀队，配备了猴服、口罩、胶靴、眼罩等隔离装备。对全镇乡村医生进行中华人民共和国《传染病防治法》及《传染性非典型肺炎防治管理办法》等相关知识培训。卫生院与全体职工及乡医签订了责任书，配合村级流调队对外来人员进行隔离观察，共隔离外出返乡人员38人，辖区内无一例非典患者发生。

2009年，手足口病流行，至4月21日，全镇发病11例，其中4月12—21日发病4例。针对手足口病疫情，卫生院全体职工实行包村制度，督导乡村医生为本村儿童监测体温，发现疫情及时上报，并及时转诊。防保人员及时对患者家庭及集中活动场所进行消杀。在学校、幼儿园、家庭不间断的开展宣传，密切监测疫情，随时掌握疫情动态，采取有力措施积极防控，有效控制了手足口病疫情。

（三）妇幼保健

20世纪五六十年代，妇幼保健工作主要推行新法接生，为农社或生产大队培训接生员，向群众宣传新法接生知识，开展妇女劳动保护和儿童预防接种。1972年2月，卫生院建立妇幼保健组织。1980年，卫生院组织医务人员开展妇女病普查普治，至5月底共普查15个大队，363人，查出子宫脱垂4人，宫颈糜烂30人，月经不调10人，盆腔炎26人。对查出的患者均给予了相应治疗，治疗有效率80%。1987年，卫生院开展婚前健康查体，委派技术较高、责任心强的医生负责此项工作。至1999年年底，共开展婚前查体68对，开具“合格证明”68件，开展婚育知识教育和保健指导206人次。1991年10月，卫生院实施孕产妇及儿童系统化管理，对怀孕妇女按时进行产前检查并做好登记，给予孕期保健指导。对高危孕妇进行专案管理。对0~6岁儿童按3:2:1（即对周岁内的婴儿每4个月进行一次健康检查，对1~3周岁的儿童每半年进行一次健康检查，对4~6岁以内的儿童，每年进行一次健康检查）的规定进行健康查体，认真填报“四簿”“四卡”。对查处的小儿“四病”和体弱儿进行专案管理。1999年，孕产妇系统管理率90%，儿童系统管理率95%，孕产妇死亡率18/10万，婴儿死亡率下降到8‰。2000年1月，被中华人民共和国卫生部、联合国儿童基金会、世界卫生组织命名为“爱婴医院”。

2001年，卫生院组建了妇幼保健网络，成立了妇幼领导小组，建立了妇保科，固定专职妇幼保健人员负责本辖区妇幼保健管理及各种表格资料上报统计工作，开展孕产妇早期建卡登记、孕产妇保健手册发放、孕期保健、产后入户访视、指导母乳喂养等。各村卫生室固定一名村医负责本村妇幼保健工作，乡、村妇幼保健工作网络得到进一步加强。2004年，孕产妇产前医学检查率92%，6岁以下儿童系统化管理率98%。

2007年，实行新型农村合作医疗制度后，对参合孕产妇减免部分产前筛查费，孕产妇持《聊城市孕产妇系统化保健管理服务书》和《聊城市孕产妇系统化保健手册》可在卫生院接受健康指导，免费享受孕前保健和产前检查。2007年10月，卫生院选派2名技术人员到市级医院进修学习，并购置了自动吸引器1台，诊疗技术得到了提高。2009年，实施农村孕产妇住院分娩资金补助和农村准备怀孕或怀孕3个月内的妇女免费增补叶酸预防神经管缺陷项目，镇卫生院为65名住院分娩农村妇女发放补助资金22750元（每例350元），目标人群增补叶酸服用率95%。

2012年，卫生院为辖区孕产妇开展健康知识讲座12次，健康咨询9次，免费为目标人群发放叶酸1179瓶，为356名孕妇做了产前系统检查。孕产妇管理率达到99%，产后访视率97%，孕产妇健康知识知晓率95%。免费为全镇孕产妇查体1068人次，及时发现、治疗孕产期并发症，有效避免了残疾儿的出生。6岁以下儿童系统管理率90%，新生儿访视率80%，婴幼儿系统管理率90%。

2013年，卫生院积极与计生部门协调，及时掌握新婚及安排生育情况，及时发放叶酸、免费检测梅毒及艾滋病抗体，为符合生育条件的妇女进行健康指导，怀孕后建立孕产妇档案，免费为孕产妇安排5次产前体检。为0~6岁儿童进行健康体检，并做出相应的生长发育健康指导。2013年，全镇孕产妇建册336人，农村妇女孕前检查669人次，补服叶酸399人，免费发放叶酸1322瓶。开展妇女疾病筛查305人，农村孕产妇住院分娩补助360人，系统化管理孕产妇436人，规范化管理0~6岁儿童1432人。

（四）农村合作医疗

1971年，七级公社开始实行农村合作医疗，建立了由公社干部、社直有关部门和贫下中农代表组成的合作医疗管理委员会，由一名副书记任主任委员。生产大队也建立了相应的组织。以生产大队为单位每人每年缴费1~1.5元，在本大队卫生室就诊者免除检查、治疗、注射费和部分药费。有的大队还实行了社、队两级管理的合作医疗，参合农民除享受村卫生室免费项目外，还可在卫生院免除检查费和部分药费。社、队积极贯彻“自力更生”“三土、四自”方针，坚持勤俭办医，以药养医。组织发动生产大队有计划地利用地边、地头和粮药、林药、果药间作的方法种植中草药，全社种植中药材260亩，每个大队平均5.5亩，做到了合作医疗用药的基本自给。社员利用工余时间采挖药材交大队卫生室使用，给予合理报酬，或折价作为交纳合作医疗基金。以此为基础，卫生院办起了制药厂，生产膏、丹、丸、散40个品种，占卫生院使用药品的20%。前刘大队合作医疗办的较好，发动群众种药、采药，大力加工自制中成药，生产膏、丹、丸、散26种，开展土、单、验方、针灸防治疾病，努力减少合作医疗开支。卫生院加强赤脚医生培训，积极发展村卫生室建设，初步做到了小伤小病不出队，一般疾病不出社。至1974年，全社50个大队中，实行合作医疗的47个，其中实行社队两级管理的45个。1980年后，农村实行联产承包制，多数村卫生室承包给赤脚医生个体经营，农村合作医疗逐步停办。1994年，结合实施人人享有初级卫生保健工作，实行集资合作医疗制度，按照农民群众“自愿，受益，适度”的原则，按照以收定支，合理补偿，谁投资，谁受益的原则，由镇合作医疗办公室统一管理，统一使用，设专人专账，专款专用。群众持证到卫生院就医，可减免三大常规、心电图、X光检查及B超检查费，卫生院免费为50岁以上的老人查体建档。至1998年年底，全镇累计筹资15万元，为参合农民减免各项费用20万元，为50岁以上老人义务查体1万余人次，建立老年人健康档案3000人份。由于筹资金额较小，报销项目少，农民集资积极性不高，于2000年停办。

2007年5月，开始实行新型农村合作医疗，卫生院配合镇政府做好宣传发动和资金筹集工作。当年，农民参合率98%，行政村参合率100%。农民个人缴纳新农合资金36万余元，报销医药费51万元。2011年，对参合农民慢性病患者门诊费用报销50%，仅此项年内报销3万余元。随着农民个人缴费和各级财政补助标准逐步调整，参合农民报销比例逐步提高。2013年，参合人数36783人，参合率100%。共补偿67273人次，补偿金额359.17万元，其中卫生院门诊65928人次，补偿176.24万元，住院1345人次，补偿182.93万元。至2013年年底，七级镇报销1万元以上的60人，3万元以上的23人，5万元以上的2人，切实解决了农民因病致贫、因病返贫的问题。如七级镇陈堂村李思宇，女，2岁，于2013年3月因患“先天性室间隔缺损”性心脏病在济南军区心血管病研究所住院治疗，共花费6.87元，通过新农合报销3.67元，为其家庭减轻了大半经济费用，充分体现了新农合政策的优越性。

表3-5-126

2007—2013年七级镇新型农村合作医疗情况统计表

年度	农业人口数	参合人数	参合率(%)	补偿人次			补偿金额（万元）		
				总数	其中		总额	其中	
					门诊	住院		门诊	住院
2007	36368	36051	98	15867	15387	480	51.42	27.48	23.94
2008	36217	36084	99	16601	16031	570	73.46	35.56	37.90
2009	36305	36288	99.90	20083	19263	820	104.70	45.33	59.36
2010	36288	36136	100.50	25633	24759	874	117.98	53.80	64.19
2011	36136	36653	101	29776	28789	987	131.82	68.26	63.56
2012	36784	36650	99	32104	31052	1052	278.39	125.76	152.63
2013	36783	36783	100	67273	65928	1345	359.17	176.24	182.93

（五）乡村医生培训

20世纪70年代，结合推行农村合作医疗制度，公社卫生院通过脱产、半脱产培训，选送思想好、觉悟高、责任心强、文化程度较高的农村青年参加县卫生局统一组织的培训等，培养了大批优秀赤脚医生。至1974年，全社共有赤脚医生47人，其中女赤脚医生3人，在农村合作医疗、计划生育、卫生防疫及农村常见病、多发病的防治方面发挥了重要作用。1976年，县建立“五七”大学卫生培训学校，在阳谷、寿张、定水镇设立了三个教学点，公社卫生院按要求推荐人员在定水镇坡里教学点参加赤脚医生初训班，培训时间3个月，培训赤脚医生20名（其中女赤脚医生2人），通过初训，多数赤脚医生能够处理常见病、多发病，女赤脚医生能够掌握放取节育环、产前检查、新法接生等方面的知识。1978年，卫生院选送26名赤脚医生参加了县卫生局举办的中西医结合培训班，大多赤脚医生能够运用中西两法治疗农村一般性疾病。1979年，卫生院对乡村医生开展短期培训，通过举办短训班、业务讲座等方式，每月由卫生院业务骨干进行授课，并组织医疗小分队定期对乡医进行技术指导。20世纪80年代，县卫生局和卫生院通过举办各种培训班，进一步加强了赤脚医生的培养和培训，有效提高了赤脚医生的诊疗水平。在1989年乡村医生职称评定中，全镇被评为乡村医师的20人，乡村医士15人，乡村卫生员21人。

1992年，选派3名乡医去济宁医学院进修学习。2005年，卫生院组织乡村医生24人参加了学历教育和系统化培训，其中参加大专学历教育的6人，中专学历教育的18人。2009年5月，组织5名乡村医生到曲阜医学院进修学习“中医药技术”。2013年9月，组织中心卫生室负责人及重点乡医12人去济南进修学习“常见病多发病的诊断和治疗”。

2013年年底，全镇56名乡村医生中具有大专学历的6人，占10%，具有中专或相应学历的11人，占20%。执业医师1人，执业助理医师2人。具有“乡村医生执业证书”的53人。通过教育培训，全镇乡村医生队伍的理论水平和诊疗技术得到普遍提高，在开展健康教育、疾病预防控制和农村常见病、多发病诊治方面发挥了重要作用。1990年，四合村村医雷学珠被山东省卫生厅评为“优秀乡村医生”。

（六）村级卫生组织

20世纪70年代，随着农村合作医疗制度的实施，各生产大队以保健员、接生员为基础，成立大队卫生室。

1974年，全社50个生产大队，建立村卫生室47个，两个以上生产大队联办的2个。1980年后，农村实行联产承包责任制，多数村卫生室承包给赤脚医生个体经营。针对农村卫生室个体经营的新情况，卫生院不断强化村卫生室的管理和赤脚医生的技术指导，加强村卫生室的规范化建设。1990年，四合村卫生室被山东省卫生厅评为先进卫生室。1995年年底，七级镇49个村卫生室中有

35个达到甲级卫生室标准，占卫生室总数的71.4%。2005年，实行一体化管理，先后整合了10个卫生室，建立了2个社区卫生服务站（四合社区卫生服务站和高楼社区卫生服务站）。2006年，高楼村等18个村卫生室被评为“全市农村卫生机构达标单位”。2007年，四合、高楼、穆庄社区卫生服务站通过了市财政局、卫生局组织的达标验收，并开展新农合补偿业务。2013年，高楼、穆庄、四合三个社区服务站因新农合资金紧张，相继停办。2009年起，镇卫生院规划建设中心卫生室10个，其中投资65万元改建10个，建筑面积约980平方米；投资10万元，增添医疗设备。经省卫生厅考核验收，10处均达到中心卫生室建设标准。2013年底，全镇共有村卫生室41处，其中一村一室的38处。村卫生室共有乡村医生56人，其中女乡村医生14人。

2013年年底七级镇村卫生室建设情况表

表3-5-127

卫生室名称	室长姓名	卫生室人数			房屋面积(平方米)	资产(万元)
		总数	其中			
			女	中医		
桑庄村卫生室	桑传森	2			80	3
于庄村卫生室	石书亮	1			82	3.1
大翟村卫生室	邱昭亭	1			57	10
姚皋村卫生室	姚丙垒	1		1	84	6
官口村卫生室	潘洪珍	1			80	5
三里村卫生室	翟　波	1			85	5
高楼村卫生室	高传锋	1			100	4.3
南焦村卫生室	高传建	1		1	80	4.2
前刘村卫生室	刘召冰	2			80	4.5
七三村卫生室	沈忠良	2	1	1	100	5.5
上闸村卫生室	邢淑华	1	1		80	4.5
西辛村卫生室	刘召国	1			80	4.3
前郎村卫生室	雷宪锋	1		1	80	5.2
苑闫高卫生室	苑新华	1			60	3.1
西刘村卫生室	李金耀	1			60	3.2
后郎村卫生室	史义庆	1			80	5.1
七一村卫生室	刘思旭	1			80	3.1
七二村卫生室	张美莲	1	1		85	4.5
郑庄村卫生室	杨金举	1		1	90	4.5
周堂村卫生室	雷永敬	3	1		90	4.5
郝林村卫生室	李继良	1			85	5
任庄村卫生室	任庆峰	2	2		85	5
穆庄村卫生室	李明旺	1		1	100	7
七一村卫生室	翟常利	1		1	80	13
东辛村卫生室	黄来民	1			80	3.1
四合村卫生室	孔凡胜	3	1	1	80	3
四合村卫生室	雷学珠	2	1	1	195	7

续表3-5-127

卫生室名称	室长姓名	卫生室人数			房屋面积（平方米）	资产（万元）
		总数	其中			
			女	中医		
七一村卫生室	翟瑞明	1		1	45	3
孙楼村卫生室	孙贵仁	1			30	3
周堂村卫生室	雷学凡	2	1	1	32	3.1
东康村卫生室	苑秋玉	1	1		60	3.2
三合村卫生室	张明霞	1	1		50	3.1
后杨村卫生室	杨　磊	3	1	1	240	7.2
韦铺村卫生室	杨文勇	2			60	3.2
簸箕柳卫生室	刘克礼	1			45	3
北张村卫生室	崔行山	1			70	3.5
崔庄村卫生室	崔新明	1			30	3
前杨村卫生室	杨成来	1			40	3.2
张庄村卫生室	刘德顺	1			50	3.2
崔围子卫生室	王爱香	2	1	1	160	6.5
孙庄村卫生室	孙士代	2	1	1	80	3.5

（七）基本公共卫生服务

2009年，镇卫生院开始开展以建立居民健康档案、健康教育、预防接种、传染病防治、儿童保健、孕产妇保健、老年人保健、慢性病管理和重性精神病管理为主要内容的基本公共卫生服务项目。2011年，卫生院成立基本公共卫生服务办公室，建立村卫生室联系制度，具体负责基本公共卫生服务项目的统筹协调和实施。

1.健康教育

2011年起，卫生院通过健康教育讲座、健康咨询、宣传栏、发放健康宣传资料等形式，对辖区内各种人群开展针对性的健康宣传教育活动。全镇设置健康教育宣传栏55块，更换宣传内容6次，举办健康教育讲座1期，开展健康咨询活动9次，播放音像资料7种，居民健康知识知晓率70%以上。2012年，卫生院健康教育人员巡回各村开展健康宣教活动，发放宣传资料5000余份，集市开展大型室外健康宣传活动4次，开展健康讲座12期次。

2013年，全镇共有健康教育专兼职人员42人，举办健康教育人员培训班36期，更换健康教育宣传栏4次，播放健康教育音像资料10种，举办健康讲座36次，开展健康咨询活动9次，发放健康教育宣传资料12种，共3万余份，农民卫生保健知识进一步提高。

2.农村居民健康档案

2010年，镇卫生院开始为老年人、儿童、慢性病患者等重点人群建立健康档案，通过健康体检、入户调查等多种形式搜集农民健康基本信息。是年，全镇共建立居民健康档案26725份。2011年后，镇卫生院与村卫生室加强联系，扩大建档范围，实行电子化管理，至年底，全镇共建立健康档案28175人份，其中电子档案15150人份，建档率达76.86%。至2013年年底，全镇累计建立居民健康档案37238人份，建档率达90.2%，电子档案录入37238份，录入率100%。

3.老年人保健

2010年，全镇65岁以上的农村居民5443人，占农村总人口的13%，建立健康档案4964人份，占老年人总数的91.2%。2011年后，每年对65岁以上的老年人进行一次健康查体，宣传老年人健康知识，开展老年人健康指导。2013年，全镇共有65岁以上农村居民5517人，共建立老年人健康档案4137份，建档率75%。同时，结合健康查体、巡访、门诊和住院治疗等，宣传康复和保健知识，实施干预措施。

4.慢性病管理

2010年，镇卫生院将高血压、糖尿病人群纳入慢性病管理。全镇统计慢性病患者3805人，纳入管理的高血压病人2873人，糖尿病人826人，管理率97%。2011年后，镇卫生院和村卫生室按照职责分工对慢性病人进行定期随访（每年至少4次），实施干预措施，对连续2次出现血压或血糖控制不满意或出现新的并发症、原有并发症加重的患者，提出转诊建议，2周后主动随访转诊情况，并及时将新发现的慢病患者纳入管理范围。2012年，卫生院对本镇35岁以上居民实行首诊测血压制度。2013年，全镇高血压患者3865人，规范管理2873人，随访992人，随访率34.5%，血压达标2672人，达标率78.6%。糖尿病患者826人，规范管理826人，随访826人，随访率100%；空腹血糖达标486人，达标率58.8%。

5.重性精神疾病管理

2013年，全镇共有诊断明确且在家居住的重性精神疾病患者106人，纳入管理范围的88人，占83.3%。对纳入管理的重性精神疾病患者建立居民档案，定期随访，对患者及家属进行有针对性的健康教育和技能训练等。

6.传染病和突发公共卫生事件报告和处理

建院初期，卫生院明确一名医生为辖区内传染病报告人员，按照卫生部发布的《传染病管理办法》实施传染病报告工作。

20世纪八九十年代，传染病管理和报告工作逐步走向国家法治化道路。1989年，卫生院认真贯彻《中华人民共和国传染病防治法》，将规定的3类35种传染病向社会进行大力宣传，按程序和时限上报疫情。2004年4月，配置疾控信息专用微机1台，实现了传染病信息网络直报。9月，根据县政府制订的《阳谷县突发公共卫生事件应急预案》，制订《七级镇突发公共卫生事件应急预案》，成立组织，建立流调和消杀队伍，并不断开展疫情监测，进一步消除疫情隐患。

2004年后，依照重新修订的《中华人民共和国传染病防治法》《突发公共卫生事件与传染病疫情监测信息报告管理办法》，加大疫情报告管理力度，严格遵守疫情报告的工作规定和工作流程，医护人员和乡村医生首次诊断或发现法定传染病病人、疑似病人、病原携带者时，立即填写“传染病报告卡”，在规定时间内进行网络直报。2007—2010年，手足口病流行，卫生院共报告手足口病97例。2007—2013年年底，网络直报各类传染病病人140例。

7. 卫生监督协管

2009年，卫生院建立卫生监督协管服务工作制度，配备了1名专职人员负责卫生监督协管工作。2010年起，协助县卫生监督所对学校卫生、食品卫生、生活饮用水、非法行医开展了巡访、巡查。至2013年年底，共巡访30次，进一步消除了隐患，确保辖区没发生重大问题。

（八）爱国卫生运动

20世纪五六十年代，主要开展清洁卫生、除害灭病、反“细菌战”为主要内容的爱国卫生运动。1972年，七级公社加强了对除害灭病工作的领导，组织各大队开展卫生积肥活动，每个生产队固定了积肥专业队伍，开展除害灭病，减少蚊蝇孳生。1973年，在不断总结经验的基础上，制定了制度，强化了措施，在达到多积肥、夺高产、卫生好、疾病少的同时，建立健全经常性卫生制度，形成家家爱清洁、人人讲卫生、以卫生为荣、不卫生为耻的新风尚。1976年，七级公社积极开展“两管五改”为中心的爱国卫生运动，全社40个大队实现粪便统一管理，23个大队加高井台60眼，18个大队打手压井48眼，5个大队改造厕所83个，改造畜圈36个，25个大队改造炉灶，3个大队建了沼气池。1998年，七级镇结合初级卫生保健工作的开展，进一步强化了改厕改水工作，52个村共改造厕所3428个，3个村用上了自来水。进入21世纪后，加强农村道路建设，硬化村庄路面，完善排水设施，实施绿化美化。实施家畜、家禽圈养，对畜禽粪便进行无害化处理。2013年，七级镇积极开展新农村建设活动，强化改善农村环境的措施，为辖区配备垃圾桶1000余个，建设2处垃圾回收站，购买5辆垃圾回收车，对垃圾进行定期清运，集中处理。

第十五节 阿城镇卫生院

阿城镇位于阳谷县东部，南与张秋镇、河南省台前县吴坝乡为邻，西连闫楼镇，北接七级镇，东与东阿县关山乡、刘集镇毗连，东南膈黄河与东平县银山镇相望。镇政府驻地距阳谷县城25公里，总面积115.4平方公里，辖83个行政村，109个自然村，总人口6.88万人。阿城镇卫生院位于阿城镇皋门村，占地面积8000平方米，建筑面积2012平方米。共有职工63人，设置病床50张，总资产752万元。

一、机构

(一)机构沿革

1955年，经阳谷县人民委员会批准，设立阿城区卫生所，址设阿城镇徐翼街，时有职工10人，由乡村个体行医人员组成。1958年4月，阳谷县撤销区级建制，阿城区改为阿城乡，阿城区卫生所改为阿城乡卫生所。1958年8月，阳谷县撤乡建社，阿城乡卫生所改称阿城人民公社卫生院。1962年 12月，阿城人民公社改为阿城区，阿城公社卫生院改为阿城区卫生院。区下设7个人民公社，共设13个卫生所。1971年2月，撤销区级建制，成立阿城人民公社，阿城区卫生院复称阿城人民公社卫生院。1984年8月，阿城公社改为阿城镇，阿城公社卫生院改为阿城镇卫生院。1990年，加挂红十字会医院牌子，担负起红十字会医疗援助任务。1993年，经县卫生局批准为“接生定点医院”。1994年10月，阿城镇卫生院改为阿城中心卫生院。1995年11月经聊城市卫生局评审为一级甲等医院。2001年，被中华人民共和国卫生部、联合国儿童基金会、世界卫生组织命名为“爱婴医院”，同年9月，阿城中心卫生院改为阳谷县第四人民医院。2007年7月，经县卫生局批准为新型农村合作医疗定点医院。同年被确定为省“360工程”重点建设单位。2010年，被县人社局确定为基本医疗保险定点单位。2011年4月25日，阳谷县第四人民医院改为阿城镇卫生院。2012年，预防接种门诊被山东省卫生厅批准为“示范预防接种门诊”。

(二)领导人名录

1955年至2013年，阿城镇卫生院（所）领导班子经过多次调整更迭，先后共有9人担任院（所）长，13人担任副院长。1990年，设立阿城镇防保站，1993年防保站站长享受副院长待遇。2013年年底，阿城镇卫生院领导班子由 5人组成，其中院长1人，副院长4人。历任院长、副院长、防保站长任职情况见表3-5-128。

1958—2013年阿城镇卫生院院长、副院长、防保站站长任职情况表

表3-5-128

姓名	性别	职务	任职时间	技术职称	籍贯
杨圣文	男	院长	1958—1961		郭店屯镇九杨村
姜学庆	男	院长	1961—1963		郭店屯镇王营村
李　景	男	院长	1964—1972		阿城镇夏口村
王清斋	女	副院长	1972.08—1973.03		江苏省丰县
王殿存	男	院长	1973—1976.05		寿张镇武台村
刘延庚	男	院长	1976.05—1978.06		东阿县刘集镇
邱新民	男	副院长	1976.02—1978.05		七级镇翟庄村
		院长	1978.06—1980.12		
刘繁智	男	院长	1980.12—1990.10	主治医师	东阿县刘集镇
胡玉坤	男	副院长	1989.04—1991.10	主管药师	阿城镇阿东村
		院长	1991.10—2004.11		
张树年	男	副院长	1985.03—1994.03	主治医师	阿城镇皋门村

续表3-5-128

姓名	性别	职务	任职时间	技术职称	籍贯
姜方森	男	副院长	1983.05—2010.07	主治医师	郭店屯镇王营村
伍秀英	女	副院长	1983.09—2004.10	副主任医师	阿城镇王庄村
李金刚	男	副院长	1994.06—2001.03	主治医师	阿城镇义和村
邱方乐	男	防保站长	1988.06—1992.10	麻醉师	阿城镇皋门村
		副院长	1997.04任职		
李广明	男	防保站长	1993.04—1995.01		七级镇苇铺村
牛德生	男	防保站长	1995.01—2001.02		东阿县刘集镇
邢传军	男	副院长	1997.04—2006.06	主治医师	阿城镇夏堂村
林尚伟	男	副院长	1997.04任职	主治医师	阿城镇阿西村
史成国	男	防保站长	2001.02任职	主治医师	阿城镇阿西村
		副院长兼防保站长	2009.03任职		
郑　斌	男	院长	2004.11任职	主治医师	安乐镇刘子英村
常金强	男	副院长	2005.06—2009.05	主治医师	阿城镇马湾村
邢传光	男	副院长	2013.03任职	医师	阿城镇夏堂村

（三）党群组织

20世纪60年代，卫生所与区兽医站建立联合党支部。1982年，经阿城公社党委批准，阿城镇卫生院单独建立党支部，刘繁智任党支部书记，伍秀英为委员，时有中共党员6人。至2013年年，阿城镇卫生院党支部先后有3人担任党支部书记。2013年年底，阿城镇卫生院党支部由2人组成，其中党支部书记1人，委员1人。共有中共党员10人，其中正式党员9人，预备党员1人。阿城镇卫生院历任党支部书记和2013年年底党支部组成人员任职情况分别见表3-5-129和表3-5-130。

1975年，经阳谷县总工会批准，设立阿城镇卫生院工会委员会，时有会员30人。至2013年年底，阿城镇卫生院工会会员70人。

（四）科室设置

建所初期，设有诊疗室、药房和注射室。1958年，设立财务科、办公室、内科、外科、中医科。1966年，设立妇产科，防疫组，将原有药房分设为中药房、西药房。1973年，增设正骨科。1976年，设立化验室、放射科。1978年，增设五官科。1987年，增设心电图室、供应室、B超室。2004年，中西药房合并为综合药房。2007年，设新型农村合作医疗办公室。2013年年底，共设临床科室7个，分别是：内科、外科、护理部、妇产科、中医科、五官科、正骨科。医技科室4个，分别是：化验室、B超室、心电图室、放射科。行政后勤科室6个，分别是：办公室、财务科、收款室、药库、药房、农合办。2013年底阿城镇卫生院科室主任、护士长任职情况见表3-5-131。

1982—2013年阿城镇卫生院党支部书记任职情况表

表3-5-129

姓 名	性别	任职时间	技术职称	籍贯
刘繁智	男	1982.12—1990.10	主治医师	东阿县刘集镇
胡玉昆	男	1991.10—2004.11	主管药师	阿城镇阿东村
郑　斌	男	2004.11任职	主治医师	安乐镇刘子英村

2013年年底阿城镇卫生院党支部组成人员任职情况表

表3-5-130

姓 名	性别	职务	任职时间	行政职务	技术职称	籍贯
郑　斌	男	书记	2004.04	院长	主治医师	安乐镇刘子英村
林尚伟	男	委员	2010.05	副院长	主治医师	阿城镇阿西村

2013年年底阿城镇卫生院科室主任、护士长任职情况表

表3-5-131

科室名称	姓名	性别	职务	任职时间	技术职称
外科	李召军	男	主任	2013.04	医师
内科	杜清海	男	主任	2011.06	主治医师
妇产科	周庆民	女	主任	2003.11	主治医师
中医科	张坦生	男	主任	2001.08	主治中医师
护理	左福霞	女	护士长	2003.04	主管护师
检验科	刘志华	男	主任	1986.09	主管技师
B超室	闫忠帅	女	主任	2010.10	医师
心电图室	崔　焱	女	主任	2005.03	医士
放射科	韩继昌	男	主任	1995.05	技师
药库	韩　青	女	主任	2011.11	护师
药房	孙梅英	女	主任	2001.07	主管药师
收款室	王晓英	女	主任	2005.09	药师
农合办	杨晓梅	女	主任	2009.10	医师
财务科	焦学良	男	科长	2011.04	技师
办公室	林尚虎	男	主任	2004	

2013年年底阿城镇卫生院主要医疗设备情况表

表3-5-132

名称	型号	产地	购进时间	单价（万元）	数量(台件)
B超	ALOKA3500	日本	1999	3.5	1
彩超	GELOGIQ3	美国	2006	45	1
全自动生化分析仪	迈瑞220	深圳	2007	15	1
全自动血流变检测仪	SH-210A	重庆	2008	1.48	1
电解质分析仪	ML-921CT	深圳	2013	1.8	1
尿液分析仪	AE-4020	上海	2013	2.09	1
全自动血细胞分析仪	光电MEK-6410p	上海	2012	3.7	1
X光机双球双管	300mA三叶	上海	2008	8	1
CR系统	富吉	苏州	2012	35.7	1
心电工作站	ECGLAB2.0	北京	2003	3.5	1

二、设施建设

建所初期，在徐翼街借用房屋5间，其中门诊2间，药房1间，行政办公室1间，注射室1间。药橱、柜台、药柜、桌椅等多为加入卫生所的个体行医人员自带。1956年，上级配备了听诊器、血压表、体温计等简易设备。

1966年6月，卫生院征用前进大队（现皋门村）第八生产队土地6667平方米，建设门诊13间，建筑面积300平方米。当年年底迁入新址。

1972年，聊城地区卫生局拨款1.3万元，建设病房、手术室面积341平方米，配备了手术床、显微镜、X光机等医疗设备。

1977年3月，卫生院扩大建设规模，投入资金134元在院址东侧征地1300平方米。

1987年，自筹资金3.5万元，购置上海产A超1台。

1992年，卫生院自筹资金20万元，镇政府拨款8万元，建设三层门诊楼一栋，建筑面积900平方米。主要医疗设备有天津产B超机、X光机，半自动生化分析仪等。

1996年，卫生院自筹资金2万元购买陕西产救护车一辆。2006年，自筹资金45万元，购置美国产GELOGIQ3彩超1台。2007年，自筹资金15万元购置迈瑞220全自动生化分析仪1台。2012年，自筹资金 35.7万元，购置苏州产CR系统1（套）。2013年,卫生院拥有万元以上医疗设备10台(套)。主要医疗设备配置情况见表3-5-132。

三、管理与发展

1955年建立阿城区卫生所时，医药人员主要由中医组成，承担全区群众防病治病任务。1965年，区卫生院有职工30人，其中中医4人，西医4人，护士2人。设有内科、外科、中医科。20世纪70年代，大中专医药院校毕业生刘繁智、杨玉石、李春英、伍秀英、孙兆和、张桂林等先后分配到卫生院工作，职工的文化结构、医疗技术水平显著提高。1984年，卫生院职工增至56人。

1989年，县政府对卫生院改革经费拨付使用办法，将财政补贴经费改“人头费”为卫生事业费，除拨付离休人员的离休费、退休人员的基本退休费、遗属补助（全民人员）、防保人员工资外，其他人员工资自理，实行按劳取酬全浮动工资制，多劳多得，少劳少得，不劳不得。在此情况下，卫生院强化管理措施，通过聘请上级医院专家来院坐诊、选送技术人员到上级医院进修等方式，努力提升卫生院的诊疗水平，增加业务收入。推行儿童计划免疫保偿制度，开展各种形式的预防保健有偿服务，使卫生院勉强维持运转。

1990年，卫生院职工50人，其中医疗人员30人，护理人员5人。大专及以上文化的5人，中专(高中) 40人。主治医师 6人，主管护师 2人，主管技师 3人，初级39人。1992年起，卫生院根据上级“人人享有初级卫生保健”的部署，积极配合镇政府抓好预防保健、健康教育、乡村医生培训，以及农村改厕、改水、合作医疗、创建甲级卫生室等工作，扩大有偿服务范围和覆盖面。实行职工收入与劳动贡献挂钩，调动专业技术人员的积极性。是年，卫生院业务收入52万元，人均年工资收入3050元。1996年，卫生院业务收入92万元，日均门诊225人，人均年工资收入3255元。2001年3月，卫生院被评为全市卫生系统“十佳乡镇医院”，受到聊城市卫生局的表彰。

2007年4月，推行新型农村合作医疗，镇卫生院积极配合镇政府做好新型农村合作医疗的宣传发动、资金筹集和参合信息输入工作。投资0.8万元，购置新型农村合作医疗计算机管理系统，实现了划价、收费、发药、出入库、报销结算等环节的计算机联网。在门诊楼一楼大厅设置新型农村合作医疗报销窗口，严格按规定结算费用。加强对卫生院职工和村卫生室乡村医生新型农村合作医疗管理知识的培训，严格执行新型农村合作医疗用药集中招标采购制度和统一零售指导限价。农民群众得到了实惠，卫生院业务收入大幅增加。当年门诊补偿16902人次，补偿金额18万元，住院补偿564人，补偿金额140万元。

2008年，卫生院积极组织开展“两好一满意”(即:服务好、质量好、群众满意)活动，加强医务人员的“三基三严”(基本现论、基本知识、基本技能,严肃的态度、严格的要求、严密的方法)训练，狠抓管理，优化服务。成立了以院长为组长的医疗质量管理小组，制订医疗质量管理制度，严格落实各项规章制度和岗位职责。加强护理人员的业务培训和技能考核，提升护理人员的业务技能。明确专人负责病案管理，严格病案文书书写规范。通过开展上述活动，职工的责任意识、服务意识、质量意识显著增强，卫生院的社会形象显著改善。

2010年10月新病房楼投入使用，将防保站迁至新病房楼三楼，设置预诊室、接种室、观察室、冷链室和资料档案室以及相关的设备、器材、急救药品等，严格执行《山东省儿童计划免疫程序》，加强疫苗、注射器材的管理。是年，全镇12月龄内儿童建卡建证率达到100%，常规免疫、强化免疫接种率分别达到 95%、88%，一次性注射器使用率100%。2012年被山东省卫生厅命名为“示范预防接种门诊”

2013年年底，全院职工63人，其中中级卫生技术人员12人，初级卫生技术人员37人。占地面积8000平方米，建筑面积5012平方米，其中业务用房面积4154平方米。设置病床50张资产752万元。

四、医疗技术

1955年建立阿城区卫生所时，由于西医人员的医疗技术较低，诊疗设备简陋，仅能处理小伤、小病，医疗服务以中医为主。

20世纪六七十年代，刘繁智、张桂林、李之顺、夏庆云、张如旗、李培涛、孟传凯等分配到卫生院工作，增加了中西医技术力量，卫生院先后充实和增设了内科、外科、妇产科、中医科和化验室、放射科、心电图室等。内科能利用西医技术治疗常见病及多发病，如：感冒、急慢性气管炎、胃病、肠炎、黄疸型肝炎等。外科能开展阑尾炎、疝气等手术。妇产科能开展新法接生、引流产以及治疗常见妇科杂症等。中医科能利用中医药理论，辩证施治，治疗常见病、多发病及地方病等。

2005年起，县卫生局、人事局通过招考的方式，选聘医疗卫生专业的大中专毕业生到卫生院工作。至2013年，卫生院共接收毕业生23人，其中大专以上学历的23人。卫生院采取以老带新、组织培训、鼓励自学、选送进修等方式进行培养，多数已成为卫生院的技术骨干。

2013年年底，卫生院内科能较好诊治呼吸、消化、泌尿、循环等系统疾病。外科能开展疝修补、阑尾切除、静脉曲张等普外手术。骨科能开展各种骨外伤的诊治，运用针灸、推拿、中药外用等方法，治疗颈、肩、腰、腿痛效果显著。中医内科能运用中医理论和中药技术诊治常见病、多发病，能有效治疗肝病、肾病、脾胃病等疑难病症。

1980—2013年阿城镇卫生院业务工作情况统计表

表3-5-133

年度	病床数（张）	门诊人次	住院人次	诊断符合率（%）	治愈率（%）	好转率（%）	住院病死率（%）	床位使用率（%）	业务收入（万元）
1980	20	10954	218	96	90	6		60	38
1981	20	10855	205	95	89	6		62	39
1982	20	11032	218	95	90	5		65	35
1983	20	11055	319	97	89	9		77	38
1984	20	14395	288	88	85	4		66	39
1985	20	17425	305	96	89	7		68	39
1986	20	16413	301	94	86	8		76	41
1987	20	17421	388	89	81	8		75	43
1988	20	19405	206	97	88	9		68	39
1989	20	18942	245	94	73	21		70	41
1990	20	17806	203	86	77	9		69	39
1991	20	18654	234	96	87	9		72	54
1992	20	16554	356	96	92	4		71	39
1993	20	18557	255	91	83	8		70	38
1994	20	14662	322	87	76	11		69	32
1995	20	18854	247	93	81	12		72	47
1996	20	16575	248	94	83	11		73	48
1997	20	17654	358	83	72	11		75	51
1998	20	19555	269	90	84	6		72	52
1999	20	18554	275	94	81	13		71	56

续表3-5-133

年度	病床数(张)	门诊人次	住院人次	诊断符合率(%)	治愈率(%)	好转率(%)	住院病死率(%)	床位使用率(%)	业务收入(万元)
2000	20	20011	265	96	84	12		74	64
2001	20	21501	365	92	82	10		77	76
2002	20	18492	445	94	83	11		83	77
2003	20	20421	528	91	76	15		82	79
2004	20	20025	389	94	81	13		84	81
2005	20	20188	435	92	84	8		85	88
2006	20	20432	648	91	83	8		90	98
2007	20	26544	750	93	83	10		94	119
2008	20	28755	823	91	82	9		96	159
2009	40	30450	815	90	83	7		85	187
2010	40	30198	916	93	86	7		88	216
2011	40	35800	1088	99	90	9		76	370
2012	50	59360	2622	96	90	6		94	602
2013	50	57516	1767	97	81	16		88	503

五、社会卫生

阿城镇社会卫生工作主要由镇防保站组织实施。镇防保站始建于1990年7月，经过20年的建设与发展，其预防接种门诊于2012年被省卫生厅评审命名为“省级示范预防接种门诊”。2013年底，共有工作人员12人。

(一)计划免疫

20世纪50年代至60年代，阿城镇预防接种工作主要由卫生院组织区、乡医生和村卫生员采取到村巡回接种的方法，接种的生物制品主要有牛痘疫苗、卡介苗、精制白喉类毒素、麻疹疫苗、流行性乙型脑炎疫苗、伤寒三联、布氏菌苗等，重点预防天花、白喉、肺结核、麻疹等相应传染病。

1971年，在县卫生防疫部门统一组织下，对牛痘疫苗、麻疹疫苗、精致吸附白喉类毒素和精致吸附破伤风类毒素4种生物制品，以大队为单位有计划的划片免疫。1978年，实行计划免疫。按照《山东省计划免疫程序》，对12岁以下儿童重点推行基础免疫，用麻疹活疫苗、脊灰糖丸、百白破三联疫苗及卡介苗四种疫苗预防麻疹、脊灰、百日咳、白喉、破伤风、结核六种传染病。其接种方法由卫生院防疫组指导各村卫生室具体实施。

1986年，将A群脑膜炎球菌多糖疫苗、乙脑疫苗纳入儿童计划免疫管理。1987年，在卫生部、联合国儿童基金会支持下，卫生院开始建设冷链装备，配备电冰箱1台，疫苗冷藏运输箱1个，冷藏包7个。是年，实行儿童计划免疫保偿，当年入保率38%。

1992年，将乙肝疫苗纳入计划免疫管理。1995年，实行预防接种门诊定点接种制度，全镇适龄儿童集中到定点门诊实施接种。是年，预防接种门诊定点接种1757人次，其中接种卡介苗145人，脊灰疫苗314人，百白破三联疫苗499人，麻疹疫苗277人，乙肝疫苗522人，预防接种率80%，计划免疫接种率80%，强化免疫接种率80%。

2008年，将甲肝疫苗纳入国家免疫规划，适龄儿童接种全部免费。2009年，对15岁以下儿童实行免费补种乙肝疫苗项目，共补种25人，占应补种人数的85%。2010年，对8月龄~6周岁儿童实行麻疹疫苗强化免疫和7~14岁儿童麻疹疫苗查漏补种。是年，麻疹疫苗强化免疫3821人，查漏补种158人。

1978—2013年阿城镇基础免疫接种情况统计表

表3-5-134　　单位：人次

年度	卡介苗	脊灰疫苗	百白破三联疫苗	麻疹疫苗	乙肝疫苗	流脑疫苗	乙脑疫苗	甲肝疫苗
1978	702	1622	1608	1599	—	—	—	—
1979	703	1522	1529	1528	—	—	—	—
1980	714	1598	1566	1577	—	—	—	—
1981	703	1421	1456	1452	—	—	—	—
1982	695	1323	1329	1309	—	—	—	—
1983	706	1508	1598	1529	—	—	—	—
1984	715	1665	1701	1695	—	—	—	—
1985	605	1391	1385	1223	—	—	—	—
1986	377	1190	1201	1094	—	1099	1023	—
1987	722	1211	1293	1191	—	1309	1296	—
1988	711	1625	1631	1408	—	1453	1441	—
1989	790	1502	1509	1391	—	1397	1296	—
1990	676	1415	1408	1291	—	1291	1209	—
1991	789	1321	1228	1101	—	1201	1109	—
1992	390	729	698	609	792	895	898	—
1993	193	411	599	329	649	511	639	—
1994	162	351	562	303	611	498	603	—
1995	181	392	623	346	652	502	659	—
1996	202	411	692	395	696	513	702	—
1997	242	570	706	403	726	539	721	—
1998	276	589	732	416	721	595	790	—
1999	277	596	735	421	732	609	821	—
2000	284	635	796	475	751	613	830	—
2001	264	547	864	385	886	279	745	—
2002	298	851	983	403	851	300	821	—
2003	218	755	1069	561	705	306	666	—
2004	279	672	882	463	744	603	837	—
2005	269	1157	1069	432	848	554	688	—
2006	294	1097	1075	564	810	1065	521	—
2007	422	1283	1315	861	1158	1372	992	—
2008	406	1500	1567	1033	1207	1397	1060	472
2009	379	1347	1483	995	1107	1299	964	380
2010	365	1345	1399	956	1067	1508	939	377
2011	323	1452	1494	974	1048	1533	927	330
2012	382	1308	1302	953	1058	1236	840	391
2013	383	1419	1512	1004	1181	1468	679	266

（二）传染病防治

20世纪五六十年代，主要开展疟疾、伤寒、痢疾、流行性脑脊髓膜炎、黑热病等传染性疾病的防治。20世纪八九十年代，主要开展霍乱、副霍乱、痢疾、伤寒、病毒性肝炎、流行性出血热、流行性脑脊髓膜炎、结核病、脊髓灰质炎、麻疹、百日咳、白喉、流行性乙型脑炎等传染病的防治。

进入21世纪后，进一步加强了传染病防治工作。2003年，全院医务人员积极投身防控非典，对全镇的乡村医生全部进行中华人民共和国《传染病防治法》《传染性非典型肺炎防治管理办法》等相关知识的培训。镇政府成立了以主要领导任组长的非典防治工作领导小组，卫生院组建了巡诊医疗队，流调队，消杀队，各行政村组建了村级流调队。共隔离观察外来人员和外出返乡人员300 人。院内增设了发热门诊和隔离室，随时隔离发热病人，有效防控了非典型肺炎的发生。2005年后，重点开展了流行性脑脊髓膜炎、禽流感、甲型H1N1流感、流行性腮腺炎、水痘等呼吸道传染病和艾滋病、手足口病等疾病的防治。

2009—2010年，阿城镇手足口病暴发流行。2009年1月至4月21日，全镇手足口病发病49例，其中4月12日至21日，全镇发病17例，平均每天发病1.7例。面对疫情，镇卫生院和防保站按照县卫生局和疾控中心的要求，在及时将患者转至县级定点医院治疗的同时，对患者、疑似患者家庭、学校和托幼机构采取清洁、消毒、隔离措施。镇政府成立镇长为组长的手足口病防控领导小组，实行领导干部包管理区、一般干部包村、村干部包户，严格落实手足口病防控责任制，开展全镇性的消杀活动，宣传手足口病防控知识，教育家长和儿童“洗净手、吃熟食、喝开水、勤通风、晒衣被”，5岁以下儿童避免到公共场所活动。通过采取一系列防控措施，手足口病疫情得到有效控制，全镇未发生聚集性疫情。

2010年，全镇手足口病发病97例，属散在发病，按有关规定进行了治疗和隔离消毒。

（三）地方病防治

1980年，县地方病防治办公室对农村饮水情况进行了线索调查，在阿城公社岳庄村检索出含氟量1.3g/升。1983年，卫生院按要求对岳庄村进行了除氟改水，争取国家资金7000元，村集资1.2万元，为全村300户安装除氟罐300个。1988年1月，改水工程完成后含氟量为0.6克/升，受益人口1200人。

（四）妇幼保健

20世纪五六十年代，县区两级积极培训村接生员，努力普及新法接生，基本达到新法接生不出队。20世纪七十年代，卫生院配合农村合作医疗逐步建立村卫生室，配备了女赤脚医生，具体负责本大队的妇幼保健工作。1988年，卫生院开展婚前查体，至1996年，共查体1008对，开展婚育教育2016人次。

1992年，实行孕产妇和儿童系统化管理，按规定认真填报“四簿、四卡”。2000年，孕产妇系统化管理率30%，儿童系统化管理率30%，孕产妇死亡率10/10万，婴儿死亡率下降到0.1‰。2000年，镇卫生院开展创建爱婴医院活动，按照爱婴医院标准，对产房、婴儿室以及产科病房、儿科病房硬件设施进行了统一配备。2001年，被卫生部、联合国儿童基金会、世界卫生组织命名为“爱婴医院”。2002年，卫生院加强孕产妇和儿童系统化管理，对孕产妇进一步扩大管理范围，做好孕期保健、产后访视和母乳喂养工作。对儿童按4.2.1规定进行健康查体，对体弱儿童进行专案管理。2003年，孕产妇产前医学检查率100%，孕产妇住院分娩率95%，7岁以下儿童系统化管理率85%，新生儿疾病筛查率90%。2009年，实行农村孕产妇住院分娩资金补助、农村准备怀孕和怀孕3个月内的妇女增补叶酸项目，为156名住院分娩妇女落实补助资金4.68万元，目标人群增补叶酸服用率40%。2013年，全镇孕产妇建册率85%，孕产妇系统化管理率60%，高危妊娠管理率98%，住院分娩率100%；儿童系统化管理率85%，体弱儿童建卡率和管理率均为100%。住院分娩补助338人，补助资金11.83万元，目标人群增补叶酸服用率60%。

（五）农村合作医疗

1970年，阿城区开始试行农村合作医疗。由于农村医生数量少，技术水平低，合医疗发展缓慢。1973年，阿城镇公社根据县革委统一部署，全面推进农村合作医疗，按照自力更生、勤俭办医的原则和“三土”(土医、土方、土药)、“四自”(自采、自制、自种、自养)方针，发动群众在地头、沟边或采用粮药、林药、菜药间作种植中草药，作为合作医疗基础用药。参合农民以大队为单位，每人每年缴费0.5~1元，在大队免除就诊者检查费和部分药费。有的大队实行社队两级管理的合作医疗，参合农民除在大队免除相关费用外，在卫生院看病还可免收挂号费、注射费、针灸费、出诊费等。1974年阿城公社26个大队中，有20个大队实行了合作医疗，其中16个大队实行了社队两级管理。

1995年，结合初级卫生保健的实施，卫生院配合镇政府在全县率先实行了集资合作医疗制度，镇政府按农业人口每人每年2元钱的标准统一筹集资金，一次性拨给卫生院，卫生院对参合人员统一发放“合作医疗证”，凭证就诊可免除门诊X光、三大常规、B超等各种检查费。在卫生院住院的病人，减免住院期间25%的医药费（每人每年度最多减免100元），较好地解决了群众看病难的问题。10月23日，聊城地区行政公署《工作通讯》第三十期重点介绍了阿城镇集资合作医疗的经验。1998年11月12日，全县农村合作医疗现场会在阿城召开，阿城镇政府和卫生院分别介绍了农村合作医疗工作的先进经验。

2007年，开始实施新型农村合作医疗，卫生院积极配合镇政府做好动员和筹资工作。当年参加合作医疗的24648人，参合率78%。2013年，参加合作医疗的30283人，参合率95%。卫生院门诊补偿43037人次，补偿金额70.5万元，住院补偿1575人次，补偿金额200.8万元。阿城镇新型农村合作医疗情况见表3-5-135。

（六）村级卫生室组织

20世纪60年代，多数大队配备了不脱产的保健员、接生员，负责卫生防疫、新法接生、小伤小病治疗等任务。20世纪70年代，随着农村合作医疗的兴起，以保健员、接生员为基础，各大队先后成立了卫生室。至1975年，全公社28个生产大队中，建立村卫生室26个。1980年后，农村实行联产承包责任制，村卫生室承包给乡村医生经营。针对卫生室个人经营的新情况，卫生院不断强化村卫生室的管理和规范化建设，至1995年，全镇28个村卫生室中有15个达到了甲级卫生室标准，占村卫生室总数的53.6%。2013年，全镇村卫生室51个，乡村医生81人，其中女乡村医生9人，能开展中医药服务的10人。村卫生室建设情况见表3-5-136。

表3-5-135

2007—2013年阿城镇新型农村合作医疗情况统计表

年度	农业人口数	参合人数	参合率(%)	补偿人次			补偿金额（万元）		
				总数	其中		总数	其中	
					门诊	住院		门诊	住院
2007	31600	24648	78	17466	16902	564	58	18	40
2008	31638	27208	86	17702	17152	550	66	22	44
2009	31677	28826	91	21385	20779	606	88	26	62
2010	31715	29177	92	21829	21218	611	104	30	74
2011	31760	29536	93	23876	23115	761	162	41	121
2012	31798	29890	94	36935	35725	1210	209	52	157
2013	31877	30283	95	44612	43037	1575	271	70.5	200.8

说明：本表不包括原范海镇所辖区域的情况

2013年年底阿城镇村卫生室建设情况表

表3-5-136

卫生室名称	负责人姓名	卫生室人数			房屋面积（平方米）	资产（万元）
		总数	其中			
			女	中医		
阿东村卫生室	温文龙	1			90	4
阿东村卫生室	王恩胜	1			90	4
阿西村卫生室	齐爱玲	1	1		120	4
阿西村卫生室	孙建军	1		1	100	4
阿西村卫生室	姜洪斌	1		1	100	4
阿西村卫生室	林月松	1			90	4
大洼里村卫生室	常绍奇	4			120	4
大洼里村卫生室	王宪春	1	1		130	4
大洼里村卫生室	袁金国	2			136	4
大洼里村卫生室	崔秀芝	4	1		360	4
东堤村卫生室	吕恩聚	1			60	3
东铺村卫生室	魏　丽	1	1		90	3
东铺村卫生室	徐广仙	1			90	3
皋门村卫生室	李长生	1			85	4
皋门村卫生室	赵广荣	2	1		70	3
古河村卫生室	杨金龙	3		1	102	4
海会寺村卫生室	田道锋	2			100	4
海会寺村卫生室	周脉强	2			90	4
韩海村卫生室	郭连生	1			90	1
韩海村卫生室	程玲玲	1			110	4
后铺村卫生室	程玉珍	1	1		90	3
后铺村卫生室	魏振勇	1			120	3
后铺村卫生室	魏传义	2			86	3
刘楼村卫生室	张传彬	1			100	5
刘什庄村卫生室	孙瑞建	1			116	3
刘什庄村卫生室	孙智贤	2		1	120	4
吕场村卫生室	张玉寅	1		1	120	2
马湾村卫生室	张月申	2			180	4
马湾村卫生室	常金庆	1			125	3
齐店村卫生室	齐道宏	3		1	120	4
齐店村卫生室	李保江	1			80	2
齐店村卫生室	刘玉祥	2			145	1

续表3-5-136

卫生室名称	负责人姓名	卫生室人数			房屋面积（平方米）	资产（万元）
		总数	其中			
			女	中医		
齐店村卫生室	齐保敏	2			105	2
双庙村卫生室	周脉泉	1			90	4
宋庄村卫生室	宋言福	2			90	3
王庄村卫生室	苑振英	1			80	4
吴庄村卫生室	徐贵国	2			80	3
西铺村卫生室	赵德忠	2		1	80	4
夏堂村卫生室	邢淑敏	2	1		80	4
夏堂村卫生室	夏祥峰	1			80	2
夏堂村卫生室	夏祥成	1			80	2
颜营村卫生室	颜廷勇	2		1	80	4
于庄村卫生室	任加运	3			80	4
于庄村卫生室	高金玉	3			80	4
岳庄村卫生室	尤月菊	1	1		90	4
赵店村卫生室	张洪才	2			86	4
赵店村卫生室	乔明哲	2		1	86	4
中铺村卫生室	魏红梅	1	1	1	90	4
朱楼村卫生室	辛继修	1			80	4
朱楼村卫生室	王运齐	1			80	4
夏庄村卫生室	宋月芳	1			80	2

说明：本表不包括原范海镇行政区域卫生室

（七）乡村医生培训

20世纪50年代，主要培训各村保健员、接生员，其主要任务是推行新法接生，宣传和开展爱国卫生运动，保护农社劳动力。1965年，县卫生局在阿城中学举办卫生学校，经各大队推荐、卫生院审查，共报名培训学员30人，由阿城公社卫生院承担教学任务。学员经过培训后，能承担常见病、多发病和卫生防疫等任务。20世纪70年代，结合推行农村合作医疗制度，公社卫生院通过脱产、半脱产培训，以会代训，选送赤脚医生参加县卫生局统一组织的培训等方式，培养了大批优秀赤脚医生。

20世纪80年代，县卫生局和卫生院通过举办各种培训班，进一步加强赤脚医生的培训培养，努力提高赤脚医生的诊疗水平。

1997年，全镇乡村医生全部参加了继续教育和系统化培训，其中30名乡村医生参加了大中专院校的函授班和自学考试。2006年4月，大洼里卫生室乡村医生常家森被评为县“十佳乡村医生”。2013年年底，全镇81名乡村医生中，具有大专学历的30人，占37%。

（八）基本公共卫生服务

2009年起，镇卫生院组织实施以建立居民健康档案、健康教育、预防接种、传染病防治、儿童保健、孕产妇保健、老年人保健、慢性病管理和重性精神疾病管理为主要内容的基本公共卫生服务项目。

1. 健康教育：2001年，镇卫生院、村卫生室分别确定了农村健康教育人员并进行了培训。2008年，镇卫生院、行政村分别制作了统一规格的健康教育宣传栏，作为经常性宣传防病、保健知识的阵地。2009年卫生院配置了电脑、投影仪等电教设备，下乡巡回播放卫生保健知识。2013年，全镇共有健康教育专兼职人员29人，举办健康教育培训班4期，设置健康教育宣传栏29块，发放健康教育处方和健康教育宣传资料24390份，播放健康教育影像资料5580小时，居民卫生保健知识知晓率达到82%。

2. 农村居民健康档案：2009年，按照县卫生局《关于做好农村居民健康档案建档工作的通知》要求，镇卫生院为老年人、孕产妇、儿童、慢性病患者等重点人群开始建档。2011年后，镇卫生院扩大建档范围，及时更新档案内容，实行电子化管理。2013年，全镇累计建立农村居民健康档案27852人份，占农村人口的88%。电子档案建档率100%。

3. 老年人保健：2011年起，结合新型农村合作医疗管理，每年对65岁以上的老年人进行一次健康体检，及时补充健康档案信息，并对新纳入管理范围人员及时建档。开展老年人疾病预防、保健知识宣传，指导老年人增强保健意识。至2013年，全镇共有65岁以上农村居民3476人，建档2789人份，建档率80%。

4. 慢性病管理：2011年，镇卫生院将高血压、糖尿病人群纳入慢性病管理。统计慢性病患者7654人，其中高血压病患者5049人，糖尿病患者2605人，纳入慢性病管理2552人，管理率33%。对纳入管理的慢性病人，建立档案和个人信息，定期进行随访及康复指导。2013年，全镇慢性病患者8055人，其中高血压病患者5299人，糖尿病患者2756人，纳入管理的3159人，管理率39%。

5. 重性精神疾病管理：2013年，全镇共有诊断明确且在家居住的重性精神疾病患者267人，纳入管理范围的70人，占26%。对纳入管理的重性精神疾病患者建立居民健康档案，通过随访，对患者及其家属进行有针对性的健康教育和生活技能训练，及时补充健康档案信息。

6. 传染病和突发公共卫生事件报告与处理：2009—2013年，共报告传染病病例110例，报告率、及时率、准确率均为100%。

第十六节　阿城镇范海卫生院

阿城镇范海卫生院位于阿城镇西部的十王庙村，距阿城镇政府驻地10公里，距阳谷县城17公里。卫生院占地面积2936平方米，建筑面积2543平方米。共有职工34人，设置病床30张，总资产485万元。

一、机构

（一）机构沿革

1971年2月，设立范海公社卫生院，址设范海公社十王庙村，配备职工6人。1984年8月，范海公社改称范海乡，范海公社卫生院改为范海乡卫生院。1996年10月，范海乡改为范海镇，范海乡卫生院改为范海镇卫生院。2001年3月，撤销范海镇，范海镇整建制并入阿城镇。范海镇卫生院改称阿城镇范海卫生院。2001年1月，被中华人民共和国卫生部、联合国儿童基金会、世界卫生组织命名为“爱婴医院”。2007年3月，被县卫生局批准为新型农村合作医疗定点报销卫生院。2011年5月，县编委撤销阿城镇范海卫生院，但由于种种原因，2013年年底，阿城镇范海卫生院仍履行其原范海镇辖区群众的预防保健等社会卫生管理和基本医疗服务职能。

（二）领导人名录

1971年至2013年，阿城镇范海卫生院领导班子经过多次调整更迭，先后共有9人担任院长，8人担任副院长。1989年7月，设立范海乡防保站，1993年防保站站长享受卫生院副院长待遇。2013年年底，阿城镇范海卫生院领导班子由4人组成，其中院长1人，副院长3人。范海卫生院历任院长、副院长、防保站站长任职情况见表3-5-137。

1971—2013年阿城镇范海卫生院院长、副院长、防保站站长任职情况表

表3-5-137

姓 名	性别	任职时间	职务	技术职称	籍贯
齐贵州	男	1971—1973	院长		阿城镇齐店村
宋士秀	男	1973—1980	院长		郭店屯镇邵楼村
刘志华	男	1980—1982	院长		七级镇田楼村
朱之金	男	1982—1986	院长		石佛镇朱庄村
左少坤	男	1982—1991	副院长	主管防疫师	阿城镇范海村
		1991—1995.03	院长		
张月池	男	1986—1991	院长	主治医师	安乐镇孟洼村
谷金海	男	1991—1995.03	副院长	主治医师	阿城镇古柳树村
		1995.03—2006.03	院长		
陈金增	男	1993.10—1997.12	防保站长	防疫师	阿城镇陈庄村
王传统	男	1995.03—2013.03	副院长	主管药剂师	阿城镇毛坊村
张月成	男	1995.03—2006.03	副院长	主治医师	闫楼镇高庙村
袁清环	男	1998.01—2002.03	防保站长	防疫师	安乐镇刘子英村
王家祥	男	2000.03任职	副院长	医师	阿城镇乔楼村
王怀敬	男	2002.04—2004.09	防保站长	主管防疫师	闫楼镇庄户村
白金利	男	2004.10—2006.03	防保站长	主管检验师	十五里园牛吴村
		2010.03任职	副院长		
邢传军	男	2006.03—2013.03	院长	主治医师	阿城镇夏堂村
冯明武	男	2006.03—2013.03	防保站长	医师	闫楼镇冯楼村
		2010.03—2013.03	副院长		
胡　博	男	2013.03任职	院长	主治医师	安乐镇胡楼村
闫均雷	男	2013.03任职	副院长	医师	阿城镇闫庄村
陈庆仁	男	2013.03任职	防保站长	医师	阿城镇郭位陈村

(三)党群组织

1971年3月建立范海公社卫生院党支部，齐贵州任党支部书记，时有党员3人。至2013年年底，阿城镇范海卫生院先后有9人担任党支部书记，4人担任党支部副书记。2013年年底，阿城镇范海卫生院党支部由4人组成，其中书记1人，副书记1人，委员2人，共有正式党员8人。阿城镇范海卫生院历任党支部书记、副书记和2013年年底党支部组成人员任职情况分别见表2-5-138和表2-5-139。

1989年8月，经阳谷县总工会批准，设立范海公社卫生院工会委员会，时有会员34人。2013年年底，阿城镇范海卫生院工会会员32人。

(四)科室设置

建院初期，设有诊疗室、药房、注射室、中医外科、中西医内科、妇产科。1972年5月设立防疫组，配备两名防疫员。1980年2 月设立针灸理疗科。1973年6月设立精神病科。1980年，范海公社卫生院设有内科、外科、针灸科、妇产科、精神病科、收款室、药房、护理科、化验室、放射科。1989月4月设立防保站。2000年设立痔瘘科。2002年设立B超室。2003年设立生化检验室。2009年9月增设公共卫生科、妇保科、儿保科。2010年7月，B超室更名为彩超室。2010年10月设立电子胃镜室。2013年年底，共有临床科室7个，分别是内科、外科、妇产科、儿科、针灸理疗科、口腔科、护理科。医技科室6个，分别是放射科、彩超室、心电图室、颈颅多普勒室、检验室、胃镜室。行政后勤科室6个，分别是办公室、财务科、收款室、新农合办公室、药房、药库。基本公共卫生服务科室3个，分别是公共卫生科、妇保科、儿保科。2013年底阿城镇范海卫生院科室主任、护士长任职情况见表3-5-140。

1971—2013年阿城镇范海卫生院党支部书记、副书记任职情况表

表3-5-138

姓 名	性别	职务	任职时间	技术职称	籍贯
齐贵州	男	书记	1971—1973		阿城镇齐店村
宋士秀	男	书记	1973—1980		郭店屯镇邵楼村
刘志华	男	书记	1980—1982		七级镇田楼村
朱之金	男	书记	1982—1986		石佛镇朱庄村
左少坤	男	副书记	1982—1991	主管防疫师	阿城镇范海村
		书记	1991—1995		
张月池	男	书记	1986—1991	主治医师	安乐镇孟洼村
谷金海	男	副书记	1991—1995.03	主治医师	阿城镇古柳树村
		书记	1995.03—2006.03		
张月成	男	副书记	1995—2006.03	主治医师	闫楼镇高庙村
邢传军	男	书记	2006.03—2013.03	主治医师	阿城镇夏堂村
王传统	男	副书记	2006.03任职	主管药剂师	阿城镇毛坊村
胡 博	男	书记	2013.03任职	主治医师	安乐镇胡楼村

2013年年底阿城镇范海卫生院党支部组成人员任职情况表

表3-5-139

姓名	性别	职务	任职时间	行政职务	技术职称	籍贯
胡 博	男	书记	2013.03	院长	主治医师	安乐镇胡楼村
王传统	男	副书记	2006.03	副院长	主管药剂师	阿城镇毛坊村
王家祥	男	委员	2000.03	副院长	医师	阿城镇乔楼村
闫均雷	男	委员	2013.03	副院长	医师	阿城镇闫庄村

2013年年底阿城镇范海卫生院科室主任、护士长任职情况表

表3-5-140

科室名称	姓名	性别	职务	任职时间	技术职称
针灸理疗科	邹梦秋	男	主任	1980.02	医师
收款室	闫均悦	男	主任	1986.12	会计员
药库	王传统	男	主任	1995.03	主管药剂师
内科	王家祥	男	主任	2000.03	医师
药房	武继廷	男	主任	2002.05	医师
检验室	张宏梅	女	主任	2002.05	检验师
经颅多普勒	刘利民	女	主任	2005.11	医师
口腔科	蒿文嵩	男	主任	2006.03	医师
放射科	闫均雷	男	主任	2007.11	医师
胃镜室	刘德柱	男	主任	2007.11	医师
妇产科	张 屿	女	主任	2007.11	医师
财务科	白金利	男	科长	2009.01	主管检验师
外科	谷涤非	男	主任	2009.04	医师
护理	黄红霞	女	护士长	2012.01	护师
彩超室	孙建平	女	主任	2013.04	医师

续表3-5-140

科室名称	姓名	性别	职务	任职时间	技术职称
公共卫生科	陈庆仁	男	科长	2013.03	医师
儿科	闫均雷	男	主任	2013.06	医师
办公室	高　阳	男	主任	2013.06	医师
新农合办公室	高　阳	男	主任	2013.06	医师
心电图室	薛燕春	女	主任	2013.10	医士
儿保科	马明艳	女	科长	2013.10	医士
妇保科	张　屿	女	科长	2013.10	医师

二、管理与发展

建院初期，范海公社卫生院在十王庙村租赁房屋5间，医疗设备有听诊器、血压表、体温计等。设有诊疗室、注射室、中医科、内科、妇产科。全院共有职工6人。

1971年11月，在十王庙村路东征地5400平方米，建设门诊用房9间，职工宿舍7间。

1974年4月，上级投资1000元，卫生院自筹5650元，建设职工宿舍7间。

1976年，聊城地区卫生局投资1.5万元，范海公社投资0.4万元，建设病房14间，343平方米，购置病床20张，具备了收治住院病人的基本条件。

1978年，卫生院在古柳树村征地4000平方米，建设房屋3间，成立范海公社卫生院精神病专科门诊部。

1979年，卫生院精神病专科门诊部改为古柳树门诊部，设立闫庄门诊部和杨尧门诊部，年收入7.3万元。

1980年，卫生院职工增加至35人，其中医师2人，药师1人，护师1人，防疫师2人；医士4人，护士3人，药士1人。

1985年，卫生院职工44人，其中卫生技术人员39人，行政管理和工勤人员5人。卫生技术人员中，医师2人，中医师4人，中药师1人；医士5人，中医士2人，护士3人，助产士1人；护理员4人，中药剂员5人，西药剂员6人，检验员1人，其他初级卫生技术人员5人。

1989年，县政府改革卫生院经费拨付使用办法，将财政补贴经费改人头费为卫生事业费，除拨付离休人员的离休费、退休人员的基本退休费、遗属补助（全民人员）、防保人员工资外，其他人员工资自理，实行按劳取酬全浮动工资制。

1994年，聊城地区卫生局无偿配发200毫安X光机一台，卫生院设立放射科。

1999年1月，范海卫生院筹建新址，自筹资金40万元，在十王庙村南征地2936.01平方米，建设880平方米3层门诊楼1幢。

2000年4月，自筹资金3.5万元购进杭州产大神力ZZ-3B肛肠治疗仪，开展痔瘘科疾病的治疗。6月，自筹资金5.4万元，购入徐州产XC9000E黑白B型超声诊断仪。

2003年5月，自筹资金1.4万元购置济南产KH200半自动生化分析仪，开展血脂、血糖、肝功、肾功的检查。

2007年4月，阳谷县全面推行新型农村合作医疗，卫生院积极配合镇政府做好新型农村合作医疗的宣传发动、筹集资金和参合信息输入工作，投资2万元，购置新型农村合作医疗计算机管理系统，实现了划价、收费、发药、出入库、报销结算等环节的联网。在门诊楼一楼大厅设置新型农村合作医疗医药费用报销窗口，严格执行“四公开”（即：公开服务承诺、公开报销流程、公开药品价格、公开诊疗项目价格），加强对卫生院职工和村卫生室乡村医生新型农村合作医疗管理知识的培训，严格执行新型农村合作医疗“诊疗项目目录”、“用药目录”和“住院病种目录”。严格执行新型农村合作医疗用药集中招标采购制度和统一零售指导限价。农民群众得到了实惠，卫生院业务收入大幅增加。6月，自筹资金3.95万元购进迈瑞BCZ-23血细胞计数仪替代显微镜手工计数。

2008年，卫生院按照县卫生局的统一部署，积极组织开展“两好一满意”活动（即：服务好、质量好，群众满意），加强医务人员的“三基三严”训练，内强素质，外树形象，狠抓管理，优化服务，成立了以院长为组长的医疗质量管理小组，制定医疗质量管理制度，严格落实各项规章制度和岗位职责。加强护理人员的业务培训和技能考核，提升护理人员的业务技能。明确专人负责病案管理，严格病案文书书写规范。通过开展“两好一满意”活动，职工的责任意识、服务意识、质量意识显著增强。当年，卫生院门诊9595人次，日均门诊26人次，年住院504人次，业务收入146万元，比上年增加44万元。

2009年4月，自筹资金12.8万元购进神州D280全自动生化仪，替代半自动生化仪。

2010年7月至2011年4月，卫生院筹资46万元，先后购进日立牌EUB-5500彩色超声诊断仪和GE-100电子胃镜各1台。

2011年6月，卫生院实施基本药物制度，实行药品零差价销售。当年减少群众医药费支出9万元。同时，卫生院积极开展基本公共卫生服务，扩大服务人群，增加服务项目，完善服务台账，提高服务质量。是年11月，自筹资金50.7万元购进淄博新华牌XHX200MAX光机和苏州产PRIMA胶片影像机各1台。

2012年12月，卫生院门诊楼全面装修，门诊楼前进行了地面硬化和环境美化。

2013年1月，投资3万元购置了远程会议、会诊系统，实现了与省级医院的联网，使辖区居民不出医院就能享受到上级医院专家的诊疗服务。同年，国家发改委拨付90万元，阿城镇人民政府拨付46万元，医院自筹90万元，建设1600平方米病房楼1幢，预计2014年5月投入使用。

2013年年底，阿城镇范海卫生院职工34人，其中中级职称5人，具有执业医师资格的8人。总资产485万元，其中固定资产342万元。占地面积2936.01平方米，建筑面积2543平方米，其中门诊楼建筑面积880平方米，病房楼1600平方米，职工宿舍5间。机井2眼，大型供水压力罐2台，救护车1部，病床30张，主要医疗设备15台件。

2013年年底阿城镇范海卫生院主要医疗设备情况表

表3-5-141

名称	型号	产地	购进时间	单价（万元）	数量(台件)
肛肠治疗仪	ZZ-3B	杭州大力神医疗器械有限公司	2000.4	3.50	1
黑白超声诊断仪	CX9000E	徐州医疗器械有限公司	2002.6	5.40	1
半自动生化仪	KH200	济南金浩峰医疗器械有限公司	2003.5	1.40	1
血细胞计数仪	BCZ-2300	迈瑞医疗器械有限公司	2007.6	3.95	1
全自动生化仪	D280	南京神州英诺华医疗科技公司	2009.4	12.80	1
多参数监护仪	DS120B	深圳医疗器械有限公司	2010.4	1.83	1
彩色超声诊断仪	EUB-5500	日立医疗系统有限公司	2010.7	46.00	1
彩色经颅多普勒	BT1000/S	南京巴特科技实业有限公司	2011.1	3.60	1
微量元素仪	DS-3C	济宁医疗器械有限公司	2011.1	2.66	1
电子胃镜	GE-100	上海医光设备有限公司	2011.4	12.80	1
X光机	XHX200A	淄博新华医疗器械股份有限公司	2011.11	15.00	1
CR系统	PRIMA	苏州富士胶片映像机器有限公司	2011.11	35.70	1
心电图仪	C2000-A	深圳医疗器械有限公司	2011.9	2.05	1
血流变仪	KHW-2	济南金浩峰医疗器械有限公司	2012.1	2.40	1
全自动血凝仪	C2000-A	北京普利生仪器有限公司	2012.2	11.80	1

三、医疗技术

1973年，卫生院聘用当地知名老中医邹君保、邹君财、王慎敏、陈茂莲、王传正坐诊。尤其是精神病专科医生崔新元对精神疾病有独特的治疗方法。1978年后，医院技术骨干陆续达到退离休年龄，相继离开工作岗位。后续人才断层，医院进入低谷期。1975—1985年，孙庆福、李月光、谷金海、闫月喜等中专毕业生分配到卫生院工作，补充了医疗人员队伍。2001年，范海镇与阿城镇合并，原范海镇机关和镇直单位多数搬迁到阿城镇政府驻地办公，卫生院业务量明显减少，职工工资得不到有效保障。2004年起，县卫生局、人事局通过招考的方式，选聘医疗卫生专业的大中专毕业生到卫生院工作。至2013年，卫生院共接收毕业生16人，其中大专及大专以上学历的15人，中专学历的1人。卫生院采取以老带新、组织培训、鼓励自学、选送进修等方式，多数已培养成为卫生院的技术骨干。

（一）内科

1972年3月设立，是范海卫生院的重点科室，在周边享有较高声誉。能对内科常见病、多发病做出规范诊治，特别是在急性冠脉综合征（急性心肌梗塞、不稳定性心绞痛）、高血压、心力衰竭、心律失常、心肌炎、脑卒中（出血性中风、缺血性中风）、支气管哮喘、慢性阻塞性肺疾病、肝病、糖尿病、肾病、内分泌等疾病的预防、诊断、治疗方面，有丰富的临床经验。日门诊量50余人。

（二）外科

1980年设立。能对外科常见病、多发病做出规范诊治，较好地处理外伤清创缝合、皮肤表浅脂肪瘤、阑尾炎、疝气、静脉曲张等疾病。日门诊量20余人。

（三）妇产科

建院初期设立。能开展药物流产、人工流产、引产及妇产科常见病、多发病的诊治，对子宫肌瘤、卵巢囊肿、宫外孕等疾病治疗效果明显。日门诊量20余人。

（四）正骨针灸科

1980年2月设立。能够采用中药外洗、针灸、推拿等综合治疗手段，开展颈、肩、腰、腿痛及四肢骨折的治疗。日门诊量20余人。

（五）口腔科

1976年3月设立。能对口腔科常见病、多发病做出规范诊治，特别是在牙髓病、牙周病、根尖周病、根管治疗、儿童牙病等方面有丰富的临床经验。日门诊量20余人。

（六）中医科

建院初期设立，曾在疾病防治工作中发挥了重要作用，受到周边群众好评。2013年8月，建立国医堂。设有环境舒适的推拿治疗室、针灸治疗室、康复治疗室和颈腰椎多功能牵引床、中药煎药机、中低频超短波治疗仪、神灯治疗仪等诊疗设备。配备专业技术人员4人，能够运用中医中药、针灸、推拿、拔罐疗法、刮痧疗法、艾灸疗法、放血疗法、熏蒸疗法等技术治疗内科常见病、多发病。

1975—2013年范海卫生院业务工作情况统计表

表3-5-142

年度	病床数（张）	门诊人次	住院人次	诊断符合率（%）	治愈率（%）	住院病死率（%）	病床使用率（%）	业务收入（万元）
1975	6	22890	156	60	70		63	8
1976	26	23875	159	65	70		64	8
1977	26	24763	171	62	73		65	9
1978	26	25780	187	60	70		68	12
1979	26	27918	193	61	73		71	14
1980	26	33532	390	65	75		75	18
1981	26	33271	401	67	77		74	17
1982	26	31875	405	68	73		75	16

续表3-5-142

年度	病床数（张）	门诊人次	住院人次	诊断符合率（%）	治愈率（%）	住院病死率（%）	病床使用率（%）	业务收入（万元）
1983	20	30789	407	69	72		76	15
1984	20	34578	410	67	75		78	18
1985	20	43554	453	70	85		85	20
1986	20	41273	429	70	88		80	21
1987	20	40879	408	69	87		79	20
1988	20	39878	405	71	79		78	18
1989	20	41230	437	73	83		82	20
1990	20	48676	548	78	90		90	23
1991	20	47701	537	79	90		87	21
1992	20	45563	542	80	91		89	24
1993	20	43321	535	83	90		86	25
1994	20	37289	287	81	90		48	27
1995	20	29784	256	83	92		29	40
1996	20	26874	217	85	90		25	43
1997	20	25432	210	87	90		24	42
1998	20	21808	238	88	92		26	45
1999	20	27732	209	87	93		23	40
2000	10	55980	236	90	94		65	69
2001	10	51200	179	90	92		65	59
2002	10	51200	179	90	92		65	59
2003	10	18700	157	91	94		56	55
2004	10	8780	168	94	97		66	44
2005	10	4560	82	90	95		24	38
2006	10	10513	410	90	94		40	50
2007	20	12689	689	93	94		65	102
2008	20	9595	504	91	95		41	146
2009	20	10808	685	92	94		88	210
2010	30	10461	688	92	95		59	221
2011	30	16646	663	93	95		66	242
2012	30	21313	813	94	96		82	341
2013	30	24497	728	98	95		63	298

四、社会卫生

范海卫生院在努力做好基本医疗服务的同时，认真开展卫生防疫、妇幼保健、农村卫生组织管理、新型农村合作医疗以及实施基本公共卫生服务项目等社会卫生工作。

（一）计划免疫

20世纪70年代，接种的生物制品主要有牛痘苗、卡介苗、精致白喉类毒素、麻疹疫苗、流行性乙型脑炎疫苗、伤寒、三联、布氏菌苗、百白破三联、百白二联、炭疽菌苗、霍乱菌苗、精致破伤风类毒素、脊灰疫苗、流行性脑脊髓膜炎疫苗。1978年，实行计划免疫，为12岁以下的儿童建立了个人卡片，以大队为单位集中保存，按照免疫程序规定的年龄组逐一接种，边接种边填卡，由公社卫生院防疫组指导村卫生室实施接种。对1~1.5周岁儿童重点推行基础免疫，用麻疹活疫苗、脊灰糖丸、百白破三联疫苗及卡介苗四种疫苗预防麻疹、脊灰、百日咳、白喉、破伤风、结核六种传染病。

1983年，实行“儿童预防接种证”制度，促进了计划免疫工作的开展。1986年，将A群脑膜炎球菌多糖疫苗、乙脑疫苗纳入计划免疫管理。1992年，将乙肝疫苗纳入计划免疫管理。1995年，实行预防接种门诊定点接种制度，辖区适龄儿童集中到定点门诊实施接种。是年，预防接种门诊接种3364人，其中接种卡介苗286人，脊灰疫苗845人，百白破三联疫苗856人，麻疹疫苗530人，乙肝疫苗847人。

2002年，预防接种门诊被聊城市卫生局命名为“规范化预防接种门诊”。

2008年，将甲肝疫苗纳入国家免疫规划，适龄儿童接种全部免费。2009年，对15岁以下儿童实行免费补种乙肝疫苗项目，共补种120人，占应补种人数的85%。2010年，对8月龄~6周岁儿童实行麻疹疫苗强化免疫和7~14岁儿童麻疹疫苗查漏补种。麻疹疫苗强化免疫1230人，查漏补种85人。

（二）传染病防治

1971年6月，卫生院设立防疫组，配备防疫人员2人，重点从事传染病防治工作。1992年，防疫人员增加到9人。2003年4月，为防止非典型肺炎（SARS）传入，卫生院成立“非典”防治领导小组和流调队、消杀队，加强全院职工和乡村医生“非典”防治知识的培训。按照“早发现、早报告、早隔离、早治疗”的原则，辖区内隔离观察外来人员和返乡人员58人。2006年后，主要针对艾滋病、手足口病、流行性腮腺炎、禽流感、水痘等传染病开展防治工作。2009年，被县疾病预防控制中心授予“年度疾病预防控制工作进步奖”。2010年，被评为“疾病预防控制工作先进单位”。

（三）妇幼保健

建院初期，卫生院主要配合县妇保机构组织宣传妇幼卫生、科学育儿知识，开展计划生育宣传和技术服务。1976年，为13名女赤脚医生配备了接生设备，逐步实现了新法接生。1989年后，卫生院认真贯彻落实中华人民共和国《母婴保健法》，狠抓孕产妇和儿童两个系统化管理。2001年，卫生院固定专人负责孕产妇系统化管理、孕产妇早期建卡登记、孕产妇保健手册发放、孕期保健、产后入户访视、指导母乳喂养等项工作。各村卫生室固定一名村医负责本村妇幼保健工作，镇、村妇幼保健工作网络得到进一步发展。5月，卫生院被卫生部、联合国儿童基金会、世界卫生组织命名为‘爱婴医院’。2007年，实施“降消”项目（注：国家为了提高孕产妇住院分娩率、降低孕产妇死亡率、消除新生儿破伤风而投入经费实施的项目），辖区100余名产妇获得贫困救助，进一步降低了孕产妇死亡率，消除了新生儿破伤风，确保了广大妇女儿童的身体健康。2013年，辖区孕产妇建册率58%，孕产妇系统化管理率58%，高危妊娠管理率71%，住院分娩率71%。儿童系统化管理率80%，建卡率80%，体弱儿童建卡率91%，管理率91%。

（四）村级卫生组织

20世纪70年代初，随着农村合作医疗制度的实施，县、社两级加大了培养农村卫生员的力度，通过县训骨干、公社普训的方式，培养了一大批赤脚医生，并以此为基础建立了卫生室。至1972年，全社28个生产大队中，建设村卫生室26个。1980年后，农村实行联产承包责任制，村卫生室失去了集体经济的支撑，逐步承包给了赤脚医生个人经营。2007年，卫生院结合开展新型农村合作医疗和基本公共卫生服务，进一步加强对村卫生室的领导和协调，细化村卫生室的职责与任务，对一村多室的实行划片分组，明确职责，充分发挥村卫生室在本区域的疾病防治、基本公共卫生服务、新农合门诊补偿以及卫生宣传教育方面的作用。2009年，按照省级标准化卫生室要求，规划建设曹庄村卫生室、崔庄村卫生室、汤洼村卫生室、孙楼村卫生室、南李村卫生室、李炉村卫生室、郭庄村卫生室、位庄村卫生室、魏黄村卫生室、袁楼村卫生室共10个村卫生室，每个卫生室由村委会划拨宅基地0.5亩，省财政为每个补助4万元，为其配备了药柜、药架、桌椅、电脑等设施。2010年，积极筹措资金，开展了村卫生室新一轮整建，卫生室扩建房屋、铺地板砖、刮仿瓷涂料、更换铝合金药柜，改善了村卫生室的诊疗条件。2013年年底，辖区共有村卫生室54个，其中一村一室的38个。共有乡村医生69人，其中女乡村医生17人，能提供中医药服务的15人。

2013年年底村卫生室建设情况表

表3-5-143

卫生室名称	室长姓名	卫生室人数			房屋面积（平方米）	资产（万元）
		总数	其中			
			女	中医		
富安乐镇村卫生室	李家兵	1			100	3
汤洼村卫生室	宋新代	1			120	3
郭庄村卫生室	来振国	1			100	3
前陈村卫生室	薛守伟	1			100	3
李炉村卫生室	刘玉彬	1			100	1
齐庄村卫生室	苏兴合	2			100	2
古柳树村卫生室	宋士民	1		1	80	3
李炉村卫生室	宋长云	1	1		100	1
义和村卫生室	崔行贞	1			80	1
真武庙村卫生室	刘中敬	1		1	80	1
杨尧村卫生室	刘春成	1			100	3
郭位陈村卫生室	陈衍更	2		1	100	3
薛庄村卫生室	孙如红	1			80	1.5
常楼村卫生室	来风荣	1	1		100	3
武庄村卫生室	高风芹	1	1		80	2
苑井村卫生室	李宪玉	1			80	1
季井村卫生室	田玉英	1	1		100	3
范海村卫生室	孙如杰	1			80	1
李炉村卫生室	孙兆英	2	1		120	3
南李村卫生室	吴广印	1			100	3
孙楼村卫生室	常广义	2		1	120	3
李炉村卫生室	任国臣	1			100	3
位庄村卫生室	田大军	3	1	1	120	3
孙楼村卫生室	刘春霞	1	1		100	3
武庄村卫生室	武守帅	1			100	3
闫庄村卫生室	闫兆为	1			80	1
汤洼村卫生室	于迎利	1			80	2

续表3-5-143

卫生室名称	室长姓名	卫生室人数			房屋面积（平方米）	资产（万元）
		总数	其中			
			女	中医		
古柳树村卫生室	杜玉先	1	1		80	1.5
刘庄村卫生室	刘金敬	1			80	3
双庙村卫生室	张道研	1			80	2
毛坊村卫生室	王延品	1			100	3
王楼村卫生室	柴决兰	2	1		80	2
位黄村卫生室	张立刚	2	1	1	120	3
杨尧村卫生室	孙军曾	1			80	1
袁楼村卫生室	胡来朋	1		1	120	3
乔楼村卫生室	宁玉珍	1	1	1	100	3
古柳树村卫生室	邹安刚	1		1	100	3
殷坑村卫生室	王广月	1		1	80	1
南李村卫生室	岳彩旺	2			120	3
张八村卫生室	李新平	1			80	1
殷坑村卫生室	王清喜	2	1		100	3
武台村卫生室	亓立成	1		1	80	2
曹庄村卫生室	吕洪立	1		1	120	3
崔庄村卫生室	崔行善	2		1	80	1.5
郭庄村卫生室	郭瑞华	1			120	3
后熬村卫生室	陶怀金	1			80	1
孙楼村卫生室	位长军	1			100	3
叠路头村卫生室	张保均	1		1	100	3
崔庄村卫生室	崔正达	2	1	1	120	3
范海村卫生室	路　敏	3	2		100	3
北李村卫生室	李广志	2	1		100	3
郭位陈村卫生室	武模东	1			100	3
郭庄村卫生室	党海红	1	1		80	1
温碾村卫生室	霍怀良	1			80	1

说明：本表村卫生室系原范海镇行政区域内行政村的卫生室

（五）乡村医生培训

建院初期，结合推行农村合作医疗制度，卫生院采取脱产、半脱产培训以及选送赤脚医生参加县统一组织的培训等多种形式，加强赤脚医生的培训工作。至1976年，卫生院共举办中西医结合训练班11期，每期1~3个月，共新训、复训赤脚医生180人次。卫生院成立由院领导、防疫人员、医务人员组成的教学小组，按照训练计划实施教学与实践。训练内容包括以阶级斗争为纲，全心全意为人民服务的政治课，以中草药、针灸、土单验方为主要内容的业务技术课，以及门诊、土药厂等实践课。卫生院妇产科、外科、院办土药厂有计划地分期分批对赤脚医生进行轮训，坚持常年不停。经过教育培训，全社赤脚医生的思想觉悟和业务水平不断提高。赤脚医生坚持“赤脚”方向，不当“坐堂先生”，每个卫生室平时留一人值班，轮流参加生产队劳动或采、种、制药，平均每个赤脚医生参加生产劳动150天以上。全社72名赤脚医生中，52名能用中西两法治疗一般常见病、多发病，实施静脉注射和静脉输液技术，15名达到了中专程度，13名女赤脚医生会新法接生、放取避孕环及一般妇女病的防治。

1980年后，县卫生局和公社卫生院通过举办各种培训班，进一步加强赤脚医生的培养和培训，努力提高赤脚医生的诊疗水平。2013年年底，辖区69名乡村医生中，具有大专学历的15人，占22%，具有中专或相应学历的53人，占78%。执业助理医师1人。具有“乡村医生执业证书”的67人。通过教育培训，乡村医生队伍的理论水平和诊疗技术普遍提高，在宣传卫生工作方针政策和法规、开展健康教育和初级卫生保健，以及农村常见病、多发病的诊治等方面发挥了重要作用。

（六）农村合作医疗

20世纪70年代，卫生院贯彻毛泽东主席关于“把医疗卫生工作的重点放到农村去”的指示，发动赤脚医生及农村广大群众积极参加合作医疗，按每人每年1~1.5元的标准筹资，参合农民到大队卫生室就诊，可免除检查费和部分药费。合作医疗坚持“三土”“四自”方针，充分发挥“一根银针”“一把草药”“一个验方”的作用，使合作医疗举办的有声有色。范海公社共28个大队，实行合作医疗的大队有26个。

2007年，卫生院配合镇政府推行新型农村合作医疗制度。卫生院成立新农合办公室，购置了专用微机，健全了规章制度，设立咨询台和宣传栏，抓好院内服务管理，当年辖区参合23537人，参合率74%。卫生院补偿6996人，补偿金额22万元。至2013年，卫生院累计为患者补偿603万元。

2007—2013年新型农村合作医疗情况统计表

表3-5-144

年度	农业人口数	参合人数	参合率(%)	补偿人次			补偿金额（万元）		
				总数	其中		总数	其中	
					门诊	住院		门诊	住院
2007	31807	23537	74	6996	6902	94	22	10	12
2008	32012	23368	73	7302	7152	150	36	22	14
2009	32086	25668	80	9085	8779	306	68	16	52
2010	33706	29998	89	9889	9218	671	71	16.4	54.6
2011	33902	27799	82	11776	11115	661	136	19.6	116.4
2012	34063	29294	86	16540	15725	815	175	40	135
2013	34100	30008	88	13208	12746	462	95	20	75

说明：本表所填数字系原范海镇行政区域内的情况

（七）基本公共卫生服务

2010年9月开始实施基本公共卫生服务项目，在抓好医务人员的医疗技术和医德医风教育的同时，积极推进基本公共卫生服务，整合公共卫生资源，规范公共卫生工作程序，明确公共卫生工作任务，强化公共卫生工作管理，建立考核奖惩机制，调动公共卫生服务人员积极性，保障辖区公共卫生各项任务落到实处。

2013年，举办各类健康教育讲座12场次，开展健康教育宣传咨询9次，发放宣传资料2500余份，更换健康教育专栏内容6期。建立居民健康档案29010人，建档率85%。管理高血压患者1032人，管理率78%；管理糖尿病患者452人，管理率75%；管理重性精神病人40人，管理率67%。

第六章　街道社区卫生服务中心

为深化城市医疗卫生体制改革，优化城市卫生资源配置，阳谷县按照上级有关要求，规划建设街道社区卫生服务中心3处。至2010年，3处街道社区卫生服务中心全部通过了上级主管部门的达标验收。街道社区卫生服务中心在为城区居民提供预防、医疗、保健、康复、健康教育、计划生育技术服务等方面发挥了重要作用。

第一节 侨润街道社区卫生服务中心

侨润街道社区卫生服务中心位于阳谷县主城区谷山北路121号，占地面积1080平方米，业务用房1020平方米。共有干部职工74人，其中专业技术人员34人。全科医生8人，注册护士9人。设有全科诊室、中医诊室、康复治疗室、抢救室、预检分诊室、视光科、耳鼻喉科等临床科室和预防接种室、儿童保健科、妇女保健与计划生育指导科、健康教育科等预防保健科室以及检验科、影像科等医技科室。拥有万元以上医疗设备30余台（套），日间观察床8张，开放病床40张。总资产1198万元。是一所以社区、家庭和居民为服务对象，主要承担公共卫生服务和一般常见病、多发病的基本医疗服务，以及社区预防、社区保健、社区康复、健康教育、社区计划生育技术服务与指导的公益性、非营利性基层医疗卫生服务机构。

一、机构

(一)机构沿革

2004年6月，经县政府批准，撤销大布乡杨庄卫生院，设立阳谷县第三人民医院侨润分院，为独立核算单位。2005年5月，侨润分院改建为侨润街道卫生院。2007年5月被确定为阳谷县新型农村合作医疗定点报销单位。2008年6月被确定为阳谷县城镇职工基本医疗保险和城镇居民基本医疗保险定点报销单位。2008年12月，侨润街道卫生院改建为侨润街道社区卫生服务中心。2010年4月经省卫生厅批准为“示范化接种门诊”。2013年1月，被省卫生厅、省财政厅命名为“山东省星级社区卫生服务机构”。

(二)领导人名录

自2004年成立阳谷县第三人民医院侨润分院以来，机构名称、领导班子经过多次调整，先后有2人任院长，3人任副院长，2人任中心主任，2人任中心副主任。2004年6月设立侨润街道防保站，先后有2人担任防保站长。2013年年底，侨润街道社区卫生服务中心领导班子由3人组成，其中主任1人，副主任2人。

(三)党群组织

2004年，设立阳谷县第三人民医院侨润分院党支部，时有中共正式党员4人，赵勇任党支部书记。2005年5月改为侨润街道卫生院党支部，隶属侨润街道党委。2011年5月改称阳谷县侨润街道社区卫生服务中心党支部。2013年年底，侨润街道社区卫生服务中心党支部由3人组成，其中书记1人，副书记1人，委员1人。共有党员9名，均为正式党员。2011年成立侨润街道社区卫生服务中心工会。2013年年底，工会会员74人。

2004—2013年侨润街道社区卫生服务中心主任、副主任、防保站站长任职情况表

表3-6-1

机构名称	姓名	性别	职务	任职时间	技术职称	籍贯
阳谷县第三人民医院侨润分院	郑　敏	男	院长	2004.06—2005.05		安乐镇刘子英村
	赵　勇	男	副院长	2004.06—2005.05	药师	侨润街道赵堂村
侨润街道卫生院	杜存旭	男	院长	2005.05—2008	主治医师	狮子楼街道刘灿明村
	马东华	男	副院长	2005.05—2008	医师	狮子楼街道马庄村
	王建伯	男	副院长	2007.07—2008	主治医师	高庙王镇孙集村
侨润街道社区卫生服务中心	杜存旭	男	主任	2008.12—2013.03	主治医师	狮子楼街道刘灿明村
	马东华	男	副主任	2008.12任职	医师	狮子楼街道马庄村
	王建伯	男	副主任	2008.12任职	主治医师	高庙王镇孙集村
	王学利	男	主任	2013.03任职		高庙王镇高庙王村
侨润街道防保站	马东华	男	站长	2005.01任职	医师	狮子楼街道马庄村

2004—2013年侨润街道社区卫生服务中心党支部书记、副书记任职情况表

表3-6-2

姓名	性别	职务	任职时间	技术职称	籍贯
赵　勇	男	书记	2004.06—2005.04	药师	侨润街道赵堂村
杜存旭	男	书记	2005.05—2013.03	主治医师	狮子楼街道刘灿明村
谷庆国	男	副书记	2008.12任职	医师	桥润街道秦海村
王学利	男	书记	2013.04任职		高庙王镇高庙王村

2013年年底侨润街道社区卫生服务中心党支部组成人员任职情况表

表3-6-3

姓名	性别	职务	任职时间	行政职务	技术职称	籍贯
王学利	男	书记	2013.04	中心主任		高庙王镇高庙王村
谷庆国	男	副书记	2008.12	办公室主任	医师	侨润街道秦海村
王建伯	男	委员	2008.12	中心副主任	主治中医师	高庙王镇孙集村

（四）科室设置

侨润街道卫生院建院初期，设有诊室、注射室、药房等。2007年，设立内科、外科。2008年，卫生院按照城市社区卫生服务中心的标准，调整科室设置。设有全科医疗科、中医科、康复医学科、预防保健科、医学检验科、医学影像科、儿童保健科、妇女保健与计划生育指导科、健康教育科，以及检验室、B超室、心电图室、药房、治疗室、处置室、观察室、健康信息管理室、健康教育室、预防接种门诊等。2011年2月，增设视光科。2012年5月，增设口腔科和耳鼻咽喉科。2012年6月，增设输液大厅。2013年年底，侨润街道社区卫生服务中心设有全科诊室、中医内科、外科、妇产科、视光科、耳鼻咽喉科、康复科、护理科等8个临床科室，预防保健科、儿童保健科、妇女保健与计划生育指导科、健康教育科等4个预防保健科室，药剂科、医学检验科、医学影像科等3个检验和辅助科室，以及基本公共卫生服务科、财务科、办公室等科室。2013年底侨润街道社区卫生服务中心科室主任、护士长任职情况见表3-6-4。

二、设施建设

2004年6月，县第三人民医院侨润分院在谷山北路路西121号租赁临街楼760平方米，投资23

万元进行了改造和装修。配备了B超机、全自动生化分析仪、心电图机等医疗和办公设施。

2005年5月，县第三人民医院侨润分院、侨润街道防保站整合组建侨润街道卫生院，在原租赁楼房的基础上，增加252平方米，投资30万元，改造了基础设施。2005年年底，侨润街道卫生院业务用房1002平方米，拥有万元以上医疗设备9台（件），病床10张，总资产103万元。2007年，根据县卫生局部署，卫生院着手筹备向城市社区卫生服务中心的过渡工作。卫生院争取上级财政补助42万元，自筹资金20万元，按照聊城市城市社区卫生服务中心基本标准（试行），对卫生院科室布局进行了调整，购置了牙科治疗机、尿液分析仪、手术无影灯等医疗保健和健康教育设备。至2008年10月，卫生院拥有诊断床、听诊器、血压计、体温计、观片灯、电动吸引器、可调式输液椅、供氧设备、简易手术设备、抢救设备、脉枕、治疗推车、手推式抢救车以及针灸拔罐等诊疗设备，心电图机、B超机、显微镜、离心机、血球分析仪、尿常规分析仪、生化分析仪、血糖仪、恒温箱、药品柜、中药饮片调剂设备、高压蒸汽消毒器等辅助检查及消毒灭菌设施，妇科检查床及妇科常规检查设备、身高体重测查设备、听（视）力测查设备、电冰箱、紫外线灯、冷藏包以及基本康复训练和理疗设备。配备了健康教育影像设备、计算机及打印设备以及健康教育档案、医疗保险、费用结算等信息管理系统，基本达到了城市社区卫生服务中心的标准。2008年12月顺利通过了省、市城市社区卫生服务中心评审专家组的考核验收。2010年至2013年，侨润街道社区卫生服务中心争取上级资金75万元，自筹资金200万元，先后购置儿童综合测评仪、全自动验光仪、全自动生化分析仪、乳腺透视仪、数字胃肠DR一体机、胎儿监护仪、中药煎药机等诊疗服务设备，进一步完善了社区卫生服务中心的服务功能。2013年年底，侨润街道社区卫生服务中心拥有万元以上诊疗设备32台（件），观察床8张，病床40张，总资产1198万元。

2013年年底侨润街道社区卫生服务中心科室主任、护士长任职情况表

表3-6-4

科室名称	姓名	性别	职务	任职时间	技术职称
全科诊室	王建伯	男	主任	2007.07	主治医师
中医内科	徐常宝	男	主任	2007.07	医师
外科	杨　华	男	主任	2007.07	主治医师
妇产科	刘秀君	女	主任	2013.05	医师
视光科	杨　华	男	主任	2011.02	主治医师
口腔科	周　芳	女	主任	2012.05	医士
耳鼻咽喉科	刘洪军	男	主任	2012.05	医师
康复科	孟　鹏	男	主任	2007.07	医师
护理科	商亚婷	女	护士长	2013.10	护师
预防保健科	陆继华	男	科长	2008.10	医师
儿童保健科	侯庆文	女	科长	2008.10	主治医师
妇女保健与计划生育指导科	王淑芹	女	科长	2008.10	医师
药剂科	孟丽霞	女	主任	2006.05	药师
医学检验科	徐永红	女	主任	2010.08	医师
医学影像科	付　霖	男	主任	2013.06	医士
公共卫生科	李凤香	女	科长	2012.05	主管护师
财务科	谷庆国	男	科长	2008.10	医师
办公室			主任		

表3-6-5

2013年年底侨润街道社区卫生服务中心主要医疗设备情况表

名称	型号	产地	购进时间	单价（万元）	数量（台件）
中药煎药机	JY-W1+1	济南	2006.10	0.8	1
半自动生化分析仪	PUS-2018	北京	2006.11	2.2	1
全自动血流变仪	YDA-IV	北京	2006.11	1.5	1
B超机	DW-350	广东	2006.11	5	1
血球分析仪	LH 750	上海	2006.11	3.3	1
数字式心电图机	SD-700A	南京	2006.12	0.68	1
牙科治疗机	P204	江苏泰州	2007.04	1.25	1
尿液分析仪	TQ-3A	河南	2007.09	0.48	1
手术无影灯		广东	2007.12	0.665	1
乳腺动力治疗仪	MH-II	北京	2008.11	3.4	1
全自动生化分析仪	SMT100V	北京	2010.04	3.8	1
数字化门诊软件		济南金网	2010.05	2.34	1
眼科AB超		湖北	2010.06	2.7	1
B超机	EMP1100	广东	2010.09	2.61	1
X光机	300型	广东	2010.09	8.15	1
牵引床	YHZ-40	江苏	2010.10	2.51	1
迈瑞血球分析仪	BC-2300	北京	2011.03	3.3	1
超声乳化仪	Model 2000	北京	2011.04	17.5	1
儿童综合测评仪	NJ12E	济南	2011.06	3	1
彩超（日立）	EUB-5500	上海	2011.07	46	1
电脑验光仪	RM-8900	郑州	2011.12	4.5	1
全自动磨边机	LE-420	北京	2011.12	1.2	1
手术显微镜（六六）	SOM2000D	北京	2011.12	10.15	1
托普康全自动验光仪	DK-500	北京	2011.12	12.9	1
腔内探头	西门子	江苏	2012.02	4.9	1
全自动血流变仪	MUIS-2015	上海	2012.02	3.6	1
乳腺透视仪	GD-1000	广东	2012.02	1.6	1
全自动生化分析仪	CS-400B	上海	2012.10	13.8	1
数字胃肠DR一体机	HF52-2	山东万博	2012.10	119.8	1
中药煎药机	JY-W1+1	济南	2013.02	1	1
十二导心电图机	GE MAC1200	北京	2013.10	2.394	1
全自动血流变仪	BC-5180	上海	2013.07	8.86	1
胎儿监护仪	SD-8000	南京	2013.07	2.25	1
多普勒胎儿监护仪	FM-801	深圳	2013.12	2.25	1
牙科灭菌器	18L	广东	2013.12	0.98	1
微波治疗仪	WP3200	上海	2013.12	0.98	1
动态心电图机	EXC-60B	徐州	2013.12	2.93	1
动态心电图机	EXC-60A	徐州	2013.12	2.75	1

三、队伍建设

2004年设立阳谷县第三人民医院侨润分院时，共有干部职工16人，其中医护人员13人。2005年5月组建侨润街道卫生院，时有职工17人，其中主治医师3人，主管护师2人，医师2人，护士2人。2007年后，通过招考聘用及人事代理的方式，先后吸收17名医疗院校的毕业生。聘用2名有专业特长的退休医疗人员。卫生系统调剂调入18 人。同时，按照城市社区卫生服务中心的要求，建立了行政管理制度、考核制度、财务制度、门诊登记制度、消毒隔离制度、处方制度、健康教育制度、健康档案管理制度、传染病管理制度、计划免疫制度、妇幼保健制度等一系列规章制度。卫生院在选送人员参加上级举办的城市社区卫生服务培训班的基础上，通过集中辅导、分散自学、考试考核等方式，让广大职工了解和掌握城市社区卫生服务的基本任务、目标要求和工作程序等，以适应城市社区卫生服务工作的需求。2008年10月，侨润街道卫生院拥有干部职工54人，其中：副主任医师1人，主治医师3人，医师8人，主管护师2人，主管药师3人，主管技师2人，初级卫生技术人员25人。

2010—2013年，共选派8名医护人员参加了省市举办的全科医师培训班。2013年年底，侨润街道社区卫生服务中心拥有执业医师10人，其中中医执业医师2人，公共卫生执业医师3人。全科医生8人，注册护士9人。

四、医疗服务

侨润街道卫生院建院初期，主要有B超、半自动生化分析仪、心电图机等医疗设备，开放床位10张，设有全科诊室、注射室、药房等，主要开展常见病、多发病的治疗。2010年4月购置了全自动生化分析仪，增加了血液常规检查项目。6月，眼科购进眼科AB超及手术显示镜，开展了白内障、青光眼、胬肉等眼科手术。当年，门诊治疗16941人次，住院853人次，业务收入428万元。2011年7月购进彩超1台，可进行腹内胀气病变诊断。

2008年以来，侨润街道社区卫生服务中心按照《聊城市社区卫生服务机构基本标准（试行)》要求，主要开展以常见病、多发病的治疗和康复医疗服务为主的基本医疗服务，同时还进行耳鼻喉及眼部疾病的治疗。

(一)内科

内科由主治中医师王建伯、主治医师徐常宝坐诊，主要以诊治时令病和内科常见病为主，且对治疗肝病、肾病、脾胃病等有独到方法。王建伯、徐常宝先后参加了山东省中医药管理局在省中医举办的全科中医师骨干培训班，对开展社区基本公共卫生服务，特别是以中医为特点的全科医疗服务水平得到显著提升。

(二)康复科

2009年，设中医理疗康复科，运用中医经络理论，治疗腰腿痛、面瘫、痛经、脏器下垂、小儿麻痹症等。2010年起，康复科联合中医科运用“冬病夏治”的传统方法开展三伏天穴位贴敷治疗气管炎、哮喘等呼吸道疾病，运用肉桂、干姜、吴茱萸等药物贴敷中脘、天枢、脾腧等穴位治疗脾胃虚寒疾病，运用雷公藤、威灵仙、木瓜等药物贴敷阳陵泉、血海、外膝眼、阿是穴治疗风湿痹症，经验成熟，疗效显著。

(三)眼科

集验光配镜及各类眼病诊疗为一体的综合科室，配备先进的眼科检查、手术设备及全自动综合验光仪和眼镜检测、制作设备。先后派于继良、赵文静到聊城市光明医院进修学习眼科诊治技术。成立眼科以来，与光明医院长期合作，为广大眼疾患者提供专业、全面的诊疗服务和医学验光、科学配镜一体化服务。常年开展白内障复明手术、青光眼治疗、翼状胬肉切除术等。

(四)妇科

拥有最先进的医学光波汗蒸房，通过汗蒸(适当附以中药)、超强远红外线、生物光波的作用，使人体细胞产生共振，释放负离、亚离子等，促进人体的血液循环和新陈代谢，疏通经络，补气血、祛风寒、活血化瘀、清热解毒、调整阴阳、协调脏腑、通络下乳，彻底排毒，提高机体免疫力，还有美容养颜的功效。适宜人群：产妇、腰腿疼痛者、关节炎、风湿疼痛者、产后月子病、肥胖者以及过敏性疾病等。

表3-6-6

2005—2013年侨润街道社区卫生服务中心业务工作情况统计表

年度	病床数	门诊人次	住院人次	诊断符合率%	治愈率%	好转率%	住院病死率%	床位使用率%	业务收入（万元）
2005	10	18756	198	94	95	95		75	113
2006	10	20312	267	92	96	95		75	156
2007	10	28760	342	93	95	95		78	219
2008	10	36870	776	96	94	96		80	276
2009	20	23730	761	97	96	96		79	338
2010	20	16941	853	97	96	96		88	428
2011	40	40704	1506	97	97	97		92	459
2012	40	49712	2356	97	98	98		84	873
2013	40	63493	2056	97	98	98		81	893

五、公共卫生服务

侨润街道辖7个社区居委会，32个行政村，总人口56124人，其中农业人口31848人，非农业人口24276人。服务区域内驻有112个机关和企事业单位。2006年，侨润街道卫生院按照《阳谷县农村初级卫生保健工作实施方案》要求，坚持预防为主的方针，认真开展计划免疫、传染病防治、妇幼保健、健康教育等公共卫生服务。2008年，卫生院在积极筹备改建社区卫生服务中心的同时，根据《阳谷县政府购买城市社区公共卫生服务项目及绩效考评标准（试行）》，认真组织实施公共卫生信息管理、社区健康促进、疾病预防与控制、重点人群保健等公共卫生服务。通过政府购买城市社区公共卫生服务的方式，为7岁以下儿童免费接种一类疫苗2757人次，系统化管理高血压患者986人，系统化管理糖尿病患者172人，系统化管理精神疾病患者22人，系统化管理孕产妇238人，系统化管理0-3岁儿童1105人。70岁以上老人家庭访视1096人次。2009年起，根据县卫生局统一部署，侨润街道社区卫生服务中心实施基本公共卫生服务项目，成立公共卫生科，实施建立居民健康档案、健康教育、预防接种、传染病防治、儿童保健、孕产妇保健、老年人保健、慢性病管理和重性精神疾病管理等基本公共卫生服务项目。

（一）城乡居民健康档案

2009年，按照县卫生局《关于做好农村居民健康档案建档工作的通知》要求，以老年人、孕产妇、儿童、慢性病患者为重点建立居民健康档案。通过周期性健康体检、重点人群健康管理、入户随访等多种形式采集农民健康基本信息。2009年底，共建立居民健康档案49054人份。2010年后，统一使用山东省城乡居民基本公共卫生服务协同应用系统，逐步转换成电子信息档案，对各类人群实施电子信息维护和更新。2013年底，累计建立城乡居民健康档案53200人份，占总人口的85%。建立电子档案49561人份，占建档人数的89%。

（二）健康教育

2009年，社区卫生服务中心、服务站、村卫生室分别确定了健康教育人员并进行了培训，通过广播、黑板报、张贴宣传材料等形式宣传常见病、多发病预防及保健知识。2013年，各村级卫生室分别制作了统一规格的健康教育宣传栏，作为经常性宣传防病、保健知识的场所。社区卫生服务中心、服务站配置了电脑、投影仪、远程视频系统等电教设备，加强对各级健康教育专兼职人员的教育培训，通过举办健康知识讲座、发放和张贴宣传材料等方式，努力普及卫生保健知识。2013年，侨润街道共有健康教育专兼职人员51人，举办健康教育人员培训班30期，设置健康教育宣传栏46块，举办健康教育知识讲座546期次，发放健康教育处方和健康教育宣传资料10万余份，播放健康教育影像资料7180小时，居民卫生保健知识知晓率达到89%。

（三）预防接种

2004年6月，成立侨润街道防保站，址设城角孟村，面积约50平方米，配备预防接种人员6人，其中防疫师3人，护师2人。2005年，防保站迁至县疾控中心门诊楼一楼，面积约70平方米，配备了预防接种信息管理专用微机和疫苗接种专用信息系统，实现了预防接种信息化管理和传染病网络直报，预防接种人员增加到9人，其中防疫师5人，护士2人。2008年，防保站迁至侨润街道社区卫生服务中心，创建了“山东省数字化预防接种门诊”，2012年6月被聊城市卫生局授予“五星级预防接种门诊”,2013年被省卫生厅评为“最满意接种门诊”。

2004年，侨润街道防保站根据县政府办公室《关于进一步加强全县计划免疫工作的通知》和县卫生局、公安局《关于加强流动人口计划免疫工作的通知》,按照《山东省计划免疫程序》,实施计划免疫接种工作。是年，接种卡介苗、脊灰、麻疹、乙肝等疫苗3.48万人次。2009年，对15岁以下儿童实行免费补种乙肝疫苗项目，共补种620人。2010年，对8月龄~6周岁儿童实行麻疹疫苗强化免疫和7~14岁儿童麻疹疫苗查漏补种，麻疹疫苗强化免疫765人次，查漏补种118人次。2013年年底，侨润街道预防接种门诊共建接种卡6183张。

2004—2013年侨润街道基础免疫接种情况统计表

表3-6-7　　单位：人次

年度	卡介苗	脊灰疫苗	百日破三联疫苗	麻疹疫苗	乙肝疫苗	流脑疫苗	乙脑疫苗	甲肝疫苗
2004	2633	6566	7060	3152	8118	4316	2970	—
2005	2771	7113	7976	3908	7969	4903	3031	—
2006	2473	7909	8113	3702	8020	5101	3223	—
2007	2536	8100	8961	3991	7801	4414	3001	—
2008	2290	5766	6051	2518	6046	3570	1995	1131
2009	2637	7625	8108	3232	7443	4336	2720	1148
2010	2683	7427	8253	4882	7416	5051	4105	1544
2011	2651	8522	8939	4318	7709	5954	3706	1545
2012	2973	8287	8536	4049	8111	4883	3230	1463
2013	2683	7833	8288	4411	7591	5395	3151	1283

（四）儿童保健

2005年设立儿童保健科，隶属于防保站，主要通过建立转诊记录登记本、儿童健康查体本、儿童健康体检表、儿童出生登记本等方式，掌握辖区内儿童健康状况，开展儿童保健指导。2008年，儿童保健科归属社区卫生服务中心，开展7岁以下儿童系统保健、儿童生长发育检测及育儿指导、托幼机构卫生保健指导等。2011年，根据《国家基本公共卫生服务规范（2011年版）》相关要求，儿童保健科对辖区内的0~6岁儿童开展新生儿家庭访视、新生儿满月健康管理、婴幼儿健康管理、学龄前儿童健康管理等工作。2013年，根据《中医药健康管理服务规范》,开展了0~36个月儿童中医药健康管理服务。在儿童6、12月龄时给家长传授摩腹和捏脊方法；在18、24月龄传授按揉迎香穴、足三里穴方法；在30、36月龄传授按揉四神聪穴方法。儿童保健科不断创新工作模式，确保基本公共卫生各项服务的连续性。实行预检分诊制度，确保儿童接种前健康体检。建立儿保科、妇保科、防保科综合服务区，确保预防接种、保健指导、健康教育数据无缝隙衔接。引进儿童多功能测评仪，开展儿童智能发育、多动症、抑郁症、气质评定、瑞文测试服务，对儿童发育（营养、气质、智能、心理）进行评定。引进儿童骨密度检测仪，开展儿童骨密度、微结构、弹性和脆性的检测服务。2013年，辖区内新生儿活产数为519人，接受1次及以上访视的482人，新生儿访视率为92.8%；接受1次及以上随访的0~6岁儿童3452人，按规范频次管理的3376人。儿童健康管理率90%，系统化管理率88%。

（五）孕产妇保健

根据《国家基本公共卫生服务规范（2011年版）》，对辖区孕妇开展孕早期、孕中期、孕晚期健康管理和产后访视，对15~49岁妇女开展健康咨询与指导服务，为目标人群免费发放叶酸以及农村孕产妇住院分娩补助发放等工作。妇保科创办了孕产妇学校，免费为孕产妇提供健康指导。建设了医学光波中药熏蒸汗蒸房，预防产后妇女“月子病”。2011年，孕妇建档率90%，农村孕产妇住院分娩补助率90%，目标人群补服叶酸80%，产后访视率98%（电话访视为主）。2012年，管理孕产妇578人，其中系统化管理350人，系统管理率60%，产后访视520人（电话访视为主），产后访视率90%；农村孕产妇住院分娩补助率89.5%，目标人群叶酸服用率85%以上。2013年，管理孕产妇692人，其中系统化管理378人。产后访视由电话访视改为入户访视，共访视379人，访视率87%。农村妇女增补叶酸373人，发放叶酸1000瓶，发放农村孕产妇住院分娩补助414人。

（六）老年人保健

2010年，全街道65岁以上的农村居民3924人，建立居民健康档案3196份，占老年人总数的81%。2011年后，每年对65岁以上的老年人进行一次健康体检，及时补充健康档案信息，并对新纳入管理范围人员及时建档。2013年，全街道共有65岁以上农村居民4139人，建档3680人份，建档率88.9%，老年人健康体检率88.6%。同时结合健康查体、巡访、门诊和住院治疗等，宣传康复和保健知识，实施健康干预措施。

（七）慢性病管理

2010年，将高血压、糖尿病人群纳入慢性病管理。共登记高血压病患者2456人，糖尿病患者673人。建立慢性病人健康档案3043人份，纳入慢性病管理2921人。2011年后，社区卫生服务中心、服务站和村卫生室按照职责分工对慢性病人进行定期随访，及时将新发现的慢性病人纳入管理范围。2013年，全街道共有高血压患者3918人，管理2609人，管理率66.59%，血压达标1006人，血压达标率38.5%；糖尿病患者1486人，管理968人，管理率65.14%，空腹血糖达标419人，达标率43.2%。

（八）重性精神疾病管理

2013年，共有诊断明确且在家居住的重性精神疾病患者229人，纳入管理范围的229人，做到应管尽管。对纳入管理的重性精神疾病患者建立居民健康档案，根据患者的危险程度确定随访周期。通过随访，对患者及其家属进行有针对性的健康教育和技能训练等方面的康复指导，并及时补充健康档案信息。

（九）传染病及突发公共卫生事件报告与处置

2005年以来，相继开展了流行性脑脊髓膜炎、人感染性禽流感、甲型H1N1流感、流行性腮腺炎、水痘、手足口病等疾病的防治。至2013年年底，共报告传染病148例，其中：乙肝37例，水痘1例，流腮3例，其他感染性腹泻107例。

六、社区卫生服务站（村卫生室）管理

2005年，侨润街道共有卫生室45处，乡村医生62人。2007—2008年，根据阳谷县人民政府《关于发展城市社区卫生服务的意见》，按照政府主导、社会参与、多元化举办社区卫生服务机构的原则，侨润街道规划建设谷山、振华、曙光、顺达4个社区卫生服务站，其中卫生院投资建设3个，县人民医院投资建设1个。4处社区卫生服务站服务人口3.99万人。经过公开招聘、内部调剂等方式，按规定配备了社区卫生服务站工作人员。社区服务中心对投资举办的3处服务站实行一体化管理，对县人民医院投资举办的社区服务站实行业务指导和公共卫生服务管理。2010年，侨润街道共有社区卫生服务站4处，工作人员21人，村卫生室47个，乡村医生69人。

2005年以来，侨润街道卫生院（社区卫生服务中心）按照上级要求，通过参加县卫生局举办的乡村医生培训班、自学考试以及卫生院专项业务工作培训等方式，使乡村医生能够熟练掌握常见病、多发病的诊断和治疗，掌握常用诊疗技术、急症初步处理原则以及预防保健的基本技能。同时，配合村委会加强村卫生室建设，努力提升村卫生室的服务功能。2005年，郭围子村卫生室、老唐村卫生室、北三里村卫生室、东焦海村卫生室被评为全市规范化村卫生室。2006年，门庄村等19个村卫生室被市卫生局确定为农村卫生机构达标单位。

2008年，根据实行政府购买城市公共卫生服务的任务要求，卫生院除选派社区卫生服务站相关人员参加县局统一组织的培训班外，卫生院公共卫生服务工作人员深入各社区卫生服务站予以督促指导。当年，卫生院在积极筹备改建社区卫生服务中心的同时，投资50.3万元（其中政府补助4万元，卫生院自筹38.3万元，县人民医院投资12万元），按照《城市社区卫生服务站基本标准》，进一步加强了社区卫生服务站的设施建设，选派和聘任社区卫生服务站工作人员，加强社区卫生服务工作人员教育培训和业务指导，基本达到了城市社区卫生服务站的标准。2008年12月，谷山、振华、曙光、顺达社区卫生服务站顺利通过了省、市专家组的考核验收。

2009年，根据市、县卫生局统一部署，侨润街道社区卫生服务中心实施基本公共卫生服务项目，为城乡居民免费提供基本公共卫生服务。为了确保基本公共卫生服务项目的顺利实施，在对已实施政府购买城市社区公共卫生服务项目与基本公共卫生服务项目对接的基础上，按照城市社区卫生服务机构和农村卫生室的布局，划定基本公共卫生服务区域，明确职责任务。对一村多室的，实行划片到户。通过教育培训、现场指导、签订协议、明确责任、健全制度等措施，提高了城市社区卫生服务站、村卫生室开展基本公共卫生服务的能力。2013年年底，侨润街道共有城市社区卫生服务站4处，工作人员25人，其中中级职称的执业医师4人，全科医生4人，能提供中医药服务的执业医师4人，注册护士8人。共有村卫生室49个，乡村医生77人，其中女乡村医生29人，能提供中医药服务的12人。侨润街道村卫生室建设情况见表3-6-8，城市社区卫生服务站建设情况见第七编第六章。

2013年年底侨润街道村卫生室建设情况表

表3-6-8

卫生室名称	负责人姓名	卫生室人数			房屋面积（平方米）	资产（万元）
		总数	其中			
			女	中医		
北三里卫生室	刘超磊	1			80	4.5
张胡同卫生室	张玉祥	1			60	2.3
赵堂卫生室	赵长荣	2			90	3.2
郭围子卫生室	郭桂安	3	1	1	120	5.6
北街卫生室	杨万存	1		1	60	3.5
大迷卫生室	布如生	2	1	1	60	2.6
东八卫生室	王东营	3	1	1	80	3.8
五里庙卫生室	于继尧	2	1	1	80	4.5
杨庄卫生室	张保庆	3	1	1	90	4.3
辛菜郭卫生室	辛贺忠	2	1		90	3.9
西八卫生室	陈存伟	2		1	60	2.6
城角孟卫生室	高福平	2	1		90	4.5
国庄卫生室	国振高	2	1		90	3.6

续表3-6-8

卫生室名称	负责人姓名	卫生室人数			房屋面积（平方米）	资产（万元）
		总数	其中			
			女	中医		
国庄卫生室	国金掌	1			90	3.2
国庄卫生室	国怀珠	1			60	2.6
东唐卫生室	唐恒宁	1			90	3.5
东街卫生室	唐艳民	2	2		60	3.5
门庄卫生室	邵现有	2	1		90	3.6
西迷卫生室	孙　涛	2	1		120	5.6
城角孟卫生室	董秋凤	1	1		60	3.4
东八卫生室	孙建锋	1			60	2.1
北街卫生室	胡玉春	2	2		70	3.9
司营卫生室	周东峰	1			60	3.5
城角徐卫生室	徐继周	1			60	2.1
城角徐卫生室	宋香彩	1	1		60	2.0
老唐卫生室	岳修新	2	1	1	80	5.1
刘海卫生室	国巧得	3	2	1	120	5.2
李庄卫生室	吴景春	2	1		60	2.3
东八卫生室	孙继伟	2	1		120	4.5
王胡同卫生室	王兆建	2	1		90	2.9
五里庙卫生室	于保星	2	1		120	4.6
谷庄卫生室	谷金元	2		1	60	2.4
辛菜郭卫生室	新贺增	1			90	3.6
亓庄卫生室	亓如印	1			60	2.1
西八卫生室	潘福磊	2			60	3.0
王楼卫生室	王月举	1			60	2.1
城角徐卫生室	于雪梅	1	1		60	1.9
北街卫生室	杜冬焕	2	2		80	4.5
司营卫生室	潘丽琴	1	1		60	3.9
国庙卫生室	赵玉普	2			120	4.2
东焦海卫生室	张洪文	1			80	3.6
西焦海卫生室	俞改荣	1	1		60	2.3
亓庄卫生室	亓协海	1			60	2.8
司营卫生室	杨春兰	1	1		60	2.6
谷庄卫生室	刘来山	1		1	60	3.9
杨庄卫生室	杨金涛	1		1	80	3.7
城角孟卫生室	孟昭辉	1			60	3.2
孙庄卫生室	孙胜国	1			60	2.3
杜庄卫生室	苏景俄	1			60	1.9

七、新型农村合作医疗

根据县政府统一部署，侨润街道于2007年实施新型农村合作医疗制度。侨润街道办事处成立领导小组，卫生院设立新农合办公室，配备专职人员，购置专用电脑及打印机。2007年，侨润街道参合农民31115人，参合率98%，居全县前列。同年5月，新型农村合作医疗系统正式启用报销程序，在卫生院就诊的门诊患者直接报销，住院患者在出院当天即可办理报销补偿手续。2011年，实施国家基本药物制度，实行基本药物“零差价”销售，减轻了群众就医负担。2013年，实行“先诊疗、后付费”制度，进一步减轻了参合农民的经济负担，受到了群众的普遍欢迎。

2007—2013年侨润街道新型农村合作医疗情况统计表

表3-6-9

年度	农业人口数	参合人数	参合率(%)	补偿人次			补偿金额（万元）		
				总数	其中		总额	其中	
					门诊	住院		门诊	住院
2007	31821	31115	98	19815	19664	151	65.45	2.95	3.58
2008	31866	31220	98	26569	26194	375	26.73	8.68	18.06
2009	31890	31210	98	29838	29112	726	83.63	25.25	58.38
2010	31878	31240	98	32124	31219	905	113.87	51.45	62.42
2011	31836	31227	98	39291	37898	1393	215.67	70.00	145.67
2012	31858	31306	98	52068	49712	2356	456.87	142.71	314.16
2013	31848	31485	99	65394	63493	1901	356.48	107.62	248.86

第二节　狮子楼街道社区卫生服务中心

狮子楼街道地处阳谷县城区西部，总面积33.35平方公里。辖6个社区居委会，24个行政村，总人口36841人。狮子楼街道社区卫生服务中心位于阳谷县城紫荆街5号，占地面积3151.6平方米，建筑面积3600平方米。共有职工112人，开放床位52张，拥有万元以上医疗设备26台(件)。

一、机构

(一)机构沿革

阳谷县狮子楼街道社区卫生服务中心前身为阳谷镇卫生院。1951年，经阳谷县人民政府批准成立9区卫生所，址设仓子村。1954年迁至阳谷南街。1956年2月，改称仓上区卫生所。1958年3月，设立城关乡，仓上区卫生所改为城关乡卫生所。1961年，区划调整，成立阳谷人民公社，改名为阳谷公社卫生院。1962年2月，阳谷公社更名为城关公社，阳谷公社卫生院更名为城关公社卫生院。1962年12月，城关公社更名为城关区，城关公社卫生院更名为城关区卫生院。1971年2月，城关区改为城关公社，城关区卫生院复称城关公社卫生院。1982年3月，城关公社改为城关镇，城关公社卫生院改为城关镇卫生院。1984年6月城关镇改为阳谷镇，城关镇卫生院改为阳谷镇卫生院。1994年6月，经聊城地区卫生局评审，达到一级甲等医院标准。2000年9月更名为阳谷县第三人民医院。2001年1月，被中华人民共和国卫生部、世界卫生组织、联合国儿童基金会命名为“爱婴医院”。2004年，被聊城市卫生局授予“产科建设达标单位”。2007年3月被县卫生局批准为“新型农村合作医疗定点医院”。2007年9月被县劳动和社会保障局批准为“职工医保、城镇居民医保定点医院”。2009年，成立狮子楼街道社区卫生服务中心，与阳谷县第三人民医院一个机构两个牌子。2011年5月，经县编委批准，阳谷县第三人民医院更名为狮子楼街道社区卫生服务中心。

(二)领导人名录

1951年至2013年，狮子楼街道社区卫生服务中心领导班子经过多次调整更迭，先后共有9人担任主任（院长），25人担任副主任（副院长）。1990

年4月成立防保站，1993年10月防保站站长享受卫生院副院长待遇。2013年年底，狮子楼街道社区卫生服务中心领导班子由3人组成，其中主任1人，副主任2人。其任职情况分别见表3-6-10和3-6-11。

（三）中共党组织

1977年经城关公社党委批准成立城关公社卫生院党支部，刘冠正任党支部书记。至2013年底，狮子楼街道社区卫生服务中心党支部先后有5人担任党支部书记，1人担任党支部副书记。2013年底，狮子楼街道社区卫生服务中心党支部由4人组成，其中党支部书记1人，副书记1人，委员2人，共有党员20人，其中正式党员19人，预备党员1人。历任党支部书记、副书记和2013年底党支部组成人员任职情况分别见表3-6-12和3-6-13。

狮子楼街道社区卫生服务中心主任（院长）、副主任（副院长）任职情况表

表3-6-10

姓名	性别	职务	任职时间	职称	籍贯
雷文田	男	所长	1951—1958		石佛镇雷庄村
		院长	1958—1961		石佛镇雷庄村
董绍珠	男	院长	1961—1964		西湖镇老董庄村
秦建林	男	院长	1964—1965		不详
姚　华	男	院长	1965.05—1974		安乐镇三官庙村
刘冠正	男	副院长	1968—1974	中医师	博济桥街道东街居委会
		院长	1974.10—1984.11	中医师	
杜保臣	男	副院长	1978.10—1984.11	中医师	狮子楼街道刘灿明村
		院长	1984.12—1990.05	中医师	
魏之兰	男	副院长	1982—1985	主治医师	西湖镇任老伍村
何书赢	男	副院长	1985.02—1990.04	主治医师	郭店屯镇张堂村
		院长	1990.05—1998.11		
周兰洋	男	副院长	1988.05—1997.11	主治医师	闫楼镇周庄村
孟昭义	男	副院长	1991—1998	主任医师	安乐镇辛庄村
张　民	女	副院长	1991.05—2001.05	主管护师	博济桥街道马庙村
苏广华	男	副院长	1991—1998	主治医师	侨润街道苏海村
郑　敏	男	院长	1998.12—2007.06	主治医师	安乐镇刘子英村
訾士强	男	副院长	1999—2007.06	会计师	大布乡訾海村
孙普增	男	副院长	2000—2004	主治医师	阿城镇辛庄村
曹先军	男	副院长	2000—2007.06	中药师	狮子楼街道马庄村
李贻锋	男	副院长	2001.06—2007.02	副主任中医师	侨润街道国庙村
任宏珍	女	副院长	2002—2008	主治医师	阿城镇任庄村
徐贵洪	男	副院长	2004—2007.06	放射医师	侨润街道北徐村
杨继彦	男	副院长	2004—2007.06	主治医师	闫楼镇白庄村
尹红燕	女	副院长	2004—2007.06	主管护师	石佛镇徐良府村
王保华	男	副院长	2006.04—2007.07	主管检验师	阿城镇南李村
		主任（院长）	2007.7任职		
孙希忠	男	副主任（副院长）	2007.10—2011.12	主治医师	寿张镇冀王村
王玉飞	男	副主任（副院长）	2008.10—2012.04		西湖镇大王楼村
冀永平	男	副主任（副院长）	2008.08任职	主治医师	寿张镇冀王村
李　伟	男	副主任（副院长）	2012.05任职	药剂师	十五里园镇范庄村

表3-6-11

1993—2013年狮子楼街道防保站站长任职情况表

站长姓名	性别	任职时间	技术职称	籍贯
马东华	男	1990.07—1996.04	主治医师	狮子楼街道马庄村
陆继华	男	1999.05—2001.08	主治医师	河南省台前县
贺桂芹	女	2001.08—2003.05	主治医师	七级镇贺庄村
杜存旭	男	2003.05—2004.06	主治医师	狮子楼街道刘灿明村
王玉飞	男	2004.07—2010.05	科员	西湖镇大王楼村
刘合贵	男	2010.06—2011.12	主治医师	寿张镇烟墩村
玄　英	女	2012.01—2012.04	主管护师	十五里园镇玄庄村
李　伟	男	2012.05—2013.07	中药师	十五里园镇范庄村
王秋平	女	2013.08任职	主管护师	闫楼镇王振扬村

表3-6-12

狮子楼街道社区卫生服务中心历任党支部书记、副书记任职情况表

姓名	性别	职务	任职时间	技术职称	籍　贯
刘冠正	男	书记	1977—1984.11	中医师	博济桥街道东街
杜保臣	男	书记	1974.10—1991.04	中医师	狮子楼街道刘灿明村
何书赢	男	书记	1990.05—1998.11	主治医师	郭店屯镇张堂村
郑　敏	男	书记	1998.12—2007.06	主治医师	安乐镇刘子英村
王保华	男	书记	2007.07任职	主管检验师	阿城镇南李村
曹先军	男	副书记	2007年任职	中药师	狮子楼街道马庄村

表3-6-13

2013年年底狮子楼街道社区卫生服务中心党支部组成人员任职情况表

姓名	性别	职务	任职时间	技术职称	籍贯
王保华	男	书记	2007.07	主管检验师	阿城镇南李村
曹先军	男	副书记	2007.06	中药师	狮子楼街道马庄村
冀永平	男	委员	2008.08	主治医师	寿张镇冀王村
李　伟	男	委员	2012.05	药剂师	十五里园镇范庄村

(四)科室设置

1951年建所初期，设有门诊和药房。1960年，分设中、西药房。1973年设立化验室和心电图室。1979年设立针灸科。1975年设立外科和手术室。1982年设立档案室。1983年设立口腔科。1984年设立B超室。1986年设立产房。1999年8月设立肛肠外科。2007年3月成立新农合办公室。2010年设立碎石科。2013年年底，设有临床科室9个，分别是内科、外科、妇科、康复理疗科、痔瘘科、中医科、口腔科、五官科、碎石科。医技科室5个，分别是影像科、检验科、心电图室、B超室、多普勒室。行政后勤科室10个，分别是规财科、医院办公室、农合办、总务科、医保办、医务科、护理部、药库、保管室、收款室。基本公共卫生服务科室3个，分别是公共卫生科、妇保科、儿保科。

表3-6-14

2013年年底狮子楼街道社区卫生服务中心科室主任、护士长任职情况表

科室名称	姓名	性别	职务	任职时间	技术职称
中药房	冯淑敏	女	主任	2006.08	中药师
农合办	孙燕杰	女	主任	2008.07	会计员
收款室	张玉芬	女	主任	2008.07	会计员
西药房	崔秀香	女	主任	2011.09	药师
放射科	李元斌	男	主任	2006.08	技师
放射科	洪怀兵	男	主任	2011.08	主管技师
口腔科	刘志坚	男	主任	2009.07	医师
心电图	刘丽景	女	主任	2011.07	医师
B超室	樊桂华	女	主任	2012.08	主管技师
检验科	张红霞	女	主任	2013.03	主管护师
内科	李亮锋	男	主任	2011.07	医师
内科	刘文文	女	护士长	2013.07	护师
外科	马德芳	男	主任	2008.07	主治医师
外科	梁晓芹	女	护士长	2009.08	主管护师
手术室	李春英	女	护士长	2002.12	主管护师
麻醉室	曹先民	男	主任	2005.08	主治医师
妇产科	崔秀芹	女	主任	1998.12	主治医师
妇产科	唐秀清	女	护士长	2012.04	护师
办公室	曹先军	男	主任	2007.08	药师
护理部	高希云	女	主任	2007.07	主管护师
总务科	王存宪	男	科长	2007.08	检验师
公共卫生科	李　伟	男	科长	2011.07	药师
康复科	费思敏	男	主任	2012.09	医师
药库	王爱民	男	主任	2002.07	药师
规财科	宋　红	女	科长	2010.07	会计师
供应室	郭庆荣	女	主任	2003.08	主管护师

二、建设与发展

(一)房屋建设

1966年2月，经阳谷县人民委员会批准，征用城关公社南街大队宅基地2亩3分，拆迁居民4户，房屋42间，用于扩大卫生院建设。共建设房屋24间、288平方米，总投资3.9万元。1973年10月，经阳谷县革命委员会批复，征用南街大队宅基地1亩半作为卫生院扩建用地。1974年12月，上级投资1.1万元，新建病房14间，面积197.4平方米。1978年，自筹资金2.9万元，建设西办公楼，300平方米。1979年，上级投资0.5万元，新建宿舍400平方米。1989年，自筹资金18万元，建设北办公楼，600平方米。1998年8月，自筹资金192万元，建设2400平方米门诊楼一幢，2000年4月竣工。2012年10月，北办公楼改建为内科病房。2013年7月，西办公楼改建为康复科病房楼。2013年年底，狮子楼街道社区卫生服务中心占地面积3151.6平方米，建筑面积3600平方米。

(二)技术队伍

建所初期有职工4人。1971年，人员增加至30人。1985年，卫生院职工159人，其中卫生技术人员144人，行政管理和工勤人员15人。卫生技术人员中，医师11人，中医师3人，西药师1人，中药师3人；西医士10人，中医士10人，护士15人，助产士2人，西药剂士2人，检验士4人；护理员15人，西药剂员9人，中药剂员13人，检验员9人，其

他初级卫生技术人员37人。2001年，卫生技术人员135人，其中副高职称2人，中级职称21人，初级职称112人。2013年，共有职工112人，其中中级职称31人，初级职称56人。

(三)仪器设备

1973年，上级配备上海产单导心电图机1台、光学显微镜1架。1974年，上级无偿配备手术床、无影灯及部分手术器械。1978年，配备721分光光度计1台。1984年，购置绵阳产黑白B超机1台。1990年，购置尿液分析仪、半自动血流变分析仪各1台。1999年，购置半自动血流变分析仪1台。2001年12月，投资20万元购置B超机、血细胞分析仪、半自动生化分析仪、全自动电解质分析仪各1台。2003年5月，购置多参数监护仪1台。2004年，购置列隙灯1台。2005年4月，购置多功能麻醉机1台。2008年11月，购置乳腺动力治疗仪1台。2009年，购置半自动血液分析仪、全自动血流变仪、全自动血细胞仪各1台。2010年，购置碎石机、心电工作站、24小时动态心电图机各1台。2011年，购置手术显微镜、全自动生化分析仪、微量元素分析仪、血细胞计数仪、12导心电图机、彩超机、熏蒸治疗机、智能康复仪、多功能牵引床、X光机、动态心电图机、CR系统、肛肠治疗仪各1台。2012年，购置CT、臭氧治疗仪、牙科综合治疗机各1台。2013年，购置深圳产ECG-112型数字心电图机和无锡产CB-1304-C型24小时心电图机各1台。2013年年底，拥有万元以上医疗设备26台(件)，10万元以上医疗设备9台(件)。

2013年年底狮子楼街道社区卫生服务中心主要医疗设备情况表

表3-6-15

设备名称	产地	型　号	购置日期	单价（万元）	数量（台件）
多功能麻醉机	深圳	cwm-301	2005.04	7.3	1
多参数监护仪	福州	nlb7000	2003.05	1.48	2
手术显微镜	镇江	XTS-4A	2001.12	1.6	1
手术显微镜	镇江	xts-4a	2011.11	2.85	1
全自动生化分析仪	深圳	bs220	2011.05	13.8	1
微量元素分析仪	北京	bh5100	2011.12	17.2	1
血细胞计数仪	深圳	BC-1800	2011.10	5.5	1
12导心电图	深圳	ECG-1112	2011.08	2.35	1
彩超	深圳	hdc	2011.11	48	1
B超	四川	cx900c	2001.12	20	1
熏蒸治疗机	郑州	hyz-iie	2011.05	12.66	1
智能康复仪	郑州	gh1000	2011.05		1
多功能牵引车	郑州	frd-jyz-Ⅱd	2011.05		1
裂隙灯	上海	SLX-50S3	2004.01	1.38	1
X光机	北京	ZC15XI-1	2011.05	10.8	1
动态心电图	无锡	CB-1304-C	2011.11	0.45	1
中药煎药机	天津	BJY150R	2011.10	1.45	1
通用手术台	山东	DST-2	1984.06	1	1
cr系统	日本	CR-IR391RU	2011.11	37.5	1
肛肠治疗仪	山东	xng-zz	2011.07	2.85	1
CT	德国	Somatom spirit	2012.09	240	1
臭氧治疗仪	山东	zamt-1000	2012.03	15.7	1
碎石机	北京	SD9600—D	2012.05	5	1
乳腺动力治疗仪	上海	ME—1	2008.11	3.4	1
牙科综合治疗机	济宁	TX6058-C (II)	2012.05	1.3	2

三、医疗技术

（一）内科

建院初期，内科主要以治疗内科常见病、多发病为主。20世纪90年代，购进血液灌流机和呼吸机，利用血液灌流技术，救治农药中毒取得较好疗效，年救治农药中毒患者200余人。2013年，内科除诊治一般常见病、多发病外，还能开展心血管、脑血管疾病的诊断治疗及危急重症的抢救。

（二）外科

建科初期仅开展一般外科的清创、包扎、缝合。20世纪80年代，能开展阑尾炎、肠梗阻、疝气、大隐静脉曲张、胃大部切除术及一般胸部手术。20世纪90年代后，能开展胃大部切除术、直肠癌根治术、食道癌根治术及肺癌根治术、四肢骨折、断指再植及各种手足外伤的处理等。

（三）妇产科

初建时仅开展一般妇科常见病的治疗、取放节育环、妇科检查、人工流产、顺产接生等。20世纪八九十年代，可开展接生、侧切、臀位牵引术、胎产吸引术及中期妊娠引产。在上级医生指导下，开展剖宫产术、卵巢囊肿剥除术、子宫肌瘤剔除术、经阴子宫全切术。2013年，可开展放取避孕环、无痛流产、无痛引产、微波治疗、输卵管造影术、臭氧熏蒸治疗及各种阴道炎、宫颈炎、子宫肌瘤、不孕不育、乳腺增生、内分泌失调等。

（四）康复理疗科

可开展康复、保健、理疗等多种中医适宜技术。采取普通针刺、温针、电针、灸法、推拿、按摩、拔罐、刮痧、牵引、火疗、蜡疗、熏蒸、手法复位、电脑中频、TDP、臭氧治疗、放血疗法、穴位贴敷、穴位注射、针刀疗法、梅花针疗法、走罐疗法、中药雾化疗法，治疗颈椎病、腰椎病、肩周炎、面瘫、中风后遗症、腰背痛、颈肩痛、风湿痛、感冒、消化不良、失眠、更年期综合症、月经不调、慢性盆腔炎、软组织损伤、腰肌劳损等病症。设有理疗室、针灸室、康复训练大厅、中药熏蒸治疗室、蜡疗室等。对于治疗颈椎病、腰椎病、骨关节病临床经验丰富，治愈率80%以上。

（五）口腔科

成立于1983年，当时能开展拔牙、补牙、镶牙及牙周病的治疗。2013年，能开展拔牙、洗牙、光敏固化、阻生齿拔除、镶牙、固定桥修复、烤瓷牙、全瓷牙、钢冠、金属支架义齿、隐形义齿、根管治疗、桩冠、牙周治疗等。

（六）肛肠外科

1999年8月建立肛肠外科,诊治痔瘘科常见病、多发病。2013年，能开展内痔、外痔、混合痔、肛周脓肿、肛裂等疾病的诊断、手术和治疗。

四、社会卫生

（一）计划免疫

20世纪50年代至60年代，接种的生物制品主要有牛痘苗、卡介苗、精制白喉类毒素、麻疹疫苗、流行性乙型脑炎、伤寒、三联、布式菌苗等。主要是预防天花、白喉、肺结核、麻疹、流行性乙型脑炎、伤寒、副伤寒、布氏菌病等。按照县卫生防疫机构的安排，卫生院、诊所具体实施，采取每村巡回接种或学校集中接种的方法。由于接种登记记录不够完善，导致部分儿童漏种或重复接种的情况，影响了免疫效果。

20世纪70年代后期，为进一步提高免疫效果，国家制定了儿童计划免疫程序，以卡介苗、脊髓灰质炎疫苗、百白破三联疫苗和麻疹疫苗预防结核、脊髓灰质炎、百日咳、白喉、破伤风和麻疹。1988年，上级配备电冰箱1台，疫苗冷藏运输箱1个，冷藏包若干个，保障了接种质量，提高了免疫效果。1992年卫生部将乙型肝炎疫苗纳入计划免疫。1995年，实行预防接种门诊定点接种制度，所有辖区儿童集中到定点门诊实施接种。2008年，将甲肝疫苗列入免疫规划，适龄儿童接种免疫规划疫苗全部免费。同年，卫生院购置预防接种信息管理专用微机1台，实现了预防接种信息化管理。2012年，经市卫生局验收，达到“四星级预防接种门诊”标准。

2007—2013年狮子楼街道社区卫生服务中心业务工作情况表

表3-6-16

年度	病床数（张）	门诊人次	住院人次	诊断符合率（%）	治愈率（%）	好转率（%）	住院病死率（%）	床位使用率（%）	业务收入（万元）
2007	46	6339	501	80	70	85	0.19	50	239
2008	46	7886	563	80	70	85		52	246
2009	46	12863	1215	80	70	85		70	301
2010	46	17735	1755	85	72	89	0.05	79	312
2011	46	22351	2135	85	75	90		83	429
2012	46	35669	3357	85	79	92		94	675
2013	52	37668	3593	89	79	95	0.03	94	756

1978—2013年狮子楼街道基础免疫接种情况统计表

表3-6-17 单位：人次

年度	卡介苗	脊灰疫苗	百白破三联疫苗	麻疹疫苗	乙肝疫苗	流脑疫苗	乙脑疫苗	甲肝疫苗
1978	69	356	483	189	—	—	—	—
1979	66	354	498	176	—	—	—	—
1980	81	326	460	154	—	—	—	—
1981	94	413	487	136	—	—	—	—
1982	79	378	318	279	—	—	—	—
1983	83	326	342	283	—	—	—	—
1984	82	413	378	296	—	—	—	—
1985	85	342	432	319	—	—	—	—
1986	87	356	469	326	—	138	79	—
1987	72	324	515	376	—	165	87	—
1988	56	312	528	369	—	137	91	—
1989	86	378	534	387	—	154	118	—
1990	89	336	579	275	—	164	192	—
1991	59	323	612	263	—	168	154	—
1992	63	398	632	302	178	254	167	—
1993	87	432	684	311	276	213	184	—
1994	98	492	677	387	269	219	159	—
1995	105	512	718	239	258	228	132	—
1996	123	489	772	247	311	156	143	—
1997	136	623	791	265	316	149	97	—
1998	145	675	723	234	329	276	103	—
1999	123	538	827	298	487	201	124	—
2000	105	467	815	214	493	157	139	—
2001	126	547	665	223	563	164	162	—
2002	112	643	848	257	578	183	147	—
2003	132	678	826	276	647	139	136	—
2004	146	732	832	311	704	157	187	—
2005	173	835	846	273	683	208	201	—
2006	158	707	735	243	603	232	196	—
2007	131	876	911	297	700	372	191	—
2008	117	584	651	428	508	589	190	419
2009	99	376	382	477	359	698	214	325
2010	343	1290	1696	346	1018	1420	745	373
2011	374	1556	1563	1104	1138	2641	734	385
2012	363	1451	1490	1096	1102	1417	780	390
2013	341	1380	1383	1107	1017	1444	703	377

(二)农村合作医疗

20世纪70年代，城关公社推行农村合作医疗，卫生院积极配合，做好宣传、指导和医疗服务工作。一般以生产大队为单位每人每年筹资1~2元，在本大队卫生室就诊可免除诊费和部分药费。1972年，全公社26个大队，全部办起了队办合作医疗，其中12个大队实行了社、队两级管理的合作医疗，参合者除在大队卫生室免除上述费用外，还可在卫生院免除检查费和部分药费。1972年在聊城地区合作医疗大会上，阳谷县城关公社介绍了实行队为基础，社、队两级管理合作医疗的经验。1973年，为巩固和发展合作医疗成果，卫生院积极当好公社党委的参谋，在全社开展采、种、制药运动。当年，全社共种药270亩，共计采、种药材110多个品种，2.6万斤，折款7400余元。如城角徐大队利用房前屋后、沟边壕崖、坟地等种药，共收药材700余公斤，其中黑白丑250公斤，菊花50公斤，牛子15公斤，京芥100公斤，益母草100公斤，艾叶50公斤。折款400元。采用粮药间作、菜药间作的办法种药4亩，引种黄芪、牛子、苏子、半夏等52个品种，收获中药材1250余公斤，折款1450元。大队卫生室养珍珠380颗，收入1000元。全大队690人，采、种、养折款每人4元多，合作医疗不但社员不交钱，而且合作医疗资金逐步积累。按照“三土”“四自”方针，采取社办土药厂和队办土药厂两条腿走路的方法，加工膏、丹、丸、散、针、片、剂100余种，针剂10万余支，其他各种制剂50公斤。郭围子大队自制膏、丹、丸、散60余种，治疗90%以上用土单验方。实行合作医疗三年，每人每年合作医疗经费仅用3角钱。刘坑大队自制膏、丹、丸、散20种，从社办土药厂换回片剂30公斤，针剂7000余支，节省合作医疗资金300多元。卫生院固定人员专门负责两级管理大队的转诊和治疗护理工作。当年卫生院收治两级管理大队转诊的大叶性肺炎、急性胆囊炎、有机磷中毒、结核性渗出性胸膜炎等急重病例70人，治疗费用由社、队、个人各担三分之一，减轻了社员就医负担。至年底，全社实行社队两级管理的大队16个，占大队总数的62%。

1994年，结合实施初级卫生保健，阳谷镇推行农村集资合作医疗。合作医疗资金由镇政府按农业人口每人每年2元的标准一次性筹集，实行镇办镇管，参合农民到卫生院就诊，减免门诊辅助检查费，包括心电图、x光检查、三大常规检查、B超检查等费用，对55岁以上老人每年免费体检1次。

2007年5月，实施新型农村合作医疗，农民以家庭为单位每人每年缴费10元，各级财政补助42元。此后，农民个人缴费和各级财政补助标准经过多次调整，参合农民报销比例逐步提高。

2007—2013年狮子楼街道新型农村合作医疗情况统计表

表3-6-18

年份	农业人口数	参合人数	参合率(%)	补偿人次			补偿金额（万元）		
				总数	其中		总额	其中	
					门诊	住院		门诊	住院
2007	19831	15004	76	4644	4521	123	14.64	7.39	72.44
2008	19831	16806	85	7902	7502	400	40.41	12.31	28.11
2009	19831	18678	94	9927	9365	562	65.93	15.44	50.48
2010	19831	19727	99	8384	7770	614	86.04	13.38	72.66
2011	20280	19802	98	15340	14474	866	134.05	29.80	104.25
2012	20280	19887	98	24186	23124	1062	247.05	79.82	167.23
2013	20398	18234	89	32850	31703	1147	239.98	54.92	185.06

（三）基本公共卫生服务

2009年，卫生院按照县卫生局有关要求，开始实施基本公共卫生服务项目，成立了基本公共卫生服务领导小组，为基本公共卫生服务项目顺利健康开展提供了强有力的组织保障。

2013年，为辖区居民建立健康档案29678人，建档率83.08%，其中建立电子档案28874人，电子建档率80.83%。发放健康教育处方12种，宣传资料17种。新生儿访视率86.31%，0~6岁儿童系统化管理率80.03%。孕产妇健康管理率86.31%，产后访视率87.07%。65岁以上老年人健康管理率69.43%。规范管理高血压患者1580人，规范管理率67.21%。开展高血压与食盐摄入量相关因素调查1320人，高血压患者低盐膳食干预1800人。规范管理糖尿病患者680人，规范管理率64.89%，血糖达标371人，血糖控制达标率54.6%。登记管理精神疾病患者80人，规范管理50人，规范管理率62.5%。

（四）村级卫生组织

20世纪70年代，随着农村合作医疗的实施，以生产大队保健员、接生员为基础，成立大队卫生室。

至1974年，城关公社26个生产大队全部建立村卫生室。1980年后，农村实行联产承包责任制，多数村卫生室承包给赤脚医生个体经营。2005年7月，实行乡村卫生组织一体化管理，对各卫生室实行药品统一配送。2009年起，狮子楼街道规划建设中心卫生室6个，投资24万元，建筑面积600平方米；投资6万元，增添医疗设备。经省级考核验收，6处均达到中心卫生室建设标准。2013年底，狮子楼街道共有村卫生室40处，其中一村一室的27处。村卫生室共有乡村医生56人，其中女乡村医生24人。社区卫生服务站2处，工作人员6人。村卫生室建设情况见表3-6-19，社区卫生服务站建设情况见第一编第二章。

表3-6-19

2013年年底狮子楼街道村卫生室建设情况表

卫生室名称	室长姓名	卫生室人数			房屋面积（平方米）	资产（万元）
		总数	其中			
			女	中医		
西街村卫生室	张玉梅	3	2	1	100	5
孟宅村卫生室	孟　盈	1	1		80	5
大门村卫生室	王丹池	1		1	120	8
刘灿明村卫生室	刘兴民	2			80	4
南街村卫生室	刘　勇	2	1	1	100	8
南街村卫生室	郭华奇	3	2	1	100	9
侯庄村卫生室	侯丕全	1		1	80	6
大门村卫生室	梁利灿	2	1	1	80	5
北街村卫生室	王俊芳	2	2		80	4
西汉庄村卫生室	杨松涛	2	1	1	120	7
刘灿明村卫生室	穆玉存	2	1		80	4
马庄村卫生室	马文会	1	1	1	80	5
王楼村卫生室	王丙申	1			80	3
大门村卫生室	门红政	2		1	80	3
陈段俞村卫生室	俞立群	1			80	5
邵楼村卫生室	王华东	1	1		80	5
南街村卫生室	李守珍	1	1		80	8

续表3-6-19

卫生室名称	室长姓名	卫生室人数			房屋面积（平方米）	资产（万元）
		总数	其中			
			女	中医		
邵楼村卫生室	俞春华	1	1		80	3
秦庄村卫生室	秦克明	1			80	4
西街村卫生室	吴孝良	1		1	100	5
后吕村卫生室	张清元	1		1	80	4
石海村卫生室	吕克全	2			80	4
贾庄村卫生室	郭建华	1			80	5
大门村卫生室	门光强	1			80	5
老董庄村卫生室	于保兴	3	1		80	6
国庄村卫生室	唐莉英	2	1		80	4
邵楼村卫生室	俞存华	2	1		80	4
前吕村卫生室	魏丽华	1	1		80	6
王庄村卫生室	王月梅	1	1		80	3
魏庄村卫生室	魏敏	1	1		80	3
八里桥村卫生室	杨希英	1		1	120	9
老董庄村卫生室	董典坤	1			80	4
北街村卫生室	朱先洲	1			80	6
王楼村卫生室	翟秀英	1	1		80	5
刘华村卫生室	张佃国	1			80	3
后吕村卫生室	张爱忠	1			80	6
西街村卫生室	侯宪太	1		1	120	8
邵楼村卫生室	王月清	1	1		80	5
后吕村卫生室	秦玉兰	1	1		80	4
老董庄村卫生室	董经胜	1			80	4

（五）乡村医生培训

20世纪70年代，结合推行农村合作医疗制度，公社卫生院通过脱产、半脱产培训、以会代训和院、片代训等多种形式培训生产大队赤脚医生，选送思想好、觉悟高、责任心强、文化程度高的农村青年参加县卫生局统一组织的培训，培养了大批优秀赤脚医生。至1974年，全社共有赤脚医生66人，其中女赤脚医生19人，平均每个生产大队赤脚医生2.54人，广大赤脚医生在农村合作医疗、计划生育、卫生防疫及农村常见病、多发病的防治方面发挥了重要作用。1976年，县建立“五七”大学卫生分校，在阳谷、寿张、定水镇设立了三个教学点，公社卫生院按要求推荐赤脚医生在阳谷教学点参加初训班，培训时间3个月，培训赤脚医生20名（其中女赤脚医生2名）。通过初训，多数赤脚医生能够处理常见病、多发病，女赤脚医生能够掌握放取节育环、产前检查、新法接生等方面的知识。1978年，卫生院选送32名赤脚医生参加了县卫生局举办的中西医结合培训班，多数赤脚医生能够运用中西两法治疗农村一般常见疾病。1979年，卫生院通过举办培训班、业务讲座等方式培训赤脚医生，每月由卫生院业务骨干集中授课。20世纪80年代，县卫生局和卫生院通过举办各种培训班，进一步加强赤脚医生的培养和培训，有效提高了赤脚医生的诊疗水平。在1989年乡村医生职称评定中，评为乡村医师22人，乡村医士15人，乡村卫生员19人。

1992年，卫生院选派5名乡村医生去济宁医学院进修学习。2005年，卫生院组织24名乡村医生参加了学历教育和系统化培训，其中参加大专学历教育的10人，中专学历教育的14人。2009年5月，组织6名乡村医生到曲阜医学院进修学习"中医药技术"。2013年9月，组织10名乡村医生去济南进修学习"常见病多发病的诊断和治疗"。

2013年年底，狮子楼街道共有乡村医生56人，其中大专学历的6人，占10.7%，中专或相应学历的15人，占26.7%。执业医师1人，执业助理医师2人，具有乡村医生执业证书的53人。通过教育培训，全镇乡村医生队伍的理论水平和诊疗技术得到普遍提高，在开展健康教育、疾病预防控制、实施基本公共卫生服务项目和农村常见病、多发病诊治方面发挥了重要作用。

第三节　博济桥街道社区卫生服务中心

博济桥街道位于阳谷县城东南部，辖4个社区居委会，31个行政村。总面积52.9平方公里，总人口8.5万人。博济桥街道社区卫生服务中心位于阳张公路北侧，占地面积4600平方米，建筑面积4120平方米。共有职工39人，开放床位50张，固定资产380万元。

一、机构

(一)机构沿革

博济桥街道社区卫生服务中心的前身是阳谷县人民医院石门宋分院。1952年8月，经阳谷县人民政府批准，成立三区卫生所，址设华佗庙村。1958年4月，区划调整，设立石门宋乡，三区卫生所改称石门宋乡卫生所。1958年8月，石门宋乡改称石门宋公社，石门宋乡卫生所改称石门宋公社卫生所。1962年2月，撤销石门宋公社，划入城关公社，石门宋公社卫生院改称城关公社石门宋卫生所。1962年12月，改称城关区石门宋公社卫生所。1971年2月，撤销区级建制，成立石门宋公社，以城关区石门宋公社卫生所为基础改建为石门宋公社卫生院。1972年7月，经阳谷县革命委员会批准，改建为阳谷县人民医院石门宋分院，址设石门宋公社东宋村。2000年8月，迁至石门宋村北阳张公路北侧。2003年4月，经阳谷县编制委员会批准，阳谷县人民医院石门宋分院更名为阳谷县气管炎、关节炎专科医院。2003年6月，经阳谷县人民政府批准，阳谷县气管炎、关节炎专科医院改建为阳谷县传染病医院。2007年5月，经县卫生局批准为新型农村合作医疗定点报销单位。2010年8月，更名为博济桥街道卫生院，同时加挂阳谷县传染病医院的牌子。2011年5月，阳谷县编制委员会批准，博济桥街道卫生院更名为博济桥街道社区卫生服务中心，加挂阳谷县传染病医院牌子。

(二)领导人名录

1971年7月至2013年12月，博济桥街道社区卫生服务中心领导班子经过多次调整更迭，先后共有13人担任院长（主任），5人担任副院长（副主任）。1978年设立防疫组，1990年成立防保站，1993年防保站站长享受副院长待遇。2013年年底，博济桥街道社区卫生服务中心领导班子由5人组成，其中主任1人，副主任4人。

1971—2013年博济桥街道社区卫生服务中心主任（院长）、副主任（副院长）任职情况表

表3-6-20

姓名	性别	职务	任职时间	技术职称	籍贯
李振生	男	院长	1971.07—1972.07		闫楼镇闫楼村
董绍珠	男	院长	1972.07—1978.08		西湖镇老董庄村
郭德银	男	院长	1981.07—1983.10		河南省台前县
苏继东	男	院长	1983.07—1985.10		西湖镇苏刘华村
谷越涛	男	副院长	1985.10—1987.07	主治医师	闫楼镇谷岩寨村
周福俊	男	副院长	1987.07—1989.11	主治医师	博济桥街道前金海村
林锡恩	男	院长	1989.11—1991.12		东平县东平镇
魏月申	男	院长	1991.12—1992.11	医师	寿张镇魏台村
于福旺	男	院长	1992.11—1993.11	药师	侨润街道五里庙村
宋云峰	男	副院长	1993.12—1994.12	医师	博济桥街道东宋村
李景林	男	院长	1994.12—1997.08	医师	定水镇五杨村
朱贵来	男	主任	2011.05任职	主治医师	十五里园镇朱坊村
王庆菊	女	副主任	2011.05任职	主治医师	十五里园镇王坑村
王可龙	男	副院长	2003.10—2009.07	副主任医师	高庙王镇李楼村
苏　云	女	副主任	2011.05任职	主管护师	西湖镇苏王董村
杨金凤	女	副主任	2011.05任职	副主任医师	侨润街道前杨村
赵翠香	女	副主任	2011.05任职	主管护师	高庙王镇中孔村

1993—2013年博济桥街道防保站站长任职情况表

表3-6-21

姓名	性别	任职时间	职称	籍贯
孙广义	男	1993.10—1998.10		侨润街道八里营村
冯明武	男	1998.10—2004.03	主管技师	闫楼镇石虎村
王可龙	男	2004.10—2006.03	副主任医师	高庙王镇李楼村
赵翠香	女	2006.04任职	主管护师	高庙王镇中孔村

（三）中共党组织

1972年10月，经石门宋公社党委批准成立石门宋分院党支部，1997年后因卫生院党员数量少未单独设党支部。1972年至1997年，石门宋分院党支部共有10人担任党支部书记。任职情况见表3-6-22。

（四）科室设置

建院初期，设有内科、妇产科、中医外科、中医内科、中西药房、注射室、收款室。1974年1月，增设手术室、病房。1998年，增设药库、心电图室。2001年增设制剂室。2003年7月增设B超室。2003年，增设护理科、感染科。2007年5月，增设新型农村合作医疗办公室。2009年增设放射科。2011年7月，增设公共卫生科、妇保科、儿保科。2013年年底，共设临床科室7个，分别是内科、外科、儿科、五官科、中医内科、中医妇科、耳鼻喉科；医技科室4个，分别是B超室、心电图室、检验科、放射科；行政后勤科室10个，分别是医务科、医院办公室、收款室、财务科、农合办、护理科、中西药房、公共卫生科、药库、健教科。2013年年底科室主任、护士长任职情况见表3-6-23。

博济桥街道社区卫生服务中心历任党支部书记任职情况表

表3-6-22

姓名	性别	任职时间	技术职称	籍贯
董绍珠	男	1972.10—1978.08		西湖乡老董庄村
郭德银	男	1981.07—1983.10		河南省台前县
苏继东	男	1983.10—1985.10		西湖乡苏刘华村
谷越涛	男	1985.10—1987.07	主治医师	闫楼镇谷岩寨村
周福俊	男	1987.07—1989.11	主治医师	博济桥街道前金海村
林锡恩	男	1989.11—1991.12		张秋镇南街村
魏月申	男	1991.12—1992.11	医师	寿张镇魏台村
于福旺	男	1992.11—1993.11	药师	侨润街道五里庙村
宋云峰	男	1993.11—1994.12	医师	博济桥街道东宋村
李景林	男	1994.12—1997.08	医师	定水镇五杨村

2013年年底博济桥街道社区服务中心科室主任、护士长任职情况表

表3-6-23

科室名称	姓 名	性别	职务	任职时间	技术职称
办公室	唐玉宪	男	主任	2010.10	技师
检验科	孙学法	男	主任	2003.12	主管检验师
护理科	李春兰	女	护士长	2009.10	主管护师
病房	吕秀龙	女	主任	2010.10	医师
农合办	李洪坤	女	主任	2010.10	护师
药 房	肖艳玲	女	主任	2009.02	药师
公共卫生科	朱贵义	男	科 长	2010.11	营养师
监督科	万纪芳	女	科长	2009.10	技师
接种门诊	李　霞	女	科长	2009.10	医师
健教科	薛　龙	男	科 长	2010.12	营养师
继续医学教育科	侯林林	女	科 长	2013.12	医师
医务科	苏　云	女	主任	2009.01	主管医师
儿科	程庆高	男	主任	2010.12	医师
五官科	吕秀龙	女	主任	2010.12	医师
中医科	温武修	男	主任	2010.12	医师
中医妇科	朱福正	男	主任	2012.12	药师
B超室	肖艳玲	女	主任	2010.12	药师
放射科	朱贵义	男	主任	2010.12	公共营养师
收款室	王庆莲	女	科长	2012.12	药师
财务科	李宏坤	女	科长	2010.12	护师
内科	朱福正	男	主任	2010.12	医师
药库	朱贵旺	男	主任	2010.12	医师
心电图室	朱秀红	女	主任	2010.12	医师

二、建设与发展

(一)基础设施

1969年5月，上级投资2.3万元，新建门诊338平方米，病房191平方米，手术室52平方米。1970年上级投资3.9万元，新建伙房7间、洗衣房2间、库房3间、太平间1间、职工宿舍20间、会议室3间、院墙320米。1998年8月，卫生院在石门宋村北、阳张公路北侧建设新址，征地10亩，投资160万元，新建门诊楼870平方米，制剂室410平方米，2000年8月搬迁并投入使用。2003年4月"非典"期间，县政府投资40万元，改造门诊楼、建设职工生活用房40余间。2004年3月，县政府投资46万元，自筹80万元建设传染病病房楼1800平方米，生活区360平方米。2013年年底，博济桥街道社区卫生服务中心占地面积4600平方米，建筑面积4120平方米，其中门诊楼1600平方米，病房1800平方米，食堂餐厅260平方米，职工宿舍460平方米。固定资产总值380万元。

(二)仪器设备

1973年6月，上级配备高压锅、血压表、听诊器、注射器、消毒盒、显微镜等医疗设备。1974年8月，设有病床20张。1984年，卫生院主要医疗设备有X光机、显微镜、高压锅、产床、脚踏吸引器、氧气瓶、手术器械、血压表、听诊器等，医院资产22万元。1998年购买心电图机2台。2002年12月，投资12.6万元购置全自动胶囊充填机1台。2003年4月，县政府投资40万元，购置呼吸机、心电监护仪、心电图机、血流变仪、B超机 、空气消毒机、病床、电脑、打印机、空调等设施。2003年7月，投资8万元，购置B超机1台。2009年10月，投资79万元，购置呼吸机、心电监护仪、心电图机、除颤仪。2010年1月投资34.8万元，购置X光机1台。7月，更新配备冰箱3台。2012年，投资18万元为病房及科室增设空调16台，电脑20台。2013年7月，投资3万元购进无锡产CB-1304-C型动态心电图机1台，增设远程会诊室。2013年年底主要医疗设备情况见表3-6-24。

(三)技术队伍

1970年，卫生院共有职工21人，其中医生5人，护士3人，化验2人，药房4人，后勤5人，会计1人，院长1人。1978年8月，职工增加到28人。1983年，接收大中专毕业生5人，其中医疗人员2人，护理人员3人。1985年，共有职工47人，其中卫生技术人员42人，行政管理和工勤人员5人。卫生技术人员中，医师1人，中医师1人，药师1人；医士4人，中医士5人，护士4人，助产士1人，药剂士1人，检验士1人，护理员7人，药剂员2人，中药剂员4人，检验员4人，其他初级卫生技术人员6人。1991年至1998年，有12名专业技术人员调往外地或上级医院，其中业务骨干8人，造成了医护人员医疗技术水平下降，医院的正常业务和运转受到较大影响。2003年6月，出于防治"非典"工作需要，县政府决定在原有县气管炎、关节炎专科医院的基础上，改建"阳谷县传染病医院"，县卫生局进一步调整充实人员，将原县气管炎、关节炎专科在职人员、离退休人员进行部分人员分流，从全县医护人员中选拔9人充实到传染病医院，其中副院长1人，医师2人，护理3人，化验1人，B超1人，药师1人。2005年，再次充实技术力量，新增3名医务人员。2007—2013年年底，通过招考聘用或人事代理的方式先后接收医疗院校毕业生30人，其中大学本科3人，专科16人，中专11人。2013年年底，共有职工39人，其中副主任医师1人，中级10人，初级28人。开放床位50床。

三、村级卫生组织

2013年年底，辖区内有村卫生室56个，共有乡村医生81人，其中女乡村医生34人，中医21人。

2013年年底博济桥街道社区卫生服务中心主要医疗设备情况表

表3-6-24

名称	型号	产地	购进时间	单价（万元）	数量(台件)
心电监护仪	UT4000B/UT4000Fpro	深圳	2009.10	2.5	2
X光机	F52-8C	北京	2009.10	35	1
呼吸机	ACM804	北京	2009.10	3.5	2
心脏除颤仪	Defi-B	德国	2009.10	5	1
熏蒸治疗机（坐式）	HYZ-II型	安阳	2004.02	6	2
熏蒸治疗机	HYZ-I型	安阳	2009.10	5	2
B超	WED-96080	深圳	2004.03	10	1
尿液分析仪	US-200	长春	2009.10	0.3	1
生化分析仪	MTN-360	长春	2010.10	9	1
煎药机	DP-2000	浙江	2007.08	3	1
心电图机	SE-300B	深圳	2000.082009.11	1	3

1971—2013年博济桥街道社区卫生服务中心业务工作情况统计表

表3-6-25

年度	病床数(张)	门诊人次	住院人次	诊断复合率(%)	治愈率(%)	好转率(%)	住院病死率(%)	床位使用率(%)	业务收入(万元)
1971		3900		36.8	23.6	66			2.6
1972		4139		33.5	25.3	51.3			2.8
1973		5983		39.2	28.	60			3.2
1974		7164	26	36.6	28.5	48.			4
1975	10	7983	25	38.4	21.5	55		4.9	5
1976	10	8062	34	36.5	29	60.5		6.8	5
1977	10	8813	36	37.3	30	51		7.9	6
1978	10	8615	39	35.9	29	54		8.9	7
1979	10	9145	51	40.8	24	52		11.3	7
1980	10	8679	57	54.2	31	48		12.6	9
1981	20	9256	49	61.3	38.4	44.6		10.8	13
1982	20	9913	48	52.8	29.6	49		9.9	12
1983	20	9869	50	49.7	36.5	43		11.	14
1984	20	10080	52	60.2	34.3	39		6.6	20
1985	20	10216	59	58.6	41.4	37		6.7	18
1986	20	10320	67	51.3	45	31		7.5	19
1987	20	11080	68	62.5	42.1	38.5		7.4	18
1988	20	11052	59	53.7	40.6	37		6.6	19
1989	20	9654	62	55.8	39.8	31		6.9	15
1990	20	9800	63	55.4	40.2	40		6.8	10
1991	20	6500	60	58.6	38.2	29		6.7	7
1992	20	3400	63	61.2	37.9	36		6.9	5
1993	20	2000	66	58.9	39.5	41		6.2	4
1994	20	1800	58	57.6	38.7	37		5.3	3

续表3-6-25

年度	病床数(张)	门诊人次	住院人次	诊断复合率(%)	治愈率(%)	好转率(%)	住院病死率(%)	床位使用率(%)	业务收入(万元)
1995	20	2000	76	51.7	37.2	34		2.2	2.7
1996	20	1800	77	60.3	36.9	29		1.2	2.6
1997	20	6800	79	78.3	38	39		30	31
1998	20	11660	86	72.2	35.9	33		30	36
1999	20	10658	88	66.9	37	35		20	41
2000	20	9987	116	79.1	40.5	41		30	43
2001	20	10568	126	69.3	42.4	37.9		50	45
2002	20	12010	136	69.8	40.2	43		50	52
2003	20	11860	216	74.2	41.6	50		70	64
2004	50	12068	687	71.5	39.8	42		80	71
2005	50	13346	867	79.4	38.6	50.6		90	73
2006	50	12181	1198	73.5	40.2	48.9		81	156
2007	50	19399	1210	78.4	41.6	52.6		100	226
2008	50	21650	2390	70.5	42.6	53.1		100	258
2009	50	24500	2780	80	65	18		100	372
2010	50	24900	2710	85	55	18		100	382
2011	50	25600	2750	78	54	18		100	386
2012	50	25800	2832	82	56	18		100	436
2013	50	26000	2860	85	46.8	18		100	460

2013年年底博济桥街道村卫生室建设情况表

表3-6-26

卫生室名称	室长姓名	房屋面积(平方米)	卫生室人数			资产(万元)
			总数	其中		
				女	中医	
华佗庙村卫生室	雷玉洪	120	1			10
张楼村卫生室	张厚仲	200	3	2	2	10
华佗庙卫生室	李秀坤	160	2		1	3
东街卫生室	王秋景	130	2	2		6
后金海卫生室	张爱平	100	1	1		5
东宋卫生室	岳焕玲	100	1	1		4
东关卫生室	张福振	160	2	1		3
东国村卫生室	张树栋	100	1			2.4
西宋村卫生室	宋来亮	100	2			4
毛桃董卫生室	国海阔	140	2	1	1	10
石楼卫生室	石怀河	80	2		1	3
赵庙卫生室	魏义清	100	1	1		3
西宋卫生室	宋来中	86	1			5
马庄四卫生室	马秀华	106	1	1		3
段庄卫生室	席作侠	130	1		1	10
费楼卫生室	王海英	126	1	1		3
许庄卫生室	宁 珍	108	1	1		4

续表3-6-26

卫生室名称	室长姓名	房屋面积（平方米）	卫生室人数			资产（万元）
			总数	其中		
				女	中医	
岳海卫生室	岳喜霞	123	1	1		4.6
鲁坊卫生室	张秀洪	240	1	1		12
谭庄卫生室	王建锋	160	2			10
柴庄卫生室	冀瑞芳	100	1	1		4
柴庄卫生室	胡开斌	130	1			8
柴庄卫生室	郭素芳	100	2	1		4
前李卫生室	李道山	98	1			4.3
柴庄卫生室	宋来杰	160	1		1	5
柴庄卫生室	唐君丽	104	2	1		3.2
岳海卫生室	岳彩刚	130	2		1	6
马庄卫生室	王桂英	100	1	1		3.6
郑庄村卫生室	郑昭垒	136	2	1	1	10
张楼卫生室	张化光	99	1			4
龙虎寨卫生室	侯胜勇	126	2	1		8
前席卫生室	席玉杯	260	1		1	10
西海卫生室	魏茂前	100	1		1	4
马庄卫生室	马德义	100	1			4.2
商坑村卫生室	商守庆	88	3	1		4
柴庄卫生室	张海燕	96	1	1		4.5
马庙村卫生室	席作民	118	1		1	8
东街卫生室	李玉岭	102	2	1		4
魏海村卫生室	魏之波	89	2	1		3
南关村卫生室	贺兆茹	98	1		1	3.6
张楼卫生室	唐晓丽	87	1	1		3.4
布庄村卫生室	丁全光	98	2	1	1	4.6
南三里卫生室	刘文太	146	3	1		10
苏楼卫生室	魏成岭	132	2	1	1	10
柴庄卫生室	崔存飞	100	1			8
前金海卫生室	周长超	236	2			10
柴庄卫生室	杨庆朝	100	1		1	3.6
布庄卫生室	许传忠	124	1			4.6
许庄卫生室	许传民	220	2	1	1	4.5
龙虎寨卫生室	陈　轩	140	1			10
新园村卫生室	林晓东	126	1	1		4.6
布庄村卫生室	王淑珍	100	1	1		2.5
东街卫生室	张传炎	98	1			4.6
南街卫生室	费爱存	102	1	1		6
布庄卫生室	甄成忠	120	2		2	6
柴庄卫生室	王艳华	131	1	1	1	4.8
中西医结合诊所	郑继尧	100	2		1	6

四、乡村医生培训

20世纪70年代，结合推行农村合作医疗制度，石门宋分院通过脱产、半脱产培训，培养赤脚医生26人。至1974年，全公社拥有赤脚医生65人，其中女赤脚医生13人，在农村合作医疗、计划生育、卫生防疫及治疗农村常见病、多发病等方面发挥了重要作用。1975年，30名赤脚医生参加县卫生局举办的赤脚医生培训班，培训时间6个月。通过培训，提高了赤脚医生用中西两法防治农村常见病、多发病的能力。

20世纪80年代，县卫生局和卫生院通过举办各种培训班，努力提高赤脚医生的诊疗、救治水平。在1989年乡村医生职称评定中，全乡21人被评为乡村医师，22人被评为乡村医士，22人被评为乡村卫生员。1992年7月，选派3名乡村医生去济宁医学院进修学习。1994年，有4名40岁以下的乡村卫生员参加了县卫生局举办的乡村医生培训班。2005年，组织26名乡村医生参加了学历教育和系统化培训，其中参加大专学历教育的6人，中专学历教育的20人。

2013年年底，81名乡村医生中，具有大专学历的16人，中专或相应学历的62人。执业助理医师18人。

第七章　撤销的卫生院

县卫生局按照便于协调管理，方便群众就医，合理安排人员，以及卫生院设置与行政区划相统一的原则，随着行政区划的调整，适时调整卫生院设置。2004—2011年，因行政区划调整，先后撤销卫生院3所。撤销的卫生院曾在基本医疗服务和社会卫生工作中发挥了重要作用。

第一节 寿张镇四棚卫生院

一、机构

(一)机构沿革

1971年9月成立四棚公社卫生院，在四棚公社张湾村借用民房开展业务，时有职工13人。1972年，四棚公社卫生院由张湾村迁至四棚公社周庄村。1984年8月，四棚公社改为四棚乡，四棚公社卫生院改称四棚乡卫生院。2000年6月，四棚乡撤乡设镇，四棚乡卫生院改称四棚镇卫生院。2001年3月，四棚镇整建制并入寿张镇，四棚镇卫生院改称寿张镇四棚卫生院，但卫生院领导班子、人事、财务、业务等相对独立，并承担原四棚镇辖区的卫生防疫等社会卫生管理和服务工作。2011年5月，县编委批复撤销寿张镇四棚卫生院，其人事、财务以及各项业务划归寿张镇卫生院统一管理。

1971年至2011年，卫生院领导班子经过多次调整更迭，先后有10人担任院长，8人担任副院长。1990年4月，设立四棚乡防保站，1993年3月，防保站站长享受卫生院副院长待遇。1971—2011年四棚卫生院院长、副院长、防保站长任职情况见表3-7-1。

1970—2011年四棚卫生院院长、副院长、防保站站长任职情况表

表3-7-1

姓名	性别	任职时间	职务	技术职称	籍贯
国梦学	男	1970.01—1973.06	院长		博济桥街道国庄村
周朋岭	男	1973.07—1974.09	院长		闫楼镇周庄村
谭世进	男	1974.10—1976.03	院长		寿张镇闫堤村
藏朝忠	男	1976.04—1978.12	院长		李台镇莲花池村
姜玉彬	男	1976.03—1977.11	副院长		河南省台前县
葛庆才	男	1979.01—1988.04	院长		河南省范县
孟庆涛	男	1984.06—2004.05	副院长	主治医师	寿张镇北孟村
赵美亮	男	1990.05—1998.09	防保站站长	主治医师	寿张镇河东赵村
高成堂	男	1988.05—1994.06	院长	主治医师	寿张镇西纸坊村
甄超房	男	1994.07—1997.02	院长	防疫师	李台镇甄台村
李兆水	男	1995.08—2004.05	副院长	主治医师	寿张镇冀王村

续表3-7-1

姓名	性别	任职时间	职务	技术职称	籍贯
毕广坤	男	1997.03—2003.03	院长	主治医师	高庙王乡毕炉村
殷　奇	男	1998.10—2004.05	副院长防保站站长	医师	寿张镇吕庄村
王保华	男	2003.04—2006.04	院长	主管检验师	阿城镇李楼村
孙希忠	男	2004.06—2007.10	副院长	主治医师	寿张镇冀王村
闫国强	男	2004.06—2006.03	防保站站长	防疫师	寿张镇闫堤村
艾尚国	男	2006.04—2008.05	副院长防保站站长	防疫师	河南省台前县
丁兆泗	男	2007.04—2011.05	院长	副主任医师	寿张镇东门村
李　军	男	2007.10—2011.04	副院长	主治医师	寿张镇河旅店村
万继鹏	男	2008.06—2011.05	防保站站长	医师	博济桥街道鲁坊村
闫玉祥	男	2011.04—2011.05	副院长	主管检验师	七级镇三合村

(二)中共党组织

1976年10月，四棚公社卫生院建立党支部，藏朝忠任党支部书记，姜玉彬为副书记，冀传田为委员。时有中共正式党员6人，预备党员3人。2007年，四棚卫生院党支部并入寿张镇卫生院党支部。1976—2007年，四棚卫生院先后有7人担任党支部书记，其任职情况见表3-7-2。

(三)科室设置

建院初期，设有诊疗室 (包括西医科、中医科)、注射室和药房。同年12月配备防疫员。1972年5月设防疫组。1974年6月设立妇产科。1980年，四棚公社卫生院设有内科、外科、妇科、儿科、中医科、收款室、药房、B超室、化验室、放射科、心电图室。1990年4月设立防保站。2009年9月增设公共卫生科、妇保科、儿保科。2011年4月，共设有临床科室8个，分别是：内科、外科、妇科、儿科、中医科、口腔科、康复科、骨科。医技科室5个，分别是：化验室、B超室、放射科、心电图室、脑电图室。行政后勤科室2个,分别是：财务科、办公室。公共卫生服务科室3个，分别是：预防接种门诊、妇保科、儿保科。科室主任、护士长任职情况见表3-7-3。

二、卫生院发展

1970年9月，四棚公社卫生院在张湾村借用民房12间，建筑面积220平方米。其中门诊5间，药房2间，职工宿舍4间，行政办公室1间。职工13人。

1972年5月，经县革命委员会批准，征用周庄村土地8亩，新建瓦房14间，建筑面积270平方米，当年迁入新址。1974年7月至1976年5月，投资1.1万元，新建瓦房6间，建筑面积110平方米。1976年7月至1978年8月，投资4万元（上级无偿下拨资金）新建瓦房21间，建筑面积320平方米。1978年，卫生院有职工27人，其中医疗人员8人，护理人员4人，设有X光室、化验室、病房、治疗室、西医科、中医科、妇产科、西医外科、药房、收款室、防疫办公室。

1980年4月增设心电图室。1987年8月增设正骨科。1995年增设口腔科。2004年5月设立痔瘘科。2011年4月，卫生院职工33人，主要医疗设备10余台，开放病床20张，总资产468万元。

表3-7-2 四棚卫生院历任党支部书记任职情况表

姓名	性别	任职时间	技术职称	籍贯
藏朝忠	男	1976—1978		李台镇莲花池村
葛庆才	男	1979—1988		河南省范县
高成堂	男	1988—1994	医师	寿张镇纸坊村
甄超房	男	1994—1996	医师	李台镇甄台村
毕广坤	男	1998.05—2003.07	主治医师	高庙王镇毕炉村
王保华	男	2003.04—2006.02	主管检验师	阿城镇南李村

2011年4月寿张镇四棚卫生院科室主任、护士长任职情况表

表3-7-3

科室名称	姓名	性别	职务	任职时间	技术职称
内　科	孟庆涛	男	主任	1984.6	主治医师
外　科	谢彦俊	男	主任	1982.9	医师
妇　科	王凤娥	女	主任	1992.6	主治医师
儿　科	郭桂平	女	主任	2010.11	医师
中医科	冀传田	男	主任	1995.9	医师
口腔科	孙希忠	男	主任	1995.5	医师
骨　科	李兆水	男	主任	1987.11	主治医师
康复科	周德海	男	主任	2005.10	医师
综合病房	李　青	女	护士长	2010.10	护师
化验室	孟艳春	女	主任	2008.6	检验师
B超室	王凤娥	女	主任（兼）	1997.9	主治医师
放射科	魏之波	男	主任（兼）	2010.10	医师
心电图室	候胜越	男	主任（兼）	2009.6	医师
脑电图室	张海霞	男	主任（兼）	2010.10	医师
妇保科	孙瑞芬	女	主任	2009.9	医师
儿保科	吕丽青	女	主任	2010.7	康复师

2011年4月寿张镇四棚卫生院主要医疗设备情况表

表3-7-4

名称	型号	产地	购进时间	单价（万元）	数量（台件）
全自动生化分析仪	0240	江苏	2011.11	13.8	2
血流变仪	EC-I	太原	2011.11	3.6	1
血球分析仪	TEK-IIMTNI	江苏	2007	1.3	2
微量元素测试仪	DS-3A	济宁	2011.05	0.8	1
半自动生化分析仪	RT-9200	深圳		1.54	1
尿液分析仪	Uritest-50	桂林	2007	1.7	2
超敏C反应蛋白测试仪	Nephstavplus	深圳	2012	0.5	1
尿碘分析仪	SK-N	青岛	2012.08	0.8	1
彩超机	HD6	上海	2011.10	48	1
B超机	DP-7600	深圳	2008.09	5.2	1
心电图机	ECG-6511	上海	2007.10	0.49	4
脑电地形图仪	YND5000B	北京	2009.09	1.6	1
儿童综合素质测试仪	SK-A	青岛	2010.06	3.7	1
母婴监护仪	TY5001	广州	2011.03	2.6	1
多普勒胎心仪	TX288	广州	2011.03	0.52	1
中医定向透药治疗仪	Ⅱ类-BF型	南京	2010.06	1.1	1

1972—2010年四棚卫生院业务工作情况统计表

表3-7-5

年度	病床数（张）	门诊人次	住院人次	诊断符合率（%）	治愈率（%）	好转率（%）	住院病死率（%）	床位使用率（%）	业务收入（万元）
1972	20	11237	198	75	76	24		40	2
1973	20	12054	203	76	77	23		42	3
1974	20	14295	215	75	75	25		43	4
1975	20	16051	229	76	75	25		46	4
1976	20	17518	238	76	74	26		48	6
1977	20	19213	245	76	77	23		50	8
1978	20	18921	268	77	76	24	0.37	52	10
1979	20	19015	270	78	74	26	0.37	54	12
1980	20	18924	265	79	73	27	0.38	57	14
1981	20	18710	269	80	75	25	0.37	55	16
1982	20	18774	272	80	76	24	0.37	58	18
1983	20	18605	268	80	76	24	0.37	60	20
1984	20	18978	262	81	77	23	0.38	59	22
1985	20	19541	265	81	76	24	0.38	61	24
1986	20	19767	279	82	72	28		65	30
1987	20	19125	282	83	76	24		70	36
1988	20	18921	276	83	74	26		75	37
1989	20	19014	281	83	76	24		78	38
1990	20	18845	279	83	73	27		74	42
1991	20	18902	280	83	74	26		76	45
1992	20	189748	285	83	75	25		76	48
1993	20	18605	283	84	73	27		80	52
1994	20	18872	281	84	74	26		82	59
1995	20	18925	284	84	76	24		84	65
1996	20	18875	298	84	73	27		86	70
1997	20	19780	210	84	72	28		84	71
1998	20	19828	205	84	74	26		86	74
1999	20	11474	208	85	76	24		85	70
2000	20	11482	212	85	73	27		80	72
2001	20	14596	318	85	74	26		81	76
2002	20	13797	325	85	75	25		86	87
2003	20	12853	328	85	76	24		82	85
2004	20	11780	332	84	77	23		88	83
2005	20	10145	346	85	72	28		86	82
2006	20	10404	372	85	77	23		88	86
2007	20	10223	382	84	76	24		90	93
2008	20	15973	428	85	75	25		90	111
2009	20	13400	504	85	74	26		89	142
2010	20	12332	759	86	76	24		90	172

三、社会卫生

（一）计划免疫

1971年建院后，接种的生物制品主要有牛痘苗、卡介苗、精制白喉类毒素、麻疹疫苗、流行性乙型脑炎疫苗、伤寒三联、布氏菌苗等，重点预防天花、白喉、肺结核、麻疹、流行性乙型脑炎、伤寒、布氏菌病等。但由于接种登记管理手续不够完备，致使部分儿童得不到接种或出现重复接种的情况，影响了免疫效果。

1978年，根据上级有关规定，实行计划免疫。按照《山东省计划免疫程序》，对12岁以下儿童重点推行基础免疫，用麻疹活疫苗、脊灰糖丸、百白破三联疫苗及卡介苗四种疫苗预防麻疹、脊灰、百日咳、白喉、破伤风、结核六种传染病。基础免疫建立个人卡片，以生产大队为单位集中保管，接种时按照免疫程序规定的年龄组逐一进行，边接种边填卡，由公社卫生院防疫组指导村卫生室实施接种。

1985年，卫生院配备电冰箱1台，疫苗保冷藏箱2个，冷藏包8个。1986年，实行“儿童预防接种证”制度，将A群脑膜炎球菌多糖疫苗、乙脑疫苗纳入儿童计划免疫管理。1987年，实行儿童计划免疫保偿，当年入保儿童1643人，入保率36%。收取保偿金4128元。

1995年实行预防接种门诊定点接种制度，全乡适龄儿童集中到定点门诊实施接种。是年，预防接种门诊定点接种1700人次，其中接种卡介苗260人，脊灰疫苗360人，百白破三联疫苗340人，麻疹疫苗380人。预防接种率85%，计划免疫接种率85%，强化免疫接种率80%。2002年5月被聊城市卫生局命名为“市级规范化预防接种门诊”。2004年，预防接种门诊接种2130人次，预防接种率87%，计划免疫接种率89%，强化免疫接种率90%。

2008年，将甲肝疫苗纳入免疫规划，适龄儿童接种全部免费。当年配置预防接种疾控信息专用微机1台，实现了预防接种信息化管理和网络直报。2009年，对15岁以下儿童实行免费补种乙肝疫苗项目，共补种1870人，占应补种人数的90%。2010年，对8月龄~6周岁儿童实行麻疹疫苗强化免疫和7~14岁儿童麻疹疫苗查漏补种。是年，麻疹疫苗强化免疫2046人，查漏补种1376人。

（二）传染病防治

1972年5月，卫生院设立防疫组。1990年4月，卫生院防疫组改为镇防保站。1992年，防保站人员增加到8人。

20世纪八九十年代，主要开展霍乱、副霍乱、痢疾、伤寒、病毒性肝炎、流行性出血热、流行性脑脊髓膜炎、结核病、脊髓灰质炎、麻疹、百日咳、白喉、流行性乙型脑炎等传染病的防治，全乡没有传染病暴发流行。

进入21世纪后，进一步加强了传染病防治工作。2003年，全院医务人员积极投身防控“非典”，对全镇的乡村医生、个体开业医人员全部进行中华人民共和国《传染病防治法》《传染性非典型肺炎防治管理办法》等相关知识的培训。镇政府成立以主要领导任组长的“非典”防治工作领导小组，卫生院组建了巡诊医疗队、流调队和消杀队，各行政村均组建了村级流调队。共隔离观察外来人员和外出返乡人员170人。卫生院分别与有关科室、乡村医生、个体开业医和疫情报告员签订了责任书，院内增设了发热门诊和隔离室，做到疫情早发现、早报告、早隔离、早观察、早治疗，防控工作取得了显著成效。2003年8月，卫生院被评为全县防治非典型肺炎先进集体，受到县政府的表彰。2004年，在总结“非典”防控经验的基础上，卫生院增设了传染病门诊，保留了隔离观察室。2005年后，重点开展了流行性脑脊髓膜炎、禽流感、甲型H1N1流感、流行性腮腺炎、水痘等呼吸道传染病和艾滋病、手足口病等疾病的防治。

（三）妇幼保健

1975年，多数生产队配备女赤脚医生和接生设备，基本达到了新法接生不出队。1979年，配合妇女联合会建立托幼组织3处，入托儿童136人，儿童预防接种1589人次，儿童健康查体1439人次，发放宝塔糖867人次。1987年，卫生院开始实行儿童免疫保偿服务，至1990年年底，全乡共有1932名儿童参加免疫保偿。1988年，卫生院开展婚前查体，至1996年，共开展婚前查体1928对，出具合格证明1897件，开展婚育知识教育和保健指导6439人次。1992年，实行孕产妇系统化管理和儿童系统化管理，按规定认真填报“四簿、四卡”。2000年，孕产妇系统化管理率28%，儿童系统化管理率56%，孕产妇死亡率18/10万，婴儿死亡率下降到0.5%。2001年1月，四棚镇卫生院被卫生部、联合国儿童基金会、世界卫生组织命名为“爱婴医院”。

2001年，镇卫生院固定专人负责孕产妇系统化管理、孕产妇早期建卡登记、孕产妇保健手册发放、孕期保健、产后入户访视、指导母乳喂养等工作。各村卫生室固定一名村医负责本村妇幼保健工作，镇、村妇幼保健工作网络得到进一步加强。2005年1月，寿张镇四棚卫生院被市卫生局评为“产科建设达标单位”。

2007年实行新型农村合作医疗制度后，根据上级规定，对参合孕产妇减免部分产前检查费。2009年，配合县妇幼保健院对辖区已婚妇女开展了妇女疾病筛查工作，筛查率26%。是年，实行农村孕产妇住院分娩资金补助和农村准备怀孕的妇女免费增补叶酸，为726名住院分娩农村妇女落实补助资金25.41万元。

（四）农村合作医疗

1972年，四棚公社开始推行农村合作医疗。一般以生产大队为单位，每人每年缴费1~1.5元，在本大队卫生室就诊者免除检查、治疗、注射费和部分药费。由于坚持“三土”“四自”和勤俭办医的方针，较好地解决了群众看病难的问题。1980年后农村实行联产承包责任制，多数村卫生室承包给赤脚医生个人经营，农村合作医疗相继停办。1995年，实行集资合作医疗制度。乡政府按农业人口每人每年2元钱的标准统一筹集，实行乡筹乡管，乡卫生院减免心电图检查费、X光检查费、三大常规化验费、B超检查费，并对50岁以上老年人免费查体建档。至1998年，全乡累计筹资56万元，为参加合作医疗的农民减免各项费用52万元，建立老年人健康档案6732份。由于筹资金额小，报销项目少，农民参加合作医疗的积极性不高，筹资工作难以开展，于1999年再次停办。2007年，全县实施新型农村合作医疗制度。卫生院负责原四棚镇辖区合作医疗资金的筹集、管理、补偿和有关的医疗服务业务。

（五）乡村医生培训

20世纪70年代，结合推行农村合作医疗制度，公社卫生院通过脱产、半脱产培训，以会代训，选送赤脚医生参加县卫生局统一组织的培训等方式，培养了一大批优秀赤脚医生，在农村合作医疗、计划生育、卫生防疫以及农村常见病、多发病的防治方面发挥了重要作用。1976年，卫生院举办赤脚医生初训班一期，同时选送21名赤脚医生参加了县卫生局举办的赤脚医生复训班。1989年乡村医生职称评定中，被评为乡村医师21人，乡村医士10人。1996年经聊城市卫生局统一组织考试，全乡12名乡村医生达到中专学历水平，占乡村医生总数的30%。

（六）村级卫生组织

1993年，四棚乡甲级卫生室15个，占村卫生室总数的53.6%。2005年1月，寿张镇四棚卫生院所辖的四棚村卫生室、薛王村卫生室、冀王村卫生室、孙庙村卫生室、双庙杜村卫生室、闫集村卫生室、大段村卫生室、张湾村卫生室通过市卫生局“规范化村卫生室”的验收。2006年3月，毛庙村等15个村卫生室被评为“全市农村卫生机构达标单位”。2006年12月，薛王社区卫生服务站、沙河张社区卫生服务站通过市财政局、卫生局统一组织的达标验收。

2007—2010年寿张镇四棚卫生院新型农村合作医疗情况统计表

表3-7-6

年度	农业人口数	参合人数	参合率（%）	补偿人次			补偿金额（万元）		
				总数	其中		总额	其中	
					门诊	住院		门诊	住院
2007	36241	30645	84	19675	19245	430	12.38	4.86	7.53
2008	36194	32526	89	26937	26452	485	17.32	78.60	9.46
2009	36730	34324	93	12841	12345	496	21.16	8.20	12.96
2010	37497	35297	94	20600	19895	705	45.75	18.96	26.79

说明：本表统计数字为原四棚镇行政区域范围的情况

第二节 西湖镇翟庄卫生院

1984年8月，成立翟庄乡卫生院，址设蒙馆路莘阳路段东汪庄村。时有职工9人，其中主治医师2人，医师3人，护理员1人，药房2人，药库1人。占地约290平方米，房屋7间。

1996年10月，医院自筹资金5000元，在原址增建房屋3间，面积约48平方米。

2000年7月，乡政府投资16万元，在原址兴建二层门诊楼6间，平房5间。设有内科门诊、护理室、观察室、输液室、药房、收款室、药库、化验室、放射科、口腔科、防保站及职工食堂。门诊病人多为常见病、多发病。年收入34万余元。

2006年11月，由于乡镇合并，翟庄乡卫生院改称西湖乡翟庄卫生院。

2007年5月，随着新型农村合作医疗政策的实施，西湖乡翟庄卫生院成为新农合定点医院。医院自筹资金2万余元，购进电脑4台，用于收款室、药房、药库和农合办公室，实现了微机管理。

2010年8月，西湖乡改为西湖镇，西湖乡翟庄卫生院改称西湖镇翟庄卫生院。

2011年5月，翟庄乡卫生院人、财、物以及各项业务工作统一划归西湖镇卫生院管理。

1984年至2011年，卫生院领导班子经过多次调整更迭，先后共有4人担任院长，2人担任副院长。其间2006年10月至2008年3月，卫生局派驻工作组主持工作。

1984—2011年翟庄卫生院历任院长、副院长、防保站站长任职情况表

表3-7-7

姓名	性别	职务	任职时间	技术职称	籍贯
穆玉玺	男	院长	1984.08—1993.05		狮子楼街道刘灿明村
涂文立	男	院长	1993.05—1996.09		西湖镇斜店村
翟长渠	男	防保站长	1993.05—1998.09		西湖镇翟庄村
王留起	男	院长	1996.10—2006.10	主治医师	西湖镇翟庄村
田孝国	男	副院长	2006.10—2008.3	主治医师	十五里园镇贾垓村
		院长	2008.3—2011.5		
薛树珍	男	防保站长	1998.9—2011.5		大布乡薛楼村
		副院长	2008.10—2011.5		

第三节 大布乡杨庄卫生院

1984年8月，行政区划调整，设立杨庄乡。10月，设立杨庄乡卫生院，址设杨庄乡张海村，占地面积1760平方米，建筑面积273平方米。职工9人，其中专业技术人员8人。设有门诊、药房以及防疫、妇幼保健等科室。拥有X光机等医疗设备，配备简易病床4张。1990年，卫生院配备B超机、显微镜、心电图机、电冰箱、干燥箱、水浴箱等设备。2001年3月，行政区划调整，杨庄乡整建制并入大布乡，杨庄乡卫生院改为大布乡杨庄卫生院。2003年年底，卫生院职工17人，其中专业技术人员15人。业务用房15间，资产8.6万元。2004年6月，县政府批准撤销大布乡杨庄卫生院，设立阳谷县第三人民医院侨润分院，为独立核算单位。大布乡杨庄卫生院的人、财、物并入新成立的第三人民医院侨润分院。

1984—2004年杨庄卫生院院长、防保站站长任职情况表

表3-7-8

姓名	性别	职务	任职时间	技术职称	籍贯
王保学	男	院长	1984.10—1996.09	主治医师	杨庄乡王子义村
赵　勇	男	院长	1996.09—2004.05	药师	侨润街道赵堂村
谷金山	男	防保站长	1984.08—2004.06	主治医师	侨润街道秦海村

第八章　企事业单位医务室

新中国成立后，阳谷县有的学校、企业陆续设立医务室，在宣传卫生知识、开展卫生防疫和常见病、多发病的治疗方面发挥了重要作用。县卫生行政机构明确专人负责企事业单位医务室的管理，加强指导、检查和监督。随着经济和社会事业的发展以及部门职能的变化，县工业局、县供销社等企业主管部门也设立了医务室，负责本部门职工的疾病预防和一般医疗服务。1985年，全县机关、企事业单位共设有医务室31处，其中县直部门医务室2处，学校医务室11处，企业医务室18处。共有医务人员46人，共中医师6人，医士17人，其他初级卫生人员23人。1985年企事业单位医务室设置情况见表3–8–1。

进入21世纪后，随着企业改制和职工基本医疗保险制度的实施，企业卫生室逐步减少，企业主管部门卫生室逐步撤销。至2013年底，全县企业卫生室7处，医务人员10人；学校卫生室3处，医务人员3人。

1985年阳谷县企事业单位医务室设置情况表

表3–8–1　单位：人

医务室名称	设立时间(年)	卫生技术人员			
		合计	医师	医士	员级
县运输公司医务室	1983	1	—	—	1
县织布厂医务室	1971	1	—	—	1
县油棉一厂医务室	1963	2	—	2	—
县工具厂医务室	1958	2	—	—	2
县油棉二厂医务室	1965	3	1	1	1
县油棉三厂医务室	1965	1	—	—	1
县油棉四厂医务室	1981	2	—	—	2
县油棉五厂医务室	1981	1	—	—	1
县油棉六厂医务室	1982	1	—	—	1
县供销合作社医务室	1964	2	—	1	1
阳谷镇供销社医务室	1979	2	1	—	1
县拖拉机站医务室	1967	1	—	—	1
县建筑公司医务室	1973	2	1	—	1
县机械厂医务室	1956	1	—	—	1
县造纸厂医务室	1967	3	—	2	1

续表3-8-1

医务室名称	设立时间(年)	卫生技术人员			
		合计	医师	医士	员级
县工业局医务室	1953	1	—	—	1
县磷肥厂医务室	1978	1	—	—	1
县化肥厂医务室	1972	2	—	1	1
县棉纺厂医务室	1976	1	—	—	1
县压力容器厂医务室	1978	1	—	—	1
县第一中学医务室	1946	2	1	1	—
县第二中学医务室	1951	2	1	—	1
县第三中学医务室	1977	2	—	2	—
西湖农中医务室	1960	1	—	1	—
闫楼农中医务室	1960	1	1	—	—
坡里农中医务室	1957	1	—	—	1
张秋中学医务室	1956	1	—	1	—
阿城中学医务室	1956	1	—	1	—
安乐镇中学医务室	1958	1	—	1	—
十五里园中学医务室	1960	1	—	1	—
阳谷师范医务室	1948	1	—	1	—

第九章 民营医院

1997年10月，县政府批准成立阳谷风湿类风湿专科医院，为新中国成立以来阳谷县第一家民营医院。进入21世纪后，民营医院得到快速发展。至2013年年底，全县民营医院达到13处。民营医院作为医疗卫生体制改革和发展的新生事物，打破了公立医疗机构全面垄断医疗市场的局面，促进了医疗市场的适度竞争。

第一节 阳谷永康医院

阳谷永康医院位于阳谷火车站附近，东临燕山路，南邻站前街,占地14.56亩，建筑面积1.2万平方米,职工62人，其中副主任医师2人，主治医师18人，其他专业技术36人。设有办公室、总务科、财务处、检验中心、影像中心以及内科、外科、中医科、妇科、肛肠科、皮肤科、针灸理疗科、口腔科等。主要设备有0.4T核磁共振、X光机、CR、全身数字飞利浦彩超、全自动生化分析仪、麻醉机等大型医疗设备。总资产1200万元。2007年7月被聊城市卫生局批准为新型农村合作医疗定点医院。2009年7月被县医保处批准为城镇职工基本医疗保险定点医疗机构。

2003年，外科主治医师费思坤筹资93万元，在阳谷镇柴庄村征地14.56亩，建设房屋140余间，成立阳谷县痔瘘专科医院，中华肛肠学会理事、主治医师费思坤亲任院长。主要诊治内痔、外痔、肛瘘、肛裂、肛周脓肿等肛肠科疾病。2004年9月更名为阳谷永康医院，开设内科、外科、中医科、妇科、肛肠科、皮肤科等临床科室，时有职工41人，其中专业技术人员35人。

2010年，费思坤院长出资1000余万元，新建五层门诊病房综合楼8000余平方米，职工宿舍楼4000平方米，增配核磁共振、飞利浦彩超、X光机、CR等设备。新增针灸理疗科、口腔科，配备病床60张。2013年，拥有绿色无创检查0.4T核磁共振、CR数字检查X光机、全身数字飞利浦彩超、彩色经颅多普勒、全自动生化分析仪、麻醉机、心电监护、多功能肛肠治疗仪、熏蒸治疗仪、水疗仪、美国产CNR等离子治疗仪、PPH、SRT“神枪手”等国内外先进医疗设备。内科能收治心、脑血管及内科常见病。外科能治疗疝气、静脉曲张、阑尾炎等外科疾病。医院年门诊量2万余人次，住院2000人次，业务收入500余万元。

肛肠科是永康医院的特色科室。以院长、鲁西南肛肠科名医、从事肛肠疾病31年的费思坤为首的治疗团队，通过安氏、史氏疗法治愈肛肠科常见疾病6万余例，诊查直肠癌700余例。加之解放军301医院留美博士罗成华，山东省中医院肛肠科主任管仲安，山东大学第二附属医院肛肠科主任晁敏教授定期到院坐诊手术，带来了国内外先进的治疗技术和理念，阳谷永康医院肛肠科疾病诊疗水平显著提高。不但县内和周边县市患者慕名前来诊治，而且辐射到菏泽、德州、济南、泰安、东营以及河南省的新乡、河北省的邢台、邯郸市。2013年，肛肠科门诊1.2万余人次，手术3000余例，治愈率98.5%。

第二节 阳谷关爱医院

阳谷关爱医院的前身为阳谷关爱门诊。2008

年4月，投资人陈志敏在阳谷县博济桥街道谷山南路租用临街楼房1000平方米，开设阳谷关爱门诊，时有职工12人，其中医疗技术人员9人。拥有电子阴道镜、乳腺治疗仪、B超、心电图机、半自动生化仪、显微镜、尿液分析仪、盆腔炎治疗仪、综合治疗仪、红光治疗仪、妇科冲洗机、体外电场热疗机等医疗设备20余件，主要治疗月经不调、子宫出血、盆腔炎、宫颈炎、乳腺增生、乳腺炎、不孕症等疾病。

2009年5月，关爱门诊实行妇女免费保健查体服务，主要查体项目有：阴道镜检查、乳腺检查、心电图检查、子宫附件B超检查、宫颈涂片液基细胞检测（TCT）、宫颈癌筛查、尿常规检查等。

2011年4月，阳谷关爱门诊法人变更为张爱梅。此后，张爱梅增配仪器设备，招聘临床业务人员，在原妇科门诊和查体服务的基础上，增设了内科、外科、预防保健科。

2012年10月，成立住院部，开放病床20张。2013年6月，经聊城市卫生局批准，成立阳谷关爱医院，为民办非营利性医疗机构，共有职工26人，其中主治医师6人，住院医师1人，护理人员11人。设有内科、外科、妇产科、急诊科、预防保健科、超声科、心电图室、检验科等业务科室。拥有全自动生化分析仪、血球分析仪、LEEP治疗仪等万元以上医疗设备10余台，总资产200万元。

妇产科有主治医师3人，医师1人。主要开展妇女病治疗和保健咨询。通过中药、局部理疗、雾化、冲洗、上药、红光、输液等方法，综合治疗不孕不育、盆腔炎、宫颈炎、附件炎、老年性阴道炎、月经不调、乳腺增生、乳腺炎等疾病。2013年，共治疗盆腔炎、宫颈炎300余例，治疗老年性阴道炎80余例，治疗月经不调、子宫出血100余例，治疗乳腺炎40多例，治愈率90%以上。

内科有主治医师1人，住院医师1人。主要通过中西医结合方法治疗高血压、脑梗死、脑血管后遗症、胃炎、胃溃疡、肠炎、肺炎、气管炎等疾病，治愈率80%以上。

外科有主治医师1人，主要治疗常见病，如阑尾炎、各种疝气、各种体表肿瘤、肿块，肛瘘、内外痔等疾病和各种疼痛治疗，具有治疗正规、治愈率高等特点。

检验科与济南金域检验中心合作，病理和复杂的检验送济南金域检验中心，化验结果快速、准确、可靠。

预防保健科常年开展妇女保健免费查体，至2013年年底，免费查体3000余人次，查出各类妇女病1500余人次，其中查出宫颈癌23人，均转到上级医院得到及时治疗。查出盆腔炎600人、宫颈炎900人，均在本院接受了及时有效的治疗，取得了良好的社会信誉。

第三节　阳谷谐和医院

阳谷谐和医院位于阳谷县城司营商业街，南临景阳路，北邻博济桥东路,医院占地面积580平方米，建筑面积2000平方米，2013年有职工31人，其中高级职称3人，中级职称8人，初级职称14人。设有床位42张。2012年7月，经聊城市卫生局批准设立阳谷谐和医院，为非盈利性一级综合医院。设预防保健科、内科、外科、妇科、急诊科、康复理疗科、医学检验科、医学影像科、中医科。医院拥有日产阿洛卡超声系统、全自动生化分析仪、血球计数仪、全自动血流变分析仪、彩色经颅多普勒血流诊断仪、24小时动态心电图、综合心电图、脑电图、脑电地形图治疗仪、心电监护仪等先进的医疗设备，能独立开展常见病、多发病的诊断和治疗。2012年12月，被确定为医保门诊刷卡定点医院。2013年，先后被有关部门确定为新型农村合作医疗定点报销医院、基本医疗保险定点报销医院、民政低保优抚定点医院、新型农村合作医疗慢性病门诊定点报销医院。

建院以来，医院开展百元惠民健康查体服务，共服务群众7000余人次，得到广大群众的一致好评，提升了居民预防保健意识。2013年5月，医院实施“先诊疗、后付费”服务模式，缓解了群众“看病难、看病贵”问题，提升了病人满意度。医院以心脑血管病诊疗为特色。2013年，医院门诊量8920人次，住院436人。

医院坚持“精诚、和谐”的办院宗旨，以病人为中心，以质量为核心，诚信为人，实在做事，以病人满意为最终目标。

第四节 阳谷心脑血管医院

阳谷心脑血管医院成立于2003年，坐落在阳谷县城谷山路与运河路路口向西200米路南。有医护人员47人，其中高级职称4人，中级职称23人，设置床位60张。设有预防保健科、内科、外科、妇科等临床科室，为民办非盈利性医疗机构。2007年7月，被聊城市卫生局批准为农村合作医疗定点医院。2009年7月，被县医保处定为城镇职工基本医疗保险定点医院。

建院以来，先后投入近千万元引进0.35T核磁共振、双管双床放射机、全身数字化彩超、血流变、血细胞分析仪、全自动生化分析仪、经颅多普勒、平衡治疗仪等30余套先进设备。其中，2013年引进双立柱开放式四通道0.35T永磁核磁共振成像系统，具有高敏感性检测，可用于超急性脑梗塞、脊柱外伤的早期诊断，对骨关节、肌肉韧带、半月板的解剖关系能清晰显示，对肿瘤、外伤、血管性病变、退行性病变等疾病诊断具有很高的敏感性。

阳谷心脑血管医院坚持走大专科、小综合的路子，突出专科特色，以独特的疗法、满意的疗效、优雅的环境、一流的服务，为中老年心脑血管疾病患者提供高质量的医疗服务。同时，开展常见病、多发病的治疗，疗效显著。

生物平衡治疗室是心脑血管医院的特色科室。2003年，医院独家引进中国保健科技学会生物平衡研究中心的专利技术——生物平衡疗法。主要治疗：高年抽血症、高血压、糖尿病、心脏病、脑中风、外周血管病、肥胖症等疾病，对顽固性头疼治疗疗效显著。十年来，医院通过生物平衡疗法治疗上述病例8万余例，疗效显著，受到患者的好评。

院长冀成环对偏头痛的治疗已有十几年的经验，主要为纯中药治疗血管性、神经性等各种顽固性偏头痛及三叉神经痛。

第五节 阳谷博爱医院

阳谷博爱医院成立于2000年1月，是一所集医疗、康复于一体的民办非营利性综合性医疗机构。医院坐落于阳谷县城谷山南路69号，占地约500平方米，建筑面积2000平方米。拥有现代化诊疗设备11台（件），主要包括：深圳迈瑞B超机、博科全自动生化仪、迈瑞血球分析仪、免疫荧光分析仪、尿液分析仪、金标读数仪、裂隙灯、手术显微镜、麻醉机等。共有职工28人，其中副主任医师1人，主治医师5人，住院医师6人，护理人员10人。设有儿科、内科、外科、眼（耳鼻喉）科、中医科、医学影像科、医学检验科。开放病床15张。

儿科有主治医师2人，医师2人。主要开展儿童疾病治疗与预防，通过中西药、雾化、静脉注射等方法，综合治疗小儿上呼吸道疾病、脑膜炎、腹泻、肠系膜淋巴结炎、疱疹性咽颊炎等小儿疾病，治愈率99%。

内科有主治医师1人，医师1人。主要通过中西医结合方法治疗高血压、脑梗死、胃炎、胃溃疡、肠炎、肺炎等疾病，治愈率80%以上。

外科有主治医师1人，主要治疗外科常见病，如：阑尾炎、疝气、各种体表肿块肿瘤和疼痛等疾病，具有治疗正规、治愈率高等特点。

眼（耳鼻喉）科有住院医师1人，主要治疗急慢性结膜炎、翼状胬肉、急性青光眼、慢性青光眼、白内障、屈光不正（真假性近视）、眼底病等疾病。

中医科包括中医妇科和中医骨科，共有主治医生2人，住院医师2人。中医妇科主要治疗不孕不育、盆腔炎、宫颈炎等妇科疾病。中医骨科主要治疗腱鞘炎、肩周炎及各种疼痛疾病。

第六节 阳谷杏林医院

阳谷杏林医院位于阳谷县城东南，寿郭路西侧，寿张镇沙河张村东100米。占地面积11.6亩，建筑面积5200平方米。共有职工28人，其中专业技术人员15人。专业技术人员中，中级职称2人，初级职称13人。设有急诊科、内科、外科、妇科、中医科、耳鼻喉科和放射科、医学检验科。设有床位20张。医院拥有5440D纤维喉镜、500毫安X光机、全自动生化分析仪、血液分析仪、血流变工作站、飞利浦HD11XE彩超等大型医疗设备。2013年10月被聊城市卫生局批准为新型农村合作医疗定点单位。

2002年，张玉阔筹资55万元，在寿张镇沙河张村征地8亩，建设三层门诊楼2800平方米。经县卫生局批准后，成立阳谷玉阔咽炎病诊所。治疗咽炎、喉炎、扁桃体炎、鼻炎、中耳炎等耳鼻喉科疾病。

2013年，新建房屋20间，并对原建设用房进行装修，变更为阳谷杏林医院，增设内科、外科、妇科、中医科、预防保健科、放射科、医学检验科等科室，成立住院部，开放病床20张。增配5440D纤维喉镜、全自动生化分析仪、血液分析仪、血流变工作站、飞利浦HD11XE彩超等设备。总资产300余万元。

医院内科有主治医师1人，住院医师2人，主要通过中西医结合方法治疗高血压、脑梗死、脑血管后遗症及各种内科常见病。

外科能治疗阑尾炎、疝气、静脉曲张等疾病。

妇科有主治医师1人，通过中药、局部理疗、输液等方法，治疗乳腺炎、盆腔炎、附件炎、月经不调等疾病。

耳鼻喉科是医院的特色科室。院长张玉阔通过多年的潜心研究，治愈咽炎、喉炎、慢性扁桃体炎、鼻窦炎、中耳炎患者万余例，治愈率达98.6%。其外用贴剂已获得国家发明专利，并于2001年在香港国际专利技术博览会上获得金奖。

第七节　阳谷口腔医院

阳谷口腔医院始建于2007年，是一所集医疗、卫生、保健、预防为一体的口腔专科医院。

医院共有3个院区，总占地面积400平方米，总建筑面积1200平方米。拥有医护人员50人，其中专业医师35人。口腔医疗专业设备60余台。设有牙齿种植、口腔内科、口腔外科、牙齿美容修复、牙齿美白、牙周洁治、青少年牙齿矫正、口腔保健服务、儿童牙科等十多个科室。

医院与山东大学口腔医院、山东省立医院、济宁医学院附属医院、章丘市口腔医院、聊城市人民医院等多个省内知名口腔医疗机构建立学术交流及技术合作关系。医院医师每年分别赴北京、上海、广州等各大城市参加技术交流会，与国内外知名专家进行深入的沟通与学习，业务人员技术水平显著提高。

至2013年，共开展口腔内科2000人次，口腔外科2000人次，口腔种植1000人次，牙齿矫正1000人次，均取得满意的效果。

第八节　阳谷阳光医院

2012年1月经县卫生局批准设立阳谷阳光医院，址设阳谷县城运河东路。占地面积1300平方米，建筑面积3900平方米。共有卫生技术人员46人，其中，高级职称2人，中级职称12人。执业医师8人，助理执业医师2人，注册护士16人。设置病床60张。医院设有预防保健科、急诊科、内科、儿科、外科、妇产科、耳鼻咽喉科、皮肤科、中医科、放射科、检验中心等科室。2013年4月，被市卫生局确定为新型农村合作医疗定点单位。

阳谷阳光医院拥有各类检查治疗设备数十台，如美国LEEP刀、超微电子数码阴道镜、美国飞利浦彩超、场效应治疗仪（智源肽）、C型臂X射线机、臭氧治疗仪、体外电场热疗机、特种光宫颈糜烂与盆腔炎治疗仪、特定电磁波治疗器、半导体激光治疗机、麻醉呼吸机、多功能心电监护仪、500毫安X光机、红外线乳腺扫描仪、盆腔治疗仪、微米光治疗仪、产后康复治疗仪、迈瑞全自动生化仪、迈瑞血球分析仪、奥林巴斯荧光显微镜、美国TCT液基细胞检测系统、大型呼吸血压监护系统等。

医院内科能够治疗高血脂、高血压、冠心病、心律失常、先天性心脏病等心脑血管疾病。儿科能够治疗小儿感冒、腹泻、扁桃体炎、气管炎、肺炎、食积等常见病。外科能够治疗创伤、感染、肿瘤和功能障碍以及泌尿系统感染等病症。

妇科是阳谷阳光医院的特色科室，北京、济南等专家教授长期坐诊。主要治疗妇科炎症、宫颈疾病、子宫肌瘤、月经不调、女性不孕、乳腺疾病、性传播疾病、妇科杂症等。妇科炎症通过蓝氧净疗技术，结合个体差异，精准检测，能在几分钟内杀灭99.85%的大肠杆菌、葡萄球菌、念珠菌和其他有害病菌，治疗效果彻底，对人体无副作用。

耳鼻喉科能够治疗鼻炎、鼻出血、过敏性鼻炎、鼻息肉、咽炎、耳鸣、中耳炎等一些常见病。皮肤科可治疗皮炎湿疹类、病毒感染类、色素变化及斑痣类、真菌感染类等病症。中医科可调理肠胃病、心悸、失眠、眩晕、乏力、中风病、妇科炎症、腰间盘突出症等。阳谷阳光医院不坚持“以医疗质量为基础、以医疗安全为前提、以人性化服务为特色，以新特技术为先导、以品牌经营为中心”的办院方针，秉承“病人至上、精益求精”的服务理念，开展“热心服务、用心倾听、耐心解答、细心诊断、精心治疗、衷心祝愿”的“六心”服务，通过多功能、全方位、人性化的尊贵服务，致力打造诚信及绿色人文医院。

2013年，阳谷阳光医院门诊1.59万人次，比2012年增加1.11万人次。住院病人1606人，比2012年增加1548人。业务收入371.04万元，比2012年增加218.68万元。

第九节 阳谷红十字医院

阳谷红十字医院坐落在阳谷县城博济路96号，前身是阳谷县红十字会下属的阳谷红十字医院。2005年，根据上级要求，阳谷红十字医院与县卫生局脱钩，改为民营性质的医疗机构。医院业务用房960余平方米，注册资金30万元，设有内科、妇科、中医科、全科医疗科、中西医结合科、急诊科、临床检验科、影像科等科室，开放病床30张。共有职工28人，其中，治疗人员11人（西医4人、中医3人、中西医结合4人），护理人员8人，医技等人员6人，管理人员3人。高级技术职称的2人，中级技术职称的3人。拥有彩超、全自动生化分析仪、半自动生化分析仪、X光机、超声波诊断仪、血细胞分析仪、心电图机等主要医疗设备10余台（件）。2013年门诊12713人次，出院病人804人，业务收入223万元。

第十节 阳谷北大合作医院

2011年12月，经县卫生局批准，成立阳谷北大合作医院。医院位于阳谷县城运河东路17号，占地8.86亩，建筑面积4064.77平方米，开放床位50张。设有预防保健科、消化内科、肛肠科、儿科、中医科、麻醉科、医学检验科、医学影像科、正骨科、普外科、耳鼻咽喉科、妇科、皮肤科、急诊科、中西医结合科等。拥有员工65人，其中主任医师2人，副主任医师2人，主治医师6人，医师3人，主管护师1人，护士12人，检验师1人，药师2人。拥有日本产奥林巴斯无痛肠镜、德国产三氧自体血液回输机、美国产大力神熏洗仪、大力神水疗仪、微米光治疗仪、宫腔镜、腹腔镜、阴道镜、韩国产肛门镜、多功能盆腔治疗仪、全自动精子分析仪、X光射线机等主要医疗设备。2013年门诊1133人次，出院病人402人，业务收入146万元。

正骨科：擅长非手术治疗颈椎病、腰椎间盘突出症。对风湿类风湿性关节炎、强直性脊柱炎、股骨头坏死、骨关节炎、颈椎病以及肢体矫形、肢体功能重建、骨质疏松、骨肿瘤、骨缺损的修复等骨科常见病及疑难病症有丰富的诊疗经验和良好的治疗效果。

普外科：主要开展手术治疗颈部损伤、甲状腺疾病、乳腺癌、乳腺囊肿、乳腺脓肿、乳腺纤维瘤、下肢静脉曲张、腹股沟疝、脐疝、切开疝，胃穿孔、阑尾炎、肠梗阻、胃癌、结肠癌、胆囊炎等。

中医科：聘请知名中医刘继承常年坐诊，主要治疗疮疡、皮肤病，肛门、直肠疾病和外科杂病等，采用内服中药外用药膏等清热解毒、活血化瘀、拔毒生肌等治疗手段，避免开刀流血之苦。对女性的各类不孕不育、带下、痛经、月经不调、崩漏、习惯性流产等疾病进行辨证诊疗。中药治疗各种冠心病、心律失常、脑梗死、脑动脉硬化、顽固性头痛、急慢性肾炎、泌尿系结石、男科病、脾胃病、糖尿病等。运用针灸、理疗等方法治疗中风、偏瘫、风湿性关节炎、哮喘等疾病。开设针灸减肥门诊，为广大肥胖患者减轻痛苦。

肛肠科：全国知名肛肠专家、主任医师张云斌任医院副院长兼肛肠科主任，特邀北京市中西医结合学会肛肠分会委员、中央保健委员会专家、“安氏疗法”创始人安阿玥坐诊，采用安氏疗法治疗痔疮、肛瘘、肛周脓肿等疾病，尤其对环状混合痔、嵌顿痔、高位肛周脓肿、复杂和高位肛瘘、直肠脱垂等治疗效果显著。

妇科：主治医师、妇科主任李娜长期坐诊，特邀主任医师、山东中医药大学附属第二医院生殖医学中心生殖科主任孙伟定期坐诊。引进智能微创技术，可实现妇科炎症、不孕不育等女性疾病全方位专业治疗。

中医正骨科：主治医师、正骨科主任耿遂义临床经验丰富。特邀主任医师、骨科专家李广会长期坐诊，主治骨折、脱臼、各种跌打损伤、颈肩腰腿疼、骨质增生、腰椎间盘突出等。采用“一针治腰突”技术，治疗一步到位，具有无痛苦，不开刀，创伤小的特点。

第十一节　阳谷风湿类风湿专科医院

阳谷风湿类风湿专科医院始建于1997年，位于阳谷县城运河东路68号，是一所治疗风湿类风湿疾病的专科医院。医院设有综合门诊楼、病房区、后勤服务区，共计8000余平方米。共有职工68人，其中副主任医师2人，主治医师5人，医师4人，其他医护人员39人，后勤服务人员18人。设有内科、外科、内分泌科、风湿科、妇科、皮肤科。主要治疗风湿类风湿关节炎、股骨头坏死、强直性脊柱炎、痛风性关节炎、风湿热、腰椎颈椎病、乙肝、前列腺炎等疾病。配有大型X光机、麻醉机、高级化验室、中心供氧设施、医用电梯，开放高中档病床320张，年门诊量5000人次，年住院病人3000人次。

院长、中医师宋守金自20世纪70年代便潜心研究风湿类风湿的发病原理及中医治疗方法，查阅了大量的中医药文献资料，对一万多种中草药的药性疗效进行分析了解，记录了十余万字的笔记，研制出攻克风湿类风湿的纯中药制剂，2002年通过山东省食品药品监督管理局审核认定。其研制的治疗风湿类风湿外用药，2000年8月19日被国家知识产权局授予中华人民共和国发明专利证书。其撰写的《治疗风湿类风湿关节炎外用药和内服药中医统一法研究》《治疗无菌性股骨头坏死的中医外用疗法》等论文获全国保健医药学术研究会“医药重大科技成果奖”。《治疗风湿类风湿关节炎的外用药》1998年获阳谷县科技进步一等奖，2000年被聊城市药品监督局评为放心药品，2001年8月获山东省知识产权局专利奖。《治疗白癜风的外用药》等论文先后在《中医临床研究》《今日健康》《中国中医基础医学杂志》《中国中医药咨询》等国家级刊物发表，其中，《中药“关节舒散”系列方剂治疗风湿类风湿疾病686例疗效观察及分析》入选《中国核心期刊数据库》、科技部《万方数据库》。《治疗白癜风的外用药》于2002年3月27日获国家发明专利。

第十二节　阳谷华康医院

2002年12月，经县卫生局批准成立阳谷精神病专科医院，由原院长唐玉厚投资100万元，在阳谷镇官路唐村征地10亩，建设三层门诊病房楼21间，建筑面积700平方米.主要开展精神病、癫痫病专科治疗。2008年更名为华康医院。

2012年，院长唐衍伟自筹资金1600万元，新征土地30亩，新建门诊、病房综合楼7000平方米，新增内科、中医科、预防保健科、医学检验科、医学影像科，增设病床40张。2013年，医院共有职工21人，其中副主任医师4人，主治医师5

人，住院医师2人，护理10人。主要医疗设备有：24小时动态脑电图、全数字彩色多普勒、心电图机、经穴治疗仪、微波治疗仪、大型煎药机、经颅磁刺激仪等。

内科能收治内科常见病多发病、高血压、脑梗死等疾病。中医科治疗内科杂症、脑中风、糖尿病以及不孕不育、月经不调、乳腺增生等妇科疾病。

精神科、癫痫科是华康医院的特色科室。由50余年临床经验的唐玉厚大夫亲诊，治疗精神病、癫痫病3000余例，不但县内和周边县市患者慕名前来诊治，而且辐射到河南、河北、云南、浙江、新疆、吉林、辽宁、黑龙江等地。运用活血化瘀、祛痰开窍、定痫熄风、扶正固本理论，加之灵活运用于中医望、闻、问、切及辨证施治方法，对精神分裂、抑郁、狂躁等症，治愈率高达75%以上。其潜心研究的纯中药系列方，有毒性小、副作用少等特点，深受患者及家属的欢迎。

第十章　社会医疗服务

阳谷县各级医疗卫生机构在做好医疗服务和社会卫生工作的同时，按照党委、政府和县卫生行政机构的统一部署，认真组织开展征兵和招生（工）体检、重点工程和重大活动医疗服务、救灾医疗、医疗救助等社会性医疗服务，在支援工农业生产，促进经济和社会事业的发展等方面发挥了重要作用。

第一节　征兵体检

中华人民共和国成立以来，县卫生行政部门把做好征兵体检工作作为义不容辞的政治任务，根据县政府人武部（兵役局）的安排，选派政治素质高、业务技术过硬的医务人员参加征兵体检工作。县成立征兵体检站，县人武部、卫生局主要领导任体检站负责人。体检站一般设主检医师1人，内科医师1人，外科医师2人，五官科医师2人，X光技师2人，护士3~4人，统计员1人。体检站人员一般从县级医院和分院抽调。1987年，征兵体检增加甲、乙型肝炎检查项目。1991年，放宽高中以上学历人员视力标准。2003年，增加艾滋病、吸食毒品、心理检测项目。县卫生局根据上级规定，适时调整医务人员和检测项目。体检医务人员按照征兵体检标准，严格检查，严格把关，确保高质量地完成体检任务，至2013年，全县未发生重大责任退兵现象。

第二节　招生（工）体检

20世纪80年代以前，凡全民所有制和集体所有制单位招收固定工，县卫生局根据县政府安排，积极配合劳动部门做好招工体检工作。根据招收工种确定的身体条件，集中时间，集中人员，严格体检，严格把关。招工体检一般在县人民医院进行。

1977年恢复高考制度后，县卫生局配合教育部门每年设立高考体检站，对考试分数超过体检线的考生进行体质检查。根据高等学校招生体检标准，设主检、内科、外科、五官科、X光、化验等体检项目。1980年，教育部、卫生部印发《高等学校招生体检标准及执行细则》，防止患有严重心脏病、血液病、恶性肿瘤、传染性疾病的考生入学。2003年，贯彻执行教育部、卫生部、中国残联《普通高等学校招生体检工作指导意见》，放宽部分疾病、生理缺陷者录取要求。除患有传染性疾病、严重精神性疾病、血液病、心脏病等无法完成学业和不能自理的考生外，录取时一般不受限制。

第三节　重大工程及重要活动医疗服务

20世纪60年代至80年代，凡县政府统一组织的使用民工较多且相对集中的农田水利基本建设工程（如挖河、修堤等），县卫生局均抽调医务人员，组成医务组，吃住在工地，开展巡回医疗服务。各公社组织开展的重要工程，卫生院也选派医务人员，身背药箱，深入一线，为民工开展医疗服务。县委、县政府举行时间较长、规模较大的重要会议、重大活动时，县卫生局抽调医务人员成立医务组，开展医疗服务。

1963年“三夏”期间，全县卫生系统组织270名医务人员，组成近百个医疗小分队赴田间地头开展巡回医疗服务和劳动保护工作。共搭建凉棚690个，田间流动厕所606个，设立饮水站1600多个，治疗病人3350人。是年“三秋”期间，全县组织258名医务人员，带药到田间地头，治疗病人15万人次。1981年，全县抽调40名医务人员参加引黄济津工程，医疗各种疾病5200余人次。此后，县卫生系统多次组织开展上述活动，但规模相对较小，一般由卫生院组织。

第四节 县外医疗服务

1965年6月至1968年5月，阳谷县卫生局响应上级号召，选派阳谷县驻寿张人民医院医师张士銮、安乐镇区郭店屯公社卫生所医士杨佰臣赴云南参加医疗卫生事业建设。

1976年7月28日凌晨两点，河北省唐山市发生强烈地震后，阳谷县卫生局根据聊城地区卫生局和县委、县政府指示，先后派出三批医务人员参加医疗队救治伤员。7月29日，县医院医师程庆峨等二人奔赴唐山地震现场，救治伤员。8月初，县卫生局副局长李恒德带领6名医务人员由唐山护送伤员赴天津、郑州等地。8月7日，由县第一人民医院副院长高明雨带领40名医务人员，夜间冒雨赶赴德州救治伤员，8月30日完成救治任务返回阳谷。

1979年4月至1981年，阳谷县驻寿张人民医院妇产科主治医师王丽君赴西藏自治区农恳局医院妇产科工作，顺利完成了援藏任务。

2008年5月12日四川汶川大地震后，阳谷县卫生局根据《山东省卫生厅关于医疗卫生对口支援北川地震灾区工作方案》和《关于进一步做好对口支援北川灾后重建工作的意见》，按照上级统一安排，选派县疾控中心张道民、周富国、王利勇、金兴国，县人民医院刘景达、王玉桂、孙桂菊、岳阳，县中医医院臧长忠共9人参加聊城市第四批对口支援北川县医疗队，医疗队于10月3日出发，11月9日返回。9名医护和防疫人员在北川县片口乡的一个月中，共接诊灾区各类病人2600人次，累计消毒面积70多万平方米，开展健康教育5600人次，进行心理干预730多人次，圆满完成了援川任务。

第五节 医疗救助服务

2009年，根据《山东省贫困白内障患者复明实施方案》，确定县第一人民医院为贫困白内障患者复明手术定点医院，为城乡低保家庭、农村五保户及特困家庭白内障患者实施免费复明手术。至2013年，共实施手术1200余例。

2012年以来，根据《聊城市农村贫困家庭儿童先天性心脏病免费救治试点工作方案》，县卫生局、县民政局协同配合，严格筛查，全县有21名参加新型农村合作医疗、患有先天性心脏病的农村低保家庭的14周岁以下儿童得到免费救治，节省医疗费用65万余元。

第四编

疾病预防与控制

第一章　疾病预防与控制机构

新中国成立后，党和政府高度重视疾病预防工作。20世纪50年代初期，县卫生院设立防疫股，区卫生所配备专职防疫员，乡联合诊设有兼职防疫人员。随着经济和社会事业的发展，相继建立了专业防疫机构，县设立卫生防疫站，后改为疾病预防控制中心。县级医疗机构设立防保科，乡镇卫生院设立防保站，村卫生室承担一定的疾病预防和传染病信息报告工作，逐步形成了县、乡、村三级疾病预防控制体系。

第一节　阳谷县疾病预防控制中心

阳谷县疾病预防控制中心位于阳谷县谷山北路117号，占地面积3978平方米，建筑面积2163平方米。设有计划免疫科、地方病防治科、检验科、质管科、疾病预防控制科、学校卫生科、职业卫生科、消杀科、结防科、慢性非传染性疾病防治科等22个科室。共有职工121人，其中高级职称技术人员1人，中级43人，初级53人。拥有气象色谱仪、原子荧光分光光度计、原子吸收分光光度计、300AmX光机、B超机、全自动生化分析仪、流量校验器、个体噪声剂量计、电磁场测定仪、1/10万电子天平等主要检测设备40余台件，冷链系统配备齐全。承担全县疾病预防与控制、应急预警与处置、疫情收集与报告、监测检验与评价、健康教育与促进、科学研究与培训等公共卫生服务职责，是全县疾病预防控制工作的业务技术指导中心。

一、机构

(一)机构沿革

1953年，根据卫生部《县卫生院暂行组织通则》，阳谷县卫生院设立防疫股，时有医务人员5人，张曰尊任防疫股股长。1956年，在县卫生院防疫股的基础上，建立阳谷县卫生防疫站，为股级卫生事业单位，时有工作人员9人，其中行政人员1人，医务人员7人，检验人员1人，配有简单的化验器材。办公地址设在县卫生院院内，办公房屋2间。1958年12月，阳谷县建制撤销，阳谷县卫生防疫站并入寿张县卫生防疫站。1961年7月，恢复阳谷县建制，同时恢复建立阳谷县卫生防疫站，址设阳谷县人民医院院内。1964年，寿张县建制撤销，寿张县卫生防疫站部分人员并入阳谷县卫生防疫站。

2003年8月2日，经县编制委员会批准，阳谷县卫生防疫站升格为副科级事业单位，设领导职数一正三副，升格后单位性质、隶属关系不变。

2004年3月20日，县机构编制委员会下发《关于调整部分机构设置的通知》，成立阳谷县疾病预防控制中心，为正科级全额事业单位，与阳谷县卫生防疫站一个机构两个牌子，隶属于县卫生局，领导职数一正二副。

2007年4月2日，县机构编制委员会办公室批复成立阳谷卫生监督所，撤销县卫生防疫站，其职能分别划归县疾病预防控制中心和卫生监督所。

(二)领导人名录

1956—2013年，阳谷县疾病预防控制中心(卫生防疫站)领导班子经过多次调整更迭，先后有12人担任站长，2人担任主任，14人担任副站长，2人担任副主任。2013年年底，阳谷县疾病预防控制中心领导班子由3人组成，其中主任1人，副主任2人。

1959—2013年阳谷县疾病预防控制中心（卫生防疫站）主任（站长）任职情况表

表4-1-1

姓名	性别	任职时间	职务	技术职称	籍贯
吴有生	男	1959—1960	站长		李台镇袁楼村
尚玉亭	男	1962.06—1964.12	站长		胶东
姜云峰	男	1964.12—1965.03	站长		七级镇七三村
秦建林	男	1965.12—1974	站长		莱芜市
吕士翠	男	1974—1974.12	站长		青岛市
田一考	男	1974.12—1975.10	站长		十五里园镇
郑立田	男	1975.11—1979.02	站长		河南省虞城县
姚　华	男	1979.10—1984.10	站长		安乐镇三官庙村
李炳哲	男	1984.10—1989.08	站长	主管医师	东阿县刘集镇
张凤仪	男	1991.03—2000.04	站长	副主任医师	郭店屯镇王顶村
王广洲	男	2000.04—2004.03	站长	会计师	七级镇东康村
万开义	男	2004.04—2006.09	中心主任		七级镇西沈村
陈仁洪	男	2006.09任职	中心主任	副主任药师	寿张镇马庙村

1958—2013年阳谷县疾病预防控制中心（卫生防疫站）副主任（副站长）任职情况表

表4-1-2

姓名	性别	任职时间	职务	技术职称	籍贯
张新安	男	1958.02—1959.12	副站长		不详
李　景	男	1959—1962	副站长		阿城镇夏口村
尚玉亭	男	1964.11—1965.07	副站长		胶东
张广胜	男	1974—1981.04	副站长		狮子楼街道邵楼村
左振随	男	1977—1978.05	副站长		安乐镇左洼村
杨元昌	男	1980.03—1984.12	副站长		阿城镇双庙村
李炳哲	男	1981.03—1984.10	副站长	主管医师	东阿县刘集镇
刘玉宏	男	1982.04—1984.12	副站长		安乐镇刘子英村
王树贵	男	1984.10—2003.04	副站长	副主任医师	定水镇王把式村
张立之	男	1984.10—2003.04	副站长	主管医师	阿城镇古河村
刘保其	男	1991.03—2003.04	副站长	主管医师	阿城镇岳庄村
刘士学	男	1993—2006	副站长	副主任医师	张秋镇西义和村
田思涛	男	2003.4—2006.9	副站长	主管医师	张秋镇田堤口村
		2006.09任职	副主任		
张道民	男	2003.04—2006.09	副站长	主管医师	阿城镇西双庙村
		2006.09任职	副主任		
王永峰	男	2003.04—2004.04	副站长	主管医师	大布乡王子仪村

（三）中共党组织

建站初期，县防疫站与县卫生科、县卫生院、县保健站建立联合党支部。1965年与县卫生局、县保健站建立联合党支部，姜云峰任党支部书记，秦建林、张传英任党支部委员。1976年11月，建立阳谷县卫生防疫站党支部。2004年3月，建立阳谷县疾病预防控制中心党支部，有中共党员39人。至2013年年底，先后有7人担任党支部书记。2013年年底，阳谷县疾病预防控制中心党支部由3人组成，其中书记1人，委员2人。

1976—2013年阳谷县疾病预防控制中心(卫生防疫站)党支部书记任职情况表

表4-1-3

姓名	性别	任职时间	行政职务	技术职称	籍贯
郑立田	男	1976.11—1979.02	站长		河南省虞城县
姚　华	男	1979.10—1984.10	站长		安乐镇三官庙村
李炳哲	男	1984.10—1989.08	站长	主管医师	东阿县刘集镇
张凤仪	男	1991.03—2000.04	站长	副主任医师	郭店屯镇王顶村
刘士学	男	2000.04—2004.03	副站长	副主任医师	张秋镇东义和村
万开义	男	2004.03—2006.09	主任		七级镇西沈村
陈仁洪	男	2006.09任职	主任	副主任药师	寿张镇马庙村

2013年12月阳谷县疾病预防控制中心党支部组成人员任职情况表

表4-1-4

姓名	性别	职务	任职时间	行政职务	技术职称	籍贯
陈仁洪	男	书记	2006.09	主　任	副主任药师	寿张镇马庙村
田思涛	男	委员	2003.04	副主任	主管医师	张秋镇田堤口村
张道民	男	委员	2003.04	副主任	主管医师	阿城镇西双庙村

(四)群团组织

1984年10月，阳谷县卫生防疫站成立工会委员会。2004年3月，随着机构更名，工会组织相应改为阳谷县疾病预防控制中心工会委员会，时有工会会员86人。1984—2012年，张立之、王俭霞、王新先后担任工会主席。2012年12月，县疾控中心工会主席配备副科(局)级干部，汪鲁华任工会主席。2013年年底，共有工会会员121人。

1998年，成立县卫生防疫站团支部，有共青团员7人。2004年3月，防疫站团支部更名为县疾病预防控制中心团支部，时有共青团员9人。1998—2013年，田思涛、万吉善、孙庆峰先后担任团支部书记。2013年年底，县疾控中心有共青团员12人。

2005年3月，成立阳谷县疾病预防控制中心妇女委员会，时有女职工58人，王新任妇女委员会主任。2013年年底，共有女职工63人。

(五)科室设置

建站初期，站内未设科室。1961年7月恢复建立阳谷县卫生防疫站后，设立卫生股、防疫股和检验股。1969年设立行政股。1974年设立财务科。1978年3月设立地方病防治股。1979年设立防痨股。1987年，对科股设置进行调整，设立办公室、财务科、卫生科、防疫科、食品卫生科、地方病科、检验科、消杀科、宣教科、结核病防治科、门诊部等11个内设机构。1989年，撤销防疫科，设立计划免疫科、疾病预防科。1991年11月，设立计划生育办公室。1994年5月，消杀科并入食品卫生科。1995年1月，成立采水科。1996年，卫生科并入食品卫生科。1999年，地方病防治科并入疾病预防科。2000年1月，恢复设立消杀科。2002年5月，计划免疫科分为计免一科、计免二科，设立学校卫生科。2004年1月，成立职业卫生一科、职业卫生二科，办公室更名为综合科，恢复设立地方病防治科。2004年，成立企业一科、企业二科。2005年，县卫生局、疾病预防控制中心联合成立卫生执法大队，企业一科、企业二科和新成立的食品卫生一科、食品卫生二科、食品卫生三科、食品卫生四科受卫生执法大队统一协调。同年8月，撤销县防疫站预防接种门诊，计划免疫一科、二科合并为计划免疫科。2006年1月，设立材料供应科。2006年9月，成立影像科。2007年12月，增设慢性病定点门诊、中西药房。2008年1月，设立艾滋病防治科。2011年5月，设立慢性病管理科。2012年2月，成立质量管理科。2012年5月，撤销食品卫生四个科室，部分人员划归县食品药品监督管理局。2012年6月，增设狂犬病暴露规范处置门诊。2012年10月，宣教科更名为健康教育科。2013年年底，阳谷县疾病预防控制中心设有22个科室，其中行政后勤科室4个，业务科室18个。

2013年年底阳谷县疾病预防控制中心中层干部任职情况表

表4-1-5

中层机构名称	姓名	性别	职务	专业技术职称
综合科	孙庆峰	男	科长	医师
财务科	陈秀丽	女	科长	会计师
计划生育办公室	王　新	女	主任	主管医师
检验科	朱秀兰	女	科长	主管技师
质量管理科	张月芳	女	科长	主管技师
艾滋病防治科	宋金焕	女	科长	主管医师
影像科	巩利军	男	科长	主管技师
疾病预防控制科	崔正魁	男	科长	主管医师
计划免疫科	贺桂芹	女	科长	主管医师
地方病防治科	张乐升	男	科长	医师
学校卫生科	于学清	男	科长	主管医师
采水科	孟昭辉	男	科长	医师
职业卫生一科	仲永忠	男	科长	主管医师
职业卫生二科	王晓坤	男	科长	医师
企业一科	张贵全	男	科长	
企业二科	杨国胜	男	科长	主管医师
门诊部	谢　辉	男	主任	主管医师
慢性非传染性疾病防治科	杜　甫	男	科长	医师
健康教育科	郑　飞	男	科长	医师
消杀科	魏茂英	男	科长	主管医师
结核病防治科	袁善文	男	科长	主管医师
材料供应科	李洪春	男	科长	主管医师

二、建设与发展

(一)房屋建设

1956年，县卫生防疫站有办公用房2间，建筑面积不足50平方米。1973年10月，阳谷县革命委员会批准，征用城关公社城角孟大队第二生产队土地6.8亩，新建化验室、办公室、宿舍、伙房、仓库共660平方米。1974年9月迁入新址。1976年3月，经阳谷县革命委员会同意，征用城关公社城角孟大队第一生产队土地三亩作为扩建用地。据1977年统计，县卫生防疫站共有房屋69间，建筑面积960平方米，其中化验室240平方米，办公室135平方米，仓库60平方米，生活用房525平方米。1982年，县卫生防疫站占地9.8亩，建筑面积1616平方米，其中办公面积184平方米，化验室280平方米，仓库115平方米，车库120平方米，伙房69平方米，职工宿舍848平方米。2000年，自筹资金179.51万元，新建1460平方米综合办公楼一栋，2002年6月竣工。2004年，投资37.09万元，扩建办公用房404.4平方米，辅助用房59.22平方米。2013年年底，县疾病预防控制中心总占地面积3978平方米，总建筑面积2163.62平方米。

(二)交通设施

1976年，配备防疫汽车一部，公用自行车17辆。1978年，配备救护车一部。1990年，配备日产五十铃皮卡冷链运输车一部。1994年，购置燕京牌救护车一部。2008年3月，配备汇众牌中型普通客车一部。2010年2月，购置办公用帕萨特牌小型轿车一部。2010年4月，配备冷链系统江淮牌小型普通客车一部。2012年5月，购置桑塔纳牌小型轿车一辆。2012年8月，疟疾项目配备江淮牌小型轿车一辆。2013年4月，冷链系统配备福田牌轻型箱式货车一部。2013年年底，疾控中心配有疫苗运输车1部，业务用车5部。

（三）仪器设备

1957年，县卫生防疫站配备显微镜2台，普通天平1台，高压灭菌锅1台。1974年，上级配置万分之一分析天平、光电比色计、恒温箱、高压灭菌器、普通冰箱各1台。1975年，省防疫站配备显微镜10台，立式燃油高压锅1台。1979年，购置部分检验设备，增加乙肝表面抗原检验项目。1980年，配备干烤箱1台，恒温箱2台，普通冰箱1台。1982年增添电冰箱4台，哺箱2个，离子交换器1个，烤箱1个，四联电炉1个，721-分光光度计1个。1993年，配备生化培养箱1台，普通冰箱2台。

1996年，购置原子吸收分光光度计1台，使金属元素的检测进入了仪器检测时代。1997年，县卫生防疫站实验室通过省级质量认证。1998年，购置气相色谱仪1台。1999年，购进电导率仪1台。2001年，配备微机2台，实现了疫情网络直报。2002年，购置万分之一电子天平1台，电热恒温培养箱2台，高压灭菌器2台，低速离心机1台，微量振荡器2台。2004年，购置303-2电热恒温培养箱、酶标仪、自动洗板机各1台。2005年，购进半自动生化分析仪、JA1003A电子天平、721分光光度计、LRH-150B生化培养箱、X光机各1台。2007年，购置YXQ-LS数显压力蒸汽灭菌器1台。2008年，购置TAS-986原子吸收分光光度计、752N紫外可见分光光度计、AB135-S十万分之一电子天平各1台。2009年，购置HT-100血流变仪1台。2010年，投资27.8万元购置BS-320迈瑞全自动生化分析仪1台、HH-6数显恒温水浴箱1个。2011年8月投资33万元，购置彩色多普勒诊断仪1台。2012年，购置BHC-1300A2生物洁净安全柜、日本岛津GC-2010plus气相色谱仪各1台。2013年，购置BILON-08拍打式无菌均质仪、全自动血沉仪、CD-UPF超纯水仪各1台。2013年结核病全球基金项目配备生物安全柜、立式灭菌器、数显培养箱各1台，单位自筹资金购置血沉仪、超纯水机、无菌均质器各1台。2013年年底，县疾控中心拥有万元以上检测和医疗设备33台件。设备配置情况见表4-1-6

（四）技术队伍

1956年，县卫生防疫站有工作人员9人，其中行政人员1人，医务人员7人，检验人员1人。1973年，工作人员增加到21人，其中行政人员3人，医务人员15人，检验人员3人。1982年工作人员增加到46人，其中主管医师1人，医师11人，医士11人。1985年共有职工68人，其中主管医师1人，医师9人，医士18人；检验士9人，X光技师1人，X光技士1人。1994年，共有职工74人，其中副主任医师1人，主管医师15人，医（技）师35人，医（技）士10人。2004年，在职职工143人，其中本科学历12人，专科学历25人，中专学历106人。高级技术职称的2人，中级职称46人，初级职称58人。2012年5月10日，食品及餐饮监管职能全部移交食品药品监督管理局，24名从业人员一并调入食品药品监督管理局。2013年年底，县疾控中心共有在职职工121人，其中大学本科学历的29人，专科42人，中专50人。专业技术人员100人，其中高级技术职称的1人，中级职称43人，初级职称53人。

第二节　县直医疗卫生单位防疫机构

1953年，县卫生院设立卫生防疫股。1990年，县人民医院、县第二人民医院、县中医医院设立防保科，负责本院传染病疫情监测、收集、整理及报告工作，以及新生儿预防接种管理工作。2003年3月，县妇幼保健院成立防保科。2012年8月，各医院防保科更名为公共卫生科，负责传染病监测，传染病报告，疾病预防，新生儿预防接种，妇幼保健管理，以及慢性非传染性疾病、肿瘤病例、死亡病例监测上报等管理工作。

2013年阳谷县疾病预防控制中心主要医疗器械和检测设备情况表

表4-1-6

名 称	型 号	购进时间	单价(万元)	数量(台件)	产地
酶标仪	RT-2100C	2004	3.50	1	深圳雷杜电子仪器有限公司
自动洗板机	RT-2600C	2004	3.50	1	深圳雷杜电子仪器有限公司
生物安全柜	Hfsafe-1200	2007	3.80	1	上海力申科学仪器有限公司
生物安全柜	BHC-1300A2	2012	2.65	1	苏州智净净化设备有限公司
生物安全柜	HR40-IIA2	2013	2.30	1	青岛海尔特种电器有限公司
荧光显微镜	EX30	2013	1.35	1	宁波舜宇仪器有限公司
拍打式无菌均质器	BILON-08	2013	1.60	1	上海比朗仪器有限公司
超纯水机	CD-UPF	2013	1.70	1	成都越纯科技有限公司
1/10万电子天平	AB135-S	2008	1.94	1	瑞士梅特勒-托利多仪器公司
原子吸收分光光度计	TAS-986F	2008	7.60	1	北京普析通用仪器有限责任公司
原子荧光分光光度计	AFS-8230	2013	18.00	1	北京吉天仪器有限公司
气相色谱仪	GC2010 Plus	2012	31.5	1	岛津企业管理（中国）有限公司
B超	SONOACEX6T	2011	33	1	上海麦迪逊
全自动生化分析仪	BS-320	2010	27.8	1	深圳迈瑞生物医疗电子股份有限公司
全自动血沉仪	Microsed system	2013	1.8	1	意大利Vital Diagnostics
流量校验器	GiLAir-2	2007	1.35	1	美国SENSIDYNE公司
肺功能测定仪	PONYFX	2005	3.9	1	意大利科时迈公司
听力计	MADSEN	2008	3.58	1	丹麦MADSEN
心电图机	ECG-1200	2010	1.85	1	深圳市帮建电子有限公司
动态心电图	P17-9000	2012	2.3	2	北京百诺代医疗器械有限公司
全自动血球计数仪	MEK-6318K	2006	6.8	1	日本光电
组合冷库	HRZK-10	2007	3.2	1	青岛海尔特种电器有限公司
个体噪声剂量计	CK：110A/2	2013	3.818	1	英国
积分声级计	CK：162A	2013	2.892	1	英国
电磁场测定仪	RJ-5	2013	1.30	1	建德市梅城高频电磁仪器厂
不分光红外线分析仪（CO2）	GXH-3010E	2013	1.28	1	北京华云分析仪器研究所有限公司
不分光红外线分析仪（CO）	GXH-3010A	2013	2.25	1	北京华云分析仪器研究所有限公司
X-γ射线巡测仪	451P	2013	3.524	1	美国
智能消解仪	XJT16-20	2013	1.55	1	美国
数字式心电图机	ECG-1200	2008	1.85	1	深圳邦建电子有限公司
300mA X线机	XG300D	2006	16.3	1	上海三叶医疗器械有限公司
彩色多普勒	SONOACEX6T	2011	33	1	上海麦迪逊医疗器械有限公司

第三节　基层防疫机构

20世纪50年代，各区卫生所、卫生工作者协会组建防疫队，联合诊所、农社保健站成立防疫小组，负责预防接种和传染病疫情报告管理工作，实行按级汇报，逐级负责制。1956年后，区卫生所相继配备了专职防疫人员，负责预防接种、卫生防疫和疫情报告工作。1975年，各卫生院均配备1~2名卫生防疫人员。全县设有生产大队卫生室482所，赤脚医生1495人，在农村预防接种、卫生防疫、传染病报告工作中发挥了重要作用。1980年后，乡镇卫生院陆续建立防疫组，防疫队伍得到充实和加强。1987年11月，县卫生局统一任命了21名乡镇卫生院(含县分院)防疫组组长，公布了23名卫生防疫员。1989年，县卫生局以乡镇卫生院防疫组为基础，建立了十五里园乡、四棚乡、金斗营乡3个相对独立的防保站。此后，各乡镇陆续建立了防保站。1993年，为加强和规范乡镇防保站管理，县卫生局党组研究决定，乡镇防保站站长享受卫生院副院长待遇，未经县卫生局批准，不得随意撤换。是年，全县共有乡镇防疫人员96人。2003年3月，根据人员变动情况，卫生局重新调整任命了21名乡镇防保站站长。2013年年底，全县18个乡镇（街道)均设有防保站，专职防疫人员136人。村级卫生组织923个，从事预防保健等公共卫生服务的乡村医生1254人。

第二章 传染病防治

新中国成立之前，境内历代多有疫病流行，大灾之年尤甚。由于统治者防控不力，加之缺医少药，民众死亡者无数。

新中国成立后，党和政府十分关心人民群众的身体健康，积极开展疾病预防控制工作。县卫生行政机构和各级卫生防疫机构贯彻“预防为主”的方针，采取切实有效的防治措施，取得了显著成绩，有些传染病在境内早以绝迹，多数传染病得到有效控制。

第一节 传染病报告与疫情动态

一、传染病报告制度

1953年，国家制定了传染病报告制度、报告系统，要求报告的病种为13种。1955年7月5日，经国务院批准,卫生部发布《传染病管理办法》,把应管理的传染病定为2类18种。同年9月6日，卫生部又增加7种，共25种。其中甲类传染病3种：鼠疫、霍乱、天花；乙类传染病22种：流行性乙型脑炎、白喉、斑疹伤寒、回归热、痢疾(杆菌性痢与阿米巴痢)、伤寒及副伤寒、猩红热、流行性脑脊髓膜炎、麻疹、脊髓灰质炎、百日咳、炭疽病、波状热、森林脑炎、狂犬病、血吸虫病、钩虫病、疟疾、丝虫病、黑热病、恙虫病、流行性出血热。医务人员发现上述传染病，应立即向卫生防疫机构报告。发现甲类传染病，城市最迟不超过12小时，农村最迟不超过24小时；发现乙类传染病，城市不超过24小时，农村不超过3日。

1978年9月19日，经国务院批准，将《传染病管理办法》修订为《中华人民共和国急性传染病管理条例》。修订后的条例规定管理的急性传染病分为甲乙两类25种传染病。其中甲类传染病：鼠疫、霍乱及副霍乱、天花；乙类传染病：白喉、流行性脑脊髓膜炎、百日咳、猩红热、麻疹、流行性感冒、痢疾(菌痢和阿米巴痢疾)、伤寒及副伤寒、病毒性肝炎、脊髓灰质炎、流行性乙型脑炎、疟疾、斑疹伤寒、回归热、黑热病、森林脑炎、恙虫病、出血热、钩端螺旋体病、布鲁氏杆菌病、狂犬病、炭疽病。条例同时规定了法定报告人、义务报告人及各类传染病报告时限，要求城乡各级卫生医疗单位要建立健全疫情报告制度，固定专人负责疫情报告、登记、核实、统计和分析工作，建立病志或传染病登记簿。

1989年2月21日,第七届全国人民代表大会第六次会议通过《中华人民共和国传染病防治法》,自1989年9月1日起施行。传染病防治法规定管理的传染病分为甲、乙、丙三类共35种。甲类传染病两种：鼠疫、霍乱。乙类传染病22种：病毒性肝炎、细菌性和阿米巴性痢疾、伤寒和副伤寒、艾滋病、淋病、梅毒、脊髓灰质炎、麻疹、百日咳、白喉、流行性脑脊髓膜炎、猩红热、流行性出血热、狂犬病、钩端螺旋体病、布鲁氏菌病、炭疽、流行性和地方性斑疹伤寒、流行性乙型脑炎、黑热病、疟疾、登革热。丙类传染病11种：肺结核、血吸虫病、丝虫病、包虫病、麻风病、流行性感冒、流行性腮腺炎、风疹、新生儿破伤风、急性出血性结膜炎，除霍乱、痢疾、伤寒和副伤寒以外的感染性腹泻病。

执行职务的医疗保健人员、卫生防疫人员发现甲类、乙类和监测区域内的丙类传染病病人、病源携带者或者疑似传染病人，必须按规定的时限向当地卫生防疫机构报告。卫生防疫机构发现传染病流行或者接到甲类传染病和乙类传染病中的艾滋病、炭疽中的肺炭疽的疫情报告，应当立即报告当地卫生行政部门，由卫生行政部门报告当地政府，同时报告上一级卫生行政部门。任何人发现传染病人或者疑似传染病人，都应当及时向附近的医疗机构或者卫生防疫机构报告。从事传染病的医疗保健、卫生防疫、监督管理人员和政府有关主管人员，不得隐瞒、谎报或者授意他人隐瞒、谎报疫情。

1990年，县人民医院、县第二人民医院、县中医医院设立防保科，明确专人负责传染病疫情信息报告工作。2001年，县防疫站配备微机2台，实现了疫情网络直报。

2003年11月13日晚，中央电视台《焦点访谈》栏目以“疫情监控岂能儿戏”为题，报道了阳谷县有关单位在肠道传染病疫情报告中存在的问题。节目播出后，市、县两级党委政府高度重视，连夜召开紧急会议，专题研究调查处理工作。由副市长刘冠凤任组长，阳谷县县长关华任副组长，市、县相关部门的有关人员为成员的联合调查组连夜赶赴阳谷，进行调查处理。调查认为《焦点访谈》栏目中报道的问题基本属实，责令4名直接责任人停职检查，4名负有领导责任的人员向县政府和有关部门写出书面检查。县卫生局根据联合调查组提出的整改意见，对6名负有直接责任或领导责任的人员分别给予党政记处分，并向县政府作出《关于县防疫站疫情报告中弄虚作假行为的检查》，表示以此为戒，吸取教训。此后，县卫生局组织人员对县乡两级防保工作进行了全面检查，查找问题，堵塞漏洞，强化管理，明确职责。落实疫情报告制度，完善疫情报告体系，加强疫情监控队伍建设，从根本上杜绝疫情漏报、瞒报现象的发生。

2004年8月28日，第十届全国人大常委会第十一次会议通过了重新修订的《中华人民共和国传染病防治法》，于2004年12月1日起正式施行。法定报告传染病调整为甲、乙、丙三类共37种。甲类传染病两种：鼠疫、霍乱。乙类传染病25种：传染性非典型肺炎、艾滋病、病毒性肝炎、脊髓灰质炎、人感染高致病性禽流感、麻疹、流行性出血热、狂犬病、流行性乙型脑炎、登革热、炭疽、细菌性和阿米巴性痢疾、肺结核、伤寒和副伤寒、流行性脑脊髓膜炎、百日咳、白喉、新生儿破伤风、猩红热、布鲁氏菌病、淋病、梅毒、钩端螺旋体病、血吸虫病、疟疾。丙类传染病10种：流行性感冒、流行性腮腺炎、风疹、急性出血性结膜炎、麻风病、流行性和地方性斑疹伤寒、黑热病、包虫病、丝虫病，除霍乱、细菌性和阿米巴性痢疾、伤寒和副伤寒以外的感染性腹泻病。

2006年，为加强传染病信息报告管理，提高报告质量，卫生部制定《传染病信息报告管理规范》，规定各级各类医疗机构、疾病预防控制机构、采供血机构均为责任报告单位，其执行职务的人员和乡村医生、个体开业医生均为责任疫情报告人。

2008年5月2日，卫生部把手足口病列入丙类传染病管理。2009年4月30日，卫生部决定将甲型H1N1流感列入乙类传染病管理。

2013年11月，国家卫生与计划生育委员会将人感染H7N9禽流感纳入法定乙类传染病管理；将甲型H1N1流感从乙类调整为丙类，并纳入流行性感冒进行管理。

二、传染病发生流行情况

境内传染病历代均有流行，建国前尤为严重。据地方志记载，1806年(清·嘉庆十一年)春，瘟疫流行，死者甚众。1815年（清·嘉庆二十年）秋，疟疾流行。1821年(清·道光元年)秋，大旱，瘟疫流行。1890年（清·光绪十六年）秋，瘟疫流行。1938年(民国27年)，境内霍乱流行，仅南岳楼村即死亡50余人。据《平原日报》载：1949年阳谷县发生天花流行，死亡百余人。1949年冬，阳谷县孙楼等地相继发生麻疹流行。

新中国成立后，时有传染病流行，由于防治措施得力，未造成大面积的流行和人员死亡。

1953—962年，全县报告传染病13种，发病496046例，死亡535例。发病居前五位的病种是：疟疾、麻疹、细菌性痢疾、伤寒及副伤寒、流行性感冒，占发病总数的98.61%。

1963—1972年，全县报告传染病13种，发病257856例，死亡360例。发病居前五位的病种是：疟疾、流行性感冒、麻疹、细菌性痢疾、流行性脑脊随膜炎，占发病总数的95.59%。

1973—1982年，全县报告传染病11种，发病94300例，死亡73例。发病居前五位的病种是：痢疾、疟疾、麻疹、肝炎、百日咳，占发病总数的97.54%。

1983—1992年，全县报告法定传染病17种(肝炎按分型报告)，发病17348例，死亡25例。发病居前五位的病种是：细菌性痢疾、流行性感冒、乙型肝炎、流行性脑脊随膜炎、甲型肝炎，占发病总数的94.9%。

1993—2002年，全县报告法定传染病14种，发病2504例，死亡7例。发病居前五位的病种是：出血热、甲肝、痢疾、斑疹伤寒和肺结核，占发病总数的94.9%。

2003—2012年，全县报告法定传染病26种，发病17118例，死亡24例。发病居前五位的病种是：手足口病、肺结核、其他感染性腹泻、乙型肝炎、细菌性痢疾，占发病总数的92.38%。

2013年，共报告法定传染病19种，2272例。其中乙类传染病1217例，发病居前二位的病种是：病毒性肝炎(647例)和肺结核(404例)，二者合计占乙类传染病报告总数的86.36%；丙类传染病报告1055例，发病居前二位的病种是：其他感染性腹泻病(547例)和流行性腮腺炎(320例)，二者合计占丙类传染病报告总数的82.18%。法定传染病发病率283.35/10万,较上年上升0.35%。其中肝炎、流腮、梅毒发病较上年上升幅度较大，手足口病和菌痢有所下降。

1953—2013年阳谷县法定传染病报告发病情况统计表

表4-2-1

病种		1953—1962	1963—1972	1973—1982	1983—1992	1993—2002	2003—2012	2013
麻疹	发病	36880	67372	8702	182	31	91	1
	死亡	299	66	7				
百日咳	发病	3665	7916	3538	278	38	9	12
	死亡	7	3					
猩红热	发病	899	57	311	63	13	35	6
	死亡	41	1	2				
流脑	发病	86	8364	1685	373	2	1	
	死亡	6	218	43	3			
乙脑	发病	245	586	177		23	23	2
	死亡	60	37	7		1		
疟疾	发病	370762	89930	8950	81		7	
	死亡							
流感	发病	24271	70596		4270		20	14
	死亡							
斑疹伤寒	发病	6			1	5		
	死亡							
细菌性痢疾	发病	33493	10220	67009	10398	576	886	28
	死亡	35	7	14	1			
黑热病	发病	558	14					
	死亡	7						
肝炎	发病	1133	2131	3462	1876	668	2872	647
	死亡	6	17					

续表 4-2-1

病种			1953—1962	1963—1972	1973—1982	1983—1992	1993—2002	2003—2012	2013
其中	甲肝	发病				330	668	30	6
		死亡							
	乙肝	发病				1481	489	2586	549
		死亡							
	丙肝	发病				13		116	63
		死亡							
其中	戊肝	发病				52		23	9
		死亡							
	未分型	发病						117	20
		死亡							
伤寒副伤寒		发病	23760	562	98	15	20		
		死亡	51	1					
脊髓灰质炎		发病	41	79	47	102	38		
		死亡	5	3					
狂犬病		发病	8			33		7	2
		死亡	8			33		7	2
白喉		发病	220	29	1				
		死亡	16	7					
布病		发病		1				6	2
		死亡		1					
淋病		发病				2	56	76	19
		死亡							
梅毒		发病					20	92	93
		死亡							
肺结核		发病			50	120	2361	3803	404
		死亡			2	5	6	9	
其中	涂(+)	发病			50	120	2300	3086	146
		死亡			2	5	6	8	
	菌(-)	发病					61	717	258
		死亡						1	
	未痰检	发病							
		死亡							
	仅培阳	发病						2	
		死亡							
炭疽		发病	12						
		死亡	1						
出血热		发病				173	871	23	
		死亡				6	1		

续表 4-2-1

病种		1953—1962	1963—1972	1973—1982	1983—1992	1993—2002	2003—2012	2013
急性出血性结膜炎	发病						11	1
	死亡							
流腮	发病						590	320
	死亡							
风疹	发病						5	2
	死亡							
其他感染性腹泻	发病						3289	547
	死亡							
斑疹伤寒	发病	7						
	死亡							
艾滋病	发病					1	25	3
	死亡					1	7	
HIV	发病					1	17	3
	死亡							
手足口病	发病						5480	165
	死亡						2	
甲型H1N1流感	发病						5	2
	死亡						1	

第二节 肠道传染病

境内肠道传染病主要有霍乱、伤寒及副伤寒、细菌性痢疾。20世纪50年代，肠道传染病尤其细菌性痢疾、伤寒副伤寒发病率分别居全县主要传染病的第三位和第五位。60年代有所下降。70年代细菌性痢疾暴发流行，发病率升至第一位。80年代，细菌性痢疾仍居第一位，并出现霍乱疫情。90年代，肠道传染病发病率明显下降，未发现霍乱病例。进入21世纪后，细菌性痢疾呈散发状态，未发现伤寒及副伤寒病例，但随着手足口病的传入，且发病率较高，已成为肠道传染病防治重点。

一、霍乱

霍乱又称副霍乱，属于烈性传染病。文献记载，霍乱于清道光六年(1826年)自印度经曼谷传入香港和中国其他港口，遂传入内地。

1961年，发生了以埃尔托(Eltor)生物型(当时称副霍乱)为主的第七次世界大流行，1962年波及中国。1963年5月，阳谷县成立防治副霍乱领导小组机动队，培训防治人员，接种霍乱疫苗3863人。1966年聊城专区分配给阳谷霍乱疫苗8万毫升，实际接种75794人份。1975年起，县级医疗机构、公社卫生院相继建立肠道病门诊，固定专职医生，每年5月1日至10月31日开诊。1982年，全县设立肠道门诊21处，成立机动队9个，医务人员76人，诊治腹泻病人23800人，大便培养222份，水质检验12份。

1983年9月21日，阳谷县李台公社明堤村一农民(男，36岁)霍乱发病，临床分型为中型，县卫生防疫站从病人大便中培养出“稻叶型”爱尔托弧菌，经省卫生防疫站鉴定无误。这是全县乃至全区有史以来经细菌学确诊的第一个病例。10月6日，西湖公社大门村XXX，男，25岁，重型霍乱发病，11日合并胃出血死亡，是聊城地区第一例霍乱病确诊的死亡病例。是年，全县共发病34例，死亡2人，发病率为5.63/10万。涉及5个乡镇，11个大队。其中金斗营公社发病27人，死亡1人，发病率119.28/10万，病死率3.70%，疫情波及7个大队。疫情发生后，县和公社组织医务人员到疫区开展流行病学调查和防治，封锁疫点，严格消毒，对疫点和疫区的人员给予四环素或强力霉素预防，普遍进行大便培养。由于措施得力未造成大面积流行。

1984年，县、乡卫生防疫机构加强对1983年的病人、带菌者及周围人群、腹泻病人的疫源检索。共检索粪检1472份，检出健康带菌者1例(为1983年的病人)，其余均阴性。1985年，粪检3646份，结果均阴性。

1985后，在每年的5月1日~10月31日，县、乡医疗机构均按照《山东省腹泻病门诊工作规程》设立腹泻门诊，对腹泻病人逢泻必登，并对可疑病人进行病原学检测。县卫生局加强对肠道门诊的设立、人员培训、机动队的建立、物质储备等进行督导检查。1985~2013年，阳谷县未发生霍乱病例。

二、伤寒及副伤寒

伤寒、副伤寒，属于急性肠道传染病，常因食用不洁食物或饮用被污染的水造成暴发、流行。新中国成立前，境内即有该病流行，特别是大旱、大涝等灾害之年尤甚，但无详细资料记载。

1953年—1957年，境内未曾出现大规模的伤寒、副伤寒暴发流行，总体呈散发状态。5年间，全县共发病98人，死亡2人。1958年开始呈上升趋势，全年发病266例。1959年，伤寒、副伤寒发生流行，全县发病834例，死亡39例。1960年发病721例，死亡5例。1961年发病1125例，死亡5例。1962年发病977例。疫情发生后，省、地、县三级卫生防疫机构组成联合防治组进驻疫区开展防控工作，至1963年，疫情逐步得以控制，当年患病人数降至87例。1964年下降到28例。1965—2002年，全县伤寒、副伤寒处于散发状态。2003—2008年，全县没有发病报告。2011年、2012年各发病1例。2013年没有发病报告。

1953—2002年阳谷县伤寒/副伤寒发病情况统计表

表4-2-2

年度	发病人数	发病率(/10万)	年度	发病人数	发病率(/10万)	年度	发病人数	发病率（/10万）
1953	12	2.69	1970	21	4.13	1987	2	0.31
1954	10	2.21	1971	15	2.87	1988	1	0.15
1955	1	0.22	1972	3	0.57	1989	1	0.15
1956	4	0.86	1973	9	1.66	1990		
1957	37	7.73	1974			1991		
1958	266	61.10	1975	3	0.54	1992		
1959	834	202.84	1976			1993		
1960	721	175.86	1977	8	1.40	1994	3	0.41
1961	1125	272.40	1978	6	1.04	1995	3	0.41
1962	927	234.23	1979	4	0.68	1996	3	0.41
1963	87	20.55	1980	4	0.68	1997		
1964	28	6.48	1981	18	2.98	1998	4	0.54
1965	7	1.59	1982	40	6.52	1999	2	0.27
1966	5	1.10	1983	7	1.13	2000		
1967	2	0.43	1984	2	0.32	2001		0
1968	23	4.85	1985	2	0.32	2002	1	0.13
1969	7	1.41	1986					

三、细菌性痢疾

细菌性痢疾(简称痢疾或菌痢)，是境内的常见病、多发病。

1953—1959年，全县报告发病3255例。1960年报告发病1388例。

1961年夏秋，境内连降大雨，64.8万亩农田受淹，81%的村庄被水包围，垃圾、粪便四处漂流，饮水受到严重污染，加之天潮地湿，柴草难燃，食物变质，生活困难，生食冷饮现象非常普遍，导致痢疾暴发流行。当年夏初，开始出现少量痢疾患者。7月初，发病者急剧增加。9月份，流行达到高峰。至12月，发病仍比往年略高。当年，共发病7720人。1962年，仍呈现发病较高的状态，全县发病2912人，发病率为911.04/10万。此后，发病率有所下降。

1974年，境内再度发生痢疾流行，共发病4460人，发病率806.28/10万。此后几年，痢疾发病人数连年增加，1975年发病6564人，1976年发病7223人，1977年发病人数达到10757人，发病率达到1880.61/10万。各级党委政府和卫生防疫机构动员广大人民群众加强水源、粪便和饮食卫生管理，开展喷药灭蝇活动等，切断传播途径。1978~1982年，全县累计发病19545人，年均发病率降至657.60/10万。

1983年后，随着人民群众卫生意识的增强及各项防范措施的落实，县内无细菌性痢疾暴发疫情，发病率整体呈下降趋势。1983—2004年间，1985年发病率最高，全县共发病872人，年发病率为137.74/10万；1998年发病率最低，全县共发病18人，年发病率为2.42/10万。2005—2012年，全县累计发病881人。其间，2005年发病率最高，全县共发病204人，年发病率27.60/10万。2013年，全县共发病28人，年发病率为3.55/10万。

1953—2013年阳谷县细菌性痢疾发病情况统计表

表4-2-3

年度	发病人数	发病率（/10万）	年度	发病人数	发病率（/10万）	年度	发病人数	发病率（/10万）
1953	323	101.05	1974	4460	806.28	1994	101	13.63
1954	94	29.41	1975	6564	1171.40	1995	82	11.08
1955	838	262.17	1976	7223	1299.04	1996	81	10.92
1956	126	39.42	1977	10757	1880.61	1997	31	4.18
1957	730	228.39	1978	1872	323.81	1998	18	2.42
1958	167	52.25	1979	2722	465.79	1999	52	6.94
1959	977	151.36	1980	5024	849.21	2000	63	8.49
1960	1388	215.03	1981	5734	947.92	2001	80	10.72
1961	7720	1196	1982	4182	682.03	2002	48	6.39
1962	2912	911.04	1983			2003	67	8.90
1963			1984	670	106.90	2004	119	15.76
1964			1985	872	137.74	2005	204	27.6
1965			1986	539	84.09	2006	193	26
1966			1987	254	39.26	2007	86	11.5
1967			1988	346	51.38	2008	123	16.3
1968			1989	267	39.40	2009	54	7.09
1969			1990	185	25.71	2010	54	7.03
1970			1991	233	31.77	2011	98	12.7
1971			1992	124	16.75	2012	69	8.83
1972			1993	23	3.09	2013	28	3.55
1973	312	57.48						

说明:(1)1959—1960年为寿张县(当时阳谷县并入寿张县)发病情况。(2)1963—1972年共发病10220例,各年度发病情况资料缺失。

四、手足口病

手足口病（Hand-foot-mouth disease，HFMD）是由多种肠道病毒引起的一种常见传染病。该病传染性强，传播途径复杂，虽然各年龄段均可发病，但儿童发病的比例显著高于青少年和成年人。大多数患者的症状轻微，以发热和手、足、口腔等部位皮疹或疱疹为主要特征。少数患儿可出现中枢神经系统、呼吸系统损害，引发脑炎、脑水肿、急性弛缓性麻痹、肺水肿及心肌炎等，个别重症患儿病情进展快，容易发生死亡。

2006年，周边县区发现手足口病病例。阳谷县按照上级“抓早、抓主动”的手足口病防控要求，坚持“高度重视、有序应对、广泛发动、科学防治”的方针，提高认识，加强领导，加强疫情监测，开展健康教育，提高公众预防意识。

2007年5月23日—28日，县内报告手足口病4例。5月29日，县卫生局印发《关于进一步加强手足口病防治工作的通知》，要求各类医疗机构加强手足口病疫情的监测，发现疫情及时上报。同时，做好医疗卫生技术人员防治知识培训，提高防治水平，做到早发现、早报告、早隔离、早治疗。6月21日，县卫生局、教育局联合印发《关于做好手足口病防治工作的通知》，要求医疗机构切实做好手足口病的诊断、治疗，并严格执行消毒隔离制度，防止院内感染。各联校、托幼机构负责抓好防控措施的落实，明确专人负责手足口病防治工作，建立和完善学生晨检制度。是年，全县报告病例25例，无重症和死亡病例，年报告发病率3.21/10万。

2008年5月20日，县政府成立由分管副县长苏永侠任组长，县政府办公室、县委宣传部、县卫生局等有关部门负责人为成员的阳谷县防治手足口病工作领导小组，下设综合协调、疫情防控、医疗救治、流调消杀、新闻宣传5个小组，同时，组建了疫情现场处置和医疗救护机动队，实行24小时值班制。5月28日，县政府办公室印发《关于加强全县手足口病防治工作的通知》，要求卫生、教育部门密切配合，制定完善各项防治措施，防止手足口病的暴发和流行。是年，全县报告发病236例，无重症和死亡病例，年报告发病率为30/10万。

2009年，手足口病发病率急剧上升。3月9日，县卫生局印发《关于进一步加强手足口病防治工作的通知》，要求各单位充分认识手足口病防控工作的重要性和紧迫性，坚持预防为主、防治结合的原则。以农村和托幼机构为重点，深入开展宣传教育，增强群众防护意识，强化人员培训，提高防治水平，严格疫情报告制度。至3月17日，全县报告手足口病38例，列全市第二位。3月25日，县卫生局、教育局联合召开联校校长、卫生院院长、防保站站长、托幼机构负责人参加的手足口病防控工作会议，卫生局、教育局领导分别就各自防控工作作了部署和安排。4月7日，县政府决定启动突发公共卫生事件应急响应，在全县范围内开展以整治环境卫生为重点的爱国卫生运动，启动停课停集市等应急措施。县政府成立城区、乡镇、教育系统3个督导组，对各乡镇、各单位手足口病防治工作进行督导。4月9日晚7点半，县政府在政府5楼会议室召开各乡镇长、街道办事处主任、县直有关单位负责人、县直医疗卫生单位主要负责人、乡镇卫生院院长参加的调度会，就手足口病防治工作进行再部署、再安排。

4月12日，副省长王随莲及市领导到阳谷县人民医院看望手足口病防治工作一线医务人员和手足口病患儿及家长，听取了县政府关于手足口病防治工作情况汇报，就进一步做好手足口病防治工作提出了意见和要求。4月13日，县政府增设5个手足口病防治工作督导组，明确了督导内容。此后，各乡镇相继成立由乡镇长任组长的防控小组，实行乡镇干部包管理区、包村，村干部包户责任制。在做好各项防控工作的同时，开展了广泛的宣传活动。共发放手足口病防治明白纸、宣传单各10万份，宣传画2万张，居民消杀明白纸25万份，开展专项讲座6期。电视台定时播放专家访谈和《阳谷县人民政府告全县人民书》。举办各类手足口病防控知识培训班87班次，受训人员3972人次。县政府安排专项资金统一购买消杀药品优氯净10吨，各乡镇筹集资金购买优氯净40吨、84消毒液10吨。由各乡镇成立消杀队，统一对5岁以下儿童家庭、公共场所进行全方位的消毒。县疾控中心按照流行病学调查方案和消毒隔离技术方案，处理聚集性疫情560余起，消毒95000平方米。5月26日至6月2日，蓝天幼儿园一园发病2例，郭屯中心幼儿园发病3例，属聚集性发病。6月20日，县卫生局向教育局发出通报，上述两所幼儿园关闭整园2周，县疾控中心对其进行了全面彻底消毒。是年，全年报告发病2279例，死亡2例。

2010年1月8日—6月1日，全县共报告手足口病病例1026例，分布在全县18个乡镇、街道，其分布情况见图4-2-1。从发病时间看，1月发病3例，2月发病8例，3月发病30例，4月发病328例，5月发病649例，6月1日发病8例。全县手足口病发病时间分布情况见图4-2-2。从发病病例年龄分布看，1026例手足口病病例分布在4月龄至24岁之间。其中4月龄~1岁54例，1~2岁200例，2~3岁335例，3~4岁256例，4~5岁114例，5岁以上67例。从性别分布看，男性645例，占62.87%；女性381例，占37.13%。本年，全县共报告手足口病病例1837例，发病率228.4/10万，较上年明显下降。

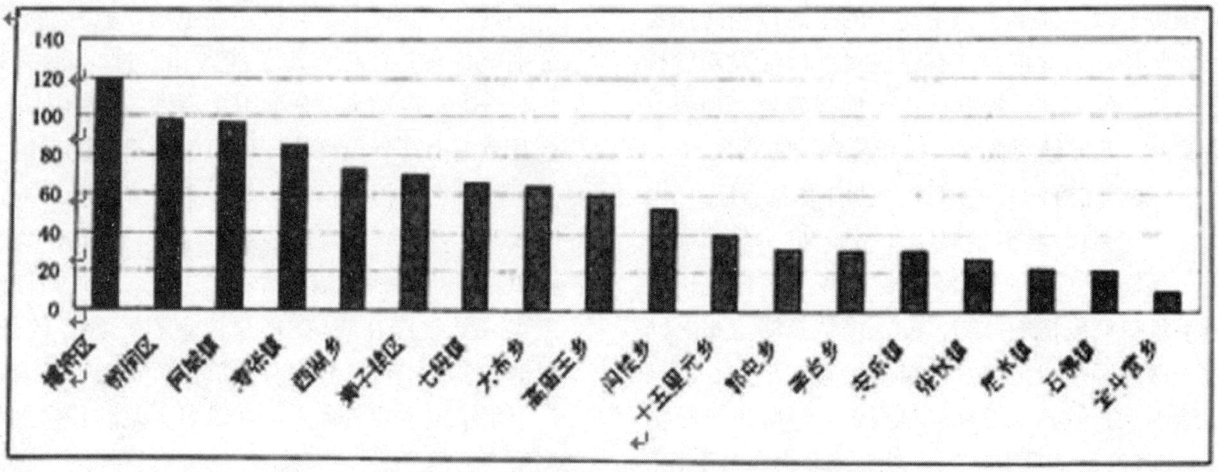

图4-2-1：2010年1月1日—6月1日阳谷县手足口病发病区域分布图

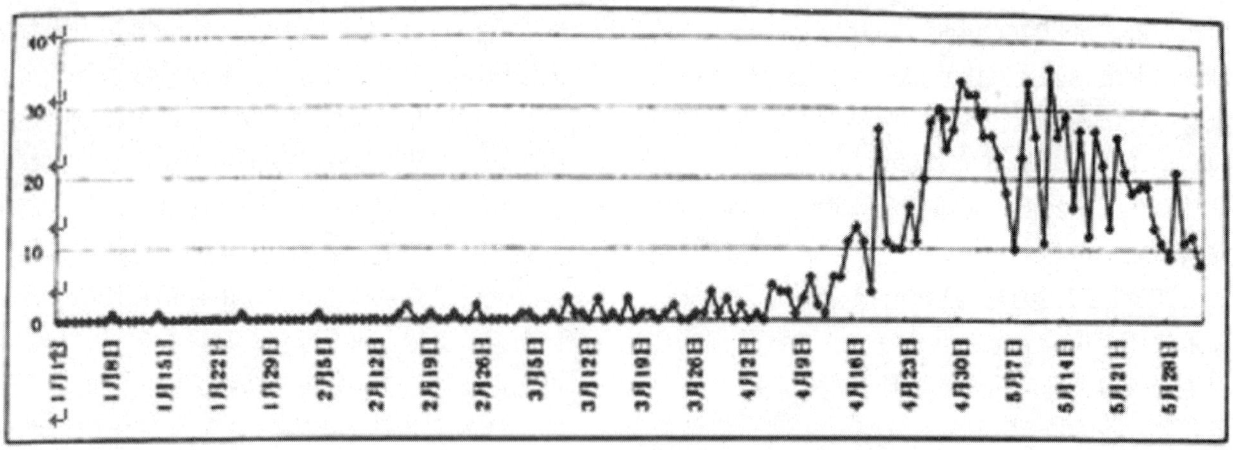

图4-2-2：2010年1月1日—6月1日阳谷县手足口病发病时间分布图

2011年，全县报告手足口病552例。县疾病预防控制中心依据手足口病防控工作指南，对手足口病定点医院住院治疗的所有病例进行调查，共开展流行病学个案调查170例。2012年，报告发病550例。县疾病预防控制中心针对手足口病的高发情况，依据个案调查方案和疫情消毒处理方案，安排专业流调队员每天到医院进行流行病学个案调查，对全县的手足口病发病情况进行疫情分析，同时对住院和居家治疗的部分病例进行采样，共采集送检样品42份。

2013年，全县报告手足口病165例，与2012年相比下降了70.16%，呈散发状态。

2007—2013年阳谷县手足口病发病情况统计表

表4-2-4

年度	发病人数	发病率（/10万）	年度	发病人数	发病率（/10万）	年度	发病人数	发病率（/10万）
2007	25	3.21	2010	1837	228.40	2012	550	70.16
2008	236	30.00	2011	553	68.06	2013	165	20.26
2009	2279	285.96						

第三节　呼吸道传染病

境内呼吸道传染病主要有猩红热、流行性感冒、肺结核、甲型H1N1流感等。

新中国成立至20世纪60年代，境内流行性感冒曾暴发流行，猩红热发病率亦呈高发状态。20世纪70年代后，随着肺结核纳入传染病报告系统，其发病率呈逐步增长的趋势，流行性感冒、猩红热发病率呈逐步下降态势。2009年，甲型H1N1流感列入法定传染病，县内亦曾发生甲型H1N1流感病例，但很快得到控制。

一、猩红热

猩红热为乙型溶血性链球菌引起的急性呼吸道传染病，患者多为儿童。新中国成立前，境内就有猩红热流行的情况，但无详细史料记载。新中国成立之初，县内每年均有猩红热病例报告。1951年，全县曾发生猩红热流行，但具体发病情况亦无文字记载。

1953—1957年，县内发病826人，死亡39人。其中1954年发病503人，死亡32人，是发病率最高的年份。1958—1962年，县内发病73人，死亡2人。1963—1972年，全县共发病56人，无死亡病例。其中1972年发病33人，发病率6.24/10万，属小范围流行。

1973—1974年，连续两年出现小范围流行。1973年发病75人，死亡2人，发病率为13.82/10万。1974年发病72人，发病率为13.02/10万。此后，境内虽多个年份有发病病例，但整体呈下降趋势。发病较高的年份是1979年和1984年。1979年发病91人，发病率为15.57/10万；1984年发病34人，发病率为5.42/10万。

1985年后，县卫生局和卫生防疫机构扎实落实猩红热各项防治措施，广泛开展健康教育，境内猩红热发病率显著下降，虽多个年份有发病报告，但发病最高的2011年发病9人，发病率为1.12/10万。

从境内猩红热报告病例显示：冬、春两个季节发病较多，夏、秋季节发病较少；发病者以儿童为主，其中1~5岁占24.89%，6~10岁占48.93%，11~20岁占24.03%，20岁以上占2.15%。阳谷县历年猩红热发病情况见表4-2-5。

1953—2013年阳谷县猩红热发病情况统计表

表4-2-5

年度	发病人数	发病率（/10万）	年度	发病人数	发病率（/10万）	年度	发病人数	发病率（/10万）
1953	271	60.65	1974	72	13.02	1994	1	0.13
1954	503	111.12	1975	5	0.89	1995	1	0.14
1955	9	1.94	1976	—	—	1996	4	0.54
1956	11	2.36	1977	—	—	1997	2	0.27
1957	31	6.47	1978	8	1.38	1998	—	—
1958	35	8.04	1979	91	15.57	1999	—	—
1959	37	9.00	1980	13	2.20	2000	1	0.13
1960	1	0.24	1981	30	4.96	2001	1	0.13
1961	—	—	1982	13	2.12	2002	3	0.40
1962	—	—	1983	13	2.10	2003	4	0.53

续表4-2-5

年度	发病人数	发病率（/10万）	年度	发病人数	发病率（/10万）	年度	发病人数	发病率（/10万
1963			1984	34	5.42	2004		
1964	1	0.23	1985	6	0.95	2005	1	0.14
1965	16	3.63	1986	8	1.25	2006	2	0.27
1966	16	3.53	1987	2	0.31	2007	6	0.8
1967	6	1.30	1988	1	0.15	2008	4	0.53
1968			1989			2009	4	0.53
1969			1990			2010		
1970	7	1.38	1991			2011	9	1.17
1971	37	7.08	1992			2012	9	1.15
1972	33	6.24	1993			2013	6	0.76
1973	75	13.82						

二、流行性感冒

流行性感冒（简称流感），是由流感病毒引起的急性呼吸道传染病，其传染性强，发病率高。流感病毒极易变异，一旦变异，防控不力，很容易引起暴发流行，是境内危害群众身体健康的主要呼吸道传染病。

1957年，境内曾发生一次流感大流行，流行的详细情况无文字记载。1959年起，流行性感冒正式列入疫情报告。1960—1979年，县内累计报告流感病例174950例，年均发病率1720.28/10万，无死亡病例。期间，发病最多的是1961年，全县共报告流感病例23437例，发病率为5674.91/10万；发病最少的是1979年，全县共报告流感病例1947例，发病率为333.17/10万。1980年，县内发生流感大流行，当年报告发病29247例，发病率为4943.65/10万，无死亡病例。1981—1988年，县内流感发病率明显下降，发病率在29.78~729.77/10万之间波动。

随着广大群众的健康防护意识逐步增强，通过加强体育锻炼，出门戴口罩，室内常通风，注射流感疫苗，土单验方和中草药等综合预防措施，县内流感报告发病人数显著减少。2004—2013年，全县累计报告流感病例34例，年均发病率下降到0.43/10万。

1960—1988年阳谷县流行性感冒发病情况统计表

表4-2-6

年度	发病人数	发病率（/10万）	年度	发病人数	发病率（/10万）	年度	发病人数	发病率（/10万）
1960	498	121.47	1970	10180	2001.97	1980	29247	4943.65
1961	23437	5674.91	1971	14529	2778.21	1981	3299	545.38
1962	11418	2737.39	1972	14673	2773.40	1982	3011	491.05
1963	10132	2393.18	1973	4361	803.46	1983	3593	581.22
1964	11574	2678.58	1974	3277	592.42	1984	4574	729.77
1965	3048	691.77	1975	16585	2959.74	1985	777	122.74
1966	15223	3360.59	1976	9883	1777.44	1986	1790	279.25
1967	13399	2912.00	1977	4012	701.41	1987	755	116.69
1968	3536	745.19	1978	3238	560.10	1988	193	28.66
1969	—	—	1979	1947	333.17			

三、甲型H1N1流感

2009年，起源于墨西哥的甲型HIN1流感（原称人感染猪流感）疫情成为全球关注的突发公共卫生事件。中国于2009年5月1日将其列为法定乙类传染病，并按甲类传染病进行防控。

2009年5月25日，县卫生局印发《阳谷县甲型H1N1流感防控工作方案》，规定县疾病预防控制中心负责甲型H1N1流感的疫情管理、疫情监测、流行病学调查、疫情预测预警、疫情处置和技术培训指导等工作。县传染病定点医院负责院内的甲型H1N1流感疫情网络直报和病例标本的采集，协助县疾控中心做好流行病学调查。乡镇卫生院(社区卫生服务中心)负责辖区内的病例转诊和密切接触者管理，开展防病知识宣传教育和疫点处理工作，指导村和居委会开展爱国卫生运动、病家消毒和病例随访，协助县疾控中心开展流行病学调查。村卫生室负责本村流感样病例的主动监测、病例转诊和健康教育宣传工作，负责居家隔离和医学观察密切接触者并实施追踪，做好病例随访工作。9月7日，阳谷县甲型H1N1流感防治工作领导小组办公室(以下简称甲流防办)印发《阳谷县甲型H1N1流感疫情应急处置预案》。9月15日,县甲流防办印发《阳谷县教育系统甲型H1N1流感防控工作实施意见》，要求教育、卫生部门密切配合，共同制定学校应对甲型H1N1流感的对策、措施及应急预案。县疾病预防控制中心组建两个甲型H1N1流感防控专业应急处置队伍，全天24小时待命，做到人员到位、联络通畅、反应迅速，确保各项措施落到实处。同时，购买了气溶胶喷雾消毒器、N95口罩等高标准防护用品和检验采样用品。是年，全县共报告甲型H1N1流感病例4例，其中重症2例，死亡1例。2010年，全县报告甲型H1N1流感病例1例，无重症和死亡病例。

2009年11月—2010年1月，全县对一线医疗卫生技术人员、学生、教师、慢性病患者等重点人群接种甲流疫苗47064人，有效遏制了甲型H1N1流感疫情。

2011年后，甲型H1N1流感监测纳入全县流感常规监测。

四、肺结核

肺结核，俗称“痨”病，是由结核杆菌引起并主要经呼吸道传播的传染病，是一种严重危害人类健康的传染病，也是我国重点控制的重大疾病之一。

1979年，阳谷县张秋公社被列为全国结核病流行病学调查点。聊城地区卫生防疫站共调查5个自然村，2914人，患病率0.48%，15岁以下儿童结核菌素实验阳性率12.4%。1982年，又调查5个自然村2943人，患病率为0.37%，结核菌阳性率0.68%，15岁以下儿童结核菌素阳性率4.06%，比1979年均有下降。

1973—1982年，全县报告发病50例，死亡2例。

1979年起，县卫生防疫站对症状较轻的结核病人进行胸透检查，并采用三合素中药进行维持治疗。1984年后，部分病人开始使用利福平、异烟肼、乙胺丁醇、吡嗪酰胺等药物治疗。

1980年，全县开展结核病普查工作，共普查12个公社和66个县直机关、学校，353561人，发病率84.85/10万。

1983—1992年，全县报告发病120例，死亡5例。

1993年，阳谷县被确定为实施世界银行贷款项目县。项目投资免费口服抗结核病药品、痰涂片检查、X光检查(每人拍片1张)，并配备X光洗片机、显微镜、计算机设备。至2013年，免费治疗8799例，治愈率89%。

2008年4月，阳谷县被确定为结核病报告率、转诊率、追踪到位率、系统管理率、密切接触者筛查率(即“五率”)项目县。为确保“五率”项目的实施，卫生局成立了由分管副局长任组长的“五率”项目领导小组，制订了《阳谷县“实现五率第一阶段目标,提高DOTS质量”结核病控制项目实施方案》，要求各医疗单位按照项目要求做好肺结核病人的转诊、报告工作。乡镇卫生院防保站协助做好结核病人的追踪和密切接触者的筛查工作。县疾病预防控制中心除做好结核病人的诊治工作外，同时做好结核病人的追踪、密切接触者筛查和信息统计报告工作。通过两年的实施，圆满完成了项目目标要求。

2010年阳谷县结核病"五率"项目实施前后指标对照表

表4-2-7

项　目	项目要求指标	实施前	实施后
报告率	90以上	80	100
转诊率	95以上	18	100
追踪到位率	85以上	71	94
系统管理率	95以上	92	98
密切接触者筛查率	85以上	30	91

2010年，定水镇双楼村被列为山东省第五次全国结核病流行病学调查点，县疾病预防控制中心配合市传染病医院流行病学调查抽样1750人，实检1668人，拍摄胸片1668人，胸片异常查痰7人，痰检阳性1人，确诊肺结核病人7人，患病率为0.41%，结核菌素实验阳性率为0.6‰。

第四节　虫媒传染病

境内虫媒传染病主要有痢疾、黑热病、丝虫病、斑疹伤寒、华支睾吸虫病等，尤以疟疾最甚，暴发流行时，发病率曾占总人口的半数以上。20世纪50年代，疟疾发病率在全县所有传染病中居第一位，黑热病呈散发状态，斑疹伤寒属零星发病。60年代，疟疾发病率急剧下降，但仍居全县传染病首位，未发现黑热病、斑疹伤寒病例。70年代，县内丝虫病轻度流行，经普查普治，得到有效控制；疟疾发病率继续下降；调查发现华支睾吸虫病阳性感染者；未发现黑热病、斑疹伤寒病例。20世纪80年代以后，境内基本消灭丝虫病、黑热病，疟疾、斑疹伤寒呈零星偶发状态。

一、黑热病

黑热病又称内脏利什曼病，是杜氏利什曼原虫(黑热病原虫)所引起的慢性地方性传染病。该病以脾肿大为主症，俗称"大肚子痞"，是危害人民健康的重要传染病之一。

1950—1952年，全县黑热病发病302人。1953年，全县发病265人，发病率59.31/10万，居聊城地区各县之首。1954年，经调查发现疑似患者361人，确诊治疗120人，占总人口的26.51/10万。1955年，调查两个区130个村7.9万人，确诊25人，占调查人数的31.65/10万。是年，全县发病199人，发病率43/10万，居聊城地区之首。

1956年，阳谷县积极开展黑热病的防治工作，采取消灭传染源和传染媒介相结合的办法，开展群众性的消灭白蛉和家犬活动，同时逐级培训防治技术人员。县培训区卫生所医生10人，区培训乡社医生102人。受训医生通过挨门逐户调查，全县共筛查出疑似病人181人，确诊黑热病病人135人。对病家喷洒药物126户，房屋804间，用药139.8公斤。同时对确诊病人给予药物治疗。1957年，全县确诊患者99人，发病率为20.67/10万，病人分布在85个村。在药物治疗的同时，按每户平均1.5公斤"六六六"药粉进行喷洒，消灭白蛉。1958年后，只有个别散发病例，并逐年减少。1973年至2013年，县内未发现黑热病病例。

二、疟疾

疟疾，是一种古老的传染性疾病，是经安蚊叮咬或输入带疟原虫者的血液引起的虫媒传染病，曾是严重危害人民身体健康和生命安全的重要传染病。

1955年，全县共发病141人，发病率为30.44/10万。1957年，全县发病113人，发病率为23.6/10万。1960年，全县发病人数增至15966人，发病率上升至3894.21/10万。1961年，因大雨成灾，疟疾暴发流行。全县发病221286人，发病率为53581.05/10万，疫情遍及所有村庄，有的村庄甚至出现"秋季庄稼无人收"的状况。疫情发生后，各级政府集中人力物力，动员各级医疗卫生人员，采取系统治疗、抗复发治疗和全民服药预防的综合防治措施。同时，发动群众熏杀蚊虫，开展卫生运动，广泛宣传疟疾防治知识，疫情得到较好控制。1962年，全县发病53791人，发病率下降到12896.03/10万。1963—1965年，年发病率稳定在2743~4157/10万之间。1966—1969年，发病率继续下降，稳定在23—539/10万之间。

1970—1971年，县内再次暴发疟疾流行。1970年，全县发病6645人，发病率1306.79/10万；1971年，发病9646人，发病率增至1844.49/10万。1972年起，发病人数和发病率呈逐年下降趋势。1980年，全县共发病187人，发病率为31.61/10万。1981—1986年，全县累计发病327人，年均发病率降至8.75/10万。1987—2004年，县内未有疟疾病例报告。

2005年，县内报告疟疾未分型病例1例。

2007年1—7月，县疟疾监测点共血检8740人，村覆盖率100%，未发现阳性者。是年，县内报告疟疾病例1例。2008年，县内报告1例间日疟。

2009年后，县内无疟疾病例报告。

1953—2008年阳谷县疟疾发病情况统计表

表4-2-8

年度	发病人数	发病率（/10万）	年度	发病人数	发病率（/10万）	年度	发病人数	发病率（/10万）
1953	7	1.57	1972	7309	1381.50	1991	—	—
1954	—	—	1973	3445	634.70	1992	—	—
1955	141	30.44	1974	2401	434.05	1993	—	—
1956	—	—	1975	1372	244.85	1994	—	—
1957	113	23.60	1976	482	86.69	1995	—	—
1958	—	—	1977	351	61.36	1996	—	—
1959	93	22.62	1978	202	34.94	1997	—	—
1960	15966	3894.21	1979	156	26.69	1998	—	—
1961	221286	53581.05	1980	187	31.61	1999	—	—
1962	53791	12896.03	1981	170	28.10	2000	—	—
1963	11613	2743.00	1982	81	13.21	2001	—	—
1964	17961	4156.72	1983	41	6.63	2002	—	—
1965	9088	2062.61	1984	17	2.71	2003	—	—
1966	896	197.80	1985	17	2.69	2004	—	—
1967	86	18.69	1986	1	0.16	2005	1	0.13
1968	108	22.76	1987	—	—	2006	1	0.13
1969	2675	539.21	1988	—	—	2007	1	0.13
1970	6645	1306.79	1989	—	—	2008	1	0.13
1971	9646	1844.49	1990	—	—			

三、丝虫病

丝虫病是由丝虫寄生于淋巴、皮下组织或腔膜腔所致的寄生虫病，通过蚊子叮咬传播，是危害人民身体健康的传染病之一。

按照上级统一部署，1970—1975年，全县开展丝虫病普查普治工作。1970—1975年年底，共采集血片样本465491人次，占总人口的80%，共查出微丝蚴阳性病人3451例，阳性率0.74%。病人分布在17个公社，476个大队，占大队总数的85%。对阳性者均给予全程足量治疗，对重点大队进行了全民预防服药，共预防性服药26326人次。

1976年，省、地联合组成考核专业队，对阳谷县丝虫病防治工作进行考核验收。共抽查3个公社，13个大队，总人口3077人，实查2745人，采血率95.91%，阳性18人，阳性率为0.66%。当年，通过了省基本消灭丝虫病标准的考核验收。

1983年，省、地对阳谷县丝虫病防治工作进行复核，共抽查10个公社，19个大队，采集15414人血片样本(人均2张)，经过全部镜检和部分复检，均未查出微丝蚴阳性。1996年，山东省消灭丝虫病考核评审组对聊城地区消灭丝虫病考核验收时，在阳谷县抽查12个乡镇，24个村，采集血片样本18819人，并分别在张秋、阿城2个乡镇的13个自然村、143户中，捕蚊虫3120只涂片镜检，均未发现蚴丝虫阳性，阳谷县彻底达到了消灭丝虫病的目标。

四、斑疹伤寒。

斑疹伤寒是一种由立克次氏体引起、通过虱子或鼠蚤叮咬传播的急性传染病，其症状为持续高烧、头疼、眼结膜出血及红色皮疹等。

自1953年有记载以来，斑疹伤寒在境内一直处于较低的发病状态。1953—2013年，全县共报告斑疹伤寒病例12例，其中发病最高的1957年、1994年各为5例。1995年后，县内无斑疹伤寒病例报告。

五、华支睾吸虫病

华支睾吸虫病又称肝吸虫病，是由华支睾吸虫寄生在人体胆管、胆道和胆囊内所引起的一种传染病。患者主要是11~15岁儿童。其主要症状是厌食、消瘦、乏力、腹疼、腹泻等，有的患者呈现肝脾肿大，以左叶为主，表面平滑，偶可触及结节，中等硬度，一般没有明显的触压疼。保虫宿主主要是狗、猫、猪，中间宿主主要是村内外坑塘及部分灌溉沟渠自然繁殖的麦穗鱼、鲦鱼等。感染方式主要是因食用半生不熟的淡水坑塘小鱼而引起。

华支睾吸虫病何时传入无资料记载。1979年，县卫生防疫站进行华支睾吸虫病调查，共调查寿张、十五里园、阿城、七级、张秋5个公社，5个大队，26处中小学，8898人，查出阳性感染者33人，平均感染率0.37%。1985年，县卫生防疫站又对华支睾吸虫病进行了一次调查，共调查4982人，阳性215人，粪检阳性19人。对查出阳性患者给予“血防-846”片药物治疗，全部康复。此后，通过加强卫生宣传教育，改变不良生活习惯，不吃生鱼生虾和半生不熟鱼虾，开展环境卫生综合治理等措施，县内未发现华支睾吸虫病例。

第五节　动物源性传染病

境内动物源性传染病主要有狂犬病、布鲁氏菌病、流行性出血热等。

20世纪50年代，县内狂犬病发病8例，均死亡。60—70年代，县内报告布鲁氏菌病1例，死亡，无狂犬病报告病例。80年代，始有流行性出血热病例，1995年达到峰值，发病率30.66/10万，此后呈逐步下降趋势。1987—1992年，报告狂犬病33例，均死亡，此后呈偶发状态。2007年，报告布鲁氏菌病1例，此后呈散在发病。

一、狂犬病

狂犬病是由狂犬病毒引起的一种人畜共患的急性传染病，其主要传染源是病犬。对该病的治疗收效甚微，病死率几乎为100%，因此对广大人民群众的生命安全威胁极大。

1955年，狂犬病被列入国家法定传染病管理。1956年，县内报告狂犬病1例，死亡1例。1956年，发病4例，死亡4例。1958年，在全县范围内开展了较大规模的消灭家犬活动，传染源基本得到控制。1958—1986年，全县无病例报告。

1980年，周边县市相继发生狂犬病例。1981年7月3日，阳谷县人民政府发布《关于控制和消灭狂犬病的布告》，要求各单位加强对狂犬病预防工作的领导，广泛深入地宣传狂犬病的危害及其防治方法。加强疫情报告，对被咬伤的人要及时送医院治疗，注射狂犬病疫苗预防发病；对被咬伤的家畜及时送畜牧兽医站处理；对被咬伤的野生动物，要立即捕杀。

1987年，报告发病1例。1988年，全县报告发病15例，全部死亡，发病率为2.27/10万，死亡率为100%，是境内狂犬病病例报告和死亡人数最多的一年。

1989年，加强了对家犬的管理，做好被狗、猫等动物咬伤、抓伤者的伤口处理，及时注射狂犬疫苗进行免疫预防，广泛宣传狂犬病的防治知识，提高广大人民群众防治狂犬病的卫生知识和自我保护意识。通过上述系列措施，有效的遏制了狂犬病的高发势头。是年，全县报告狂犬病病例8例，比上年减少7例。1990年，全县报告发病病例6例，比上年减少2例。1991年、1992年分别报告4例、1例。1993—2004年无病例报告。

2005年，县内报告发病1例。2006年，报告发病3例。2008、2009、2010年分别报告发病1例。2012年报告发病1例，2013年报告发病2例。

2012年，县疾病预防控制中心开设狂犬病暴露后规范处置门诊。

2012年6月—2013年12月，全县21处狂犬病暴露后规范处置门诊共收治狂犬病暴露者1758例，其中I级暴露122例，Ⅱ级暴露913例，Ⅲ级暴露723例。Ⅱ级、Ⅲ级暴露者按时全程完成人用狂犬病疫苗接种的1563例中，男性837例，女性726例。0~14岁378例，15~29岁364例，30~44岁315例，45~59岁287例，60岁以上219例。被动物犬致伤的1183例，猫致伤的305例，其他致伤的75例。

二、流行性出血热

流行性出血热简称出血热，是由病毒引起的自然疫源性急性传染病。其传播途径有家鼠型、野鼠型和实验室型3种，境内主要以家鼠型褐鼠为传染源。

出血热是20世纪80年代初在境内发生并流行的新病种。1984年11月，阳谷县阿城公社发生两例出血热病人，其中死亡1例。1985年，在城关镇城角徐村和阿城镇东方红村进行了鼠密度调查，采取户联户、片联片下夹法，室内室外按每15平方米一夹，诱饵使用生花生米，当天晚上7~9点下夹，次日晨5~6点半收拾鼠夹和死鼠。城角徐村捕获率15.4%，东方红村捕获率10.18%。

同年12月，聊城地区防疫站对阳谷县进行了鼠类及带毒调查。经鉴定有褐家鼠、小家鼠、大仓鼠、黑线仓鼠等5个鼠种，鼠肺荧光抗体阳性率4.66%，不同鼠种带毒率无显著差异。其中褐家鼠是境内传播流行性出血热主要的鼠种。同时开展了健康人群隐性感染检测调查，阳谷共采集健康人群血清21份，经免疫荧光检测为阳性者3份，阳性率14.29%。本年，全县报告发病4例。

1986年，境内发生一次出血热病流行，全县报告发病98例，发病率15.29/10万。其后，通过广泛开展灭鼠活动，宣传出血热相关知识，开展出血热疫苗接种等，有效控制了出血热疫情。1987—1989年，全县出血热发病情况相对稳定，出血热发病人数依次为31例、32例、23例，发病率分别为4.79/10万、4.75/10万、3.39/10万。1990年，全县报告发病1例。1991年，无发病报告。1992年，报告发病11例。1993年，无发病报告。

1994年起，出血热病例报告急剧增多，当年报告发病124例，发病率16.73/10万。1995年报告发病增至227例，发病率30.66/10万。1996年报告发病153例，发病率20.63/10万。1997年发病人数明显下降，报告发病81例。1998年发病人数又有回升，报告发病114人。

1999年后，通过大力开展爱国卫生运动和健康教育，人民群众的保健意识显著增强，生活环境明显改善，鼠类数量大大减少，出血热发病率显著下降。1999—2004年，全县累计报告发病188例，平均每年发病31.33例，且呈逐年下降趋势。2005—2013年，全县累计报告发病8例，呈散发状态。1984~2013年发病情况见表4-2-9。

三、布鲁氏菌病

布鲁氏菌病（bruxwllosis），简称“布病”，是人畜共患的疫源性传染病。其主要传染源是病牛、羊、猪等，人接触病畜被感染引起发病。

1964年，境内报告发病1例，死亡。

1964—1966年，对布鲁氏菌病开展普查防治工作，共调查31055人，发现感染者559人，发病100人，对查出的病人进行了及时治疗。

1971年，针对羊的布病感染情况进行调查，共调查阿城、闫楼、大布等17个公社的61个大队，实查羊1559只，查出病羊274只，占实查羊的17.6%，感染率最低的5%，最高的40%以上。普查517人，查出4名病人，占实查人数的0.8%。对确诊“布病”患者全部给予4~5个疗程的抗菌素治疗，对查出的疑似病畜全部宰杀。

2005—2013年，全县共报告“布病”8例，年均发病率为0.127/10万。

表4-2-9

1984—2013年阳谷县流行性出血热发病情况统计表

年度	发病人数	发病率（/10万）	年度	发病人数	发病率（/10万）	年度	发病人数	发病率（/10万）
1984	1	0.16	1994	124	16.73	2004	3	0.40
1985	4	0.63	1995	227	30.66	2005	2	0.26
1986	98	15.29	1996	153	20.63	2006	1	0.13
1987	31	4.79	1997	81	10.91	2007	1	0.13
1988	32	4.75	1998	114	15.31	2008	1	0.13
1989	23	3.39	1999	85	11.35	2009	1	0.13
1990	1	0.14	2000	44	5.93	2010	—	—
1991	—	—	2001	37	4.96	2011	1	0.12
1992	11	1.49	2002	13	1.73	2012	1	0.13
1993	—	—	2003	6	0.80	2013	—	—

第六节　其他传染病

除前述传染病和计划免疫相关传染病外，县内还有麻风病、艾滋病、性病等传染病。

20世纪50~60年代，普查发现县内存有麻风病、性病病例，多数得到及时救治。此后，麻风病基本被消灭，长期未发现性病病例。进入21世纪后，性病开始反弹，艾滋病传入境内。县卫生局和疾病预防控制机构虽然采取了一系列防控措施，但艾滋病仍未得到遏制，性病仍呈逐年增加趋势。

一、麻风病

麻风病是一种慢性传染病，病人是唯一传染源，呈点状集族性分布。新中国成立前，麻风病人曾受到非人的待遇，一旦患病，即被社会、家庭抛弃，更有甚者被活埋或烧死。家庭也受到严重歧视，有的被驱逐出村，有的全家被迫自杀或被杀。新中国成立后，政府高度重视麻风病的防治工作。1957年，中华人民共和国卫生部公布了《全国麻风病防治规划》。根据规划和防治工作要求，阳谷县各级政府和卫生防疫机构广泛宣传麻风病的流行特点和防治知识，消除广大群众的恐惧心理。按照上级要求，阳谷县于1963年、1964年、1966年分别进行了麻风病普查，共发现病人15例，分布在7个公社的14个大队。对发现的7个重症病人及时送麻风病医院救治，轻者8人在家隔离治疗。1983年6月，根据山东省皮肤病防治研究所制定的一脱（眉毛或胡须一部或全部脱落）、二木（皮肤有一块或几块不知冷热、针刺不痛的麻木区）、三蚁感（面部一处或几处有蚂蚁爬行感觉）、四歪（嘴歪、眼斜）、五肿（面部或四肢肿胀且起暗红色疙瘩）、六癣瘢（皮肤有红色、淡红色或浅色的癣瘢且麻木、无汗）、七佝（手虎口肌肉消瘦、塌陷、活动无力、伸屈不灵甚至弯曲，形如鸡爪）、八疡（手脚生疮，久治不愈脚趾萎缩）、九筋粗（颈旁、四肢粗硬，时有酸麻痛疼难忍）、十长（长期与麻风病人接触）十大线索，对有麻风病史的大队7311人进行了筛查，未发现可疑患者。以前发现的15例病人中，已有11人治愈，4人死亡。阳谷县提前实现了卫生部（82）卫防字第37号文件提出的到2000年基本消灭麻风病的目标。

二、艾滋病

艾滋病是一种由人类免疫缺陷病毒（HIV）引起并破坏人体免疫系统的严重传染病。其传播途径为性接触传播、血液传播及母婴传播。

2002年3月27日，聊城市人民医院收治阳谷县阿城镇居民孙某，该患者反复不规则高热（39℃~41℃）近3个月；伴轻度腹泻，体重减轻15公斤；后有淋巴结肿大、咳嗽等轻度上呼吸道感染症状。是聊城市从当地居民中检测出首例经性途径传播的艾滋病病毒感染者。同日，该感染者死亡，也是聊城市第一例艾滋病感染者死亡病例。

2004年4月3日，县卫生局成立艾滋病防治宣传领导小组和防治宣传技术指导小组。2005年4月5日，县政府成立由分管副县长苏永侠任主任，县委宣传部、县发展计划局、县科学技术局、县财政局、县卫生局、县文化局、县广播电视局、县公安局、县司法局、县教育局、县计划生育局、县人事局、县经贸局、县旅游局、县建设局、县农业局、县交通局、县民政局、县劳动和社会保障局、县民宗局、县工商行政管理局、县食品药品监督管理局、县总工会、团县委、县妇联、县红十字会等负责人为成员的阳谷县艾滋病防治工作委员会。同日，县艾滋病防治工作委员会印发《阳谷县防治艾滋病工作委员会成员单位工作职责》和《阳谷县艾滋病防治知识"五进"活动方案(2005—2008年)(试行)》。该方案要求在全县范围广泛动员全社会力量，采取多种传播、教育和干预的有效形式，建立不同人群、不同层次的艾滋病防治宣传教育网络和管理体制。通过大力开展艾滋病防治知识"五进"(即:进农村、进学校、进社区、进家庭、进重点场所)活动，提高公众对艾滋病防治知识的知晓率，促进健康生活方式，避免高危行为，降低艾滋病传播的危险。

2005年8月5日，阳谷县首次确诊艾滋病病毒感染者2例，感染者是夫妻关系。患者夫妇在县人民医院就诊，由于反复高烧，消瘦乏力、呼吸困难等症状而被发现，后经确诊。是阳谷县医疗机构从当地居民中检测出首例经性途径传播的艾滋病病毒感染者。男患者是蔬菜大棚种植户，之前曾是当地餐饮服务业主，女患者为外来妇女。

12月1日，县委宣传部、县广播电视局、县计划生育局、县卫生局、县公安局、县教育局等部门，在县中心广场联合举办防治艾滋病宣传活动，设立咨询台1处，悬挂过街横幅标语20幅，发放宣传资料5000余份，发放安全套1000只，现场咨询120人，受教育群众6000余人。同时18个乡镇（街道)分别开展了宣传咨询活动，共发放宣传资料10万份，张贴标语96条，宣传覆盖人数10万余人。是年，阳谷县疾病预防控制中心建设艾滋病初筛实验室并通过了山东省疾病预防控制中心达标验收，全县第一个艾滋病初筛实验室投入使用。

是年，根据上级安排，完成1990—1998年全县有偿供血人员艾滋病病毒抗体摸底筛查工作。全县共调查843个村，150796户，624448人，对81名有偿供血人员进行艾滋病毒抗体检测，未发现HIV感染者。

2006年4—6月，县卫生局、计划生育局、公安局、民政局联合完成外来妇女艾滋病摸底筛查工作，检出外省籍感染者1例。9月，聊城市启动山东省艾滋病综合防治示范区项目，艾滋病防治示范区设在阳谷县。阳谷县艾滋病防治工作委员会建立多部门合作工作机制，充分利用各种媒体广泛开展预防艾滋病的宣传教育工作，加强自愿咨询检测和重点人群检测，落实"四免一关怀"政策，全面开展感染者和病人救治工作。

2007年3月20日，县防治艾滋病委员会办公室印发《2007年全县艾滋病防治工作意见》，要求强化政府领导多部门合作、社会参与的艾滋病预防和控制体系，建立健全防治艾滋病的有关制度和宣传教育、卫生保健、监测管理及跟踪服务相结合的工作机制，减少感染艾滋病的发生、死亡及对个人、家庭、社会带来的影响。

4月，县疾病控制中心在全县25所中学152个班级的1.9万名学生中开展了预防艾滋病健康教育宣传活动，使青少年了解和掌握艾滋病危害、危险因素及防治策略，增强青少年预防艾滋病的意识和参与艾滋病防治工作的热情。

9月19日，县防艾办、卫生局、教育局、团县委联合印发《关于做好青少年预防艾滋病宣传教育活动的通知》，要求各乡镇、各有关部门加强组织协调，进行周密部署，确保青少年预防艾滋病宣传教育活动的顺利开展。本年，教育局将防治艾滋病知识纳入学校健康教育课程，对小学四年级以上的小学生、初高中生开展不少于4个学时的教育。

11月，县卫生局召开医疗卫生系统有关领导、业务人员艾滋病防治培训会，共培训126人，提高了卫生系统工作人员对艾滋病防治工作的思想认识和业务技能。

2008年4月16日，县政府召开艾滋病综合防治示范区工作会议，各成员单位、项目办有关领导出席会议。会议总结项目实施以来工作开展情况及各项指标完成情况，提出了2008年工作要求。5月5日，县政府研究同意，将艾滋病防治工作纳入各成员单位年度目标考核内容。

7月17日，阳谷县发现1例经母婴途径传播的艾滋病病例，病人为1岁半女婴，阳谷籍。为聊城市第一例经母婴传播的病例。

2009年4月，阳谷县被确定为中央与省共建艾滋病综合防治（2009—2013年）示范区项目县。6月，县政府印发《阳谷县艾滋病综合防治示范区（第二轮）工作实施方案》、《阳谷县遏制与防治艾滋病行动计划(2009-2013年)》和《阳谷县人民政府关于进一步加强艾滋病防治工作的通知》，确定了未来五年的目标任务、工作措施及具体要求。11月，县疾病预防控制中心统一为全县880个行政村制作了“遏制艾滋关爱生命”瓷砖宣传栏。

2012年10月，县防治艾滋病工作委员会在全县公务员培训班举办艾滋病防治知识讲座，培训公务员860人。此举为聊城市首创。

2002—2013年，全县累计报告艾滋病感染者和病人29例，其中免费抗病毒治疗15例，转出3例，死亡8例。29例感染者和病人中男性19例，占65.5%；女性10例，占34.5%。性接触途径感染25例(异性23例，同性2例)，占86.2%；血液途径感染和母婴途径感染均为2例，分别占6.9%。

2002—2013年阳谷县报告艾滋病感染者和病人情况表

表4-2-10

年度	报告人数	性别		死亡人数	感染途径				
					性接触		血液	母婴	其他
		男	女		异性	同性			
2002	1	1	—	1	1	—	—	—	—
2003	—	—	—	—	—	—	—	—	—
2004	1	1	—	—	—	—	1	—	—
2005	3	2	1	—	2	—	1	—	——
2006	1	1	—	1	1	—	—	—	
2007	1	1	—	2	1	—	—	—	—
2008	3	—	3	1	2	—	—	1	—
2009	2	1	1	2	2	—	—		—
2010	4	3	1	—	2	1		1	—
2011	3	3	—	1	3	—	—	—	—
2012	7	4	3	—	7	—	—	—	—
2013	3	2	1	—	2	1	—	—	—
合计	29	19	10	8	23	2	23	2	—

三、性病

性病是梅毒、软下疳、淋病的统称，主要通过发生性行为而传染的疾病。

1957—1960年，县卫生行政部门组织防疫站和部分医务人员组成专业普查队，根据性病的十大线索排查重点对象，然后进行面对面调查、体检和血清学检查。寿张县(现大部分属阳谷县)共查出重点对象323人，确诊为梅毒患者123人。对查出的病人经系统治疗后绝大部分痊愈。

1961—1989年，全县未发现性病病例。

1990年，县内报告1例淋病病例。此后几年，曾散在发生。

1999年起，性病明显反弹。当年报告淋病16例，梅毒4例。2000年报告淋病病例35例，梅毒4例。2001—2013年，全县共报告淋病147例，年均11.3例，且每年之间变化不大，最低的2002年报告3例，最高的2012年报告20例；全县共报告梅毒病例194例，虽年均发病14.9例，但每个年度变化较大。其间，2003年、2006年、2008年未发现梅毒病例，2010年后呈明显上升态势。2010年报告10例，2011年报告15例，2012年报告41例，2013年报告93例。

2000—2013年阳谷县报告性病情况统计表

表4-2-11

年度	总数	其中		发病率(/10万)	年度	总数	其中		发病率(/10万)
		淋病	梅毒				淋病	梅毒	
2000	39	35	4	5.26	2007	17	10	7	2.18
2001	18	14	4	2.41	2008	11	11	—	1.40
2002	9	3	6	1.20	2009	18	8	10	2.26
2003	17	17	—	—	2010	15	5	10	1.86
2004	20	17	3	2.26	2011	26	11	15	3.20
2005	9	4	5	1.19	2012	61	20	41	7.67
2006	7	7	—	0.92	2013	112	19	93	13.73

第七节　传染性非典型肺炎防控

非典型肺炎是非典病毒引起的呼吸道传染病。2003年，在我国部分地区传播流行，为防止疫情传入，县委、县政府动员全县人民齐心协力，大打了一场防控非典型肺炎攻坚战，确保了全县无非典型肺炎疫情。

成立组织，落实责任。2003年4月23日，县政府成立由县委副书记、县长关华任组长，9名副县级领导干部任副组长，县直有关单位主要负责人、各乡镇长(街道办主任)为成员的阳谷县非典型肺炎防治领导小组。5月13日，县政府成立由县委副书记、县长关华任总指挥，9名副县级领导干部为副总指挥，财政、经贸、卫生、教育、公安等有关部门主要负责人和各乡镇长（街道办主任）为成员的阳谷县非典型肺炎防治工作指挥部。指挥部下设办公室，由县政府办公室、县委宣传部、县卫生局、县公安局、县统计局等部门人员组成，在县政府办公楼设立固定办公场所、办公电话、办公车辆。制定了严格的工作制度，确保通讯畅通、协调有力。同时成立了县直组、督导组、治安交通组、宣传组、防治检疫组、后勤保障组、教育组、外事旅游组、农村组、市场管理组10个专业小组，每个小组均由1名副县级领导干部任组长，做到责任明确，目标具体。县直各部门、各乡镇、各村也成立了相应的组织。

4月25日，县卫生局成立由局长王兆珍任组长，县卫生防疫站、县直医疗卫生单位主要负责人和局机关有关科室主要负责人为成员的应急处理领导小组，下设技术指导、医疗救护、疫情控制、检查督导、综合协调、信息宣传、专家等7个专业组。县卫生防疫站成立综合协调、检测与检验、流行病学调查、消毒技术指导、后勤保障等5个专业小组和由流行病学调查、疫点疫区消毒、病源学检索、供应室消毒等21名专业人员组成的“非典”防治机动队。

全面防控，堵住疫情输入源头。阳谷县“非典”防治工作的重点是外来和外出返乡人员，县“非典”防治指挥部要求县直各单位、各乡镇、各企业根据各自实际，制定一系列规章制度及村规民约，积极推广“四邻联保”“楼居联保”“十户联保”的做法，实行“村自为战”“厂自为战”“校自为战”“楼自为战”的有效方法，筑牢防治非典型肺炎输入的铜墙铁壁。对外来人员一律隔离观察14天，并每天2次测量体温，切实做到人不出屋，户不出院，单人单屋隔离，特别是对来自疫区的人员，实行重点管理，实行“人盯人”监测措施。全县共登记、监测外来和返乡人员10014人，未发现一例疑似病人。

普及防治知识，加强宣传教育。为提高广大群众非典型肺炎的防治意识和知识，县非典防治指挥部印发了《致全县人民的一封信》、《致在外务工人员的公开信》、《致隔离人员的一封信》、预防非典歌等一系列宣传材料6万份。县卫生防疫站印发非典型肺炎防治明白纸2.3万份，小册子2万份，宣传单5万份。县广播电台、电视台开辟了防治“非典”专题节目，通过专家访谈、播音员宣读等形式,大力宣传《中华人民共和国传染病防治法》和"非典"防治知识。5月2日至16日在电视台举办非典型肺炎诊断、个人防护、预防措施专题讲座5期。县卫生局在中心广场举办咨询活动2次，发放宣传单3.4万份。县人民医院、县中医医院、县卫生防疫站开通咨询电话，实行24小时值班。

严密监测，加强防控。全县成立县、乡、村三级流调队伍，共组建流调队1178个，5977人。其中县级流调队6个，共60人；县直单位流调队212个，共1060人；乡镇级流调队96个，共530人；村级流调队864个，共4327人。同时在汽车站、火车站、寿张镇省界道口设立三个监测站和留验站。县流调队共调查可疑病人25例，密切接触者和可疑接触者195人次；三个检测点共检查6723车次、35927人次，查出发热病人34人；对来自重点疫区的3232人，通知所属乡镇重点监管。医疗卫生机构接诊发热病人1593人，留观88人。对50名可疑病人进行了专家会诊。

为确保疫情及时上报，建立了县、乡、村三级疫情报告网络，乡镇防保站、村卫生室都固定一名专职疫情报告员，并实行逐级零报告制度。

根据省市关于"腾空一家医疗机构，建设定点医院"的指示，以石门宋卫生院为基础，以县人民医院为依托，建立阳谷县传染病定点医院。县财政拨款60万元，县人民医院投资130万元，改建房屋33间，其中隔离室4间，隔离病房4间，位床25张，医护人员用房6间。配备了必须的医疗设备和防护用品，储备药品30余种。

加强医务人员培训，开展应急演练。县卫生局举办培训班23期，培训县乡医务人员1169人次，培训乡村医生2200人次。各级培训疫情报告员、监督员、流调队员1863人次。

4月30日16时，县"防非"指挥部模拟"县民兵训练基地发生非典疫情"实战演练，县"防非"指挥部总指挥关华下达命令，紧急启动"非典"疫区隔离预案。县委政法委书记孙峰和县人武部领导按照预案在县文化广场紧急集合公安、法院、检察和民兵预备役100人，奔赴疫区进行封锁，在周围设立警戒线，严禁非工作人员出入。同时定点医院车辆紧急到达，把疑似病人迅速转移到定点医院实施隔离、检查和治疗。县卫生防疫站迅速组织流调、消杀应急分队开展流行病学调查，对现场和出入现场的交通工具、病人接触的所有物品进行全面消毒，对密切接触人员就地进行隔离观察。整个过程持续40分钟，达到了预期的效果。5月1日和6日，分别在阳谷实验中学、县火车站广场进行了实战演练。通过实战演练，广大医疗救护人员进一步熟悉了工作流程，提高了快速反应能力和医疗救护水平。

严明纪律，加强监督。县"防非"指挥部印发《关于防治非典工作中违纪违法行为处理的暂行办法》，要求对在非典防治中工作不力，玩忽职守，失职、渎职，造成工作被动的，将严格追究相应的责任。县纪委、监察局抽调30名机关干部，分6个组对农村"防非"工作进行督导检查；县"防非办"成立了由县直42个单位纪委书记（纪检组长）组成的督导组，对县直单位和城区8大责任区进行督导检查，确保"防非"工作的顺利开展。

加强管理，严格消毒措施。"防非"期间，各机关、学校、企业、公共场所及各商场积极开展消毒工作。各商场每天集中消毒。客运车辆坚持每班次一消毒，出租车坚持一客一消毒。县卫生防疫站对汽车站、火车站、阳谷宾馆等重点单位进行集中消毒。为做好消毒工作，县卫生防疫站购置背负式喷雾器10台、高压喷雾器6台，购买优氯净250公斤，过氧乙酸150公斤，消杀面积35.8万平方米。全县共投入消杀药品5576.8公斤，消杀面积1559.7万平方米。

"防非"期间，县卫生防疫站投入资金233.7万元，储备防护服45套，隔离衣帽116套，手术衣39套，一次性手术衣100套，罩衫35套，三角巾29条，口罩1111个，乳胶手套324副，体温计294个，红外线体外测温仪5台，靴子46双，防护眼镜97副，一次性帽子300个，一次性手套3000副，一次性鞋套1000副，背负式喷雾器10台，高压喷雾器6台。

进入8月后，根据省市要求，"非典"防控工作由应急状态转入长效机制，阳谷县保留固定监测点55处，发热门诊8处，留验站3处。经过4个多月的艰苦奋战，全县没有出现1例"非典"病人和疑似病人。

第三章　地方病防治

地方病是指某些在特定地域内经常发生并相对稳定，与地理环境中物理、化学和生物因素密切相关的疾病。阳谷境内地方病主要有地方性氟中毒，地方性甲状腺肿、地方性碘缺乏病也曾发生并流行。

第一节　地方性氟中毒

地方性氟中毒，是长期饮用高氟水引起的慢性氟中毒症，轻则氟斑牙，重则氟骨症，造成弯腰、驼背、肢体麻木、疼痛，丧失劳动能力，早衰、早亡。严重影响人民群众的身体健康。

阳谷县于1979至1981年进行线索调查，共查水样1486份，发现高氟井113眼，最高者达5毫克/升以上，分布在全县17个公社，74个大队，近百个自然村，病区人口57307人，受害人数18518人，全县患氟斑牙人数12208人，平均患病率为70.90%。患氟骨症人数为557人，平均患病率为3.22%。全县按受害情况划分3个病区，轻病区受害总人数14798人，占受害总人数的79.91%。中病区受害总人数2736人，占受害总人数的14.77%。重病区受害总人数984人，占受害总人数的5.3%。

1984年起，阳谷县采取改水降氟措施。在上级补助资金的同时，县、乡、村多方筹集资金，进行打深井、建水塔及安装使用压力罐、除氟罐等方式，切实改变病区群众饮用水状况。至1994年10月底，阳谷县基本完成了除氟改水任务。

2006年，配合市疾病预防控制中心开展了饮用水高氟水源筛查和降氟改水工程监测。共调查61个村，采样305份；调查改水工程5处，采样20份。

2012年，阳谷县除氟改水工程经过聊城市监测，均运转正常。

1984—1994年阳谷县除氟改水基本情况统计表

表4-3-1　　单位：个，人

乡镇	病区村数	完成改水村数	其中合格村数	病区总人数	患病人数	氟斑牙患病人数
四棚乡	2	2	2	4511	352	352
大布乡	4	3	3	3074	298	298
十五里园乡	2	1	1	2087	176	176
李台乡	4	2	2	4997	270	270
范海乡	3	1	1	1290	70	70
高庙王乡	4	2	2	5593	510	510
石佛乡	2	1	1	2383	251	251
安乐镇	4	2	2	8180	522	522
石门宋乡	6	4	4	3641	950	948
西湖乡	3	2	2	1780	700	700

续表4-3-1

乡镇	病区村数	完成改水村数	其中合格村数	病区总人数	患病人数	氟斑牙患病人数
寿张镇	2	1	1	1750	0	0
郭店屯乡	3	2	2	1125	52	52
阿城镇	1	1	1	1403	0	0
定水镇	1	0	0	322	0	0
闫楼乡	5	4	4	5990	987	985
张秋镇	7	4	4	8552	361	361
金斗营乡	4	4	1	5490	3436	3436
合计	57	36	33	62168	8935	8931

第二节　地方性甲状腺肿

地方性甲状腺肿，俗称“粗脖子病”。阳谷县地处黄河冲积平原，有研究表明，部分区域曾存在高碘性甲状腺肿疾病的流行。1979年1月，阳谷县组织专业人员对部分社队进行了专项调查，确定本县属非地甲病区。

第三节　地方性碘缺乏病

1995年2月16日，省政府办公厅印发《山东省消除碘缺乏病实施方案》，要求全省(除少数高碘地区)食用盐全部加碘。此后，阳谷县普遍供应食用加碘盐。通过长期对全县水碘含量调查与监测，2004年，阿城镇、张秋镇、七级镇、石佛镇、十五里园镇、郭店屯镇被确定为高碘地区。2005年5月8日，山东省盐务局、省卫生厅印发《关于高碘地区停供碘盐改供非碘食盐的通知》，上述6个乡镇停供碘盐，改供非碘食盐。

2008年5月，按照聊城市卫生局统一部署，县疾控中心进行碘盐监测。高碘地区采集食盐样本300份，检出碘盐21份，无碘食盐率93%；非高碘地区采集食盐样本288份，检出无碘食盐24份，碘盐覆盖率91.67%。

2009年，阳谷县被确定为高碘、非高碘双向监测项目县。2010年，开展了中央补助山东省公共卫生资金碘缺乏病防治项目的碘盐监测工作。高碘地区采样300份，检出碘盐23份，无碘食盐率92.33%；非高碘地区采样288份，检出无碘食盐40份，碘盐覆盖率86.11%。

2013年，共采集检测食盐样本600份，其中高碘地区采样300份，检出碘盐45份，无碘食盐率85%；非高碘地区采样300份，检出无碘食盐2份，碘盐覆盖率99.33%。检测数据表明，高碘地区仍然存在食用碘盐的情况。

第四章　计划免疫与相关传染病

预防接种，是预防和控制传染病的一项重要措施。新中国成立前，境内即有预防接种的记载，当时只有牛痘苗一种，且量小面窄，仅能在少数人中进行。新中国成立后，党和政府高度重视传染病的预防控制工作，在国力不足的情况下，即广泛推行预防接种，主要有牛痘苗、卡介苗、麻疹、精制白喉类毒素、布氏菌苗、伤寒副伤寒疫苗、流行性乙型脑炎疫苗等，重点预防天花、结核病、麻疹、白喉、布氏菌病、伤寒副伤寒、流行性乙型脑炎。1978年，国家开始实施计划免疫，接种工作纳入了有计划、按规定程序接种的管理轨道。进入21世纪后，预防接种工作进入免疫规划时期。

第一节　计划免疫

1950年，卫生部发布《种痘暂行办法》，全国施行普种牛痘。阳谷县按照要求大面积推行普种牛痘工作。1951年，开始实施卡介苗接种，预防结核病。1952年，县卫生科组织培训种牛痘人员541人，其中女63人。共接种牛痘疫苗34000人，其中一区4000人，二区3600人，三区3600人，四区5000人，五区4300人，六区8000人，七区3600人，城关区1200人。1956年，共接种牛痘疫苗32500人，伤寒疫苗700人，百日咳疫苗258人，白喉疫苗1000人。1957年，接种牛痘疫苗35500人，乙脑疫苗350人，白喉疫苗1400人，伤寒副伤寒菌苗350人，百日咳疫苗900人。

20世纪60年代至70年代初期，由于受到三年自然灾害的限制和“文化大革命”的干扰，预防接种工作受到严重影响。

1973年，在张秋公社、石门宋公社开展儿童预防接种登记卡试点工作。

1975年，在开展预防接种工作中，全县实行三包（干部包发动、会计包登记、赤脚医生包接种）、四定(定点、定时、定质、定量)、五关(登记、体检、消毒、接种、反应处理关)、六准(对象、次数、间隔、部位、途径、剂量准确)、七先七后(先发动后接种、先试点后铺开、先集中后分散、先干部后群众、先造册后进行、先检查后消毒、先消毒后接种)的办法，取得了良好的效果。

1978年，山东省制定《山东省预防接种免疫程序》，全县按照省统一要求，逐步将预防接种工作纳入有组织、有计划的轨道，并在全县范围内对适龄儿童全面建立预防接种卡片，按照免疫程序开展预防接种。至1983年，全县19个公社全部建立计划免疫卡片，生产大队建卡率77.8%。本年，全县实行预防接种收取劳务费制度。

1970—1983年，全县接种各种生物制品5302315人次，其中牛痘菌苗202754人次，精白类317380人次，乙脑疫苗884336人次，百白破三联368155人次，麻疹疫苗604288人次，卡介苗152762人次，精破类354617人次，糖丸疫苗1726819人次，流脑菌苗647654人次，伤寒三联、炭疽菌苗、霍乱菌苗20918人次。

1986年，卫生部提出全国分三步实施计划免疫“三个85%”的目标，即1~1.5岁儿童基础免疫的卡介苗、脊髓灰质炎疫苗、麻疹疫苗、百白破疫苗分别以省、县、乡为单位单苗接种率达到85%。

1987年6月14日，阳谷县人民政府批转县卫生局《关于实行儿童七种传染病计划免疫保偿的报告》，全县开始实施计划免疫保偿制度，0~1岁内的儿童每人每年交3.5元，1~12岁每人每年交2.5元，作为保偿金，保偿期一年。保偿金主要用于预防接种、冷链运转、劳务补贴、接种异常情况的赔偿及宣传培训。凡投保者按规定缴纳保险金者，可适时接种麻疹、卡介苗、乙脑、脊灰、百白破疫苗及精白类毒素，投保者如在保偿期内患接种疫苗相应传染病者，可按规定给予一次性经济赔偿。当年全县适龄儿童109902人，实际入保儿童60403人，入保率54.96%。是年，县政府成立了由副县长方鸣任组长，县委宣传部、县妇联、卫生局、教育局、财政局、计生委、电业管理公司、广播站、卫生防疫站负责人任成员的阳谷县儿童计划免疫协调小组。

1984—1987年，全县共实施预防接种885417人次，其中精白类87472人次，乙脑疫苗121573人次，伤寒三联22700人次，百白破三联136350人次，麻疹疫苗144849人次，糖丸疫苗172819人次，流脑菌苗199654人次。

1988年4月15日，县卫生局印发《关于1988年计划免疫工作意见》，要求在巩固计划免疫保偿成果的基础上，努力提高0~7岁儿童计划免疫保偿投保率。是年，全县入保儿童52737，入保率50.9%。全县儿童入保情况见表4-4-1。

1988年阳谷县儿童计划免疫保偿情况统计表

表4-4-1

乡 镇	投保村数(个)	0～12岁儿童数			其中：0～3岁儿童数			收入金额(元)	赔偿人数
		人数	投保人数	投保率(%)	人数	投保人数	投保率(%)		
高庙王	56	5621	4545	80	1950	1600	85	15907	
李台	23	6648	4700	70	1906	1639	85	12000	
七级	52	7874	4496	55	2807	2385	85	11670	
寿张	46	6088	1994	38	1516	1201	79	5040	
石佛	45	5213	3800	74	1355	1111	81	9600	
阿城	28	5541	3600	65	1022	858	84	10000	
郭店屯	45	5179	2600	50	1231	973	79	6580	
四棚	36	6267	3500	52	1050	829	79	6500	
张秋	48	9499	6500	68	2911	2533	87	15000	
范海	51	7921	5247	66	2584	2093	81	13564	2
大布	37	5000	3400	68	1693	1590	81	7800	
杨庄	21	2639	1980	75	945	803	85	4800	
安乐镇	38	6000	5020	83	1227	1055	86	13240	
十五里园	51	7200	5500	76	2341	2013	84	13000	
石门宋	22	4315	2829	66	1517	1046	69	4998	
城关	39	6600	4000	61	1542	1295	84	13000	
西湖	37	4646	3994	86	1271	1118	88	9700	
定水镇	15	5000	1000	20	1271	745	59	3000	
闫楼	35	8000	5429	68	2733	1749	64	13935	
金斗营	15	4751	2946	62	1318	981	75	2946	
县直单位		1666	1333	80	792	674	85	4000	1

1989年，经世界卫生组织、联合国儿童基金会、卫生部联合评审，全县12月龄内儿童“四苗”单苗接种率均达到85%以上，实现了“第一个85%”目标。

1991年、1996年，经世界卫生组织、联合国儿童基金会、卫生部联合评审，全县12月龄内儿童“四苗”单苗接种率均达85%以上，实现了以县、乡为单位分别达到“第二、第三个85%”的目标。

2000年3月，阳谷县因1999年麻疹暴发被省列入计划免疫工作重点管理县。5月，县卫生局把计划免疫工作列为“一把手”工程，印发《2000—2001年乡镇计划免疫工作目标考核细则》,县卫生局与县卫生防疫站和各乡镇卫生院签订了《阳谷县计划免疫工作目标责任书》,明确了职责和奖惩。卫生局抽调10名科长，卫生防疫站抽调21名专业技术人员分包乡镇，乡镇卫生院人员包村，实行逐级承包。加强定点接种门诊规范化建设和计划免疫人员培训，严格落实预防接种证登记、查验制度，广泛开展疫苗补种和强化免疫活动，全县计划免疫工作取得显著成效。2002年3月，省卫生厅对阳谷县计划免疫重点管理县进行“摘帽验收”，经查看资料、现场考核，摘掉了计划免疫“重点管理县”的帽子。

1978—2004年阳谷县计划免疫疫苗品种与免疫程序调整一览表

表4–4–2

疫苗名称	品种调整	免疫程序调整
牛痘疫苗	减毒活疫苗	1978年，改为满12月初种，8岁复种。1982年停止接种。
卡介苗	1985年，改用冻干皮内卡介苗。	1986年，新生儿出生后24小时初种，7岁复种，农村12岁时再复种1次。1997年停止复种。
脊灰疫苗	1987年，由单价糖丸疫苗改为三价混合疫苗（TOPV）。	1978年，2月初免，2岁、3岁、7岁儿童复种。1986年，改为满2个月、3个月、4个月婴儿各服1次（粒），4岁加强1次（粒）。
麻疹疫苗（麻风疫苗、麻腮疫苗、麻腮风联合疫苗）	1985年，用冻干减毒活疫苗替代液体减毒活疫苗。	1978年，8月龄初免，第二年加强，7岁、12岁各加强1剂次。1986年8月龄初免，7岁、12岁各加强1剂次。2000年，改为8月龄初免，1.5~2岁复种，7岁、12岁各加强1剂次，初免和加强均使用麻疹疫苗。
百白破三联疫苗（白破二联疫苗，百白疫苗，精破类，精白类）	精破类、精白类为类毒素；1985年始用吸附百白破三联制剂，2002年推广无细胞百白破疫苗。	1978年，精白类，在百白破基础免疫基础上，6岁、11岁各加强1剂次；精破类，10~14岁加强1剂次。1986年，3个月、4个月、5个月龄初免3针，1.5~2岁加强1剂次，7岁、12岁用白破二联各加强1剂次。两种疫苗程序相同。
流脑疫苗	1986年，用A群脑膜炎球菌多糖疫苗。2003年推广使用A+C群脑膜炎球菌多糖疫苗。	无明确程序，流行季节前对6月龄至15岁儿童开展突击接种。
乙脑疫苗	1980年始用浓缩疫苗；1985年用灭活乙脑疫苗，2004年引进减毒活疫苗。	1978年，每年4—5月适龄儿童常规接种，1周岁间隔7~10天初免两针，2岁、4岁、7岁、10岁各加强1剂次。1986年，加强改为2岁、6岁、10岁各加强1剂次。1998年起，10岁儿童不再加强。
乙肝疫苗	1987年，用乙肝血源疫苗。1997年，用中国地鼠卵细胞基因和酵母基因重组疫苗。2000年，停止使用血源疫苗。	1987年，新生儿出生后24小时内初免，1个月、6个月各加强接种1剂次，剂量为5ug/0.5ml。更新疫苗后程序未变。

第二节　免疫规划

2005年,国务院颁布《疫苗流通和预防接种管理条例》(以下简称《条例》),卫生部颁布《预防接种工作规范》,全县免疫规划工作步入更加规范化、科学化时期。

2005年6月28日，县卫生局印发《关于贯彻落实〈疫苗流通和预防接种管理条例〉的通知》,要求按照《条例》的规定把好疫苗进货渠道关，规范运输冷藏过程，确保疫苗质量。各乡镇(街道)防保站，要按照预防接种门诊建设的要求，完善各项设施建设，健全各项规章制度，严格疫苗进货渠道，按接种程序和操作规程进行接种，确保接种安全有效。8月1日，县卫生局印发《关于严禁“七苗”收费的通知》,要求自8月1日起全县实行儿童免疫规划疫苗(即一类疫苗)全部免费接种。“七苗”包括：脊髓灰质炎疫苗、卡介苗、全细胞百白破疫苗、麻疹疫苗、流脑疫苗、乙脑疫苗、新生儿乙肝疫苗。8月9日，县卫生局、教育局联合印发《关于儿童入托、入学实行查验预防接种证制度的通知》,要求全县所有入托和新入学的儿童一律查验预防接种证，各托幼机构、小学负责新入托、入学儿童预防接种证的收集工作，各乡镇(街道)防保站负责本辖区儿童预防接种证的审核，发现无预防接种证或未依照免疫程序接种的儿童，应及时补证或补种。是年，全县共查验预防接种证20594人。之后，每年秋季开学后均进行预防接种证查验和疫苗补种工作。

2006年，继续落实常规免疫，规范预防接种。本年，全县开展了两轮脊灰疫苗强化免疫活动，共计服丸72513人次，强化免疫接种率99.92%；对8月龄~15岁儿童（不含2004年以来已接种麻疹疫苗的儿童)进行了麻疹强化免疫，全县接种35565人次，接种率93.28%；新生儿乙肝疫苗接种19106人次，接种率99.2%，首针疫苗及时接种率99.12%；15岁以下儿童乙肝疫苗查漏补种8215人次，补种率95%；2~15岁儿童A+C群流脑疫苗查漏补种和重点人群自愿接种3.1万人次；15岁以下儿童查漏补种流腮疫苗2万人次，麻腮风三联疫苗2100人次。规划免疫“七苗”常规免疫接种率均在99%以上。

2008年4月23日，县卫生局印发《阳谷县落实扩大国家免疫规划项目管理工作方案》,适时调整了疫苗品种和免疫程序。用无细胞百白破疫苗替代原第4剂次全细胞百白破疫苗，麻风联合疫苗替代原第1剂次麻疹疫苗，麻腮联合疫苗替代原第2剂次麻疹疫苗，A+C群流脑疫苗替代原第3、4剂次A群流脑疫苗，精乙脑减毒活疫苗替代原普通乙脑减毒活疫苗。对适龄儿童开展冻干甲肝减毒活疫苗接种。本年，在做好常规免疫的同时，在全县开展了麻疹疫苗强化免疫，共接种麻疹疫苗49806人次，接种率96%。对高庙王、金斗营、李台、大布、侨润、博济桥、狮子楼等七个乡镇(街道)开展了脊灰疫苗第二轮强化免疫，服苗率98.5%。

2009年,按照《聊城市阻断乙肝行动——乙肝疫苗免疫接种工作实施方案》的要求，阳谷县率先开展了阻断乙肝行动——乙肝疫苗免疫接种工作。这次阻断乙肝行动借助新农合优惠政策，进行广泛宣传动员，实施现场报销，直接优惠，使广大群众真正得到实惠，全县共接种乙肝疫苗82769人次。是年，全县21处预防接种门诊中，省级示范门诊达到6处，市级规范门诊15处。常规免疫接种卡介苗6724人次，脊灰疫苗28863人次，百白破疫苗28628人次，含麻疹成份疫苗20052人次，流脑疫苗25425人次，乙脑疫苗15765人次，甲肝疫苗7247人次，流腮疫苗4924人次，Hib 21304人次。同时，脊灰疫苗强化免疫服苗45791人，查漏补种麻风二联疫苗30455剂次、麻腮二联疫苗38727剂次、白破二联疫苗32108剂次、流腮疫苗9436剂次。接种季节性流感疫苗14534剂次，甲型流感疫苗24064剂次。

2010年，按照聊城市卫生局统一要求，全县为1996—2001年出生的未接种或未完成乙肝疫苗全程接种的儿童实施乙肝疫苗接种工作，认真开展麻疹、脊灰强化免疫和乙肝疫苗查漏补种工作。在省专家组督导考核中，抽查的18个乡镇(街道)、52个行政村，适龄儿童麻疹疫苗强化免疫、脊灰疫苗强化免疫和乙肝疫苗补种3项指标接种率均达到100%，其他国家免疫规划疫苗接种率98%以上。本年底，全县共有定点预防接种门诊20处，预防接种室8处，预防接种专职人员161人，兼职15人。

2011年，在做好免疫规划疫苗接种的基础上，开展了15岁以下儿童水痘疫苗、甲肝疫苗、A+C群流感疫苗、麻风疫苗、麻腮疫苗、麻腮风疫苗的查漏补种，并针对15岁以上人群继续开展乙肝疫苗接种。适龄儿童麻疹疫苗强化免疫、脊灰疫苗强化免疫和乙肝疫苗补种3项指标接种率均达到100%，其他国家免疫规划疫苗接种率均达到98%以上。按照聊城市卫生局的统一部署，开展了"星级预防接种门诊"创建活动。至2012年年底，全县创建五星级预防接种门诊6处，四星级预防接种门诊10处；数字化预防接种门诊10处。

2013年4月25日，聊城市实施儿童计划免疫35周年成就展暨儿童预防接种短信平台开通启动仪式在阳谷县文化广场举行。省疾控中心党委书记单宝德，聊城市人大常委会副主任孙菁、市政协副主席张广霞，各县(市、区)卫生局分管副局长、疾控科长、疾控中心主任、免疫规划科科长等出席。启动仪式结束后，参观了"聊城市实施儿童计划免疫35周年成就展"，观摩了阳谷县数字化预防接种门诊及儿童预防接种短信预约平台现场。是年，在做好常规免疫工作的同时，以乡镇(街道)为单位开展了6周岁以下儿童麻疹疫苗、脊灰疫苗等11种免疫规划疫苗查漏补种工作，查漏补种率97%。

2005—2013年阳谷县免疫规划疫苗品种与免疫程序调整一览表

表4-4-3

疫苗名称	品种调整	免疫程序调整
卡介苗	冻干皮内卡介苗	新生儿出生后24小时接种。
脊灰疫苗	三价混合疫苗（TOPV）	满2个月、3个月、4个月婴儿各服1次（粒），4岁加强1次（粒）。
麻疹疫苗（麻风疫苗、麻腮疫苗、麻腮风联合疫苗）	冻干减毒活疫苗	2005年，8月龄初免（麻疹疫苗，2008年改为始用麻风疫苗），1.5~2岁复种（麻疹疫苗，2008年改为始用麻腮疫苗，2010年改为始用麻风腮疫苗）1剂次，6岁再加强1剂次（麻疹疫苗，2005年接种剂量由0.2ml增加为0.5ml，2013年5月1日改为始用麻腮疫苗，2014年1月1日改为始用麻腮风疫苗）。麻风疫苗、麻腮疫苗、麻腮风联合疫苗，不足部分用麻疹疫苗替代。
百白破三联疫苗（白破二联疫苗）	始用吸附百白破三联制剂，2002年推广无细胞百白破疫苗	3、4、5月龄初免3针，1.5~2岁加强1剂次，7岁、12岁用白破二联各加强1剂次。两种疫苗程序相同。2005年，改为3、4、5月龄初免3剂次，1.5~2岁加强1剂次，6岁用白破二联加强1剂次。2008年，第4剂次始用无细胞百白破疫苗；2009年，第3、4剂次均使用无细胞百白破疫苗；2010年，第1~4剂次均使用无细胞百白破疫苗，停止使用吸附全细胞百白破疫苗。
流脑疫苗	基础为A群脑膜炎球菌多糖疫苗。加强为推广使用A+C群脑膜炎球菌多糖疫苗	2003年起，6~18月龄初免1剂次，3岁、6岁、9岁各加强1剂次，初免必须使用A群流脑疫苗。2008年，改为6~18月龄间隔3个月初免2剂次，3岁、6岁各加强1剂次，初免必须使用A群流脑疫苗，加强使用A+C群流脑疫苗。
乙脑疫苗	始用灭活乙脑疫苗，2004年引进减毒活疫苗	2005年，8月龄初免，1.5~2岁、6岁各加强1剂次。2008年，改为8月龄初免，2岁加强1剂次，始用精制乙脑减毒活疫苗替代普通乙脑减毒活疫苗。2009年，改为全年常规接种。
乙肝疫苗	用中国地鼠卵细胞基因和酵母基因重组疫苗	新生儿出生后24小时内初免，1个月、6个月各加强接种1剂次，剂量为5ug/0.5ml。2008年，新生儿母婴阻断的疫苗始用汉逊酵母基因重组疫苗，剂量为10 ug/1ml 或20ug/1ml。2013年5月1日起初免接种剂量由5ug/0.5ml改为10ug/0.5ml。
甲肝疫苗	2008年，始用冻干减毒活疫苗	18月龄接种1剂次。

第三节　预防接种设施与信息化建设

20世纪80年代以来，县、乡卫生防疫机构加强冷链系统和预防接种定点门诊建设，确保了疫苗质量。加强预防接种信息管理，实现了预防接种信息省、市、县、乡四级联网。

一、冷链系统建设

1988年，在卫生部、联合国儿童基金会扶持下，阳谷县配备了疫苗冷链系统。县卫生防疫站配有冷链运输车一部，冰排速冻器10台，普通冰箱2台、冰排2100个；乡镇卫生院共配有普通冰箱20台(每个乡镇1台)，冷藏箱20个，冷藏包410个。同年8月进行了第一次冷链运转。

1989年，制订了冷链管理、冷链设备维修制度和单月运转程序。明确规定每单月5日制订冷链运转计划，9~11日进行冷链运转。疫苗冷链运转使用，保证了疫苗的质量和免疫效果。

2009年8月，县疾病预防控制中心新建8平方米小型冷库一座，上级配置冷藏运输车一部。2013年年底，县疾病预防控制中心配有冷藏运输车一部，8平方米冷库一座，冰箱14台，冰柜8台，冷藏包9个，冷藏箱4个，速冻器8个。全县各预防接种单位共有冰箱50台，冷藏箱23个，冷藏包208个，冰排1980个。

二、预防接种门诊建设

预防接种门诊是转变服务模式，实行定时、定点集中接种的重要保证，是提高免疫工作质量，推进科学化、规范化管理的重要措施。1999年，根据省、市要求，开始推行定点门诊预防接种，选取十五里园镇卫生院、闫楼镇卫生院、寿张镇卫生院、李台镇卫生院、七级镇卫生院作为定时、定点接种门诊的试点单位。

2001年，县卫生局把预防接种门诊创建工作列为本年度卫生工作的一项重要任务。各乡镇卫生院根据各自条件分别参照省级示范、市级规范和县级合格三类门诊的标准进行创建。年底，全县有15处预防接种门诊通过市卫生局组织的验收，达到规范化接种门诊建设标准。

2002年，省卫生厅组织专家组对闫楼镇卫生院、十五里园镇卫生院、李台镇卫生院预防接种门诊考核验收，全部达到省级示范预防接种门诊建设标准。15处预防接种门诊达到市级规范门诊标准，3处预防接种门诊达到县级合格门诊标准。2003年，3处县级合格门诊达到了市级规范门诊标准，通过了市卫生局的考核验收。

2004年，寿张镇卫生院、七级镇卫生院预防接种门诊经省卫生厅验收合格，达到了省级示范门诊标准。至此，全县共有5处省级“示范预防接种门诊”，16处市级“规范预防接种门诊”。

2006年9月12日，县卫生局印发《关于做好预防接种单位资质认证管理工作的通知》，要求各预防接种单位对照标准，加强软、硬件建设。是年，经市考核验收，全县5个省级示范门诊、16个市级规范门诊和8个接种室全部达到了预防接种资质标准，县卫生局颁发了预防接种资质证书。

2009年，全县预防接种门诊硬件建设不断完善和提高，21处门诊的接种室全部安装了柜式空调，多数门诊对接种室环境和装备进行了改造装修，预防接种环境进一步改善。

2011年，根据聊城市卫生局《关于开展“星级预防接种门诊”创建的通知》精神，积极开展创建星级预防接种门诊工作。2012年，按照《山东省预防接种工作规范年活动方案》总体部署，以星级预防接种门诊创建为主线，以疫苗控制针对传染病为目标，按照“增强、促弱、提中间”的总体思路，着力改善预防接种门诊基础建设条件，完善预防接种服务流程，提升预防接种规范化管理水平。经聊城市卫生局考核验收，全县创建五星级预防接种门诊6处，四星级预防接种门诊10处；数字化预防接种门诊10处。2013年，全县五星级数字化预防接种门诊8处，五星级预防接种门诊2处，四星级预防接种门诊8处。闫楼镇、侨润街道预防接种门诊被评为山东省“群众最满意预防接种门诊”。

三、信息化建设

2008年2月19日，县卫生局印发《阳谷县儿童免疫规划工作信息管理系统建设及应用工作实施方案》，要求2008年6月底前，县疾病预防控制中心完成县级信息管理工作站、各预防接种门诊完成儿童预防接种信息管理计算机和客户端的建设，年底达到省、市、县、乡四级联网。全县21处预防接种门诊共投入资金24.97万元，购买计算机、打印机21台及配套设施，建立了儿童预防接种信息化管理系统。2009年，县级儿童预防接种信息平台收到儿童预防接种个案信息59214条。

2013年4月19日，全县21处预防接种门诊短信预约服务平台开通使用，当年编发儿童预防接种预约短信102363条。是年，全县21处预防接种门诊和8处产科预防接种室均实现了预防接种信息省、市、县、乡四级联网。

第四节　计划免疫相关传染病防治

境内计划免疫疫苗相关的传染病主要有天花、白喉、脊灰、麻疹、流脑、乙脑、乙肝、甲肝、百日咳、新生儿破伤风、风疹、流行性腮腺炎、水痘等。

一、天花

天花，中医称痘疮，是天花病毒引起的烈性传染病，通过接触或飞沫传播。据《平原日报》记载：1949年，阳谷县发生天花流行，死亡百余人。1950年，全县开始大面积推行预防接种。1952年，县卫生科组织培训种牛痘人员541人。共接种牛痘疫苗34000人。1953年，全县种牛痘43338人，本年，县内发生一例天花病例。1956年，共接种牛痘疫苗32500人。1957年，接种牛痘疫苗35500人。1958年，接种牛痘28100人。

1960年，按照聊城专区卫生防疫站《关于做好春季种痘工作的通知》和《关于做好秋季种痘工作的通知》要求，对新生儿、6岁、12岁和18岁人群普遍接种牛痘疫苗，全年共种痘71800人份，占总任务的83.41%。

1965年，阳谷县开始全民普种牛痘疫苗，全县普种322524人，占全县人口的73.2%。至1967年，完成全县全民普种任务。

1978年，根据上级要求，调整了种痘办法，初种为12~24月龄的儿童，复种为7~10岁儿童。

1979年，世界卫生组织宣布全球消灭天花。1982年，按照全省统一要求，阳谷县停止接种牛痘疫苗。

二、白喉

白喉是由白喉杆菌所致的急性呼吸道传染病，极易造成死亡，严重危害身体健康。

白喉在境内流行历史很久，但无系统资料记载。1953—1962年，全县共发病220例，死亡16例。其中，1960年发病173例，死亡14例，发病率42.20/10万。1967年，境内开始接种百白破三联制剂疫苗，白喉发病率明显下降。1963—1972年，全县共发病29例，死亡7例。1978年，报告白喉一例，也是境内最后一例。

1993年，按照上级要求，对13~30岁人群实行了一次白破二联制剂加强免疫。

2000年，对1993年1月1日至1999年6月30日出生的儿童进行了一次白破二联强化免疫，报告接种率94.43%。

2002年，省卫生防疫站下发《关于全省推广使用无细胞百白破三联制剂的通知》，用无细胞百白破三联制剂取代或部分取代全细胞百白破三联制剂进行接种。

2009年，按照市疾病预防控制中心下发的《关于印发〈聊城市学龄儿童吸附白喉破伤风联合疫苗查漏补种工作〉的通知》，在全县范围内开展了6~12岁儿童白破二联疫苗的查漏补种工作，全县应种32314人，实种32108人，接种率99.3%。

2010年5月1日起，按省市要求，全县范围内全部使用无细胞百白破疫苗接种。

2013年，按照市疾病预防控制中心《白破二联疫苗查漏补种活动方案》，在全县范围内开展了一次6~9岁儿童白破二联的查漏补种工作。全县应种4469人，实种4423人，接种率98.9%。至2013年年底，阳谷县连续35年无白喉病例报告。

三、脊髓灰质炎

脊髓灰质炎又称婴儿瘫。1953—1957年，全县发病6例；1958—1962年，发病35例；1963—1967年发病99例，死亡3例；1968—1987年共发病63例，无死亡病例。

1965年起，对2个月至7岁儿童进行普遍服用脊灰减毒活疫苗。先服Ⅰ型。1个月后再服Ⅱ、Ⅲ型混合疫苗，第二年按上述程序重复一次。

1978年，脊髓灰质炎疫苗免疫程序调整为2

月龄初免，2岁、3岁、7岁儿童复种。

1986年6月1日起，免疫程序改为满2个月、3个月、4个月婴儿各服1次(粒),4岁加强1次(粒)。

1987年，由单价糖丸疫苗改为三价混合疫苗(TOPV)。

1989年，全县脊灰暴发流行，全年发病87例，无死亡病例，发病率为12.09/10万。首例病人为闫楼乡半楼村人，于2月7日发病，末例病人张秋镇东义和村人，于9月13日发病。经调查其发生流行的原因：疫情报告不及时，甚至不报。2月发生首例病人，6月中旬县卫生防疫站才陆续接到报告；免疫措施应急不力。自6月中旬接到报告，8月初才对4岁以下儿童进行应急服苗。疫情发生后，县政府领导高度重视，卫生局抽调机关10名科长和卫生防疫站21名专业技术人员分包乡镇督导应急服苗。针对疫情迟报现象，多次召开县直医疗卫生单位负责人、乡镇卫生院院长、防疫组组长会议，查找原因，吸取教训，完善制度，明确责任，强化应急服苗措施，疫情得到有效控制。

1995年，对全县0~6岁儿童进行了一次“扫荡”式免疫。应接种儿童47458人，实种47458人，接种率100%。

2000年4月20~25日，对1996年1月1日至接种日出生的儿童全部口服一次脊灰疫苗。全县应服儿童22175人，实服21796人，服苗率98.27%。

2003—2013年，根据省市安排，全县共开展了22次两轮0~4岁儿童脊灰疫苗强化免疫活动，应服苗481007人次，实际服苗466699人次，平均服苗率97%。1990—2013年，全县已连续24年无脊灰病例报告。

1989年阳谷县脊髓灰质炎疫情地区分布情况表

表4-4-4

乡镇	发病人数	发病率（/10万）	乡镇	发病人数	发病率（/10万）
张秋	24	51.85	寿张	2	7.35
十五里园	10	25.50	石门宋	2	8.10
大布	8	29.98	阿城	2	6.67
闫楼	9	19.90	范海	2	5.99
高庙王	4	11.77	翟庄	1	7.11
安乐镇	4	11.40	七级	1	2.64
四棚	4	11.50	城关	1	2.99
杨庄	3	20.04	西湖	1	3.84
郭店屯	3	10.44	县直	3	
金斗营	3	11.99	合计	87	

1989年阳谷县脊髓灰质炎疫情发病时间分布情况表

表4-4-5

月份	2月	3月	4月	5月	6月	7月	8月	9月
病例数	2	3	2	16	28	28	5	3
%	2.30	3.45	2.30	18.39	32.18	32.18	5.75	3.45

1989年阳谷县脊髓灰质炎疫情发病年龄分布情况表

表4-4-6

年龄（岁）	未满1岁	1	2	3	4	5	6
病例数	32	43	6	4	1	—	1
%	36.78	49.43	6.90	4.60	1.15	—	1.15

1989年阳谷县脊髓灰质炎疫情发病免疫史情况表

表4-4-7

服丸情况	未服	1丸	2丸	3丸
病例数	63	6	16	2
%	72.41	6.90	18.39	2.30

四、麻疹

麻疹是由麻疹病毒引起的一种急性传染病，是境内严重危害儿童健康的传染病之一。

据《平原日报》载，1949年冬，阳谷县孙楼等地相继发生麻疹流行。据疫情资料统计，1953年至1957年，全县发病13134人，死亡239人，在各类传染病中发病率占第一位；1958年至1962年，发病23746人，死亡60人，发病率居传染病第二位；1963年至1967年，发病61064人，死亡21人，发病率仍居各类传染病第二位。1968年至1972年，发病6302人，死亡3人，发病率居各类传染病第三位。1973年，全县发病4991例，死亡15例，发病率891.34/10万，是有疫情记载以来发病率最高的年份。1973年后，推行麻疹减毒活疫苗免疫接种，麻疹发病率逐步下降。

1993年11月1日起，将麻疹疫情报告与监测纳入脊髓灰质炎专报系统。

1996年3月—4月间，城关镇城角孟小学发生麻疹疫情爆发流行。3月17日—4月13日，共发生麻疹病人15例。发病最小者10岁，最大者13岁。男、女之比为7:8。

根据全省统一安排，在“4·25预防接种宣传日”活动期间，开展1次麻疹疫苗强化免疫，对象为1992—1994年出生儿童、7岁和12岁（加强免疫）儿童，全县报告平均接种率为97.96%。

1999年9月，在全县范围内对8月龄至7岁儿童开展了一次麻疹疫苗强化免疫，共接种24674人，报告接种率97.47%。

2007年4月6日，县卫生局印发《2007—2012年阳谷县消除麻疹行动计划》，明确了消除麻疹的工作目标、工作任务和具体措施，对从事免疫预防的专业人员进行了消除麻疹工作知识培训，进一步完善了全县预防接种信息报告和疫情监测系统，提高了麻疹疫情的预测、报告及应急防治能力。2007年全县共报告麻疹病例5例，其中4例是外出儿童发病后返乡或返乡后不久发病，1例为本地儿童。

2008年，全县报告麻疹病例42例，呈急剧上升趋势。县卫生局、县疾病预防控制中心按照省、市要求，于当年12月5—12日在全县开展了麻疹疫苗强化免疫活动，接种4.9万人次，接种率96%。

2009年2月20日，县卫生局在县疾病预防控制中心召开由各防保站站长参加的全县麻疹防控暨麻风疫苗查漏补种工作会议，通报了麻疹疫情，并对麻风疫苗的查漏补种进行专题部署。补种对象为1994年1月1日—2007年8月31日出生的儿童，共接种麻风二联疫苗30455剂次。同时，开展了7~14岁儿童麻腮二联疫苗的查漏补种工作，共接种麻腮二联疫苗38727剂次。是年，全县共报告麻疹病例6例，发病率显著下降。

2010年9月，对8月龄至6周岁儿童开展了麻疹疫苗强化免疫接种和7~14岁儿童麻疹疫苗查漏补种工作，共接种104817人，报告接种率98.6%。在省、市联合督导组到阳谷县进行麻疹疫苗强化免疫活动检查工作中，麻疹疫苗强化免疫共调查420人，实际接种420人，接种率100%；麻疹查漏补种共调查120人，需补种43人，实际补种43人，补种率100%。是年，报告麻疹病例15例。

2011年，根据《2010—2012年聊城市消除麻疹行动方案》和聊城市卫生局《关于进一步加强流动人口麻疹防控工作的紧急通知》，开展了外地流入儿童、春节返乡儿童、计划外出生儿童、35岁以下流动务工人员麻疹疫苗查漏补种和强化免疫。共接种2017人，报告接种率100%。

2012年3月，按照《2012年聊城市麻疹疫苗强化免疫活动实施方案》及麻疹防控工作安排，开展对3岁以下儿童强化免疫和4~6岁儿童查漏补种工作。10月，对中小学新生开展麻疹强化免疫接种工作。全县麻疹强化免疫和查漏补种应种21543人，实种21432人，报告接种率99.5%。其中中专入校新生共380人，实种380人，接种率为100%。

2013年，阳谷县扩大国家免疫规划，麻疹疫苗继续实施3针免疫策略，8月龄首针使用麻风疫苗，18~24月龄的接种全部使用麻腮风疫苗，6岁加强麻腮疫苗。麻风疫苗、麻腮风疫苗不足部分使用麻疹疫苗。1~10月含麻疹成分疫苗第1针应种7030人，实际接种7023人，接种率99.9%；第2针应接种7298人，实际接种7284人，接种率

99.8%；第3针应接种6499人，实际接种6491人，接种率99.9%。是年,全县以乡镇(街道)为单位适龄儿童含麻疹成份疫苗常规免疫报告接种率均在95%以上，全年报告发病1例，麻疹发病率控制在较低水平。

五、流行性脑脊髓膜炎

流行性脑脊髓膜炎(简称流脑)，是由脑膜炎双球菌引起的急性呼吸道传染病，具有发病急、死亡率高等特点。该病为境内常见传染病。

1953—1962年，全县报告发病86人，死亡6人，呈散在发病，年均发病率在2/10万以下。1964年起，发病率逐年上升。1967年暴发流行，全县发病7139例，死亡157例，发病率为1575.99/10万。1968—1972年，发病人数明显减少，共发病778例，死亡29例，年均发病率30.6/10万。1973—1977年，发病人数明显回升，共发病1197人，死亡26人，年均发病率42.72/10万。1978年后，发病率逐年下降。

1986年，按照全省统一要求，开始使用A群脑膜炎球菌多糖疫苗，流行季节前对6月龄~15岁儿童开展突击接种。此后，县内乙脑病例呈散在发生状态。

2003年，开始推广使用A+C群脑膜炎球菌多糖疫苗，接种程序为6月~18月龄初免1针，3岁、6岁、9岁各加强1针，初免必须使用A群流脑疫苗，A+C群流脑疫苗替代原第三、四剂次A群流脑疫苗，并与其他计划免疫疫苗纳入常规接种。

2008年,县疾病预防控制中心印发《关于加强流行性脑脊髓膜炎防控工作的通知》，对于未按照免疫程序接种的儿童，选用A群或A+C群流脑疫苗进行补种。当年补种13753人。

2009年，按照市疾病预防控制中心下发的《关于进一步做好流行性脑脊髓膜炎防控工作的通知》要求，开展2~15岁A+C+Y+W135群脑膜炎球菌多糖疫苗接种工作。完成接种11087人。

2003~2013年，共报告发病1例，全县流脑发病呈偶发状态。

六、流行性乙型脑炎

流行性乙型脑炎(简称乙脑)，是由乙型脑炎病毒引起、以脑实质病变为主的传染病。主要由蚊子在人群和动物间传播。乙脑具有流行面广、病死率高、后遗症严重的特点。

1953—1957年，全县发病168例，死亡34例，年均发病率7.25/10万。1958~1962年，全县发病77例，死亡26例，年均发病率下降到3.69/10万。

1967—1971年，阳谷县曾发生三次乙脑流行。1976年发病81例，死亡15例，发病率为17.6/10万；1970年发病134例，死亡4例，发病率为26.35/10万；1971年发病128例，死亡9例，发病率为24.48/10万。

1986年，将乙脑疫苗纳入儿童计划免疫接种，于每年4、5月份对适龄儿童进行常规接种，并根据儿童免疫状况和发病情况，进行高危地区重点人群突击免疫。当年接种20400人，接种率85.3%。1987—1997年，全县每年乙脑疫苗接种率保持在90%左右。

1998年，按照省卫生厅要求，全县调整乙脑免疫程序，取消10岁年龄组加强免疫针次。

2005年，全县推广使用乙脑减毒活疫苗。2008年，使用精制乙脑减毒活疫苗替代原普通乙脑减毒活疫苗。

2009年，为做好全运会健康安全保障，提高人群乙脑免疫水平，确保全运会期间不发生乙脑暴发流行，按省市统一要求，对全县重点人群开展乙脑疫苗查漏补种活动。共接种乙脑疫苗15765人。

2013年9月，按照市疾病预防控制中心要求，开展了乙脑疫苗查漏补种及应急免疫接种工作，共补种2654人，补种率97.35%。当年，全县报告乙脑病例2例，发病率为0.27/10万。

七、乙型肝炎（简称乙肝）

1958年以前，县内未接到过传染性肝炎疫情报告。1959—1989年，疫情报告系统按传染性肝炎及肝炎病例报告。1959—1962年，报告肝炎发病1133例；1963—1967年，发病1500例；1968—1972年，发病病例有所减少，共计发病631例；1973—1977年，发病病例明显增加，共发病1730例；1978—1982年共发病1732例。

1985年，阳谷县按照省卫生厅统一部署，将病毒性肝炎列入重点防治传染病之一，加强医疗机构隔离消毒，实行一人一针一管注射，控制医源性和血源性传播。

1987年,贯彻《全国乙型肝炎血源疫苗接种试行办法》,开始推广使用乙肝血源疫苗。其免疫程序为新生儿出生后24小时内初免，1个月、6个月各加强接种1剂次，剂量为5ug/0.5ml。

1990年，县内始有乙肝疫情资料。1990—1992年，全县报告乙肝病例1481例。

1992年，根据上级统一部署，将乙肝疫苗纳入儿童计划免疫管理。1995年，按照卫生部要求，全县开始应用基因工程乙肝疫苗替代血源疫苗。

2000年，全部使用中国地鼠卵细胞基因和酵母基因重组疫苗，全县停止使用乙肝血源疫苗。2002年，将乙肝疫苗纳入免疫规划管理。1993年至2002年，全县报告乙肝病例489例。

2003年,省卫生厅下发《山东省乙型肝炎疫苗免疫接种实施方案》，明确全省乙肝疫苗免疫程序(0,1,6),计划免疫对象为2003年1月1日后出生的新生儿免费接种乙肝疫苗。

2006年3月，全县开展0~15岁儿童乙肝疫苗查漏补种，至9月底全部完成了补种工作。全县以乡镇为单位、分年龄组计算乙肝疫苗全程免疫接种率均达到95%以上。当年全县报告乙肝病例202例，发病率为2.89/10万。

2009年，全县开展乙肝阻断行动，共接种乙肝疫苗82769人份，其中参合农民79193人份，非参合农民3576人份。1994—2001年出生的儿童补种乙肝疫苗59731剂次。2010年，省、市联合督导组到阳谷进行查漏补种活动检查，共调查180人，需补种74人，实际补种74人，补种率100%。

2012年,按照《山东省乙型肝炎疫苗免疫接种实施方案》的要求，严格落实“谁接生、谁接种”责任制，开展接生服务的医疗机构在新生儿出生24小时内完成乙肝疫苗接种工作。全年报告乙肝病例447例，发病率为6.39/10万。

2013年，全县报告乙肝病例520例，发病率为7.43/10万，无死亡病例。

八、甲型肝炎

甲型肝炎（简称甲肝），是由甲型肝炎病毒(HAV) 引起的以肝脏炎症病变为主的急性肠道传染病,主要感染对象为儿童和青少年。

1990年，县内始有甲肝病例报告。1990—1992年，全县共报告病例330例。1993—2002年报告发病668例。

2005年4月9日—4月17日，全县集中开展了学龄前儿童甲肝疫苗补种工作，共接种甲肝疫苗21846人次，学龄前儿童甲肝全程接种率达到92.4%。本年，全县甲肝发病9人，发病人数明显减少。

2008年5月1日起，将甲肝疫苗纳入国家免疫规划，始用冻干减毒活疫苗。当年，接种甲肝疫苗5021人，接种率95.26%；报告甲肝病例3例，发病率0.38/10万。

2012年8月，根据全省统一要求，阳谷县开展15岁以下儿童甲肝疫苗查漏补种活动。应种儿童17117人，实种16381人，接种率95.7%。

2005—2013年，全县每年报告甲肝病例均为个位数，呈散在发病。

九、百日咳

百日咳是由百日咳杆菌引起的急性呼吸道传染病。

1953—1957年，全县发生百日咳病例304例，死亡5例，年均发病率10.91/10万。

1958年后，发病人数开始增多。1958—1962年，全县发病3355例，死亡2例，年均发病率160.78/10万。

1963年，全县发病1571例，发病率上升到371.07/10万。此后，由于预防接种和计划免疫的实施，发病率逐年下降。

1967年，应用百白破三联制剂预防百日咳后，收到明显效果，发病率一直维持在较低水平。1968—1977年，全县共发病3858例，年均发病率下降到72.45/10万，无死亡病例。1978—1982年，全县发病1020例，年均发病率34.32/10万。1983—1992年，全县发病278例，年均发病率下降到8.19/10万。

1986年，始用吸附百白破三联制剂接种，3、4、5月龄初免3针，1.5~2岁加强1剂次，7岁、12岁用白破二联各加强1剂次。

2001年，县卫生防疫站对96名正常人群百日咳免疫水平进行了监测，其中阳性24人，阳性率25%。

2010年5月1日起，在全县范围内全部使用无细胞百白破疫苗替代全细胞百白破疫苗。在1993—2012年的20年中，全县共报告百日咳病例47例，年均发病2.35例，呈散在发病。2013年发病12例，有所回升。

十、新生儿破伤风

建国前，境内新生儿破伤风时有发生，且死亡率较高，但未有详细史料记载。

20世纪50年代，阳谷县相继建立妇幼保健机构，推行新法接生，有效降低了新生儿破伤风发病率。

1996年，按照《中华人民共和国传染病防治法》和山东省卫生部门要求，将新生儿破伤风由丙类传染病调整为乙类管理，实行常规报告。至2013年，全县无新生儿破伤风病例报告。

十一、风疹

风疹是由风疹病毒引起的急性传染病，很少发生死亡和并发症。

1989年9月1日起施行的《中华人民共和国传染病防治法》将风疹列入丙类传染病，属监测性疾病。

1995年，按照上级要求，将风疹疫苗纳入儿童计划免疫。7月，实施重点人群接种风疹疫苗，先对1~12岁儿童和13~30岁女性普种，之后按计划免疫常规接种，实行8月龄初种，7岁、12岁各加强1次。

2004年，全国启用法定疫情报告系统，风疹疑似病例开始通过法定疫情报告系统进行上报，报告之后纳入麻疹专病系统进行管理。

2008年，8月龄接种含风疹成分的麻风疫苗，将风疹疫苗纳入常规免疫接种。

2009年2月，在全县开展了麻风二联查漏补种活动，接种对象为1994年1月1日—2007年8月31日出生的儿童，共接种麻风二联疫苗30455剂次。

2013年，对15岁以下儿童进行风疹疫苗查漏补种，共补种18764人。

2004—2013年，全县共报告风疹疑似病例9例，呈散在发病。

十二、流行性腮腺炎

流行性腮腺炎(简称流腮)，由腮腺炎病毒所致，属丙类传染病。病毒主要借空气飞沫传播，传染性强。

2004年前，县内虽有流腮疫情，但无疫情资料。2005年12月，按照省卫生厅统一要求，将免疫接种程序调整为满8月龄初免，6岁加强1针。是年共报告流腮病例231例。

2006年、2007年，全县报告流腮病例分别为14例和10例，报告发病率分别为1.8/10万、1.28/10万。2008年，流腮疫情呈上升趋势，全县共报告流腮病例125例，报告发病率为16.89/10万。当年，开始流腮疫苗的常规接种，对18~24月龄儿童接种含流腮成份的麻腮疫苗。全县共接种8431人，接种率97.78%。

2009年，阳谷县腮腺炎出现流行趋势。截至5月27日，全县报告流腮病例94例，是上年同期的3.6倍，各乡镇(街道)均有病例报告，发病人群以托幼儿童和中、小学生为主，占93.6%。6月15日，县政府召开由县卫生局、教育局、疾控中心及各中学、联校、卫生院、防保站负责人参加的关于加强麻疹与流行性腮腺炎防控工作会议，分析全县麻疹及流行性腮腺炎的疫情形势，部署下一步开展以麻腮疫苗及腮腺炎疫苗查漏补种为主要内容的麻疹及腮腺炎防控工作任务。会议印发了县卫生局、教育局《关于加强麻疹及流行性腮腺炎防控工作的通知》。6月中旬，集中开展了对2~6岁儿童流腮疫苗接种和中、小学生麻腮二联疫苗查漏补种活动，共接种38727人，接种率99.7%。是年，全县报告发病136人，发病率为17.26/10万。

2010年，将18~24月龄儿童流腮免疫程序改为接种含流腮成分的麻腮风疫苗，常规免疫报告接种率在95%以上，建立了较好的免疫屏障。当年，报告流腮病例5例，报告发病率为0.6/10万。

2012年，按照市卫生局《关于做好麻疹等传染病防控工作的通知》要求，对1997—2011年出生的儿童开展了麻风腮疫苗查漏补种工作。应种21548人，实种21432人，接种率为99.4%。当年，报告流腮病例58例，报告发病率为7.3/10万。

2013年3月20日，县卫生局、教育局转发聊城市卫生局、教育局《关于进一步加强全市流行性腮腺炎等呼吸道传染病防控工作的通知》。阳谷县按照要求，对15岁以下儿童开展了含流腮成分疫苗查漏补种工作。全县适龄儿童含流腮成分疫苗常规免疫报告接种率91.5%。当年，全县报告流腮病例315例，发病率38.41/10万，为有记载以来最高。

十三、水痘

水痘是由水痘——带状疱疹病毒原发感染引起的急性传染病，具有高度的传染性。该病高发人群为学生、散居儿童和托幼儿童，严重危害少年儿童的身体健康。

2005年，全县报告水痘病例2例；2006年报告水痘病例9例；2007年报告47例。发病人数呈逐年增加态势。

2008—2009年，累计报告314例，年均发病率18.17/10万，发病人群以学生和托幼儿童为主。2010年报告78例，发病率9.70/10万，较前两年明显下降。

2011年，阳谷县按照全省统一要求，将水痘监测和疫苗接种工作纳入免疫规划管理体系，将水痘疫苗纳入常规免疫接种服务。6月，根据聊城市卫生局、教育局《关于加强水痘防控工作的通知》要求，开展了水痘疫苗查漏补种工作。接种对象为1~15岁儿童。当年报告病例117例，发病率为15.18/10万。

2012年，全县水痘疫情明显下降，共报告40例，发病率为5.12/10万。2013年报告81例，发病率10.26/10万，呈点状散发。

2007—2013年阳谷县水痘发病情况统计表

表4-4-8

年度	发病人数	发病率（/10万）	年度	发病人数	发病率（/10万）	年度	发病人数	发病率（/10万）
2005	2	0.26	2008	156	19.83	2011	117	14.40
2006	9	1.18	2009	132	16.56	2012	40	5.10
2007	47	6.03	2010	78	9.70	2013	81	9.95

第五章 慢性非传染性疾病防控

慢性非传染性疾病防控主要包括高血压防控，居民死因登记报告管理，脑卒中、肿瘤、冠心病监测等。2011年5月，县疾控中心成立慢性病管理科，具体负责全县慢性非传染性疾病的监测、管理和防控。2013年12月，阳谷县被山东省卫生厅确定为“省级慢性病综合防控示范县”。

第一节 减盐防控高血压

2011年，根据《2011年聊城市慢性病及地方病、寄生虫病防治工作意见》,阳谷县采取多种形式，广泛宣传减盐防控高血压的好处，不断提高全民低盐膳食意识与认知水平，减少高血压及相关疾病的发生。2012年5月，县政府办公室转发《聊城市2012年减盐防控高血压项目工作方案》,并成立阳谷县减盐防控高血压项目领导小组，县疾控中心成立慢病科。9月30日，县卫生局、县妇女联合会联合印发《阳谷县健康厨房行动实施方案》，明确职责，广泛宣传，培训骨干，发放控盐勺，开展家庭减盐行为干预，传播健康生活理念和科学饮食知识。10月中旬，结合全国高血压日宣传活动，县、乡卫生防疫机构广泛开展了减盐防控高血压宣传活动。

2013年8月20日，县卫生局、教育局联合转发《聊城市“盐与健康”中小学健康教育主题活动实施方案》，在中小学开展了“三个一”(上一节减盐健康教育课、贴一套减盐宣传海报、看一次减盐宣传片)减盐宣传教育活动，“手拉手，我劝家人少吃盐”健康主体参与活动。

通过宣传教育和主体参与活动，广大群众的低盐膳食意识显著增强，减盐防控高血压知识进一步普及。

第二节 脑卒中高危人群筛查

2013年10月，县卫生局根据国家卫生计生委脑卒中筛查与防治工作委员会《2013年度脑卒中高危人群筛查和干预项目实施方案》和上级有关要求,制订并印发《阳谷县脑卒中高危人群筛查和干预项目实施方案》。10月23日，县政府召开阳谷县脑卒中高危人群筛查和干预项目启动会，副县长杨廷军对项目实施讲了意见。

按照《阳谷县脑卒中高危人群筛查和干预项目实施方案》,经过先期培训，于2013年11月12日—12月25日，在侨润、狮子楼两个街道设立筛查点60个，筛查5300人，其中高危人群870人，完成“二次调查质控表”530份，问卷符合率100%。

第三节 居民死因登记报告管理

2011年，阳谷县开始实行居民死因登记报告管理，开展死因监测。4月26日，县政府分管副县长专题听取县卫生局、县疾控中心关于实行居民死因登记报告管理工作汇报，召开了由卫生局、公安局、民政局、疾控中心主要负责人参加的联席会议，明确了新职责，建立了协调机制，转发了《山东省居民死因登记工作规范(试行)》。5月，县卫生局邀请聊城市有关专家对乡镇卫生院相关人员及部分乡村医生进行了专题培训。县、乡、村三级均配备了居民死因登记信息报告员，建立了死因登记报告信息网络。2011年，全县居民死因登记报告4332人，2012年、2013年分别登记报告4949人、5450人。

第四节　肿瘤、冠心病监测

2012年9月，县卫生局、疾控中心贯彻聊城市慢性病防治工作推进暨培训会议精神，举办由县、乡医疗卫生单位相关人员参加的肿瘤、冠心病监测培训班，邀请聊城市专家授课。9月底，肿瘤、冠心病监测系统开始使用。当年报告肿瘤病例825例，冠心病1063例。2013年，网络直报肿瘤病例1798例，冠心病1619例。

第六章 突发公共卫生事件应急处置

2003年，突如其来的“非典”，暴露出了应对突发公共卫生事件存在的问题。2003年5月7日，国务院第7次常务会议通过了《突发公共卫生事件应急条例》(以下简称《条例》)。2003年9月20日，县长关华签署县政府第8号令，公布并施行《阳谷县突发公共卫生事件应急办法》(以下简称《办法》)，《办法》规定，县卫生局在政府的领导下，具体负责突发公共卫生事件的调查、控制和医疗救治工作。县卫生局于2003年9月24日印发《阳谷县突发公共卫生事件应急预案》。2008年1月，县卫生局印发《关于进一步加强卫生应急工作的通知》，要求各单位认真履行职责，相互配合，密切协作，共同建立起统一指挥、反应灵敏、协调有序、运转高效的卫生应急机制。7月，县卫生局印发《阳谷县卫生应急管理工作规范(试行)》，明确县卫生局应急指挥体系以及各科室、各医疗卫生单位的职责任务，建立健全了监测与预警、应急报告、信息公布、事件举报、应急处理、工作督导、事件评估等各项工作制度。遵循“预防为主、分类管理、科学规范、客观实用”的原则，不断完善突发公共卫生事件应急预案，做好药品、器械、物资的储备工作，确保卫生应急工作的有序开展。

第一节 组织体系与职责

2003年9月24日，县卫生局印发《阳谷县卫生局突发公共卫生事件应急预案》，建立突发公共卫生事件应急处理组织机构，明确组织体系和职责任务，形成突发公共卫生事件预防、救治、流调、监测、信息、宣传、控制等网络体系，并根据人员变动情况适时调整。

县卫生局成立突发公共卫生事件应急工作领导小组，下设综合协调、技术指导、疫情控制、医疗救护和信息宣传5个小组。综合协调小组负责承办落实领导小组的日常工作，组织制订、修订各类突发公共卫生事件应急预案，组织开展突发公共卫生事件应急处置演练；在县政府、市卫生局的领导与指导下，协调有关部门及单位的关系。技术指导小组承担突发公共卫生事件应急处置工作的技术指导，提供技术支持；负责全县专业技术人员的培训和师资培训，提高队伍的整体应急处置能力。疫情控制小组承办疫情管理及处置工作，负责相关信息的收集、整理、分析和通报；开展突发公共卫生事件的应急预警、预测；组织对报告的应急事件进行核实、确认和分级，并为突发公共卫生事件处理提供决策依据。医疗救护小组负责病人的救护工作。信息宣传小组负责全县突发公共卫生事件相关信息的收集、整理、发布及宣传教育工作。

县爱卫办负责在应急事件处理过程中组织开展爱国卫生工作。

医疗救治机构负责传染病、中毒、群体性药物伤害、不明原因疾病等突发公共卫生事件相关信息报告、症状监测和健康教育，配合进行流行病学调查和检测样本的采集；负责病人的现场抢救、运送、诊断、治疗、院内感染控制(包括病人隔离)。负责本单位医务人员的应急救援技能的培训和演练。县传染病医院负责收治传染病、核辐射损伤病人以及中毒病人等。城市社区和农村基层医疗卫生机构在疾控机构的指导下，承担相应的传染病疫情防控工作。

县疾病预防控制中心主要负责突发事件报告、现场流行病学调查处理、开展病因现场快速检测和实验室检测，加强疾病和健康监测，履行公共卫生技术服务职责。

卫生监督所负责突发公共卫生事件应对的卫生监督和执法稽查，包括对食品卫生、环境卫生、放射卫生、职业卫生、疫情报告、隔离防护、生物安全等进行监督执法。卫生监督机构设专人统一协调卫生监督应急工作。

第二节　应急预案体系

为有效应对突发公共卫生事件，根据公共卫生安全形势发展和卫生应急工作实际需要，卫生局先后建立了传染病、食物中毒、救灾防病等各类应急预案（技术方案）并不断修订、补充和完善。

截至2013年年底，县卫生局先后制定和完善了《阳谷县卫生局突发公共卫生事件应急预案》《阳谷县汛期防病与医疗救护工作预案》《阳谷县流脑等呼吸道传染病预防救治预案》《阳谷县流行性乙型脑炎预防处置预案》《防控人感染高致病性禽流感应急预案》《阳谷县鼠疫防治应急预案》《阳谷县手足口病应急预案》《阳谷县群体性食物中毒应急处置预案》《阳谷县水性、食源性疾病应急处置预案》《阳谷县救灾防疫应急预案》《阳谷县霍乱防治应急预案》《阳谷县卫生应急管理工作规范（试行）》《阳谷县肠出血性大肠杆菌0157:H7感染性腹泻防治应急预案》《阳谷县预防接种不良反应应急处置预案》《阳谷县甲型H1N1流感疫情应急处置预案》《阳谷县自然灾害卫生应急预案（试行）》等应急预案，初步形成切实可行、较为完备的突发公共卫生事件应急预案(技术方案)体系。

第三节　应急队伍建设和管理

2008年1月21日，县卫生局印发《关于加强全县卫生应急工作的通知》，成立以局长万开义为组长、局各科室主要负责人为成员的阳谷县卫生局突发公共卫生事件应急处置领导小组。各医疗卫生单位根据各自职责，组建突发公共卫生事件应急处置小组。

县疾病预防控制中心选择年富力强、具有实践经验的现场流行病学调查、实验室检测和宣传教育等专业人员组成应急队伍，并以现场应急处置为主要任务。疾病预防控制中心建立了卫生应急队伍资料库，对其资料实行计算机管理，并根据人员变动情况适时进行调整。县疾病预防控制中心成立由10人组成的2个应急处置小组，每个小组由流调、消毒消杀、检验、后勤保障人员组成，组长由疾控中心副主任担任。

县人民医院、县第二人民医院、县中医医院、县卫校医院、县妇幼保健院分别成立由10人组成的突发公共卫生事件医疗救治小组。

各乡镇卫生院分别成立6人组成的突发公共卫生事件医疗救治小组。

全县共组建突发公共卫生事件应急处置、医疗救治小组26个，共180人。

第四节　应急培训和演练

为适应卫生应急工作需要，坚持“预防为主，平战结合”的原则，以提高卫生应急技术人员的业务水平，增强其应急意识，更新其卫生应急知识，提高整体应急处置业务能力和水平为目标，县卫生局、县疾控中心不定期举办卫生应急培训。培训的主要对象为县卫生局、县疾控中心、各医疗机构的卫生应急队伍成员。培训内容主要包括卫生应急管理和应急处理专业技术、卫生应急工作相关法律法规、预案和标准的解读等。培训方法根据实际需要采取集中授课、模拟演练等多种形式。同时积极参加上级应急业务培训，县疾控中心部分应急骨干参加了“聊城市首届现场流行病学培训项目”。

为检验应急指挥、疾病控制体系应对突发公共卫生事件的能力，检验应急预案的可行性、疫情报告网络的灵敏性、应急队伍响应的及时性和应急物资储备的适用性，提升全县突发公共卫生事件现场实战的应急处置能力，县卫生局结合实际情况和工作需要，采取不定期的形式，安排突发公共卫生事件应急处理演练，并对演练结果进行总结和评估。

2012年10月26日，县卫生局、县疾控中心举办了疑似人感染禽流感疫情应急处置演练。2013年4月17日，组织开展人感染H7N9流感应急实战演练。通过应急演练，达到了检验预案、锻炼队伍、发现问题、整改提高的目的，提高了卫生应急队伍现场应急处置的能力。

第五节　应急物资储备

为保障突发公共卫生事件现场处置人员的安全，控制疾病流行，县疾控中心在原有防护装备的基础上，于2012年为应急机动队现场处置人员配备了10个拉杆式应急专用箱，箱内包括猴服1套、分体式内工作服1套、防护服1套、N95口罩2个、防水强光手电1个、文件夹1个、一次性医帽2个、手套1副等。储备背负式手动喷雾器3台、电动喷雾器2台、电动气溶胶喷雾器1台和消杀药品、配药桶等应急消杀物质，并定期进行保养维护。县疾控中心根据省、市、县关于突发公共卫生事件应急物资储备管理要求和卫生应急物资储备调用、耗损状况及疾病预防控制等实际工作需要，及时编制应急物资储备、调整、补充、更新及维护保养计划，每年根据物资的期限和疫情研报进行实时补充、提前储备，保证应急物资足量储备，满足疫情应急处置工作需要，为积极预防和处置各种突发性公共卫生事件，维护社会的安全和稳定奠定了坚实的物资基础。

各医疗机构根据各自的实际需要，也储备了相应的药品、器械等物资，做到了突发公共卫生事件随时待命。

第五编

妇幼保健

第一章　妇幼保健机构

1950年，阳谷县成立婴儿接生站，推行新法接生。此后，区卫生所逐步配备妇幼保健人员，各乡建立接生站。957年3月，县婴儿接生站改建为县妇幼保健站。20世纪70年代，公社卫生院相继设立妇产科，设有专职或兼职妇幼保健人员。村卫生室配备女赤脚医生，负责本村的妇幼保健工作。进入21世纪后，进一步加强县、乡、村三级妇幼保健机构建设。县妇幼保健站升格为副科（局）及事业单位，更名为县妇幼保健院。乡镇卫生院全部建立妇幼保健科，多数卫生院（街道社区卫生服务中心）设立妇保科、儿保科。行政村至少有一名乡村医生或计划生育专职人员负责本村的妇幼保健工作。全县县、乡、村妇幼保健网络更加完善。

第一节　阳谷县妇幼保健院

阳谷县妇幼保健院位于赵王河路西首北侧，占地10560平方米，建筑面积10738平方米，开放病床50张。共有职工158人，其中专业技术人员134人。拥有日立四维彩超、奥林巴斯全自动生化分析仪、CR拍片机、耳生发射分析仪、电脑母婴监护仪、超声波臭氧雾化妇科治疗仪、儿童肺炎腹泻治疗仪等诊疗设备。是一所集妇女儿童医疗、保健、康复、预防、科研为一体的公立医疗保健机构。

一、机构

(一)机构沿革

阳谷县妇幼保健院的前身为县妇幼保健站。1950年成立阳谷县婴儿接生站，址设县城东街西段路南，杜存修任阳谷县婴儿接生站负责人。1957年3月，县婴儿接生站改建为县妇幼保健站。1958年12月，阳谷县并入寿张县，阳谷县妇幼保健站并入寿张县妇幼保健站。1961年7月，恢复阳谷县建制，同年恢复建立阳谷县妇幼保健站，址设县城南街县委党校院内。1962年5月，迁至县人民医院。1973年，在城关公社东街大队征地4.29亩，建设阳谷县妇幼保健站，1974年10月迁入。2000年9月，县妇幼保健站与县计划生育服务站合并，实行一个机构两个牌子，人、财、物隶属县计划生育委员会管理，业务工作受县计生委、卫生局双重领导。2001年9月，阳谷县妇幼保健站与计划生育服务站分设，人、财、物、业务复属县卫生局管理。同年11月，县妇幼保健站升格为副科(局)级事业单位。2006年7月，县妇幼保健站更名为县妇幼保健院。2008年6月，县妇幼保健院整体搬迁至现址。

(二)领导人名录

1957年至2013年，阳谷县妇幼保健院(站)领导班子经过多次调整更迭，先后有11人担任院(站)长，17人担任副院(站)长。2013年年底，县妇幼保健院领导班子由5人组成，其中院长1人，副院长4人。历任院(站)长、副院(站)长任职情况分别见表5–1–1和5–1–2。

(三)中共党组织

县妇幼保健站成立初期，与县卫生科、县卫生院、县卫生防疫站建立联合党支部。1965年，与县卫生局、县卫生防疫站建立联合党支部。1971年3月，妇幼保健站单独成立党支部，冯爱华任党支部书记，时有中共正式党员13人。2013年年底，共有中共党员41人。县妇幼保健院(站)历任支部书记任职情况分别见表5~1~3。

1957—2013年阳谷县妇幼保健院（站）长任职情况表

表5-1-1

姓名	性别	任职时间	技术职称	籍贯
赵秀英	女	1957—1958.12		
李义杰	女	1961.07—1964		
张传英	女	1964—1966		
冯爱华	女	1966—1984.04		闫楼镇冯楼村
肖玉玲	女	1984.04—1991.03	主治医师	东昌府区堂邑镇
		1994.04—2000.09	副主任医师	
杜保臣	男	1991.03—1994.03	中医主治医师	狮子楼街道刘灿明村
布汝文	男	1997.04—2000.09	主治医师	大布乡新布村
刘维进	男	2000.09—2001.01		阿城镇刘楼村
李庆堂	男	2001.01—2001.09	副主任医师	十五里园镇枣颗李村
王新鹤	男	2002.03—2012.03	副主任医师	河南省台前县
刘广平	男	2012.03任职		阿城镇刘庄村

1964年—2013年阳谷县妇幼保健院（站）副院（站）长任职情况表

表5-1-2

姓　名	性别	任 职 时 间	技术职称	籍贯
岳希华	女	1964—1968		河南省台前县
刘庆云	女	1964—1968		
奚永贵	女	1968—1981.01	主治医师	高唐县旧城区
肖玉玲	女	1980.04—1984.04	主治医师	东昌府区堂邑镇
		1991.03—2001.01		
秦秋风	女	1991.03—2001.01	主治医师	狮子楼街道秦庄村
刘桂芹	女	1985—1991.03	主治医师	
谷秀云	女	1991.03—2001.01	副主任医师	侨润街道秦海村
刘佃平	女	2001.01—2001.09	主治医师	安乐镇刘子英村
		2002.04—2003.04		
王衍忠	男	2001.01—2001.09	主治医师	张秋镇王营村
李明坤	男	2001.01—2002.04	副主任医师	大布乡宁仓村
高继凯	男	2001.01—2001.09		七级镇高楼村
康玉玲	女	2002.03—2003.04	主治医师	七级镇大翟村
李　静	女	2003.04任职	副主任医师	闫楼镇于便村
刘德峰	男	2003.04任职	主治医师	河南省台前县
冉令山	男	2005.07任职		大布乡冉庙村
魏兰金	男	2007.07任职	副主任医师	高庙王镇三官庙村
万吉善	男	2010.05-2012.03		博济桥街道鲁坊村

1971—2013年阳谷县妇幼保健院（站）党支部书记任职情况表

表5-1-3

姓　名	性别	任 职 时 间	技术职称	籍　贯
冯爱华	女	1971—1984.04		闫楼镇冯楼村
肖玉玲	女	1984.04—1991.03	主治医师	东昌府区堂邑镇
		1994.04—2001.01		
杜保臣	男	1991.03—1994.04	主治医师	狮子楼街道刘灿明村
李庆堂	男	2001.01—2001.09	副主任医师	十五里园镇枣颗李村
周广江	男	2002.04—2003.07	会计师	侨润街道老唐村
李　静	女	2003.07任职	副主任医师	闫楼镇于便村

2013年年底阳谷县妇幼保健院科长、室主任任职情况表

表5-1-4

职务	姓名	性别	职务	任职时间	技术职称
妇科	李静	女	主任	2013.10	副主任医师
外科	魏兰金	男	主任	2009.01	副主任医
产房	张兴辉	女	主任	2009.01	助产师
内科	李祥飞	男	主任	2009.01	主治医师
儿科	赵仙芝	女	主任	2009.01	主治医师
乳腺科	徐兴玉	男	主任	2009.01	主治医师
不孕不育科	杜艳霞	女	主任	2009.01	主治医师
中西医结合科	张英才	男	主任	2009.01	主治医师
儿童保健科	宋来丽	女	科长	2009.01	主治医师
手术室	金贵霞	女	护士长	2009.01	主管护师
产科	门红霞	女	护士长	2009.01	
B超室	秦尚秀	男	主任	2009.01	主治医师
化验室	董玉琰	女	主任	2009.01	主管检验师
放射科	徐贵宏	男	主任	2009.01	主治医师
儿科	张文英	女	主任	2009.01	主管护师
婚前检查科	布茂华	男	科长	2009.01	主管检验师
孕期保健科	杨丽云	女	科长	2009.01	主治医师
儿童洗浴室	王焕格	女	主任	2009.01	
新生儿听力筛查室	王素成	女	主任	2010.05	药剂师
出生证明管理科	周飞	男	科长	2012.10	主管检验师
新生儿疾病筛查室	李淑真	女	主任	2009.01	
收款室	张振英	女	主任	2009.01	医士
药房	王冬	女	主任	2009.01	医师
医疗保险办公室	付学亮	男	主任	2009.01	助理会计师
医务科	唐红霞	女	科长	2009.01	主治医师
护理部	张继梅	女	主任	2009.01	主管护师
感染科	刘梅英	女	科长	2009.01	主管护师
信息科	王兴伟	男	科长	2010.01	医师
办公室	王飞	男	主任	2012.04	医士
财务科	张华民	女	科长	2009.01	主治医师
人事科	王英杰	女	科长	2009.01	医师
总务科	刘学平	男	科长	2009.01	
保卫科	刘长明	男	科长	2009.01	
后勤科	杨学红	男	科长	2009.01	
车管科	陈军	男	科长	2009.01	
查体科	刘天立	男	科长	2009.01	
供应室	闫爱平	女	主任	2009.01	护士

(四)工会组织

1983年12月，县妇幼保健站成立工会组织，周广江任工会主席，时有工会会员22人。2002年4月，冉令山任工会主席。2013年底，共有会员158人。

(五)科室设置

建站初期，未设置科室。1974年10月，设立妇保股、儿保股、妇产科门诊、住院处、后勤股5个内设机构。1992年9月，增设理疗科。1993年9月，增设儿科、内科。1997年，增设婚前医学检查科。1998年10月，增设外科、手术室。2001年12月，增设新生儿疾病筛查室。2003年5月，增设婴幼儿洗澡室。2005年，儿保股、妇保股分别改称儿童保健科、妇女保健科。2008年，增设不孕不育科、新型农村合作医疗办公室、放射科、心电图室、医务科、护理部、感染科、信息科。2013年年底，共设有临床科室8个，分别是：妇科、产科、儿科、内科、外科、乳腺科、不孕不育科、中西医结合科。保健科室3个，分别是：孕期保健科、儿童保健科(新生儿听力筛查室、新生儿疾病筛查室、儿童洗澡室)、婚前查体科。医技科室8个，分别是：手术室、化验室、彩超室、理疗室、乳透室、乳腺治疗室、心电图室、放射科。辅助科室5个，分别是：收款室、住院处、供应室、药库、材料库。职能科室7个，医保办、医务科、护理部、感染科、信息科、公共卫生科、出生医学证明管理科。行政后勤科室4个，办公室、财务科、人事科、后勤科(总务、保卫、车管)。2013年年底科室主任、护士长任职情况见表5-1-4。

二、管理与发展

(一)基础设施

1957—1973年，阳谷县妇幼保健站先后借用县委党校和县医院房屋。1973年11月，县革命委员会批准征用城关公社东街大队土地4.29亩，新建房屋16间，384平方米，其中门诊6间，病房8间，设置病床23张，1974年10月迁入新址。1978年4月，上级拨付建设资金1万元，新建职工宿舍150平方米。1985年4月，自筹资金3万元，新建职工宿舍8间，384平方米。1987年8月，争取省级资金36万元，新建门诊、病房综合楼1579平方米，1988年12月投入使用，设有病房15间，病床60张。1992年3月，自筹资金15万元，新建西门诊楼456平方米，1993年9月交付使用。1999年6月，自筹资金89万元，新建2412平方米的职工宿舍楼1幢。同年7月，自筹资金4万元，更换了门诊楼铝合金门窗和供电线路，粉刷了墙壁，安装了暖气。2003年6月，县政府批复同意县妇幼保健站搬迁项目，开始进行选址筹建工作。2007年2月，阳谷县妇幼保健院在县城赵王河路西首征地10560平方木并筹建新址。2008年5月，建筑面积3891平方米的门诊、病房综合楼交付使用，6月16日整体搬迁。2013年2月，自筹资金2200万元，新建6847平方米的病房楼1幢。2013年年底，阳谷县妇幼保健院占地面积10560平方米，建筑面积10738平方米，资产总值2897.36万元。

(二)仪器设备

1958年，阳谷县妇幼保健站仅有听诊器、体温表、血压计、氧气筒、接生箱等简单设备。1987年，主要医疗设备有X光机、无影灯、保温箱、电冰箱、电吸器、多普勒仪等。1992年4月，投资8万元，购进日本产CS-2000B超机、日本产分光光度计各1台。1992年8月，投资4.9万余元，购买“八达”救护车1辆。1992年9月，购置He-Ne激光治疗仪1台。1993年1月，购置血红蛋白计1台。1993年4月，购置红外线乳腺诊断仪1台。1996年1月，购置经络导平治疗仪1台。1996年11月，上级无偿分配微机、投影机、打印机、制氧机等7台件，价值2万元。

1998年2月，购置尿液分析仪1台。1999年11月，购买红外线乳腺诊断仪1台。2000年3月，购置超声多普勒胎心仪1台。2001年1月，购置阴道镜1台。2002年1月，购置微波治疗机、血球计数仪各1台。2002年2月，购置“解放”牌救护车1辆。2002年4月，自筹资金23万余元，引进全县唯一带有阴道探头的美国GB公司生产的B超机1台。2002年6月，引进半自动生化分析仪、儿童保健电脑、微量元素分析仪各1台。2003年3月，购买耳声发射仪1台。2004年7月，投资6.5万元，购置儿童注意力测试仪1台。2004年8月，投资5.7

万元购置高频电刀、电脑母婴监护仪各1台。12月，投资7.8万元购置金标试条智能测试仪1台。2005年3月，投资1.6万元，购置尿液分析仪1台。2005年4月，投资3.1万元购置半自动生化分析仪1台。2005年8月，投资17.4万元，购置精子分析仪1台。2005年10月，购置法国产ABX血细胞分析仪1台。2005年12月，购置乳腺功能治疗仪、全真彩监护仪各1台。2006年3月，购置血凝仪1台。2007年1月，投资39.5万元，引进世界上最先进的德国进口腹腔镜1台，开展腹腔镜手术业务，成为聊城市最早开展腹腔镜手术的医疗单位。同年，先后购置输卵管诊断仪、胎心监护仪、盆腔治疗仪等。2008年，自筹资金100余万元，购置日立彩超机、X光机、全自动生化分析仪等设备；同年，购置“东方小康”牌救护车两辆，微量元素分析仪、黄疸测试仪、产前筛查仪各1台。2009年7月，购置下乡查体车1辆，以及便携式B超机、尿液分析仪、血红蛋白检测仪等医疗设备，成立下乡查体队，为全县孕妇免费查体。11月，投资27.6万元购置日产光电全自动血液细胞分析仪1台。2010年6月，购置日产AR-20自动电脑验光仪、空气消毒机各1台；7月，购进阴道镜、红外乳腺检查仪、B型超声诊断仪各1台；8月，购置脑电地形图仪1台；12月，购置德国产耳声发射分析仪1台。2013年年底，县妇幼保健院拥有主要医疗和检测设备47台件。

2013年年底阳谷县妇幼保健院主要医疗设备情况表

表5-1-5

名称	型号	购进时间	单价（万元）	数量（台件）
B超机	日本产CS-200	1992.04	8	1
血红蛋白计		1993.01		1
红外线乳腺诊断仪		1993.04		2
经络导平治疗仪		1996.01		1
尿分析仪		1998.02		1
超声波多普勒胎心仪		2000.03		1
阴道镜		2001.01		1
微波治疗机		2002.01		1
血球计数仪		2002.01		1
B超机		2002.04	23	1
半自动生化分析仪		2002.06		1
微量元素分析仪		2002.06		1
耳声发射仪		2003.03		1
儿童注意力测试仪		2004.07	6.5	1
高频电刀		2004.08	1.3	1
电脑母婴监护仪		2004.08	1.4	1
金标试条智能测试仪		2004.12	7.8	1
阴道镜	BD-800	2010.07	3.5	1
红外乳腺检查仪	XR-1200	2010.07	2.6	1
B超	KR-1088V	2010.07	1.3	2
脑电地形图仪	JY-24	2010.08	3.5	1
电动流产吸引器	7C	2011.02	0.95	1
影像工作站	AR-8100A	2011.05	1.5	1
数字式心电图机	ECG-9803	2011.06	2.497	1

续表5-1-5

名称	型号	购进时间	单价（万元）	数量（台件）
耳声发射分析仪	Ero-Scan	2010.12	5.4	2
喉镜		2011.12	0.7	1
输卵管通液诊疗仪	YLD-200	2012.02	3.9	1
波姆光治疗仪	POME-VIA	2012.02	1.3	1
四维采超	Prosounda7	2012.07	230	1
婴幼儿经皮黄疸测试仪	NJ33A	2012.07	1.2	1
母亲胎儿监护仪	TS6002	2012.07	2.8	1
新生儿监护仪	C60	2012.07	2.35	1
全自动生化分析仪	AU480	2012.08	79	1
母亲胎儿监护仪	TS6002	2012.12	2.8	1
脑电仿生电刺激仪	CVFT-012M	2013.05	2.98	1
肌兴奋治疗仪	MK-A	2013.05	0.45	1
痉挛肌低频治疗仪	KX-3A	2013.05	0.8	1
CR	CR30-X	2013.09	29	1
空气消毒机	KDSJ-B100	2013.08	0.5	1
空气消毒机	KDSJ-Y150	2013.08	1.5	1
超声波臭氧雾化妇科治疗仪	FJ009A	2013.11	捐赠	1
儿童肺炎腹泻治疗仪	HY-D03	2013.11	1.8	1
听筛--打印机	MPT-11	2013.11	0.55	1
全自动血液细胞分析仪	BC-2600	2013.12	2.9	1

(三)技术队伍

建立阳谷县妇幼保健站之初，共有职工5人，其中助产士3人，实习助产士1人,护士1人。1961年恢复建立妇幼保健站后，共有职工9人，其中助产士5人，护士2人，实习助产士2人。1974年10月，职工增至17人，其中助产士7人，妇幼医士5人。1985年，共有职工26人，其中专业技术人员22人。1990年，共有职工31人，其中医师以上技术人员24人。2001年，职工增至112人，其中专业技术人员89人,(副高级职称3人,中级职称46人,初级职称40人)。2008年6月整体搬迁后，共有职工136人，其中专业技术人员125人(副高级职称3人,中级职称76人,初级职称46人)。2013年年底，县妇幼保健院共有干部职工158人，其中卫生技术人员134人。卫生技术人员中，副高级职称3人，中级职称51人，初级职称80人。

三、医疗保健技术

妇产科：建站初期能开展新法接生、平产、难产侧切，臀位、横位应急处理，新生婴儿窒息抢救，子宫脱垂治疗等。

1974年后，能开展孕期检查、人工流产、难产接生及不孕不育、习惯性流产、阴道炎、盆腔炎、宫颈糜烂等妇女常见病、多发病的治疗、急危重症的抢救。1998年开展药物流产。2001年起，先后开展了刨宫产、经腹子宫切除、卵巢囊肿切除、宫外孕的治疗。2005年，开展了经阴子宫全切、经阴阴道壁修补术和二联产前筛查。2007年起，先后开展了胎心监护、腹腔镜微创手术、子宫肌瘤挖除、卵巢囊肿剥除、宫外孕取胚、宫体切除、腹腔镜辅助经阴子宫全切等。2010年，开展卵泡监测、内分泌检查、输卵管造影、腹腔镜下输卵管整形，无痛流产等。2013年年底，县妇幼保健院妇科能开展妇科常见病、多发病及一些疑难杂症的诊治，取环、放环、人工流产、药物流产、无痛流产、无痛引产、剖宫产、巴氏腺囊肿摘除、巴氏腺囊造口术，经阴、经腹、妇科微创治疗卵巢肿瘤、子宫肌瘤、宫外孕等手术。产科能开展平产接生、难产接生、剖宫产、产前筛查、胎心监护，四维彩超、妊娠期糖尿病筛查，胎儿宫内窘迫及妊娠高血压综合征的治疗，异位妊娠的保守治疗及产前、产中、产后等急危重症的抢救。

儿科：始建于1993年。建科初能开展小儿常见病、多发病的治疗。2013年，能诊治小儿肺炎、腹泻、营养性贫血、急性上呼吸道感染、儿童哮喘、新生儿黄疸等疾病，以及新生儿窒息、新生儿缺氧缺血性脑病等新生儿重症的抢救。采取运动疗法(PT)、作业疗法(OT)、言语疗法(ST)、中医推拿、中药熏蒸等综合措施开展脑瘫儿童康复治疗，取得初步成效。

外科：外科始建于1998年，建科初期，只能开展外科常见病的治疗。2001年后，相继开展了腹横纹切口小儿腹股沟斜疝囊高位结扎术、成人疝气、阑尾炎、下肢静脉曲张等手术。2007年后，利用购置德国进口腹腔镜，相继开展了阑尾、卵巢、子宫以及宫外孕手术治疗。还能开展腹腔镜下胆囊切除、子宫切除术，胆道镜下胆总管取石、保胆取石术等。

孕期保健中心：能对孕早、中、晚不同时期的孕妇分别进行孕期保健、营养指导、胎儿发育监测、高危妊娠管理、胎教指导等。

儿童保健中心：主要对0~6岁儿童进行整体连续的建档管理，对每一时期的儿童进行相应年龄的发育评价及健康指导，全面监测儿童健康成长发育情况。

乳腺科：主治乳腺炎、乳腺增生、催乳等，手术治疗乳腺肿瘤、乳腺癌。

婚前检查科：负责全县婚前医学检查、婚前卫生咨询等，是全县唯一合法的婚前医学检查机构。同时开展妇幼保健咨询，预防艾滋病母婴传播，妇幼卫生监测与信息管理，妇幼卫生保健人员培训，《中华人民共和国母婴保健法》执法监督，基层妇幼卫生工作监督指导等。

第二节　基层妇幼保健组织

建国后，县卫生科设专职保健员1人，主管全县妇幼卫生工作。县卫生院设立妇产科，区卫生所配备助产士或妇幼保健人员。1956年，区卫生所共有妇幼保健人员6人，全县102个乡均建有接生站，农村接生员580人。1958年，全县有县妇幼保健站1处，区卫生所均配有助产士和妇幼保健员，乡、村接生站200处，农村新法接生员726人。

20世纪70年代，随着医疗卫生事业的发展，公社卫生院相继设立妇产科，人员配备2~3人，同时设有专兼职妇幼保健人员。村卫生室设有女赤脚医生从事妇幼保健工作。1972年，全县有女“赤脚医生”286人。1978年年底，公社卫生院(含县分院)有妇幼保健人员41人；经过培训的女赤脚医生478人，其中，能开展人工流产术的67人，能放取节育环的149人。1982年，县、社妇幼保健工作人员86人，其中具有医士以上职称的46人。1986年10月，县政府成立以副县长赵玉莲任主任的阳谷县妇幼保健委员会，办公室设在县妇幼保健站。同时要求各乡镇、村设立妇幼保健组织。1995年，县卫生局调整配备乡镇妇幼保健人员26人，明确了乡、村妇幼保健人员职责。2001年5月10日，县卫生局印发《关于加强妇幼保健三级网络建设的通知》，要求县妇幼保健站选拔政治素质和业务能力强的人员充实社会科，建立健全规章制度，充分发挥保健网络的龙头作用；乡镇卫生院建立妇幼保健科，固定一名专职妇幼保健人员，负责本乡镇妇幼保健管理，专职妇幼保健人员每月由卫生院发给不低于50元的岗位补助；各行政村要固定一名乡村医生或计划生育专职人员负责本村妇幼保健工作。当年，多数乡镇卫生院设立了妇保科，配备妇幼保健人员29人，其中专职21人。每个行政村均明确了至少一名妇幼保健人员。全县基本形成了以县妇幼保健院为龙头、乡镇卫生院妇幼保健科为枢纽、行政村卫生室为基础的县、乡、村三级妇幼保健网络。

第二章 妇女保健

新中国建立前，人民群众缺衣少食，艰难度日，妇女保健无人问津。妇女保健知识匮乏，保健意识和卫生条件极差，妇女生育多，妇女病多，孕产妇死亡不计其数。新中国建立后，党和政府高度重视妇女保健工作，组织开展妇女卫生宣传教育，破除封建迷信，提高卫生保健知识水平。1951年，贯彻国家劳动保险条例、女工保护条例及女工作人员产假规定，推行妇女“四期”（经期、孕期、产期、哺乳期）劳动保护，禁止安排妇女从事特别繁重或有害妇女生理机能的工作。同时加强对妇女生理卫生教育，提高广大妇女的卫生意识。随着经济和各项社会事业的发展，相继开展了妇女病的普查普治、新法接生、婚前健康查体、孕产妇保健、孕产妇系统化管理、农村妇女住院分娩补助等工作，保障了全县广大妇女的身心健康。

第一节 婚前医学检查

1987年9月21日，县政府办公室转发县民政局、卫生局《关于开展婚前健康检查的意见》，要求凡适龄男女青年在结婚登记前，农村的必须持本生产大队介绍信到所在乡镇卫生院进行一次健康查体，机关、企事业单位的须持本单位介绍信到县妇幼保健站或县级医院进行一次健康查体。检查项目按卫生部“婚姻保健常规”执行。1988年，婚前健康检查工作全面铺开，共开展婚前查体1393对。

1994年，根据省政府《山东省婚前健康检查管理办法》，县妇幼保健站被确定为全县婚前健康检查机构，乡镇卫生院、县级医院不再开展婚前健康查体。

1995年6月1日，中华人民共和国《母婴保健法》颁布实施。根据母婴保健法规定，县卫生局、民政局联合印发《关于在全县开展婚前医学检查的通知》，要求凡在本行政区域内结婚的男女，结婚前必须进行婚前健康检查，方可办理结婚登记手续。是年，婚前健康检查560对。此后，由于各项管理措施不够到位，加之卫生、民政协调不力，致使婚前健康检查率较低。

1997年9月1日后，结婚登记由各乡镇民政所改由县民政局统一办理。县卫生局以此为契机，积极配合、通力协作，使婚前健康检查工作在全县有序开展，当年婚前健康检查1951对。

2003年10月，新《婚姻登记管理条例》颁布实施，婚前查体由行政干预改为个人自愿，婚检人数明显减少。2004年，婚前健康检查50对，婚检率下降到0.74%。

2005年，为进一步提高婚前健康检查率，县妇幼保健站在民政局婚姻登记处设立婚检科，抽调素质高、技术好的业务人员10名，投资50万元购进先进仪器设备，与民政局联合实行婚检、婚姻登记一条龙服务，使婚前健康检查工作得以顺利开展。2006年，开展婚前检查5832对，婚检率达到98.01%。2011年后，婚检工作出现滑坡，2012—2013年，基本处于停滞状态。

第二节 妇女劳动保护及孕产期保健

1954年，县卫生科在城镇和较大集市组织开展妇女“四期”(即经期、孕期、围产期、哺乳期)

卫生宣传教育活动。1957年成立县妇幼保健站后，配合各级妇女联合会，组织妇女学习生理卫生知识，对妇女实行“三调三不调”(经期调干不调湿，孕期调轻不调重，哺乳期调近不调远)劳动保护，同时贯彻男女同工同酬，男女平等政策。

1981年，贯彻山东省(80)鲁卫妇字第13号文件精神，在全县范围内开展妇女围产期保健工作。加强对孕期28周至分娩7天的孕产妇管理，确保母婴身体健康。共做产前检查18074人次，纠正胎位631人次，胎位性难产大幅度降低，住院分娩率达到36.26%。

1985年，利用县、乡、村三级妇幼保健组织，推行“四簿四卡”(出生簿、围产儿死亡簿、孕产妇管理簿、孕产妇死亡簿，新生儿出生卡、围产儿死亡卡、孕产妇死亡卡、妇女病查治卡)制。

1991年8月15日，县卫生局印发《关于加强孕产妇系统化管理的意见》，要求对健康孕妇孕早期、孕中期、孕晚期共开展8次孕期检查，认真执行接产常规，重点抓好“五防一加强”(防滞产、防感染、防出血、防产伤、防窒息，加强整个产程的监护)和产后访视。对每次检出的高危孕妇，及时登记建卡，列专案管理。根据高危孕妇的情况，制订治疗方案，定期复查治疗。

进入21世纪后，认真贯彻《中华人民共和国母婴保健法》，在全县医疗保健机构开展“产科建设达标”活动。通过增添设施，增配人员，提高技术，2003年11月，县妇幼保健院、县人民医院、县中医医院、李台镇卫生院、安乐镇卫生院、七级镇卫生院顺利通过了聊城市卫生局统一组织的达标验收。2004年12月，县第二人民医院、张秋镇卫生院、定水镇卫生院、寿张镇卫生院、石佛镇卫生院、高庙王乡卫生院达到聊城市卫生局制定的《医疗保健机构产科建设基本标准》，通过市卫生局的考核验收。

2007年9月29日，县卫生局印发《阳谷县孕产妇系统化保健管理实施方案》，明确了孕产妇系统化保健管理定点机构、系统化保健管理服务项目、优惠政策、住院分娩、职责分工、项目管理、考核监督措施等。至此，全县孕产妇保健管理服务工作逐步走上系统化、规范化轨道。

2013年，全县共管理孕产妇8584人，系统化管理率88.68%，孕产妇住院分娩率100%，产后访视率81.5%，新生儿死亡率2.54‰。

一、农村妇女增补叶酸

2009年12月25日，县卫生局印发《阳谷县农村妇女增补叶酸预防神经管缺陷项目实施方案》，在全县范围内对准备怀孕和怀孕3个月内的农村妇女免费实施增补叶酸，以预防神经管缺陷病的发生。县妇幼保健站负责项目具体管理，包括健康教育、人员培训、监督指导、叶酸发放管理和信息的收集整理上报工作。乡镇卫生院负责动员和指导目标人群按时领取并服用叶酸。村卫生室负责收集本村准备怀孕妇女的信息，确定发放对象，并签订目标人群《自愿接受服用叶酸片预防神经管缺陷知情同意书》。目标人群按每人每天1片(0.4毫克)，一次性领取1个月的服用量。至2013年年底，全县累计发放叶酸128947瓶，服用叶酸的妇女48969人。

二、预防艾滋病、梅毒、乙肝母婴传播

2010年，阳谷县被确定为省级预防艾滋病、梅毒、乙肝母婴传播示范县，免费为县域内的孕妇筛查艾滋病、梅毒、乙肝，免费为乙肝表面抗原阳性孕妇所生的新生儿注射乙肝免疫球蛋白，以降低母婴传播。2011~2013年，共为孕妇检测艾滋病项目27160人，检出阳性1人；检测梅毒项目27179人；检测乙肝项目26299人，检出阳性575人。新生儿注射乙肝免疫球蛋白575人。

三、孕产妇系统化管理

1986年3月，全县开始实行孕产妇系统化管理试点工作，以城关镇、定水镇为试点乡镇，其余每个乡镇搞2个试点村。试点乡镇和试点村共有孕产妇3044人，管理1492人，管理率49%。

1991年，县政府印发《关于加强孕产妇和儿童系统化管理的意见》，明确规定了孕期建册的时间及孕期检查次数，提出了孕产妇系统化管理的具体要求。

2001年，各乡镇卫生院均建立了妇保科，负责本辖区孕产妇早期建卡、登记、孕产妇保健手册的发放，孕期查体，产后访视，指导母乳喂养、母乳膳食及各种表格、资料上报统计工作。各村卫生室都有一名乡村医生或计划生育专职干部负责本村孕产妇、儿童系统化管理。

2007年,根据聊城市《孕产妇系统化保健管理暂行规定》，县卫生局印发《阳谷县孕产妇系统化管理实施方案》，以新型农村合作医疗为切入点，为参加合作医疗的孕妇免费建档，免费(或优惠)查体，整个孕期共查体10次，项目包括询问孕期状况，测量身高、体重、血压、宫高、腹围、骨盆，心肺听诊、听胎心，了解胎动出现时间，指导孕期营养，检查胎位及宫内发育情况。辅助检查包括血常规2次，尿常规2次，乙肝表面抗原+肝功1次，产前筛查1次,血糖(或尿糖)1次，心电图1次，产科B超（黑白）1次、彩超1次。

2009年7月，县妇幼保健院购置下乡查体车一部，便携式B超、尿液分析仪、血红蛋白监测仪等近百万元的医疗设备，抽调人员组成孕产妇及妇女病服务队，与乡镇卫生院联合，下乡入村为广大孕妇及妇女免费查体服务。至2013年，共为46898人提供孕期查体服务。

表5-2-1

2011—2013年阳谷县预防艾滋病、梅毒、乙肝母婴传播情况表

年份	艾滋病			梅毒			乙型肝炎			
	咨询人数	检测人数	阳性人数	咨询人数	检测人数	阳性人数	咨询人数	检测人数	阳性人数	新生儿注射乙肝免疫球蛋白人数
2011	7083	6832	1	6782	6599		6862	6342	162	162
2012	10987	10509		109612	10465		10623	9964	196	196
2013	10236	9819		10115	9858		10726	9993	217	217

表5-2-2

1986—2013年阳谷县孕产妇系统化管理情况统计表

单位：人

年度	孕产妇系统化管理			年度	孕产妇系统化管理		
	孕产妇数	管理数	管理率（%）		孕产妇数	管理数	管理率（%）
1986	3044	1492	49	2000	4900	4410	90
1987	2906	1685	58	2001	5159	4694	91
1988	2932	1492	50	2002	5630	5292	94
1989	3276	2227	68	2003	5750	5439	94
1990	3167	2311	73	2004	5890	5207	88
1991	3654	2813	77	2005	5901	5015	85
1992	3557	2810	79	2006	6101	5429	89
1993	3674	2939	80	2007	6349	5777	91
1994	3456	2799	81	2008	6506	6343	97
1995	3978	3341	845	2009	6582	6318	96
1996	4021	3618	90	2010	8578	8383	96.8
1997	4367	3799	87	2011	9589	9188	95.2
1998	4720	4012	85	2012	8839	8002	89.77
1999	4658	4145	89	2013	8584	7613	88.68

四、农村孕产妇住院分娩补助

2009年，阳谷县开始实施农村孕产妇住院分娩资金补助项目。12月25日，县卫生局、财政局印发《阳谷县农村孕产妇住院分娩项目实施方案》和《关于做好2009年全县农村孕产妇住院分娩资金补助的通知》，规定补助范围是2009年1月1日—12月31日农村户籍住院分娩的产妇。符合补助条件的产妇本人或家属到当地乡镇卫生院领取《孕产妇住院分娩补助资金申请表》，经户籍地村委会审核、卫生院复核、县卫生局审批后，到县妇幼保健院领取补助资金。2009—2013年，发放孕产妇住院分娩补助的33845人，补助资金1184.58万元。

2009—2013年农村孕产妇住院分娩补助发放情况表

表5-2-3

年份	补助人数	补助金额	年份	补助人数	补助金额
2009	5285	1849750	2012	7575	2651250
2010	5485	1919750	2013	6829	2390150
2011	8671	3034850			

第三节　新法接生

清光绪三十二年(1906年)，德国天主教修女纳西撒在坡里教堂用西医方法为附近村庄的产妇接生，后有阳谷县李姑娘、董月秋、董永臣、董汉卿等人随其学习接生方法，为附近村庄产妇提供接生服务。当时服务范围较小，新法接生不被群众认识，加之旧的传统观念束缚，绝大多数妇女分娩仍用旧法接生，产后感染、新生儿破伤风发病率极高，死亡者不计其数。因难产母子双亡者屡见不鲜，民间流传着妇女生孩子是过“鬼门关”和小儿“七天风、八天扔”的说法。

新中国成立后，党和政府提出改造旧产婆，推广科学助产。1950年，阳谷县在全区率先建立了婴儿接生站，当年，接生站医生杜存修参加了平原省医科学校举办的为期三个月的短训班，学习新法接生及妇幼保健知识。结业后，举办了接生员培训班，共训练新法接生员44人。1952年，聊城专属分配阳谷县妇幼保健人员2名,增加了妇幼保健技术力量。共培训新法接生员371人。至1954年，全县培训新法接生人员2149人，新增接生用具138份。当年新生儿死亡64人，产妇死亡7人，新生儿、孕产妇死亡率明显下降。1956年，积极开展了妇幼卫生宣传教育活动，共举办大、小型宣传活动400余次，受教育人数5000余人，提高了群众的卫生意识，改善了不良卫生习惯，扩大了新法接生覆盖面。同时继续扩大新法接生队伍，全县102个乡全部建立了接生站，共有接生员720人，新增接生装备300份，达到了乡有一站（接生站）、村有一员的目标。是年1—9月，全县新法接生3162人，新法接生率30.1%。1957年新法接生6268人，新法接生率达到37.99%。1958年，全县共培训新法接生员、改造旧产婆900人。全县800名接生员配备了简易或全套接生器械，农村接生站发展到200处，新法接生率达到60%。婴儿死亡率由1950年的44.4%下降到29%。在培训改造旧产婆工作中，县卫生科订立了11项接生公约，全部产程充分体现了新法接生、科学接生内容，并力求熟练掌握和运用，从根本上改变旧产婆以往错误的接生方法，实现了传统接生向科学接生的转变。由于阳谷县的节制生育、新法接生、科学接生、妇幼保健工作成绩突出，在1958年召开的山东省妇幼保健会议上作了重点发言，省卫生报刊登了发言内容。

进入20世纪60年代后，各项工作逐步完善。“文化大革命”期间，新法接生推广缓慢。20世纪70年代后，新法接生得到进一步推行。1975年，县妇幼保健站派王玉香、秦秋风、于芝仙去聊城卫生学校学习宫颈癌检查技术，学习结束后在石门宋分院培训公社卫生院妇幼保健员40名。同年举办农村女赤脚医生培训班三期，共120人，结业时每人发放产包一个。各公社卫生院也分别举办了女赤脚医生培训班，共培训女赤脚医生

478人。1977年，新出生婴儿7248人，其中新法接生6971人，新法接生率96%。20世纪80年代后，县妇幼保健站采取以会代训的形式加强妇幼人员的培训与指导，各医疗单位采取选派骨干进修和参加培训班、自学等形式，提高技术服务水平，孕产妇和婴儿死亡率大幅度下降。2003年，根据聊城市卫生局提出的加强“产科建设”达标的要求，各单位加大硬件设施建设，完善各项规章制度,全县有15个单位的妇产科达到了产科建设标准，大大提高了服务能力和水平。随着医疗卫生事业的快速发展和技术服务水平的提高，加之人民生活条件的改善，住院分娩率大幅度提高。2013年，住院分娩率达99%，高危孕产妇住院分娩率100%。

第四节　妇女病防治

旧时妇女患各种妇科疾病者较多，有的因得不到及时治疗而死亡。新中国成立后，各级政府高度重视妇女卫生保健工作。50年代初期、县卫生科、县妇联、工会等组织按照“预防为主”的方针，采用多种形式，深入进行了妇女卫生知识宣传，先城镇、后农村地推广使用新卫生带，实行月经期、孕期、产期、哺乳期、更年期保护，并对妇女常见病、多发病进行了普查普治。

1974年，开展以查宫颈癌为主的妇女疾病普查普治工作，抽调技术力量，组成6个小组，在县妇幼保健站的具体指导下，对广大妇女进行免费涂片检查。共涂片检查42000人，巴氏分级300人。经聊城地区人民医院确诊，发现宫颈癌患者24例，其中18例接受手术治疗，除1例死亡外，其余均见好转。发现子宫脱垂700余例，对二度以上者进行了提脱液注射治疗。1977年，查出妇女病21种，其中子宫脱垂421人。

1978年，在全县19个公社、560个生产大队普遍开展了一次妇女病普查普治，共查50565人，涂片40636人，查出宫颈癌26人，宫颈糜烂6505人，子宫脱垂493人。26名宫颈癌病人均转上级医院手术治疗。312名子宫脱垂病人用提脱液进行治疗，治愈245人，好转61人，无效6人，复发24人，治愈率78%。用重铬酸钾治疗宫颈糜烂3130人，有效率79.51%。1981年，治疗宫颈糜烂197例，子宫脱垂20例。1983年，妇女病普查33500人，发病率30%。1985年，对110例重度子宫脱垂患者给予手术治疗。

1993年8月，县妇幼保健站配合县妇联对县直单位及四关街的2160名已婚育龄妇女进行健康查体，查出乳腺疾病547例，宫颈癌1例，其它妇科疾病1023例。1995年，为县直单位已婚妇女健康查体2000人，为翟庄、石佛、定水、城关4个乡镇的妇女查体5000人。1997年，配合县总工会为县直机关、事业单位妇女查体1500人。

2004年7—8月，由县妇联组织，县妇幼保健站对县直单位的1000名已婚育龄妇女进行了健康查体。2005年4月，配合县总工会对县直单位的1900名已婚育龄妇女进行了健康查体，查出乳腺癌1例。

2009年，开展妇女病筛查，共筛查4500人，查出阴道炎患者164例,宫颈糜烂247例,宫颈息肉27例,宫颈肥大75例,子宫肌瘤113例,附件炎153例,内科疾病206例,乳腺增生135例,表抗阳性3例。对筛查出的病人，分别提出了治疗意见。

2012年，阳谷县被确定为农村妇女乳腺癌筛查项目县。按照省卫生厅、省妇联关于《乳腺癌筛查工作方案》的要求，阳谷县每年的任务指标为农村妇女查筛查2000例，连续三年。当年，确定狮子楼、侨润、博济桥三个街道的适龄妇女为筛查人群。2013年，闫楼镇、寿张镇、石佛镇的适龄妇女为筛查人群。两年共筛查4159例，查出乳腺增生932例，乳腺纤维瘤21例，乳腺囊肿26例，导管扩张9例，疑似乳腺癌39例(确诊8例)。对查出的上述疾病均进行了手术治疗，为患者优惠治疗费用4000余元。

1990—2013年阳谷县妇女病普查情况统计表

表5-2-4

时间	查体人数	滴虫性阴道炎		宫颈糜烂	
		患病人数	患病率（%）	患病人数	患病率（%）
1990	46005	5124	11.13	4857	10.56
1991	42544	4989	11.73	5264	12.37
1992	46989	5014	10.67	4417	9.40
1993	70982	7989	11.25	6814	9.60
1994	79825	7669	9.61	6709	8.40
1995	80365	7524	9.36	6102	7.59
1996	69821	5399	7.73	4992	7.15
1997	63982	5301	8.29	4235	6.62
1998	59824	4587	7.67	4087	6.83
1999	78982	5701	7.23	4982	6.31
2000	47021	3695	7.86	3021	6.42
2001	47982	3982	8.30	2981	6.21
2002	66081	3701	5.60	3902	5.90
2003	57989	3054	5.27	2989	5.15
2004	72004	4021	5.58	3794	5.27
2005	69825	5714	8.18	5982	8.57
2006	78141	7021	8.99	7701	9.86
2007	59982	5714	9.52	4987	8.31
2008	69541	6011	8.64	6147	8.83
2009	70981	6021	8.48	6087	8.58
2010	71012	6971	9.82	6201	8.73
2011	72456	5326	7.35	5623	7.76
2012	76536	5947	7.77	6038	7.88
2013	79331	6389	8.05	5193	6.55

第三章 儿童保健

新中国建立前，阳谷县无儿童保健机构，亦无儿童保健措施，加之传染病经常流行，婴幼儿死亡率居高不下。新中国建立后，各级政府和妇幼保健机构、卫生防疫机构通过采取预防接种、定期查体、疾病筛查、系统化管理等一系列措施，儿童保健工作逐步走上科学化、规范化、制度化轨道。

2013年，全县共管理0~6岁儿童39120人，系统化管理率82.5%。新生儿疾病筛查率99.87%，新生儿听力筛查率99.5%。新生儿死亡率2.54‰，婴儿死亡率3.46‰，5岁以下儿童死亡率3.87‰。婴儿母乳喂养率96.7%。5岁以下儿童中重度营养不良患病率0.31%。

第一节 新生儿疾病筛查

2001年5月，县政府办公室印发《关于开展新生儿疾病筛查工作的通知》，要求县卫生局当好政府的参谋，加强新生儿疾病筛查的监督管理，组织搞好业务人员技术培训，制定切实可行的筛查程序和工作制度。县妇幼保健站做好全县新生儿疾病筛查工作的技术指导、质量控制及血标本的登记、保管和递送。各接生单位负责血样的采集登记和暂存工作。2002年，全县新生儿采血6633人份，采集率95.5%，查出病儿2例。2003年3月，县卫生局印发《关于提高出生人口素质，减少出生缺陷和残疾的实施方案》，提出2005年、2006年，县城区预防出生缺陷和残疾科学知识普及率分别达到40%、60%，农村分别达到20%、40%。要采取加强婚前保健、孕产妇保健、婴儿保健和早期干预等综合防治措施，降低出生缺陷发生率。至2013年，全县开展新生儿疾病筛查61245例，查出先天性甲状腺功能低下44人，先天性肾上腺皮质增生2人，葡萄糖-6-磷酸脱氢酶缺乏症10人，苯丙酮尿症3人。

2002—2013年阳谷县新生儿疾病筛查情况统计表

表5-3-1

单位：人

年度	筛查人数	先天性甲状腺功能低下症	苯丙酮尿症	葡萄糖-6-磷酸脱氢酶缺乏症
2002	6633	9		
2003	4984	5		
2004	6405	9		
2005	5428	2	1	
2006	4968	0		
2007	5129	5		
2008	4876	3	1	
2009	4713	5		
2010	4948	1		
2011	5039	0		4
2012	4822	3	1	5
2013	3300	2		1

第二节 听力筛查

2003年3月，根据省、市卫生行政部门的安排，阳谷县全面开展新生儿听力筛查工作。县卫生局印发《关于在全县实施新生儿听力筛查的意见》，县妇幼保健站、县人民医院、县中医医院分别建立新生儿听力筛查室。县人民医院、县中医医院负责在本单位出生新生儿的初筛，县妇幼保健站负责在本单位及乡镇卫生院出生的新生儿初筛和全县新生儿的复筛工作。至2013年，共开展新生儿听力筛查53223人，查出听力异常90人。

2003—2013年阳谷县新生儿听力筛查情况统计表

表5-3-2

年度	筛查人数	异常人数	年度	筛查人数	异常人数	年度	筛查人数	异常人数
2003	3595	8	2007	5129	2	2011	5039	3
2004	6405	12	2008	4876	6	2012	4822	2
2005	5428	4	2009	4713	11	2013	3300	13
2006	4968	16	2010	4948	13			

第三节 儿童保健管理

新中国建立后，党和各级政府高度重视儿童保健工作，在不同时期采取了多种形式的保健措施，有效保障了儿童的身体健康。

一、儿童健康查体

1956年，全县开始在农村建立托儿所、幼儿园，举办保育员培训班。1958年，阳谷县响应上级号召，各公社生产大队大力兴办托幼机构，以让更多劳动力参加集体生产劳动。是年，全县共建幼儿园、托儿所856个，入托儿童40672人。托幼机构在预防接种、培养儿童卫生习惯方面发挥了重要作用。三年自然灾害和“文化大革命”时期，各项工作受到严重影响。20世纪70年代末至80年代初，县妇幼保健站开始为儿童健康查体。1981年，儿童查体25700人。1983年，儿童查体12000人。

1994年3月，县妇幼保健站为县城区的幼儿及一年级学生进行健康查体，共查体3060人。

1996年，阳谷县被卫生部确定为“加强儿童‘两病’(加强儿童急性呼吸道感染和腹泻病例管理)临床病例管理、降低农村儿童死亡率”合作项目县。6月26日，县卫生局分管领导带队赴北京参加“两病”管理启动会。8月，在郭店屯、杨庄、城关、阿城、四棚、十五里园等6个乡镇的96个行政村，对500名0~5周岁儿童的健康状况及其家长对“两病”知识的认知情况进行了调查，按时完成了基线调查任务，为项目工作的实施提供了可靠的科学依据。

1996年4月，县卫生局、县教委联合印发《关于〈贯彻托儿所、幼儿园卫生保健工作管理办法〉的通知》，进一步明确县妇幼保健站为托儿所、幼儿园保健工作的业务技术指导中心，具体负责全县托幼机构卫生保健、儿童入园和保教人员进行健康查体。2002年6—8月，在闫楼、阿城、安乐镇、七级、西湖五个乡镇，对0~6周岁儿童以检测微量元素为主的健康查体，共查儿童11850人。

二、儿童系统化管理

1986年，阳谷县开始推行儿童系统化管理，儿童出生后30~42天到乡镇卫生院建卡登记，乡镇卫生院按3:2:1查体（0岁内儿童每3个月进行一次健康查体，1~2岁幼儿每半年进行一次查体，3~6周岁儿童每年进行一次健康查体），查体包括身高、体重、头围、胸围、心肺听诊、肝脾触诊、口腔、视力等项目。2001年5月和2003年3月，县卫生局分别印发《关于加强妇幼保健三级网络建设的通知》和《关于进一步加强妇幼保健管理的意见》，要求各乡镇防保站负责0~6岁儿童的系统化管理，儿童出生后30~42天到乡镇防保站建卡登记，防保站按照4:2:1规定定期进行健康查体，同时给予科学育儿指导，对查出的疾病及时给予指导和治疗，对体弱儿进行专案管理。此后，县卫生局多次下发文件，努力推动儿童系统化管理的实施。至2013年，全县应管理0~7岁儿童58651人，系统化管理51982人，管理率88.63%。

1986—2013年阳谷县儿童系统化管理情况统计表

表5-3-3

年度	儿童系统化管理			年度	儿童系统化管理		
	0～7岁儿童数	管理人数	管理率（%）		0～7岁儿童数	管理人数	管理率（%）
1986	39456	25646	65	2000	61986	57027	92
1987	42567	30222	71	2001	63086	56777	90
1988	49644	37233	75	2002	59089	50225	85
1989	54247	37972	70	2003	58437	49671	85
1990	58433	42656	73	2004	56753	51645	91
1991	66432	51816	78	2005	53654	48288	90
1992	77900	66221	85	2006	51986	47827	92
1993	81325	61807	76	2007	49854	47361	95
1994	79589	50141	63	2008	47989	45589	95
1995	76596	58978	77	2009	47225	44078	93
1996	74089	62975	85	2010	62337	59852	96.01
1997	69987	59488	85	2011	62666	59522	94.98
1998	68432	58167	85	2012	63986	57236	89.45
1999	65379	58187	89	2013	58651	51982	88.63

三、儿童康复

2013年1月，阳谷县妇幼保健院被山东省残联确定为山东省儿童脑瘫康复机构，主要采取运动疗法（PT）、作业疗法（OT）、言语疗法（ST）、中医推拿、中药熏蒸、多种理疗仪器等康复方法治疗脑瘫。免费提供脑瘫治疗咨询服务，特别困难的家庭可以申请减免康复费用，使更多的残疾儿童受益。至年底，治疗脑瘫患儿12人，治疗发育滞后患儿100人。大部分患儿通过增加关节活动度，调整肌张力，提高运动控制能力、协调能力、力量和耐力等方法改善了运动功能，增强了生活自理能力。

第四章　母婴保健执业监督与服务管理

1994年10月27日，全国人民代表大会常务委员会第十次会议通过《中华人民共和国母婴保健法》(以下简称《母婴保健法》)。《母婴保健法》的颁布实施，标志着我国母婴保健管理工作走向法制化管理轨道。

第一节　母婴保健执业监督

县卫生局和各级妇幼保健机构认真宣传贯彻《母婴保健法》，加强母婴保健执业监督管理和出生医学证明管理，母婴保健市场得到进一步规范。

一、《母婴保健法》宣传

1995年，县卫生局积极开展《母婴保健法》宣传活动，设立宣传咨询台1处，举办电视讲座6期，悬挂过街横幅15条，发放宣传资料4000份，发放宣传手册500册，现场咨询186人次，提高了广大人民群众尊法守法的自觉性。2003—2007年，每年6月集中开展母婴保健执法宣传活动月活动，广泛学习、宣传《母婴保健法》。共发放母婴保健法宣传资料9.5万份，宣传卡片3万份，出动宣传车85辆次,悬挂过街横幅30条,制作宣传图版31块,举办电视讲座356期,开展宣传咨询活动6次。

二、执业管理

1996年6月，对全县接生服务人员进行了考试考核，全县108人取得了接生人员执业证书。

1997年，县卫生局印发《关于进一步贯彻实施〈母婴保健法〉的工作意见》，要求卫生系统带头学习《母婴保健法》，宣传、贯彻落实好《母婴保健法》。是年，县卫生局成立阳谷县母婴保健医学技术鉴定委员会，负责对全县有异议的婚前医学健康检查、遗传病诊断、产前诊断结果的医学技术鉴定。同时，聘任张占魁、司海民、布汝文、李丙哲、王岱芝、肖玉玲、秦秋风、谷秀云、刘佃平为阳谷县母婴保健执法监督员。2003年7月6日，县卫生局重新调整聘任胡永和、高存平、布占武、王新鹤、李明坤、刘德峰、冉令山为阳谷县母婴保健执法监督员。根据《母婴保健法》的规定，对全县4个县直医疗卫生单位、21所乡镇卫生院进行了审查，颁发了母婴保健技术服务执业许可证。经考试、考核，为135人颁发了母婴保健技术考核合格证，21人取得家庭接生员合格证。

2002年，县卫生局加强了母婴保健服务市场的监督管理，清理非法服务场所7个。

2003年，对全县从事母婴保健技术服务的单位和个人进行了严格审查和考核，对21个医疗保健机构换发了“母婴保健技术服务执业许可证”，107人换发了“母婴保健技术考核合格证”。对4所达不到母婴保健技术服务标准的乡镇卫生院，取消了母婴保健技术服务执业许可资格。

2006年6月12日，对从事母婴保健技术服务人员重新进行了考试、考核，全县有145人考试考核合格,重新换发了“母婴保健技术服务考核合格证”。

2007年，对辖区内的医疗保健机构、民营医院、村卫生室、个体开业医进行了执法监督检查。共检查206户，取缔违法从事母婴保健技术服务的民营医院1所、个体诊所5个，没收器械35台(件)。

2013年年底，全县从事母婴保健技术服务的医疗卫生机构共21家，取得母婴保健技术考核合格证的157人。

三、出生医学证明管理

1996年，县卫生局、公安局联合印发《关于统一管理〈出生医学证明〉的通知》，要求凡1996年3月1日在阳谷县境内出生的人口，均统一使用卫生部制发的“出生医学证明”，其他有关出生人口的医学证明一律废止。医疗保健单位及家庭接生员要认真填写“新生儿出生医学记录”，由新生儿父母或监护人持“出生医学记录”和村委会出具的证明，到县妇幼保健站领取“出生医学证明”。是年，全县签发出生医学证明396份。

2003年1月1日，阳谷县对《出生医学证明》实行计算机管理。3月1日，全县统一启用有新防伪标志的“出生医学证明”。

第二节 爱婴医院创建

1998年，根据省卫生厅《关于广泛开展创建爱婴医院活动的通知》和市卫生局的统一安排，阳谷县积极开展创建“爱婴医院”活动。县人民医院、县妇幼保健站按照创建爱婴医院的标准，围绕“儿童优先、母亲安全”和《促进母乳喂养成功的十条标准》，加强软、硬件建设。1999年9月，经省卫生厅评估，县人民医院、县妇幼保健站达到县级爱婴医院标准，被中华人民共和国卫生部、联合国儿童基金会、世界卫生组织命名为“爱婴医院”。2000年，县卫生局先后印发《关于开展创建爱婴医院活动的通知》《创建爱婴县，促进母乳喂养实施细则》《阳谷县母乳代用品销售管理办法》《阳谷县创建爱婴医院培训计划》等一系列文件，要求各医疗单位高度重视爱婴医院创建工作，实行“一把手”负责制和一票否决制。在创建过程中，县卫生局抽调专业技术人员进行现场督导，先后召开2次协调会，4次调度会，印发宣传资料2万份，宣传小册子5000册，培训人员500人次，整理档案资料162卷，投入资金86万元。是年年底，县中医医院、阳谷镇卫生院、阿城镇卫生院、七级镇卫生院、安乐镇卫生院、李台镇卫生院、定水镇卫生院、闫楼镇卫生院、郭店屯乡卫生院、石佛镇卫生院、大布乡卫生院、西湖乡卫生院、高庙王乡卫生院、四棚乡卫生院、寿张镇卫生院、十五里园镇卫生院、张秋镇卫生院、范海镇卫生院达到爱婴医院标准，被中华人民共和国卫生部、联合国儿童基金会、世界卫生组织命名为“爱婴医院”。

2005年，根据省、市关于爱婴医院全面复核的要求，县卫生局组织人员对全县爱婴医院进行了全面检查，针对发现的问题及时整改。是年，全县19所爱婴医院通过了市级复核验收。

第三节 产科达标建设

2003年，县卫生局印发《阳谷县医疗保健机构产科建设基本标准》。各医疗卫生单位按照标准，在产科建筑规模、人员配备、科室设置上进行合理规划和调整。全县共投资61万元增添了产科设备，建立各项工作制度23项，必备常规14种。2003年11月和2004年12月，县人民医院、县中医医院、县第二人民医院、县妇幼保健站、李台镇卫生院、安乐镇卫生院、七级镇卫生院、阿城镇卫生院、闫楼镇卫生院、十五里园镇卫生院、张秋镇卫生院、定水镇卫生院、寿张镇卫生院、石佛镇卫生院、高庙王乡卫生院等15个单位被市卫生局授予“产科达标”单位。

第六编

农村卫生

第一章　农村卫生组织

新中国成立后，党和政府高度重视人民群众的身体健康，在国力不足、卫生资源匮乏的情况下，组织动员地方中西医组建联合诊所、农业合作社保健站，培训卫生员、保健员。1965年，阳谷县开始组建以生产大队为基础的卫生室，着手于“三级卫生网”的网底建设。20世纪70年代，随着农村合作医疗的快速发展，生产大队普遍建立卫生室，每个卫生室配备1~3名“赤脚医生”，农村卫生基层队伍迅速发展壮大，基本改变了农村缺医少药的状况。

1983年，大队卫生室陆续改称村卫生室。1985年，卫生部提出倡议，由“赤脚医生”改称乡村医生。农村全面推行联产承包责任制后，行政村卫生室逐渐失去了集体经济的支撑，乡村医生待遇得不到有效落实，卫生室的产权、管理模式及经营方式随之发生了根本性的变化，绝大多数村卫生室实行个人承包、自主经营。

20世纪90年代，各级政府大力推进和实施“人人享有初级卫生保健”的目标，阳谷县开始探索实行“三证”“两制”“五统一”的村卫生室管理模式，实行乡村一体化管理。进入21世纪后，各级政府给予政策和资金扶持，推动农村卫生室规范化建设，提高村卫生室的服务水平和服务能力，在农村基本医疗和基本公共卫生服务工作中发挥了重要作用。

第一节　联合诊所

1949年前，县内农村的医事活动主要是个体开业，属私营性质，以中医为主。1950年，贯彻平原省人民政府卫生厅指示，县属各农社选拔2~3名有一定文化程度、热心卫生事业的青壮年，参加县、区举办的短期培训班，成为农村不脱产保健员(卫生员)或接生员。同时，动员私人诊所、药铺的中西医人员，按照自愿合作、民主管理、集体经营、政府领导的原则组织起来举办联合诊所，承担基层社会医疗、卫生防疫和妇幼保健任务。1952年，阳谷县采取自愿、两利、入股不分红、均从事生产劳动、按劳取酬的办法，相继建立了柴庄、东孙庄、骆驼巷、任海、石佛、定水镇6个联合诊所。1953年，随着农业合作化的发展，私人联合诊所有的转为区卫生所，有的纳入农业生产合作社管理体制。1956年，根据山东省第六届卫生工作会议要求，继续加强对私人医疗机构的社会主义改造。同时，按照山东省人民委员会指示精神，对农业生产合作社的卫生员、助产员的工作性质、任务以及选拔、训练、待遇等作出明确规定，提出农业生产合作社的卫生员的工作是业余义务劳动，凭农业劳动记分定酬。是年，全县联合诊所发展到69个。

1957年，根据山东省人民委员会有关指示，调整理顺了农社保健站、联合诊所的隶属管理，农业社保健站归农业社领导，联合诊所归区属乡政府领导。农业社保健站、联合诊所由政府统一供药，从业人员可从药品加价中提取劳动报酬。1959年，贯彻中共山东省卫生厅党组有关农村医疗卫生工作指示，要求公社建立卫生院，生产管理区设卫生所(附设产房)，生产大队或自然村建立保健站（卫生室）。是年，全县共建立生产管理区(后改为区属公社)卫生所102个，从业人员234人。

1962年，根据国务院批转卫生部《关于全国卫生事业机构调整精简的意见》和聊城专属卫生局的安排，阳谷县人民委员会批转县卫生局《关于农村基层卫生组织调整中几个问题的（试行）意见》，确定精简卫生所总人数的69%，在麦后、秋后全县分两批将卫生所人员下放到大队保健站163人，技术较差者改做农业生产劳动，其口粮改为大队供应。保留的公社卫生所人员，隶属区卫生院领导。1970年12月，撤销公社自负盈亏卫生所，根据山东省革命委员会《关于自负盈亏的卫生所人员的处理安置办法（草案）》，将卫生所人员下放到生产大队卫生室300余人，一般安排为赤脚医生，并一次性发给一定数额的安置费用。1973年10月，山东省革命委员会批转《省卫生局〈关于"自负盈亏"卫生所人员的处理安置办法（草案）〉试行情况和处理意见的报告》，将"自负盈亏"卫生所下放人员全部收回，纳入乡镇卫生院集体编制。

第二节　农社保健站与卫生员

1953年，随着农业合作化的发展，阳谷县各农业生产合作社建立保健室，时称农社保健站，从业人员称卫生员或助产员。县卫生科采取多种形式为农社保健站培训卫生员，至1955年，全县共培训卫生员（保健员）636人，其中六区（大布）20人，八区（青杨李）103人，十区（仓上）73人，四区（七级）114人，二区（阿城）111人，五区（安乐镇）135人，三区（华佗庙）80人。1956年，全县建立农社保健站151处，从业人员805人，基本解决了社员小伤小病就近、就医、就药的问题。1962年，山东省卫生厅《关于整顿队办保健室的意见》规定，队办保健室（站）是生产大队的卫生福利事业，直接受生产大队的领导，负责本大队的医疗、防疫和妇幼保健及卫生宣传任务，在业务上受当地卫生行政部门的指导和监督，在经济上由生产大队负责解决，实行独立核算。1964年2月25日，阳谷县人民委员会印发《关于调整充实生产队不脱产保健员的通知》，要求每个生产小队配一名不脱产的专职保健员，按误工补工的办法解决报酬。1965年，贯彻毛泽东主席"把医疗卫生工作的重点放到农村去"的指示，城关区郭围子村建成了阳谷县第一个农村卫生室，配有简单的医疗器械和少量的药品，为群众治疗小伤、小病。此后，全县多数大队陆续建立了卫生室。1969年，大队卫生员、保健员改称"赤脚医生"。

第三节　村卫生室与乡村医生

20世纪70年代，随着农村合作医疗的兴办，大队卫生室及其赤脚医生队伍不断发展壮大。1972年，全县共有大队卫生室341个，赤脚医生1171人，其中女赤脚医生286人。1973年，大队卫生室358个，赤脚医生1218人。1977年，全县有大队卫生室498个，赤脚医生1518人，其中女赤脚医生478人。

1981年4月3日，县政府批转县卫生局《关于贯彻国务院［1981］24号文件的报告》，提出赤脚医生的补助原则相当于民办教师的水平，补助费的来源一是社队企业、副业收入，二是社队公益金中提取，三是从诊疗业务收入中解决。由于多数生产大队集体经济薄弱，赤脚医生待遇难以落实，大队卫生室逐步承包给赤脚医生个人经营。有的赤脚医生自动退出赤脚医生队伍。是年，根据聊城地区卫生局统一部署，对全县赤脚医生进行了一次业务考核。参加考核的887人，有720人考核合格。对考核合格人员颁发了乡村医生（指达到中专水平的赤脚医生）证书。

1982年，全县有大队卫生室749个，其中集体办713个。1983年，大队卫生室陆续改称村卫生室，赤脚医生改称乡村医生。1984年，省人民政府办公厅转发省卫生厅、省农业厅《山东省行政村卫生室管理办法》，规定行政村卫生室是社会主义性质的集体福利设施，由集体办，归村所有。要求乡村医生以医疗为主要职业，行政村负责合理解决他们的报酬。根据上级文件规定，县卫生局积极协调，努力解决乡村医生的报酬。1984年年底，全县村卫生室749个，乡村医生1128人，其中女乡村医生261人，由行政村每月解决报酬的230人，其中：21元以上的24人，11~20元的94人，10元以下的112人。范海乡共有49名乡村医生，其中每月补助5元的2人，7元的1人，8.5元的15人，10元的8人，12.5元的4人，15元的17人，20元的1人，24元的1人。1986年，省卫生厅印发《关于在全省农村开展创建甲级卫生室活动的意见》，对行政村卫生室分级标准、举办形式、房屋、人员、报酬、资金、设备和管理等方面做出明确规定。1993年，全县创甲级卫生室326个，占村卫生室的41%。

1988年2月，省卫生厅印发《山东省乡村医生职称评定工作意见》，按乡村医师、乡村医士、卫生员序列划分乡村医生职称。1989年3月，根据省、地安排，县卫生局印发《关于做好乡村医生职称评定的意见》，成立了乡村医生职称评定领导小组和乡村医生职称评定委员会。经申报、审查、考试、考核等程序，全县共评出乡村医师542人，乡村医士393人，乡村卫生员276人。

1995年，根据省卫生厅《关于颁发村卫生技术人员执业证书的通知》，县卫生局为1200名乡村医生颁发了村卫生技术人员证书。2005~2006年，根据省卫生厅《关于做好乡村医生执业注册工作的通知》，对审查、考核合格的1175名乡村医生办理了执业注册登记，并颁发了乡村医生执业证书。2004年，根据聊城市卫生局《关于加强村卫生室规范化建设的意见》和《聊城市村卫生室基本标准》，对全县卫生室的基本功能、人员配置、基本设施、规章制度等均进行了整顿，至年底，全县有148个村卫生室通过了市卫生局的达标验收。2005年，又有152个村卫生室通过了市卫生局的达标验收。

2009年3月20日，县政府办公室转发县卫生局、县财政局《关于提升村卫生室服务能力实施意见》，成立了由分管副县长任组长，政府办公室、卫生局、财政局、建设局、国土资源局、审计局等有关部门领导组成的阳谷县村卫生室服务能力提升项目领导小组。按照“整体推进、科学发展、规范建设、资源共享、提高效率、产权明晰、方便农民”的原则，全县规划设置220个村卫生室，每所村卫生室服务半径2.5公里左右。同时，对设置规划、土地来源、建设标准、资金筹集、服务设施等提出了具体要求。至2010年8月，全面完成了220个村卫生室的建设任务，共新建、改建房屋706间，面积18172平方米。2010年9月，卫生局按照村卫生室设备要求，为每个规划卫生室统一招标购置了西药架、诊断桌、诊椅、诊断床等基本设备5618台件。2010年10月，经省卫生厅、财政厅验收，220个卫生室全部达标。

2009年6月22日，县卫生局印发《关于做好全县乡村医生执业考核工作的通知》和《阳谷县乡村医生执业考核工作方案》，成立了阳谷县乡村医生考核领导小组和阳谷县乡村医生考核委员会。全县参加考核的乡村医生1208人，考核合格的1196人。

2013年年底，全县共有村卫生室923个，乡村医生1254人。

第四节　乡村医生培训

建国初期，县卫生科采取多种形式举办培训班，培训农社卫生员、保健员、接生员。至1956年，全县共培训保健员、接生员、保育员2180名。1957年，在县委党校举办卫生专业培训班2个，学员50人，学制半年。1966年，县卫生局在阳谷县驻寿张人民医院举办卫生学校，招收学员50人，学制3年。同年，李台、十五里园、阿城、定水镇公社卫生院相继举办了医疗卫生专业培训班，每班50人，学制二年。1971年培训赤脚医生100人。1972年，培训赤脚医生328人。1975—1977年，先后在石门宋分院举办赤脚医生培训班8期，共培训赤脚医生400人。1976年，县卫生局举办5·7红校卫校班四个班，培训赤脚医生200人，公社卫生院初训321人。1978年年底，全县1393名赤脚医生中，参加过县复训的780人。1994年4月20日，县卫生局印发《关于加强乡村医生培训工作的通知》，当年培训乡村医生107人。1995年4月，县卫生局在李台、寿张、十五里园等乡镇卫生院设立7个教学点，集中半个月的时间，对乡村医生开展了计划免疫知识培训，培训乡村医生1222人。1997年3月，县卫生局举办乡村医生系统化培训继续教育班，学制一年，课程以内科、外科、妇科、儿科为基本教学内容。教学以讲授和看录像为主，一般每10天集中上课一天。县卫生局、县卫生学校在李台、张秋、闫楼、安乐镇、石佛镇卫生院设立教学点，定期错时集中上课。全县共806名乡村医生参加培训并取得结业证书。1998年5月20日，县卫生局印发《关于继续开展乡村医生系统化培训工作的通知》，规定45岁以下的在岗乡村医生凡不具备中专和中专以上学历的，必须参加乡村医生系统化培训，46岁以上的乡村医生应参加继续教育培训。乡村医生系统化培训学制三年，采取半日制教学方法。凡学完全部教学课程并经考试成绩全部合格者，发给市教委验印的毕业证书，国家承认中专学历。继续教育学制一年。全县参加乡村医生系统化培训的327人，参加乡村医生继续教育培训的260人。2003年，县卫生职业中等专业学校在闫楼镇卫生院、石佛镇卫生院、十五里园镇卫生院、李台镇卫生院、定水镇卫生院设立教学点，共培训乡村医生560人。同时，127人参加了乡村医生大专学历培训。2013年年底，全县1254名乡村医生中，达到中专学历的965人，大专学历的62人。

第二章　初级卫生保健

根据山东省人民政府《关于印发山东省农村实现2000年人人享有卫生保健规划目标的通知》(鲁政发[1990]95号)和聊城地区行政公署《关于实施初级卫生保健的意见》(聊行发[1991]4号),阳谷县于1991年6月开始实施初级卫生保健工作。1991年6月14日，阳谷县人民政府印发《关于实施初级卫生保健的意见》，明确了任务目标，提出了方法步骤，强化了机制措施。县政府成立以副县长魏茂生任组长，有关部门主要负责人为成员的初级卫生保健协调委员会，委员会下设办公室，办公室设在县卫生局，局长祝登銮兼任办公室主任。县初级卫生保健协调委员会明确和公布了成员部门职责分工。县政府与各乡镇政府签订《初级卫生保健工作目标责任书》。各乡镇、村相继成立初级卫生保健协调组织。县、乡两级初级卫生保健组织每季度召开一次成员会议，通报情况，部署工作，检查进度，协调解决有关问题。

1993年12月10日~15日，县初级卫生保健协调委员会和办公室成员、县卫生局领导班子成员、各乡镇分管副乡镇长、县防疫站、保健站等相关人员组成4个检查考核组，分4片对乡镇初级卫生保健工作情况进行了全面检查考核。通过查阅资料、随机走访调查、现场查看等方式，全县平均得分88.9分。全县21个乡镇均按规定增加了卫生事业经费投人，全县中小学健康教育开课率100%，农民卫生保健知识普及率38%，健康行为形成率50%；行政村卫生室覆盖率100%，获乡村医师证书的卫生室占51%，村卫生室和乡村医生建档率均为100%，有60%的乡村医生合理解决了报酬，甲级卫生室占30%；集资合作医疗覆盖率40%；居民饮用水合格率85%，饮用水源监测率50%；居民卫生厕所普及率45%，公共厕所普及率80%；食品卫生合格率80%，从业人员体检率100%；孕产妇系统管理率95%，新法接生率和高危孕产妇住院分娩率均为100%；儿童“四苗”单苗接种率90%，建卡建证率100%；法定报告甲、乙类传染病发病率明显下降。

1994年5月，县委、县政府提出“奋战‘九四’、决战‘九五’，提前完成初级卫生保健任务”的目标。5月24日，县政府召开由乡镇长、卫生院院长、防保站站长及县初级卫生保健协调委员会成员参加的全县初级卫生保健动员大会，县委书记孔昭信、县长安世银分别作了动员，副县长杨吉德对全县初级卫生保健工作作了全面安排。县政府调整充实了县初级卫生保健协调委员会及办公室,印发了《关于切实做好初级卫生保健工作的意见》，确定了改厕、改水、集资合作医疗、甲级卫生室建设四大重点任务，并与各乡镇签订了初级卫生保健目标责任书。5月29日，县初级卫生保健协调委员会和办公室召开全体成员会议，明确分工，细化职责。县电视台开辟了初级卫生保健专栏，定时播出初级卫生保健知识，通报各乡镇初级卫生保健重点项目进展情况。6月3日，县初级卫生保健协调委员会召开由各乡镇长和县卫生局全体领导班子成员参加的调度会，交流工作情况，督促工作进度。7月15日，在西湖乡召开由各乡镇长、卫生院院长、防保站站长参加的改厕现场会，参观了赵王楼、陈段俞等4个村的改厕现场，推广了西湖乡改厕“五统一”(统一规格、统一筹料、统一施工、统一验收、统一奖惩)经验。7月28日至30日，副县长、县初级保健协调委员会主任杨吉德，县卫生局局长、初级卫生保健协调委员会办公室主任张占奎等连续三天分片召开乡镇党委书记、乡镇长参加的初级卫生保健工作座谈会，进一步统一思想认识，理清工作思路，明确奋斗目标。此后，县初级卫生保健协调委员会先后在大布乡、定水镇、西湖乡分别召开创建甲级卫生室现场会、集资合作医疗现场会、除氟改水现场会。通过现场观摩，典型引路，推动了全县初级卫生保健四大重点工作的顺利开展，同时带动了其他初级卫生保健工作的全面推进。

1994年9月8日，全区初级卫生保健工作现场会在阳谷召开，聊城地区行署领导和地区卫生局对阳谷的初级卫生保健工作给予了充分肯定，尤其对卫生改厕工作给予了高度评价。12月下旬，省、地爱国卫生运动委员会的有关领导到阳谷检查指导改厕工作。通过材料核实，数据推算，实地考察，对阳谷县的卫生改厕工作所取得的成绩给予了充分肯定。1994年年底，全县县乡两级均成立了健康教育领导小组，村村设有健康教育宣传栏，健康教育普及率和中小学健康教育开课率均达到100%；创建甲级卫生室454个，甲室率达到53.7%；集资合作医疗覆盖率81.2%；农村居民卫生厕所普及率50.75%，公共卫生厕所普及率89.5%；全面完成了除氟改水任务，全县基本取消了大口井，城乡居民饮用卫生水普及率99.5%；1993年和1994年全县卫生经费投入分别为422.2万元和501.9万元，超过当年财政支出的8%。其他初级卫生保健工作也达到或超过了上级规定的指标值。1995年2月下旬，阳谷县顺利通过了省初级卫生保健评审组的考核验收，在全区率先实现了初级卫生保健全面达标。1995年9月，在全省农村卫生工作会议上，阳谷县人民政府作了题为《实施初级卫生保健,进一步提高全县人民的健康水平》的书面发言。

第三章　合作医疗

农村合作医疗制度，是广大农民在自愿互利的原则下，实行的一种集体福利性质的医疗保健制度。1970年1月，中共中央下发［1970]2号文件，指出“合作医疗和赤脚医生是贫下中农依靠集体力量同疾病做斗争的伟大创举”，“要迅速普及合作医疗，大力培训赤脚医生”。阳谷县从1970年开始推行农村合作医疗。至1977年，全县560个生产大队中，实行合作医疗的536个，占95.7%，其中社队联办的504个，占大队总数的90%。赤脚医生1518人，平均每个大队2.7人，女赤脚医生478人。1980年，农村合作医疗工作开始滑坡，至1985年，除个别经济条件较好的生产大队外，全县农村合作医疗基本处于停办状态。1994年，阳谷县推行乡办乡管为主要形式的集资合作医疗，当年，全县14个乡镇实行乡办乡管的合作医疗，占乡镇总数的67%。1995年，全县有19个乡镇的64.2万人口实现了不同层次的合作医疗。1996—1999年，合作医疗得到进一步巩固和完善。2000年后，因乡镇财政和村集体提供资金较少，农民参与积极性不高，合作医疗运转困难，农村合作医疗再次停办。2006年，阳谷县在张秋镇开展新型农村合作医疗试点，2007年全县推行。由于各级财政对新型农村合作医疗的投入较大，参合农民得到实惠，调动了广大农民参加新型农村合作医疗的积极性，全县的新型农村合作医疗工作得到健康发展。

第一节　农村合作医疗

根据中央和省、地部署，阳谷县从1970年开始推行农村合作医疗。由于当时农村医生数量少，赤脚医生医疗水平低，加之集体投入不够，农村合作医疗发展缓慢。1972年1月省革委卫生局在安丘县召开合作医疗经验交流会后，阳谷县卫生局在认真学习和领会安丘会议精神的同时，于3月上旬派出专门调查组对范海公社的合作医疗情况进行了一次全面调查。范海公社共29个大队，3.5万人，办起合作医疗的24个大队，其中办得好的7个，一般的17个，未开办的5个。办得好的7个大队的合作医疗资金按每人每年筹集1元钱，交纳的齐全。赤脚医生的技术较高，有一定的群众威信，卫生室有比较齐全的规章制度，种药和采药较多，能自制一些有效的膏、丹、丸、散，以补充合作医疗资金的不足。如毛坊大队共有8个生产小队，300户，1404人，1970年10月实行合作医疗，按每人每年1元钱，共收1395元。该大队有原卫生所下放的中医医生1人，大队选拔会计1人，培养司药1人。起初实行门诊、转院都免费，由于掌握不严，没有种药和采药的基础，合作医疗费开支过多，使合作医疗步入困难阶段。发觉这个问题后，改为转诊住院外出治疗药费报50%。由于该大队医生治疗技术好，有些外大队的社员也前来就诊，平均每天经营额15元左右，补充了本大队合作医疗经费，到1971年10月5日盘点，该大队合作医疗流动资金仍有822.02元。合作医疗较差的大队主要是医生技术水平低，采药和种药少，有的不会加工使用自种自采的草药，单纯依靠药材公司进药，增加了合作医疗成本，社员参加合作医疗的积极性不高。如朱庄大队共有4个生产小队，112户，446人，每人每年筹集5角钱，实际筹集102元，只能做到门诊打针费、包扎费免费，买药按成本价收费。有的村仅门诊治疗费免费，买药按零售价收费。有的村为限制小伤小病治疗，每人次收挂号费5分钱。没有实行合作医疗的5个大队，有的没有卫生室，有的虽有卫生室但医生医疗水平不高，多数群众不愿实行合作医疗。根据调查了解的情况，县卫生局认真总结农村合作医疗的经验教训，把选拔培训赤脚医生，发动群众种、采中草药，加强合作医疗基金管理，以及因村制宜，采取不同形式、不同层次的合作医疗作为推行农村合作医疗的主要措施。至1972年年底，全县共有363个大队办起了合作医疗，占大队总数的64.5%，其中高庙王、城关、石佛、定水镇、范海等6个公社所属大队全部实行了合作医疗。

1973年2月15日，县革委批转县卫生局《关于我县合作医疗情况的报告》，肯定了合作医疗取得的成绩，明确了坚持“三土（土医、土法、土药）、“四自”（自采、自种、自用、自制），以药养医和勤俭办医的方向，提出了选拔培养赤脚医生、落实赤脚医生待遇、稳定赤脚医生队伍的措施。至1973年6月，全县共有415个大队办起了合作医疗，占大队总数的74.1%，其中30个大队实行了社队两级管理。赤脚医生队伍发展到1171人（其中女赤脚医生286人），平均每个大队2.09名赤脚医生，生产队卫生员2941人。全县共种植中草药1440亩，社办土药厂8个，大队办土药厂179个，加工片剂和膏、丹、丸、散100余种。如石佛公社皂刘大队利用自采自种的中药材自制膏、丹、丸、散52种，开展土单验方针灸防治疾病，充分发挥“一根针、一把草”“一个验方”“一个火罐”的作用，每人每月合作医疗资金仅合三厘钱。1973年年底，全县共有428个大队办起了合作医疗，占大队总数的76%，有41个大队实现了社队两级管理，占大队总数的7%。赤脚医生队伍发展到1603人（其中女赤脚医生265人），平均每个大队2.85名赤脚医生。生产队卫生员发展到3139人。社队土药厂210个，加工膏、丹、丸、散、片130多种。

1974年，县委先后两次批转县卫生局党的核心小组关于合作医疗情况及今后意见的报告，要求各社队扩大合作医疗覆盖面，提高合作医疗管理水平，推进社队两级管理的合作医疗。至1975年6月，全县88%的大队办起了合作医疗，其中30%的大队在队办基础上发展到社队两级联办。

1975年7月19日，县委在定水镇公社召开全县合作医疗现场会，县委副书记梁子英讲话，对农村合作医疗工作进行再动员、再部署。1976年10月，经县委批准召开了全县合作医疗、赤脚医生代表大会，在家的县委 常委全部参加了开幕式，县革委副主任范春华主持大会，县委副书记赵玉莲代表县委作了报告。这次会议之后，各公社成立了以分管副书记为主任的合作医疗管理委员会，大队成立了3~5人的合作医疗领导小组，做到了上面有人抓，下面有人管，层层有人问。至1976年年底，全县有536个大队办起了合作医疗，占全县大队总数的95%，有530个大队在队办的基础上办起了社队两级联办的合作医疗，占全县总数的90%。赤脚医生1510名，其中女赤脚医生479名，每个大队平均有2.7名赤脚医生。为了巩固发展合作医疗成果，走中西医结合的道路，全面落实“三土”“四自”方针。1976年，全县共种药2440亩，品种30多个，收药20万公斤，以赤脚医生为主的群众性采药81500公斤。全县19个公社卫生院全部办起了土药厂，大队办土药厂320个，制药品种达70多个。如城关公社每个大队都办起了土药厂，能生产膏、丹、丸、散、剂45种，占所用药品的60%。城关公社卫生院制药厂制药品种70多种，其中针剂16种，大液体4种，占所用药品的20%。县医院和卫生院共整理医案150余篇，赤脚医生献土单验方840余个。初训和复训赤脚医生500人，赤脚医生技术水平进一步提高，80%以上的赤脚医生能用中西医治疗一些常见病、多发病。社员方便就医、治疗及时，做到了小伤小病不出村，一般疾病不出社。

1977年，农村合作医疗进一步巩固和发展，赤脚医生队伍进一步稳定。全县560个大队中，536个大队实行了合作医疗，占95.7%，其中504个大队实行了社队联办，占90%。全县种药5048亩，其中合作医疗种药2650亩，平均每110人1亩药，每人1斤干药。群众性采药6.5万公斤。社办土药厂19处，其中15处能够生产小针剂，434个大队能够生产自用的膏、丹、丸、散，为巩固发展农村合作医疗打下了良好的物资基础。如西湖公社孙楼大队赤脚医生赵香玉和其他两名赤脚医生大搞百药园，每年种药10亩以上，自制膏、丹、丸、散和小针剂100余种，连续7年合作医疗没向社员敛钱。城关公社制订了“每100人种药1亩以上、自制药品占自用药品50%以上、当年合作医疗资金结余”等11项合作医疗考核指标，调动了赤脚医生种、采、制药的积极性。是年，县卫生局举办赤脚医生复训班2期，复训150人，基层卫生院代训311人。

1978年，由于有的社、队合作医疗制度不健全，监督措施不到位，有的财务、药品管理混乱，有的挪用合作医疗基金，导致合作医疗难以维持，甚至有的公社出现了“一哄而散”的现象。

1979年3月，阳谷县召开合作医疗暨赤脚医生先进集体、先进个人代表会议，县委常委、县革委副主任王海泉作了讲话，会议总结农村合作医疗的经验，表彰了一批合作医疗先进集体和先进个人，指出了合作医疗工作中存在的问题，对扩大合作医疗覆盖面、落实赤脚医生待遇、赤脚医生培训、中药种植加工，以及合作医疗财务管理等方面提出了更加明确的要求。同时要求各公社和生产大队从实际出发，在筹资数额、减免项目和比例方面不搞“一刀切”。

1982年至1985年，随着农村联产承包责任制的推行，集体土地承包到户，合作医疗失去集体经济的支撑，赤脚医生报酬得不到落实，多数生产大队把卫生室承包给乡村医生经营。至1985年，除个别经济条件较好的生产大队外，其余大队的农村合作医疗处于停办状态。

第二节　集资合作医疗

1994年4月，阳谷县委、县政府根据全国人大八届二次会议《政府工作报告》中提出的“发展和完善农村合作医疗制度”的要求，决定在全县农村实行集资合作医疗制度。4月26日，县初级卫生保健协调委员会印发《关于实行农村合作医疗的通知》，公布了《阳谷县农村合作医疗章程》(以下简称《章程》)。成立阳谷县农村合作医疗领导小组，副县长杨吉德任组长，县政府办公室、卫生局、财政局主要领导为成员，领导小组办公室设在县卫生局。《章程》规定，合作医疗是以全体农民为对象，以乡镇为单位，实行统一筹集经费，统一管理使用，按一定比例补偿医药费的医疗保健制度。合作医疗所需经费实行乡镇、村提留和农民自愿集资相结合的办法，由乡镇政府按年度一次或夏秋两季统一筹集，拨乡镇卫生院管理使用。合作医疗实行减免部分门诊辅助检查费和住院药费，减免范围及比例由乡镇根据筹资标准自定。当年，定水镇、阿城镇等14个乡镇启动农村集资合作医疗。如阿城镇农村合作医疗经费每年在秋季提留时，按农业人口人均2元的标准一次性筹集，减免门诊辅助检查费包括：心电图，x光检查，钡餐透视，化验三大常规(血、尿、大便)检查，B超检查(肝、胆、脾、肾、膀胱、前列腺、腹部肿瘤)。在卫生院住院的病人，减免住院期间医药费25%，但每人每年最多减免1000元。定水镇实行只合医不合药的办法。参加合作医疗者，减免处置费、注射费、出诊费及小外伤包扎费。1994年10月15日和12月21日，县政府分别在定水镇、阿城镇召开全县合作医疗现场会，总结和推广定水镇、阿城镇合作医疗的经验，推动了全县合作医疗工作的开展。至1994年年底，全县有528个行政村实行了合作医疗，乡镇覆盖率66.7%，行政村覆盖率64.8%，其中合医合药的行政村148个，占行政村总数的17.5%，合医的行政村380个，占行政村总数的48%。

1995年5月2日，县政府印发《关于进一步加强农村合作医疗工作的意见》，明确提出合作医疗基金在麦季提留的公益金中由乡镇政府按农业人口每人2元的标准统一筹资，拨乡镇卫生院统一管理使用，乡镇合作医疗委员会监督审查。5月5日，县政府再次在阿城镇召开全县合作医疗现场会，各乡镇分管卫生工作的副乡镇长、卫生院院长、防保站站长参加会议，副县长杨吉德讲话。会议确定了乡统乡管、以收定支的原则，规定减免项目为x光、B超、心电图、化验等检查和注射费、诊费，逐步向合医合药过渡。是年年底，全县有19个乡镇、64.2万农村人口实行了不同层次的合作医疗，其中合医合药的乡镇4个，占19%。在1995年9月全省农村卫生工作会议上，阳谷县政府作了合作医疗工作典型发言。

1996年4月，县卫生局在全县医疗单位抽调400名技术骨干，组成46个查体小组，带着心电图机、B超机等设备，走村入户、服务上门，对全县843个行政村的12万农村老人进行了免费查体，并建立了查体档案。1996年5月27日，县政府印发《关于进一步加强农村合作医疗工作的意见》，对合作医疗资金统筹、运行机制等环节强化了政府行为，并把合作医疗列入县岗办年度考核内容。至年底，全县21个乡镇的64万农村人口实行了不同层次的合作医疗。1997年，闫楼、阿城、定水、七级、十五里园、四棚等乡镇进一步拓宽筹资渠道，提高筹资标准，实行了合医合药，除减免门诊辅助检查费外，还减免部分住院药费。

1998年，农村集资合作医疗一度出现滑坡。由于参合农民就医减免费用少，农民得到的实惠不明显，农民集资积极性不高。有的乡镇、村筹集资金困难，加之政策不到位、管理不完善，影响了合作医疗工作的正常开展。1998年10月30日，县人民政府印发《关于巩固、发展农村合作医疗工作的意见》，明确提出：筹集合作医疗资金采取乡镇政府拿一点、村集体拿一点、农民个人拿一点的集资方式，农业人口合作医疗人均集资2~5元，由乡镇政府统一筹集，鼓励企事业单位、社会团体和个人自愿捐资。对合作医疗资金设立专人专账、专款专用。乡镇卫生院要提高诊疗技术，改善服务设施，完善服务机制，扩大服务范围。同时，增加合作医疗在年度岗位目标考核中的比重。尽管如此，仍未遏制合作医疗滑坡的势头。至1998年年底，全县参加合作医疗的人数减至38万人，筹集资金仅为33万元，近一半乡镇的合作医疗名存实亡。

1999年5月20日，县政府印发《阳谷县农村合作医疗管理办法》，进一步加强对农村合作医疗工作的组织领导，明确了各级合作医疗组织的职责，统一了筹资标准（每人每年5元）、减免诊疗项目和住院报销比例，规范了资金管理使用和监督程序。9月27日，县政府召开全县合作医疗专题会议，合作医疗工作做的比较好的张秋镇、阿城镇、翟庄乡、闫楼镇、七级镇、四棚乡政府分别介绍了经验，县委副书记王文英、副县长孙峰先后对农村合作医疗工作进行了再动员、再部署。是年年底，全县合作医疗工作得到不同程度的恢复和发展，实行合作医疗的乡镇、村和人口数均有大幅度增加。

2000—2002年，因乡镇财政和村集体引导资金较少或没有引导资金，农民参与的积极性不高，合作医疗运转困难，全县的集资合作医疗逐步解体。

第三节 新型农村合作医疗

新型农村合作医疗是由政府组织、引导、支持，农民自愿参加，个人、集体和政府多方筹资，以大病统筹为主的农民医疗互助共济制度。根据上级统一部署，2006年6月，阳谷县张秋镇被列为聊城市新型农村合作医疗试点乡镇，2007年阳谷县全面推行新型农村合作医疗制度。通过广泛宣传、强化服务、严格管理、加强监督，全县新型农村合作医疗工作稳步发展，参合人数不断增加，补偿比例逐步提高，有效缓解了参合农民因病致贫、因病返贫的现象。至2013年，全县累计补偿4216914人次，补偿金额74946.38万元。其中：门诊补偿3820553人次，补偿金额7393.75万元；住院补偿366361人次，补偿金额66709.73万元；大病保费842.90万元。

一、管理机构

2006年6月16日，经县机构编制委员会批准，设立阳谷县新型农村合作医疗管理办公室，为副科级财政拨款单位，隶属于是县卫生局，编制5人。其主要职责：负责处理新型农村合作医疗日常工作；起草新型农村合作医疗总体规划、年度计划及相应配套政策；组织新型农村合作医疗制度的具体实施和宣传；与财政部门共同负责新型农村合作医疗基金的管理和使用；负责医药费用的审核与补偿审批，定期公布账目；负责定点医疗机构的准入和监督检查；定期向县政府和县新农合管理委员会及上级农合办汇报工作运行情况；负责县政府及上级业务主管部门交办的其他工作。2007年2月9日，成立由县委副书记、县长丁东明任组长，县政协副主席崔新厚、县人大常委会副主任唐宪明、县政府副县长苏永侠任副组长，县直有关部门和乡镇(街道)政府主要负责人为成员的阳谷县新型农村合作医疗领导小组。领导小组下设管理委员会和监督委员会，负责组织、协调、管理、指导和监管工作。县政府副县长苏永侠任管理委员会主任，县卫生局局长万开义任副主任，县直有关部门的有关领导和部分农民代表为委员。县人大常委会副主任唐宪明任监督委员会主任，县纪委常务副书记、县监察局局长刘洪森任副主任，县有关部门的纪检组长及部分县人大代表、县政协委员为监督委员会委员。各乡镇(街道)全部建立了新型农村合作医疗管理办公室，为县农合办的派出机构，在县新型农村合作医疗管理办公室和当地政府指导下开展工作。县直定点医疗机构成立新农合管理办公室，属于单位内部的职能科室，与新农合报销窗口独立分设。同时，县政府明确了乡镇（街道)农合办、县直定点医疗机构农合办的职责任务。

2012年11月，县新型农村合作医疗领导小组进行了调整，县委副书记、县长何宪卓任组长，县政府副县长杨廷军任副组长。县新农合管理办公室主任、副主任任职情况见表6-3-1。

2006—2013年阳谷县新型农村合作医疗办公室历任主任、副主任任职情况表

表6-3-1

姓名	性别	职务	任职时间	籍贯
祝月山	男	主　任	2006.06–2012.12	郭店屯镇朱庄村
李宗贤	男	副主任	2007.02–2012.12	阿城镇古柳树村
		主　任	2012.12 任职	
万吉善	男	副主任	2006.06–2008.10	博济桥街道鲁坊村
潘仙荣	女	副主任	2011.08 任职	侨润街道西八村
李　云	男	副主任	2011.08 任职	闫楼镇关庄村
崔丽萍	女	副主任	2012.02 任职	狮子楼街道邵楼村

二、基金筹集

参合农民个人缴费部分每年筹集一次，由乡镇政府、街道办事处负责，以乡镇(街道)为单位筹集后，及时上缴到县财政新农合基金专用账户，每年1月1日—12月31日为一个筹资年度。2006年6月，阳谷县在张秋镇进行新型农村合作医疗试点，筹资标准为每人20元，其中农民个人缴纳10元，各级政府补助10元(市5元，县3元，镇2元)。经过宣传发动，全镇参加新农合的农民3.2万人，参合农民占农业总人口的70%。在认真总结张秋镇试点经验的基础上，县委、县政府决定，2007年在全县全面推行新型农村合作医疗。2月9日，县政府召开全县新型农村合作医疗工作动员大会，县委副书记、县长丁东明作动员报告。会议印发了《阳谷县新型农村合作医疗制度暂行规定》等相关文件。各乡镇(街道)也相继召开了新型农村合作医疗动员会议。经过广泛宣传，层层发动，全县新型农村合作医疗筹集工作于2007年3月15日结束。2007年，农民个人缴纳10元，各级财政补助42元(中央、省28元，市3元，县11元)。当年参合农民48.27万人，参合率73.18%。2007年后，新型农村合作医疗筹集标准逐年增加，参合比例稳步提高。2013年，筹资标准每人每年350元，其中农民个人缴纳70元，各级政府补助280元(省196元，市12元，县72元)，参合农民562197人，参合率99.46%。

三、基金管理

根据上级有关规定，新型农村合作医疗基金

以县为单位统筹。参合农民个人缴费部分，以乡镇(街道)为单位统筹后，缴到县财政新农合专用账户，各级政府补助资金根据参保人数按照补助标准直接拨付到县财政新农合专用账户。新农合基金存入县新农合管理委员会认定的国有商业银行专户储存，专款专用。

(一)基金构成。新型农村合作医疗基金分为风险基金、住院统筹基金、家庭账户基金、门诊统筹基金。

1.风险基金。风险基金按每年筹集新型农村合作医疗基金总数3%的比例从政府补助的资金中提取，上缴市级财政专户集中管理，其风险基金及利息的所有权不变，筹集数额达到县年度筹集资金的10%不再继续提取。风险基金主要用于弥补新型农村合作医疗基金非正常超支时的临时周转困难。

2.住院统筹基金。各级政府对参合农民补助资金除风险基金外，全部纳入住院统筹基金。住院统筹基金用于对参合农民住院费用、慢性病门诊费用和孕产妇系统化管理费用的补偿。2009年,根据省卫生厅《关于进一步完善新型农村合作医疗方案的实施意见》(鲁卫农卫发〔2008〕8号),住院统筹基金和当年提取的风险基金占基金筹集总额的比例调整为65%。2011年,根据聊城市卫生局《关于调整新型农村合作医疗补偿方案的通知》精神，住院统筹基金和当年提取的风险基金占基金筹集总额的85%，其中住院统筹基金占基金筹集总额的76.5%。住院统筹基金和门诊统筹基金可统筹使用。

3.家庭账户基金。2007年，将农民自缴费用的60%纳入农民本人的家庭账户，家庭账户由家庭成员共同使用，在本县区域内乡镇（街道）及以下定点医疗机构门诊就诊，其医药费、辅助检查费用在家庭账户中全额报销。家庭账户内的总金额可一次性用完，当年结余的部分可转入下一年使用。2009年,根据山东省卫生厅《关于进一步完善新型农村合作医疗方案的实施意见》(鲁卫农卫发〔2008〕8号)的规定，不再设置家庭账户。原家庭账户基金结余可结转下年使用，并逐步消化。

4.门诊统筹基金。2007年，将参合农民自缴费用的40%纳入到门诊统筹基金，以乡镇（街道）为单位，共同使用。家庭账户资金用完后，可继续使用门诊统筹基金，门诊统筹基金报销比例为30%，在县级及以上定点医疗机构及县外医疗机构门诊就诊的，不予报销。2009年，根据上级有关规定，门诊统筹基金和其他基金占当年基金筹集总额的比例调整为35%。2011年,根据聊城市卫生局《关于调整新型农村合作医疗补偿方案的通知》精神,将门诊统筹基金占当年基金统筹总额的比例调整为15%，用于门诊医药费补偿和慢性病管理。

(二)管理网络。为加强新农合基金的管理，确保基金安全，县农合办配备了主管会计和审核员,各乡镇(街道)农合办和县直定点医疗机构农合办均配备了专职审核员、报账员和微机操作人员。县农合办制定了新型农村合作医疗《基金管理制度》《财务管理制度》《报销制度》《就医报销规程》以及各类工作人员岗位职责,并对相关人员进行了新农合政策和业务技能培训，为县乡(镇、街道）农合办和县内二级以上定点医疗机构配备了专用微机，安装了统一的管理软件，将报销程序、账务处理、统计报表、监督审核等实行微机传输。县农合办为定点村卫生室（社区卫生服务站）统一印制了新型农村合作医疗门诊登记表、新型农村合作医疗村级明细账。各乡镇(街道)农合办对定点村卫生室(社区卫生服务站)相关人员统一进行了业务培训和技术指导。2007年5月1日，全县各级新农合经办机构和定点医疗机构实现了微机联网，确保了新农合各项数据信息的即时传输，为新农合基金的运行、审核、管理和监督提供了保障。

(三)会计核算。为保证新型农村合作医疗基金的安全运行，在确保基金专户储存、专人管理、专款专用的前提下，2007年4月，阳谷县新型农村合作医疗管理委员会及办公室先后印发了《阳谷县新型农村合作医疗财务管理制度》和《阳谷县新型农村合作医疗就医报销规程及会计核算办法》，要求各级农合办和定点医疗机构要认真贯彻执行《会计法》，坚持审批制度，合理使用资金，杜绝贪污和浪费。定点村卫生室(社区卫生服务站)每10天到所在乡镇(街道)农合办审核报销，乡镇(街道)、县直定点医疗机构农合办每月上旬到县农合办审核报销，办理拨款手续。乡镇（街道)、县直定点医疗机构农合办统一设立总账、现金日记账、银行存款日记账、支出明细账和往来明细账，设现金、银行存款、拨入基金、基金支出、暂存款等总账科目。按照《会计工作基础规范》，总账根据记账凭证登记，现金日记账、银行存款日记账逐日登记，明细账根据记账凭证或汇总原始凭证每月登记一次，做到账册、报表、资料档案化、规范化管理，保证了新农合基金的安全运行。

四、医疗服务与管理

按照“方便就医、便于管理”和“科学、合理、节约”的原则，阳谷县对参加新农合的农民实行“凭证就诊、分级管理、自主选择”的办法，并对定点医疗机构的认定管理和参合农民的门诊就医、住院治疗，慢性病管理与治疗等方面分别作出了明确规定，并不断改善管理手段，完善服务措施，努力为参加新型农村合作医疗的农民提供及时、有效、优质和价格合理、行为规范的医疗服务。

(一)定点医疗机构管理。2007年2月12日，县卫生局印发《阳谷县新型农村合作医疗定点医疗管理暂行规定》，对定点医疗机构的申报条件、审核确认程序、医疗管理服务以及考核监督等作出明确规定。

按照功能齐全、布局合理、方便就医、中西医并重、兼顾专科与特色，以及合理控制医疗服务成本、降低医药费用、提高医疗卫生资源效率等原则，经过医疗机构申报、专家组评审、县卫生局批准、签订服务协议等程序，2007年4月，县农合办确定744所医疗卫生单位为首批新农合定点医疗机构，其中，县直医疗机构6个，乡镇卫生院20个，村卫生室718个。4月24日，县农合办印发《关于公布全县首批定点医疗机构的通知》，向社会予以公布。此后，按照审批权限，市卫生局、市农合办、县农合办先后审查批准阳谷风湿类风湿专科医院、阳谷永康医院、阳谷红会医院、阳谷谐和医院、阳谷北大合作医院、阳谷杏林医院等8处非政府办医疗机构为新农合定点医疗机构。县农合办对定点医疗机构的监督管理方面，一是实行协议管理。县农合办与定点医疗机构签订服务协议，包括服务人群、服务范围、服务内容、服务质量、收费标准、支付方式及医疗费用审批与控制措施等，明确双方的责任、权利和义务；二是配备专人，建立专账，设置专门报销窗口。县、乡两级定点医疗机构均成立新农合管理办公室，配备专职审核员和报账员，建立基金专账，设立专用账户，在醒目位置设置新农合报销窗口；三是严格运作规范。县农合办对各定点医疗机构实行“六统一”管理，即统一处方笺、统一诊疗标准、统一操作规范、统一进药渠道、统一药品价格、统一收费标准，做到看病有登记，取药有处方，报销有凭据，稽查有专账；四是实行“四公开”。按照2007年4月27日阳谷县新型农村合作医疗管理办公室印发的《关于新农合定点医疗机构实行“四公开”的通知》要求，各定点医疗机构坚持实行“四公开”制度，即公开新型农村合作医疗服务承诺，公开就医报销流程及就医、用药报销制度，公开新农合医疗价格，公开参合人员的就医报销情况。县农合办统一制定了“四公开”图版，摆放或悬挂在定点医疗机构的门诊大厅或厅外两侧醒目处，保障了参合农民的知情权和监督权；五是严格执行“四个目录”。县农合办于2007年4月26日印发《关于按照市新农合“四个目录”管理控制医疗服务报销范围的通知》，要求各医疗机构的相关人员熟练掌握和严格执行聊城市新型农村合作医疗“诊疗目录”、“用药目录”、“住院病种目录”和“医疗服务设施项目范围”；六是实行年检制度和动态管理。对年检不合格或违反新农合政策规定的，视情节轻重，给予限期整改、停止或取消定点医疗机构资格处理。2013年年底，全县新农合定点医疗机构130个，其中县直医疗机构5个，乡镇(街道)卫生院(社区卫生服务中心)19个，非政府办定点医疗机构8个，定点村卫生室98个。

(二)门诊治疗与管理。参合农民到村定点卫生室(社区卫生服务站)就诊的出示合作医疗证及本人身份证，接诊医生对患者身份确认后，开具新农合专用处方进行治疗，填写新农合村级定点卫生室(社区卫生服务站)门诊登记薄。结算时，在其家庭账户余额内报销。参合农民到乡镇（街道)定点卫生院(社区卫生服务中心)就诊时，出示合作医疗证及本人身份证，接诊医生对患者确认后，填写新农合门诊登记薄，开具新农合专用处方进行治疗。患者交费后，持合作医疗证、身份证、门诊收据、专用处方到新农合报销窗口结算。患者家庭账户存余额的，在其余额内报销，家庭账户没有余额或余额不足的，从门诊统筹基金中按规定的比例报销。参合农民在县级及以上定点医院和县外医院门诊的费用不予报销。

（三)住院治疗与管理。参合农民到县内定点医疗机构、聊城市市级定点医疗机构治疗时，出示合作医疗证及本人身份证，接诊医生确认需要住院治疗的，填写新农合住院通知书和新农合住院登记薄，办理住院手续，然后到农合办办理审批手续。出院时在医院新农合窗口即时结报。

参合农民需到市外医疗机构和市内县外二级及以上医院住院治疗的，入院前到县农合办办理辖区外就医备案表。出院后，由主治医师签字并带住院发票、费用汇总清单、病历复印件等到县农合办窗口办理报销手续。

（四)慢性病治疗与管理。为了减轻参合农民慢性病门诊就医负担，根据上级有关规定，阳谷县新型农村合作医疗管理办公室于2011年5月1日制定并印发了《阳谷县新型农村合作医疗慢性病管理暂行办法》，明确了纳入慢性病管理的病种(见表6-3-2),规定了纳入慢性病管理的申报手续和程序，以及门诊就医管理、报销标准等。2011年7月，确认982名参合患者纳入慢性病管理。是年，县农合办在一级以上医疗机构设立慢性病门诊，并确定了56名有中级及以上职称的内科医师为新农合慢性病临床治疗医师。其中县人民医院8名，县中医院2名，每个乡镇(街道)卫生院(社区卫生服务中心)1~2名。参加新农合的慢性病患者持慢性病门诊医疗证和慢性病专用处方笺到指定的慢性病医师诊治后，凭处方笺购药，每年由乡镇卫生院(社区卫生服务中心)收集慢性病患者门诊发票，县农合办集中审核后报销50%，参合年度内每人每年报销封顶线为8000元。2013年1月，全县定点医疗机构慢性病门诊费用实行即时报销，参合慢性病患者持县农合办审验的慢性病门诊医疗证和慢性病专用处方笺到县内公立新农合定点医疗机构就诊，由指定的慢性病临床医师诊治，使用慢性病专用处方，取药后即时到新农合报销窗口办理报销手续。如需到市级以上（含市级）公立定点医疗机构就诊的，需报县农合办公室同意。2013年，全县慢性病患者3511人，慢性病门诊临床费用报销封顶线提高到每人每年1万元。

2011—2013年阳谷县新农合慢性病管理病种目录一览表

表6-3-2

序号	慢性病病种	序号	慢性病病种
1	恶性肿瘤的放、化疗	9	高血压病三期
2	慢性肾功能衰竭	10	脑血管病恢复期
3	器官移植的抗排异治疗	11	肝硬化腹水
4	再生障碍性贫血	12	结核病
5	白血病	13	重症肌无力
6	系统性红斑狼疮	14	心脑血管疾病介入后抗排异治疗
7	类风湿性关节炎	15	血友病
8	糖尿病	16	帕金森

五、医疗补偿

(一)补偿标准。

按规定参加新型农村合作医疗的农民，凭县农合办核发的“新型农村合作医疗证”享受新型农村合作医疗费用补偿。2007年4月6日，县政府印发《阳谷县新型农村合作医疗制度暂行规定》,对参合农民医疗费用的补偿办法和标准作出了明确规定，即：在本县区域内乡镇(街道)及以下定点医疗机构门诊就诊的，其医药费、辅助检查费用在家庭账户中全额报销，家庭账户资金用完后，可继续使用门诊统筹基金，门诊统筹金报销比例为30%。参合农民在乡镇(街道)定点卫生院住院费用100元以下的报销30%；100元以上(含100元)的报销55%。县直定点医疗机构住院费用8000元以下的报销40%；8000元以上(含8000元)的报销50%。市直定点医疗机构住院费用15000元以下的报销30%；15000元以上(含15000元)的报销40%。经批准聊城市区域外二级(含二级)以上的医疗机构住院的报销比例为20%。一个参保年度内每人最高报销费用封顶线为25000元。聊城市新型农村合作医疗“诊疗目录”“用药目录”“住院病种目录”“医疗服务设施项目范围”以外的费用不予报销。2007年，全县新农合共补偿32.12万人次，补偿金额1878.44万元。其中：门诊补偿30.3万人次，补偿金额474.31万元；住院补偿1.82万人次，补偿金额1404.13万元。

2009年，根据聊城市卫生局印发的《关于进一步完善新型农村合作医疗运行方案的实施意见》，对2009年的补偿标准作出如下调整：(1)住院补偿。乡镇级定点医疗机构设置起付线，起付线为100元(指可统筹部分),参合农民在同一医院住院，一年内只扣除一次起付线。县级、市级定点医疗机构住院不设起付线。参合农民在定点医疗机构住院发生的费用去除统筹外费用后按以下比例补偿：乡镇级定点医疗机构扣除起付线后按65%的比例补偿；县级定点医疗机构按45%的比例补偿，其中承担公共卫生任务的县级定点医疗机构的补偿标准，按乡镇级补偿标准下浮10个百分点。市级定点医疗机构按30%的比例予以补偿；省内市外定点医疗机构，按本市同级医疗机构的补偿比例下浮5个百分点；省外定点医疗机构，按20%的比例予以补偿。对中药饮片和省卫生厅推广的50项中医适宜技术费用补偿比例上浮10个百分点，住院补偿封顶线每人每年4万元。(2)门诊补偿。参合农民在乡镇、村级定点医疗机构就诊时，对《山东省新型农村合作医疗基本药物目录》内的药品费和常规检查费按30%的比例补偿，中药饮片和省卫生厅推广的50项中医适宜技术费用按40%的比例补偿。参合农民每人每年门诊费用补偿封顶线100元。

是年，聊城市卫生局、民政局、财政局、农业局印发的《关于巩固和发展新型农村合作医疗制度的实施意见》对新农合补偿标准进行了调整，市、县、乡定点医疗机构住院补偿起付线分别设定500元、400元和100元。新农合住院补偿封顶线全市统一设置为5万元。参合农民在定点医疗机构发生的住院医药费去除非统筹费用和起付线后按以下比例补偿：乡镇级定点医疗机构按70%的比例补偿；县级定点医疗机构按50%的比例补偿，其中承担公共卫生服务的县级定点医疗机构按60%的比例补偿；市级定点医疗机构按35%的比例补偿；市外定点医疗机构，起付线一律按500元执行，其中省内医疗机构按30%的比例补偿，省外定点医疗机构按25%的比例补偿。国家基本药物目录内的药品、中药饮片和省卫生厅推广的50项中医适宜技术费用的补偿比例上浮10个百分点。

2011年,根据聊城市卫生局《关于调整新型农村合作医疗补偿方案的通知》要求,新农合住院补偿封顶线调整为8万元。实施基本药物制度的乡级定点医疗机构基本药物住院报销比例为85%，其他住院费用和未实施基本药物制度的乡级定点医疗机构住院报销比例为75%；县级定点医疗机构统筹费用在6万元(含6万元)以内的按60%的比例补偿，6万元以上部分按70%的比例补偿；市级定点医疗机构统筹费用在10万元(含10万元)以内的按45%的比例补偿，10万元以上部分按70%的比例补偿；市外定点医疗机构起付线一律按500元执行，其中省内医疗机构按40%的比例补偿，省外定点医疗机构按35%的比例补偿。国家和省基本药物目录内药品、中药饮片和省卫生厅推广的中医适宜技术费用的补偿比例上浮10个百分点。对于新农合缴费周期内出生的新生儿发生的医疗费用，其母亲参合的可享受新农合补偿政策。7月1日，阳谷县基层医疗机构全部实施基本药物制度，乡级定点医疗机构住院报销比例调整为85%。

2012年，根据聊城市卫生局《关于做好新型农村合作医疗工作的通知》，将新农合住院补偿封顶线调整为10万元。乡级定点医疗机构基本药物住院补偿比例调整为90%，县级定点医疗机构补偿比例调整为70%；市级定点医疗机构统筹费用在80000元(含80000元)以内的补偿比例53%，80000元以上的部分按70%的比例补偿；市外定点医疗机构，起付线仍按500元执行，省内医疗机构按45%的比例补偿，省外定点医疗机构按40%的比例予以补偿，国家和省基本药物目录内药品、中药饮片和省卫生厅推广的中医适宜技术费用的补偿比例仍上浮10个百分点。

2013年，根据聊城市卫生局《关于调整新型农村合作医疗补偿方案的通知》，将市外定点医疗机构起付线调整为800元，门诊统筹年封顶线调整为每人每年120元。乡级定点医疗机构实施基本药物制度的住院报销比例为90%，县级定点医疗机构按70%的比例补偿，市级定点医疗机构按53%的比例补偿，市外省内定点医疗机构按45%的比例补偿，省外定点医疗机构按40%的比例补偿。中药饮片和省卫生厅推广的中医适宜技术费用的补偿比例上浮10个百分点。2013年1月1日起，将省统一规定的20种重大疾病纳入新农合补偿保障。保障病种为：儿童白血病、儿童先天性心脏病、终末期肾病、乳腺癌、宫颈癌、重性精神疾病、血友病、耐多药肺结核、艾滋病机会性感染、慢性粒细胞白血病、唇腭裂、肺癌、食道癌、胃癌、I型糖尿病、甲亢、急性心肌梗塞、脑梗死、结肠癌、直肠癌。患上述疾病的参合农民住院补偿起付线：乡级、县级、市级(包括市外)分别为300元、500元、1000元。重大疾病年封顶线10万元，政策范围内补偿比例为70%。

(二)补偿程序。2007年4月28日，县农合办印发《阳谷县新型农村合作医疗就医报销规程》，对参合农民到定点村卫生室、乡镇(街道)卫生院就诊以及到定点医疗机构住院治疗报销程序分别作出了明确规定，乡镇(街道)卫生院、村定点卫生室对参合农民门诊医疗费、辅助检查费即时报销，对县内定点医疗机构住院的医药费出院当日结清，属报销范围的由定点医疗机构及时予以垫支报销。在市外或市内县外二级以上医疗机构住院治疗的，入院前到县农合办办理就医备案手续，出院时，全额交付医疗机构费用，然后到县农合办按规定审核报销。在市直定点医疗机构、市内二级(含二级)以上定点医疗机构住院的参合患者，出院时，由医疗机构将属于报销范围的费用按规定直接垫支报销。

六、检查与监督

2007年2月9日，阳谷县分别成立由财政、民政、审计、物价、食品药品监督、纪检监察、县人大代表、县政协委员以及农民代表组成的县新型农村合作医疗管理委员会和监督委员会。县新型农村合作医疗管理办公室每季度向管理委员会和监督委员会报告一次基金收支、使用情况，主动接受监督。2007年4月26日，县新型农村合作医疗管理委员会制定并印发《新型农村合作医疗监督约束制度》，新型农村合作医疗管理办公室通过新闻媒体、张榜等形式，每季度向社会公布基金的收支、使用情况，保证了参合农民的知情权、参与权和监督权。县监察、审计和财政部门每半年对各级基金收支、管理和使用情况进行审计。县新型农村合作医疗办公室定期对各乡镇(街道)基金使用情况进行监督检查，确保基金的收支严格执行两条线管理制度，对截留、挤占、挪用、查扣、贪污基金、擅自改变基金用途、弄虚作假套取基金的行为，视情节轻重，按照《中华人民共和国行政处罚法》《国务院关于违反财政法规处罚的暂行规定》进行处理；对构成犯罪的，依法追究其刑事责任。2007年9月17日，县新型农村合作医疗管理委员会印发《关于保证新型农村合作医疗规范运行的九条禁令》《阳谷县新型农村合作医疗违规处罚暂行办法》，分别对定点医疗机构、定点医疗机构医护人员、各级农合办经办人员以及参合农民违反新型农村合作医疗规定的行为作出明确的处罚规定，保证了全县新农合工作的健康运行。

2007-2013年阳谷县新型农村合作医疗情况统计表

表6-3-3　单位：万元

项目＼年度	2007年	2008年	2009年	2010年	2011年	2012年	2013年	合计
参合人数	482717	505702	588593	601504	606760	558456	561932	
参合率(%)	73.18	86.16	89.29	98.78	99.03	99.46	99.46	
个人缴纳(元)	10	10	20	20	50	60	70	
配套资金(省、市、县)	28:3:11	56:6:13.5	56:6:18	77:5.87:27.13	140:10:50	168:11:61	196:12:72	
人均筹资(元)	52	85.5	100	130	250	300	350	
补偿人次	321225	425446	515738	629071	586769	701377	1007288	4186914
补偿金额	1878.43	4110.72	5603.54	7655.72	13015.46	19547.32	22283.77	74094.96
门诊补偿人次	303047	393690	463603	578486	518556	627584	935587	3820553
门诊补偿金额	433.58	553.26	627.97	966.64	952.75	1910.23	1949.32	7393.75
住院补偿人次	18178	31756	52135	50585	68213	73793	71701	366361
住院补偿金额	1444.85	3557.46	4975.57	6689.08	12062.71	17637.09	20334.45	66701.21
补偿1万元以上人数	11	60	176	412	1140	2378	5018	9195
年末慢性病患者(人)	—	—	—	—	1495	2444	3511	—

第七编

中医中药

第一章　中医

中医为祖国医学，是数千年来人民群众在同各种疾病斗争中创造、发展起来的独具中国特色的文化瑰宝，对中华民族的繁衍昌盛和人民群众的卫生保健事业起到了重要作用。清朝时期，阳谷有商琦、孟翰、熊起兰、李守范等知名中医。民国时期，阳谷先后涌现出魏法堂、毛登岭、狄大光、赵传忠等数十名医德高尚、医术精湛，在群众中享有盛誉的知名中医。新中国建立后，党和政府高度重视中医事业。阳谷卫生行政机构通过中医带徒，西医学习中医，中西医结合，县、乡医疗机构设立中医科，建设和发展县中医医院，推过中医适宜技术等，促进了阳谷县中医事业的传承和发展。

第一节　建国前中医

阳谷中医历史悠久。据旧县志记载：明代县设医学训科。至清初，县境名医流传盛兴。如阳谷东南商坑名医商琦，字步韩，性慷慨，精医术，创制乌金膏，能治筋骨疼痛及五积六聚一切痞积等症极效，有求购者必给与，远近登门祈求者不绝，远者食宿之，求者达数百里。子殿三联芳承其志与术，其孙君平又相继，遂专以舍药为事。康熙四十九年(1710年)，邑侯王公以“乐善不倦”四字旌之。

清代嘉庆、道光年间，阳谷南街孟翰，对男、妇、儿科均有著述，都是抄本、散传民间。所著《医品心余验录》卷五记有暑症、消症、痿厥逆、霍乱、痢疾、关格症等27种病症，卷六记载胃肠病，如痞满呕吐、胃痛、腹痛等32种病症。所著《孟氏妇科》《脉会》《舍镜论》《瘟疫扼要》亦是其多年精研医理及临床实践经验之结晶。

清代咸丰、同治年间，阳谷城东薛庄孙镛，性慈善，好施予，精外科，赠药品，辨证施治，无不应手而愈。来者日数十起，远者优给食宿，病愈乃去。同治三年，聊城傅绳勋 (曾任江苏巡抚)为撰《朝议大夫副都转孙公保乡善行碑记》。

清代光绪年间，江西南昌人熊起兰，弱冠迁于阳谷。清医善诊，活人无算。其四子绍谖精医学，乡里公送“德劭医良”、《杏林春暖》匾额。

清代光绪十三年(1887年)，安乐镇东李楼村人李守范在家乡挂牌行医。妇科疑难病症，经其诊治，多收药到病除之效。赤贫者问病取药，概不收费。乡邻感其恩，损资为立“围堂氏德行碑”，历述其生平事迹及治病救人之善行。

民国时期，寿张毛庙村人毛登岭精研各家医著，尤重应用于临床。对内、外、儿、妇诸科，均有颇深造诣。时东临道尹陆春元之妻患不育之症，遍求名医，治疗十余年无效。后慕名前来求治，服药十余剂，次年即生一子，举家皆大欢喜。陆春元亲书“著手成春”，赠匾示谢。阳谷城西任老伍村魏法堂，其祖上六世行医，代有传人，尤以妇科延誉于世。法唐幼承家训，功读医著。独自行医后，师古人而不至拘泥，承家训而力避因循。善用伤寒大法挽救垂危病人，尤精于妇科胎、产、经、带诸病。立法用药，效果明显，方圆百里之内，皆知其名，就诊者日以百计。所遗《妇科实验录》手稿一部，惜毁于抗日战火。

民国18年(1929年)，国民政府卫生部中央卫生委员会会议通过《废止旧医扫除医事卫生之障碍之议案》，阳谷广大中医药人员与全国中医界志士名人一道，积极参加抗议活动，迫使国民政府暂不执行。

20世纪40年代，阳谷一带有“南毛北狄正骨赵”之说，“南毛”系毛登岭之子毛克恭，“北狄”系医林中有“经方派“之称的七级镇人狄大光，“正骨赵”系七级郎湾村骨科名医赵传忠。

新中国建立前，中医主要通过祖传、师承、自学的方式。祖传中医均为祖辈行医，代代相传，或精通医理，或擅长某科，成为中医世家。所谓师承即带徒式培育，是历代中医传授医术的主要方式之一。举行拜师仪式后，徒弟对师长毕恭毕敬，晨起扫地、担水，饭后擦桌、洗碗，夜间泡制药物。早起晚睡，苦读医书。老师言传身教，带徒临症。其满徒后，多从师习医一段时间，或自建堂号开铺行医，或受聘于坐堂，或摆摊行医。自学医术的多为书香门弟，博学识广，虽崇向某家学说，但又能广采众家之长，或开方卖药，或亦教亦医，或舍药救贫。

中医行医方式主要有开铺行医、坐堂行医、自家行医、背搭行医、半农半医等。开铺行医多系富裕人家或家传世医，有的以经营药铺为主，兼行医治病；有的以行医为主，兼营药铺。坐堂行医多为药店主人招揽生意，聘请名医来店“坐诊”，俗称“卖方子”。自家行医多为农村一技之长的专科中医，以专方治专病。背搭行医多为痘科医生，兼治一些常见病。半农半医多学得一些中医方剂，以种田为主，兼卖药治病。

第二节 中医传承与发展

新中国建立后，党和政府十分重视发展中医事业，制订了一系列保护和发展中医的方针政策，阳谷县的中医事业得到继承和发展。

1952年，县卫生科根据《医师暂行条例》《中医师暂行条例施行细则》，对全县中西医人员进行了审查。县卫生科召集区卫生所主要负责人，医联会主任、副主任共同学习《医师暂行条例》和《中医师暂行条例施行细则》，提高思想认识。按照发扬民主、公平合理的原则，经县评审委员会审查评议，238人被评为合格，颁发医师证书；279人颁发临时医师证书。通过审查，稳定了中医人员的思想情绪，激发了工作积极性。

1954年3月，县卫生科召开全县中医代表会议，参会代表34人。

1954年11月14日，县卫生科下发《阳谷县人民委员会卫生科今后工作意见》，安排名老中医利用多种方式带徒50名，并要求高等程度的中医学习《内经》《本草经》《伤寒论》《金匮要略》等，中等程度的中医学习《药性赋》《汤头歌》等。是年，对散居在农村行医的魏殿卿、徐云祥、李怀芹吸收到县卫生院建立中医科，将正骨医生赵传忠吸收到县卫生院建立正骨科。

1956年，个体开业的中医药人员响应党中央“联合起来，走合作化道路”的号召，多数中医药人员参加联合诊所。有很多医生把祖传验方贡献出来供联合诊所共同使用，有的医生将中医知识传授给青年学生。是年，将分散行医的300余名中医药人员纳入集体编制，1958年全部纳入国家编制。

1964年，贯彻落实聊城专署财政局、卫生局《关于加速继承名老中医、中药人员学术经验的意见》，对已配高徒或带一般徒弟的名师，生活困难的，按季度给予20~50元补助。对名老中医、中药人员带徒积极、成绩显著者，视情按30元、50元、100元三等按季度发给奖励费。个别高徒生活困难者，也给予10~30元的补助。

1976年，根据山东省卫生厅关于调查编写《山东省中草药、中草药制剂、中西药综合制剂和土单验方》的通知精神，广泛发动群众，自下而上地开展了各种土单验方的搜集整理工作。经严格筛选，全县整理出在本地长期流传并行之有效的土单验方1335方，集中汇编，印发1500册，发至县、社医疗卫生单位和村卫生室。

1978年至1980年，县卫生局根据上级有关规定，对老中医和中医学徒的工作、生活进行了妥善安排。为40名中医带徒转正定级，由农业户口转为非农业户口。

1976年11月29日，县卫生局在石门宋分院举办的第一期西医离职学习中医班开学。参加学习的西医医生23人，集中脱产学习理论6个月，主要学习《中医基础理论学》《中药学》《方剂学》《中医内科学》《中医妇科学》等，由县内知名中医谷月涛、孙亚先等分科讲授。1978年和1979年，在石门宋分院各举办一期中西医结合班，每期培训40人，培训对象为在职中、西医生，培训时间12个月。通过培训，扩大了中医的影响，提高了中医中药在防病治病中的使用率。

1979年，根据山东省卫生厅指示，经聊城地区卫生局统一组织考试，阳谷县19名散在城乡的中医中药人员录用并分配到全民所有制单位。是年，全县有6名中医药学徒改吃商品粮，转为集体所有制职工。安排2名离退休的老中医复职。1980年，全县19名散在城乡民间的中医药人员经过考核录用为全民所有制职工。

1980年至1986年，全县共举办中医学术研究会4次，收到中医学术论文42篇，其中10篇在省、地学术刊物上发表。

1987年，阳谷县选派5名中医骨干参加省卫生厅在山东中医学院附院举办的为期3个月的中医理论学习班。是年年底，全县共有中医106人，其中主治医师1人，医师41人，医士64人。共有中药人员109人，其中主管药师1人，中药师14人，中药士12人。县级医院及县分院、乡镇卫生院均设置了中医科。510名乡村医生能开展中医诊疗项目。

1993年至1996年，县卫生职业中专招收中医士培训班学员292人，学制三年，已成为基层医疗卫生单位的骨干。

1994年，经聊城地区卫生局批准，主治中医师钟慎清带徒孟庆学，主治中医师武广厚带徒张学宽、杨平，主治中医师张松竹带徒张月银、张猛，主治医师田金聚带徒田国英、田秀宇，主治中医师刘洪俊带徒魏汝清，主管中药师王路安带徒王文、魏相广。带徒三年后，经地区卫生局考试考核颁发了出徒证书。

1996年8月10日至13日，聊城地区卫生局对申报执业资格的中医个体开业医进行闭卷考试和面试答辩，阳谷县有9人成绩合格，其中，中医内科3人，中医骨伤科2人，中医妇科1人，中医推拿科1人，中医痔瘘科1人，中西医结合科1人。

1997年，聊城地区卫生局与聊城广播电视大学联合开办乡村中医专业中专班，学制二年，阳谷县卫生职业中等专业学校设教学点。学习期满经过考试考核，阳谷县49名在职乡村医生全部合格，颁发了中医中专毕业证书。

1999年，阳谷县按照国家中医药管理局《关于加强中医药医疗秩序管理工作的通知》精神，组织人员对打着“中医药特色门诊”“祖传秘方”“疑难症门诊”等名义，违反国家规定，乱办医、乱行医、滥发医疗广告、滥用未经药品监督管理部门审批的制剂等影响中医药声誉的行为，进行了集中整顿治理，净化了中医药市场。2000年年底，阳谷县县乡医疗卫生机构共有中医执业人员153人，其中中医执业医师123人，中医助理执业医师30人。2000年县乡医疗卫生机构中医执业人员分布情况见表7-1-1。

2004年，县卫生局根据《中华人民共和国中医药条例》和《山东省中医条例》，制定并印发《关于加快中医事业发展的意见》，把中医药列为县乡医疗卫生机构年度考核内容。县中医医院充分发挥龙头作用，采取人才培训、技术下乡等方式，加强对乡镇卫生院和村卫生室的义务指导，促进了农村中医药工作的健康发展。至2007年，全县共引进中医药专业本科毕业生14人，专科毕业生27人。先后派31名在职人员到省中医药大学进行中医药知识培训，培养了8名县级中医学科带头人和48名乡镇中医专科技术骨干。向农村卫生技术人员推广50项中医适宜技术，780名乡村医生能够运用中医药知识诊疗常见病、多发病。

2007年，阳谷县将中医诊疗项目、中成药、中药饮片和县中医医院研制的制剂纳入新型农村合作医疗和基本医疗保险报销范围，并在规定的补偿比例基础上提高10%。将针灸、推拿、拔罐等非药物疗法和中医适宜技术应用等补偿比例提高20%。

2000年年底阳谷县医疗卫生机构中医执业人员分布情况表

表7-1-1 单位：人

单位名称	合计	执业医师	助理执业医师
县人民医院	20	18	2
县第二人民医院	7	7	—
县中医医院	40	29	11
卫校附属医院	2	2	—
县第三人民医院	16	13	3
闫楼镇卫生院	6	5	1
阿城镇卫生院	2	1	1
范海镇卫生院	3	3	—
七级镇卫生院	4	3	1
安乐镇卫生院	4	4	—
定水镇卫生院	3	3	—
石佛镇卫生院	4	3	1
大布乡卫生院	3	2	1
西湖乡卫生院	2	2	—
高庙王乡卫生院	3	2	1
郭店屯乡卫生院	3	3	—
翟庄乡卫生院	1	—	1
李台镇卫生院	4	3	1
金斗营乡卫生院	1	1	—
寿张镇卫生院	3	2	1
四棚镇卫生院	5	4	1
十五里园镇卫生院	4	3	1
张秋镇卫生院	7	5	2
杨庄乡卫生院	6	5	1

2009年9月20日，县卫生局、教育局转发省教育厅、卫生厅《关于做好山东省学校秋季甲型H1N1流感中医药防控工作的通知》，按照《山东省学校秋季甲型H1N1流感中医药预防实施意见》，在全县中小学推行中药代茶饮、中药汤剂、中医外治以及饮食预防等中医药防控措施，取得了很好的效果。

2010年4月至2011年2月，阳谷县在全县卫生系统组织开展了“解放思想，发展中医药”大讨论。按照“坚持统筹兼顾，加强正面引导，突出实践特色”的原则，主要围绕中医药管理、特色优势发挥、人才队伍建设等方面的20个专题开展讨论。通过大讨论活动，明确了中医药发展的思路，坚定了中医药发展的信念，优化了中医药发展的环境，促进了全县中医药事业的发展。

2013年，阳谷县将中医药服务列为基本公共卫生服务项目，为居民免费提供公平、有效、安全、方便的基本公共卫生中医药服务。重点开展对65岁以上常住居民中医体质辨识，提供保健指导，以及向儿童家长提供儿童中医饮食调养、起居活动技术指导、传授中医按揉方法等，受到老年人和儿童家长的普遍欢迎。是年11月20日—26

日，县卫生局在县中医医院举办农村卫生室中医药适宜技术推广培训班，培训不能开展中医药服务的村卫生室乡村医生120人。通过培训，都能运用至少10项基层常见病、多发病中医药适宜技术，掌握至少10个中医临床常用方剂，认识至少10个中医养生保健常用穴位。

2013年年底，阳谷县公立医疗卫生机构共有中医人员79人，其中主任中医师2人，副主任中医师12人，主治中医师41人，中医师21人，中医士3人；中药人员45人，其中主任中药师1人，副主任中药师1人，主管中药师24人，中药师19人。县中医医院中医骨伤科、中医肿瘤科分别被列为省市级重点中医专科，建有高、中级专家组成的“国医堂”，引进和自主开发了改进型中药薰蒸疗法治疗腰椎间盘突出症和艾灸治疗癌性疼痛、厌食、发热等新技术、新项目。建有中医药技术服务区和中医特色的康复治疗区，配有自动化煎药机、按摩床、多功能牵引车等中医药康复诊疗设备。县人民医院、第二人民医院、卫校医院及乡镇卫生院(街道社区卫生服务中心)都设有中医科和中药房，6个乡镇卫生院“国医堂”已开诊使用。全县有291个村卫生室和7个城市社区卫生服务站配备中药橱、火罐、针灸针、神灯、脉诊包等中医诊疗设备，通过中医适宜技术治疗常见病、多发病、慢性病。全县初步形成了“龙头引领、枢纽中联、基础扎实”的中医药服务格局。

第三节　中医医术

1946年以前，阳谷境内历代中医都是个体行医，或受聘坐堂或兼营医药，或走方郎中，或半农半医。有的擅长内科，兼通妇、外、儿诸科；有的以外科为主，亦兼治他科。1980年后，中医逐渐实行分科治疗。

一、内科

近代以来，阳谷境内中医或遵仲景之法，或效吴又可之术，或博众家之长。如七级镇狄大光根据《金匮要略》“阴阳相得，其气乃行，大气一转，其气乃散”的理论，治疗内科杂症，常用麻黄、细章、附子、大黄等数味以“旋转大气”，多能收到良好效果。阳谷城西任老伍村魏金銮对吴又可《瘟疫论》，叶天士“瘟热论”均有较深研究，用卫气营血辩证治疗瘟病。寿张镇毛庙村毛登岭既不泥于经方，又不习于时方，往往独出心裁。处方则以每剂最多不过六味，常收药到病除之效。其子毛克恭遍读各家医著典籍，尤重研讨瘟病各家之说，对于瘟疫、伤寒诸病症，有独到见解及治法。民国初年，阳谷寿张一带瘟疫流行，毛克恭辩证施治，服以汤剂，多收奇效。时有赵海村刘某某，患瘟疫已月余，多方延医诊治无效，病已垂危，昏不识人。毛克恭用犀角地黄汤合大承气汤加减服治，一剂识人，三剂大见好转，调治半月康复。

新中国建立后，阳谷中医界注重对仲景医术的研究和应用，取得了一些新成果。如用麻黄杏仁石膏甘草汤加味治疗肺炎、哮喘，承气汤加减治疗肠梗阻，柴胡汤治疗肝胆病，桂枝芍药知母汤治疗风湿病等。运用吴又可、叶天士瘟病学治疗流感、流行性脑脊髓膜炎、乙型脑炎、细菌性痢疾、肠伤寒、猩红热、麻疹等。1956、1957年，阳谷寿张两县曾两次发生乙型脑炎大流行，1963年发生肠伤寒大流行。县卫生科组织抢救治疗，多以中医辩证论治为主，辅以西医对症治疗，治愈率85%以上。

1998年，县中医院拟中风1~4号协定方。以黄芪、赤芍、川芎、当归、桃仁、红花、地龙等10味中药材加工制作的中风1号蜜丸，主治气虚血瘀之半身不遂，口歪眼斜，语言不利，口角流涎等；以天麻、双钩、杜仲、栀子等8味中药制作的中风Ⅱ号蜜丸，主治肝阳上亢引起的头疼、眩晕、失聪、舌僵、手麻等。

二、外科

相传三国时期的外科大师华陀曾到阳谷一带行医，救人甚众，在民间流传着许多佳话，老百姓为了纪念他，捐款修了一座“华陀庙”。

中医外科主要治疗疮疡、乳房疾病和常见皮肤病，其次亦治一些瘿、瘤之疾。辩外科疾病亦注意望、闻、问、切四诊合参，尤重局部望诊和触诊。首辩阴阳，再辩善恶顺逆。中医外科注重内外结合，各有偏重。内治法主要运用消、托、补三法，如解表、清热、解毒、活血、散结、内托、养胃等；外治法主要包括药物疗法、手术疗法等。

1972年，四棚公社孙谢大队赤脚医生谢振善调制的外烧伤用药“红升丹”“白降丹”疗效显著，“生肌散”治疗疮疖有明显疗效，治愈率90%以上。

安乐镇卫生院中医外科研制的“平安散栓剂”治疗肛裂，“复方地龙膏”治疗肛门直肠瘘管等治疗效果良好。

中医外科技术虽独具特点，但随着西医外科技术的迅速发展，中医外科技术受到一定局限，其发展相对迟缓。

三、妇科

清代阳谷名医孟翰擅妇科，所著《孟氏妇科》，经、带、胎、产分别论治，大旨女以血为主，气为血帅，气机和畅，经血可调。血属阴，气属阳，阴为本，阳为用。其治妇人病先理论而后方法，凡温、凉、补、泻，皆因病而施，一病一方。治产后症重用“佛手散”(当归、川芎二味)，以酒加减之，效如桴鼓。

近代现代中医，对许多妇科病的认识和治疗有了新的发展和经验。治疗产后中暑、产后感染则不拘泥于产后温补之说，用大剂清热解毒药挽救了众多产妇生命。

中医治疗妇女不孕症和习惯性流产，有独到之处。如魏金銮先生提出：不孕之理大致有二，一曰淤，二曰虚。淤则气血壅塞冲任不调，如渠道之淤塞；虚则气血虚弱，冲任不固，如渠道之干枯，此二者皆不能坐胎。治当以活血化淤，补气养血为主，以此为则，用药调治，常收良效。武金池先生在辩证的基础上，创活血化淤保胎法，用《金匮》的桂枝茯苓丸制散冲服，收到了满意疗效。

县人民医院中医科主任、魏氏中医第七代传人魏洪逵，行医40余载，在治疗痛经、青春期功能性子宫出血、不孕不育及胎前产后诸症等临床经验丰富。治疗妇科病重视调理肝、脾、肾三脏，其临症用药以轻灵见长，运用古方以治今病，常有得心应手之妙。

1977—1980年，县人民医院中医科，用自拟安胎止呕汤(党参8克，生白术、云苓、半夏各12克，陈皮9克，菟丝子12克，砂仁6克，艾叶6克，黄芩9克，川断12克，甘草3克) 治疗妊娠呕吐60例，有效率达100%。

四、骨科

中医正骨术主要包括手法整复、夹缚固定、药物外敷。经手法整复后，用夹板、绷带等物夹缚固定，以防再度错位，并有保护伤口或压迫止血的作用。外敷药主要有药膏、膏药、药粉、药水等，有的辅以内服活血化淤、通络止痛、接骨续筋之中药汤剂。

县人民医院正骨医师赵传忠正骨、接骨均有独到之处。采用手法整复、小夹板固定，辅以针药，无不应手而愈。其自制接骨膏疗效显著。除骨折需以膏药辅助治疗外，一般脱臼、扭伤等着手即可使患者伸展行动自如。当时省体工队运动员遇有损伤，亦专程来阳谷求治。其先后带徒50余人，遍及阳谷周边县市，多数成为骨伤科骨干。阳谷风湿类风湿专科医院研制的“关节舒”“祛风除湿药”，在2002年第三届中国专利高新技术产品博览会上分别获得金奖。“关节舒”还被评为“山东省专利技术创新奖”。

五、针灸、推拿、按摩

阳谷南街孟翰在其《医品心余验录·卷五霍乱门》中记载道：“余年五十岁，时在道光元年七月间，人遭此症，死者不计其数。治法大抵先针臂弯、腿弯，然后服药，治愈甚多。”说明在清代就针刺尺泽、委中等穴位治疗霍乱病，并取得良好效果。

寿张镇大杜村杜有仁 (1860~1940)长于针灸，名闻乡里，应诊不暇，病家赠“录砭妙医”匾颂之。其孙杜广心从祖父习医，且先后赴泰安、茌平进修针灸专业，1956年到寿张县医院针灸科工作。

新中国成立以来，特别是贯彻落实毛泽东主席“中国医药学是一个伟大的宝库，应当努力发掘，加以提高”和“要把医疗卫生工作的重点放到农村去”等一系列指示以来，提倡“一根银针一把草”“少花钱治大病，不花钱也治病”，中医传统的针灸、推拿、按摩医术得到较快发展。20世纪70年代，公社卫生院中医科门诊都设有针灸推拿室，治疗适宜常见病、多发病。

1980年，县人民医院将针灸科改为理疗科(后改为康复医学科)，使用针灸、推拿、运动疗法、作业疗法、言语疗法等对颈肩腰腿痛疾病、三瘫一截患者以及老年病、慢性病的康复治疗，疗效显著。

1995年，县中医医院成立针灸推拿科，开展传统中医针刺、扳、推拿技术。2013年，设立5处诊疗室和1处康复室，开展各种针法灸法、穴位贴敷、成人推拿、小儿推拿、牵引、手法整复、小针刀等疗法，诊治颈肩腰腿痛及四肢骨关节病、面神经麻痹、脑血管病后遗症、周围神经卡压综合征、风湿类风湿关节炎、股骨头坏死症、强直性脊柱炎、小儿肌性斜颈等病症。

2013年年底，全县4处县级医院均开展针灸、推拿、按摩医疗技术，多数乡镇卫生院、街道社区卫生服务中心中医科和近半数村卫生室、社区卫生服务站能够开展针刺治疗偏头痛，针刺、拔罐治疗急性腰扭伤，摩腹、捏背等治疗小儿腹泻等中医适宜技术。

第二章 中药

中药主要包括植物类、动物类和矿物类。阳谷中药资源丰富，中药事业历史悠久。境内可利用的中药有几百种。历史上诸多名医和当代中医通过对中药学的实践和探索，中药在预防保健、疾病治疗方面发挥着重要作用。

第一节 中药资源

阳谷县域属黄河冲积平原，土层深厚，温带季风气候，四季分明，适合多种药材生长繁殖，药材资源丰富。

明·嘉靖15年(1536年)所修《阳谷志》物产部分药属栏目中有阿胶、大枣、蝉蜕、香附、地丁、蒲公英、半夏等，阿胶、大枣列入两大地方特产。1962年，阳谷县药材公司初查地产中药材有92种(植物药材88种，动物药材4种)，其中主要的有20种，大宗药材有蝉蜕、香附、土元、菟丝子、蛇床子、硬蒺藜等。

1985年，阳谷县药材公司对本地药源进行查普，得知药材共有146种：

野生的有：马齿苋、铁苋菜、益母草、扁蓄、罗布麻、龙葵、小蓟、蒲公英、茵陈、旱莲草、青蒿、艾叶、地锦草、霜桑叶、泽兰、败酱草、侧柏叶、透骨草、车前草、荷梗、地丁、柽柳(三川柳)、亭苈子、硬蒺藜、蛇床子、车前子、苍耳子、菟丝子、地肤子、水红子、王不留、风眼草、苦楝子、充蔚子、桑椹子、槐角、白毛根、芦根、香附、地骨皮、野生地、藕节、桑根皮、半夏、萱草根、苏梗、洋金花、旋复花、蒲黄。

家种的有：芍药、板兰根、防风、黄芪、丹参、生地、怀牛夕、沙参、知母、玄参、白芷、白术、紫苑、川断、甘草、黄芩、山药、天花粉、桔梗、土贝母、杜仲、合欢皮、椿根皮、苦楝皮、丹皮、桑枝、忍冬藤、莲、桃仁、杏仁、酸石榴、甜石榴、枣、牵牛子、风仙花、黑芝麻、冬瓜子、瓜蒌、丝瓜络、仙人头、蓖麻、蒌仁、草决明、山茱萸、茄、故子、辣椒、薏米、小茴香、莱菔子、枸杞、白芥子、白扁豆、大皂荚、韭菜子、赤小豆、浮小麦、苣胜子、京子、苏子、荆芥、紫苏、薄荷、菠菜、大葱、蒜、大青叶、鸡冠花、月季花、菊花、金银花、夹竹桃、槐米、合欢花、平茹。

加工类：神曲、麦芽、熟地、阿胶。

动物类：蜂蜜、蜂房、土元、蝉蜕、蝼蛄、蜂蜡、鲫鱼、刺猬、夜明沙、望月沙、驴皮、牛皮、壁虎、蜥蜴、蛇蜕、龟板、全蝎、鸡内金。

第二节 中药材种植

新中国成立前，阳谷境内的中药材主要靠对野生动植物药材的捕捉和采集。家种药材则以个体分散的方式，零星种植在村边、地头、宅荒处。

1958年，县人民委员会贯彻国务院《关于发展中药材生产和经营问题的指示》，坚持就地生产，就地供应的方针。县卫生科、药材公司以鹅鸭坡为中心试种红花、生地、白芷等品种，然后推广。1959年，各公社大搞粮药间作，中药种植面积扩大。1961年，全县种植中草药材923亩，种植品种发展到10余种。

1962年，定水镇区在五杨大队征地58.5亩，建立药材种植场。先后引进怀牛夕、枸杞、芍药、紫苑等品种进行试种，作为全县引种试种基地。1970年，大布公社四都生产大队试种黄芪成功。城关公社城角徐大队赤脚医生试种12个品种获得成功。1972年，县卫生局总结城角徐大队种药巩固合作医疗的经验，县委提出贯彻“四自”方针，利用闲散土地，每个大队种植3~5亩药材的目标。1977年，全县中药材种植面积2618亩，种植品种31个。在1979年2月召开的全省农村合作医疗座谈会上，阳谷县介绍了中草药种植“春种、夏管、秋收、冬训”的经验。

中共十一届三中全会后，农村实行联产承包责任制，药材种植面积明显减少。1984年后，随着中草药种植经济效益的提高，调动了农民种药的积极性，全县每年中草药种植面积保持在500亩左右。

第三节　中药加工

建国前，县内各大中药铺均能配制膏、丹、丸、散之类的中成药，其配方严格保密，遵古炮制。1953年，寿张县药材经理部在寿张南街租赁民房，建小型制药厂1处，聘老药工3人，以手工方式制作成药10余种。1958年，制药厂购置了压片机等设备，从业人员增加到26人。当时经山东省药政局批准生产的中成药共64个品种，其中牛黄清心丸、砂积丹、镇惊丸、活络丹、青果丸、虎骨酒等疗效颇佳。1961年停办。

1958年，阳谷、寿张两处县医院相继设立制剂室，配制局部麻醉药和外用药膏。1984年，县人民医院制药厂，可生产多种中草药针剂、丸剂等。

20世纪70年代，农村合作医疗贯彻“三土四自”方针，在种植、采挖中草药的基础上，大办土药厂，自制中草药。全县社队共办土药厂210个，加工膏、丹、丸、散、片、剂等中成药130种。仅城关公社卫生院自制膏、丹、丸、散、片、剂就有30种，自制针剂18种。1980年后，社队土药厂逐步停办。

1995年，县中医医院成立制剂室，加工制作抗骨增生丸、丹桂茯苓丸、乳增丸、黄金散等中成药60余种。2002年根据上级规定，医院停止自制药品。

第四节　阿胶生产

阿胶，是中国医药宝库中一种著名珍贵滋补药品，是阳谷县的特产。源产于阳谷县阿城镇岳家庄，最早记载于东汉时期的医药典籍《神农本草经》。阿胶以阿井而得名。据《本草纲目》、《本草从新》和《辞源》等记载：“阿井在山东兖州府阳谷县”，“海内古迹，莫先于此”。井侧现存有清代所立碑石，碑文记有“唐朝尉迟恭曾为钦差大使至此，重修阿井，清光绪五年间又重修此井。”据郦道元《水经注》记载：此水系河南省济源县济河的一股地下潜流，此水经地下岩石、沙砾层层滤过，不但起到了清洁作用，同时也带来了钙、钾、镁、钠、碘等多种对人体有益的微量元素和矿物质，其色绿、质重。据山东省地震局第一水文地质队化验分析：阳离子212.89，阴离子546.29，耗氧量0.77，固定物603.17，烧灼残渣463.65，pH值7.98，水比重1.0036。《神农本草经》记载：“真胶产于古齐国之阿地，尤以阿井水煮之最佳。”古阿井在今阳谷县阿城镇西北约三公里的阳谷古阿井阿胶厂院内。

唐代，其井官禁，官府县衙每年交冬到岳家庄一带征人熬制一次，上朝进贡，故有“贡胶”之称。宋代，阿胶熬制仍听命于朝廷，故苏颂著《图经本草》曰：“其井官禁，真胶极难得”。

明朝时期，阿胶生产有了较大发展。京杭大运河的开通，阿城镇设立了码头，交通运输方便，逐渐出现了一些生产阿胶的作坊。清朝时期，阿胶生产进一步发展，岳家庄的阿胶堂店陆续出现。如张顺开办的“和顺堂”，专门熬制阿胶，年产阿胶两千斤。1841年，各堂店重刊了《阿胶说明书》，阿胶生产由加工开始转向经营。据《山东通志》记载：济南宏济堂各式贡胶“在阿城镇加工熬制，成胶之后，又横印各种式样，装璜华丽，外观美观”。

阿城镇阿胶不仅在济南畅销，而且在国内外颇有盛名。1914年在山东物品展览会上获优秀褒奖金牌；1915年获巴拿马国际商品博览会“金龙奖”；1919年获南京政府卫生部甲质奖状；1933年在实业部国货陈列馆三周年纪念会上获得奖状和全国进口货品超等奖。

抗日战争时期，阿胶生产遭到破坏。1945年7月阳谷解放，阿胶生产得以恢复。1952年建立阳谷县古阿井阿胶厂，年产阿胶两万余斤。1966年，因原料供应紧张，阿胶生产处于停产状态。1976年，经上级批准建立阳谷县阿城古阿井阿胶厂，为社办企业。其生产的“古井牌”阿胶于1981年9月获山东省公社工业局“优良产品”称号。1984年，阳谷县阿城古阿井阿胶厂改为阳谷县古井阿胶厂，为国营县属企业，业务归口管理，注册商标为“贡”牌阿胶。“贡”牌阿胶在第二届全国妇幼孕婴用品博览会上荣获“康乐杯”奖，在全国首届百病克星大奖赛中获“铜质奖”。

1995年，组建山东古阿井阿胶集团。1998年改制成立“山东阳谷古阿井阿胶厂”，注册商标为“宗”字牌，主要产品有阿胶、龟甲胶、鹿角胶、黄明胶等，年生产能力100吨。产品先后荣获中华药学会《全国获奖药品临床应用信誉评价调查》信得过药品奖，首都名医荐药良杯银奖，山东省名牌产品奖，马来西亚出口产品博览会金奖，山东省质量协会推荐产品奖，“全国百姓求医问药首选放心产品”等。

第五节　单方验方

千百年来，阳谷历代中医在临床实践中，总结和积累了许多单方验方，有的在民间广为流传。根据1976年全县挖掘整理和近年来知名中医提供的单方验方，选录如下：

一、治风寒感冒方：

1. 生姜10~30克，将其捣烂，加适量红糖，葱白2段，水煎热服，盖被取微汗，每日1剂。

2. 绿豆一把、生姜3片、葱白2棵、萝卜片3克、大枣4枚，水煎服后出汗为度。

二、治风热感冒方：

1. 金银花15克、菊花10克、薄荷5克，放入茶杯中用沸水冲泡，焖泡10~15分钟，代茶饮。

2. 苦丁茶3~9克，沸水冲泡，代茶饮。

三、治妊娠感冒方：

连须葱白3根，生姜3片，黄芩10克，水煎服。每日1次，一般3日症状减轻。

四、治流行性感冒方：

白萝卜、生姜适量，煎煮成汤，每日2次。

五、治外感风寒性咳喘方：

老姜100克，红糖100克，苦杏仁3~5枚，加水适量，煎煮冷凉后装入瓶内，分3天服。

六、治风热咳嗽方：

黄岑30克，水煎服，每日2~4次。

七、治燥热咳嗽方：

嫩桑叶30~60克，水煎服，每日2~4次。

八、治慢性支气管炎引起的咳嗽方：

棉籽油30克、鸡蛋1个、蚕茧2个。把蚕茧剪碎，用棉籽油炸焦后，打入鸡蛋炒熟，1次吃完，每日1次。

九、治暑热引起的咳喘方：

冰糖100克，秋梨2个，白果3~5枚，入水煎煮，约500毫升，分3天服。

十、治哮喘方：

1. 核桃墙21片，温火烘干，研成细末，温开水送服。

2. 小儿方：蛴螬每岁2只，香油或棉油6克。将蛴螬洗净开尾，挤出粪便。将油放入锅内烧开，放入蛴螬，炸至焦黄，与油1次服完，每日2~3次。

3. 癞蛤蟆1只，去皮和内脏，内裹鸡蛋1个，外用纸将蛤蟆包严，裹以泥巴，用两片瓦扣合，置炉内煨熟。食蛤蟆肉和鸡蛋。

4. 核桃仁250克(捣碎)，黑芝麻100克(微炒)。取蜂蜜1饭勺，水两饭勺，煮沸，趁热倒入核桃仁和芝麻中，搅匀，置锅内蒸20分钟。每天早晚各两勺。

5. 葡萄500克，洗净去皮，冰糖100克(打碎)。用500克二锅头酒浸泡，放在阴凉处浸泡20天，每天早上和晚睡前各服20克，连服3个月。

十一、治百日咳方：

甘草、百部各31克，共研细末，放猪苦胆内，烘干取出，压碎蜜为丸(丸重6克)，每服1丸，日服两次，五岁以下儿童减半。

十二、治慢性额窦炎方：

丝瓜络24克(烤焦存性)、细辛3克，冰片3克，共研细末，装瓶备用。用纸筒纳药少许吹鼻，每日2~8次，7日为1疗程。

十三、治小儿喘息性肺炎方：

炙麻黄1~3克、杏仁6~9克、炙枇杷叶6~9克、地龙3~6克、枳壳6~9克、苏子3~6克、葶苈子1~3克、甘草1~2克，加水100毫升，煮沸20分钟，取汁分3次内服。

十四、治急慢性咽炎方：

二花10克、连翘10克、山豆根10克、桔梗10克、大海10克、甘草10克、寸冬10克。水煎服，每日1剂，代茶饮。

十五、治痰吼方：

白萝卜捣烂取汁半小杯，加入白糖，晚睡前开水冲服。

十六、治气管炎方：

葡萄1500克，白酒500克，冰糖500克。将葡萄洗净，同冰糖放入容器内，倒入白酒，夏泡冬用。每次1~2盅，每日4~5次。

十七、治肺气肿方：

鲜生姜（如母指大）去皮切片，加鸡蛋1个、清水1碗同煮，鸡蛋熟后盛入碗内加蜂蜜适量，每早空腹吃1次。

十八、治口疮方：

1. 吴茱萸10克、胆星3克、大黄3克。共研细末分成4等份，每晚睡前取2份，用醋调糊状，敷在脚心上，外用纱布固定，第二天早去除。

2. 黄连研粉，涂抹患处。

十九、治牙痛方：

1. 五倍子2个，水煎20分钟，取液含漱。

2. 生地30克、升麻10克、细辛5克、川牛膝20克，水煎服，连服3~5副。

3. 防风6克，白芷6克，细辛1.5克，为末，开水泡，滤过漱口。

二十、治龋齿痛方：

暴露患齿，取三七粉少许倒入龋洞内，或以干棉球蘸药粉塞入。

二十一、治慢性胃炎方：

1. 薏仁500克，红谷子500克，糯米500克，秫米500克，蜀黍500克，糜米500克。以上各米用过滤的百草灰2000克浸泡1天后，用微火烤干，磨面过筛。每次用水调服1两，每天数次。

2. 香菜洗净，按1:1的比例泡在葡萄酒内密封6天。早、中、晚各服1小杯，连服3个月。

3、炒杏仁，每次10粒嚼服。每天3~5次。

二十二、治胃疼方：

1. 韭菜1两、红糖1两，共捣为泥，开水1碗1次冲服，疼痛立止。

2. 陈皮10克、乌药10克、木香10克、白芍15克、佛手12克、丹参12克、元胡10克、乌贼骨30克、甘草6克。水煎服。

二十三、治呃逆方：

丁香6克、柿蒂10个，水煎服。

二十四、治吐血方：

韭菜根120克，红糖60克，水煎服，每日1剂。

二十五、治岔气方：

大茴香6克，水煎服。辅痛处刺1针。

二十六、治慢性肠炎方：

老枣树皮适量，放锅内用油炒黄，研成细粉，每次服1克，每日3次。

二十七、治溃疡性结肠炎方：

藕节炭150克，分为8份。每日1份，早晚两次水冲服，8日为1疗程。

二十八、治单纯性小儿秋季腹泻方：

枣树皮50克，加水500毫升，煎煮15分钟，取汁浸泡涌腺穴15分钟。

二十九、治产后便秘、腹胀方：

马铃薯1000克、红萝卜1000克，捣烂取汁，喝时放入白砂糖调匀。每晨、午饭前各饮半杯。

三十、治体弱饮食、睡眠不良方：

母鸡1只、人参10克、生石膏15克、元参15克、生山药30克、甘草6克。将母鸡去毛及内脏、洗净；人参切成碎块，用纱布包扎，并将全部药物放入鸡腹内，加调料缝合，入水适量，小火煨炖，除渣，分顿吃肉喝汤，隔日1剂。

三十一、治单纯性阑尾炎方：

柴胡20克、枳壳20克、白芍30~45克、甘草、木香各10克、黄连6~10克，延胡索、川楝子各12~15克，蒲公英30克。每日1剂，煎2次，两煎药相融合，分2次服。

三十二、治泄泻方：

1. 醋炒石榴皮，加红糖煮水服用。

2. 苹果1~2个，将其烤熟，去皮蘸红糖少许食之。每日2次。

三十三、治儿童厌食方：

焦山楂5克、炒内金6克、山药6克、炒白术6克，水煎服，每日1剂。如伴有大便不成形加白扁豆6克。

三十四、治肝硬化方：

鲜鲤鱼1条（约250克），去内脏，调加砂仁9克，茶叶15克，紫皮蒜7瓣，陈皮9克，置砂锅中加水适量煮烂，再加红糖31克，醋31克，吃鱼喝汤，1日1条。

三十五、治便秘方：

每日取决明子10余粒放入杯内，配茶开水冲泡服用。血压低者禁用。

三十六、治痔疮下血方：

五花果7个，去皮。加红糖50克，拌匀吃下。每日1次，7日1疗程，1~2疗程自愈。

三十七、治痔疮方：

全蝎6克、僵蚕6克，粉碎，分15等份。每日1份，放入打洞的生鸡蛋内搅匀，再把鸡蛋洞用面包补，放锅内蒸熟，药、蛋同吃。15天为1疗程，连服1~2个疗程。

三十八、治尿道感染方：

马齿苋200~250克（鲜品加倍）、红糖150克，加水500毫升，煎至400毫升热服，每日3次。

三十九、治急慢性肾炎方：

土茯苓90克，水煎，每日分3次服。能使小便增加，尿中蛋白消失，浮肿消退。

四十、治水肿方：

白术12克、茯苓15克、猪苓12克、泽泻12克、车前子15克、桂枝4.5克、大腹皮12克、川朴9克、杏仁9克、连翘15克、丹参15克、大黄4.5克、白茅根3克、甘草6克。水煎服，每日1剂。

四十一、治蛋白尿方：

青蛙粉每次3~5克，每日3次，温水冲服。

四十二、治前列腺炎方：

用南瓜子煎汤或磨碎冲服。生吃、炒吃，均可减轻其临床症状。

四十三、治低血压方：

1. 黄精30克、党参30克、炙甘草10克，水煎服，每日1剂。

2. 红葡萄酒1瓶，党参100克，浸泡7天。每晚临睡前喝半两，一般1瓶见效。

四十四、治高血压方：

夏枯草10克、决明子10克、山楂10克。三味共研末，开水沏代茶饮。

四十五、治血栓方：

大蒜1000克，浸泡于2000克白酒或白兰地酒内(密封)，放置15天。酒蒜同食，每次50克，早晚各1次，连服两周。

四十六、治非胰岛素依赖型糖尿病(Ⅱ型)方：

1. 每日取地骨皮50克，加水1000毫升，慢火煎至500毫升，留置瓶中，少量频饮，另辅以维生素类药物。

2. 鲜竹节草200克，加水2000毫升煎服，每日1剂，分3次服用，半个月为1疗程。

3. 鲜麦冬全草50克，切碎煎汤，每日1剂，代茶饮。3个月为1疗程。

4. 仙鹤草30~60克，水煎，每日分2次服，半个月为1疗程。

5. 胡桃12枚，敲破壳皮，加水750毫升，小火煎60分钟，剩300毫升，分3等份，于饭前半小时各服1份。

6. 鲜花生根去除杂质，晒干备用。取50~100克，水煎服。每日1剂，10天为1疗程。

7. 苦瓜250克，煮熟，每日分2次服食。1个月为1疗程。

四十七、治糖尿病燥热伤肺症方：

生石膏30克，黄芩10克，地骨皮、生知母各15克，天门冬、麦门冬、天花粉、粳米各20克，生甘草8克。水煎服，每日1剂。

四十八、治糖尿病阴虚阳亢症方：

生地、山药各20克，五味子、麦门冬、葛根各10克，蛤粉、海浮石各12克，花粉15克，鸡内金5克。水煎服。

四十九、治糖尿病燥伤胃津症方：

知母、麦冬、党参各10克，生石膏30克（先煎），元参12克，生地18克。水煎服。

五十、治糖尿病气阴两虚症方：

生黄芪、黄精、太子参、生地各9克，天花粉6克。共研为末，每日3次，每次14克，水冲服。

五十一、治糖尿病阴阳两虚症方：

白术40~100克、枳壳15~20克，青半夏、三棱、莪术、葛根各20~30克，沉香15克，炙车钱2~3克。水煎服。

五十二、治糖尿病血淤症方：

木香10克，当归、川芎各15克，葛根、丹参、黄芪、益母草、山药各30克，赤芍、苍术各12克。水煎服。

五十三、治糖尿病气阴两伤挟血淤症方：

苍术、元参、生黄芪各30克，山药、熟地、生地、党参、麦冬、五味子、五陪子、生地骨、茯苓各10克。水煎服。

五十四、治糖尿病口渴、尿浊症方：

西瓜皮、冬瓜皮各15克，天花粉12克。水煎服，每日2次，每次半杯。

五十五、治乳腺炎方：

1. 远志12克，加60度白酒15克，浸泡片刻，再加清水1碗，用砂锅煮沸20分钟，煎至半碗。1次趁热顿服，每日1剂。

2. 蜈蚣20条，血余炭4克，核桃仁40枚，共研细末调匀，分20包。每次1包，每日2次，黄酒或温开水送服。

五十六、治慢性盆腔炎方：

马鞭草30克，一枝黄花15克，鱼腥草20克(后下),白花蛇草30克。水煎服，每日1剂。

五十七、治银屑病方：

党参50克，白术20克，茯苓25克。水煎3次，混合后分4次服。每日早晚各服1次，连服1个月。

五十八、治白癜风方：

炒沙苑子100克，研末。用猪肝1只，煮熟后切片，蘸药末食用。一般1~2剂，重者3~4剂。

五十九、治顽固性皮肤瘙痒方：

用开水7500毫升，溶化芒硝150~200克，洗浴，每日1次，一般2日见效。

六十、治婴儿湿疹方：

金银花10克，蒲公英10克，锻石膏6克，黄芩10克，马齿苋10克。水煎外洗，每日1次。

六十一、治痈疮肿毒方：

鲜蒲公英洗净捣烂外敷患处，或干蒲公英加水煎煮，去渣，温洗患处。可清热解毒，利水消肿，适用于痈疮肿毒初期。

六十二、治神经性头痛方：

1. 远志90克，分成10份，每天煎1份，每份加大枣7个，早晚各煎服1次，晚上把大枣吃掉。

2. 白芷4克，冰片2克，细辛2克。研为粉卷入纸筒内燃着，用鼻吸入烟气。

六十三、治偏头痛方：

生白萝卜汁适量，加冰片3克，滴注鼻孔中，立效。

六十四、治头晕头痛方：

黄芪30克，天麻30克，黄母鸡1只，砂罐炖熟，吃肉喝汤，1次见效。

六十五、治神经衰弱方：

甘草12克，小麦8克，大枣12克，入水900毫升，煎至540毫升，每日分4~5次代茶饮(趁热)。

六十六、治斑秃方：

1. 桂枝12克，炙甘草8克，石菖蒲4克，水煎服。

2. 侧柏叶120克、生当归60克，焙干，共研细末，水调为丸，如梧桐子大。每早以淡盐水送下9克，1日1次，连服20天。

3. 鲜生姜3块，放入高度白酒内浸泡2日后取用，擦患处。每日3次，每次1~3分钟。

4. 红花60克，干姜90克，当归100克，赤芍100克，生地100克，侧柏叶100克。将上药切碎放入75%酒精3000毫升中密封浸泡10天后外用，每日涂患处3~4次。

六十七、治软组织损伤方：

山楂100克、细辛10克，共研粗末，加黄酒适量，调为糊状敷患处。

六十八、治烫伤方：

1. 全蝎45只，蟾蜍7~10只，麻油1000克，鲜蛋黄500克，同煎去渣。先用生理盐水或1：1000

新洁尔灭清洗创面，再按创面大小贴敷生肌纱布，每天换1次。

2.生石灰25克，香油7克。将生石灰浸泡在150克清水中搅拌、澄清，取上清水，加入香油调匀，涂患处。每天1~2次。

3. 取上等的大黄、生地各等份，共研细面，均匀摊在创面上，3~5天可结枷。

六十九、治带状泡疹方：

1. 升麻30~50克，煎浓汁，用纱布浸药汁湿敷患处。

2. 雄黄、明矾各等份，共研极细末，用绿茶水调成糊状，外涂患处。每日3~4次。

3. 鲜马齿苋200~500克，置器皿中捣烂如泥，外敷患处，每日2~3次。

七十、治面瘫方：

鱼泡20克，蜂蜡30克，大力子20克，荆芥15克，将上药与黄酒适量炖服，1天1剂，连服至痊愈。

七十一、治关节炎方：

海风藤20克，青风藤20克，地风20克，用白酒500克泡7天后饮用。每天早晚各1次，每次40克。1000克药酒为1疗程，每疗程间隔3~5天。

七十二、治跟骨刺方：

姜黄、赤芍、白芷、枝子各12克，穿山甲、冰片各6克，共为末，分12次良醋调糊敷之。

七十三、治盗汗方：

浮小麦30克，茯苓、麦冬各9克。水煎服，每日1剂。

七十四、治中风后遗症方：

黄芪30克、桃仁10克、红花10克、地龙10克、当归10克、川穹10克、水蛭6克、赤芍10克。水煎2次，早晚分服。

七十五、治腮腺炎方：

南沙参50克、新鲜鸡蛋2个。加水适量，煮沸15分钟后剥壳吃蛋、服药液。每日1剂。

第八编

西　医

第一章 西医传入

19世纪前，阳谷县未有西医方面的史料记载。清光绪三十二年(1906年),德国人纳西撒在坡里教堂开设诊所，用西医方法为信教人员治疗伤病，并向信教人员传授治疗技术。民国8年(1919年)，七级镇周堂村人雷锡瑞武昌西医学院毕业后在阳谷南街开设“救世医院”，用西医西药治伤治病，成为阳谷县有史以来的第一家西医医院。解放战争时期，民主政府和部队先后在阳谷县设立冀鲁豫边区哈利生总医院、冀鲁豫边区行署第九专署政民医院、龙虎寨临时兵站医院、解放军某部后方医院，虽然这些医院主要医治政府机关和军队的伤病员，但也为当地群众治疗疾病，西医西药逐渐使部分群众所接受。

第一节 坡里教堂诊所

清光绪三十二年(1906年),德国人纳西撒在阳谷坡里教堂主持开办诊所。民国11年(1922年),德国人康米拉医生到坡里教堂。坡里教堂诊所治疗对象主要是教堂内的人员和教堂外的信教人员。为了传教,扩大教会影响,也给教堂附近的民众免费治病。诊所不分科室，不设病房，主要治疗小伤小病，有时还给附近村庄的民众接生。医疗器械有手术刀、听诊器、体温计等小型器械。使用的药品主要有金鸣纳霜、阿司匹林以及外用的磺碘、碘酒、红汞等。

20世纪30年代末期，坡里教堂诊所行医人员发展到6人，其中5人系外国人。教堂诊所曾举办过诊疗训练班，只传授信教徒，边学经书，边学治疗。帮助信教人员学习试体温、注射、外科包扎、换药、接生等。寿张镇大碾郭村的郭朝荣，石佛镇董庄村的董月秋、董永臣、董汉卿，河南省清河乡清河村的乔月先等曾在坡里教堂诊所学习治疗技术。阳谷县解放前夕，外籍人员撤离，诊所停办。本地参加学习的人员回村继续做治疗工作，使用西医技术为本村及附近村庄的群众治病。1955年，郭朝荣、董月秋、董汉卿、董永臣参加联合诊所，乔月先在寿张县妇幼保健站参加工作。

第二节 救世医院

七级镇周堂村人雷锡瑞民国8年 (1919年)武昌西医学院毕业后，在县城南街创办救世医院，用西医西药治疗伤病，为阳谷县西医西药之创始。民国10年(1921年)，雷锡瑞又在本村自办西医诊所，开业行医。经营的主要药品有：盐酸西他美宁、阿司匹林等200多种西药，进货渠道主要是上海的新亚、信谊、钱信洋行以及济南的新亚、东亚、神州、五洲等药站 (店)。民国28年(1939年) 夏，日军占领阳谷。其后战事频繁，雷锡瑞激于民族大义，甘冒风险，精心为抗日官兵医创治伤，其子女及儿媳主动做护理。由于雷锡瑞长时间在本村西医诊所行医，在县城的救世医院日渐凋蔽，但西医在县城及周边村庄已产生一定影响。

第三节 冀鲁豫边区哈利生总医院

民国36年(1947年)5月，冀鲁豫行署为纪念国际友人哈利生大夫，经行署主任段君毅批准，在阳谷郝楼成立哈利生总医院。李奕为院长，苏厚润为副院长。医院全部借用民房，约300间。为防敌机空袭，各家院墙全部挖通，户户相连，便于各家各户通过。设有外科、内科、妇产科和药房。其中外科手术室3间，药房13间，妇产科24间，伙房5间，标本展览室3间。村里群众家中的空闲房屋用来做病房。医院共有100余人，医疗设备有X光透视机1台，并配有发电机2部。主要负责党政机关人员的疾病治疗，也接受前线转来的重伤员。同时为当地群众开设门诊，治疗常见病、多发病。对郝楼村的群众免费治疗。

医院为一名叫郝道明的当地群众免费做了食道癌手术，术后效果良好，治愈后活到80多岁。还为一患者割除了一个重20公斤的肿瘤，并将肿瘤用药水浸泡，让群众参观。妇产科除诊治常见的妇科疾病外，还为当地群众接生。

1948年3月，黄元珍带领李慧明、李志竞、李存玉、杨若霞、王贻伦、王兰青、吴素朴、孙杰等10人在聊城建立哈利生二分院。总院于1949年年初由阳谷郝楼迁往菏泽。

第四节 冀鲁豫边区行署第九专署政民医院

1947年10月，冀鲁豫边区行署在范县西金斗营村（现属阳谷县）建立第九专署政民医院，其主要任务是负责地委、行署、军分区司令部三大机关人员的医疗保健。医院药品器材等由冀鲁豫边区卫生局配发，不足部分由行署财务科给一部分钱通过私商购买。

1948年5月，院址由西金斗营村迁到南峰县的吴台村（现属阳谷县），医院达到40人，病床30张，对群众开放门诊。医院设有内科、外科、药房、后勤四个部分。医院既治病又兼做卫生行政工作。除领导所属6个县的卫生院外，还设了两个分院，濮县为一分院，张秋（现属阳谷县）为二分院。

1949年1月，医院随地委、行署迁至朝城南关。1949年8月，第九政民医院迁到聊城，与冀鲁豫哈利生二分院合并，组建起平原省聊城专区人民医院。

第五节 龙虎寨临时兵站医院

1949年3月，冀鲁豫九专区政民医院在阳谷县城东龙虎寨村设立临时兵站医院，共有40余人。主要任务是接收第四野战军过境南下渡江作战的伤病员。至4月底，接收伤病员近200人（其中2名天花病人）。5月初，兵站医院将治愈的伤病员交给了收容站，20余名未治愈的伤病员转至朝城第九政民医院，龙虎寨临时兵站医院随之撤出。

第六节 解放军某部后方医院

1947年秋至1949年，解放军某部（番号不详）在阳谷城西大王楼村建立后方医院，其任务是接收梁山战役和攻克郓城的伤员。其病房、药库、手术室、办公用房和医务人员宿舍共有321间，均为借用的民房。长住的伤病员有300余人，轻伤病员在医院治疗，治愈后归队。需要大型手术或危重伤病员一般转往郝楼村的哈利生总医院。死亡者埋葬在大王楼村西，至20世纪60年代仍有22座碑牌，标有死者姓名、年龄、籍贯等，“文化大革命”期间全部被毁。

解放军某部医院在大王楼村期间，大王楼村党组织组织妇女为伤员洗血衣、做军鞋、缝补衣服，组织青少年协助医院护士打扫卫生、服侍伤员，体现了群众与人民军队的鱼水深情。

第二章 西医发展

清光绪三十二年(1906)年西医传入阳谷后，民国8年(1919年)雷锡瑞在阳谷南街开设救世医院，民国21年(1932年)李文轩在阳谷东街开设新华医院，张世清在寿张开设济西医院。另外还有刘洪斋、陈聋子、张汉三、侯旭斋、刘金昌、雷步月、孙名远等开设的西医诊所。民国34年(1945年)阳谷解放前夕,阳谷县境内的西医医院、诊所10余家，分布在阳谷、寿张、安乐镇、阿城、七级、定水镇等较大村镇，均为私人开设。这些医院（诊所）不分科室、不设病床、没有专职护士，其注射、处置等均由医生承办，有的招收学徒，协助医生做护理和药品调剂。

西医传入本县后，虽然陆续开设了一些西医医院和西医诊所，但由于多数群众习惯于中医疗法，加之西药价格昂贵，西医发展较为缓慢，西医医院（诊所）医事萧条。

1946年2月1日，阳谷县民主政府设立阳谷县卫生院。1952—1957年，政府动员私人诊所、药铺的中西医人员举办联合诊所。1957年，全县各区建立起卫生所。至1957年年底，全县共有县卫生院1所，区卫生所8所，联合诊所69个。随着各级医疗机构的发展，医疗检验设备的增加，医疗技术队伍的壮大和医疗技术水平的提高,西医在防病治病中的作用得到显现。1965年，全县西医人员发展到393人，其中医师39人，医士84人。两所县级医院均配备了X光机等检验设备。1975年，全县县级医院2所，公社卫生院18所，村卫生室498所，多数以西医治疗为主。1985年，乡镇卫生院发展到21所，共有卫生技术人员978人，其中，西医师79人，西医士83人，西药剂士12人，西药剂员76人，检验士14人，检验员33人。

2013年年底，全县以西医治疗为主的县级医疗卫生机构4所，乡镇卫生院16所，街道社区卫生服务中心3所，共有西医卫生技术人员1183人。其中医疗人员853人（主任医师8人，副主任医师48人，主治医师、主管医师306人，医师、医士491人），医药人员143人（副主任药师1人，主管药师50人，药师、药士92人），医技人员187人（副主任技师4人，主管技师56人，技师、技士127人）。

第三章 治疗技术

1906年西医传入阳谷后，西医医疗技术发展缓慢，医院、诊所均未分科室。1946年2月1日成立阳谷县卫生院后，始设内科、外科。新中国成立后，随着大中专毕业生不断充实县区医疗卫生机构和医疗设备的逐步增加，以及医疗技术人员的进修学习和培训，西医医疗技术得到迅速发展，科室设置越来越细，诊疗设备日益先进，技术水平逐步提高，较好地适应了广大群众疾病预防和治疗的需要。

第一节 内科

20世纪50年代，县卫生院能够治疗白喉、伤寒、结核、腮腺炎、猩红热、流行性乙型脑炎等传染病和常见内科疾病。1956年，县二院（时称寿张县卫生院）配有30MAX线机，对消化道溃疡、肺炎、肝胆疾病等能正确诊治，在鲁西南享有较高声誉，曾获鲁西南卫生系统一颗明星之美称。1958年，县人民医院能施行腹腔穿刺术、腰椎穿刺术，开展了溶血疗法、静脉输液疗法，并逐步收治心血管、脑血管疾病和肺炎、肺浓肿、肺气肿、结核性胸膜炎、肝硬化、胃溃疡等病人。县第二人民医院（时称寿张县人民医院）能施行胸腔穿刺术，人工气胸用于治疗空洞型肺结核。

1962年，县第二人民医院（时称寿张县人民医院）将心电图诊断用于临床，提高了对心脏系统的诊断水平。1963年用阿托品抢救中毒性痢疾，开展了气管切开术、骨髓穿刺术、心包穿刺术，提高了对神经系统、循环系统疾病的诊断水平。1965年，在临床治疗中相继使用甘露醇、山梨醇。

20世纪70年代，两处县级医院都能对心力衰竭、休克、脑血管病等正确处理和抢救。县分院和多处公社卫生院能开展有机磷中毒、休克、中毒性菌痢、脑溢血、心力衰竭等急危重病症的抢救。

1980年后，县人民医院内科技术发展较快，先后分设心内科、神经内科、肿瘤血液内科、干部病房、内分泌科、综合科等科室。1982年，内科开始收治流行性出血热病人。1984年，能开展中心静脉压测定，并能治疗顽固性心衰。1989年，用口服透析液治疗慢性肾功能衰竭。1994年，神经内科开展高血压脑出血立体定位微创血肿引流术及侧脑室引流术。1996年，心血管内科开展急性心肌梗死的静脉溶栓术。1999年，肿瘤血液内科开展各种恶性肿瘤的化疗、内分泌治疗、生物免疫治疗、晚期癌症的姑息治疗、急慢性白血病、各种贫血、血小板减少等血液病的治疗。2000年，心血管内科开展食道电生理检查。肿瘤血液内科与放射科联合开展食道、喷门支架置入，经导管肝动脉灌注化学治疗、化疗栓塞。干部病房王锋观察单核细胞诊断出本院迄今为止仅有的一例传染性单核细胞增多症。肿瘤血液内科2003年开展经B超引导下穿刺置管引流注入无水酒精等治疗肾囊肿、肝囊肿及卵巢囊肿等。2004年开展骨髓活检，锁骨下静置管输液。2005年开展气管镜对气管、肺疾病的诊断与治疗。2006年开展经外周中心静脉置管输液，化疗泵泵药治疗，与放射科联合开展了十二指肠支架置入术。2007年开展经B超引导下肝穿刺注入无水酒精等治疗肝癌；引进热疗机，治疗各种恶性肿瘤及急慢性炎症。内分泌科开展胰岛素泵给药技术，干部病房开展早期尿激酶溶栓治疗脑梗死。2008年肿瘤血液内科开展CT引导下肝、肺穿刺取活检。2010年，心血管内科运用食道挑博术成功抢救室上速、同步直流电除颤术成功抢救室速病人。神经内科开展了微创血肿引流术。ICU开展了连续性肾替代治疗技术。2012年，心内科成功应用瑞通立静脉溶治疗急性心肌梗死31例，安装永久起搏器4台。

其他县级医院和多数乡镇卫生院、街道社区卫生服务中心能够开展脑卒中、脑梗死、冠心病、高血压、消化性溃疡、呼吸系统疾病以及内科常见病、多发病的治疗。

第二节 外科

新中国建立前，设在阳谷县境内的部队医院和冀鲁豫边区哈利生总医院以及第九专署政民医院外科除能进行一些战地救护、扩创、截肢等手术外，有的可施行内脏肿瘤摘除等手术。县卫生院外科仅能处理一般外伤。中华人民共和国成立后，阳谷县外科技术水平提高较快。

1952年，县卫生院能开展阑尾切除术。1956年能开展胃穿孔修补术和肠切除吻合术。1960年能开展胆囊、脾、胃、子宫、卵巢等切除术和剖腹产。1966年，县人民医院能开展肺破裂修补术、食道下段与胃底部静脉破裂缝合止血术。1984年能开展门静脉高压病人分流手术和脾、肾静脉吻合，食道癌、肺切除，以及膀胱、前列腺等手术。

1955年，县二院(时称寿张县卫生院)能开展皮脂腺囊肿切除、疝修补、阑尾炎、肠梗阻等手术。1961年开展了肾肿瘤切除术。1963年开展了脾、胃、胆囊切除术，四肢骨折固定术、剖腹产、子宫全切术。1964—1974年，相继开展了胸腰椎结核病灶清创术、椎间盘减压术、骨折内固定和牵引术。1975年，陆家全主刀行单髋关节置换术。1978年李广信主刀行胰腺次全切术。1979年行第一例开胸术。1980年，能开展耻骨后膀胱外前列腺摘除术，膀胱全切结肠代膀胱术以及上腹部难度较大的手术。主治医师李广信、陆家全成功为陈堤口村一农民行纵隔肿瘤切除术。

20世纪80年代末，县人民医院能开展肾切除术、开颅术、胰头切除术、阴茎再造术、脾肾静脉分流术、中段食道癌切除术、膀胱全切直肠代膀胱术、心肌损伤修补术、胰腺及十二指肠切除术等。县第二人民医院能开展胃大部切除术、阑尾切除术、肾切除术等。部分县分院能施行胃大部切除术及同等水平的其他手术。少数乡镇卫生院能开展阑尾切除术、疝气修补术及同等水平的手术。

20世纪90年代以来，县人民医院外科技术发展较快，外科分工更加细化。1992年，骨外科开展腰椎间盘髓核切除术，泌尿外科开展尿道下裂膀胱粘膜一期成形术。1993年，神经外科开展颅内血肿碎吸术。1998年，泌尿外科开展经尿道前列腺电切术。2000年，神经外科开展颅骨修补术、脑室——腹腔分流术、脑胶质瘤切除术、颅裂修补术、脊髓肿瘤切除术。2002年，泌尿外科开展肾盂积水肾盂输尿管成形术，骨外科开展胸腰椎骨折内固定术。2003年，骨外科开展人工全髋关节置换术，四肢骨折髓内钉内固定术。2005年，骨外科开展颈椎间盘切除术。2008年，骨外科、手足外科开展断肢（指）再植术、全膝关节置换术。2011年，普外科与上级医院合作开展肝癌微波消融技术，胰十二指肠切除术。2012年，外一科成功开展额叶巨大脑膜瘤、甲状窦旁脑膜瘤手术，普外科开展人工膝关节置换术、双侧股骨头缺血性坏死人工全髋关节置换术。2013年，微创手术得到推广和应用。导管室开展冠状动脉造影、支架植入术128例次，主动脉夹层血管支架植入术1例。骨外科开展老年脊柱骨折经皮厚凸椎体成形术，老年人股骨粗隆间粉碎性骨折闭合复位PFNA内固定术。手足外科开展镜下断指再造术。泌尿外科开展不开刀经膀胱镜前列腺切除术。普外科和外二科成功开展腹腔镜胆囊切除术、肾囊肿切除术。

县中医院能开展胃大部切除术、乳腺癌根治术、微创置管血肿引流术，以及食管癌根治术、腔镜下肺大泡修补术等。

其他县级医院和条件较好的乡镇卫生院能够开展阑尾切除术、包皮环切术、疝气修补术、下肢静脉曲张剥脱术、胆囊切除术，对骨外伤、烧伤、肛肠疾病以及其他外科常见疾病能进行有效治疗。

第三节 妇产科

1952年，县卫生院始设妇产科，主要治疗妇科常见病，处理平产、开展新法接生，并能开展难产抢救。1962年可施行卵巢囊肿切除术、宫外孕附件切除术、输卵管结扎术等。1966年可施行阴道内输卵管结扎术、人工流产电吸引术等。1969年开展了胎头吸引助产术、大月份引产术。1979年，两处县级医院均能进行经阴道子宫全切加阴道壁修补术及同等水平的手术。1982年开展了腹膜外剖宫产手术。

1990年，县人民医院开展子宫肌瘤挖除术、盆腔肿瘤切除术、宫颈癌根治术、宫颈缝合治疗习惯性流产等手术，并能处理妇产科疑难杂症和产后大出血、产褥感染等危重病的抢救。县分院、多数乡镇卫生院能开展人工流产、大月份引产和处理难产。县分院能行剖腹产手术、卵巢囊肿摘除术，有的能开展子宫全切术及同等水平的手术。

1997年，县第二人民医院开展新式剖宫产术、巴氏腺囊肿造口术、宫颈息肉摘除术、异位妊娠病灶清除术、卵巢肿瘤切除术和宫颈糜烂微波治疗。

县人民医院妇产科2000年开展腹式筋膜内子宫切除术，2002年开展腹膜代阴道成形术。2009年以来，成功开展了子宫内膜癌广泛切除术、宫颈癌根治术，以及腹腔镜、宫腔镜微创技术治疗各种妇科肿瘤。

县中医医院能开展剖宫产手术和子宫肌瘤挖除术、卵巢肿瘤剥除术、经阴子宫切除术、阴道前后壁修补术，对产后出血抢救成功率98%以上。

乡镇卫生院、街道社区卫生服务中心妇科（妇产科）能开展人工流产、治疗阴道炎、宫颈炎等妇科常见病、多发病，开展妇女保健和生殖健康咨询。

第四节 小儿科

1962年以前，小儿科疾病由内科兼治。1963年，两处县级医院始设小儿科，专设小儿科病床。对小儿麻疹合并间质性肺炎、喉头炎、心包炎、脑膜炎、酸中毒等疾病能进行有效治疗。20世纪80年代末，县级医院能对儿科较疑难的病症如重症肺炎、肾病综合征、感染性贫血、喘憋性肺炎、出血性疾病等能正确诊断和处理。县分院、乡镇卫生院儿科疾病由内科兼治，多数能处理儿科常见病、多发病，疑难疾病一般需转上级医院治疗。

县人民医院儿科治疗技术在全县处于领先水平。1994年，小儿科开展小切口治疗小儿疝气和鞘膜积液，行包皮扩张术治疗小儿包茎。1995年开展小儿先天性肠道畸形手术治疗。1999年7月开展先天性髋关节脱位和先天性肌性斜倾的早期诊断治疗，处于全市领先水平。2000年开展韩式包皮环扎术。2006年开展先天性马蹄内翻足新疗法——潘塞提治疗法，在全市处于领先地位。2007年开展弹性髓内钉技术治疗小儿四肢骨折，填补了聊城市空白。

1999年前，多数乡镇卫生院未设小儿科，儿科疾病由内科兼治。进入21世纪后，有的乡镇卫生院单设小儿科，能治疗小儿肺炎、病毒性脑炎、心肌炎、小儿营养性贫血、新生儿缺血缺氧性脑病、新生儿胎粪性肠梗阻、呼吸道感染、胃肠炎等儿科常见病、多发病。

第五节 五官科

一、眼科

20世纪80年代以前，县级医院和县分院眼科疾病由五官科治疗。县人民医院能施行白内障摘除、青光眼治疗等。乡镇卫生院能处理一般眼科疾病，如角膜炎等。

1994年，县人民医院在全区县级医院中率先成功开展了白内障囊外摘除并人工晶体植入术。

2003年，县人民医院开展了白内障超声乳化吸出并人工晶状体植入术。至2013年，已成功开展白内障复明手术2000余例。能熟练开展青光眼小梁切除术、斜视矫正术、美容垂睑术、泪囊鼻腔吻合术、翼状胬肉切除干细胞移植术，以及白内障、青光眼、斜视、弱视、先天性眼球震颤、急慢性泪囊炎、各种眼表疾病、视网膜及视神经疾病、眼外伤的治疗。

县中医医院能开展超声乳化白内障吸除联合折叠人工晶体植入术、青光眼小梁切除术、斜视矫正术、鼻腔泪囊吻合术、翼状胬肉切除联合自体角膜缘干细胞移植术、上睑下垂矫正术等。

乡镇卫生院、街道社区卫生服务中心能处理一般的眼科疾病，较疑难疾病需转上级医院治疗。

二、耳鼻喉科

20世纪90年代以前，县人民医院、县第二人民医院耳鼻喉科疾病属五官科治疗。2000年，县人民医院能开展扁桃体切除术、鼓膜修补术、鼻中隔矫正术等。进入21世纪以来，成功开展了保留喉功能的各种喉部分切除术、喉微创手术以及鼻息肉、鼻窦炎、鼻窦囊肿、慢性鼻炎、腺样体肥大等微创手术。能够治疗鼻炎、外耳道炎、化脓性中耳炎、卡他性中耳炎、乳突炎、咽炎、喉炎、声带息肉、声带小结、会厌炎等疾病。

县中医医院能开展功能性鼻窦内窥镜手术、内窥镜下上颌窦囊肿摘除术、各种鼻骨骨折及鼻窦骨折术等。

乡镇卫生院、街道社区卫生服务中心耳鼻喉科疾病一般由外科兼治。

三、口腔科

1988年，县人民医院开展唇、腭裂修复术，上下颌骨骨折固定术和颌骨囊肿摘除术。1989年开展腮腺、颌下腺、舌下腺肿瘤摘除术。2000年开展口腔正畸、口腔修复、后牙根管治疗。

2013年，县人民医院能够治疗颌面部良恶性肿瘤、唇裂、腭裂、颌骨骨折、面瘫、三叉神经痛、牙髓炎、尖周炎、牙龈炎、牙齿不齐矫正等。县中医院能开展根管治疗、口腔修复等手术。多数乡镇卫生院、街道社区卫生服务中心设有口腔科或五官科，能处理牙周炎、牙龈炎等炎症，有的能开展拔牙、接牙等业务，较疑难口腔疾病需转上级医院治疗。

第九编

医学教育与科研

第一章 医学教育

新中国建立前，阳谷县没有专门的医学教育机构，医药人员多系祖传、跟师学徒或自学行医。建国后，县委、县政府和卫生行政部门十分重视医学教育工作，通过举办业务技术培训班、岗前培训班、乡村（赤脚）医生培训班，选送医务人员到上级单位进修，中医带徒等方式，培养了大批乡村医生和医务技术人员队伍。1979年建立阳谷县卫生学校（后改为卫生职业中等专业学校）后，以县卫校为培训基地，有计划地组织开展乡村医生培训，在职业务技术人员培训，以及各种形式的学历培训。2001年后，根据上级有关要求，积极组织卫生技术人员开展继续医学教育和系统化培训，进一步提高了广大卫生技术人员的业务技术水平。

第一节 进修培训班

1947年，冀鲁豫行署卫生局在阳谷县城西北李堂村设立护训队，共招收学员两个班，计100余人。主要设置政治课、拉丁语、战地救护和战伤包扎，学制一年，结业后大部分分配到前线医院。1951年，县接生站医生杜纯修参加平原省医科学校举办的为期三个月的新法接生及妇女保健培训班结业后，当年训练县卫生院、区卫生所接生员44人，推行新法接生。1952—1956年，县接生站先后培训农村女卫生员400余人，传授新法接生知识和技能。各区卫生所相继举办改造旧产婆和培养新法接生员训练班，多在冬闲时间进行，一般每期10天，通过挂图、模型等讲解新法接生的好处和技能，使一大批旧产婆改造为新法接生员。其间，县、区卫协会多次举办私人诊所、联合诊所医生培训班，由名中医和卫生院（所）医师任教，并授以西医预防知识。随着农业合作化运动的开展，县卫生科采取多种形式培训农业合作社保健员，先后培训800余人。1957年，县卫生科在县委党校院内举办一期农村医生培训班，学制半年。1972—1975年，各公社卫生院（含县分院）均举办了赤脚医生初训班，由各生产大队选派，学制一般半年。1973年，根据聊城地区卫生局《关于加速培训县分院、公社卫生院技术骨干的意见》，阳谷县卫生局统筹规划，在各分院和公社卫生院选调61名医务人员到阳谷县人民医院和阳谷县驻寿张人民医院临床进修内科、外科、五官科、中医科、针灸、正骨专业，临床进修6个月，化验、麻醉、护理、助产、中药、西药专业进修5个月。在总结经验的基础上，县卫生局于1974—1975年分四批选调县分院、公社卫生院110名医药人员到县人民医院和驻寿张人民医院临床进修。1975年，县卫生局在石门宋分院举办妇幼保健员学习班一期，培训40人，主要培训涂片检验、宫颈癌筛查知识。是年，县妇幼保健站举办女赤脚医生培训班三期，每期40人，结业时每人发给产包1个。1978年—1979年，举办中西医结合学习班两期，培训中西医结合临床医生80人。

1957—1979年阳谷县医疗卫生培训(进修)班情况一览表

表9-1-1

举办时间(年)	办班地址	班数	人数	专业	学制	学员来源	结业后去向	学员待遇	经费来源
1957	县委党校	2	50	农村医生	半年	农村	回农村		卫生经费
1966	寿张医院	1	50	农村医生	三年	生产大队	生产大队		卫生经费
1973	阳谷师范	2	100	赤脚医生	一年	大队选送	回大队		卫生事业费
1975	石门宋分院	2	100	中西医结合	半年	大队选送	回大队	每人每月补助10元	卫生事业费
1976	石门宋分院	2	100	中西医结合	半年	大队选送	回大队	每人每月补助10元	卫生事业费
1977	石门宋分院	4	200	赤脚医生	半年	大队选送	回大队	每人每月补助10元	卫生事业费
		1	40	妇幼保健	半年	在职培训	回原单位	原薪	卫生事业费
1978	石门宋分院	1	40	中西医结合	一年	在职进修	回原单位	原薪	卫生事业费
1979	石门宋分院	1	40	中西医结合	一年	在职进修	回原单位	原薪	卫生事业费

第二节 阳谷县卫生职业中等专业学校

一、机构

阳谷县卫生职业中等专业学校的前身为阳谷县卫生学校。1979年11月，县革委决定成立阳谷县卫生学校，为股级财政拨款事业单位，隶属县卫生局和教育局双重领导。1979—1993年，先后由张永奎、郑兆寅、张怀安、胡永和等四人担任校长，奚永桂、张德龙等先后担任副校长。1993年7月27日，经聊城地区行政公署专员办公会研究同意，阳谷县卫生学校改建为阳谷县卫生职业中等专业学校，为县直正科级事业单位，隶属地、县卫生局领导，业务受地、县教育部门指导。2010年7月12日，经县机构编制委员会批准，阳谷县卫生职业中等专业学校更名为阳谷县卫校医院，挂阳谷县卫生技术培训中心的牌子。1993—2010年，阳谷县卫生职业中等专业学校先后有3人担任校长，7人担任副校长，3人担任工会主席。

1993—2010年阳谷县卫生职业中等专业学校领导干部任职情况表

表9-1-2

姓名	性别	职务	任职时间	技术职称	籍贯
胡永和	男	校长、党支部书记	1993.07—2002.05	主治医师	阿城镇阿东村
张德龙	男	副校长	1993.07—2003.06	主治医师	狮子楼街道张乾村
金德宝	男	副校长	1994.04—1995.07	助理会计师	七级镇东金村
杨冬菊	女	工会主席	1993.07—1996.09	主治医师	博济桥街道张楼村
		副校长	1996.07—2003.06		
杨玉仙	女	副校长	1994.07—2003.06	主治医师	郭店屯镇九杨村
司海民	男	校长、党支部书记	2002.08—2003.06		侨润街道司营村
于孔章	男	工会主席	2002.11—2003.06		济南市章丘区
魏相道	男	校长、党支部书记	2003.06—2010.07	副主任医师	石佛镇魏海村
王清华	男	副校长	2003.06—2010.07	副主任医师	郭店屯镇王营村
朱贵峰	女	副校长	2003.06—2010.07	主治医师	七级镇杨海村
郭继忠	男	工会主席	2008.10—2010.07	主治医师	狮子楼街道苏庄村

二、学校发展

1980年财政拨款7万元，在城关公社东街大队征用土地19.97亩，建设房屋44间计893.1平方米，包括教室、学生宿舍、食堂以及教职工办公室、宿舍等。1985年，共有职工19人，其中领导班子3人，中西医教师7人，会计1人，司务长1人，炊事员4人，其他工作人员3人。1984—1987年，先后建立印刷厂，设立门诊部，取得了较好的经济效益和社会效益，不仅解决了经费困难，还自筹资金新建学生宿舍2间，购置桌凳64套，双层床20张，建设了锅炉房。1991年，经县政府同意，在柴庄村北（现景阳路2号）征地7.7亩，投资80余万元，新建教学楼一幢，学生宿舍24间。1993年7月，卫校整体搬迁至新址，并正式更名为“阳谷县卫生职业中等专业学校”。设有办公室、教务科、学籍科、财务科等科室，配有人体模型、挂图、标本等教学设备。时有教职工42人，其中专职教师16人，兼职教师8人。1996年12月19日，经县政府批准，成立阳谷县卫生职业中等专业学校附属医院，为县卫生职业中等专业学校所属股级单位，经费自筹，人员由学校内部调剂。此后，实行校、院合一的管理体制，学校的校长兼任附属医院的院长，学校教师兼任医院的临床医生。同时，附属医院作为学校自己创办的实习基地，为临床教学和实习提供了更加直接、便利的条件。2008年，县卫生职业中等专业学校投资11.86万元，在新园路建设博济桥街道金谷社区卫生服务站，服务人口1.1万人。2008年年底，学校（含附属医院）教职工63人，其中卫生技术人员53人（高级职称3人，中级职称15人），设有办公室、财务科、学籍科、保卫科、附属医院、第一门诊部、金谷社区卫生服务站等机构。2010年3月，学校投资 6.8万元，在西城路建设金园社区卫生服务站，服务人口3000人。2010年7月，阳谷县卫生职业中等专业学校更名为阳谷县卫校医院。

三、教学与管理

1980年，阳谷卫校招收学生1个班，计60人，培训对象为乡村医生，培训时间半年，培训期间发给乡村医生每人每月15元的生活补助，教师由卫校和县直卫生单位相关人员担任，主要设有卫生防疫、药理、传染病防治等课程。1983年后，相继开展了卫生系统各类人员培训。至1984年，先后招收卫生在职人员五个班级，培训学员233人。培训内容主要包括护理、妇幼保健、助产、卫生防疫、药理等专业知识，培训期限均为一年。1985年—1987年，共举办乡村医生培训班4个班次228人，分为医士、护理两个专业，护理专业培训1年，医士专业培训2年，按卫生中专类教学大纲设置培训课程。1988年起，县卫校主要招收初中及以上文化程度的知识青年，设有中西医结合、中医、妇产等专业，县人民医院和县中医院为教学临床实习基地。至1991年，共招收各专业学生2200人。1993年县卫校改为卫生职业中等专业学校后，进一步加大社会招生力度，当年招收医士专业8个班，注册学生464人。此后，根据社会需求，先后开设社区医学、中西医结合、护理、岗前培训、妇幼保健、助产、卫生防疫、医士、中医等学历培训和短期培训班。至2006年，共培养毕业生3120人。1994年9月，根据省、市卫生部门的安排，开展乡村医生继续医学教育，办学形式以学历教育为主，短期培训为辅，函授自学与短期培训(面授)相结合。学习期满考试合格，发给阳谷县卫生职业中等专业学校的中专毕业证，国家承认中专学历。全县共设卫生职业中专、李台、十五里园、闫楼、阿城、石佛6个教学点，各教学点实行错时教学。至1997年，共培训乡村医生312人。

1999年，根据省卫生厅和省教育委员会的文件规定，阳谷县卫生职业中专停止招收中专层次的医士类专业学生。2003年，按照市、县卫生主管部门有关要求，县卫生职业中等专业学校举办第一批乡村医生中医药知识与技能培训班3期，培训乡村医生462人。2004年举办第二批乡村医生培训班四期，培训乡村医生628人。2004年5月，与滨州医学院成人教育学院达成联合办学协议，面向卫生系统在职人员招收本、专科学员，采取集中面授及自学相结合的学习方式。按照课程设置，学习期满考试合格，核发滨州医学院成人教育毕业证书。2006年5月，与曲阜中医药学校达成联合办学协议，招收中医类学员，学制三年，招生56人。是年6月，与河北沧州渤海中等专业学校联合招收社区医学专业学员32人，学制三年，全部毕业。至2010年，有118人获得成人教育大学本科毕业证书，132人获得专科毕业证书。

表9-1-3

1980—1985年阳谷县卫生学校培训情况统计表

年份	班级	学生人数	学习专业	学制	学生来源	去向	学生待遇
1980	1	60	乡村医生	半年.	大队选送	回大队	每人每月15元
1981	3	200	岗前培训	半年	招工接班	统一分配	每人每月15元
1982	1	70	岗前培训	半年	招工接班	统一分配	每人每月15元
1983	1	60	护理班	一年	医疗单位选送	回原单位	原薪
	1	22	妇幼助产	一年	医疗单位选送	回原单位	原薪
	1	27	卫生防疫	一年	医疗单位选送	回原单位	原薪
1984	1	64	护理	一年	医疗单位选送	回原单位	原薪
1984	1	64	药理	一年	医疗单位选送	回原单位	原薪
1985	1	64	护理	一年	大队选送	回大队	学生自理
	1	64	医疗	二年	大队选送	回大队	学生自理

表9-1-4

1986—2006年阳谷县卫生职业中专(卫生学校)招生情况一览表

年份	班级	学生人数	学习专业	学制	学生来源	去向
1986	1	50	医士	3	社会招生	自主择业
1987	1	50	医士	3	社会招生	自主择业
1988	1	50	医士	3	社会招生	自主择业
1989	1	50	医士	3	社会招生	自主择业
1990	1	64	医士	3	社会招生	自主择业
1991	1	64	医士	3	社会招生	自主择业
	1	44	中医士	3	社会招生	自主择业
1992	3	183	医士	3	社会招生	自主择业
1993	4	240	医士	3	社会招生	自主择业
	3	180	中医士	3	社会招生	自主择业
	1	44	卫生保健	3	社会招生	自主择业
1994	2	110	医士	3	社会招生	自主择业
1995	4	200	医士	3	社会招生	自主择业
1996	2	112	中医士	3	社会招生	自主择业
1997	1	49	中医士	2	社会招生	自主择业
1998	4	223	中西医结合	3	社会招生	自主择业
1999	2	98	药理	3	社会招生	自主择业
2000	1	56	乡村医学	3	社会招生	自主择业
2001	1	36	卫生保健	3	社会招生	自主择业
2002	1	37	乡村医学	3	社会招生	自主择业
2003	1	45	乡村医学	3	社会招生	自主择业
2004	1	33	中西医结合	3	社会招生	自主择业
2005	1	21	中西医结合	3	社会招生	自主择业
2006	1	56	中医	3	社会招生	自主择业
	1	32	社区医学	3	社会招生	自主择业

第三节 继续医学教育

继续医学教育是继毕业后医学教育之后，以学习新理论、新知识、新技术、新方法为主的一种终生教育。继续医学教育的对象是各类医疗卫生机构中完成毕业后医学教育或具有中级以上专业技术职务的卫生技术人员，以及未参加住院医师规范化培训的各类初级卫生技术人员。继续医学教育以短期培训、业余学习和自学为主，实行学分制，平均每年学分不得低于25分，当年所得学分不得低于20分。继续医学考核成绩与卫生技术人员年度考核、职称晋升、职务聘任、执业注册直接挂钩。县卫生局医政科负责全县卫生技术人员继续医学教育的组织、考核、登记管理工作。2002年，全县医务人员中，有52人参加高等教育自学考试，28人参加护士执业考试，67人到上级院校学习进修，2500人参加了《医疗事故处理条例》考试。2003年，参加院内感染知识培训的2700人，并对其进行了考核。2004年，全县849人参加“公共课程”继续医学教育，其中参加《临床医护人员传染病防治培训教材》及医院感染知识继续医学教育的490人，参加《社区及农村基层卫生人员传染病防治培训教材》及医院感染知识继续医学教育的79人，参加《常用卫生法律法规》继续医学教育的184人，参加《全科医学概念》《医院感染学》《社区卫生保健》等课程继续医学教育的96人。2006年，全县有607人分别参加《医学伦理学》《全科医学概念》《社区卫生保健》《艾滋病防治管理》《诊断学与社区常见病的诊治》《卫生应急工作手册》《内经》《伤寒论》《温病学》等公共课程的继续教育，98人分别参加了“临床常见疾病的营养治疗”“常见消化道疾病的观察与护理”等42个项目的继续医学教育。2007年，全县有1660人分别参加《艾滋病防治管理》等6门公共课程的继续医学教育，1735人分别参加“护士职业服务礼仪”“抗高血压药物的合理应用”“如何做一名合格的社区医生”“网络药学”等214个项目的继续医学教育。2008—2012年，全县先后有4781人次分别参加《医疗卫生人员法律必读》《医学心理学》《手足口病及肠道传染病毒71型感染知识培训》《山东省基本药物临床应用指南-增补药物处方集（基层部分)》《全科医学基础》《医患沟通学》等公共课程的继续医学教育，2969人次分别参加200多个项目的继续医学教育。2013年年底，全县有842人分别参加《抗菌药物临床合理应用》《科研诚信》《全科医学基础》《社区预防医学》《循证医学与临床实践》《医疗机构从业人员行为规范》《医学科研方法》等公共课程继续医学教育，511人参加112个项目的继续医学教育。

根据《聊城市继续医学教育实施细则》《聊城市学分登记考核管理规定》，县卫生局医政科根据市继续医学教育委员会的部署，对符合卫生系列专业技术职务申报或聘任条件，拟申请当年参加卫生系列中级及以上专业技术职务评审（考核）或聘任的卫生专业技术人员，及时安排和呈报参加继续医学教育任期考核。2004—2013年，全县参加继续医学教育任期考核的1233人次，考核合格921人次，合格率74.7%。

2004—2013年阳谷县卫生技术人员继续医学教育任期考核情况统计表

表9-1-5

年度	参加考核人数	合格人数	合格率(%)	年度	参加考核人数	合格人数	合格率(%)
2004	92	52	56.5	2009	123	92	74.8
2005	95	66	69.5	2010	155	116	74.8
2006	95	68	71.6	2011	109	87	79.8
2007	107	78	72.9	2012	112	99	88.4
2008	116	85	73.3	2013	229	178	77.7

第二章 医学科研

20世纪50年代至60年代，县卫协会组织中医人员开展中草药的研究，虽取得了一定的成果，但未经相关部门鉴定。“文化大革命”期间，医学科研活动停滞。20世纪80年代以后，县卫生局和各医疗卫生单位十分重视医学科研工作，积极创造条件，采取有效措施，支持和鼓励医疗卫生技术人员开展多种形式的医学科研活动，把医学科研成果作为评先树优、专业技术职务评聘、晋职晋级、年度考核的重要依据，调动了医疗卫生技术人员医学科研的积极性，取得了大量科研成果。

第一节 医学科研项目

根据搜集到的资料，自20世纪90年代以来，全县医疗卫生机构开展医学科研项目80余项，参加科研的100余人次。获得市级以上奖励的科研成果16项。

1991—2013年阳谷县医学科研项目获奖情况表

表9-2-1

年度	科研成果名称	科研人员	科研人员所在单位	获奖名称	授奖单位
1991.07	小儿脑水肿临床与实验系列研究	陆诗长等	阳谷县人民医院	国家科技进步二等奖	科技部
1995	经尿道电汽化+电切治疗3度以上前列腺增生症的研究	王风清等	阳谷县人民医院	省级科研成果	山东省科技局
1996.03	定震汤（胶囊）治疗震颤麻痹	李怀生	定水镇卫生院	第三届世界传统医学大奖赛优秀成果	北京第三届世界传统医学大会组织委员会
1998	全封闭连续滤透器的研制及其在腹水回输中的应用	张义元	阳谷县人民医院	聊城市科技进步二等奖	聊城市科技局
1999.09	卫生管理中的政治思想工作初探	张凤仪	县卫生防疫站	第五届自然科学优秀学术成果二等奖	聊城市科学技术协会
1999.09	再论对人的管理	张凤仪	县卫生防疫站	第五届自然科学优秀学术成果二等奖	聊城市科学技术协会
2002.08	肝回春系列中药治疗肝硬化腹水研究	钟慎清 范月友 臧长忠等	阳谷县中医医院	省内领先	聊城市科技局
2004	跟骨骨折撬拨复位的研究	李凌云等	阳谷县人民医院	省级科技进步三等奖	山东省科技局
2004	红霉素、阿奇霉素联合治疗支原体肺炎疗效观察	陆诗长	阳谷县人民医院	现代医药卫生科技进步一等奖	山东省卫生厅

续表 9-2-1

年度	科研成果名称	科研人员	科研人员所在单位	获奖名称	授奖单位
2006.12	胃康宁治疗慢性胃病临床研究	于盈光等	阳谷县中医医院	三等奖	聊城市科技局
2007	上肢束缚带在手外伤皮瓣移植术后的应用	武强等	阳谷县中医医院	国内先进	聊城市科技局
2008	法莫替丁、奥美拉唑、奥曲肽治疗肝硬化并上消化道出血的临床疗效与效价比研究	张义元 李凤婷	阳谷县人民医院	聊城市科技进步三等奖	聊城市科技局
2009.07	母乳性黄疸丙氨酸转移酶变化的研究及临床转归	邵传达	阳谷县人民医院	聊城市科技技术三等奖	聊城市科技局
2009.09	三聚氰胺致肾结石病人的血生化改变及其临床意义	邵传达	阳谷县人民医院	聊城市科技技术一等奖	聊城市科技局
2009.10	一次性自毁安全注射器的研制及临床应用研究	张义元 李凤婷	阳谷县人民医院	聊城市科技进步三等奖	聊城市科技局
2010	桂枝汤重用芍药治疗下肢静脉曲张的临床研究	王保华	阳谷县三院	省内领先	聊城市科技局
2011.08	BIPAP无创血压通气治疗AECOPD伴Ⅱ型呼吸衰竭96例临床护理	李凤婷	阳谷县人民医院	聊城市第十一届优秀学术成果二等奖	聊城市科技局
2011.08	医院感染管理	李凤婷	阳谷县人民医院	聊城市第十一届优秀学术成果三等奖	聊城市科技局

第二节 医学著作

阳谷县史料记载最早的医学著作是清代乾隆年间阳谷南街孟翰（字西园）所著《医品心余验录》《脉会》《舌镜论》《瘟疫扼要》《孟氏妇科》。阳谷城西任老伍村魏法唐（卒于1942年）所遗《妇科实验录》手稿一部，惜毁于战乱。新中国成立后，特别是20世纪80年代以来，阳谷县医疗卫生技术人员著书立说者众多。根据搜集到的资料，自1993年以来，全县卫生技术人员编著出版医学著作54部。

1993—2013年阳谷县医学著作出版情况表

表9-2-2

姓名	所在单位	著作名称	出版时间	出版社名称
李怀生	定水镇卫生院	中医临床少见病疑难病与特色疗法	1993.03	北京科学出版社
钟慎清	阳谷县中医医院	化骨汤治疗骨质增生86例	1994.10	中国中医药出版社
吴兆瑞	高庙王乡卫生院	维生素D缺乏性佝偻病	1996.03	人民出版社
吴兆瑞	高庙王乡卫生院	中医内科——脾胃病症——呕吐	1999.09	人民军医出版社
辛秀英	高庙王乡卫生院	妇女月下病的诊治	1998.06	新华出版社
钟慎清	阳谷县中医医院	老年保健妙法	2001.07	人民卫生出版社
张卫青	石佛镇卫生院	中国社区医师	2001.12	吉林科学技术出版社
钟慎清	阳谷县中医医院	现代中医急诊学	2002.05	济南出版社
孙宽斌	阳谷县红十字会医院	现代中医诊断治疗学	2004.05	吉林科学技术出版社

续表 9-2-2

姓名	所在单位	著作名称	出版时间	出版社名称
钟慎清	阳谷县中医医院	肾病名医秘验绝技	2004.07	人民军医出版社
钟慎清	阳谷县中医医院	中医病症诊断学	2004.07	济南出版社
姬长祥	阳谷县二院	中老年风湿病防治	2004	军事医学科学出版社
姬长祥	阳谷县二院	新编ICU临床应用技术	2005	军事医学科学出版社
武　强	阳谷县中医医院	周围神经疾病基础与临床	2007.08	第二军医大学出版社
郝巧英	阳谷县中医医院	临床脑血管常用中药指南	2007.09	济南出版社
杨景随	阳谷县人民医院	现代骨科疾病的诊断和治疗	2008.01	天津科学技术出版社
张义元	阳谷县人民医院	现代内科疾病诊断治疗学	2008	吉林科学技术出版社
张义元	阳谷县人民医院	现代疾病药物治疗学	2008	天津科学技术出版社
李凤婷	阳谷县人民医院	现代临床护理学	2008.04	吉林科学技术出版社
邵传达	阳谷县人民医院	小儿心脏病学	2008.05	天津科学技术出版社
邵传达	阳谷县人民医院	现代疾病诊断治疗学	2008.06	天津科学技术出版社
张友太	阳谷县中医医院	周围神经疾病基础与临床	2008.07	第二军医大出版社
丁兆泗	寿张镇卫生院	新形势下城乡卫生院管理规范	2008.07	北京中电电子出版社
李文刚	阳谷县中医医院	周围神经疾病基础与临床	2008.07	第二军医大出版社
李凤婷	阳谷县人民医院	现代护理与实践	2008.08	天津科学技术出版社
孙春银	阳谷县中医医院	中医学	2009.03	中国古籍出版社
李保军	阳谷县中医医院	三维平衡正脊技术	2009.08	山东大学出版社
孙宽斌	侨润街道社区卫生服务中心	现代中西医结合内科治疗学	2009.10	中国工人出版社
杨希亮	阳谷县中医医院	四肢高能量创伤的修复与重建	2009.12	金盾出版社
杨希亮	阳谷县中医医院	四肢严重创伤软组织缺损的皮瓣修复	2009.12	金盾出版社
杨希亮	阳谷县中医医院	四肢严重创伤保肢、截肢、假肢	2009.12	金盾出版社
李凤婷	阳谷县人民医院	医院感染管理	2010.04	天津科学技术出版社
杨金旗	阳谷县人民医院	现代肿瘤基础与临床	2010	天津科学技术出版社
杨金旗	阳谷县人民医院	临床常见病诊断与用药	2010	天津科学技术出版社
张义元	阳谷县人民医院	消化系统疾病诊断与治疗	2010.04	天津科学技术出版社
杨忠伟	阳谷县中医医院	临床常见病及用药	2010.08	天津科学技术出版社
李保军	阳谷县中医医院	股骨头坏死中西医治疗与康复	2011.01	中国医药科技出版社
董志强	阳谷县人民医院	临床实用重症医学	2011.03	天津科学技术出版社
范月友	阳谷县中医医院	常见疾病的中西医结合与康复治疗学	2011.05	吉林科学技术出版社
杨忠伟	阳谷县中医医院	实用临床创伤骨科学	2011.08	天津科学技术出版社
崔庆银	阳谷县中医医院	实用临床口腔病学	2011.08	天津科学技术出版社
常明红	阳谷县中医医院	实用临床口腔病学	2011.08	天津科学技术出版社
张学勇	阳谷县中医医院	现代普通外科疾病诊疗学	2011.08	天津科技出版社
董志强	阳谷县人民医院	现代临床肿瘤诊断学	2011.09	天津科学技术出版社
邵传达	阳谷县人民医院	临床儿科疾病诊疗学	2011.09	天津科学技术出版社
王保华	阳谷县第三人民医院	十二五医院改革与发展工作计划	2011	北京医科大学出版社
王庆月	阳谷县人民医院	现代心血管疾病-药物治疗学	2012	吉林科学技术出版社
丁兆泗	寿张镇卫生院	创新模式建设与医疗水平提升指导全书	2012.05	人民日报出版社
赵迎春	阳谷县中医医院	常见疾病临床路径	2012.09	科学技术文献出版社
王保华	狮子楼街道社区卫生服务中心	医改之路到新模式建设与医疗水平提升档案全书	2012	人民日报出版社出版
张凤贤	阳谷县人民医院	医院感染管理持续改进方法与策略	2012.12	人民军医出版社

续表 9-2-1

姓名	所在单位	著作名称	出版时间	出版社名称
冯德宏	阳谷县中医医院	新编临床泌尿外科学	2013.03	科学技术文献出版社
杨希亮	阳谷县中医医院	新编临床创伤骨科学	2013.05	天津科学技术出版社
王保华	狮子楼街道社区卫生服务中心	现代医院体制改革与基层医疗卫生发展工作指导	2013	人民卫生出版社
丁兆泗	寿张镇卫生院	现代临床儿科诊疗新进展	2013.05	西安交通大学出版社

第三节　医学论文

1980年，武金池撰写的《逐淤安胎经验介绍》在《浙江中医杂志》发表。葛仰山撰写的《中医经验方介绍》在《辽宁中医杂志》发表。1982年，于福海撰写的《一个连续三年菌痢流行的大队流行病学调查》在《中华流行病学杂志》第4期发表。20世纪80年代以来，全县医疗卫生人员不断加强业务知识学习，注重总结实践经验，主动撰写学术论文，促进了医学交流和自身业务素质的提高。根据搜集到的资料，1980—2013年全县医疗卫生人员在省级以上刊物发表专业论文365篇。

1980—2013年阳谷县卫生系统在省级以上医学刊物发表学术论文一览表

表9-2-3

姓名	所在单位	论文题目	报刊名称	发表时间(期刊)
武金池	阳谷县人民医院	逐淤安胎经验介绍	浙江中医杂志	1980
葛仰山	城关公社卫生院	中医经验方介绍	辽宁中医杂志	1980
于福海	阳谷县卫生防疫站	一个连续三年菌痢流行的大队流行病学调查	中华流行病学杂志	1982
张广博	安乐镇卫生院	平安散栓剂治疗肛裂	四川中医	1986
张广博	安乐镇卫生院	复方地龙膏治疗肛门直肠瘘管	四川中医	1987
张广博	安乐镇卫生院	磁疗治疗小儿直肠脱垂	中国肛肠杂志	1987
李怀生	定水镇卫生院	壁虎粉外治假黄色素瘤	浙江中医杂志	1988.08
张广博	安乐镇卫生院	丹参注射液注射治疗直肠病	四川中医	1989
李怀生	定水镇卫生院	巴豆外用临床治验拾零	浙江中医杂志	1989.10
张广博	安乐镇卫生院	平安散栓剂置入法治疗肛裂	杏林新秀	1990
张广博	安乐镇卫生院	火针疗法治疗嵌性内痔	四川中医	1990
李怀生	定水镇卫生院	四味三炭汤治疗小儿腹泻54例	辽宁中医杂志	1990.09
李怀生	定水镇卫生院	李克绍教授肺气肿方的临床验证	浙江中医杂志	1991.04
李怀生	定水镇卫生院	穿山甲治疗结节性动脉周围炎	新中医杂志	1991.10
王文生	阳谷县中医医院	论引血下行法	山东中医药多学科研究会	1990.07
王文生	阳谷县中医医院	流行性出血热论治	中华全国医学会	1991.10
李怀生	定水镇卫生院	脑鸣	山东中医杂志	1992.02
李怀生	定水镇卫生院	附虎阳和汤治疗疑难病举例	江西中医杂志	1992.04
钟慎清	阳谷县中医医院	早期肝硬化治疗心得	山东中医学院学报	1993.02
李怀生	定水镇卫生院	定震汤（胶囊）治疗震颤麻痹	中华名医专家创新大典	1993.03
李怀生	定水镇卫生院	定震丸加减治疗震颤麻痹11例	浙江中医杂志	1993.04
王文生	阳谷县中医医院	消渴（糖尿病）治则	全国中医疑难病学会	1993.10
李怀生	定水镇卫生院	乙肝康治疗乙型肝炎27例	山东中医学院学报	1993.10
李怀生	定水镇卫生院	黄芪桂枝五物汤治疗尺桡神经麻痹	山东中医学院学报	1993.10
张广博	安乐镇卫生院	自拟槟榔散治疗痔疮术后肠胀气	杏林新秀	1994

续表 9-2-3

姓名	所在单位	论文题目	报刊名称	发表时间（期刊）
张广博	安乐镇卫生院	中西医结合一期根治术治疗肛门直肠周围脓肿20例临床观察	全国专科专病与中西医结合研究荟萃	1994
张兴义	阳谷县中医医院	肝素治疗不稳定心绞痛22例临床观察	临床荟萃	1994.01
张兴义	阳谷县中医医院	交替性双侧束支二度阻滞伴蝉联现象一例	心电学杂志	1994.01
李怀生	定水镇卫生院	针刺治瘰病	中医诊疗特技精典	1994.02
张兴义	阳谷县中医医院	动态心电图对心绞痛的诊断价值	临床荟萃	1994.03
张兴义	阳谷县中医医院	急性心肌梗塞患者出院前动态心电图监测对预后的评价	临床荟萃	1994.03
钟慎清	阳谷县中医医院	鸡鸣散治疗不安腿综合征27例	辽宁中医杂志	1994.05
钟慎清	阳谷县中医医院	补阳还五汤治疗急性脑梗塞		
钟慎清	阳谷县中医医院	苓桂术甘汤治疗缓慢性心率	山东中医学院学报	1994.07
李怀生	定水镇卫生院	胰腺癌治验	疑难杂症治验	1994.11
李怀生	定水镇卫生院	青蛙粉治疗蛋白尿	临床特色医学杂志	1995.03
李怀生	定水镇卫生院	六神汤治疗急性乳腺炎	山东中医杂志	1995.07
王文生	阳谷县中医医院	球麻痹综合征治疗	山东中医杂志	1995.07
钟慎清	阳谷县中医医院	葛根泻心汤治疗颈胃综合征	辽宁中医杂志	1995.11
钟慎清	阳谷县中医医院	解毒活血法治疗不育症心得	山东中医学院学报	
张　军	阳谷县中医医院	排卵汤治疗无卵型不孕20例	山东中医学院学报	1996
李怀生	定水镇卫生院	薏仁附子败酱汤治疗盆腔炎37例	浙江中医杂志	1996.06
李怀生	定水镇卫生院	乙型肝炎42例疗效分析	当代中青年医论精华	1996.07
李怀生	定水镇卫生院	枇杷叶可止鼻衄	浙江中医杂志	1996.09
李怀生	定水镇卫生院	升降汤治疗胃下垂体会	临床医学治验	1996.10
李怀生	定水镇卫生院	五合胃安汤治疗胃脘痛68例	临床医学治验	1996.10
李怀生	定水镇卫生院	胁痛散治疗胁痛37例	临床医学治验	1996.10
张兴义	阳谷县中医医院	继发症在原发性高血压分期中的应用	临床荟萃	1997.03
李怀生	定水镇卫生院	中风双目失明耳聋验案	山东中医杂志	1997.05
杨希亮	阳谷县中医医院	臂丛神经阻滞致全脊麻一例	骨与关节损伤杂志	1997.07
李怀生	定水镇卫生院	多脏器囊肿验案	光明中医杂志	1997.09
王兰英	安乐镇卫生院	抢救农药中毒的护理体会	重庆医学	1998
王保华	阳谷县二院	睾丸良性畸胎瘤1例	浙江肿瘤	1998第4卷增刊
李怀生	定水镇卫生院	《伤寒论》辛开苦降法初探	光明中医杂志	1998.04
范月友	阳谷县中医院	针刺治疗神经纤维瘤10例	中国针灸	1998.05
吴兆瑞	高庙王卫生院	活血化瘀疗法在呼吸疾病中的应用探究	药学研究	1998.05
杨忠伟	阳谷县中医医院	锁骨骨折麻醉方法选择错误致全脊麻一例	骨与关节损伤杂志	1998.08
张兴义	阳谷县中医医院	P波跨越T波的一度房室传导阻滞酷似等频性房室脱节1例	心电学杂志	1998.09
李怀生	定水镇卫生院	三仁止泻汤治疗粘液性结肠炎54例	中华名医专家创新大典	1999.03
冀永平	阳谷县李台中心卫生院	经口急性中毒40例应用甘露醇导泻治疗效果观察	中国医学教育与临床	1999.03
冀永平	阳谷县李台中心卫生院	甘露醇在治疗脑出血中的用量探讨	中国医学教育与临床	1999.03
冀永平	阳谷县李台中心卫生院	乐果中毒引起心房颤动1例	中国医学教育与临床	1999.03
冀永平	阳谷县李台中心卫生院	B型超声诊断隔胸膜弥漫型间皮瘤1例	中国超声医学杂志	1999.04

续表 9-2-3

姓名	所在单位	论文题目	报刊名称	发表时间（期刊）
苏　云	阳谷第三人民医院	急性心肌梗塞病人的心内护理	现代医学	1999.04 36期
苏　云	阳谷第三人民医院	婴幼儿肺炎的分类及护理	现代医学	1999.04 36期
苏　云	阳谷第三人民医院	心理护理与医德修养	现代医学	1999.04 36期
于培景	张秋镇卫生院	环丙沙星致过敏反应1例	中华医学理论与临床	1999.06
田明东	张秋镇卫生院	运用益气补肾法治疗胸痹	中华医学理论与临床	1999.06
于培景	张秋镇卫生院	以突发性耳聋、眩晕为首发症状脑出血1例	综合临床医学	1999.07
李保军	阳谷县中医院	推拿为主治疗婴幼儿臂丛神经损伤10例	山东中医杂志	1999.07
李怀生	定水镇卫生院	六方饮治疗肺心病	中医杂志增刊	1999.10
王文生	阳谷县中医医院	脂肪肝治疗39例	河北中医杂志	1999.10
范月友	阳谷县中医医院	针刺至阴穴治疗眉棱骨痛	山东中医杂志	1999.10
田明东	张秋镇卫生院	胃脘痛的辨证施治	山东中医药大学学报	1999.10
田明东	张秋镇卫生院	痛症治验四则	山东中医药大学学报	1999.10
冀永平	阳谷县李台中心卫生院	肋骨成骨肉瘤	中外医用放射技术	1999.10
王文生	阳谷县中医医院	血栓性脉管炎治疗	甘肃中医药杂志	1999.11
李怀生	定水镇卫生院	滋肾活血汤治疗骨质增生54例	江苏中医杂志	2000.02
赵　丽	阳谷县中医医院	急性心肌梗死病人静滴硝酸甘油的护理体会	内蒙古医学杂志	2000.03
苏　云	阳谷第三人民医院	血液灌流病人的心理护理	现代医药	2000.04 48期
武　强	阳谷县中医医院	中药熏洗治疗胫骨结节骨软骨炎	中国民间疗法	2000.06
臧长忠	阳谷县中医医院	三阳合病治验	中国民间疗法	2000.07
范月友	阳谷县中医医院	鼻的中医抢救及护理	河北中医	2000.10
李保军	阳谷县中医医院	针刺治疗血栓闭塞性脉管炎40例	山东中医杂志	2000.11
范月友	阳谷县中医医院	耳穴贴压为主治疗慢性咽炎85例	中国针灸	2000.11
王春仙	阳谷县中医医院	肛肠病术后肛门瘙痒及湿疹样皮炎的治疗体会	中国中西医结合外科杂志	2000.12
王兰英	安乐镇卫生院	常见输液反应的护理及其处理	重庆医学	2001
范月友	阳谷县中医院	豹纹刺大椎穴为主治疗失眠78例	山东中医杂志	2001.01
范月友	阳谷县中医院	针刺治愈“强中”症1例	上海针灸杂志	2001.01
吴兆瑞	高庙王卫生院	脑卒中后患者康复质量的影响因素	社区医学杂志	2001.03
杜保江	阳谷县中医医院	中药汤剂煎煮法浅议	广西中医药	2001.04
樊　峰	阳谷县中医医院	中药汤剂煎煮法浅议	广西中医药	2001.04
臧长忠	阳谷县中医医院	中西医结合治疗慢性肺源性心脏病	湖北中医杂志	2001.05
钟慎清	阳谷县中医医院	慢性胃炎用药机制探析	山东中医杂志	2001.05
李保军	阳谷县中医医院	颈痹通胶囊治疗颈椎病临床观察	山西中医	2001.05
臧长忠	阳谷县中医医院	厥阴病治验三则	甘肃中医	2001.06
钟慎清	阳谷县中医医院	低血压的中医辨证治疗	中国乡村医生	2001.08
杨金凤	阳谷第三人民医院	噻氯匹定在脑梗塞中的应用	中华临床医学杂志	2001.09 45期
武　强	阳谷县中医医院	32例外伤性硬模下积液临床分析	中国医师杂志	2001.11
武　强	阳谷县中医医院	超早期穿刺置管治疗高血压脑出血47例临床分析	中原医刊	2001.11
武　强	阳谷县中医医院	中西医结合治疗胸腰椎骨折后腹胀32例观察	中华医学教学与临床	2001.12
郝巧英	阳谷县中医院	杜仲烘法炮制工艺介绍	北京精苑	2001.12
李靖华	阳谷县中医医院	超声诊断胎儿肾囊肿一例	中国超声诊断杂志	2002

续表 9-2-3

姓名	所在单位	论文题目	报刊名称	发表时间（期刊）
李靖华	阳谷县中医医院	超声诊断胎儿脐带囊肿一例	中国超声诊断杂志	2002
李保军	阳谷县中医医院	手法治疗腰椎间盘突出症临床观察	颈腰痛杂志	2002.01
李怀生	定水镇卫生院	代赭石治疗黄疸	中医杂志	2002.02
李保军	阳谷县中医医院	针刺为主治疗增生性膝关节炎120例	上海针灸杂志	2002.03
张友太	阳谷县中医医院	血液灌流治疗重度有机磷农药中毒	中华劳动卫生职业病杂志	2002.04
王保华	阳谷县单采血浆站	浅析单采血浆站检验科的质量控制	实用输血杂志	2002第2卷第4期
杨金凤	阳谷县第三人民医院	川穹嗪治疗面神经炎疗效观察	中国煤炭工业医学杂志	2002.0856期
李怀生	定水镇卫生院	柴桂龙牡汤治疗癫痫24例疗效观察	中华特色医药杂志	2002.10
李怀生	定水镇卫生院	瓜蒌橘皮汤治疗乳腺增生54例	中华特色医药杂志	2002.10
伍秀英	阿城镇卫生院	外阴尖锐湿疣诊治体会	河南中医	2003
伍秀英	阿城镇卫生院	育龄妇女避孕方式与宫颈糜烂关系的临床观察	中国全科医学	2003
伍秀英	阿城镇卫生院	常染色体隐性遗传病-白化病2例	现代医学与临床	2003
伍秀英	阿城镇卫生院	异位妊娠流产误诊盆腔炎2例	现代医学与临床	2003
伍秀英	阿城镇卫生院	男女双方不明原因引起的不孕不育17例诊治体会	中外实用医学杂志	2003
王春仙	阳谷县中医医院	中西医结合治疗原发性肛门瘙痒症86例	中国民间疗法	2003.02
武　强	阳谷县中医医院	生大黄乌贼骨治疗重度颅脑损伤后上消化道出血	中国中西医结合外科杂志	2003.02
杨希亮	阳谷县中医医院	甲状腺微小癌颈椎椎管内转移一例	实用医药杂志	2003.03
吴兆瑞	高庙王卫生院	黄芪注射液对慢性肺源性心脏病心肺功能的影响	中国社区医师	2003.05
李怀生	定水镇卫生院	藕节地黄汤治疗鼻衄80例	光明中医杂志	2003.06
李怀生	定水镇卫生院	动眼神经麻痹治验	山东中医杂志	2003.06
武　强	阳谷县中医医院	骶髂关节半脱位36例临床分析	中国普通医学杂志	2003.06
杨希亮	阳谷县中医医院	髂腹股沟轴型皮瓣急诊修复手外伤32例	中华医学研究	2003.11
伍秀英	阿城镇卫生院	霉菌性阴道炎的误诊与治疗	临床误诊误治杂志17卷1期	2004
孙宽斌	县红十字会医院	杞芪四物汤治疗白细胞减少症30例	《实用中医药杂志》	2004　第3期
杜存利	阳谷县中医医院	疥疮传染暴发的调查	中华现代临床医学杂志	2004.02
陈瑞平	阳谷县中医医院	不寐病人的辩证施护	中华现代护理杂志	2004.04
李淑静	阳谷县中医医院	神经系统疾病的心理护理	中华实用医学杂志	2004.07
钟慎清	阳谷县中医医院	治疗缺血性中风的体会	山东中医学院学报	2004.07
孟宪珍	阳谷县中医医院	鲁西平原乡镇儿童哮喘患病情初步调查	中华医药杂志	2004.08
张香成	定水镇卫生院	160万u青霉素皮试液的配制	新世纪中华医学杂志	2004.09.
武　强	阳谷县中医医院	自制上肢束缚带在手外伤皮瓣移植术后的应用	中国骨伤	2004.10
张香成	定水镇卫生院	外科术后镇痛是否影响切口愈合探讨	基层医学论坛	2004.12.
钟慎清	阳谷县中医医院	理气和胃治疗功能性消化不良120例疗效观察	内蒙古中医药	2005.01
钟慎清	阳谷县中医医院	肺源性心脏病心力衰竭证治浅析	山东中医杂志	2005.02
梁晓芹	阳谷县定水镇卫生院	围视网膜脱离手术患者体位的指导	中华名医论坛	2005.05
李怀生	定水镇卫生院	从痰瘀湿热论治四肢麻木一得	临床绝招汇编（二卷）	2005.05
梁晓芹	阳谷县定水镇卫生院	视网膜中央动脉阻塞住院患者健康教育	现代医学与临床	2005第5卷　第11期

续表 9-2-3

姓名	所在单位	论文题目	报刊名称	发表时间（期刊）
孙宽斌	侨润街道卫生院	乌茜养荣汤治疗席汉氏综合症	四川中医	2005第12期
李怀生	定水镇卫生院	阴阳熨脐法治疗尿潴溜	四川中医	2005.11
郝巧英	阳谷县中医医院	中药不良反应发生的原因	国医论坛	2006.02
郝巧英	阳谷县中医医院	中药的现代保管与养护	河北中医杂志	2006.06
李怀生	定水镇卫生院	浅谈治缺乳	中国高新医论精典	2006.06
范月友	阳谷县中医医院	原发性肾小球疾病证治探讨	山东中医杂志	2006.10
亓立升	十五里园镇卫生院	开胸术后健侧气胸的早期诊治体会	临床军医杂志	2007.02
李怀生	定水镇卫生院	脑炎后遗症治验	世界中医药杂志	2007.05
杨景随	阳谷县人民医院	人工髋关节置换术治疗股骨头缺血性坏死61例效果观察	山东医药	2007.07
杨景随	阳谷县人民医院	小切口小开窗治疗腰椎间盘突出症	中国基层医药	2007.11
范月友	阳谷县中医医院	扶正汤结合化疗治原发性肝癌的临床观察	中华实用中西医杂志	2008.04
武　强	阳谷县中医医院	尺桡骨干双骨折128例手法整复体会	临床和实验医学杂志	2008.04
郝巧英	阳谷县中医医院	灵芝的临床药理探讨	中国保健杂志	2008.05
武　强	阳谷县中医医院	椎动脉型颈椎病36例临床分析	临床和实验医学杂志	2008.05
李文刚	阳谷县中医医院	术前影像学表现对慢性硬膜下血肿手术方式选择的影响	河北医药	2008.06
郝巧英	阳谷县中医医院	西洋参及其伪品的鉴别	内蒙古中医药	2008.08
范月友	阳谷县中医医院	消化性溃疡从血瘀论治	内蒙古中医药	2008.08
孙春银	阳谷县中医医院	中西医结合治疗冠心病心绞痛60例	中国社区医师	2008.09
李凤婷	阳谷县人民医院	胺碘酮治疗心房颤动45例临床护理	齐鲁护理杂志	2008.10
闫明文	阳谷县人民医院	不同剂量胰岛素对短肠综合征大鼠蛋白质代谢及肠道代偿功能的影响	外科理论与实践	2008.10
林晓芳	阳谷县人民医院	马应龙麝香痔疮膏外涂治疗压疮42例临床护理	齐鲁护理杂志	2008.10
李凤婷	阳谷县人民医院	ICU医院感染的相关因素及护理对策	中国基层医药	2008.11
孙春银	阳谷县中医医院	中西医结合治疗功能性消化不良31例	内蒙古中医药	2008.11
张义元	阳谷县人民医院	溃疡性结肠炎患者C反应蛋白的检测及临床意义	中国基层医药	2008.12
李怀生	定水镇卫生院	升麻治疗口腔扁平苔癣	中医杂志	2009.01
张义元	阳谷县人民医院	溃疡性结肠炎患者外周血BPC和MPV的变化及意义	山东医药	2009.01
孙春银	阳谷县中医医院	中西医结合治疗肺源性心脏病心力衰竭疗效观察	广西中医药	2009.01
孙春银	阳谷县中医医院	中西医结合治疗眩晕56例	黑龙江中医药	2009.01
李文刚	阳谷县中医医院	弥漫性轴索损伤42例临床分析	当代医学	2009.02
李月华	阳谷县人民医院	临床护理路径在心肌梗死患者中的应用	实用心脑肺血管病杂志	2009.03
刘书光	阳谷县人民医院	不同剂量阿托伐他汀对不稳定型心绞痛介入术后炎症因子的影响	医学研究杂志	2009.04
赵秀芹	阳谷县中医医院	艾迪注射液联合顺铂治疗恶性胸腔积液临床观察	广西中医药	2009.04
李凤婷	阳谷县人民医院	原发性肝癌介入治疗60例护理体会	山东医药	2009.05
宋　珍	阳谷县人民医院	人工流产术后绒毛膜症阴道转移误诊1例分析	中国误诊学杂志	2009.05
宋　珍	阳谷县人民医院	盆腔脓肿24例治疗分析	山东医药	2009.05
李怀生	定水镇卫生院	重用郁金治疗肾结石	中医杂志	2009.05

续表 9-2-3

姓名	所在单位	论文题目	报刊名称	发表时间（期刊）
杨景随	阳谷县人民医院	闭合复位空心加压螺钉内固定治疗股骨颈骨折疗效观察	山东医药	2009.06
张聚澜	阳谷县人民医院	进展性脑梗死临床因素分析	中国医药导刊	2009.06
冯广华	阳谷县人民医院	有机磷中毒的护理	健康大视野	2009.06
张聚澜	阳谷县人民医院	急性脑血管病与病状性癫痫临床分析	中国医药导刊	2009.07
宋　珍	阳谷县人民医院	羊水过少与围产儿预后相关分析	中国误诊学杂志	2009.07
李道焕	阳谷县人民医院	断指再植术78例术后护理	齐鲁护理杂志	2009.07
刘书光	阳谷县人民医院	急性心梗溶栓与CRO的关系	实用心脑肺血管病杂志	2009.07
杜存利	阳谷县中医院	中西医结合治疗褥疮60例	大家健康杂志	2009.07
李凤婷	阳谷县人民医院	医院感染管理	中华医院感染学杂志	2009.08
李道焕	阳谷县人民医院	腰椎间盘突出症32例围手术期护理	齐鲁护理杂志	2009.08
孙风雨	阳谷县人民医院	肺癌化疗68例整体护理体会	齐鲁护理杂志	2009.08
李道焕	阳谷县人民医院	老年人共髋关节置换术病人的围手术期护理	护理实践与研究	2009.09
刘书光	阳谷县人民医院	低分子肝素钙治疗急性心肌梗死临床观察	实用心脑肺血管病杂志	2009.09
夏荷菊	阳谷县人民医院	外伤性脾破裂49例急救与护理	齐鲁护理杂志	2009.10
张　涛	阳谷县人民医院	大剂量芬太尼复合麻醉对患者术后疼痛及镇痛药的用量的影响	山东医药	2009.11
布茂振	阳谷县人民医院	丁咯地尔对急性脑梗死的疗效观察	实用心脑肺血管病杂志	2010.01
李保军	阳谷县中医院	会厌逐瘀汤配合针刺治疗脑卒中后假性球麻痹临床观察	辽宁中医药大学学报	2010.01
孙春银	阳谷县中医院	加服补阳还五汤对急性脑梗死患得ET—1和NO的影响	广西中医药	2010.02
李凤婷	阳谷县人民医院	BIPAP无创血压通气治疗AECOPD伴Ⅱ型呼吸衰竭96例临床护理	齐鲁护理杂志	2010.04
宋　珍	阳谷县人民医院	双胎妊娠162例临床分析	中国煤炭工业医学杂志	2010.04
李凤婷	阳谷县人民医院	急诊PCI术后应用受体拮抗剂替罗非班的护理	中国实用护理杂志	2010.05
闫明文	阳谷县人民医院	胃肠道肿瘤术后早期营养支持的临床研究	医学与护理	2010.05
赵　云	阳谷县人民医院	重度颅脑损伤气管切开46例术后护理	齐鲁护理杂志	2010.06
王　峰	阳谷县人民医院	动力髋螺钉内固定术治疗股骨转子间骨折17例体会	山东医药	2010.07
闫明文	阳谷县人民医院	谷氨酰胺对胃肠道肿瘤术后蛋白质代谢和免疫功能的影响	中外医学研究	2010.07
刘希凤	阳谷县人民医院	妇科手术76例术前个体化健康教育	齐鲁护理杂志	2010.08
李怀生	定水镇卫生院	中西医结合治疗肺部真菌感染46例	山东中医杂志	2010.08
赵　云	阳谷县人民医院	当前护士执业压力应对方式的研究	齐鲁护理杂志	2010.09
赵　云	阳谷县人民医院	高血压脑出血术后气管切开术后护理	中外医学研究	2010.09
张凤贤	阳谷县人民医院	手足口病病房潜在安全风险及护理防范对策	齐鲁护理杂志	2010.09
王庆月	阳谷县人民医院	铕离子为荧光探针测定盐酸多西环素片的含量	中国药师	2010.10
杨金旗 董志强	阳谷县人民医院	黄芪注射液预防蒽环类药物相关心脏毒性反应临床观察	中国社区医师	2010.11
杨金旗 苑学明	阳谷县人民医院	新辅助化疗治疗Ⅲ期非小细胞肺癌的临床分析	当代医学	2010.11
宋守金	阳谷县风湿类风湿专科医院	中药“密封 渗透疗法”外治股骨头坏死1000例	中国中医基础医学杂志	2010.12

续表 9–2–3

姓名	所在单位	论文题目	报刊名称	发表时间（期刊）
杨忠伟	阳谷县中医院	盖氏骨折的临床治疗体会	中国医学创新	2011.01
李保军	阳谷县中医院	非手术疗法分期联合应用治疗腰椎间盘突出症	中医正骨	2011.01
张学勇	阳谷县中医院	腹腔镜在急腹症患者中的应用	微创医学	2011.03
王庆月	阳谷县人民医院	止痹痛巴布剂体内外透皮给药的相关性评价	中草药	2011.03
李保军	阳谷县中医院	其他疾病误诊为腰椎间盘突出症16例临床分析	中国骨与关节杂志	2011.05
董志强	阳谷县人民医院	紫杉醇脂质体联合顺铂、氟尿嘧啶治疗晚期胃癌的临床观察	中国社区医师	2011.06
董志强	阳谷县人民医院	小剂量多西他赛治疗老年晚期非小细胞肺癌的疗效观察	实用心脑肺血管病杂志	2011.07
崔庆银	阳谷县中医院	阻生智齿拔除后局部注射地塞米松的疗效观察	中国医学创新	2011.07
宋守金	阳谷县风湿类风湿专科医院	运用中药“关节舒”系列治疗强直性脊柱炎860例临床分析	中国中医药咨讯	2011.07
赵迎春	阳谷县中医院	麻醉意外及并发症的发生原因分析及防治措施	中国医疗前沿	2011.08
李凤婷	阳谷县人民医院	内科护理中应用风险管理的效果评估	中国实用护理杂志	2011.08
李保军	阳谷县中医院	旋转复位、冲击按压手法治疗腰椎间盘突出症疗效对比分析	江苏中医药	2011.11
赵迎春	阳谷县中医院	老年患者瑞芬太尼麻醉后应用舒芬太尼镇痛的剂量探讨	中外医疗	2011.11
武　强	阳谷县中医院	对慢性硬膜下血肿手术方式选择的影像分析	河北医药	2011.11
武　强	阳谷县中医院	弥漫性轴索损伤42例临床分析	当代医学	2011.12
李凤杰	阳谷县中医院	化疗药物渗漏处理失败原因分析	齐鲁护理杂志	2012.01
武　强	阳谷县中医院	辩证分型治疗糖尿病足坏疽224例	中国中西医结合外科杂志	2012.01
张学勇	阳谷县中医院	腹腔镜胆囊切除术在脊柱后突畸形患者中应用	腹腔镜外科杂志	2012.02
杨秀菊	阳谷县人民医院	剖宫产后子宫疤痕处妊娠8例	中外医方	2012.03
王庆月	阳谷县人民医院	芪扶正注射液预防蒽环类药物相关心脏毒性反应30例临床观察	中国医药指南	2012.05
孙桂菊	阳谷县人民医院	重型颅脑损伤围手术期的护理	健康大视野	2012.05
魏成敏	阳谷县人民医院	三种方法建立麻醉通气道对血流动力学影响的比较	临床和实验医学杂志	2012.05
张义元	阳谷县人民医院	成熟型疣状胃炎临床特点及内镜下治疗效果分析	中国医药	2012.05
董晓燕	阳谷县中医院	进展期结直肠癌淋巴结转移度相关因素分析	中国实验诊断学	2012.05
崔庆银	阳谷县中医院	牙隐列的临床治疗和疗效观察	中外医疗	2012.05
李保军	阳谷县中医院	腰椎间盘突出症急性期刺络拔罐与电针镇痛疗效分析	上海针灸杂志	2012.06
孙桂菊	阳谷县人民医院	规范手术室工作人员操作预防与控制手术部位感染	中国保健营养	2012.07
潘秋芳	阳谷县人民医院	高氧液治疗新生儿缺氧缺血性脑病50例临床观察	儿科药学杂志	2012.08
常明红	阳谷县中医院	根尖倒充术的临床应用和疗效观察	中国医学创新	2012.08
范月友	阳谷县中医院	补阳还五汤治疗和护理缺血性中风	中国民间疗法	2012.08
孙桂菊	阳谷县人民医院	浅谈供应室风险管理加强环节质量控制	全科护理	2012.09

续表 9-2-3

姓名	所在单位	论文题目	报刊名称	发表时间（期刊）
马玉春	西湖镇翟庄卫生院	“挂床”住院弊端剖析	健康报	2012.09.24
杜更全	阳谷县人民医院	槐耳颗粒联合TACE治疗中晚期肝癌的疗效观察	中国医药指南	2012.10
李淑珍	阳谷县人民医院	不同方法皮外注射低分子肝素对患者疼痛感的影响	国际护理学杂志	2013.01
侯 森	阳谷县人民医院	低温等离子射频消融术治疗慢性肥厚性鼻炎有效率的Meta分析	山东大学耳鼻喉学报	2013.01
王海英	阳谷县人民医院	鼻窦CT在鼻内镜手术中的意义	山东大学耳鼻喉学报	2013.01
董志强	阳谷县人民医院	促红细胞生成素治疗肿瘤相关性贫血的疗效观察	河北医药	2013.02
侯 森	阳谷县人民医院	盐酸氨溴索联合糖皮质激素治疗分泌性中耳炎疗效的Meta分析	中国耳鼻喉颅底外科杂志	2013.04
董志强	阳谷县人民医院	贝伐单抗联合化疗治疗晚期结直肠癌临床观察	北京医学杂志	2013.05
常明红	阳谷县中医院	牙体预备后牙本质敏感症的防治	中国医药	2013.06
王春仙	阳谷县中医院	济安舒能医用伤口护理膜对肛瘘术后创口愈合效果的分析	中国肛肠病杂志	2013.07
赵 云	阳谷县人民医院	神经内科住院患者常见的护理安全隐患解析	中外健康文摘	2013.07
潘秋芳	阳谷县人民医院	细辛脑注射液治疗小儿毛细支气管炎35例	中国医师进修杂志	2013.08
王海英	阳谷县人民医院	阻塞性睡眠呼吸暂停低通气综合征伴难治性高血压患者行上气道手术的效果观察	实用心脑肺血管病杂志	2013.08
杨希亮	阳谷县中医院	微创手术治疗股骨颈骨折临床疗效分析	社区医学杂志	2013.08
杨希亮	阳谷县中医院	治疗粗隆间骨折的临床研究	中国医学创新	2013.08
冯德宏	阳谷县中医院	钬激光治疗前列腺增生效果观察	社区医学杂志	2013.08
冯德宏	阳谷县中医院	微创经皮肾镜取石术治疗孤立肾结石的临床观察	中国医学创新杂志	2013.09
杨永朝	阳谷县人民医院	以新生儿硬肿为主要表现的早老症1例报告	山东医药	2013.09
孙雪春	阳谷县人民医院	系统护理对脑出血术后的效果评价	实用心脑肺血管病	2013.10
赵迎春	阳谷县中医院	针刺对混合痔手术时骶管麻醉药物剂量影响	陕西中医	2013.10
丁兆泗	寿张镇卫生院	手足口病的流行病学特征	社区医学杂志	2013.11
赵秀芹	阳谷县中医院	原发性高血压合并腹型肥胖的中医干预临床观察	内蒙古中医药	2013.12
丁兆泗	寿张镇卫生院	儿童急性上呼吸道感染与心肌损伤的关系探讨	社区医学杂志	2013.12
丁兆泗	寿张镇卫生院	孟鲁司特联合氯雷他定对咳嗽变异性哮喘患儿血NF-KBp65和ECP的影响	医药论坛杂志	2013.12

第四节　专利项目

阳谷县卫生技术人员不断适应医疗卫生事业发展的新形势，努力学习新知识，积极使用新技术。同时，在认真总结实践经验的基础上，开展技术创新，推进技术进步。根据搜集到的资料，1993年以来，全县卫生系统申报的66个专利项目获国家有关部门批准，其中实用型专利项目52个，发明型专利项目14个。

1993—2013年阳谷县卫生系统获批国家专利情况一览表

表9-2-4

姓名	所在单位	专利名称	评审时间	评审情况
魏季逵	阳谷县人民医院	男性不育症的系列药物疗法	1993	发明专利
孟庆光 魏季逵 李景全	阳谷县人民医院	微量血沉检测装置、自动加液器	1994	实用新型专利
张义元	阳谷县人民医院	便携式多用体检器	1995	实用新型专利
孙继环	阳谷县中医院	婴幼儿先天性髋脱位校正架	1999	实用新型专利
宋守金 宋士朋	阳谷县风湿类风湿专科医院	治疗风湿类风湿性关节炎的外用药	2000.08	发明专利
张义元	阳谷县人民医院	一种全封闭连续滤透回输器	2002	实用新型专利
王新岭	阳谷县人民医院	一种治疗银屑病的中药制剂及其制备方法	2002	发明专利
宋守金	阳谷县风湿类风湿专科医院	治疗白癜风的外用药	2002.03	发明专利
李怀生	定水镇卫生院	一种治疗胆石症的纯中药制剂	2003.07	发明专利
陈艳蕾	阳谷县人民医院	治疗近视、弱视的药物	2004	发明专利
陈艳蕾	阳谷县人民医院	一种角膜异物剔除针器	2004	实用新型专利
王永勤	阳谷县人民医院	大黄煎液联合大承气汤用于制备治疗术后肠梗阻的药物中的应用	2005	发明专利
魏成敏	阳谷县人民医院	一种临床医用麻醉咽喉镜、一种坐骨神经阻滞麻醉定位器	2005.10	实用新型专利
张义元	阳谷县人民医院	一种治疗偏头痛的复方药物	2006	发明专利
张义元	阳谷县人民医院	一种治疗腹泻型肠易激综合症的复方药物	2006	发明专利
雷武	金斗营乡卫生院	“一种治疗腰椎间盘突出症”的中成药	2006.10	发明专利
张忠柱	石佛镇卫生院	治疗骨质增生的外用药	2006.10	发明专利
洪之伦	定水镇卫生院	治疗骨折的外用药	2006.12	发明专利
李凤婷	阳谷县人民医院	抽屉式便溺自动报警床	2008.6	实用新型专利
孙春银	阳谷县中医院	一种腹膜透析管	2009	实用新型专利
孙春银	阳谷县中医院	一种胸腔闭式引流管	2009	实用新型专利
邵传达	阳谷县人民医院	小儿穿刺针固定术	2009.12	实用新型专利
邵传达	阳谷县人民医院	小儿导管固定器	2009.12	实用新型专利
邵传达	阳谷县人民医院	小儿喂药器	2009.12	实用新型专利
邵传达	阳谷县人民医院	小儿体温检测器	2009.12	实用新型专利
杨金旗	阳谷县人民医院	肿瘤切割器	2010.09	实用新型专利

续表 9-2-4

姓名	所在单位	专利名称	评审时间	评审情况
赵 云 王月英	阳谷县人民医院	一种多功能输液止血带	2010.01	实用新型专利
王月英 赵 云	阳谷县人民医院	一种一管两液注射器	2010.03	实用新型专利
杨金旗	阳谷县人民医院	体表肿瘤固定剪切仪	2010.09	实用新型专利
张凤贤 冉 鹤 王 峰 杨继彦 程云为 李凌云	阳谷县人民医院	静脉穿刺结扎器	2010.09	实用新型专利
崔庆银	阳谷县中医院	C2-国家专利（螺旋式口腔观察镜）	2010.09	实用新型专利
赵秀芹	阳谷县中医院	一种新型肿瘤摘除器	2010.09	实用新型专利
苗延良	阳谷县中医院	一种全自动内科诊断床	2010.09	实用新型专利
李文刚	阳谷县中医院	一种神经外科手术椅	2010.09	实用新型专利
李文刚	阳谷县中医院	一种骨科用手术台	2010.09	实用新型专利
张友太	阳谷县中医院	口罩用防护鼻夹	2011.01	实用新型专利
董志强	阳谷县人民医院	肿瘤放疗定位器	2011.09	实用新型专利
赵迎春	阳谷县中医院	新型麻醉针	2012.02	实用新型专利
赵迎春	阳谷县中医院	新型麻醉注射器	2012.02	实用新型专利
李凤婷 张李鹏 张义元	阳谷县人民医院	一种治疗糖尿病性心脏病的中药组合物	2012.02	发明专利
冯德宏 杨希亮	阳谷县中医院	一种骨科固定用夹板	2012.02	实用新型专利
冯德宏 杨希亮	阳谷县中医院	一种术后血块冲洗器	2012.03	实用新型专利
董志强	阳谷县人民医院	一种肿瘤病人用可调倾斜角度充气床垫	2012.05	实用新型专利
董志强	阳谷县人民医院	一种肿瘤病人用便于吸氧接呕吐物装置	2012.05	实用新型专利
董志强	阳谷县人民医院	一种方便肿瘤病人用服中药液装置	2012.05	实用新型专利
范月友	阳谷县中医院	乳房康复按摩装置	2012.09	实用新型专利
范月友	阳谷县中医院	针灸支撑垫	2012.09	实用新型专利
王庆月	阳谷县人民医院	便捷药瓶	2013.02	发明专利
张凤贤	阳谷县人民医院	一种奶具消毒架	2013.02	实用新型专利
杨忠伟	阳谷县中医院	一种骨外科手术用锉刀	2013.03	实用新型专利
郭朝普	阳谷县中医院	胸外科手术拉钩	2013.04	实用新型专利
常明红	阳谷县中医院	新型口腔观察镜	2013.06	实用新型专利
赵秀芹	阳谷县中医院	神经内科检查器	2013.06	实用新型专利
张学勇	阳谷县中医院	输液架	2013.07	实用新型专利
李保军	阳谷县中医院	儿童用体温计	2013.07	实用新型专利
王春仙	阳谷县中医院	一种新型结肠镜检查隔离裤	2013.08	实用新型专利
王春仙	阳谷县中医院	一种新型肠造口脱垂防护带	2013.08	实用新型专利
李保军	阳谷县中医院	保健腰枕	2013.08	实用新型专利
李凤杰	阳谷县中医院	吊瓶架	2013.10	实用新型专利
李凤杰	阳谷县中医院	翻身床	2013.10	实用新型专利
范月友	阳谷县中医院	针灸施针校准仪	2013.10	实用新型专利

第十编

爱国卫生运动

第一章　爱国卫生机构

1952年6月建立阳谷县防疫委员会，防疫委员会主任由县长施财兼任，吸收有关单位负责人参加。1953年6月，县防疫委员会改为县爱国卫生运动委员会。1957年，县长许子厚任爱卫会主任，文教部部长金玉庵、兵役局局长白光任副主任，县卫生局局长赵亦房任秘书。1973年12月，贯彻中央北方十五省市区地方病工作会议精神，不再单独设立地方病防治领导小组，地方病防治工作交由县爱国卫生运动委员会承担，并对县爱国卫生运动委员会进行了调整，县委常委、县革委会副主任栾冶民任主任委员，唐兴周、仲伟臣、柳玉林、曹金河、李恒德为副主任委员，闫光临、于立柱、孙会川、王汉杰、陈甦、商俊甫、袁广瑞、高岱山、刘德胜、孙明高、吕式翠为委员。委员会下设办公室，县卫生局革委会副主任李恒德兼任办公室主任。1977年9月，县革委调整范春华、孙长信、吴书悦为副主任，高岱山、刘德胜、曹金河、王汉杰、王明玉、苑华、陈东源、谢颜明、丁述奎、郭省山、王化广、翟清熙为委员，县委办公室副主任曹金河为办公室主任，县卫生局副局长丁述奎为办公室副主任。1978年11月，县委副书记赵玉莲任爱国卫生运动委员会主任，王海泉、张合生、沙凤林为副主任，王汉杰、高岱山、李元臣、曹金河、王明玉、陈东源、刘瑞义、孟宪云、翟传玺为委员，县卫生局局长张合生兼任办公室主任。1979年8月，县爱卫会办公室从县卫生局划出，列政府序列，为副科级单位。1988年8月，县政府发文明确县爱卫会办公室人、财、物由县卫生局代管。1994年，县爱卫会办公室并入县卫生局，为股级事业单位。

1994年4月，县政府调整副县长杨吉德任县爱国卫生运动委员会主任，李春青、徐万生、唐宪明、张占魁、吴兆俊、曹保国、李家勇为副主任，县经委、计委、妇联、工会、团县委、机关党委、科委、公安局、教育局、文体委、农业开发中心、水利局、工商局、广播电视中心、商业集团总公司、供销合作社、粮油集团总公司、环保办公室、交通委、卫生局以及阳谷镇政府有关领导为委员，县卫生局副局长胡柱良兼任办公室主任。同时，县政府明确了爱国卫生运动委员会成员单位的职责分工。

1999年4月，结合省级卫生县城创建活动，县政府对县爱国卫生运动委员会进行调整，县委副书记、县长张同村任主任，副县长胡廷金、孙峰，县长助理、县经委主任王勇为副主任，县委办公室、宣传部、机关党委、文明办、妇联、工会、政府办公室、卫生局、建委、财政局、公安局、科委、教委、文体委、工商局、广电局、农业局、水利局、商业局、供销社、粮食局、环保局、交通委以及阳谷镇政府主要领导为委员，卫生局副局长惠振华兼任办公室主任。

2013年12月，阳谷县爱国卫生运动委员会设主任1人，副主任2人，委员28人。爱国卫生运动委员会办公室专职工作人员6人。县爱卫会办公室的主要职责任务是：根据县爱卫会的决议，制订全县爱国卫生工作规划，组织协调县爱卫会成员单位开展工作，组织指导全县创建卫生县城（乡镇）和卫生单位（村）工作，组织指导城乡病媒生物防制和健康教育工作；协调开展环境卫生治理及农村改水改厕工作；开展爱国卫生监督，组织抽检、评比和信息交流工作，承担县爱卫会的日常工作。

第二章 爱国卫生工作

爱国卫生运动是毛泽东主席和周恩来总理等老一辈党和国家领导人亲自倡导和推动起来的群众性爱国卫生运动，是强化全民健康意识，养成文明卫生习惯，改善生存环境和生活质量，减少健康危害因素，提高社会综合卫生水平和公民健康水平的社会性、群众性卫生防病活动。1952年至2013年，阳谷县的爱国卫生运动大致经历了五个发展时期。第一时期，1952—1954年，主要任务是以粉碎美帝国主义侵略战争发动的细菌战为目的，消灭传播鼠疫、霍乱、伤寒等传染病的病媒虫害，在城乡开展爱国卫生防疫运动；第二时期，1955—1964年，主要贯彻实施《全国农业发展纲要》,除四害、讲卫生、消灭疾病、保护劳动力；第三个时期，1965—1980年，爱国卫生工作的重点是农村“两管五改”；第四个时期，1981—1995年，爱国卫生运动的主要任务是以开展“五讲四美”，治理“脏、乱、差”为重点，努力改善和提高人们的环境质量和生活质量，加强卫生文明建设；第五个时期，1996—2013年，爱国卫生运动的主要任务是以健康教育为基础，以城乡环境卫生综合治理为重点，以卫生防疫为核心，以创建和巩固省级卫生县城为主体，大力倡导健康文明的生活方式，教育和引导群众建立良好的卫生行为和卫生习惯，提高文明健康素质。

第一节 反细菌战

中华人民共和国成立初期，县人民政府贯彻“预防为主”的方针，开展群众性的爱国卫生运动，清除战争期间遗留下来的大量污秽及残墙断壁等，初步改变了城乡卫生面貌。

1952年3月，根据毛泽东“动员起来，讲究卫生，减少疾病，提高人民健康水平，粉碎敌人细菌战”的指示，开展了以反细菌战为中心的爱国卫生运动。成立县防疫委员会，县卫生科设专人负责爱国卫生工作，各区、村相继建立防疫组织，明确专人负责，大力开展宣传。各区都召开了500人以上的会议，县卫生科召开了医联主任和中心校长联席会议，利用7天的时间训练教员136人，内容以反细菌战，“三净 (环境净、院落净、室内净)、五灭(灭鼠、灭蚊、灭蝇、灭蚤、灭虱)”，环境卫生为主。卫生科抽出2名干部，配合宣传部说唱组和公安局、法院、文化馆等部门，带着留声机、扩音器、幻灯、漫画下乡，宣传40余天，巡回行政村36个，集贸市场7个，受益9.5万余人。共训练卫生委员、卫生员682人，教员802人。全县积极开展以“反细菌战”为中心的爱国卫生运动，城乡人民人人动手，户户动员，做到“八净”(孩子、身体、街道、院子、室内、厨房、厕所、牲畜圈都干净清洁)、“五灭”(灭鼠、灭蚊、灭蝇、灭蚤、灭虱),凡发现可疑食品或昆虫、异物，立即报告，进行检验处理；在野外捡到衣物、食品，不用、不吃，焚烧掩埋；不喝生水，不吃生冷食物；城镇、农村每10~15户组成一个防疫小组，户户订立爱国卫生公约，参加捕灭各种传染媒介物活动；城镇每5天1次、乡村每10天1次清扫环境，及时清运垃圾。是年，全县共计改良水井1391眼，加井盖88个；填平污水坑3142个；改造厕所19865个，其中有盖的5434

个，置罩的6680个；厨房设纱罩的2413户；大扫除的9980户；捕鼠的46640户。各中小学开设了卫生教育课，有的小学对学生内衣统一组织了蒸煮消毒。

1953年，阳谷县坚持预防为主、面向工农兵、团结中西医的正确方针，在开展爱国卫生运动中，与群众运动相结合，与爱国卫生竞赛相结合。全县开展了普遍性的大扫除，有力的反击了美帝国主义的细菌战。一是健全组织。建立了县、区、乡三级爱国卫生运动领导机构，县、区两级防疫委员会统一改为爱国卫生运动委员会，各级人民政府负责人任主任，武装、宣传部门负责人任副主任，公安、青年、妇联、文教卫生、民政、工会负责人为委员。每个自然村的居民，原则上十户为一小组，或以互助组为单位，设男女组长各一人，为爱国卫生运动最基本的组织。是年，全县建立爱国卫生运动委员会43个，卫生小组7022个，男组长4605人，女组长2417人。二是春节期间(农历年正月)开展爱国卫生运动突击月活动。根据上级指示，结合抗美援朝和爱国主义教育，在文娱活动与拥军优属工作配合下，2月5日至3月上旬，历时1个月，全县开展了爱国卫生突击月活动。通过召开会议、组织宣传等形式，向广大群众进行深入的思想发动。各村每逢演戏前，有专人负责讲解卫生常识。如二区庞楼乡将新旧接生法编成了话剧，在各村出演。九区副区长陈醒民亲自带幻灯，向群众讲卫生常识。四区大张庄组成了48人的卫生宣传队。据不完全统计，全县受到爱国卫生宣传的有97500余人。三是将爱国卫生运动变为群众的自觉行动。县爱国卫生运动委员会专门下发通知，要求广大群众做到室内“六面”(室内四壁、顶棚、地面)清洁，室外“八方”(东、西、南、北、东南、东北、西南、西北)洁净，环境卫生采取“打早、打小、打了”的方法，从根本上消灭病媒昆虫，控制传染病的蔓延和发生。厨房卫生做到锅碗瓢盆等炊具彻底洗刷干净，食品存放用防护工具，灶台台面整洁。个人卫生提倡“三勤”(勤洗、勤扫、勤晒)和“三不”(不喝生水、不吃生冷食物、不随地吐痰便溺)，做到“七净一短”(身上净、面上净、衣服净、手上净、脚上净、头上净、床铺净、指甲短)。环境卫生方面提倡整修井台、改造厕所、改修街道，开展“五灭一捕”(灭蝇、蚊、虱、蚤、臭虫，捕老鼠)，发动群众泥墙缝、堵鼠洞。通过宣传教育，广大干部群众的卫生意识明显增强，全县的爱国卫生运动蓬勃开展。据统计，全县过爱国卫生日(每月初一、十五)的5160户，定期开展大扫除的33251户，打新井盖84个，设挑杆21副，修厕所1142处，填平污水坑12926立方尺，清理垃圾1262840斤，疏通污水沟1724丈，做口罩1723个，拆洗被子29085床，做月经带5053条，捕鼠16315只，挖蝇蛹62315斤，修路10330丈，积肥112565大车。

1954年1月15日，阳谷县人民政府下达春季爱国卫生运动的工作意见。在全县范围内(农村、机关、工厂、学校)开展了除害灭病的群众性爱国卫生运动。在清理厕所方面开展了挖蛹运动，全县93%的村、67%的户参加了挖蛹运动，挖出蝇蛹62315斤，挖出粗肥11201大车。在环境卫生与家庭卫生方面，执行便后一掀土的28108户，家土换野土的387户，铲除杂草的34165户，烧蝇的34272户，大扫除的3688户，共计多积肥119391大车。不但多积了肥料，支持了增产运动，而且有效控制了传染病媒介物的孳生和传染病的发生流行。据统计，本年度传染病发病695人，死亡1人。7月，县卫生科举办了县直机关司务长、炊事员训练班，分为早、晚两班制，培训10天。培训内容为饮食卫生、食品营养、炊事员卫生等，共培训司务长19人，炊事员31人。全县各大集镇均建立了由营业所、交易所、税务所、合作社等有关部门组成的集市卫生委员会，建立了检查评比制度。

第二节　除四害、讲卫生

1955年，县政府按照《全国农业发展纲要》要求，继续贯彻预防为主，团结中西医及面向工农兵的方针，领导群众开展除“四害”(老鼠、麻雀、苍蝇、蚊子)，讲卫生，消灭疾病，保护劳动力活动。根据季节，开展了大扫除、挖蝇蛹、增产积肥、改造厕所和“五挖、一刮一掏、八净、五灭、一捕”及抬高井台设井盖、设立公用手摇水车、修鱼鳝路等改造环境卫生的爱国卫生运动。卫生工作人员带毒饵逐村、逐户、逐房、逐洞塞放毒饵，消灭鼠害。在机关、学校、工厂中制订了卫生制度，加强了卫生组织。全年共进行了4次大扫除(即元旦、春节及物资交流会前后),参加大扫除的户数占80%以上。据统计，参加大扫除的63460户，挖蛹32381户，挖厕所39892个，挖蝇蛹约计5052.5斤，积肥101539大车。

1956年，广大医务人员积极响应党中央提出的限期消灭“四害”的号召，开展了轰轰烈烈的爱国卫生运动，全县卫生工作出现了新气象。从1956年1月至9月底，共捕鼠203167只，捕麻雀272753只，堵麻雀窝64113个，堵鼠洞273264个，挖厕所60310个，挖出肥料22620大车，修补井台572眼，烧厕所灭蝇54843次。全县“四害”显著减少，传染病亦大大降低。

1957年，阳谷县积极贯彻山东省六届卫生行政会议精神，确定以除“四害”和消灭危害人民健康的最严重的几种疾病为今后几年卫生工作的奋斗目标，继续开展爱国卫生运动。调整了县爱卫会组织，县长许子厚任爱卫会主任，文教部部长金玉庵、兵役局局长白光任副主任，县卫生局局长赵亦房任秘书，县青委会、妇联、县工会、商业局、服务局、粮食局、县社、教育局、集市管理委员会、文化科、农业科、水利局主要领导为委员。相继整建区、乡爱卫会，推选了正副主任和委员。各区爱卫会建立了除“四害”办公室，实行10天一汇报制度。春季早期开展了消灭越冬蚊蝇运动；夏季初期组织院所和联合诊所的医生，进行黑热病防治训练，分区划片组织普查和喷洒灭蛉；秋季开展灭蚊运动，铲除杂草，改造环境卫生、填平污水坑；冬初开展卫生红旗竞赛运动，推行粪便统一管理。据不完全统计，共挖蛹11393斤，清理厕所101427个，挖出肥土77868大车，捕鼠160797只，捉麻雀42528只，扑蝇24588只(只限一个区的统计),“666”粉烟熏房间4508间(只限3个区的统计),填平污水坑920个。是年，县爱卫会协同县服务局成立联合检查组，每月对饮食、屠宰行业进行一次检查，实行夺(保)卫生流动红旗制度，全行业普遍配备了防蝇、防尘设备(如纱罩、碗橱、工作服等),并实现屠宰松香拔毛措施。

1958年，贯彻中共中央和山东省委《关于开展以除“四害”为中心的爱国卫生运动的通知》,全面开展了以除四害为中心的爱国卫生运动。县爱卫办印发《关于如何实现“五洁四无”县的工作意见》。5月，山东省卫生厅组派学生3000多人组成卫生工作队，帮助农村除“四害”。全县迅速掀起了以创建“五洁四无”县为目标的爱国卫生热潮。一是政治挂帅，全党动手，开展以“除四害”为中心的爱国卫生运动。各级党委把除“四害”讲卫生工作列入党的重要议程，统一安排、统一部署、统一行动、统一评比、统一检查、统一总结，推动了全面工作的大跃进。二是结合整风、社教、总路线的宣传，组织了一支宣传大军，利用说唱、快板、黑板报、图片、模型等方式进行宣传，使群众充分认识到除“四害”、讲卫生的重要意义。同时，利用算账对比、典型实例等办法教育群众，提高认识。三是加强粪便统一管理。生产队固定专人，组织清理粪便专业队，全县共有专业队员2000余人。四是结合锄草灭蚜、囤积绿肥和拆破房、扒旧墙的积肥运动，开展了规模巨大的“三净”(室内、院内、街道)、“四拆”(破房、旧墙、不合乎卫生的厕所、旧坑锅台)、“五挖”(磨道、鸡窝、牛栏、阴沟、猪圈)、“六换”(换三层楼式的鸡窝、拆破房换新房、换不合乎卫生的厕所、换新坑、换新墙皮、换大尾巴灶锅台)的环境卫生大改造。据不完全统计，共填平污水坑57622个，拆旧猪圈68984个，修建井房152个，修路786条，积肥料36375大车，极大地促进了农业生产。五是坚持经常与突击相结合的方法，掀起除“四害”讲卫生运动。全县训练除“四害”技术员4826名，组织火枪队87个，队员900余人。建立了检查评比、竞赛制度，利用锦标、红旗鼓励先进。从8月开始，执行5天一汇报、7天一检查评比制度，有力促进了运动的开展。同时实行医生分区负责，做好发动群众，组织技术指导，保证工作质量。对麻雀、老鼠采用工具、药杀、诱杀、掏窝、堵洞、枪打、网套，对蚊蝇采取烟熏、药杀、扑打、粘法和处理孳生地等办法。据不完全统计，共计捉雀421871只，堵雀窝299973个，捕鼠519939只，堵鼠洞69886个，消灭成蝇2445斤，灭蛆14680斤，熏房子472531间。六是加强了农村食堂卫生管理。县生活管理委员会制定了生活管理细则，开展食堂卫生标准化、生活规律化。对全县1293处食堂定期开展评比检查，定期召开阵地会议，交流经验。县爱卫会与公安部门对6412名农村食堂炊事人员进行了政治和身体健康状况审查，并有计划地进行训练，提高炊事员的卫生知识、食物保管和烹调方法。至年底，全县50%以上的村基本达到了“五洁四无”标准。在1958年12月省政府召开的全省除“四害”讲卫生评比奖励大会上，阳谷县因爱国卫生工作成绩突出，被评为全省卫生先进单位，受到山东省人民委员会的表彰。

1959年，全县先后于春节、惊蛰、“五一”、“七一”、国庆节开展了6次突击活动，活动的主要内容以除“四害”为主,同时开展了改厕所、改鸡窝、建村级粪场等活动。在7月18日召开的全县少先队员第二次会议上，提出了“认真读书，消灭‘四害’，讲好卫生”的倡议，爱国卫生运动迅速在少先队员中掀起了新高潮。

1960年3月，“四害”改为老鼠、苍蝇、蚊子、臭虫。1960年至1962年，阳谷县连续发生旱、涝灾害，其中1961年夏秋两季疟疾流行，感染人数221286人，占全县人口的50%以上。全党全民积极开展生产自救，帮助群众度过难关，爱国卫生工作重点是防治灾害造成的流行性传染病，主要防治水肿、疟疾、痢疾、干瘦、小儿营养不良、妇女病等疾病。

1963年，爱国卫生运动以饮食饮水卫生、三污处理、消灭“四害”为重点。全县共加高井台1706眼，漂白粉消毒水井979眼，卫生调查水井1474眼，维修水井334眼，挖淘水井365眼。784眼水井填平或迁移了周围的厕所、栏圈和污水坑。在饮食卫生方面，通过多种方式，大力宣传饮食卫生的意义，印发宣传品1500多份。对机关食堂、饭店、食品加工厂、商店的4384名从业人员进行了卫生训练，对498人进行了健康检查，11人因不符合条件调离了岗位。全县增添防尘防蝇设施447件，餐饮和食品加工行业的卫生状况明显好转。县、区固定专人进行市场卫生管理，严查出售腐败变质食物。在三污处理方面，维修厕所3981个，整修街道421条，清理庭院13927处，填平污水坑4284个，消灭卫生死角21001个，新建厕所3168个，新建栏圈9494个，积肥43209吨，配备粪便管理员2812名，粪便普遍实行了泥封发酵。除四害方面，挖蛹2691斤，捕鼠92340只，灭蝇491.5斤，“666”粉烟熏房屋102574间。创建卫生村121个、无鼠村50个。

1964年，阳谷县学习肥城县边院公社于老庄积肥讲卫生的先进经验，号召全县农村开展“生产讲卫生、卫生为生产”活动，结合积肥，大搞环境卫生，修改井台、改建厕所，妥善处理垃圾、粪便。本年，县爱卫会明确了有关部门在爱国卫生工作中的职责任务：卫生部门做好医疗抢救和隔离病人，消灭病源和爱国卫生运动的技术指导工作；供销、市管部门，做好饮食品生产、加工销售等过程中的卫生检查，严格执行卫生“五四制”和市场销售瓜果、冷饮、食品等摊贩的卫生管理工作；农业部门加强城乡粪便管理，本着多积肥、积好肥的要求，普遍推行泥封发酵、无害化处理和严格防止农药中毒事故的发生。

第三节 “两管”“五改”

1965年，贯彻落实山东省爱卫会、卫生厅、农业厅联合在日照召开的全省积肥卫生现场经验交流会议精神，在全县农村开展了管粪便、管饮水和改造厕所、畜圈、鸡窝、水井、环境的“两管五改”卫生活动。各生产大队建立积肥专业队，对人粪尿、大牲畜粪、猪羊粪、鸡粪、干草灰、污土统一收集起来(当时称“六统一”),集中填入沤粪池。把“大土坑”式厕所改为“粪尿分开式”，把“大坑栏”式猪圈改建成“浅坑平底上下栏”式，把牛栏改为“宽畅通风、高槽喂养”式，把鸡窝改成“二层楼”或“三层楼”式，把污水坑改建成沤粪池，把粪堆移到村外，进行泥封堆肥。做到人有厕所，猪牛有圈，鸡鸭有窝，积肥有池。积肥专业队每天早晨挨户收集人粪尿，做到日产日清日造日封，对牛栏、猪圈、鸡窝勤打扫、勤清除、勤填土，保持清洁卫生。1966年，继续开展“两管五改”和“六统一”积肥卫生活动，深入开展群众性的爱国卫生运动。各级卫生组织都树立了积肥与卫生相促进的样板，县防疫站搞了两个样板公社，各区卫生院搞了2~3个样板大队，各公社卫生所搞了1~2个样板自然村。各生产队普遍建立常年的专业队伍，统一管理肥源；卫生、农业部门加强技术指导，采用科学的方法积肥、造肥。“文化大革命”开始后，爱国卫生运动行之有效的制度被取消，各级培养的“两管”“五改”“六统一”样板被搁置，检查评比被当作“锦标主义”砍掉，形成了爱国卫生工作无人问，除害灭病无人抓，环境卫生无人管的局面。

1972年，各级爱卫会组织相继恢复。各级党组织和革委会普遍加强了对除害灭病卫生工作的领导，十五里园、石佛等公社多数大队实现了卫生积肥“四改造、六统一”，生产队恢复了积肥专业队伍，并结合卫生积肥，普遍开展除害灭病，减少蚊蝇孳生。是年，疟疾患病人数比上年下降45%。

1973年，结合全国、全省卫生工作会议精神和中共中央北方十五省、市、自治区防治地方病领导小组的规划，进一步开展以除害灭病为主要内容的爱国卫生运动。广泛宣传、大造声势、大除四害、大讲卫生，把除害灭病的群众运动同农业生产结合起来，把突击运动同经常性卫生工作结合起来，把消灭传染病同防治地方病、多发病、常见病结合起来，把加强粪便管理同农业积肥结合起来，形成了一个各行各业齐动员，男女老少齐上阵，广大人民“送瘟神”的群众运动。是年，深入开展了以“三管（管水、管粪、管饮食）、“四灭”（灭蚊、灭蝇、灭虱、灭臭虫）为中心，积肥、造肥为重点的爱国卫生运动。在城镇贯彻省革委（72)204号文件精神，按照城镇粪便垃圾管理暂行办法，建立粪便垃圾清运专业队伍，落实管理制度。在农村贯彻省革委（72)214号通知精神，从生产出发，由积肥入手，本着生产讲卫生、卫生为生产的原则，开展了“三管”“四灭”和“五改”（改水井、厕所、畜圈、炉灶、环境）为中心的爱国卫生运动。遵照中央关于“每年春初、夏中均要大张旗鼓的搞一、二次卫生运动，定为常例”的指示，采取专业队伍与群众运动相结合的办法，在元旦、春节、五一、十一等盛大节日开展卫生突击活动，建立了经常性卫生制度，形成了家家爱清洁、人人讲卫生的新风尚。同时，配合有关部门搞好“三废”（废水、废气、废渣）处理和综合利用及防毒（农药中毒、食物中毒）防暑工作，保护了广大人民身体健康。是年，普查丝虫病354201人次，对查出的3365名丝虫病人进行了治疗，使丝虫病阳性率由0.8%下降到 0.32%。其他传染病发病率都有所下降。

1974年，县委、县革委把“两管”“五改”作为“农业学大寨”的一项重要内容，继续推广“六统一”积肥先进经验。在城镇实行划片管理，各负其责。设立生活垃圾箱，按时清运，定点倾倒。按照省革委颁发的《山东省城镇粪便垃圾卫生管理暂行办法》，整顿了城镇积肥卫生队伍，机关、企事业单位、公共场所和非农业居民的粪便垃圾实行统一管理，严禁私挖粪便。加强了对饮食、食品行业和机关食堂、招待所的卫生管理，严禁出售或使用腐败变质的瓜果蔬菜和病死牲畜肉。县爱卫会分别于9月10日和20日组织了评比检查，开展流动红旗竞赛活动。有的公社爱卫会在农村每个小队划分几个卫生小组，每月以小队为单位进行检查评比，给卫生好的户加挂“卫生家庭”牌子。

1975年年初，县卫生局从有关单位抽调人员在城关公社位海管理区刘坑大队开展“卫生为生产、生产讲卫生”试点，并很快取得了经验。城关公社刘坑大队共有8个自然村，11个生产队，365户，1633人，总耕地3112亩，绝大多数属于盐碱涝洼地。全大队450人上阵，集中开展了以除害灭病为中心内容的爱国卫生运动。至2月中旬，共改造厕所250个，建尿池11个，达到了不渗不漏，鸡窝改建成二层楼或三层楼。清扫街、院、屋土1000立方米，圈肥660立方米，鸡、羊粪10余万斤，积尿肥3万斤，干灰1.5万斤，人粪

7600斤。用清除的圈肥、鸡羊粪追麦760亩，尿肥追麦50亩，把清扫的街院土和人粪尿全部搞成了二合一的土包氮，进行泥封发酵，做到了无害化处理，即消灭了虫卵和虫害，又防止了氮素的挥发流失。第四生产队为了改变社员的吃水条件，自力更生建造水塔一个，社员能用上自来水。大队规划建成一条200米长、8米宽的大街，两边植了四行梧桐树。通过修整街道，填平污水坑11个，改造猪圈8个，拆旧换新墙100米。同时全大队对于街道和社员住室也做了长远规划。广大群众一致反映，不怕人穷地碱，就怕人懒志短，以前粪便流失没人管，现在科学造肥好经验，只要决心大，"一穷二白"定能变。集中活动结束后，工作队协助党支部狠抓了"三结合"（卫生与生产相结合、专业队伍与群众运动相结合、常年积肥与季节性突击相结合）和"五落实"（即任务、政策、措施、专业队、领导班子落实），大队建立健全了爱卫会，党支部书记亲自抓，一名支委靠上抓，定期研究检查总结卫生工作。全大队选拔了65名贫下中农出身、热爱集体的先进分子组成卫生积肥专业队，四季坚持卫生造肥，做到了人粪尿日产日清，日造日封，干灰鸡粪、畜棚、羊圈定期清除，集体猪圈按时撒土灌水。为调动广大社员积肥、交肥的积极性，党支部研究规定了积肥报酬，鲜人粪每斤1分工，人尿三斤1分工，羊粪二斤1分工，鸡粪一斤1分工，干灰一斤1分工。从积造人粪尿的实践看，每人每年能排粪肥300斤，尿1000斤，其氮磷钾的含量相当于硫酸氨43斤，过磷酸钙16斤，硫酸钾6斤，仅人粪尿一项，确保全大队1633亩地的用肥。刘坑大队"卫生为生产、生产讲卫生"的卫生积肥做法，既为集体节约了购买肥料的资金，促进了农业生产，又改善了环境卫生，得到了县革委和聊城地区爱卫会的充分肯定。聊城地区爱卫会专门下发文件转发了《阳谷县城关公社刘坑大队卫生为生产，生产讲卫生工作情况的报告》。

1976年，继续推广刘坑大队卫生积肥经验，落实全县卫生和计划生育工作会议提出的工作任务，把卫生积肥作为"两管""五改"的重要内容，纳入农业生产和农村工作规划，统一布置、统一检查、统一评比、统一总结。县卫生系统先后派出二十余批支农小分队，积极贯彻预防为主的方针，帮助社、队大力开展"两管五改"为中心的爱国卫生运动。全县80%的生产队成立了积肥专业组，412个大队实现了粪便统一管理，其中无害化处理的293个大队。398个大队加高井台1690眼。183个大队打手压机井1850眼。127个大队改造厕所8419个。427个大队整修街道院落、疏通沟渠，527个大队改造炉灶。2个大队建了水塔，150个大队建了沼气池。

1977年4月19日，聊城地区革命委员会印发《关于贯彻国务院〈关于大力开展爱国卫生运动的通知〉的意见》，提出1980年前实现《全国农业发展纲要》第二十六条至二十九条的要求，在城镇建立卫生部门直接管理的清洁卫生队伍，管好粪便垃圾，搞好卫生基本建设。在农村实行水、林、田、路、村综合治理，改造积、造、施肥方法，集体三圈（猪、牛、羊）逐步迁移到村外。努力创造土自来水，大力推广手压机井。8月11日，中共聊城地委印发《聊城地区"五五"期间灭病工作上〈纲要〉规划（草案）》，提出了"抓纲治国、大干快上、除害灭病、八〇上纲"的口号。要求在此期间，基本实现"两管"、"五改"配套，三圈到田。结合水、林、田、路、村综合治理，进行新村规划建设。根据地委、地革委两个文件精神，县爱卫会印发《关于今冬明春开展爱国卫生突击活动的通知》，要求各级爱卫会要在党委统一领导下，充分发挥卫生、粮食、农林、商业、供销、教育等部门的作用，以消灭越冬蚊蝇和老鼠为重点，同时抓好"两管""五改"基本建设，大清大积农家肥。对所有水井、地瓜窖、桥洞等蚊蝇蛰伏场所，都要进行一两次熏杀。机关伙房、仓库、宿舍，以及农村生产队粮仓、居民住房，要采取毒杀、堵洞、扑打等办法消灭老鼠。各社队要结合这次突击运动，搞好以发展手压机井为中心的"两管""五改"和新农村建设规划。1977年11月至1978年2月，县卫生局抽调医疗卫生人员组成10个工作组，深入农村、机关、工厂进行具体指导，培训赤脚医生和技术骨干。每个大队都办起了黑板报，书写和张贴爱国卫生宣传标语。

各中小学普遍开设了卫生课。全县80%的村整修了街道，35%的村研究了村庄建设规划。

1978年6月25日，县委召开全县爱国卫生会议，县委书记许纪善和副书记李毅远到会讲话。会议印发县革委《关于进一步深入地开展爱国卫生运动的通知》，提出了“消灭细菌、大干快上、除害灭病、七九年上纲”的目标。在组织建设方面，县、社建立卫生上纲工作队，实行专业队与群众运动相结合，大队由一名副书记分管卫生工作，做到思想上有位置，工作上有安排，行动上有措施。充分利用黑板报、广播筒、大标语、宣传画、印发卫生宣传材料等形式，大力宣传。在工作内容和措施方面，农村狠抓“两管”“五改”，大力推广手压机井，推广沼气池，粪便实行无害化处理，推广土包氮的经验。城镇搞好粪便垃圾、污水污物的处理，搞好饮食服务行业和公共场所卫生。在制度建设方面，建立健全环境卫生管理、评比检查等各种规章制度。分区划片到班组、到户、到人，定期检查评比，单位之间设流动红旗，户设光荣锦旗。是年，全县打手压机井9100眼，建土自来水塔两座，改造厕所2.1万个，5个公社的16个大队建了沼气池。传染病发病率比1977年下降54%，出现了321个无疟疾大队。

据1984年统计，全县有自来水公司1处，水塔40座，手压机井58932眼，受益人口440942人。

第四节 卫生文明建设

1981年2月，中华全国总工会、全国爱卫会等9个团体联合发出倡议，开展以讲文明、讲礼貌、讲卫生、讲秩序、讲道德和心灵美、语言美、行为美、环境美为内容的“五讲四美”文明礼貌活动。中共中央宣传部、卫生部等部门联合发出通知，把讲卫生、防疾病和环境美结合起来，搞好城乡环境卫生，加强卫生治本建设，把爱国卫生运动列为社会主义精神文明建设的重要组成部分。6月26日，阳谷县第九届人大常委会第四次会议审议通过《关于搞好县城爱国卫生的几项规定》，把开展爱国卫生运动、搞好环境卫生工作作为开展“五讲四美”活动的重点。要求县城各单位（包括家属院）和城关四街大队建立健全爱国卫生组织，制订卫生公约，教育干部群众人人讲卫生，家家爱清洁。驻县城的机关、团体、部队、工厂、学校等凡有劳动能力的人员，每人每年参加清洁义务劳动不少于12天，每月15日和30日为清洁卫生日。成立城镇清洁卫生队，负责县城的环境卫生和粪便垃圾的清运处理。凡驻县城有工资收入的人员每人每年交纳公共卫生费1元，用于公共卫生设施建设和清洁工的补贴。6月29日，县政府转发县爱卫会、卫生局《关于对县城机关、学校、有关企事业单位和四街大队卫生要求的报告》，对机关、工厂、学校、食品加工厂、副食品商店、肉食品加工和销售单位、饭店、食堂、旅馆、招待所、公共浴池、理发馆、商店、粮店、医疗卫生机构、影剧院、车站、机关家属院、四街大队和公共厕所卫生标准分别提出明确要求。县、社党政领导和县直部门主要负责人亲自动手，发动群众，在全县特别是城镇和公社驻地掀起了轰轰烈烈的清洁卫生运动。县委、县政府主要领导多次带头打扫卫生，参加清洁卫生日打扫卫生的干部职工32830人次，清除垃圾3429吨，填平坑洼500余个，整修街道4814米，植树30365株，建公共厕所3座。县城重新调整卫生区，挂牌立标，明确责任。城关公社卫生院在全区卫生检查评比中，被评为全区公社卫生院卫生标兵第一名，受到了地区的表扬和奖励。县爱卫办与商业、供销、工商等部门密切配合，严格执行食品卫生管理条例，加强对饮食从业人员的卫生知识训练、健康检查和产品检验。根据季节特点，积极组织了食品卫生大检查，对于不符合卫生要求的9个单位进行了罚款，3个单位进行了停业整顿。实施了手压机井的推广普及，年内打手压机井1万多眼，全县累计打手压机井4万多眼，痢疾、肠炎等肠道传染病的发病率显著下降。全县采取统一指挥，统一时间，统一行动，统一配制毒饵，专业队与群众运动相结合的办法，在城乡两次集中投放“敌鼠钠盐”，消灭老鼠524500只。通过综合性检查机关食堂、医疗卫生、饮食行业、公共场所等单位场所，全县共评出先进单位127个，其中有5个单位受到了地区的表彰奖励。

1982年，结合“五讲四美”活动，全县开展了以治理脏、乱、差，美化环境为中心的爱国卫生运动。县城街道、住宅采取卫生分片负责、包干到人的办法。主要街道配置垃圾箱，街道两侧人行道铺设水泥方砖，设置护栏，栽植花草树木。县城组织了165人的专业卫生清洁队，每天按划定的片区打扫街道卫生，清理生活垃圾。1983年6月下旬，地区爱卫会对阳谷县城驻地卫生情况进行了一次大检查，受查的37个单位总计得分2850分，平均每个受查单位77分，阳谷县被评为聊城地区爱国卫生先进单位。其中县委机关、县人武部、春和食物店、县委招待所、县社、电管局、防疫站达到了省卫生先进单位标准。9月下旬，县爱卫会对县城驻地的机关、工厂、街道的卫生状况进行了一次普遍检查，受查单位59个，总计得分4517分，平均76.5分。县委机关、县人武部、春和食物店、县委招待所、县社、电管局、防疫站、消防中队、县副食加工厂、汽车站、农行、纸厂、酒厂、棉麻公司、盐业公司、农机公司、运输公司二队、利民副食厂等18个单位被评为先进单位，并颁发奖状。对县电影院、服务楼、理发二部、缫丝厂、食品一部、县医院、药材公司、自来水公司等8个不合格单位予以通报批评并限期整改。

1984年至1987年，在全县开展卫生达标、创建文明卫生单位活动，各级、各单位遵照“文明不文明，首先看卫生”“要建文明村，先建卫生村”的要求，以治理农村脏乱差、县城乱搭乱建乱停乱放为重点，把“门前三包”（包卫生、绿化、秩序）、“门内达标”作为建设文明卫生单位的重要措施，逐级建立检查评比制度。在县城驻地，开展了以硬化、绿化、亮化为重点的卫生文明基础设施建设。1984年，县城区铺设水泥花砖1180平方米，设置护栏13200米。1985年，新建道旁花坛2000平方米，栽植大叶黄杨、冬青、侧柏等3620株。1987年年底，县城内主要街道除西环路和南环路西段外，全部铺设了沥青路，自来水供水管线达到18公里；埋设排水管道4080米，其中混凝土管道3480米，砖砌管道600米；谷山路、育才街、大众街等主要街道安装照明路灯80盏(套)。在农村，把村庄规划作为建设文明卫生村庄的治本措施。至1987年年底，全县有857个自然村进行了规划，占自然村总数的80%以上，有10%的自然村进行了新村建设。1987年，在全县城乡全面开展了灭鼠“一役达标”活动。县爱卫会下发《全县灭鼠“一役达标”活动实施方案》，各级政府拨款2万元，群众集资10万元，组织300人灭鼠工作队，培训灭鼠技术员和投药员5000人。在全县所有村庄、机关单位、仓库、畜舍等重点场所投放毒饵4万公斤，鼠密度降低到1.08%。

1988年，县爱卫会以卫生文明建设为重点，继续推进爱国卫生运动。县医疗卫生系统带头，从治理脏乱差入手，开展了以“环境美”为重点的院容院貌建设。县乡各医疗卫生单位通过平整院落，整修路面，修建花池，粉刷墙壁，植树种草，改建院内公厕等，全县医疗卫生单位的环境卫生状况得到显著改善。县卫生局、爱卫会办公室集中开展两次《中华人民共和国食品卫生法》《公共场所卫生管理条例》宣传活动，印发宣传材料500余份。举办食品卫生知识培训班3期，培训480人。阿城镇卫生院组织36人的消杀灭服务队，自配药品、身背药桶到学校、饭店、商店、镇直单位、公共场所等喷洒药物，基本达到了无蚊蝇的要求。1989年，响应全国爱卫会第八次扩大会议确定的每年4月为“爱国卫生月”的号召，轰轰烈烈的开展了第1个爱国卫生月活动。县成立了爱国卫生月活动领导小组，通过召开会议、张贴标语、发放宣传材料等形式，宣传爱国卫生活动的意义，营造第一个爱国卫生月活动氛围。县电台、电视台开辟了爱国卫生月活动专题，及时报道爱国卫生月活动动态。县委、人大、政府、政协的领导干部以身作则，率先行动。参加卫生突击月活动的干部职工9300人次，其中科局级以上干部600人次。据不完全统计，在爱国卫生月突击活动中疏通下水道106条，长5120米。出动各种车辆172辆次，清运垃圾1020吨，填平坑洼150余处。清理不卫生死角近200处，清除蚊蝇孳生地110处。新建公共厕所7座，增添垃圾箱51

个，整修花坛117个，新建花坛11个，补换花池护栏850余块。在谷山中路至南环路栽植小松柏、冬青等4500余株，在西环路栽毛白杨1000余株。在巩固爱国卫生月活动成果的基础上，持续推进环境卫生治理、消杀灭、食品卫生等工作。组织全县食品卫生大检查5次，采集检测各种食品120批次，对30个违反食品卫生法的单位进行了经济处罚并限期整改，对3个单位予以停业整顿。农村新建自来水井4眼，受益人口5700人。全县共培训消杀灭技术人员2872人，使用溴氰菊酯35公斤，消杀面积84.2万平方米。毒饵盒发展到24万个，投药率73%。

1990年，贯彻落实中共中央、国务院关于到2000年实现“人人享有初级卫生保健”目标的部署，阳谷县把爱国卫生工作作为预防疾病，提高人民健康水平的重要措施。县政府印发《阳谷县城市容环境卫生管理规定》。县城镇建设管理办公室制定实施细则，与各单位、各部门签订“城区生活垃圾清运合同”，明确双方的责任和义务，并按单位人数每月缴纳一定的垃圾清运费。

1990年1月20日至21日，聊城地区爱卫会组织鉴定组对阳谷县进行无鼠害鉴定。鉴定组采取鼠夹法、粉迹法和查访法，抽查了高庙王乡和阳谷镇的9个村庄。共布鼠夹297户，899个房间，899把，没有捕到老鼠；布粉149户，571个房间，布粉块899块，其中有效粉块833块，鼠迹阳性粉块4块，阳性率0.48%；共查466户，1846个房间，鼠迹、鼠洞阳性9间，阳性率0.49%；访问446户，反映有鼠情户8户，占1.78%；在调查的466户中，共有毒饵盒1557个，毒饵存有率98.2%。地区考核鉴定组认为阳谷县已达到省无鼠害县标准。是年6月，经省专家组考核，确定阳谷县基本达到无鼠害目标。在农村改水工作中，新建水塔5座，压力罐24处，高位水池3个，受益人口3.39万人。

1992年5月初，县爱卫会、卫生局组织20名乡镇卫生院院长前往河南虞城县参观学习农村改厕经验。

1994年4月10日，县政府调整县爱卫会组成人员，明确了县爱卫会各成员单位的职责分工。县卫生局的职责是：开展除害灭病的技术指导和科学研究，宣传普及卫生科学知识，加强对食品、环境和饮用水、公共场所、预防保健的监测和监督，控制食物中毒和各种肠道传染病的发生和流行，解决好医疗卫生单位的垃圾、污水污染、粪便的无害化处理。同时，对县计委、建委、农业办公室(农业局)、环保办公室(环保局)、县委宣传部、教委、科委、公安局、财政局、交通局、水利局以及文化体育、广播电视、商业、供销、粮食、工商、工会、共青团、妇联等组织在爱国卫生运动中应承担的职责任务作出了具体规定，为联系协调全县的爱国卫生运动，落实部门职责，促进全县爱国卫生运动的经常化、制度化提供了组织保障。6月15日，县爱卫会印发《夏季爱国卫生运动实施方案》，在县城区全面开展以除“四害”、治理脏乱差为重点的夏季爱国卫生运动，在农村继续开展改厕工作。是年，全县农村改厕570座，新建卫生厕所305座。

1994年7月，县爱卫会在全县推广西湖乡农村改厕试点工作经验。其主要经验是，乡政府成立由一名副乡长挂帅，卫生院院长、防保站站长等人员组成的专业组织，负责试点工作的联系协调、技术指导和检查监督。每个管理区确定一个试点村，按照试点村的户数确定改厕任务数，按任务完成情况实行奖惩。在资金筹集方面，采取乡政府补一点，村集体拿一点，个人出一点，旧物用一点的办法。在质量、技术方面采取“六统一”的办法，即:(1) 统一规格。储粪池0.95X0.5米，深1米，滑坡角度45度，宽0.2米，长0.8米，坡底距坑底0.4米，有棚有盖，不渗不漏。(2)统一原料。在充分利用旧物料的基础上，所需物料由村集体统一采购。(3)统一施工。5个试点村共组织46个施工组，184人。(4)统一指导。乡卫生院、建筑队组成技术指导小组，对5个试点村进行巡回指导。(5)统一完成时限。(6)统一验收奖惩。凡在规定的时限内完成任务指标的，乡政府按每个厕所60元进行奖励。至7月12日，全乡5个试点村改厕446个，达到85%。7月15日，县改厕办在西湖乡召开由各乡镇长、卫生院院长、防保站站长等人员参加的农村改厕现场会，参观了赵王楼、陈段俞等四个村的改厕现场，副县长、县爱卫会主任杨吉德在充分肯定西湖乡农村改厕试点经验的同时，对全县农村改厕工作提出了要求。会后，县卫生局抽出4名副局长、16名中层干部，分包21个乡镇，对农村改厕工作进行督导。是年，全县改建卫生厕所1312个，全县卫生厕所达到83850个，覆盖率49.4%，其中改建双瓮漏斗式高标准卫生厕所1776个，大滑坡式厕所65274个，清洁厕所6949个，公共卫生厕所789个。粪便无害化处理厕所52353个，粪便无害化处理率为62.4%。7月4日至5日，县委办公室、政府办公室、卫生局、城建委、工商局、公安局、环保办和阳谷镇政府领导及专业人员组成46人的检查团，分成4个检查组，分别在县委常委、办公室主任张凤安，县人大常委会副主任陈贵昌，副县长杨吉德，县政协副主席孟昭海的带领下，按照夏季爱国卫生检查标准，对全城120个机关单位（含窗口单位）、13条街道和47个门店普遍进行了检查。采取听、看、查、议相结合的方法，评出一类单位28个，二类单位70个，三类单位22个。

1995年3月，省初保专家评审团到阳谷县审评验收，对阳谷县实施初级卫生保健工作给予了充分肯定，认为在全区率先实现了初级卫生保健全面达标。

1996年，县政府印发《阳谷县贯彻〈山东省爱国卫生工作条例实施办法〉的通知》。进一步明确了政府组织、分工负责、部门协调、群众动手、科学管理、社会监督的方针。进一步明确了全县各级、各单位和个人的职责。当年全县改水改厕县级投资1500余万元，乡镇及村民委员会投资863.20万元。

1997年起，在全县城乡广泛开展创建省级（市级）卫生单位、市级卫生乡镇、卫生村活动，使乡镇、村庄的脏、乱、差问题得到有效治理。5月8日，县政府印发《关于在公共场所禁止吸烟的规定》，规定七类公共场所禁止吸烟，并设有明显的禁烟标志。在城区范围内，禁止建立、张贴烟草广告牌、条幅等，县电台、电视台等新闻媒体，禁止播放烟草广告；每年在全县范围内开展创建无吸烟单位活动，对无吸烟单位进行命名表彰。6月6日，县政府印发《阳谷县除“四害”工作暂行管理办法》，明确县爱卫会会同卫生防疫部门负责除“四害”的日常监督管理和技术指导。要求各乡镇、各单位组织专业队伍对本辖区内的除“四害”工作进行实施和管理，确定专兼职除“四害”监督员，对辖区内的除四害工作进行宣传、检查和督导。是年，培训灭鼠投药员2346名，投放毒饵16万公斤，投放蚊蝇消杀药品150公斤，消杀面积达18万平方米。

1998年，县政府印发《阳谷县爱国卫生工作管理办法》，明确了各级、各部门、各单位的职责，建立健全各项卫生制度。爱卫会组织开展了消杀灭活动，对剧毒鼠药进行了专项治理。共清理剧毒鼠药13起，25个品种。全县投放毒饵9.7万公斤，喷洒蚊蝇消杀药品170公斤，较好地预防了各种传染病的发生流行，传染病总发病率29.98/10万。

1999年，中共阳谷县委、阳谷县人民政府印发《关于成立阳谷县创建省级卫生县城指挥部的通知》，成立县委副书记、县长张同村任指挥，县委副书记关华，县委常委、政法委书记魏庆堂，县委常委、人武部政委赫清稳，县委常委、县委办公室主任王鲁，县委常委、县委宣传部部长丁东明，县人大常委会副主任廉庆福，县政府副县长胡廷金，县政协党组副书记陈保全，县人武部副部长刘怀军，县长助理、经委主任王勇为副指挥，县政府办公室、县文明办、县卫生局、县建委、县计委、县农委、县商贸委、县教委、县交通委、县工商局、县环保局、县公安局、县广播电视局、县财政局、县水利局、县土管局、县总工会、团县委、县妇联、县交警大队等20个部门及阳谷镇、西湖乡、石门宋乡主要负责人组成的创建省级卫生县城指挥部。县委、县政府印发《关于创建省级卫生县城的意见》、《关于成立健康教育工作领导小组的通知》和《关于成立创建文明城市、文明行业领导小组的通知》。阳谷县创建卫生县城指挥部印发《阳谷县创建省级卫生县城实施方案》《阳谷县创建省级卫生县城目标任务及部门职责》《关于在城区建设垃圾中转站和水冲式公厕的通知》《关于在城区设立绿色垃圾屋的通知》《关于开展创建花园式单位活动的通知》《关于开展夏秋杀灭蚊蝇活动的通知》《关于印发创建省级卫生县城检查验收标准的通知》等15个相关文件。

按照县城街道的总体框架，县城容貌整治实行划片分段包干，共分为31个路段和11个摊点群，要求各路段及摊点群负责人具体抓好所在路段和摊点群的整治工作。为切实促进创建省级卫生县城的开展，县委、县政府对阳谷县爱国卫生运动委员会成员进行调整，由县长和分管卫生城建工作的副县长及县卫生局局长、建设局局长分别担任正副主任，28个部门的负责人为成员。各成员单位密切配合，通力协作，稳妥扎实地开展爱国卫生各项工作。县爱卫会印发了《关于迅速开展春季灭鼠活动的通知》和《春季灭鼠活动实施方案》。城区各单位的灭鼠工作由县爱卫会统一组织，统一安排，统一配制毒饵3200公斤。各乡镇灭鼠工作由卫生院配合，县爱卫会统一发放敌鼠钠盐50公斤，乡镇卫生院自筹毒饵粮统一拌药，统一发放。4月28日—4月30日，全县统一投放毒饵，共投放毒饵6万余公斤。大部分乡、镇，做到了乡不漏村、村不漏户、户不漏室的灭鼠要求。检查组抽查城区12个单位、3个乡镇、9个自然村100余户居民，鼠密度下降到0.38%以下。评出城区先进单位37个，先进乡镇5个。4月26日至5月2日，阳谷县开展了垃圾清运突击活动，县委书记徐淑满，县委副书记、县长张同村等六大班子领导带头参与，县委机关全体干部踊跃上阵，清除了县剧院附近多年积存的垃圾。全县出动人力1万人次，大小车辆300部，清运垃圾7万余立方米。5月4日，县创城指挥部全体工作人员分成6个检查小组，对城区垃圾清运突击活动进行了全面检查，对活动开展好的工商银行、工商局、面粉厂、中医院等26个单位进行了通报表扬，对华阳中学、外贸食品厂等活动差的4个单位给予通报批评并限期整改。当年县财政投资5000余万元，新建改建多条主干道，城区人行道铺装率85%以上，城区绿化面积11.7公倾，人均有公共绿地4.1平方米，绿化覆盖率23.5%。新建垃圾处理场一处，垃圾清运实现机械化。落实“门前三包”责任制，城区卫生面貌大有改观。1999年10月，省爱卫会考核认定阳谷县城达到《山东省省级卫生县城命名标准》。2001年1月，山东省爱卫会命名阳谷县为“省级卫生县城”。在“创城”活动中，县卫生局受到县委、县政府记集体三等功奖励，爱卫办被评为县“模范单位”，同时有12人荣立三等功，22人被评为县“创城”工作先进工作者。

1997年至1999年，全县召开各种爱国卫生会议15次，电视播放家鼠防治等专题节目30期。设立宣传栏、黑板报418块，出动宣传车160辆次，印发宣传资料近3.5万份。培训城区投饵员240人次，在城区投放毒饵5次，计9万公斤。查处非法销售剧毒鼠药摊贩40户，收缴各种急性剧毒鼠药15000包，安瓶液8000余只。城区共喷洒消杀奋斗呐550公斤，DDV1200公斤，蚊蝇密度一直控制在国家标准之内。

第五节 城乡环境卫生综合治理

2000年，县爱卫会办公室会同公安局、工商局、农业局对鼠药市场进行了治理整顿。开展两次大规模的统一灭鼠活动，做到了城区不漏单位，乡镇不漏户。全县新改厕所6100个，新增自来水受益人口2.8万人。

2001年6月，县爱卫会办公室提出了夏季爱国卫生活动意见和实施方案。县政府召开了有关部门参加的工作会议，提出了明确的任务和要求，副县长孙峰发表了关于开展夏季爱国卫生活动的电视讲话，对夏季爱国卫生活动进行了动员和部署。全县迅速掀起了夏季爱国卫生突击活动高潮。据统计，参加卫生突击活动的县级领导30多人次，科局级干部200余人次，一般干部群众5000余人次。出动各种车辆300余部次，清运垃圾1.2万余立方米，铲除杂草9800平方米，填平坑洼8000平方米。整修花池、花坛89个，公厕169个，清理下水道6100米。在消杀方面，成立了3支消杀专业队伍，分别由县防疫站、环卫处和城关卫生院具体组织实施。3支消杀队伍明确分工，密切配合，协同作战。卫生防疫站负责机关单位、饮食单位和公共场所的消杀工作；环卫处负责公共厕所、垃圾处理场、站、箱的消杀；城关卫生院负责阳谷镇直部门和城镇居民的消杀工作。对于有自行消杀能力的单位和个人，销售奋斗钠、菊酯类消杀药品400公斤。在饮食卫生方面，卫生部门举办了饭店、副食店经理培训班，由食品卫生专业人员对其进行授课。加强了卫生执法检查，查获各种过期变质食品1500公斤。

2002年，在扎实开展爱国卫生月活动的基础上，充分发挥爱国卫生运动委员会成员单位的职能作用，城建部门针对城区、背街小巷存留的垃圾死角，集中人力、物力清运垃圾出城。充分发挥公厕和粪便垃圾处理场的作用，加强卫生管理，使其发挥应用的社会效益。进一步提高街巷卫生保洁水平，达到生活垃圾日产日清；工商部门进一步加大各类市场，特别是农贸市场的卫生管理，落实卫生保洁责任制，市场垃圾及时清运，早餐、夜市达到摊撤场净。加大对肉食摊点的监管力度，严防病死牲畜肉、注水肉上市，保障广大消费者切身利益和身体健康；卫生部门按照新《中华人民共和国食品卫生法》的有关规定，强化饮食行业生产、储运、销售环节卫生监督管理，不断提高餐饮业卫生水平；教育部门重点加强学校食堂卫生管理，按照法律法规要求，健全卫生设施，搞好餐具消毒和除害灭病工作；建委、水利局和阳谷镇政府根据各自的管理权限，对南环城沟、西环城沟、聊阳沟和城区几处坑塘进行综合治理，彻底铲除蚊蝇孳生地。城区各单位把办公场所及家属院落卫生管理作为精神文明建设的重要内容常抓不懈，积极开展争创文明机关和卫生先进单位活动。在农村以创建卫生乡镇为抓手，以改厕、改水为重点，逐步清除普遍存在的“三大堆”(柴堆、土堆、粪堆)，努力改善农民生活居住环境。

2003年4月，阳谷与全国一样，一场没有硝烟的“抗击非典”战役在全县全面展开。全县迅速建立联防机制，把抓好爱国卫生运动作为防治非典的基础性工作。2003年5月16日，县委、县政府印发《关于在全县广泛开展爱国卫生运动的意见》，在全县广泛开展讲文明、讲卫生、讲科学、树新风(三讲一树)和以防控非典为中心的夏季爱国卫生运动。把全民动手与职能部门加强管理结合起来，发动广大群众治理城乡环境，清理公共场所特别是火车站、汽车站、集贸市场、背街小巷的垃圾，保护、净化自来水和饮用水源，消灭蚊子、苍蝇、老鼠、蟑螂等病媒昆虫及其它染疫动物，加强排泄物管理，整治空气污染，阻断疾病传播的途径。全县共投入消杀药品5576.8公斤，消杀总面积1056万平方米。城区着力治理环境卫生，集中清理小区的积存垃圾，清除楼道脏物、杂物，搞好家庭卫生。机关、学校、企业、社区等基层单位认真实施“门前三包”等卫生责任制。进一步做好公共场所、公用设施消毒和环境保洁工作，加强卫生督导，制止随地吐痰、乱扔垃圾等各种有害于公共环境卫生的不良行为。在广大农村集中开展家庭消毒和环境清扫，重点组织和发动群众治理脏乱差，解决柴草乱垛、粪土乱堆、垃圾乱倒、污水乱泼、禽畜乱跑等“五乱”现象，教育农民养成良好卫生习惯，改善生活环境，搞好卫生防疫。爱卫会组织开展了冬季灭鼠活动。全县实行统一供药，城区由防疫站统一拌饵，按任务数分配到各单位投放，农村由各乡镇政府到县爱卫办统一购药。全县共投放毒饵6000公斤。

2004年2月和10月，全县开展了两次集中灭鼠活动。爱卫会印制消杀灭通知书2000份，共用溴氢菊脂35公斤，投药率73%，消杀面积85万平方米。在爱国卫生月活动中，先后有7000余名干部职工参加活动，十条街道得到治理，出动车辆170辆次，清运垃圾1020吨，填平坑洼100余处，治理不卫生死角80处，清除蚊蝇孳生地110处。

2005年爱国卫生月活动期间，狠抓了七个重点治理。一是城建部门和街道办事处等单位，对城区死角、城乡结合部进行了重点治理，对一些脏、乱、差的重点部位，明确了责任，实行责任追究制，有力保证了治理效果。活动期间，出动万余人，车辆35部，清理垃圾750方。二是在城区主干道两旁新栽补栽各种树木2000余棵，对中心广场、文化广场、火车站广场、育英广场等处的草坪、花坛进行了补栽或更新，面积达到13400平方米。其中中心广场新植树60棵，维护更换垃圾箱17个，修补路面360平方米。三是对机关单位进行了重点治理。活动期间，各单位制订了卫生标准，单位内部实行了责任制，进一步规范了管理制度，定期检查、定期评比，机关单位卫生面貌明显改善。四是对市容、市貌进行了重点清理，对城区内所有街道的护栏及街道两侧的垃圾箱、果皮箱、邮政报箱、城内雕塑等附属物由所属部门进行了擦洗，破损的进行了修补完善。加强了对街道两侧摊点的管理，早市、夜市定点、定时，小吃摊点统一配备卫生洁具，不准乱扔乱倒垃圾并做到垃圾及时清扫。五是对农贸市场、饭店、食堂、沿街食品摊点、夜市等单位食品卫生进行了重点治理。卫生局会同工商局、城建等部门出动人员30人，车辆4部，分四个组对上述单位食品卫生进行了大规模清理检查，规范50家，取缔15家。六是对汽车站、火车站、狮子楼景区等窗口单位进行了重点治理。对汽车站、火车站的零售摊点加强了管理，保证卫生清洁，合理摆放，候车室做到了洁净卫生。公共汽车、公交车、出租车等各类车辆彻底进行了清洗，车内外干净卫生。狮子楼等景点加强了卫生管理，做到了内外整洁、管理规范，为外来旅游客人创造了一个良好环境。七是对城区“四害”进行了重点治理。各单位坚持科学灭鼠，做到了城区不漏单位，不漏庭院，不漏户室，确保灭鼠工作取得实效。

2006年，按照《爱国卫生专项整治活动方案》规定的任务、目标和要求，以村容整治、畜禽管理为重点，集中人力、物力、财力，调动各级职能部门力量，利用3个月的时间，全面开展了农村卫生整治活动。一是发动群众，彻底清理街巷柴草堆、粪堆、垃圾堆，合理设置柴草堆放地、垃圾投放点，对垃圾实行定期清运，集中填埋；二是搞好村庄道路建设，完善排水设施，实施绿化美化。活动期间，共植树12000株，成活率80%以上，有效改善了乡村生态环境；三是加强农村畜禽管理，实行家畜家禽圈养，对畜禽粪便实施无害化清理消毒；四是开展了全县灭鼠活动，据统计，全县投饵20000公斤，达到了乡不漏村、村不漏户、户不漏室的要求。五是加大群众健康教育工作力度，普及卫生防病知识。以乡卫生院为主体，在积极做好群众常见病、地方病防治的同时，利用广播、宣传栏、印发宣传资料等形式，对群众进行健康知识的宣传教育。张贴宣传标语500余幅，印发资料1000余份，广大群众的健康观念得到较大转变。

2007年，按照市爱卫会《2007年聊城市爱国卫生工作要点》，重点对城区死角、城乡结合部、机关单位卫生进行重点治理，对火车站、汽车站、狮子楼景区等窗口单位加强管理。开展了冬春季集中灭鼠活动，全县共计投放毒饵16000余公斤。农村新增卫生厕所1000户。农村改水新增受益人口2万人。在全县卫生系统开展了环境卫生综合整治活动。对单位卫生、食堂卫生等进行了重点治理，达到了院内绿化平整、室内洁净整齐、工作服帽整洁，厕所、食堂卫生的要求。

2008年，按照县委、县政府提出的“亮化、净化、绿化”工程要求，县爱卫会协调有关部门，在城区主干道两旁新栽补栽树木3000余棵，对城区的草坪、绿化带进行补栽，面积达到10000平方米，提高了城市绿化率。县卫生局对本系统单位的院容院貌、绿化情况、卫生设施、消毒、隔离等情况全面检查，排定名次，并进行通报，各医疗卫生单位的卫生状况和就医环境有了明显改善。本年，全县新增卫生厕所2000户，农村改水新增受益人口4万人。投放毒饵13600公斤，鼠密度进一步降低。

2009年初，为严防手足口病的暴发流行，县爱卫会开展了以“关爱孩子健康”为主题，以预防传染病为目的的爱国卫生运动。3月10日，县爱卫会印发《春季灭鼠活动的通知》。3月26日，县爱卫会印发《迎全运全县城乡环卫综合整治方案》。县政府召开了由各乡镇(街道)和县直各部门负责人参加的城乡环卫综合整治暨爱国卫生月活动动员大会，集中开展春季灭鼠、环境整治、防控手足口病等重点工作，大力宣传灭鼠、环境整治和手足口病防控知识。县政府成立8个督导组对各乡镇、街道、社区、村庄的工作情况进行督导。乡镇(街道)深入开展环境卫生综合整治活动，清理农村“三大堆”，提高环境卫生整体水平，城乡卫生面貌有了明显改观，群众卫生意识明显加强。活动期间，印发宣传单4万余份，清运垃圾2万方，投放毒饵1万余公斤，消杀面积170余万平方米。

2009年6月20日，县爱卫会印发《阳谷县国家农村改厕项目工作方案》,在全县农村实施国家重大公共卫生服务项目—农村改厕项目，中央财政每座投入300元，县财政每座补贴300元，农户自筹部分资金，以乡镇为单位统一标准、统一招标、统一施工、统一进度、统一检收。当年，在大布乡刘胡同村，阿城镇西双庙村、颜营村实施农村改厕300户；2010年，安乐镇刘庙村、大布乡苏海村实施农村改厕500户；2011年，阿城镇颜营村，大布乡郭子洛村、苏海村、訾海村实施农村改厕300户；2012年大布乡訾海村、任海村、胥庄村、灵王庙村、位庄村实施农村改厕300户；2013年，大布乡冉庙村、郝楼村、惠庄村、王大夫村、土山寺村实施农村改厕300户。

2010年，全县积极开展“爱国卫生月”以及雨季过后的“爱国卫生大扫除”等活动，并以此为契机，对全县的城乡环境卫生进行了全面的清理整顿，将学校、车站、城中村、施工工地、流动人口及农民工聚集地、乡镇集市、畜禽养殖场、卫生院、自来水厂以及旅游景区环境卫生作为整顿重点。县环卫部门对城区14条主干道以及临街支路街巷进行了彻底的打扫，并根据路段情况，进行全天候保洁。在雨季过后的爱国卫生大扫除活动中，县环卫部门投入7万余元，对城区以及城乡结合部积存的淤泥、污水、杂草、污物进行了清除，清运垃圾760余吨。县城建监察部门对汽车站、火车站、学校周边等重点区域流动摊点占道经营现象进行了整治。同时，加强了对城区已审批摊点的管理，使摊点做到定人、定位、定时，保持摊位及周边卫生干净、整洁。县园林部门对城区绿化进行了集中检查清理，对缺株死株进行了补栽，对绿化带内的白色垃圾、污物进行了清除。县电管部门对损坏的路灯及时进行了维修、更换。各机关、学校、企业等部门单位对本单位卫生进行了集中扫除。一是对庭院内积存的垃圾、污水进行了清理，杂乱物品进行了规整，消除了卫生死角；二是对办公室门窗、墙壁、顶棚及楼梯、走廊、过道等进行了打扫；三是开展了病媒生物综合防治。县爱卫办根据部门性质，制定了切合实际的检查考核标准，对每次活动情况进行检查指导。检查结果以简报的形式上报相关领导，并在全县进行通报。各街道办事处根据自身特点，对辖区内的卫生进行了统一整治，充实了保洁队伍，对街巷以及居民区积存的污水、污物进行了清运，对下水道进行了清挖、修补，进一步落实了辖区内单位的“门前三包”制度。各乡镇以“乡风文明、村容整洁”为目标，开展了环境卫生综合整治。(1)加大财政投入，用于安装路灯、修补道路、充实保洁队伍以及购置保洁设施。(2)对排水沟、渠等排水设施进行了清理。(3)以清除“三大堆”、消除垃圾污物为重点，开展了农村卫生大扫除活动。(4)大力普及农村无害化卫生厕所。2010年，全县共改(建)造无害化卫生厕所3500座，其中，粪尿分集式卫生厕所500座。县有关部门在休闲广场、车站、社区重点部位等人群集中或人流量大的公共场所增添公益广告，印发《市民健康生活手册》《除四害常识》《健康教育墙报》《小饮食店卫生要求》等多种宣传材料。县爱卫办在全县组织开展了春、冬两季集中灭鼠活动以及夏季蚊蝇消杀工作，全县病媒生物密度保持在国家规定的标准范围。

县爱卫会根据上级关于“健康山东行动”的要求,印发《阳谷县健康山东行动实施方案》《阳谷县健康山东行动考核内容细化分解表》,严格实行目标管理责任制，细化目标任务，明确职责分工，发挥爱国卫生运动全民参与、群防群控的优势。主要实施了八项行动：一是积极开展宣传教育行动。充分利用广播、电视、网络等传播媒体，大力宣传健康山东行动，动员社会各界和广大群众积极行动起来，广泛参与，努力营造全民关注、健康和谐的社会氛围。在阳谷宾馆门口、城角徐红星广场设置2处大型户外宣传栏，在社区、村庄和学校建立固定健康教育宣传栏1000余处。利用爱国卫生宣传月等活动集中宣传健康山东行动内容，组织有关部门开展了8场次“健康知识五进”活动和6次流动人口健康教育。在中小学校开设了健康教育课程，组织中小学校开展了两次以提升健康知识与技能为内容的参与式活动。通过组建健康教育巡讲团、农民健康服务行动、举办干部保健大课堂等有效形式，全方位、多层次开展了卫生知识与保健常识的宣传普及，全面提升全民健康意识和卫生防病能力。全县城乡居民健康知识知晓率达到80%，健康行为形成率达到70%，中小学健康教育开课率100%。二是开展卫生创建行动。当年创建省级卫生单位1个，省级卫生村1个，市级卫生单位4个，市级卫生村1个。同时加强了健康山东示范培育，创建健康示范村1个，健康示范单位1个，健康示范餐厅1个，健康示范学校1个。三是开展城市环境清洁行动。以硬化、亮化、绿化、设施配套为重点，推进环境综合整治，实施平面绿化、立体绿化相结合，进一步扩大了城乡绿化覆盖面。以老城区、城乡结合部为重点，对乱堆垃圾柴草、乱占道路、乱摆摊点等脏乱差现象进行集中整治，清理卫生死角，拆除乱搭滥建，规范容貌秩序，改善人居环境。严格落实“门外三包、门内达标”环境卫生责任制。沿路单位设置卫生设施，增设无害化卫生公厕，落实了保洁资金和保洁队伍，建立了小型垃圾收集站。加强重点场所、公路沿线的环境卫生整治。加强对狮子楼等旅游景区（点）的管理，通往景区的主要道路进行维护整修、植树绿化。加强了宠物及流浪动物的监管，确保了市容和社区卫生整洁美观。组织各部门开展了群众性卫生清洁活动，通过城市卫生清洁日、专项治理周、市容整治月等活动，组织动员机关、单位、企业和居民清洁居家环境，清理楼道杂物，清扫街巷通道，清除暴露垃圾，提高了城市卫生管理水平和环境卫生质量。城市生活污水集中处理率达到85%以上，城市生活垃圾无害化处理率达到90%以上，村镇生活污水处理率逐步提高。全年空气污染指数小于100的天数占全年94%。四是农村环境卫生整治行动。坚持城乡统筹，认真开展农村环境卫生整治。加强设施、队伍和制度三项建设，重点解决垃圾围村及柴草、粪土、沙石等乱堆乱放问题。实行镇村重要街道硬化、绿化，配备足量的垃圾收纳设施，初步实现了农村垃圾村收集、镇运输、县处理。推进农村沼气项目和中央补助地方农村改厕项目，实施“一池三改”，不断提高农村无害化卫生厕所普及率。五是病媒生物防治行动。按照“环境治理为主、化学防治为辅”的综合防治方针，采取专业队伍与群防群控相结合的有效措施，动员和组织广大干部群众，对居民家庭、社区、单位内部和重点公共场所进行了集中清理和整治。当年发放毒饵7000公斤，奋斗呐600公斤。六是全民控制吸烟行动。开展了控烟和履行《烟草控制框架公约》宣传活动，引导公众不在公共场所吸烟、不主动敬烟和不接受敬烟，营造了全面控烟的社会氛围。组织开展了无烟单位和无烟场所创建活动，促进了公共场所禁止吸烟工作的稳步推进。七是疾病控制行动。全县人均期望寿命继续高于国家平均水平，婴儿死亡率、孕产妇死亡率及传染病总发病率、死亡率继续控制在国家平均水平以下。八是全民健身行动。以贯彻落实《全民健身条例》为总抓手，加强基层体育设施建设，实施全民健身计划。投资500余万元，建设了以县灯光篮球场、县老年人体育活动中心、地掷球训练基地为依托，室内外相结合的全民健身中心。各乡镇街道普遍建起了篮球场、门球场、乒乓球室、台球室。县体育部门免费为330个行政村和社区安装了篮球架、乒乓球台及其他健身器材。在县体育总会的基础上，相继成立了老年人体育协会、传统武术协会、自行车协会等10余个单项群众体育组织。县城区建立了16个全民健身辅导站，各乡镇、街道普遍建立了老年人体育协会组织，306个行政村（社区）建立了村级老年人体育协会。3个乡镇被评为全国农村体育工作先进乡镇、5个乡镇被评为山东省群众体育工作先进乡镇。各全民健身辅导站点坚持常年免费培训太极拳、门球、地掷球、健身球操等健康科学、便于掌握的健身项目。结合五一劳动节、全民健身日等节日适时举办全民健身运动会、健身活动月等竞赛和展演。

2011年4月，县爱卫会组织开展了健康山东宣传月活动。组织开展“健康山东行动·健康风向标”、“巧媳妇”杯——我的健康故事征文和“健康山东，我们先行”大学生暑期社会实践活动。举办了“健康山东”健康大使防病与健康知识演讲选拔活动，县医院孟宪刚获山东省“健康大使”称号。积极开展健康示范创建活动，圆满完成了目标任务。县爱卫办与县妇联联合在全县开展了“清洁乡村、美化家园”等活动，印发了《居民健康知识读本》和“健康山东”宣传标识，进一步扩大健康山东的影响力，倡导居民养成科学、文明、健康的生活方式。以第23个爱国卫生月暨健康山东行动宣传月为契机，开展了城乡环境卫生综合整治，以农贸市场规范化管理、五小行业治理、城区主次干道卫生保洁、城乡结合部和单位居民区卫生管理为重点，组织广大群众积极开展环境卫生综合整治，彻底清除大街小巷、城乡结合部的卫生死角，铲除“四害”滋生场所，切断疫病传播途径，进一步净化了卫生环境。国庆、元旦前夕，县爱卫会两次下发《关于集中开展节日期间爱国卫生活动的通知》，各级各部门积极参与，悬挂宣传标语，营造节日气氛，净化了卫生环境，促进了全县卫生防病工作的开展。深入开展农村卫生改厕工作。县爱卫办召开农村改厕推进会议，对改厕工作进行调度部署，对技术人员进行培训。实行每十天一通报制度，有力地促进了改厕工作的开展。认真组织开展病媒生物防治活动，制订下发了《阳谷县“除四害”工作实施方案》，举办了病媒生物防治培训班，对城区各级各行业人员进行了全方位培训。健全完善县、乡、村三级组织网络，加强技术指导，抓好重点行业、重点单位、重点场所灭鼠、灭蚊蝇及灭蟑工作。开展城乡卫生环境治理，铲除四害滋生地，阻断疫病传播途径，切实提高卫生防病成效。

2012年3月上旬，响应省爱卫办提出的“健康山东卫生先行”的号召，在全县卫生系统开展了卫生整治和医疗废物规范处置活动，并对各单位开展情况进行了检查评比，进一步改善了群众的就医环境，减少了院内感染的潜在因素。此项活动被市爱卫办作为典型在全市推广。组织开展了爱国卫生运动60周年纪念活动，县爱卫会组织全县绘画和摄影爱好者100余人参加庆祝爱国卫生工作60周年绘画、摄影比赛，其中获得二等奖作品1幅，三等奖作品1幅。在县电视台开播了“卫生与健康”栏目。印制1000套健康山东行动宣传画，发放到各行政村和相关部门。培育了部分健康示范单位、健康示范学校、健康示范餐厅、健康示范社区。在县文化广场举办了爱国卫生月宣传活动，设立咨询台8个，发放宣传材料2000余份。组织有关部门和各乡镇开展了城乡环境卫生整治和除“四害”活动，发放灭鼠毒饵1.5万余公斤，灭蚊、灭蝇药1400余公斤。开展了省市级卫生先进单位的推荐评选活动，向上级申报省级卫生先进单位1个，市级卫生先进单位2个。实施了中央补助农村改厕项目，在大布乡5个行政村300户家庭进行了高质量、高标准、高要求的改厕工作，受到了市爱卫会的高度评价。2012年底，县爱为办印发《阳谷县“健康山东-全民健康生活方式”基层健康指导员选拔与培训活动实施方案》，选拔并培训1000余名热衷于健康传播公益事业、掌握一定健康知识和健康传播技能的基层医护人员，作为“健康山东-全民健康生活方式”基层健康指导员，扩大了健康知识传播队伍，提高了群众参与健康宣传的自觉性。

2013年，根据山东省爱卫会《关于2013年省级卫生城市、县城复审工作安排的通知》和聊城市爱卫会《关于做好迎接2013年省级卫生城市、县城复审工作的通知》精神，按照山东省爱卫会重新修订的《山东省卫生乡镇（县城）标准》和《山东省卫生（县城）考核命名和监督管理办法》，阳谷县委、县政府着力部署省级卫生县城创建后的第1次复审工作。2013年4月2日召开了全县迎接省级卫生县城复审动员会，成立了由县长任组长，分管县长任副组长的县迎接省级卫生县城复审工作指挥部，印发了《阳谷县迎接省级卫生县城复审实施方案》。在政务网站开设了省级卫生县城复审专栏，专题报道省级卫生县城迎审工作。制发《阳谷县人民政府致全县人民群众的一封信》40000张《居民健康知识手册》20000本和《美丽阳谷健康生活》宣传画5000张。城区各部门、单位成立了健康教育领导小组，配有专（兼）职健教人员，建立健全了健康教育机构和网络。全县共设置大型宣传栏140处，健康教育宣传栏570处，瓷砖式户外宣传栏905处。城区主要道路、社区、游园绿地、公共汽车上设置宣传牌、温馨提示牌1万余个。城区公共场所均设有禁止吸烟标志，无大型的烟草广告。县电视台专门开设“卫生与健康”专题节目，每周安排医疗保健专家宣讲健康知识；县卫生部门结合手足口病防治、全国儿童预防接种日、世界无烟日、全民健康生活方式日、全国高血压日、世界艾滋病日等，开展各类宣传咨询活动；县健教所设立了健康咨询热线电话，与听众互动；各医疗卫生单位建立了健康宣传栏，张贴健康知识宣传图画，配备了必要的健教设备，患者及其陪护家属健康知识知晓率95 %。各类学校健康教育开课率100%，城区中小学生健康知识知晓率95 %，健康行为形成率93%。居民健康知识知晓率95%，健康行为形成率90%。新增道路54万平方米，新增绿地94万平方米，改造农贸市场16个，新建公厕15座。加强聊阳路、齐南路、阳张路等主要交通干线两侧环境的综合整治，拆除建筑物、构筑物90处2750余平方米，迁移沙石料厂16处，粉刷建筑物墙体25万平方米，取缔马路市场8处，清理经营业户室外物品摆放4.5万余处、占道摊点3000余人次，规范商摊1560处。全县共有300余名专职人员负责清扫保洁和垃圾收集运输，增加了清扫车、洒水车、垃圾运输车的数量，实行城区主要道路24小时保洁。在农村，逐步完善“村收集、镇运输、县处理”的生活垃圾处理体系，保证了垃圾日产日清，密闭储存清运，清运率达100%，生活垃圾和粪便无害化处理率100%。各单位、居民区实施了“门前五包”制度，定期组织卫生大扫除，共清理卫生死角2080处，清除垃圾13300立方米，清除不规范广告牌6100余块。加强对城区公厕管理，对有专人管理的公厕实施即时保洁，对无专人看管的公厕实行巡回保洁，并及时维修、维护公厕设施，确保公厕干净卫生。城区农贸市场配有卫生管理和保洁人员，场内商品划行归市，摊位摆放整齐，无占道经营；经营食品的摊位“三证”齐全，从业人员卫生状况合格。以争创省级园林城市为目标，投资4000万元高起点规划、高标准实施道路、广场、城区出入口绿地和环城沟渠等多项绿化建设工程，城市绿化覆盖率达到38.5%，路灯亮灯率100%，形成了以道路绿化为骨架，广场绿地为节点，沟渠绿化为纽带的绿化格局。打造了一座城外森林带，街心有公园，疏林依草地，花繁近河清，生态和谐宜居的城市。建筑工地按照《建筑施工现场环境与卫生标准》,采用广告牌方式进行围挡，实现工地与县内街道的安全隔离。对城区河道、沟渠实施污水截流、河道清淤、铺砌河床、砌筑河堤等综合治理，保持了水面清洁，无漂浮垃圾，岸坡整洁，无垃圾杂物。以迎接“国家海河流域核查”为契机，大力开展烟尘控制，取缔各类燃煤炉灶，城区烟控区覆盖率为100%，API指数<100天数占全年总天数的比例为95%，饮用水源地水质达标率为100%，生活污水处理率95%。各级共配备各类药物和消杀器械价值200多万元，发放毒饵盒5000余个，新设和完善防治设施 900 处，组织集中药物消杀36次，消除“四害”滋生地8000处。举办业务培训班6次，培训除四害专兼职人员1800人次。贯彻落实《中华人民共和国食品安全法》,加大种植养殖环节、生产加工环节、流通环节、消费环节的食品监管力度，建立健全食品卫生管理制度和采购索证、进货检查验收、台账、过期食品退市等制度，加强市场准入和销售管理，食品生产经营单位卫生许可证发放率、从业人员体检率、健康证发证率、职业禁忌症患者调离率均达100%。实施《餐饮服务食品安全量化分级管理》,餐饮业量化分级管理率达95%以上。坚持“定点屠宰、集中检疫、统一纳税、分散经营”的监管原则，确保生鲜肉类食品安全。贯彻执行国务院《公共场所卫生管理条例》和《生活饮用水卫生监督管理办法》,公共场所和生活饮用水卫生监督、监测有计划、有检查、有总结，各类监督监测资料齐全。各经营单位卫生许可证持有率、从业人员卫生知识培训率、“五病”调离率均为100%。以麻疹、手足口病、H7N9禽流感、艾滋病、霍乱等重点传染病防控为重点，落实各项防控措施，法定传染病发病率稳中有降。儿童预防接种建卡、建证率均达到100%，计划免疫全程接种率99%以上。按照“属地管理、分级负责”的原则，在城区建立

了“县、街道、社区、居民小区(单位、物业)”四级卫生管理网络，对卫生责任区层层细化。各社区和单位都建立了卫生管理组织和卫生管理制度，组织社区居民和单位职工开展环境卫生和绿化美化，定期开展健康教育和卫生评比竞赛活动。按照定期检查评比制度，单位、居民区卫生一周一自查，社区一月一检查，街道一季度一考核，爱卫会半年一督导，县爱卫办定期将检查结果向全县通报。针对大杂院卫生无人管理的现状，采取由社区牵头，大杂院居民自筹资金，招聘保洁员、购买垃圾车的办法，妥善解决了“大杂院卫生无人管”的问题。进一步完善城区医疗服务体系，设置规划了14个标准化的社区卫生服务机构，统一为居民提供10项基本公共卫生服务，提高了居民的健康保障水平。全县95%以上的单位、居民区卫生设施完善、污水排放通畅、环境整洁。生活垃圾日产日清，无害化处理率达100%。以城乡环境综合整治为契机，以整治环境脏、乱、差为突破口，加强了乡镇、村环境卫生综合治理。各乡镇共拆除乱搭乱建和各类违章建筑1432处，面积10万余平方米，粉刷墙体42万平方米，新增绿地面积7.9万平方米，绿化率50%以上。以镇容村貌卫生整洁为目标，彻底清理农村“三大堆”，即粪堆、草堆和土堆，清除各类卫生死角，铲除“四害”滋生地。各乡镇共清理各类建筑垃圾5000余车，清除垃圾死角7013个，清理“三大堆”2.1万个，清理白色污染2.8万处。完善了“村收集、镇运输、县处理”的农村生活垃圾处理体系，配备了足够数量的垃圾箱和垃圾清运车辆，保证了垃圾及时清理转运，无害化处理率90%以上。各村庄都按1/300—500人口的比例，建立了一支专业卫生保洁和消杀队伍。全县农村生活饮用水水质卫生监测率100%；自来水普及率达96%，其中学校自来水普及率100%；无害化卫生厕所普及率75%，其中学校无害化卫生厕所普及率100%。新型农村合作医疗参合率99.5%。2013年6月24日，顺利通过了市级专家组的复查，2013年9月26日、27日以优异的成绩圆满通过了省级专家的暗访评估。

2013年5月8日，根据中国共产主义青年团山东省委员会、山东省教育厅、山东省卫生厅《关于开展健康山东志愿者行动的通知》，县爱卫会办公室联合团县委、县教育局在全县招募165名健康山东志愿者，有关部门积极组织志愿者开展相关健康公益活动。包括以行为陋习劝阻、公共环境清洁、脏乱环境整治为内容的“美丽山东 清洁家园”行动；以倡导卫生防病、健康生活方式、环境保护、低碳生活为内容的“传递健康”公益宣传活动；以疾病防控、预防保健、义诊、巡诊等健康服务为内容的“护佑健康”行动；以微博、QQ群、健康经验分享会、健康自我管理小组等方式发布、交流健康心得的“分享健康”行动等。广泛动员社会公众积极参与“健康山东行动”，促进健康理念和健康知识传播，提高群众健康素养，增强公众的环境意识、文明意识、卫生意识和健康意识，激发社会各界参与爱国卫生运动和“健康山东行动”的积极性和创造性，提升爱国卫生运动及“健康山东”在公众中的影响力。至2013年12月底，共发放各类健康知识手册3万本、健康知识宣传单80万份、健康处方10万份，举办健康讲座300场次，开展义诊活动60次。

第十一编

党群组织与卫生团体

第一章　党群组织

县卫生局党组织认真贯彻执行党的卫生工作的方针政策，充分发挥基层党组织的战斗堡垒作用和党员的先锋模范作用。20世纪70年代以来，县卫生局工会、团委（总支）、妇委会等群团组织，紧紧围绕不同时期全县卫生工作的中心，充分发挥职能作用，促进了全县医疗卫生事业的健康发展。

第一节　中共阳谷县卫生局机关委员会

1985年10月，建立中共阳谷县卫生局机关支部委员会，刘汝斌任支部书记，胡炳民任副书记，林秋亭、刘秋环为委员。1991年8月，卫生局机关支部委员会进行调整，司海民任支部书记，刘汝斌、胡炳民任副书记，林秋亭、刘秋环为委员。2005年1月，经中共阳谷县委县直机关工委批准，建立中共阳谷县卫生局机关委员会，胡柱良任机关党委书记，胡永和任副书记，魏永敏、王学俭、刘士杰为委员。2005年8月，卫生局机关党委调整胡永和为党委书记，魏永敏、王卫平为副书记，王学俭、刘士杰为委员。2006年9月，魏永敏任机关党委书记，王学俭任副书记，布占武、王岱芝、刘世杰、李贵民为委员。2013年年底，县卫生局机关党委下设1个党总支、7个党支部。其中卫生局机关设有办公室联合党支部、疾控科联合党支部和离退休党支部，共有中共党员66人，其中女党员14人。

一、制度建设

县卫生局机关党委成立后，切实加强制度建设，使机关党建工作保持制度化、规范化，有力地促进了党员干部作风的转变，为卫生改革与发展提供了坚强的组织和思想保证。

（一）党员思想教育制度　在做好党员经常性思想教育工作的基础上，机关党委推出了《领导干部与党员群众交心谈心制度》，规定做到“九个必谈”：布置重大工作时必谈，调整岗位时必谈，干部改非、离退休时必谈，考核考察后必谈，表彰奖励时必谈，遇到困难、挫折时必谈，出现矛盾时必谈，接到信访时必谈，受到批评、处分时必谈。

（二）三会一课制度　局机关党委坚持党的“三会一课”制度。坚持每季度召开1次支部党员大会，每月召开1次支部委员会，每月至少召开1次党小组会，党支部每季度上1次党课，组织党员开展党的基本理论、基本知识、基本路线学习教育。使广大党员不断增强党性观念，在医疗卫生岗位上发挥表率作用。

（三）党务公开制度　召开党员领导干部民主生活会，邀请普通党员代表列席；征求的意见及整改措施落实情况在一定范围通报并接受党员评议；党支部年度工作计划和总结向党员大会报告；干部考核、干部任职、发展党员、党员转正、党费收缴情况等事项及时向党员、群众公示并接受群众监督。

（四）发展党员制度　发展党员工作严格按照党章和《中国共产党发展党员工作细则（试行）》的规定，认真贯彻“坚持标准、保证质量、改善结构、慎重发展”的方针，有领导、有计划地进行。发展党员坚持入党自愿和个别吸收的原则，成熟一个，发展一个。党支部制定发展党员的工作计划，做到每半年讨论一次组织发展工作，重视入党积极分子队伍的培养和教育，按组织发展程序不断向党组织输送新鲜血液。

二、主题教育活动

（一）保持共产党员先进性教育活动

2005年3月，根据县委部署，局机关全体党员深入地开展保持共产党员先进性教育活动，围绕加快事业发展、提高群众满意程度和增强党组织的战斗力，攻弱点、破难点，真抓实干，切实维护群众的健康权益，使先进性教育活动取得明显实效。局机关党委一班人先学一步，带头学习，带头撰写心得体会，带头查、摆问题，带头开展批评和自我批评。同时，在局机关深入开展了争创学习型、干事型、服务型、创新型、廉洁型“五型”机关活动，为全县卫生系统开展先进性教育活动作出了表率。建章立制，狠抓落实，进一步建立完善党员长期受教育、永远保持党组织和党员先进性的长效机制。

（二）社会主义荣辱观学习活动

2006年，局机关党委带领机关全体党员深入开展学习贯彻社会主义荣辱观活动，举办报告会、研讨会2次，召开座谈会3次，征集学习心得体会60余篇，并切实做到了“五个结合”，一是把社会主义荣辱观教育与本单位、本岗位工作实际和个人的思想道德观念紧密结合；二是与当前开展的学习贯彻党章活动紧密结合；三是与深入开展精神文明建设、医疗卫生单位的文化建设紧密结合；四是与努力缓解群众看病难、看病贵问题，为群众提供满意的医疗卫生服务紧密结合；五是与加强党风廉政建设和干部队伍建设紧密结合。

（三）深入学习实践科学发展观活动

2009年，根据县委关于“深入学习实践科学发展观活动”的工作部署，县卫生局机关党委成立领导小组，设立活动办公室，按照“党员干部受教育、科学发展上水平、人民群众得实惠”的总体要求,紧紧围绕“着力破解卫生事业发展难题，推动阳谷卫生事业又好又快发展”的主题，加强理论学习，突出实践特色，深入总结经验，切实查找不足，认真进行整改。召开座谈会5次，征求意见建议10条。机关党委将征求到的意见建议报告局党组，为党组决策提供了依据。

第二节 阳谷县卫生局工会委员会

1978年2月，建立阳谷县卫生局工会委员会。此后，根据县总工会要求，医疗卫生单位陆续设立工会组织。至1985年年底，卫生系统共有工会组织24个，会员1875人，占职工总数的91%，各单位均配备专(兼)职工会主席或副主席。2013年，全县卫生系统共有工会组织27个，工会会员2640人，占职工总数95%,配备专(兼)职工会主席27人，工会干部35人。县人民医院、中医医院、妇幼保健院、疾病预防控制中心工会设立女职工委员会，同时，建立了职代会。2008年—2013年，卫生局工会连续6年被评为全县“工会工作先进单位”。

县卫生局工会的主要职能是：积极配合局党组、县总工会和有关部门，对职工进行思想、法制和职业道德教育，加强遵纪守法、廉洁奉公和全心全意为病人服务的教育；指导和帮助基层单位工会履行各项职能，发挥工会的民主参与和民主监督作用，履行工会的维权职能；开展职工互助互济活动，协助做好职工生活困难补助，协同有关方面做好女职工劳动保护工作；组织职工开展劳动竞赛、合理化建议、工作创新和团体协作活动。促进职工不断提高自身业务素质和专业技术水平。总结推广先进人物事迹和经验；组织职工开展多种形式的文化体育活动，丰富职工的业余文化生活，促进职工身心的健康发展；承担局党组和上级工会交办的其他事项。

1984年3月，阳谷县卫生局工会设专职工会副主任，1994年6月设专职工会主席，为副科级领导职务(任职情况见第一编第一章)。2006年9月，卫生局工会增设副主席。县卫生局工会副主任、副主席任职情况见表11-1-1。

1984—2013年阳谷县卫生局工会副主任、副主席任职情况表

表11-1-1

姓名	性别	职务	任职时间	籍贯
张兴仁	男	副主任	1984.03—1994.06	七级镇张庄村
雷玉东	女	副主任	1986.04—1992.09	七级镇周堂村
李贵民	男	副主席	2006.09—2009.01	西湖镇白庙村
布占武	男	副主席	2006.09—2009.01	大布乡东布村
刘 珍	女	副主任	2011.09任职	侨润街道司营村

卫生局工会委员会在县总工会和卫生局党组的领导下，把贯彻落实上级总工会的工作部署与医疗卫生工作实际相结合，围绕提高职工队伍思想和业务素质，维护职工合法权益，丰富职工的业余文化生活开展活动，对于促进全县医疗卫生事业的发展发挥了作用。

一、职工教育

20世纪80年代初期，卫生系统接班顶替的新职工多，文化水平普遍偏低，卫生局工会积极配合局党组组织各医疗卫生单位开展青年职工文化补课活动，协助医疗单位抓好医院管理，实施人才、技术骨干及专业技术人员培训，提高了医疗技术质量。

1985年，在卫生系统开展了“假如我是一个病人”医患换位思考活动，通过开展活动，广大职工的职业道德、服务态度和服务水平明显提高，患者满意率90%以上。

1995年，根据上级要求，县卫生系统工会认真组织开展“二五”普法教育学习活动，学习劳动法、工会法、选举法、行政诉讼法、食品卫生法等法律法规，通过学习，提高了干部职工的法律意识和学法、用法、遵纪守法的自觉性。

1995年3月，根据县总工会、劳动局的统一安排，县卫生局工会组织6个基层工会的300名职工参加了劳动法知识竞赛，成绩均在80分以上。

1995年9月，县卫生局工会组织县直医疗单位工会干部到孔繁森纪念馆参观学习。通过参观学习，工会干部深受启发和教育，表示以孔繁森同志为榜样，加强作风建设，牢固树立“爱党、敬业、廉政、为民”的观念，为卫生事业发展多做贡献。

2001年10月27日，新工会法颁布实施。根据县总工会安排，每年10月25日至11月25日、10月25至10月31日、10月27日，分别为工会法宣传月、宣传周、宣传日。卫生系统各工会组织充分利用宣传栏、学习园地、印发宣传材料等形式大力宣传工会法。

2003年工会法宣传月期间，县卫生局工会选派3名职工参加县总工会举办的“阳谷宾馆杯”工会法、劳动法知识竞赛，获得优秀组织奖。

2005年，卫生系统广泛开展了“创建学习型组织，争做知识型职工”活动。当年职工参加大专培训的117人，在岗培训837人，中医培训560人，全面提高了职工的业务素质。2006年2月，汪鲁华、孟凡博、吴强、王新、张丽君被县卫生局评为“创建学习型组织，争做知识型职工”活动先进个人。

二、劳动竞赛和评先树优活动

20世纪80年代以来，卫生局工会认真开展评先树优和县级及以上劳模培养推荐工作。1995年首次评选县级劳模，全县共49人，其中，卫生系统3人。至2013年年底，卫生系统共有32人获县级和县级以上劳动模范或劳动奖章。

1988—1994年，根据卫生局党组的安排，相继开展了百日优质服务竞赛，学习赵雪芳、寇怀刚等一系列活动，先后涌现出先进个人314人。共收到锦旗、表扬信等各种社会表扬1413件次，涌现出受县委、县政府以上党政机关表彰的先进个人256人。

1995—1999年，继续加强医德医风建设，相

继开展了“医风万人评”、“三学三看”活动，“十佳科室长、十佳护士“评选活动，先后涌现出先进个人200多人，其中，省部级表彰3人，县级表彰197人。

2003年10月23日，县医院杨景随被评为阳谷县首届“十大杰出职工”。

2005年10月，县中医院被评为阳谷县第二届职业道德建设先进单位；县医院张庆恩被评为第二届“阳谷县优秀职工”；县医院王凤清被评为阳谷县第二届职业道德建设“十佳标兵”；

2006年、2009年，组织开展了阳谷县第一届、第二届“十佳名医”“天使之星”评选活动，共评选出“十佳名医”20名、“天使之星”20名。通过评选活动，在全县卫生系统形成了一个比学赶帮的良好氛围。

2009年，围绕“三好一满意”和“医院管理年”活动，通过开展专业练兵，加强“三基三严”训练，开展护理知识、医院感染知识、急救知识展示比赛，创先争优，比服务、比技术、比贡献等一系列活动，激发了广大职工钻研业务、学习知识、争创一流的工作热情，为全县卫生事业的发展做出了积极贡献。

2013年8月11日，县卫生局与县总工会联合举办全县妇幼人员妇幼健康知识技能(围产保健、儿童保健、妇女保健)竞赛，经过各医疗单位积极组织，层层选拔，最终确定56人参加县竞赛。其中：16人参加围产保健知识技能竞赛，20人参加儿童保健知识技能竞赛，20人参加妇女保健知识技能竞赛。经过激烈角逐，三个竞赛项目分别评出一等奖1人，二等奖2人，三等奖3人。获得一等奖者同时授予“富民兴阳”劳动奖章。

三、院务公开与民主管理

2007年3月21日，县卫生局转发《山东省卫生厅关于推行医院院务公开实施意见》,各医疗卫生单位成立了党政主要负责人、纪检、工会和有关职能科室负责人参加的院务公开领导小组，负责院务公开工作的领导和组织实施，动员广大职工充分行使民主权利，积极参与院务公开。

各医疗单位在门诊、病房以及公众服务窗口等明显位置设立了公开专栏、宣传橱窗、电子大屏幕公告栏，设立院务公开查询、投诉电话和信箱等。在内部公开方面，充分发挥职工代表大会的协调、监督作用，采用医院办公局域网、院务公开栏、院情发布会、党政工联席会、职工座谈会等形式进行公开。

四、文体活动

20世纪90年代以来，县卫生局工会每年组织参加县总工会举办的庆“五一”文艺会演、职工消夏文艺晚会、职工书画展、篮球赛、乒乓球赛、智力牌大赛、拔河比赛、长跑比赛等文体活动。

1997年6月25日晚，卫生局工会组织卫生系统职工90人参加县总工会在县体委灯光球场举办的“庆七一，迎回归”千人大合唱。2001年“七一”前，组织卫生系统职工100多人参加纪念中国共产党成立八十周年歌咏比赛，获得优秀奖。2012年5月11日，卫生系统在县人民医院四楼大会议室成功举办了庆祝“5·12”国际护士节文艺会演。

2000年，卫生局孙彩、徐青、邢杰代表卫生系统参加聊城市“科霸杯”职工乒乓球比赛并进入男子单打前八名。2005年11月，孙彩、谷长成等参加阳谷县“全友杯”第二届职工乒乓球比赛，谷长成进入男子单打四强。2006年10月，组织卫生系统70余名职工参加“金蔡伦杯”全县庆千年千名职工长跑比赛，获得优秀组织奖。2007年，组建卫生系统篮球队，参加县总工会、县体育运动办公室举办的职工篮球赛。2009年，卫生系统80人参加了“电业杯”全县“迎全运”千名职工长跑比赛，翟长达获得第六名，卫生局工会获优秀组织奖。2010年，组织男、女两个代表队参加了全县职工拔河比赛，获得优秀组织奖。

五、困难职工救助与“献爱心”活动

1988年以来，每年春节前夕，卫生局工会均组织开展慰问困难职工和离退休人员活动。通过开展困难职工调查，了解职工的困难状况，扎实开展探病访故、济困扶贫工作。2013年年底，共建立困难职工档案60多份，实行实名制帮扶，累计帮扶困难职工300余人次，发放慰问金5万余元。

2006年，组织职工为急性心脏病患者袁爱斌捐款5000元。2008年，组织卫生系统职工为疾控中心肾病患者陈怀博捐款31260元。2006年4月，县卫生局工会、县红十字会办公室组织职工为张秋镇鳏寡孤独老人捐助新农合资金2万元。

1993年起，按照县总工会的要求，卫生系统每两年为女职工健康查体一次，费用由所在单位负担。至2013年，累计查体2000多人次。

2006年4月起，卫生局工会每年为卫生系统县以上劳模和退离休干部职工免费进行一次健康查体，费用由所在单位承担。

2008年，"5·12"汶川大地震发生后，组织卫生系统劳模为灾区捐款12000元，为灾区人民献上一片爱心。

2013年4月，按照中共阳谷县委办公室、阳谷县人民政府办公室《关于劳动模范享受荣誉津贴的实施意见》，落实劳模荣誉津贴待遇。县劳动模范每人每月40元，市劳动模范每人每月60元，省劳动模范每人每月80元。

第三节　阳谷县卫生局妇委会

1988年，成立阳谷县卫生局妇委会。其主要职能是：在县妇联的领导和卫生局党组的指导下，宣传贯彻党和国家有关妇女儿童工作的法律、法规和政策，维护妇女儿童合法权益；负责对卫生系统女职工进行"自尊、自信、自强"教育，开展"巾帼建功""五好文明家庭"创建活动；弘扬家庭美德、职业道德和社会公德；配合工会、团委开展文化体育活动。加强对女职工的教育培训，提高卫生系统女职工队伍的综合素质，培养和造就一支有理想、有道德、有文化、有纪律的女职工队伍。

一、"双学双比"活动

1989年，在卫生系统女职工中开展了"双学双比"（学文化、学技术、比成绩、比贡献）竞赛活动。县卫生局成立"双学双比"竞赛活动协调小组，负责卫生系统"双学双比"活动的协调和指导。1994年，在全系统开展了继续医学教育活动，有39名女职工获得函授毕业证书。2000年，以提高女职工科技文化素质为目标，以科技培训为抓手，积极实施"巾帼科技工程"，全系统共计培训女职工500余名，提高了女职工的技能水平。至2013年年底，共发放科技书籍3000余册，科技宣传资料6000余份，举办各级各类新技术培训班68期。涌现出各级"双学双比"女能手18人，局妇委会被县妇联表彰为"双学双比"先进组织。

二、"巾帼建功"活动

1991年以来，妇委会组织全系统女职工开展"学政治、学文化、学科学、学技术、学管理、比思想、比质量、比服务、比成绩、比贡献"的"巾帼建功"活动。通过开展教育培训、岗位练兵、知识竞赛、演讲比赛、文体比赛等，丰富了活动内容。2002年，有3名女职工参加了县妇联举办的"巾帼建功"十年成果演讲比赛，并取得优异成绩。局妇委会每年组织女职工参加县妇联举办的岗位读书、知识竞赛答题活动。2006—2013年，全系统共有10个单位、200余人次参加巾帼文化节、巾帼建功演讲比赛和巾帼风采消夏晚会等活动。至2013年年底，涌现出市级巾帼示范岗6个，县级巾帼示范岗13个。县级"巾帼建功"标兵7人，"三八红旗手"11人。

局妇委会以"五好文明家庭"创建活动为抓手，开展了"尊老敬老献爱心""妇女思想道德大家谈""家庭决绝邪教、妇女倡导文明""美在家庭""家庭助廉"、评选"文明家庭示范户"等系列活动。2001年，组织6名妇委会主任考察学习莱西市创建"美在家庭"示范户经验，深化"五好文明家庭"创建活动。2005年，结合"和谐阳谷"创建活动，创新活动裁体，开展了评选"五好文明家庭""平安家庭""和睦家庭""节约家庭""美好家庭"等活动。至2013年年底，全系统共涌现出省、市、县各级"五好文明家庭"8户，"爱书家庭"9户，"平安家庭"4户，"和睦家庭"10户，"卫生家庭"11户，"节约家庭"8户，"好婆婆"5人，"好媳妇"8人。

1995年以来，按照县妇联统一部署，组织开展了"阳谷健康新苗""优秀春蕾""阳谷好家长好儿童""十佳"艺术小能手评选活动，积极发动卫生系统职工的适龄子女参加儿童才艺大赛、书画大赛、少儿文化艺术节、健康宝宝风采展示、幼儿趣味运动会等活动，促进儿童德、智、体全面发展。卫生系统先后涌现出“阳谷健康新苗”20余名、“阳谷好儿童”9名、“阳谷好家长”5名。

局妇委会利用“三八”妇女节、“六一”儿童节和《中华人民共和国妇女权益保障法》《中华人民共和国妇女儿童权益保护法》《中华人民共和国婚姻法》颁布纪念日等，广泛开展宣传日、宣传周、宣传月活动。通过设置宣传咨询台、发放宣传资料、举办知识竞赛等活动，宣传有关保护妇女儿童权益的各项政策法规。

2006年8月，县卫生局妇委会经过层层筛选，选出3名思想觉悟高、业务能力强、形象气质佳、精神风貌好、语言表达能力强的女职工，参加了县委宣传部、县妇联、县计生局、县文化局、县广电局联合举办的“信合杯”巾帼建功演讲大赛，中医院儿科护士张浩荣获三等奖，卫生局职工乔静、疾控中心职工秦艳获优秀奖。

第四节 共青团阳谷县卫生局委员会

1974年，成立卫生局团总支。1999年，县卫生局设立团委。1974—2013年，先后有贺玉楼、王立新、刘秋环、王路军、刘春青、牛忠岷、李贵民、王文婷、郝洪涛等9人担任团总支书记或团委书记。

卫生局团委积极发挥党的助手作用，紧紧围绕党的中心工作，坚持“服务青年、服务社会”的导向，引导他们在各自工作岗位积极进取。同时采取多种形式，组织团员青年开展适合青年特点的各项活动，增强团组织的凝聚力和号召力。

一、青年志愿者服务活动日

每年“3·5”青年志愿者服务日期间，卫生局团委组织广大团员、青年开展学雷锋活动，走上街头进行义诊和健康咨询活动，受益人数累计达3万余人次，受到广大群众的热烈欢迎。清明节前后，组织青年医护人员，前往革命烈士公墓敬献花圈，缅怀革命先烈，激发团员青年爱国热情。结核病日、爱眼日、高血压病日组织专题讲座50余次，开展义务健康服务70余次。坚持在“12·1”世界艾滋病宣传日集中开展宣传活动，并发放宣传资料2万余份。

二、送医下乡活动

1999年以来，卫生局团委组织县医院、县中医医院、妇幼保健院、疾病预防控制中心等各医疗卫生单位的青年医务人员定期到农村、工厂、学校、街头开展义务诊疗活动，开展健康快车活动，到敬老院、贫困乡镇、村，开展为老人免费查体活动，免费送医下乡500余次。组织团员、青年进村入户发放健康手册，宣传卫生科普知识。

三、青年岗位建功成才活动

局团委鼓励团员青年岗位建功成才，引导团员青年立足岗位，提高技能，带头树立良好的社会道德风尚，积极参加“创先争优”、“两好一满意”等活动。2000—2013年，卫生系统涌现出省、市、县各级青年文明号32个，青年岗位能手35名。

第二章　卫生团体

1948年以来，阳谷县先后建立了中西医联合会（简称医联会）、红十字会、卫生工作者协会（简称卫协会）、医药卫生协会、农村卫生协会、医学会等卫生团体。各学会、协会认真组织会员开展学术研究和学术交流活动，有效促进了全县医疗技术水平的提高。县红十字会以发扬“人道、博爱、奉献”的红十字精神为宗旨，在备灾救灾、社会救助、无偿献血、卫生救护等方面发挥了重要作用。

第一节　医联会与卫协会

1948年，阳谷县建立中西医联合会（简称医联会），医联会主任由县民政科科长兼任。1949年10月设立阳谷县卫生科后，县医联会主任由县卫生科科长兼任，设副主任2人，委员10人，多由联合诊所的所长组成。1950年后，各区相继建立医联会分会。

1952年，医联会改为卫生工作者协会（简称卫协会），其主要职责是：团结中西医药卫生人员开展政治业务学习，提高思想觉悟和业务水平；在党委、政府的领导下，协助贯彻执行各种政令，推进医药卫生事业，增进人民健康；协助政府进行卫生人员业务上的监督管理，如组织与办好联合诊所，推行区域责任制，协助政府分配战勤、防疫、保健等任务，开展卫生宣传教育等。阳谷县医联会、卫协会及各区分会在协助政府宣传贯彻政策，团结中西医，开展医药卫生工作，保护人民健康方面发挥了重要作用。但由于卫生主管部门放松了卫协会的领导等原因，1958年后，县、区卫协会相继解散。

第二节　学会 协会

1982年5月，建立阳谷县医药卫生学会。1990年，建立阳谷县农村卫生协会。2007年，恢复建立阳谷县医学会。各学会、协会按照各自的《章程》，认真履行职责任务，广泛开展学术交流，积极引进和推广先进技术，在全县医药卫生事业发展中发挥了重要作用。

一、阳谷县医药卫生学会（1982年）

理事长：姜云峰

副理事长：史永焕　刘永祜　马学东

秘书长：孙亚先

副秘书长：于福海

理　事：葛春海　陆加全　马洪瑞　李克芬　王之洲　张世栾　周长俊　蒋建宁　魏洪奎　孙维序　姜佃英　丁丽芳

二、阳谷县农村卫生协会（1990年）

名誉会长：柴保柱（副县长）　马安顺（县政府调研员）

会　长：魏翊德（县卫生局局长）

副会长：郑继奎（县卫生局副局长）　刘汝斌（县卫生局副局长）

秘书长：徐俊本（县卫生局业务科长）

理　事：王书贵　吴春宪　杜保臣　张凤仪　杨心宽　刘繁智　赵　伟　颜廷常　王保学　李明坤　王希智　冯洪臣

张承善　石清福　王广洲
左绍坤　高承堂　王会圆
王文生　魏月申　布汝文
国金运　穆玉喜　崔行功
张法山　汤庆山　闫广柱
丁业全

副秘书长：高存平　王岱芝　布占武
王路军

三、阳谷县医学会（2007年）

名誉理事长：万开义

理 事 长：刘士学

副理事长：杨景随　钟慎清　陈仁洪
党安森　魏相道　王新鹤

秘 书 长：董佰江

副秘书长：张义元

常务理事：梁加旭　臧长忠　魏禄浩
郑　敏　胡玉坤　张小勇
刘兰瑞　张宪达　杨学敏
王希智　邢传军　贾广瑞
郑　斌　朱福席　周绍功
朱贵来　符鲁昌　王学利
孙彩春　丁兆泗　杜存旭
孟继武　李淑芳　李爱玲
赵月清　田思涛　闫忠华
孙宽斌　李文刚　李　静
王凤清

第三节 阳谷县红十字会

1988年4月，经聊城地区红十字会批准，设立阳谷县红十字会。阳谷县红十字会设立以来，根据《中华人民共和国红十字会法》《山东省实施〈中华人民共和国红十字会法〉办法》以及《中国红十字会章程》等法律法规，适时调整理事会成员，努力加强基层红十字会建设，大力倡导“人道·博爱·奉献”精神，积极组织开展备灾救灾、卫生救护、社会救助、无偿献血、遗体器官捐献等活动。2013年年底，全县拥有基层红十字会组织32个，团体会员单位36个，会员8200人。累计开展募捐活动12次，募捐款物83.42万元，接收、分发上级救灾救助款物12批次，共63.44万元。开展卫生急救培训81期次，培训8060人。参加无偿献血9510人次，献血量 285.3万毫升。遗体捐献志愿者报名登记4例，实施遗体捐献1例。1994年4月，阳谷县红十字会被评为“山东省红十字先进集体”；1996年9月，被评为“中国红十字会先进集体”；2001年6月，被聊城市精神文明建设委员会和聊城市无偿献血工作委员会评为“2000年度无偿献血工作先进集体”；2001年11月，被山东省人事厅、红十字会评为“全省红十字会系统先进集体”；2006年12月，被评为山东省红十字会“信息宣传工作先进单位”；2009年3月，被聊城市红十字会授予“支援（2008年5·12）四川抗震救灾先进集体”；2013年度被评为“全省红十字会组织建设与信息统计工作先进集体”。

一、红十字会组织

（一）阳谷县红十字会理事会

1. 阳谷县红十字会第一届理事会

1988年4月28日，阳谷县红十字会召开第一届第一次会员代表大会。会议选举产生了阳谷县红十字会第一届理事会，聘请县委副书记董金刚为名誉会长，选举副县长方鸣为会长，杨知重（县人大常委会副主任）、李印奎（县政协副主席）、张金让（县委统战部副部长）、魏翊德（县卫生局局长）、郑继奎（县卫生局副局长）、刘汝斌（县卫生局副局长）、郑兆寅（县卫生局副局长）、曲淑英（县民政局副局长）、李金山（县财政局副局长）、郭怀玉（县教育局副局长）、刘永祜（县卫生局调研员、主任医师）为副会长。刘汝斌兼任秘书长。葛庆才、张兴仁为副秘书长。会议选举理事60人，常务理事30人。

2. 阳谷县红十字会第二届理事会

1996年10月15日，在县政府五楼会议室召开阳谷县红十字会第二届会员代表大会，方鸣作了题为《八年来的工作回顾》的工作报告。聘请县委副书记、县长王传斌为名誉会长，方鸣、马安顺为名誉副会长，选举副县长杨吉德为会长，陈贵昌（县人大常委会副主任）、孟昭海（县政协副主席）、张占魁（县卫生局局长）、董祥聚（县委统战部副部长）、曹保民（县政府办公室副主任）、刘繁智

(县卫生局副局长)、亓协宪(县民政局党组书记、副局长)为副会长。刘繁智兼任秘书长，张金锁、吴春宪、王保学为副秘书长。会议选举常务理事30人。

1998年9月3日，县红十字会第二届常务理事会鉴于理事会成员工作变动较大的情况，对第二届理事会成员进行了调整。调整后，县委副书记、县长张同村为名誉会长，方鸣、马安顺为名誉副会长，副县长杨吉德为会长，廉庆福（县人大常委会副主任)、陈明诰(县政协副主席)、王兆珍(县卫生局局长)、曹保民(县政府办公室副主任)、国兆香(县卫生局党组书记、副局长)、王文水(县财政局副局长)、李金聚(县教委副主任)、张晓东(县民政局副局长)为副会长。国兆香兼任秘书长，张金锁、王保学为副秘书长。常务理事14人。

3. 阳谷县红十字会第三届理事会

2005年1月28日，在县政府会议室召开阳谷县红十字会第三届会员代表大会，王兆珍作了《第二届理事会工作报告》，会议选举副县长苏永侠为会长，王兆珍（县卫生局局长）为常务副会长,张目军(县政府政研室副主任)、万开义(县卫生局副局长)、王文水(县财政局副局长)、魏东存(县委宣传部副部长)、王荣杰（县人事局副局长)、薛春杰(县委统战部副部长)、商梦田(县委组织部办公室主任)、宋风河(县公安局政委)、李明(县民政局副局长)、陈功兰(县教育局副局长)、宋福玉(县经贸局副局长)、李明锁(三山集团董事长)、陈立仁(阳谷蔡伦纸厂厂长)、赵峰(县供电公司工会主席)为副会长。牛钟岷任秘书长。

4. 阳谷县红十字会第四届理事会

2012年4月20日，在阳谷县人民医院四楼会议室召开阳谷县红十字会第四届会员代表大会。会议宣读了县委书记田中俊、县长何宪卓的贺信，县委副书记崔新乐、副县长杨廷军分别讲话，王庆森作了《第三届理事会工作报告》。会议选举杨廷军(副县长)为会长，王庆森(县卫生局局长)为常务副会长，赵利华(县政府办公室工会主席)、李连军(县政府调研室副主任、祥光工业园区副主任)、魏永敏(县卫生局副局长)、魏广海(县民政局局长)、王善生(县财政局副局长、国资办主任)、谢红冰(县委宣传部副部长)、李韶辉(县人社局副局长)、李亚(县委组织部办公室主任、老干部局副局长)、李雷(县公安局副局长)、朱耀庭(县教育局副局长)、杨国庆(县交通局副局长)、刘学景(新凤祥控股有限公司董事长)、徐怀谦(景阳冈酒业有限公司总经理)、陈立仁(金蔡伦有限公司总经理)、臧爱民(县税务标志服装厂厂长)、郝继民(齐鲁电缆有限公司总经理)、李明锁(三山集团董事长)、孟宪壮(景阳冈养猪合作社社长)、赵峰(县供电公司副经理)、杨景随(县人民医院院长)、李文刚(县中医医院副院长)为副会长。杨桂芳(县红十字会办公室主任）为秘书长。会议选举常务理事48人。

(二)阳谷县红十字会办事机构

1988年成立阳谷县红十字会之初，设立红十字会办公室，为县红十字会办事机构，配备专职副秘书长1人，办公室副主任1人，干事1人。

1989年7月27日，阳谷县编制委员会印发《关于建立阳谷县红十字会办公室的批复》，明确红十字会办公室为股级事业单位，隶属卫生局领导，编制7人，其中行政人员3人，技术人员4人。2013年，红十字会办公室共有专职工作人员3人。

(三)基层红十字会组织

1988年4月，县政府命名县人民医院为红十字会医院，城关卫生院为红十字会卫生院，县第一中学、第三中学为红十字会中学，县实验小学为红十字会小学。1989年9月至10月，翟庄乡、七级镇、石门宋乡、高庙王乡、阳谷镇、十五里园乡、四棚乡先后建立了乡镇红十字会组织。至1997年，全县21个乡镇和10个县直单位建立了基层红十字会，发展会员12775人。1997年9月20日，阳谷县卫生局、红十字会公布了21个乡镇红十字会办公室主任和8个卫生医疗单位的红十字会负责人。2002年，县计划生育局、县物价局先后成立红十字会。2005年，县教委、团县委、县卫生局及县红十字会联合组建了“阳谷县红十字青少年工作委员会”。2006年6月18日，设立“阳谷县红十字会医院”，实行独立核算，自负盈亏。

2012年3月，阳谷县人民政府办公室印发《关于做好乡镇红十字会换届工作的通知》，各乡镇、街道于2012年4月顺利完成了换届工作，县红十字会对各乡镇、街道选举产生的红十字会名誉会长、会长、常务副会长、副会长、秘书长及时进行了批复和公布。至2013年年底，全县共有基层红十字会组织 18 个，会员单位32个，会员2650 人。

二、红十字会工作

（一）卫生救护培训

遵照救死扶伤、实行人道主义的宗旨，县红十字会认真开展卫生救护培训工作。

2000年，县红十字会与卫生、交通、公安等部门密切配合，对4280名汽车驾驶员进行了卫生救护知识的培训。2001年，县红十字会与农机监理等部门配合，对拖拉机、农用车驾驶员进行了卫生救护知识培训，共培训3650人。通过培训，使广大驾驶员基本掌握了止血、包扎、固定、搬运和现场心肺复苏等初级卫生急救知识，并给1000余名汽车司机配备了急救包。

2012年8月，县红十字会联合县疾病预防控制中心，在县人民医院会议室，对130名卫生系统的干部职工及乡村医生进行了卫生应急救护师资培训，主要内容包括：创伤救护及意外伤害院前急救、心肺复苏和突发中毒事件卫生应急处置等。通过培训，对卫生应急救护知识的宣传和普及发挥了主要作用。

（二）备灾救灾

1994—1995年，阳谷县南部乡镇连续两年发生暴雨、龙卷风、冰雹等严重的自然灾害，给人民的生产、生活造成极大损失。县红十字会作为“扶危济困，救死扶伤”的社会团体，每逢灾害发生后，县红十字会都迅速深入受灾第一线，了解受灾情况，并及时向上级红十字会汇报，争取国家总会、省红会及国际红会的大力援助。1994—1995年，县红十字会争取上级红十字会救灾物资价值21万余元。1996—2001年，聊城市红十字会拨付救灾物资价值12.11万元。2009—2012年，接受省、市红会为我县划拨救灾救助物资30.44万元。县红十字会及时将救灾物资分配到受灾乡镇贫困群众手中。

1998年7~8月份，长江、松花江流域发生特大洪水灾害，县红十字会精心组织，统一安排，在全县开展了募捐活动。共募集棉被、棉衣、毛衣1653件，募集捐款5820元。2001年新疆、内蒙古地区发生暴风雪灾害后，县红十字会组织募捐棉被520床，衣物2200件，募集捐款12.02万元。2004年底，为南亚印度洋地震海啸灾区募集捐款5.4万元。

2008年5月12日，四川省汶川发生里氏8.0级强烈地震，造成重大人员伤亡和财产损失。根据上级红十字会和县委、县政府安排，县红十字会迅速行动，向社会发出倡议。阳谷人民迅速响应，纷纷捐款捐物，向灾区人民伸出援助之手。县红十字会在红会办公室设立募捐站，在县乡机关单位设立募捐点。县红十字会设立“爱心榜”，定期通报募捐情况。至5月28日，县红十字会募集捐款30.997万元，募捐衣物、文具等折款6800元。县红十字会按规定将款物及时上缴上级红十字会。2008年5月四川大地震阳谷县红十字会接受各界捐款情况见表11-2-1。

2008年5月四川大地震阳谷县红十字会接受各界捐款情况一览表

表11-2-1 单位：元

捐款单位	捐款数额	捐款单位	捐款数额
华泰化工有限公司	40485	十五里园镇卫生院	2600
县卫生局机关	6350	张秋镇卫生院	4350
县广电局	6850	七级镇卫生院	3450
县质监局	3400	聊城安泰单采血浆有限公司	2850
山东舜天信诚会计事务所阳谷分所	2000	县医药公司	2610
新华书店	2500	闫楼镇卫生院	2650

续表 11-2-1

捐款单位	捐款数额	捐款单位	捐款数额
县体委	2400	阳谷河务局	4850
县卫校	2850	县中医医院	15000
县妇幼保健院	5100	西湖乡卫生院	1550
县工商局	6320	阳谷博爱医院	2000
县房管局	4650	章丘眼镜行	1000
县法院	24950	教委南邻三中面包房	500
风湿类风湿病医院	3500	高庙王乡卫生院	1350
千禧龙（前厅)	312.1	第三人民医院	3900
县人民医院	27000	大布乡卫生院	1400
县执法局	3800	第二实验小学	5250
阳谷恒信机械设备有限公司	1000	第二职业中专	8610
县工商银行	1380	石佛镇卫生院	1750
阳谷交警大队	7810	魏兰芳	100
县供电公司	35800	阳谷景阳冈老陈酿经销处	1000
县第二人民医院	3100	山东阳谷鑫锐包装有限公司	2208
县传染病医院	1280	范乡海卫生院	1310
县疾控中心	4000	定水镇卫生院	1660
阳谷华康医院	1000	李台乡卫生院	4050
第四人民医院	2550	郭屯乡卫生院	600
安乐镇卫生院	3550	王业萍镶牙所	200
阳谷九鑫机械工具有限公司	17120	侨润街道卫生院	2150
阳谷口腔医院	500	阳谷红十字会医院	1710
翟庄乡卫生院	1050	门庄卫生室	200
金阳电力超市二店	515.4	郭店屯乡卫生院	1100
阳谷心脑血管病医院	1150	宋义国门诊部	200
顺河街副食部	400	奥古斯都	50
阳谷三中	2890	新潮面包房	50
甜滋香面包房	100	金尊圣羽	50
合计			309970.5

（三）社会救助

1988年，县红十字会组织了“88”国际体育援助活动。经过充分发动，精心组织，共募集捐款3万余元，按规定上缴国家总会。

1989年春，县红十字会出资4000元，购买了电子琴、手风琴、节目舞衣等物品，由县红十字会正、副会长带领，送到景阳冈酒厂、城关南街、西湖乡、实验小学、县托儿所等单位。

1992年4月，十五里园乡初三学生刘玉敬因患先天性心脏病，急需手术治疗，家庭无力承担高额治疗费用。县红十字会协助十五里园乡红十字会，在全乡干部群众中募集捐款3729元。

1992年4月，高庙王乡东关村崔怀景，因柴油失火，四口之家烧伤三口，急送济南住院治疗，家庭无力支付住院费。县红十字会了解情况后，委派2名工作人员，协助高庙王乡红十字会开展募捐活动，共募集捐款4288元，使病人及时得到救治。

2000年，石佛联校校长王培善患肾炎并发尿毒症急需换肾，向县红十字会求助。县红十字会经过研究，向全社会发起关于向王培善募捐的倡议书。不到一个月的时间，共募集善款12.8万元，为王培善的换肾及手术后治疗提供了经济援助。

2005年9月，县红十字会为白血病患者李志喆、王晓阳募集捐款4.1万余元，使他们得到了及时救治。

2005年12月26日，县红十字会发出《关于为贾秀兰等三名重病患者募集治病捐款的倡议书》，短短两周内共为贾秀兰、陈士军、张士伦三名重病患者募集捐款8.2万元，并及时将募集的善款按照不同患者的病情和家庭经济状况，分送到三名患者手中，为他们及时救治争取了宝贵的时间。

2007年4月，县红十字会组织开展了为尿毒症、白血病患者的募捐活动。县红十字会向各单位、社会各界印发《关于为尿毒症、白血病患者募集捐款的通知》，公布了魏传才、王玉超等13名患者的病情和家庭状况，以及募捐方式、接受募捐地点、募捐热线电话等。这次活动共募集捐款8.3万元。县红十字会按照患者病情，分送到13名患者手中。

2009年，县红十字会、县卫生局在全县卫生系统开展了为母亲提供活体肾源的一名患者募捐活动，仅三天时间就为该患者募集治病善款4.3万元。

2011年至2013年，县红十字会帮助白血病患儿向国家红十字总会申请“小天使基金”6例，到位4例，每例3万元，合计金额12万元。根据山东省红十字会《关于组织开展贫困先心病救助活动的通知》精神，县红十字会救助先心病贫困患者3例，每人救助1万元；根据山东省红十字会、省人社厅、省卫生厅、省残疾人联合会、九三学社山东省委等五部门《关于开展“博爱齐鲁---助残亮康”活动的通知》精神，免费治疗5名白内障患者，为患者减少开支2万余元，受到社会各界好评。

2013年9月，根据聊城市红十字会、聊城市卫生局《关于在全市卫生系统开展重大疾病救助募捐活动的通知》，经县政府同意，县红十字会、县卫生局在全县卫生系统组织开展了“慈心一日捐”活动，所收捐款统一交县红十字会办公室管理，不再参加全县组织的“慈心一日捐”活动。至9月15日，全县卫生系统共募集捐款 10.28 万元。2013年9月全县卫生系统“慈心一日捐”情况见表11-2-2。

2013年9月阳谷县卫生系统“慈心一日捐”情况统计表

表11-2-2

部门分类	单位名称	在职人数	捐款指导数（元）	实际捐款数（元）	完成（%）	捐款时间(月.日)
县直	卫生局机关	92	5000	5000	100	9.05
	县人民医院	602	30200	30200	100	9.06
	县二院	176	9000	2280	25.3	9.12
	县中医医院	287	14500	14500	100	9.09
	县疾控中心	140	7500	2000	26.7	9.09
	县保健院	141	7600	7150	94	9.13
	县卫校医院	71	3600	3400	94.4	9.13
乡镇、街道	博济桥街道社区卫生服务中心	33	1950	1950	100	9.10
	侨润街道社区卫生服务中心	74	3800	2200	57.9	9.11
	狮子楼街道社区卫生服务中心	132	6600	2260	33.3	9.12
	李台镇卫生院	78	4000	3400	85	9.12
	安乐镇卫生院	63	3200	2950	92.2	9.05
	七级镇卫生院	49	2550	1900	74.5	9.11
	张秋镇卫生院	57	2900	2000	67.8	9.10

续表 11-2-2

部门分类	单位名称	在职人数	捐款指导数（元）	实际捐款数（元）	完成（%）	捐款时间(月.日)
乡镇、街道	十五里园镇卫生院	48	2450	2450	100	9.10
	阿城镇卫生院	59	3000	2000	65.6	9.11
	西湖镇卫生院	47	2400	1400	59.6	9.11
	大布乡卫生院	35	1800	1500	83.3	9.09
	石佛镇卫生院	39	2000	1560	78	9.12
	郭店屯镇卫生院	30	1550	1400	70	9.12
	高庙王镇卫生院	24	1250	650	52	9.06
	金斗营乡卫生院	17	900	350	39	9.13
	定水镇卫生院	36	1850	1400	75.7	9.12
	阿城镇范海卫生院	34	1750	1100	63	9.12
	闫楼镇卫生院	58	2950	2150	74.1	9.18
	寿张镇卫生院	33	1750	1650	94.3	9.13
民营医院	阳谷风湿病医院	11	600	600	100	9.13
	阳谷口腔医院	10	500	500	100	9.12
	阳谷红十字医院	10	500	500	100	9.13
	阳谷永康医院	20	1000	1000	100	9.16
	阳谷华康医院	4	200	200	100	9.16
	阳谷博爱医院	10	500	200	100	9.16
	阳谷谷山医院	10	350	350	100	9.15
	阳谷阳光医院	10	500	500	100	9.13
	阳谷关爱门诊	5	100	100	100	9.13

（四）查人转信

1988年红十字会成立至1996年期间，海峡两岸交往逐渐增多，县红十字会先后帮助台胞、台属查找亲人6人，转信19封，走访了七级、石佛、大布、闫楼、范海、城关、阿城，以及河南省台前县的打鱼陈、夹河等11个乡镇，28个自然村，为两岸人员沟通提供了方便。

（五）无偿献血、遗体器官捐献

据不完全统计，阳谷县红十字会成立以来，全县参加无偿献血的9510人次，献血量285.3万毫升。2001年6月，阳谷县红十字会被聊城市精神文明建设委员会和聊城市无偿献血工作委员会评为“2000年度无偿献血工作先进集体”。2011年至2013年年底，全县共有4名遗体、器官捐献志愿者报名登记，其中1例于2012年6月遗体捐献，成功实现了阳谷县遗体捐献零的突破。

（六）宣传教育

自1988年阳谷县红十字会成立以来，红十字会每年在“五八”世界红十字日期间，通过悬挂宣传标语、印发宣传材料、出动宣传车以及广播、电视等媒体宣传红十字运动的起源、宗旨和基本原则，宣传无偿献血的意义，宣传《中华人民共和国红十字会法》等。2004年“五八”世界红十字日期间，副县长、县红十字会长苏永侠发表了《干事创业，加快发展，努力开创阳谷县红十字会事业新局面》的电视讲话，县红十字会组织县城区7家医疗单位开展了义诊活动，出动宣传车1部，悬挂宣传标语26幅，印发宣传材料2400份。

第十二编

荣　誉

第一章 集体荣誉

中华人民共和国成立以来，阳谷县各级党委、政府和医疗卫生机构认真贯彻落实上级关于医疗卫生工作的方针政策，有效保障了全县医疗卫生事业稳步、健康地发展。尤其改革开放30多年来，全县医疗卫生机构在县委、县政府的正确领导下，坚持改革，团结奋进，严格管理，真抓实干，强化服务，提高质量，开拓进取，创先争优，在医疗卫生工作中做出显著成绩，多次受到上级党委、政府和业务主管部门的表彰奖励。

第一节 市厅级以上表彰的先进单位

根据搜集到的资料，1990年以来，阳谷县卫生系统受到市厅级以上表彰的先进单位34个(次)。表彰情况见表12-1-1。

1990—2013年阳谷县卫生系统受市厅级以上表彰的先进单位获奖情况表

表12-1-1

获奖单位	荣誉名称	授奖单位	授奖时间
郭屯乡张堂村卫生室	先进行政村卫生室	山东省卫生厅	1990.03
县中医医院	山东省卫生系统先进集体	山东省卫生厅、人事厅	1992.03
阿城镇卫生院	全省农村卫生工作先进集体	山东省人事厅、卫生厅	1997.01
县卫生防疫站	病毒性肝炎防治先进集体	山东省卫生防疫站	1998.03
县卫生防疫站	食品卫生工作先进单位	山东省卫生防疫站	1998.12
阿城镇卫生院	全省农村卫生工作先进集体	山东省人事厅、卫生厅	2002.12
县人民医院	全市防治非典型肺炎工作先进基层党组织	中共聊城市委	2003.06
县人民医院	全市防治非典型肺炎工作集体二等功	中共聊城市委、市政府	2003.07
县卫生防疫站	全市防治非典型肺炎工作先进集体	中共聊城市委、市政府	2003.07
寿张镇人民政府	全市农村卫生工作先进乡镇	聊城市人民政府	2003.08
县中医医院	山东省第五、六、七、八届消费者满意单位	山东省消费者协会	2004.03—2010
县中医医院	先进基层党组织	中共聊城市委	2004.06
县妇幼保健院	2004—2005年度文明单位	山东省卫生厅	2005
阿城镇卫生院	市级文明单位	中共聊城市委、市政府	2005.03
县中医医院	山东省精神文明单位	山东省文明委	2005.10
县疾病预防控制中心	先进基层党组织	中共聊城市委	2006.06
县红十字会	2006年度信息宣传工作先进单位	山东省红十字会	2006.12
县红十字会	山东省第二次全国残疾人抽样调查先进单位	山东省第二次全国残疾人抽样调查领导小组	2006.12

续表 12-1-1

获奖单位	荣誉名称	授奖单位	授奖时间
县卫生局	全省卫生系统先进集体	山东省人事厅、卫生厅	2007.11
县中医医院	先进基层党组织	中共聊城市委	2008.06
县人民医院	山东省惠民医疗先进单位	山东省惠民医疗先进单位评选委员会	2008.11
县红十字会	支援四川(2008年"5·12")抗震救灾先进集体	聊城市红十字会	2009.03
县中医医院	山东省中医工作先进单位	山东省人事厅、卫生厅	2009.05
县卫生局	山东省疾病控制工作先进集体	山东省卫生厅	2010.02
县红十字会	2010年度全省红十字宣传工作先进单位	山东省红十字会	2010.12
县卫生局	全省卫生系统"两好一满意"示范集体	山东省卫生厅	2011.04
县卫生局	无偿献血工作先进集体	山东省卫生厅	2011.06
县人民医院	山东省百姓满意最佳品牌单位	山东富民强省典范品牌推平宣传组委会	2011.10
县中医医院	水城先峰基层党组织	中共聊城市委	2012.06
县人民医院	山东省消费者满意单位	山东省第九届消费者满意单位创建互动组委会	2012.10
狮子楼街道社区卫生服务中心	山东省社区卫生服务工作先进集体	山东省社区卫生协会	2013.06
县人民医院	山东省优质护理示范医院	山东省卫生厅	2013.07
侨润街道社区卫生服务中心	山东医改新亮点、群众满意度最高医院	山东省发改委山东证券报社	2013.10
县红十字会	2013年度全省红十字会组织建设与信息统计工作先进集体	山东省红十字会	2013.12

第二节 县处级表彰的先进单位

根据搜集到的资料，1994年以来，阳谷县卫生系统受到县处级表彰的先进单位118个（次）。表彰情况见表12-1-2。

1994—2013年阳谷县卫生系统受县处级表彰的先进单位获奖情况表

表12-1-2

获奖单位	荣誉名称	授奖单位	授奖时间
高庙王乡朱施董村卫生室	全市百佳村卫生室	聊城地区卫生局	1994.02
郭屯乡张刘村卫生室	全市百佳村卫生室	聊城地区卫生局	1994.02
县卫生防疫站	1996年度卫生工作先进集体	聊城地区卫生局	1996.12
县卫生防疫站	全市卫生防病工作先进集体	聊城市卫生局	2001.02
县中医医院	全市卫生系统十佳医疗卫生单位	聊城市卫生局	2001.03
阿城镇卫生院	全市卫生系统十佳乡镇卫生院	聊城市卫生局	2001.03
县中医医院	先进党支部	中共阳谷县委	2002.06
县中医医院	市职业道德建设先进单位	聊城市总工会	2002.12
县中医医院	全县助残先进单位	阳谷县人民政府	2003.04
县中医医院	全县防治非典型肺炎工作先进集体	中共阳谷县委、县政府	2003.08
县卫生防疫站	全市农村卫生工作先进集体	聊城市人事局、卫生局	2003.08

续表 12-1-2

获奖单位	荣誉名称	授奖单位	授奖时间
县卫生防疫站	全县防治非典型肺炎工作集体三等功	中共阳谷县委、县政府	2003.08
县妇幼保健院	全县防治非典型肺炎工作先进集体	中共阳谷县委、县政府	2003.08
寿张镇卫生院	全县防治非典型肺炎工作先进集体	中共阳谷县委、县政府	2003.08
寿张镇党委、政府	全县防治非典型肺炎工作集体三等功	中共阳谷县委、县政府	2003.08
寿张镇西门村党支部、村委会	全县防治非典型肺炎工作集体三等功	中共阳谷县委、县政府	2003.08
闫楼镇卫生院	全县防治非典肺炎工作先进集体	中共阳谷县委、县政府	2003.08
县中医医院	全市中医工作先进集体	聊城市人事局、卫生局	2003.12
县卫生防疫站	2003年度人口与计划生育工作先进单位	中共阳谷县委、县政府	2004.02
县人民医院	全市卫生系统先进集体	聊城市人事局、卫生局	2005.02
县疾病预防控制中心	2004年度人口与计划生育工作先进单位	中共阳谷县委、县政府	2005.02
县妇幼保健院	全市卫生系统先进集体	聊城市人事局、卫生局	2005.02
县人民医院	社会保障工作先进单位	阳谷县人民政府	2005.03
县疾病预防控制中心	2005年度人口与计划生育工作先进单位	中共阳谷县委、县政府	2006.02
县妇幼保健院	2005年度安全生产工作先进单位	中共阳谷县委、县政府	2006.03
县疾病预防控制中心	全市疾病预防控制工作先进集体	聊城市人事局、卫生局	2006.03
县疾病预防控制中心	全县“四五”普法依法治理先进单位	中共阳谷县委、县人大常委会、县政府	2006.10
阿城镇卫生院	全县“四五”普法依法治理先进单位	中共阳谷县委、县人大常委会、县政府	2006.10
县妇幼保健院	全县四五普法依法治理先进单位	中共阳谷县委、县人大常委会、县政府	2006.10
阳谷县传染病医院	县级文明单位	中共阳谷县委、县政府	2006.10
县中医医院	第二次全国残疾人抽样调查先进单位	阳谷县人民政府	2006.11
县红十字会	第二次全国残疾人抽样调查先进单位	阳谷县人民政府	2006.11
县疾病预防控制中心	2006年度人口与计划生育工作先进单位	中共阳谷县委、县政府	2007.03
阳谷县传染病医院	县级文明单位	中共阳谷县委、县政府	2007.10
县人民医院	消费者满意单位	聊城市消费者协会	2008.03
县疾病预防控制中心	2007年度人口与计划生育工作先进单位	中共阳谷县委、县政府	2008.03
县疾病预防控制中心	三八红旗集体	聊城市妇联	2008.03
县妇幼保健院	全县妇女儿童工作先进集体	中共阳谷县委、县政府	2008.03
县妇幼保健院	全县卫生系统纠风工作先进单位	聊城市卫生局	2008.03
高庙王乡卫生院	县级文明单位	中共阳谷县委、县政府	2008.03
县人民医院	劳动和社会保障工作先进单位	阳谷县人民政府	2008.04
县卫生职业中等专业学校	优秀教学基地	滨州医学院	2008.05
县中医医院	第一届聊城市价格诚信单位	聊城市物价局	2008.12

续表 12-1-2

获奖单位	荣誉名称	授奖单位	授奖时间
县人民医院	尊老敬老先进单位	中共阳谷县委、县政府	2009.02
县中医医院	全市中医适宜技术推广工作先进集体	聊城市卫生局	2009.02
侨润街道社区卫生服务中心	2008年度城市社区卫生工作先进单位	聊城市卫生局	2009.02
县中医医院	机关事业养老保险工作先进单位	阳谷县人民政府	2009.03
县疾病预防控制中心	全市疾病预防控制工作先进集体	聊城市卫生局	2009.03
县疾病预防控制中心	2008年度人口与计划生育工作先进单位	中共阳谷县委、县政府	2009.03
侨润街道社区卫生服务中心	全市疾病预防控制工作先进集体	聊城市卫生局	2009.03
县卫生局	疾病预防控制工作先进集体	聊城市卫生局	2009.03
县中医医院	先进基层党组织	中共阳谷县委	2009.06
十五里园镇卫生院	先进基层党组织	中共阳谷县委	2009.06
张秋镇卫生院	先进基层党组织	中共阳谷县委	2009.06
县人民医院	征兵工作先进单位	阳谷县人民政府	2009.10
县人民医院	老龄工作先进单位	中共阳谷县委、县政府	2009.10
十五里园镇卫生院	老龄工作先进单位	中共阳谷县委、县政府	2009.10
张秋镇卫生院	老龄工作先进单位	中共阳谷县委、县政府	2009.10
闫楼镇卫生院	老龄工作先进单位	中共阳谷县委、县政府	2009.10
县人民医院	市级卫生工作先进单位	聊城市爱国卫生运动委员会	2010.01
县卫生局	疾病预防控制工作先进集体	聊城市卫生局	2010.03
县中医医院	平安阳谷建设先进单位	中共阳谷县委、县政府	2010.03
县中医医院	人口和计划生育工作先进单位	中共阳谷县委、县政府	2010.03
县卫生职业中等专业学校	县级文明单位	中共阳谷县委、县政府	2010.03
县疾病预防控制中心	2009年度全市疾病预防控制工作先进集体	聊城市卫生局	2010.03
侨润街道社区卫生服务中心	2009年度全市疾病预防控制工作先进集体	聊城市卫生局	2010.03
县中医医院	先进基层党组织	中共阳谷县委	2010.06
西湖镇卫生院	先进基层党组织	中共阳谷县委	2010.06
县第三人民医院	先进基层党组织	中共阳谷县委	2010.06
县人民医院	助残先进单位	阳谷县人民政府	2011.01
县卫生局	2010年度全面工作进步奖	中共阳谷县委、县政府	2011.02
县卫生局	聊城市药品不良反应监测工作先进集体	聊城市食品药品监督管理局、卫生局	2011.02
县妇幼保健院	聊城市药品不良反应监测工作先进集体	聊城市食品药品监督管理局、卫生局	2011.02
阿城镇卫生院	聊城市医疗器械不良事件监测工作先进集体	聊城市食品药品监督管理局、卫生局	2011.02

续表 12-1-2

获奖单位	荣誉名称	授奖单位	授奖时间
县卫生局	疾病预防控制工作先进集体	聊城市卫生局	2011.03
县人民医院	全市消防工作先进单位	聊城市消防安全委员会	2011.03
县疾病预防控制中心	2010年度县级疾控机构综合业务考核优秀单位	聊城市卫生局	2011.04
县卫生局	全市疾病预防控制工作先进集体	聊城市卫生局	2011.04
县中医医院	“两好一满意”示范集体	聊城市卫生局	2011.05
张秋镇卫生院	2008—2010年度聊城市临床实验室室间质量评价先进单位	聊城临床检验中心	2011.05
县中医医院	先进基层党组织	中共阳谷县委	2011.06
县中医医院	全县节能先进单位	阳谷县人民政府	2011.06
县中医医院	平安阳谷建设先进单位	中共阳谷县委、县政府	2011.06
县疾病预防控制中心	先进党支部	中共聊城市卫生局党组	2011.06
县中医医院	全市中医护理岗位技能竞赛团体三等奖	聊城市卫生局	2011.09
县卫生局	老龄工作先进单位	中共阳谷县委、县政府	2011.10
县人民医院	老龄工作先进单位	中共阳谷县委、县政府	2011.10
县卫生局	2011年度政协提案先进承办单位	阳谷县人民政府、政协阳谷县委员会	2012.01
阿城镇卫生院	市级卫生先进单位	聊城市爱国卫生委员会	2012.01
县卫生局	2011年度全面工作综合奖	中共阳谷县委、县政府	2012.02
县疾病预防控制中心	全县妇女儿童工作先进集体	中共阳谷县委、县政府	2012.03
县人民医院	聊城市公共机构节能工作先进集体	聊城市公共机构节能工作领导小组	2012.02
县疾病预防控制中心	2011年度疾病预防控制机构业务考核优秀奖	聊城市卫生局	2012.03
县疾病预防控制中心	2011年度全市卫生工作先进单位	聊城市卫生局	2012.03
县妇幼保健院	全县妇女儿童工作先进集体	中共阳谷县委、县政府	2012.03
县卫生局	疾病预防控制工作先进集体	聊城市卫生局	2012.04
李台镇卫生院	先进基层党组织	中共阳谷县委	2012.06
定水镇卫生院	先进基层党组织	中共阳谷县委	2012.06
县卫生局	2011年度征兵工作先进单位	阳谷县人民政府	2012.10
县卫生局	2012年度老龄工作先进单位	中共阳谷县委、县政府	2012.10
十五里园镇卫生院	2012年度老龄工作先进单位	中共阳谷县委、县政府	2012.10
张秋镇卫生院	2012年度老龄工作先进单位	中共阳谷县委、县政府	2012.10
县中医医院	全市中医药知识技能大赛团体二等奖	聊城市卫生局	2012.12
县卫生局	县级文明单位	中共阳谷县委、县政府	2013.02
县卫生局	2012年度信访维稳工作先进单位	中共阳谷县委、县政府	2013.02
县卫生局	2012年度安全生产共建先进单位	中共阳谷县委、县政府	2013.02

续表 12–1–2

获奖单位	荣誉名称	授奖单位	授奖时间
县卫生局	2012年度全县新闻报道工作先进单位	中共阳谷县委	2013.02
县卫生局	疾病预防控制工作先进集体	聊城市卫生局	2013.03
县卫生局	2012年度全市卫生工作先进单位	聊城市卫生局	2013.03
县卫生局	全市职工职业道德建设先进单位	聊城市总工会	2013.03
县卫生局	阳谷县见义勇为事业贡献单位	中共阳谷县委、县政府	2013.04
县卫生局	平安阳谷建设先进单位	中共阳谷县委、县政府	2013.04
县人民医院	全市卫生系统“三好一满意”活动示范岗	聊城市卫生局	2013.04
县疾病预防控制中心	2012年度疾控机构业务考核优秀单位	聊城市卫生局	2013.04
县疾病预防控制中心	2012年度全市卫生应急工作先进单位	聊城市卫生局	2013.04

第二章　个人荣誉

阳谷县卫生系统广大干部职工认真学习和贯彻执行党的医疗卫生工作的路线、方针和政策，立足本职，爱岗敬业，遵规守纪，严于律己，好学上进，精益求精，团结协作，比学赶超，恪尽职守，救死扶伤，热情服务，无私奉献，勤勤恳恳，兢兢业业，在平凡的工作岗位上创造了辉煌业绩，涌现出一批又一批先进个人，受到上级党委、政府及业务部门的表彰奖励。

第一节　省部级表彰的先进个人

根据搜集到的资料，1980年以来，阳谷县卫生系统获省部级奖励的先进个人22人次。获奖情况见表12-2-1。

1980—2013年阳谷县卫生系获省部级表彰奖励的先进个人获奖情况表

表12-2-1

姓名	性别	获奖时工作单位	荣誉名称	授奖单位	授奖时间
杜纯修	女	寿张公社卫生院	山东省计划生育先进个人	山东省人民政府	1980
张广博	男	安乐镇公社卫生院	“富民兴鲁”劳动奖章	山东省人民政府	1980.07
刘永祜	男	县人民医院	山东省劳动模范	中共山东省委、省政府	1982.03
张　民	女	城关镇卫生院	山东省优秀护士	山东省人民政府	1983.01
刘永祜	男	县人民医院	全国卫生系统先进工作者	卫生部、人事部	1983.12
李丙哲	男	县卫生防疫站	苏鲁豫鄂皖五省疟疾联防工作先进工作者	卫生部	1984.04
张　民	女	城关镇卫生院	全国模范护士	卫生部	1988.05
李丙哲	男	县卫生防疫站	疾病防治先进工作者	中共山东省委地方病防治领导小组	1989.04
于福海	男	县卫生防疫站	疟疾防治先进工作者	中共山东省委地方病防治领导小组	1989.04
宗雪玲	女	县卫生防疫站	疟疾防治先进工作者	中共山东省委地方病防治领导小组	1989.04
张继功	男	张秋镇卫生院	计划生育先进个人	中共山东省委、省政府	1992
张　民	女	城关镇卫生院	全国先进女职工	全国总工会	1994.05
张金锁	男	县红十字会办公室	山东省红十字先进个人	山东省红十字会	1997.01
寇怀刚	男	县人民医院	全国卫生系统先进工作者	卫生部、人事部	1999.12
王建平	女	县人民医院	记三等功	中共山东省委、省政府	2003.06
孙普增	男	县人民医院	记三等功	中共山东省委、省政府	2003.06
冯广华	女	县人民医院	记三等功	中共山东省委、省政府	2003.06

续表 12-2-1

姓名	性别	获奖时工作单位	荣誉名称	授奖单位	授奖时间
王广洲	男	县卫生防疫站	记三等功奖励	中共山东省委、省政府	2003.06
纪玉岱	男	安乐镇后屯村卫生室	全国优秀乡村医生	中国农村卫生协会	2003.10
惠振华	男	县卫生局	全国地方病防治先进个人	卫生部、人事部	2004.12
李贵民	男	县爱卫办	全省爱国卫生先进个人	山东省爱卫会	2012.12
李淑珍	女	县人民医院	山东省先进工作者	中共山东省委、省政府	2013.04

第二节 市厅级表彰的先进个人

根据搜集到的资料，1965年以来，阳谷县卫生系统获市厅级表彰的先进个人115人次。获奖情况见表12-2-2。

表 12-2-2

1965—2013年阳谷县卫生系统获市厅级表彰奖励的先进个人获奖情况表

姓名	性别	获奖时工作单位	荣誉名称	授奖单位	授奖时间
王秋景	女	城关区东街卫生室	优秀乡村医生	山东省卫生厅	1965.08
张　民	女	城关镇卫生院	聊城地区优秀共产党员	聊城地委	1984.04
张广博	男	安乐镇卫生院	山东省卫生先进工作者	山东省卫生厅	1986.08
张广博	男	安乐镇卫生院	聊城地区劳动模范	聊城地区行署	1987.06
张　民	女	阳谷镇卫生院	聊城地区优秀共产党员	聊城地委	1987.06
刘士学	男	县卫生防疫站	提前实现国家普及儿童免疫第一个目标先进工作者	山东省卫生厅	1988
于学清	男	县卫生防疫站	提前实现国家普及儿童免疫第一个目标先进工作者	山东省卫生厅	1988
孟祥元	男	县卫生防疫站	提前实现国家普及儿童免疫第一个目标先进工作者	山东省卫生厅	1988
张　民	女	阳谷镇卫生院	富民兴鲁劳动奖章	山东省总工会	1988.03
张　民	女	阳谷镇卫生院	聊城地区优秀共产党员	中共聊城地委	1988.04
贾广瑞	男	十五里园镇卫生院	全国计划免疫第二个85%先进工作者	山东省卫生厅	1988.10
李丙哲	男	县卫生防疫站	疾病防治工作先进工作者	中共山东省委地方病防治领导小组	1989.04
刘玉成	男	郭屯乡张堂村卫生室	优秀乡村医生	山东省卫生厅	1990.12
李丙哲	男	县卫生局	1990年计划免疫先进工作者	山东省卫生厅	1991.03
孟祥元	男	县卫生防疫站	1990年计划免疫先进工作者	山东省卫生厅	1991.03
刘士学	男	县卫生防疫站	1990年计划免疫先进工作者	山东省卫生厅	1991.03
张　民	女	阳谷镇卫生院	山东省先进女职工	山东省总工会	1992.03
张　民	女	阳谷镇卫生院	聊城地区劳动模范	聊城地区行署	1992.03
张圣亮	男	张秋南街村卫生室	优秀乡村医生	山东省卫生厅	1993.05
纪玉岱	男	安乐镇后屯村卫生室	全国优秀乡村医生	卫生部医政司	1993.10
刘士学	男	县卫生防疫站	全省卫生防疫防治工作先进个人	山东省卫生厅	1993.12
王利英	女	阳谷县人民医院	全省卫生系统先进工作者	省卫生厅、人事厅	1994.12

续表 12-2-2

姓名	性别	获奖时工作单位	荣誉名称	授奖单位	授奖时间
孟令娟	男	县卫生防疫站	全省传染病疫情管理工作先进个人	山东省卫生防疫站	1995.07
刘士学	男	县卫生防疫站	1995年医学科普先进工作者	山东预防医学会、省卫生防疫站	1995.10
魏永敏	男	县卫生局	全省卫生系统宣传工作先进个人	山东省卫生厅	1997.08
刘士学	男	县卫生防疫站	1997年度卫生宣传医学科普先进工作者	山东卫生报刊社	1997.08
王广洲	男	闫楼镇卫生院	记三等功	山东省人事厅、卫生厅	1997.11
李俊岩	男	县卫生防疫站	寄生虫病防治工作先进个人	山东省寄生虫病防治研究所	1997.12
魏永敏	男	县卫生局	全省卫生系统宣传工作先进个人	山东省卫生厅	1998.08
刘士学	男	县卫生防疫站	1998年度医学科普先进工作者	山东卫生报刊社	1998.08
李俊岩	男	县卫生防疫站	寄生虫病防治工作先进个人	山东省寄生虫病防治研究所	1998.12
魏茂英	男	县卫生防疫站	常规免疫接种率监测与报告工作先进个人	山东省卫生防疫站	1999.01
魏茂英	男	县卫生防疫站	全省病毒性肝炎防治先进个人	山东省卫生防疫站	1999.03
刘士学	男	县卫生防疫站	全省流行性出血热防治先进个人	山东省卫生防疫站	1999.03
刘士学	男	县卫生防疫站	1999年度医学科普先进工作者	山东卫生报刊社	1999.08
魏永敏	男	县卫生局	全省卫生系统宣传工作先进个人	山东省卫生厅	1999.10
王　峰	男	县人民医院	老干部服务先进个人	中共聊城市委、市政府	2000.03
杨国胜	男	县卫生防疫站	山东省医疗照射调查工作先进个人	山东省卫生防疫站	2000.03
仲永忠	男	县卫生防疫站	山东省医疗照射调查工作先进个人	山东省卫生防疫站	2000.03
刘士学	男	县卫生防疫站	2000年度医学科普先进工作者	山东卫生报刊社	2000.08
魏永敏	男	县卫生局	全省卫生系统宣传工作先进个人	山东省卫生厅	2000.09
刘士学	男	县卫生防疫站	1998、1999年《山东省各级卫生防疫年鉴》编辑工作先进工作者	山东省卫生防疫站	2001.05
杨李民	女	县红十字会办公室	2000年度无偿献血工作先进组织者	聊城市精神文明建设委员会市无偿献血工作委员会	2001.05
田思涛	男	县卫生防疫站	2001年度医学科普先进工作者	山东卫生报刊社	2001.09
魏永敏	男	县卫生局	全省卫生系统宣传工作先进个人	山东省卫生厅	2001.09
王广洲	男	县卫生防疫站	全省消灭脊髓灰质炎工作先进个人，并记三等功	山东省卫生厅	2001.12
张道民	男	县卫生防疫站	学校卫生工作先进个人	山东省卫生防疫站	2002.03
王　新	女	县卫生防疫站	2001年度食品卫生先进工作者	山东省卫生防疫站	2002.04
田思涛	男	县卫生防疫站	2002年度医学科普先进工作者	山东卫生报刊社	2002.08
丁兆泗	男	寿张镇卫生院	卫生系统先进工作者	山东省卫生厅	2003.02
仲永忠	男	县卫生防疫站	全省学生常见病综合防治工作先进个人	山东省卫生厅、教育厅	2003.03
李素芳	女	县人民医院	防“非典”优秀共产党员	中共聊城市委	2003.07
李凤婷	女	县人民医院	防“非典”优秀共产党员	中共聊城市委	2003.07

续表 12-2-2

姓名	性别	获奖时工作单位	荣誉名称	授奖单位	授奖时间
孙 彩	男	县卫生局	记三等功	中共聊城市委、市政府	2003.07
李俊岩	男	县卫生防疫站	防“非典”优秀共产党员	中共聊城市委	2003.07
王岱芝	男	县卫生局	防“非典”先进工作者	中共聊城市委、市政府	2003.07
布占武	男	县卫生局	防“非典”先进工作者	中共聊城市委、市政府	2003.07
李贵民	男	县卫生局	记三等功	中共聊城市委、市政府	2003.07
朱 莉	女	县卫生局	防“非典”先进工作者	中共聊城市委、市政府	2003.07
田思涛	男	县卫生防疫站	记二等功	中共聊城市委、市政府	2003.07
张道民	男	县卫生防疫站	防“非典”先进工作者	中共聊城市委、市政府	2003.07
田思涛	男	县卫生防疫站	2003年度医学科普先进工作者	山东卫生报刊社	2003.09
魏相道	男	县卫生职业中等专业学校	记三等功	山东省人事厅、卫生厅	2004.02
吕顺军	男	县中医医院	全省传染病信息网络直报工作先进个人	山东省疾病预防控制中心	2005.01
布占武	男	县卫生局	全省卫生系统宣传工作先进个人	山东省卫生厅	2005.02
崔正魁	男	县疾病预防控制中心	全省传染病防治工作先进个人	山东省疾病预防控制中心	2005.05
祝月山	男	县卫生局	经济普查工作先进个人	山东省统计局	2005.09
马文慧	女	博济桥街道马庄村卫生室	山东省优秀乡村医生	山东省卫生厅	2005.10
符鲁昌	男	张秋镇卫生院	优秀卫生院长	山东省卫生厅	2005
汪鲁华	男	县疾病预防控制中心	2005年度地方病防治工作先进工作者	山东省地方病防治研究中心、山东省预防医学会	2006.03
刘士学	男	县疾病预防控制中心	全省免疫规划工作先进个人	山东省疾病预防控制中心	2006.03
汪鲁华	男	县疾病预防控制中心	全省生物制品管理工作先进个人	山东省疾病预防控制中心	2006.05
臧长忠	男	县中医医院	山东省第二次全国残疾人抽样调查先进个人	山东省第二次全国残疾人抽样调查领导小组	2006.12
常明红	女	县中医医院	山东省第二次全国残疾人抽样调查先进个人	山东省第二次全国残疾人抽样调查领导小组	2006.12
于学清	男	县疾病预防控制中心	全省城乡生活用水卫生监测工作先进个人	山东省疾病预防控制中心	2007.04
孟昭辉	男	县疾病预防控制中心	全省城乡生活用水卫生监测工作先进个人	山东省疾病预防控制中心	2007.04
朱 莉	女	县卫生局	山东省医政管理工作先进个人	山东省卫生厅	2007.07
田思涛	男	县疾病预防控制中心	山东省消毒与医院感染控制工作先进个人	山东省疾病预防控制中心	2007.10
李文刚	男	县中医医院	聊城市三下乡先进个人	中共聊城市委	2008
范月友	男	县中医医院	山东省计划生育工作先进工作者	山东省人口和计划生育委员会	2008.01
董桂平	女	县卫生局	全省卫生系统纪检监察工作先进工作者	山东省卫生厅	2008.02
崔正魁	男	县疾病预防控制中心	2007年度全省部分重点传染病监测工作先进个人	山东省疾病预防控制中心	2008.04
孙广斌	男	县人民医院	聊城市征兵先进个人	聊城军分区、市人民政府	2008.11

续表 12-2-2

姓名	性别	获奖时工作单位	荣誉名称	授奖单位	授奖时间
毛占起	男	寿张镇卫生院	全省卫生统计工作先进个人	山东省卫生厅	2008.12
张厚仲	男	高庙王乡毕炉村卫生室	全省基层中医工作先进个人	山东省卫生厅	2009
崔正魁	男	县疾病预防控制中心	记三等功	山东省卫生厅	2009.02
田思涛	男	县疾病预防控制中心	全省疟疾防治工作先进个人	山东省寄生虫病防治研究所	2009.03
孟昭辉	男	县疾病预防控制中心	山东省环境卫生监测与评价先进工作者	山东省疾病预防控制中心	2009.04
张宪达	男	闫楼镇卫生院	全省基层中医工作先进个人并记三等功	山东省卫生厅	2009.05
臧长忠	男	县中医医院	全省对口支援北川灾后重建医疗卫生工作先进个人	山东省卫生厅	2009.09
李桂楷	男	安乐镇张庄村卫生室	全省优秀乡村医生并记三等功	山东省卫生厅	2009.12
魏永敏	男	县卫生局	全省基层医疗卫生单位科学发展观活动指导工作先进个人	山东省卫生厅	2010
苗延良	男	县中医医院	“三下乡”活动先进个人	中共聊城市委	2010.01
孙广斌	男	县人民医院	聊城市征兵先进个人	聊城军分区、市人民政府	2010.11
魏永敏	男	县卫生局	全市普法依法治理工作先进工作者	中共聊城市委、市政府	2011.12
田思涛	男	县疾病预防控制中心	全省免疫规划工作先进个人	山东省疾病预防控制中心	2011.03
宋金焕	女	县疾病预防控制中心	全省艾滋病防治工作先进个人	山东省疾病预防控制中心	2011.04
王生辉	男	县卫生局	第七届山东省青年志愿服务先进个人	共青团山东省委、山东省青年志愿者协会	2011.05
孟凡力	男	县中医医院	优秀共产党员	中共聊城市委	2011.07
杨桂芳	女	县红十字会办公室	2011年度应急救护与健康知识培训工作先进个人	山东省红十字会	2011.12
崔庆银	男	阳谷县中医医院	山东省职工技术协作先进个人	山东省总工会	2011.12
李　静	女	县妇幼保健院	全省实施两纲工作先进个人	山东省卫生厅、妇儿工委	2012.03
贾忠如	男	县卫生局	全省基层卫生人员培训工作先进个人	山东省卫生厅	2012.04
张凤贤	女	县人民医院	全省医院感染控制工作先进个人	山东省预防医学会	2012.04
李淑珍	女	县人民医院	富民兴鲁劳动奖章	山东省总工会	2012.04
杨景随	男	县人民医院	山东省2010—2012年度优秀院长	山东省卫生经济协会	2012.05
刘　云	女	县人民医院	全省卫生系统为民创新争优服务标兵	山东省卫生厅	2012.09
杨国胜	男	县疾病预防控制中心	全省环境卫生检测与评价工作先进个人	山东省疾病预防控制中心	2012.11
李　伟	男	狮子楼街道社区卫生服务中心	“我身边的社区卫生服务主体摄影比赛”决赛三等奖	山东省卫生厅	2012
李　静	女	县妇幼保健院	卫生强基工程先进个人	山东省卫生厅	2013.01
仲永忠	男	县疾病预防控制中心	全省放射卫生工作先进个人	山东省疾病预防控制中心	2013.04
李淑珍	女	县人民医院	山东省女职工建功立业标兵	山东省总工会	2013.03
王　瑾	女	县人民医院	山东省女职工建功立业标兵	山东省总工会	2013.03
魏永敏	男	县红十字会	2013年度全省红十字会人道救助工作先进个人	山东省红十字会	2013.12

第三节 县处级表彰的先进个人

根据搜集到的资料，1981年以来，阳谷县卫生系统获县处级表彰的先进个人111人次。获奖情况见表12-2-3。

1981—2013年阳谷县卫生系统获县处级表彰奖励的先进个人获奖情况表

表12-2-3

姓名	性别	获奖时工作单位	荣誉名称	授奖单位	授奖时间
王岱芝	男	县卫生局	聊城地区新长征突击手	共青团聊城地委	1981.01
张　民	女	城关镇卫生院	阳谷县优秀护士	阳谷县政府	1982.08
张　民	女	城关镇卫生院	聊城地区优秀护士	聊城地区卫生局	1982.10
张　民	女	阳谷镇卫生院	聊城地区精神文明建设标兵	聊城地区文明办	1987.10
李丙哲	男	县卫生防疫站	爱国卫生运动先进工作者	聊城地区卫生局	1989.05
李　静	女	县妇幼保健站	三八红旗手	中共阳谷县委、县政府	1989.04
于元清	女	县卫生防疫站	精神文明建设标兵	中共阳谷县委、县政府	1990.01
刘士学	男	县卫生防疫站	先进工作者	中共阳谷县委、县政府	1990.02
王岱芝	男	县卫生局	1989年张秋池区经济开发先进个人	中共阳谷县委、县政府	1990.02
杨福云	女	县妇幼保健站	计划生育先进工作者	阳谷县计划生育集中活动指挥部	1990.12
于元清	女	县卫生防疫站	精神文明建设标兵	中共阳谷县委、县政府	1991.02
王广洲	男	县卫生防疫站	先进工作者	中共阳谷县委、县政府	1991.02
王广洲	男	县卫生防疫站	聊城地区灭鼠先进工作者	聊城地区爱国卫生运动委员会	1991.04
孟庆光	男	县人民医院	聊城地区劳动模范	聊城市总工会	1992.02
刘士学	男	县卫生防疫站	先进工作者	中共阳谷县委、县政府	1992.02
王广洲	男	县卫生防疫站	全区卫生系统先进工作者	聊城地区卫生局、人事局	1992.05
刘玉成	男	郭屯镇张堂村卫生室	优秀乡村医生	聊城地区卫生局	1992.05
王文生	男	李台分院	先进工作者	中共阳谷县委、县政府	1992.07
刘士学	男	县卫生防疫站	优秀共产党	中共阳谷县委	1993.06
李凤婷	女	县人民医院	专业技术拔尖人才	中共阳谷县委、县政府	1993.07
王广洲	男	县卫生防疫站	先进工作者	中共阳谷县委、县政府	1993.07
孟祥元	男	县卫生防疫站	先进工作者	中共阳谷县委、县政府	1994.02
王广洲	男	县卫生防疫站	先进工作者	中共阳谷县委、县政府	1994.02
贾广瑞	男	十五里园镇卫生院	全市优秀预防医学工作者	聊城地区预防医学会	1994.09
孟令娟	女	县卫生防疫站	先进工作者	聊城地区卫生防疫站	1995.01
王广洲	男	县卫生防疫站	先进工作者	中共阳谷县委、县政府	1995.02
王　峰	男	县人民医院	劳动模范	中共阳谷县委、县政府	1995.05
王　峰	男	县人民医院	十佳白衣战士	聊城地区文明办	1995.05
王广洲	男	县卫生防疫站	优秀共产党员	中共阳谷县委	1995.06
魏永敏	男	县卫生局	先进工作者	中共阳谷县委、县政府	1996.02

续表12-2-3

姓名	性别	获奖时工作单位	荣誉名称	授奖单位	授奖时间
祝月山	男	县卫生局	记三等功	聊城市人事局、统计局	1996.02
王岱芝	男	县卫生局	优秀卫生防疫工作者	聊城地区卫生局	1996.02
布占武	男	县卫生局	医政管理工作先进个人	聊城地区卫生局	1996.02
刘士学	男	县卫生防疫站	优秀卫生防疫工作者	聊城地区卫生局	1996.02
艾尚国	男	寿张镇卫生院	优秀卫生防疫工作者	聊城地区卫生局	1996.02
魏成敏	男	县人民医院	先进个人	阳谷县人民政府	1996.02
魏茂英	男	县卫生防疫站	优秀卫生防疫工作者	聊城地区卫生局	1996.02
王广洲	男	县卫生防疫站	先进工作者	中共阳谷县委、县政府	1996.02
王广洲	男	县卫生防疫站	优秀共产党员	中共阳谷县委	1996.06
王　峰	男	县人民医院	专业技术拔尖人才	中共阳谷县委、县政府	1996.06
刘士学	男	县卫生防疫站	阳谷县第三批优秀知识分子	中共阳谷县委、县政府	1996.12
魏永敏	男	县卫生局	先进工作者	中共阳谷县委、县政府	1997.01
臧长忠	男	县中医医院	先进工作者	中共阳谷县委、县政府	1997.01
贾广瑞	男	十五里园镇卫生院	1996年度卫生防疫工作先进个人	聊城地区卫生局	1997.01
刘士学	男	县卫生防疫站	优秀卫生防疫工作者	聊城地区卫生局	1997.02
艾尚国	男	寿张镇卫生院	优秀卫生防疫工作者	聊城地区卫生局	1997.02
王广洲	男	县卫生防疫站	先进工作者	中共阳谷县委、县政府	1997.02
王岱芝	男	县卫生局	卫生防疫工作先进个人	聊城地区卫生局	1997.02
王广洲	男	县卫生防疫站	红十字先进会员（模范志愿工作者）	聊城地区卫生局、地区红十字会	1997.05
杨李民	女	县红十字会办公室	红十字先进会员（模范志愿工作者）	聊城地区卫生局、地区红十字会	1997.05
朱贵来	男	石门宋分院	优秀医生	聊城地区卫生局	1997.08
魏永敏	男	县卫生局	先进工作者	中共阳谷县委、县政府	1998.03
布占武	男	县卫生局	先进工作者	中共阳谷县委、县政府	1998.03
王广洲	男	县卫生防疫站	先进工作者	中共阳谷县委、县政府	1998.03
魏茂英	男	县卫生防疫站	先进工作者	聊城市卫生防疫站	1998.03
臧长忠	男	阳谷县中医医院	先进工作者	中共阳谷县委、县政府	1998.03
王　峰	男	县人民医院	十佳职业道德标兵	聊城市总工会	1998.05
席玉杯	男	阳谷镇前席村卫生室	优秀乡村医生	聊城市卫生局	1998.06
王秋景	女	阳谷镇东街卫生室	优秀乡村医生	聊城市卫生局	1998.06
贾天柱	男	十五里园镇贾垓村卫生室	优秀乡村医生	聊城市卫生局	1998.06
李凤婷	女	县人民医院	专业技术拔尖人才	中共阳谷县委、县政府	1998.07
杨李民	女	县红十字会办公室	1998年红十字会先进工作者	聊城市红十字会	1999.03
魏永敏	男	县卫生局	先进工作者	中共阳谷县委、县政府	1999.04

续表12-2-3

姓名	性别	获奖时工作单位	荣誉名称	授奖单位	授奖时间
刘士学	男	县卫生防疫站	先进工作者	中共阳谷县委、县政府	1999.04
王广洲	男	县卫生防疫站	先进工作者	中共阳谷县委、县政府	1999.04
臧长忠	男	县中医医院	先进工作者	中共阳谷县委、县政府	1999.04
张春华	女	县卫生职业中等专业学校	聊城市教学能手	聊城市教育局	1999.10
钟慎清	男	县中医医院	全市卫生系统先进工作者	聊城市人事局、卫生局	1999.11
王广洲	男	县卫生防疫站	全市卫生系统先进工作者	聊城市人事局、卫生局	1999.11
刘士学	男	县卫生防疫站	卫生防疫工作先进个人	聊城市卫生防疫站	1999.12
田思涛	男	县卫生防疫站	卫生防疫工作先进个人	聊城市卫生防疫站	1999.12
王　新	女	县卫生防疫站	优秀通讯员	聊城市预防医学会	1999.12
杨国胜	男	县卫生防疫站	卫生防疫工作先进个人	聊城市卫生防疫站	1999.12
王广洲	男	县卫生防疫站	先进工作者	中共阳谷县委、县政府	2000.03
刘士学	男	县卫生防疫站	专业技术拔尖人才	中共阳谷县委、县政府	2000.07
王　峰	男	县人民医院	专业技术拔尖人才	中共阳谷县委、县政府	2000.07
李凤婷	女	县人民医院	专业技术拔尖人才	中共阳谷县委、县政府	2000.07
陈仁洪	男	县第二人民医院	思想政治工作先进工作者	中共阳谷县委、县政府	2000.09
田思涛	男	县卫生防疫站	精神文明建设标兵	中共阳谷县委、县政府	2000.09
杨国胜	男	县卫生防疫站	精神文明建设标兵	中共阳谷县委、县政府	2000.09
王岱芝	男	县卫生局	精神文明建设标兵	中共阳谷县委、县政府	2000.09
布占武	男	县卫生局	精神文明建设标兵	中共阳谷县委、县政府	2000.09
仲永忠	男	县卫生防疫站	优秀通讯员	聊城市预防医学会	2000.12
杨国胜	男	县卫生防疫站	全市卫生防病工作先进个人	聊城市卫生局	2001.02
魏茂英	男	县卫生防疫站	全市卫生防病工作先进个人	聊城市卫生局	2001.02
王广洲	男	县卫生防疫站	全市卫生防病工作先进个	聊城市卫生局	2001.02
李丙哲	男	县卫生局	全市卫生防病工作先进个人	聊城市卫生局	2001.02
布汝文	男	县人民医院	富民兴聊劳动奖章	聊城市总工会	2001.03
魏成敏	男	县人民医院	临床输血先进个人	聊城市卫生局	2001.06
王广洲	男	县卫生防疫站	“宗旨在心中，奉献在岗位”党员标兵	中共阳谷县委	2001.06
刘学福	男	高庙王乡卫生院	先进工作者	中共阳谷县委、县政府	2002
刘士学	男	县卫生防疫站	2001年度计划免疫工作先进工作者	聊城市卫生防疫站	2002.01
刘士学	男	县卫生防疫站	先进工作者	中共阳谷县委、县政府	2002.02
陈仁洪	男	县第二人民院	先进工作者	中共阳谷县委、县政府	2002.02
陈仁洪	男	县第二人民院	记三等功	中共阳谷县委、县政府	2002.02

续表12-2-3

姓名	性别	获奖时工作单位	荣誉名称	授奖单位	授奖时间
王广洲	男	县卫生防疫站	记三等功	中共阳谷县委、县政府	2002.02
张宪达	男	闫楼镇卫生院	2001年度先进个人	中共阳谷县委、县政府	2002.02
王广洲	男	县卫生防疫站	妇女儿童工作先进个人	中共阳谷县委、县政府	2002.03
杨国胜	男	县卫生防疫站	卫生监督执法新世纪行动先进个人	聊城市卫生局	2002.03
王岱芝	男	县卫生局	卫生监督执法新世纪行动先进个人	聊城市卫生局	2002.03
王秋景	女	阳谷镇东街卫生室	“三八”红旗手	中共阳谷县委、县政府	2002.03
邵传达	男	县人民医院	精神文明建设标兵	中共阳谷县委、县政府	2002.04
王广洲	男	县卫生防疫站	“宗旨在心中，奉献在岗位”党员标兵	中共阳谷县委	2002.06
钟慎清	男	县中医医院	中青年中医人才	聊城市卫生局	2003.01
李贵民	男	县卫生局	先进工作者	中共阳谷县委、县政府	2003.02
刘士学	男	县卫生防疫站	2002年度计划免疫先进工作者	聊城市卫生防疫站	2003.02
刘士学	男	县卫生防疫站	先进工作者	中共阳谷县委、县政府	2003.02
田思涛	男	县卫生防疫站	先进工作者	中共阳谷县委、县政府	2003.02
王广洲	男	县卫生防疫站	记三等功	中共阳谷县委、县政府	2003.02
张宪达	男	闫楼镇卫生院	2002年度先进个人	中共阳谷县委、县政府	2003.02
张凤贤	女	县人民医院	精神文明建设标兵	中共阳谷县委、县政府	2003.04
李爱玲	女	县中医医院	三八红旗手	聊城市妇联、卫生局	2003.06
宗雪玲	女	县卫生防疫站	三八红旗手	聊城市妇联、卫生局	2003.06
孙广斌	男	县人民医院	防"非典"记三等功	中共阳谷县委、县政府	2003.06
田思涛	男	县卫生防疫站	优秀共产党员	中共阳谷县委	2003.06
尹红燕	女	县妇幼保健院	三八红旗手	聊城市妇联、卫生局	2003.06
邵传达	男	县人民医院	精神文明建设标兵	中共阳谷县委、县政府	2003.07
魏永敏	男	县卫生局	防“非典”先进工作者	中共阳谷县委、县政府	2003.08
刘学福	男	高庙王乡卫生院	防“非典”先进工作者	中共阳谷县委、县政府	2003.08
李福昌	男	县人民医院	专业技术拔尖人才	中共阳谷县委、县政府	2003.08
李怀生	男	定水镇卫生院	防“非典”先进工作者	中共阳谷县委、县政府	2003.08
刘士学	男	县卫生防疫站	防“非典”先进工作者	中共阳谷县委、县政府	2003.08
臧长忠	男	县中医医院	专业技术拔尖人才	中共阳谷县委、县政府	2003.08
赵庆贵	男	寿张镇卫生院	防“非典”先进工作者	中共阳谷县委、县政府	2003.08
闫光前	男	寿张镇卫生院	防“非典”记三等功	中共阳谷县委、县政府	2003.08
闫广民	男	寿张镇卫生院	防“非典”记三等功	中共阳谷县委、县政府	2003.08
吴新光	男	金斗营乡卫生院	“防非典”先进工作者	中共阳谷县委、县政府	2003.08

续表12-2-3

姓名	性别	获奖时工作单位	荣誉名称	授奖单位	授奖时间
李边防	男	李台镇卫生院	抗击"非典"模范党员	中共阳谷县委	2003.08
张宪军	男	县人民医院	专业技术拔尖人才	中共阳谷县委、县政府	2003.08
王 峰	男	县人民医院	专业技术拔尖人才	中共阳谷县委、县政府	2003.08
陈仁洪	男	县第二人民院	记三等功	中共阳谷县委、县政府	2003.08
汪鲁华	男	县卫生防疫站	先进工作者	中共阳谷县委、县政府	2003.08
于学清	男	县卫生防疫站	先进工作者	中共阳谷县委、县政府	2003.08
张月芳	女	县卫生防疫站	先进工作者	中共阳谷县委、县政府	2003.08
孟昭辉	男	县卫生防疫站	先进工作者	中共阳谷县委、县政府	2003.08
崔正魁	男	县卫生防疫站	先进工作者	中共阳谷县委、县政府	2003.08
魏茂英	男	县卫生防疫站	记三等功	中共阳谷县委、县政府	2003.08
孙宽斌	男	石佛镇卫生院	防“非典”先进工作者	中共阳谷县委、县政府	2003.08
杨李民	女	县红十字会办公室	防“非典”先进工作者	中共阳谷县委、县政府	2003.08
王保华	男	县四棚镇卫生院	防“非典”先进工作者	中共阳谷县委、县政府	2003.08
钟慎清	男	县中医医院	“富民兴聊”劳动奖章	聊城市总工会	2003.09
贾广瑞	男	十五里园镇卫生院	抗击“非典”记三等功	聊城市人事局、卫生局	2003.10
孙宽斌	男	石佛镇卫生院	先进个人	聊城市人事局、卫生局	2003.12
朱贵来	男	县气管炎、关节炎专科医院	先进个人	中共阳谷县委、县政府	2003.12
张小勇	男	李台中心卫生院	先进工作者	中共阳谷县委、县政府	2004
李 静	女	县妇幼保健院	记三等功	中共阳谷县委、县政府	2004.02
祝月山	男	县卫生局	先进工作者	中共阳谷县委、县政府	2004.02
李贵民	男	县卫生局	嘉奖	中共阳谷县委、县政府	2004.02
陈仁洪	男	县第二人民院	记三等功	中共阳谷县委、县政府	2004.02
刘士学	男	县卫生防疫站	嘉奖	中共阳谷县委、县政府	2004.02
张道民	男	县卫生防疫站	嘉奖	中共阳谷县委、县政府	2004.02
田思涛	男	县卫生防疫站	计划生育工作先进工作者	中共阳谷县委、县政府	2004.02
田思涛	男	县卫生防疫站	先进工作者	中共阳谷县委、县政府	2004.02
王 新	女	县卫生防疫站	计划生育工作先进工作者	中共阳谷县委、县政府	2004.02
王广洲	男	县卫生防疫站	计划生育工作先进工作者	中共阳谷县委、县政府	2004.02
王保华	男	县四棚镇卫生院	先进工作者	中共阳谷县委、县政府	2004.02
张宪达	男	闫楼镇卫生院	先进工作者	中共阳谷县委、县政府	2004.02
张凤贤	女	县人民医院	先进工作者	中共阳谷县委、县政府	2004.02
张凤贤	女	县人民医院	卫生系统先进个人	聊城市人事局、卫生局	2004.03

续表12-2-3

姓名	性别	获奖时工作单位	荣誉名称	授奖单位	授奖时间
杨景随	男	县人民医院	"富民兴聊"劳动奖章	聊城市总工会	2004.03
李爱玲	女	县中医医院	医疗质量管理先进个人	聊城市卫生局	2004.04
朱　莉	女	县卫生局	医疗质量管理先进个人	聊城市卫生局	2004.04
李凤婷	女	县人民医院	医疗质量管理效益年先进个人	聊城市卫生局	2004.04
张宪达	男	闫楼镇卫生院	医疗质量管理效益年先进个人	聊城市卫生局	2004.04
魏相道	男	县卫生职业中等专业学校	阳谷县劳动模范	阳谷县总工会	2004.05
祝月山	男	县卫生局	优秀共产党员	中共阳谷县委	2004.06
辛兰芝	女	县人民医院	聊城市医疗护理技术比赛决赛优秀奖	聊城市卫生局	2004.11
杨景随	男	县人民医院	记三等功	聊城市人事局、卫生局	2005.02
李　静	女	县妇幼保健院	记三等功	中共阳谷县委、县政府	2005.02
李　静	女	县妇幼保健院	记三等功	聊城市人事局、卫生局	2005.02
钟慎清	男	县中医医院	卫生系统廉洁行医树新风先进个人	聊城市卫生局	2005.02
杨李民	女	县红十字会办公室	红十字会工作先进个人	聊城市人事局、红十字会	2005.02
刘士学	男	县疾病预防控制中心	记三等功	中共阳谷县委、县政府	2005.02
杨继彦	男	县人民医院	先进个人	聊城市人事局、卫生局	2005.02
蒲丽娟	女	县人民医院	先进工作者	中共阳谷县委、县政府	2005.02
陈仁洪	男	县二院	人口与计划生育工作先进工作者	中共阳谷县委、县政府	2005.02
张道民	男	县疾病预防控制中心	嘉奖	中共阳谷县委、县政府	2005.02
田思涛	男	县疾病预防控制中心	人口与计划生育工作先进工作者	中共阳谷县委、县政府	2005.02
王　新	女	县疾病预防控制中心	人口与计划生育工作先进工作者	中共阳谷县委、县政府	2005.02
王学利	男	高庙王乡卫生院	先进工作者	中共阳谷县委、县政府	2005.02
王保华	男	寿张镇四棚卫生院	先进工作者	中共阳谷县委、县政府	2005.02
李贵民	男	县卫生局	优秀青年工作者	聊城团市委	2005.03
李贵民	男	县卫生局	十大杰出青年提名奖	聊城团市委	2005.05
李贵民	男	县卫生局	优秀党务工作者	中共阳谷县委	2005.06
李贵民	男	县卫生局	精神文明建设先进工作者	中共阳谷县委	2005.07
张小勇	男	李台中心卫生院	先进工作者	中共阳谷县委、县政府	2006
刘士学	男	县疾病预防控制中心	记三等功	中共阳谷县委、县政府	2006.02
李贵民	男	县卫生局	先进工作者	中共阳谷县委、县政府	2006.02
汪鲁华	男	县疾病预防控制中心	嘉奖	中共阳谷县委、县政府	2006.02
张宪达	男	闫楼镇卫生院	优秀乡镇卫生院院长	聊城市卫生局	2006.02
王学利	男	高庙王乡卫生院	先进工作者	中共阳谷县委、县政府	2006.02

续表12-2-3

姓名	性别	获奖时工作单位	荣誉名称	授奖单位	授奖时间
张宪达	男	闫楼镇卫生院	先进工作者	中共阳谷县委、县政府	2006.02
王保华	男	寿张镇四棚卫生院	先进工作者	中共阳谷县委、县政府	2006.02
李素芳	女	县人民医院	聊城市第一批“天使之星”	聊城市卫生局	2006.03
崔正魁	男	县疾病预防控制中心	记三等功	聊城市人事局、卫生局	2006.03
李贵民	男	县卫生局	优秀青年工作者	聊城团市委	2006.03
乔 静	女	县卫生局	全市疾病预防控制工作先进个人	聊城市卫生局	2006.03
李如兵	男	县中医医院	劳动和社会保障工作先进个人	阳谷县人民政府	2006.04
祝月山	男	县卫生局	嘉奖	中共阳谷县委、县政府	2006.06
祝月山	男	县卫生局	优秀共产党员	中共阳谷县委	2006.06
李贵民	男	县卫生局	优秀党务工作者	中共阳谷县委	2006.06
杨景随	男	县人民医院	专业技术拔尖人才	中共阳谷县委、县政府	2006.07
陈仁洪	男	县疾病预防控制中心	专业技术拔尖人才	中共阳谷县委、县政府	2006.07
赵 云	女	县人民医院	精神文明建设标兵	中共阳谷县委、县政府	2006.07
孙宽斌	男	县红十字会医院	专业技术拔尖人才	中共阳谷县委、县政府	2006.07
李贵民	男	县卫生局	全市“四五”普法依法治理先进个人	聊城市司法局	2006.09
李贵民	男	县卫生局	庆千年共建美好家园文化建设年活动先进工作者	中共阳谷县委、县政府	2006.09
丁兆泗	男	寿张镇卫生院	卫生系统先进个人	阳谷县人民政府	2007.01
田思涛	男	县疾病预防控制中心	精神文明建设先进工作者	中共阳谷县委、县政府	2007.03
王 新	女	县疾病预防控制中心	计划生育先进工作者	中共阳谷县委、县政府	2007.03
王 新	女	县疾病预防控制中心	“巾帼建功”标兵	聊城市妇女联合会	2007.03
李如兵	男	县中医医院	劳动和社会保障工作先进个人	阳谷县人民政府	2007.03
张小勇	男	李台中心卫生院	第五届阳谷十大杰出青年	中共阳谷县委、县政府	2007.04
蒲丽娟	女	县人民医院	三八红旗手	聊城市妇联	2007.05
蒲丽娟	女	县人民医院	护理工作先进个人	聊城市卫生局	2007.05
李贵民	男	县卫生局	“五个好”共产党员	中共阳谷县委	2007.06
李贵民	男	县卫生局	优秀党务工作者	中共阳谷县委	2007.06
臧长忠	男	县中医医院	优秀中青年中医药人才	聊城市卫生局	2007.08
于盈光	男	县中医医院	优秀中青年中医药人才	聊城市卫生局	2007.08
张宪达	男	闫楼镇卫生院	劳动模范	中共阳谷县委、县政府	2008.02
董桂平	女	县卫生局	三八红旗手	聊城市妇女联合会	2008.03
李贵民	男	县卫生局	优秀工会工作者	中共阳谷县委	2008.03
陈仁洪	男	县疾病预防控制中心	人口与计划生育工作先进个人	中共阳谷县委、县政府	2008.03

续表12-2-3

姓名	性别	获奖时工作单位	荣誉名称	授奖单位	授奖时间
李素芳	女	县人民医院	妇女儿童工作先进个人	中共阳谷县委、县政府	2008.03
田思涛	男	县疾病预防控制中心	人口与计划生育工作先进工作者	中共阳谷县委、县政府	2008.03
王　新	女	县疾病预防控制中心	人口与计划生育工作先进工作者	中共阳谷县委、县政府	2008.03
刘春环	女	定水镇卫生院	妇女儿童工作先进个人	中共阳谷县委、县政府	2008.03
李贵民	男	县卫生局	卫生系统行业作风建设先进工作者	聊城市卫生局	2008.03
李贵民	男	县卫生局	解放思想大讨论先进工作者	中共阳谷县委	2008.03
布茂振	男	县人民医院	优秀青年工作者	共青团聊城市委	2008.04
李如兵	男	阳谷县中医院	劳动和社会保障工作先进个人	阳谷县人民政府	2008.04
刘　英	女	阿城镇卫生院	妇幼保健工作先进工作者	聊城市卫生局	2008.05
李贵民	男	县卫生局	优秀党务工作者	中共阳谷县委	2008.06
崔庆银	男	阳谷县中医院	优秀青年工作者	共青团聊城市委	2008.06
李怀生	男	定水镇卫生院	优秀共产党员	中共阳谷县委	2008.06
尹红燕	女	县妇幼保健院	优秀共产党员	中共阳谷县委	2008.06
王　新	女	县疾病预防控制中心	三八红旗手	聊城市妇联	2008.09
李　静	女	县妇幼保健院	三八红旗手	聊城市妇联	2008.09
杜晓蕾	女	县卫生局	维护妇女权益先进个人、三八红旗手	聊城市妇联	2008.09
张小勇	男	李台中心卫生院	卫生系统先进工作者	聊城市卫生局	2009
李怀生	男	定水镇卫生院	中医适宜技术推广工作先进个人	聊城市卫生局	2009.02
朱　莉	女	县卫生局	精神文明建设标兵	中共阳谷县委	2009.03
李贵民	男	县卫生局	精神文明建设先进工作者	中共阳谷县委	2009.03
陈仁洪	男	县疾病预防控制中心	人口与计划生育先进工作者	中共阳谷县委、县政府	2009.03
魏相道	男	县卫生职业中等专业学校	阳谷名医	阳谷县人民政府	2009.03
田思涛	男	县疾病预防控制中心	全市疾病预防控制工作先进个人	聊城市卫生局	2009.03
田思涛	男	县疾病预防控制中心	人口与计划生育工作先进工作者	中共阳谷县委、县政府	2009.03
王　新	女	县疾病预防控制中心	人口与计划生育工作先进工作者	中共阳谷县委、县政府	2009.03
崔正魁	男	县疾病预防控制中心	全市疾病预防控制工作先进个人	聊城市卫生局	2009.03
李贵民	男	县卫生局	全市疾病预防控制工作先进个人	聊城市卫生局	2009.03
牛钟岷	男	县红十字会办公室	聊城市抗震救灾贡献奖	聊城市红十字会	2009.03
杨李民	女	县红十字会办公室	抗震救灾先进个人	聊城市红十字会	2009.03
杨桂芳	女	县卫生局	卫生系统经济管理工作先进工作者	聊城市卫生局	2009.04
毛占起	男	寿张镇卫生院	卫生系统经济管理工作先进工作者	聊城市卫生局	2009.04
朱　莉	女	县卫生局	“两好一满意”示范标兵	聊城市卫生局	2009.05

续表12-2-3

姓名	性别	获奖时工作单位	荣誉名称	授奖单位	授奖时间
艾尚国	男	寿张镇卫生院	免疫规划工作先进个人	聊城市疾病预防控制中心	2009.06
李贵民	男	县卫生局	优秀共产党员	中共阳谷县委	2009.06
李素芳	女	县人民医院	聊城市职业技术学院兼职优秀副教授	聊城市职业技术学院医学院	2009.06
王保华	男	县第三人民医院	优秀共产党员	中共阳谷县委	2009.06
董桂平	女	县卫生局	纪检监察先进个人	聊城市纪委、监察局、人事局	2010.01
杨景随	男	县人民医院	十佳政协委员	政协阳谷县委员会	2010.02
李艳	女	县人民医院	阳谷英才	中共阳谷县委、县政府	2010.02
李凤婷	女	县人民医院	阳谷英才	中共阳谷县委、县政府	2010.02
魏兰金	男	县妇幼保健院	阳谷英才	中共阳谷县委、县政府	2010.02
马春丽	女	县疾病预防控制中心	2009年度重点传染病防治工作先进个人	聊城市疾病预防控制中心	2010.02
王荣霞	女	阿城镇卫生院	2009年度疫情网络直报工作先进个人	聊城市疾病预防控制中心	2010.02
于盈光	男	县中医医院	阳谷英才	中共阳谷县委、县政府	2010.02
朱莉	女	县卫生局	卫生系统先进工作者	聊城市卫生局	2010.03
田思涛	男	县疾病预防控制中心	2009年度疾病预防控制先进个人	聊城市卫生局	2010.03
王新	女	县疾病预防控制中心	三八红旗手	聊城市妇联	2010.03
王新	女	县疾病预防控制中心	人口与计划生育工作先进工作者	中共阳谷县委、县政府	2010.03
崔正魁	男	县疾病预防控制中心	2009年度疾病预防控制先进个人	聊城市卫生局	2010.03
常明红	女	县中医医院	先进女职工工作者	聊城市总工会	2010.03
张宪达	男	闫楼镇卫生院	卫生系统先进工作者	聊城市卫生局	2010.03
张宪达	男	闫楼镇卫生院	疾病预防控制工作先进个人	聊城市卫生局	2010.03
李贵民	男	县卫生局	疾病预防控制工作先进个人	聊城市卫生局	2010.03
李贵民	男	县卫生局	卫生系统先进工作者	聊城市卫生局	2010.03
王广忍	男	十五里园镇卫生院	疾病预防控制工作先进个人	聊城市卫生局	2010.03
张宪军	男	县人民医院	劳动模范	中共阳谷县委、县政府	2010.04
崔庆银	男	县中医医院	优秀共青团干部	共青团聊城市委	2010.04
李艳	女	县人民医院	“富民兴聊”劳动奖章	聊城市总工会	2010.04
李静	女	县妇幼保健院	优秀共产党员	中共阳谷县委	2010.06
魏兰金	男	县妇幼保健院	两好一满意示范标兵	聊城市卫生局	2010.06
苑学明	男	县人民医院	人力资源和社会保障工作先进个人	阳谷县人民政府	2011.03
王新	女	县疾病预防控制中心	巾帼建功标兵	聊城市妇联	2011.03
王新	女	县疾病预防控制中心	人口与计划生育工作先进个人	中共阳谷县委、县政府	2011.03
田思涛	男	县疾病预防控制中心	“十一五”疾病预防控制工作先进个人	聊城市人社局、卫生局	2011.04

续表12-2-3

姓名	性别	获奖时工作单位	荣誉名称	授奖单位	授奖时间
李贵民	男	县卫生局	“十一五”疾病预防控制工作先进个人并记三等功	聊城市人事局、卫生局	2011.04
程云为	男	县人民医院	卫生系统两好一满意示范标兵	聊城市卫生局	2011.05
李道焕	女	县人民医院	优质护理服务先进个人	聊城市卫生局	2011.05
赵　云	女	县人民医院	卫生系统巾帼建功标兵	聊城市卫生局、妇联	2011.05
宋金焕	女	县疾病预防控制中心	卫生系统巾帼建功标兵	聊城市卫生局、妇联	2011.05
李　静	女	县妇幼保健院	卫生系统巾帼建功标兵	聊城市卫生局、妇联	2011.05
杨景随	男	县人民医院	优秀共产党员	中共聊城市卫生局党组	2011.06
魏相道	男	县卫校医院	优秀共产党员	中共聊城市卫生局党组	2011.06
王保华	男	狮子楼街道社区卫生服务中心	优秀共产党员	中共阳谷县委	2011.06
宋　珍	女	县人民医院	第十届青年科技奖	聊城市科技局	2011.08
景忠才	男	十五里园镇卫生院	无偿献血工作先进个人	聊城市卫生局、红十字会、人社局	2011.09
李　艳	女	县人民医院	“三下乡”先进个人	聊城市委宣传部	2011.12
杜晓蕾	女	县卫生局	人力资源和社会保障工作先进个人	阳谷县人民政府	2012.02
苑学明	男	县人民医院	人力资源和社会保障工作先进个人	阳谷县人民政府	2012.02
赵　云	女	县人民医院	女职工建功立业标兵	聊城市总工会	2012.03
王　新	女	县疾病预防控制中心	妇女儿童工作先进个人	中共阳谷县委、县政府	2012.03
王继同	男	十五里园镇王堤口村卫生室	优秀乡村医生	聊城市卫生局	2012.03
李恒河	男	大布乡位村卫生室	优秀乡村医生	聊城市卫生局	2012.03
李四英	女	石佛镇陈集村卫生室	优秀乡村医生	聊城市卫生局	2012.03
张圣亮	男	张秋镇南街卫生室	优秀乡村医生	聊城市卫生局	2012.03
毛占济	男	寿张镇毛庙村卫生室	优秀乡村医生	聊城市卫生局	2012.03
郑怀仁	男	定水镇吴楼村卫生室	优秀乡村医生	聊城市卫生局	2012.03
薛明江	男	高庙王前薛村卫生室	优秀乡村医生	聊城市卫生局	2012.03
宁玉珍	女	阿城镇乔楼村卫生室	优秀乡村医生	聊城市卫生局	2012.03
唐衍雷	男	侨润街道东唐村卫生室	优秀乡村医生	聊城市卫生局	2012.03
杨希英	男	狮子楼街道八里营村卫生室	优秀乡村医生	聊城市卫生局	2012.03
李长胜	男	西湖镇门坊村卫生室	优秀乡村医生	聊城市卫生局	2012.03
齐道宏	男	阿城镇齐店村卫生室	优秀乡村医生	聊城市卫生局	2012.03
周东华	男	闫楼镇周庄村卫生室	优秀乡村医生	聊城市卫生局	2012.03
张小勇	男	李台中心卫生院	劳动模范	中共阳谷县委、县政府	2012.04
赵　云	女	县人民医院	“富民兴聊”劳动奖章	聊城市总工会	2012.04
刘　宇	男	县人民医院	“知识型”标兵	聊城市总工会	2012.05

续表12-2-3

姓名	性别	获奖时工作单位	荣誉名称	授奖单位	授奖时间
赵 云	女	县人民医院	护理工作先进个人	聊城市总工会、妇联、卫生局、科协	2012.05
高 燕	女	阿城镇卫生院	护理工作先进个人	聊城市总工会、妇联、卫生局、科协	2012.05
乔 静	女	县卫生局	妇女儿童工作先进个人	聊城市卫生局	2012.05
朱 莉	女	县卫生局	医疗管理工作先进个人	聊城市卫生局	2012.06
辛兰芝	女	县人民医院	优秀共产党员	中共阳谷县委	2012.06
李 静	女	县妇幼保健院	医疗管理工作先进个人	聊城市卫生局	2012.06
宋 珍	女	县人民医院	第十一届青年科技奖	聊城市委组织部、人社局、财政局、科协	2012.08
张宪达	男	闫楼镇卫生院	基层名中医	聊城市卫生局、人社局	2013.01
苑学明	男	县人民医院	优秀文化工作者	中共阳谷县委、县政府	2013.02
金桂霞	女	县妇幼保健院	巾帼先进个人	中共阳谷县委、县政府	2013.03
杜晓蕾	女	县卫生局	人力资源和社会保障工作先进个人	阳谷县人民政府	2013.03
张凤贤	女	县人民医院	先进工作者	聊城市卫生局	2013.03
孟宪刚	男	县人民医院	先进工作者	聊城市卫生局	2013.03
李贵才	男	县人民医院	先进工作者	聊城市卫生局	2013.03
李福昌	男	县人民医院	先进工作者	聊城市卫生局	2013.03
霍 红	女	县人民医院	“巾帼建功”标兵	聊城市妇联	2013.03
王广忍	男	十五里园镇卫生院	疾病预防控制工作先进个人	聊城市卫生局	2013.04
李凤婷	女	县人民医院	医德医风建设先进个人	聊城市卫生局	2013.04
马春丽	女	县疾病预防控制中心	疾病预防控制先进个人	聊城市卫生局	2013.04
魏相道	男	县卫校医院	先进工作者	聊城市卫生局	2013.12
丁兆泗	男	寿张镇卫生院	卫生系统先进个人	聊城市卫生局	2013.12
董志强	男	县人民医院	聊城市职工职业道德模范	聊城市总工会	2013.12
霍 红	女	县人民医院	聊城市职工职业道德建设先进个人	聊城市总工会	2013.12

第十三编

人　物

第一章　医林名老

阳谷县是黄河中下游开化较早的地域，祖国医药业较为发达。清代以来，阳谷县曾涌现出许多名医。他们在传承和发展祖国医学，引进和推广西医技术，防病治病中做出了重大贡献，在人民群众中享有较高声誉。

商　琦　字步韩，清代人（生卒年代不详），城东南商家坑人。性慷慨，精医术。创制乌金膏，治疗筋骨疼痛及五积六聚一切痞积等症极效，有购求者必给与，辄慨赠不取值，远近登门祈求者不绝，远者食宿之，求者达数百里。子殿三（联芳）承其志与术，其孙君平又相继，遂专以舍药为事。康熙四十九年(1710年)，邑候王公以“乐善不倦”四字旌之，世代相传，至民国年间犹存。

李维典　字虞载，清代人（生卒年代不详），城东北李家楼人。太学生，考授儒林郎，候选州同知。生活于清朝康雍乾时期。晚精岐黄，以期救世。远道贫病者给以食宿，无倦容，神效良法，施药极夥。后十数世悠有行之不衰者。

孟　翰　字西园，阳谷城内南街人。生于清朝乾隆三十五年(1770年)，行医在嘉庆至道光年间，卒年不详。先生幼读孔孟之书，勤学不厌，立志不为良相，愿为良医，攻读医书通宵达旦，手不释卷，对中医学理融会贯通。临床治病，运用四诊八纲辩证施治，处方用药无不药到病除。据群众传说，先生家有阴阳两门，令其出阳门者生，出阴门者死。所著医书甚多，有医学心余验录，一至六卷，孟氏妇科二卷，瘟疫扼要论，舌镜论，脉会论，俱是妙丹，惜未出版。而先生之后代及亲戚友谊业医门第，均藏有抄本，亲友相联，相继传抄，其书遍谷邑各地，内容丰实，疗效满意，而先生之治病伟绩，至今流传不息，观其著作，听其声誉，堪称谷邑当代名医，亦医林中之秀杰也。

孙　镛　字东序，阳谷城东薛庄人，生卒年限不详。据阳谷县志记载：性慈善，好施舍，东北临县大饥，捐粮千余担，以济饥民，邑令义之，率乡耆，立石通衢，又匾其门曰“为善扬名”。精外科，赠药品，辩证施治，无不应手而愈，来者日数十起，远者供给食宿，病愈乃去，不稍倦，全活无算，美名益震，时称“孙善人”。年79岁而逝，乡谥正达先生。以监生候选州同花翎运同衔。乐善好施，看病舍药，周饥贫，助丧葬。

咸丰初年，传说阳谷阿城西十里薛庄有名医孙善人，家殷实，好施舍，精外科，治病用药不取分文，贫穷路远者给食宿，门庭若市，远近闻名，送有善人碑一统，其对联曰，“君子存心不须编求知者，朝廷施善所以须告来人”。善人匾八面，计有“为善扬名”“一方保障”“积善余庆”“心同良相”“好善乐施”“乐善不倦”“好德乐善”“东邦屏藩”。

孙兰坡　字秋畹，清代人（生卒年代不详），城东孙家楼人。咸同年间，以团防出力保翰林院待诏。精岐黄术，活人甚多，乡论翕然。

张明书　字西堂，清代人（生卒年代不详），城北四都人。好施予，精医术，尤善外科。凡求方药者无贫富贵贱，概不取值。咸同间以襄办团务保五品衔，充团正。乡里慕其清操，公送旗匾。

熊起兰(1806—1876），字象芹，原籍江西南昌，弱冠迁于阳谷。精医善诊，活人无算。设茶肆，缔造成家。清光绪二年(1876年)殁于阳谷南街春和堂药店，寿70岁。

熊绍谖(1863—？),字美华，改号美臣，亦字梅岑。象芹先生第四子。清光绪七年（1881年）18岁时取入本县文庠第八名，后例捐附贡生。知县何式珍(光绪八年任)聘为西席，教其子弟。精医学，乡里公送“德劭医良”“杏林春暖”，县长孙丹瓛赠“功媲良相”等匾额。历任本县公益筹备处长、城区议事会议长，监修县立第一高等小学堂。

吴永和(1838—1902)，字寿春，行一监生，阳谷县金斗营乡东金人，性天诚实，心地纯厚，舍药于邻亲、施茶饭于贫旅，四方亲友送扁“好善乐施”。幼志于学，激昂青云。主张“良相不得为、良医可也”，平日潜修内、难二经 。而于汉、唐后诸名家专著述、糜不书考祥稽，心领神会，后缓之名大噪，远近之术糜已，临症处方无不应手而解，病家之贫富一视同仁。光绪八九年间，喉疹时症流行一方，先生去此之后，自朝于日中，夜亦席不暇暖。卒于1902年，终年64岁。

长子吴焕章，字炳文，学名清鉴，字权枢。生于咸丰七年丁巳六月，亦名学清洁廉、直厚重简。读父书，掺岐黄术家学渊，兹可见儒林传中一流人物。又施药以济贫乏，四方所称颂，以永口碑。逝于1939年，享年82岁

吴鸿慈(1874—1946)，系吴焕章之子。爱前辈著书、医案于怀，熟读活用，精通本草，胸有术，名四方。为众解疾苦、好友，收徒多名，如：王鲁标、刘洪文。授后皆为名医，战胜于病魔，名盛四方。卒于1946年，享年72岁。

吴文学(1906—1976)继祖业四代,受祖辈真传，熟读各家医书，精通本草，擅长妇科、内科、儿科，出方虽几味，用药如用兵，药有灵性，手到病除。时有壮年魏来山，患痢疾、腹痛、里急后重、重甚、高烧不识人，诊脉后，给予大黄、芒硝各一两，治末立服下，饮后半小时，腹鸣泄泻，泻后热平病愈。又一产妇，露胎头，难产多时，母子垂危。诊脉后，方：当归、鳖甲各一两、川芎8钱，再加血余炭，一剂服后，骨缝开，产下，母子转危为安。行医一生，医案无数，远近百余里慕名来诊，络绎不绝。术传于后代，又培养数十名徒弟，有范县于加珍，清河玉勤，台前王兆玉、兰广合，莘县郭兴臣等。卒于1976年，享年70岁。

吴继久、吴继为，承医术五辈，虽出一师却各有所长，术震四方。

吴继久先后工作于仓上、侯庙、金斗营医院，长于理气解郁，擅治肝病、心脑血管病。病故于2006年，终年75岁。

吴继为，专和解补益之法，擅长脾胃病、妇科、儿科，称“补土”派，医德高尚，远近闻名，先后工作于寿张、李台，退休于金斗营卫生院。逝于1995年，终年60岁。

王　敬(1857—1922),阿城镇朱楼村人,幼年家境贫寒，成年后膝下五子，为养家糊口，以扛活为生。其间偶得治眼秘方，遂照方配药，给乡邻治疗眼疾，用药后即时见效。至此，方圆二三十里前来就诊者络绎不绝。后又刻苦专研，采众家之长，运用中药汤剂加眼药治疗眼病，形成了独特的中医治疗眼病的理论和方法。凡贫苦就医者免费赠药，赠药者不计其数。

王济远(1881—1941),系王敬之三子，自幼勤奋好学，早年随父学医，精心研究名家医著，17岁开始应诊。在继承父亲中医治疗眼疾的基础上，兼治内科、妇科及疑难杂症，其独创了“达源疫”验方，治疗瘟疫独具特效。并将其家传治眼药命名为“剥云散”。王济远医德高尚，乐善好施，贫苦就医者分文不收，遇有远路困难者给予路费。1943年春，王济远不幸被日本鬼子枪杀，方圆一二十里的村民，不无为之悲痛。

王淑远(1886—1948),系王敬之五子，自幼随父学医，成年后，由其兄王济远介绍到济南行医。其间遇一状元之母久病，经多家医治不愈，后经王淑远治疗不久痊愈。此后，名声大振。后被湖南督军张敬尧聘为军医官。1920年年初，辞去军医官回乡。于1948年去世。

王道祥(1909—1973),系王济远次子，自幼聪明好学，精研经典名著。得父亲真传承祖业，于1939年到东阿刘集徐屯开设诊所行医，医德高尚，乐善好施，无论富贵贫贱求诊者随叫随到，

在刘集一带享有盛誉。境内解放后，回乡参加医联会，1953年，在阿城区范海卫生所工作。1973年9月病逝。

王子乾（1929—1989），系王济远之孙，幼读私塾，承祖业。1946年，参军入伍，被分配到晋冀鲁豫边区供给部任卫生员，后又调至晋冀鲁豫边区第七厂一分厂任卫生员。1947年不慎受伤与部队失去联系，无耐返回家乡养伤治疗。痊愈后随其叔父王道祥开业行医。熟读《医宗金鉴》《金匮要略》《伤寒论》《内经》《本草纲目》等医药书籍。解放后积极参加医联会，1953年，被录取到阿城区卫生所工作。1954年，被选送到山东省聊城专属中医进修班学习。1965年8月，任阿城区卫校中医教师，培训学员近40名。在承其祖业的基础上，自学西医医学知识，能熟练的运用中、西医治疗内科、妇科、儿科常见病及疑难杂症。1978年8月退休，1989年12月病逝。

王子刚（1925—1990），系王淑远之孙，自幼随祖父王淑远学医。继承了祖业中医眼病的诊断与治疗方法，并对中药的炒、炮、炙、煅制有较深造诣。1943年秋，到七级辛庄开设诊所坐堂行医，在辛庄一带有较高盛誉。解放后，回乡参加医联会。1953年被录取到阿城区卫生所工作，1980年8月退休，1990年4月病逝。

毛登岭（1859—1944），字俊卿，寿张镇毛庙村人，幼读诗书，聪颖好学，后有感于乡间疾病蔓延，求医艰难，矢志学医。对医学典籍如《黄帝内经》《伤寒论》《金匮要略》等，无不熟读精通。尤爱《神农本草》《本草纲目》等医著，晨昏披阅，手不释卷。他常说：用药贵在精，而不在多，精则力专，多则相互掣肘，反受其累。诊病用药，既不泥于经方，又不习于时方，往往独出心裁。处方则以每剂一、二、三味居多，最多不过六味，常收药到病除之效。对于散传于民间的土单验方，毛登岭亦能运用自如。他时时为病人着想，以让病人不花钱、少花钱为宗旨。远近皆知其治疗方法多，治愈病人多，花钱却不多，因而求医问药者络绎不绝，终日门庭若市。

毛登岭精研各家医著，乐于思考，尤重应用于临床。对内、外、儿、妇诸科，均有颇深造诣。时东临道尹陆春元之妻患不育之症，遍求名医，治疗十余年无效。后慕名前来求治，服药十余剂，次年即生一子，举家皆大欢喜。陆春元亲书“著手成春”四字，赠匾示谢。此后毛登岭名声益震，远近求医者日多。但他始终以虚心、细心、关心自持，无论长幼贵贱，有求必应。医术上则精益求精，毫元骄矜之色。

1944年，毛登岭以85岁高寿病卒于家，乡邻无不为之悲痛。其子毛克恭承其业继续行医。

毛克恭（1887—1967），幼读诗书，成年后曾在本村教过私塾。后从其父毛登岭学医，遍读各家医著典集，尤重研讨瘟病各家之说，对于瘟疫、伤寒诸病症，有独到之见解及治法。

民国初年，阳谷、寿张一代瘟疫流行，延治者接踵而至，毛克恭辩证施治，服以汤药，多收奇效。时有赵海村民刘某，患瘟疫已月余，多方延医诊治无效，病已垂危，昏不知人。毛克恭急用犀角地黄汤合大承气汤加减服治，一剂识人，三剂大见好转，调治半月康复。

1956年，毛克恭被选调到寿张县城关卫生所工作，远近慕名求医者甚多。1967年因病去世。生前所录《疑难病症医案》5本，为其数十年医疗经验之荟萃，惜已散佚。

毛瑞生（1922—1998），字品一，幼入学堂，中学毕业正值七七事变年代，继读五经四书。后遵先人曾祖父（毛登岭）遗志和令祖父（毛克恭）谆谆教导励志学医，以继承家传医德医术发扬光大。

先生在令祖父的亲自教导下边学习边实践，孜孜不倦刻苦专研通读四大经典及四子之著，对脉学方药以及温病学无不精通，尤对医学金鉴读之不厌其烦。1950年考入聊城中医进修班，毕业后随令祖父行医本村，1956年参加薛王联合诊所，力求诊病再一再二不能再三不愈。

50年如一日，随叫随到，随到随诊，不分昼夜，不论干群，一视同仁，诊断细心，用药恰当，花钱少，好病快，男妇老幼莫不赞赏。先生好静乐思，纵观两世先祖业绩。存心存德继往开来，不断总结经验教训，治愈率与日剧增。

1978年，省吸收民间中医经过考核定名为卫生技术干部中医师，于年底调入聊城地区中医院。1980年退休后拒绝高薪聘请，继续为家乡群众服务，其医德医术及品质不言而喻。

杜有仁(1860—1940),字忠朴，寿张镇大杜村人。先生幼入私塾，聪颖好学。时疫病流行，乡民求诊甚难，先生目睹此状，立志习医。攻读《内经》《伤寒论》《金匮要略》，精研医理，且涉猎百家，广撷博采，刻苦钻研。尤善于妇科，长于针灸，名闻乡里，应诊不暇。并自立“万寿堂”药铺，以利于民。

先生不仅诊病甚详，组方巧妙，更喜用土、单、验方，以针灸治病，深得群众信赖。如对梅核气，以含化杏梅子治，疗效甚佳。治疗烧烫伤，药涂患处，一袋烟时痛止，不感染，汗腺毛通畅，10日可愈，愈后不留疤痕。又惯用针灸，既经济，除病效果又好，病家赠“灵砭妙医”匾颂之。

先生不仅医术精湛，而且为人敦厚，医德高尚。凡寒门邀诊，路途远近不辞；不分富贵穷贱，治病必尽其心力。因此在当地颇有盛名。

杜广心(1901—1976),字德斋，先生自幼入私塾，好学不倦，颇具文才，擅书法，通文学，赋性质朴守正。早年教学于乡里两年，后弃教从祖父有仁习医，勤奋攻读医籍，精研经典，博采众方，医术大进。求诊者比肩接踵，遂立“广生斋”药铺，自为坐堂医。

中华人民共和国成立后，热诚接受党的教育，于1955年在三支王联合诊所从医。后赴泰安、茌平两次进修针灸。学成后留寿张县医院针灸科工作。

先生素日刻苦钻研，喜读四大经典，勇于实践。其治病处常达变，法园方活，诊断甚详，用药谨慎，而获效甚捷；尤其在针灸方面，造诣较深。

先生不仅在院内工作积极有信，远近乡村凡延请者，或风雨寒暑，或披星戴月，皆立赴不辞。每至病家，详细诊察，绝不草率。无论富贵穷贱，一视同仁，对人诚挚热情，深得人们的尊敬。

1958年，先生年近60，在台前红专医科大学授课，教务繁忙 ，而从不叫苦，以劳为乐。此时曾献土单验方几首，收入《寿张县土单验方选编》一书。

杜广居(1908—1961),字清斋，少时进私塾，16岁随祖父有仁习医。先生为人质朴守正，举止庄重，平素寡言，言必有信。后自立“万寿堂”药铺，行医乡里。

中华人民共和国成立后，先后在毛庙、王庄、四棚等联合诊所从医。1959年在四棚联合诊所任所长期间，上级布置除“四害”打麻雀，他如实回报打了4只，被“拔白旗”并劳动改造。1961年在马庙卫生所，带病坚守岗位，直至病故。

先生从医30余年，对经典医籍，精读苦研，务求贯通其理，尤熟《景岳全书》《极阴纲目》《妇科良方集要》。临床经验丰富，能尊古而不泥于古。他根据妇女一生不同龄期的生理特点，总结了“三期”治疗规律，他常教后人说：“妇人属阴，以血为主。少年期，天癸将至未至之际，月经将行未行之间，处在发育时期，病多及于肾，治以肾为本，治先天以助后天，用药以四物汤加味；中年期，天癸正旺时期，月经盛行之际，经、带、孕、产、乳多伤血分，情志易动多伤气分，病多肝郁血虚，治以肝经为本，疏肝解郁佐以扶脾，用药以逍遥散加减；老年期，天癸欲竭未竭之际，月经欲绝未绝之时，肾气虚衰，须赖后天滋养与补充，病多与脾有关，治以脾为主，补后天以养先天，药用归脾汤之类。”用之临床，疗效显著。又说：“读书易，学德难，学活更难。”他不仅智园方活，用药巧妙，还善用土单验方，使病人既治病又少花钱。

谢佑之(1864—1947),字启臣，寿张镇谢庄村人。幼读诗书，后承家传学医，尤长于中医外科。终生以治病救人为己任，无论远近亲疏，有求必应。自配之外烧伤药“红升丹”“白降丹”“黄圣药”等，临床效果颇佳。病故后乡人感其恩惠，为之刊石树碑，以表纪念。

谢振善（1925—1994),幼年读书期间头脑灵活，记忆超群,能熟诵《内经》、《外经》及《医宗金鉴》等医著，后经其父谢佑之指点而得到发展。1950年，到馆陶县潘庄区烟店(现临清市烟店镇)开药铺行医20余年。1970年返乡在孙谢大队卫生室做“赤脚医生”。四年后返回临清烟店卫生院工作到退休。退休后，谢振善再回故乡四棚公社卫生院工作，后因病重离开岗位。

谢振善在烟店开药铺之时，以聪慧的头脑和敏锐的思维很快掌握了其父亲中医外科的技艺，调制出外烧伤药“红升丹”“白降丹”“升肌散”等良药。1957年接受西医培训，终生以中西医结合的方式行医治病。还积极传授医疗保健常识，通过饮食生活习惯来预防疾病，深得百姓拥戴，“谢四爷”的尊号在烟店方圆几十里家喻户晓。谢振善牢记父亲教诲，“行医是善事之举，莫取无意之财”“舍药行医是本分”。20世纪70年代被评为省级医疗先进工作者，群众也赠送他无数的牌匾。其中，“共同衍生谢灵医，产立清廉救人民”，“医廉济世”是烟店三个村庄的村民赠送给他的大幅匾额。

李守范(1864—1917)，号围堂，安乐镇东李楼村人。幼读《四书》《五经》，颇有才名。15岁时历经苦读《内经》《本草》《伤寒论》《脉经》《医宗金鉴》等中医学典籍，尤重妇科各家论著。1887年始，在家乡挂牌行医，因中医妇科学识渊博，对病症辩证施治准确，用药得当，常收药到病除之效，故名显赫，远近求医者络绎不绝。

李守范医德高尚，诚恳待人。他常说：“医有急缓之分，应先急而后缓；病有贫富之别，应先贫后富。”赤贫者问病取药，概不收费。1917年，李守范病故于家中，享年53岁。乡邻感其恩惠，捐资为立“围堂氏德行碑”一通，历述其生平事迹，及治病救人诸善举。

李守范病故后，其子李宝渠承其业，仍以妇科见长。李宝渠去世后，其三弟李宝德又承业为医。

李宝德(1905—1984)，号阔如，系李守范之三子，18岁从其兄李宝渠学习家传中医妇科，在此基础上又有阐发及创新。对妇科经、带、胎、产、乳腺、不孕不育等症诊治，有独到见解和治法。他常教诲后人说：“辩证诊断才是施以治疗之前提，用药贵在精，不在多，细差毫厘，误在千里”。可见辨证施治用药之严谨。同时，善于揣摩病人心理，因病同人而施以精神治疗，其效果颇为明显。

1953年，李宝德在安乐镇诊所(后改为阳谷县安乐镇卫生院)工作，一面协助院(所)领导搞好单位建设和管理，一面爱岗敬业，热情为患者服务，次年参加地区名老中医会议。1973年作为聊城地区名老中医代表出席省名老中医会议。

李宝德为使中医事业后继有人，积极做好中医带徒工作，先后传授徒弟十余名，有的走向医疗工作岗位，有的从事乡村医生工作，均医术较佳。1984年3月，李宝德病卒于家，享年80岁。

赵传忠(1879—1975)，七级镇郎湾村人。19岁从师东昌府陈老先生学习正骨和针灸，由于心诚意专，刻苦钻研，细心揣摩，数年之间尽得陈氏之传。当时在阳谷一带与毛登岭、狄大光齐名，群众中有“南毛北狄正骨赵”之说。1950年加入阳谷县医联会，1956年选调到阳谷县人民医院任正骨医师，远近慕名求诊者极多。赵传忠悉心治疗，辅以针药，无不应手而愈。当时省体工队运动员遇有损伤，亦专程来阳谷求治。1957年，赵传忠参加山东省中医正骨经验交流会，献出积数十年经验配制的接骨药秘方，并在会上介绍了他多年从事正骨工作的经验，引起强烈反响。

为使其业后继有人，赵传忠晚年一面施诊，一面带徒，80岁高龄时仍坚持整日门诊，处理病人多采用师徒合治的方法，新徒以师为主、徒为助，旧徒则以徒为主、师为辅，言传身教，悉心培养，使之在医疗实践中逐步掌握技术要领，进而单独处理病人。20多年间，先后从其学者50余人，遍及阳谷、聊城、莘县、东阿、梁山、台前等县，其中多数为县、乡医院正骨科医疗骨干。

赵传忠始终以救死扶伤为已任，德高望重，深受人民尊敬，曾连续被选为县政协委员、县人民代表大会代表。1975年因病逝世，年96岁。

魏法堂(1882—1942)，西湖乡任老伍村人。六世业医，以妇科延誉于世。先生继承家传，结合自己心得，治病善于伤寒大法，挽救危疾。尤精妇女胎产经带诸症。著有《妇科实验录》一书。此书在抗战时毁于烽火，但其学术思想和医疗经验，已为后代所继。

魏金銮(1914—1984)，字殿卿，自幼从其父魏法堂学医，遍读诸家医著。17岁随其父应诊，师承家传，亦以妇科见长，并善治温热、伤寒诸杂症。对于妇女不孕症，更有其独到之见解、治法。他提出：不孕之理大致有二，一曰淤、二曰虚。淤则气血壅塞冲任不调，如渠道之淤塞；虚则气血虚弱，冲任不固，如渠道之干枯，此二者皆不能坐胎。治当以活血化瘀，补气养血为主，以此为则，用药调治，常收良效。

魏金銮对吴又可《瘟疫论》、叶天士《瘟热论》、雷少逸《时病论》等医著，均有较深研究。对前人之说常验之临床，善于发前人之未发，故对时疫险症，辨证准确，治疗得法，常于垂危之际挽回人命。1956年至1957年，阳谷一带乙型脑炎流行，魏金銮先后收治数百例，治愈率在80%以上。

魏金銮为人正直，忠厚待人，终生以济世救人为己任。他经常教导其后代弟子说："若有疾危而来求医者，不得问其贫富贵贱，长幼妍媸，怨亲仇友，华夷愚智，应普同一等，皆如至亲之想，一心赴救，不得瞻前顾后，自虑吉凶。"

1984年，魏金銮因病去世，年70岁。著有《魏殿卿医案》，先后授徒数十人，遍及县内外，其中不少已成为县乡医院医疗骨干。

魏洪逵(1931.09—2006.05)，魏氏中医第七代传人。自幼随父魏金銮学习中医，勤求古训，治学严谨，抄方佐诊，尽得其家传。擅长中医内科、妇科，尤以妇科见长。行医40余载，在治疗痛经、青春期功能性子宫出血、不孕不育及胎前产后诸症等积累了丰富临床经验。强调妇女以气血为用，治疗妇科疾病重视调理肝、脾、肾三脏，临床辨证，脏腑与气血并重。其临证用药以轻灵见长，运用古方以治今病，常有得心应手之妙，深受患者欢迎。授徒数人，已成为县乡医院医疗骨干。

狄大光（1883—1959），字化远，七级镇人，出身于世医之家，幼读诗书，有文才，工书法。为继承家传，不求仕进，专攻医学，夜读医著，不避寒暑，常通宵达旦，故能精通诸家经典。大光读书虽多，但运用不失主旨。确信"医书充栋"，惟经典著作是可靠之依据，方药繁杂，精方为有效之方剂，由是执简御繁，博而返约。对经典经方，运用中从不妄添蛇足，医林中有"经方"之称。

狄大光成年后坐堂应诊，遵"六经"之法，辩证施治，其基本理论是：正盛邪可自却，扶正首重阳用，阳不患多而患不秘，阳以平为度，阳以秘为贵，深明"大气一转，其气乃散"之旨，对诸般杂症，沉疴痼疾，尤重斡旋大气，治愈甚多。对于内、外、妇、儿诸科，均有孤旨独到之处，就诊者接踵相继，每日常至百人以上，远近皆知其名，群众称之为"大先生"。许多外地人，久治不愈，慕名远道而来，经狄大光诊治，多获速愈。抗战期间，抗日工作人员及部队官兵求其治病医创者甚多，狄大光悉心诊治，甘冒风险，从不推迟。中华人民共和国成立前后，阳谷医界有"南毛北狄"之说，北狄即指狄大光。

狄大光不但医术精湛，而且医德高尚，凡来求诊者，无论其贫富贵贱，均一视同仁，四诊合参，精心治疗。贫困无告者，免收药值，乡里感其恩惠，在其门首公立大石碑二通。

邢玉魁（1886—1968），阿城镇夏堂村人。幼读诗书，成年后在本村教授私塾，同时精研医理，为乡邻针灸治病。后投著名中医李清岭先生门下学医，尽得其真传，针灸治疗中风、半身不遂、面神经炎、关节炎、腰腿疼等病有奇效。行医范围遍及本县及梁山、东阿、聊城等地，名闻百里之外。平生以治病救人为己任，无论长幼亲疏，有求必应，且分文不取。抗日战争及解放战争期间，经常应邀为部队提供服务，诊治干部战士多人，常收针到病除之效。中华人民共和国成立后参加医联会。1952年在平原省举办的社会卫生人员考试中获阳谷县针灸第一名。1954年聊城地区行署赵专员患关节炎，慕名求医，针灸一段时间后痊愈。赵专员坚留其在专区医院工作，因其子去世，家中孙辈数人需要照顾而未留聊城，仍在家乡从事针灸服务。晚年带徒3人（张秋于允顺、七级郎湾赵传平、陶城铺刘忠良），后均供职于县、乡医院针灸科。1968年去世，年84岁。

雷锡瑞（1889—1954），字润昌，七级镇周堂村人，9岁就读于本村私塾，19岁从其父雷士英学习中医。1914年考入武昌西医学院，1919年毕业回籍，在阳谷县城南街创办救世医院，为本县西医西药之倡始。1921年，雷锡瑞又在本村自办西医诊所，开业行医，其后随着时间的推移和医疗条件的不断改善，西医西药终因科学合理、疗效迅速而逐步为群众所接受，登门求诊者日渐其多，雷锡瑞医名“冠一方”。

1939年夏，日军占领阳谷，其后战事频繁，雷锡瑞激于民族大义，甘冒风险，精心为抗日官兵医创治伤，其子女及儿媳则自动充任护理。刘集战斗结束后，抗日部队重伤员杜广太、姜广起、王立山等，被送往雷锡瑞处接受治疗，当时雷锡瑞所居之周堂村即设有伪军据点，为避开敌人耳目，保证伤员安全，有时每夜即需转换几个隐蔽地点，雷锡瑞随处跟随诊治，毫无倦怠之色。三个月后，杜广太等康复归队。后伤员增多，在家收治困难，雷锡瑞便安排他们潜伏在村东运河岸边青纱帐内，夜间诊治，或让伤员分村住宿，以出诊为名，暗中巡回治疗。抗日战争及解放战争期间，雷锡瑞先后收治伤病员近300人，无一死亡。

1954年，雷锡瑞病故于家中，年65岁。

雷步月(1905—1996),字星桥，十余岁即师从其父雷锡瑞学习西医西药、外科。1919年又随其父在阳谷县城南街创办全县第一家救世医院，后在本村自办西医诊所。因诊断精准、疗效显著，登门求医者众多，在七级、安乐镇一带颇有名望。

1939年夏，日军占领阳谷，雷步月随同其父雷锡瑞秉持民族大义，精心为抗日官兵医创治伤。当时周边一带抗战伤残人员的证明，多为雷步月所出具。

1954年，雷步月在安乐镇卫生所西医股(现阳谷县安乐镇卫生院)参加工作。凡患者求诊，不论家境贫富，不计路途远近，一辆自行车和一个保健箱陪伴他往来奔波在周边上百个村庄。甘心扎根基层，始终以精湛医术为群众诊治伤病，彰显高尚医德医风。1996年1月终老家中，享年92岁。

丁汉平（1915.06—1968.10），寿张镇东门村人，幼读诗书，聪慧好学，1935年就读于山东省第八乡师，1937年“七七”事变后，学校奉命南迁，随部分流亡学生到湖北湘雅医学院就读。1949年建国后回家乡，1950年被吸收到寿张县一区卫生所工作(1964年寿张县撤销后,工作单位为阳谷县第二人民医院,任门诊部主任)。擅长内科常见病的诊治，在当地开创西医疗法治疗心脑血管、呼吸、消化系统疾病及老年病等，疗效显著。丁老不但医术精深，且医德高尚，由于当时人民群众普遍生活困难，他治病以让病人不花钱、少花钱为宗旨，无论贫富贵贱，均一视同仁，精心诊治。久之，远近称颂，老少皆知。

武金池（1916—1998),安乐镇于营村人。1951年在聊城中医进修学校学习结业，先后在聊城专区中心医院、阳谷县大布卫生院、阳谷县人民医院工作。善长中医妇科，尤精妇科保胎。在辩证的基础上，创活血化淤保胎法，用桂枝茯苓丸(《金匮》方)制散冲服,收到了令人惊叹的疗效。叶长青将其经验撰成论文《武金池逐淤安胎经验介绍》在1984年第六期《浙江中医杂志》上发表。1980年12月退休，1998年去世，享年83岁。

于知恭(1916—1997),安乐镇蒿铺村人。8岁就读于本村私塾，颇有才名。16岁从其伯祖父于金灿学习中医外科，师承家传，以治疮疡见长。于知恭学习刻苦，精读《疡医大全》《洞天奥旨》《外科大成》《外科精要》《外科正宗》《外科枢要》《医宗金鉴、外科心法要诀》等各家医著，特别是家传之膏、散、栓剂(外用药面、入疮疡内的药捻子)，其药物配制精当，操作严谨，疗效尤为显著，慕名前来就医者日盈其门，名扬于乡里。

1943年在安乐镇建立“知和堂”大药店，于知恭是组建成员之一。1953年6月，加入安乐镇区卫生所。参加工作后，致力攻研“口疮”“瘰疬”“臁疮 ”等疑难疮疡病症，有其独特治法，常收药到病除之灵验。为培养中医人才，先后收徒4人，其医术亦被后人所承。

于知恭于1979年在阳谷县人民医院七级分院退休，1997年故于家中，享年81岁。

朱之刚（1919.08—2011.10），石佛镇朱庄村人，中共党员，1938年随范筑先参加过抗日战争。曾任阳谷县卫生科副科长，后调至寿张镇卫生院。擅长内科常见病、多发病的诊断与治疗，在当时医疗设备落后的情况下，曾治愈无数例危重症患者。1979年在寿张镇公社卫生院退休(后改为离休），2011年10月去世，享年93岁。

李培涛（1922—1997），阿城镇义和村人，幼承家学。1947年，在阳谷县安乐镇创办“义和堂”，坐堂行医，后成立联合诊所任所长，1953年参加安乐镇卫生所。

1957年经推荐选拔到济南灵岩寺山东中医学校进修学习（山东中医药大学前身），毕业后分配到聊城地区人民医院工作。1959年德州地区成立市中医院，抽调到德州市中医院工作。1963年因家庭困难，调回原籍工作。1969年调至阿城区卫生院，1975年至1976年在石门宋西医学习中医培训班任教师。

擅长内、妇科杂症的治疗，尤其对中风病的诊治有独到之处。医风严谨，辩证精当，推崇经方，获效甚捷，医名大振。一生行医，不图名利，有求必应，看病不分贫富贵贱，一视同仁。带徒多人，均有成就。著作有《伤寒论讲义》一部，撰写论文三十余篇。为阳谷县第三、四、五届政协委员。

董道忠（1922.09—2013.03），西湖镇赵伯升村人。幼读诗书，偏喜医学著作，其村有老中医，早晚向其学习，对医学古籍爱不释手。看病先辩阴阳，用药精准。1956年在大布区冉庙诊所参加工作。1961年调至斜店卫生所。1965年调至西湖公社苏王董卫生所。1973年到西湖公社卫生院工作，1980年11月退休。工作期间，多次参加省、市、县级模范代表大会，并多次获得优秀个人奖。在西湖和周边地区深受人们的爱戴。

吴春为（1925.05—2010.03），高庙王镇吴堂村人。早期在本村卫生所行医，对医学典籍《神农本草》《本草纲目》《黄帝内经》等熟读精通。见长于妇科、内科常见症的诊断与治疗。他常说：药贵在精，而不在多，精则力专，多则相互制约，反受其累。1971年，参加筹建高庙王公社卫生院，培养第一批赤脚医生。吴大夫不但医术精深，且医德高尚，治病以让病人不花钱少花钱为宗旨，无论贫富贵贱，均一视同仁。于1985年退休，2010年3月病故家中。

刘永祜（1932—2008），山东省胶州市人。1952年毕业于山东医学院，被分配到省立医院妇产科。1958年，刘永祜响应党的号召，主动要求到基层工作，被分配到阳谷县人民医院工作，先后任县人民医院医师、主治医师、副主任医师、院长、县卫生局调研员、县人民医院主任医师。

刘永祜到阳谷工作以来，一直为县医院妇产科业务骨干，在群众中享有较高声誉，远近慕名求医者甚多。他医术高超，常于垂死之际挽回母婴生命。县医院收治一例子宫破裂、产后大出血妇女，入院时已生命垂危。刘永祜先为病人输血，后又为其做手术治疗，终使产妇转危为安。

刘永祜做各种计划生育手术技术熟练，尤精于妇女输卵管结扎，施术“稳、准、轻、快”。70年代末至80年代初，曾创出万例计划生育手术无事故的好成绩。在多年工作实践中，他总是以高度的责任心对青年医务工作者进行传、帮、带，为本县及聊城地区培养了许多专业技术人才。

1978年以后，刘永祜先后担任过县人民医院副院长、院长等行政职务。在处理大量行政工作的同时，仍坚持不脱离医疗业务，及时处理危重病人，为患者解除病痛。1987年，刘永祜主动辞去院长职务，退居第二线，但仍坚持战斗在医疗业务工作第一线，保持了普通一兵的本色。

刘永祜工作成绩显著，贡献突出，曾多次受到上级行政及业务主管部门的表彰和奖励。1982年被评为山东省劳动模范。1983年被卫生部授予“全国卫生先进工作者”称号。

郭淑己（1933.12—2010.06），河南省台前县孙口乡郭庄村人，中共党员。1993年退休于寿张镇卫生院。擅长呼吸系统、消化系统疾病的西医治疗，从事医疗工作30多年，在平凡岗位上兢兢业业、任劳任怨、刻苦钻研，得到了患者的赞誉、同事的好评。

李丙子（1934—2003），七级镇韦铺村人。1952年开始在七级镇前郎村行医，1954年在七级镇张庄村联合诊所工作，1976年转入七级公社卫生院门诊部。起初跟随父辈行医，走乡串户，言传身教，倾囊相授，深得真传，一些祖传秘方在临床实践中得到了验证，并不断学习西方医学，同传统中医相结合，对一些疑难杂症、偏症、久病不愈疾病有独特的治疗方法，治疗效果较为显著，深受患者及家属的欢迎。

窦书田(1937—2003)，郭店屯镇郭店屯村人。毕业于山东医学院，大学本科。1987年12月在阳谷县人民医院晋升为外科副主任医师。

葛春海（1930—1996)，张秋镇前楼村人。1960年毕业于山东医学院，大学本科。1988年6月晋升为外科副主任医师，外科主任。1982年至1984年任阳谷县人民医院副院长等职。

孟昭贵（1953—2012)，安乐镇辛庄村人。1982年1月毕业于滨州医学院临床医学专业，本科学历，学士学位。毕业后分配至阳谷县范海公社卫生院工作。1985年1月调至阳谷县人民医院安乐镇分院，1991年11月任副院长、工会主席。1994年10月加入中国共产党，2003年2月晋升为副主任医师。擅长用中西两法诊断和治疗心、脑血管病，积累了丰富的临床经验，为很多病人解除了病痛，挽救了生命。2012年9月，因胃癌辞世于卫生院工作岗位。

第二章 高级卫生技术人员简介

根据搜集到的资料，本章共载录全县卫生系统具有高级职称的卫生技术人员111人，其中正高级19人，副高级92人。

第一节 正高级卫生技术人员

程庆峨 男，莘县妹冢镇牛村人,本科学历，主任医师。毕业于山东医科大学医疗系，中国共产党党员。从事内科工作40余年，对内科疾病，特别是心脑血管疾病的诊断与治疗具有丰富的临床经验。曾任山东省心血管病专业委员会委员，1996年至2000年任阳谷县人民医院院长。聊城市心血管病专业委员会副主任委员，发表学术论文20余篇，著作3部。

杨景随 男，1962年4月出生，郭店屯镇九杨村人。1984年毕业于菏泽医专，MBA，中共党员，阳谷县人民医院院长、党总支书记、县政协常委，主任医师。山东省骨质疏松症学会委员，聊城市医学会骨科专业委员会委员，聊城市“富民兴聊”劳动奖章获得者，聊城市首届“水城英才”，阳谷县专业技术拔尖人才。获市科技进步二、三等奖各一项。擅长创伤骨科疾病的诊治，颈肩腰腿痛的手法治疗。

翟秋银 女，1949年10月出生，金斗营乡莲花池村人。1974年毕业于青岛医学院医学系，大学本科，中国共产党党员，心内科主任医师。1989年至1996年任阳谷县人民医院副院长、心内科主任、聊城市医学会心内科分会委员。在国家级和省级刊物发表论文10篇，两项科研成果获市科委二等奖。擅长心血管内科疾病的诊断和治疗，特别对高血压、冠心病、心律失常、急性心肌梗死的治疗有丰富的经验。

孙道勤 男，1949年7月出生，主任医师，曾任阳谷县人民医院消化呼吸科主任，首届阳谷十佳名医。1975年毕业于青岛医学院医学系，从事临床医疗工作36年，擅长诊断与治疗内科各种疑难杂病，尤其对消化系统、呼吸系统疾病的诊断与治疗有独到之处。擅长电子胃镜、结肠镜的操作。主治慢性胃炎、胃溃疡、结肠炎、肝炎、肝硬化、胆囊炎、胰腺炎、慢性支气管炎、肺气肿、肺心病、呼吸衰竭、肺炎、支气管哮喘、胸腔积液、气胸、间质性肺病等各种消化呼吸系统疾病。

张庆恩 男，1949年8月出生，张秋镇花园村人。毕业于青岛医学院医疗系，大学本科，中国共产党党员，曾任阳谷县人民医院神经外科主任，主任医师。聊城市神经外科专业委员会委员，聊城市十佳名医。在国家级杂志发表论文10余篇，获市科学技术进步三等奖一项。1984年在全县率先开展了脑血管造影、脑室引流、颅脑外伤、脑肿瘤等手术。1997年应用微创技术治疗脑出血。擅长脑外伤、脑肿瘤、脑血管病及神经性疾病的治疗。

王 涛 男，1945年12月出生，石佛镇王皋如村人。毕业于青岛医学院医疗系，大学本科，外科主任医师，中共党员。曾任县卫生局副局长、县人民医院副院长。在国家级和省级医刊发表论文10余篇。阳谷县第一届名医，阳谷县第一、二、三批专业技术拔尖人才。聊城市委、聊城地区行署记大功一次。对泌尿外科及男性学有较深的理论基础，能熟练开展泌尿外科、普外科重大疑难手术。

张义元　男，1962年生，十五里园镇张街村人。大学本科，医学学士，主任医师。阳谷县人民医院副院长兼消化呼吸科、感染性疾病科主任。全国肝胆病咨询专家，聊城市政协委员，阳谷县政协常委。曾获得聊城市青年科技奖，聊城市优秀科技工作者并记三等功一次。聊城市消化、肝病、传染病专业委员会委员。阳谷县专业技术拔尖人才，首届阳谷英才。获得聊城市科技进步二等奖一项，三等奖三项。获得阳谷县科技进步一等奖三项。发表专业论文56篇，主编及个人专著3部，取得国家专利10项（其中发明专利3项）。擅长消化、感染性疾病及农药中毒的救治。

王　锋　男，1958年10月出生，定水镇薛庄村人。曾任阳谷县人民医院干部病房主任，内科主任医师。阳谷县劳动模范、专业技术拔尖人才。1982年毕业于北镇医学院医学系。发表医学论文30余篇，参编医学著作3部，获聊城市自然科学学术成果三等奖3项。在内科急救、心肺复苏、急危重症处理等方面积累了丰富经验。尤其对尿路感染，急、慢性肾炎，肾病综合征，急、慢性肾功能衰竭，尿毒症，高血压，冠心病，脑动脉硬化症，脑梗塞，慢性支气管炎，慢性胃炎，胃溃疡，糖尿病等均有较深的研究。

王怀敏　男，1958年12月生，十五里园镇后王村人。1982年毕业于青岛医学院医疗系，大学本科，学士学位。中共党员，阳谷县人民医院神经内科主任，主任医师，山东省医师协会神经内科专业委员会委员，聊城市医学会神经内科专业委员会委员。从事神经内科临床工作30年，于1994年率先在全市县级医院开展立体定位微创血肿引流术治疗高血压脑出血及侧脑室引流术，脑梗死超早期静脉溶栓治疗。擅长急性脑血管病、头痛、头晕、周围神经病变、癫痫、脊髓疾病的诊断及治疗。发表学术论文26篇，专著三部，科研成果1项。

张聚斓　女，1958年7月出生，1981年毕业于昌潍医学院，大学本科，医学学士，阳谷县人民医院内科主任医师。从事临床内科医疗工作30年，擅长治疗慢性支气管炎、哮喘、支气管扩张、肺炎、肺气肿、肺心病、呼吸衰竭、支气管哮喘、胸腔积液、气胸、间质性肺病、慢性胃炎、胃溃疡、肠炎、消化道出血等临床内科疾病。发表论文30篇，参编临床内科著作4部，获专利2项，科研成果1项。

邵传达　男，1961年12月出生，侨润街道门庄村人。1983年毕业于山东医学院(山东大学)医学系，大学本科，医学学士，中共党员，阳谷县人民医院儿科副主任，主任医师。擅长小儿心血管、呼吸、神经系统疾病的诊治。获得专利4项、科研成果2项，编写医学著作5部。

程云为　男，1969年9月出生，十五里园镇程庄村人，大学本科，医学学士，在职研究生，阳谷县人民医院副院长兼骨外科主任，主任医师，阳谷名医。在国家级专业期刊发表论文20余篇。《同步雾化给药吸氧器的研制及其临床应用研究》获得市级科技成果三等奖，出版《临床疑难病症诊治与护理》《临床少见病诊断与治疗》专著2部，获国家实用新型发明专利3项。先后被授予阳谷县劳动模范、聊城市卫生系统“两好一满意”示范标兵、聊城市无偿献血工作先进个人、山东省卫生系统“文明服务明星”等荣誉称号。擅长骨创伤、颈肩腰腿痛(颈、腰椎间盘突出症)等骨科疾病的治疗。

王建平　女，1942年11月出生，七级镇人，主任医师，曾任阳谷县人民医院消化呼吸科主任，聊城市第十五届人大代表。1976年毕业于山东大学医学系。一直从事临床医疗工作，荣立省级三等功1次。擅长纤维支气管镜操作，主治慢性支气管炎、肺气肿、肺心病、呼吸衰竭、肺炎、支气管哮喘、胸腔积液、气胸、间质性肺病、慢性胃炎、胃溃疡、结肠炎、肝炎、肝硬化、胆囊炎、胰腺炎等各种消化呼吸系统疾病的治疗。

李凤婷　女，1959年3月生，张秋镇西街人，中共党员，本科学历，主任护师。曾任阳谷县人民医院儿科护士长、护理部主任、医院感染管理科科长、红十字会主任。2001年任聊城市护理学会理事，聊城市医疗机构监督员。2008年任聊城市发明协会委员。2013年任山东省老年医学研究会第一届理事会理事。获得聊城市科技进步三等奖三项，聊城市优秀学术成果奖二等奖、三等奖各一项，阳谷县科技进步一等奖三项。发表专业论文23篇，学术交流专业论文30余篇，主编著作4部，个人专著1部，获得国家专利9项(其中发明专利3项)。2003年被评为聊城市“非典防治优秀共产党员”；2004年全市医疗质量管理效益年活动中被市卫生局评为“先进个人”；2007年被县委宣传部评为“县科普工作先进个人”；2009年被菏泽医专评为“优秀带教老师”；阳谷县第四、五批专业技术拔尖人才；阳谷县首届“阳谷英才”；2011年被授予“阳谷县人民医院特殊贡献者”；2013年被评为聊城市“优秀志愿者”，聊城市“三下乡”活动先进个人，阳谷县“精神文明建设标兵”，阳谷县“巾帼建功先进个人”，“全市卫生系统医德医风建设先进个人”。

姚章纪 男，莘县人，1956年8月1日生。1977年2月考入山东中医学院中药系，1982年毕业分配到阳谷县人民医院药剂科。1984年入党，1986年任中药剂科主任。1986—1988年在阳谷县卫生学校代教。1990年任医院药剂科副主任，1992年任药剂科主任，主要负责中药制剂方面的工作。在《中药材》《中国医院药学》杂志及《时珍国医国药》杂志发表多篇论文。2003年晋升为主任中药师。

魏之兰 男，1937年11月生人，西湖镇任伍村人。1964年7月毕业于山东医学院，1976年10月加入中国共产党，1993年12月晋升主任医师。毕业后在张秋医院工作，任内科主任。1981年9月调城关公社卫生院工作，曾任副院长。1988年8月至1991年1月任阳谷县中医医院副院长（主持工作），1991年1月至1994年8月任阳谷县中医医院院长，1994年9月至1997年11月任阳谷县中医医院调研员(正局级)。大学毕业后，扎根基层卫生院20余年，为广大农民精心医治病痛，得到社会及民众一致好评。1988年成立阳谷县中医医院，魏之兰与20余名职工在艰苦条件下，辛勤创业，使医院从无到有、从小到大。工作期间发表论文20余篇，多次获得县市级先进个人称号。从领导岗位退下后，继续坐诊，发挥个人医术特长，在心脑血管疾病诊疗方面有着高超医术，为广大患者解除病苦。

钟慎清 男，1959年8月生人，1983年毕业于山东中医药大学，学士学位。1983年至1988年9月，先后在李台、城关卫生院任医师、主治医师。1988年调入阳谷县中医医院，先后任内科主任、副院长、副主任医师，1998年5月任县中医院院长、党支部书记，2005年12月晋升为主任医师。担任中医院院长、党支部书记期间，加强职工的医德医风教育，加大人才队伍培养和先进诊疗设备的投入，使医院实现了跨越式发展，先后被评为省卫生系统先进集体、省文明单位、省中医工作先进单位、省消费者满意单位等荣誉称号。作为专业技术人员，长期从事内科临床工作，注重中医经典著作的研究和现代医疗科学技术的学习，具有扎实的理论功底和丰富的临床工作经验，擅长中西医结合治疗内、妇、儿科常见病及部分疑难病症，年门诊量万余人次。先后出版专业著作4部，主持完成科研成果一项，在省级以上核心学术期刊上发表学术论文20余篇。先后被授予聊城市“富民兴聊”劳动奖章、聊城市十佳院长、聊城市行风建设标兵、聊城市名老中医。聊城市中医学会副理事长，聊城市第九次、第十次党代会代表，山东省中医药学会肝病专业委员会委员，山东省五级中医药师承指导老师。

孟昭义 男，1956年9月出生，安乐镇辛庄村人。1982年1月毕业于青岛医学院北镇分院(现滨州医学院）医疗专业，并获医学学士学位。1982年1月参加工作，在阳谷县张秋分院任内科医师；1986年5月至1997年5月，在阳谷县第三人民医院先后任内科主任、业务副院长。1987年12月晋升为主治医师。1997年5月任阳谷县中医医院内科主任，1999年12月晋升为副主任医师，2009年12月晋升为主任医师。1985年和1997年分别在山医大附院、山东省立医院进修学习。副主编著作《实用内科疾病诊治》《内科急重症诊断与治疗》两部,发表学术论文六篇。《胃康宁治疗慢性胃病临床研究》获聊城市科技进步三等奖。1998年被聊城市人事局、卫生局评为“全市农村卫生工作先进工作者”，2003年被阳谷县委、县政府评为“预防非典先进工作者”，2006年被评为市

"全国第二次残疾人抽样调查先进工作者""阳谷县第六批专业技术拔尖人才"，2006年、2009年连续两届被评为"阳谷名医"，2010年被聊城市卫生局评为"聊城市优秀医生。"

于盈光 男，1963年11月出生。1989年7月毕业于山东中医药大学，同年分配到阳谷县中医医院工作。1996年在山东省立医院进修普内科，2010年在山东齐鲁医院进修心内科。2002年6月加入中国共产党，2010年晋升为主任医师。现任中医院内三科主任。擅长心脑血管病、慢性胃病的诊疗，并充分发挥中医特色，中西医结合治疗内科疾病。研制的《治疗慢性胃炎消化性溃疡的中成药》(2002-7)、《密封式胸腔引流管》(2010-10)已获得国家发明专利。主持研制的《肝回春系列中药治疗肝硬化腹水的临床研究》(2002-8)、《胃康宁治疗慢性胃病的临床研究》(2006-12)，先后获得聊城市科技成果奖。在发扬祖国医学优势的同时，充分吸收现代医学、现代药理学的最新成果，进而探讨中医药治疗各种病症的机理，先后在省级以上期刊上发表学术论文10余篇，出版专著一部。2005年任山东中医药学会肾病专业委员会委员，山东中医药学会脾胃病专业委员会委员。2007年被评为"聊城市优秀中青年中医药人才"。2010年被评为首届"阳谷英才"。

第二节 副高级卫生技术人员

蒋兰芳 女，1938年生，阳谷县七级镇张庄村人。1965年毕业于山东医学院，大学本科。1987年12月晋升为内科副主任医师，1987年至1993年8月任阳谷县人民医院副院长。

刘玉孚 男，1939年生，阳谷县阿城镇刘庄村人。1964年毕业于山东医学院，大学本科学历。1987年12月晋升为内科副主任医师，1988年10月至1994年4月任阳谷县医疗康复中心主任。

杨洪振 男，1936年生，阳谷县郭店屯镇九杨村人。1964年青岛医学院毕业，大学本科学历。1988年6月晋升为内科副主任医师，1985年至1989年任阳谷县人民医院党支部书记、院长等职。

朱振英 男，1933年生，石佛镇朱庄村人。1960年毕业于焦作医专，大学专科。1987年12月晋升为外科副主任医师，曾任阳谷县人民医院外科主任。

周长俊 男，1936年生，张秋镇北街人，毕业于山东医学院，大学本科。1987年12月晋升为儿科副主任医师，曾任阳谷县人民医院小儿科主任。

孙维序 男，1936年生，定水镇人。1957年毕业于沈阳卫校，中专学历。1987年12月晋升为副主任药师。

张继功 男，1941年6月出生，1968年12月参加工作，寿张镇闫集村人。1968年12月青岛医学院毕业后在张秋公社卫生院参加工作；1981年任阳谷县驻寿张人民医院外科主任，1986年任阳谷县第二人民医院副院长，1989年任阳谷县第二人民医院院长；1993年5月任阳谷县中医医院副院长，同年晋升为外科副主任医师；1995年调任阳谷县人民医院外科副主任医师。2010年6月退休。

王利英 女，1945年9月出生，张秋镇人。1969年毕业于青岛医学院；1970年参加工作，1987年任阳谷县人民医院眼科主任，1993年7月晋升为眼科副主任医师。1994年12月被评为"全省卫生系统先进工作者"，1995年3月被评为"聊城地区三八红旗手"。2002年任阳谷县人大常委会副主任。

陈艳蕾 女，1954年5月出生，江苏省丰县人。1970年3月参加工作，阳谷县人民医院眼科副主任医师。1977年毕业于山东中医药学校，多次在省级以上医院进修，在国家级刊物上发表论文20余篇，2项国家发明专利。擅长治疗近视、弱视、视神经炎、脉络膜炎、眼底病、角膜炎、虹膜炎、白内障、青光眼及手术治疗眼肌病、眼睑美容等。

袁立泉 男，1955年6月出生，张秋镇人。1975年7月参加工作，阳谷县人民医院眼科副主任医师。毕业于泰山医学院医学系，大学本科，学士学位。从事眼科临床工作30余年，积累了丰富的临床经验，在国家和省级刊物上发表学术论文20余篇，参编眼科专著2部。擅长青光眼、白内障、眼底病及泪道疾病的诊断及治疗。

张桂喜 女，1952年11月出生，阳谷县人民医院儿科副主任医师。1972年8月参加工作，

1976年毕业于青岛医学院医疗系，本科学历。擅长小儿心血管系统、呼吸系统、神经系统及新生儿疾病的诊治。在国家级、省级刊物上发表论文10余篇。

李兰文 男，1949年6月出生，1978年毕业于山东医科大学医疗系，从事神经内科工作30余年，阳谷县人民医院内科副主任医师。擅长神经内科疾病的诊治，特别是在头痛、头晕、神经衰弱方面有独到之处。

李树玲 女，1957年4月出生，1982年7月参加工作。大学本科，学士学位，阳谷县人民医院神经内科副主任医师。发表论文20篇，著作3部，科技成果2项，专利2项。擅长脑血管病、脊髓病变、周围神经疾病、神经衰弱、癫痫、头痛、头晕等疾病的诊断及治疗。

陈东兴 男，1955年8月出生，1975年5月参加工作，阳谷县人民医院外科副主任医师。在国家级及省级医学杂志发表学术论文20余篇。擅长胃肠、肝胆、胰脾、疝、血管疾病及腹膜后肿瘤的诊断和治疗，各种恶性肿瘤的根治术。对急腹症等外科急、危、重症的诊治有丰富的临床经验。

武春玲 女，1958年3月出生，阳谷县人民医院内科副主任医师。发表论文10余篇。擅长治疗心内科、脑血管疾病，特别是对内科急、危、重症，如急性中毒、急性心梗、休克、上消化道出血、咯血、脑出血、心脏骤停等诊疗有独到之处。

齐贵福 男，1961年5月出生，大学专科，阳谷县人民医院眼科主任，副主任医师。中国医师协会山东省眼科专委会委员，聊城市医学会眼科专委会委员。毕业于菏泽医学专科学校医学系，从事眼科临床工作30年，积累了丰富的实践经验。发表医学论文20余篇。擅长斜视、弱视、青光眼、白内障、眼底病等眼科疾病的诊断及治疗。

孟宪刚 男，1968年9月出生，阳谷县人民医院心内科东区主任，副主任医师。聊城市医学会心血管病专业委员会委员，聊城市中医药学会健康教育委员会委员，县政协委员，县专业技术拔尖人才，阳谷县十佳名医。1992年毕业于济宁医学院，大学本科，学士学位。山东大学在职研究生。从事心内科临床工作20余年，积累了丰富的临床实践经验。先后在山东省立医院、苏州大学附属第一医院、上海交通大学附属新华医院、浙江大学等进修学习。参编著作1部；参与省级科研项目1项，获得山东省优秀科技成果三等奖；国家级发明专利2项；国家级、省级专业期刊上发表论文10余篇。擅长心血管各类疾病、食道电生理检查、冠脉介入的诊治。

杨金旗 男，1968年9月生，济宁医学院毕业，大学本科，学士学位，在职研究生,阳谷县人民医院肿瘤血液内科主任，副主任医师。阳谷县专业技术拔尖人才，阳谷县第十届政协委员，聊城市第三届抗癌协会常务理事，山东省抗癌协会肺癌分会第一届专业委员会委员，山东省老年学学会第一届肿瘤专业委员会委员，山东省血液病学会会员，中国抗癌协会会员。荣获聊城市科技进步一等奖一项，发表医学学术论文20余篇，出版著作2部，国家实用新型专利2项。擅长各种恶性肿瘤的综合治疗、各种血液系统疾病的诊断治疗和支气管镜对肺部疾病的诊断治疗。

孙普增 男，1963年12月出生，阳谷县阿城镇人。1986年毕业于昌潍医学院，大学本科，医学学士，阳谷县人民医院内科副主任医师。从事临床医疗工作27年，荣获“中国名医”“世纪名医”称号，入编《世界名医大典》《世界科技专家与人才》等，兼任中国管理科学研究院研究员,《发现》杂志社记者、高级编审,聊城医学会重症医学分会委员。荣立省级三等功1次。在省级以上杂志发表论文20余篇，获得国家级专利4项。擅长中西医结合治疗胃病、肝病、肠病、气管炎、冠心病、中风、失眠、便秘及各种内科疑难杂症。

张艳丽 女，1976年10月出生，大学本科，学士学位，阳谷县人民医院内科副主任医师。山东省中西医结合治疗肝病委员会委员，聊城市杰出岗位青年，获市科技成果奖2项，国家发明专利3项。擅长消化系统胃肠、肝胆、胰腺等疾病的诊治，在危重病人抢救方面有丰富经验，擅长无痛内镜的操作。

尹成河 男，1964年5月出生，阳谷县博济桥街道东街人，中共党员。1986年8月参加工作，阳谷县人民医院呼吸消化内科副主任，副主任医师。从事内科工作20余年，擅长治疗呼吸内科各种疑难杂症。

付学东　男，1960年11月出生，阳谷县张秋镇人。阳谷县人民医院内分泌科主任兼感染疾病科主任，中共党员,副主任医师。聊城市内分泌学会委员，阳谷县内分泌与代谢性疾病学科带头人。发表学术论文10余篇。擅长内分泌与代谢性疾病的诊断治疗，尤其对糖尿病、甲状腺功能亢进症、肥胖、高尿酸血症、高脂血症、继发性高血压等治疗具有丰富的临床经验。

李凤君　女，1970年生人，阳谷县李台镇人。1990年毕业于菏泽医专临床医学专业，阳谷县人民医院副主任医师。擅长脑血管病、周围神经病变、脊髓疾病、神经衰弱、癫痫等疾病的诊断与治疗。县专业技术拔尖人才，县十届政协委员。发表国家级论文10余篇，荣获聊城市科研成果三等奖1项，国家级实用型专利1项。

孙广斌　男，1970年3月出生，博济桥街道八里营村人。大学本科，学士学位，山东大学在职研究生，阳谷县人民医院内科副主任医师，。聊城市医学会神经内科专业委员会委员。在各类杂志上发表论文20余篇，获得市级科研成果三等奖一项。擅长脑血管病、脊髓病变、周围神经病变，以及癫痫、头痛、头晕各种神经内科疾病的治疗。

王可龙　男，1964年出生，1988年毕业于山东大学临床医疗系，阳谷县人民医院内科副主任医师。在省级学术期刊发表论文2篇。擅长治疗冠状动脉粥样硬化性心脏病，心肌梗死的溶栓、再通，心律失常、晕厥、高血压，心脏性猝死和心力衰竭等心血管疾病。

李贵才　男，1970年12月出生，李台镇人。大学本科，学士学位，1995年毕业于济宁医学院。阳谷县人民医院院长助理、医务科科长、心内科西区主任、副主任医师。山东省生物医学工程学会心律专业委员会房颤协作组第一届委员会委员，聊城市医学会心血管专业委员会委员，聊城市超声专业委员会委员，阳谷名医。熟练掌握心血管常见病及危重症的诊疗。先后在山东大学齐鲁医院、北京安贞医院进修学习心脏超声及心血管介入诊疗技术，并在清华大学研修医院运营管理1年。在全县率先开展心脏超声、心血管介入等治疗技术，擅长各种心血管疾病的诊疗。在省级以上刊物发表论文10余篇，获得山东省优秀科技成果三等奖1项，国家专利2项。

李　艳　女，1973年4月出生，博济桥街道李楼村人。1997年毕业于河南医科大学医学系，大学本科，学士学位，阳谷县人民医院副主任医师，第一届“阳谷英才”。在国家、省级刊物发表论文数10篇。擅长冠心病、高血压病、心肌病、血脂异常、心力衰竭、心律失常等心血管疾病的诊断和治疗。

刘　宇　男，1969年8月出生，高庙王乡秦楼村人。毕业于新疆医科大学老年医学专业，硕士研究生，阳谷县人民医院副主任医师。在国家级核心期刊发表学术论文5篇，国家级刊物发表论文10余篇，完成省级自然基金科研项目一项。擅长心血管疾病、糖尿病的诊断治疗及心血管疾病的介入治疗，对老年医学心血管疾病的诊疗有较深造诣。

张宪军　男，1962年8月生，侨润街道焦海村人。1982年毕业于济宁医学院医疗系，大学本科，阳谷县人民医院副主任医师，小儿科东区主任，从事儿科临床工作30余年。中华医学会会员，微量元素及健康研究学会会员。阳谷县专业技术拔尖人才，阳谷县劳动模范，“富民兴阳”劳动奖章获得者。撰写论文30余篇，其中一篇发表在国内儿科最高级别杂志——《中华儿科杂志》，填补了专业技术空白。擅长小儿呼吸系统、消化系统及新生儿疾病的诊治。

李希光　男，1965年4月生，侨润街道李庄村人。1985年毕业于济宁医学院，大学本科，阳谷县人民医院副主任医师。中华医学会会员，阳谷县十佳名医。在国内外杂志上发表论文20余篇。擅长新生儿呼吸系统、消化系统、心血管系统及神经系统疾病的诊断及治疗。

陆诗长　男，1960年3月出生，阿城镇东风村人。1981年毕业于济宁医学院医疗系，大学本科，阳谷县人民医院副主任医师，儿科主任。中华医学会聊城分会儿科专业委员会委员，阳谷县首届“十佳名医”。在国家级儿科专业杂志发表论文10余篇，编写医学专著1部，获国家级科研成果奖2项。从事儿科临床工作30余年，积累了大量的实践经验，尤其在诊治新生儿缺血缺氧性脑病、肺炎、哮喘、腹泻、病毒性心肌炎、病毒性脑炎、小儿多动症、小儿抽动症等疾病方面具有丰富的临床经验。善于运用中西医结合方法治疗小儿发热、咳喘、泄泻、紫癜等病症，取得了较好的疗效。

田爱存　女，1967年4月出生，1990年毕业于潍坊医学院，阳谷县人民医院儿科副主任医师。从事临床工作20余年，熟练掌握本专业的基础理论及技术操作，并积累了丰富的临床经验，多次在省级医院进修学习。擅长治疗新生儿缺氧缺血性脑病、新生儿颅脑出血、喘憋性肺炎、病毒性脑炎、小儿腹泻病、小儿厌食症等儿科疾病。在省级期刊发表论文5篇。

王庆华　男，1966年10月出生，侨润街道司营村人。1993年毕业于潍坊医学院临床医学系，大学本科，医学学士，阳谷县人民医院副主任医师，神经外科主任。聊城市神经外科专业委员会委员，市脑肿瘤协会会员。从事外科临床工作20余年，发表医学论文10余篇，擅长颅脑外伤、脑积水、脑肿瘤、脑出血、颅骨缺损、颅底凹陷症、小脑扁桃体下疝、脊髓肿瘤、脊髓空洞症、脊膜膨出等神经外科疾病的治疗，尤其是脑出血微创引流及显微镜下开颅手术，具有创伤小、恢复快，能最大限度的保留患者的神经功能。

闫学翔 男，1966年4月出生，1987年毕业于菏泽医专，阳谷县人民医院副主任医师，外一科主任，阳谷县名医。发表论文数十篇。在临床一线工作20余年，积累了丰富的实践经验，熟练掌握14周岁以下外科疾病的基本理论及技术操作，擅治先天性肠道、关节及生殖器畸形，对疝气、包茎、先髋、斜颈、骨折等有独特的治疗方法。

潘福斌　男，1969年10月出生，1992年毕业于青岛医学院，大学本科，医学学士，阳谷县人民医院副主任医师，普外科副主任。擅长普外科，尤其甲状腺、乳腺、胃肠疾病的诊断及治疗。

王霞光　男，1966年3月出生，1991年毕业于潍坊医学院临床医学系，大学本科，医学学士，阳谷县人民医院副主任医师，胸外、泌尿外科主任。阳谷县十佳医生。擅长食管癌、肺癌、纵隔肿瘤、乳腺疾病、甲状腺疾病、胃肠、周围血管疾病、烧伤、整形及各种重度、复杂性创伤的诊断及治疗。

宋　珍　女，1973年7月出生。1997年毕业于菏泽医学专科学校，工作期间取得本科学历、学士学位和硕士研究生学历，阳谷县人民医院副主任医师，妇科副主任。擅长妇科恶性肿瘤手术治疗，产科高危妊娠的急、重症处理。师从山东大学齐鲁医院生殖中心邓晓惠教授，在不孕、不育诊疗方面有独到之处。发表国家级论文6篇，取得5项国家专利，参与编写著作两部。县政协委员，县“三八红旗手”“巾帼建功标兵”“优秀青年工作者”。

刘书光　男，1974年11月生，毕业于山东大学医学院，大学本科，学士学位，山东大学在职研究生，阳谷县人民医院副主任医师，重症监护室主任。山东省毒理学会中毒救治专业委员会委员，聊城市医学会重症医学分会委员。多次在省级以上医院进修。在国家级杂志发表论文10余篇，出版著作2部，获专利5项。擅长各类中毒、呼吸衰竭、休克、MODS等危重症，以及心脑血管病的抢救与治疗。

郭传申　男，1964年1月出生，1985年毕业于济宁医学院临床医学系，阳谷县人民医院副主任医师，普外科主任。聊城市胃肠外科专业委员会委员，聊城市中医学肿瘤专业委员会委员。在临床一线工作20余年，积累了丰富的临床实践经验，擅长肝胆、胰腺、胃肠、肛肠、血管、甲状腺和乳腺肿瘤等疾病的手术治疗，对创伤急救外科有丰富的救治经验。在全县率先开展腹腔镜手术，能熟练完成腹腔镜结肠大部切除、阑尾切除、胆囊切除、消化道穿孔修补等手术。发表《糖尿病病人急症手术的围手术期处理》《腹腔镜中低位直肠癌根治术经“Holy plane”间隙保留盆自主神经的疗效分析》等10余篇省级、国家级论文。

闫明文　男，1968年9月生，毕业于南京大学外科学专业，硕士研究生，阳谷县人民医院副主任医师，普外科副主任。多次在省级以上医院进修，能够独立完成常见外科疾病的诊断与治疗，尤其在腹部肿瘤、营养支持和肠瘘治疗方面有独到的见解。在腹部创伤、腹腔高压症以及便秘等方面有较高的技术水平。

李凌云　男，1973年11月出生，大学本科，学士学位，阳谷县人民医院副主任医师，骨外科副主任，聊城阳谷司法鉴定所主任，阳谷名医。1995年毕业于泰山医学院临床医学专业，从事临床专业10多年，发表专业学术论文10余篇，获国家级专利2项。擅长四肢复杂骨折、腰椎间盘突出症、腰椎管狭窄、腰椎滑脱、股骨头缺血性坏死、膝关节骨性关节炎等疾病的治疗，尤其擅长关节镜的微创治疗。

王清华　男，1958年3月出生，阳谷县人民医院副主任中医师，阳谷县专业技术拔尖人才，中华中医药学会会员。从事中医临床、教学工作30余年，擅长疑难杂病的治疗。对糖尿病、心血管病、脑血管病、高血压、胃肠病、肝胆病、肾病等有丰富的治疗经验，对中医妇科病有较深的造诣。

蒲丽娟　女，汉族，1967年11月出生，阳谷县安乐镇人。1986年毕业于聊城卫校护理专业，自学本科学历，阳谷县人民医院副主任护师，手术室护士长。阳谷县“三八红旗手”，阳谷县第九届、第十届、第十一届政协常委。发表论文10余篇，出版著作两部。

李道焕　女，汉族，1967年6月出生，阳谷县博济桥街道后李村人。1986年毕业于聊城卫校护理专业，自学本科学历，阳谷县人民医院副主任护师，骨外科护士长。发表论文10多篇，出版著作两部，获国家专利1项。阳谷县“天使之星”。

王庆月　女，1970年4月出生，1993年12月参加工作，中共党员，大学本科，学士学位，阳谷县人民医院副主任药师，执业药师。聊城市临床药师协会委员。在国家核心期刊杂志《中草药》《中国药师》发表论文数篇，出版《药物治疗学》专著1部，获国家发明专利3项。阳谷县“三八红旗手”。

王风清　男，1958年10月生人，阳谷县定水镇大坑王村人。中专学历，阳谷县人民医院副主任检验师，检验科主任，中共党员。主要从事医学检验工作，专业技术特长为细胞学、血液病检验。撰写国家级、省级论文9篇，出版论著1部，获得医学科学技术成果1项。聊城市临床检验专业委员会委员。

魏相国　男，1956年10月生人，阳谷县石佛镇人。中专学历，阳谷县人民医院副主任检验师，检验科副主任，中共党员。主要从事生化检验及细菌检验。在国家级、省级刊物发表论文4篇，获市级二等科技奖一项(第二位)，出版论著1部。县第六批专业技术拔尖人才。

王　瑾　女，1973年4月生人，阳谷县石佛镇王皋如村人。1992年9月参加工作，本科学历，阳谷县人民医院副主任检验师，主要从事化学发光免疫分析技术检验。撰写国家级、省级论文15篇，出版论著3部，获得医学技术专利5项。省“巾帼建功”标兵。

张凤贤　女，1965年1月出生，1986年7月参加工作，副主任护师，阳谷县人民医院质控科、医院感染管理科科长。山东预防医学会第三届健康教育分会医院健康教育专业委员会委员，阳谷县人民医院感染管理委员会主任委员。发表论文7篇，获发明专利两项。曾获全市卫生系统先进个人，全省医院感染控制工作先进个人，全市卫生系统先进工作者等荣誉称号。

王文生　男，1948年11月出生，阳谷县李台镇人。1976年毕业于黑龙江中医学院中医学医疗专业，1976年9月参加工作，历任黑龙江省孙吴县人民医院中医师，孙吴卫校校长，主治中医师，曾获孙吴县政府记功奖励。1985年5月加入中国共产党，1989年10月调入阳谷县中医医院，1994年1月晋升为副主任医师，2011年被评为聊城市名老中医药专家。擅长治疗胃肠病、肝胆病、心脑血管病及泌尿等疾病，对疑难杂症有较为丰富的治疗经验，在核心医学期刊发表学术论文20余篇。2008年11月退休，后继续发挥其特长，在中医院门诊坐诊。

董福峰　男，1955年11月生，中共党员，阳谷县西湖镇张海龙村人。1978年4月参加工作。1981年毕业于聊城卫校大专班(医疗专业)后，又取得天津中医学院结业证书。曾任城关医院内科主任，现任阳谷县中医医院内二科主任。1987年12月晋升为中西医结合副主任医师。擅长用中西医结合的方法诊治心脑血管病及疑难杂症。在《临床医学》《现代临床医学研究》《山东医药》《河北中医》《黑龙江中医药》《时珍国医国药》等期刊发表论文10余篇，均被评为优秀论文。曾担任国家基本药物专家评审会成员，《中华现代中西医杂志》常务编委，聊城市中医药学会首届肿瘤专业委员会委员，阳谷县第十届人大代表。阳谷县首届优秀医生、优秀科主任。

苏广华 男，1953年1月出生，阳谷县大布乡苏海村人。1981年12月毕业于聊城卫生学校大专班医疗专业。曾任阳谷县第三人民医院外科主任、副院长。1984年5月至1985年5月在河南省人民医院普外科进修学习一年。2001年1月任阳谷县中医医院外科主任，同年12月晋升为副主任医师。2013年1月退休。从事普外科专业30余年，对甲状腺、乳腺、胃肠、肝、胆、胰、脾及周围血管疾病有丰富的诊断和治疗经验，尤其擅长甲状腺、乳腺、腹部各器官肿瘤的诊断和手术治疗。在省级以上刊物发表论文10余篇。多次被评为“卫生系统先进工作者”、“优秀科主任”。

杨兆远 男，1952年12月出生，大学专科学历，阳谷县金斗营乡莲花池六村人。1981年12月聊城卫校医专班毕业，1982年1月分配到阳谷县人民医院李台分院普外科工作，先后担任副院长、院长。在聊城市人民医院、济南军区总医院普外科各进修学习1年。1998年调入阳谷县中医院工作，任外科主任。2002年晋升为外科副主任医师。先后在国家级医学刊物发表论文3篇，省级医学刊物发表论文2篇。擅长普外科各类疾病的诊治，特别是甲状腺癌、乳腺癌的根治手术，具有丰富的临床经验。

张兴义 男，1956年6月出生，大专学历，中共党员，七级镇韦铺村人。1981年聊城卫校医疗专业毕业后分配到安乐镇卫生院内科工作，1983年在聊城地区医院进修内科1年，1985年调入城关镇卫生院内科工作，1987年参加中国智力开发函授学院医疗系学习2年，1988年调入阳谷县中医医院。1989年在北京解放军304医院进修心内科1年。1998年任内科副主任、急诊科主任。2002年晋升为副主任医师。长期从事内科临床工作，熟悉各种内科疾病诊治和各种急危重病人的抢救及疑难杂症的治疗。擅长心血管病的诊治，对冠心病、心律失常、高血压性心脏病、心力衰竭、心肌病等疾病的诊治有较深的造诣。多次参加国内医学学术交流会，先后在国家级医学杂志发表学术论文6篇。山东省中医急诊委员会委员。

臧长忠 男，1957年10月出生，中共党员，张秋镇曹堤口村人。1980年7月毕业于聊城卫生学校中医专业，同年在张秋公社卫生院任中医师。1989年12月调入阳谷县中医医院，先后任医务科长，院长助理，党支部宣传委员，工会主席。2002年晋为副主任中医师。阳谷县第十二次党代会代表，阳谷县专业技术拔尖人才，聊城市优秀中青年中医药人才。荣获“富民兴阳”劳动奖章、山东省卫生工作先进个人。

1987年11月在广东省中医院学习，1993年5月参加山东省中医急症班学习，2008年11月参加省卫生厅举办的中医类别全科医师班学习。长期从事内科医疗工作，中医功底深厚，临床经验丰富，精心辨证施治，擅长中西医结合诊治疑难重症。2008年汶川大地震后参加聊城市医疗队援助北川。先后在省级以上医学期刊发表学术论文12篇，获聊城市科学技术成果奖2项。2012年12月被省卫生厅批准为五级中医药师承工作第一批指导老师。

杜保荣 男，1958年4月生人，大专学历，中共党员，阳谷县闫楼镇人。1980年7月聊城卫校中医班毕业并参加工作。1988年在解放军306医院进修学习，1992年6月山东中医学院中医专业毕业。2002年在阳谷县中医医院晋升为副主任中医师。在《中医杂志》等国家级期刊发表论文20余篇，参编《临床专病治验辑要》医书一部。擅治内科病症、风湿性疾病、骨关节病、骨坏死症、颈腰椎病、周围神经血管疾病及中风后遗症等。本人业绩载入《中国专家大辞典》和《中国当代名医良药实用词典》，曾被评为聊城市卫生系统先进工作者和卫生下乡先进工作者。

布凤学 男，1949年2月生人，阳谷县西湖镇大刘庄村人，大专学历，1979年11月经省考核录用为中医士。1988年8月健康报振兴中医刊授学院毕业。1992年4月全国高等教育自学考试毕业。2003年在阳谷县中医医院晋升为副主任中医师。其学术思想重视以人为本、以病为标、天地人合一，以《内经》等经典理论为指导，以八纲辨证为总纲，重视女七七，男八八各阶段的不同及其发病特点。认为内伤病多为阳常不足，阴常有余。治疗喜补命门，阳中求阴，阴中求阳。治疗心脑血管病及高血压，以调节阴阳为主。治疗中风主张及早加用活血化瘀法及促进淤血吸收以转枢机。治疗肺系疾病，重视正邪的减衰，扶正祛邪。治疗妇科病重视经、带、胎、产的不同生理特点。对急重病喜用重剂以取速效，对慢性病、虚症常考虑后天与先天的关系。喜用灵龟入法、子午流注及深刺透穴等针法治疗适应病。在国家及省级杂志发表论文5篇。

张连存　男，1956年1月出生，阳谷县侨润街道东焦海村人。1978年毕业于聊城卫校医士班，1981年3月在聊城市第二人民医院进修一年，1986年7月加入中国共产党，1988年8月在山东省中医院骨科进修一年，1990年任阳谷县中医医院外科主任，1993年10月任招标办主任，1995年10月晋升主治医师，2000年5月任院长助理。2003年12月晋升副主任医师。先后在省级卫生杂志发表论文4篇，出版著作1部。从事外科专业三十多年，擅长外科疾病的诊断和治疗。对骨病、骨折整复及内外固定术、颈椎病、腰腿痛及普外科病的诊断与治疗有独到之处。

郝巧英　女，1964年10月出生，阳谷县大布乡郝楼村人，大学本科学历。1988年7月在阳谷县第二人民医院任中药士，1990年5月在阳谷县中医医院任中药师，2001年12月晋升主管中药师，2009年8月晋升副主任中药师。擅长中药的鉴别、加工炮制、调剂等，在国家级医学报刊发表论文2篇，省级医学报刊发表论文5篇，参加编写医学专著2部。2009年12月在聊城市中医药学会第一届中药专业委员会上，被聘为中药专业委员会副主任委员，任期5年。是山东省中药学会委员。2012年12月在全市中医药知识技能大赛中荣获个人中药专业一等奖，团体二等奖。

武　强　男，1968年12月生，河南省台前县人。1990年6月毕业于焦作中医中药学校，2005年取得山东中医药大学本科学历。2000年至2011年在聊城市人民医院进修学习，同年加入中国共产党。历任阳谷县中医医院医务科副科长、外二科副主任、医务科科长，2009年12月晋升为副主任医师。擅长中西医结合治疗外科疾病，尤其颅脑损伤及高血压性脑出血的手术及治疗。山东省中医学会周围血管病委员会委员，聊城市中西医结合学会副主任委员，山东省脑血管病防治协会微创诊疗专业委员会委员。2010年被评为“阳谷英才”，2011年被评为“聊城市卫生系统优秀共产党员”。先后在省级以上核心医学期刊发表学术论文10余篇，出版论著1部，科研成果1项，专利1项。

孟凡力　男，1972年11月生，阳谷县李台镇白楼村人，中共党员。1995年毕业于山东中医药大学，阳谷县中医医院副主任中医师。2001年7月至2002年6月在山东省立医院消化内科进修，2008年9月至2012年12月在山东中医药大学在职学习获医学硕士学位。2007年7月至10月在山东省立医院进修肿瘤专业。山东省中医药学会肝病专业委员会委员，省抗癌协会中西医结合委员会委员，省老年医学研究会第一届理事会理事，省脾胃病专业委员会委员，市脾胃专业委员会副主任委员，市医学会消化内科专业委员会委员，市中医药学会中西医结合委员会委员，市中医药学会肿瘤专业委员会委员。擅长各系统肿瘤、肝胆、胃肠疾病的诊断和治疗，并能熟练操作胃镜。发表论文10余篇，科研成果1项。先后被评为聊城市优秀共产党员、阳谷县优秀共产党员，曾获“富民兴阳”劳动奖章。

李文刚　男，汉族，1967年3月生，中共党员，东阿县刘集镇吕营村人。1989年7月毕业于济宁医学院，同年参加工作，先后担任外科主任、副院长。2012年3月担任县中医医院院长，2012年12月任党支部书记，同月晋升为副主任医师。省医学会中医外科分会委员，省医师协会普外科分会委员。

担任院长、党支部书记后，坚持“以病人为中心、以质量为核心”的宗旨，着重在医德医风、规范化管理、人才培养、医疗设备的投入和医疗争议的防范等方面加强管理，使医院综合实力明显增强，先后被评为省文明单位、省消费者满意单位、省中医工作先进集体等荣誉称号。

具有较高的专业理论水平和丰富的临床工作经验，擅长神经外科疾病的手术治疗。主编出版著作2部，在省级以上医学刊物上发表论文30余篇，完成科研成果二项。先后被评为聊城市先进工作者、市“三下乡”活动先进个人、市“两好一满意”示范标兵等。

范月友 男，1965年2月出生，本科学历，中共党员。1986年7月在县中医医院参加工作。参加工作后多次参加学术培训班学习深造。2001年任县中医医院工会主席，2006年任副院长、党支部副书记。2008年晋升为副主任医师。擅长针灸和中药治疗中风偏瘫、肥胖病、头痛、胃痛、颈肩腰腿痛、牙痛、痛经、更年期综合症、高血压、糖尿病，尤其对中药贴敷穴位治疗气管炎、哮喘、鼻炎、胃病、骨关节病及易感冒、亚健康均取得良好效果。在《中国针灸》等医学期刊上发表论文15篇，出版著作2部，获国家专利两项。世界中医药协会疼痛康复委员会常务理事，中国民族医药协会疼痛康复委员会理事，山东省中医药学会推拿专业委员会委员。先后荣获阳谷县“十大孝星”、全市卫生系统“两好一满意”示范标兵、富民兴聊劳动奖章。

苗延良 男，1972年生，阳谷县李台镇苗台村人。1997年7月河南中医学院本科毕业，学士学位。1997年8月在阳谷县中医医院参加工作，2004年3月至2005年3月在山东省立医院进修学习，2011年3月晋升副主任中医师。山东省中西医结合学会神经内科分会委员。擅长中西医结合治疗心绞痛、心肌梗死、脑梗死、脑出血等心脑血管疾病，开展了脑梗死溶栓治疗、颅内血肿穿刺引流术，中医治疗头痛、眩晕、失眠疗效显著。先后在省级以上核心医学期刊发表学术论文10余篇，出版著作1部，获得实用新型专利1项。2010年1月被评为聊城市文化、科技、卫生“三下乡”先进个人。

孙春银 女，1974年12月出生，本科学历，1995年8月参加工作，阳谷县侨润街道孙庄村人。2001年3月至2002年3月在山东省立医院进修，2009年1月至2009年7月在暨南大学第一附属医院进修，2012年9月至10月参加了山东省卫生厅主办的全省中医临床骨干培训，2012年1月至2013年6月在山东省中医医院进修。2009年7月任阳谷县中医医院血液透析科主任，2010年4月任内五科主任，2011年晋升为副主任中医师。聊城健康学会委员。在临床工作中，善用中医理法方药治疗内科常见病、多发病和疑难病，特别是在糖尿病、肾病、尿毒症的诊疗中，充分发挥中医特色，取得了满意疗效。先后在省级以上医学期刊发表学术论文7篇，获得国家发明专利1项。

杨忠伟 男，1970年1月生，1994年7月济宁医学院专科毕业分配到阳谷县中医医院外科工作。2005年7月山东大学临床医学本科毕业，获得医学学士学位。2011年12月晋升为副主任医师。山东省中医药学会脊柱专业委员会委员，山东省中西医结合学会骨科专业委员会委员，山东省老年医学会骨科分会委员。能熟练开展四肢骨折、脱位的手术治疗，颈椎病、胸腰椎骨折手术治疗，腰椎间盘突出症、颈椎病、腰椎滑脱症等脊柱疾病的中西医结合保守及手术治疗，人工关节置换、复杂四肢骨折脱位、多发骨折等损伤的闭合复位固定及手术治疗，以及骨折的微创内固定治疗。对骨不连、运动性肌肉韧带损伤的诊治、骨折手术并发症预防及处理等有一定研究,在全县本专业处于领先地位。先后在省级以上医学核心期刊发表论文10余篇，主编出版医学专著二部，获得实用新型专利1项，聊城市科技进步三等奖1项。阳谷第二届“十佳名医”。

张友太 男，汉族，1972年4月出生，1995年6月毕业于山东中医药大学，本科学历，1995年7月在阳谷县中医医院参加工作。阳谷县中医医院内科副主任、副主任中医师。重视中医经典著作和基础理论学习，远承仲景诸贤之所学，近得后世医家之所教，勤求古训，博采众长，融会贯通。先后在省级以上核心医学期刊发表学术论文10余篇，出版著作1部。山东中医药学会呼吸专业委员会委员，山东省毒理学会中毒救治专业委员会委员，聊城市神经内科专业委员会委员，聊城市健康教育委员会委员。先后被评为“聊城市优秀青年志愿者”、聊城市“五五普法”先进个人、聊城市卫生科教外事工作先进个人。

李保军　男，1973年1月出生，1995年7月毕业于山东中医药大学针灸系推拿专业，本科学历，学士学位。1995年8月在阳谷县中医医院参加工作，2012年12月晋升为副主任医师。师从全国著名推拿名家王国才、张素芳及山东针灸名家刘光亭教授，2002年在南京跟从全国早期著名针刀专家田纪均、施晓阳学习针刀技术。擅长运用针刺艾灸、手法整复、穴位注射、针刀松解、中药内服外贴等特色疗法诊治颈肩腰腿痛及四肢骨关节病，尤其对腰椎间盘突出症、颈椎病、股骨头坏死、面瘫、偏瘫、类风湿病等临床经验丰富，疗效显著。在省级以上核心期刊发表论文15篇，参编专业著作2部，获发明专利2项。山东中医药学会推拿委员会委员，山东中医药学会首届疼痛委员会委员。2011年被评为山东省中医适宜技术推广应用先进个人，2013年被评为聊城市名中医药专家。

崔庆银　男，1971年7月生，阳谷县阿城镇人，本科学历。1994年9月参加工作，1998年加入中国共产党，2002年9月至2003年7月在山东大学第二医院进修学习。2013年晋升为阳谷县中医医院口腔科副主任医师。从事口腔专业20余年，对口腔科常见各种疾病有丰富的临床诊疗经验，特别是在牙体牙髓病、口腔种植修复、烤瓷修复、青少年牙列不齐的矫正等方面处于全县领先地位。先后被评为山东省技术协作先进个人、聊城市优秀青年工作者、聊城市优秀共青团干部、阳谷县十佳名医。发表专业论文数篇，其中《阻生智齿拔除后局部注射地塞米松的疗效观察》和《牙隐裂的临床治疗和疗效观察》在国家级医学期刊发表。参编专业著作《实用临床口腔病学》1部。

杜纯修　女，1928年1月出生，中专学历，1948年3月参加工作，1962年加入中国共产党，寿张镇东门村人。从事妇产专业40余年，积累了大量妇产科工作经验。1988年6月，晋升为妇产科副主任医师。擅长于妇产科常见病、多发病的诊治，对妇产科急危重症的救治及妇科疑难杂症的诊治有深厚的造诣，受到患者的广泛好评。1988年在寿张镇卫生院离休后，依然坚守岗位，直至68岁离开工作岗位。

丁兆泗　男，1963年3月出生，1981年参加工作，中共党员，本科学历，学士学位，副主任医师，现任寿张镇卫生院院长。从事儿科临床工作30多年，曾先后赴聊城市人民医院、山东省省立医院、北京军区302医院进修深造。在国家级和省市级医学期刊发表论文5篇。著有《新形势下城乡卫生院管理规范》(北京中电电子出版社出版)、《创新模式建设与医疗水平提升指导全书》(人民日报出版社出版)和《现代临床儿科诊疗新进展》(西安交通大学出版社)等著作，参加了《乡镇医院管理规范》、《小儿心血管疾病问答》的编写。在小儿肺炎、病毒性脑炎、心肌炎、小儿肝病、小儿营养性贫血、肾病、小儿脑血管内膜炎、新生儿缺血缺氧性脑病、新生儿胎粪性肠梗阻等疾病的预防、诊断、治疗方面积累了丰富的临床经验，并提出一些新的治疗观点。多次被评为市、县卫生工作先进个人，其中受县委、县政府嘉奖两次。连续两届被评为“阳谷县十佳名医”。2013年，在全县新生儿窒息复苏知识与技能竞赛中获优秀奖。

张广博　男，1945年12月出生，阳谷县安乐镇薛寨村人。1966年6月在西湖卫生院参加工作，1974年保送山东医学院临床医学专业学习两年，大学学历。1982年6月加入中国共产党。2003年2月在安乐镇卫生院晋升为副主任中医师。参加工作四十多年来，在进修学习的基础上，对肛肠治疗业务进行研究创新，改变传统的手术治疗为非手术治疗，不但减轻了病人痛苦，而且治疗效果颇佳，先后治愈患者10万余例，遍及山东、河南、河北、山西、江苏、天津、黑龙江等省市，《大众日报》《工人日报》《山东科技报》先后报道。同时，在长期从事肛肠临床治疗工作中，不断总结经验，撰写了《平安散栓剂治疗肛裂》《复方地龙膏治疗肛门直肠瘘管》《莪术散治疗直肠恶性肿瘤》等10多篇学术论文。1980年荣获“富民兴鲁”劳动奖章，1982年被评为阳谷县卫生先进工作者，1986年被评为山东省卫生先进工作者，1987年荣获聊城地区自学成才奖，1991年被评为阳谷县专业技术拔尖人才，1992年被评为聊城地区劳动模范。

王兰英 女，1956年2月6日出生，阳谷县郭店屯镇张刘村人。1981年7月毕业于聊城地区卫生学校，中专学历，同年分配至聊城市沙镇卫生院工作。1985年12月调至阳谷县人民医院安乐镇分院，2003年2月晋升为副主任护师。注重把所学到的理论知识运用到护理实践，严格执行护理操做规程，充分发挥护理专业在治疗疾病中的重要作用。在长期护理工作中认真总结经验，撰写的《抢救农药中毒的护理体会》《常见输液反映的护理及其处理》两篇论文，均在国家级杂志《重庆医学》上发表。2010年2月退休。

耿福维 男，1933年11月出生，本科学历，阳谷县石佛镇平坊村人。1960年7月毕业于青岛医学院，同年9月，在青岛医学院附属医院外科参加工作。1970年10月，回家乡阳谷县石佛镇卫生院工作，1980年调至定水镇卫生院工作，历任内科主任、副院长、院长。1985年晋升为主治医师，1992年9月加入中国共产党，1993年晋升为副主任医师。

李怀生 男，1954年出生，1974年1月在定水镇王庄集中心小学参加工作，大专学历，阳谷县定水镇王庄集村人。1981年毕业于聊城卫生学校，1985年3月加入中国共产党。1986年毕业于成都中医学院函授大学，1993年在中国中医研究院进修，2002年参加全国首届名老中医治疗疑难病高级研修班。1987年7月任定水镇卫生院内科主任，1995年7月任副院长。1993年12月晋升为主治中医师，2001年11月破格晋升为副主任中医师。精研医理，刻苦好学，善治内、妇科杂症，尤重于心、脑、肝、胃、肿瘤等疑难病症。在治疗工作中不断进行总结和探索，治疗疑难顽症提出“两通一补、兼从痰瘀论治”的理论，治疗中风提出“通补结合、气血两调、虚实兼顾、痰瘀并治”之理论，并研创系列方，临床疗效十分显著。分别在国家和省级刊物上发表论文40余篇。与他人合著《中医临床少见病疑难病与特色疗法》一书，参编《中医诊疗特技经典》《当代中医师灵验奇方真传》等著作。中国平衡医学研究会保健专业委员会委员，世界中西医结合医学研究院研究员。发明专利一项，并荣获山东省专利发明优秀奖。2003年8月，被评为“阳谷县抗击非典先进个人”，2006年3月被评为阳谷县“首届十佳名医”。2009年2月被评为“全市中医适宜技术推广工作先进个人”。

伍秀英 女，1952年6月出生，阿城镇东王庄村人。1977年8月毕业于聊城卫校妇产医士班，同年在阿城公社卫生院参加工作，1980年加入中国共产党。2003年11月晋升为副主任医师。擅长妇产科常见病、多发病的诊治，对急危重症的救治及疑难杂症的诊治有较深造诣，受到患者的广泛好评。2008年7月退休。

杨金凤 女，1963年6月出生，阳谷县侨润街道前杨村人。1983年7月毕业于菏泽医学专科学校医疗专业，同年在阳谷县第三人民医院参加工作。擅长内科心、脑血管病的治疗。2003年11月晋升为副主任医师，多次被县卫生局评为“先进个人”和“先进工作者”。

陈仁洪 男，1963年11月出生，寿张镇马庙村人。1984年7月毕业于滨州卫校药剂专业，1984年7月参加工作，1994年11月入党。1999年4月任阳谷县第二人民医院党支部书记、院长，2006年9月任阳谷县疾病预防控制中心党支部书记、主任。2003年8月，在全县防治非典型肺炎工作中做出突出成绩，县委、县政府给予记三等功奖励。2004年12月晋升为副主任药师。多次参加领域内学习及培训，并先后在国家级刊物发表论文8篇。

于福海 男，1932年10月出生，阳谷县十五里园镇人。1948年毕业于冀鲁豫行署卫校，1959年7月调入阳谷县卫生防疫站。主要特长：实施和研究地方病、流行病、传染病的预防控制。1984年3月，被中华人民共和国卫生部授予“从事卫生防疫工作三十年做出重大贡献”荣誉证书。1987年晋升为流行病学副主任医师，先后在国家级刊物发表论文48篇。1993年1月离休。

宗雪玲　女，1952年11月出生，阳谷县定水镇人。1977年7月毕业于青岛医学院，同年分配至阳谷县卫生防疫站工作，1996年晋升为副主任医师，1997年加入中国共产党。1989年4月获山东省“疟疾防治”先进工作者，2003年6月获聊城市妇联、聊城市卫生局授予的“三八红旗手”荣誉称号。

于元清　女，1940年10月生，阳谷县安乐镇人。1963年7月毕业于江西医学院，1980年加入中国共产党，1990年3月调入阳谷县卫生防疫站，1994年1月晋升为副主任医师。先后在省、市级刊物发表论文6篇，多次被单位评为先进工作者。

王树贵　男，1948年3月出生，阳谷县定水镇人。1979年7月山东医学院临床专科毕业，1984年10月任阳谷县卫生防疫站副站长，1989年8月至1991年3月任防疫站代站长主持工作。2001年10月晋升为副主任医师。先后在省、市级刊物发表论文6篇，多次被省、市主管部门评为先进工作者。

张凤仪　男，1940年1月出生，阳谷县郭店屯镇人。1961年7月毕业于聊城卫校，1970年加入中国共产党，1990年3月调入阳谷县卫生防疫站，1991年3月任阳谷县卫生防疫站站长。1993年11月晋升为副主任医师。先后在省、市级刊物发表论文30余篇，多次被省、市主管部门评为先进工作者。

王新鹤　男，1957年8月出生，河南省台前县人。1978年7月毕业于聊城卫校大专班临床医学专业，2000年12月晋升为副主任医师。2002年任阳谷县妇幼保健院院长。

李　静　女，1966年11月出生，闫楼镇半楼村人，阳谷县妇幼保健院业务副院长、妇产科主任、副主任医师。1986年6月加入中国共产党，1986年7月毕业于聊城卫校，2010年1月毕业于滨州医学院临床医学专科，2013年1月毕业于滨州医学院临床医学本科。曾在聊城市人民医院妇产科进修一年，在新泰良庄矿医院进修妇科腹腔镜6个月。擅长诊治习惯性流产、免疫性不孕症、围绝经期功血、妊娠合并贫血、妊娠期糖尿病、妊娠期高血压等产科合并症、并发症。熟练操作剖宫产、腹腔镜下子宫肌瘤挖除术、卵巢囊肿剥除术、子宫切除术等手术。在国家级刊物发表论文5篇，获得国家专利2项。荣获“市三八红旗手”“全省卫生强基先进个人”“全省两纲实施先进个人”等荣誉称号。

周广智　男，1957年出生，1981年聊城卫校大专班临床医学专业毕业后被分配到阳谷县张秋公社卫生院内科工作，1984年调至阿城卫生院，1987年在齐鲁医院内科心血管进修学习一年，2000年调至阳谷三院。曾在国家级医学杂志发表论文4篇，并获得优秀论文1篇。1987年晋升为内科主治医师，2001年在阳谷县妇幼保健院晋升为内科副主任医师。擅长心脑血管病、高血压、冠心病、急慢性胃炎、胃溃疡、肠炎、急慢性气管炎、肺炎等疾病的诊治。

魏兰金　男，1972年8月出生，1994年7月毕业于临沂医专临床医学专业，。2007年取得本科学历，学士学位。阳谷县妇幼保健院副院长兼外科主任。1999年在聊城市人民医院普外科进修，2006年在泰安市新泰良庄矿医院学习腹腔镜微创技术，2011年晋升为副主任医师，2013年当选为中国内镜医师协会微创保胆专业委员会委员。带领科室开展小儿疝气、阑尾炎等普外科疾病诊治，腹腔镜、胆道镜微创技术娴熟；指导开展妇科微创手术，治疗子宫肌瘤、卵巢囊肿、宫外孕等，能完成三级复杂内镜诊疗手术，累计完成腔镜微创手术近两千例。2009年被评选为“阳谷英才”，2010年被评为聊城市“两好一满意”示范标兵，发明专利1项。著作有《实用外科诊疗新概念》，论文《血性胸腔积液的临床分析》《内镜微创治疗保胆取石的临床分析》《横切治疗小儿腹股沟斜疝》《乳腺肿块中不同乳腺疾病发生率的研究》《甲状腺肿与甲状腺癌的临床治疗与分析》《腹腔镜检查固定装置》先后在省级以上医学期刊发表。

魏相道　男，1960年11月出生，1981年参加工作，中共党员，大专学历，副主任医师，阳谷县卫校医院院长，阳谷县专业技术拔尖人才，县劳动模范，第二届“阳谷十佳名医”。主要从事高血压、脑血管、心脏病和气管炎的临床研究，有丰富的临床经验。在临床中开展了合理应用静脉溶栓疗法治疗缺血性脑血管病(中风、偏瘫)、心绞痛、心肌梗死等效果明显。善于运用中西医结合的方法辩证治疗，推出了中药组方—中风一号至六号，治疗冠心病、脑血管病后遗症、高血压、头痛、头晕、颈椎病等，在临床中取得了较好疗效，受到患者的普遍认可。应用银杏达莫和利多可因治疗头晕，小剂量利尿剂合马来酸依那普利治疗高血压疗效显著。在国家级、省级专业杂志发表论文20余篇。2006年被评为省卫生系统先进工作者，省人事厅给予记三等功。2009年被评为阳谷县第二届“十佳名医”，阳谷县道德模范标兵。

邱　敏　女，1954年5月出生，聊城市东昌府区张鲁镇人。聊城地区卫校妇产科专业毕业，在阳谷卫校从事一线教学事业，主要从事妇科、生理、护理等科目的教学任务，附属医院门诊部成立后，负责门诊部的护理工作，2003年晋升副主任医师，2009年6月退休。

刘繁智　男，1941年1月出生，1968年12月参加工作，1976年10月加入中国共产党，大学本科学历，副主任医师，东阿县刘集镇东苫山村人。1968年12月至1980年任阿城公社卫生院内科大夫，1980年任阿城公社卫生院院长。1991年1月任阳谷县卫生局副局长，2001年11月退休。

胡永和　男，1955年10月出生，1982年9月参加工作，中共党员，副主任中医师，阳谷县阿城镇阿东村人。1982年毕业于山东中医药大学，分配到阳谷县人民医院从事临床。1987年赴中国中医研究院广安门医院深造,1993年6月晋升主治中医师，1998年12月晋升副主任中医师。历任县医院中医科主任、县卫校校长兼党支部书记、县卫生局副局长等职。在省级医刊发表四篇专业论文,并分别录入国家级《中华名医高新诊疗通鉴》《中国中医药最新研创大全》，颁发了“科学技术成果生产力转化评价证书”等，被中国中医研究院及中华高新知识产权组委会授予“共和国名医专家成就贡献金奖”,荣入《共和国名医专家大典》《中华骄子·专业人才卷》。在卫校任职期间，通过多方集资筹建了新校址及卫校附院，狠抓内部建设，提高教学质量，使阳谷卫校成为全地区职教全面工作第一名。1996年被评为地区级精神文明单位，1997年、1998年被县委、政府授予全面工作先进单位。任卫生局副局长后，组织鉴定、处理各种医疗事故纠纷百余起，持续开展医疗市场清理整顿活动，提高了全县医疗机构的医疗质量，推动了全县卫生事业的发展。先后4次被县委、县直机关党委评为优秀共产党员，两次被评为县先进工作者，3次受县委、县政府记功奖励。

刘士学　男，1958年7月出生，1980年9月参加工作，中共党员，副主任医师，阳谷县张秋镇东义和村人。1980年毕业于山东省淄博卫校，1992年毕业于青岛医学院。历任阳谷县卫生防疫站副站长、县卫生局副局长等职。1996年晋升为主管医师，2001年破格晋升为副主任医师。《山东省卫生报刊》社特约记者,《中国公共卫生》杂志社和《预防医学文献信息》社联络员。在地级刊物发表论文8篇，省级以上刊物发表论文19篇，参编著作两部。1990年获卫生部科技进步二等奖，1994年获地区科协、组织部、人事局颁发的自然科学三等奖。1996年被卫生部表彰为“初级卫生保健先进个人”，被县委、县政府评为优秀知识分子。1997年获省科学技术成果奖。

徐俊本　男，1943年7月出生，即墨市温泉镇东埠村人，副主任医师。1965年8月参加工作，1982年5月任阳谷县七级分院院长，1985年5月任县卫生局业务科科长。1988年在儿童计划免疫工作中获省卫生厅表彰，1991年获中国乡村医生杂志发行工作卫生协会表彰，同年，先后被评为县优秀共产党员、精神文明建设标兵、优秀协会工作者。1992年被评为聊城市卫生系统先进工作者，1994年被评为县先进工作者。1996年晋升为副主任医师。

刘士杰　男，1954年9月5日出生，1972年11月应征入伍，1975年1月入党。1985年6月至1986年9月在食品卫生监督科工作，1986年10月任县卫生防疫站食品卫生监督科科长，1990年4月任县卫生防疫站副站长，1996年10月任县卫生局公共卫生监督科长，1999年6月任县卫生局卫生监督所常务副所长。2004年6月晋升为公共卫生副主任医师。

第三章　中级卫生技术人员

2013年年底，全县公立医疗卫生机构共有在职中级卫生技术人员696人，离退休(含提前离岗)中级卫生技术人员343人。

第一节　在职中级卫生技术人员

2013年年底，阳谷县县、乡医疗卫生机构共有在职中级卫生技术人员696人。其中主治医师291人，主治中医师53人；主管药师50人，主管中药师17人；主管护师218人；主管技师21人；主管检验师25人；其他中级卫生技术人员21人。中级卫生技术人员情况见表13-3-1。

2013年年底阳谷县卫生系统在职中级卫生技术人员情况表

表13-3-1

单位	姓名	性别	出生年月	技术职称	晋升时间	所在科室
阳谷县人民医院	张士珍	女	1967.05	主管护师	2000.12	心内科东区
	辛胜利	女	1967.10	主管护师	2001.11	质控科
	段其芬	女	1966.10	主管护师	2001.11	其他
	陈海风	女	1965.04	主管护师	2001.11	其他
	林晓芳	女	1973.11	主管护师	2003.11	其他
	苗希华	女	1957.03	主管护师	2003.11	其他
	林月平	女	1970.05	主管护师	2004.12	B超室
	白书琴	女	1975.10	主管护师	2005.12	放射科
	张秋云	女	1975.07	主管护师	2009.12	CT室
	李　红	女	1977.01	主管护师	2010.11	被服科
	池东玲	女	1959.08	主管护师	1996.11	激光美容科
	王福云	女	1960.05	主管护师	1996.11	儿科东区
	魏月泉	女	1964.04	主管护师	1998.11	精神卫生科
	侯文青	女	1962.01	主管护师	1999.11	妇产科东区
	李运风	女	1964.03	主管护师	2000.11	眼科
	王延安	女	1967.02	主管护师	2000.11	爱卫会
	杨月英	女	1963.10	主管护师	2000.11	激光美容科
	贺彩云	女	1964.04	主管护师	2000.12	血液透析\科
	赵　云	女	1966.09	主管护师	2000.12	护理部
	孙雪春	女	1966.10	主管护师	2000.12	物价科
	张宏伟	女	1963.01	主管护师	2000.12	图书室
	吴凤霞	女	1964.10	主管护师	2000.12	五官科
	李云峰	女	1963.06	主管护师	2000.12	手术室

续表13-3-1

单位	姓名	性别	出生年月	技术职称	晋升时间	所在科室
阳谷县人民医院	林晓芳	女	1965.12	主管护师	2000.12	神经内科西区
	岳　阳	女	1965.10	主管护师	2000.12	儿科西区
	冯广华	女	1966.08	主管护师	2000.12	内一科
	孙桂菊	女	1964.11	主管护师	2000.12	供应室
	陈　峰	女	1964.03	主管护师	2000.12	器械科
	孙风雨	女	1964.04	主管护师	2000.12	病案室
	薛彩云	女	1967.07	主管护师	2001.11	预防接种室
	吴东杰	女	1965.05	主管护师	2001.11	物价科
	孙兰英	女	1966.07	主管护师	2001.11	儿科三区
	杜凌云	女	1967.03	主管护师	2001.11	胸外泌尿外科
	陈丹红	女	1966.12	主管护师	2001.11	手术室
	刘　云	女	1966.12	主管护师	2001.11	ICU
	郭亚杰	女	1967.02	主管护师	2001.11	儿科西区
	张福玲	女	1967.04	主管护师	2001.11	供应室
	张新华	女	1972.01	主管护师	2002.11	急诊科
	杨兰明	女	1964.07	主管护师	2002.11	图书室
	牛钟琴	女	1965.02	主管护师	2002.11	档案室
	田梅君	女	1968.08	主管护师	2002.11	小儿神经外科
	宋金环	女	1965.05	主管护师	2002.11	综合科
	岳焕菊	女	1967.09	主管护师	2002.11	心内科西区
	李秀红	女	1966.06	主管护师	2002.11	神经内科西区
	张福杰	女	1963.09	主管护师	2002.11	儿科西区
	王风荣	女	1962.12	主管护师	2002.11	供应室
	赵秋霞	女	1971.10	主管护师	2003.11	门诊换药室
	尚素平	女	1968.11	主管护师	2003.11	新生儿筛查室
	吴　芳	女	1968.05	主管护师	2003.11	固定资产办公室
	侯爱华	女	1967.02	主管护师	2003.11	精神卫生科
	席月东	女	1970.04	主管护师	2003.11	胸外泌尿外科
	王丽娟	女	1964.06	主管护师	2003.11	心内科西区
	李　杰	女	1964.11	主管护师	2003.12	五官科
	陈秀霞	女	1968.02	主管护师	2004.12	口腔科
	谢兰芝	女	1970.04	主管护师	2004.12	普外科
	王月英	女	1971.03	主管护师	2005.12	导管室
	李桂兰	女	1968.01	主管护师	2005.12	五官科
	王丽伟	女	1967.07	主管护师	2005.12	病案室
	靳　芳	女	1972.10	主管护师	2006.05	胃镜室
	李秀凤	女	1972.03	主管护师	2006.05	产房
	杨兰彬	女	1968.01	主管护师	2006.05	病案室
	王　红	女	1972.08	主管护师	2007.05	门诊换药室
	刘　红	女	1970.12	主管护师	2007.05	病案室

续表13-3-1

单位	姓名	性别	出生年月	技术职称	晋升时间	所在科室
阳谷县人民医院	刘传风	女	1972.03	主管护师	2007.11	小儿神经外科
	苏淑华	女	1975.05	主管护师	2008.12	神经内科东区
	王　莉	女	1971.06	主管护师	2008.12	供应室
	杨梅香	女	1978.07	主管护师	2009.05	检验科
	吴芝丽	女	1975.09	主管护师	2009.11	儿科三区
	冉　兰	女	1970.04	主管护师	2009.12	血液透析科
	尚丽敏	女	1974.06	主管护师	2009.12	耳鼻喉科
	李　茜	女	1976.06	主管护师	2009.12	新生儿筛查室
	张学敏	女	1972.06	主管护师	2009.12	发热门诊
	冉　琦	女	1979.01	主管护师	2009.12	妇产科西区
	王庆霞	女	1970.01	主管护师	2009.12	妇产科西区
	王彩霞	女	1972.07	主管护师	2009.12	产房
	岳海南	女	1969.12	主管护师	2009.12	手术室
	张新杰	女	1972.12	主管护师	2009.12	综合科
	王东姐	女	1977.12	主管护师	2009.12	心内科东区
	王　荣	女	1972.03	主管护师	2010.05	手术室
	王学斌	女	1970.11	主管护师	2010.05	手术室
	国英杰	女	1977.10	主管护师	2010.11	血液透析科
	常艳丽	女	1975.10	主管护师	2010.11	血液透析科
	王风丽	女	1974.05	主管护师	2010.11	儿科三区
	陈　静	女	1980.01	主管护师	2010.11	胸外泌尿外科
	刘书伟	女	1977.03	主管护师	2010.11	骨外科
	孟　英	女	1977.10	主管护师	2010.11	手术室
	陈爱兰	女	1977.06	主管护师	2010.11	心内科西区
	陈　鲁	女	1969.09	主管护师	2010.11	供应室
	张国蕾	女	1979.12	主管护师	2011.05	院感科
	王月军	女	1978.07	主管护师	2011.05	儿科西区
	吴秋芝	女	1977.04	主管护师	2011.08	血液透析科
	杨喜凤	女	1982.03	主管护师	2011.08	五官科
	张晓娟	女	1982.05	主管护师	2011.08	妇产科东区
	赵焕青	女	1978.11	主管护师	2011.08	妇产科西区
	张桂平	女	1974.03	主管护师	2011.08	普外科
	周月杰	女	1980.06	主管护师	2011.08	手术室
	秦怀杰	女	1981.03	主管护师	2011.08	综合科
	马亚宾	女	1978.04	主管护师	2011.08	儿科东区
	王　静	女	1980.03	主管护师	2011.12	ICU
	胥爱青	女	1982.07	主管护师	2012.08	骨外科
	张海霞	女	1980.01	主管护师	2012.08	普外科
	寇玉霞	女	1978.07	主管护师	2012.08	手术室
	王　伟	女	1980.09	主管护师	2012.08	儿科西区

续表13-3-1

单位	姓名	性别	出生年月	技术职称	晋升时间	所在科室
阳谷县人民医院	苏艳娟	女	1981.08	主管护师	2012.08	内分泌科
	范桂珍	女	1981.08	主管护师	2012.12	急诊科
	闫　娣	女	1979.09	主管护师	2012.12	儿科东区
	王丽丽	女	1984.10	主管护师	2013.07	手术室
	李　娅	女	1983.07	主管护师	2013.07	内一科
	谭英霞	女	1963.09	主管技师	2001.11	脑电乳透室
	丛红光	女	1964.03	主管技师	2003.11	心电图室
	张俊荣	女	1964.10	主管技师	2003.12	心电图室
	胡秋荣	女	1965.05	主管技师	2003.12	脑电乳透室
	张卫红	男	1956.10	主管检验师	1996.10	检验科
	李景全	男	1957.10	主管检验师	1999.12	检验科
	梁玉杰	女	1963.04	主管检验师	2001.11	检验科
	梁康蕾	女	1965.09	主管检验师	2001.11	检验科
	张　静	女	1966.06	主管检验师	2002.12	检验科
	刘承军	男	1963.04	主管检验师	2002.12	检验科
	薛保芹	男	1958.09	主管检验师	2003.12	检验科
	国淑英	女	1975.02	主管检验师	2010.01	检验科
	李　玲	女	1970.11	主管检验师	2011.08	检验科
	曹　蕾	女	1981.10	主管检验师	2011.08	检验科
	陈　军	女	1971.08	主管检验师	2013.07	检验科
	王　博	女	1983.03	主管检验师	2013.07	检验科
	陈守民	男	1965.08	主管检验师	1997.11	检验科
	申智敏	男	1960.05	主管检验师	2002.12	信息科
	王永华	男	1973.01	主管检验师	2009.12	检验科
	郑红丽	女	1974.05	主管检验师	2013.02	检验科
	苏建民	男	1959.10	主管药师	2003.11	药剂科
	吴亚芹	女	1965.04	主管药师	2003.12	药剂科
	刘　云	女	1972.01	主管药师	2010.11	药剂科
	汤　波	男	1959.09	主管药师	1995.11	工伤办
	薛兆银	男	1957.06	主管药师	1995.11	综治办
	王庆月	女	1970.04	主管药师	2000.12	药剂科
	陈士运	女	1962.11	主管药师	2001.11	药剂科
	徐学广	男	1960.12	主管药师	2001.11	药剂科
	孟月桂	女	1961.08	主管药师	2002.11	药剂科
	苑学明	男	1969.12	主管药师	2002.12	院办公室
	郑　红	女	1965.07	主管药师	2002.12	药剂科
	王树林	男	1960.07	主管药师	2003.11	药剂科
	王风东	男	1969.11	主管药师	2003.11	药剂科
	孙德龙	男	1961.05	主管药师	2003.11	制剂室
	吴秀芬	女	1965.04	主管药师	2003.11	药剂科

续表13-3-1

单位	姓名	性别	出生年月	技术职称	晋升时间	所在科室
阳谷县人民医院	商保振	男	1967.01	主管药师	2005.12	药剂科
	李建勇	男	1972.02	主管药师	2007.05	药剂科
	李秀侠	女	1976.01	主管药师	2009.12	药剂科
	张桂敏	女	1973.01	主管药师	2009.12	药剂科
	张　芳	女	1970.08	主管药师	2011.11	药剂科
	周　颖	女	1979.06	主管药师	2011.11	药剂科
	唐彬彬	男	1984.04	主管药师	2012.12	制剂室
	杜书君	女	1981.10	主管药师	2012.12	制剂室
	冯德印	男	1980.03	主管药师	2013.05	药剂科
	陈华忠	男	1963.07	主管药师	2013.10	药剂科
	郭良红	女	1972.09	主管药师	2013.11	药剂科
	孙丽娴	女	1979.12	主管药师	2013.11	药剂科
	韩玉红	女	1966.10	主管药师	2013.11	药剂科
	张乐青	女	1982.10	主管药师	2013.11	药剂科
	宋丛丽	女	1973.12	主管中药师	2009.12	药剂科
	郑　敏	男	1957.01	主治医师	1995.10	其他
	贾立华	男	1957.05	主治医师	1995.11	其他
	宋义学	男	1957.02	主治医师	1996.11	放射科
	王敬民	男	1958.12	主治医师	1997.11	其他
	付茂贵	男	1964.01	主治医师	2001.11	CT室
	肖明来	男	1955.08	主治医师	2002.11	B超室
	张目显	男	1968.12	主治医师	2002.12	导管室
	郝永霞	女	1972.06	主治医师	2002.12	CT室
	谷金海	男	1961.10	主治医师	2003.11	其他
	李旭振	男	1957.12	主治医师	2003.11	其他
	李景林	男	1958.11	主治医师	2003.11	其他
	张景山	男	1962.08	主治医师	2003.12	放射科
	王广霞	男	1964.05	主治医师	2003.12	放射科
	何伟波	女	1976.12	主治医师	2004.01	体检中心
	张春焕	女	1970.02	主治医师	2006.05	放射科
	郗玲玲	女	1974.04	主治医师	2008.12	B超室
	王丽芳	女	1974.12	主治医师	2008.12	B超室
	蒋　磊	男	1979.10	主治医师	2009.12	放射科
	李少青	女	1966.08	主治医师	2009.12	放射科
	张玉存	女	1977.05	主治医师	2009.12	B超室
	钟艳华	女	1978.02	主治医师	2009.12	传染科
	刘　慧	女	1979.02	主治医师	2013.07	CT室
	刘景达	男	1963.08	主治医师	1993.11	普外科
	刘继振	男	1964.07	主治医师	1994.12	眼科
	刘　惠	女	1960.01	主治医师	1995.10	妇产科东区

续表13-3-1

单位	姓名	性别	出生年月	技术职称	晋升时间	所在科室
阳谷县人民医院	赵月清	男	1959.06	主治医师	1995.11	放射科
	赵春芬	女	1965.05	主治医师	1996.11	神经内科西区
	李少平	男	1965.07	主治医师	1997.11	耳鼻喉
	周绍功	男	1959.12	主治医师	1997.11	肝病门诊
	冉　鹤	男	1975.02	主治医师	2000.01	骨外科
	潘秋芳	女	1968.10	主治医师	2000.12	儿科三区
	李桂莲	女	1969.04	主治医师	2001.11	妇产科东区
	杨秀菊	女	1965.08	主治医师	2001.11	妇产科西区
	吴秋格	女	1967.02	主治医师	2001.11	产房
	魏成敏	男	1963.06	主治医师	2001.11	麻醉科
	李　江	男	1967.11	主治医师	2001.11	综合科
	侯　森	女	1974.02	主治医师	2002.11	耳鼻喉
	李福昌	男	1964.11	主治医师	2002.11	皮肤科
	肖　欣	女	1972.02	主治医师	2002.11	皮肤科
	吴　军	男	1976.02	主治医师	2002.11	普外科
	周安堂	男	1972.07	主治医师	2002.11	普外科
	王海英	女	1975.07	主治医师	2002.12	耳鼻喉
	陈桂英	女	1966.10	主治医师	2002.12	口腔科
	霍　红	女	1967.07	主治医师	2002.12	口腔科
	杜　琛	女	1973.06	主治医师	2002.12	口腔科
	田海英	女	1971.03	主治医师	2002.12	神经内科西区
	杨继彦	男	1971.09	主治医师	2002.12	手足血管外科
	王　峰	男	1973.11	主治医师	2002.12	骨外科
	董志强	男	1970.03	主治医师	2002.12	综合科
	任秀梅	女	1972.03	主治医师	2002.12	内一科
	赵玉珂	女	1974.11	主治医师	2003.05	内一科
	王　莉	女	1970.06	主治医师	2003.11	产房
	李向红	女	1968.08	主治医师	2003.12	公共卫生科
	孙爱华	女	1978.03	主治医师	2003.12	耳鼻喉
	刘晓芳	女	1970.04	主治医师	2003.12	产房
	毛福庆	男	1973.06	主治医师	2003.12	胸外泌尿外科
	张　涛	男	1969.11	主治医师	2003.12	麻醉科
	张　青	女	1972.08	主治医师	2003.12	神经内科西区
	张艳丽	女	1978.04	主治医师	2003.12	内一科
	刘　林	男	1968.06	主治医师	2003.12	内分泌科
	李秀梅	女	1970.02	主治医师	2004.11	妇产科西区
	王　静	女	1971.10	主治医师	2004.12	妇产科东区
	布茂振	男	1975.02	主治医师	2004.12	神经内科东区
	杨永朝	男	1976.02	主治医师	2005.12	儿科东区
	孙贵民	女	1970.08	主治医师	2006.11	不孕不育门诊

续表13-3-1

单位	姓名	性别	出生年月	技术职称	晋升时间	所在科室
阳谷县人民医院	陈存允	男	1972.03	主治医师	2007.05	急诊科
	阮忠敏	女	1972.01	主治医师	2007.05	妇产科西区
	刘新防	男	1973.09	主治医师	2008.05	120
	吕绪童	男	1971.05	主治医师	2008.05	麻醉科
	高洪林	男	1971.02	主治医师	2008.11	120
	吴洪立	男	1977.11	主治医师	2008.12	妇产科东区
	尹彦姝	女	1979.09	主治医师	2008.12	儿科西区
	于昭霞	女	1978.09	主治医师	2008.12	儿科东区
	冀焕霞	女	1975.08	主治医师	2009.05	儿科三区
	王风娥	女	1968.11	主治医师	2009.05	产房
	王香峰	女	1973.01	主治医师	2009.05	产房
	肖新超	男	1971.12	主治医师	2009.07	急诊科
	王传峰	男	1974.08	主治医师	2009.12	120
	左海霞	女	1976.05	主治医师	2009.12	脑电乳透室
	刘希才	男	1976.10	主治医师	2009.12	眼科
	刘　伟	男	1979.06	主治医师	2009.12	耳鼻喉科
	孟昭伟	男	1973.03	主治医师	2009.12	麻醉科
	张淑华	女	1975.11	主治医师	2009.12	麻醉科
	杜更全	男	1979.08	主治医师	2009.12	综合科
	孙桂峰	女	1978.11	主治医师	2009.12	心内科西区
	苏怀勇	男	1978.10	主治医师	2009.12	心内科东区
	周立锐	男	1979.07	主治医师	2009.12	儿科东区
	孟　磊	男	1978.07	主治医师	2009.12	内分泌科
	刘红霞	女	1980.12	主治医师	2010.05	血液透析
	张继惠	女	1979.11	主治医师	2010.05	内分泌科
	张存虎	男	1977.09	主治医师	2010.10	妇产科西区
	史秀贞	女	1979.07	主治医师	2010.11	眼科
	鲁延荣	女	1981.05	主治医师	2010.11	妇产科东
	区孟辉	女	1977.07	主治医师	2010.11	产房
	郑昌庆	男	1979.08	主治医师	2010.11	胸外泌尿外科
	孙振亚	男	1980.07	主治医师	2010.11	骨外科
	申洪宇	男	1981.04	主治医师	2010.11	普外科
	肖　宁	女	1980.02	主治医师	2010.11	心内科东区
	徐明付	男	1977.06	主治医师	2010.11	内分泌科
	刘培育	男	1977.12	主治医师	2011.05	感染性疾病科
	刘秀清	女	1976.09	主治医师	2011.05	妇产科东区
	刘志伦	男	1971.10	主治医师	2011.07	120
	王修民	男	1972.01	主治医师	2011.08	120
	刘　芬	女	1981.02	主治医师	2011.08	心电图
	田冬华	女	1977.10	主治医师	2011.08	脑电乳透室

续表13-3-1

单位	姓名	性别	出生年月	技术职称	晋升时间	所在科室
阳谷县人民医院	布 斐	男	1983.01	主治医师	2011.08	口腔科
	申振盛	男	1979.07	主治医师	2011.08	胸外泌尿外科
	张 超	男	1982.11	主治医师	2011.08	骨外科
	张 琦	男	1983.02	主治医师	2011.08	麻醉科
	杨 伟	女	1981.03	主治医师	2011.08	神经内科东区
	曹思远	女	1981.08	主治医师	2011.11	妇产科西区
	谷书强	男	1981.07	主治医师	2012.06	急诊科
	郝冬艳	女	1981.10	主治医师	2012.08	急诊科
	张 鑫	女	1984.10	主治医师	2012.08	心电图室
	张丽伟	女	1981.08	主治医师	2012.08	心电图室
	贾友波	男	1985.05	主治医师	2012.08	宣传科
	王 园	女	1980.01	主治医师	2012.08	妇产科东区
	马玉梅	女	1979.01	主治医师	2012.08	妇科西区
	卢世峰	男	1983.04	主治医师	2012.08	小儿神经外科
	王目国	男	1980.04	主治医师	2012.08	小儿神经外科
	刘爱玲	女	1982.10	主治医师	2012.08	儿科西区
	刘汝胜	男	1980.03	主治医师	2012.08	儿科西区
	谷存银	女	1979.07	主治医师	2012.09	综合科
	李云霞	女	1979.08	主治医师	2012.09	综合科
	钟翠翠	女	1981.07	主治医师	2012.12	口腔科
	洪安林	男	1979.10	主治医师	2012.12	皮肤科
	杜鲁豫	女	1983.10	主治医师	2012.12	妇产科西区
	刘少宁	男	1983.02	主治医师	2012.12	内一科
	刁亚丽	女	1979.05	主治医师	2012.12	内分泌科
	王振花	女	1982.02	主治医师	2013.08	CT室
	刘 霞	女	1975.05	主治医师	2013.07	脑电乳透室
	宋存红	女	1982.03	主治医师	2013.07	儿科三区
	杨立燕	女	1980.10	主治医师	2013.07	妇产科东区
	武素莹	女	1982.06	主治医师	2013.07	妇产科西区
	陈建国	男	1982.01	主治医师	2013.07	小儿神经外科
	易小龙	男	1982.08	主治医师	2013.07	普外科
	贺增举	男	1981.03	主治医师	2013.07	麻醉科
	冯 旭	男	1981.11	主治医师	2013.07	ICU
	宁万金	男	1983.12	主治医师	2013.07	ICU
	王纪良	男	1982.01	主治医师	2013.07	心内科西区
	苏 莉	女	1984.12	主治医师	2013.07	心内科东区
	于红春	女	1981.03	主治医师	2013.07	神经内科东区
	魏季逵	男	1957.12	主治中医师	1993.11	中医科
	李延军	男	1959.01	主治中医师	1999.11	中医科
	翟 明	男	1965.02	主治中医师	2002.12	正骨科

续表13-3-1

单位	姓名	性别	出生年月	技术职称	晋升时间	所在科室
阳谷县人民医院	岳彩文	男	1963.03	主治中医师	2003.11	痔漏科
	李玉清	女	1971.11	主治中医师	2011.05	B超室
	魏汝森	男	1968.07	主治中医师	2002.11	门诊部
	刘　芳	女	1982.08	主治中医师	2012.12	物理康复科
阳谷县第二人民医院	魏禄浩	男	1969.07	主治医师	2012.11	内科
	任海燕	女	1973.02	主治中医师	2002.11	中医科
	姬长祥	男	1972.09	主治中医师	2003.12	内科
	武永钦	男	1961.07	主管药剂师	2013.12	西药房
	孟金雪	女	1964.06	主管护师	2000.11	内科
	段凤云	女	1962.03	主管护师	2000.12	内科
	闫　明	女	1964.10	主治医师	2001.09	妇产科
	侯爱杰	女	1965.07	主管护师	2002.12	外科
	杨素云	女	1972.09	主管护师	2003.12	儿科
	贾瑞华	女	1969.07	主治医师	2004.12	妇产科
	徐金风	女	1971.04	主管医师	2005.11	CT室
	翁恩亮	男	1973.08	主治医师	2007.05	外科
	李英来	男	1964.02	主管药师	2006.09	药库
	李金平	女	1970.11	主治医师	2007.05	妇产科
	孟桂东	女	1972.10	主管护师	2007.05	内科
	宁东杰	女	1972.11	主管护师	2007.06	供应室
	闫玉祥	男	1971.04	主管检验师	2009.09	检验科
	闫英杰	女	1972.07	主管护师	2009.09	外科
	侯云霞	女	1972.01	主管护师	2009.09	妇产科
	刘兆成	男	1972.03	主治医师	2005.01	外科
	岳宗丽	女	1972.01	主管药师	2010.05	西药房
	赵丽霞	女	1975.05	主管检验师	2010.05	检验科
	王风平	女	1976.01	主管药师	2010.05	西药房
	苏兰红	女	1977.05	主管检验师	2010.05	检验科
	李玉风	女	1976.03	主治医师	2010.05	妇产科
	张爱才	男	1975.12	主治医师	2010.05	内科
	谭荣华	女	1980.12	主管护师	2014.05	护理部
	王玉霞	女	1982.12	主管护师	2009.05	B超室
	苏　梅	女	1979.11	主管护师	2010.05	儿科
	国文臣	男	1965.05	主治中医师	2003.12	CT室
	武良华	男	1960.04	主治医师	2003.12	急诊
	宋开颜	女	1969.03	主治医师	2003.13	口腔科
	宁万省	男	1979.01	主治医师	2012.05	内科
	毛占仁	男	1958.02	主治中医师	2003.11	中医科
	闫光前	男	1960.01	主治医师	1999.11	医务科
	饶玉霞	女	1972.05	主治医师	2006.05	儿科

续表13-3-1

单位	姓名	性别	出生年月	技术职称	晋升时间	所在科室
阳谷县第二人民医院	席其军	男	1964.12	主管中药师	2009.05	药库
	谭友民	男	1958.05	主治中医师	2010.05	中医科
	寇怀伟	女	1978.08	主管技师	2013.05	B超室
	吴彦明	男	1978.06	主治医师	2013.05	外科
	李明刚	男	1977.09	主治医师	2013.06	内科
	姜继广	男	1978.02	主治医师	2014.05	儿科
	陈红梅	女	1973.07	主管护师	2001.09	外科
	陈存允	男	1973.09	主治医师	2005.11	外科
阳谷县中医医院	魏　杰	女	1963.12	主管护师	1999.11	内科
	魏之海	男	1954.03	主治中医师	1999.11	内科
	刘淑华	女	1959.07	主管护师	1997.10	外科
	孔繁斌	男	1954.11	主治中医师	2000.11	内科
	孟庆芳	女	1964.12	主管护师	1999.11	妇产科
	杨兆斌	男	1955.02	主治医师	1996.11	内科
	张佃芝	男	1955.03	主治医师	1994.12	内科
	胥清州	男	1955.05	主管放射医师	1996.11	放射科
	马振环	女	1965.02	主管护师	2005.11	外科
	张　军	女	1960.08	主治中医师	1998.11	中医妇科
	李爱玲	女	1960.08	主管护师	1995.11	护理部
	刘玉英	女	1960.11	主治医师	1993.11	内科
	李广会	男	1956.01	主治医师	1999.11	外科
	杨秀芹	女	1958.12	主管护师	2000.11	外科
	张学勇	男	1974.12	主治医师	2007.01	外科
	冯德宏	男	1970.03	主治医师	2011.02	外科
	杨希亮	男	1971.05	主治医师	2011.02	外科
	赵迎春	女	1977.12	主治医师	2007.01	手术室
	常明红	女	1972.09	主治医师	2011.02	口腔科
	王令先	男	1964.10	主治医师	1993.12	儿科
	刘兴元	男	1956.11	主治中医师	1996.11	内科
	杜玉兰	女	1963.12	主管护师	1998.05	供应室
	王　军	男	1962.08	主治医师	2003.01	内科
	汤存生	男	1957.05	主治中医师	2000.12	内科
	刘希珍	女	1964.12	主管护师	1998.12	感染科
	赵　丽	女	1965.11	主管护师	1999.12	门诊部
	李希兰	女	1964.01	主管护师	2000.12	内科
	张桂成	女	1965.09	主管护师	2000.12	外科
	魏春景	女	1962.12	主管护师	2000.11	儿科
	孙敬霞	女	1967.02	主管护师	2001.01	手术室
	李凤杰	女	1967.11	主管护师	2000.10	外科
	苏永霞	女	1964.12	主管护师	2000.10	内科

续表13-3-1

单位	姓名	性别	出生年月	技术职称	晋升时间	所在科室
阳谷县中医医院	焦月华	女	1963.05	主管护师	2002.05	供应室
	方文梅	女	1966.07	主治医师	2000.12	妇产科
	辛秀英	女	1963.08	主治医师	2003.01	妇产科
	孙慧青	女	1966.09	主治医师	2000.12	妇产科
	杨继贞	男	1965.09	主治医师	2000.12	CT室
	杜保江	男	1964.03	主治中医师	2003.01	药剂科
	王章存	男	1960.08	主管技师	2003.01	检验科
	吕海荣	女	1963.05	主管护师	2004.12	急诊
	李桂霞	女	1966.09	主管护师	2003.01	外科
	王立新	女	1967.06	主治医师	2002.05	妇产科
	刘艳芳	女	1969.09	主管中药师	2002.12	西药库
	王秋梅	女	1969.06	主管护师	2002.12	手术室
	杜焕菊	女	1968.05	主管护师	2002.12	手术室
	张焕云	女	1970.07	主管护师	2003.12	内科
	高桂芹	女	1966.01	主管护师	2003.12	手术室
	赵秀芹	女	1973.04	主治中医师	2006.06	内科
	孙银红	女	1972.01	主管中药师	2006.12	内科
	孔春银	女	1969.01	主管药师	2004.12	住院药房
	王存洁	女	1971.01	主管药师	2004.12	住院药房
	张君先	女	1972.01	主治医师	2005.12	妇产科
	艾　伟	女	1974.01	主治医师	2002.12	心电图
	王海燕	女	1975.08	主治中医师	2007.01	公共卫生科
	郭玉峰	女	1973.01	主管中药师	2003.07	中药房
	陈瑞平	女	1969.07	主管护师	2005.07	妇产科
	曹爱武	女	1973.03	主管护师	2005.03	内科
	张　杰	女	1977.09	主治医师	2007.01	感染科
	王春仙	女	1973.04	主治医师	2011.01	肛肠科
	樊　峰	男	1971.06	主治中医师	2002.12	医务科
	李淑静	女	1972.06	主管护师	2009.12	查体中心
	冯明武	男	1975.09	主管技师	2005.12	信息科
	赵广勇	男	1974.08	主治医师	2011.02	CT室
	谢峰杰	女	1972.02	主管护师	2009.09	外科
	朱凤英	女	1973.01	主管护师	2009.11	内科
	杨淑芳	女	1970.03	主治医师	2005.07	妇产科
	李　艳	女	1977.12	主治医师	2009.07	妇产科
	苑德明	男	1979.01	主治医师	2009.12	外科
	贺文全	男	1979.01	主治医师	2009.12	外科
	洪　青	男	1980.40	主治中医师	2009.12	内科
	陈洪平	男	1978.20	主治中医师	2009.12	内科
	郭朝普	男	1977.09	主治医师	2009.10	外科

续表13-3-1

单位	姓名	性别	出生年月	技术职称	晋升时间	所在科室
阳谷县中医医院	刘秀芹	女	1970.80	主管护师	2011.02	收款室
	穆绍勇	女	1970.80	主管护师	2004.12	内科
	张月成	男	1962.01	主治医师	1998.11	内科
	王春芳	女	1979.03	主治中医师	2009.12	心电图
	李兴文	男	1970.11	主治医师	2006.8	内科
	孙继环	女	1965.6	主治医师	2009.07	儿科
	李凤焕	女	1977.06	主管护师	2009.05	手术室
	钟瑞青	女	1974.04	主治医师	2010.07	眼科
	魏汝华	男	1958.01	主管中药师	1998.12	药剂科
	魏庆雷	男	1959.12	主管技师	1990.12	B超室
	梁志斌	男	1962.12	主治中医师	2003.01	外科
	李文柱	男	1966.01	主治中医师	2002.01	外科
	王培森	男	1959.09	主管中药师	2003.12	药剂科
	孟　军	男	1964.10	主管技师	2007.01	放射科
	谷长宏	男	1968.06	主治中医师	2004.05	医保科
	王伟红	女	1967.08	主管药师	2004.12	西药房
	穆文霞	女	1970.02	主治中医师	1999.12	医务科
	杜存兰	女	1969.01	主管护师	2003.07	B超室
	魏　芳	女	1969.01	主管护师	2005.01	总务科
	周静华	女	1971.01	主管药师	2004.12	病房药房
	魏汝青	男	1966.06	主治中医师	2007.01	针灸推拿科
	杨秀华	女	1972.01	主管中药师	2003.12	中药房
	孟宪珍	女	1968.04	主治医师	2005.01	财科
	杨兆先	男	1971.05	主治医师	2011.01	外科
	胡爱芳	女	1967.01	主治医师	2011.02	妇产科
	杜存利	男	1971.09	主治中医师	2002.05	皮肤科
	吕顺军	男	1969.12	主治中医师	2005.02	医保科
	苏　燕	女	1976.05	主管技师	2005.12	心电图室
	赵　勇	男	1955.09	主管药师	1999.12	财科
	岳晓会	女	1969.05	主管中药师	2013.05	西药库
	董英华	女	1966.03	主管护师	2000.10	经管科
	李道民	男	1964.06	主管技师	1998.11	办公室
阳谷县卫校医院	王留起	男	1956.01	主治医师	1996.12	内科
	吴新光	男	1958.06	主管药师	1994.11	药库
	朱贵峰	女	1970.09	主治中医师	2000.12	中医科
	郭继忠	男	1964.04	主治医师	1994.12	内科
	魏思芳	男	1968.11	主治医师	2002.12	内科
	孟　攀	女	1973.09	主治中医师	2003.12	中医科
	李秀川	男	1968.06	主治中医师	2011.08	中医科
	杨东丽	女	1977.10	主管技师	2013.05	影像科

续表13-3-1

单位	姓名	性别	出生年月	技术职称	晋升时间	所在科室
阳谷县卫校医院	张媛媛	女	1981.10	主管技师	2012.08	心电图室
	杨献云	女	1967.04	主管药师	2004.12	药房
	汪玉焕	女	1964.09	主管护师	2001.12	护理部
	胡慧青	女	1971.01	主管护师	2005.12	护理部
	胡风兰	女	1972.03	主管护师	2009.11	护理部
	李传霞	女	1963.09	主管护师	2000.12	护理部
	钟先民	女	1972.02	主管护师	2009.11	护理部
寿张镇卫生院	毛占仁	男	1958.02	主治中医师	2003.12	中医科
	赵雪格	女	1959.10	主管护师	1995.11	综合病房
	黄文民	男	1956.10	主治医师	1994.12	内科
	贾瑞青	女	1970.09	主管药师	2008.12	药房
十五里园镇卫生院	杨传敬	男	1957.08	主治医师	1999.11	内 科
	付永银	男	1956.03	主治医师	1995.11	中医科
	亓立升	男	1978.06	主治医师	2012.08	外 科
	高洪伦	男	1973.05	主治医师	2013.08	中医科
	谢庆月	男	1963.02	主治医师	2013.08	中医科
	张宪宝	男	1978.07	主治医师	2013.08	正骨科
	孙贵芹	女	1973.02	主管护师	2010.08	护理办公室
	石 珍	女	1977.12	主治医师	2013.08	儿 科
张秋镇卫生院	于培景	男	1956.07	主治医师	1999.11	内 科
	孙佰春	男	1956.01	主治中医师	1995.11	中医科
	田明东	男	1962.06	主治医师	1998.10	中医科
	刘学勇	男	1973.05	主治中医师	2003.10	中医科
	贾景菊	女	1973.08	主治中医师	2009.10	中医科
	魏长仁	男	1969.02	主治医师	2005.10	防保科
	孙河增	男	1959.02	主管防疫师	2005.10	防保科
	王善魁	男	1958.12	主治医师	1999.10	外 科
	赵庆华	男	1974.09	主治医师	2011.05	外 科
	徐桂青	女	1976.09	主管护师	2012.05	防保科
	杨善坤	男	1969.06	主治医师	2005.12	防保科
	李淑华	女	1969.08	主管护师	2003.12	检验科
	张义焕	女	1974.09	主管药剂师	2004.12	药剂科
	符鲁昌	男	1962.10	主管药剂师	1999.12	院长
	赵传龙	男	1956.09	主管药剂师	2005.12	副院长
	孟宪征	男	1967.08	主管药剂师	2005.12	财务科
金斗营乡卫生院	白述元	男	1959.11	主管药师	2003.05	财务科
	刘传朋	男	1959.05	主管药师	2003.05	内科
	贺广西	男	1962.05	主治医师	2003.05	心电图室
	孙彩春	男	1962.02	主治医师	2003.05	正骨科
	张小勇	男	1973.05	主治中医师	2004.12	院长

续表13-3-1

单位	姓名	性别	出生年月	技术职称	晋升时间	所在科室
李台镇卫生院	王玉珍	女	1965.02	主治医师	2005.01	内科
	王希玲	女	1969.07	主管护师	2007.01	内科
	李玉霞	女	1974.12	主管护师	2010.05	内科
	吴光辉	男	1968.12	主管技师	2005.01	防保站
	李边防	男	1959.05	主管检验师	2001.01	化验室
	闫广柱	男	1958.09	主治医师	2005.01	内科
	门洪昌	男	1957.06	主治医师	2005.01	内科
	吴玉珍	男	1958.10	主治医师	2005.01	外科
	杨兆聪	男	1961.08	主管技师	2005.01	放射科
	郭玉洪	男	1972.12	主管药师	2005.01	药房
	杨立柱	男	1963.02	主管技师	2005.01	放射科
	杨秋菊	女	1969.01	主管护师	2009.06	外科
	聂秋慧	女	1979.11	主管营养师	2010.05	妇科
	魏福云	女	1978.04	主管护师	2011.05	外科
安乐镇卫生院	李学孔	男	1955.02	主治医师	1994.11	内科
	雷学廷	男	1955.06	主管药师	2003.01	西药房
	张洪文	男	1974.04	主治医师	2003.2	院长
	李跃军	男	1964.05	主管检验师	2003.12	检验科
	洪怀德	男	1962.09	主治医师	2003.12	正骨科
	孙振东	女	1974.03	主管护师	2011.02	妇产科
	张红芳	女	1973.02	主管护师	2011.02	护理
	杨风华	女	1964.11	主管护师	2011.02	防保科
	刘兰珍	女	1976.12	主管护师	2012.11	妇产科
西湖镇卫生院	田孝国	男	1972.06	主治医师	2003.06	院办
	董金凤	女	1969.10	主管护师	2004.12	护理
	徐丽霞	女	1978.09	主管护师	2010.05	防保站
	丁桂青	女	1968.07	主治医师	2010.05	妇科
	王之园	男	1980.02	主治医师	2013.05	内科
高庙王乡卫生院	张红波	男	1972.04	主治医师	2005.01	防保科
石佛镇卫生院	孟凡贞	男	1962.10	主管药师	2000.12	药库
	张卫青	男	1963.09	主治医师	2005.12	内科
	王振玲	女	1975.10	主管护师	2009.05	护理
	李同亮	男	1977.09	主治医师	2013.05	内科
	张晓芳	女	1980.12	主管护师	2013.05	护理
定水镇卫生院	贾广瑞	男	1963.10	主管防疫师	1996.10	院长
	孙良友	男	1980.11	主治医师	2012.05	外科
	刘春环	女	1974.08	主管护师	2008.05	妇产科
	张香成	女	1971.06	主管护师	2005.12	护理
	孙维高	男	1974.12	主管防疫师	2010.08	防保站
	张立营	男	1970.11	主治医师	2013.11	内科

续表13-3-1

单位	姓名	性别	出生年月	技术职称	晋升时间	所在科室
大布乡卫生院	尹作荣	男	1959.11	主治医师	2003.01	放射科
	王桂芳	女	1972.02	主管护师	2011.02	护理
	李卫东	女	1971.12	主管护师	2011.02	护理
	李铁军	男	1970.08	主管药师	2011.02	药剂
七级镇卫生院	李广胜	男	1964.01	主治医师	1999.05.01	内科
	刘东平	男	1962.11	主管药师	1999.05.01	药库
	邢传军	男	1973.10	主治医师	2002.12	院长
	殷庆国	男	1961.01	主治医师	2005.12	外科
	李明德	男	1965.08	主治医师	2005.12	内科
	刘新荣	女	1971.10	主管护师	2005.12	防保科
	高玉福	男	1961.01	主管技师	2007.05	放射科
	翟慧云	女	1974.04	主管护师	2009.12	药库
	翟国丽	女	1978.01	主管检验师	2011.08	心电图室
	李秀芬	女	1976.06	主治医师	2012.08	彩超室
	刘　慧	女	1976.08	主治医师	2013.08	内科
阿城镇卫生院	林尚伟	男	1970.02	主治医师	2010.05	外科
	周庆民	女	1970.04	主治医师	2005.12	妇产科
	张坦生	男	1970.12	主治中医师	2009.12	中医科
	赵修芝	男	1962.03	主治医师	2005.12	防保科
	王荣霞	女	1969.03	主治中医师	2005.12	防保科
	王焕荣	女	1967.10	主管护师	2003.12	化验室
	邢传光	男	1979.04	主治医师	2010.12	内科
	杜清海	男	1981.05	主治医师	2013.05	内科
	魏　静	女	1983.01	主治中医师	2013.05	内科
	左福霞	女	1976.10	技管护师	2010.12	综合病房
	高　燕	女	1976.11	主管护师	2010.12	综合病房
	孙梅英	女	1977.01	主管药师	2011.08	药房
	刘志华	男	1954.11	主管技师	2000.12	化验室
阿城镇范海卫生院	胡　博	男	1976.02	主治医师	2007.01	院长
	白金利	男	1974.04	主管检验室	2011.02	财务科
	王传统	男	1957.03	主管药剂师	1999.01	药库
	王怀敬	男	1957.11	主管防疫师	1994.12	公共卫生科
闫楼镇卫生院	任秋英	女	1971.08	主治医师	2011.02	妇产科
	王文玲	女	1972.12	主治医师	2011.02	妇产科
	张宪达	男	1963.08	主治医师	2007.01	中医内科
	徐丽英	女	1973.12	主管护师	2011.02	护理
	宋丽霞	女	1974.01	主管技师	2011.02	化验室
狮子楼街道社区卫生服务中心	周广文	男	1956–11	主治中医师	1995.11	中医科
	甄超房	男	1954.08	主管防疫师	1997.05	中医科
	王广山	男	1958.11	主治中医师	1997.11	中医科

续表13-3-1

单位	姓名	性别	出生年月	技术职称	晋升时间	所在科室
狮子楼街道社区卫生服务中心	刘喜玲	女	1966.03	主管护师	1999.02	农合办
	冀永平	男	1962.02	主治医师	1999.02	内科
	张红霞	女	1964.04	主管护师	2000.12	检验科
	郭庆荣	女	1962.04	主管护师	2000.12	供应室
	高希云	女	1966.09	主管护师	2001.11	护理部
	李云兵	男	1964.02	主管检验师	2003.05	检验科
	王保华	男	1972.03.	主管检验师	2003.12	检验科
	马德芳	男	1973.04	主治医师	2003.12	外科
	樊桂华	女	1968.10	主管技师	2003–12	B超室
	周东举	男	1969.08	主治医师	2003.12	外科
	候庆贺	男	1962.12	主治医师	2005.01	内科
	梁晓芹	女	1973.09	主管护师	2007.05	外科
	李春英	女	1972.05	主管护师	2007.05	手术室
	刘月兰	女	1974.05	主管护师	2008.05	手术室
	王莉云	女	1977.07	主管护师	2009.05	手术室
	张云霞	女	1976.04	主治中医师	2010.05	中医科
	楚丽霞	女	1977.11	主管护师	2010.05	手术室
	王秋平	女	1979.05	主管护师	2011.05	防保科
	王新	女	1969.08	主管技师	2011.08	B超室
	魏清芝	女	1977.01	主治医师	2011.08	内科
	王英杰	女	1978.05	主管中药师	2013.05	中药房
侨润街道社区卫生服务中心	李凤香	女	1968.1	主管护师	2007.01	公共卫生科
	张先平	女	1971.1.	主管护师	2007.01	护理
	侯庆文	女	1970.5.	主治医师	2007.01	儿保科
	张凤芹	女	1972.3.	主管护师	2011.05	护理
	王建伯	男	1981.6.	主治中医师	2011.05	全科
	杨　华	男	1979.8.	主治医师	2011.05	外科
博济桥街道社区卫生服务中心	朱贵来	男	1966.10	主治中医师	1978.9	中医内科
	苏　云	女	1965.02	主管护师	2000.9	内科
	王庆菊	女	1966.11	主治中医师	2001.10	中医内科
	赵翠香	女	1963.03	主管护师	1997.11	内科
	孙学法	男	1973.06	主管检验师	2012.10	检验科
	王月明	女	1964.10	主管护师	2001.10	内科
	张明胜	男	1963.05	主管药师	1977.10	药房
	李春兰	女	1980.05	主管护师	2013.08	内科
	朱贵义	男	1978.10	公共营养师	2012.08	公共卫生科
	薛　龙	男	1984.08	公共营养师	2012.08	公共卫生科
阳谷县疾病预防控制中心	田思涛	男	1963.10.25	主管医师	2002.12.	副主任
	张道民	男	1965.10.22	主管医师	1999.12	副主任
	汪鲁华	男	1971.12.23	主管医师	2002.12.	工会主席

续表13-3-1

单位	姓名	性别	出生年月	技术职称	晋升时间	所在科室
阳谷县疾病预防控制中心	任国医	男	1955.06.23	主治医师	1996.01	门诊部
	李洪春	男	1964.12.22	主管医师	1997.11	应急办
	杨国胜	男	1965.12.06	主管医师	2005.01	公卫二科
	王金环	女	1964.12.19	主管护师	1998.12	门诊部
	仲永忠	男	1965.05.21	主管医师	2005.01	职卫一科
	石淑霞	女	1965.07.01	主管药师	2005.01	门诊部
	张金革	女	1966.05.10	主管医师	2005.01	应急办
	于学清	男	1963.04.11	主管医师	2002.12	学校卫生科
	白　霞	女	1966.07.26	主管医师	2007.01	疾控科
	朱秀兰	女	1965.09.19	主管检验师	2002.12	检验科
	袁善文	男	1966.08.16	主管医师	2005.01	结防科
	崔正魁	男	1966.12.27	主管医师	2005.01	疾控科
	孟令娟	女	1969.04.09	主管医师	2005.01	职卫一科
	谢　辉	男	1974.11.20	主治医师	2005.01	门诊部
	张月芳	女	1970.08.08	卫生主管技师	2007.01	检验科
	宋金焕	女	1969.12.22	主管医师	2007.01	艾防科
	石春艳	女	1965.07.05	主管护师	2007.01	慢病科
	贺桂芹	女	1970.01.03	主管医师	2007.01	计免科
	魏茂英	男	1967.09.16	主管医师	2007.01	消化科
	王　新	女	1969.03.09	主管医师	2007.01	妇委会
	孙　霞	女	1970.05.15	主管护师	2011.02	公卫二科
	张华芳	女	1976.05.18	主管药师	2011.02.	检验科
	张慧颖	女	1979.03.13	卫生主管技师	2011.02	影像科
	刘　东	男	1975.07.14	主治医师	2007.01	影像科
阳谷县妇幼保健院	刘德峰	男	1965.06	主治医师	2003.12	办公室
	张华民	女	1967.10	主治医师	2013.05	财科
	刘春英	女	1973.12	主管护师	2009.05	信息科
	高宏伟	女	1976.10	主管护师	2001.01	信息科
	尹红燕	女	1963.12	主管护师	2000.12	疾控科
	李振芳	女	1965.11	主管护师	2005.12	药库
	孟秀梅	女	1970.06	主治医师	2005.12	医务科
	魏承涛	男	1976.11	主治医师	2009.12	外科
	徐兴玉	男	1976.02	主治医师	2013.05	外科
	张桂强	男	1981.10	主治医师	2004.12	外科
	金桂霞	女	1970.03	主管护师	2013.05	手术室
	耿伟峰	女	1981.10	主治医师	2010.12	手术室
	曹先民	男	1973.03	主治医师	2011.8	手术室
	茅树婷	女	1978.09	主管护师	2000.11	手术室
	张文英	女	1968.09	主管护师	2012.05	儿科
	孟兰英	女	1979.07	主管护师	2006.05	儿科

续表13-3-1

单位	姓名	性别	出生年月	技术职称	晋升时间	所在科室
阳谷县妇幼保健院	武玉萍	女	1972.11	主管护师	2000.12	儿科
	赵仙芝	女	1968.08	主治医师	2001.11	儿科
	李月兰	女	1968.10	主治医师	2013.05	儿科
	王景秋	女	1984.02	主治医师	2013.05	儿科
	郑春凤	女	1981.10	主治医师	2000.12	儿科
	王玉珍	女	1960.01	主治医师	2001.12	妇产科
	杨少芳	女	1965.06	主治医师	2001.12	妇产科
	王凤梅	女	1968.09	主治医师	2002.12	妇产科
	唐红霞	女	1971.09	主治医师	1999.12	妇产科
	任宏珍	女	1965.07	主治医师	2010.12	妇产科
	布素芳	女	1975.07	主治医师	1996.11	妇产科
	刘梅英	女	1963.01	主管护师	1998.12	妇产科
	张继梅	女	1964.05	主管护师	2002.12	妇产科
	门红先	女	1964.10	主管护师	2011.8	妇产科
	王焕珍	女	1978.08	主管护师	2003.12	妇产科
	张海燕	女	1969.12	主管护师	2011.08	妇产科
	张兴辉	女	1979.02	主管护师	2013.05	产房
	宁旭阳	女	1974.11	主治医师	1999.12	产房
	董玉琰	女	1965.05	主管检验师	2013.05	化验室
	张　斌	男	1973.01	主治医师	1997.11	心电图室
	秦尚秀	男	1963.07	主治医师	2006.12	B超室
	万肖英	女	1977.06	执业医师	2013.05	B超室
	李　珍	女	1985.03	主治医师	2003.12	B超室
	杨丽云	女	1973.03	主治医师	2013.05	妇保科
	朱维丽	女	1974.11	主治医师	1994.12	乳透室
	张英才	男	1962.06	主治医师	1998.12	中医科
	杜艳霞	女	1964.08	主管护师	2002.12	不孕不育科
	徐贵宏	男	1962.07	主管护师	2010.8	放射科
	周　飞	男	1978.09	主管护师	2012.05	换证室
	宋来丽	女	1980.12	主管护师	2003.12	儿保科
	张　英	女	1969.01	主治医师	2005.12	儿保科
	郭　爽	女	1975.02	主治医师	2011.12	儿保科
	布茂华	男	1978.08	主治医师	2013.05	婚检科
	李恩芽	女	1980.02	主治医师	2005.01	婚检科
	张秋凤	女	1969.07	主管护师	2003.12	婚检科
阳谷县爱卫办	李贵民	男	1974.02	主治医师	2003.12	爱卫办

第二节　离退休(离岗)中级卫生技术人员

2013年年底，阳谷县卫生系统共有离退休（离岗）中级卫生技术人员343人，其名单如下：

杨风清(女)	孙春风(女)	尹素霞(女)
翟桂荣(女)	孙风芹(女)	范秋焕(女)
孔庆芳(女)	路广月	赵香玉(女)
葛　丽(女)	吕淑贞(女)	王利杰(女)
孙振英(女)	魏淑兰(女)	张凤芝(女)
朱淑英(女)	张月风(女)	王爱民(女)
李灿霞(女)	岳存芝(女)	谢爱民(女)
胡玉焕(女)	王振鹏	赵立功
杜万英(女)	柴秀菊(女)	岳喜元
庞申亮	王海英(女)	李延荣(女)
张文厚	王金丽(女)	王兰青(女)
魏风春(女)	李连香(女)	张凡胜
于凤元(女)	张贵仙(女)	朱明芳(女)
李秋玲(女)	谭秀英(女)	秦凤荣(女)
孙梅池(女)	施西平(女)	李凤兰(女)
王　喆(女)	王雪梅(女)	李道臣
孙玉英(女)	史保珍(女)	李秀芳(女)
葛金霞(女)	陈　霞(女)	张桂芳(女)
张学稳(女)	席文增	王金智(女)
苏彩霞(女)	杜春红(女)	赵怀元
陈俊英(女)	宋春霞(女)	曹文娟(女)
张寿春(女)	桑杰英(女)	韩淑芳(女)
商保同(女)	陈凤兰(女)	郭凤梅(女)
刘淑英(女)	孙彩虹(女)	张喜林
丁贵仙(女)	孙新兰(女)	宋　云(女)
耿遂义	李淑英(女)	杨淑芳(女)
胡玉霞(女)	秦凤香(女)	王凤仙(女)
姚　婷(女)	李秀顺	翟海平(女)
陈月梅(女)	李素芳(女)	朱晓会(女)
王先菊(女)	付秀英(女)	郭月焕(女)
李荣华(女)	钟春秋(女)	雷秀英(女)
潘秀英(女)	李　芳(女)	陈慧敏(女)
孟　申(女)	岳新喜(女)	孟庆贺
孟凤兰(女)	崔衍凤(女)	王业华(女)
张玉兰(女)	杨风梅(女)	辛玉英(女)
王月英(女)	韩明菊(女)	亓云红(女)
邵秋云(女)	夏荷菊(女)	陈金梅(女)
王玉平(女)	党爱民(女)	李月平(女)
魏绪珠(女)	郭桂英(女)	翟继跃
臧东菊(女)	罗凤菊(女)	门玉英(女)
刘桂芹(女)	刘贵振	翟秀兰(女)
刘爱霞(女)	郑兆寅	金伦善
柳春娥(女)	贺秀英(女)	曹桂仙(女)
周玉梅(女)	康存荣(女)	张桂芳(女)
徐延彬	常新婷(女)	武玉东(女)
朱晓峰(女)	肖明德	王桂雨(女)
刘庆玺	肖新平(女)	李爱春(女)
高承堂	孙杰英(女)	闫洪燕(女)
刘志芳(女)	王会囤	赵宪同
鲁凤芹(女)	岳华英(女)	王修亮
孟庆华	王贷全	闫保占
李凤华(女)	孙继阳	刘云虎
陈士军	张玉珠	殷进忠
霍凤华(女)	俞凤环(女)	徐丽君(女)
赵秋菊(女)	段德平(女)	李秀香(女)
赵玉兰(女)	刘淑婷(女)	刘庆胜
张爱云(女)	王焕玲(女)	杨兰英(女)
白金凤(女)	乔振华(女)	左焕荣(女)
刘艳霞(女)	李景水	侯秀春(女)
霍秀英(女)	李淑霞(女)	林锡恩
刘景荣(女)	孙民英(女)	申　琦(女)
关秀婷(女)	杨星辉(女)	张德龙
张承善	段存瑞	刘宝云(女)
张秋杰(女)	张丽霞(女)	杨冬菊(女)
杨玉仙(女)	杨连珍(女)	奚永桂(女)
张永奎	崔格存(女)	赵连盟
孙凤华(女)	闫月焕(女)	孟庆涛
李兆水	冀传田	赵美亮
王怀清	高凤芝(女)	耿焕芝(女)
杨凤荷(女)	崔玉高	叶德岭
王万镇	杨传福	高梦秋
肖焕平(女)	蒋道德	高凤菊(女)
黄淑霞(女)	王月臣	刘广田
郝会合	杨秀梅(女)	张宗记

侯玉辉(女)	赵保印	崔立俊	王爱娣(女)	李俊岩	王俭霞(女)
李相士	杨新林	王路安	王玉堂	张立之	颜廷长
晋桂芳(女)	潘井月(女)	王东山	崔学英(女)	郑淑珍(女)	石清富
武广厚	杨风梅(女)	张松竹	张淑媛(女)	李春山	刘保其
李耀明	张来胜	孟　华(女)	井书蛟	雷秀平(女)	岳彩彬
王振红	孟庆华	张学芳(女)	穆焕成(女)	徐大祥	黄守贞
李维英(女)	刘绍金	吴兆瑞	姚鲁燕(女)	张树年	李春成
肖小玉(女)	程连香(女)	谢振起	杨秀成(女)	梁康华	宋焕平(女)
董佰光	王金仙(女)	王合田	张桂兰(女)	周兰洋	魏月申
张思义	张玉廷	苑兰菊(女)	杨福云(女)	朱月杰(女)	洪春仙(女)
吕保成	李兰英(女)	伍瑞达	谷秀云(女)	肖玉玲(女)	张秋成(女)
张培花(女)	姜方森	常思岱	周桂荣(女)	李秋焕(女)	白芙蓉(女)
王玉玲(女)	李春英(女)	杨玉石	朱桂华(女)	崔桂英(女)	赵振群(女)
李月光	苏玉凤(女)	魏爱青(女)	刘佃平(女)	王春兰(女)	潘秀芳(女)
崔秀芹(女)	葛荷仙(女)	肖中玺(女)	马明娥(女)	刘雪改(女)	李元英(女)
梁淑兰(女)	薛爱春(女)	崔桂英(女)	申晓荣(女)	秦秋凤(女)	康玉玲(女)
王俊华(女)	牛运华(女)	姚传民(女)	范凤芹(女)	许书奇	刘江楠(女)
王爱国(女)	李安本	王玉莲(女)	朱景明	翟纪荣(女)	吴春宪
王改云(女)	谷金山	于传爱	张月池	杨新宽	李丙哲
李保立	李贵东	高月兰(女)	张怀安		
吕秀凤(女)	李福成	孟祥元			

第四章　领导干部简介

自1949年10月成立阳谷县卫生科至1958年12月阳谷县卫生科并入寿张县卫生局，先后有4人担任卫生科科长。1961年7月恢复阳谷县建制，成立阳谷县卫生局，至1970年8月，先后有3人担任卫生局局长。1970年8月，建立阳谷县卫生局革命委员会，至1976年4月，先后有3人担任革命委员会主任。1976年4月至2013年年底，先后有9人担任党政正职。

第一节　县卫生局(科)正职领导干部

周云章　男，汉族，1889年10月出生，1937年7月参加革命工作，1944年5月加入中国共产党，山东省济宁市人。1937年7月任鲁西北抗日司令部参谋；1938年12月任聊阳河抗日游击队第四大队部参谋；1939年5任阳谷参议室主任；1941年2月任第六军区聊阳河情报社社长；1946年2月调保定县卫生科工作；1949年10月任阳谷县卫生科科长；1957年3月任阳谷县人民委员会办公室主任；1958年6月任寿张县政协副主席；1961年8月任阳谷县政协副主席。

郭连成　男，汉族，1910年4月出生，1940年5月参加革命工作，1942年加入中国共产党，高中学历，阳谷县七级镇三里庄人。1940年5月在阳谷县四区农委任组长；1945年4月在阳谷县二区分委会任组长；1949年8月在阳谷县三区分委会任组长；1949年10月任阳谷县四区分委会副书记；1952年6月任阳谷县卫生科科长；1956年11月任阳谷县劳动科科长；1958年2月任阳谷县卫生局局长，1965年退休。

王月营　男，汉族，1938年3月参加革命工作，1939年3月加入中国共产党，阳谷县郭店屯乡后梨园村人。1939年7月任阳谷县抗日三区司务长；1942年9月任阳谷县抗日政府情报员；1944年3月任阳谷县抗日第一区中队长；1945年7月任六军分区六团三营营长；1946年6月任独立第一旅三团三营营长；1948年9月任阳谷县第五区后梨园村支书；1955年6月至1957年1月任阳谷县卫生科科长。

赵亦房　男，1957年1月至1958年12月任阳谷县卫生科科长。

杨安堂　男，1926年12月出生，初中学历，禹城县马庄村人。1940年4月参加革命工作，1947年3月入党。1940年4月任齐河县武工队通讯员；1947年4月任禹城七区武委会主任；1950年4月任禹城六区部长；1952年6月康复七院修养；1955年12月任阳谷县专卖公司副经理；1957年2月任阳谷县人委监察室主任；1958年任工人指挥部党委书记；1961年8月任聊城专署灌溉局副局长；1962年6月任阳谷县卫生局局长；1965年5月任阳谷县民政局局长。1966年11月退休。

张程九　男，1919年出生，梁山县马营乡人。1944年参加革命工作，1946年加入中国共产党。历任本村抗日小学教师、寿张县四区文教助理员、三区区长，1964年3月至1965年4月任阳谷县卫生局局长。

鲍希元　男，1966年1月至1970年8月任阳谷县卫生局局长。

唐兴周　男，1920年生人，初中学历，汉族，高唐县南镇公社南镇北街人。1939年3月参加革命工作，同年加入共产党。1939年3月任高唐县三区南街小学教员；1946年3月任高唐县委油印室油印员；1946年7月任南镇北街初级小学教员；1947年

7月任高唐县三区区委会秘书；1950年6月任高唐县辛店税务所主任；1952年6月任高唐税务局副局长；1956年1月任高唐县委组织部副部长；1961年8月任高唐县委农村工作部副部长；1962年6月任高唐县委监委副书记；1965年2月任阳谷县委统战部副部长；1971年11月任阳谷县卫生局革委会主任；1972年2月任阳谷县革委生产指挥部副主任；1976年任阳谷县贫协主任；1981年8月任阳谷县政协副主席。1984年10月退休。

吴书悦 男，汉族，1922年7月出生，1937年5月参加革命工作，1949年5月加入中国共产党，高中学历，山东省武城县东吴村人。1937年任东林小学教师；1947年7月任高唐县税务局干事；1953年4月任聊城专署税务局监察员；1954年6月任阳谷县税务局副局长；1956年6月任中共阳谷县委工业部副部长；1958年5月任中共阳谷县委财办主任；1966年1月任阳谷县工会主席；1969年1月任县交通局领导小组组长；1972年6月任县工业局革委会主任；1972年10月任阳谷县卫生局革命委员会主任；1976年4月任阳谷县卫生局局长；1977年12月任阳谷县卫生局局长、党组书记；1978年4月至1983年1月任阳谷县安全办公室主任。

张合生 男，汉族，1924年8月出生，1943年8月参加工作，1947年3月加入中国共产党，阳谷县安乐镇三官庙村人。1943年8月在阳谷县抗日政府司法科工作；1945年6月任阳谷县第一区通信员；1946年5月任阳谷县第六区通信员；1947年3月任阳谷县第六区文书；1949年3月至1950年7月在平原省团委学校学习；1950年8月任阳谷县团委副书记；1952年3月至1952年8月在上海中央华东局团委学习；1952年9月任阳谷县团委组织部部长；1955年2月任阳谷县团委副书记；1956年5月任阳谷县文教部副部长；1958年9月任阳谷县教育局局长、宣传部副部长；1970年8月任阳谷县卫生局革委会主任；1971年10月任阳谷县党校校长；1978年4月任阳谷县卫生局局长；1984年4月任阳谷县卫生局调研员。

刘兰富 男，汉族，1937年10月出生，1954年10月参加工作，1958年12月加入中国共产党，初中学历，阳谷县张秋镇东义和村人。1954年8月任寿张县粮局办公室干事；1964年4月至1974年10月先后任聊城地区财贸组干事、副组长；1974年10月任聊城地区人民医院副院长；1978年1月任阳谷县政府办副主任；1984年6月任阳谷县卫生局局长、党组书记；1987年11月任中共阳谷县纪委副书记；1990年4月任县保密局局长。1997年10月退休。

魏翊德 男，汉族，1937年11月出生，1959年8月参加工作，1966年6月加入中国共产党，中专学历，阳谷县十五里园镇杨武龙村人。1959年8月任寿张县农业局技术员；1960年8月任寿张县人委办公室干事；1979年12月任十五里园公社管委主任；1984年7月任石门宋乡党委书记；1986年7月任阳谷县卫生局局长、党组书记；1989年7月任阳谷县卫生局局长、党组副书记；1991年1月任阳谷县林业局局长、书记；1994年3月任阳谷县农委调研员；1997年11月退休。

张世昌 男，汉族，1951年12月4日出生，1971年7月参加工作，1981年5月入党，七级镇梁庄人。1970年10月在范海任教；1973年7月至1975年7月在泰安师专脱产学习；1975年8月在县教育局工作；1980年11月至1989年8月先后任阳谷团县委部长、书记；1988年1月至1989年12月任十五里园乡挂职党委副书记；1989年7月任县卫生局党组书记、副局长；1991年1月任县委调研室主任；1994年1月任县文化局局长；1998年6月任县直机关党委书记，2012年3月退休。

祝登銮 男，汉族，1937年12月出生，1960年4月加入中国共产党，郭店屯镇西朱村人。1958年6月任寿张县台前中学教师；1961年7月任河北省馆陶县委组织部组织员；1965年12月任冠县机关党委书记；1978年8月任冠县辛集公社党委书记；1984年4月任阳谷县农业局副书记、副局长；1985年3月任阳谷县林业局局长、党组书记；1991年1月任阳谷县卫生局局长、党组书记；1994年1月任阳谷县卫生局调研员，1998年1月退休。

张占魁 男，汉族，1943年1月出生，1958年8月参加工作，1971年加入中国共产党，大学学历，安乐镇肖坑村人。1958年8月任闫楼区小学教师，1962年12月在闫楼学校任专职辅导员；1964年8月至1965年8月在聊城师范学校学习；1965年8

月任聊城师范学校教导处教导员；1971年3月至1973年8月在山东大学政治系任学生会主席；1973年8月在聊城地委党校任教员；1978年任中共阳谷县委组织部组织科科长；1982年7月任中共阳谷县定水镇公社委员会书记；1985年9月任中共阳谷县七级镇委员会书记；1987年7月任阳谷县城乡建设委员会主任；1994年1月任阳谷县卫生局局长；1998年5月离岗。

国兆香　男，1950年10月出生，1971年12月参加工作，1971年6月参加中国共产党，博济桥街道国庄人。1971年6月任石门宋公社团委书记;1973年3月任金斗营公社团委书记;1976年10月任十五里园公社党委副书记;1981年7月任定水镇公社党委副书记、管委会主任;1986年1月任李台乡党委书记;1989年2月任翟庄乡党委书记;1994年1月任县卫生局党组书记、副局长,2002年8月退休。

王兆珍　男，汉族，1953年11月出生，1970年8月参加工作，1972年2月加入中国共产党，大专学历，阳谷县西湖乡大王楼村人。1970年8月任西湖公社大王楼村民办教师；1975年7月至1977年7月在山东省水利机电学校学习；1977年7月任阳谷县水利局技术员；1981年6月任大布公社管委会副主任；1986年9月任大布乡党委副书记；1989年3月任李台乡党委书记；1993年3月任西湖乡党委书记；1998年5月任县卫生局局长、党组副书记；2002年8月任阳谷县卫生局局长、党组书记；2006年1月离岗。

万开义　男，汉族，1963年4月出生，1981年7月参加工作，1987年3月加入中国共产党，本科学历，阳谷县七级镇西沈村人。1981年7月任阳谷县水利局技术员（1985年9月至1987年6月在聊城地委党校脱产学习）；1987年10月任阳谷县政府办公室秘书；1995年12月任阳谷县政府办公室副科级秘书；1998年5月任阳谷县政府办公室副主任；1998年11月任阳谷县闫楼镇党委副书记、镇长；2001年3月任阳谷县郭店屯镇党委书记；2001年11月任阳谷县顺发热电厂厂长；2003年3月任阳谷县多种经营办公室主任；2004年3月任阳谷县卫生局副局长兼疾控中心主任；2006年1月任阳谷县卫生局党组书记、局长兼疾控中心主任；2006年9月任阳谷县卫生局党组书记、局长；2012年1月任阳谷县人大常委会副主任。

王庆森　男，汉族，1963年5月出生，1982年7月参加工作，1984年5月加入中国共产党，本科学历，阳谷县石佛镇冯营村人。1982年7月任安乐镇公社团委书记（1985年9月至1987年7月在聊城地委党校学习）；1987年7月任安乐镇七里河管理区书记；1989年12月任安乐镇计生办主任；1994年1月任金斗营乡党委副书记；1995年12月任寿张镇党委副书记；1998年5月任高庙王乡党委副书记、乡长；2001年3月任十五里园镇党委副书记、镇长；2002年1月任寿张镇党委副书记、镇长；2003年3月任寿张镇党委书记；2008年7月任阳谷县畜牧局党组书记、局长；2012年2月任阳谷县卫生局党组书记、局长。

第二节　阳谷县卫生局在职领导班子成员

2013年年底，阳谷县卫生局共有领导班子成员12人，其中党组书记、局长1人，党组副书记、副局长1人，党组成员、副局长3人，党组成员6人，工会主席1人。

王庆森（见本章第一节）。

苑广谦　男，汉族，1970年3月出生，1989年7月参加工作，1992年11月加入中国共产党，大学学历，阳谷县郭店屯镇苑庄村人。1989年7月在阳谷一中任教，1991年8月至1998年11月，先后任安乐镇武装部助理员，管理区主任、书记；1998年11月任安乐镇党委委员、武装部部长；2003年3月任闫楼镇副镇长；2004年5月任闫楼镇党委副书记、纪委书记；2008年3月任寿张镇党委副书记、镇长。2011年11月任阳谷县寿张镇党委书记；2013年10月任阳谷县卫生局党组副书记、副局长。

刘广平　男，汉族，1962年8月出生，1982年7月参加工作，1988年10月加入中国共产党，大专学历，阿城镇刘庄村人。1982年7月任阳谷县供销社办公室秘书；1987年11月任阳谷县人大常委会办公室秘书；1994年4月任阳谷县人大常委会代表联络工作委员会副主任；2003年4月任阳谷县人大常委会常委、代表联络工作委员会主任（2005年7

月至2007年7月任定水镇党委挂职副书记）；2008年10月任县卫生局党组成员、副局长；2012年3月任县卫生局党组成员、副局长、县妇幼保健院院长。

魏永敏 男，汉族，1968年10月16日出生，1989年7月参加工作，1993年2月加入中国共产党，大专学历，阿城镇杨庄村人。1989年7月任阳谷县卫生局办公室办事员；1996年5月任县卫生局办公室副主任；2002年8月任县卫生局办公室主任；2003年5月任阳谷县卫生局党组成员、纪检组长；2006年9月任县卫生局党组成员、副局长。

祝月山 男，汉族，1970年9月出生，1993年7月参加工作，2000年3月加入中国共产党，大学学历，郭店屯镇西朱村人。1993年7月至2000年6月任阳谷县卫生局财科科员（1994年9月至1997年6月山东干部函授大学在职学习）；2000年6月任县卫生局财科科长；2003年5月任县卫生局副主任科员、财科科长；2006年9月任阳谷县卫生局党组成员、县新农合办主任兼财科科长；2012年12月任县卫生局党组成员、副局长。

董桂平 女，汉族，1966年11月出生，1986年7月参加工作，1997年7月加入中国共产党，大学学历，狮子楼街道南关董村人。1986年7月至1998年11月任阳谷县石门宋乡妇联主任、技术站站长；1998年11月任范海镇副镇长；2001年3月任阿城镇副镇长；2001年12月任寿张镇副镇长；2003年3月任寿张镇党委副书记；2006年10月任阳谷县卫生局党组成员、纪检组长；2010年9月任县卫生局党组成员。

张宪怀 男，汉族，1963年1月出生，1981年7月参加工作，1986年9月加入中国共产党，大专学历，石佛镇廉庄村人。1981年7月至1988年1月在石佛完小任教；1988年1月任安乐镇管理区书记；1990年3月任安乐镇党委委员、安乐镇管理区书记；1993年3月任安乐镇副镇长；1995年11月任七级镇党委副书记；2001年12月任七级镇人大主任；2008年11月任阳谷县卫生局党组成员、主任科员。

陈仁洪 男,汉族，1963年11月出生，1984年7月参加工作，1994年11月加入中国共产党，中专学历，寿张镇马庙村人。1984年7月任阳谷县第二人民医院药剂员；1989年1月任县第二人民医院药剂科科长；1991年12月任县第二人民医院办公室主任；1997年1月任县第二人民医院副院长；1999年4月任县第二人民医院党支部书记、院长；2006年9月任县疾病预防控制中心党支部书记、主任；2012年12月任阳谷县卫生局党组成员、县疾病预防控制中心党支部书记、主任。

党安森 男，汉族，1971年8月出生，1995年8月参加工作，2001年9月加入中国共产党，本科学历，十五里园镇党店村人。1995年8月至2002年4月在阳谷县第二人民医院内科从事临床工作；2002年4月任县第二人民医院副院长；2006年9月任县第二人民医院院长；2012年4月任县卫生局党组成员、主任科员。

刘凤坤 男，汉族，1969年7月出生，1994年7月参加工作，1992年1月加入中国共产党，大学本科学历，茌平县温陈街道刘三斗村人。1994年7月任阳谷县石佛镇党委秘书；1998年12月任定水镇党委委员；2001年12月任郭店屯乡副乡长；2004年5月任郭店屯乡党委副书记、纪委书记；2007年7月任郭店屯乡人大主席，2012年10月任县卫生局党组成员、主任科员；2013年1月任县卫生局党组成员、主任科员、县第二人民医院党支部书记。

万吉善 男，汉族，1983年3月出生，2003年1月参加工作，2004年7月加入中国共产党，大专学历，博济桥街道鲁坊村人。2003年1月至2003年11月任阳谷县卫生防疫站办公室科员，2003年11月任县卫生防疫站办公室主任；2004年7月任县卫生局医政科副科长；2006年7月任县新型农村合作医疗管理办公室副主任；2009年11月任县疾病预防控制中心副科级干部；2012年12月任县卫生局党组成员、副主任科员。

陈广臣 男，汉族，1966年8月出生，1988年7月参加工作，1994年12月加入中国共产党，中专学历，郭店屯镇陈堂村人。1988年7月任阳谷县水产局办公室秘书；1990年3月任县水产局办公室主任；1994年3月任县多种经营办公室综合科科长（1997年9月至2000年6月省委党校学习）；2005年8月任县疾病预防控制中心综合科科长；2006年9月任县卫生局办公室主任；2009年1月任县卫生局工会主席。

第五章 外地阳谷籍医界人物

根据搜集到的资料，本章共载录阳谷籍在外地工作具有高级职称的卫生技术人员92人，其中正高级职称52人，副高级职称40人。

第一节 正高级卫生技术人员简介

郑发昌 男，1937年生，阳谷县博济桥街道郑庄村人，1963年毕业于青岛医学院。1970年至1977年任阳谷县人民医院副院长。从事各种内科疾病的诊断、治疗，擅长内科常见病及心力衰竭的临床医学研究。代表作《泵衰竭的诊断与治疗》《充血性心力衰竭》《冠心病》《实习医师手册》等。曾任山东医科大学第一附属医院干部保健科主任医师。现已退休。

寇怀刚 男，1956年1月生，阳谷县寿张镇北崔村人，主任医师。1982年毕业于青岛医学院医疗系，擅长甲状腺疾病、乳腺疾病、各种肠胃疾病、肝、胆、胰、脾疾病、周围血管疾病的外科治疗。在国家级专业期刊发表论文14篇，省级专业期刊发表论文9篇。曾任阳谷县人民医院外科主任。后调入聊城市传染病医院外科主任医师，聊城市外科专业委员会委员，1999年12月中华人民共和国人事部、中华人民共和国卫生部、国家中医药管理局授予寇怀刚全国卫生系统先进工作者称号。

闫忠华 男，阳谷县西湖镇斜店村人。1962年9月9日出生，中共党员，1980年9月考入滨州医学院医疗系，1985年7月大学本科毕业，学士学位。1985年7月至2008年5月在阳谷县人民医院工作。2006年7月至2008年5月任阳谷县人民医院副院长兼心内科主任，主任医师，阳谷县专业技术拔尖人才。擅长高血压、高血脂、冠心病、心肌病、心力衰竭、各种心律失常等心血管疾病的诊断、治疗及冠状动脉造影、心血管疾病的介入诊断和治疗。1999年9月获聊城市自然科学学术成果三等奖3项。近10年发表论文26篇。2008年5月调入聊城市脑科医院。

田思奎 男，1956年9月出生，阳谷县张秋镇田堤口村人。毕业于山东医学院，主任医师。曾任阳谷县人民医院心内科、急诊医学科(120)、重症医学科(ICU)主任，从事内科急救、心血管病临床工作30余年。先后在北京朝阳医院，山东大学齐鲁医院多次进修学习。擅长高血压病、冠心病、心绞痛、心肌病的诊断与治疗，对急性心肌梗死、急慢性心力衰竭、呼吸衰竭、各种心律失常、休克、脑梗死、脑出血、中毒、创伤急救等危重病人的抢救治疗具有丰富的临床经验。先后在国家及省级医学杂志发表论文20余篇，参编、副主篇医学专著3部。后任聊城市光明医院心内科重症医学科主任。

曹保刚 男，1963年9月出生，阳谷县郭店屯镇曹庄村人。聊城市医学会耳鼻喉专业委员会委员，山东省医师协会耳鼻喉分会委员，聊城市第三人民医院耳鼻喉科主任、主任医师，济宁医学院兼职教授。擅长慢性中耳炎、耳源性眩晕、耳聋、慢性鼻窦炎、鼻出血、慢性扁桃体炎、喉肿瘤等疾病的诊断和治疗，在国家级杂志发表论文20余篇，获国家专利3项，出版著作2部，完成科研成果2项。市直医疗保健专家库成员，市科技成果鉴定专家库成员，市医疗事故鉴定专家库成员。

徐道华 男，1963年6月出生，阳谷县西湖镇皂刘村人，神经内科主任医师。1983年毕业于滨州医学院，2003年调入海港医院。自1989年始从事神经内科工作，先后在山东省立医院神经内科和山东省医学影像所进修学习，并多次参加全国脑出血微创碎吸术学习班及多种形式的神经内科医师学习提高班。对脑血栓形成、脑出血等常见病的治疗有丰富的临床经验。“大剂量尿激酶治疗时间窗内脑梗死”，使新发脑梗死患者恢复良好，后遗症明显减少。在省内较早开展了“脑出血微创碎吸术”治疗，手术过百例，创伤小，费用低，使病人在不开颅的情况下清除颅内出血。二项科研成果获市科学技术进步三等奖。现任烟台海港医院副院长。

王运华 男，1965年11月出生，阳谷县石佛镇王皋如村人。聊城市人民医院科教处处长，主任医师，教授，硕士研究生导师。擅长颅内动脉瘤、脑动静脉畸形、脑膜动静脉瘘、颈动脉海绵窦瘘以及颈动脉或脑动脉狭窄的血管内介入治疗，急性脑栓塞超选择性溶栓、碎栓和取栓术以及脑出血的定向钻颅清除术。熟练颅内动脉瘤的显微镜下开颅夹闭术以及颅底肿瘤如颅咽管瘤、垂体腺瘤、颅底脑膜瘤、桥小脑角肿瘤显微镜下切除术。后调入聊城市脑科医院。

杨凤海 男，阳谷县石佛镇人。主任医师，教授，泰山医学院硕士研究生导师。山东省医学会神经外科分会委员、聊城医学会神经外科分会主任委员。1995年任神经外科主任，2001年组建脑科医院，任副院长。曾获泰山医学院优秀科技工作者、聊城十大名医、聊城市卫生系统先进工作者等荣誉称号。一直从事对神经外科疾病的诊断与治疗，在聊城市率先开展了高血压脑出血小骨窗开颅血肿清除术、脑干肿瘤切除术、椎管肿瘤切除术等新技术项目。是聊城市最早开展脑垂体瘤切除、颅底肿瘤切除术的医师之一。擅长脑肿瘤、脑出血及重型颅脑损伤的诊断与治疗，开展了多项新技术、新项目，其中部分项目填补了省内空白，达到国家先进水平。

郝延科 男，阳谷县大布乡郝楼村人，主任医师、教授。现任山东省中医院脊柱骨科副主任、医学博士、硕士研究生导师，山东中医药学会脊柱专业委员会副主任委员，中华医学会山东骨科分会青年委员会副主任委员，山东省老年病研究会骨科专业委员会副主任委员，山东康复医学会脊柱脊髓损伤专业委员会委员，山东省中医骨伤科学会理事兼秘书长，《中华骨科杂志》审稿专家，《中医正骨》编委。2000年获得首届“山东省卫生系统青年岗位能手”称号，2008年8月获“山东省抗震救灾先进个人”称号并荣记省政府个人三等功，2008年9月被中共山东省委组织部评为“支援抗震救灾优秀共产党员”，2008年12月被中华医学会授予“人文医学荣誉奖”。从事中西医结合诊治脊柱脊髓疾病的临床及基础研究20余年，积累了丰富的中西医结合保守和微创手术、介入手术及传统手术治疗颈、腰椎间盘突出症、颈椎病、脊柱滑脱症、腰椎管狭窄症和老年脊柱骨质疏松性压缩骨折等脊柱疾病临床经验。主编学术著作12部，发表美国骨科杂志SCI文章5篇，国家级学术论文40余篇，获省科委三等奖科研成果2项，省医学会三等奖科研成果1项，国家发明专利4项。

闫长祥 男，阳谷县闫楼镇人，神经外科专家，主任医师，教授，博导，首都医科大学第十一临床医学院副院长和首都医科大学神经外科学院三系副主任。兼任中国医师协会神经外科医师分会微侵袭神经外科专家委员会委员，中国中西医结合学会围手术期专业委员会委员。现任北京三博脑科医院副院长

于振坤 男，1965年9月出生，阳谷县安乐镇辛庄村人。中共党员，主任医师，首都医科大学教授。曾任北京同仁医院耳鼻咽喉头颈外科主任，耳鼻咽喉头颈外科中心副主任。博士研究生导师。1987年毕业于山东医科大学医疗系，1993年获耳鼻咽喉科硕士学位，1996年获博士学位，1996年到首都医科大学附属北京同仁医院、北京市耳鼻咽喉科研究所做博士后研究工作，1998年到北京同仁医院耳鼻咽喉-头颈外科工作。2002年到2006年赴美国纽约纪念斯隆-凯特林癌症中心(全美最大癌症中心)访问学习。现任南京同仁

医院院长。

于子龙　男，阳谷县七级镇于庄村人，主任医师，教授，医学博士，硕士生导师。兼任《中国耳鼻咽喉头颈外科》《国际耳鼻咽喉头颈外科杂志》《中华解剖与临床杂志》编委。2004年1月至12月在奥地利Innsbruck医科大学耳鼻咽喉科做访问学者、博士后。2009年入选（首批）北京市卫生系统高层技术人才。北京市东城区知联会常务理事。现任北京同仁医院耳鼻咽喉头颈外科主任医师。

徐龙庆　男，寿张镇南徐村人。1985—1990年哈尔滨医科大学医疗系就读，1990—1991年，在向阳区人民医院工作，1991年调至鹤岗市人民医院神经外科，先后任主任医师、科主任。曾在天津医科大学总医院神经外科、上海新华医院神经外科、北京三博脑科医院、哈尔滨医科大学附属第一、第二、第四医院神经外科进修学习。专业特长：显微神经外科、颅脑损伤、脑血管病、颅内肿瘤等疾病的神经外科诊治。

孙兆林　男，1946年出生，阳谷县金斗营乡子路堤村人，主任医师，教授，硕士研究生导师。1969年毕业于山东医科大学医疗系，在青岛大学医学院附属医院从事神经病学专业工作和研究30余年。现兼任青岛大学医学院脑血管病研究所所长，中华医学会老年病学会青岛分会副主任委员，神经疾病与精神卫生杂志编委等。30多年来一直工作在临床第一线，拥有丰富的临床经验和先进的治疗手段，特别在脑血管疾病、肌肉疾病、头疼、失眠症等方面具有较深的造诣。

姚玉民　男，阳谷县高庙王乡王楼村人，主任医师。1987年7月毕业于山东医科大学医学系，毕业后一直从事普外科临床工作。1996年4月—1997年3月在北大医院普外科进修学习。1997年后主要从事乳腺、甲状腺、疝与腹壁外科疾病的诊断及治疗，擅长乳腺、甲状腺肿瘤的手术治疗，对乳腺癌和甲状腺癌实行针对病人的个体化综合治疗。山东省疝与腹壁外科委员会委员，对腹外疝的无张力修补尤其擅长。近年来，编撰《实用乳腺外科学》一部，参与编写了多部本专业的著作，有两项国家实用新型专利，在国家核心期刊上发表了十余篇论文，主持和参与了多项科研，获得市级科技进步奖（两项二等奖）。现任聊城市人民医院普外科主任医师。

魏法才　男，阳谷县阿城镇魏英庄人。主任医师，教授。擅长胃肠外科疾病的诊断及治疗，在胃癌、直肠癌、全胃切除、直肠全系膜切除、溃疡性结肠炎、习惯性便秘的外科治疗方面积累了丰富的经验。现任聊城市人民医院普外科主任医师。

吕循礼　男，阳谷县侨润街道后吕村人。主任医师，山东中医药大学兼职教授，山东省中医药学会理事，聊城市中医药学会副理事长，聊城市优秀中青年中医人才。以肾系疾病为专业技术特长。现任聊城市中医院副院长。

李保林　男，阳谷县张秋镇人，主任医师。1974年毕业于山东医科大学医疗系，一直从事结核病的预防和治疗、肺部疾病尤其是肺结核病的治疗和研究工作。曾任聊城市医学会理事、山东防痨协会常务理事。被评为山东省卫生文明先进工作者，受市政府记大功奖励2次，记二等功奖励1次，获得聊城市“富民兴聊”劳动奖章。现任聊城市肿瘤医院结核科主任医师。

李广峰　男，1942年12月出生，阳谷县李台镇李炉村人。1961年7月应征入伍，同年11月考入济南军区卫生学校放射专业。1964年4月毕业分配到济南军区总医院放射科工作。历任放射科技术员、军医、主治医师、副主任医师、主任医师。全军放射诊疗专业委员会委员，济南军区放射专业委员会副主任委员，山东省法医技术职务高职评委，山东省高级人民法院法医顾问，济南医学高等专科学校兼职教授等。

殷进功　男，1958年5月生，阳谷寿张镇沙河崖村人，中共党员。先后就读于第四、第二军医大学和西安交通大学，博士研究生毕业，第四军医大学教授、主任医师、博士研究生导师。历任第四军医大学助教、医师，讲师、主治医师，副教授、副主任医师，教授、主任医师。曾任第四军医大学第一附属医院（西京医院）医教部副主任、主任，学校训练部副部长、部长和副校长。曾5次荣立集体一等功和个人二等功、三等功等。先后受到胡锦涛、温家宝、习近平等党和国家领导人的亲切接见。

李忠民 男，1967年7月26日出生，寿张镇荣街村人，中共党员，主任医师、教授，泰山医学院硕士研究生导师。历任聊城市人民医院神经外科住院医师、主治医师、副主任医师、主任医师，外科副主任、颅底脊柱脊髓神经外科主任。中华医学会神经外科分会聊城市副主委，、中国医师协会神经外科分会山东省委员，山东省疼痛学会副主委，山东省激光医学会肿瘤专业副主委。聊城市科技拔尖人才。擅长重型颅脑损伤、脑动脉瘤、脑干肿瘤、颅底各部位脑膜瘤、神经鞘瘤、垂体瘤、颅咽管瘤、胶质瘤、三叉神经痛、面肌痉挛、颅底畸形、寰枢椎脱位、特发性脊髓空洞，各种椎管、脊髓肿瘤，各部位椎管狭窄、椎间盘突出、顽固性疼痛及自体骨髓干细胞移植，治疗脑出血、脑外伤、脊髓损伤等手术，连续三次举办山东省胶质瘤个体化治疗学习班。在国家级杂志发表论文30余篇，其中SCI收入5篇。主要科研成果6项，分别获省医学科技及市科技进步奖。

岳喜进 男，1965年9月1日出生，寿张镇北台村人，中共党员，本科学历，硕士研究生。1989年7月聊城市复退军人医院（现国际和平医院）参加工作，2004年1月任急诊科主任。1991年、2002年分别到山东省立医院、北京天坛医院进修学习。2005年11月晋升为副主任医师，同年任神经内科主任。2013年12月晋升为主任医师。山东省生物工程医学会委员，聊城市神经医学分会委员，山东省医学会脑血管分会委员。擅长微创血肿引流术治疗脑出血、动脉溶栓治疗脑梗塞，对三叉神经痛、神经性头痛、癫痫等具有丰富临床治疗经验。聊城市科技拔尖人才，科研成果6项，发表国家级论文28篇。

马文义 男，1967年9月28日出生，寿张镇侯庄村人，主任医师。1991年7月毕业于青岛医学院临床医学系，历任聊城市第三人民医院外科住院医师、主治医师、泌尿外科副主任医师。2010年8月调入聊城市人民医院脑科医院任泌尿外科主任。1998年、2008年先后在山东省立医院、北京朝阳医院泌尿外科进修学习。中华医学会会员，山东省老年医学研究会疼痛专业委员会常务委员，聊城市中西医结合委员会委员。擅长肾上腺、肾脏、输尿管、膀胱、前列腺等有关疾病的微创治疗，尤其在经尿道等离子汽化电切治疗膀胱肿瘤、前列腺增生等方面处于鲁西领先水平。先后在国家级及省级杂志发表论文20余篇，主要科研成果4项，并获市科技进步奖，主编专业类著作4部。

王培均 1964年2月生，张秋镇董营村人，九三学社社员，研究生学历。1980年9月入山东医学院医学系学习，毕业分配到铁道部济南机车工厂职工医院任外科医师，1995—1996年任副院长，1996—2000年任院长。1997年，被铁道部授予铁路青年技术能手。2000年，创立山东天泰医疗科技有限公司，主要为公立医院提供医院文化建设、医院管理经营尤其是对病人实施人文关怀的咨询与策划。后被卫生部特聘为人文医学专家、北京大学医院管理EMBA客座教授。兼任济南市九三学社高新区基层委员会副主委、山东省医师协会全科医师分会常委。

白贵全 1939年生，张秋镇城坡村人，中共党员。1961年参军。1962年入北京军校医学专业学习。1965年，毕业分配到解放军89医院任医生。1994年转业到泰安煤矿疗养院，任主任医师。

田道正 1938年2月生，张秋镇南街村人，中国民盟会员。1962年8月毕业于山东医学院。历任山东医学院附属医院医师，针灸按摩科主治医师、副主任医师、科主任、副教授，针灸推拿科主任医师、科主任。1986年，被国家派遣出国，任中国援外医疗组组长，其间，创办南太平洋首家针灸门诊。从事激光针灸和脸穴埋藏教学与科研30余年。创造膝关节托，提出“经络综合控制平衡”说，创立“隐形针感”概念。在《中国针灸》及国外医学专刊发表论文70余篇。国家和山东省中西医结合专业学会会员、理事、分会主席。

田思勤 又名田冲，1940年生，张秋镇田堤口村人。1965年8月山东省医学院毕业，先后任山东省茌平县人民医院外科医师、主治医师、副主任医师、主任医师。1984年任外科主任。1989年，获聊城地区学术进步奖二等奖。1992年，获山东省卫生系统先进工作者称号。1994年，任副院长兼外科主任。中华医学会聊城骨科分会委员。

田思胜　1964年12月生，张秋镇田堤口村人，中共党员。1992年毕业于山东中医药大学。先后任山东中医药大学教授、研究生处副处长，中华医学会中医史文献分会秘书长、常委，中医药学会科普分会副主任委员。主要研究方向为中医临床文献与药方筛选。作为副主编参加完成《针灸甲乙经》的编写，参加国家重点基础项目发展计划"脐疗防治疾病的临床疗效评价和机理研究"等课题两项。承担本科生、研究生多层次中医文献教学工作，指导博士6人，硕士9人。

刘学义　1939年2月生，张秋镇北街村人，中共党员。1965年8月毕业于山东医学院，分配到蒙阴县人民医院，先后任医师、主治医师、内科主任医师，党委书记、院长，蒙阴县卫生局党组书记。出版专著《临床体征诊断学》、《医学论文撰写》等。1995年1月，被卫生部、人事部授予全国卫生系统先进工作者。

许宏珂　女，1965年10月生，张秋镇许楼村人。1986年7月毕业于泰山医学院，分配到聊城市中医院工作。现任心内科主任、主任医师，华东心电协作委员会委员，山东中西医结合学会心脏病专业委员会委员，山东中医药学会心脏病专业委员会委员,山东中医药学会活血化瘀专业委员会委员，聊城市医学会心血管病专业委员会委员，山东中医药大学兼职教授。2006年，获全省卫生系统巾帼建功岗位明星。2008年，获聊城市三八红旗手称号。

吕宗章　1930年10月生，张秋镇北街村人，中共党员。1947年10月参加革命工作，先在冀鲁豫卫生局卫校(今阳谷县李堂)学习，后到冀鲁豫第九专署政民医院任护士。中华人民共和国成立后，到平原省聊城专署卫生防疫队、聊城专署机关公费医疗门诊部任药剂师。1963年2月，调聊城地区药品检验所任药剂师、主任药师。

池金凤　女，1960年6月生，张秋镇下闸村人，研究生学历。1981年参加工作，历任聊城市人民医院护师、副主任护师、主任护师、手术室护理部副主任、后勤服务中心主任。2006年，获山东省"巾帼建功岗位明星"、聊城市卫生系统第一批"天使之星"称号。中华护理学会山东分会手术室专业委员会委员，聊城市护理学会手术室专业委员会委员，泰山医学院聘任第一批护理硕士研究生导师。

许孟君　1956年3月生，张秋镇许楼村人，中共党员。1975年参军，在部队考入第四军医大学。毕业分配到南京军区175医院工作，任脑外科主任医师。

杨景元　1938年1月生，张秋镇三里庄人。1961年入伍，在部队升入军医大学。毕业后，在部队139医院任主任医师。后转业到德州地区医院任主任医师、院长。

陆诗祥　1954年4月生，张秋镇小闫楼村人。1982年1月北镇医学院临床医疗系毕业，分配到聊城市民政局社会福利院任保健医生。1984年5月调入聊城地区人民医院儿科任医师，2005年晋升为主任医师兼泰山医学院临床教授。

李长勤　1962年生，张秋镇赵盘炉村人，中共党员。1985年考入山东医学院，毕业分配到泰山医学院，先后任讲师、副教授、教授，研究生导师。2004年，调泰山医学院附属医院任院长。

杨道贵　1962年2月生，张秋镇西孟海村人，中国民主同盟会会员。1984年青岛医学院毕业后，分配到聊城地区人民医院外科工作。历任主治医师、副主任医师。1984年，在聊城地区创设小儿外科。1994年，开创了外科营养、腔镜外科、胃肠癌的标准根治术。2004年晋升为主任医师。2007年，被评为聊城市专业技术拔尖人才。

高润华　女，1951年1月生，张秋镇北街村人，中共党员，大学文化。1968年参军，任铁道兵某师卫生员。1970年，由组织推选送中国人民解放军总后医学院学习，毕业分配到沈阳军区守备某师医院任军医。1988年，调沈阳军区220医院，任主任医师，上校军衔。

高令山　1933年2月生，张秋镇史塘村人。1957年毕业于上海医学院后，分配到上海肿瘤医院，后调任上海肿瘤研究所。先后任教授、主任医师。

崔新成　1966年生，张秋镇上闸村人。1986

年7月毕业于山东中医药大学中医系，全国第四批名中医学术继承人。聊城市中医医院神经内科副主任、主任医师，山东中医药大学兼职教授，山东中医药学会脑病专业委员会委员，山东中医药学会急诊专业委员会委员。

孟宪辉 男，60岁，李台镇西孟楼村人。中共党员，本科学历。聊城市人民医院神经内科主任医师，教授。一直从事脑血管病的研究及治疗，对癫痫、头痛、中枢神经系统感染、急危重症和疑难杂症的诊断及治疗有丰富的经验。主编著作1部，参编著作3部，国家级专业杂志发表论文6篇，参与科研项目3项，获聊城市科技进步二等奖。

张宏国 男，48岁，李台镇何垓村人，中共党员，聊城市中医医院眼科主任，主任医师。山东省白内障“复明工程”手术培训医师，山东省定点医疗机构优秀医保医师,聊城市眼科学会委员，聊城市中医眼科学会委员。擅长治疗白内障及相关疾病的诊治、医学美容和眼部畸形的矫正。发表国家级、省级论文3篇，参编著作2部，获国家级发明专利1项。

刘兆孔 男，西湖镇皂角刘村人。山东省立医院神经内科主任医师，教授，山东省医师学会睡眠障碍分会副主任委员，山东省医师学会神经内科分会常务委员，山东省心功能学会脑血管病分会常务委员，山东省医学会医疗事故鉴定专家委员会委员，山东省医疗事故鉴定专家库成员。从事神经内科临床和科研教学30年，积累了丰富的临床经验，在国家及省级专业刊物发表论文30余篇，副主编著作2部，获省级奖1次。对神经科头痛、头晕、神经衰弱、抑郁症、颈椎病等常见病的诊断准确率高、治疗效果好，特别擅长于脑血管病、帕金森氏病、脑炎、多发性硬化等病的诊治；对于神经内科的疑难病、少见病亦能做出正确的诊断和治疗；在治疗帕金森氏病、脑血管病、脑炎、癫痫、多发性硬化、周围神经痛、头痛、头晕、抑郁焦虑症方面更有独到之处。

翟奎敏 男，阳谷县西湖镇翟庄村人。聊城市人民医院综合科主任、主任医师、研究生导师。聊城市医学会心血管病专业委员会委员，山东省中西医结合心血管病专业委员会委员。聊城市劳动模范，聊城市专业技术拔尖人才，山东省富民兴鲁劳动奖章获得者。从事内科临床医疗、教学、科研、保健工作20余年，在高血压病、高脂血症、冠心病、心律失常、心力衰竭等心血管疾病的诊疗方面积累了丰富的经验。开展了心脏电生理检查、经食管心房调拨术、快速心律失常的药物及电击复律术、缓慢心律失常的心脏起搏器植入术等先进医疗技术。

丁庆英 男，1954年生，阳谷县高庙王镇仓上村人，中共党员。1976年毕业于济宁医学院，分配到阳谷县医院一直从事普外科临床工作，先后任住院医师，主治医师，副主任医师，能熟练处理普外临床复杂、疑难疾病，尤其擅长肝胆、胰腺、门脉高压及胃肠道肿瘤的手术治疗。腹腔镜操作技术熟练，能顺利完成经腹腔镜探查、腹腔镜胆囊切除、保胆取石、胆总管切开取石、T管引流术、肠粘连松解、肝囊肿开窗等，对高龄胆石症患者的微创治疗经验丰富。1984年至1999年先后任阳谷县人民医院外科主任、业务副院长，1999年调任山东省交通医院肝胆外科副主任，主任医师。在核心期刊发表学术论文数十篇，参与省厅级临床科研3项。以副主编参编《急症外科学的诊断与治疗》,由天津卫生出版社出版。近10余年主要从事肝胆外科的微创治疗，收到了良好的治疗效果，被评为知名肝胆外科专家，山东省医疗事故鉴定委员会专家库成员。

房居高 男，1965年5月出生，主任医师，阳谷县定水镇石海村人。1984年7月在山东省肿瘤医院参加工作，1994年起先后攻读硕士、博士、博士后学位，2001年调至北京同仁医院，分别在德国蒂宾根大学附院、香港大学玛丽医院、美国纽约纪念Sloan-Kettering癌症中心、美国休斯敦MD Anderson癌症中心进修学习。历任山东省肿瘤医院头颈外科主任、北京同仁医院头颈外科主任及耳鼻咽喉头颈外科副主任，兼任北京安贞医院耳鼻咽喉头颈外科中心主任。基础研究咽喉癌的基因及侵袭、转移，获国家自然科学基金3项，北京市自然科学基金1项，科技部支撑项目1

项，北京市科委重点项目1项，北京市医管局重点项目1项，在研科研经费300余万元。临床专注咽喉癌的保留喉功能治疗，鼻颅底肿瘤微创外科，头颈手术后缺损的修复重建，甲状腺癌规范化治疗等，每年手术头颈肿瘤500余例，取得良好效果。曾被评为头颈外科及甲状腺外科2个专业的全国前10名医生，入选中国名医百强榜。发表学术论文60余篇，其中SCI收录10余篇。与肿瘤研究所合作的文章发表在世界顶级杂志Nature Genetics。主编及参编、翻译著作7部。参与教育部高校耳鼻咽喉头颈外科教材及中国百科全书耳鼻咽喉科卷的编写，参与卫生部肿瘤规范化诊治的制定。曾兼任中华耳鼻咽喉头颈外科杂志等6本杂志编委，中华耳鼻咽喉头颈外科学会头颈组副组长，中国抗癌协会头颈肿瘤专业委员会常委、副秘书长，中国残疾人康复协会无喉者康复专业委员会常委及秘书长，科技部新技术新项目评审专家，国家及北京市自然科学基金评审专家，国家卫计委肿瘤规范化治疗专家委员会专家。

张　华　男，汉族，阳谷县定水镇坡里村人，中共党员，硕士生导师，主任医师。1985年山东医科大学医疗系大学本科毕业，同年分配到北京医院神经内科，主要从事中央保健、神经免疫学、老年神经病学等临床和实验室工作。在重症肌无力、多发性硬化等神经免疫疾病的诊治和研究方面，国内享有相当高的知名度，目前是北京医院著名专家,神经免疫组组长。曾在日本京都国立宇多野病院神经免疫与脑病中心留学近3年。书写和参与完成论文100余篇、论著6部，并先后获省部级科研成果二等奖、三等奖各1项，局级科研成果一等奖3项、二等奖两项、三等奖1项。国际多发性硬化论坛委员会委员，中华医学会神经免疫学分会委员，中国免疫学会神经免疫学分会委员，北京神经科学理事会理事，北京中西医结合学会神经内科专业委员会副主任委员，英国医学杂志中文版通讯编委，中国神经免疫学和神经病学杂志常委，中华临床医师杂志特邀审稿专家。

雷树林　男，1961年9月出生，阳谷县七级镇四合村人，中共党员，大学本科学历。1979年—1983年在滨州医学院临床医学本科学习，1984年在阳谷县第三人民医院工作，1995年调至聊城市中医院普外科工作，1997年就任普外科主任，2004年晋升为主任医师。在普外科常见病、多发病、肿瘤、腹腔镜微创治疗方面有很深的造诣。在国家级医学杂志发表论文20篇。曾多次获得市级奖项。

金维良　男，1957年8月出生，阳谷县七级镇东金村人。中共党员，本科学历。1983年山东省中医药大学毕业后，一直在聊城市中医院工作。1995年任肾病科主任，2003年晋升为主任医师。2012年任聊城市中医院党支部书记。山东中医药大学兼职教授，山东省名中医药专家，山东省五级师承教育指导老师，聊城市中医药学会副会长，山东省中医肾病专业委员会副主任。先后被授予“山东省优秀青年中医”“聊城市优秀中青年中医人才”称号。

秦笃祥　男，1952年生，中共党员，阳谷县阿城镇刘楼村人。1978年毕业于山东医学院医学系，2000年晋升为外科主任医师。供职于山东省肿瘤医院胸外科20年，后调入浙江省中医药大学附属中山医院外科。长期从事胸外科、肿瘤外科工作，对食管癌、肺癌、纵膈肿瘤、乳腺癌、胃癌、大肠癌、甲状腺肿瘤的治疗有较深的造诣。主编《临床胸部肿瘤学》,参编《现代肿瘤外科学》《胸部外科学》等专著。《回结肠代食管治疗贲门癌的临床研究》获山东省科技进步三等奖。在国家级、省级以上刊物发表论文30余篇。

张玉晶　男，1969年9月出生，侨润街道辛莱郭村人，中共党员。1986—1992年就读于山东医科大学临床医学六年制英语医学班；1992—1995年山东医科大学普外科专业硕士研究生；1995-1999年山东大学齐鲁医院肿瘤中心放射治疗科住院医师、主治医师；1999—2002年中国协和医科大学/中国医学科学院肿瘤医院放射肿瘤学博士研究生；2007—2008年德克萨斯大学M.D.安德森癌症中心放射肿瘤学部访问研究员；2008—2009年Baylor医学院/德克萨斯儿童癌症中心血液和肿瘤学实验室博士后；2010—2011年新疆医科大学肿瘤医院乳腺和胸腹放疗科副主任、援疆专家。2002年任中山大学肿瘤防治中心放射治疗科主治医师，2004年晋升为副主任医师，2010年晋升为主任医师。主要治疗研究方向为腹部肿瘤放射治疗，专长于淋巴瘤、胃癌、胆胰肿瘤、乳腺癌和软组织肉瘤的放射治疗和综合治疗。在国内外著名癌症治疗中心重点从事上述肿瘤的临床和相关科研。曾在中国医学科学院肿瘤研究所、中国科学院高能物理研究所和德克萨斯儿童癌症中心血液和肿瘤学实验室从事肿瘤分子放射生物学和临床前实验研究，研究方向包括高LET射线的放射生物学、肿瘤干细胞放射敏感性调控，以及个体肿瘤与正常组织放射敏感性的预测模型研究等。参编多部肿瘤学专著，参加和主持多项国家级、省部级科研课题的研究，在国内外专业杂志发表研究论文60余篇。现任中国抗癌协会淋巴瘤专业委员会委员，中国淋巴瘤放射治疗协作组(CLROG)成员，广东省抗癌协会淋巴瘤专业委员会委员，广东省抗癌协会胃癌专业委员会委员，广东省抗癌协会胆道肿瘤专业委员会常务委员，广州抗癌协会乳腺癌专业委员会委员，广州抗癌协会淋巴瘤专业委员会常务委员，广州抗癌协会脊柱肿瘤专业委员会副主任委员，广东省健康管理学会肿瘤防治专业委员会常务委员，新疆医科大学肿瘤学客座教授，《中华放射肿瘤学杂志》第七届编委会通讯编委。

第二节　获省部级以上奖励的高级卫生技术人员

寇怀刚　见本章第一节。

郝延月　见本章第一节。

刘学义　见本章第一节。

杨　哲　男，1973年3月生，西湖镇郭寨村人，山东省立医院肿瘤中心放疗科副主任，副主任医师，山东大学硕导，山东省抗癌协会放射肿瘤学分会副主任委员，山东省老年学会靶向治疗专业委员会副主任委员，山东省肿瘤微创靶向治疗技术专业委员会常委，山东省抗癌协会放射肿瘤学分会委员，山东省医师协会肿瘤科医师分会、肿瘤放疗医师分会委员，山东省医学会姑息医学分会青年委员会副主任委员，山东省医学会放射治疗分会青年委员。擅长头颈部肿瘤、肺癌、食管癌、乳腺癌、胃癌、直肠癌、淋巴瘤等肿瘤的放化疗及综合治疗。开展肺癌调强放疗技术、早期周围型肺癌大分割放疗、局部晚期肺癌同步放化疗，食管癌同步放化疗、直肠癌术前同步放化疗、乳腺癌保乳术后辅助放疗等，取得良好疗效，得到相关专家认可。2015年荣获山东省“富民兴鲁”劳动奖章，2016年被省卫计委评为优秀共产党员。发表论文10余篇，其中SCI论文2篇，中华2篇。承担和参与国家及省部级科研课题5项。参编医学专著4部。

第三节　副高级卫生技术人员名录

根据搜集到的资料，本志收录阳谷籍在外地工作的副高级职称的卫生技术人员39名。

阳谷籍在外地工作的副高级职称卫生技术人员名录

表13–5–1

姓名	性别	出生年月	工作单位	技术职称	籍贯
魏仲逵	男	1939	莘县人民医院	副主任中医师	西湖镇任老伍村
侯传强	男	1962	聊城市肿瘤医院	副主任医师	阿城镇常楼村
宋士强	男	1967.06	青岛城阳人民医院	副主任医师	石佛镇炉里宋村
袁　英	男	1973.08	聊城市人民医院	副主任医师	张秋镇小闫楼村
郭传军	男	1969.10	聊城市人民医院	副主任医师	阿城镇范海村
钱洪玉	男	1965.04	聊城市人民医院	副主任医师	安乐镇刘庙村
梁甲旭	男	1970.10	聊城市肿瘤医院	副主任医师	西湖镇孙楼村
王怀洲	男	1973	北京同仁医院	副主任医师	十五里园镇十五里园村
张福奎	男	1973	北京友谊医院	副主任医师	博济桥街道

续表13-5-1

姓名	性别	出生年月	工作单位	技术职称	籍贯
吕建瑞	男	1968.12	西安交通大学第二附属医院	副主任医师	寿张镇吕庄村
曹万才	男	1965.06	山东省交通医院	副主任医师	郭店屯镇曹庄村
范文同	男	1943	济南市第一人民医院	副主任医师	阳谷县
付玉存	男	1955.08	聊城市人民医院	副主任医师	李台镇贾海村
高卫东	男	1965	鲁西骨科医院	副主任医师	安乐镇七里河村
丁业庆	男	1965.09	聊城市第四人民医院	副主任医师	大布乡丁庄村
马文义	男	1967.03	聊城市第三人民医院	副主任医师	寿张镇侯庄村
王光忠	男	1963.10	聊城市东昌医院	副主任医师	寿张镇
王东臣	男	1967	聊城市人民医院	副主任医师	安乐镇蒿铺村
李成月	男	1941.04	济南军区总医院	副主任医师	郭店屯镇陈堂村
葛海涛	男	1972.01	聊城市第三人民医院	副主任医师	张秋镇前楼村
李泽锋	男	1965	聊城市光明医院	副主任医师	十五里园镇范庄村
张振莲	女	1956.09	聊城市东昌府区保健院	副主任医师	定水镇坡里村
王立全	男	1970.11	聊城市人民医院	副主任医师	寿张镇股黄村
魏振修	男	1940.09	聊城市肿瘤医院	副主任医师	寿张镇许庄村
李天龙	男	1969.10	台前县人民医院	副主任医师	寿张镇西门村
刘桂芹	女	1956.04	聊城市中医院	副主任护师	寿张镇北门村
闫瑞红	男	1974.03	聊城市人民医院	副主任医师	十五里园镇闫庄村
闫　勇	男	1958.08	泰安肥城矿务局中心医院	副主任医师	十五里园镇闫庄村
贾天金	男	1970.10	河南省台前县第二人民医院	副主任医师	十五里园镇贾垓村
赵广兰	女	1958.03	聊城市中医医院	副主任医师	张秋镇董营村
王光忠	男	1965	聊城市第三人民医院	副主任医师	张秋镇董营村
刘焕芝	女	1963	东昌府区人民医院	副主任医师	张秋镇东义和村
刘桂青	男	1972	聊城市人民医院	副主任医师	张秋镇王庄村
杨福魁	男	1963	聊城市中医医院	副主任医师	张秋镇西沙村
杨忠波	男	1975.01	山东黄河医院	副主任医师	张秋镇钱楼村
姚风娥	女	1973	聊城市人民医院	副主任医师	张秋镇王庄村
段金生	男	1958	临清市口腔医院	副主任医师	张秋镇后沙村
段金凤	女	1961.03	聊城市第三人民医院	副主任医师	张秋镇后沙村
彭光灿	男	1965.11	聊城市复退军人医院	副主任医师	张秋镇城坡村
席学军	男	1963.3	济南市中心医院	副主任医师	高庙王镇后仓村
席风英	女	1962.4	聊城市第三人民医院	副主任医师	高庙王镇后仓村
颜廷秀	男	1965	山东省省立医院	副主任医师	阿城镇颜营村
苑振峰	男	1971.08	聊城市人民医院	副主任医师	阿城镇王庄村
李连贵	男	1957.09	济南国际机场股份公司	副主任医师	阿城镇夏庄村
雷春华	女	1938.01	聊城市人民医院	副主任技师	阿城镇夏庄村
亓立峰	男	1971.2	聊城市人民医院	副主任医师	侨润街道杨庄村
布庆侠	女	1973	聊城市人民医院	副主任医师	大布乡新布村

第十四编

杂　记

第一章　医林轶事

第一节　医事古迹

古阿井

又名“阿胶井”，址在阳谷县阿城镇西北三公里“东阿故城遗址”中央，距县城约25公里。井深数丈，以青砖砌就。井口覆以青石板，呈长方形。旧有接官厅、龙神祠等建筑，今仅存一石亭。石亭在井北约3米处，建于清光绪五年，六角对称，结构精巧、雕琢精细，至今仍坚固如初。亭正面额题“济世寿人”四字，左右楹联为“圣代即今多雨露，仙乡留此好源泉”。亭下有一石碑，以石赑屃承之，碑高约五尺，宽二尺余，上镌“古阿井”三字，篆刻完美、古朴自然。有关阿井的记载，最早见于《本草》，其后郦道元的《水经注》、李时珍的《本草纲目》等典籍均有较详记述。井水色绿而重，清洌甘美，富含钙、镁、钾、钠等十多种对人体有益的矿物质。用以煮胶，易除杂质，且能增强疗效。当地所产阿胶,素有“贡胶”、“真胶”之美誉。

（《阳谷县志》1991年版）

华佗庙

今县城东南约7公里处，有一村庄，名叫“华佗庙”。传说东汉末年，此地本名“吴泗坡”。当时村民宋六之母身患重病，久治不愈，奄奄一息。适逢神医华佗行医到此，被宋六延请至家，为其母医病。华佗施以针药，使之转危为安，速获痊愈，因而医名远播，求医问病者接踵而至，不绝于途。华佗精心治疗，无不应手而愈。后来割据北方的曹操闻知华佗名声，便派人把他召至许都，迫令其随侍身边，专门为自己治病。当时曹操患有头痛病，华佗建议开颅治疗。曹操疑其有加害之意，遂将其下狱害死。华佗遇害的消息传来，人们深感悲痛，便在他曾经住宿行医的吴泗坡村为他修建了一座庙宇，称“华佗庙”。每逢清明节和仲秋节，四乡百姓均来扫庙祭奠，至今仍有此风俗。

（《阳谷县志》1991年版）

第二节　医林忆事

怀念加拿大医生哈利生

1947年2月7日，在上海新亚饭店举行了纪念哈利生大夫逝世的纪念会。纪念会由中国解放区救济总会、中国福利基金会、联合国善后救济总署等主办。中国福利基金会主席宋庆龄出席了纪念会。中国解放区救济总会驻上海办事处代表林仲民在纪念会上宣布，为了纪念哈利生大夫，将邯郸国际和平医院命名为哈利生国际和平医院和学院。

哈利生大夫是加拿大人，联合国善后救济署的军医。在中国人民的解放战争中，哈利生两次运送大批医疗物资到邯郸国际和平医院，1947年1月10日病逝于张秋，终年59岁。

哈利生1888年出生于加拿大安大略省，毕业于加拿大多伦多和阿尔伯特两个大学，先后以军医身份多次参加战争。中国抗日战争时期，哈利生曾在中国红十字会和新四军服务，抗战胜利后，哈利生在上海参加了联合国善后救济总署卫生组的医务工作。

哈利生于1946年4月间到北平，当时正是军事调处时期，他同解放区救济总会秘书长伍云甫同志联系，提出要去华北视察邯郸国际和平医院，并运送医药器械280箱。

哈利生以一个医生的眼光视察了这所医院和医学院。哈利生大夫看到了解放区缺医少药的严重情况，当他离开邯郸时，主动提出将当年11月间运来较多的药品和器材，支援解放区军民。

哈利生告别了邯郸国际和平医院回到上海后，他向联总卫生组织和解总驻上海办事处汇报了他在华北看到的情况，说明解放区急需医疗卫生物资的支援和救济。经过两个月的准备，哈利生接受了解总、联总、中国福利基金会、美国红十字会和加拿大红十会等机构的委托，将40吨医药物资和两吨纺织品从上海经铁路运交邯郸国际和平医院，他于1946年12月4日乘火车自上海出发，经过16天艰苦行程到达开封。在开封，国民党军队把哈利生等人连同装有物资的车厢扣压在车站。经过多次向国民党当局交涉，终于获准放行。由于饥寒交加，义愤困顿，哈利生被折磨得精疲力尽，病倒了，他拒绝了回上海治病的建议，这时哈利生行动已很困难，只好由同伴搀扶着行进。他们于1947年1月9日到达张秋，就在第二天清晨，哈利生死在张秋一张普通的病床上。

1958年，中央卫生部顾问马海德在题为《国际和平医院》的文章中对哈利生大夫作了高度评价。

（摘自1986年4月29日《河北日报》）

冀鲁豫第九专区政民医院概况

1947年秋，冀鲁豫边区由8个专区划为9个专区，新建第9专区，所辖濮县、范县、观城、南峰（朝城）、寿张、阳谷六县。根据冀鲁豫行署卫生局（厅）的决定，建立了第9专区政民医院，地址设在范县的西金斗营村（现属阳谷县），当时行署也设在该村。

1948年5月，政民医院达到40人，由西金斗营村迁至南峰县吴台村（现属阳谷县）。李乐泉任政委兼院长，吕瑞庭任副院长，秘书李景贤，医务主任苗佩文，病床30张。分内科、外科、药房、后勤四个部分。当时医院既治病又兼作卫生行政工作，并设了两个分院。濮县为一分院，张秋为二分院。工作人员实行供给制，被服按年定期发放，由专属财务科供应，医药费由医院报销，群众看病只收成本费，在业务上受冀鲁豫行署卫生局领导，行政事务由行署办公室指导，院长参加署务会议，党务工作直属地委组织部，病人在医院死亡优抚由专属民政科负责办理。

第9政民医院在一年多的时间里，做了以下几件事：

（一）1948年9月份，9专区首先召开了全区中西医代表座谈会。冀鲁豫行署卫生局局长李奕亲自到会祝贺并讲了话。与会代表百余人，明确了卫生机构、行政、业务的隶属关系，确立了领导机关，开展了全区性的卫生防病工作，建立了农村卫生防病联络网。

（二）1949年1月，医院随地委、行署迁到朝城南关。医院抽出5人建立了黑热病防治队，吕瑞庭兼任队长，免费给群众治病，短短几个月，基本上治愈了该地区的现症病人。

（三）1949年2月，抽调由6人组成的医疗队，随党政军一起南下渡江，开展长江以南解放区的卫生工作。

（四）1949年3月，为一个新兵团配备了6人组成的团卫生队。由陆邻、杨金銮带领随新兵团4个多月，保证了全团干部战士的身体健康。

（五）1949年3月，在阳谷县龙虎寨村成立了临时兵站医院。吕瑞庭任院长，崔立明任指导员。保证第四野战军顺利过境南下渡江作战。接受伤病员近200人（其中有两名天花）。同年4月底5月初，治疗的伤病员交收容站，二三十名未愈的伤病员用担架运送到朝城第9政民医院，痊愈后全部送到部队。

根据中共七届二中全会决定，撤销冀鲁豫边区建立平原省。1949年8月，按照平原省的行政区划，冀鲁豫第9专区政民医院迁到聊城，与冀鲁豫哈利生二分院合并，组建成平原省聊城专区人民医院。

（《聊城地区卫生志》1993年版）

1938—1949年冀鲁豫卫生工作的回顾

1938年7月，肖华率领的八路军东进抗日挺进纵队(一一五师)进驻冀鲁豫边区的乐陵县，李奕任司令部卫生所所长。日军占领惠民城后，军区司令部等机关暂时撤出乐陵县城。1939年9月初，奉总部指示转到鲁西。9月底，肖华司令员率纵队机关和一部分主力到达鲁西，与杨勇同志部队合并，成立鲁西军区，肖华任司令员，杨勇任副司令员，范英武任卫生部长，张步峰任副部长。在鲁西根据地成立了药库，建立制药小组，有司药长、司药、调剂员、中医生，计有10余人。制剂以外科为主，生产酊、水、膏、散和卫生材料及外用药物。

1943年，鲁西军区建制撤销，所属机关划归冀鲁豫军区领导。军区卫生部长吴指南、副部长张步峰。李奕在第八军分区任卫生处处长，李明清任副处长，李彬任政委，杨端任医务主任。下设政工室，负责人张汝周，医政股股长李林祥，材料股股长李吴誉，指导员冉××，医训队队长苏厚润，指导员高平。医疗水平较高的组成了一支手术队，队长杨端兼任，巡回八分区下属的野战区医院各所，做一些较为复杂的手术。

八分区野战医院主要任务是接收七团、八团、九团、基干团，各县大队伤病员、过路友军、支前民工伤病员，冀鲁豫党政民团体干部及驻地老百姓的战伤、非战伤病员。李奕任野战医院院长。下设5个卫生所，一所所长潘叶营，指导员马开齐；二所所长王化轩，指导员关淑昆；三所所长刘献忠；四所所长张子华，指导员范长曾；五所所长张和卿，指导员鲁芳。五所医护人员大部分是女同志，主要接收慢性病疗养病员，每年收治约300~400名病员。

冀鲁豫军区下属的分区卫生所，八分区技术力量最强，能开展脾脏切除、胃肠吻合手术。曾为一例病人切除30余公斤的卵巢囊肿。其他分区的重伤员也托入八分区治疗。同时，药品也比较充足，一是利用进步人士和地下党的关系到敌占区购买，二是战场上缴获，三是搜集土单验方和购买的原料加工。1943年购买了纱布机，自己加工纱布并批量生产。自制止泻散、健胃散、解热止痛的针剂、片剂50多个品种。八分区的制药工作曾受到杨得志司令员的高度赞扬。并拨出5000万元鲁西币扩大生产规模。是年秋，连续举行了4期药剂人员训练班，每期40人，学期半年。

1945年8月，日军投降，冀鲁豫军区卫生部及所属的3个野战医院、1个部属和平医院和1所卫校从农村进驻濮阳市。

1946年1月，李奕从八分区卫生处调军区卫生部任副部长，张步峰为部长，李吴誉任材料科副科长，2月份在濮阳创办了区光药厂，李吴誉兼任厂长。3月份正式营业，共有60~70人，厂内有手单冲操压片机、糖衣锅、蒸馏器、纱布机等，生产的药品除供应野战部队和下属几个医院外，并向县人民医院、私人诊所出售。

1946年9月，国民党新五军用飞机轰炸并攻进濮阳，卫生部撤出，李奕昼夜行军转移到 临清、阳谷一带。

1947年，冀鲁豫军区及各野战医院随刘邓大军南下前，李奕调到冀鲁豫行署任卫生局局长。国际友人哈利生在运药品途中积劳成疾，于1月10日不幸逝世于张秋。5月，为纪念哈利生，冀鲁豫行署从八分区抽调部分人员在阳谷县郝楼成立了哈利生总医院，李奕兼任院长，苏厚润任副院长，陈辑五任政委，黄元珍任总支书记。1948年，在濮阳、聊城建立了哈利生分院。

（《聊城地区卫生志》1993年版）

冀鲁豫边区卫生学校

冀鲁豫边区卫生学校建于1947年10月，校址在阳谷县大布乡李堂村。校长由边区卫生局局长李奕兼任，副校长由边区医院院长苏厚润兼任，政委是陈辑五。学校的具体负责人是李协理员；李调走后，贾波当队长。一年之内换了3个领导人，这3个领导人都是负伤后一面养伤一面工作的，伤养好后就归队了。

学校在行政上归边区卫生局领导，在业务上归边区医院领导。只有3个专职教师，其他教师由医院的大夫兼任。医院当时在郝楼，离李堂1里多地。国际友人哈利生带着器材、药品来华支援我国的抗日战争，不幸在阳谷县张秋镇病逝。为了纪念他，边区医院命名为哈利生医院。

当时学校有100余人(其中女生六七人),按军事编制分为3个区队，一个区队3个班，以班为单位活动，行动军事化。

主要课程有3门：药物学，由徐老师（医院司药）教；生理解剖学，由关老师教；战场包扎，由贾波队长教。另外还有政治课，由陈辑五政委教；外语，学拉丁文。

学生来源：大多是军队、地方保送来的有一定文化程度的青年，也有从学校保送来的参干的学生。学生年龄小的十五六岁，大的二十四五岁。文化程度也不齐，有小学毕业的，也有小学二年级的。学生实行供给制，管吃管穿，每人每月6斤小米的津贴。

学校设备相当简陋，教具都是自制的。附近有无主孤坟，夜里老师领着学生扒了死人骨头装在麻袋里，回来蒸后装成整副骨架；枪毙人后，把无主尸体拿来解剖，或把各器官(心、肺、肝、膀胱、男女生殖器等)放在药水里当标本。

教学方法：除老师讲授外，还提倡互教互学，“一帮一，一对红”。这对提高教学质量，起了很大作用。

学生实习，就在边区医院里。打针、换药、包扎、治疗，外科、内科全面实习。虽然学的是护士专业，做的却是医生的工作。实习时，夜班没有夜餐费，晚饭时学生便自己留个窝窝头或地瓜当夜餐。给伤员端屎端尿，喂药喂饭，洗衣服，洗绷带，什么活都干。有时还给伤员输血。有一次，有个伤员流血过多，生命垂危，校领导号召学生献血，16岁的唐义同学献了100CC，因为年轻，学校领导不让多献。

学校重视知识，重视人才。当时有个外科大夫叫冯兰馨，因为出身不好被斗争，校长李奕给他解了围。后来调到北京，还出了书，做出了贡献。

冀鲁豫边区卫生学校第一期于1948年八九月间毕业。第二期招生后就迁往菏泽孔楼，后又迁往新乡。1949年10月平原省成立，学校又迁到河南汲县。第一期毕业的学生大部分随军南下，一部分留当地工作，阳谷、聊城、新乡、郑州都有。这些同志大都成了各级医院、卫校的负责人。如：陈锐锋，在保定卫校任讲师；郑国兴，在贵阳市人民政府任副秘书长；车震，在贵州省防治地方病办公室任主任；李明彬，在贵阳市任纪检副书记；范新华，在贵州省中心血站任党支书；刘鸣君，在贵州省毕节地区卫生院任院长；胡志彬，在聊城市医院任外科主任；唐义，在聊城地区卫生局任副局长；庞同德，在聊城地区医院任副书记；吕宗章，在聊城地区药检所任主任；单德润（鸿泽），在东阿县医院任党支书；陆嘉全，在阳谷县寿张医院任外科主任；于福海，在阳谷县防疫站办公室任主任。冀鲁豫边区卫生学校对党的卫生事业做出了贡献。

（《阳谷文史资料选编》1989年8月版）

哈利生医院

1947年10月，建立冀鲁豫行署医院，为纪念哈利生先生，经行署主任段君毅批准，命名为哈利生医院。李奕任院长，苏厚润任副院长。医院总部设在阳谷县城西北郝楼村，下设两个分院和一个护训队(即护士训练学校),第一分院设在濮阳，第二分院设在聊城，护训队在阳谷县李堂村。

该院设有内科、外科、妇科、小儿科、五官科和相应的辅助科室。共有工作人员200余人，其中便衣保卫队40多人，李之敬任队长，配轻机枪两挺，专门负责医院的安全保卫工作，勤杂人员30多名；此外，行政医护人员100多人，基本上都配有短枪。当时设备简陋，仅有发电机两部、X光机1台。医院所需房舍，除占用土改时被斗出来的地主、富农的房屋外，大部借用民房，共约300余间。为避免暴露目标，预防敌机空袭，保证安全，村内家家相通，街不见人。

该院的主要任务，除接受医治前防重伤病员外，也予后防的各级干部看病，当地群众亦开放治疗，求诊者甚多。群众就诊，除郝楼外，实行看病取药收费。内科主治大夫有史××、马新田、许亦农；外科主治大夫冯兰新居首，另有冯克义、李会民等，当时能做阑尾炎、疝气、胃大部切除及一些中小型外伤处理。由于战争创伤，农村缺医少药十分严重，特别是西药紧俏，价格昂贵，为此，医院又建中医科，就诊者络绎不绝，日平均2000余人次。200多张简易专用病床，始终住满伤病员。为解决远道就诊病人的困难，组织上还建立了饭店、旅馆等服务行业。

该院于1949年同护训队一道迁至菏泽地区孔楼村。

（张永魁整理）

拉锯战中的新生医院

——忆初创时期的阳谷县人民医院

（1945年冬，共产党领导的阳谷县民主政府决定创办县人民医院。我从县政府教育科调县医院任总会计，参与了医院的创办工作。我在县医院连续工作了两年多。至1948年春我受组织派遣到北方大学学习，从此我离开了医院。但医院初创时期的日日夜夜、风风雨雨，至今难以忘怀，择其要简述如下：）

一、县医院开办

1945年腊月三十（公历1946年2月1日），县医院开张；开设地点在县城南街小隅首老协聚药铺对过路西，租赁的孟宪周的房子。

二、医院开办资金

医院开办时阳谷光复才半年时间，百废待兴，县政府财政也很困难。马继光县长对我们说：建医院是关乎千家万户的大事，也是个花钱的事。可是我手里没多少钱，先给你们20万铺个底，不足部分你们自己想办法。现在猛一听政府拨给20万元不算少，其实当时给的是旧币，后来一万元顶一元的那一种，并且币种很杂，既有我党根据地发行的鲁西票、八路军票，也有国民党发行的中央票，还有一部分日伪票（暂时未禁止流通）。另外，从“濮范观”中心区调来的吕瑞庭医生带来了10万块钱的药物，解决了创立之初的药品难题。有了以上两项投入，资金仍有不小的缺口，报经上级批准，又动员干部、职工参股，院里制定了一个入股分红的制度，六个月一分红。就这样想方设法、多筹并举，县医院终于办起来了。

三、为避战火迁阿城

1946年8月下旬，国民党出动30万人，以新五军为主力，分东西两路大举进犯冀鲁豫解放区，黄河两岸遂成为敌我双方角逐拉锯的主要战场。为此，县里广泛开展了自卫战争的动员教育工作。1946年腊月下旬，国民党新五军已侵占朝城以南和范县县城，北犯气焰十分嚣张。县里担心医院受损失，腊月二十五日（公历1947年元月16日），马县长安排我们将医院搬到阳谷城东北五十里处的阿城区。为医院搬家，县政府批给了两辆大车票，一辆是段家桥的，一辆是陈家庄的。当晚我拿着大车票去要车时，看到从外地赶来的冀鲁豫军区的主力第一纵队，驻扎在这两个村的周围。这支部队是我转业地方前的老部队，也是1945年解放阳谷时的主攻部队，想不到一年后再次相见，倍感亲切，更增添了战胜当前困难的信心。我当晚在段家桥、陈家庄要来了两辆大车四头牛，下半夜组织人员装好药物起身出发，于第二天腊月二十六日上午拉到阿城西五里董家庄我家中，准备把药物坚壁、埋藏起来。几天后前方传来消息，在我军坚强阻击下，北犯的新五军撤退了，没到阳谷来，因此，医院的药品、物资也没用埋藏。1947年农历正月初七（公历1947年1月28日），县医院在阿城镇重新开张，院址为剪子股街德泰昌烟铺后边的房子里。

四、两个月中三次搬家

1947年上半年，阳谷县轰轰烈烈地开展了土改复查斗争。一些不甘心失败的敌对分子跑到黄河对岸去，找国民党军队撑腰，组织还乡团，日夜叫嚣要反攻倒算，报仇雪恨，一时间闹得很凶。县里根据上级指示，组建了河防团，严防死守北金堤一线，防止国民党武装和地主还乡团侵扰破坏。当时，县公安局股长李成祥带领数十名公安队在阿城镇执行任务，住在阿城镇南北街上。1947年农历七月，河防形势日趋紧张，为防止医院被还乡团袭扰破坏，上级决定临时北迁。

在李股长带人帮助下，于1947年七月的一天夜里搬到北乡新蔡庙暂避。在新蔡庙住了四五天后，形势转缓，又重新搬回阿城镇来。这时候阳谷县马继光县长已改任政委，杨苍接任县长。1947年农历八月，奉县领导指示，又将医院搬回阳谷南街原址。搬迁用的大车是从阿城西齐家店要的。两个月中县医院三次搬家，这是和平时期的人们难以想象的。

五、录用旧人员

1946年2月县医院组建后不久，女医生郝静文向医院介绍说；有一个人叫朱子刚，日伪时期在伪军医院当过医生，有医疗经验，可不可以聘用？我们向马县长汇报，马县长说：我们可以利用其技术，注意其表现，帮助其进步。据此，我们同意他到医院来工作。他到医院第一天，即要求先借十元钱到寿张县去看望他的家属，而后再回来接任工作。院方同意了他的要求，没想到他刚到寿张就被群众扣留了，扣留理由是“他是日伪时期的坏人”。他来信请医院出面要回他。我们汇报给马继光县长，马县长安排医院写信将他要回来。他回到医院后，仍不安心工作，又请求借一部分款，让他去安乐镇西街胡家店去安个分院，由他独自工作。医院同意了他的要求。到了1947年八月份，他又到阿城医院向领导汇报：在安乐镇分院干赔了。同时提出把他的两辆破旧洋车子入到县医院作股金。院里一一答复了他的要求，他这才回到县医院上班。以上是朱子刚进县医院的大致过程。

六、增设中医股

1947年七月间，医院在阿城开设时增设中医股。股长姓任，名字记不清了，是济南人。中医股的人员主要来自两个中药铺；一个是杨春才、李怀琴的中药铺；另一个是胡延萼老医生的中药铺，有胡的孙子胡正修，还有关庄的一个青年学徒。当时农村大部分人没文化，年龄大的人大多相信中医，对西医缺乏认识，称西医医生为“洋医生”。增设中医股后，不单单增添了医务人员，还适应了不同患者的就诊需求，因此，县医院的业务量、知名度都上了一个新台阶。

七、搬迁县城大隅首

1947年秋，县医院奉命接收县城十字街大隅首洋教堂王姑娘的医务所。王姑娘逃跑时，把所里的好药物都带走了。我们把她剩余的药物、器械一一接收过来，从南街把医院搬到大隅首她这个医务所中。这时，县医院在医用房屋、医疗设备等方面均有所改善，县医院在规模、知名度等方面均有新的提高。

1948年春，县里推荐年已47岁的我到北方大学（后改名华北大学、中国人民大学）学习，从此离开了县医院。

毕业回乡后，我分到农业战线工作到离休。每当看到、听到县医院的新发展、新变化，总感到很亲切、很高兴，对战争年代工作过的老单位，始终怀有一份难以割舍的老感情。

【资料提供者　刘继东(1902—1976),1939年秋参加八路军，后转业地方，生前系阳谷县农业局干部。文章整理者陈明源，系刘继东外孙，聊城市住建委原纪委书记】

国际主义战士加拿大医生哈利生先生永远铭记在人民的心中

铁尔生·莱孚·哈利生(TIISOJHORRISONMD),1888年1月1日生于加拿大安大略省铁尔生镇,毕业于加拿大多伦多和阿尔伯特两个大学。是一位著名外科医生,一位职业军人,一位国际主义战士。

哈利生14岁就参加了美国西班牙战争，1912年他来到中国广州，追随孙中山投身于中国民主主义革命。1913年参加了墨西哥班邱、维拉暴动。1914年第一次世界大战爆发。哈利生先生在加拿大陆军服务，到法国参加沙眼和癫痫病的防治工作，以后参加法国外交团体。30年代初，哈利生再次返回中国，在上海、天津行医。1936年西班牙战争爆发，他参加国际纵队支持西班牙人民反法西斯斗争。1937年，我国抗日战争爆发，他参加中国红十字会，在新四军从事医疗救济工作。1941年，为避开日军监视，他在香港参加英国海军。1945年，抗日战争胜利后，哈利生参加联合国善后救济总署。1946年4月，哈利生赴北平筹备援助解放区的医疗物资。8月31日，携带医疗物资280箱由北平出发，当日到达石家庄。

行前，叶剑英、黄华为他送行，9月4日离开石家庄去邯郸，9月9日抵达，邓小平、薄一波等晋、冀、鲁、豫军区首长亲切会见了他，高度赞扬他在刘邓大军南下，急需医药物质时送来了宝贵援助。12月4日，哈利生受联合国善后救济总署、解放区救济总会、中国福利基金会、加拿大红十字会和美国红十字会等机构的委托，将40吨医药品和两吨纺织品由上海乘火车押送晋、冀、鲁、豫军区邯郸国际和平医院。19日到开封，被国民党政府军队扣压在车站。当时他没有防寒设备、没有饮水，连必须的食物也得不到，哈利生先生饥寒交迫，义愤困顿，受到非人道的折磨。由于寒冷和饥饿，他身染重病，同行者劝他到上海治病，他说："我许诺过两个月后把医疗物资运送到邯郸，在战争时期，解放区医院里的工作人员冒着生命危险，在缺医少药的困难条件下坚持工作，他们在那里迫切等着我，我就是死在解放区也是幸福的。"他拒绝了回上海治病的建议，决心设法把医疗物资送交解放区军民。

哈利生大夫等被扣留在开封车站后，经过多次向国民党当局交涉，终获放行。哈利生大夫马上先率领满载医疗物质的两辆卡车到邯郸，但是第二次从开封率领13部满载医疗物质的卡车向邯郸前进时，由于前方军事行动的影响。卡车不能通行，改换牛车绕道而行。道路狭窄，土质松软，牛车行进缓慢，路上饥寒侵袭，旅途艰难，由于疲劳和病痛，哈利生先生行动已很困难，只好由同伴搀扶行进，他们于1947年1月9日终将两辆卡车医疗物质运送到邯郸国际和平医院分院所在地—张秋。

哈利生大夫刚到张秋村北又遭国民党飞机空袭。哈利生大夫和其随同的两名人员（加拿大籍）躲到桥下。待国民党敌机潜逃后，张秋许多群众闻讯赶来看望时，哈利生大夫面对群众气愤地用小拇指指着敌机，意思是国民党是小人。1月9日晚，哈利生受到冀、鲁、豫边区政府主席杨秀峰，行署卫生局局长李奕同志的亲切接见。

哈利生大夫终因旅途劳苦，身患重病，于1947年1月10日凌晨病故于张秋镇席市街北首路东天主教堂内一张普通病床上，终年59岁。李奕局长主持了国际主义战士、中国人民的朋友哈利生大夫的追悼会。

冀鲁豫边区行署为纪念哈利生大夫，由行署主任段君毅批准在阳谷城北郝楼村成立哈利生总医院。李奕任院长，苏厚润任副院长，濮阳设哈利生第一分院，聊城设第二分院。总院附设护训队(卫生学校),地址在郝楼西李堂村。

1947年2月7日，在上海的新亚饭店举行了哈利生逝世的纪念会。纪念会由中国解放区救济总会和联合国善后救济总署等主办。中国福利基金会主席宋庆龄出席。中国解放区救济总会驻上海办事处代表林仲民在纪念会上宣布：为纪念哈利生大夫，军区北方大学医学院易名为哈利生医学院。

1948年7月1日，晋冀鲁豫军区和晋、察冀军区合并为华北军区，两区医疗机构同时合并，医院仍称白求恩国际和平医院（现河北军区医院）。原晋、冀、鲁、豫军区卫生部长钱文忠任华北军区卫生部长兼白求恩国际和平医院院长。

1987年1月10日，中国人民解放军白求恩国际和平医院举办了纪念哈利生逝世四十周年会议。鲁如陵副院长宣布大会开始，奏国际歌，陈长林院长介绍哈利生生平事迹，总后勤部《人民军医》社高恩显社长、军区司令部办公室沈青山副主任、军区卫生部张谦副部长先后讲话，会后放映电影。

由于中国共产党统一战线的号召，和保卫中国同盟的努力。一大批外国医务人员来到解放区，鼓舞了为新中国诞生而战斗的解放区军民。直接或间接参加国际和平医院工作的外国朋友有100多位，他们当中有早在红军时期由宋庆龄介绍到解放区工作的马德海，有来自加拿大的白求恩、哈利生、尤布朗，来自印度的柯棣华、巴苏华、爱德华、卓克华，来自美国的史沫特莱、陶爱林、康德林、安德林、凯泰，来自英国的班威廉、克莱尔、林迈克，来自奥地利的傅来、罗森培尔，来自新西兰的郝尔，来自苏联的阿罗夫、曼尔尼柯，来自德国的王安娜、末勒，来自日本的田宪太郎、津泽胜、安达次朗、山田一郎、高木峰雄等。

正如马德海所言：今天到中国来访的许多外国代表团，都到石家庄白求恩纪念馆去瞻仰，中国人民今天致力于和平共处的斗争是有着悠久历史的。国际和平医院的英雄事迹就是一例。医院之所以“国际”这两个字来命名，决不是偶然的，这个名字象征着所有国际朋友对中国人民的支援，1939年白求恩大夫，1943年印度的柯棣华大夫，1947年加拿大的哈利生大夫，都死在他们的岗位上，为中国人民的解放献出了他们的生命，伟大的国际主义战士永垂不朽！

(张永魁等整理)

第三节 医事传说

华佗原酒治瘟疫

东汉末年,阳谷城东的华佗庙村本来叫吴泗坡,村里有个汉子名叫宋六。母子二人过活,日子十分清苦。后来母亲得了重病,卧床不起,宋六为母亲四处求医,日夜服侍,大夫没少请,药也没少吃,病情也未见好转。

宋六是个孝顺儿子,这天又去外地寻求名医,访了一天也没找到,就在垂头丧气回家的路上,遇见一位年逾花甲的老者。只见他面色红润,白须银发,目炯有神。老者问宋六道:“请问小哥,前面是什么村呀?”宋六脚步不停地答道:“叫吴泗坡。”老者又道:“我看你脚步匆匆,面带愁容,一定是有什么为难之事吧?”宋六道:“实不相瞒,家中老母病重已久,多方求医皆不能治好。并且,最近不知何故俺村患这种病的越来越多,村民们都非常惊慌,怕是传染瘟疫呢。”老者道:“既是如此,我跟你去看看。”宋六道:“不知您老尊姓大名,可懂医道?”老者道:“我姓华名佗,今行医到此。”宋六大惊道:“您莫非就是人们传说中的神医华佗?”华佗一捋胡须说道:“神医之名不敢当,医道还是懂些,小兄弟头前带路,先去看看你母亲的病情。”宋六大喜,连连称“好”。

不多时来到宋六家中,就见其母白发凌乱,面容憔悴,呼吸微弱,已是奄奄一息。宋六跪至床前,喊道:“娘,您有救了,我把华神医请来了。”华佗道:“不必再惊动老人家,她太虚弱了。”说罢上前切脉观色,而后从随身携带的药箱里拿出几味草药,让宋六煎毕与宋母喝下。将息一夜,宋母病情大有好转。宋六道:“华神医果然名不虚传,不知我母亲所得何病?”华佗道:“此病果是瘟疫所致,若非早治恐性命不保。”宋六道:“三年前村西曾有一场大战,死伤无数,亡者就地掩埋,我家地就在坟冢附近。”华佗道:“是了,就是腐尸所致。”

却说宋母三副药吃下,脸色渐渐红润,病体逐渐痊愈。邻里听说宋母病情痊愈,皆纷纷前来求华佗医治。华佗道:“患者太多,此处乃平原地带,草药难寻。”宋六问道:“连年征战,百姓已苦不堪言,请神医救救乡亲们吧。”华佗沉默片刻问道:“此处可有酿造酒坊?”宋六道:“有的是。东去三十五里,便是舜帝古都,当年酿酒鼻祖仪狄曾在舜都酿出美酒敬献舜帝禹王,传下酿酒技法,至今在民间广为流传。”华佗道:“好,如今我还剩有一些草药,再以老酒配制饮下,便可制服瘟疫。”宋六和众乡亲高兴道:“神医大德,我们没齿不忘。”华佗又道:“你们再寻些桂枝、黄芪、甘草、柴胡、板蓝根之类的草药来,这些也对治疗和预防瘟疫有疗效。”宋六和乡亲们答应了去准备,并将窖藏多年、只有办喜事才舍得喝的“开坛香”、“醉三家”酒拿来让华佗喝。

乡亲们吃下华佗配置的药后,很快病体康复。宋六问华佗:“这酒怎么也能治病?”华佗道:“这酒乃五谷之精华,多饮则伤身,少饮可活血化瘀,通筋络,增食欲,强身体,御邪气,抵疾病。特别是连年战乱,腐尸产生瘟气,被弱体吸收,极易引起疾病,而少量饮酒正是增强身体抗病之力,将瘟疫驱除病体。而且你们此处所酿之酒,醇烈劲大,这酒越陈疗效越佳。”众人听罢说道:“没想到饮酒还有治病之功效。”

华佗治好吴泗坡乡亲疾病的事很快传遍十里八乡,乃至整个阳谷县,前来求医者络绎不绝。骑马的、坐轿的、推车的、挑担的汇集在吴泗坡村,如逢古会,很是热闹。一个春冬过去,华佗不知医好了多少人的病,人们都称之为神医。

次年,曹操得头疼病来寻华佗为其医治,华佗提出开颅洗脑,曹操疑为加害于他,将华佗杀害。

噩耗传来,吴泗坡乡亲深感神医救治之恩,自发捐资修建一庙,名为“华佗庙”,久之人们便将“吴泗坡”叫成了“华佗庙”,而华佗以酒治瘟疫的故事也便流传了下来。

（《齐鲁晚报》2014年12月11日A23版）

孟西园一针救二命

孟翰，字西园，阳谷南街人，生活于清康熙、雍正年间，以医术知名当时。传说他开始应诊时，曾接连碰到过不少身患绝症的人，治疗后相继死去，所以人们都讥讽他“不学无术”，“庸医害人”，不敢前来就医。孟翰自叹时运不济，空怀绝技而不得施展，心中异常苦闷。

有一天，孟翰因事外出，偶遇一伙送殡的人迎面而来，急忙避居路侧，却见有鲜血从棺缝中滴出，心知有异，急忙赶上前去，拦住众人说：“棺中所抬何人，患何种病症而死?”内中一人回答说：“见一临盆孕妇，因难产而死亡。”孟翰说：“适见棺中有鲜血滴出，其人未必真死，但求开棺一视，或者还能救活。”丧主闻听此言，半信半疑，但见孟翰态度诚恳，且救人心切，便让众人将棺盖打开。孟翰近前为孕妇切脉，见其尚有微息，便于身边取出银针一枚，按穴位刺下。待取出针来，孕妇果真复苏，并于棺中顺利产下一男婴。丧主惊喜交加，感激涕零，众人无不惊叹。

孟翰一针而救活两条人命，医名大震，慕名求医者日多。孟翰精心诊治，多所全活，遂成一代名医。

（《阳谷县志》1991年版）

阿胶井

相传，炎帝神农除教民稼穑（se)，播种五谷外，还口尝百草，采药治病。一天，神农翻山越岭，来到一个土山下，见有一种羽状复叶，开黄色花的阿魏草，拔起一棵，口嚼根茎，汁乳状，味苦，知是导经、祛痰的药物，便采集起来。正当他口干舌燥时，忽然发现一股清泉水，饮后感到甜润可口，浑身增劲，有了精神。经他勘探寻源，系济河一股地下潜流所注，泉窟中还居住着一条蛟龙。于是，他召人在此掘了一眼深井，因井四周长满阿魏草，故命名为“阿井”。当时的阿井水色绿质重，清洌甘美，被称为神水。渐渐地，来井旁居住的人越聚越多，耕种狩猎、繁衍生息，日子过得蛮好。

不知过了多少年，西边山林里来了一个黑大汉，常常夜间来村落抢走女人糟蹋，闹得人们惶惶不安。有一天夜里，黑大汉又来了。在月光下，他看见阿井边有一位美女，就上前去抢。那美女莞尔一笑，撒娇地扭动腰肢，叫黑大汉背她。黑大汉欣喜若狂，背起美女就往山林跑，但越跑、越觉得沉重，累得气喘吁吁。他回头一瞧，却见那美女竟变成了一条蛟龙盘在他背上，吓得他魂飞天外。就在这当儿，蛟龙朝他咽喉上狠咬一口，黑大汉疼痛难忍，立即显了原形-黑驴精，嘶叫一声，尥起蹶子，把蛟龙抛了起来，摔在地上，便拼命地逃窜。蛟龙哪肯放过它，四爪一挺，腾空而起，追上去将它擒住，爪抓嘴咬，不多时，黑驴精鼻口淌血，不能动弹了。

第二天早晨，村民前去观看，发现一头黑驴躺在血泊里，就把它抬到村子里宰了，剥下驴皮，把肉分给人们。凡吃过用阿井水煮熟驴肉的，个个筋舒骨强，身体健康。惟有一孕妇因故未吃上驴肉，分娩后，流血不止，危在旦夕。丈夫见状非常焦急，后悔没有给妻子留下驴肉吃。他想吃驴皮也许管事，就找来那张黑驴皮，切碎放进锅内，填满阿井水，升起大火煮。由于火猛煮得时间长，驴皮熬化成了一锅粘糊的汤，冷却凝固后变成黑褐色的胶，丈夫把胶熬化成块，拿给妻子吃，数月后出现奇迹，她气血回升，身胖体壮，病全好了，事情传出去，有些体弱的人，讨块胶吃，也都壮实起来。胶吃光了，有人用阿井水煮别的黑驴皮熬成胶吃，虽然不及黑驴精皮熬成的胶好，但也很有效。从此，人们知道驴皮是一种滋阴润燥、止血养血的良药，能治许多疾病，干脆收购驴皮在这里熬胶出卖，做起生意。驴皮胶是用阿井水煮驴皮熬成的，所以叫“阿胶”，其阿井也渐渐地叫为“阿胶井”。

阿胶井名声大振，世商利人纷纷前来取水煮胶。其井官禁后，真阿胶质佳，疗效好，极难得；而他地熬出的胶伪，质劣，功效差。官府又下令，只许用阿井水熬胶，其他各地一律禁止。

阿胶气味甘平，不寒不燥，久服能轻身益气，延年益寿，系珍贵滋补药品。官府县衙每年在这里征人熬胶，上朝进贡，供皇帝贵人养身之用。唐太宗李世民服用阿胶后，感到食欲大增，气血充沛，在尉迟恭的奏章上批了旨意："重修阿胶井"。

尉迟恭身为钦使，奉旨奔赴阳谷县阿城镇，召集工匠将阿胶井修缮淘浚一新，并在井上盖了一座石亭，亭内竣立石碑，碑上镌文：唐朝尉迟恭曾身为钦差大使至此，重修阿井。今日，阿胶井上重修六角石亭，额题"济人寿世"四字，亭前两旁石柱镌刻楹联"圣代即今多雨露，仙乡留此好泉源"，亭内石碑上篆书"古阿井"三个大字。

（原载《水城神韵》2002年4月中国文联出版社出版）

第二章　卫生散絮

第一节　卫生谚语

一、饮食保健谚语

早上吃姜，胜过参汤（比人参汤还要好）；晚上吃姜，似吃砒霜（剧毒药品）。

男子不可百日无姜，女子不可百日无糖。

饭前一碗汤，胜过好药方。

萝卜，萝卜，生克熟补（生吃对人体不益，熟吃有补益作用）。

萝卜白菜汤，益寿保健康。

常吃萝卜和葱姜，不用医生开药方。

常吃萝卜常喝茶，不用医生把药拿。

多吃肉里的萝卜，少吃萝卜里的肉。

冬吃萝卜夏吃姜，饿死街头卖药方。

宁可食无肉，不可食无豆。

大蒜是个宝，常吃身体好。

一天仨枣，青春不老。

青菜豆腐汤，胜过人参汤。

三天不吃青，两眼冒金星。

早吃好，午吃饱，晚吃巧。

饥不暴食，渴不狂饮。

若要百病不生，常带饥饿三分。

要想身体好，晚上别吃饱。

欲得长生，肠中常清。

要想身体好，吃饭别吃饱；

暴饮暴食易生病，定时定量保安宁。

夏天常喝绿豆汤，防暑解毒保安康。

糖茶和胃，姜茶治痢。

管你伤风不伤风，三片生姜一根葱。

能吃甜桃一个，不吃烂杏一筐。

膳食要均衡，健康有保证。

二、日常生活谚语

牙齿不刷不洁，耳朵不掏不聋。

运动好比灵芝草，何必苦把仙方找。

贪吃贪睡，添病减岁。

早起早睡，精神百倍。

饭后百步走，活到九十九。

饭后走百步，胜似开药铺。

适量运动和锻炼，减少疾病身矫健。

知足者常乐，善笑者长寿。

人要无病，春捂秋冻。

要想小儿安，衣被要轻单。

心胸宽大能撑船，健康长寿过百年。

忠诚是长寿之本，善良是快乐之源。

不气不愁，活到白头。

笑一笑，十年少；愁一愁，白了头。

酒多伤身，气大伤人，食多伤胃，忧多伤肺。

怒伤肝，喜伤心，悲忧惊。

七分饱，多跑跑，多笑笑，莫烦恼。

有病早治，无病早防，小病不治成大病，大病不治难保命。

饭后一支烟，害处大无边。

耳不掏不聋，牙不剔不空。

常吃醋和蒜，疾病减一半。

吃药不忌口，枉费医生手。

吃饭先喝汤，强似开药方。

吃饭少一口，活到九十九。

吃饭先喝汤，利于胃健康。

能走十步远，不走一步喘。

病从口入，祸从口出。

三、临床医疗谚语

是药三分毒，滥用无好处。

苦口良药利于病。

只管治疗不预防，没有用在点子上。

有病早治，无病早防。

有病看医生，病祛保安宁。

闷着先生（医生）好不了病。

看病不瞒医，瞒医害自己。

急病治其表，慢病治其本。

慢病在养，急病在治。

伤筋动骨一百天。

药品无贵贱，有效是灵丹。

肾为先天之本，脾为后天之根。

脾为生痰之源，肺为贮痰之器。

血为气之母，气为血之帅；气行则血行，气滞则血停。

病来如山倒，病去如抽丝。

小病延治积大病，大病难治危生命。

第二节 卫生方言

一、人体部位

眼指毛——睫毛

牙花子——牙龈

胡龙眼(儿)——喉咙

咯肘窝——腋窝

脚面——脚背

手面——手背

胳劳败子——膝盖

胳膊肘子——肘部

腚垂子——臀部

腚眼——肛门

嘴巴子——下颌骨

鼻子梁——鼻骨

嬷嬷——乳房

大门指头——拇指

二门指头——食指

腿肚子——小腿后部肌肉

头门信(儿)——囟脑门

胳拉脖——脖子

眉 头——前额

腮帮子——面颊

二、症候表现

不待动弹——疲乏无力，不愿动

打啊嚏——打喷嚏

叮咯渣——结痂

着 人——传染人

冻 着——感冒

酸儿不肌——身体酸痛不适

不大好——有病

上 火——发炎

胀 歪——胀肚子

三、疾病名称

出 风——癫痫

筋咯嗒——腱鞘囊肿

鸡宿眼——夜盲症

发 了——发炎了

心口嘴子疼——胃痛

痨 伤——气管炎

发疟子——患疟疾

害 眼——眼病，急性结膜炎

长大腮——腮腺炎

四、相关方言术语

有喜了——怀孕

有 了——怀孕

过月子——分娩

小月了——小产

掉 了——小产

双 巴——双胞胎

请先生——请医生

看 病——就医

老 了——去世了

附　录

一、文件辑存

阳谷县新型农村合作医疗制度暂行规定

(2007年4月6日 阳谷县人民政府印发)

第一章 总则

第一条 为了建立和完善新型农村合作医疗制度，保障农民的身体健康，促进农村经济发展和社会稳定，根据《山东省人民政府办公厅转发〈省卫生厅等部门关于建立新型农村合作医疗制度的意见〉的通知》、《聊城市新型农村合作医疗制度暂行规定》和《阳谷县人民政府关于做好新型农村合作医疗试点工作的意见》，结合我县实际，特制定本暂行规定。

第二条 本规定所称的新型农村合作医疗是指由政府组织、引导、支持，农民自愿参加，个人、集体和政府多方筹资，以大病统筹为主的农民医疗互助共济制度。

第三条 本规定适用于本县行政区域内参加新型农村合作医疗的所有农民、定点医疗机构。

第四条 各乡（镇、街道）及有关部门应将新型农村合作医疗纳入社会事业发展规划和工作规划，实行目标管理，公平运作，民主监督。

第二章 机构与职责

第五条 县政府成立县新型农村合作医疗领导小组，下设新型农村合作医疗管理委员会和监督委员会，负责组织、协调、管理、指导和监督工作，管理委员会下设新型农村合作医疗管理办公室（以下简称农合办），作为办事机构。各乡（镇、街道）建立乡（镇、街道）农合办，为县农合办的派出机构。县级定点医疗机构成立新农合管理办公室，属于单位内部的职能科室，和新农合的报销窗口独立分设。

第六条 县农合办主要职责是：

(一)负责处理新型农村合作医疗日常工作；

(二)根据我县实际情况，制定新型农村合作医疗总体规划、年度计划及相应配套政策；

(三)组织新型农村合作医疗制度的具体实施和宣传工作；

(四)与财政部门共同负责新型农村合作医疗基金的管理与使用；

(五)负责医药费用的审核与补偿审批，定期公布账目；

(六)负责定点医疗机构的准入和监督检查；

(七)定期向县政府和县新农合管理委员会及上级农合办汇报工作运行情况；

(八)负责县政府及上级业务主管部门交办的其他工作。

第七条 乡(镇、街道)农合办主要职责是：

(一)依照新型农村合作医疗有关政策和上级有关规定，及时办理参合人员医药费用报销，定期张榜公布，接受社会和有关部门监督；

(二)协助乡(镇)政府、街道办事处做好本乡(镇、街道)新型农村合作医疗基金的筹集、管理，保证基金安全运作；

(三)在县农合办的领导下做好本乡(镇、街道)定点医疗机构的监督指导工作；

（四）根据要求，定期向县农合办汇报工作，上报有关统计资料。

第八条 县直医疗定点机构农合办主要职责是：

（一）负责处理本单位新农合政策的宣传、人员培训和医疗服务行为的监管等工作。

（二）按规定负责本单位参合农民医药费用的审核与补偿。

（三）定期向县农合办汇报工作运行情况，上报有关统计资料。

第九条 县卫生、财政、农业、民政、审计、广电、药监等部门各司其职，各负其责，互相协作，密切配合，确保新型农村合作医疗各项任务目标落到实处。

第三章 参合农民的权力和义务

第十条 参加新型农村合作医疗农民（以下简称参合农民）的权利：

（一）因病到指定的医疗机构就诊，有权享受医疗费用补偿；

（二）有权享受各项医疗卫生保健服务；

（三）有权监督新型农村合作医疗工作；

（四）有权对新型农村合作医疗的管理提出批评和建议。

第十一条 参合农民应履行以下义务：

（一）遵守和维护新型农村合作医疗各项规章制度和有关规定；

（二）按照新型农村合作医疗规定按时足额缴纳新型农村合作医疗资金；

（三）积极配合医疗卫生单位做好预防保健工作；

（四）妥善保管新型农村合作医疗的有关证件、资料；

（五）检举破坏新型农村合作医疗的行为和冒名顶替等不良现象。

第四章 基金的筹集、管理与使用

第十二条 建立新型农村合作医疗基金，以县为单位统筹统管；新型农村合作医疗基金由农民自愿缴纳、政府资助、集体经济扶持和社会捐助等多形式筹集。

（一）农民以家庭为单位，个人缴费标准为每人每年10元。今后，个人缴费额及财政补助额，按国家及省、市有关规定随时调整。参合农民个人缴费部分，每年筹集一次，由乡（镇）政府、街道办事处负责，以乡（镇、街道）为单位收取后，及时上缴到县财政新型农村合作医疗专用账户。每年1月1日至12月31日为一个筹资年度。

（二）各级财政每年对参加新型农村合作医疗的每位农民补助总额为40元。财政补助资金根据参合农民的实际人数按照由下而上的顺序，予以拨付。

第十三条 依照本规定参加新型农村合作医疗，并按规定缴纳新型农村合作医疗基金的农民到所在乡（镇、街道）农合办领取由县农合办核发的"《新型农村合作医疗证》"，凭证享受新型农村合作医疗待遇；未按规定缴纳新型农村合作医疗基金的，不享受新型农村合作医疗待遇。

第十四条 新型农村合作医疗基金一律存入县新型农村合作医疗管理委员会认定的国有商业银行，并设立专用账户，专款专用，任何单位和个人不得挤占和挪用。新型农村合作医疗基金的银行计息办法按国家的有关规定执行。

第十五条 新型农村合作医疗基金的使用坚持以收定支、收支平衡的原则，实行社会统筹与家庭帐户相结合。

第十六条 新型农村合作医疗资金的分配，坚持以大额医疗费用统筹补助为主，兼顾小额费用补助的原则。我县将新型农村合作医疗的基金分为四部分：风险基金+住院统筹基金+家庭账户+门诊统筹。

（一）风险基金。风险基金按每年筹集新型农村合作医疗基金总数3%的比例从政府补助的资金中提取，上缴市级财政专户集中管理，其风险基金及利息的所有权不变，筹集数额达到县年度筹集资金的10%不再继续提取。如按规定启用后，应及时补充，以保持原有的规模。风险基金主要用于弥补新型农村合作医疗基金非正常超支时的临时周转困难。

（二）住院统筹基金。政府财政对参合农民补助资金除风险基金外，全部纳入住院统筹基金。住院统筹基金用于对参合农民住院费用、慢性病门诊费用和孕产妇系统化管理费用的补偿。

(三)家庭账户。将农民自缴费用的60%纳入农民本人的家庭账户，家庭账户由家庭成员共同使用，家庭账户内的总金额可一次性用完，当年节余的部分可转入下一年使用，但不得冲抵下一年度农民参合的自缴经费。

(四)门诊统筹。将参合农民自缴的40%纳入到门诊统筹基金，门诊统筹基金以乡（镇、街道）为单位，共同使用。门诊统筹基金按规定的比例用于门诊费用的报销。

第十七条 县、乡(镇、街道)、村非营利医疗机构经批准后可作为新型农村合作医疗定点医疗机构，对参加新型农村合作医疗的农民实行“凭证就诊、分级管理、自主选择的办法。

第十八条 参加新型农村合作医疗的农民，在定点村卫生室、农村社区卫生服务站和乡（镇、街道）定点医疗机构就诊的，门诊医药费用直接按规定报销；在定点医疗机构住院，实行先交费后分段累计报销的办法。

(一)参合农民门诊医药费报销标准：

在本县区域内乡(镇、街道)及乡(镇、街道)以下定点医疗机构门诊就诊，其医药费、辅助检查费用在家庭账户中全额报销，年终家庭账户剩余部分可转来年使用。家庭账户资金用完后，可继续使用门诊统筹基金，门诊统筹基金报销比例为30%。县级及以上定点医院和县外医院门诊费用不予报销。

(二)参合农民住院医药费报销标准：

1. 乡(镇、街道)定点卫生院住院费用100元以下的报销比例为30%；100元以上（含100元)报销比例为55%。

2. 县直定点医疗机构住院费用8000元以下的报销比例为40%；8000元以上（含8000元)报销比例为50%。

3. 市直定点医疗机构住院费用15000元以下的报销比例为30%。15000元以上(含15000元)报销比例为40%。

4. 聊城市辖区以外报销比例为20%。年内每人最高报销费用封顶线为2.5万元。

规定慢性病范围内的病种，报销比例为40%，年内每人最高报销费用封顶线为5000元（具体实施参照《聊城市慢性病管理办法》)；完成孕产妇系统化管理服务项目的产妇，一次性补助170元。

社会、个人、计划生育部门和其他行业举办的医疗机构纳入定点医疗单位范围的，其报销比例一律执行市直定点医疗机构的标准。

(三)各级定点医疗机构要严格执行聊城市新型农村合作医疗《住院病种目录》、《基本用药目录》和《诊疗项目目录》,发生目录范围外的医药费用一律不予报销。同时，要严格界定以下诊疗服务行为：参保农民在参保年度内住院而跨年度继续治疗的执行住院参保年度内的报销规定；当年未参保住院，而跨参保年度继续治疗的，其跨年度的住院费用按参保年度费用报销；参保农民当天住院的门诊费用可纳入住院费用报销；已经收治住院的参保农民因本院技术条件所限，不能为病人做相应检查的，首诊医院可安排患者到具备条件的医院进行检查，其检查费用不得列入报销范畴。

(四)参合农民住院时发生的大额医药费用，根据上级有关规定，须按程序审核批准后，方可予以结算报销。

第十九条 乡(镇、街道)农合办对参合农民的门诊药费、辅助检查费应当及时报销。

县、乡(镇、街道)定点医疗机构对出院病人的医药费用，必须当日结清，在审核住院患者新型农村合作医疗证及个人身份证和病历复印件、医药费清单全部符合规定的基础上，及时予以垫资报销，报销手续于每月1~10日到县农合办审核并办理拨款手续。县农合办不受理个人的直接报销申请。

第二十条 参合农民需在市外二级以上（含二级)医保定点医疗机构住院治疗的，须持新型农村合作医疗证、身份证、转诊证明、病历复印件、医院等级证明、医药费清单、收据及县农合办要求提供的其他证明到县新型农村合作医疗办公室按规定比例报销；在外地打工的农民患病需住院治疗时，须在当地二级以上(含二级)医保定点医疗机构就诊，出院后持新型农村合作医疗证、身份证、打工证明、病历复印件、医院等级证明、医药费清单、收据及县农合办要求提供的其他证明到县新型农村合作医疗办公室按规定比例报销。其门诊医药费用不予报销。凡在营利性医院住院的医药费用不属于报销范围。

第二十一条 参合农民在定点社区卫生服务站及本乡(镇、街道)医疗机构就诊时，免收挂号费、诊疗费、出诊费。

第二十二条 有下列情形之一的，不得享受本规定的社会统筹基金的报销范围：

(一)境外(含港、澳、台)医疗费用；

(二)未经县新型农村合作医疗管理办公室批准到非定点医疗机构就诊的医疗费用；

(三)因违法犯罪、酗酒、打架斗殴、自杀、自残、吸毒、交通肇事、医疗事故、工伤、计划生育等发生的医疗费用；

(四)各种爆发性流行性传染病，自然灾害形成的大范围急、危、重病，群体性不明原因的重大食物和职业中毒所发生的医疗费用；

(五)不能提供有效票据或有效原始资料的医药费用；

(六)《聊城市新型农村合作诊疗目录》中社会统筹基金不予支付费用的诊疗项目。

第五章 医疗服务的管理

第二十三条 新型农村合作医疗定点医疗机构的确定按照中西医结合、兼顾等级、方便就医、便于管理的原则，由县卫生行政主管部门予以认定，并签订合同，明确双方的权利和义务，定点医疗机构管理办法另行制定。

第二十四条 定点医疗机构应严格住院病种目录，对确需住院治疗的参合农民，应按程序审批，及时安排住院，并报本单位新型农村合作医疗管理办公室备案。

第二十五条 定点医疗机构对参合农民就诊时，应严格执行新型农村合作医疗用药目录，诊疗项目、医疗服务设施等严格执行物价收费标准，并将有关制度和标准予以公布。对自费医疗服务项目(包括药品)，经治医师应履行告知义务，必要时签订知情同意书。

第二十六条 定点医疗机构应合理检查、合理用药、合理控制医药费用，规范医疗行为，提高医疗质量。县卫生行政部门和县农合办有权审验定点医疗机构的处方、病案和票据等有关材料，定点医疗机构必须积极配合。

第二十七条 县农合办根据报销范围和标准，对医疗费用进行审核，剔除不符合规定的医药费用后，将其余医药费用按规定的报销比例定期拨付给定点医疗机构。

第二十八条 参合农民需到市外医疗机构治疗的，应经市内首诊医疗机构的同意，并出具转诊证明，由县农合办批准方可到市外二级以上(含二级)国有医疗机构就诊。

第六章 基金监管

第二十九条 县财政要按照公开、公平、公正的原则，管好、用好新型农村合作医疗资基金，做到专门管理、专人管理、专户储存、专款专用，不得挤占挪用。并及时审核县农合办提供的结算单据，每月十日前将各定点医疗机构垫付资金拨付到县农合办。

第三十条 县农合办和定点医疗机构要定期向社会公布新型农村合作医疗基金的具体收支和使用情况，保证农民知情、参与和监督的权利。

第三十一条 基金的收支和管理情况纳入县审计部门的年度审计计划，定期予以专项审计并公布审计结果。充分发挥新农合监督委员会的作用，定期检查、监督基金的使用与管理，建立约束激励机制，切实加强基金的监管。

阳谷县突发公共卫生事件应急预案

(2006年12月26日　阳谷县人民政府印发)

1. 总　则

1.1　编制目的

有效预防、及时控制和消除突发公共卫生事件及其危害，指导和规范各类突发公共卫生事件的应急处理工作，最大程度地减少突发公共卫生事件对公众健康造成的危害，保障公众身心健康与生命安全。

1.2　编制依据

依据《中华人民共和国传染病防治法》、《中华人民共和国食品卫生法》、《中华人民共和国职业病防治法》、《中华人民共和国国境卫生检疫法》、《突发公共卫生事件应急条例》、《国内交通卫生检疫条例》、《国家突发公共事件总体应急预案》和《聊城市突发公共卫生事件应急预案》，制定本预案。

1.3　适用范围

本预案适用于突然发生、造成或者可能造成社会公众健康严重损害的重大传染病、群体性不明原因疾病、重大食物和职业中毒以及因自然灾害、事故灾难或社会安全等事件引起的严重影响公众身心健康的公共卫生事件的应急处理工作。

1.4　工作原则

(1)预防为主，常备不懈。提高全社会对突发公共卫生事件的防范意识，落实各项防范措施，做好人员、技术、物资和设备的应急储备工作。对各类可能引发突发公共卫生事件的情况要及时进行分析、预警，做到早发现、早报告、早处理。

(2)统一领导，分级负责。根据突发公共卫生事件的范围、性质和危害程度，对突发公共卫生事件实行分级管理。各级突发公共卫生事件应急指挥部负责突发公共卫生事件应急处理的统一领导和指挥，各有关部门按照预案规定，在各自的职责范围内做好突发公共卫生事件应急处理的有关工作。

(3)依法规范，措施果断。县政府和卫生局要按照相关法律、法规和规章的规定，完善突发公共卫生事件应急体系，建立健全系统、规范的突发公共卫生事件应急处理工作制度，对突发公共卫生事件和可能发生的公共卫生事件做出快速反应，及时、有效开展监测、报告和处理工作。

(4)依靠科学，加强合作。突发公共卫生事件应急工作要充分尊重和依靠科学，要重视开展防范和处理突发公共卫生事件的科研和培训，为突发公共卫生事件应急处理提供科技保障。县直有关部门和单位要通力合作、资源共享，有效应对突发公共卫生事件。要广泛组织、动员公众参与突发公共卫生事件的应急处理。

1.5　事件分级

根据突发公共卫生事件性质、危害程度、涉及范围，划分为三级：一般突发事件、重大突发事件和特大突发事件。

1.5.1　一般突发事件

指在局部地区发生，尚未引起大范围扩散或传播，还没有达到规定的重大突发事件标准的突发事件。具体包括：

(1)在边远、地广人稀、交通不便的局部地区发生鼠间鼠疫流行，或肺炭疽流行范围局限在一个乡(镇)以内，一个平均潜伏期内病例数未超过3例。

(2)在周边县市发生传染性非典型肺炎疫情，我县境内无病例报告。

(3)霍乱病例在本县1周内发病5~10例，或疫情波及其他县(市、区)发病3 0例以下。

(4)乙类、丙类传染病在本县一周内发病超过前5年同期平均发病水平1倍以上。

(5)在本县发生群体性不明原因疾病。

(6)一次食物中毒人数超过50人，或在学校及重要活动期间发生食物中毒事件。

(7)预防接种或学生预防性服药出现群体性心因反应或不良反应。

(8)个人全身受照剂量≥1戈瑞且受危害人数10人以下，或个人全身受照剂量≥0.5戈瑞的受照人员剂量之和≥20戈瑞的放射性突发事件。

(9)一次性发生急性职业中毒10人以上50人以下。

(10)其他对公众健康可能造成危害的一般性突发事件。

1.5.2 重大突发事件

指在较大范围内发生，出现疫情扩散，尚未达到规定的特大突发事件标准的突发事件。具体包括：

(1)在县城区或交通便利、人口稠密地区发生鼠间鼠疫流行，或发生首例人间鼠疫病例、疫情有扩大蔓延的趋势，或肺炭疽疫情波及2个以上乡（镇)、一个平均潜伏期内发病3例以上。

(2)局部地区发生传染性非典性肺炎疑似病例或临床诊断病例，但无继发病例发生。

(3)霍乱在本县范围内流行、1周内发病10例及以上，或疫情波及周围县（市、区)、1周内发病30例及以上。

(4)乙类、丙类传染病疫情波及本县，1周内发病超过前5年同期平均发病水平2倍以上。

(5)在本县发生群体性不明原因疾病，并扩散到以外的地区。

(6)预防接种或学生预防性服药出现人员死亡。

(7)一次性食物中毒人数超过50人并出现死亡病例，或发生一般性食物中毒事件，但引起中毒食品的扩散未得到控制，中毒或死亡人数不断增加。

(8)个人全身受照剂量≥1戈瑞且受危害人数10人以上，或个人全身受照剂量≥0.5戈瑞的受照人员剂量之和≥40戈瑞的放射性突发事件。

(9)一次性发生急性职业中毒50人以上或者出现死亡病例。

(10)丢失放射性物质,其放射性活度(Bp)密闭型≥4×106，非密闭性≥4×105。

(11)鼠疫、炭疽、传染性非典型肺炎、艾滋病、霍乱、脊髓灰质炎等菌种、毒种丢失。

(12)省、市卫生行政部门认定的其他重大突发事件。

1.5.3 特大突发事件

指影响大、波及范围广、涉及人数多、出现大量病人或多例死亡、危害严重的突发事件。具体包括：

(1)首例人间鼠疫病例确诊后，两个鼠疫潜伏期内连续出现病例2例以上，或肺鼠疫流行，并有进一步扩散蔓延的趋势。肺炭疽在县区发生，或在人口稀少和交通不便地区的一个平均潜伏期内发病5例及以上，或疫情波及本县和周围县(市、区)。

(2)传染性非典型肺炎疫情波及2个以上设区市，并有继续扩散的趋势。

(3)群体性不明原因疾病或新发传染病，同时波及包括本县及多个县(市、区)并有扩散趋势，造成重大影响。

(4)重大生物和化学污染、放射事故，出现大量人员伤亡，扩散范围波及本县及周围县(市、区)。

(5)市政府认定的其他特大突发事件。

2. 组织机构及其主要职责

2.1 应急处理指挥部及其主要职责

县突发公共卫生事件应急指挥部，由县长任总指挥，常务副县长、分管卫生工作的副县长任副总指挥，成员由县卫生局、公安局、工商局、财政局、发展计划局、交通局、火车站、民政局、教育局、广电局、经贸委、安监局、工商局质监局、农办、农业局、水务局、农机办、邮政局、电信公司、建设局、药监局、物价局、爱卫办、畜牧局、外经贸局、宣传部、监察局、文体局、旅游局、粮食局等部门(单位)主要负责同志组成。其主要职责：

(1)突发公共卫生事件应急预案启动后,在县委、县政府统一指挥领导下，负责对全县辖区内突发事件、应急事件的统一协调、统一指挥，组织各部门(单位)应急处理工作高效、有序、持续进行。

(2)负责对突发公共卫生事件采取切实可行的控制措施，包括统一调配人员、物质、并及时向上级报告相关情况。

(3)负责对突发公共卫生事件应急处理所需的医疗救护设备、救治药品、医疗器械、交通工具、储备物质及相关设施、设备的调配。

(4)负责组织有关部门(单位)对因突发公共卫生事件致病、致残、致死的人员的处置。

(5)负责对有关部门(单位)、乡(镇)、街道办事处履行各自职责的情况进行监督、检查。

(6)总结突发公共卫生事件应急处理的经验、教训，并对处置过程的结果进行评估。

2.2　应急指挥部办公室及其主要职责

应急指挥部办公室，设在县卫生局，由县卫生局局长任办公室主任。负责督查突发公共卫生事件应急预防准备措施落实情况、通报监测信息、组织培训有关人员。其主要职责：

(1)组织开展全县突发公共卫生事件的医疗救护与防病工作。

(2)负责建立相关人员、物资、技术等保障机制，统一调配。

(3)协同县政府其他部门做好突发公共卫生事件医疗救护与防病的相关工作，保证在上级卫生行政部门和我县突发公共卫生事件应急指挥部统一指挥下高效、有序地进行卫生救护与防病工作。

(4)向上级卫生行政部门和我县突发公共卫生事件应急指挥部及时汇报有关信息，与县政府有关部门交流信息。

(5)起草突发公共卫生事件医疗救护与防病的预案和实施方案及有关工作计划；组织收集与分析相关信息，提出对突发公共卫生事件进行现场处理的建议。

(6)督促建立全县突发公共卫生事件医疗救护与防病的信息交流网络,保证信息畅通。

(7)负责人员培训、物资储备、后勤保障、社会动员等相关工作。

(8)负责与新闻单位沟通，使各新闻媒体能够主动配合医疗救护和防病工作。

2.3　应急处理专家咨询委员会及其主要职责

应急处理专家咨询委员会，由县卫生局负责组建。其主要职责：

(1)负责全县突发公共卫生事件的技术咨询与指导，向县突发公共卫生事件应急处理指挥部提出建议和工作策略。

(2)收集整理突发公共卫生事件相关信息,答复社会关注问题。

(3)负责组织开展相关业务技术培训与考核，收集相关材料。

(4)开展相关的实验室技术和现场控制策略的研究。

(5)对全县突发公共卫生事件现场处置进行评价,并提出改进措施。

2.4　应急防治工作组及其主要职责

应急防治工作组，由县卫生局局长任组长，分管局长任副组长，县疾病控制中心、县传染病定点医院等县直医疗卫生单位主要负责人为成员，下设突发公共卫生事件应急处置专家组、重大传染病疫情处理工作组、食物中毒处理工作组、职业中毒处理工作组、群体性不明原因疾病处理工作组。各处理工作组分别设立诊断小组、流行病学调查小组、治疗急救小组、消杀灭小组、后勤保障小组。其主要职责是承担疫情监测、流行病学调查、实验室检测、病人临床救治隔离、病区和环境消毒。

2.5　应急指挥部成员单位及其主要职责

应急处理指挥部成员单位职责：

(1)县卫生局：负责对突发公共卫生事件的监

测、预警，向县政府提出是否启动突发公共卫生事件应急预案的建议；负责提出防治突发公共卫生事件的技术方案；负责组织医疗卫生防疫人员救治病人、现场卫生处置和流行病学调查；负责向县政府提出划定控制范围的建议和意见；负责对传染病病人和疑似传染病病人采取就地隔离、就地观察、就地治疗的措施；负责及时提供宣传突发公共卫生事件的防治知识的资料和医疗卫生技术人员的培训；负责向县政府报告监测、预警的情况，负责向县政府提供监测、预警、物质储备所需的经费数量，监督检查医疗卫生机构物资储备的情况。

(2)县公安局：根据突发公共卫生事件预防、处理的需要，限制人群流动和对疫区封锁；做好疫点、疫区社会治安管理工作；搞好交通疏导，保障物资运输、疫情处理的车辆、人员迅速抵达；配合卫生部门开展卫生检疫、查找病人；负责对人为造成突发事件的当事人按有关法律进行严肃处理；负责宾馆及流动人口管理；维护社会治安秩序；负责对突发事件中需要接受隔离治疗、医学观察措施的病人、疑似病人和传染病病人的密切接触者，依法采取强制措施。

(3)县药监局、经贸局：保障突发公共卫生事件预防、病人抢救治疗和处理疫情所需药品、医疗器械、试剂、防护用品等防治物资的储备和供应；根据需要及时调拨防治药品物资，保障药械质量；及时组织供应隔离封锁区内居民所需的生活用品、生产资料。

(4)县交通局：优先保证处理突发事件人员及防治药品物资的安全运转，保障处理突发事件中道路畅通，为防治车辆根据有关政策减免有关费用；根据突发事件防治需要，调动车辆为防治工作提供交通保障；按照《国内交通卫生检疫条例》配合有关部门，对来往或经过疫区的车辆、旅客、货物实行检疫，根据疫情需要，在公交车、出租车及车站(站点)设置临时留验站，实施消毒，对交通工具上发现根据卫生部的规定需要采取应急控制措施的传染病病人、疑似传染病病人，其负责人应当以最快的方式通知前方停靠点，并向交通工具的营运单位报告。交通工具的前方停靠点和营运单位应当立即向交通工具营运单位行政主管部门和县级以上地方人民政府卫生行政主管部门报告。

(5)铁路部门：执行运输任务中发现传染病病人、疑似传染病病人应迅速报告，采取隔离措施，并积极协助卫生部门处理疫情。

(6)县财政局：设立突发公共卫生事件应急储备资金，落实突发事件防治经费；将医疗卫生机构开展突发公共卫生事件监测、预警及疾病防治、紧急控制疫情、医疗救护、物资储备等所必需的经费列入财政预算。

(7)县教育局：负责做好学校、托幼机构的健康教育，加强学校“突发事件”防治知识宣传，培养学生良好的卫生习惯，加强校内监测；督促落实学校内的各项传染病防治和疫情控制措施，发现疫情要及时报告；疫情发生时要采取停课等紧急措施。

(8)县粮食局：负责对粮油等必需生活食品的生产、储备和供给。

(9)县工商局：督促餐馆、商场落实卫生防疫措施；打击突发事件相关物资市场供给的不法行为；加强对城乡集市贸易的食品卫生管理和一般食品卫生检查工作，必要时停止集市贸易。

(10)县物价局：稳定物价,加强对收费的监督管理，防止乱收费。

(11)县爱卫办：指导开展群众性爱国卫生运动，组织开展城乡预防“突发事件”知识的宣传和健康教育宣传。

(12)县邮政局、电信公司：保障疫情信息传递，搞好通讯服务。

(13)县委宣传部、县广电局：广泛宣传疾病和突发公共卫生事件的防治知识，提高群众自我保护能力；坚持正确的舆论导向，按规定报道有关疫情。

(14)县农办、农业局、农机办、畜牧局、水务局：协调落实农村预防突发事件的各项措施，进行动物疫情的监测和调查，负责对人畜共患疾病的动物的处置及周边环境消毒；做好农村改水和粪便管理。水利部门负责封锁农村被病原体污染的公共水源并进行处理。

（15）县建设局：加强对建筑工地的工地民工住所的管理，落实卫生防疫措施，发现疫情及时报告。

（16）县文体局：加强对网吧、茶楼、影剧院等文化娱乐场所的管理，督促被管理单位做好安全和日常消毒工作，发现疫情及时报告。

（17）县旅游局：督促宾馆做好外出旅游人员的健康教育，疫情发生后劝阻市民不要到疫区旅游，对外地来的旅游人员进行传染病监测，发现疫情及时报告。

（18）县安监局：负责对职业中毒伤亡事故进行调查及处理工作。

（19）县质监局：负责对有关特种设备进行监督管理；负责对造成职业中毒的有关产品质量进行监督检查。

（20）县劳动保障局：加强对劳务市场和人才市场的管理，督促落实卫生防疫措施，对输入和输出的人员中可能发生的疫情进行监控，发现疫情及时报告；督促有关单位落实密切接触者在医学观察期间的各项工作待遇；简化办事程序，拨付参保人员相关医疗费。

（21）县环保局：负责对职业中毒事件外环境的监测、管理，对报废的放射源进行处置，对收治传染病的医院排污和特殊垃圾处理进行监督、监测。

（22）驻阳部队、武警：应地方处理突发事件的需要，提供支援。

（23）县发展计划局：把预防突发公共卫生事件工作纳入国民经济和社会发展计划。

（24）县民政局：加强对城市生活无着落、流浪、乞讨人员的救助，对被救助人员落实卫生防疫措施，及时向卫生部门通报情况；对疫区内符合救济条件的“贫、病、困”群众实施社会救济；按卫生防疫要求，做好因“突发事件”造成死亡尸体的火化处理等工作。

（25）县外经贸局：负责对出入境来阳人员进行登记上报。

（26）县监察局：负责对违反组织纪律、擅离职守、临阵退缩、推诿扯皮、不服从指挥而贻误突发公共卫生事件处置的相关责任人进行调查处理。

3. 监测、预警与报告

3.1 信息监测

我县监测工作纳入国家统一的突发公共卫生事件监测、预警与报告网络体系。在上级有关部门指导下，各级医疗、疾病预防控制、卫生监督和检疫机构负责开展突发公共卫生事件的日常监测工作。县卫生行政部门要加强对监测工作的管理和监督，保证监测质量。

3.2 预警

县卫生行政部门根据医疗机构、疾病预防控制机构、卫生监督机构提供的监测信息，按照公共卫生事件的发生、发展规律和特点，及时分析其对公众身心健康的危害程度、可能的发展趋势，及时做出预警。

3.3 报告

3.3.1　责任报告单位和个人

县卫生行政部门指定的突发公共卫生事件监测机构、各级各类医疗卫生机构、卫生行政部门、县政府和检验检疫机构、食品药品监督管理机构、环境保护监测机构、教育机构等有关单位为突发公共卫生事件的责任报告单位。执行职务的各级各类医疗卫生机构的医疗卫生人员、个体开业医生为突发公共卫生事件的责任报告人。

3.3.2　报告时限和程序

突发公共卫生事件监测机构、医疗卫生机构和有关单位发现突发事件，应当在2小时内向所在地县级卫生行政部门报告。县级卫生行政部门应当在2小时内向本级政府报告，同时向市级卫生行政部门报告。县政府应当在接到报告后2小时内向市政府报告。突发公共卫生事件责任报告单位要按照有关规定及时、准确地报告突发公共卫生事件及其处置情况。

3.4 评估和确认

县突发公共卫生事件评估专家委员会配合上级该组织，做好评估和调查核实工作，根据突发公共卫生事件类别、性质、危害程度和波及范围科学判定事件级别，并提出应急处理方案。

4. 应急响应

4.1 预警级别

根据突发公共卫生事件的分级实行三级预警制度。一般突发事件启动黄色预警；重大突发事件启动橙色预警；特大突发事件启动红色预警。根据不同的预警级别，采取三级应急响应措施。

4.2 应急响应原则

发生突发公共卫生事件时，县政府及其有关部门按照分级响应的原则，作出相应级别应急响应。同时，要遵循突发公共卫生事件发生发展的客观规律，结合实际情况和预防控制工作的需要，及时调整预警和响应级别，以有效控制事件，减少危害和影响。要根据不同类别突发公共卫生事件的性质和特点，注重分析事件的发展趋势，对事态和影响不断扩大的事件，应及时升级预警和响应级别；对范围局限、不会进一步扩散的事件，应相应降低响应级别，及时撤销预警。

县政府及有关部门对在学校、区域性重要活动期间等发生的突发公共卫生事件，要高度重视，可相应提高报告和响应级别，确保迅速、有效控制突发公共卫生事件，维护社会稳定。

突发公共卫生事件应急处理要采取边调查、边处理、边抢救、边核实的方式，以有效措施控制事态发展。

4.3 应急响应措施

4.3.1 县人民政府

(1)成立突发事件应急处理指挥部，由县政府主要领导担任总指挥，负责突发事件应急处理的统一领导和指挥。组织协调有关部门参与突发事件的处理，并根据突发事件应急处理的需要，设立突发事件应急处理工作组织。

(2)根据突发公共卫生事件处理需要，调集本行政区域内各类人员、物资、交通工具和相关设施、设备参加应急处理工作。保证应急处理所需经费、医疗救治和预防用防护设备、药品、医疗器械等物资的供应。

(3)划定控制区域：甲类、乙类传染病暴发、流行时，县政府报经上一级地方人民政府决定，可以宣布疫区范围；对重大食物中毒和职业中毒事故，根据污染食品扩散和职业危害因素波及的范围，划定控制区域。

(4)疫情控制措施：县政府可以在本行政区域内采取限制或者停止集市、集会、影剧院演出，以及其他人群聚集的活动；停工、停业、停课；封闭或者封存被传染病病原体污染的公共饮用水源、食品以及相关物品等紧急措施；临时征用房屋、交通工具以及相关设施和设备。

(5)流动人口管理：对流动人口采取预防工作，落实控制措施，对传染病病人、疑似病人采取就地隔离、就地观察、就地治疗的措施，对密切接触者根据情况采取集中或居家医学观察。

(6)实施交通卫生检疫：组织铁路、交通、质检等部门在交通站点和出入境口岸设置临时交通卫生检疫站，对出入境、进出疫区和运行中的交通工具及其乘运人员和物资、宿主动物进行检疫查验，对病人、疑似病人及其密切接触者实施临时隔离、留验和向县卫生局指定的机构移交。

(7)信息发布：突发公共卫生事件发生后，有关部门要按照有关规定作好信息发布工作，信息发布要及时主动、准确把握，实事求是，正确引导舆论，注重社会效果。

(8)开展群防群治：各街道、乡(镇)以及居委会、村委会协助卫生局和其他部门、医疗机构，做好疫情信息的收集、报告、人员分散隔离及公共卫生措施的实施工作。

(9)维护社会稳定：组织有关部门保障商品供应，平抑物价，防止哄抢；严厉打击造谣传谣、哄抬物价、囤积居奇、制假售假等违法犯罪和扰乱社会治安的行为。

4.3.2 县卫生行政部门

(1)迅速组织应急卫生救治队伍和相关技术人员到达突发事件现场，开展医疗救治、传染病人及其密切接触者的隔离、人员疏散等控制措施，进行采样与监测，及时向县政府和上级卫生行政部门报告有关情况，并积极配合上级部门完成突发事件的调查处理工作。

(2)组织突发公共卫生事件专家咨询委员会对突发公共卫生事件进行评估，提出启动突发公共卫生事件应急处理的级别。

(3)应急控制措施：根据需要组织开展应急疫苗接种、预防服药。

(4)督导检查：县卫生局负责对本行政区域内的应急处理工作进行督察和指导。

(5)普及卫生知识：针对事件性质，有针对性地开展卫生知识宣教，提高公众健康意识和自我防护能力，消除公众心理障碍，开展心理危机干预工作。

(6)配合上级突发公共卫生事件评估委员会进行事件评估：积极配合上级突发事件评估委员会对突发公共卫生事件的处理情况进行综合评估，包括事件概况、现场调查处理概况、病人救治情况、所采取的措施、效果评价等。

4.3.3 医疗机构

(1)成立相应的医疗救治组织，制定有针对性的救治预案。

(2)开展病人接诊、收治和转运工作，实行首诊医师负责制和重症、普通病人分开管理，对疑似病人及时排除或确诊。

(3)协助疾控机构人员开展标本的采集、流行病学调查工作。

(4)做好医院内现场控制、消毒隔离、个人防护、医疗垃圾和污水处理工作，防止院内交叉感染和污染。

(5)做好传染病和中毒病人等突发公共卫生事件的报告。

(6)对群体性不明原因疾病和新发传染病做好病例分析与总结，积累诊断治疗的经验。重大中毒事件，按照现场救援、病人转运、后续治疗相结合的原则进行处置。

4.3.4 疾病预防控制机构

(1)成立突发公共卫生事件防治机动队。

(2)做好突发公共卫生事件的信息收集、报告与分析工作，保证疫情网络畅通。

(3)制订流行病学调查计划和方案，及时到达现场，专业技术人员按照计划和方案，开展对突发事件累及人群的发病情况、分布特点进行调查分析，对传染病病人、疑似病人、病原携带者及其密切接触者进行追踪调查，查明传播链，提出并实施有针对性的预防控制措施。

4.3.5 卫生监督机构

(1)在县政府和卫生局的领导下，开展对医疗机构、疾病预防控制机构突发公共卫生事件应急处理各项措施落实情况的督导、检查。

(2)围绕突发公共卫生事件应急处理工作，开展食品卫生、环境卫生、职业卫生等的卫生监督和执法稽查。

(3)协助有关部门依据《突发公共卫生事件应急条例》和有关法律法规，调查处理突发公共卫生事件应急工作中的违法行为。

4.3.6 非事件发生地区的应急响应措施

未发生突发公共卫生事件的地方应根据其他地方发生事件的性质、特点、发生区域和发展趋势，分析受波及的可能性和程度，重点做好以下工作：

(1)密切保持与事件发生地区的联系，及时获取相关信息。

(2)组织做好本行政区域应急处理所需的人员与物资准备。

(3)加强相关疾病与健康监测和报告工作，必要时，建立专门报告制度。

(4)开展重点人群、重点场所和重点环节的监测和预防控制工作，防患于未然。

(5)开展防治知识宣传和健康教育，提高公众自我保护意识和能力。

(6)根据上级人民政府及其有关部门的决定，开展交通卫生检疫等。

4.4 突发公共卫生事件的分级响应

一般突发公共卫生事件应急处理工作由县政府负责组织实施。重大或特大突发公共卫生事件，县政府及时报请上级人民政府和有关部门提供指导和支持。

4.5 突发公共卫生事件应急响应的终止

突发公共卫生事件应急反应的终止需符合以下条件：突发公共卫生事件隐患或相关危险因素消除，或末例传染病病例发生后经过最长潜伏期无新的病例出现。

特别重大以下突发公共卫生事件由县卫生局组织专家进行分析论证，提出终止应急反应的建议，报县政府批准后实施，并向上一级人民政府卫生行政部门报告。

5. 应急保障

5.1 组织保障

县级卫生行政部门设立突发公共卫生事件应急管理机构，并确定专人负责突发事件应急准备、预警、预报的各项协调管理工作。

5.2 技术保障

5.2.1 突发公共卫生事件评估专家委员会

县卫生局负责成立突发公共卫生事件评估专家委员会，为指挥决策提供专业咨询。专家评估委员会由预防医学、临床医学、检验、行政管理等各方面的专家组成。其职责是：了解掌握国内外突发事件应急处理的相关知识和信息，提供咨询服务；综合评估突发事件，预测其发展趋势，提出启动和终止实施预案的建议；指导、调整和评估应急措施，参与突发事件的总结评估并提交评估报告。

5.2.2应急医疗卫生队伍

县建立一支由疾病预防控制、医疗救治、卫生监督三部分组成的突发事件应急处理常备的机动队伍，随时能够处置突发事件，参与和指导基层医疗卫生等机构开展突发事件应急处理工作。其主要职责是：开展现场流行病学调查、检测检验、突发事件的分析、评估和上报；协助和指导突发事件现场救援、转运和后续治疗；督导各项现场应急处理措施的落实；开展突发事件应急处理的业务培训和咨询等。突发事件应急处理的常备队伍应当每年至少进行一次专门的培训和演练。

5.2.3 医疗救治网络

加快突发事件医疗救治体系建设，逐步形成以紧急救援中心、综合医院、传染病医院（传染病病区）为主体的医疗救治体系，承担突发事件的医疗救治任务。县卫生局指定急救机构（包括院前急救机构和院内急救机构）、综合医院、传染病定点医院（或指定具备传染病防治条件和能力的医疗机构承担传染病防治任务）、后备医院组成全县救治网络，负责突发事件医疗救治工作。

5.3 后勤保障

各级卫生部门根据实际，科学制定储备计划。各种药品、疫苗、试剂、防护用品等要及时更新；各种器械、设备要经常调试，确保突发事件处理的及时有效。

6. 后期处置

6.1 后期评估

突发公共卫生事件结束后，县卫生局应在县政府的领导下，组织有关人员对突发公共卫生事件的处理情况进行评估。评估内容主要包括事件概况、现场调查处理概况、病人救治情况、所采取措施的效果评价、应急处理过程中存在的问题和取得的经验及改进建议。评估报告上报县政府和上一级人民政府卫生行政部门。

6.2 奖励与处罚

县政府人事部门和卫生局对参加突发公共卫生事件应急处理作出贡献的先进集体和个人进行联合表彰；民政部门对在突发公共卫生事件应急处理工作中英勇献身的人员，按有关规定追认为烈士。对在处理过程中负有失职责任的机构和人员按有关法律和规定严肃处理。

6.3 抚恤和补助

县政府组织有关部门对因参与应急处理工作致病、致残、死亡的人员，按照国家有关规定，给予相应的补助和抚恤；对参加应急处理一线工作的专业技术人员应根据工作需要制订合理的补助标准，给予补助。

6.4 征用物资、劳务的补偿

突发公共卫生事件应急工作结束后，县政府组织有关部门对应急处理期间紧急调集、征用有关单位、企业、个人的物资和劳务进行合理评估，给予补偿。

7. 附则

7.1 名词术语

重大传染病疫情是指某种传染病在短时间内发生、波及范围广泛，出现大量的病人或死亡病例，其发病率远远超过常年的发病率水平的情况。

群体性不明原因疾病是指在短时间内，某个相对集中的区域内同时或者相继出现具有共同临床表现病人，且病例不断增加，范围不断扩大，又暂时不能明确诊断的疾病。

重大食物和职业中毒是指由于食品污染和职业危害的原因而造成的人数众多或者伤亡较重的中毒事件。

新传染病是指全球首次发现的传染病。

7.2　制定与解释机关

本预案由县卫生局会同县政府有关部门制定，报县政府批准后实施。本预案由县卫生局负责解释。

7.3　预案实施时间

本预案自印发之日起实施。

8. 附录

8.1　阳谷县突发公共卫生事件应急处理组织机构示意图　**（略，编者注）**

8.2　阳谷县突发公共卫生事件应急工作流程图　**（略，编者注）**

阳谷县卫生应急管理工作规范(试行)

(2008年7月28日　阳谷县卫生局印发)

为明确局机关和各医疗卫生机构在突发公共卫生事件应对工作中的职责，建立健全突发公共卫生事件应急机制，依法、科学、规范、有序、高效地处置各类突发公共卫生事件，依据《中华人民共和国突发事件应对法》《中华人民共和国传染病防治法》《突发公共卫生事件应急条例》《国家突发公共事件总体应急预案》《国家突发公共卫生事件应急预案》《国家突发公共事件医疗卫生救援预案》《全国卫生部门卫生应急管理工作规范（试行）》等国家有关法律、法规、规章与预案，结合我县实际，制定本规范。

一、工作机构与职责

(一)卫生行政部门

县卫生局负责全县突发公共卫生事件的应急管理工作

(1)卫生应急办公室

①负责县卫生局卫生应急工作领导小组办公室日常工作。

②负责应急事件处置的统一指挥和组织协调。牵头组建全县突发公共卫生事件应急指挥决策系统，在县政府、市卫生局的领导与指导下，协调有关部门及单位的关系，对辖区重大应急事件紧急处置进行指导，并提供技术支持，负责启动应急机制后的统一协调工作。

③建立健全应急事件监测预警系统，负责全县范围内应急事件相关信息收集、整理、分析和通报，开展应急事件预警、预测工作，对应急事件相关信息报告工作进行监督和管理，组织对报告的应急事件相关信息进行核实、确认和分级，并组织全县应急事件危险因素的调查。

④负责组织制订、修订各类突发公共卫生事件应急预案，并组织开展县级突发公共卫生事件应急处置演练；贯彻落实国家相关法律法规和技术规范。

⑤负责组建县级突发公共卫生事件专家咨询委员会和卫生应急队伍，加强县级专业人员的技术培训和全县师资培训，提高队伍的整体应急处置能力。

⑥负责全县突发公共卫生事件相关信息发布的准备工作。

⑦负责提出年度县级卫生应急工作预算建议，拟定县级物资储备、装备与设备的管理使用计划，并组织实施。

⑧负责救灾、反恐、中毒、放射事故等突发公共卫生事件中涉及公共卫生问题处理的组织协调和重大人员伤亡事故的医疗救治工作。

⑨负责组织开展调查研究，为应急事件处理提供决策依据。

⑩负责县政府、上级卫生部门安排的其他应急方面的工作。

(2)办公室

①负责做好突发公共卫生事件相关信息的发布和媒体沟通。

②负责做好突发公共事件应急处理的综合协调工作。

③负责印发《卫生应急工作信息》。

(3)人事科

①负责局卫生应急领导小组成员科室职责界定。

②负责卫生应急工作中的人员调配。

③负责对参加突发公共卫生事件应急处理的医疗卫生人员，给予适当补助和保健津贴；对参加突发公共卫生事件应急处理作出贡献的人员，给予表彰和奖励；对在突发公共卫生事件应急处理过程中工作不力者，进行组织处理。

(4)规划财务科

①负责应急事件经费预算的落实，提供必要的物资保障。

②负责组建全县突发公共卫生事件应急指挥决策系统。

③负责办理有关接受国内捐赠事宜。

(5)卫生监督所

①负责应急事件处理过程中的执法监督和稽查。

②负责应急事件有关信息的核实和调查工作，为应急事件确认提供依据。

③负责做好食物中毒、职业中毒、其他中毒、辐射损伤等应急事件的处置工作。

④组建卫生应急专家队伍，并协助搞好队伍培训。

(6)基层卫生与妇幼保健科

①负责开展公众健康教育和应急事件处置过程中的宣传教育。

②协助处置发生在农村的各类应急事件。

(7)医政科

①负责组织应急事件的医疗救治，统筹医疗资源开展医疗急救工作。

②负责组建卫生应急专家队伍，并协助搞好队伍培训。

③负责应急工作课题立项、科研管理。

④负责开展卫生应急交流工作。

(8)疾病预防控制科

①负责做好传染病、群体性不明原因疾病等相关应急事件的处置工作。

②负责做好疫情监测和相关信息的收集、汇总、整理，为应急事件确认提供依据。

③负责组建卫生应急专家队伍，并协助搞好队伍培训。

④组织开展救灾防病工作。

⑤负责对全县医疗卫生行业病原微生物实验室生物安全进行管理和监督检查，与应急事件有关的样品、标本和菌(毒)种运输、保存等的监管。

(9)县爱卫办

负责在应急事件处理过程中组织开展爱国卫生运动。

(二)各级医疗卫生专业机构

1. 医疗救治机构

负责传染病、中毒、群体性药物伤害、不明原因疾病等突发公共卫生事件相关信息报告、症状监测和健康教育，配合进行流行病学调查和检测样本的采集；负责病人的现场抢救、运送、诊断、治疗、院内感染控制(包括病人隔离)；负责本单位医务人员的应急救援技能的培训和演练；负责病人的现场抢救、转运工作；卫生行政部门指定的医院负责收治传染病、核和辐射损伤病人以及中毒病人等；城市社区和农村基层医疗卫生机构在疾控机构的指导下，承担相应的传染病疫情防控工作。

2. 疾病预防控制中心

负责各类突发公共事件中的疾病预防控制和公众卫生防护工作。开展突发公共卫生事件及其相关信息收集、监测和报告、流行病学调查、现场快速检测和实验室检测；提出和实施防控措施，进行健康教育和效果评估；承担相关人员的培训与演练、相应应急物资和技术储备；提供技术指导。

3. 卫生监督所

负责突发公共卫生事件应对的卫生监督和执法稽查，包括对食品卫生、环境卫生、放射卫生、职业卫生、疫情报告、隔离防护、生物安全等进行监督执法。卫生监督机构应设专人统一协调卫生监督应急工作。

二、组织指挥

(一)组织指挥体系

1. 应急处理指挥部

发生突发公共卫生事件时，县卫生局根据预案规定，按照“统一指挥、反应灵敏、协调有序、运转高效”的原则，依据事件的级别和工作实际需要，建议成立同级政府突发公共卫生事件应急处理指挥部。突发公共卫生事件应急处理指挥部的组成和职责分工，按本级政府制定的突发公共卫生事件应急预案规定执行。

2. 现场指挥部

发生特别重大、重大或较大的突发公共卫生事件时，应成立由政府、卫生行政部门、医疗卫生机构及相关部门有关人员参加的现场指挥部。根据事件性质指挥部可下设若干组，建立协调机制，组织相关专家参与指挥部工作。

现场指挥部的总指挥，应由县级突发公共卫生事件应急处理指挥部负责人担任。

发生一般突发公共卫生事件时，视情况建议县政府成立现场指挥部。

现场指挥部主要工作包括：

(1)制订工作计划，明确部门工作任务，建立工作机制；

(2)建立定期或每日例会制度，掌握工作进展、落实各项措施情况及效果，分析存在问题与困难，研究部署应对策略和措施，合理调整各部门分工和职责；

(3)综合判断事件性质，提出应急处置措施和方案；

(4)及时与当地政府及部门沟通情况，并向各有关部门通报情况；

(5)组织专家对事件处置进行综合评估；

(6)提交现场工作总结报告。

3. 专家咨询委员会

组建相应的突发公共卫生事件专家咨询委员会。委员会委员由相关领域中具有高级职称和工作经验的专家组成。

专家咨询委员会负责对突发公共卫生事件的分级以及相应的控制措施提出建议；对突发公共卫生事件应急准备提出建议；参与制订、修订突发公共卫生事件应急预案和技术方案；对突发公共卫生事件应急处置提供技术指导，必要时参加现场应急处置工作；对突发公共卫生事件应急响应的终止、后期评估提出咨询意见；承担同级突发公共卫生事件应急处理指挥部及日常管理机构交办的其他工作。

(二)指挥协调机制

卫生局要与发展改革、教育、公安、民政、财政、铁道、交通、水利、农业、质检、安全生产、林业、食品药品、旅游等相关部门建立协调、合作机制，及时掌握突发公共卫生事件及其他突发公共事件相关信息，及早采取相应的联防联控措施，有效应对各类突发事件。

(1)信息通报与交换

卫生局要建立部门间的信息交换机制，按有关规定及时将本辖区内突发公共卫生事件相关信息通报有关部门和单位。

(2)国内交通卫生检疫措施的实施

卫生局根据突发公共卫生事件防控工作的需要，与铁路、交通等部门紧密配合，依据《国内交通卫生检疫条例》采取相应的检疫措施。

(3)重大活动的卫生应急保障

卫生局及时与其他部门和单位沟通协调，掌握重大活动、重要会议等信息，根据重大活动的种类、规模和时间，科学评估可能造成威胁的公共卫生危险因素，制订预案和采取相关防控措施。

三、卫生应急各项工作管理制度

卫生局、医疗卫生机构要按照卫生应急工作相关法律、法规、规章、预案、方案、规范和标准的规定，结合卫生应急工作实际需要，建立健全各项工作与管理制度，明确各类卫生应急机构、岗位的职责，实行卫生应急工作制度化管理。

（一）卫生应急管理制度

1. 卫生局建立和完善应急管理制度，包括应急准备、预警系统、决策指挥、应急值守、信息报告、应急处置、定点收治、新闻发布、应急队伍、技术支持、物资储备、部门协调、执法监督、检查指导、考核评估、奖励惩处等管理制度。

2. 疾病预防控制机构要建立和完善监测预报、应急值守、物资储备、信息报告、应急队伍、现场处置、检验检测、生物安全、健康教育、技术指导、考核评估、奖励惩处等各类应急管理制度。

3. 医疗机构要建立和完善应急准备、伤病检诊、现场抢救、信息报告、院内会诊、院内救治、运送转诊、消毒隔离、院感控制、健康教育、技术指导、考核评估、奖励惩处等各类应急管理制度。

4. 卫生监督所要建立和完善应对突发公共卫生事件的各项卫生监督、执法稽查等管理制度。

5. 其他各类卫生机构也要建立和完善应急相关管理制度。

（二）卫生应急工作制度

1. 应急保障：主要有各种卫生应急预案和技术方案，队伍、装备、物资、信息和经费保障，培训、演练等工作制度。

2. 监测预警与报告：主要包括突发公共卫生事件监测、分析、预警、信息报告与网络管理等工作制度。

3. 现场处置：主要有现场专业医疗救援、现场检伤分类、现场调查和处理、个人防护、现场卫生学评价、监督检查等工作制度。

4. 实验室检测：标本的采集、运送、保存、检测、报告、质量控制和实验室安全等工作制度。

5. 信息发布与通报：主要有突发公共卫生事件的信息发布、信息通报等工作制度。

6. 风险沟通与健康教育：主要有风险沟通、公众的心理干预、健康教育与健康促进等工作制度。

四、监测预警

（一）监测

1. 制定监测计划

卫生局依据有关突发公共卫生事件应急处置法律法规及技术文件，针对不同类别的突发公共卫生事件，组织相关专业的专家制订适用于本地的各项监测计划和方案。

2. 建立完善监测网络

卫生局、县疾病预防控制中心，根据监测计划，建立健全突发公共卫生事件报告系统、症状监测、实验室监测、健康危害因素监测、公共卫生监督等监测网络系统，以及同农业、林业、气象、水利、交通等部门的相关信息交流机制，构建监测信息平台。

3. 开展监测

各级各类医疗卫生专业机构按监测计划和方案，培训监测专业人员，开展各项监测工作，及时总结、分析、上报和反馈各类突发公共卫生事件监测信息。疾病预防控制中心适时组织专家召开疫情分析和评估监测会议，及时将结果通报卫生局。

（二）预警

卫生局根据监测预测的信息，及时组织专家咨询委员会对公众健康的危害程度和可能的发展趋势进行分析、评估和预测，适时发布预警信息。

1. 预警事件

（1）发生或者极可能发生传染病暴发、流行；

（2）发生或者发现不明原因的群体性疾病；

（3）发生传染病菌（毒）种等丢失；

（4）发生或者可能发生重大食物与化学中毒、核和辐射损伤事件；

（5）发生或者可能发生生活饮用水污染事件；

（6）自然灾害发生后，可能引发的公共卫生事件；

（7）发生或者可能发生其他严重影响公众健康的事件。

2. 预警级别

预警级别依据突发公共卫生事件的性质、可能造成的危害程度、紧急程度和发展态势可划分为特别重大（Ⅰ级）、重大（Ⅱ级）、较大（Ⅲ级）和一般（Ⅳ级）等预警级别，并分别以红色、橙色、黄色和蓝色标识。

3. 预警实施

(1)卫生局、疾病预防控制中心负责制订预警指标。根据突发公共卫生事件的严重性、影响区域范围、可控性，所需动用的资源等因素，制订适合实际情况的突发公共卫生事件最低级别的预警线指标。

(2)卫生局根据突发公共事件的管理权限、危害性和紧急程度，发布、调整和解除预警信息。涉及跨区域、跨行业、跨部门的突发公共卫生事件预警信息的发布、调整和解除，须报市卫生局和县人民政府批准。

(3) 预警信息内容包括：突发公共事件的类别、预警级别、起始时间、可能影响范围、警示事项，应采取的措施等。

(4)预警信息的发布、调整和解除可通过广播、电视、报刊、通信、信息网络、警报器、宣传车或组织人员逐户通知等方式进行，对老、弱、病、残、孕等特殊人群以及学校等特殊场所和警报盲区应当采取有针对性的公告方式。

(5)按照预案采取相应预警级别的防控措施。

五、信息报告与发布

(一)信息报告

1. 事件报告单位与报告人

(1) 任何单位和个人都有权向国务院卫生行政部门和县人民政府及其有关部门报告突发公共卫生事件及其危险因素，也有权向上级政府部门举报不履行或者不按照规定履行突发公共卫生事件应急处理职责的部门、单位及个人。

(2)县人民政府及其卫生局,各类医疗卫生机构、检验检疫机构、食品药品监督管理机构、环境保护监测机构、教育机构及卫生局指定的突发公共卫生事件监测机构等为责任报告单位。

(3)各级各类医疗卫生机构的医疗卫生人员、个体开业医生为责任报告人。

2. 报告事件的界定

(1)卫生局指定专业机构收集、汇总、分析、报告有关公共卫生突发事件监测资料。

(2)卫生局组织公共卫生、流行病、检验、医疗等领域的专家，结合当地的历史资料，对突发公共卫生事件调查的情况、类别和性质、波及范围和严重程度、已采取的应对措施和效果及其发展的趋势进行评估，判定突发公共卫生事件的类型和级别。

(3)卫生局综合专家讨论的结果，按有关规定对报告事件类型和级别进行界定。

3. 报告方式、时限与程序

(1) 获得责任报告单位和责任报告人报告的突发公共卫生事件相关信息，应当在2小时内以电话或传真等方式向卫生局指定的专业机构报告信息。

(2) 县卫生局经初步核实认为可能是或确认为突发公共卫生事件后，应当尽快组织有关专家进行现场调查，并向市卫生局报告。

(3)卫生局接到确认为突发公共卫生事件相关信息报告，应根据事件的不同级别，及时采取相应的应对措施，并在2小时内向县人民政府报告，同时向市卫生局报告。如尚未达到突发公共卫生事件标准的，敦促专业防治机构密切跟踪事态发展，随时报告事态变化情况。

(4) 对可能造成重大社会影响的突发公共卫生事件，应以最快速度上报市卫生局和县人民政府。

(5)发生突发公共卫生事件后,县卫生局视事件性质、波及范围等情况，依法及时与临近市、县之间互通信息。

4. 监督、检查和指导

(1) 县卫生局对所辖区域的突发公共卫生事件监测信息报告管理工作进行监督、检查和指导。

(2)卫生监督所加强所辖区域内突发公共卫生事件监测信息报告管理工作的监督检查。

(3) 县疾病预防控制中心加强所辖区域内突发公共卫生事件监测信息报告管理工作的技术指导。

(4)各级各类医疗卫生机构积极开展本单位突发公共卫生事件监测信息报告管理工作。

(5)卫生局依法查处瞒报、缓报、谎报突发公共卫生事件信息的违法行为。

(二)信息发布与通报

未经上级卫生行政部门许可，不得向社会发布本行政区域的突发公共卫生事件信息。

六、现场处置

坚持控制优先、实验室和流行病学调查相结合的原则，采取边抢救、边调查、边核实、边处理的方式，以有效措施控制事态发展。

(一)早期处置

1. 初步确认与报告

及时组织医疗卫生机构对事件进行初步核实、确认，在采取必要措施的同时，按要求向县人民政府和市卫生局报告。

2. 现场处置工作

根据突发公共卫生事件的不同性质和应对需求，现场指挥部下设各专业工作组，包括现场流调与处置组、医疗救治组、检验检测组、信息组、消毒杀虫组、后勤保障组等，各组指定工作组组长。

3. 指派专家工作组

卫生局根据事件发生或发展情况，可派出由不同专业领域组成的专家工作组按照有关要求开展工作，并指定专家工作组组长。

4. 提供后勤保障

派出机构应为现场工作人员提供必要的经费、交通工具、设备及意外伤害保险等。根据事件发展和应对需要，适时调集、调整人员和物资，协调有关部门开展现场处置，提供后勤保障。

(二)医疗救援

卫生局根据现场医疗救治需求，按照预案的要求，制订医疗救援方案，统一指挥调动医疗资源，迅速开展现场医疗救援工作。

根据分级救治与合理转运相结合的原则，对伤病员进行检伤、分类、分级、分区急救处理和转运。危险化学品、核和辐射事件的伤员应及时转运到专业医疗机构救治。

医疗救援人员要注重自身安全与防护，不做任何不科学的冒险救治，避免造成更多人员伤亡。

(三) 现场调查

现场指挥部组织开展现场流行病学调查，核实事件，确定病例定义，搜索和鉴别病例，收集整理事件相关信息，确定事件高危地区和波及人群范围，对事态进行分析，提出、实施和不断补充完善控制措施，并对现场调查工作进行评估。

(四) 样本采集与检测

卫生局指定专业机构拟定标本采集检测计划，协调各级各类医疗机构以及有关单位配合、协助采集相关标本，开展现场快速检测和相关的实验室检测。在标本采集、运输、储存、检测过程中严格遵循安全的原则，做好个人防护，防止交叉污染和污染源的扩散。

卫生行政部门按照有关尸检的规定，指定具有传染病病人尸体解剖查验资质的机构开展尸体解剖查验工作。从事甲类传染病和采取甲类传染病预防、控制措施的其他传染病病人或者疑似传染病病人尸体解剖查验的机构，由省级以上卫生行政部门指定。

(五)防控措施

1. 拟定方案

现场指挥部根据现场调查所获悉疾病的传染源或事件危害源、传播或危害途径以及疾病、事件特征，确定控制和预防措施，拟订现场控制方案。

2. 措施选择

根据事件类型和流行病学调查结果，有针对性地采取现场应急控制措施。在事发现场和可能波及的区域开展主动监测，必要时启动日报告、零报告制度；及时通报情况，争取当地有关部门配合和支持控制措施的落实；对控制措施落实情况开展督导检查；对控制效果进行评价，及时调整控制方案。当事件得到有效控制时，根据专家组提出的事件处置终止建议，及时终止控制措施。

3. 突发传染病疫情的现场控制措施

(1)积极组织救治病人,隔离传染源;

(2)追踪密切接触者,根据需要分别进行隔离、留验、医学观察和健康随访;

(3)根据疫情规模和危害程度，确定疫点、划分疫区；

(4)采取消杀灭等卫生处理方法,切断传播途径；

(5)根据疾病的特点，采取预防接种或预防服药，宣传教育等方法保护易感人群。

4. 食物中毒事故的现场控制

(1)组织有关医疗机构紧急救治病人;

(2)调查可能暴露者,进行医学观察;

(3)进行现场卫生学处理;

(4)对导致或者可能导致食物中毒事故的食品应依法采取相应控制措施;

(5)调查被污染食物的流向,并向可能受影响地区的卫生行政部门通报。

5. 职业中毒事件的现场控制

(1)协助开展现场人员疏散;

(2)组织人员检伤分类;

(3)开展现场中毒患者急救和医学观察;

(4)进行人群健康危害的卫生学评价;

(5)提出控制毒物危害措施的建议;

(6)开展公众健康教育及心理干预。

6. 核和辐射事件的现场医学救援

(1)判定和救治伤员;

(2)初步估计人员受照剂量,对伤员进行分类处理;

(3)指导公众做好个人防护,必要时在专家指导下发放和服用稳定性碘;

(4)协助解决核和辐射事件造成的社会心理学问题;

(5)协助做好可能污染的食品、饮用水等的放射性监测和控制。

7. 监督执法

卫生监督所对各项突发公共卫生事件应急措施落实情况进行监督,依照法律法规查处突发公共卫生事件应急处置工作中的违法行为。

七、应急实验室网络

卫生局按照上级要求建立和完善突发公共卫生事件应急实验室网络,为突发公共卫生事件的监测预警和应急处置提供实验室支持。积极动员所有具备实验室资质认定和国家认可的各级各类实验室,申请加入应急实验室网络。经过国家卫生应急管理部门认可批准的实验室网络成员,根据协议要求开展工作,全面提高病原微生物、化学、物理、放射危害因素的实验室检测、监测、鉴定水平和能力。

八、应急队伍

(一)卫生应急队伍

按照“统一组织、平急结合、因地制宜,分类管理、分级负责、协调运转”的原则,卫生局组建卫生应急队伍,以有效应对辖区内发生的突发公共卫生事件。各级各类医疗卫生机构根据本单位的职能成立相应的现场应急队伍。

卫生应急队伍以现场应急处置为主要任务,其工作内容包括核实确认、现场流行病学调查、现场监测与样品采集、人群健康评价、控制措施制定、医疗救援、监督执法等。

1. 队伍组成

(1)根据卫生应急工作需要,按照重大灾害、传染病、中毒、核和辐射等不同类别医疗卫生救援分别组建应急队伍。

(2)队伍成员应根据应对事件的不同类型,从疾病预防控制中心、医疗机构、卫生监督所等相关单位,选择年富力强、具有实践经验的应急管理、现场流行病学调查与处置、医疗救治、实验室检测、卫生监督及相关保障等专业人员组成应急队伍。

(3)队伍人员组成应确保专业结构合理。

2. 队伍管理

卫生局依托“突发公共卫生事件应急专家库系统”(以下简称应急专家库)建立卫生应急队伍成员资料库,实行信息化管理,及时或定期更新信息资料,并根据应急处置情况,对队员进行及时调整。各级各类医疗卫生机构应设立相应的卫生应急队伍,建立应急成员资料库。

(二)卫生应急专家库

卫生局组织辖区内的医疗机构、疾控机构、卫生监督机构以及其它相关单位(部门),根据卫生应急专家入库条件和推荐原则推荐应急专家,按照突发公共卫生事件类别和所需相关专业进行推荐,包括疾病控制、医疗救治、实验室检测、卫生监督、卫生管理、危机管理、心理学、社会学、经济学等专业专家。并按照应急专家库软件系统的要求组织推荐专家个人信息的填报工作,卫生局对推荐的专家进行审核、遴选,建立辖区内的卫生应急专家库。

九、装备储备

（一）卫生应急装备

1. 卫生应急装备配置

（1）根据卫生应急队伍的类型和职能制订本级的卫生应急装备标准。

（2）卫生应急工作队伍应急装备的配备，应当服从和服务于卫生应急工作，遵循“统一组织、明确职责、平急结合、依法管理、科学使用、注重效益”的原则。

（3）卫生应急装备和物品可按用途分为通用性保障类和专业工作类。

①通用性保障装备和物品主要包括：个人生活用品（携行）、后勤保障装备、通讯装备、办公装备、徽章标志和交通装备等。

②专业类工作装备和物品，根据重大灾害、传染病、中毒、核和辐射等不同事件类别配备，主要包括：防护装备，标本采集保存运送类装备，现场快速鉴定、诊断、检测装备，现场调查和处置类装备，药品器材等。

2. 应急装备管理

（1）应急装备的管理，实行三定岗位责任制：定主管领导、定管理单位、定使用保管人员。卫生局卫生应急日常管理机构、应急装备日常管理单位和卫生应急队伍，应当各司其职，各负其责，分工合作，密切配合，共同做好应急装备的配备、仓储、使用和维护等管理工作。

（2）卫生局应急办日常管理机构负责制定应急装备管理和制度，制订应急装备的长远规划和年度计划；组织编制应急队伍的装备目录、装备标准和配置方案；负责应急装备标准和规范的制订；负责应急装备的统一调配；配合相关部门做好应急装备的经费预算和采购工作。

（3）卫生局指定县疾病预防控制中心或医疗机构作为应急装备日常管理单位，负责应急装备的仓储、培训、技术管理及维护保养工作，办理使用手续；监督检查应急队伍的应急装备使用管理；负责组织有关专家验收应急装备。

（4）卫生应急队伍负责应急装备在卫生应急救援行动时的使用和保管，要熟悉其调用程序，在应急工作结束后及时将相关物品交与管理单位入库；配合应急装备日常管理单位对其进行定期维护保养。

（二）卫生应急物资储备

按照“统一规划、合理布局、分级储备的储备原则，建立和完善突发公共卫生事件应急处置重要物资的储备机制，确保在突发公共卫生事件应急处置所需物资的供应。

1. 储备类别

（1）现场流行病学调查、消毒剂、快速检测检验设备、器材和试剂；样品采集、保存、运输器材和物资。

（2）用于现场水质、大气环境检验检测的监测车，有毒有害化学品/核辐射侦检车等。

（3）对传染病病人隔离、个人卫生防护的用品和设施等；

（4）医疗救护、现场处置所需的有关药品、疫苗、诊断试剂和器械。

2. 储备形式

（1）实物储备：适合于市场供应量少，生产、研发成本高，生产储备不足或较为稀缺的或经常使用的，事件发生时需立即调用的卫生应急物资，如食物和职业中毒特效解毒药品、核和辐射损伤防治特效药品、个人防护用品、疾病特异性诊断试剂等。

（2）计划储备：根据卫生应急工作需要，可采取与生产企业、经营单位签订储备合同的形式储备应急物资。

（3）资金储备：卫生局预留一定金额的专项资金，用于突发公共卫生事件发生时采购所需应急物资。

（4）信息储备：根据卫生应急工作实际需要，卫生行政应急部门组织动态收集所需各类应急物资储备信息，建立应急处置所需储备物资的生产企业、供应商的名录等信息库。

3. 储备管理

（1）根据突发公共卫生事件应急预案的要求、本县突发公共卫生事件的特点和应急处置的实际需要，本着节约高效的原则，统一规划，分级储备，制订物资储备目录和标准，满足应对日常卫生应急工作需要的物资储备。

（2）根据当地应急物资的生产、市场供应、储备条件和应急需求实际决定实物、资金、计划和信息四种储备形式的比例，并根据应急处置工作需要调用储备物资，使用后要及时补充。

(3)医疗卫生单位应本着“自用自储”的原则制定日常应急物资储备计划。

(4) 按相关预案的要求，结合突发公共卫生事件的级别制订应急物资的采购、验收、保管、领用、补充、更新、安全等管理制度，落实管理人员岗位责任制，加强应急物资的规范管理。

(5)按照国家有关规定，储备单位每年对储备仓库负责人、安全管理人员进行规范的安全知识培训，确保储备仓库和物资的安全。

4. 调度使用

应急物资的调度和使用，应合理调用，及时添平补齐，保证储备物资的动态平衡。卫生局根据预案规定和应急处理工作需要，与有关部门协商建立调用储备物资制度。

十、培训演练

(一)培训

卫生行政部门负责卫生应急培训，制订和组织实施培训规划，并进行绩效评估。坚持“预防为主、平急结合、突出重点、学以致用”的原则。做到全员培训和重点提高相结合，集中培训与岗位培训相结合，现场处置培训与理论培训相结合，地区内交流与外出进修培训相结合。

1. 对象和主要内容

(1)卫生应急管理干部培训

重点是增强应急管理意识和公共安全意识，掌握相关法律、法规、预案和工作制度，提高卫生应急常态管理水平、组织协调和指挥处置突发公共卫生事件能力。

(2)卫生应急专业队伍培训

重点是掌握卫生应急预案、技术规范和标准，精通卫生应急专业知识和技能，提高现场调查、分析和处置能力。以重点急性传染病、新发传染病、不明原因疾病、中毒、核和辐射损伤、各类重大突发事故和自然灾害等突发公共事件的卫生应急工作的专业知识、理论、技能和应急处理程序、安全防护为主要内容。

(3)疾病预防控制人员

重点掌握各类应急预案，重点急性传染病、新发传染病、不明原因疾病、中毒、核和辐射损伤、各类突发事故和自然灾害等突发公共事件的卫生应急工作的基本知识和基本理论，现场流行病学调查处理方法和安全防护技能，熟悉突发公共卫生事件报告标准、监测、预警和处置程序，以及标本采集、实验室检测、实验室生物安全和现场快速检测技术。

(4)医疗救治人员

重点掌握应急预案和重点急性传染病、新发传染病、不明原因疾病、中毒、核和辐射损伤等诊断治疗技术和安全防护技能，熟练掌握各类突发公共事件中伤病员的急救处理技术，提高应对各类突发公共事件发现报告、现场处置、医疗救援和与疾控机构协同处置的能力。

(5)执法监督人员

重点是应急相关法律、法规和预案，熟悉突发公共卫生事件报告标准、响应和处理程序，掌握突发公共卫生事件应对违法案例调查、取证、处理的方法与技能。

(6)卫生应急师资队伍

重点是卫生应急专业知识、专业理论、专业技能和培训技巧，系统掌握卫生应急法律法规和预案，熟悉卫生应急领域的最新进展。

(7)相关部门卫生应急管理干部

重点是国家卫生应急相关法律、法规和预案以及《国际卫生条例》等，熟悉突发公共卫生事件本部门职责，了解突发公共卫生事件的报告标准和程序、应急措施、事后恢复重建以及绩效评估等。

(8)卫生应急救援志愿者

重点是掌握卫生应急救援及自救、互救、个人防护的技能以及协助专业救援队伍参与卫生应急处置的能力。

2. 实施

(1)制订培训计划

根据不同培训对象和专业特点和卫生应急工作需要制订培训计划。

(2)培训形式

根据实际需要，充分利用广播电视、远程教

育等先进手段，辅以情景模拟、预案演练、案例分析等方法，采取多种形式的培训和交流形式

(3)组织实施

依据分级管理、逐级培训的原则，卫生行政部门组织本级和下一级师资、技术骨干的培训。

(4)培训评估

对培训前后相关知识的知晓情况、培训满意度(包括培训知识的需求、教学方式的可接受性，还需要改进和提高等)等进行测评，了解培训效果，并进行绩效评估。

(二)演练

按照“统一规划、分类实施、分级负责、突出重点、适应需求”的原则，组织实施卫生应急演练。

1. 演练方式

根据实际情况和卫生应急工作需要，结合突发公共卫生事件应急预案，可采取桌面和实战演练、功能和全面演练等形式。

2. 演练实施

(1)根据突发公共卫生应急有关法律、法规和预案要求，结合自身工作实际，制订本辖区突发公共卫生事件应急处置年度演练计划。演练计划应包括演练的指导思想、目的、方式、频次、时间、人员和内容、预期结果以及保障措施等基本要素。

(2)根据年度计划要求，编制每个突发公共卫生事件应急处置演练项目工作实施方案。方案应包括本次演练的目的、组织、参加人员、内容与形式、时间与场地安排、评判要点、保障支持、经费预算、工作要求、效果评估和注意事项等基本要素。

(3)根据突发公共卫生事件应急处置演练项目工作实施方案的要求，组织演练。演练应按卫生应急的实际需要进行，涉及的组织管理、快速反应、技术规范、物质储备、部门协调、媒体沟通等各项措施均应落实到位。

3. 演练评估

根据演练实施方案，组织制订演练评价标准。演练评价标准包括：评价类别、评价项目、评价标准及要求、标准分、扣分标准、点评专家和得分等基本要素。组织专家对演练过程各环节进行点评。演练结束后，对资料进行汇总，并通过调查问卷、集体座谈等形式了解演练的针对性和效果。评估报告主要包括：演练项目概况，演练项目内容、时间、参加人员及投入等；演练的效果；演练存在的问题及改进措施的建议等3部分。

十一、动员宣传

突发公共卫生事件发生时，利用广播、电视、报纸和网络等大众媒体，及时将宣传信息传递到有关目标人群，将切合实际的有关自救互救、饮食、饮水卫生和消毒杀虫方法等卫生防病知识反复向公众宣传，倡导卫生行为，提高公众应对突发公共卫生事件的意识和能力，群策、群防、群控，做好突发公共卫生事件的应对工作。宣传动员内容要随突发公共卫生事件的发生、发展而变化和调整。

十二、科技交流与合作

加强科技交流与合作是提高突发公共卫生事件处置能力的重要环节，有计划地开展应对突发公共卫生事件相关的科学研究，探索事件发生、发展的规律。

(一)科技管理

加强不同学科和部门间的沟通与协调；严格执行国家有关生物安全的法律法规，避免发生实验室生物安全事件；加强应急科研成果的综合评价和推广应用工作。其重点领域包括应急工作的法制、体制、机制和预案建设的相关政策、应急指挥的开发应用、应急监测预警系统、现场应急处置相关技术、社区动员机制、应急能力和绩效评估、卫生应急社会经济评价、应急队伍装备标准、应急物资储备、现场快速检测技术和实验室诊断方法开发评价与储备等研究。

(二)交流与合作

建立突发公共卫生事件的交流合作机制，建立不同部门、不同行业、不同地区间的科研合作和成果交流机制，共享突发公共卫生事件应对的经验与成果。

十三、恢复重建

(一)组织领导

卫生应急行动结束后，卫生局按照政府的统一部署，负责辖区内恢复重建工作的卫生学评估及卫生系统内的善后处置和重建工作。

(二)计划与实施

根据事件等级、损失程度和政府的相关恢复重建规划，组织制订突发公共卫生事件应急后的恢复重建计划并组织实施。

(三)善后处理

1. 补（救）助和抚恤

卫生局会同有关部门对参加卫生应急处置一线工作的专业技术人员制订合理的补助标准，给予补助和保健津贴，对因参与应急处理工作致病、致残、致死亡的人员，按国家有关规定给予相应的补助和抚恤，必要时提供司法援助，对有关人员给予心理抚慰。

2. 征用物资的归还和补偿

(1)协助政府及时归还征用的物资、设施、设备或占用的房屋、土地；不能及时归还或者造成损坏的，应当在合理评估后依法予以补偿。

(2)采取其他应急处置措施或者紧急措施致使公民、组织的合法权益受到损害的，协助政府有关部门及时依法予以补偿。

3. 保险理赔和社会救助

(1)配合保险监管机构及时做好有关单位和个人损失的理赔工作。

(2) 协助红十字会、社会团体和国际性慈善组织，做好社会救助、群众安置、物资救济等工作。

4. 奖惩

对参加突发公共卫生事件处置过程中做出突出贡献的先进集体和个人进行表彰奖励。对在突发公共卫生事件应对过程中，有玩忽职守、失职、渎职等行为，造成不良后果的，依法追究责任。

十四、应对评估

(一)目的

通过对突发公共卫生事件处置过程各个环节和效果的评估，总结经验与教训，修订、完善各类突发公共卫生事件应急预案、技术方案，为不断提高突发公共卫生事件应急处置能力服务。

(二)职责

突发公共卫生事件结束后，卫生局组织卫生应急管理和专业技术人员对突发公共卫生事件的处置进行评估。

(三)评估内容和方法

1. 内容

(1)应急准备和保障评估

对应急预案和技术方案、应急队伍组建和人员培训、应急物资储备和装备进行评估。

(2)应急处置措施评估

按进程完成初步评估、进程评估、终结评估，主要对事件处置的及时性、处置措施的有效性、针对性和科学性以及负面效应进行评估。

(3)危害及处置效果评估

主要包括引起事件的危害因素是否得到控制和消除；对事件的发生发展过程、公众健康的危害、社会和经济影响的评估及预测。

2. 评估方式

可采取听取汇报、审核事件控制的相关资料、现场考察、询问现场处置人员和现场考察等方式。

3. 工作流程与步骤

(1)制定评估计划与实施方案

包括评估目的、内容、方式及组织分工等内容。

(2)评估培训

对相关人员进行评估计划和方案的培训。

(3)评估实施

根据计划要求对每项评估内容核实判断，做出评估意见和建议。

(4)评估总结

写出评估报告，包括时间、人员组成、内容及结果、意见和建议。评估报告上报县人民政府和市卫生局。

4. 评估改进

突发公共卫生事件应急处置完成后，各相关部门应对突发公共卫生事件处置过程中的成功经验及时进行总结，并针对事件处理过程中出现的问题及薄弱环节加以改进，及时修改、完善突发公共卫生事件的应急预案，完善人才建设和体系建设，不断提高突发公共卫生事件应急处置能力。

阳谷县基本公共卫生服务项目实施方案

(2009年12月9日 阳谷县卫生局、财政局、人口和计划生育局印发)

为深化我县医药卫生体制改革，进一步做好全县基本公共卫生服务工作，根据聊城市卫生局、聊城市财政局、聊城市人口和计划生育委员会《关于印发〈聊城市基本公共卫生服务实施方案〉的通知》(聊卫基妇〔2009〕31号)精神，结合我县实际，制定本实施方案

一、工作目标

通过实施基本公共卫生服务项目，明确政府责任，对城乡居民健康问题实施干预措施，减少主要健康危险因素，有效预防和控制主要传染病及慢性病，提高基本公共卫生服务和突发公共卫生事件应急处置能力，使城乡居民逐步享有均等化’的基本公共卫生服务。

2009年，巩固和提高城市社区基本公共卫生服务水平，做好为农村居民提供服务的准备工作并逐步展开。到2011年，基本公共卫生服务项目得到普及，城乡居民免费享有基本公共卫生服务，城乡之间基本公共卫生服务差距明显缩小。到2020年，基本公共卫生服务逐步均等化的机制基本完善，重大疾病和主要健康危险因素得到有效控制，城乡居民健康水平得到进一步提高。

二、主要任务

我县相关部门根据聊城市基本公共卫生服务项目，结合全县经济社会发展状况、主要公共卫生问题和干预措施效果，进一步规范全县基本公共卫生服务项目，并随着经济社会发展、基本公共卫生服务需要和财政承受能力适时调整。

现阶段，全县基本公共卫生服务项目主要包括：建立居民健康档案，健康教育，预防接种，传染病防治，高血压、糖尿病等慢性病管理，儿童保健，孕产妇保健，老年人保健和重性精神疾病管理等。

三、保障措施

(一)加强公共卫生服务体系建设

基本公共卫生服务项目主要由城市社区卫生服务机构、乡(镇)卫生院和村卫生室免费为全体居民提供。

县直医疗卫生机构要加强对城市社区卫生服务机构、乡(镇)卫生院和村卫生室的业务指导，建立县直医疗卫生机构与城乡基层医疗卫生机构之间分工明确、功能互补、信息互通、资源共享的工作机制。进一步优化公共卫生资源配置，建立健全疾病预防控制、健康教育、妇幼保健、精神卫生、应急救治、卫生监督、计划生育等专业公共卫生服务网络，完善以基层医疗卫生服务网络为基础的医疗服务体系的公共卫生服务功能。

(二)不断提高公共卫生服务能力

大力培养公共卫生专业技术人才，强化全科医师、社区护士和农村卫生人员的公共卫生知识和技能培训，提高公共卫生服务能力，切实提高其理论水平和公共卫生事件预测预警、处置能力，促进公共卫生服务管理水平和工作效率的提高。县疾病预防控制中心、县妇幼保健院要进一步调整工作重心，促进基本公共卫生服务下沉到基础卫生服务机构，定期深入工作场所、学校、社区和家庭，开展卫生学监测评价，研究制定公共卫生防治策略，指导基层开展好公共卫生服务工作。

城市社区卫生服务机构、乡(镇)卫生院、村卫生室要深入家庭，全面掌握辖区居民主要健康问题，主动采取有效的健康干预措施，实行团队服务和责任医师制度，将公共卫生服务与基

本医疗服务相结合，强化对居民的健康管理，有效控制主要健康危险因素的危害，提高居民健康水平。

人口和计划生育部门继续组织开展计划生育技术服务，主要包括避孕节育、优生优育科普宣传，避孕方法咨询指导，发放避孕药具，实施避孕节育和恢复生育力手术，随访服务，开展计划生育手术并发症及避孕药具不良反应诊治等。

（三）规范公共卫生服务项目管理

我县开展的基本公共卫生服务项目是省市制定开展的基本公共卫生服务项目，在完善制度和工作流程的基础上，按照省制定基本公共卫生服务规范（试行）要求为居民提供服务。已实施政府购买城市社区公共卫生服务项目的城市社区卫生服务机构，要以省定项目为基础认真梳理，周密组织，做好对接，确保全面涵盖，并全力做好其他应开展的政府购买社区公共卫生服务项目。

（四）健全公共卫生服务经费保障机制

县财政根据实现基本公共卫生服务逐步均等化的目标，完善政府对公共卫生的投入机制，逐步增加公共卫生投入。基本公共卫生服务按项目为城乡居民免费提供，经费标准按单位服务综合成本核定，所需经费由政府预算安排。2009年人均基本公共卫生服务经费标准不低于15元，2011午不低于20元。基本公共卫生服务补助经费按照政府购买服务的方式，根据基层医疗卫生机构承担和完成项目数量、质量以及单位服务综合成本项目补助定额在全面考核的基础上核定。单位服务综合成本及项目补助定额，由县财政局、卫生局在合理分摊有关基本公共卫生服务成本的基础上，按照合理弥补人工、耗材等成本的原则确定。其中，对乡村医生承担的基本公共卫生服务任务所需经费，按照政府购买服务、绩效考核以考定补的原则，从基本公共卫生服务补助经费中统筹安排。

（五）强化基本公共卫生服务绩效考核

建立健全县级绩效考核机制，根据省市制定的基本公共卫生服务项目绩效考核标准，制定我县基本公共卫生服务项目绩效考核标准（见附件2）。成立阳谷县基本公共卫生服务项目技术指导和考核小组，具体负责全县基本公共卫生服务项目的技术咨询和指导，并负责全县基本公共卫生服务项目每季度一次的考核。

基本公共卫生服务项目考核包括基本公共卫生服务项目实施情况、项目资金和财务管理情况、项目实施效果等。其中，城市社区卫生服务机构的考核工作纳入全省政府购买城市社区公共卫生服务项目考核，参照相关的考核标准和流程进行。经省市确认的基本公共卫生服务项目的考核结果作为拨付各级财政补助资金的主要参考依据。考核在90分（含90分）以上的，全额拨付；80（含80分）~90分之间的，拨付70%；60（含60分）~80分之间的，拨付50%；60分以下的为不合格，不予拨付。按照基本公共卫生服务均等化的要求，逐步增加乡（镇）卫生院和村卫生室开展的基本公共卫生服务项目，拓展服务内容，实现城乡基本公共卫生服务项目一体化考核。充分发挥考核结果在激励、监督和资金安排等方面的作用，将考核结果与经费补助以及单位主要领导的年度考核和任免挂钩，作为人员奖惩及核定绩效工资的依据。注重群众参与考核评价，建立信息公开制度，将政府考核与社会监督结合起来。

四、项目进度

（一）2009年9—10月（摸底准备阶段）

认真学习基本公共卫生服务项目有关文件，制定全县基本公共卫生项目实施方案和绩效考核标准；部署项目工作，分解安排工作任务，落实项目补助经费；建立专门组织机构，摸清各种底数，积极向广大群众宣传基本公共卫生项目相关政策，为基本公共卫生项目顺利开展奠定基础。

（二）2009年11月（全面实施阶段）

全县城乡全面启动实施基本公共卫生项目，定期指导检查项目执行情况，组织基层卫生专业人员和管理人员培训。

（三）009年12月（检查总结阶段）

组织专家对全县基层医疗卫生机构进行督导检查，对项目执行情况进行评估，总结运行中出现的各种问题，及时对项目实施方案和考核标准进行修改和补充。

五、加强组织领导

（一）提高认识，精心组织

促进基本公共卫生服务逐步均等化关系人民群众的切身利益，关系千家万户的幸福安康。要把深化基本公共卫生服务项目的实施作为落实科学发展观的重要举措和关注民生、促进社会和谐的重要内容，纳入我县经济社会发展总体规划，纳入政府年度考核目标，保证基本公共卫生服务各项任务的落实，有效控制重大疾病和主要健康危险因素，增强全民健康素质。确保基本公共卫生服务项目顺利实施。

（二）统筹规划，科学管理

各单位要充分认识实施基本公共卫生服务项目在医改全局中的重要地位，结合各乡（镇）的实际制定具体实施计划，认真组织落实，加快促进基本公共卫生服务逐步均等化工作。在实施过程中，要不断总结经验，尽快建立健全一整套长效管理机制。

（三）扩大宣传，督导落实

基本公共卫生服务项目是对提高群众健康水平具有重要影响的项目，涉及面广，任务重，政策性强，要采取多种方式，加强宣传，让广大城乡居民了解自身能够免费享有的基本公共卫生服务内容，提高群众的知晓率，鼓励群众参与。要建立督查机制，加强督查考核，将促进基本公共卫生服务逐步均等化作为重大民生问题纳入政府任期考核目标，县卫生、财政部门每季组织对各单位进行督导检查和考核评估，逐步使城乡居民平等享有基本公共卫生服务，切实提高全县居民健康水平。

附件：略（编者注）

阳谷县卫生系统岗位职业道德规范

（1995年9月28日　阳谷县卫生局印发）

领导干部职业道德规范

一、贯彻执行党的路线、方针、政策，遵守国家法律，加强理论修养，努力提高政治素质。

二、解放思想，更新观念，勇于改革，不断开拓进取，增强历史使命感和工作责任感，为党和人民的事业勇于献身。

三、树立全局观念，坚持党的民主集中制，严守组织纪律，自觉维护团结，主动搞好协作。

四、密切联系群众，深入调查研究，一切从实际出发，求实务实，不弄虚作假。

五、严格执行中央、省委有关领导干部廉洁自律的规定，勤政廉政，克己奉公。正确运用人民赋予的权力，不以权谋私，全心全意为人民服务。

六、坚持党的干部路线，任人唯贤，尊重知识，尊重人才，加强现代科学管理知识的学习，不断提高管理艺术和管理水平。

卫生行政机关工作人员职业道德规范

一、认真学习马列主义、毛泽东思想及邓小平同志建设有中国特色社会主义理论和党的路线、方针、政策，坚持理论联系实际，不断提高理论水平和政治素质。

二、遵守国家法律法规，严格执行组织纪律和各项规章制度，自觉维护团结，顾全大局，严禁自由主义、个人主义。

三、忠于职守，积极工作，创造性地完成工作任务，作风扎实，求实务实，不搞花架子，不沽名钓誉，大胆管理，勇于负责。

四、作风正派，办事公道，清正廉洁，秉公执法，不以权谋私。

五、团结协作，相互理解、相互尊重、相互支持，正确处理同事之间的关系。

六、尊重领导，服从分配，当好领导的参

谋。不越权，不渎职，不误事，不盲从，不奉承，不诿过。

医务人员共同遵守的职业道德规范

一、救死扶伤，实行社会主义的人道主义。时刻为病人着想，千方百计为病人解除病痛。

二、尊重病人的人格和权利，对待病人不分民族、性别、职业、地位、财产状况，都一视同仁。

三、文明礼貌服务。举止端庄，语言文明，态度和蔼，同情、关心和体贴病人。

四、廉洁奉公，自觉遵纪守法，不以医谋私。

五、为病人保守医密，实行保护性医疗，不泄露病人隐私和秘密。

六、互学互尊，团结协作。正确处理同行同事之间的关系。

七、严谨求实，奋发进取，钻研医术，精益求精。不断更新知识，提高技术水平。

医疗人员职业道德规范

一、同事间互相尊重、互相信任、互相学习、勇挑重担，通力协作，尊重护士和医技人员，医嘱清楚，要求合理。

二、仪表端庄，作风稳重，热情待患，一视同仁。询问病史要态度和蔼，精力集中，专心致志，动机端正，心不思邪，对病人关怀备至，体贴入微，并严格为病人保守秘密。

三、体检要系统、全面、准确，要严肃认真，不得粗心大意，马虎从事。体检过程中动作要轻柔，耐心解释、说服，引导争取病人的配合，尊重病人的人格。

四、治疗过程中要考虑周密，分析透彻，认真观察病情变化，合理用药，合理检查，不增加病人负担。在急救和手术过程中，要沉着果断，大胆细心，一丝不苟，敢担风险。

五、热爱医疗卫生事业，勤业敬业，刻苦钻研技术，精益求精，戒骄戒躁，博学多闻，不断更新知识，以适应现代医学迅速发展的需要。

六、要有强烈的事业心和高度的责任感。为解除病人痛苦，急人所难，不怕脏，不怕累，竭尽全力，不辞辛苦，不避风险，不计较个人得失。

七、清廉纯正，医德高尚，自觉抵制不正之风，不乘人之危，勒索病人，不吃请、不收礼、不开搭车药、不做搭车检查、不克扣病人，与病人建立平等的医患关系。

护理人员职业道德规范

一、热爱护理事业，立志为之献身，发扬奉献精神和牺牲精神，救死扶伤，实行革命的人道主义，为恢复病人健康，减轻病人痛苦竭力工作，全心全意为人民服务。

二、刻苦钻研业务，对技术精益求精，工作细致认真，作风严谨稳重，一丝不苟，执行医嘱准确及时，护理记录正确清楚，技术操作熟练，准确无误。

三、对病人富有同情心，关心、体贴、尊重病人，态度亲切和蔼，热情真诚，服务耐心，细致周到，做好心理护理。

四、恪尽职守，对病人高度负责，工作勤奋踏实，坚持做到四勤：眼勤、口勤、手勤、腿勤，充分发挥积极性和主动性，圆满完成护理工作任务。

五、严格执行廉洁行医的规定，廉洁奉公，公正无私，不利用工作之便谋取私利。

六、仪表端庄、衣着整洁，精神饱满，走路、开关门、操作动作轻柔，语言温和，讲究关爱性、科学性、艺术性、灵活性，保持环境优美清洁，安静舒适。

医疗卫生单位管理人员职业道德规范

一、认真学习马列主义、毛泽东思想及邓小平同志建设有中国特色社会主义理论，注意理论联系实际，不断提高理论水平和政治素质，模范遵守国家法律法规、党纪政纪。

二、忠于职守，大胆管理，对工作高度负责，勇于探索、勇于实践、勇于拼搏，善于结合本单位实际，创造性地完成各项任务。

三、求实务实，工作作风扎实，深入科室、深入群众，调查研究，关心职工生活，注意工作方法，说实话、办实事、求实效，做群众的知心朋友，当好领导的参谋。

四、坚持原则，公道正派，是非分明，不谋私利，严于律己，为人表率，自觉接受群众的批评和监督。

五、识大体、顾大局，协调好科室、部门之间的关系，相互理解，相互尊重，加强团结协作，维护集体荣誉。

六、努力学习专业知识，善于总结工作经验，改进工作作风和方法，不断提高管理水平。

后勤保障人员职业道德规范

一、热爱本质工作，牢固树立为医疗第一线服务的思想，主动热情，服务周到，扎实有效地作好后勤保障工作。

二、勤学苦练，熟练掌握后勤专业知识和技能，不断提高业务素质。

三、对国家和集体财产高度负责，加强管理，勤俭节约，开源节流，精打细算，避免浪费，严格遵守财经纪律和各项规章制度，堵塞一切漏洞。

四、维护团结、顾全大局、相互理解、相互尊重，主动处理好与医疗各科室的关系，协同一致干好工作。

五、基建人员要认真负责，做好施工监督，保证施工质量，严格质量验收检查，坚持原则，认真审核工程预决算，保护国家、集体的利益和财产免受损失。

六、廉洁奉公，不徇私情，不利用工作之便谋取私利，不吃请，不收贿，一切回扣交公。

卫生监督执法人员职业道德规范

一、忠于人民卫生事业，把一切从人民健康出发、维护国家和人民的正当权益做为卫生监督执法的根本立足点。

二、坚持有法必依、执法必严、违法必究的原则，维护国家法律法规的尊严，秉公执法，不徇私情。

三、作风正派，廉洁奉公，不以权谋私，严格按规定进行抽验监测，不刁难勒索被监督者，不吃、拿、卡、要，不参与被监督单位的经济活动，不在被监督单位兼职和领取报酬。

四、严格按执法监督程序办事，着装上岗，衣着整齐，证件齐全，礼貌用语，举止文明，平等待人，执法文书规范，手续完备，对被监督对象提供的技术资料保密。

五、经常深入被监督单位进行调查研究，为其排忧解难，解决问题，做到监督与帮促相结合。

六、热爱本职工作，刻苦学习业务知识，对技术精益求精，不断提高业务技术水平。

七、发扬团结协作精神，同行间相互尊重，相互学习，相互信任，做到令行禁止，上情下达，下情上报，不越权、不渎职、不误事。

卫生防疫人员职业道德规范

一、认真贯彻执行“预防为主”的卫生工作方针，牢固树立对全社会负责的思想，全心全意为保护人民群众健康服务。

二、严格执行卫生法规，做到“有法可依、有法必依、执法必严、违法必究”，秉公办事，不畏权势、不徇私情、不谋私利、不贪赃枉法。

三、热爱本职工作，刻苦钻研业务，经常调查研究，随时掌握疫情，发扬无私奉献精神，不怕累、不怕苦、不怕脏，正确处理国家集体利益和个人利益的矛盾。

四、树立高度的工作责任感，发扬“铁嘴”精神和“飞毛腿”精神，主动上门，真诚服务，积极热情地宣传群众、动员群众，作风正派，举止端庄，文明礼貌。

五、树立整体观念，加强团结协作，主动搞好 与有关部门的合作，与被监督单位和保护人群的合作，与临床医学的合作，同事之间的合作，共同做好疾病防治工作。

六、遵纪守法，严格执行国家法律、法规和各项规章制度，遵守社会公德，维护集体荣誉。

药政药检人员职业道德规范

一、认真学习党的路线、方针、政策，熟悉业务及有关法律法规，遵纪守法，尽职尽责，确保人民群众用药安全。

二、依法行政，秉公执法，廉洁奉公，不徇私情，不以权谋私，不收贿，不收礼。不准在药品生产经营企业兼职或任顾问并领取津贴费。

三、执行公务时要携带证件，药品监督员要明示标志，作风端正，礼貌待人。要按规定抽取样品，剩余样品要交公，不准据为私有。要尊重被监督单位的合法权益，对被检查单位提供的技术资料，要妥善保管，予以保密。

四、刻苦钻研业务知识，对技术精益求精，尊重科学，尊重事实，药品检验做到科学、公正准确、及时，不弄虚作假，不出具假证明、假报告。

五、经常深入到药品生产、经营点和医疗单位调查研究，积极为其排忧解难，解决实际问题，做到管、帮、促相结合。

六、发扬团结协作精神，增强工作责任感，同事间相互尊重，相互信任、相互学习。做到令行禁止、上情下达、下情上报，不越权、不渎职、不误事。

妇幼保健人员职业道德规范

一、热爱妇幼保健工作，增强社会责任感，全心全意为保障妇女儿童健康服务。

二、认真学习贯彻、执行《中华人民共和国母婴保健法》和《山东省计划生育工作条例》等有关法律法规，大力开展宣传教育工作，增加群众的法律意识，提高母婴保健知识水平。

三、刻苦钻研并熟练掌握专业理论知识，不断提高业务水平和工作技能。

四、举止端庄，文明礼貌，作风正派，慎言守密，尊重病人的人格和权力，对妇女、儿童患者倍加关怀、照顾。

五、遵纪守法，廉洁奉公，在计划生育工作中，不做假手术、不出具假证明、不以工作之便谋取任何私利。

六、主动增进与有关部门的联系，团结协作，密切配合，同事间相互尊重，相互学习，维护集体荣誉。

二、经验交流与总结

实施初级卫生保健
进一步提高全县人民的健康水平

(1995年9月阳谷县人民政府在全省农村卫生工作会议上的交流材料)

1991年以来，我县大力实施了初级卫生保健工作。1994年通过了省级考查评审，达到了卫生部颁发的评价指标值。下面，就我县初保工作作以汇报。

一、分析形势，统一认识，紧定信心

我县属经济欠发达地区，对实施初保工作，前几年我们认为条件不成熟，群众要求不迫切，存有等待观望态度。1994年初，地区卫生工作会议后，根据我县实际，提出了“奋战九四，初保全面达标”的口号，我们高度重视，迅速把此项工作列入了重要议事日程，县六大班子两次召开联席会议，讨论有关事宜，并责成卫生、教育、财政、农业等部门组成三个联合调查组，分赴全县21个乡镇进行调查摸底。通过调查，我们发现，近几年来，随着党的改革开放政策的日益深入，我县经济迅猛发展，农民年人均收入由1990年的625元增加到1994年的904元，全县面临着一个加快发展上台阶的新的历史机遇。社会的进步，经济的发展，使人民群众的生活习惯发生了深刻变化，卫生意识不断提高，他们渴望得到体现社会平等权利的、档次和水平较高的卫生服务。对此，专门召开了县长办公会统一思想认识，一致认为：我县是一个农业县，90%以上的人口在农村，农民的健康直接关系到社会的稳定，关系到农村经济的发展，关系到全县第二步发展战略——小康目标的实现。奔小康，必须保健康，县委、县政府把实施初保作为一项硬指标列入了小康的重要内容，纳入了各级党委、政府的重要议事日程。

二、建立组织，加强领导，列入日程

初保工作是一项复杂的社会系统工程，也是一项群众性很强的工作，单靠一个部门是不可能完成的，必须实行政府组织，部门负责，群众参与，齐抓共管。首先，建立组织。成立了以县长任主任，分管副县长任副主任，县直23个部门负责人为成员的初保协调委员会，各乡镇、村两级也成立了相应的组织。县、乡两级初级卫生保健组织每季度召开一次成员会议，通报情况，部署工作，检查进度，协调解决有关问题。同时，设立了县、乡两级初级卫生保健办公室，固定105人专职抓初保。县还适时组派了初保工作队，由卫生局4名副局长带队，分赴各乡镇协助工作和进行技术指导。1994年县里下派的社教工作队，也将初保列为工作内容之一，为实施初保创造了良好环境。其次，强化组织领导。1994年5月，县委、县政府联合召开了“阳谷县初保达标动员大会”，县委书记、县长到会作了运员讲话，对全县实施初保工作作了总体部署，极大地强化了各级领导干部初保达标意识。会上，县政府与各乡镇政府签订了初保目标责任书，全面实施了政府目标责任制。同时根据各阶段工作进展情况，先后召开了由各乡镇分管副乡镇长、卫生院院长、防保站站长及有关人员参加的8次初保调度会，4次乡镇党委书记分片座谈会，7次全县初保工作现场会，及时通报全县初保工作进展情况，交流工作经验。县委、人大、政府、政协的领导同志经常深入到各乡镇检查指导初保工作，督促工作进程。县电视台设立了初保专栏，定时播出初保知识及初保进展情况，在全县形成了“决战九四，初保全面达标”的浓厚氛围。这些措施对我县的初保工作起到了积极的推动作用。第三，制订规划，明确任务。实施初保以来，县政府相继下发了《关于实施初级卫生保健工作的意见》《关于进一步加强初级卫生保健工作的意见》等文件，对全县初保提出了详细的规划目标和行动计划。同时,县政府还制定下发了《阳谷县初级卫生保健协调委员会职责范围》,由责任部门结合工作职能组织实施。全县形成了一个各司其职、各负其责，齐抓共管的局面，有效地确保了初保工作的如期达标。

三、突出重点，以点带面，全面实施

在实施过程中，我们遇到了改厕、改水、创甲室、合作医疗这四项重点、难点指标的困扰，如果这四项指标上下去，必然会影响整个初保进程。因此，1994年我们集中精力，打了三个硬仗，较好地推动了初保工作的进展。

(一)狠抓改厕、改水工作

改厕工作，我们采取分阶段实施的方法，分三步走：一是集中7、8、9三个月的时间，每个管理区完成改建一个行政村改厕的任务。在全县推广了西湖乡改厕“五统一”方案（统一规格、统一筹料、统一施工、统一指导、统一奖惩)，推动全县如期完成了第一阶段改厕任务。二是利用10月份秋收已结束，农田水利工程未开工的有利时机，狠抓了改厕“三带头”工作（即乡村医生、村两委班子成员、卫生院职工家在农村居住的要带头改建自家厕所，每个乡村医生另发动10户改建任务)，全县消灭了卫生厕所“空白村”。三是抓公共厕所改建。群众看到了卫生厕所防蝇无蛆，没有臭味的好处，没有改建的纷纷主动改建，卫生改厕转化为群众的自觉行动。目前，全县共改建卫生厕所83850个，普及率为49.4%。改水工作，我们做到了完善投入，强化措施，狠抓落实。资金投入上，采取“个人出大头，各级扶持一点”的原则，规定每完成一个除氟改水工程，县政府奖励现金7000元；完不成，从财政拨款中扣罚7000元，1994年底年已全部兑现。目前，我县2处有除氟改水任务的乡镇已全部完成任务，全县基本消灭了大口井，饮用安全卫生水人口达679881人，卫生水普及率为99.5%。

(二)大力推行合作医疗

我县的合作医疗工作，在实施初保工作中又获新生。在创办过程中，我们立足县情，采取了乡办乡管模式。县政府下发了《关于加强农村合作医疗工作的意见》，以乡镇为单位每个农民每年提取2元钱作为合作医疗基金，由乡镇卫生院统一管理使用，专款专用。各乡镇也都制定了有关文件，印发了合作医疗证。病人持证到卫生院就诊，免除部分医疗费用，免除比例本着以收定支的原则，不高一刀切。我们积极培植了定水、阿城两处乡镇试点，以点带面。阿城镇实行合作医疗以来，社会效益、经济效益获得双丰收，1995年1~3月份，业务收入比1994年同期翻了一番，社会满意度达到95%以上，受到农民群众的欢迎。目前，全县14个乡镇528个行政村439544人实行了合作医疗，覆盖率为64.8%。

(三)创建甲级卫生室,加强村卫生室建设

行政村卫生室是三级医疗预防保健网的基础，是实施初级卫生保健的前沿阵地，为此我们把村卫生室整顿建设作为重点工作来抓。坚持集体办医方向，逐步将个体收为集体，做到房屋、人员、资金、报酬、管理五落实。目前，全县设立了788个行政村卫生室，村卫生室覆盖率98.6%。在此基础上，大力创建甲级卫生室，全县推广大布乡创建甲级卫生室的经验，推行村卫生室党务、政务、业务、财务、药品“五统一”管理制度，进一步完善、提高了村卫生室的管理和服务水平。目前，全县有452个行政村卫生室达到了甲级卫生室标准，占53.43%。

四、拓宽渠道，加大投入，提供保障

实施初级卫生保健，资金是保障。近年来，我们从拓宽投资渠道入手，进一步完善了初保投入机制，确保了初保工作的顺利开展。

一是确保国家投入主渠道。针对当前有些地方缩减卫生经费，对卫生事业逐渐断奶的倾向，我们立足于卫生工作“公益性福利事业”这一性质，强调在市场补偿机制尚未健全的情况下，财政对卫生的投入不能减少。县财政在十分困难的情况下，1993年、1994年卫生经费分别达到422.2万元、501.9万元，均占当年财政支出的8.1%。

二是制定政策，完善投入机制。我们积极引导广大农民群众合理支出医疗保健费用，县政府相继出台文件，设立了初保专项基金、合作医疗专项基金，并规定全部实行乡镇政府统筹，1994年仅以上两项基金全县就统筹220万元。

三是鼓励社会筹资。坚持“谁投资、谁受益”的原则，鼓励社会各阶层发展卫生事业。在1994年卫生改厕过程中，我们不搞一刀切，各乡镇、村因地制宜，或村办企业投资，或乡、村、个人联合出资。全县筹资340万元，确保了改厕工作的顺利进行。

四是完善补偿机制，大力兴办产业实体。我们从强化三级医疗预防保健网入手，遵照国家发展第三产业的政策，积极鼓励医疗卫生单位以工助医，以副补主，走以实业养事业的路子。目前，全县卫生系统兴办服务性实体20多个，年创利润60多万元，为卫生事业发展注入了新的活动。

总之，在初保工作中，我们做出了一点成绩，但与上级要求和兄弟县（市）相比，还存在一定的差距。今后，我们决心认真学习和借鉴先进单位的经验，进一步加强领导，强化措施，不断巩固、发展初保成果。

阳谷县卫生局2013年工作总结

今年来，县卫生局在县委、县政府的坚强领导和市卫生局大力支持下，以党的十八大精神和县委十七届二次全会精神为指导，认真落实党和国家新时期医疗卫生改革工作方针，求真务实，干事创业，不断巩固新型农村合作医疗工作成果，扎实推进国家基本药物制度的实施，在项目建设、医疗服务管理、卫生监督、党风廉政、基本公共卫生服务等方面取得了一定成效。现将主要工作情况总结如下：

一、新型农村合作医疗制度快速稳步发展

2013年，我县新农合参合人口561932人，筹资标准人均350元，其中，农民个人交费70元，各级政府补助280元，全年共筹集基金19667.62万元。

截至2013年10月31日，我县新农合累计报销77.55万人次，基金支出18827.34万元，比2012年增加17.12%，参合农民受益率达137.96%，基金使用率95.73%。其中门诊报销71.64万人次，报销金额1457.62万元,占基金支出的7.74%；住院报销59087万人次，报销金额16693.15万元，占基金支出的88.66%，实际住院补偿比为49.54%；重大疾病保险保费支出676.56万元，占基金支出的3.59%。从支出结构看，乡镇级定点医疗机构报销4512.68万元，占23.97%；县级医疗机构报销4585.15万元，占24.35%；市级定点医疗机构报销6675.79万元，占35.46%；县外其他医疗机构报销2244.80万元，占11.92%。

二、省级卫生县城复审顺利通过

今年省卫生厅对我县进行省级卫生县城复审，在县委、县政府的大力支持下，县卫生局联合有关部门积极采取有力措施，大力抓好城市环境整治、病媒生物防治等重点工作，进一步巩固了创城成果。一是做好了复审培训工作，对城区300余家单位、500余人次进行了爱国卫生相关知识培训，进一步巩固创城成果。二是加大宣传力度。在县政务网站开设了省级卫生县城复审专

栏，在开展的各类疾病防治宣传活动中宣传卫生城复审工作，共印制各类宣传资料近6万份，收到了良好宣传效果。

三、卫生基础设施建设环境不断优化

一是投资2000万元的保健院基础设施建设,资金全部到位，截至目前主体已完工，正在进行内部装修，预计年底投入使用。二是今年以来先后开工建设了李台、安镇、四棚、七级、定水、范海6家门诊病房综合楼，总建筑面积达14138平方米，总投资2289万元，其中争取中央投资318万元。李台、定水、安镇、四棚卫生院门诊病房综合楼预计年底前即可投入使用。三是继续大力开展环境卫生综合整治活动，认真实施卫生清洁工程、优化院容院貌，我县各医疗卫生单位特别是基层卫生院的医院卫生环境大幅度提升。四是筹资300余万元建设成的全省第一家由省级医院延伸至县级医院覆盖全县所有乡镇卫生院的省、县、乡三级远程会诊网络，自正式开通以来，累计为就诊群众节省各项资金近百万元。同时，利用远程会诊网络召开远程工作会议，并邀请上级专家开展远程培训等工作，全年累计培训4000余人次，提高了工作效率，促进了我县医生与上级医疗专家的学习交流，我县基层医疗人员的诊疗水平得到提高。

四、进一步巩固国家基本药物制度

全县基层医疗机构基本药物制度运行良好，基层群众就医成本继续降低。省统一规划的217所村卫生室全部实行基本药物制度，基本药物统一采购、供应和零差率销售，并且已在其中58所开通了新农合报销程序。同时组织开展了乡村医生基本药物制度的培训工作，使乡村医生合理使用基本药物知识和卫生信息平台操作，规范诊疗行为、操作技术，提高工作效率。

五、公共卫生服务全面深入实施

我县全面实施国家基本公共卫生服务项目，严格执行公共卫生服务规范，完善工作机制，加强资金管理和技术人员的培训，建立信息报告及发布制度，公共卫生服务水平逐步提高。截止到9月底，全县累计建立居民健康档案67.65万份，建档率85%；居民个人电子健康档案64.96万份，建档率82%。各乡镇卫生院、社区卫生服务机构累计投资40余万元，设立健康教育宣传栏180个，并按要求每2个月更换1次宣传内容；制作图板310块、光盘300余张，编印《公民健康素养66条基本知识读本》、《阳谷县基本公共卫生服务宣传册》等宣传手册、折页4万余份；张贴、发放宣传单20.5万张；举办健康教育讲座累计259次，受教育人次达60万人次。

六、全面加强疾病预防控制工作

一是依据传染病防治法、传染病信息报告管理规范、以及传染病报告与处理规范要求，建立健全了传染病报告管理制度，全部实行网络直报；二是定期对全县卫生人员进行传染病防治知识、技能的培训，今年共举办传染病防治知识培训8期，培训530余人次；三是严格执行传染病报告制度，年内共报告乙类、丙类传染病978例，传染病报告率达到100%，未出现迟报漏报现象。截至10月底，接种卡介苗5789人次，乙肝疫苗17244人次，脊灰疫苗30300人次，百白破疫苗25311人次，含麻疹成分疫苗18670人次，流脑疫苗23953人次，乙脑疫苗12583人次，甲肝疫苗6581人次，有效减少了传染病的发生。

七、妇幼卫生工作不断加强

进一步健全了县、乡、村三级预防保健服务网络，加强妇女和儿童系统化管理。2013年，全县共管理孕产妇8584人，孕产妇系统化管理率88.68%，孕产妇住院分娩率达100%；产后访视率达88.63%。县保健院对全县高危妊娠孕产妇进行了筛查，查出高危孕妇31例，进行了管理并及时跟踪随访，使高危妊娠住院分娩率达100%。

进一步加强了0~6岁儿童系统化管理，保障了儿童的身心健康，降低了儿童死亡率。全县共管理0~6岁儿童39120人，儿童系统化管理率达82.5%，新生儿疾病筛查率达99.87%，新生儿听力筛查率达99.5%，婴儿死亡率为3.46‰，5岁以下儿童死亡率为3.87‰，新生儿低体重发生率为0.55%，5岁以下儿童中重度营养不良患病率为0.31%，婴儿母乳喂养率达96.78%，新生儿破伤风发病率为0。

八、医疗服务能力显著提升

一是坚持以病人为中心，以质量为核心，进一步加强医院内部管理，通过完善医疗质量控制体系，实施责任追究制度，建立医疗服务质量评价体系，扩大公示内容和项目，逐步把医疗卫生单位的各类服务和操作纳入了科学化、规范化管理轨道。二是认真组织实施“优质护理示范工程”和“医疗质量示范工程”，同时开展对辖区内各级各类医疗机构的医疗质量和医疗安全日常监督检查达40余次，全面提高我县医疗质量和服务水平。三是开展内科医疗专家巡讲活动。为提高基层医疗机构的医疗服务质量和诊疗水平，成立了由县级医院组成的内科医疗专家指导巡回团队，指导基层医疗机构的日常工作。截至目前，共组织巡回90次，指导用药诊疗方案300余例，乡镇卫生院诊疗水平显著提高。

九、加强卫生监督，规范医疗市场

一是加强公共场所卫生监管力度。整合监督执法力量，对宾馆、超市等公共场所实行监管全覆盖，监督监测覆盖率达95%以上，卫生许可证核发率96%以上。二是认真开展基层医疗机构综合整治，规范诊疗服务行为。在加强日常监管的基础上，对非法行医行为进行严厉打击，广泛开展了打击非法行医及超范围诊疗活动，确保全县无重大医疗责任事故，有效维护了人民群众的身体健康。

十、医德医风、行业行风明显改善

一是深入贯彻落实中央“八项规定”。局主要领导和分管领导分别联系1~2个乡镇卫生院，加强调研和业务指导工作。局领导先后到县直医疗单位、民营医院和乡镇卫生院进行调研指导。县卫生局严格按照程序办文，大力推广电子公文，精简文件数量篇幅。严格控制会议规模和经费，实行多会合一召开。二是扎实开展党风廉政建设及预防职务犯罪工作。成立相关领导小组，印发了《阳谷县卫生系统开展廉政风险防控管理工作实施方案》《着力解决发生在医药购销、医疗服务和新农合运行中腐败问题工作方案》《党风廉政建设任务分解》。同时加强检卫共建，开展了卫生系统预防职务犯罪教育讲座，卫生系统行业作风明显好转。三是认真开展“三好一满意”等活动，将活动贯穿落实到实际工作中，以工作促活动、以实事促发展，全系统紧紧围绕全县中心工作和各自的工作目标，提速发展，全面发展，医疗服务水平明显提高。今年来，对全县医疗机构整体环境进行全面整治，初步达到了环境绿化美化、规划布局合理、门诊病房整洁、物品摆放整齐、医院功能齐全的目标。同时改进工作作风，细化便民措施，开展人性化服务，实行无假日门诊制，积极出台便民、惠民措施，门诊患者和住院患者数量都创下历史新高。

十一、信访、信息、维稳等工作成效显著

一是结合平安创建活动积极抓好社会稳定工作，探索医疗纠纷调解机制，妥善解决医疗纠纷，维护医患双方合法权益，认真处理群众来信来访，维护正常医疗服务秩序。全年无非正常上访，无因调解不当引发的群体性事件和影响社会稳定的事件发生，确保了卫生系统的稳定。二是进一步加强了卫生对外宣传和卫生信息报送管理工作，方便了省、市、县以及各部门和社会及时了解掌握卫生工作状态。截止目前，编发《阳谷卫生工作简报》17期，在县电视台播出42期“卫生与健康”栏目，在健康报刊发1条、大众日报刊发1条、聊城日报刊发稿件27篇，山东卫生刊发3条，山东医院新闻周刊等刊发36条。对全县的医疗机构建设、卫生监督、公共卫生、医院管理、新型农村合作医疗等方面工作进行了全方位宣传和报道，收到了良好宣传效果。

十二、围绕行业特色，不断加大招商力度

县卫生局认真贯彻落实县委、县政府招商工作精神，不断加大招商力度，拓展招商深度，结合行业特点全面强化招商引资工作，做到了招商不盲目、项目有特色。一是突显卫生特色，发挥行业优势，不断拓展招商空间，洽谈并引进了一批卫生特色项目。计划投资1亿元的山东泰邦公司生物制药项目已达成投资意向，正在进行协议签订有关事宜；投资1000万元的中国导医网医疗信息网络平台建设项目已经实施，现已安装25台设备；争取省卫生厅向我县提供价值240余万元的医疗设备及药品；争取到山东省科技惠民项目——阿尔茨海默病(老年痴呆症)防治临床医学研究平台建设项目落户我县；白求恩基金会在我县投资1000万元建立阳谷县独立血液净化中心项目，正在积极洽谈中；争取省红字会和陕西东泰制药在我县开展肝病免费筛查救助项目，价值300余万元。二是在开展好卫生特色招商的同时，积极拓宽招商渠道，实行跨行业招商，洽谈引进了聊城海涛工具有限公司项目，总投资4000万元，预计年销售收入5000万元，利税1300万元，落户郭店屯镇，项目已经开工建设。

编志始末

在各级领导的关心、支持和县史志办公室的悉心指导下，经过编纂人员的辛勤劳动和有关方面的共同努力，《阳谷县卫生志》即将付梓。这是我县第一部全面记述全县卫生事业发展历史和现状的专业志书，填补了阳谷县没有卫生志的空白。

2014年8月8日，县卫生局党组决定编纂《阳谷县卫生志》，并成立以党组书记、局长王庆森为主任的编纂委员会，设立办公室，聘请县委组织部原常务副部长闫明元，县卫生局退休干部布占武、王岱芝负责编辑工作。编辑人员在广泛借鉴外地卫生志书编写模式的基础上，结合阳谷县卫生事业发展的实际，拟订出《阳谷县卫生志》编写目录和卫生局各科室及各医疗卫生单位采编提纲。9月4日，县卫生局召开由全县医疗卫生单位和局科室主要负责人、采编供稿人员参加的《阳谷县卫生志》编纂工作动员暨培训会议。党组书记、局长王庆森作动员讲话，党组成员、副局长魏永敏对各单位的采编工作作出具体部署，编辑人员对各单位的采编人员进行了业务培训。此后，编辑人员先后在县档案馆、局档案室查阅医疗卫生档案600余卷，抄录、复制档案资料1.8万余张。县、乡医疗卫生单位，民营医院，局机关各科室按照采编提纲的要求，认真查阅资料，走访相关人员，广采博收，多方搜求，至年底，多数单位初步完成资料报送工作。

编辑人员对各单位报送的资料、查阅复制的档案资料以及有关史料，认真核对，筛选鉴别，多方考证，精心修改，数易其稿，于2016年10月完成卫生志初稿。11月，印制《阳谷县卫生志》(征求意见稿)80份，分别报送县委、县政府主要领导和曾担任卫生局主要领导职务的老领导审阅，发至编纂委员会成员和医疗卫生单位征求意见。根据征求到的意见和建议，编辑人员逐条进行修改补充和完善。2017年4月，印制《阳谷县卫生志》(送审稿)8份，分别报送县政府分管领导、县史志办公室、县保密办公室审查。根据审查提出的意见，再次进行订正删补，力求精当。2017年6月，完成《阳谷县卫生志》(审定稿)，并将志稿交由方志出版社申请正式出版。

编志过程中，得到了县委、县政府领导和社会各界的大力支持。县委书记、县人大常委会主任田中俊，时任县委副书记、县长何宪卓，县委副书记、县长毕黎明分别为本志作序。县史志办、档案局、保密办等单位给予了大力支持和精心指导。县史志办主任韩学斌对志书的编纂和出版提出了许多指导性意见。各承编单位领导为修志工作提供了良好条件，采编人员付出了艰辛劳动。卫生系统离退休干部和曾在卫生系统工作过的老同志提出了许多宝贵意见。编辑人员以强烈的事业心、高度的责任感、忘我的工作精神和严谨细致的工作作风，勤勤恳恳，兢兢业业，埋头苦干，任劳任怨，笔不暇辍，字斟句酌，不畏劳苦，知难而进，为修志工作做出了重要贡献。在此，谨向为修志工作给予支持帮助和做出贡献的各位领导、有关单位和各界人士表示诚挚的谢意。

通过编纂《阳谷县卫生志》，我们深感修志工作既是对全县卫生事业历史与现状进行梳理、认识、借鉴的过程，也是全面总结全县卫生事业发展进程及经验教训的过程，还是一项浩繁的文化建设工程，面广量大，内容繁多。志书的成功出版，必将对阳谷县卫生事业的持续健康发展产生积极影响。

由于编者缺乏经验，水平有限，加之年代久远，史料匮乏，定有不少缺漏错讹之处，敬请有识之士给予指正。

编者

2017年6月